Wolfgang Maes

Stress
durch
Strom
und
Strahlung

Baubiologie: Unser Patient ist das Haus - Band 1
Elektrosmog Mobilfunk Radioaktivität Erdstrahlung Schall Licht

in Zusammenarbeit mit
Dr. Dipl. Biol. Manfred Mierau
Dr. Dipl. Chem. Thomas Haumann
Dipl. Ing. Norbert Honisch
Dipl. Ing. Helmut Merkel

Herausgeber: Institut für Baubiologie+Ökologie Neubeuern IBN

Impressum: Autor, Verlag, Ausgabe

Autor	Wolfgang Maes Sachverständigenbüro für Baubiologie und Umweltanalytik Schorlemerstr. 87 41464 Neuss Telefon 02131 / 43741 Telefax 02131 / 44127 www.maes.de mail@maes.de
Herausgeber und Vertrieb	Institut für Baubiologie+Ökologie IBN Holzham 25 83115 Neubeuern Telefon 08035 / 2039 Telefax 08035 / 8164 www.baubiologie.de institut@baubiologie.de
ISBN	978-3-923531-26-4
Ausgabe	6. Auflage 2013
Redaktionsschluss	Ende Dezember 2012
Copyright	Autor und Herausgeber
Druck und Bindung	Westermann Druck Zwickau GmbH

Nachdruck - auch auszugsweise - nur mit Genehmigung von Herausgeber oder Autor.
Alle Rechte, auch das der Übersetzung, vorbehalten.

Sie kennen das.

Sie kennen das. In jeder Veröffentlichung, die irgendwie mit Gesundheit zu tun hat, darf nicht fehlen: "Die gemachten Aussagen und Empfehlungen ersetzen nicht die Behandlung durch den Arzt." Natürlich nicht. Das gilt auch für dieses Buch. Andererseits ersetzt der Arzt auch nicht die in diesem Buch gemachten Aussagen und Empfehlungen.

Auch das. Bei der Angabe von Internetadressen und Internetlinks gilt immer, so auch für dies Buch: Wir übernehmen keine Verantwortung für die Inhalte und Empfehlungen der zu Ihrer Information ausgewählten Internetseiten. Bis auf eine Ausnahme: maes.de. Wir würden bestimmte Internetquellen jedoch nicht angeben, wenn wir das leiseste Gefühl von Unsachlichkeit oder Unseriosität hätten, und wenn deren Aussagen nicht unseren Erfahrungen, Vorstellungen und Kenntnissen entsprechen würden.

Das Oberlandesgericht Hamm macht im September 2004 klar (AZ: 4U59/04): "Die schädliche Wirkung von elektrischen und magnetischen Feldern und Erdstrahlen ist wissenschaftlich ungesichert und umstritten." Was wiederum nicht heißt, dass die Felder und Strahlen unschädlich sind. Sie werden sehen, beispielsweise ab Seite 648 zum Thema "Wissenschaft - wirklich?".

Alle Erfahrungen, Erkenntnisse, Fallbeispiele und Ratschläge resultieren aus der 30-jährigen Praxis der Baubiologie Maes. Kommen sie von Kollegen oder anderen, so wird stets darauf hingewiesen.

Die hier publizierten Original-Zitate - in "Anführungszeichen" gesetzt - stammen aus wissenschaftlichen Arbeiten, Fachveröffentlichungen, Presseagenturmeldungen, Vorträgen, Büchern, Zeitungen, von Ärzten, Ämtern, Experten, aus dem Internet, den Nachrichten, wurden im Radio gehört, im Fernsehen gesehen...

Die Angaben in diesem Buch wurden vom Autor, den Mitautoren und vom Verlag nach bestem Wissen und Gewissen sorgfältig recherchiert und geprüft. Dennoch kann eine Garantie nicht übernommen werden, und jede Haftung ist ausgeschlossen.

Inhaltsverzeichnis

VORWORT 1

von Prof. Dr. Anton Schneider: Wer heilt, hat Recht! 1
von Wolfgang Maes: Hilfe zur Selbsthilfe 3

EINFÜHRUNG 5

Darf ich mich vorstellen? 5
Stress durch Strom und Strahlung 9
Patient Schlafplatz 10
Orientierungshilfe und Standard 12
Die Punkte des baubiologischen Standards 14
Elektrosmog 16

A 1 Stress durch **ELEKTRISCHE WECHSELFELDER** (Niederfrequenz) 19

Wie eine Antenne 20
Auch auf die Frequenz kommt es an 21
Interessantes vom E-Werk 22
Wissenschaft - kaum Untersuchungen 22
Der größte Computer der Welt: der Mensch 25
Grenzwerte 25
Grenzwerte-Vergleich für elektrische Wechselfelder 50 Hz 27
Weltweit beachtete Computer-Richtwerte aus Schweden 28
Empfehlung an die Regierung der USA ... und bei uns? 29
Prüfschraubenzieher leuchtet 30
Wir leben nicht im Labor... 30
...und Tag ist nicht Nacht 31
Fallbeispiele 32
   Elektrisch verstellbares Bett: 35 Volt 32
   Mister 155-Volt 33
   Die Spitze: 200 Volt Körperspannung! 33
   Schrillender Wecker überhört 34
   Therapieresistenter Arzt 34
   Melanie, wie ein Fragezeichen 35
   Nico, typisch für Kinder 35
   Baubiologie im Stadtrat 36
   Der ewig verspannte Nacken 36
   Tumor verkleinerte sich 37
   Bettnässer mit Punkfrisur 37
   Ungeerdete Klemmlampe 37
   Vegetative Dystonie und eine gekittete Ehe 38
   Kollaps im Großmarkt 38
   Hartnäckiger Candida: Jens und Ulrike 39
   Elektrosensibel nach Herzinfarkt 40
   Behinderte im Elektrobett 41
   Nerven blank: Zittern, Schmerzen, unnötiger Elektrosmog 42
   Röhre leuchtet ohne Netzanschluss 42
   Schwindelig am Keyboard 42
   Tipps im Fernsehen 43
Elektrizität und tausend Fragen 44
EMV - Elektromagnetische Verträglichkeit 47
Sanierung - Maßnahmen gegen elektrische Wechselfelder 48
   Netzfreischalter 48
   Abschirmungen 50
   Abschirmbettwäsche, Abschirmdecken und -matten 51
   Abgeschirmte Kabel 54
   Erde ist nicht immer Erde 55
   Erdung nachträglich 56
   Abschalten und netzfreie Bereiche 56
   Falsch herum, richtig herum, Phasenverschiebung 57
Bauweise, Alufolie, Feuchtigkeit 59

Faraday-Käfig, natürliche Felder, Nebenwirkungen	60
Hochspannungsleitungen	61
Leuchtstoffröhren, Energiesparlampen, LED	62
Entwarnung?	63
Effektleuchte sprengt alle Grenzwerte	64
Heizdecken	65
Von Babymonitoren und Babyphonen	67
Von Faxen und Aufwachlichtern	68
Herzschrittmacher	68
Selber messen?	69
Oberwellen - Schmutz im Netz - Dirty Power	70
So werden elektrische Wechselfelder gemessen	71
Vergleichsmessungen: Elektrische Feldstärke	76
Vergleichsmessungen: Körperspannung	78
Spiegel des Alltags	79
Was Elektrizität noch so kann	80
Elektrische Wechselfelder: Erinnern wir uns	81
Elektrische Wechselfelder: Tipps zur Reduzierung	82
Ergänzende Beiträge und Nachdenkliches	83
A 2 Stress durch **MAGNETISCHE WECHSELFELDER** (Niederfrequenz)	84
Feldquellen im Haus	85
Feldquellen draußen	87
Bahnstrom - nicht nur in der Bahn	89
Risiko Hochspannungsleitung - mehr Abstand, weniger Feld	90
Risiko Hochspannungsleitung - ab in die Erde	92
Felder à la Hochspannungsleitung	93
Versteckte Stromverbraucher	94
Großflächige Abschirmung schwierig, aber nicht unmöglich	96
Der Ausweg	98
Grenzenlose Grenzwerte	99
Grenzwerte-Vergleich für magnetische Wechselfelder 50 Hz	100
Magnetischer Durchschnitt	101
Elektrosensibilität	102
Fallbeispiele	105
Die verhexte Zahnarztpraxis	105
Kopfschmerzen am Diaprojektor	105
Ein modernes Bürohaus	106
Schlechtes Sehen durch eine Leuchtstoffröhre	107
Die verspannte Masseurin	107
Radiowecker und Migräne	107
Babyphon bringt Baby zum Brüllen	108
Meditation unmöglich	108
Ohnmacht am Staubsauger	108
Elektrosmog in den USA	109
Entspanntes Weinen	109
Vorsicht, elektrische Fußbodenheizung	110
Freileitung verschwand in der Erde	110
Wohnen im Wohnwagen	110
Ferienhaus in Holland	111
Alzheimer-Krankheit	111
Multiple Sklerose	112
Tinnitus	112
Allergien	112
Zuckerprobleme	113
Magenschmerzen am Computer	113
Flucht aus dem Kaufhaus	113
Eidechsen und Schlangen verbuddeln sich - einschläfern?	114
Die Hormone spinnen	115
Beweise, Gegenbeweise, Grenzwerte	115
Das RWE bezieht Stellung	116
Unsachliche Veröffentlichungen	117
Der Sicherheitsbeauftragte	117
ZVEH: Zentralverband der Deutschen Elektrohandwerke	118

Strom-Basiswissen: Infos der IZE	118
VDE, RWE, TÜV...: Elektrosmog und noch kein Ende	120
Das Deutsche Ärzteblatt: ...nicht mal mit dem Finger spürbar	121
In Aktion - Prof. David schluckt Schläuche	123
Elektrosmogforschung mit Tücken und Fragezeichen	124
Internationale Studien zum Gesundheitsrisiko	126
von der WHO: Krebs!	126
vom Strahlenschutz: Kinderleukämie, Brustkrebs	127
aus dem Ausland	128
und aus Deutschland	135
Melatonin - Boss der Hormone	139
Frequenzfenster, biologische Fenster	140
Frust oder Lust, Krieg oder Frieden	141
Reduzieren wir die persönliche Dosis	143
Sanierung - Maßnahmen gegen magnetische Wechselfelder	143
Ausschalten	143
Abstand	144
Kompensation	144
MU-Metall und Trafobleche	144
Verdrillte Kabel und Koaxialkabel	145
Erdung, TT-Netz, TN-Netz	146
Aufklärung, bewusster Einkauf	147
So werden magnetische Wechselfelder gemessen	150
Vergleichsmessungen: Magnetische Flussdichte	154
Leitung ist nicht gleich Leitung	156
Ohne Langzeitaufzeichnung keine Sicherheit	157
Unberechenbare Felder im öffentlichen Netz	158
Abstand zur Hochspannung, Anordnung der Leiter	159
Körperlage im Feld	160
Elektrosmog: Geißel des Jahrhunderts?	161
Elektrosmog im Auto	163
Neuwagen mit Nebenwirkungen	165
Messwerte im Auto unberechenbar	166
Elektrosmog in Elektroautos	167
Elektrosmog und Motorräder	168
Elektrosmog und Küchenherde	168
Feld, Frequenz, Skin-Effekt und eine miefende Tierhaut	170
Elektrosmog und Fernseher	171
Elektrosmog und Uhren	172
Elektrosmog und Vibratoren	173
Herzschrittmacher	173
Recht, Grenzwert, Störung und Versicherung	174
Geschäfte um jeden Preis?	177
Stromvergeudung	183
Elektrotherapie	183
Bahntherapie	184
Elektromoral	184
Tierforscher	185
Strom ohne Kabel	185
Schwebender Aufzug	186
Schwerkraft überlebt	187
Natürliche Felder, Schumann-Wellen	187
Magnetische Wechselfelder: Erinnern wir uns	188
Magnetische Wechselfelder: Tipps zur Reduzierung	189
Ergänzende Beiträge und Nachdenkliches	190
A 3 Stress durch **ELEKTROMAGNETISCHE FUNKWELLEN** (Hochfrequenz)	191
Wellensalat	192
Das Quartett Feldstärke, Frequenz, Modulation und Puls	193
Macht Hochfrequenz krank?	195
Erst stirbt der Wald	197
Gepulst ...... Mobile Telefonitis	202
Die Forschungen von Dr. Lebrecht von Klitzing	204
EEG-Forschungen bestätigt	206

"Bei Anruf: Smog"	209
"Verzeihung, Sie stören gerade meine Hirnströme..."	211
Biologisches Problem Handy, Smartphone und Co.	212
WHO-Experte Repacholi: Mehr Krebs durch Mobiltelefone	212
WHO: Krebsrisiko Handy	214
Handy-Studien: Krebs, Leukämie	215
Auf dem Weg zum Krebs: DNA, Zellen, Gene, Proteine, Hormone...	220
Handy: Hirntumor mit Funk am Ohr	223
Handy und Blut-Hirn-Schranke: Gehirne übersät mit dunklen Flecken	226
Das geht ganz schön an die Nerven	231
Handys verklumpen Blutkörperchen: Geldrollenbildung	233
Handys machen Radikale noch radikaler: Oxidativer Stress	235
Handys als Anti-Baby-Pille: Fruchtbarkeit	237
Rauschende Lauscher: Handys und Tinnitus und Höreffekte	238
Verkrüppelte Küken und gekochte Eier	239
Von Pulsung und Menschen, die mehr strahlen als Handys	241
Noch mehr Forschung mit den Handywellen	242
Fehlende Forschung, doppelte Vorsicht, Versuchskaninchen Mensch	246
Selbsterforschung, Selbsterfahrung mit den Handywellen	247
Nichts für Kinder und Jugendliche	248
Höchstens ein paar Minuten	253
Technisches Problem Handy	254
Handys und Flugzeuge	255
Krankenhäuser, Autos, Panzer, Druckkammern, Hörgeräte, Bohrinseln	256
Handys und Herzschrittmacher	258
Risiko für sich und andere: Mobil telefonieren im Auto	259
Handy? - Nein Danke!	262
Strahlenarme Handys?	263
SAR - wie viel Fieber darf es sein?	265
SAR - Strahlenwerte	266
Strahlenreduzierung mit Schutzhüllen?	267
Strahlenreduzierung mit Knopf im Ohr?	267
Fallbeispiele Handys	269
"Was mache ich anders?"	269
Telefonate mit Folgen	269
Das wirkt!	269
Fehler, Vertauscher, Verdreher	270
Und mehr...	270
Fragwürdiger Markt - Entstörprodukte	271
Noch vollmundiger - Elektrosmog als Therapie	278
Sechs Jahre Haft für Entstörplakettenverkäufer	279
Dauerbrenner Abschirmdecken	281
Die Ideen gehen nicht aus	282
Handyfalle	284
Ohne Handy kein Leben	285
Handysucht	286
Handy, Smartphone, iPhone, Tablet, iPad, Notebook, iPod, eBook...	287
Anpassungsfähig - Mehr oder weniger Handystrahlung	289
Handy und Co. - Stärkste alltägliche Strahlenquelle	290
Sanierung - Maßnahmen für weniger Handystrahlung	291
Funk von der Basis - Basisstationen	294
"Unfreiwillige Objekte eines Massenexperiments"	296
Keine Mobilfunksender in Wohngebieten: Bürger initiativ	301
Medizinische Blutuntersuchungen initiativer Bürger	311
Behörden, Stadt, Land, Gemeinden	313
Strahlende Kirchen	316
Ziviler Ungehorsam, Notstand, Notwehr, Störung, Zerstörung	321
Aufruhr im Ausland: Irland, Italien, Israel, Spanien, Frankreich...	323
Fallbeispiele Mobilfunk-Basisstationen	326
Rathaus Ratingen: Mobilfunk-Sender werden versetzt	326
Mit den neuen Antennen kamen die Probleme	328
Nie wieder in die Nähe von Mobilfunksendern	329
Penthouseblick auf Funkanlagen	329
Blitzen, Kribbeln, Zittern, Schilddrüse	329
8 x 20 Watt und 6 x 15 Watt und einige leere Büroräume	330

Das Fass lief über	330
Es funkt in Gereonsweiler und Jüchen	330
Zu Hause schlecht, woanders gut	331
Marco und eine sture Telekom	331
Sara bekam Ritalin	332
Gymnasium statt Sonderschule	332
Wie unter Strom	333
Verkrüppelte Vögel, verschwundene Fledermäuse	333
Amtliches: Geschichten von der Glühbirne	334
Neuer Pakt mit der Industrie	335
Selbstverpflichtung der Betreiber - noch mehr Freiräume	336
Offizielles Messprogramm - verwirrende Verharmlosung	337
Die Versicherungen kriegen kalte Füße	338
Strahlenschützer schützen Strahlen: Grenzwerte	339
Grenzwerte kritisch betrachtet	343
Wissenschaftler, Ärzte, Baubiologen... wollen niedrigere Werte	345
Gepulste elektromagnetische Mobilfunkwellen im Vergleich	348
"Niedrige" Schweizer Grenzwerte: Vorbild oder Sand in die Augen?	351
Modell Salzburg: Vorsorgewerte für Mobilfunk gefordert	352
Mobilfunk-Konferenz in Salzburg	353
Bürgerforum Elektrosmog	355
Resolution von Catania	356
In Freiburg ging eine Lawine los	356
Freiburger Appell	357
Noch mehr Appelle	360
Risiko Mobilfunk	362
Umsatzminderung	365
Wertminderung	366
Mietminderung	368
Funksensibel	369
Leid durch Elektrosmog - Schicksal mit Hintergrund	373
Dr. Klinghardt: Elektrosmog, Schadstoffe und Pilze meiden	375
Fiese Viechereien	377
in Wallerhausen	377
in Schnaitsee	378
in Erledt	380
in Großgmain, Rheinbach, Oettingen	381
in Weigental, Bernried, Steingaden	382
in Ruhstorf, Reutlingen	383
in Hadlikon	384
Apropos	384
Rinderstudie: "Stümperhaft!"	385
Pferde bilden sich nichts ein	389
Vögel vor dem Aussterben	389
Keine einzige Fledermaus mehr	391
Todeswelle bei Bienen	392
Von Kaulquappen, Würmern und Muscheln	394
Von welkenden Bäumen und faulen Tomaten	395
Aus der Praxis - Auswertungen, Rückschlüsse	396
20 Watt sind nicht 20 Watt - sondern 1000 oder 10.000 oder mehr	400
Trickreich getarnt	403
Vorsicht Nutzungsvertrag	405
Standortbescheinigung, Datenbank: Wo stecken die Stationen?	406
Jetzt geht's noch einmal richtig los - UMTS, LTE, WiMAX, TETRA...	407
UMTS - Universal Mobile Telecommunications System	408
Auch bei UMTS - Grundlagenforschung verschlafen	409
TNO-Studie: Kopfschmerzen, Schwindel, Übelkeit, Tinnitus	410
Bevölkerung kein Versuchsfeld	411
Reflex-Studie: Zell- und Erbgutschäden, DNA-Brüche, Krebs	413
E-Plus-Studien: "Drittmittelnachtigall, ick hör' dir trapsen."	416
LTE - Long Term Evolution	417
WiMAX - Worldwide Interoperability for Microwave Access	419
WLAN - Wireless Local Area Network	420
TETRA - Terrestrial Enhanced Trunked Radio	421
Lerchl, Funk und trockene Erde	425

Richtfunk	426
Bahn, PHS, Freenet, Funkruf, Paging	428
Hoch in die Luft - Luftschiffe, Flugzeuge, Plattformen, Ballons	429
Noch höher hinauf - Satelliten	429
Zurück zur Erde: Radar	433
Radarkrank in Moskau	436
in Deutschland	437
bei der Bundeswehr	437
in Polen, Israel, Lettland	438
Radarkranke Vögel und Wälder	439
Radarkrankes Mallorca?	440
Radarkuppel, ein Dom aus Radar: Radom	441
Neue Form der Umweltverschmutzung	442
Sanierung - Maßnahmen gegen Mobilfunkwellen	444
Abstand	445
Abschirmungen	446
Ausweichen	451
Federkern, Kleidung, Bettwäsche - bitte nicht zu nah	452
Neue Dimension der Übergriffigkeit	453
Drinnen geht's weiter - gepulst	454
Wireless-LAN, der kleine Mobilfunkbruder	455
Erste WLAN-Messwerte, erste WLAN-Fälle	457
Mitten im WLAN-Takt: Gehirn, Wohlbefinden, Meditation	460
Warnung vor WLAN	461
Die Sucht, die sucht	465
WLAN in Universitäten, Bibliotheken und Schulen	466
WLAN in Spielekonsolen	468
Noch ein paar WLAN-Anmerkungen	469
WLAN-"Entstörung" - Lösungen, die keine sind	471
Sanierung - Maßnahmen gegen WLAN	472
dLAN statt WLAN?	473
Steigender Bedarf - Terahertz	476
Schurlose Telefone - CT1+, CT2, DECT, GAP	477
DECT - gepulste Dauerstrahlung	479
Schnurlose DECT-Telefone im Öko-Test	480
Erstes DECT-Babyphon - Reaktionen des BfS	482
Der Funkturm im Haus	482
DECT in der Kritik - Warnungen vor der neuen Technik	483
DECT und Stiftung Warentest	487
DECT in 'Computerbild' - zuerst fachliche Inkompetenz, und dann...	488
DECT und Wissenschaft	489
Fallbeispiele	491
DECT vor Gericht	494
Noch mehr DECT	495
pH-Wert-Veränderung und Radioaktivität durch Telefonwellen?	497
Kaum noch CT1+ als Alternative zu DECT	498
DECT: Eco, Öko... was denn nun?	499
Siemens-Gigaset: Funkstille? - Nicht wirklich.	500
Heißt "Eco" beim Telefonieren: unbedenklich?	503
Baubiologische Kriterien für strahlenreduzierte DECT-Telefone	504
Sanierung - Maßnahmen gegen DECT	505
Erstes DECT-Babyphon, bitte nicht!	506
Stiftung Warentest: Elektrosmog an Babyphonen? Keine Sorge!	507
DECT-Telefon oder Handy als Babyphon? - Jein...	510
Das Festnetz wird zum Babyphon, ganz ohne Funk	510
Babyphon in Bild und Ton	511
Analoge Babyphone - DECT muss wirklich nicht sein	511
Wie da noch zurechtfinden?	513
Ein Engel zum Schutz?	514
Baubiologische Kriterien für maximal feldreduzierte Babyphone	514
Babyphon - Technik, Anmerkungen und ein paar Messwerte	516
Noch mehr Funk im Haus - Bluetooth	517
Infrarot, kein Problem	520
Drahtlose Kopfhörer und Lautsprecherboxen	520
Von Funkmäusen, Fernbedienungen und Funkfingern	521

Dreimal unproblematisch: Funkwecker, Satellitenschüssel, ISDN	522
Wetterstationen, Funkthermometer	523
Alarm im Haus	523
Walkie-Talkies, Handfunkgeräte	524
Amateurfunk, CB-Funk	525
Drahtlose Heizkörperablesung	526
Mauerntfeuchtung per Funk	526
Der Mikrowellenherd, "Radar" in der Küche	527
Mikrowelle ohne Waffenschein	530
Mikrowellen zur Kriegsführung	530
10.000 Euro Belohnung, wer traut sich?	532
Mobilfunkpartei	532
IZMF: Information der Industrie, auch in Arztpraxen und Schulen	532
Vier Mobilfunkprozesse gewonnen	534
Skalarwellen: transversal, longitudinal..., quer, längs..., Hertz, Tesla...	535
Im Äther tummelt sich's	536
Risiko Rundfunk: Radio- und Fernsehsender	541
Kaum Bürgerinitiativen, erste Fallbeispiele	543
Breitbandige Signale und Crestfaktoren - ein besonderer Stress?	544
Ein Neubaugebiet und der Hessentag	545
Wissenschaft zum Risiko Rundfunk	547
Vatikan: "Hier strahlt nicht nur der liebe Gott!"	549
Holzkirchen: "Wir haben es geschafft!"	550
Schwarzenburg: Krankheiten, Waldschäden, Sowjetagenten	553
Mixtur, Grenzwerte, Waldsterben	554
Die Welt wird zum "Mikrowellenherd"	555
Borreliose und Co. - Was haben Mikroben mit Funk zu tun?	557
Sanierung - Maßnahmen gegen elektromagnetische Funkwellen	561
Priorität: Beseitigung der Feldquelle	561
Abstand, Ausweichen	561
Abschirmung	562
Metalle	563
Geräte sind oft die größten Elektrosmogverursacher: Beispiel Laptop	563
Verbraucher, Verkäufer, Industrie	566
Information, Aufklärung	566
"Lichtfunk"	569
Das Optimum, die Alternative: Kabel, am besten Glasfaser	570
So werden elektromagnetische Funkwellen gemessen	571
Billionenfach stärker	578
Außerhalb der Erfahrung von Mensch und Natur	578
Viel los im Äther: Südtirol	580
Mallorca, Sylt	581
im Wohnzimmer	581
auf der Skipiste	582
Arme Vögel, glückliche Affen	582
Richtig viel los im Äther: Handy-Crash	582
HAARP - Wetter, Wasser, Wolken, Wellen, Wunden, Waffen, Wahnsinn	583
Trister Himmel - Wettermanipulation, Chemtrails?	585
Die neue Transparenz: RFID, wenn die TÜV-Plakette funkt	589
Zur Verantwortung gerufen, Urteil des Bundesgerichtshofes	590
Vergleichsmessungen: Strahlungsstärke gepulst	592
Vergleichsmessungen: Strahlungsstärke ungepulst	594
Alles Smart? Smart Meter, Smart Home, Smart Grid, Smart Energy	595
Smart Meter, Smart Home - technische Merkmale und Elektrosmog	598
1. Horch was kommt von draußen rein: die öffentliche Versorgung	600
Ethernet, LAN - kein Elektrosmog, aber...	600
DSL - kein Elektrosmog, aber	600
Powerline Communication PLC - Elektrosmog schwach bis stark	600
Mobilfunk - Elektrosmog schwach bis stark	601
RF-Mesh - Elektrosmog stark bis extrem	602
Zigbee - starker Elektrosmog	603
2. Drinnen geht's weiter: In-House - die Hauskommunikation	603
Ethernet, LAN - kein Elektrosmog	603
PLC und dLAN - Elektrosmog von ganz schwach bis stark	604
WLAN - Elektrosmog extrem	605

Z-Wave - Elektrosmog schwach bis stark	605
Wireless M-Bus - Elektrosmog schwach bis eventuell stark	606
ZigBee - Elektrosmog schwach bis stark	606
Smart Meter - Zukunft mit Überraschungen	607
Risiko?	607
3. Auch ein bisschen smart: Funkablesung von Heizkostenzählern	608
a) Techem Funksystem Data III - Elektrosmog stark	610
b) Brunata Metrona Funksystem Star - nahezu kein Elektrosmog	610
Smart Meter, Heizkostenzähler - erste Messungen, erste Ergebnisse	611
Und "Smart" geht's weiter	613
Smart Baby, Smart Kid, Smart School, Smart Senior, Smart Pills, E-Care	613
Smart Shoe, Smart Textile, Smart Brain, Smartphone, Smart TV	614
Smart Car, Smart Game, Smart-BH, Smart Key	614
Smart Floor, Smart Cat, Smart Friends, elektronische Fußfessel	615
Smart Glasses, Smart Tag	615
Smart-Hammer	615
Katastrophen-Szenario Energy-Box	616
Alles Smart? - Empfehlungen	616
a) Smart Meter	616
b) Funk-Heizkostenzähler	617
Kurz vor Redaktionsschluss: Nachlese zum Thema Funkwellen	618
Gequassel in Hamburger S-Bahn / Ritalin-Konsum / Zuwachs von 37.000 Prozent	618
iPhone 4S: dreimal so stark / Elektromagnetische Wellen wie radioaktive Strahlung	618
Umweltministerium NRW: Tipps	618
Mobilfunk-Forschungsprogramm	619
GPS, Navigationssystem / Recht, Standortbescheinigung	620
Stadt Aachen: "Zufall." / Versteckte Mobilfunkantennen	620
Mehr Mobiltelefone als Zahnbürsten / Mobilfunk ersetzt Festnetz	621
Stadtbücherei Gaildorf / Industrie-finanzierte Studien / Seelische Leiden	621
"Das Zeug macht süchtig!" / Preise gnadenlos nach oben	621
Mobilfunk macht dick / 22 Selbstmorde / Tiere leiden unter Funk	622
Quarks und Co. - Hamster ist Zeuge / Betäubungsspritze - Blut-Hirn-Schranke	623
Internetbanken / Strom für die Basis / Wetterschauen	623
380 Telefonierer pro Station / Handy: neben Funk auch Magnetfelder	624
Handy oder Smartphone in den BH / Externe Handyantenne: mit Abstand besser	624
Nur Wärme schädlich, sonst nichts / Ted Kennedy Hirntumor	625
Nanopulse verändern Zellstrukturen / Christian Wulff Ehrensold	625
Solarien, Stress pur / Global Scaling: Sendemasten werden überflüssig	626
Gabriel-Chip - Dr. Medinger: "Amtlich"	626
Memon Entstörer, kein Schutz festgestellt / Elektrosmog - unnötiger Strahlenmüll	627
Glasfasernetz / Bienenarten ausgestorben / Mobilfunkanlagen bedrohen Vögel	628
Baubiologische Sanierung / Bestrahlung der Wohnung illegal / Happy Birthday!	628
Funkwellen beeinflussen die Gesundheit - 'Technik für alle' 1934	628
Körper empfängt mit / Verdoppeltes Müllaufkommen / Nicht zuviel! / Prävention	629
Doppelmoral, Verrücktheit / kleingeschrieben, Rechtschreibfehler, mfg	630
BfS: Gesundheitliche Wirkungen / BfS: Abschirmmatten gegen Elektrosmog	630
Pulver schluckt Mikrowellen / Macht Mobilfunk krank? / Kompetenzinitiative	631
Diagnose Funk / Felder sehen und hören / So viele Ärzte wie nie / Mülhalde All	631
Wald geht's schlecht / Invalidität wegen Elektrosensibilität	632
Bundesumweltminister Peter Altmaier - 10-Punkte-Plan / Grenzwerte	632
Nacktscanner / Sheryl Crow Hirntumor / WLAN Wände / Lohra: Mast abgebaut	633
Handy klingelt im Kopf / Mobilfunkverbot / Blut für seltene Metalle	634
Elektronikschrott / 1800 analoge Funkgeräte / 70 % mehr Burnout, Alphawellen	634
Siebengebirge Mobilfunk-frei / Arktisches Eis schrumpft / ECO-WLAN / Hörgeräte	635
Handys machen Hirntumor / Grundstück nahe Funkmast / EMF-Sachverständige	635
Elektromagnetische Wellen: Erinnern wir uns	636
Elektromagnetische Wellen: Allgemeine Tipps zur Reduzierung	637
Funkwellen - ergänzende Beiträge	638
Elektrosmog-Verordnung: Schutz und Schummel	639
Schutz für die Industrie	639
Schummel für den Menschen	640
Fragen über Fragen	641
Nicht auf Grenzwerte bauen	645
Grenzwerte der 26. BImSchV	647
Wissenschaft - wirklich?	648

A 4 Stress durch **ELEKTRISCHE GLEICHFELDER** (Elektrostatik)   672

Es knallt erst ab ein paar tausend Volt	673
Ruiniertes Raumklima	674
Kleinionen und Großionen, positive und negative	675
Alarm: Immer weniger Luftionen!	676
Ionenspucker	677
Baumwolle gegen Polyester, Parkett gegen Laminat	678
Gute Luft, schlechte Luft	679
Computer streiken, der Mensch nicht?	679
Plastik kontra Natur	680
Leitfähigkeit, Ableitwiderstand	682
Hier und da ist auch die Natur elektrostatisch aktiv	684
Bildschirme	685
Fallbeispiele	686
Heu und Hafer, Hausstaub und Haare	686
Erholung ohne Alptraum	686
Der Kopf ist frei	687
Flucht in den Wald	687
Synthetikperücke	688
Schmusetier und Asthma	689
Kinder sind besonders arm dran	689
Bildschirm kontra PVC	690
Stress durch Ehemänner	690
Lebensqualität	691
Amalgam	692
Brillengläser	694
Schuhe	696
Teppiche, Spielteppiche, Laminat und andere Bodenbeläge	698
Infekte	700
Elektrostatik: Evolution rückwärts	700
Elektrische Reize in der Natur	702
Sanierung - Maßnahmen gegen elektrische Gleichfelder	704
So werden elektrische Gleichfelder gemessen	707
Grenzwerte, Zahlen	710
Vergleichsmessungen: Oberflächenspannung	711
Vergleichsmessungen: Elektrische Feldstärke	713
Vergleichsmessungen: Ableitwiderstand	714
Elektrische Gleichfelder: Erinnern wir uns	715
Elektrische Gleichfelder: Tipps zur Reduzierung	716
Elektrostatik - ergänzende Beiträge und Nachlese	717
Lüften!	717
Salzkristall-Lampen / Fogging / Null-Energie-Haus? / Erdung	718

A 5 Stress durch **MAGNETISCHE GLEICHFELDER** (Magnetostatik)   719

Achtung - Stahl und Dauermagnete: Kompassnadel spielt verrückt	721
Achtung - Gleichstrom: Photovoltaik, Straßen-, Schwebe-, U-Bahn	721
Das magnetische Bett	722
Das magnetische Bettumfeld	724
Es ginge ohne	725
Entmagnetisierung?	725
Durch Wände	726
Magnetfelder im Alltag	727
Brillen: Magnetfelder auf der Nase	729
Telefone und Kopfhörer: Magnetfelder am Ohr	730
Bügel-BHs: Magnetfelder am Busen	731
Magnetfelder zwischen Heilung und Kaffeefahrt	732
Erdmagnetfeld rückwärts	734
Magnetfelder in der Medizin	735
Biologischer Kompass, Orientierung	737
Magnetsinn, Magnetit	740
Aus Wissenschaft und Forschung	742
Aschoff: Ordnung, Spin, Polarität	746
Was gibt es da zu debattieren?	747

Fallbeispiele	748
Glücklich auf Luftmatratze	748
Orthopäde mit Rückenschmerzen	749
Magnetfeld immer dabei	749
Zufall?	749
Magnetisiertes Solarium - Nur eine Frage des Abstands	750
Warum schlafe ich schlechter? - Nur eine Leiter	750
Umzug mit der Störquelle - Nur eine Matratze	750
Eine kranke Frau und ein defekter Fernseher	751
Der letzte Tropfen	752
So werden magnetische Gleichfelder gemessen	753
Offizielle Grenzwerte	758
Sanierung - Maßnahmen gegen magnetische Gleichfelder	759
Strom von der Sonne - Photovoltaikanlagen	762
Vergleichsmessungen: Magnetometerabweichung	765
Vergleichsmessungen: Kompassnadelabweichung	767
Im Gleichgewicht mit dem Erdmagnetfeld: Kopf nach Norden?	768
Metalle im Bett können sich negativ auf den Schläfer auswirken	769
Magnetfelder zum Wasserentkalken?	769
Magnetfeldanomalien zur Flugzeug- und Fahrzeugortung	770
Autos sind magnetisch	771
Magnetische Gleichfelder: Erinnern wir uns	772
Magnetische Gleichfelder: Tipps zur Reduzierung	773
Magnetostatik - ergänzende Beiträge und Nachlese	774
Bombensuche mit Magnetfeldern / Windkraftanlagen, Windräder: Fallbeispiele	774
Neue Hochspannungsleitungen mit Gleichstrom / Grenzwerte für Magnetostatik	775
Fischausbeute, Walstrandungen / Energiewende / Erdmagnetfeld schwächelt	776

A 6 Stress durch **RADIOAKTIVITÄT** und **RADON**   777

Hilfe, ich habe italienische Fliesen	778
Starke Strahlung	779
Glasuren, Leuchtziffern, Antiquitäten	779
Tschernobyl	780
Fukushima	783
Atomkraft, Atomtests, Atommüll	785
Risiko Kinderkrebs	788
Bundeswehr	790
Krieg, Irak, Kosovo	791
Medizin	793
Starke Strahlung und mehr: Fliegen	797
Rauchen	802
Schwache Strahler	804
Baustoffe	805
Strahlung ist nicht gleich Strahlung	807
Jede ionisierende Strahlung ist lebensfeindlich	810
Grenzwerte	810
Alpha, Beta, Gamma..., Aktivität, Dosis, Kontamination...	812
So wird Radioaktivität gemessen	814
Vergleichsmessungen: Äquivalentdosisleistung	818
Sanierung - Maßnahmen für weniger Radioaktivität	819
Alles in einen Topf	820
"Saubere" Atomkraft	820
Radongas und Radonfolgeprodukte	821
Lüften, die effektivste Reduzierung, nicht nur für Radon	822
Baustoffe und Einrichtungen sollen strahlenarm sein	823
Krebs durch Radon	825
Umweltbewusst?	827
Messwerte, Grenzwerte, Empfehlungen	827
Vergleichsmessungen: Radon	829
So wird Radon gemessen	830
Radioaktivität und Radon: Erinnern wir uns	833
Radioaktivität und Radon: Tipps zur Reduzierung	834
Radioaktivität und Radon - ergänzende Beiträge und Nachlese	835
Radioaktive Leuchtziffern / Radon und Luftionen / Uran-Bergarbeiter	835

Radon im Duschwasser / Der Super-GAU, der keiner sein darf - Fukushima	835
Astronaut Ulrich Walter bei Günther Jauch / Kinderkrebs um Atomkraftwerke	836
ACI-Index für Baustoffe / 60-70 Tonnen Weltraumschrott / Polonium-vergiftet	836

A 7 Stress durch GEOLOGISCHE STÖRUNGEN (Erdstrahlung)   837

Die Erde strahlt unterschiedlich	838
Wie misst die Wissenschaft?	839
Wie misst die Baubiologie?	840
Erdmagnetfeldverzerrungen	840
Luftionen	845
UKW-Feldstärke	846
Hautwiderstand	847
Bodenwiderstand, Bodenleitfähigkeit	848
Radioaktivität	848
Der Szintillationszähler	850
Mit Sicherheit Wasser: Jakob Stängle	851
Im Dschungel und in der Wüste: Dr. Armin Bickel	853
Amtlich kartografiert und bestätigt	854
Krank durch Gamma und Neutronen?	855
Störungen im Körper: Bluttests	858
Fallbeispiele	859
Darmbluten und kein Ende	860
Alpträume	860
Arbeitssüchtig?	860
Erholung zu Hause	861
Rutengänger	861
Entstörgeräte	864
Gitternetze	869
Geologisch ungestört	872
So werden geologische Störungen gemessen	873
Erdstrahlung: Erinnern wir uns	875
Erdstrahlung: Tipps zur Reduzierung	876
Geologische Störungen - ergänzende Beiträge und Nachlese	877
99. Gitter - Zürn-Gitter / April, April - Grundstücksuntersuchung	877
Szintillationszähler / Geomagnetometer / Ultraschall / Messmethoden und Ruten	878
Fast am Ende	879

A 8 Stress durch SCHALLWELLEN (Hörschall, Infra- und Ultraschall)   880

Grundlegendes über Schall und Schallbewertung	881
Jeder hört und empfindet anders	882
Wunderwerk Ohr	884
Lärm	885
Alltagslärm	886
Arbeitslärm	887
Lärmregelungen und -richtwerte	889
Kinder, junge Leute und Rockmusik	890
Was tun bei Lärm?	892
Infraschall, Ultraschall und Vibration...	893
...der unhörbare Lärm	894
Infrasonic - ein Schallexperiment mit 17 Hertz	896
Infraschall und Schwingung - Nervensägen	896
Infraschall und Schwingung - Fallbeispiele	897
Vom Windrad zur Hochspannung	900
Ultra gegen Mücken, Infra gegen Maulwürfe	901
Wale, Sonare und Krieg	902
Brummton	904
Windräder	907
Junge oder Mädchen? Sonographie - Schall im Mutterbauch	908
Resonanz	910
So wird Schall gemessen	912
Schall, Lärm: Erinnern wir uns	915
Schall, Lärm: Tipps zur Reduzierung	916
Schall - Nachlese, und ein bisschen Licht	917

Stress durch **LICHT** 918

Kriterien für gutes Kunstlicht 920
Glühbirne, Halogen, Leuchtstoff, Sparlampe, LDE... Kurzübersicht 922
Glühbirnen und Halogenlampen - Vorrat für die Zukunft anlegen 925
Die dunklen Seiten der Energiesparlampen 927
  1. Elektrosmog 928
  2. Lichtflimmern 929
  3. Lichtspektrum 930
  4. Farbwiedergabe 931
  5. Blau- und UV-Anteil, Infrarot 932
  6. Schadstoffe und Gerüche 933
  7. Ultraschall 934
  8. Helligkeit 934
  9. Einbrennzeit 936
  10. Lebensdauer 936
  11. Herstellung 937
  12. Inhalte 938
  13. Quecksilber 938
  14. Sondermüll 940
  15. Stromersparnis 941
  16. Elektroinstallation, Störströme, Netzbelastung, Dirty Power 942
  17. Radiofrequenzen 943
  18. Dimmen 943
  19. Ökobilanz, Klimaschutz 944
  20. Teuer 944
Energiesparlampen: Wussten Sie schon...? 945
Kompaktleuchtstofflampen sind Gasentladungslampen 946
Märchenstunde mit Minister Sigmar Gabriel 946
Nordseeinsel Norderney: Erster! 947
Quecksilberlicht aktiviert Quecksilber im Körper 948
Schwindel, Schwäche, Kopfschmerz, Probleme 949
Heiße Birne - Energieverlust 949
11 Watt so hell wie 60 Watt? 950
Die erste geschirmte Sparlampe auf dem Markt 950
Rüge des Deutschen Presserates 950
Dumm gelaufen: Amtliche Fehlmessungen 950
Realistische Messergebnisse 951
Stiftung Warentest misst und kehrt unter den Teppich 951
Grenzwerte für unmittelbare Muskel- und Nervenreizung 953
Quo vadis Greenpeace, Verbraucherzentrale, Umwelthilfe, Katalyse...? 953
BUND - Alle Sparlampen vom Markt? 955
Zum Wachbleiben: Sparlicht in den Ministerien 955
EU-Verbot ein Wunderwerk 955
Schmuddelliste hartnäckiger Glühbirnenverkäufer 955
Strahlung wie zehn Funktelefone? 956
Selbstversuch ohne wissenschaftliche Belege 956
Glühbirnen auch ein Quecksilberproblem? 957
Energiesparlampen ohne Quecksilber 957
Kaltes, blauhaltiges Licht macht kalt 957
Flimmern beim Wohnungslicht drinnen 957
Flackern beim Straßenlicht draußen 958
Sparlampen unbrauchbar - Museen horten Glühbirnen 958
Bio-Energiesparleuchte von Megaman 958
Die Medien sind randvoll mit Kritik 959
Umweltbundesamt - Was ist zu tun, wenn eine Kompaktleuchtstofflampe zerbricht? 960
Da kommt Hoffnung auf: Aufhebung des Verbotes 961
Noch ein paar Zitate über Energiesparlampen 961
Glühbirne - Kartell Phoebus 963
  Glühbirne brennt über 100 Jahre 963
  Wetten, dass...? - Birne als Hammer 963
  "Heatball", die Glühbirne, die keine ist 963
LED - Hoffnungsschimmer? 964
  Umrüstung auf LED 964
  LED flimmert nicht - schön wär's 964

LED - erste Warnungen	964
Blaulicht kann krank machen, Rotlicht kann gesund machen	965
Blaulicht kann wach machen	967
Farbtemperatur - kaltes oder warmes Licht	967
Quecksilberlicht, auch bei Flachbildschirmen	968
Fazit fürs Erste	969
Feld, Licht und Schall an Leuchtmitteln - wie messen?	970
Mysterium Licht	972
Sonne, Ultraviolettstrahlung	973
Laser	973
Lichtverschmutzung	974
Licht - ergänzende Beiträge und Nachlese	975
eBook, Bücher elektronisch lesen	975

Stress durch **WOHNGIFTE** und **PILZE**   976

Wohngifte - dicke Luft in Innenräumen	976
Außenluft, Innenluft / Luft zum Atmen	977
MCS, SBS, CFS / Standardsäule B	978
Bedenkenloser Einsatz, / Verbote / Asbest	979
Pentachlorphenol / Dichlofluanid / Permethrin	980
Teppichsiegel / Mottenkugeln, Insektensprays, Ameisenköder / Chlorpyrifos	981
Flammschutzmittel / Weichmacher / PCB	982
Seehunde, Delphine / PAK	983
Formaldehyd, Spanplatten	984
Rauchen, Passivrauchen / Lösemittel / Lüftungsgewohnheiten	985
Glykole / Isocyanate / Isothiazolinon / Zinn / Gerüche, Teppichmief	986
Schwermetalle / Raumklima / Lüften	987
Wechselbeziehung	988
Pilze - unerwünschte Mitbewohner	989
Schimmelpilze: Aspergillus und Co.	990
Hefepilze: Candida und Co.	994
Stress durch Schimmel- und Hefepilze	1000
Wohngifte, Pilze, Bakterien, Stäube... - ergänzende Beiträge und Nachlese	1001
Pilzbiotop Bett, Fallbeispiele	1001
Pilzbekämpfung ohne Chemie / Bakterien	1002
"Umgekippte" Anstriche / Bakterienkontaminierte Wasserfilter, Wasserspender	1003
Wasservernebler, Springbrunnen / Befeuchter / Geräte / Legionellen / Biofilme	1004
Nanotechnologie	1005
Dieselabgase / Feinstaub / Benzinmotoren mit Direkteinspritzung / Tonerstaub	1006

ZUM SCHLUSS   1007

Zufall? Placebo? Glaube?	1007
Keine zusätzlichen Belastungen mehr!	1010
Bio und Öko	1012
Alltägliche Risiken reduzieren!	1014
Voraussetzung für körperliche und seelische Gesundheit	1016
Hilfe im individuell machbaren Rahmen	1018
Bau-Bio-Logie	1019
Mosaikstein	1020

So was wie ein **NACHWORT**	1021
Was ist das eigentlich: Baubiologie?	1021-1031

Anhang

Standard der baubiologischen Messtechnik SBM-2008	2 Seiten
Baubiologische Richtwerte für Schlafbereiche zum SBM-2008	3 Seiten
Literaturtipps	8 Seiten
Internetadressen: www...	2 Seiten
Stichwort- und Personenregister	44 Seiten
Hinweis auf den folgenden Band 2 "Stress durch Schadstoffe und Schimmel"	1 Seite
Hinweise zum Institut für Baubiologie+Ökologie Neubeuern IBN	1 Seite

Danke.

Danke an

Thesi

meine Mitarbeiter und Partner
Dr. Manfred Mierau, Aachen
Dr. Thomas Haumann, Essen

Prof. Dr. Anton und Rupert Schneider und das ganze Team
vom Institut für Baubiologie+Ökologie IBN, Neubeuern

meine Kollegen
Dipl.-Ing. Norbert Honisch, St. Johann
Dipl.-Ing. Helmut Merkel, Maintal

die Düsseldorfer Ärzte
Drs.med. Liselotte, Hans, Annemarie, Hans-Joachim und Christian Petersohn

meine Journalistenkollegin Monika Dornhoff, Neuss

die vielen Ärzte, Heilpraktiker, Wissenschaftler, Forscher, Experten, Kollegen, Freunde

und unsere Kunden, die uns mit ihren Erfolgsmeldungen immer wieder die Gewissheit geben, auf dem richtigen Weg zu sein

für Mitarbeit, Anregung, Kritik, Unterstützung, Geduld, Experimentierfreude, Treue und Freundschaft über all die vielen Jahre.

Danke auch an die zahlreichen Leser und ihre so oft engagierten, anerkennenden und aufmunternden Reaktionen. Ich konnte spüren, dass sie verstanden haben, was mir am Herzen liegt. Sie alle trugen zu dieser bereits 6. und von mir letztmalig aktualisierten Auflage bei, der längsten und spannendsten Geschichte, die ich in meinem Leben schrieb.

VORWORT von Prof. Dr. Anton Schneider

Wer heilt, hat Recht!

Nach nunmehr 30 Jahren aktiver baubiologischer Tätigkeit und weit mehr als 10.000 Hausuntersuchungen, zumeist in Zusammenarbeit mit Ärzten, legt Wolfgang Maes jetzt in 6. Auflage seinen erneut überarbeiteten und aktualisierten Erfahrungsbericht vor. Spannend, interessant und lehrreich, auch humorvoll und provozierend, von der ersten bis zur letzten Seite. Er liest sich wie ein Bestsellerkrimi.

Der Autor versteht es als Journalist und Sachverständiger für Baubiologie, seine Erkenntnisse überzeugend, ganzheitlich, pädagogisch und leicht verständlich wiederzugeben. Der eigene Leidensweg war Anstoß für sein Engagement. Journalistische Neugierde, Hilfsbereitschaft und Verantwortungsbewusstsein drängten ihn, seine reichhaltigen Erfahrungen, Einsichten und Erlebnisse anderen mitzuteilen.

Wolfgang Maes gibt praxistaugliche Tipps zur Erkennung und Messung von Umweltrisiken, stellt Fallbeispiele des baubiologischen Alltags vor, bietet praktikable Möglichkeiten zur dringend notwendigen Reduzierung zumeist hausgemachter Stressfaktoren, informiert über Forschungsergebnisse, bespricht aktuelle Grenzwerte, lässt kritische Fachleute zu Wort kommen und erlaubt sich seine eigene Meinung.

Es ist nach über drei Jahrzehnten Baubiologie immer noch Neuland, was hier betreten wird und zu kultivieren ist, belastet mit einer hartnäckigen Hypothek von Voreingenommenheit, Ablehnung, Unwissenheit, Borniertheit und auch Scharlatanerie. Mit Hilfe objektiver und aufwändiger Messtechnik und nach sauberer Auswertung der zahlreichen Ergebnisse beweist Wolfgang Maes ganz praxisnah, statt im Nebel von Vermutung und Spekulation zu fischen. Hier geht es um Wahrheit und um Tatsachen, die auch dann noch als solche Geltung haben, wenn sie - weil unbequem - verdrängt werden oder die von allen akzeptierte letzte wissenschaftliche Beweisführung noch aussteht.

Obwohl der Autor kein akademischer Wissenschaftler ist, hat er mit gesundem Menschenverstand, exakten Messungen und Langzeituntersuchungen mehr geleistet als viele hochgradige wissenschaftliche Experten, die in die falsche Richtung forschen oder vor lauter Bäumen den Wald nicht mehr sehen. Aber auch kritische Wissenschaftler wissen seine Arbeit um den "Stress durch Strom und Strahlung" zu schätzen. Auf internationalen medizinischen, biologischen und technischen Kongressen, bei politischen Hearings, in europäischen und amerikanischen Universitäten, beim TÜV, vor Ministerien, Ämtern, Krankenkassen und Verbänden, bei Fachmessen und der Fortbildung zum Umweltmediziner... war und ist er Referent. In den USA hat er die ersten Vorträge zum Thema "Stress from Current and Radiation" gehalten. Er arbeitet international mit Kollegen, Laboren und Instituten zusammen, leitet Fortbildungen, macht Medienarbeit, schreibt Bücher. Er und seine Mitarbeiter sind Testinstitut und wissenschaftliche Berater für Verbrauchermagazine. Für seine Verdienste und sein Engagement wurde er ausgezeichnet, so auch vom Institut für Baubiologie IBN und vom Verband Baubiologie VB, der ihn zum Ehrenvorsitzenden ernannte.

Der Baubiologie als relativ jungem Zweig der Naturwissenschaft hat der Verfasser mit seiner Erfahrung und pionierhaften Aktivität einen wertvollen Baustein gesetzt. Gleichzeitig wird hiermit auch die dringende Notwendigkeit und Existenzberechtigung neuer baubiologischer Berufe bestätigt. Als sachverständiger Messtechniker und Prüfer, Mittler und Berater für Hausbewohner, Bauherren, Architekten, Ärzte, Therapeuten, Verbände und Ämter ist der baubiologische Beruf heute unentbehrlich, gerade wegen einer nach wie vor total kranken Wohnumwelt. Der recht neue Beruf des Baubiologen ist eine interessante Kombination aus Techniker, Ingenieur, Chemiker, Biologe, Ökologe, Planer, Baufachmann, Forscher, Gutachter, Berater und Umweltanalytiker. Eine ganz neue und längst überfällige Dimension des Heilwesens und der Gesundheitsvorsorge tut sich hier auf.

Bei der Diagnose und Therapie des Arztes müssen die für Gesundheit und Krankheit maßgebenden bau- und elektrobiologischen, geo- und toxikologischen, raumklimatischen und mikrobiologischen Umweltfaktoren immer ein wesentlicher Bestandteil sein. Anstelle der erfolglosen Symptombehandlung muss endlich die ganzheitlich orientierte, erfolgreiche Ursachenbehandlung treten.

Die enge Zusammenarbeit von baubiologischen Experten mit Medizinern und Therapeuten, Bauherren und Architekten, politisch Verantwortlichen und anderen Fachleuten ist wichtig, um der Krankheitslawine und der Umweltkatastrophe wirksam zu begegnen. Es ist eine verpasste Chance und als unterlassene Hilfeleistung zu werten, wenn dies heute immer noch viel zu selten geschieht.

Millionen Menschen könnten geheilt oder vor Erkrankung nachhaltig geschützt werden, allein durch Anwendung baubiologischer Erkenntnisse! Millionen krankmachende Häuser sollten - möglichst bald! - konsequent gesünder gemacht und saniert werden, wenn wir nicht weiterhin an uns, unseren Mitmenschen und besonders an unseren Kindern schuldig werden wollen. Daran führt kein Weg vorbei. Mit der Ausrede von Unkenntnis lässt sich Untätigkeit zumindest für alle Leser dieses umfangreichen und aufrüttelnden Tatsachenberichtes von Wolfgang Maes jetzt nicht mehr rechtfertigen.

Prof. Dr. Anton Schneider
Institut für Baubiologie+Ökologie Neubeuern IBN
Neubeuern im Dezember 2012

VORWORT von Wolfgang Maes

Hilfe zur Selbsthilfe

Das Buch hat Geburtstag. Es wird 20. Alles, was damals in der 1. Auflage stand, gilt heute noch genau so. Es ist jedoch in den zwei Jahrzehnten bis zu dieser 6. Auflage eine Menge hinzugekommen.

Das Buch ist konsequent an der Praxis orientiert. Ohne die vielen Kunden und Ärzte, ohne das Leid der Betroffenen, mit denen wir drei Jahrzehnte Erfahrungen sammeln konnten, hätte das Buch nicht entstehen können. Sie sind mit "Schuld", dass wir heute auf viele Fragen, die der Alltag uns stellt, antworten können. Aus der Praxis für die Praxis.

Ja, das Buch ist nach wie vor einseitig, das soll es auch sein. Diese eine Seite ist für Sie wichtig, wenn Sie umfassend informiert sein wollen, um sich und Ihre Lieben schützen und um handeln zu können. Die andere Seite erfahren Sie von Angela Merkel, Vodafone, vom RWE, dem Bundesamt für Strahlenschutz, der nächsten Universität, dem TÜV, von Stiftung Warentest oder beim Einkauf im Elektronikmarkt.

Das Buch ist nicht immer beruhigend, es rüttelt hier und da mit Fakten wach, weil sich auf diese Weise etwas ändern kann. Es legt Finger auf Wunden und bietet ganz viele Pflaster zur Heilung an. Es geht jeden an, weil jeder betroffen ist, mehr oder minder, und jeder verantwortlich ist, mehr oder weniger. Wenn Sie allzu wissenschaftsgläubig sind und meinen, Wissenschaft und Politik würden reichen, um Schaden von Ihnen abzuwenden, dann lassen Sie sich überraschen, es ist nicht so.

Herzlichen Dank an alle, die mit ihrer Rückenstärkung, Aufmunterung, Anregung, Mithilfe oder Kritik zur Verbesserung auch dieser Auflage beigetragen haben. Aktuelle Forschungen haben brisante Ergebnisse gebracht, besonders in Bezug auf die Gefahr durch Elektrosmog und speziell bei den weiter explodierenden Mobilfunk- und drahtlosen Kommunikationstechniken. Aktuelle Radio- und Fernsehtechniken gesellen sich hinzu. Rasant drängen sich kritische Funktechnologien in unsere Schlaf-, Wohn- und Arbeitsbereiche, oft nonstop heftig strahlend, ohne Sinn und Nutzen, neben den Schnurlostelefonen und WLAN nun sogar Babyphone. "Intelligente" Stromzähler, "Smart Meter" sollen in alle Häuser, "Smart Home" kommt, und das mit ganz viel Funk in der Wohnung. Das EU-Verbot der Glüh- und Halogenbirne rüttelt uns wach, ab sofort nur noch zwangsverordnete Energiesparlampen und LEDs, noch mehr Elektrosmog, vom schlechteren Licht und ökologischen Aspekten ganz zu schweigen. Von Jahr zu Jahr immer mehr Belastung, kein Ende in Sicht, im Gegenteil, es scheint erst richtig loszugehen. Über all das und mehr gibt es eine Reihe neuer Beiträge in diesem Buch.

Die baubiologische Messtechnik ist durch moderne und professionelle

Messverfahren und neue Erkenntnisse reicher geworden. Der "Standard der baubiologischen Messtechnik" und die "Baubiologischen Richtwerte für Schlafbereiche" wurden überdacht, modifiziert und durch "Messtechnische Randbedingungen" ergänzt. Es sind provozierende Fallbeispiele hinzugekommen. Immer mehr Ärzte erkennen Zusammenhänge und rühren sich. Kritische Wissenschaftler beweisen Mut. Bürger werden wach, hinterfragen, packen an und setzen um. Neue Empfehlungen und Verordnungen wurden verabschiedet. Immer mehr feldintensive Techniken kommen auf den Markt; nichts ist so alt wie das Telefon, der PC, das Notebook, das Internet von gestern.

Das alles ist gut 1000 Seiten wert, davon sind fast 300 Seiten ganz neu. Dies Buch will informieren, Hilfe zur Selbsthilfe anbieten. Es ist kein typisches Sachbuch, kein klassisches Fachbuch, kein wissenschaftliches Lehrbuch, sondern eher ein persönlicher Erfahrungsbericht und Ratgeber, unterfüttert mit Fallbeispielen und Forschungsergebnissen.

Das Gesundheitsministerium empfiehlt: "Jeder sollte für sein eigenes strahlungsarmes Umfeld sorgen." Gut, nur keiner sagt wie. Das Bundesamt für Strahlenschutz fordert: "Jede Strahlung ist so gering wie möglich zu halten." Gefällt mir, nur keiner zeigt den Weg. Die Vereinten Nationen wollen: "Handeln, wenn negative Auswirkungen auf die Gesundheit oder Umwelt vermutet werden." Es gibt mehr als nur Vermutung, es gibt konkrete Hinweise, schlüssige Beweise, nur keiner handelt.

Halten wir unsere persönliche Dosis so niedrig wie möglich. Es ist so oft so einfach, aus 100 Prozent Strahlungsbelastung 1 Prozent zu machen, speziell zu Hause. Sie werden sehen. Kein anderer tut es für Sie. In der Baubiologie gilt: "Jede machbare Reduzierung von Risikofaktoren ist anzustreben." Wenn die Weltgesundheitsorganisation magnetische Felder der Stärke von 300 Nanotesla zum Krebsrisiko erklärt, aber Angela Merkels rechtlicher Grenzwert nach wie vor bei 100.000 Nanotesla bleibt, sollten Sie dieses Buch lesen, um sich schützen zu können, vor kritischen Feldern und vor unsinnigen Grenzwerten.

So wünsche ich mir, dass auch diese Auflage eine Hilfe für Betroffene sein möge, ein Begleiter für meine angehenden und praktizierenden Kolleginnen und Kollegen, ein Denkanstoß für die Politiker und Wissenschaftler (nur die mit den eng gestellten Scheuklappen, die sich von der Industrie die Taschen voll stopfen lassen; die einen, nicht die anderen), eine Mahnung an die nimmersatte Industrie, eine Ermunterung für kritische Konsumenten, eine Chance für Kranke, Vorsorge für Gesunde, und die, die es bleiben wollen, und eine angenehme Enttäuschung für jene, die meinen, unsere Welt sei nicht zu verbessern.

Wolfgang Maes
Sachverständigenbüro für Baubiologie und Umweltanalytik
Neuss im Dezember 2012

EINFÜHRUNG

Darf ich mich vorstellen?

Die Baubiologie ist eine junge Wissenschaft. "Was machst Du da als Baubiologe?", werde ich oft von Laien gefragt und höre mich dann antworten: "Ich mache kranke Häuser gesund." Die nächste Frage: "Was macht Häuser krank?" Das zum Beispiel: Elektrosmog, Radioaktivität, Schall, Licht, das schlechte Raumklima, Wohngifte, Partikel, Pilze... Das wird analysiert, gemessen, dargestellt, und darüber wird aufgeklärt.

Ich war 17 Jahre Redakteur einer großen rheinischen Tageszeitung. Hier und in der Freizeit habe ich mich engagiert mit dem komplizierten und vielschichtigen Problem der Wirkung von Innenraumrisiken - speziell von elektromagnetischen Feldern und Schadstoffen - auf biologische Organismen beschäftigt. Da ich zu Schulzeiten in Physik und Chemie immer nur schlechte Noten zu verantworten hatte und auch sonst kaum diesbezügliches Interesse gezeigt habe, kam ich nicht freiwillig auf die Idee, mich mit diesen Themen derart intensiv zu befassen. Der Grund waren eigene Erfahrungen, die mich provozierten.

Viele chronische Krankheiten brachten mich erst nach langer Zeit der verzweifelten Suche nach Gründen für meine ständigen Beschwerden auch auf diese Idee, eine baubiologische Wohnungs- und Schlafplatzuntersuchung durchführen zu lassen. Viele Aktivitäten schulmedizinischer und naturheilkundlicher, manchmal auch haarsträubend alternativer Art zeigten nicht den erhofften gesundheitlichen Erfolg. Ich war und blieb jahrelang mehr oder minder krank.

Die Odyssee durch alle möglichen (und unmöglichen) schulmedizinischen und naturheilkundlichen Instanzen wollte nicht enden. Fachärzte bissen sich an mir die Zähne aus. Der Arbeitgeber musste oft ohne mich auskommen. Meine Krankenversicherung bezahlte anfangs brav, dann wurde es auch ihr langsam aber sicher doch zu teuer. Mir ging es schlecht. Kein Silberstreif am Horizont. Lebensqualität, was war das?

Herzattacken zwangen mich in die Intensivstationen der Krankenhäuser. Der Zuckerspiegel wurde nicht besser. Allergien und unerträgliches Hautjucken, Schwächeanfälle, kalter Schweiß, Schwindel. Durchblutungsstörung, Kribbeln in den Gliedmaßen, Kopfschmerzen, Ohrenrauschen, Angst. Immer diese Angst. Zum Schluss Depressionen. Kein klarer Gedanke, keine Lust mehr auf irgendwas, nur noch durchhängen. Es ging nicht mehr ohne Schmerzmittel und Psychopharmaka. In den schlimmsten Wochen lagen 200 Schlaftabletten griffbereit in der Nachttischschublade. Gott sei Dank war ich zu feige, sie zu nehmen.

Arztbesuche nonstop. Heute beim Kardiologen, morgen beim Hautarzt, übermorgen das x-te EEG beim Neurologen. Wieder eine Computertomografie, noch ein Kernspin, die nächste Röntgenaufnahme, wieder Antibiotika. Auf der Suche nach Gesundheit gönnte ich mir ein paar Wochen Urschrei-Therapie in Los Angeles, Rebirthing-Gruppen in San Franzisko und Reinkarnations-Therapie in München. Dann zum Guru. Hier gab es Selbsterfahrung, Encounter, Körperarbeit, Meditation. Eine aufregende, anregende, kostbare Zeit, Dünger für die Seele, frischer Wind für die ramponierte Psyche, aber der Körper blieb krank.

Ernährungsumstellung: statt Pommes nur noch Müsli, statt Cola Kräutertee, statt labberigem Toast kräftiges Vollkornbrot, statt Süßigkeiten einheimisches Obst. Nüsse statt Chips, frisches Gemüse statt Konserven, Sojafleisch statt Schweinehaxe, knackige Salate statt Kuchen und Reformhaus statt Supermarkt. Das war überzeugend. Das schmeckte und tat wirklich gut. Trotzdem, Rückfälle kamen bald, ich blieb krank.

Vielleicht war es der Standort, die Wohnung, gar mein Bett? Ich folgte der Anregung eines Naturheilarztes und lud einen Rutengänger in die Wohnung. Vier weitere Rutengänger folgten in den Wochen danach. Und stets war ich erstaunt (und entsetzt) über die schillernde Widersprüchlichkeit der Ergebnisse und Interpretationen. Da waren mal hier eine Wasserader, da eine Kreuzung, dort eine Verwerfung im Spiel. Die vielen Aussagen deckten sich in keinem einzigen Punkt. Die vermuteten Wasseradern waren mal links im Zimmer, dann mal rechts, dann wieder weit hinten. In jedem Fall befanden sie sich stets unter dem Bett, obwohl jenes schon mehrmals verstellt wurde und jedes Mal woanders im Raum stand. Dazu kamen reihenweise ko(s)mische Gitternetze, Currygitter, Hartmannkreuzungen, Benkerstreifen, Lagerstätten, abladende Minuszonen, Gestirnsstrahlen, Mineralölquellen... Die Pendel kreisten hin und her, die Ruten zuckten auf und ab. Der Grundriss meiner Wohnung wurde gnadenlos zugekritzelt mit den verschiedensten und sogar als garantierte Krebszonen ausgewiesenen geopathischen Quälgeistern. Fünf Grundrisse hatte ich nach fünf Rutengängerbesuchen in meiner Hand. Alle fünf sahen völlig anders aus.

Zweifelhafte und teure Entstörvorschläge mit diversen dubiosen Matten, Absorbern und Geräten habe ich schon damals skeptisch aufgenommen und vorsichtshalber nicht befolgt. Aber ich wagte das Experiment des nochmaligen Bettplatzwechsels in den kleinen Bereich, der von allen Radiästheten als störfrei übrig gelassen wurde. Der einzige angeblich unberührte Fleck auf meinen fünf kunterbunten Grundrissen. Die einzigen wenigen als gut bezeichneten Quadratmeter meiner großen, so schönen Dachgeschosswohnung. Die fünffach eindringlich zugesagten gesundheitlichen Sanierungserfolge und die mit erhobenen Zeigefingern avisierten Entzugserscheinungen blieben aus.

Einige Wochen später fand ein vom Hausarzt empfohlener so genannter Baubiologe zahlreiche und offensichtlich recht starke elektrische und magnetische Felder in meinem Schlafraum. Eine Altbauelektroinstallation mit reichlichen Defekten, brüchigen Stegleitungen in allen Wänden und mangelhafter bzw. gar nicht vorhandener Erdung, unnötig viele elektrische Geräte wie Stereoanlage, Fernsehapparat, Radiowecker, Anrufbeantworter, Zeitschaltuhren, Aquarienheizung, Dimmer und meterweise Verlängerungskabel direkt neben und unter meinem Bett strahlten um die Wette. Diese setzten meinen Körper derart unter elektrische Spannung, dass auf meiner Haut wahrhaft ein billiger Prüfschraubenzieher, so ein simpler Phasenprüfer aus dem Baumarkt, bedrohlich rot aufleuchtete. Ich bin doch keine Steckdose! Auch das Leitungssuchgerät, ebenfalls für ein paar Euro in jedem Elektromarkt erhältlich, leuchtete unübersehbar hell auf meinen Armen, Beinen, dem Hals, der Nasenspitze..., summte und schnarrte hier laut los, warnte vor der anliegenden Spannung. Ich bin doch kein Elektrokabel!

Die Felder des knapp einen Meter vom Bett entfernten Anno-Tobak-Sicherungskastens und einige Kleintransformatoren in den Steckdosen hinter dem Kopfende des Bettes sorgten für eine kräftige magnetische Zugabe. Das auf ständige Bereitschaft eingestellte Funkgerät neben dem Kopf (wichtige Journalisten brauchen so was), die heftig magnetisierte Federkernmatratze unter dem Körper (eine Kompassnadel drehte sich über der Matratze hin und her, sogar um die eigene Achse) und der knisternd elektrostatisch geladene Synthetikteppich auf dem Fußboden rundeten das stressige Schlafplatzbild ab.

Ich verstand erst einmal nicht viel von dem, was der Baubiologe da alles berichtete, wusste kurz zuvor nicht einmal, dass so etwas wie Baubiologie überhaupt existiert und erfuhr erst später, dass es derzeit vielleicht nur eine Handvoll solcher Experten gab, die solche Messungen durchführten. Ich befolgte vorsorglich und neugierig seine Sanierungsvorschläge, entfernte Geräte, verkürzte Kabel, schirmte die Kopfwand ab, schaltete nachts die Sicherung, kaufte eine neue Matratze und einen neuen Teppich, ließ zusätzlich, wo ich schon einmal derart in Fahrt war, die mit Pestiziden behandelte Schurwollbrücke und den formaldehydausgasenden Billigschrank aus meinem Schlafraum verschwinden, und... wurde in den Wochen danach zusehends gesünder.

Der erste konkrete Erfolg nach Jahren des Leids!

Meine Beschwerden verringerten sich erstaunlich schnell. Mir ging es von Tag zu Tag besser. Keine drei Monate nach den baubiologischen Sanierungen war ich medikamentenfrei. Schmerzen, Schwindel, Passivität, Ängste, die ständige Müdigkeit... verschwanden. Ich schlief besser ein, besser durch, kürzer, traumloser und wurde frischer wach. Ich war tagsüber vitaler, aktiver, positiver. Die Welt fühlte sich wieder gut an. Die behandelnden Ärzte schienen eher verwirrt als erfreut.

Das ist nun über 30 Jahre her. Und rückblickend bin ich dankbar, weil jene damaligen Veränderungen so wichtig, wegweisend, provozierend, aufbauend und positiv stimulierend für mein zukünftiges Leben waren.

Als ich zwei Jahre später umzog, wurde ich wieder krank, wenn auch längst nicht so schlimm wie einst. Die Symptome ähnelten den damaligen, ich bekam Angst, bitte nicht wieder von vorne! Sollte es diesmal wieder was mit dem Haus zu tun haben? Die erneute baubiologische Untersuchung machte klar: Das neue Haus war durch die magnetischen Felder einer Freileitung über dem Dach gestört. Das RWE zeigte sich hilfreich, als es darum ging, jene Freileitung in die Erde zu verlegen. Durch diese Maßnahme reduzierten sich die hohen Magnetfeldstärken im häuslichen Bereich drastisch. Nach den zeitaufwändigen und recht kostspieligen Sanierungen wurde ich erneut verblüffend flink gesund.

Jetzt reichte es. Neugierig wie Journalisten sind, begann ich mich theoretisch für das zu interessieren, was mir praktisch gleich zweimal widerfahren war. Darüber wollte ich eine Geschichte für meine Zeitung schreiben. Immerhin hatte ich das beste Fallbeispiel schon parat: mich selbst. Fehlten nur noch die Recherchen für das fachliche Drumherum. Und genau das wurde schwierig. Es gab zu dieser Zeit nur wenige gut informierte Fachleute, die zur Verfügung standen und Erfahrung hatten. Die Aussagen waren widersprüchlich. Kontakte zu Unis und Ärzten endeten meistens mit einem Lächeln der alles und nichts wissenden Professoren, Doktoren, Ingenieure, Biologen und Physiker.

Jede Antwort zog neue Fragen nach sich. Ich war verwirrt. Die Baubiologie schien mir noch sehr jung zu sein. Ich liebe Dinge, die nicht in vorgedachte Schablonen, in ausgetretene Pfade passen, aber für eine gute und fachlich fundierte Geschichte in der Zeitung reichte das noch lange nicht. Die Recherchen gingen weiter, dauern bis heute noch an. Meine Geschichte wurde damals nie gedruckt, weil sie immer weiter ging, weil sie kein Ende fand. Dieses Buch ist nun eine Verschnaufpause auf dem spannenden Weg, es ist noch lange nicht das Ziel.

Die heranwachsende Wissenschaft namens Baubiologie ließ mich ab sofort nicht mehr los. Der kritisch hinterfragende Journalist war nicht mehr vom leidenschaftlich experimentierenden und forschenden Privatmann zu trennen. Ich fand als baubiologischer Autodidakt reichlich komplizierte und wenig laientaugliche Literatur. Es gab einige Seminare, an denen ich begeistert teilnahm, und es gab Fachleute, denen ich über die Schultern gucken durfte und die mir auf die Sprünge halfen. Bald gab es eine stattliche Zahl von teuren Messgeräten, mit denen ich die Nächte und Wochenenden verbrachte. Lehrgänge über Baubiologie, Umweltanalytik und Naturheilkunde im In- und Ausland faszinierten mich und forderten den letzten Rest der knappen Freizeit.

Meine Anstellung bei der Zeitung habe ich aufgegeben und das Hobby zum Beruf gemacht. Ich wurde in meiner zweiten Lebenshälfte baubiologischer Sachverständiger, blieb aber auch freier Fachjournalist spe-

Einführung: Stress durch Strom und Strahlung

ziell für Umweltaspekte und umweltmedizinische Fragen. Seit 30 Jahren mache ich nun baubiologische Messungen in Häusern, Wohn- und Schlafräumen, an Arbeitsplätzen und auf Grundstücken. Ich halte Vorträge, leite Seminare, bilde aus, mache Öffentlichkeitsarbeit, schreibe für Zeitungen und Magazine, gestalte Radio- und Fernsehsendungen mit, werde von Gerichten beauftragt, von Ärzten, Therapeuten, Initiativen, Verbänden, Versicherungen, Behörden... konsultiert und schreibe Protokolle, Gutachten, Berichte, ganze Bücher. Was für ein toller Beruf.

Ein kleines engagiertes Team qualifizierter und baubiologisch erfahrener Mitarbeiter, Partner und Sachbearbeiter steht mir zur Seite. Wir sind eine berufliche Mixtur aus Biologen und Chemikern, Ingenieuren und Technikern, Akademikern und Autodidakten, Wissenschaftlern und Praktikern. Wir wollen, dass unsere Kunden (und nicht nur die) risikoarm wohnen und arbeiten. Unsere Dienstleistung ist die Bewusstmachung und Reduzierung von hausgemachtem Umweltstress.

Wir arbeiten mit vielen Ärzten, einigen Heilpraktikern und Therapeuten zusammen, welche ihre Patienten bei auffälligen umweltmedizinischen Diagnosen, beim geringsten Verdacht auf Innenraumprobleme oder nur vorsorglich an uns empfehlen, unsere Messungen auf ihre schulmedizinischen und naturheilkundlichen Weisen kontrollieren und die Erfolge der vollzogenen baubiologischen Sanierungen bestätigen.

Stress durch Strom und Strahlung

Wir verwandeln bei einer baubiologischen Untersuchung einen Raum fast in ein physikalisches Messlabor. Verschiedene Geräte lösen die unterschiedlichsten Messaufgaben: elektrisch, magnetisch, radioaktiv, toxisch, mikrobiologisch..., Spannung, Strom, Strahlung, Welle..., Feldstärke, Dosis, Frequenz, Modulation... Empfindliche Apparate brummen, Zeiger schlagen aus, Schreiber zeichnen auf, Rechner zählen. Nicht Spürbares wird spürbar, nicht Hörbares wird hörbar, nicht Sichtbares wird sichtbar. Wissen ersetzt Glauben. Solide Information wird zur sicheren Grundlage für Entscheidungen und Veränderungen.

Stress bedeutet Druck, Belastung, Spannung. Die Stressfaktoren unserer Lebensräume sind mannigfaltig, die durch Strom und Strahlung im Alltag besonders häufig. Es gibt kaum einen Schlafplatz, kaum einen Arbeitsplatz, der nicht durch mehr oder minder auffällige und zumeist völlig unnötige elektromagnetische Feldeinflüsse gestört wäre, teilweise so extrem, dass im Bett Computerarbeitsplatznormen überschritten werden. Jede baubiologische Untersuchung fällt anders aus und jeder Mensch ist und reagiert anders. Ich möchte die mannigfaltigen und meist überraschend leicht vermeidbaren Ursachen von "Stress durch Strom und Strahlung" vorstellen, von den Reaktionen betroffener Menschen in Form von Fallbeispielen berichten, praktische sowie alltagstaugliche Sanierungen und Schutzmöglichkeiten anbieten.

Dabei geht es mir an erster Stelle darum, laienverständlich zu bleiben. Das Imponieren mit akademischem Fachchinesisch ist nicht meine Sache. Deshalb verzichte ich bewusst auf komplizierte und verbraucherunverständliche Fachausdrücke. Ich berichte hauptsächlich von meiner eigenen Erfahrung. Falls nicht, wird entsprechend darauf hingewiesen. Ich will praktisch verstanden werden, von Ihnen, lieber Leser. Anregen, nicht belehren. Und bitte, ich lasse mich gern anregen, weil es noch so viel zu lernen gibt.

Ich möchte über Machbares informieren und vermeide es, Unmögliches möglich machen zu wollen. Es geht mir nicht um die heile Welt, sondern um den bewussteren Umgang mit der Technik und ihren Risiken, eben um Stressreduzierung im individuell machbaren Rahmen.

Zentrale Bedeutung in diesem Buch haben jene Stressfaktoren, in die wir jederzeit individuell und selbstverantwortlich verändernd und verbessernd eingreifen können. Das sind unter anderem die ganz vielen elektrischen, magnetischen, elektromagnetischen und sonstigen physikalischen Störungen bei uns zu Hause, am Schlaf- und Arbeitsplatz. Diese sorgen in zahlreichen Innenräumen für besonders tief greifende, unberechenbare und, wie gesagt, meist vermeid- und verzichtbare Gesundheitsgefahren, häufiger als es bei den Schadstoffen der Fall ist.

Patient Schlafplatz

Mittelpunkt aller baubiologischen Messungen, Beratungen und Sanierungen ist der Schlafplatz. Nirgendwo sonst halten wir uns länger und standorttreuer auf als hier. Nirgendwo sonst sind Körper und Psyche empfindlicher, angreifbarer und wehrloser als in der sensiblen Schlafphase. **Ent**spannung ist hier angesagt, nicht **Ver**spannung.

Der Mensch ist während des regenerierenden Nachtschlafes um ein Vielfaches sensibler als im Wachbewusstsein. Sein Immunsystem, alle vegetativen Abläufe und die Kompensationsfähigkeit gegen Umwelteinflüsse funktionieren in dieser Zeit auf Sparflamme. Dagegen verfügt unser auf Leistung eingestellter Organismus während der wachen Tagesstunden über aktive Funktionen zur Gegenregulierung von Stress, er kann sich besser wehren, kann besser kompensieren. Nachts wird verdaut, was tagsüber aufgenommen wurde. Nachts wird repariert, was tagsüber Schaden genommen hat. Nachts muss das Dauerbombardement von Umweltreizen aufhören und Abschalten an seine Stelle treten. Nachts rechnet der Körper nicht mit Stress, Reiz, Belastung, Aktivität. Er braucht Ruhe, Erholung, Passivität.

Tagsüber haben wir immer mal wieder Erdkontakt, haben die Füße auf dem Boden, fassen andere an, waschen die Hände oder duschen, gehen spazieren, entspannen. Dann sind wir im Fluss mit der Erde. Auch das ist ein Unterschied zu nachts. Im Bett liegen wir nämlich isoliert, haben keinen Erdkontakt. Tagsüber sind wir zumeist aufrecht, vertikal. Nachts liegen wir, horizontal. Die Geometrie gegenüber Feldern ist eine andere, sie wirken anders ein. Noch ein Unterschied.

So beziehen sich die meisten Aussagen auf die wichtigsten zwei Quadratmeter im Haus: das Bett, den Standort und das Umfeld des Bettes. Ein ungestörter Schlafplatz ist die Basis für Vitalität und Gesundheit, ein wichtiges Stück Lebensqualität. Ein guter Schlafplatz ist auch, nach Aussage vieler Ärzte, Voraussetzung für medizinische Diagnose- und Therapieerfolge, besonders bei naturheilkundlichen Verfahren. Ein gestörter Schlafplatz fördert Krankheit und verhindert Heilung. Paracelsus lehrte vor gut 500 Jahren: "Ein krankes Bett ist ein sicheres Mittel, die Gesundheit zu ruinieren." Er sagte auch: "Ob ein Ding gut oder böse, heilbringend oder krankmachend ist, das entscheidet die Dosis. Nur die Dosis macht das Gift." Dosis setzt sich zusammen aus der Intensität eines Einflusses und seiner Einwirkzeit. Die Intensität von Umweltrisiken ist zu Hause erstaunlich oft besonders stark, die Zeit der Einwirkung hier, speziell im Schlafbereich, besonders lang.

Reduzieren wir unsere persönliche Dosis umweltbedingter Krankmacher. Es lohnt sich. Vermeiden wir es, dass unsere Widerstandskräfte durch umweltbedingten Stress zu arg strapaziert werden. Sorgen wir dafür, dass unser Fass nicht voll und voller wird, dass der berühmte letzte Tropfen es nicht zum Überlaufen bringt. Es ist möglich.

Wir haben bis jetzt mehr als 10.000 Schlafplatzuntersuchungen durchgeführt (nach 20 Jahren haben wir aufgehört zu zählen) und immer wieder erfahren, dass ein störfreier Bettbereich wesentlicher Teil eines gesunden und vitalen Lebens ist. Einige Menschen reagieren heftig auf ein gestresstes Schlafumfeld. Sie schwitzen, schlafen nicht ein, wälzen sich hin und her, werden oft wach, klagen über Schmerzen, Ängste, Verspannung, Herzjagen, Muskelkrämpfe, Alpträume, Schwindel... Unser Körper schickt individuell verschiedene Warnsignale, die wir ernst nehmen sollten. Andere Menschen reagieren kaum, ihr Schlaf ist tief, zu tief, schon bleiern. Ein besserer Gradmesser als die Schlafqualität ist die Qualität des Wachwerdens. Bin ich morgens erholt und stehe entspannt auf? War der Schlaf ein nächtlicher Kurzurlaub? Oder bin ich zerschlagen, brauche zwei Tassen Kaffee und eine Dusche, um richtig wach zu werden? Nach einer entspannenden Nacht bin ich innerhalb von Sekunden wach, fit, klar im Kopf. Nach einer verspannenden Nacht bin ich müde, egal wie lange ich schlafe, werde sogar immer müder, je länger ich schlafe, und klare Gedanken lassen lange auf sich warten.

Nach den Schlafplätzen erfordern unsere Wohnbereiche, in denen wir uns lange und regelmäßig aufhalten, und unsere Arbeitsplätze baubiologische Beachtung. An Arbeitsplätzen gibt es große Unterschiede in Bezug auf den Stress durch Strom und Strahlung. Computer- und Telefontechnik, Kommunikations- und Büroelektronik, Maschinen und Motoren, Beleuchtung und Klimatisierung, Synthetik- und Kunststoffoberflächen, Standort, Umgebung... all das und mehr kann mit baubiologischen Risiken aufwarten. Auch sie sind oft vermeidbar und lediglich die Folge von Planungsfehlern oder Informationsdefiziten.

Am Arbeitsplatz gibt es für einige Umwelteinflüsse gesetzliche Vorschriften und allgemein akzeptierte Grenzwerte, die es, obwohl es gerade hier noch viel wichtiger wäre, zu Hause nicht gibt, die hier nicht gelten. Zu Hause sind Sie allein verantwortlich, müssen sich selbst schützen, haben rechtlich kaum Rückendeckung. Umweltstress ist in bestimmten Größenordnungen am Arbeitsplatz sogar verboten, in unseren Schlafbereichen und Kinderzimmern, wo es am notwendigsten wäre, jedoch erlaubt. Das soll einer verstehen, ich nicht.

Orientierungshilfe und Standard

Dies Buch soll roter Faden und Orientierungshilfe für praktizierende oder angehende baubiologische Fachleute sein und für Ärzte, Heilpraktiker oder andere Therapeuten, aber besonders auch für interessierte Laien und die vielen Ratsuchenden, die baubiologische oder andere umweltanalytische Dienstleistungen in Anspruch nehmen wollen oder genommen haben. Das Buch ermöglicht Ihnen, zu überprüfen, ob ein Mindestmaß an Qualität eingehalten und nach aktuellem baubiologischem Standard gearbeitet wird oder wurde.

Ausreichende Erfahrung, Sicherheit im Umgang mit den Messtechnologien, Reproduzierbarkeit der Ergebnisse, den Problemstellungen adäquate Sanierungsvorschläge und solide Beratung sind wichtig. Wichtig ist neben einer professionellen analytischen Vorgehensweise auch die umfassende, ganzheitliche Betrachtung eines Raumes. Es gibt in der Baubiologie schwarze Schafe (wo nicht?) und nicht jeder, der mit irgendeinem knatternden, piepsenden oder brummenden Messgerät bei Ihnen zu Hause auftritt, ist ein Garant für eine seriöse Arbeit.

In diesem Buch wird der professionelle **Standard der baubiologischen Messtechnik** (SBM) vorgestellt. Der Standard wurde von der Baubiologie Maes und dem IBN in den Jahren 1987 bis 1992 entwickelt. Wissenschaftler, Experten, Ärzte und Kollegen halfen mit. Danke! Er wurde im Mai 1992 in der Zeitschrift Wohnung+Gesundheit erstmals publiziert. Der Standard ist mehrfach überarbeitet worden. Dieser aktuelle SBM-2008 ist die 7. Version, sie wurde von einer 1999 eingerichteten zehnköpfigen Sachverständigenkommission mitgestaltet.

Der Standard wird inzwischen international als der Maßstab für solide, ganzheitliche und unabhängige Innenraumuntersuchungen geschätzt. Baubiologen, Umweltanalytiker und Institute von Europa und den USA bis Australien, Neuseeland, Indien und Japan arbeiten danach. Er beinhaltet weltweit erstmalig alle hausgemachten Risiken von Elektrosmog,

Einführung: Orientierungshilfe und Standard 13

Radioaktivität und geologischen Störzonen bis zum Schall, von Schadstoffen und dem Raumklima bis zu Pilzen und Allergenen. Die ganzheitliche Erkennung von biologisch problematischen Umwelteinflüssen in Häusern und deren Reduzierung im individuell machbaren Rahmen, das ist Sache der baubiologischen Messtechnik. Vorsorge und die Orientierung am Erreichbaren stehen dabei im Vordergrund.

Baubiologische Richtwerte wurden von uns speziell für Schlafplatzbelastungen erarbeitet. Es gibt auf der Welt eine Menge Verordnungen, Grenzwerte, Richtwerte, Normen und Empfehlungen für Tagesbelastungen, besonders für den Arbeitsplatz, aber nichts für den Schlafbereich. Die baubiologischen Richtwerte sind seit 1992 die ersten, die für Bewertungen an Bettplätzen konzipiert sind. Diese Vorsorgewerte hat der Bund für Umwelt und Naturschutz Deutschland BUND ab Mai 1997 auch zu seinem Maßstab gemacht und empfiehlt "für den Daueraufenthalt in Ruhebereichen" vergleichbare Zahlen. Verbände, Behörden, Initiativen... folgen, orientieren sich an den baubiologischen Werten.

Für technisch Interessierte werden in diesem Buch auch die Möglichkeiten und Grenzen baubiologischer Messtechnik angeschnitten. Jahrelange praktische Erfahrung aus tausenden von Untersuchungen und Experimenten führten zu verwertbaren Resultaten und Empfehlungen. Diese Seiten sind in kleineren Buchstaben gedruckt. Weniger am Technischen Interessierte können jene Passagen überblättern. **Messtechnische Randbedingungen und Erläuterungen** wurden aktuell ganz neu herausgegeben, sie bieten wichtige weiterführende Angaben und bringen zu jedem Standardpunkt verbindlich zu Papier, womit und wie messtechnisch bzw. analytisch vorzugehen ist. Es wird ein Überblick über die Palette der für die Baubiologie nötigen und geeigneten Messgeräte und -verfahren gegeben, gewürzt mit praktischen Messtipps. Konkrete Anweisungen sollen eine erste Qualitätssicherung gewährleisten und solide Reproduzierbarkeit garantieren. Die Randbedingungen bekommen Sie unter www.baubiologie.de oder www.maes.de.

Im **Internet** finden Sie unter **www.maes.de** eine Palette von ergänzenden und weiterführenden Beiträgen zum vorliegenden Buch, in den einzelnen Kapiteln wird jeweils darauf hingewiesen. Es stehen dort auch zahlreiche aktualisierte Veröffentlichungen zur Verfügung, regelmäßig kommen neue hinzu. Es gibt neben Fallbeispielen und Forschungsresultaten leichtverständliche Vorträge und Informationen, zudem Richtwertvergleiche, Testergebnisse und Zitatensammlungen zu diversen baubiologischen Themen, speziell Elektrosmog.

Auf den Internetseiten des Institut für Baubiologie+Ökologie IBN unter **www.baubiologie.de**: noch mehr Information, auch der Standard nebst Richtwerten. Es werden vom IBN nach aktuellem Standard einwöchige **Basis-** und **Aufbauseminare** zum Thema "Baubiologische Messtechnik" und ergänzende diesbezügliche Aus- und Fortbildungen angeboten. In der Fachzeitschrift Wohnung+Gesundheit (IBN-Verlag) wird viermal jährlich über Baubiologie und Messtechnik berichtet.

Die Punkte des baubiologischen Standards

Der aktuelle Standard der baubiologischen Messtechnik SBM-2008 besteht aus den drei übergeordneten Säulen A, B und C mit jeweils mehreren Unterpunkten. Säule A beschäftigt sich mit physikalischen Feldern, Wellen und Strahlen, Säule B mit Wohngiften, Schadstoffen, Partikeln und dem Raumklima, Säule C mit der Mikrobiologie wie Pilzen und Bakterien sowie Allergenen. Hier ein Kurzüberblick:

A FELDER, WELLEN, STRAHLUNG

1 **ELEKTRISCHE WECHSELFELDER** (Niederfrequenz)
2 **MAGNETISCHE WECHSELFELDER** (Niederfrequenz)
3 **ELEKTROMAGNETISCHE WELLEN** (Hochfrequenz)
4 **ELEKTRISCHE GLEICHFELDER** (Elektrostatik)
5 **MAGNETISCHE GLEICHFELDER** (Magnetostatik)
6 **RADIOAKTIVITÄT** (Gammastrahlung, Radon)
7 **GEOLOGISCHE STÖRUNGEN** (Erdmagnetfeld, Erdstrahlung)
8 **SCHALLWELLEN** (Lärm, Ultraschall, Infraschall, Vibration)

B WOHNGIFTE, SCHADSTOFFE, RAUMKLIMA

1 **FORMALDEHYD** und andere gasförmige Schadstoffe
2 **LÖSEMITTEL** und andere leichtflüchtige Schadstoffe
3 **PESTIZIDE** und andere schwerflüchtige Schadstoffe
4 **SCHWERMETALLE** und andere verwandte Schadstoffe
5 **PARTIKEL** und **FASERN** (Feinstaub, Asbest, Mineralfasern...)
6 **RAUMKLIMA** (Temperatur, Feuchte, Kohlendioxid, Luftionen...)

C PILZE, BAKTERIEN, ALLERGENE

1 **SCHIMMELPILZE** und deren Sporen sowie Stoffwechselprodukte
2 **HEFEPILZE** und deren Stoffwechselprodukte
3 **BAKTERIEN** und deren Stoffwechselprodukte
4 **HAUSSTAUBMILBEN** und andere Allergene

Im Rahmen des baubiologischen Standards werden weitere Messungen, Überprüfungen und Begutachtungen durchgeführt, z.B. des Trinkwassers auf toxische oder bakterielle Verunreinigung, von Baumaterialien, Möbeln und Einrichtungen, von Haus- und Holzschädlingen, auch Beratung und Planung für anstehende Projekte und Baubegleitungen.

Der Standard hat sich über die Jahre bewährt und gilt heute wie zuvor. Den kompletten Standard und die hierzu gehörigen Richtwerte finden Sie im Anhang dieses Buches und im Internet unter obigen Adressen.

Einführung: Alle Punkte des Standards 15

Es wird bei der nächsten Überarbeitung ein weiterer Faktor als Punkt A 9 in den Standard einziehen: **Licht** (Lichtqualität, Farbwiedergabe, Spektrum, Elektrosmog, Flimmerfrequenz...). Mehr hierzu ab Seite 918.

Jeder einzelne dieser Standardpunkte hat seinen Stellenwert bei einer baubiologischen Untersuchung. Jeder einzelne könnte das Zünglein an der Waage sein. Auch wenn ein Spezialist Könner seines Fachgebietes ist: der Ingenieur für elektromagnetische Felder, der Chemiker für Löse- und Holzschutzmittel, der Mikrobiologe für Bakterien und Pilze, der Klimatologe für das Raumklima..., so kommt es in der Baubiologie an erster Stelle auf den Gesamteindruck an. Wenn Gesundheitsämter und Umweltambulanzen, Universitäten und Institute den Gesamtüberblick verlieren und nur Teilinformation in Bezug auf die schädlichen Einflüsse in unserer Wohn- und Arbeitsplatzumwelt bieten, dann liegt in dieser Beschränkung eine spezielle Gefahr. Denn der Betroffene leidet allzu oft just unter jenem Einfluss, der von dem einseitig fixierten Experten nicht bedacht wurde.

Jeder Standardpunkt ist wichtig, um biologische Rückschlüsse vornehmen zu können. Der umfassende, ganzheitliche Überblick über die gesamte Palette der vielen Risikofaktoren ist eine wichtige Basis für Erfolg versprechende Sanierungsempfehlungen und auch für die gezielte diagnostische und therapeutische Weichenstellung seitens des behandelnden Arztes. Das überzeugende, konkurrenzlose und unabhängige Konzept der konsequenten Ganzheitlichkeit, das macht eine professionelle und zeitgemäße baubiologische Dienstleistung aus.

Deshalb liegt es mir am Herzen, den **kompletten Standard** mit all seinen Punkten vorzustellen. Das hat mehrere Auflagen lang gut in einem Buch geklappt, jetzt wird der Umfang durch neue Techniken, neue Forschungsergebnisse, Erkenntnisse und Erfahrungen zu groß und das Buch muss erstmals auf **zwei Bände** aufgeteilt werden, und zwar gemäß den Standardsäulen A (Band 1) und B plus C (Band 2).

In diesem **Band 1 "Stress durch Strom und Strahlung"** lesen Sie alles zu den Themen **Elektrosmog** (elektrische, magnetische und elektromagnetische Felder), **Radioaktivität** und Radon, **geologische Störzonen**, auch über **Schall** und **Licht**. Er liegt hiermit in der neuen, überarbeiteten 6. Auflage vor. Autor bin ich, Wolfgang Maes.

Im **Band 2 "Stress durch Schadstoffe und Schimmel"** finden Sie dann alles weitere über die **Luft**, **Wohngifte**, das **Raumklima**, **Partikel** sowie **Pilze**, **Bakterien** und **Allergene**. Band 2 soll bald als 1. Auflage kommen. Als Hauptautoren konnte ich Dr. Manfred Mierau (Biologe) und Dr. Thomas Haumann (Chemiker) gewinnen. Sie sind seit über 10 Jahren Mitarbeiter und Partner der Baubiologie Maes. Sie bringen ihr Fachwissen, ihre Erkenntnisse, Erfahrungen, Beispiele, Tipps... ein. Ich bin als Co-Autor dabei.

Elektrosmog

Die Standardpunkte A 1 bis A 5 können dem Schlagwort "Elektrosmog" zugeordnet werden. Elektrosmog ist im Gespräch. Die Überschriften in Zeitungen zeugen von der Aktualität: "Hirntumore durch Funktelefone" oder "Kinderleukämie unter Hochspannungsleitungen" ist zu lesen und "Elektrosensibilität, die neue Krankheit". Radio und Fernsehen berichten nahezu wöchentlich, wenn es um Elektrosmog und seine gesundheitlichen Risiken geht. Wissenschaftler forschen auf Hochtouren. Ärzte horchen auf. Die Elektroindustrie besänftigt. Panikmacher hauen auf den Putz. Bürgerinitiativen protestieren. Richter legen Sender still. Politiker und Behörden warten erst mal ab. **Bundespostminister Wolfgang Boetsch** verkündete 1993, dass die Auseinandersetzung mit der Atomenergie im Vergleich zu dem, was uns der vom Mobilfunk ausgehende Elektrosmog noch bescheren wird, nur **"ein laues Lüftchen"** war.

Das Wort Elektrosmog las ich erstmals im März 1980 in 'Das Beste aus Readers Digest'. Dieser Begriff führt bei manchen Wissenschaftlern zu Schluckbeschwerden, andere finden ihn o.k., können damit leben. Smog ist die Verquickung von smoke (Rauch) und fog (Nebel) und bedeutet soviel wie "dicke Luft", eine kritische **Luftbelastung**, speziell in Innenstädten mit viel Autoverkehr oder in Industriegebieten mit vielen Abgasen. Elektrosmog will analog hierzu die **Strahlenbelastung** durch technische Felder umschreiben und vor deren Gefahren warnen.

Elektrosmog entsteht, wenn Elektrizität produziert, transportiert oder verbraucht wird, wenn elektrische **Spannung** anliegt oder elektrischer **Strom** fließt, wenn **Sender** senden und Funker funken. Jedes Elektrogerät, jedes Stromkabel, jede Steckdose, alle Sendeantennen und alle Funktürme verursachen neben den gewünschten Wirkungen auch Nebenwirkungen: Elektrosmog. Oder fachlicher ausgedrückt: technische elektrische, magnetische und elektromagnetische Felder.

Bei unserer **Stromversorgung** zu Hause und am Arbeitsplatz kommen elektrische und magnetische Felder **getrennt** voneinander vor, elektrische als Folge der anliegenden Spannung, magnetische als Folge des fließenden Stroms. Entsprechend werden diese beiden Felder getrennt gemessen und bewertet. Wir sprechen hier von **niederfrequenten** Feldern, auch elektrische oder magnetische Wechselfelder genannt.

Bei den **Sendern**, z.B. Radio, Fernsehen, Mobilfunk, Handy bzw. Smartphone, Schnurlostelefone..., "verschmelzen" die elektrischen und magnetischen Komponenten miteinander. Deshalb braucht nur ein Feldanteil gemessen zu werden, es kann dann auf den anderen geschlossen bzw. die gesamte Strahlungsintensität berechnet werden. Hier geht es um **hochfrequente** Felder, auch elektromagnetische Wellen genannt.

Niederfrequent bedeutet: wenige Schwingungen pro Sekunde zwischen einem und einigen zehntausend Hertz. **Hochfrequent** bedeutet: viele Schwingungen pro Sekunde zwischen einigen zehn- bzw. hunderttausend Hertz (Kilohertz), Millionen Hertz (Megahertz) oder Milliarden Hertz (Gigahertz). **Statisch** bedeutet: gar keine Schwingung, frequenzlos, null Hertz. Im statischen und niederfrequenten Bereich spricht man von Feldern, im hochfrequenten bevorzugt von Wellen.

Natürliche Felder und Wellen sind seit Jahrmillionen unsere irdischen Wegbegleiter. Sie decken ein weites Spektrum ab, von den statischen Feldern über die nieder- und hochfrequenten, vom sichtbaren Licht bis hin zu den radioaktiven Strahlen. Die meisten Felder können wir nicht spüren, denken wir an das Erdmagnetfeld, die Luftelektrizität, die Radioaktivität von Erde und Kosmos, die Mikrowellen der Atmosphäre und die UV-Strahlen der Sonne. Nur einen ganz kleinen Teilbereich des riesig großen elektromagnetischen Spektrums können wir mit unseren Sinnen bewusst erleben, fühlen, sehen: **Wärme** und **Licht**.

Die natürlichen elektrischen, magnetischen und elektromagnetischen Felder steuern ohne unser Zutun all unsere Lebensabläufe. Die natürlichen Felder sind unser **Lebensmotor**, so was wie die Software des Biocomputers Mensch. Ohne diese natürliche elektromagnetische Stimulation könnte kein Lebewesen funktionieren, kein Herz schlagen, kein Hirn denken, kein Auge sehen, kein Ohr hören, kein Finger fühlen. Alles in allen Lebewesen ist elektromagnetischer Natur, funktioniert nach wunderbaren elektromagnetischen Gesetzmäßigkeiten und greift ineinander in einer kaum erklärbaren elektromagnetischen Harmonie.

Elektrosmog ist überhaupt nicht natürlich, sondern ein **Kunstprodukt** unserer technisierten Zivilisation, meist eine Art Abfall der Elektroindustrie. Die ganz feinen natürlichen Felder und sensiblen biologischen Funktionen werden drastisch zunehmend von millionenfach gröberen künstlichen Feldern aus technischen Quellen aller Frequenzbereiche überlagert. Die Elektrifizierung der modernen Welt mit inzwischen Milliarden Strom- und Funkquellen ist der größte und **unberechenbarste globale Eingriff** in alle lebenssteuernden natürlichen elektromagnetischen Abläufe, in die essenzielle physikalische Grundordnung der gesamten Schöpfung. Wie Mensch, Tier, Pflanze, Luft, Wasser, Wetter... jetzt oder in den nächsten Generationen auf diese technischen Felder aus tausendundeinem Kabel, tausendundeinem Gerät und tausendundeinem Sender reagieren, das weiß noch keiner so genau.

Wissenschaftliche Aktivitäten laufen zwar auf Hochtouren, schlüssige Beweise sind aber immer noch ziemlich rar. Studien der letzten 30 Jahre z.B. aus den USA, Kanada, Australien, Neuseeland, Schweden, Finnland, Dänemark, England, Frankreich, Italien, Russland, auch Deutschland, sind alarmierend, und es verdichten sich die Hinweise, dass wir es mit einem **biologisch riskanten Umwelteinfluss** zu tun haben. Kritische Wissenschaftler der medizinischen, biologischen und technischen

Fakultäten warnen zunehmend vor den Risiken. Praxisnahe baubiologische Erfahrungen nach vielen tausend Messungen und Fallbeispielen bestätigen die offensichtliche Gesundheitsgefahr.

Elektrosmog **stört die natürlichen Lebensabläufe**, greift in biologische Prozesse ein und verändert sie, bedeutet Stress für Körper und Psyche, kultiviert Krankheit und verhindert Heilung. Ich bin kein Wissenschaftler, sondern Praktiker. Ich experimentiere nicht im Labor, habe dafür im Laufe vieler Jahre an einigen tausend Betten Elektrosmogmessungen im Alltag der zumeist kranken Kunden durchgeführt. Ich habe nach Reduzierung von Elektrosmog im häuslichen Umfeld, meist im Schlafbereich, Kranke wieder gesund, Nervöse wieder ruhig, Labile wieder stabil, Verspannte wieder entspannt, Bettnässer wieder trocken und Therapieresistente wieder therapiefähig werden sehen. Schmerzen verschwanden, Lebensqualität und Vitalität traten an die Stelle von Zerschlagenheit und Schlaflosigkeit. Das sind Fakten, die sich nicht darum scheren, was man von ihnen hält, oder ob die Wissenschaft schon fähig ist, sie letztendlich und schlüssig zu erklären.

Das Netz der öffentlichen Stromversorgung wird derweil immer dichter, die Anzahl elektrischer Geräte und Kabelmeter zu Hause und am Arbeitsplatz immer größer, die Verbreitung von Funktürmen und Sendern immer stärker, es gibt bald mehr Handys als es Ohren gibt. In vielen zivilisierten Häusern und Gegenden ist der natürliche Strahlenpegel hinter dem Toben **millionenfach stärkerer künstlicher Strahlenpegel** längst verschwunden. Jahr für Jahr nimmt die Elektrosmogintensität weiter zu und mit ihr die elektromagnetische Unordnung für Mensch, Tier und die ganze Natur. Der Kosmos wird zum Chaos.

90 Prozent der Elektrosmogintensität zu Hause und am Arbeitsplatz ist **unnötig**. 90 Prozent wäre leicht reduzierbar ohne große Veränderungen der Lebensgewohnheiten. Der Baubiologie geht es um das Machbare, nicht um Grenzwerte. Es geht um Information und bewussten Umgang mit der Energie, die wir alle wollen und brauchen: der Elektrizität.

Der Gesundheitsminister und die Krankenkassen mahnen, dass **30 Prozent aller Erkrankungen** durch **gestörte Umweltbedingungen** verursacht werden, jeder Dritte umweltkrank ist. Elektrosmog steht oben in der Hitliste der gestörten Umweltbedingungen. Die amtliche Bauordnung fordert: "Bauten sind so zu errichten, dass sie die **natürliche Lebensgrundlage nicht gefährden**." Die flächendeckende Versorgung mit Mobilfunk aus hunderttausend Sendern auf Dächern und Türmen und Abermillionen Handys am Schädel, das Leben neben nonstop funkenden DECT-Schnurlostelefonen und WLAN-Routern, die Nähe zu Trafos, Hochspannung, Bahnstrom... ist mehr als eine Gefährdung der natürlichen Grundlage. Es gefällt mir, was das Bundesamt für Strahlenschutz sagt: **"Wo man Dauerbelastungen durch elektromagnetische Felder herabsetzen kann, da sollte man es tun."** Fangen wir damit an...

Elektrische Wechselfelder

A 1 Stress durch ELEKTRISCHE WECHSELFELDER

Elektrische Wechselfelder entstehen als Folge elektrischer **Wechselspannung** in Installationen, verkabelten Wänden, Leitungen, Geräten, Steck- und Verteilerdosen... mit Netzanschluss, auch wenn gar kein Strom fließt, das heißt, wenn keine Stromverbraucher eingeschaltet sind.

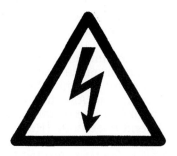

Die **Feldstärke** elektrischer Wechselfelder wird in **Volt pro Meter** (V/m) angegeben, die **Körperspannung** des Menschen im Feld in **Millivolt** (mV) bzw. Volt (V), die **Frequenz** des Feldes in **Hertz** (Hz) bzw. Kilohertz (kHz).

Die elektrische Feldstärke nimmt zu oder ab durch z.B.:

- die Höhe der Spannung
- die Beschaffenheit der Umgebung
- die Leitfähigkeit von Baumasse und Luft
- die Anordnung von Leitungen und Geräten zueinander
- die technische Qualität von Installationen und Geräten
- das Vorhandensein bzw. die Qualität der Erdung
- die Frage, ob und wie gut Kabel oder Geräte abgeschirmt sind
- Abstand zum Feldverursacher

Unser Körper zieht die elektrischen Felder seiner Umgebung an, nimmt sie wie eine Antenne auf und steht dann "unter Spannung", speziell wenn er von der Erde isoliert ist, z.B. im Bett. Deshalb wird bei baubiologischen Untersuchungen neben der **Feldstärke** auch die **Körperspannung** des im Bett liegenden Menschen gemessen, wir wollen wissen, wie stark ein Mensch "geladen" ist. Elektrische Wechselfelder bewirken, soweit die Wissenschaft bisher weiß (und das ist wahrlich noch nicht viel), in Körpern künstliche Wirbelströme, Stromflüsse, Ladungsumkehrungen, Zell- und Nervenreize; es besteht Krebsverdacht.

Normalerweise zeigt sich eine Elektroinstallation mit ihrer Feldausdehnung recht zahm. Normalerweise heißt, dass die Installation qualitativ hochwertig ist, technisch sauber verlegt und geerdet, keine brüchigen Kabel, keine Defekte, keine Überelektrifizierungen. Günstig ist die Verlegung in leitfähiger Umgebung mit Erdbezug. Jetzt reichen die kritischen Feldstärken nur **wenige Zentimeter** weit, eine Ankopplung des Körpers an die Felder ist bei etwas Abstand wenig wahrscheinlich. Abgeschirmte Kabel und Installationen machen praktisch keine Felder.

Ich messe in zahlreichen Wohn- und Schlafräumen jedoch nicht zentimeter-, sondern **meterweite** elektrische Feldausdehnungen als Folge von technischem und handwerklichem Pfusch, mangelhaften oder gar nicht vorhandenen Erdungen, unnötig vielen Kabeln und Elektrogeräten in unmittelbarer Körpernähe. Im modernen Bett und drum herum sieht es manchmal schlimmer aus als im Cockpit eines Düsenjägers.

Nicht immer sind die Verursacher offensichtlich zu sehen. Wände, Räume, sogar ganze Häuser können bei auffälligen technischen Bedingungen unter Spannung stehen und Felder erzeugen. Leitfähige Bauteile, Metalle und Alufolien **ohne Erdkontakt** verbreiten die Felder genauso ungünstig wie Metallteile im Bett (Stahlrost, Federkern). Elektrisch isolierende Baustoffe (Holz, Gips) und Leichtbauweisen (Ständerbau, Trockenbau) können ebenfalls zur Feldausdehnung beitragen. Massivbauweise, Restfeuchtigkeit in Wänden, leitfähige Bauteile **mit Erdkontakt** leiten Spannungen günstig ab und sorgen so für Feldreduzierungen.

Klemm-, Gelenk- und Stehlampen, wie man sie überall an Betten und auf Schreibtischen findet, machen zigfach größere und meterweit reichende Felder, nur weil sie nahezu **nie geerdet** sind. Das auch, wie gesagt, wenn sie nicht mal eingeschaltet sind, Netzanschluss reicht. Starke Felder tagein, tagaus, weil ein paar Cents für den Erdleiter gespart werden. Denken Sie beim Einkauf daran: Zweiadrige Kabel mit Flachstecker (ohne Erde) sind feldintensiver als dreiadrige Kabel mit Schukostecker (mit Erde). Fordern Sie hartnäckig geerdete Kabel und Geräte.

Wie eine Antenne

So kommt der Mensch oft in Kontakt mit den elektrischen Feldern seiner Umgebung, ohne es bewusst zu spüren. Der Körper nimmt die Felder - wie erwähnt - wie eine **lebende Antenne** auf, er steht quasi unter Spannung. Es passiert oft, dass ich am im Bett liegenden Kunden bei einer Körpermessung mit einem dafür geeigneten Voltmeter auf hunderte von Millivolt oder sogar **mehrere Volt Körperspannung** komme. Normal, weil der Natur entsprechend, sind null. In Extremfällen habe ich erlebt, dass ein billiger handelsüblicher Prüfschraubenzieher aus dem Baumarkt auf der Haut, der Nasenspitze und der Zunge des unter technischer Spannung stehenden Menschen aufleuchtete. Ein solcher Extremfall ist z.B. schon erreicht, wenn der Mensch unter einer Hochspannungsleitung steht, auf einem Heizkissen liegt oder ein normales ungeerdetes Lampenkabel anfasst, Netzanschluss vorausgesetzt.

Die Nähe von ungeerdeten Leitungen und Geräten, unter Spannung stehende verkabelte Wände, unnötige zehn Meter Verlängerungskabel unter dem Bett, elektrische Betten, beheizte Wasserbetten... das reicht, um mehrere hundert oder einige tausend Millivolt Körperspannung auf die Anzeige des Voltmeters zu bringen. Das ist Stress. Unsere Widerstandskräfte verschleißen, der körpereigenen Abwehr werden Höchstleistungen abverlangt, das Immunsystem ist in Aufruhr. Hunderte von Fallbeispielen könnten jetzt angeführt werden, wo das sehr oft recht einfache Sanieren elektrischer Wechselfelder zu verblüffenden gesundheitlichen Verbesserungen geführt hat. Ein paar ausgewählte Fallbeispiele zum Thema werden einige Seiten weiter vorgestellt.

Auch auf die Frequenz kommt es an

Interessant ist, dass den Wechselfeldern in unserer Wohnumwelt besondere biologische Bedenklichkeit zugeordnet wird. Denn hier gibt es eine Frequenz, die - wissenschaftlich belegt - besonders heftig in die sensiblen biologische Abläufe eingreift: die allgegenwärtige **50-Hertz-Frequenz** unserer Stromversorgungen. In anderen Ländern gibt es geringfügig abweichende Netzfrequenzen, z.B. sind es in den USA 60 Hz.

Die Deutsche Bahn fährt mit der Frequenz von 16,7 Hertz und die elektrische Versorgung in Flugzeugen funktioniert mit 400 Hz. Einige Geräte, wie Leuchtstoffröhren oder Energiesparlampen mit elektronischen Vorschaltgeräten, arbeiten mit einigen zehntausend Hertz, sprich einigen Kilohertz. Auch andere Geräte zeigen höhere Frequenzen, z.B. Induktionsherde und Rasierapparate. Einige Küchen- und Büromaschinen warten mit einem Gemisch verschiedenster Frequenzen auf, so auch Bildschirme, Computer und Dimmer. Die Zeilenfrequenz der Röhrenfernseher bringt etwa 15.000 Hz auf die Anzeige der Messgeräte. Neben der üblichen Frequenz von 50 Hz müssen wir also in unserem Wohn- und Büroalltag mit davon abweichenden höheren und niedrigeren Frequenzen rechnen oder mit verschiedenen Frequenzen gleichzeitig.

Die Erforschung von biologischen Effekten durch Frequenzen beschäftigt Wissenschaftler und Mediziner schon lange, und einige haben herausgefunden, dass gerade die **niedrigen** Frequenzen der Stromversorgungen unseren körpereigenen bioelektrischen Funktionen recht ähnlich sind und somit auch besonders störend wirken. Es ist wichtig zu wissen, dass jedes Feld nicht nur durch seine **Feldstärke**, sondern auch durch seine **Frequenz** ganz spezifische biologische Reaktionen auslösen kann. So wird ein sehr starkes Feld mit einer biologisch zuträglicheren Frequenz weniger kritisch wirken als ein relativ schwaches mit einer biologisch abträglicheren Frequenz. Es gibt so genannte biologische **Frequenzfenster**, was heißt, dass der Organismus bestimmte Sensibilitäten nur bei bestimmten Frequenzen zeigt. Es kommt also nicht nur auf die Quantität eines Feldes an, seine Feldstärke, sondern auch auf die Qualität, in diesem Fall die Frequenz. Die Lehrmeinung geht davon aus, dass bei den niederfrequenten Feldern ein biologischer Effekt mit der Höhe der Feldstärke **und** der Höhe der Frequenz zunimmt.

Jeder Körper, jedes Organ, jeder Nerv ist eine spezifische Antenne für elektromagnetische Reize. Jeder Mensch ist individuell und reagiert individuell. Alles unterliegt den Gesetzen von Resonanz, Induktion und Influenz. Alles ist unterschiedlich resonanzfähig: technische Antennen genau so wie die biologischen Systeme Mensch, Tier und Pflanze.

Interessantes vom E-Werk

Die Elektroindustrie macht interessante Anmerkungen zu diesem Thema. So informieren die Rheinisch-Westfälischen Elektrizitätswerke in ihrer RWE-Arbeitsinformation aus dem Jahr 1984: "Ein Neurit (Nervenzelle) nimmt eine elektrische Reizung bei Spannungen oberhalb von **15 bis 20 Millivolt** wahr. Bei Wechselspannungen hängt die Empfindlichkeit von der Frequenz ab. Die größte Empfindlichkeit der Nerven lässt sich bei ungefähr **50 Hertz** feststellen." Und: "Die Störung elektrischer Lebensvorgänge durch äußere technische Anwendungen ist prinzipiell möglich." In der RWE-Studie ist zu lesen, dass Zellmembranen bei einem Reiz von 15 bis 20 Millivolt ihre Eigenschaft ändern, so dass es zu einer Ladungsumkehr kommt. Und dass die elektrischen Felder einen Stromfluss im Körper verursachen, es werden Wirbelströme induziert, auf bewegte Teilchen (Ionen) wird eine Kraft ausgeübt. Soweit das RWE, welches verständlicherweise Grund genug hätte, sich gegen den Verdacht biologischer Folgen durch technische elektrische Felder zu wehren. Wenn laut RWE menschliche Nerven auf die überall im Elektrizitätsalltag vorkommende 50-Hertz-Frequenz besonders empfindlich reagieren und Spannungspotenziale von 15 bis 20 Millivolt schon zu Nervenreizungen führen, dann kommen eine Menge Fragen auf.

Was passiert im Menschen, wenn ich am Körper elektrische Spannungen messe, die **tausende Millivolt** betragen, im Bett ankoppelnd an elektrische Felder seiner nahen Umgebung? Was passiert, wenn der Prüfschraubenzieher auf der Haut leuchtet? Hier geht es um viele Volt. Das führt laut Lehrmeinung zu einem Stromfluss im Körper, zu Wirbelströmen, zu Ladungsumkehrungen, und zu was sonst noch? Ist das nun schon eine dieser "Störungen der elektrischen Lebensvorgänge"? Meine Erfahrung und die meiner Partner zeigen nach jahrelangen Beobachtungen im Alltag, dass das biologische Risiko künstlicher elektrischer Felder viel größer ist als bisher für möglich gehalten wurde. Wie sonst erklären sich die regelmäßigen und spontanen gesundheitlichen Erfolge bei chronisch Kranken, wenn man ihnen diese Reize nimmt?

Wissenschaft - kaum Untersuchungen

Keiner weiß es, wie auch. Wissenschaft und Politik schlafen oder drücken fest die Augen zu. Es gibt weltweit einige tausend Untersuchungen zum Thema **magnetische** Wechselfelder, aber leider kaum Untersuchungen zu diesem Thema **elektrische**, vielleicht eine Handvoll. Die wenigen Ergebnisse, die vorliegen, beziehen sich zudem auf fragwürdige **theoretische Berechnungen** und **Kurzzeittests** mit gesunden Probanden, durchgeführt während der aktiven Wachphase. Langzeittests mit Alten, Kranken, Sensiblen, Schwangeren oder Ungeborenen gibt es nicht, schon gar nicht bezogen auf die empfindliche Schlafphase. Dafür gibt es eine reiche Palette voreiliger, verantwortungsloser und vorurteilsgeladener Rückschlüsse von interessenabhängigen Wissenschaftlern zur Verharmlosung eines Problems. Was heißt "wissenschaftlich bewiesen", wenn sich die Experten gegenseitig die Qualifikation absprechen? Wer sagt die Wahrheit? Wer nicht, weil er politische oder wirtschaftliche Interessen vertritt? Handeln Sie selbstverantwortlich, bevor Ihnen ein Wissenschaftler oder der Gesetzgeber die Erlaubnis erteilt. Einige ernst zu nehmende Wissenschaftler haben vor den Wirkungen technischer elektrischer Felder gewarnt, Zusammenhänge mit Krankheiten gefunden und biologische Effekte nachgewiesen. Sie bestätigen unseren Eindruck aus der baubiologischen Praxis.

So nahmen die französischen und kanadischen Elektroversorgungsunternehmen Electricité de France, Hydro Québec und Hydro Ontario, unterstützt von der Universität Toronto unter der wissenschaftlichen Leitung von Dr. Anthony Miller, mehrere zehntausend Mitarbeiter unter die Lupe. Sie fanden 1996 an deren Arbeitsplätzen den unerwarteten Zusammenhang von elektrischen Wechselfeldern mit **Leukämie, Haut-** und **Lymphdrüsenkrebs**. Miller: "Es sieht so aus, als müssten elektrische Felder genauso kritisch bewertet werden wie die magnetischen. Am schlimmsten ist, wenn elektrische und magnetische Felder zusammenkommen." Das Leukämierisiko stieg im Einfluss starker elektrischer Felder um 345 %, im Einfluss starker elektrischer und zeitgleich auftretender schwacher magnetischer Felder um 379 % und bei starken elektrischen sowie magnetischen Feldern um 453 %.

Die **Kinderleukämiestudie** des britischen Wissenschaftlers Dr. Roger Coghill resümierte 1996 nach jahrelangen Messungen in Kinderzimmern, dass auch relativ schwache elektrische Felder, wie sie häufig in Schlafbereichen zu finden sind, nicht nur das Leukämie- und Krebsrisiko erhöhen, sondern auch für Kopfschmerzen, Vitalitätsverlust, Depressionen und den plötzlichen Kindstod mitverantwortlich sind. Dabei ging es um Feldstärken von nur 10 bis 20 Volt pro Meter. Das Leukämierisiko stieg um 186 %, wenn das Kind täglich länger als 12 Stunden 10 V/m ausgesetzt war und um 369 % bei 20 V/m. Coghill fand, dass elektrische Felder weit häufiger anzutreffen sind als magnetische.

Coghills Aussagen entsprechen auch meiner Erfahrung: An jedem **dritten Kinder- und Erwachsenenbett** finde ich (zumeist unnötige und vermeidbare) elektrische Felder der Stärke bis **100 Volt pro Meter**, hier und da sogar noch mehr. Diese Werte übertreffen gültige Computerarbeitsplatznormen um das Zigfache. Zum Vergleich: Der TCO-Grenzwert für PC-Bildschirme liegt in 30 cm Abstand zum Monitor bei 10 V/m; eine ganz normale, überall käufliche, ungeerdete (und nicht einmal eingeschaltete!) Nachttischlampe macht 100 V/m und noch mehr.

Das Bundesamt für Strahlenschutz (BfS) und die Strahlenschutzkommission (SSK) sichten die internationalen wissenschaftlichen Arbeiten und resümieren Anfang 2008: Die durch das Elektrofeld ausgelöste Reduzierung des Hormons Melatonin könne **Brustkrebs** fördern.

1992 haben wir von der Baubiologie Maes 500 unserer Schlafplatzuntersuchungen ausgewertet und festgestellt, dass **über 80 %** der niederfrequenten Elektrosmogbelastungen **elektrischer** und nicht mal 20 % magnetischer Art sind. Das gilt nach wie vor, bis heute. 1997 kam die Bestätigung von Dr. Gisbert Gralla vom EMVU-Büro Bad Endorf. Auch er fand nach 343 Bettplatzmessungen, dass "elektrische Felder einen weitaus größeren Beitrag zur Gesamtbelastung liefern als magnetische".

Eine polnische Wissenschaftlergruppe unter der Leitung von Prof. Dr. Boguslaw Kula veröffentlichte im April 2002, dass 20 Volt pro Meter (eine Feldstärke, die wir zu Hause und am Arbeitsplatz sehr häufig finden) zu **oxidativem Stress** und der Bildung von **freien Radikalen** führen. Andere wiesen eine Absenkung des Hormons **Melatonin** in dieser alltäglichen Größenordnung nach. Wieder andere fanden bei 20 V/m Beeinträchtigungen der **Zellsignalübertragung** und die Beeinflussung von **Lymphozyten**. Nur 0,7 V/m reichten im wissenschaftlichen Laborversuch, um die **Zellteilung** von **Hefepilzen** zu beschleunigen.

"Schon sehr schwache niederfrequente elektrische Felder beeinflussen das **Nervenverhalten** im Gehirn." Neurologen des California Institute of Technology unter der Leitung von Prof. Christof Koch und Prof. Costas Anastassiou kamen mit ihren Ergebnissen im Februar 2011 in mehrere wissenschaftliche Zeitschriften. "Von außen einwirkende elektrische Feldaktivitäten stören die Kommunikation der Hirnnerven. Das ist eine unerwartete und überraschende Entdeckung." Ein Jahr zuvor kam die Studie von Prof. David McCormick von der Yale-Universität zu einem vergleichbaren Resultat: "Sowohl die vom Gehirn selbst erzeugten elektrischen Potenziale als auch die Felder von Stromleitungen und Geräten aus der Umwelt **verändern Hirnaktivitäten**."

Fische reagieren äußerst empfindlich auf elektrische Felder, sie haben diesbezüglich sensible **Nervenzellen** direkt unter der Haut. Diese Erkenntnis nutzte der Wissenschaftler Dr. Eddie Smith von der Universität im südafrikanischen Pretoria. Er entwickelte 1995 ein System, das Haie abschreckt. **Haie** verlieren im Einfluss schwacher elektrischer Felder die Kontrolle über ihre Muskeln und verlassen zügig den Feldbereich. Es genügen nur 4 Volt pro Meter Feldstärke, von unterirdischen Kabeln mit einer 15-Hz-Frequenz erzeugt, um Haie ab ein Meter Größe aus der Nähe des Strandes oder aus Häfen zu vertreiben. Gab es zuvor regelmäßig Badeunfälle an den Küsten und hunderte tote Haie, die sich in den Sicherheitsnetzen verfangen hatten, so fand man bei eingeschalteten Elektrokabeln keinen einzigen Hai mehr in Küstennähe.

Elektrische Felder der Intensität, wie sie überall in Bett- und Schreibtischnähe zu finden sind, **steigern** das **Wachstum** von Fischen. Das nutzt man an Universitäten zu Versuchszwecken und in der Fischindustrie für höhere Erträge. Setzt man die Zuchtbecken unter schwache elektrische Spannung, dann wachsen die Tiere schneller und werden größer. Anstatt zu forschen, wie die Felder wirken, wie schädlich sie für Mensch und Natur werden können oder ob das ein Grund ist, warum wir **Menschen immer größer** werden, setzt man alles daran, um elektrisch ins Leben einzugreifen, um Wachstum zu manipulieren und um - im wahrsten Sinne des Wortes - noch fettere Beute zu machen.

Starke elektrische Felder beschleunigen die **Weinreife**. Grund genug, an diese Chance der Umsatzsteigerung zu denken, meint eine Wissenschaftlergruppe aus China, Australien und Neuseeland im April 2008.

Der größte Computer der Welt: der Mensch

In unserem Organismus laufen sekündlich milliardenfache elektrische Funktionen ab. Alle Zellen kommunizieren pausenlos elektrisch miteinander, sie haben ein messbares elektrisches Potenzial. Durch Nervenleitbahnen fließen winzige ebenfalls messbare Ströme. Jeder Gedanke, jedes Gefühl, jede Regung wird ausgelöst von kleinsten bioelektrischen Reizen. Der Zeitpunkt des Todes ist in der Medizin als das Ausbleiben von elektrischer Energie im Gehirn definiert. Ohne elektrische Spannung gibt es kein Leben. Jede einzelne unserer zigmilliarden Zellen erledigt über 100.000 biophysikalische Funktionen je Sekunde. Die Nervenzellen des Hirns stellen sekündlich eine Billiarde elektrischer Verbindungen her. Da kommt kein Computer mit. Wunderwerk Mensch. Der Körper des Menschen ist ein so mannigfaltiges und kaum erklärbares elektrisches Geschehen, dass das Erforschen seiner Funktionen zu Staunen und Ehrfurcht führen muss. Können Sie sich die Länge aller Nervenleitungen eines einzigen Menschen, wenn man sie zusammenknüpfen würde, vorstellen? Es sind einige tausend Kilometer! Schützen wir dies Wunderwerk, lassen wir es ungestört seinen Dienst tun.

Das **EKG** misst die elektrischen Abläufe des Herzens im Bereich von wenigen **Millivolt**, das **EEG** die des Gehirns im noch empfindlicheren **Mikrovolt**bereich. Ein Herzschrittmacher erzwingt mit winzigen Spannungen und Strömen (wenige Millivolt bzw. Mikroampere) den unzweifelhaften biologischen Effekt einer Herzmuskelkontraktion.

Grenzwerte

In Deutschland gibt es seit Januar 1997 **rechtlich verbindliche Grenzwerte**, festgelegt in der **Elektrosmogverordnung** (26. Bundes-Immissionsschutz-Verordnung). Die Werte der BImSchV reichen aber nicht, um die Menschen oder die Natur vor den Risiken des Elektrosmogs zu schützen. Es gibt auch andere offizielle Empfehlungen, z.B. die der Strahlenschutzkommission und die DIN/VDE der Elektrotechnischen Kommission. Diese werden gern herangezogen, um die Unbedenklichkeit von Elektrosmog zu untermauern. Sie gelten als aktueller und gesicherter Stand der Wissenschaft, immer mit dem unsicheren Nachsatz: "Soweit man bis heute weiß...". Die Verordnung wird hinter dem 3. Kapitel über elektromagnetische Wellen kommentiert (ab Seite 639).

Die Grenzwerte von Elektrosmogverordnung, Strahlenschutzkommission und DIN/VDE basieren auf der voreiligen und (vorsichtig ausgedrückt) naiven Annahme, dass das einzige biologische Problem die Bildung von **akuten körperinternen Reizströmen** als Folge der von außen einwirkenden Felder sei. Werden diese Körperströme bedrohlich hoch, gehen sie schon gefährlich in Richtung Nervenreiz, Muskelkrampf und Herzkammerflimmern, dann greift der Grenzwert, um Leben zu schützen. Nur: Felder dieser außergewöhnlich hohen Stärke findet man im Alltag nahezu nie, selbst nicht unter riesigen Hochspannungsleitungen oder neben dem Umspannwerk. Mehr zu diesem Unfug, den wir Wissenschaft nennen, im Beitrag "Wissenschaft - wirklich?" ab Seite 648.

Andere biologische **Effekte** und **Gefahren**, besonders durch **langfristig** einwirkende Felder unterhalb dieses absurden Grenzwertes, seien es Nervenreizung, Zellreaktion, Hormonstörung, Immundefekt, Stoffwechselproblem, Kinderleukämie, Krebs, Alzheimer, Hyperaktivität, Depressionen, Schlaflosigkeit, Migräne, Ohrenrauschen, Schwindel..., werden bei der allzu theoretischen Grenzwertfestlegung einfach ignoriert. Was nicht heißt, dass es sie nicht gibt, und dass man sie nicht kennt. Was man bis heute weiß, ist wenig, einseitig, auf theoretischen, rechnerischen und somit recht wackeligen weil praxisfremden Grundlagen aufgebaut. Elektroversorger, Hersteller und Behörden beziehen sich gerne auf die industriefreundlichen Verordnungen. Sie sind nach meinen Beobachtungen und den Ansichten kritischer Wissenschaftler für den Hausgebrauch, für die Schlafphase und speziell für empfindliche Menschen wenigstens tausendfach zu hoch und deshalb unbrauchbar.

Unabhängig davon, dass die Grenzwerte bei Ihnen zu Hause gar nicht greifen, sie sind nämlich überhaupt nicht für Radiowecker, Heizdecken, Sicherungskästen, Fernseher oder Kabel in den Wänden gemacht, sondern lediglich für **"ortsfeste Anlagen"** draußen, sprich Transformatorenstationen, Hochspannungsleitungen oder Bahntrassen. Es gibt also gar keine vernünftigen gesetzlichen Grenzwerte zum Schutz des Menschen, leider. Dafür gibt es schlecht informierte Konsumenten, die im Namen von Fortschritt und Wohlstand alles kaufen, was geschickte Werbeleute als unentbehrlich darstellen. Das um jeden Preis, koste es, was es wolle, nicht nur Geld, sondern auch das kostbarste Gut: die eigene Gesundheit, die unserer Kinder und Mitmenschen.

Das Bundesamt für Strahlenschutz gibt zu, dass sich die offiziellen Normen nur auf **akute** Kurzzeitwirkungen beziehen. Es weist auf die spezielle Schutzbedürftigkeit **empfindlicher** Personen hin und darauf, dass die Festlegung von Grenzwerten auf die Wirkung nur **eines** Umwelteinflusses zugeschnitten ist. Nicht berücksichtigt würden Wechselwirkungen mit **anderen** physikalischen Feldern und Frequenzen, die im Alltag und besonders zu Hause vielfach auftreten können.

Elektrische Wechselfelder: Grenzwerte-Vergleich

Grenzwerte-Vergleich für elektrische Wechselfelder 50 Hz

26. BImSchV (Elektrosmogverordnung)			5000 V/m
Computernorm TCO (30 cm Bildschirm-Abstand)		5-2000 Hz 2-400 kHz	10 V/m 1 V/m
Größte Studie der US-Umweltbehörde EPA			10 V/m
Empfehlung kritischer Wissenschaftler weltweit			10 V/m
Resolution Bürgerforum Elektrosmog		Wachbereiche Schlafbereiche	10 V/m 1 V/m
Bundesverband Elektrosmog		tagsüber nachts	10 V/m 1 V/m
Katalyse-Institut, Köln		tagsüber nachts	10 V/m 1 V/m
BUND		Ruhebereiche	0,5 V/m
Baubiologische Richtwerte für Schlafplätze		unauffällig schwach stark extrem	< 1 V/m 1-5 V/m 5-50 V/m > 50 V/m

Die Elektrosmogverordnung (26. BImSchV) hat die Empfehlungen der nationalen und internationalen Strahlenschutzkommissionen (ICNIRP, IRPA) und der Weltgesundheitsorganisation (WHO) übernommen.

Der Bund für Umwelt und Naturschutz Deutschland **BUND** fordert seit Mai 1997 für den Daueraufenthalt in Ruhebereichen: "Will man einen gewissen Schutz und auch Vorsorge erreichen, so müssen die zulässigen Grenzwerte der 26. BImSchV für elektrische Felder um den **Faktor 10.000 gesenkt** werden". Der BUND bestätigt mit seinem Anspruch die schon Jahre zuvor veröffentlichten baubiologischen Richtwerte.

Auf dem 'Bürgerforum Elektrosmog' des Bundesministeriums für Umwelt wurde im Oktober 1999 in Bonn eine gemeinsame **Resolution** an den damaligen Umweltminister Jürgen Trittin übergeben. Sie fordert 10 Volt pro Meter für Wach- und 1 V/m für Schlafbereiche, angelehnt an die baubiologischen Richtwerte. Getragen wird die Resolution von Umweltmedizinern, Wissenschaftlern, Umweltverbänden, Umweltinstituten, Bürgerinitiativen, Selbsthilfegruppen, Arbeitskreisen und Baubiologen. Wenig später schlossen sich der Bundesverband Elektrosmog und das Katalyse-Institut in Köln dem Wunsch nach 10 bzw. 1 V/m an.

Der **DIN/VDE**-Wert für die Bevölkerung wurde (kaum zu glauben, aber wahr) sogar von 5000 Volt pro Meter auf 7000 V/m erhöht und steht an der Weltspitze. Kein Wunder, bedenkt man, dass die Elektroindustrie bei den Grenzwertfestlegungen das Sagen hat, denn die verantwortliche Elektrotechnische Kommission besteht zum Großteil aus Industrievertretern und somit Elektrosmogverursachern. Ein Glück, dass selbst Richter schon aufgehört haben, nach diesen Richtwerten zu richten.

Weltweit beachtete Computer-Richtwerte aus Schweden

Die Schweden betreiben intensive Forschung in Bezug auf Elektrosmog und gelten als wegweisend. Computerbildschirme werden heute fast alle nach der weltweit gültigen Schweden-Norm **TCO** verkauft, um den Nutzer vor den Risiken elektromagnetischer Strahlen am PC zu schützen. Hersteller, Verkäufer, Anwender, Behörden und Berufsgenossenschaften richten sich danach und akzeptieren diesen Maßstab.

Die 'Zentralorganisation der Angestellten und Beamten' (TCO) und das 'National Board for Measurement and Testing' (MPR) haben diese Normen zusammen mit der schwedischen Regierung, dem Zentralamt für industrielle und technische Entwicklung (NUTEK), der Strahlenschutzbehörde (SSI), dem Amt für die öffentliche Sicherheit und Gesundheit (ASS), dem Elektroverband SEMKO (vergleichbar mit dem VDE bei uns in Deutschland) sowie den Gewerkschaften und Berufsgenossenschaften entwickelt. Zwei Bildschirmhersteller (IBM und Hewlett-Packard) und zwei Messgerätehersteller (Combinova und Radians) sowie der Naturschutzverein (mit 200.000 Mitgliedern die größte Umweltorganisation), einige Universitäten und andere behördliche Institute, die mit dem Problem der beruflichen Gesundheit und des Arbeitsschutzes beschäftigt sind, waren ebenfalls an der Entwicklung beteiligt.

Ziel der Schwedennormen ist, "die elektromagnetischen Felder soweit zu senken, wie es technisch möglich ist, um die Belastung des Benutzers zu minimieren", denn "die vom Bildschirm abgegebene Strahlung darf keine gesundheitlichen Schäden hervorrufen". TCO: "TCO-Richtwerte können als hygienischer Grenzwert betrachtet werden. Die Bildschirmfelder wurden in Verbindung mit Schwangerschaftsproblemen, Embryoschädigungen, Hautbeschwerden und Überempfindlichkeitsreaktionen auf Elektrizität gebracht. Man muss diese Aspekte im Auge behalten und auf möglichst geringe elektrische und magnetische Felder am Arbeitsplatz achten. Seit den 80er Jahren werden Computerbildschirme als ein berufliches Gesundheitsproblem diskutiert."

Die aktuelle **TCO**-Norm setzt für die elektrischen Felder die Grenze auf **10 Volt pro Meter** in 30 Zentimeter Abstand von der Bildschirmfront fest. Das gilt nur für den niedrigen Frequenzbereich von **5 bis 2000 Hertz**, also auch für die übliche 50-Hz-Frequenz aus der Steckdose. Für den höheren Frequenzbereich von **2 bis 400 Kilohertz**, Folge der Elektronik im Monitor, werden empfindlichere Maßstäbe angelegt: lediglich **1 V/m**. Seit über 20 Jahren sind die TCO-Feldstärkerichtwerte unverändert, es ist also in Sachen Strahlung egal, ob Sie einen alten TCO-zertifizierten Bildschirm oder einen neuen haben.

Die 1996 erstmals verabschiedete **EU-Bildschirmrichtlinie** "für mehr Gesundheit am Arbeitsplatz" gebietet: "Da die gesundheitsschädigenden Wirkungen der Monitorstrahlung auf den Menschen nicht abschließend geklärt sind, sollte in jedem Falle Schwangeren empfohlen werden, nicht an Bildschirmarbeitsplätzen zu arbeiten. Ihnen ist ein gleichwertiger, bildschirmfreier Arbeitsplatz zur Verfügung zu stellen." Und: "Es sollte auf Einhaltung der Grenzwerte für die Monitorstrahlung bestanden werden." Die EU lehnt sich dabei an die TCO.

Bestehen Sie darauf, dass an Arbeitsplätzen nach TCO-Norm und an Schlafplätzen nach baubiologischen Richtlinien recherchiert wird, um biologisch relevante Ergebnisse zu bekommen. Nur so ist Vorsorge zu erreichen. Nur so lassen sich Risiken ausschließen. Achten Sie darauf, dass **tagsüber 10 V/m** und während des **Nachtschlafes 1 V/m** nicht überschritten werden. Dann sind Sie auf der sicheren Seite.

Empfehlung an die Regierung der USA...

"Als Höchstwert muss zum Schutz des Menschen **10 Volt pro Meter** angestrebt werden." Zu dieser Forderung kommt auch eine groß angelegte wissenschaftliche Studie, die 1996 von der **US-Umweltbehörde EPA** für das 'Nationalen Rat für Strahlenschutz NCRP', ein Beratergremium der US-Regierung, erstellt wurde. Für diese Untersuchung sammelten elf führende Strahlenschutzexperten neun Jahre lang Daten. Herausgekommen ist, so ein EPA-Sprecher, die "weltweit bislang umfassendste Studie über die gesundheitliche Auswirkung elektromagnetischer Strahlung". Der 800-Seiten-Bericht liefert eindeutige Hinweise, dass auch relativ schwache Felder ab 10 V/m die Gesundheit schädigen können, wenn sie nur langfristig einwirken. Es ist denkbar, dass der geforderte 10-V/m-Wert zur Norm wird, denn einige NCRP-Empfehlungen wurden schon in Gesetze aufgenommen. Der **US-Kongress** reagierte und empfiehlt seitdem vorsorglich 10 V/m einzuhalten.

Die Wissenschaftler fordern, das Wellenbad, dem die meisten Menschen unfreiwillig, jedoch permanent ausgesetzt sind, schrittweise zu reduzieren. So sollen Häuser, Schulen und Kindergärten nicht im Nahbereich elektrischer Fernleitungen gebaut werden und Überlandleitungen aus den Wohngebieten verschwinden.

...und bei uns?

Da stimmt die DIN/VDE für den Arbeitsplatz mit **20.000 Volt pro Meter** vergleichsweise nachdenklich, liegt sie doch beim 2000fachen (!) der TCO-Computernorm und der Empfehlungen der amerikanischen EPA, NCRP, des US-Kongresses, von EU-Richtlinien, Arbeitsplatzverordnungen, internationalen Wissenschaftlern... Auf solche wahrlich grotesken DIN/VDE-Richtwerte beziehen sich Strahlenschützer, und man fragt sich, wer hier geschützt werden soll, die Hersteller oder die Benutzer?

Die Elektrosmogverordnung könnte für die Bewertung von Computerarbeitsplätzen nicht einmal herangezogen werden, unabhängig davon, dass sie mit 5000 V/m (500fach mehr als TCO) viel zu hoch ist und ein Bildschirm oder PC, der 5000 V/m verursacht, noch erfunden werden müsste. Die Verordnung gilt nämlich - wie erwähnt - nur für ortsfeste öffentliche Anlagen, eben **nicht** (das verstehe, wer will) für Fernseher, Computer, oder andere elektrische Produkte im Haus. Menschlichen Nerven und Hormonen dürfte es ziemlich egal sein, ob sie durch die Felder öffentlicher Anlagen oder privater Geräte geschunden werden.

Prüfschraubenzieher leuchtet

Stellen Sie sich vor, Sie liegen im Bett und die elektrischen Felder Ihrer Umgebung wirken auf Sie ein. Selbst wenn die Feldstärken weit unter den Werten der Verordnung liegen, leuchtet ein handelsüblicher Prüfschraubenzieher (Phasenprüfer) auf Ihrer Haut und zeigt unmissverständlich, dass Sie **unter Spannung** stehen, und das nicht zu knapp.

Bedenken Sie, dass solch ein Prüfschraubenzieher nur ein grober Indikator ist, um in Steckdosen den "heißen" Draht (fachlich **Hinleiter** oder Phase genannt) zu finden und vor akuter Lebensgefahr durch elektrische Schläge zu warnen. Am **Rückleiter**, auch Neutralleiter genannt, und am **Schutzleiter**, auch Erde genannt, leuchtet er nicht, da hier keine Spannung anliegt. Er ist kein Messgerät, und bitte, wenn er auf dem Körper nicht aufleuchtet, dann bedeutet das noch lange keine Entwarnung, denn er indiziert nur die Spitze des Eisbergs. Passive Phasenprüfer leuchten erst beim Vorliegen sehr hoher Spannungen von etwa 50 bis 100 Volt auf, aktive (mit Batterie) ab etwa 5 bis 10 Volt.

Wenn Sie's ausprobieren wollen, bitte: Legen Sie sich auf Ihr Bett, das eingeschaltete elektrische Heizkissen unter den Körper. Achten Sie darauf, dass Sie im Bett **keinen** Erdkontakt haben. Nicht Sie selbst, sondern eine **andere** Person muss nun an Ihnen, auf Ihrer Haut, egal wo, die Testung durchführen. Die andere Person sollte, im Gegensatz zu Ihnen, gut geerdet sein. Bevorzugen Sie aktive Phasenprüfer.

Wir leben nicht im Labor...

Wissenschaftliche Laborversuche im Sinne der Verordnung beschränken sich darauf, dem **wachen** Probanden einen **kurzen** Reiz zuzuführen und registrieren selten umwerfende Effekte. Würden sie den Testpersonen nach **langer** - eventuell jahrelanger - Einwirkzeit einen **chronischen** Reiz wegnehmen, speziell im **Schlafbereich**, womöglich bei Kranken, Sensiblen, Kindern..., dann wäre die Verblüffung groß, denn dann kämen die Reaktionen. Dann wären alle Zweifel wie weggeblasen, weil die gesundheitlichen Erfolge unübersehbar sind und für sich sprechen. Stattdessen wird mit großem Kosten- und Zeitaufwand an der Praxis vorbeiexperimentiert und verdächtig voreilig entwarnt.

Im Labortest wird mit **Feldqualitäten** gearbeitet, die es im Alltag selten gibt. Wo findet man im Alltag noch das reine sinusförmige 50-Hertz-Feld? Elektronik, Dimmer, Thyristoren, Motoren, Drosseln, Netzteile... zerhacken und verändern das Netz. Das Resultat sind unberechenbare **Oberwellen** und harte impulsförmige **Signale**, die biologisch besonders zu Buche schlagen (siehe Seite 70). Im Labor wird oft mit einzelnen Frequenzen experimentiert. Im Alltag sind aber viele solcher Frequenzen und Frequenzgemische an der Tagesordnung, was eine spezielle Art von Stress bedeutet. Vor dem Fernseher gibt es andere Frequenzen als unter der Leuchtstoffröhre, an der Stereoanlage andere als am PC, am Sicherungskasten andere als an der Mikrowelle, an der RWE-Hochspannungsleitung andere als an der Bahnoberleitung.

Ein Volt pro Meter ist nicht immer gleich ein Volt pro Meter. Wie ein Kilo nicht ein Kilo ist oder ein Liter nicht ein Liter. Es kommt auf den **Inhalt** an. Ein Kilo gemischter Salat aus biologischem Anbau ist bekömmlicher als ein Kilo labberiges Toastbrot, ein Liter Quellwasser gesünder als ein Liter Cola. Ein Volt pro Meter reiner Sinus ist unriskanter als ein Volt pro Meter gemischter Frequenzen nebst Oberwellen.

Wechselwirkungen mit anderen physikalischen, toxischen oder raumklimatischen Stressfaktoren werden überhaupt nicht beachtet. Wenn es um die Wechselwirkungen **verschiedener Stressfaktoren** geht, sind eins und eins nicht zwei, sondern fünf oder gar fünfzig. Die Risiken summieren sich nicht, sie potenzieren sich. Für Allergiker ist Rauchen schlimm und Feinstaub schlimm, aber beides zusammen macht nicht das doppelte Risiko, sondern das zehnfache. Asbest ist kritisch, Radongas auch, beides zusammen erhöht das Lungenkrebsrisiko aber nicht nur zwei-, sondern gleich zwanzigfach. Elektrosmog und Amalgamfüllungen scheinen oberflächlich betrachtet nichts miteinander zu tun zu haben, doch schaukeln sich die beiden belastenden Faktoren gegenseitig hoch und machen gemeinsam ein Vielfaches an Wirkung. Einige Ärzte gehen davon aus, dass erst eine Vorschädigung des Organismus durch Schwermetalle von Amalgamlegierungen in den Zähnen die gesteigerte Sensibilität gegen elektromagnetische Felder nach sich zieht. Ähnlich scheint es mit Elektrosmog in Wechselwirkung mit Schimmel- und Hefepilzen zu sein. Forschung und Erfahrung sehen im Elektrosmog den unwillkommenen Dünger für die drastisch zunehmenden Pilzerkrankungen. Beseitigt man die Felder, verbessert man bei Pilzinfizierten das Rückfallrisiko, manchmal verschwinden die Pilze ganz.

...und Tag ist nicht Nacht

Tag und Nacht lassen sich nicht über einen Kamm scheren. Klappernde Schreibmaschinen und schrillende Telefone werden auf der Arbeit gut ertragen, im Schlafraum wäre der gleiche Lärm fatal. Pavarotti und Pink Floyd können bei großen Lautstärken positiv stimulierend sein: tagsüber. Und im Schlaf? Helles Licht macht wach, nicht müde. Eine

Tasse Kaffee bringt morgens Freude und abends Ärger. Tagsüber ist Essen lebenswichtig, nachts braucht selbst der Magen Ruhe. Ähnlich ist es bei Stress durch Strom und Strahlung: Tag ist nicht Nacht.

In elektrisch gestörten Betten **schläft man sich müde**. Nach acht Stunden ist man nicht ausgeschlafen. Also hängen wir noch ein Stündchen dran, und noch eins. Anstatt erwartungsgemäß wacher zu werden, wird man müder, fühlt sich noch kaputter, der Kreislauf geht in den Keller, der Schädel brummt. So schläft man in den Tag hinein und die Katze beißt sich in den Schwanz. Der Teufelskreis: Das elektrisch gestörte Bett verhindert Erholung und fordert deshalb noch mehr Schlaf.

Im Wachbewusstsein passiert nach meinen Beobachtungen oft das Gegenteil: Elektrische Felder **drehen den Menschen auf**, machen ihn aktiv und hektisch. Das wird kurzfristig von einigen Menschen als angenehm empfunden, so wie eine starke Tasse Kaffee. Andere berichten, dass sie unkonzentriert und unangenehm stressig werden. Wieder andere, dass sie sich verspannt, launisch, einige sogar aggressiv fühlen.

Der Körper liegt, wie erwähnt, im Bett zumeist **isoliert** vom Boden, das heißt er hat keine Verbindung zur Erde, wie es sonst der Fall ist. So entsteht ein neues Kriterium für die Bewertung von Risiken. Denn ein von der Erde isolierter Körper kann die elektrischen Felder seiner Umwelt zwar optimal aufnehmen, aber eben nicht wieder loswerden.

Fallbeispiele

Wer mit der Messung und Sanierung der oft anzutreffenden elektrischen Wechselfelder aufmerksam und konsequent umgeht, ist auf Erfolg programmiert. Fallbeispiele zeugen regelmäßig von spontanen Verbesserungen nach Beseitigung der Felder, speziell im Bettbereich.

Elektrisch verstellbares Bett: 35 Volt

Es geht um per Motor zu verstellende Betten. Ein **Zahnarzt** aus **Dortmund** schlief in einem solchen Luxusmodell und klagte jahrelang über quälende Rückenschmerzen, Migräne, Herzattacken, Schwindel. Das Bett allein war nicht genug, eine elektrische Heizdecke kam dazu. Nun reicht es, dass Bett und Heizdecke Netzanschluss haben, um starke Felder abzugeben. Das bedeutet: Selbst wenn die Funktionen Bettverstellung und Heizung nicht in Betrieb sind, liegt der Körper im Feldeinfluss, solange die Zuleitungen in den Steckdosen stecken.

So habe ich über dem Bett extreme **1500 Volt pro Meter** Feldstärke und deshalb auf der Haut des im Bett liegenden Arztes **35.000 Millivolt** Spannung gemessen. Als der Stecker der Heizdecke gezogen wurde, ging die Körperspannung auf immer noch außergewöhnliche **12.000 mV** zurück. Nach Ziehen des Bettsteckers verblieb noch ein Rest von

600 mV. Der Grund: feldintensive Stegleitungen in der Schlafzimmerwand, die aus nicht leitenden und somit feldbegünstigenden Gipskartonplatten bestand. Ein Netzfreischalter (siehe ab Seite 48) wurde in den Sicherungskasten eingebaut, und so gab es keine Körperspannung mehr, weil es kein Feld mehr gab: Das Messgerät zeigte **null Millivolt**.

Der Kunde rief schon nach wenigen Wochen an: Die langjährigen, unerträglichen Schmerzen und sonstigen Beschwerden haben mehr und mehr nachgelassen und sind langsam aber sicher ganz verschwunden.

Mister 155 Volt

Ein kerngesunder **Mittvierziger** aus **Solingen** wurde innerhalb weniger Wochen schwerkrank. Alle paar Nächte stand der Notarztwagen vor der Tür. Die Ärzte fanden nichts. Im Krankenhaus verbesserten sich die lebensbedrohlichen Symptome regelmäßig. Zu Hause traten sie in gleicher Regelmäßigkeit immer wieder auf: unerklärliche und unerträgliche Schmerzen, Herzanfälle, Durchblutungsstörungen, Muskelkrämpfe. Kein klarer Gedanke mehr, Depression, Angst. Wieder der Ruf nach dem Notarzt. Der Sportlehrer war sicher, bald sterben zu müssen.

Die Körpermessung im Bett ergab unglaubliche **155.000 Millivolt**, ganze 155 Volt, Folge von über **4000 Volt pro Meter** Feldstärke, derart heftig, dass sogar ein passiver Prüfschraubenzieher hell leuchtete, wenn man ihn mit dem Körper des im Bett liegenden Mister-155-Volt in Kontakt brachte. Seine Ehefrau wunderte sich jeden Abend aufs Neue, dass sie elektrische Schläge in ihren Fingerspitzen und auf den Lippen spürte und erschrocken zurückzuckte, wenn sie die Haut ihres Mannes berührte oder ihm ein Gute-Nacht-Küsschen geben wollte. Was konnte das bedeuten? Ein Mensch ist doch keine Steckdose! Der Grund diesmal: Die elektrische Heizung des Wasserbettes war defekt.

Nach Reparatur der Heizung und zusätzlicher Abschirmung zwischen Heizung und Wassermatratze blieben die Felder aus. Der dynamische Solinger Sportpädagoge blühte auf. Der Notarztwagen kam nie mehr.

Die Spitze: 200 Volt Körperspannung!

Die krebskranke 48-jährige **Maklerin** aus Essen hat ein Ferienhaus am **Gardasee**. Hier sollte sie sich auf ärztlichen Rat erholen, so oft es nur geht. Doch die lebenswichtige Erholung blieb aus. Jedes Mal, wenn sie dort war, ging es ihr schlechter. Ihre Blutwerte veränderten sich ungünstig. Das Immunsystem wurde instabiler. Sie bekam Angst und wollte in diesem zauberhaften Haus nicht mehr wohnen. Sie dachte an Verkauf. Ade Seeblick und Südterrasse, Bootssteg und Surfbrett, Zypressenwälder und südliche Sonne, saubere Luft und eigener Garten.

Neben dem Bett stand ein Gasofen. Der war mit **5000 Volt pro Meter** derart feldintensiv, dass es am Körper bis zu **200 Volt** Spannung gab! Warum? Was hat Gas mit Strom zu tun? Ganz einfach: Nur für den kurzen Moment der elektrischen Zündung des Ofens benötigt der den Netzanschluss. Danach brennt er monatelang prima ohne. Der Stecker blieb im Haus der Maklerin aber unnötigerweise immer in der Steckdose, und der Ofen strahlte deshalb nicht nur Wärme, sondern auch gefährliche elektrische Feldintensitäten ab. Da ihr die Wärme gut tat, lag die Kundin gerne nah am Ofen, so nah, dass sie mit den Armen die unter Spannung stehende Metallhülle des Ofens berühren konnte.

Berührte ich die auf dem Bett liegende Maklerin, dann gab es für beide schmerzhafte elektrische Schläge! Ab sofort kam der Stecker nur noch dann für den kurzen Moment in seine Steckdose, wenn der Ofen neu gezündet werden musste. Und das passierte höchstens drei- oder viermal pro Jahr. Der Erfolg: **keine** Felder mehr im Raum und **keine** Spannung mehr am Körper. Die Kundin erholte sich. Ihre Blutwerte wurden wieder normal. Medikamente konnten Stück für Stück reduziert werden. Von Hausverkauf war ab sofort keine Rede mehr.

Schrillender Wecker überhört

Auf **200 Volt pro Meter** Feldstärke und **6000 Millivolt** Spannung am Körper brachte es Kirk Well, der erfolgreiche **Grafiker** im kalifornischen **Marin County**. Er wohnte seit sechs Jahren in einem Holzhaus. Seitdem konnte er nicht einmal durchschlafen, war verspannt und gereizt. Ohne Ausnahme wurde er jeden Morgen eine Stunde bevor der Wecker schellte wach und konnte, obwohl hundemüde, nicht mehr schlafen.

Die Netzfreischaltung beseitigte auch hier die starken Felder der verkabelten und nicht leitfähigen Holzwände. Schon am nächsten Morgen überhörte der verblüffte Grafiker den schrillenden Wecker erstmals und verschlief um ganze fünf Stunden. Im Laufe weniger Wochen kehrten Wohlbefinden und gesunder Schlaf zurück. Ganz nebenbei erzählte er mir auch vom Verschwinden seiner jahrelangen Nacken- und Rückenverspannungen, für die er wöchentlich zum Masseur ging.

Therapieresistenter Arzt

In der Zeitschrift Wohnung+Gesundheit habe ich von dem **Arzt** aus **Koblenz** berichtet, der durch elektrische Wechselfelder schwer krank und durch ihre Beseitigung wieder gesund geworden ist (Heft 54/1990). Seine Frau ist Heilpraktikerin. Beide zogen alle Register ihres schulmedizinischen und naturheilkundlichen Könnens, ohne Erfolg. Am Schlafplatz zeigte die Körperspannungsmessung **3000 Millivolt**.

Die Heilpraktikerin schrieb mir nach der Genesung ihres Mannes einen Brief: "Mein Mann bekam immer nachts heftige Herzanfälle. Alle Naturheilmittel und auch die stärksten schulmedizinischen Geschütze halfen nicht. Zweimal musste er mit dem Krankenwagen in die Intensivstation. Diagnose der Krankenhausfachärzte: koronare Herzkrankheit mit Vorhofflimmern. Später kam eine Diarrhö hinzu, die ihn entkräftete und ebenfalls medikamentös nicht beeinflussbar war. Seine Leberwerte erhöhten sich, Thrombozyten nahmen ab. Es musste Cortison nehmen, um einer akuten Blutung zu widerstehen. Nachts schaltete ich auf Ihren Rat ab sofort die Sicherung des Schlafzimmers aus. Mein Mann erholte sich schlagartig und reduzierte die Medikamentendosis. Herzstörungen traten nicht mehr auf, die Laborwerte normalisierten sich, es gab keine Durchfälle mehr. Jetzt sind zwei Jahre vergangen, es ist nie mehr etwas gewesen, mein Mann ist gesund!"

Während ich dies Buch bearbeitete, habe ich noch einmal dort angerufen: Auch über 20 Jahre danach sind nie wieder Probleme aufgetreten. Außer einmal, da gab es leichtes Herzziehen und erneut Schlafprobleme. Die simple Erklärung: Der Arzt vergaß, die Sicherung zu schalten.

In Wohnung+Gesundheit und anderen Fachzeitschriften habe ich viele Fallbeispiele zum Thema Elektrosmog veröffentlicht. Die Betroffenen beschreiben offen und ehrlich - mit Namensnennung und Foto - ihre Schicksale. Die Beispiele wiederholen sich im Laufe der Zeit, es sind hunderte, sie hören nicht auf, sie sind heute genau so aktuell wie vor 30 Jahren. Hier zwei ältere Fallbeispiele aus Wohnung+Gesundheit:

Melanie, wie ein Fragezeichen

Im Südtiroler **Bruneck** lebt die kleine **Melanie** in einem schönen Haus in den Bergen. Melanie wurde oft nachts wach, hat sich monatelang im Halbschlaf hin und her gewälzt und geschwitzt. Schlief sie ein paar Stunden ein, dann lag sie wie ein Fragezeichen in der äußersten Ecke ihres Kinderbettchens. Mutter Erika Schroffenegger war seit dem Einzug in dies Haus oft müde, zerschlagen, gestresst, fast depressiv. Die Ärzte diagnostizierten vegetative Dystonie und zückten die Rezeptblocks. Nach der Eliminierung elektrischer Felder blieben alle Symptome von Mutter und Tochter aus. Was sagen die behandelnden Mediziner? Die sagen: "An so was glauben Sie?" (W+G 63/1992)

Nico, typisch für Kinder

Nico ist vier Jahre jung, lebt mit Mutter Anke Volz in **Starnberg**. Auch er wurde nachts ständig wach, stöhnte, schwitzte, klagte über Bauch- und Kopfschmerzen und fing wieder an ins Bett zu machen. Der stets gutmütige und überall beliebte Nico wurde streitsüchtig, schrie, kniff und war unausgeglichen. Die Ärzte diagnostizierten Nabelbruch, und: "Bauchschmerzen sind typisch für Kinder". Einige meinten, Nico sei hyperaktiv. Medikamente gab es dutzendfach. Auch hier wurde baubiologisch saniert, und Nico blühte auf, entspannte sich und ist heute wieder der nette Bengel von einst, kerngesund, aktiv, aber nicht aggressiv.

Das Fallbeispiel Nico ging 1992 durch Radio und Fernsehen, zig Tageszeitungen und verschiedene Magazine. Es hat viele Mütter und Väter aufgerüttelt und angespornt, bei verhaltensauffälligen, hyperaktiven oder chronisch kränkelnden Kindern auch an baubiologische Aspekte zu denken und kritischen Elektrostress zu beseitigen. (W+G 61/1992)

Baubiologie im Stadtrat

Der **Bürgermeister** einer **rheinischen Großstadt** wünschte die Schlafplatzuntersuchung. Er erzählte mir von Kopfschmerzen, von schlechter Schlafqualität, von Lymphknotenschwellungen und Abgeschlagenheit. Er erzählte auch vom regelmäßigen Leistungsknick in der Mittagszeit. Die Heizdecke im Bett setzte den Politiker unter extreme Spannung: **16.000 Millivolt**. Nach Entfernung der elektrischen "Granate" blieb ein Rest von **100 mV**. Der Grund: das elektrische Feld einer Steigleitung in der angrenzenden Badezimmerwand. Ein dickes Kabel läuft hier durch die Mauer, vom Sicherungskasten im Keller durch alle Etagen hoch bis zum Speicher. Ich bestehe auf Null. Deshalb wurde dieser Teil der Badwand zusätzlich mit leitfähigem Anstrich abgeschirmt.

Ohne Heizdecke und nach der Wandabschirmung wurden seine Kopfschmerzen weniger, der Schlaf besser, das Aufstehen frischer. Der alltägliche Leistungsknick war weggeblasen. Die geschwollenen Lymphknoten blieben. Im Stadtrat wurde er auf sein gutes Aussehen angesprochen und gefragt, wo er im Urlaub gewesen sei. "Nirgendwo", war die Antwort des ersten Bürgers, "ich erhole mich in meinem gesunden Bett!" Und dann erzählt er seine Geschichte. Geht es heute im Stadtrat hitzig her und ein Politiker lamentiert laut und aggressiv, dann heißt es: "Der sollte mal seinen Schlafplatz untersuchen lassen."

Der ewig verspannte Nacken

Seit Jahren kannte die 41-jährige **Düsseldorfer Prokuristin** kein Aufwachen ohne Kopfschmerzen. Vom Nacken zogen die sägenden Beschwerden in den Schädel und hämmerten bis in die Stirn. Tagsüber wurde es oft besser, ab und zu ging es aber mit den gleichen Schmerzen zurück ins Bett. Zahllose Besuche bei Orthopäden und Neurologen. Computertomographien, EEG und Röntgenaufnahmen. Massagen und Krankengymnastik. Neuraltherapie, Spritzen und Pillen.

Unter dem Bett, direkt am Kopfende, fand ich 20 Meter sauber aufgerolltes, unter Spannung stehendes Verlängerungskabel zu der nicht geerdeten Metallnachttischlampe: **2100 Millivolt** am Körper, **100 Volt pro Meter** im Raum. Das Kabel flog raus. Die neue Verlängerung war abgeschirmt und 80 Zentimeter lang, das reichte. Die Lampe wurde geerdet. Zwischenergebnis: **160 mV**. Der Rest kam vom Nachbarn. Hier half das Schalten der Sicherung nichts. Die Nachbarwand wurde mit einem Spezialanstrich abgeschirmt. Das Endergebnis: **null Millivolt**.

Elektrische Wechselfelder: Fallbeispiele 'Tumor', 'Bettnässer' und 'Klemmlampe' 37

Mit der Spannung verschwanden auch ihre Kopfschmerzen langsam aber sicher. Nach zwei Monaten war die Prokuristin fast beschwerdefrei. Die Messung ist sieben Jahre her. Vor kurzem bestätigte sie mir: Es sind seitdem nur wenige leichte Verspannungen aufgetreten.

Tumor verkleinerte sich

Die 45-jährige **Gynäkologin** aus **Los Angeles** brachte es nur auf schwache **80 Millivolt** Körperspannung. Dennoch verkleinerte sich nach der Eliminierung dieses Potenzials durch eine Wandabschirmung ein gutartiger Brusttumor in drei Monaten auf ein Zehntel der seit 16 Jahren langsam zunehmenden Größe. Viele Therapien schlugen zuvor nicht an. Ein Operationstermin stand fest und wurde wieder abgeblasen.

Bettnässer mit Punkfrisur

Markus, der 13-jährige Schüler aus **Bonn,** zeitgemäß in schwarzes Leder gekleidet und den Kopf mit einem dezenten Punkhaarschnitt garniert, war seit seinem fünften Lebensjahr chronischer Bettnässer. Der arme Kerl musste jahrelang alle möglichen Therapien über sich ergehen lassen und hatte einmal wöchentlich Termin "bei irgend so 'nem Psychotypen". Ein Jahr lang wurde ihm allnächtlich ein Korsett umgeschnallt, eine so genannte Klingelhose, die immer dann per Feuchtigkeitssensor Alarm schlug, wenn's untenrum mal wieder nass wurde. Auf dem Klo hing der Schlüssel, um den Alarm abzustellen.

Hinzu kamen eine Hausstaubmilben-, Blütenpollen- und Gräserallergie. Die Eltern waren schon auf Bio eingestellt: Korkfußboden, Naturfarben, keine Elektrogeräte im Schlafraum, eine Naturlatexmatratze auf einem Holzlattenrost, nirgendwo Synthetik... Aber aus der desolaten Elektroinstallation kamen die elektrischen Felder: **4500 Millivolt** Spannung waren am Körper des im Bett liegenden Jungen messbar.

Die Korrektur war simpel: Netzfreischaltung. Der Effekt: null Millivolt. Von der **ersten** Nacht an blieb das Bett trocken. Seitdem gibt es keine feuchten Zwischenfälle mehr. Und ganz nebenbei blieben zwei Frühjahre später durchgehend bis heute auch die bekannten und nervenden Symptome der Blütenpollen- und Gräserallergie aus.

Ungeerdete Klemmlampe

Die vierjährige **Annabell** aus **Ratingen** schrie jede Nacht, schwitzte, schlug um sich und machte wieder regelmäßig ins Bett. Nach Beseitigung der neuen, einer dieser überall erhältlichen billigen und nicht geerdeten und unaufhörlich strahlenden Klemmlampen mit Flachstecker direkt am Bettchen kehrte Ruhe ein. Der kleine Kinderkörper zeigte zuvor **900 Millivolt,** die Feldstärke **40 Volt pro Meter,** viermal stärker als die TCO-Computernorm, jetzt null. Kleine Ursache, große Wirkung.

Vegetative Dystonie und eine gekittete Ehe

Das 28-jährige **Münchner Mannequin** fühlte sich wie 80, auch wenn sie aussah wie 18. Rebecca war ständig krank. Von Arzt zu Arzt. Diagnose: vegetative Dystonie. Therapie: Beruhigungspillen, Betablocker, Herz-, Kreislauf- und Schmerzmittel. Von Heilpraktiker zu Heilpraktiker. Diagnose: Immunschwäche. Therapien: Eigenblut, Kräutertee, autogenes Training, Sauerstoff, aufsteigende Fußbäder, Darmsanierung, Bachblüten. Erfolge: keine. Zu guter Letzt kam ein Fernheiler aus Österreich dran. Und sie reiste zum Magnetiseur nach Zypern. Waren es nicht die verstopften Stirnhöhlen, dann die entzündete Magenschleimhaut. Waren es nicht die rheumatischen Schmerzen, dann die Extrasystolen des Herzens. Die Verdauung wochenlang wie Wasser, dann tagelang gar nicht, dann hart. Stoffwechselstörungen und Übelkeit. Zerschlagenheit und Konzentrationsschwäche. Die Kinder hatten keine glückliche Mutter, der Ehemann keine lebensfrohe Frau mehr.

Früher, da war alles anders. Früher? Das war erst vor drei Jahren! Im alten Haus, da war noch alles in Ordnung. Da war der Gatte auch weniger genervt. Heute scheint er ständig urlaubsreif. Und die Kinder: Im alten Haus gab es nicht so viele Erkältungen und Streitereien. Vor drei Jahren wurde umgezogen. Und danach ging es los mit den Problemen. Das Fotomodell folgte der Anregung eines Arztes und ließ das Haus baubiologisch untersuchen. Die Elektroinstallation war gut 40 Jahre alt. Brüchige Kabel, teilweise ohne Isolation, in alten Bleirohren. Keine Erdung. Elektrische Felder überall, bis zu **300 Volt pro Meter**. Wände, Böden, Decken..., das ganze Haus stand unter Spannung. Die Messungen an den Schlafplätzen: **5000** bis **9000 Millivolt** Körperspannung. Hier gab es nur eine vernünftige Empfehlung: die neue Elektroinstallation. Und die vom Keller bis zum Dach baubiologisch, sprich abgeschirmt.

Drei Monate später kam ihr Brief: "Wir haben Ihren Rat umgesetzt. Unser Haus war eine Baustelle. Die neue Installation ist seit zwei Monaten in Betrieb. Mir ging es sofort besser. Meine Psyche stabilisiert sich. Ich bin wieder glücklich und gespannt, wie es weitergeht. Morgens sehe ich gern in den Spiegel, denn die hässlichen Wassereinlagerungen in meinem Gesicht sind weg. Die Kinder sind ruhiger geworden, mein Mann auch. Sogar sein leichter Bluthochdruck hat sich normalisiert. Und wissen Sie was? Sie haben unsere Ehe gekittet! Es kriselte immer mehr, wir gingen genervt und ungeduldig miteinander um, waren unzufrieden, nur mit uns selbst beschäftigt. Unser Gedanke an eine Scheidung erscheint uns heute wie ein böser Traum."

Kollaps im Großmarkt

Der 50-jährige **Lebensmittelhändler** aus **Solingen** hatte Bluthochdruck mit allen Folgebeschwerden und dazu schmerzhafte Muskelverspannungen. Vier Jahre war er in dauernder ärztlicher Behandlung. Dreimal musste er ins Krankenhaus. Apotheken, Ärzte, Heilpraktiker, Krankengymnasten, Masseure..., alle hatten einen guten Kunden. Er erzählt: "Kaum aufgewacht, noch im Bett, jagte mein Blutdruck hoch. Das hielt sich übers Ankleiden bis zum Frühstück und wurde schlimmer, wenn ich im Morgengrauen das Haus verließ, um zum Großmarkt zu fahren. Die Fahrt musste manchmal unterbrochen werden. Ich saß schweißgebadet im Auto in einer Parkbucht und wartete auf das Ende der Anfälle. Im Großmarkt bin ich sogar mal kollabiert." Monatelang registrierte er die Blutdruckwerte. Morgens, mittags und abends zeichnete er sie auf Millimeterpapier. Täglich verglich er die Kurven. Nur morgens war der Blutdruck hoch, mittags besser, abends sogar relativ gut.

Bei der Schlafplatzuntersuchung gab es unter anderem hohe Feldstärken bis zu **150 Volt pro Meter** und **3600 Millivolt** Körperspannung. Das Schalten der Schlafraumsicherung nahm die Felder. Ab sofort wurde vor dem Zubettgehen die Sicherung ausgemacht. Das Resultat war ein Volltreffer, obwohl einige andere Stressfaktoren magnetischer und toxischer Art noch nicht saniert wurden. Innerhalb einer Woche stabilisierte sich der Gesundheitszustand, Muskelverspannungen lösten sich auf, der Bluthochdruck normalisierte sich in vier Monaten:

"Heute, ein Jahr danach, bin ich medikamentenfrei! Die Blutdruckaufzeichnungen habe ich noch einige Monate weiter gemacht. Dann gab es nichts mehr zu kontrollieren. Die Werte waren am Morgen so normal wie mittags und abends!" Heute fährt er angstfrei zum Großmarkt. Keine Schwächeanfälle mehr. Der Lebensmittelmann kann seine neue Realität bis heute noch nicht fassen und erzählt, Jahre danach, im Familien- und Bekanntenkreis immer wieder davon.

Hartnäckiger Candida: Jens und Ulrike

Candida albicans ist ein Hefepilz, einer von über 200 bekannten Arten. In den letzten Jahren wird er immer öfter bei Blut-, Stuhl- oder Speicheluntersuchungen gefunden. Einige Ärzte sprechen schon von einer neuen Volksseuche und beobachten mit Sorge und Ratlosigkeit die Zunahme der positiven Laborergebnisse. Candida verursacht eine Vielzahl unangenehmer Beschwerden, wie wir in Band 2 im Kapitel über Pilze noch erfahren werden. Vorab zwei Beispiele für die Wechselwirkung von Pilzbefall im Körper und zusätzlich einwirkendem Elektrosmog.

Ulrike ist Kassiererin in einem **Düsseldorfer** Supermarkt und **Jens** Student in **Münster**. Beide leiden chronisch unter den gleichen Symptomen: schmerzhaft geblähter Bauch, Juckreiz, Verdauungsstörungen, Magenschmerzen, Herzbeschwerden, Neurodermitis, Stimmungstiefs. Bei beiden wurde im Stuhl massiver Candidabefall nachgewiesen. Die Antikörper gegen Candida albicans waren im Blut erhöht.

Bei beiden ist gut zwei Jahre lang therapiert worden: Nystatin als Tabletten und Mundspülung, homöopathische Tropfen und Injektionen, Nosoden und immunsteigernde Medikamente, Symbioselenkung des Darms, konsequente Hygiene und Pilzdiät. Es gab Erfolge, die jedoch nur kurze Zeit hielten. Auf Dauer siegten immer wieder die Pilze.

Bei beiden gab es **starke elektrische Felder** in ihren Schlaf- und Arbeitsbereichen. Ulrike saß nahezu acht Stunden täglich an einer außergewöhnlich feldintensiven Kasse und nächtigte im elektrisch total gestörten Bett. Jens saß Stunden am Tag vor einem feldstarken alten PC und konnte auch nachts - dank elektrischer Felder - nicht regenerieren. Elektrostress rund um die Uhr. Ulrike kam an eine feldarme Kasse, und Jens kaufte sich einen neuen Computer, strahlenarm nach TCO. Bei beiden wurde der Schlafplatz baubiologisch saniert. Tagsüber gab es seitdem kaum noch elektrische Felder und nachts gar keine mehr.

Die Überraschung: Die Pilztherapie mit Nystatin und anderen Anwendungen zeigte erstmals spontane sowie dauerhafte Erfolge, nach einigen Wochen galten beide als geheilt. In Stuhl und Speichel gab es keinen Candida mehr, die Blutwerte normalisierten sich, die pilztypischen und unangenehmen Beschwerden reduzierten sich von Woche zu Woche. Ein weiterer Hinweis darauf, dass es eine Wechselwirkung zwischen den krankmachenden Pilzen und Elektrosmog gibt, oder dass Elektrosmog eine Pilztherapie unerwünscht behindern kann.

Elektrosensibel nach Herzinfarkt

Ein 60-jähriger **Geschäftsmann** aus **Neuss** hatte innerhalb eines Jahres zwei schwere Herzinfarkte. Im Aachener Klinikum musste ihm ein Drittel des Herzmuskels wegoperiert werden. Von der komplizierten Herzoperation erholt und wieder heimgekehrt, fand er im eigenen Haus monatelang keinen Schlaf mehr. Vor seiner Krankheit kannte er keinerlei Schlafprobleme. Jetzt wälzte er sich in jeder Nacht hin und her, war hellwach und schwitzte. Tagsüber holte er den fehlenden Schlaf auf der Wohnzimmercouch oder der Liege im Garten nach.

Bei der baubiologischen Untersuchung fand ich eine alte ungeerdete Elektroinstallation mit hohen Feldstärken von **250 Volt pro Meter**. Deshalb stand der im Feld liegende Körper unter Spannung: **7500 Millivolt**. Einige Stromleitungen wurden neu gelegt, ein Freischalter eingebaut, Geräte beseitigt und die Kopfwand abgeschirmt. Danach schlief der herzkranke Mann von der ersten Nacht an durch.

Offensichtlich war der Geschäftsmann durch seine Krankheit elektrosensibel geworden. Sein behandelnder Kardiologe stellt sich das so vor: "Mein Patient musste mehrmals mit Elektroschocks reanimiert werden. Lebensgefährliches Herzkammerflimmern auf der Intensivstation machte die Maßnahme notwendig. Bei den Wiederbelebungen werden dem Menschen extreme elektrische Reize zugeführt, so stark, dass der fast leblose Körper zusammenzuckt und auf der Brust Verbrennungen entstehen. Vielleicht hat das die Sensibilität ausgelöst."

Der Mann mit dem Zweidrittelherz schläft und erholt nachts wieder prima, er schwitzt nicht, wälzt sich nicht mehr hin und her. Mit dem operierten Herzen hat er leben gelernt, es geht ihm recht gut. Er arbeitet halbtags und geht viel spazieren. "Aber nie unter Hochspannungsleitungen!", bemerkt er mit erhobenem Zeigefinger, und man weiß nicht so recht, ob er es ernst meint oder ob er ein bisschen witzelt.

Behinderte im Elektrobett

Zwei meiner Kunden aus **Düsseldorf** sind ein Leben lang nahezu ständig ans Bett gefesselt. Ab und zu gibt es ein paar Stunden Abwechslung im Rollstuhl. Der eine hat Kinderlähmung, der andere ist nach einem schweren Reitunfall querschnittsgelähmt. Der eine ist **Steuerberater**, der andere **Rechtsanwalt**. Beide erledigen all ihre beruflichen Geschäfte ausschließlich vom Bett aus, essen hier, schlafen hier, verbringen hier täglich über 20 Stunden. Menschen mit diesen Krankheitsbildern sollten eigentlich besonders schutzbedürftig sein, sollten...

Sie haben elektrisch verstellbare Spezialbetten. Beide Betten verursachten über **500 Volt pro Meter** Feldstärke und deshalb extreme **50 Volt** bzw. **100 Volt** (!) Körperspannung Tag und Nacht. Die elektrischen Zuleitungen zum Bett und das Metallbett selbst mit all seinen Motoren, Verstellmechanismen und Stahlrahmen waren nicht geerdet. Geerdete dreiadrige Leitungen mit Schukosteckern (Warenwert keine fünf Euro) wurden nachträglich installiert. Die Felder (50-mal stärker als es ein neben dem Bett platzierter Computerbildschirm sein dürfte) verschwanden durch diese simple Maßnahme zu rund 98 Prozent, der Rest war Sache einer Netzfreischaltung und der Abschirmung einer Wand.

Die jahrelangen Schmerzen, Schlaf- und Nervenstörungen der beiden Männer, die man bis dahin auf die Behinderung schob, lösten sich auf. Die Behinderten waren dankbar, aber auch traurig, ja wütend, weil ihnen das herstellerseits nicht erspart wurde. Der Anwalt verklagte eine Bettenfirma auf fahrlässige Körperverletzung, ohne Erfolg, es gäbe ja, so der Hersteller, keine verbindlichen Grenzwerte für Betten. Noch heute - Jahre später - verkauft die Firma ungeerdete Betten an Kranke...

Ein **multiplesklerosekranker Kölner** muss ebenfalls die meiste Zeit im Bett weilen. Auch das ist elektrisch verstellbar, nicht geerdet, noch feldstärker, kaum zu glauben, aber wahr: **1000 Volt pro Meter**, eine Hochspannungsleitung kann's kaum besser. Der Kunde wandte sich an den Schweizer Hersteller. Der nahm zu mir Kontakt auf, er versteckte sich nicht hinter Verordnungen und Gütesiegeln, sondern zeigte sich ehrlich erschrocken über die gefundenen Messergebnisse, besonders in Anbetracht der Tatsache, dass es bei den Dauernutzern der Betten um kranke Menschen geht. Der Hersteller versprach spontane Abhilfe und nahm meine Anregungen zur Verbesserung der Situation dankbar auf.

Nerven blank: Zittern, Schmerzen, unnötiger Elektrosmog

Anfang dieses Jahres 2012 war es der 55-jährige **Parkinson-Kranke** aus **Mülheim**. Bewegungseingeschränkt und hilfebedürftig kaufte er sich für 2500 Euro einen elektrisch verstellbaren Spezialsessel für tagsüber. Kaum saß er hier nur ein paar Minuten, verschlimmerten sich die neurologischen Beschwerden massiv, er zitterte, stand im Schweiß. Grund: **Extreme** elektrische Felder wegen der ungeerdeten Zuleitung von der Steckdose zum Behindertensessel, der Prüfschraubenzieher leuchtete auf der Nasenspitze. Das Möbelstück wurde nachträglich geerdet, ganz einfach, mit einem Draht vom Metall der Verstellmechanismen zum Erdpotenzial der Steckdose. Kosten: ein Euro für den Draht und 10 Euro Trinkgeld für den Elektriker. Effekt: kein Feld mehr. Erfolg: Die drastischen Reaktionen blieben ab sofort aus. Kann man solche Möbel nicht geerdet liefern? Muss man Kranken derartige Risiken zumuten?

Ja, man mutet es ihnen zu. Ein paar Wochen danach meldete sich ein weiterer **Parkinson-Fall** aus **Düsseldorf**. Es ging ebenfalls um einen verstellbaren, behindertenfreundlichen Sessel mit Netzanschluss und ohne Erdung. Wie oben: leuchtender Phasenprüfer. Hierauf angesprochen und mit den Messergebnissen konfrontiert reagierte der Hersteller ablehnend, der Sessel wird auch in Zukunft nicht mit geerdeter Zuleitung und Schukostecker geliefert, basta, auch wenn es ein Klacks wäre. Kranke und die, die es nicht werden wollen: aufgepasst!

Röhre leuchtet ohne Netzanschluss

In einer **Wuppertaler** Wohnung leuchtete eine Leuchtstoffröhre in den Händen von Bernd Opel, das ohne Netzanschluss. Der **Rentner** konnte es nicht fassen und ging ganz aufgeregt vom Flur ins Wohnzimmer, ins Schlafzimmer, die ein Meter lange, hell leuchtende Röhre in der Hand. Grund: Die elektrische Fußbodenheizung war mit bis zu **1000 Volt pro Meter** selten feldstark, der ganze Fußboden stand unter Spannung.

Der 50-jährige wurde wegen ständiger Krankheit unglücklicher Frührentner. Er hatte seit Jahren Nervenstörungen. Starke Medikamente und Beruhigungsmittel waren seine täglichen Begleiter. Je häufiger er zu Hause war, umso schlimmer wurden die Beschwerden. Jetzt erholt er sich in einer neuen Wohnung, mal wieder mit spürbarem Erfolg.

Schwindelig am Keyboard

Ein **Rentner** aus **Kaarst** spielt täglich ungefähr eine Stunde auf einer elektronischen Orgel, einem Keyboard. Jahre hatte er keine Probleme, bis er ein neues Gerät kaufte. Jetzt wurde ihm beim Spielen regelmä-

Elektrische Wechselfelder: Fallbeispiele 'Tipps im Fernsehen'

ßig schwindelig, seine Ohren rauschten, die Hände kalt und feucht, ihm wurde schwarz vor Augen, er drohte zu kollabieren. Die Ursache: elektrische Felder der Stärke von **300 Volt pro Meter**, eine Heimorgel (mal wieder ungeerdet) unter Spannung, ein Spieler an der Orgel auch, Messwerte dreißigfach über Computernorm. Die Beschwerden hörten auf, als er sein feldstarkes Keyboard gegen ein feldarmes umtauschte.

Tipps im Fernsehen

In Fernsehshows wie 'Hans Meiser', 'Stern-TV', 'Focus-TV' oder 'Fliege' habe ich über Elektrosmog gesprochen. Hans Meiser, Günter Jauch, Jürgen Fliege und die anwesenden Zuschauer waren verblüfft, als der Prüfschraubenzieher auf der Haut der Studiogäste aufleuchtete, weil sie auf einem **Heizkissen** oder neben einem **Babyphon** saßen. Bei den Körpermessungen zeigten die Voltmeter **20 Volt** (Babyphon) bzw. **100 Volt** (Heizkissen). Zog man die Netzstecker, dann purzelten die Werte auf null, das Lämpchen des Schraubenziehers ging aus.

In den Tagen nach den Sendungen liefen die Telefone in unserem Büro heiß. Ein paar hundert Leute suchten Rat. Unzählige Fragen wurden telefonisch beantwortet und unzählige Tipps gegeben. Hier sieben der vielen Rückmeldungen von dankbaren Anrufern, die unsere Anregungen bei sich zu Hause erfolgreich umgesetzt haben:

1. Eine **junge Frau** aus **Hof** in Bayern musste sich in den letzten zwei Jahren jeden Morgen nach dem Aufstehen übergeben und beklagte unangenehme Magenschmerzen. Sie schaltete um des Experimentes willen ab sofort die Sicherung des Schlafbereiches aus und entfernte alle unnötigen Elektrogeräte aus dem Raum. Schon am nächsten Tag wachte sie erstmals ohne Übelkeitsgefühle auf, und ihre Magenbeschwerden waren etwas besser. Nach gut drei Wochen gab es kein Übergeben mehr, und die Magenschmerzen waren weg.

2. Ähnliches passierte der **älteren Dame** aus **München**. Sie war wohl äußerst wetterfühlig und bekam vor Gewittern, bei Föhn und schwankendem Luftdruck starke Kopfschmerzen, Schwindel und andere Beschwerden. Nach 'Hans Meiser' und der darauf eingeleiteten Elektrosmogreduzierung im Schlafraum überstand die Dame das nächste Gewitter und den nächsten Wetterwechsel ohne Probleme. Sie schickte mir aus Dank ein T-Shirt Größe M mit Grüßen aus München. Falls sie diese Zeilen lesen sollte: "Danke!", meine Frau trägt's, ich habe XL.

3. Ein **Ingenieur** aus **Emden** schrieb: "Ich hatte quälende Ohrgeräusche und oft Nackenverspannungen, besonders morgens. Nach der interessanten 'Fliege'-Fernsehsendung und dem informativen Telefonat mit Ihnen habe ich alle Anregungen innerhalb eines Tages umgesetzt. Das war gar nicht kompliziert und hat sogar Spaß gemacht. Mein Tinnitus ist besser geworden, und die Verspannungen sind fast weg."

4. Die **junge Mutter** aus **Baden-Baden**: "Meine kleine Tochter Eva hatte nachts immer Probleme. Sie schrie oft, war unruhig, wollte aus dem Bett. Morgens war sie wie verkatert. Im 'Stern-TV' sah ich Ihre Demonstration mit dem Babyphon. Das gleiche Babyphon stand nah an Evas Bettchen. Warum wird hier nicht mehr aufgeklärt? Ich habe es sofort entfernt. Sie werden es kaum glauben, aber Evas Symptome verpufften schlagartig, von einer Nacht auf die andere." Ich glaube es.

5. "Warum wird nicht besser aufgeklärt? Schläft die Industrie? Was ist mit unseren Politikern los?" Das fragte auch ein **Frauenarzt** aus **Berlin**. Er litt unter migräneähnlichen Kopfschmerzen, besonders nachts und morgens, und das seit vier Jahren. Vor vier Jahren wechselte er den Schlafplatz und lag seitdem mit dem Kopf direkt neben einem Batterieladegerät, dem Elektrowecker und vier ungeerdeten Kabeln. Den geschundenen Kopf platzierte er zudem ab und zu auf einem Heizkissen, die Wärme tat so gut. "Ich habe direkt nach 'Hans Meiser' alles aus den Steckdosen gezogen und seitdem keine Kopfschmerzen mehr!"

6. Eine **Geschäftsfrau** aus **Trier** sah Günther Jauchs 'Stern-TV' und war erschrocken über die Darstellung mit dem Babyphon und Heizkissen. "Im Bett meiner kleinen Tochter gab es so ein Heizkissen, weil sie immer friert; ein Babyphon stand unmittelbar neben dem Bett. Ich habe beides entfernt. Danach schlief Rebecca endlich durch. Vorher wurde sie mehrmals wach und schrie manchmal die ganze Nacht."

7. Ein zu nah am Bettchen platziertes Babyphon war es auch bei der **Kölner Architektenfamilie**. "Unser Sohn Maik schlief keine Nacht, ohne zehnmal wach zu werden. Das Gerät kam weg, Maik schläft durch."

Elektrizität und tausend Fragen

Die Fallbeispiele sind, so finde ich, aufregend, und sie stimmen nachdenklich. Sie sind Realität und nicht die Folge von Wunschdenken, Schwarzmalerei oder Geltungsbedürfnis. Es gäbe viel mehr zu berichten, noch viele weitere Fallbeispiele. Alle kommen auf den gleichen Nenner: Elektrizität hat ihren Preis, nicht nur bei der Stromrechnung.

Elektrische Felder sind lange nicht ernst genug genommen worden, da sie - wie erwähnt - nach Lehrmeinung harmloser sein sollen als die magnetischen, die im nächsten Kapitel folgen. Viele Fachleute halten es nicht einmal für möglich, dass es sie gibt, weil sie ohne fließenden Strom entstehen, ohne ein Gerät einzuschalten. Überall auf der Welt wird vor den magnetischen Feldern gewarnt, aus gutem Grund. Aber das darf nicht auf Kosten der stiefmütterlich behandelten elektrischen Felder gehen. Nach meiner Erfahrung sind es, das sei noch mal gesagt, **gerade die elektrischen** Felder, die gesundheitlich zu Buche schlagen. Sie ziehen so oft eindeutige und spontane Sanierungserfolge nach sich, wenn man sie aus Lebensräumen, speziell Schlafbereichen, verbannt.

Ich erlebe auch Situationen, wo Menschen auf elektrische Feldeinflüsse **nicht** zu reagieren scheinen. Sie wirken fit, trotz hoher Feldstärke- und Körperspannungswerte. Nicht immer sind die Sanierungserfolge derart positiv. Aber verdächtig oft, nach meiner bisherigen Erfahrung bei etwa jedem dritten Betroffenen. Warum diese Effekte bei dem einen Menschen entstehen und bei anderen nicht, darauf kann ich nicht antworten. Ich kann aus jahrelanger Praxis berichten, **dass** sie entstehen, bei vielen Menschen, immer wieder. Und dass nach der Entfernung der Stressquellen gesundheitliche Verbesserungen die Regel sind und nicht die Ausnahme. Das reicht mir für die Aufforderung, sich von wissenschaftlicher und behördlicher Seite intensiv mit den Phänomenen zu beschäftigen. Stecken wir nicht den Kopf in den Sand. Arbeiten wir lieber gemeinsam an der Lösung real vorhandener Probleme.

Bei den elektrischen Feldern (und nicht nur bei diesen) stehen über das Bekannte hinaus noch eine Menge von Fragen im Raum. Was machen sie mit der **Luft**, dem **Raumklima**? Ich messe in elektrisch überdurchschnittlich belasteten Räumen Veränderungen der **Luftionisation**. Ist das ein weiteres Risiko? Die Lunge bietet mit 100 Quadratmetern Oberfläche und 400 Millionen Lungenbläschen die größte Kontaktfläche zur Außenluft. Wenn die mit unnatürlichen elektrischen Feldern überhäuft ist, was bewirkt das bei der Atmung, der Sauerstoffaufnahme? Immerhin wirkt sich die Luftionisation auf viele biologische Abläufe aus. Reduzierungen der Ionenzahl und Störungen des Plus-Minus-Gleichgewichtes können die Gesundheit beeinträchtigen (mehr zu diesem Thema ab Seite 674 und unter "Raumklima" in Band 2). Und das bewirken unter anderem elektrische Felder, sie reduzieren die Anzahl wichtiger Luftionen und bringen die natürliche Harmonie von ausgeglichen negativ und positiv geladenen Ionen ins unnatürliche Durcheinander.

Einige Wissenschaftler schreiben elektrischen Feldern die Fähigkeit zu, radioaktive **Radonfolgeprodukte** ungünstig anzuziehen. Radon gilt als lungenkrebserregend, auch hierüber später mehr. Andere halten das allgemein für alle **Schadstoffpartikel** in der Luft für möglich, denn die würden an die elektrischen Ladungsträger gebunden, und so komme man in Kontakt mit den hier konzentrierten schädlichen Substanzen.

Es ist auffällig, dass die Eliminierung von elektrischen Feldern Hand in Hand geht mit dem Verschwinden von unangenehmen **Gerüchen** im Raum. Schalten Sie die Sicherungen aus und Sie bemerken, falls starke und großflächige Felder vorlagen, dass sich das Raumklima verbessert und dicke Luft zu frischer Luft wird. Immer wieder berichten Kunden, und auch ich bemerke das bei meinen Untersuchungen, dass sich die Raumluft verbraucht anfühlt, obwohl gelüftet wird. Eliminieren wir die elektrischen Felder, dann wird die Luftqualität spürbar besser und selbst dann frischer und angenehmer, wenn weniger gelüftet wird. Viele Gäste in meinem Haus bemerken das auffällig gute Raumklima, obwohl meine Räume nicht hundertprozentig "Bio pur" sind. Aber sie sind durch abgeschirmte Kabel, Wandabschirmung, Netzfreischaltung und Verzicht auf Synthetik arm an technischen elektrischen Feldern.

Was macht Elektrizität so riskant? Was richtet sie im Körper an? Wie wirkt sie auf Zellen, Nerven, das Hormonsystem? Warum werden so viele Menschen nach Elektrosmogsanierungen wieder gesund? Sind es die **Feldstärken**? Oder die **Körperspannungen**? Oder die **Ströme**, die sich als Folge der Felder im Körper bilden? Wirkt das Feld lokal nur auf bestimmte, eng begrenzte Körperbereiche ein oder homogen auf den ganzen Menschen? Es gibt Experten, die sehen hier das spezielle Risiko. Denn **Feldstärkeunterschiede** am Körper bewirken höhere Ströme im Organismus. Wenn sich ein Emittent nah an der linken Kopfseite befindet, vielleicht der Elektrowecker oder eine Nachttischlampe, dann ist die Feldintensität an der linken Kopfhälfte deutlich höher als an der rechten und hundertfach höher als am Bauch oder an den Füßen. Das Resultat: eine völlig inhomogene Feldverteilung, deshalb mehr Ströme im Körperinnern, der besondere Stress?

Sind es jene von der Wissenschaft beschriebenen **Ladungsumkehrungen**? Oder **Nervenreize**? Sind es die **Frequenzen** und **Frequenzgemische**? Die in allen Netzen regelmäßig anzutreffenden **Oberwellen**? Ist es die **Periodik** der Frequenz? Einige Forscher fanden, dass nur eine streng periodisch auftretende Frequenz, so wie sie bei uns im Alltag mit 50 Hertz zu finden ist, biologische Effekte nach sich zieht. Durch die Veränderung dieser Periodik bei ansonsten gleich bleibender Feldstärke verschwindet der biologische Effekt. Dauernd 50 Hz scheint anders zu wirken als ab und zu mal 50, mal 60, und mal 30 Hz. Sind es auch noch die Unregelmäßigkeiten im Netz mit den unberechenbaren **Spannungsspitzen** und **Feldstärkeschwankungen**?

Wie ist die **Körperlage** im Feld, horizontal im Bett oder vertikal im Stehen und Sitzen, zu bewerten? Wie die Tatsache, ob man **isoliert** von Erde ist, z.B. im Bett, oder **leitfähig** in Kontakt zu ihr, z.B. mit den Füßen auf der Erde? Ist es die besondere Empfindlichkeit während der **Schlafphase**? Der **Unterschied** der Menschen in Bezug auf Kondition, Immunsystem, Krankheitsbild, Vorgeschichte, Alter, Empfindlichkeit, Belastbarkeit? Raumklima, Luftionen, Radon, Schadstoffe? Etwas ganz anderes, noch Unbekanntes? Oder das **Zusammenspiel** verschiedener Faktoren, also Wechselwirkungen, Synergismus? Vergessen wir nicht: Mensch ist nicht gleich Mensch und Feld ist nicht gleich Feld.

Ich weiß, dass es in der Baubiologie und der gesamten Wissenschaft mehr Fragen als Antworten gibt. Das soll Sie und mich nicht daran hindern, mit dem schon Bekannten zu experimentieren und durch Erfahrung Bewährtes nutzbringend anzuwenden. Baubiologie orientiert sich an der Wissenschaft, arbeitet auf solider analytischer Grundlage und bemüht sich, den Wissenschaftsanspruch zu erfüllen. Ich habe jedoch keinen Ehrgeiz, interessenverzettelten Wissenschaftlern, vorurteilsge-

Elektrische Wechselfelder: EMV - Elektromagnetische Verträglichkeit 47

ladenen Physikern, am Markt orientierten Industriellen oder den sich hinter dem "nach heutigem Stand der Wissenschaft" versteckenden und ansonsten reichlich unwissenden Politikern zu gefallen. Ich will praxisnah verstanden werden und Unheil abwenden, bevor es zu spät ist.

EMV - Elektromagnetische Verträglichkeit

Für empfindliche **technische Räume** ist es selbstverständlich, dass sie feldarm sind. Die größte Angst von Computerfachleuten ist die vor Störungen durch äußere elektrische Einwirkungen auf ihre Geräte. In einer Computerstation und in der EDV-Anlage, in Rundfunk- und Fernsehstudios, im Operationssaal, beim EEG oder EKG... darf es keine technischen Störungen durch solche elektrischen Felder geben. Bei der Produktion und Verarbeitung elektronischer Geräte und Bauteile müssen die Mitarbeiter geerdet und somit "entspannt" sein, bevor sie jene "sensiblen" Produkte anfassen dürfen. Sonst gibt es Defekte und Schäden.

Elektrische Spannungen am menschlichen Körper sind verpönt, denn sie schaden bei Berührung den empfindlichen Instrumenten. Deshalb werden alle Mitarbeiter vor Arbeitsbeginn entladen, ihre Arbeitsplätze abgeschirmt. Das ist Alltag im High-Tech-Geschäft. Der Markt ist voll von Geräten und Hilfsmitteln zur Vermeidung elektrischer Störungen in der Industrie und Medizin. Hier werden Millionen umgesetzt. Hier gibt es Forschungsgelder und Verbände, Kongresse, Messen und Fortbildungen. Hier tummeln sich die Wissenschaftler, Forscher, Physiker, Ingenieure, Industriellen, Politiker, TÜVs... und alle arbeiten beinhart daran, zu vermeiden, dass Technik durch Technik gestört wird.

EMV heißt das Zauberwort: Elektromagnetische Verträglichkeit. EMV liegt der Schutz empfindlicher Technologien am Herzen. EMV für Menschen gibt es nicht. Der Schutz empfindlicher Biologien scheint nicht wichtig zu sein. Ist unser Hirn weniger wert als ein Computer? Unser Herz weniger als ein iPod? EMV ist seit 1995 **Gesetz**. Jeder Hersteller ist verpflichtet, seine Geräte so zu fertigen und zu schirmen, dass sie andere Geräte nicht durch elektromagnetische Felder stören können.

Ein technisches Gerät, das derart viel Spannung zeigt, wie manch ein im Bett liegender menschlicher Körper, ist dank EMV undenkbar. Ein technisches Gerät, auf dem ein Prüfschraubenzieher leuchtet, ist dank EMV mehr als verdächtig und muss schleunigst repariert werden. Ein Computerchip würde bei Feldstärken, die für Menschen zulässig sind, defekt oder zerstört werden. Im Einfluss jener Feldstärken, die der Gesetzgeber, die Strahlenschutzkommissionen, WHO und DIN/VDE einem Menschen zumuten, würden manche Geräte ausflippen und Computerprogramme zusammenbrechen, Rechner sich verrechnen, EKGs falsche Herztöne und EEGs falsche Hirnkurven aufzeichnen. Ein Bildschirm würde die Farbe wechseln, flackern, verzerren. Ein Telefon geriet ins Rauschen. Das Navigationssystem führte uns auf falsche Fährten.

Im letzten Korfu-"Urlaub" habe ich in meinem 15-m^2-Zimmer 9 Steckdosen, 14 Verteilerdosen, 8 Lichtschalter, 1 Sicherungskasten, 4 Leuchten, 1 Billigfernseher, 1 Radiowecker, 1 Schnurlostelefon, 2 ungeerdete Bettlampen, 1 Elektroheizung und meterweise herumbaumelnde Leitungen gezählt, die ebenfalls ungeerdet. Wäre ich Technik und nicht Mensch, hätte ich hier nach EMV-Kriterien nicht Urlaub machen dürfen.

Sanierung - Maßnahmen gegen elektrische Wechselfelder

Elektrische Wechselfelder lassen sich in der Regel gut in den Griff bekommen durch z.b. ausreichenden **Abstand** zum Feldverursacher, **Beseitigung** störender Kabel bzw. Geräte, **Steckerziehen, Abschaltung** feldintensiver Stromkreise, **Abschirmung** strahlender Geräte, Böden oder Wände, nachträgliche **Erdung**, Neuverlegung abgeschirmter Kabel und Installationen und **bewussteren Konsum** von Elektroartikeln.

Netzfreischalter

Ein automatischer **Netzfreischalter**, auch Feldfreischalter oder Netzabkoppler genannt, kann eine praktische Lösung sein, um elektrische Felder zu eliminieren. Der Schalter überwacht einen Netzkreislauf, z.B. jenen des Schlaf- oder Kinderzimmers, und schaltet immer dann aus, wenn hier **kein Strom** mehr verbraucht wird. Er schaltet auch wieder an, wenn ein Verbraucher eingeschaltet wird. Somit beeinträchtigt der Netzfreischalter die Alltagsgewohnheiten kaum, da er die Spannung nur dann wegnimmt, wenn sowieso kein Strom benötigt wird und das Vorhandensein von Spannung überflüssig ist.

Stellen Sie sich vor: Im Verteilerkasten ist ein Netzfreischalter mit der Sicherung "Schlafraum" gekoppelt. Sie gehen ins Bett. Der **letzte** Stromverbraucher ist die Nachttischlampe. Die schalten Sie aus. Somit fließt im Sicherungskreislauf "Schlafraum" nun **kein** Strom mehr. Das kriegt das intelligente Kerlchen namens Freischalter im Verteilerkasten mit und schaltet ab. Gute Nacht. Kein Strom mehr. Keine Netzspannung mehr. Deshalb auch keine Felder und keinerlei Körperspannung mehr. Schalten Sie nun Ihre Nachttischlampe oder einen anderen Stromverbraucher dieses Netzkreislaufes wieder an, dann ist die gewünschte elektrische Energie (und mit ihr das unerwünschte Feld) sofort wieder da, und das, so oft Sie wollen, ein und aus, tagsüber und nachts.

Hört sich gut an. Ist es aber nicht immer. In dem zu schaltenden Netzkreislauf darf nämlich kein **Dauerstromverbraucher** sein. Der würde die Schaltung verhindern. Also raus mit all den unnötigen Nonstop-Stromfressern: Der Radiowecker wird durch einen Batteriewecker ersetzt, der Videorekorder kommt wieder ins Wohnzimmer, der Fernseher wird endlich einmal ganz ausgeschaltet und muss nicht ewig auf Bereitschaft laufen. Und der Kühlschrank, der liegt hoffentlich auf der Sicherung "Küche" und macht keinen Ärger. Sonst müsste er eine vom

Freischalterkreislauf separate Stromzuführung bekommen. Gesagt, getan. Aber der Netzfreischalter tut es immer noch nicht. Kein Wunder, denn das Bad läuft mit über die Sicherung "Schlafzimmer", und hier laden Rasierer und Zahnbürste ihre Akkus ohne Unterlass. Die Stecker ziehen und bitte nur dann laden, wenn sie leer sind (dann halten oft auch die Akkus länger). Siehe da, der Freischalter tut's. So können alle (zumeist unbemerkten) Dauerstromverbraucher die Schaltung behindern: Antennenverstärker im Dach, Klingeltrafos in der Parterre, Batterie- und Handyladegeräte in der Steckdose, Transformatoren in tragbaren Kofferradios, der Tischstaubsauger in dauerndem Ladezustand, eine Aquarienheizung, die Basisstation des schnurlosen Telefones, ein Anrufbeantworter, das Fax, die Zeitschaltuhr für die Jalousien...

Es gibt statt der automatischen Netzfreischalter auch per **Funk** funktionierende. Das geht so: Sie haben im Schlafraum einen kleinen Sender auf dem Nachttisch, ähnlich wie einer, mit dem man ein Garagentor auf Entfernung öffnet, und im Sicherungskasten befindet sich der Empfänger. Betätigen Sie den Sender im Schlafraum, schaltet die Sicherung im Keller aus. Egal, ob es einen Antennenverstärker, Klingeltrafo, Tischstaubsauger oder Fernseher auf Bereitschaft im Netz gibt, denn die werden einfach mit ausgeschaltet. Übrigens: So ein Funkschalter macht ganz bestimmt keinen gefährlichen Funk quasi als Nebenwirkung, es geht nur um gezielte, seltene, kurze und schwache Schaltimpulse.

Es gibt auch Netzfreischalter, die auf **Verteilerdosen** gesetzt werden und so automatisch oder per Funk bzw. Infrarot einen Raum ab hier ausschalten. Andere Netzfreischalter kommen direkt in die **Steckdose** und schalten die angeschlossenen Leitungen und Geräte immer dann automatisch aus, wenn hier kein Strom mehr angefordert wird.

Vor dem Einbau eines Netzfreischalters sollte durch eine baubiologische Untersuchung sachverständig recherchiert werden, **ob** das Kästchen überhaupt notwendig ist und wenn, **wo** es seine Schaltung durchführen soll, um Feldfreiheit zu sichern. Manchmal reicht das Schalten des Schlafraumkreislaufes nicht oder ist völlig unsinnig, weil die Felder aus benachbarten Wohnräumen oder dem Bad kommen. Oder von unten oder von oben. Da müssten eventuell mehrere Schalter her oder andere Sanierungsmaßnahmen geplant werden, z.B. Abschirmungen.

Es gibt unterschiedliche Freischalter für verschiedene Zwecke: bessere und schlechtere Qualitätsklassen, einpolig oder zweipolig schaltende, mit und ohne Lämpchen zur Kontrolle... Einige Freischalter, speziell die **preiswerteren**, schalten auf stur, wenn es z.B. um elektronische Dimmer, Leuchtstoffröhren, Vorschaltgeräte oder Staubsauger geht. Sie schalten nicht mehr ein, weil sie diese Geräte nicht als echte Stromverbraucher erkennen. Da sind ihnen ohmsche Verbraucher wie Glühbirnen lieber. Andere, speziell die teureren, haben hiermit keine Probleme und schalten alles, was ein modernes Haus zu bieten hat. Es gibt auch Netzfreischalter, welche die im Elektronetz anliegende und feldverursachende Wechselspannung nur **reduzieren**, aber nicht, wie es sein sollte, **eliminieren**. Ein Freischalter hat das Netz mit feldfreier **Gleichspannung** zu überwachen, nicht mit Wechselspannung, und die sollte eine möglichst niedrige Restwelligkeit haben. Sparen Sie nicht an der falschen Stelle: Ein guter Schalter ist nun mal etwas teurer.

Vorsicht: Viele meinen, ein **prophylaktisch** installierter Netzfreischalter könne nur nutzen, nie schaden. Das ist falsch. Die elektrischen Felder können nach dem ungezielten Einbau sogar stärker werden. Denn die Felder diverser Leitungen in einer Wand **kompensieren** sich günstig oder **verstärken** sich ungünstig. Nimmt man z.B. die Spannung der Schlafraumverkabelung in einer Wand weg, dann setzen sich die Felder der in der gleichen Wand verlegten und nicht geschalteten Wohnraumverkabelung eventuell umso stärker durch. Der unerwünschte Effekt: mehr Stress trotz Netzfreischaltung. Deshalb, wie gesagt: Vor einer Installation von Freischaltern oder anderen Sanierungsmaßnahmen immer durch erfahrene Baubiologen individuell messen und beraten lassen, damit es keine Verschlimmbesserungen gibt.

Was tun, wenn die elektrischen Felder aus Nachbarwohnungen kommen oder aus Räumen, die nicht geschaltet werden können?

Abschirmungen

In diesen Fällen hilft eine **Abschirmung**. Wenn man Wände, Flächen, Böden, Leitungsschächte, Leerrohre, Gehäuse, Geräte... **leitfähig** macht und fachgerecht **erdet**, dann wird jedes Spannungspotenzial direkt zur Erde abgeleitet, und es können keine Felder mehr entstehen.

Stellen Sie sich vor: Die **Wand zum Nachbarn** ist feldauffällig. Sie soll geschirmt werden. Wie machen wir die Wand leitfähig, um sie dann zu erden und so feldfrei zu bekommen? Praktisch ist ein **leitfähiger Anstrich**. Die Wand wird mit einer meist graphit- oder carbonfaserhaltigen Spezialfarbe gestrichen und mit Erdpotenzial verbunden. Erde bietet uns z.B. die PE-Schiene im Sicherungskasten oder der Fundamenterder im Keller, oft (nicht immer) das blanke Heizkörper- oder Wasserrohr und normalerweise (auch nicht immer) der Schutzleiter der Steckdose. Das **Erden** müssen Sie Fachleuten - Elektrikern - überlassen (ab Seite 55). Die in der Baubiologie häufig verwendeten leitfähigen Spezialanstriche können gut überstrichen oder übertapeziert werden, haften fast überall auf Putz, Tapete, Holz, Beton, Estrich, Stein, Kunststoff, Metall..., die Flächen bleiben dampfdiffusionsoffen, sprich atmungsaktiv, und sind ebenso einfach zu verarbeiten wie normale Wandfarben.

Es gibt auch leitfähige **Putze, Gipsplatten, Tapeten, Folien, Vliese, Fasern, Textilien, Gardinen** oder sogar leitfähige **Gläser** für die Fensterscheiben. Es gibt leitfähige **Teppich-** und sonstige **Kleber, Fußboden-**

beläge oder **Fliesen**. Es gibt viele Möglichkeiten, und welche für Sie die richtige ist, das entscheidet die individuelle, sachverständige baubiologische Messung und Beratung bei Ihnen vor Ort.

Auch **Metallflächen** sind leitfähig und für die Schirmung elektrischer Felder geeignet: Alufolie, Kupfernetz, Fliegendraht... Metalle sind - wie viele Abschirmmaterialien - aber unter ungünstigen Bedingungen auch **Antennen** oder **Reflektoren** für **Funkwellen** (siehe Kapitel A 3 ab Seite 446). Deshalb ist auch hier, ohne genaue Kenntnis der Situation, Vorsicht geboten, um Nebenwirkungen zu vermeiden. In die elektrischen und sanitären Hausinstallationen wird der Funksmog manchmal eingeschleppt. Funkwellen können von leitfähigem Material aufgenommen und über die gesamte Fläche verbreitet werden. Außerdem reflektieren Schutzfolien die vielen Funkaktivitäten von draußen (Mobilfunk...) oder drinnen (DECT-Telefone, WLAN, Handys...). Das gilt es zu prüfen und zu meiden. Außerdem sind Metallmaterialien komplizierter zu verarbeiten, die Tapete oder Farbe darüber hält schlecht und die Atmungsaktivität der Wände ist nach Aufbringung von Alu- oder Kupferfolien gleich Null. Es sei denn, man perforiert sie mit einer Igelwalze.

Vorsicht: Erde zieht elektrische Felder an und leitet sie ab, dieser Effekt ist für eine Abschirmung erwünscht. Eine geerdete Fläche, also die Abschirmung, muss jedoch grundsätzlich **zwischen Feldverursacher und Mensch** platziert sein. Unerwünscht wäre, wenn der Mensch zwischen Feldverursacher und Abschirmung käme, denn jetzt wäre er ja mittendrin im Spannungsfeld. Deshalb nie das Bett nach unten zum Fußboden hin abschirmen, wenn nicht ganz sicher ist, dass das Feld ausschließlich von unten (z.B. aus dem elektrifizierten Boden) kommt. Kommt es nämlich von oben (aus der Zimmerdecke) oder von der Seite (aus Wänden, von Kabeln, Geräten...), so werden die Feldlinien von der unter dem Bett installierten leitfähigen und geerdeten Fläche angezogen und hierhin konzentriert, somit auch zum Körper. Gleiches gilt für die geschirmte Nachbarwand hinter dem Kopfende, falls am Fußende oder neben dem Bett ein Feldemittent steht, z.B. die Lampe oder der Fernseher. Pech: Nun liegt man zwischen Abschirmfläche und Feldquelle und kriegt's voll ab, das Feld, noch mehr als ohne Abschirmung.

Abschirmbettwäsche, Abschirmdecken und -matten

Es gibt Abschirmdecken, -matten, -vliese, -tücher, -bezüge, -wäsche... speziell fürs Bett. Oft handelt es sich auch hier um elektrisch **leitfähige Materialien**: Carbonfasern, Silberfäden, Kupfergaze, Alufolien..., die - so will es der Hersteller - an der Steckdose geerdet werden sollen. Sie kommen auf oder unter die Matratze, manche als Bettdecken auf die Körper. Die Werbung verheißt den Schutz gegen Elektrosmog von der Hochspannungsleitung bis zum Mobilfunkmast, von der Elektroinstallation bis zum Fernseher. "Dieses Auflagesystem saugt die Strahlung von Ihrem Körper und dem Umfeld des Bettes wie ein Staubsauger zurück in die Steckdose." Vorsicht! Viele der Abschirmtextilien fürs Bett und die Matratze verschlimmern statt zu verbessern. Was hier funktioniert, geht dort schief oder wird sogar gefährlich. Warum?

Erstens: Die elektrischen Felder von Installationen, Wänden, Kabeln, Geräten... sind mit Hilfe solcher leitfähigen Flächen, wie wir bereits wissen, gut abschirmbar. Aber nur, wenn diese, wie wir auch wissen, **zwischen Mensch und Feldquelle** platziert werden. Sonst droht Verschlimmerung. Wenn solch eine Matte im Bett unter dem Körper liegt und das Elektrofeld von unten kommt, dann: gut gelaufen, so sollte es sein. Aber wie oft kommt ein Feld von unten? Selten. Kommt es, was oft der Fall ist, von oben oder der Seite, dann - Sie wissen bereits - wird es auch von dort zur Matte gezogen, und wir liegen drin im Feld, mehr als ohne Decke, dumm gelaufen, der Schuss ging nach hinten los.

Zweitens: **Erdung** ist eine Kunst für sich. Erden Sie, wie vom Hersteller gefordert, **nie** an der Steckdose ohne zu wissen, ob die wirklich optimal geerdet ist. Viele sind's nicht, und Sie wissen es nicht. Das kann richtig gefährlich werden. Abschirmungen und Erdungen gehören in fachkundige Hände, nicht auf Butterfahrten oder in Esoterikkataloge.

Drittens: Viele Deckenanbieter, sogar Autoren und Zeitungen mit wissenschaftlichem Anspruch, versprechen den "Schlaf ohne Elektrosmog" und demonstrieren die angebliche Wirkung anhand der von Baubiologen gern eingesetzten **Körperspannungsmessung** (ab Seite 73). Und wieder fällt der Laie drauf rein. Und wieder wird mir schlecht. Denn: In diesem Fall einer dank Abschirmdecke leitfähigen Umgebung ist die Körperspannungsmessung nicht möglich und nicht zulässig. Sie funktioniert per definitionem nur, wenn der Körper von Erde isoliert liegt. Liegt er in Erdnähe, wie es bei den geerdeten Schutzdecken der Fall ist: grober Messfehler! Und der Messfehler wird - Unglück nimm deinen Lauf - als Beweis für einen positiven Sanierungseffekt herangezogen, weil die Messwerte rasant nach unten gehen. So lassen die Mattenhersteller ihre "Messtechniker" auf die Kunden los, um mit diesem Fehler eine falsche Sicherheit vorzutäuschen und ihre teuren Produkte loszuwerden. Das ist schon kriminell, hiervor warne ich dringend. Lassen Sie sich nicht an der Nase herumführen, glauben Sie nicht alles. Auch wenn die Decken TÜV- und Elektrosmog-Prüfsiegel aufweisen.

Übrigens: Die Körperspannungsmessung und die **Feldstärkemessung** nach TCO, die beide in der Baubiologie eingesetzt werden, brauchen das Erdpotenzial als Referenz. Deshalb kann es auch bei der erdbezogenen Feldmessung zu Fehlern kommen, wenn auf Erde gelegte Abschirmungen in nächster Nähe sind. Alternative in solchen Fällen: die potenzialfreie Messung (mehr im Kapitel Messtechnik ab Seite 71).

Viertens: Der dank geerdeter Ableitbettwäsche nun auf Erdnähe gelegte Mensch zieht nicht nur noch mehr Felder aus seiner Umgebung auf

Elektrische Wechselfelder: Sanierung 'Abschirmbettwäsche, -decken, -matten' 53

sich, im Körper bilden sich zusätzlich, Physik nimm deinen Lauf, **kritische Ströme**, die durch den Organismus zur Erde abfließen und einigen biologischen Wirbel hinterlassen. Das gilt es zu vermeiden.

Fünftens: Es gibt **Textilien** vom Matratzen-, Bett- und Kopfkissenbezug bis zur Schlafmütze, die **nicht geerdet** werden sollen. Auch sie versprechen: "Besser schlafen ohne Elektrosmog". Auch das kann in einigen Fällen sinnvoll sein, aber Achtung: In anderen Fällen verschlimmert es die Situation, weil nun noch mehr Elektrosmog aufs Bett gelockt wird.

Sechstens: **Alleskönner** sind sie sowieso nicht, diese meist vollmundig angepriesenen Abschirmdecken. Denn die Magnetfelder von z.b. Hochspannungs-, Frei- und Erdversorgungsleitungen, Trafos, Fußbodenheizungen, Elektroöfen, Herden, Waschmaschinen, Kühlschränken, Elektrogeräten... sind nicht abschirmbar, so schon mal gar nicht, auch wenn es versprochen wird. Gleiches gilt für die Felder von Federkernmatratzen und Stahlteilen im Bett oder der Bausubstanz, die Funkwellen einer ganzen Reihe von Sendern sowie geologische Störzonen.

Merken Sie was: Ohne sachverständige Hilfe vor Ort, ohne solide Messergebnisse aller Risikofaktoren (bitte nicht nur Körperspannung), ohne exakte Kenntnis der Situation: Hände weg von solchen Maßnahmen. Obwohl sie intelligent und gezielt eingesetzt durchaus nützen können.

Bitte **niemals den Menschen selbst erden**, der sich in einem elektrischen Feld befindet. Gerade der geerdete Mensch zieht ja technische Felder seiner Umgebung an, und es bilden sich kritische Körperströme. Einige kommen auf die drollige Idee, sich aus Angst vor dem Elektrosmog im Bett zu erden, z.B. per Kabel vom Hand- oder Fußgelenk zum Heizkörper (so was gibt's wirklich). Und sie wähnen sich fatalerweise in Sicherheit, denn die mit Billigvoltmeter durchgeführte Körperspannungsmessung zeigt wahrhaftig Null. Was will man mehr? Aber da ist er wieder, der grobe Messfehler. Ein geerdeter Mensch kann und darf so nicht gemessen werden, Erde gegen Erde, er zeigt zwangsläufig Null, obwohl die Belastung voll da ist. Jede Messtechnik hat Grenzen, alles will gekonnt sein, technische Spielregeln müssen eingehalten werden.

Trotzdem: Manche Menschen fühlen sich spontan und dauerhaft besser auf solchen geerdeten Matten. Warum? Liegt es, trotz aller möglichen Nebenwirkungen, an dem plötzlichen Zusammenbruch des Spannungspotenzials nach teilweise jahrelanger Belastungszeit? Oder daran, dass sie nun quasi Erdnähe haben, Kontakt zu einer der wichtigsten Lebensgrundlagen? Alles im Leben ist geerdet, alles ist im Fluss: Tiere, Pflanzen, alles. Gerade beim Schlafen: auf dem Boden, in Höhlen, selbst in den Nestern der mit der Erde verwurzelten Bäume. Wir Menschen sollten möglichst oft diesen Kontakt zu Mutter Erde haben, im Einklang sein. Wir Zivilisierten sind es immer weniger, wir isolieren uns, koppeln uns vom Erdboden ab: isolierende Schuhsohlen aus Kunststoff auf Schritt und Tritt, isolierende Böden im Haus, isolierende Teppiche, Plastikbeläge, Kleber, Holzversiegelungen, Wärmedämmungen... Die perfekte Isolierung ist das Bett, keinerlei Erdkontakt mehr, Materialien aus Holz, Latex und/oder Schaumstoff. Warum fühlen wir uns in leitfähiger Umgebung wohl? In der spanischen Finca mit Steinboden? Unter der Dusche? Mit nackten Füßen im feuchten Gras? Entspannt im Kontakt zur Energie Erde. Erdung ja! Wir sind viel zu wenig geerdet, speziell zu Hause. Aber bitte nur, wenn aus der Umgebung garantiert keine kritischen technischen Felder auf uns einwirken, ansonsten: Antenne Mensch. Mehr zu den interessanten, wichtigen und viel zu wenig erforschten Themen "Leitfähigkeit", "Erde" bzw. "Mangel an Erde" auf den Seiten 10 bis 11, 20, 32, 46, 50 bis 54 und in den Kapiteln Elektrostatik (ab 672, speziell ab 682 und 696) und Magnetostatik (ab 719).

Noch eins: Seien Sie vorsichtig mit **"Therapiedecken"** fürs Bett, in die Permanentmagnete eingenäht sind oder die aus Spulen, Drähten oder sonst wie Magnetfelder - meist scharf gepulste! - emittieren. Sie sind der Hit der Kaffeefahrt. Magnetische Felder sind biologisch wirksam, ohne Zweifel, sogar sehr, aber ohne ärztliche Kontrolle, ohne Indikation, ohne therapeutische Notwendigkeit, nur so nach dem Motto "kann ja nicht schaden", und das regelmäßig, mit heftigen Feldintensitäten, jede Nacht über lange Zeit: Vorsicht. Mehr hierzu im Kapitel A 2 Magnetische Wechselfelder (Seite 177) und A 5 Magnetostatik (Seite 732).

Abgeschirmte Kabel

Bei Neubauten oder Renovierungen bieten sich **abgeschirmte Kabel** für die Verlegung an, z.B. Bioinstallationskabel. Werden diese in den Wänden und Böden des Hauses verlegt, dann haben Sie schon einen großen Schritt in Richtung Elektrosmogreduzierung geschafft. Solche Kabel sind elektrisch feldfrei und magnetisch - wenn günstig verdrillt - feldreduziert. Genauso könnte man konventionelle Kabel oder ganze Kabelbündel in Metallrohren oder mit Abschirmfarbe von außen leitfähig gemachten Kunststoffleerrohren verlegen. Als Tüpfelchen auf dem i gibt es geschirmte Steck- und Verteilerdosen, um die baubiologische Installation komplett zu machen; sie sind manchmal eine sinnvolle Ergänzung, speziell wenn es um Leichtbauweisen und Holzhäuser geht.

In einem Düsseldorfer Kindergartenneubau, in dem gespart werden musste, haben wir billige **Stegleitungen** auf die Wände aufbringen lassen. Diese recht feldintensiven und deshalb baubiologisch nicht zu empfehlenden Flachkabel wurden vor dem Verputzen in Elternarbeit mit Abschirmfarbe überstrichen und geerdet. So konnten Kosten reduziert und trotzdem die elektrisch feldfreie Installation erreicht werden.

Geschirmte Leitungen sollten immer und überall eingesetzt werden, gerade auch als **Gerätezuleitung**, Lampen- und **Verlängerungskabel**. Denn Felder hören nicht an der Steckdose auf, oft geht es ab Steckdose

Elektrische Wechselfelder: Sanierung 'Erdung' 55

erst richtig los. Es gibt bereits Fachhandlungen für geschirmte Leitungen, Lampen, Steckdosenleisten und sonstiges Elektrozubehör.

Erde ist nicht immer Erde

Für jede Art von Erdungsarbeiten ist der Elektriker zuständig: für die Erdungsqualität im Haus, für die Erdung von Abschirmmaterialien, für die Frage, ob wegen der Schirmung ein FI-Schalter für den Personenschutz notwendig ist. Auch für die Frage, ob das, was wir für Erde halten, wirklich Erde ist. Da sind zwar zwei Kontakte, diese beiden kleinen Metallnippelchen in der Schukosteckdose, aber sind die vorschriftsmäßig an den gelbgrünen Draht, der Schutz durch Erde verspricht und deshalb Schutzleiter heißt, angeschlossen? Und ist der Draht nirgendwo unterbrochen? Gibt es überhaupt Erde im Haus? Bei Uralt-Installationen fehlt sie ab und zu ganz. Und der Heizkörper, an dem ich beispielsweise die Wandabschirmung erden möchte, ist der wirklich ins Erdpotenzial eingebettet? Oder lassen das die Rohre gar nicht zu, weil sie aus Kunststoff sind? In den allermeisten Fällen können Sie sich auf die Hauserde verlassen, aber nicht immer, Kontrolle ist besser.

Erde im Haus bietet uns z.B. die PE-Schiene im Sicherungskasten oder die Erdungsanlage im Keller (Fundamenterder...), meistens (nicht immer) auch das blanke Heizkörper- oder Wasserrohr und normalerweise (auch nicht immer) der Schutzleiter der Steckdose.

Die vom Elektroversorger mit dem Strom mitgelieferte Erde ist manchmal (nicht immer!) Oberwellen-reich, "schmutzig" (Seite 70), in letzter Zeit zunehmend dank moderner Elektronik (Computer, Energiesparlampen, Netzteile...) und Nutzung der öffentlichen Stromleitungen als auch jener im Haus für allerlei Datenübermittlungen (PLC, dLAN, Homeplug, Smart Home..., mehr im Kapitel A 3 "Funkwellen"). Auch das sollte man überprüfen, bevor man den "Schmutz" über die Erde in großflächige Abschirmungen von Räumen, Wänden oder des Bettes hineinzieht.

Sie sehen, wie wichtig das Vorhandensein und die **Qualität** der **Erdung** ist, sowohl bei Geräten als auch im ganzen Haus. Legen Sie bei Neu- und Umbauten gesteigerten Wert auf eine einwandfreie Erdung des gesamten Projektes. Lassen Sie sich von Ihrem Elektriker über die unterschiedlichen **Netzformen** beraten. Achten Sie beim Einkauf immer auf **geerdete Kabel** und **Geräte** mit **Schukosteckern**. Meiden Sie die **flachen Eurostecker**. Ideal, klar: abgeschirmte Kabel und Geräte.

Auch die **Messgeräte** für elektrische Feldbelastungen (Feldstärke nach TCO, Körperspannung), das wissen Sie bereits, brauchen als Referenz eine zuverlässige Erde, ein Nullpotenzial. Wenn Sie bei der Messung den Heizkörper als "Null" nehmen und der steht selbst schon mit 10 Volt unter Spannung, dann: Messfehler. Die bessere Erde ist oft die Erde draußen, ein Erdspieß im feuchten Azaleenbeet oder in der Wiese.

Erdung nachträglich

Allein das **nachträgliche Erden** von ungeerdeten Geräten, Notebooks, Lampen, Telefon-, Stereo-, Sat-, Antennenanlagen..., kann die elektrische Feldintensität um mehr als 95 Prozent reduzieren. Es werden das Metallgehäuse oder Metallbauteile über eine Kabelverbindung dem Erdpotenzial zugeführt. Manchmal knallen die Felder aus dem Telefonhörer, nur weil die ans Stromnetz angeschlossene Nebenstellenanlage im Keller keine Erdung aufweist, nicht einmal vorsieht. Manchmal krachen die Felder aus dem netzbetriebenen Laptop, meterweit, und lediglich der Anschluss eines geerdeten Peripheriegerätes (Drucker, Scanner, Bildschirm...) oder eines neuen Netzteiles mit Schukostecker lässt die kritische Feldbelastung auf nahezu Null zusammenbrechen. Manchmal steht ein halbes Wohnzimmer unter Spannung, nur weil dem Stereoturm nebst angeschlossenen Antennen und Boxen die Erde fehlt. So ein kleiner Verbindungsdraht zum Erdpotenzial erreicht so oft so viel.

Sinnvoll bei elektrischen Feldauffälligkeiten kann auch die Erdung von **Metallmöbeln** sein, speziell Bürotischen, wenn an oder auf ihnen viele Elektrogeräte platziert sind. Elektrische verstellbare **Betten** oder **Sessel** zeigen sich oft als außergewöhnliche Feldverursacher, der Prüfschraubenzieher auf der Backe zeigt's; auch sie könnten nachträglich einfach mit Erde versehen werden, sture Hersteller machen's leider zu selten. Der **Kabelsalat** an Schreibtischen, hinter Computern und Stereoanlagen könnte in einem elektrisch leitfähigen und geerdeten Gehäuse geführt werden, z.B. durch ein Ofen- oder Lüftungsrohr aus Metall oder in dem integrierten Kabelschacht der Büromöbel; letzteren, falls nicht aus Metall, mit Abschirmanstrich nachträglich leitfähig machen und erden. Es gibt auch leitfähige und erdungsfähige Kabelkanäle von Fachfirmen.

Abschalten und netzfreie Bereiche

Eine einfache und kostengünstige Sanierung ist das **Abschalten** von Geräten und Kabeln. Die Schalter kommen z.B. in die Kabelzuleitungen als Hand-, Fuß- oder Wandschalter. Dabei ist wichtig, dass sie **zweipolig** schalten, also den Hin- **und** Rückleiter trennen. Im Bau-, Elektro- und Fachmarkt erhalten Sie **Schukostecker** und **-steckdosen** mit integriertem zweipoligem Schalter; sie gewährleisten, dass Kabel sowie Geräte ab Steckdose vom Netz getrennt werden. Ganz simpel, absolut sicher und kostenlos: **Steckerziehen**, Elektrogeräte ohne Netzanschluss sind feldfrei (vom Funk abgesehen, davon später). Alles Möglichkeiten, sich elektrische Felder vom Leib zu halten, wenn man sie nicht mal braucht.

Schaltbare, **zweipolige Steckdosenleisten** sind praktische Helfer zur Reduzierung von Elektrosmog. So eine Leiste weist drei bis fünf Steckdosen auf. Genug Platz für die Lampe, den Computer, die Stereoanlage, das Batterieladegerät und den Fernseher. Betätigen Sie den Schalter der Leiste, der oft unübersehbar rot leuchtet, dann ist der gesamte

Elektrische Wechselfelder: Sanierung 'Falsch herum, richtig herum' 57

Kabelsalat nebst den daran angeschlossenen Geräten vom Stromnetz getrennt und fast feldfrei. Wie erkennen Sie, ob eine Steckdosenleiste zweipolig schaltet? Ganz einfach: Sie stecken die ins Netz, schalten sie aus und führen einen Prüfschraubenzieher in all diese Löcher, also alle Hin- (Phase) und Rückleiter (Nulleiter). Wehe er leuchtet in irgendeinem der Löcher auf: Spannung! Den gleichen Vorgang wiederholen Sie mit einem Unterschied: Sie drehen den Schukostecker der Leiste in der Netzsteckdose um 180 Grad. Leuchtet nun der Prüfschraubenzieher in **beiden** Fällen **nicht**, prima, das ist sie, die zweipolig geschaltete Steckdosenleiste. Auch hier können es die an der Baubiologie orientierten Fachhandlungen noch ein Stück besser: Denn deren Steckdosenleisten sind nebst Zuleitungen komplett geschirmt. Außerdem gewährleisten integrierte Entkopplungsfilter das Verschwinden auch der allerletzten Restfelder und somit höchste Abschirmsicherheit.

Praktisch sind **Funkstecker** mit **Fernbedienung**. Solche kommen in eine Zimmersteckdose Ihrer Wahl und nehmen hier Elektrogeräte, Verlängerungskabel und Steckdosenleisten auf. Die kleine Fernbedienung schaltet auf Knopfdruck unabhängig voneinander drei oder mehr solcher Funkstecker auf Entfernung bis zu 25 m an oder aus. So können Sie aus dem Handgelenk Stromverbraucher wie Lampen, Stereoanlage, TV, Jalousien... gezielt und bequem vom Netz trennen. Bitte auch hier unbedingt auf **zweipolig** schaltende Funkstecker achten, denn Achtung: Einige einpolige schaffen es - je nach Situation und Steckerposition - nach dem Aus noch mehr Feld zu verursachen als zuvor.

Bei Neu- oder Umbauten sollten Sie daran denken, dass ganze **Raumabschnitte** geschaltet werden können. Neben der Tür sind zwei, drei Schalter, die jene in den Wänden verlegten Kabel der linken und rechten Raumhälfte bedienen, damit nur bei Bedarf "Spannung frei" gegeben werden kann. Warum nicht größere Bereiche netzfrei halten? Muss das Einfamilienhaus 2000 Meter Elektrokabel haben und ein Zimmer 10 Steckdosen? Planen Sie Ihr Haus elektrobiologisch bewusst und kreativ. Ein Raum ganz ohne Elektrizität kann zur Erholung werden.

Falsch herum, richtig herum, Phasenverschiebung

Oft entstehen starke Felder, nur weil der Gerätestecker **"falsch herum"** in der Steckdose steckt. Hinleiter ist nicht mit Hinleiter in Kontakt, wie es sein sollte, und Rückleiter nicht mit Rückleiter. Beispiel: Die Nachttischlampe hat Kabelverbindung zur Steckdose. Der leider meist **einpolige** Schalter befindet sich im zuleitenden Kabel zwischen Lampe und Steckdose. Er müsste nun eigentlich den "heißen Draht", den **Hinleiter**, die Phase, schalten. Denn dann würde er **ab Schalter** das Kabel und die anschließende Lampe vom Stromnetz trennen, und es wäre ab hier keine Spannung und kein Feld mehr vorhanden. Bei "falscher" Steckerposition liegt die Spannung aber auf dem **Rückleiter**, geht am einpoligen Schalter vorbei durch das Kabel und die Lampe und wird erst auf dem

Rückweg am Ein/Aus-Schalter wieder vom Netz getrennt. Kabel nebst Lampe stehen dummerweise jetzt unter Spannung, eben auch im ausgeschalteten Zustand, und sind zigfach feldintensiver als bei "richtiger" Steckerposition. Tipp: Bei "falscher" Steckerposition leuchtet der Prüfschraubenzieher in der Lampenfassung auch, wenn sie **ausgeschaltet** ist. So kann nur die simple Steckerposition entscheidend sein, ob eine Lampe bzw. ein Gerät 95 Prozent mehr oder weniger Elektrofeld macht.

Warum werden an deutschen Steckdosen **Hin-** und **Rückleiter** nicht **kenntlich** gemacht? Warum zeigen die Stecker der Geräte nicht, wo was ist: plus oder minus? In den USA können Sie nichts falsch machen: Hier kann jeder Stecker nur auf die einzig richtige Weise in die Steckdose eingeführt werden, weil die beiden Kontaktstäbe des Steckers unterschiedlich groß sind. In der Schweiz und anderen Ländern geht es auch nur "richtig herum". In Deutschland haben Sie die große Freiheit und können drehen und wenden, wie Sie wollen, mit allen Nachteilen.

In der Steckdose, Verteilerdose und an der Lüsterklemme finden Sie per Prüfschraubenzieher einfach heraus, was Hinleiter ist und was Rückleiter: Er **leuchtet**, wenn Sie den **Hinleiter**, die Phase, getroffen haben. Bei Fernsehern, Computern oder bei anderen Geräten können Sie das nicht so leicht, obwohl es zur Reduzierung von Feldern wichtig wäre. Eine preiswerte Möglichkeit hierfür ist der Einsatz von **berührungslosen Spannungsprüfern**, auch elektronischer Prüfstift genannt. Leuchtet er am Zuleitungskabel zwischen ausgeknipstem Schalter und Lampe oder in der Lampenfassung, dann ist der Stecker "falsch herum" in der Steckdose positioniert. Leuchtet er am PC, Computermonitor, der Stereoanlage, der Küchenmaschine... in der einen Steckerposition hell und in der anderen dunkler oder gar nicht, dann wissen Sie was zu tun ist. Ähnlich aufschlussreich können Leitungssuchgeräte sein.

Stellen Sie sich vor, Sie leben im freien Deutschland und die **schalterlose Steckdosenleiste** steckt "falsch" herum im Hausnetz. Einige Elektrogeräte sind ohne Kenntnis der Steckerposition angeschlossen: Anrufbeantworter, Computer, Schreibtischlampe, Rechenmaschine, Funktelefon, elektrische Uhr. Ein normaler Büroarbeitsplatz. Fünf von sechs Geräten sind nicht geerdet, siehe Flachstecker. Die unnötige physikalische und biologische Katastrophe: ein Schreibtisch, fast wie unter einer Hochspannungsleitung. Wären die Geräte nur "richtig" herum in ihren Steckdosen und die zuleitenden Kabel geerdet oder - noch besser - abgeschirmt, gäbe es nicht mal einen Bruchteil der Feldstärken.

Gleiches gilt sinngemäß für die gesamte **Hausinstallation**. Ab und an werden die Hin- und Rückleiter z.B. in **Verteilerdosen** oder sonst wo vertauscht mit dem Ergebnis: ganze verkabelte Wände strahlen. Im gesamten Haus, vom Sicherungskasten über alle Verteilerdosen bis zu den Steckdosen und den hier angeschlossenen Geräten sollte Phase stets mit Phase und Neutralleiter mit Neutralleiter in Kontakt sein.

Elektrische Wechselfelder: Bauweise, Alufolie, Feuchtigkeit 59

Wie stark sich eine falsche Steckerdrehung am Bildschirmarbeitsplatz auswirkt, schildert die Computerfachzeitschrift **Chip** erstmals im April 1992. Die Monitorstrahlung verschwindet um gut 90 Prozent, wenn der Gerätestecker richtig positioniert ist. So wird die PC-Norm bei richtiger Steckerposition eingehalten und bei falscher überschritten, manchmal.

Eine weitere Möglichkeit, elektrische Wechselfelder niedrig zu halten, ist in manchen Fällen das gezielte **Vertauschen einzelner Phasen** im Sicherungskasten durch einen Fachmann, der den Erfolg dieser Maßnahmen mit Messgeräten überprüft. Wir haben es in unseren Häusern fast immer mit Mehrphasensystemen (Drehstrom) zu tun, deren Phasen um jeweils 120 Grad verschoben sind. Je nachdem wie diese in der Installation angeordnet sind, gibt es mehr oder weniger Feld.

Bauweise, Alufolie, Feuchtigkeit

Elektrische Felder, die von verkabelten Wänden, Decken und Böden ausgehen, werden teilweise von recht gut leitfähigem **Stein** oder **Beton** zur Erde geleitet und sind deshalb in Häusern aus Massivbaustoffen, wie Sie wissen, viel weniger auffällig als in Holz-, Gips- oder anderen **Leichtbauhäusern**, die kaum leitfähig sind und deshalb den direkten Weg Richtung Erde unterbinden. Hier suchen die Felder indirekt und auf Umwegen nach Erde und finden sie, quasi als Ersatzerde, in den 50 bis 100 Kilo namens Mensch. Das gesündeste **Bio-Blockhaus** wird, elektrobiologisch gesehen, krank durch die nicht abgeschirmte Elektroinstallation. Gleiches gilt für **Dachgeschosse**, welche mit Holz oder Gips ausgebaut wurden, oder die **Holzbalkendecke**. In solchen Fällen sollte immer abgeschirmt verkabelt oder nachträglich geschirmt werden, damit die elektrischen Felder am Entstehungsort aufgefangen werden und gar nicht erst den Menschen erreichen.

Denken Sie bei Installationen und Kabeln daran: Je **leitfähiger** die direkte Umgebung bei gutem Kontakt zur Erde, umso **geringer** fällt die elektrische Feldausdehnung aus. Je **weniger leitfähig** die Umgebung, umso **stärker** die Felder. Elektrische Felder wollen immer zur Erde, zur Masse, das ist physikalisches Gesetz, so wie Wasser nach unten will.

Ein Elektrosmog-Problem können **Alufolien** im Haus werden, z.B. als Dampfbremse im Dach. Es reicht ein einziges unter Spannung stehendes Elektrokabel in der unmittelbaren Nähe, und die Folie koppelt an das Feld des Kabels an und steht unter Spannung, wenn sie diese nicht ableiten kann, z.B. weil sie isoliert zwischen den Holzbalken befestigt ist. Hier würde das Erden der Alubahnen helfen. Lassen Sie sich vom Elektrofachmann beraten, ob eine Erdung der Folien im Dach machbar und zulässig ist; der VDE rät aus Blitzschutzgründen ab.

Auch **Feuchtigkeit** oder Trockenheit in Luft und Baumasse **verringert** bzw. vergrößert die Feldausdehnung. Leichte Restfeuchte in der Wand ist elektrobiologisch günstig (für Schimmelpilze eventuell ungünstig). Deshalb sind die Felder in Häusern an schwül-warmen Sommertagen mit 70 % relativer Luftfeuchte schwächer als an trocken-kalten Wintertagen, wo die Zentralheizung unsere Räume austrocknet und Werte von 30 % oder weniger üblich sind. Entsprechend ist in einem Neubau durch diese typische Restnässe mit weniger Feld zu rechnen als nach Austrocknung im Anschluss an die ersten Heizperioden. Obacht mit voreiligen Rückschlüssen aus Messergebnissen in feuchteren Neubauten, sicherer ist eine Nachmessung ein paar Monate später.

Faraday-Käfig, natürliche Felder, Nebenwirkungen

Ein Faraday-Käfig ist definiert als eine metallische Umhüllung zur Abschirmung eines Raumes gegen äußere **elektrische** Felder, um Geräte oder Lebewesen vor elektrischen Einflüssen zu schützen. Es wird oft gefragt, ob der erwünschte Schutz vor Elektrosmog nicht Nebenwirkungen haben könnte, denn mit einer Abschirmung **künstlicher** elektrischer Felder könnten vielleicht auch die **natürlichen** verschwinden.

Elektrische **Wechsel**felder der Art, wie wir sie von der Technik kennen und zur Vermeidung von biologischen Risiken abschirmen wollen, gibt es in der Natur nicht, andere Wechselfelder meist minimaler Intensität und unterschiedlicher Frequenz aber schon. Und die bleiben durch eine Abschirmung teils mit auf der Strecke. Das gilt auch für elektrische **Gleich**felder, die wir bei der Luftelektrizität finden. Jene natürlichen Wechsel- und Gleichfelder gibt es aber nur in offenem Gelände, auf dem Meer, im freien Feld oder auf den Bergen. Schon unter leitfähigen Bäumen, im Wald, sind sie fast verschwunden. In Häusern, egal ob abgeschirmt oder nicht, massiv gebaut mit Beton oder leichter mit Holz, finden wir nahezu keine Luftelektrizität oder andere natürlich-elektrischen Einflüsse mehr. Jeder umbaute Raum ist gewissermaßen ein Faraday-Käfig bezogen auf die natürlichen Elektrofelder, je massiver umso ausgeprägter, im Keller mehr als unter dem Dach. Mensch und Tier haben immer schon in elektrisch abgeschirmten Räumen gelebt, in Höhlen, in Iglus, im Wald, in Lehmbauten, unter Grasdächern, im Souterrain, und es wurden keine Negativeffekte bekannt. Wer natürliche Elektrizität will, darf kein Stubenhocker sein, der muss raus ins Freie.

Wenn ich also ein Dachgeschoss bzw. eine Leichtbauweise (Holz, Gips, Trockenbau) rundum leitfähig machen würde, auf Erde lege und somit gegen elektrische Felder schütze, dann schaffe ich damit nichts anderes, als eine Situation, wie sie im Erdgeschoss oder Souterrain bzw. in Massivbauweisen (Ziegel, Lehm, Beton) sowieso üblich wäre. Außerdem gibt es solche Situationen in einigen Dachgeschossen und Leichtbauweisen sowieso, weil hier in Dächern, Böden und Wänden Metallfolien bauseits als Dampfbremse eingesetzt wurden.

Nach meinen Messungen stimmt die Behauptung nicht, es verschlech-

Elektrische Wechselfelder: Hochspannungsleitungen

tere sich die **Luftionen**situation in abgeschirmten Räumen, ganz im Gegenteil. Das Luftionenmilieu verschlechtert sich in erster Linie infolge technischer elektrischer Felder oder auch Staub, und es verbessert sich massiv nach Vertreibung der Felder sowie durch viel Lüften. Je leitfähiger ein Gebäude, desto spürbar frischer die Luft und besser die Luftionen (mehr über Ionen ab Seite 674 und im Band 2).

Das alles gilt nur für elektrisch, **nicht** für **magnetisch** abgeschirmte Räume. Es liegen Forschungen und Erfahrungen vor, dass bei magnetischen Abschirmungen (davon später mehr) das biologische System negativ reagiert und auf Dauer Schaden nehmen kann, z.B. als Folge einer Veränderung des statischen **Erdmagnetfeldes** oder der sehr niederfrequenten **Schumann-Wellen** (siehe Seite 187). Deshalb niemals in das natürliche magnetische Gleichgewicht eingreifen! Solche wesentlichen terrestrischen Magnetfelder sowie die Umgebungsradioaktivität aus Erde und Kosmos, die **Gammastrahlung**, werden von den besprochenen elektrischen Abschirmungen aber überhaupt nicht tangiert.

Natürliche Feldeinflüsse, **Atmosferics** genannt, die sich hauptsächlich als Folge von Gewitteraktivitäten bilden, und **kosmische Mikrowellen** haben elektrische und magnetische Komponenten, wobei die elektrische von Abschirmungen (und auch von der Bausubstanz selbst) verändert werden dürfte. Leider ist das messtechnisch kaum darzustellen, da der künstliche Elektrosmog die meist feinen Felder der Natur millionenfach überlagert und die sensibelsten Messgeräte diese kaum, und wenn, nur in ganz abgelegenen Gebieten nachweisen können.

Fazit für mich: Es gab in 30 Jahren keine Negativerfahrung mit elektrischen Abschirmungen, dafür viele positive. Dennoch, vorsorglich und weil nicht alle Fragen sicher beantwortet werden können, schirme ich im Zweifel nur die notwendigen Bereiche eines Hauses ab. Obwohl: Im Zeitalter einer totalen und immer weiter zunehmenden, maßlosen Verfunkung unserer Welt wird es immer häufiger notwendig, einen ganzen Raum vor dem Elektrosmog aus so vielen Sendern rundum zu schützen, auch vorsorglich, Sie werden sehen, ab Seite 191 zum Thema Funk.

Hochspannungsleitungen

Unsere Hauselektrifizierung funktioniert mit Spannungen von 230 bis 400 Volt, bei Hochspannungsleitungen sind es viel mehr: **110.000 bis 380.000 Volt**. Klar, dass die elektrischen Felder hier sehr intensiv sind, denn die Feldstärke steigt ja auch mit der Höhe der Spannung. Steinhäuser haben den Vorteil, dass sie die von außen kommenden elektrischen Felder zu 100 Prozent abschirmen, sie dringen nicht durch massive Baustoffe (Stein...). Bei Holz-, Block-, Ständer- und anderen Leichtbauweisen sieht die Abschirmwirkung nicht günstig aus, hier breiten sich von außen einwirkende wie auch im Innern eines Hauses entstehende elektrische Felder mehr oder minder heftig und großflächig aus.

Fenster sind oft die **Schwachstellen** eines Hauses. Elektrische Felder gehen durch viele **Glasarten**, besonders die älteren, fast ungehindert durch. Dank der neuen Wärmeschutzverordnung sind moderne Scheiben meist metallisch bedampft und deshalb, zwei Fliegen mit einer Klappe, wärmedämmend und eine Bremse für elektrische Felder. Steht das Bett an einem der Hochspannungsleitung zugewandten, nicht abschirmenden Fenster, dann messe ich hier auffällige elektrische Feldstärken, obwohl die Elektroinstallation ausgeschaltet wurde und keine hausinterne Störung mehr da sein kann. Das kann noch in mehreren **hundert Metern** Entfernung passieren, je nach Luftfeuchtigkeit und Leitfähigkeit der Umgebung. Bei trockenem Wetter mit 30 % relativer Luftfeuchte habe ich elektrische Felder noch in gut zwei Kilometern nachgewiesen, dagegen bei feuchtem Wetter über 70 % kaum noch in 200 Metern. Bäume, Sträucher, Gebäude, Mauern, Hügel... zwischen Hochspannungsleitung und Haus lenken die Felder günstig ab.

Sofern die elektrischen Felder der Hochspannungsleitung durch das ungeschützte Fenster eindringen, empfehle ich **leitfähige Gardinen** oder **Rollos**, die geerdet werden und zumindest nachts zugezogen werden können. Auch metallischer Fliegendraht in der Fensteröffnung ist hilfreich. Es gibt Spezialfolien, die auf das Fensterglas geklebt werden. Oder neues Wärmeschutzglas. Solche Maßnahmen erreichen einen Effekt von bis zu 100 Prozent. Die Empfehlungen gelten nur für **elektrische** Felder. Die magnetischen, die auch von Hochspannungsleitungen ausgehen, sind praktisch nicht zu schirmen, auch davon später mehr.

Ein einfacher, verblüffender Indikator dafür, wie außergewöhnlich heftig elektrische Felder unter Hochspannungsleitungen sein können (von den magnetischen, die später noch dran kommen, ganz zu schweigen): Stellen Sie sich unter eine solche Trasse, möglichst eine der großen mit 380.000 Volt, möglichst mit tief durchhängenden Drähten, warten Sie bis es dunkel ist, nehmen Sie eine handelsübliche Leuchtstoffröhre in die Hand und, Sie werden es nicht glauben: sie leuchtet hell, ganz ohne Steckdose. Der Prüfschraubenzieher auf der Haut übrigens auch.

Leuchtstoffröhren, Energiesparlampen, LED

Starke elektrische Wechselfelder gehen oft von Leuchtstoffröhren aus, speziell wenn sie nicht Phase auf Phase angeschlossen wurden und/oder nicht geerdet sind. Das gilt für **normale Leuchtstoffröhren** genauso wie für so genannte **Bio-Röhren**. Die Bio-Röhren unterscheiden sich von den normalen in erster Linie durch das etwas tageslichtähnlichere Lichtspektrum und nicht durch eine niedrigere Feldintensität.

Stellen Sie sich vor: Sie haben Einbau-Ehebetten. In nur 20 Zentimeter Kopfabstand zwei Leuchtstoffröhren als Nachtlicht. Von den Leuchten zur Steckdose vier Meter ungeerdetes Kabel hinter der Holzrückwand. Wenn Sie im Bett lesen und die Röhren sind an, müssen Sie am Kopf

Elektrische Wechselfelder: Entwarnung? 63

mit Feldern rechnen, die mehrfach über PC-Normen liegen, vom miesen Licht ganz zu schweigen. Lesen Sie nicht, weil Sie schlafen und die Röhren sind aus, müssen Sie jede Nacht stundenlang mit völlig unnötigen, noch viel stärkeren Feldern rechnen. Weil man sich den Elektriker sparen wollte und die Anschlüsse selbst vorgenommen hat. Weil man Hin- mit Rückleiter vertauscht hat. Weil man das gelbgrüne Schutzleiterkabel nicht angeschlossen hat (wozu auch, es klappt ja ohne). Weil das alles in Kontakt zu nicht leitfähigem Holz liegt. Deshalb der schlafraubende Schlamassel. Mal wieder: kleine Ursache, große Wirkung.

Mehrere Messungen von **Energiesparlampen**, die wir für Öko-Test und andere Verbrauchermagazine durchführten, immer das gleiche Resultat, zuerst im Jahr 1992, zuletzt 2012: In 30 Zentimeter Abstand die vielfache Überschreitung der Computernorm, sowohl im niederfrequenten Bereich von 50 Hertz seitens der Netzstromversorgung, hier bis zum **siebenfachen**, als auch im höherfrequenten einiger Kilohertz seitens der Lampenelektronik, hier noch drastischer, sogar bis zum **45 fachen**. Stiftung Warentest fand noch schlimmere Werte, bis zu 67 fach. Lassen Sie sich das mal auf der Zunge zergehen: Eine kleine Leuchte, deren elektrische Felder **67-mal heftiger** sind als sie bei einem großen Bildschirm sein dürften. Auch die magnetischen Felder (nächstes Kapitel) erreichen und überschreiten die PC-Richtlinien. Deshalb: Abstand halten, mindestens einen Meter, besser **1,5 Meter**. Oder gar nicht erst kaufen.

Leuchtstoffröhren oder Energiesparleuchten gehören nicht in Schreibtisch- oder Nachttischlampen, wegen der elektrischen und magnetischen Felder, auch wegen der nervenden Flimmerfrequenz, auch wegen der miserablen Lichtqualität. Retten Sie die Glühbirnen! Viel mehr zum Thema Licht und Beleuchtung folgt ab Seite 918.

Einige **LEDs** haben es ebenfalls in sich. Die von uns für Öko-Test 2011 geprüften Lampen, welche statt der Glühbirne in die Lampenfassung sollen: elektrische Felder bis **12 fach** über der TCO-Norm, dem Maßstab für PC-Monitore. LEDs zeigen sich etwas besser als Sparlichter, aber viel schlechter als Glüh- und Halogenlicht, nicht nur beim Elektrosmog.

Entwarnung?

Von interessenabhängiger Seite gibt es voreilige und unverantwortliche Entwarnung, wenn es um elektrische Felder geht, obwohl eine Palette offensichtlicher Gefahren im Alltag jedes Menschen lauert. Das hindert die Elektrolobby, manche Wissenschaftler und Politiker nicht, jenen übel nachzureden, die Elektrosmog messen und hierüber aufklären; sie warnen sogar vor sinnvollen Geräten wie Netzfreischaltern.

Die Informationszentrale der Elektrizitätswirtschaft (IZE) schreibt in ihrem Heft 'Strom Basiswissen' über Netzfreischalter: "Baubiologen raten zum Einbau von Netzfreischaltern, um Stromkreise der häuslichen

Elektroinstallation vom Netz zu trennen, solange kein Strombedarf besteht. Dies ist ein **zweifelhafter Ratschlag**, weil von der häuslichen Stromversorgung keine nachweisbare Beeinträchtigung ausgeht. Hier wird einem Risiko, das lediglich unterstellt wird, mit Mitteln begegnet, die ziemlich nutzlos wären, falls es das Risiko tatsächlich gäbe...".

Der damalige Leiter der Abteilung Medizinische Strahlenhygiene im Bundesamt für Strahlenschutz, Prof. Dr. Jürgen H. Bernhardt, erzählte der Zeitschrift 'Medical Tribune' im Januar 1992: "Es gibt Baubiologen, die machen tatsächlich **Geschäfte mit der Strahlenphobie**. Sie empfehlen Leichtgläubigen für gutes Geld so genannte Netzfreischalter, die in der Nacht z.b. im Schlafraum die Steckdosen spannungsfrei machen. Aus strahlenhygienischen Gründen ist das überhaupt nicht nötig."

Das renommierte und den internationalen medizinischen Maßstab repräsentierende 'Deutsche Ärzteblatt' veröffentlichte im November 1989 das Editorial von Prof. Dr. Hans Schaefer, Direktor des Physiologischen Institutes der Uni Heidelberg und Ehrenpräsident der Berufsgenossenschaft Elektrotechnik. Darin schimpft er wie ein Rohrspatz auf die Leute, die "ahnungslosen Menschen Geräte aufschwatzen, welche Felder in Häusern ausschalten", beleidigt sie als "Scharlatane und gewissenlose Geldverdiener" und meint, die Felder könnten gar nicht so schlimm sein, weil sie **"nicht einmal mit dem Finger spürbar sind"**.

Effektleuchte sprengt alle Grenzwerte

Kennen Sie diese Effektleuchten, die in einer ballgroßen Glaskugel bizarre Lichtspiele, Blitze, Funken und Überschläge produzieren und in Discos, auf Schreib- und Nachttischen, im Wohnzimmerregal und auf der Kinderzimmer-Fensterbank anzutreffen sind? Jene Plasma-Kugeln, auch Zauber-Leuchte oder Crystal-Light genannt, werden palettenweise an ahnungslose Kunden verkauft. Ich habe (ebenfalls ahnungslos) mit einer solchen Leuchte herumhantiert, die bizarren Lichtspiele beobachtet, die Hände auf die Kugel gelegt. Nach zehn Minuten wurde mir speiübel, schwindelig, kalter Schweiß brach aus, das Herz raste, das Gesicht kreidebleich, ich drohte zu kollabieren. Als ich die Leuchte aus der Steckdose zog, ging es bald besser. Das macht neugierig.

Also zückte ich die Messgeräte. Eins für Funk schlug voll aus, knackte bedrohlich, puffte und rührte sich nicht mehr, kaputt, die Endstufe war durchgebrannt, 200 Euro Reparatur, ärgerlich. Ein Geigerzähler zeigte Werte wie nach einem Super-GAU, obwohl gar keine Radioaktivität im Spiel war. Ein Multimeter spuckte Ergebnisse, die es nicht gibt. Was war los? Schob man die mysteriöse Leuchte neben den Fernseher, dann reagierte der mit Bildstörung, der Fußballrasen wurde rot. Eine in der Hand gehaltene Leuchtstoffröhre leuchtete ohne Netzanschluss. Energiesparlampen flackerten. Videokameras streikten. Meine Frau bekam Angst und verließ vorsorglich den Raum.

Elektrische Wechselfelder: Heizdecken

Das Rätsel wurde nach mehreren Anläufen gelöst, es ging um selten extreme elektrische Wechselfelder. Die Kugel schaffte es, die TCO-Computernorm **1000fach** zu übertreffen: 1000 Volt pro Meter in 30 Zentimeter Distanz. Eine Effektleuchte, ein nutzloses Zierlicht, macht - kaum zu glauben - so viel Elektrosmog wie 1000 Bildschirme! Die Kugel funktionierte mit der ungewöhnlichen Frequenz von 29 Kilohertz und verursachte zahlreiche Oberwellen. Um die TCO einzuhalten, müsste man **10 Meter** Abstand zur Leuchte einhalten. Selbst die hohen DIN/VDE-Richtwerte für Kurzzeitbelastungen wurden gesprengt. Laut DIN/VDE sind Zonen, die solche Werte erreichen, durch eine eindeutige Kennzeichnung abzugrenzen, und es ist auf die **Gefährdung** hinzuweisen.

Die Prospekte der Kaufhäuser und Versandhandel fordern aber zum Berühren der Kugel auf, weil es tolle Lichteffekte nach sich zieht: Farbige Blitze zischen direkt in die Fingerspitzen, es knistert und prickelt. In Kontakt mit der Lichtkugel kamen wir auf **200 Volt Körperspannung**, das bei 29 Kilohertz plus Oberwellen und nicht bei 50 Hertz. Gefährlich. In 1 Meter waren es 8 Volt und in 2 Meter 1 Volt. Das biologische Risiko steigt, wie wir wissen, nicht nur mit der **Feldstärke**, sondern auch mit der **Frequenz** und mit der Art und Zahl der **Oberwellen**. Hier haben wir gleich alle drei Risiken auf einmal und die maximal.

Das Institut für Strahlenhygiene, eine Abteilung des Bundesgesundheitsamtes, schreibt auf Anfrage zur Effektleuchte: "Nationale und internationale Grenzwerte werden überschritten. Eine Gefährdung von Herzschrittmacherpatienten ist nicht ausgeschlossen." Was nutzt's, die Elektrosmogverordnung gilt nicht für Geräte, nur für öffentliche Anlagen, und das Zauberlicht wird weiter verkauft, auch heute noch, Conrad Electronic hat sie mehrfach, als Plasma-Ball oder Plasma-Röhre.

Heizdecken

Ich habe für Öko-Test öfters **Heizdecken** und -kissen gemessen, erstmals 1997. Die Feldstärken wurden in 30 Zentimeter Abstand ermittelt, um sie mit der TCO-Norm vergleichen zu können. Die Felder der Heizdecken lagen weit über dem Computergrenzwert, bis 60fach. Nun schwebt keiner in 30 cm Abstand über der Decke. Deshalb wurde noch mal in **1 cm Abstand** untersucht: **1500 bis 3500 Volt pro Meter**, das 150- bis 350fache der TCO. Da leuchten die Prüfschraubenzieher um die Wette. Das sind Feldstärken wie unter den größten Hochspannungsleitungen! Bei **Körperkontakt** sind Werte über **5000 V/m** zu erwarten, mehr als die verantwortungslos großzügige Verordnung zulässt.

Hier ist rechtlich nichts zu machen, denn auch Wärmedecken sind keine öffentlichen Anlagen. Zwei machten diese (und noch stärkere!) Felder auch **nach** dem Abschalten. Die anderen zeigten nach dem Schalten zwar weniger, aber immer noch 80 bis 200 V/m in 1 cm Abstand. Deshalb: Das Bett nur vorwärmen, dann immer den Stecker ziehen.

Als ein Heizdeckenhersteller von den katastrophalen Öko-Test-Ergebnissen erfuhr, schaltete er seine Anwälte ein. Die beriefen sich auf die Verordnung (die hierfür gar nicht zuständig ist), unterstellten fehlende Sachkenntnis, drohten mit Prozessen, palaverten von der Ungefährlichkeit und überhaupt, man benutze die Decken ja höchstens eine halbe Stunde. Fehlende Sachkenntnis? Die Decken liegen die ganze Nacht im Bett, oft bei Kranken, und emittieren saftige Felder, auch nach dem Abschalten. Hersteller Beurer meint 2004 im Internet und auf meine telefonische Nachfrage, die Grenzwerte (noch mal: die für Heizkissen gar nicht gelten) würden reichen, basta, und andere Elektrogeräte machten ja schließlich auch Felder. Klar, nur nicht derart deftige, außerdem hat man zu anderen Geräten nicht stundenlangen direkten Körperkontakt. Dem NRW-Gesundheitsministerium reichen Grenzwerte nicht: "Schalten Sie Heizdecken unbedingt vor dem Einschlafen aus!"

Eine Aufsehen erregende Studie zu den Auswirkungen der Felder von elektrischen Heizdecken veröffentlichte der US-Forscher David A. Savitz Anfang 1990. Er fand nach jahrelangen Recherchen, dass Kinder im Alter bis 15 Jahre häufiger an **Hirntumoren** und **Leukämie** erkrankten, wenn sie in ihren ersten vier Lebensmonaten regelmäßig mit einer Heizdecke gewärmt wurden oder die Mutter während der Schwangerschaft eine solche benutzte. Andere Studien bestätigen dies Ergebnis. Eine weitere US-Studie kommt von der Forscherin Nancy Wertheimer. Sie fand 1976, dass in der kälteren Jahreszeit viel mehr **Fehlgeburten** zu registrieren waren als im Sommer. Des Rätsels Lösung: Schwangere benutzten im Winter Heizdecken, im Sommer nicht. Bei denen, die keine Wärmedecken nahmen, gab es keine auffälligen Aborte. Gleiches gilt nach Wertheimer für elektrische **Fußbodenheizungen**: Im US-Staat Oregon verzeichnete sie in den Wintern 1977 bis 1984 einen erschreckenden Anstieg von Fehlgeburten, in wärmeren Monaten nicht.

Die **US-Elektrizitätswerke** weisen auf die Risiken hin und fordern die Verbraucher auf, Heizdecken nur zum **Vorwärmen** des Bettes zu benutzen und dann vom Netz zu trennen, speziell wenn es um Schwangere geht: "Wissenschaftler haben gefunden, dass die Felder eine Palette von biologischen Effekten bewirken. Da sind klare Beweise für Hormonstörungen und andere Veränderungen. Risiken schließen die Förderung von Krebs ein, Geburtsfehler und neurologische Effekte wie Depressionen." Weiter: "Der beste Weg elektromagnetische Felder zu Hause zu reduzieren, ist bewusster zu werden über die Weise, wie Sie elektrische Geräte benutzen. Sie können Ihre Exposition durch Änderung Ihrer Gewohnheiten im Alltag verringern." Und: "Sie können als Einzelner vernünftige Schritte unternehmen, um Feldern aus dem Weg zu gehen, zum Beispiel aufhören Heizdecken zu nutzen." Wahrlich.

Das **RWE** informiert in der schon zitierten Arbeitsinformation aus dem Jahr 1984: "Elektrische Vorgänge sind natürliche Vorgänge in jedem menschlichen Körper. Gerade deshalb liegt die Vermutung nahe, dass technische elektrische Felder einen Einfluss auf die Lebensprozesse haben. Sowohl elektrische als auch magnetische Felder führen zu einem Stromfluss im Organismus. Dabei werden Körperstromdichten in der Größenordnung von Nervenreizungen erreicht bzw. überschritten." Bei Heizdecken werden sie erreicht und überschritten, garantiert.

Warum werden keine feldfreien Heizdecken produziert? Es wäre doch so einfach: abgeschirmte, geerdete und verdrillte Heizdrähte, zweipolig schalten. So könnte es feldfreie elektrische Fußbodenheizungen, Motor- und Wasserbetten geben. Das wäre technisch überhaupt keine Kunst. Was fehlt ist Problembewusstsein und guter Wille zur Lösung.

Von Babymonitoren und Babyphonen

Für Öko-Test habe ich 1995 20 **Babymonitore** geprüft. Diese meist mit Netzstrom betriebenen Matten und Sensoren überwachen die Atmung schlafender Babys, schlagen bei Aussetzern Alarm und wollen so das Risiko des plötzlichen Kindstodes reduzieren. Die meisten produzierten im Babybett mehr Elektrosmog als für die arbeitende Bevölkerung an PCs zulässig ist. Einige waren derart feldintensiv, dass man befürchten musste, dass sie den plötzlichen Kindstod forcieren statt verhindern, kamen sie doch auf eine Körperspannung von **7800 Millivolt**, da leuchteten Spannungsprüfer auf Babys H. Andere waren und sind feldfrei.

Für Öko-Test wurden von uns im Laufe der Jahre immer wieder **Babyphone** untersucht, zuerst 1992, zuletzt 2012. Es waren bisher 140 verschiedene Geräte. Die praktischen Helfer werden eingesetzt, um Babys Muckser von einem Sender neben dem Bettchen zu einem in Elternnähe platzierten Empfänger akustisch zu übertragen. Wenn wir uns nur diesen einen Aspekt der elektrischen Felder anschauen (die teilweise haarsträubenden Funkbelastungen folgen im Kapitel A 3), dann ist es schon erschreckend, was den Kleinsten und Sensibelsten in den allermeisten Fällen zugemutet wird. Nur drei waren frei von elektrischen Feldern, alle anderen lagen in 30 cm Entfernung mit **30-180 Volt pro Meter** elektrisch drei- bis 18 fach über der TCO-Bildschirmnorm. Und das nicht nur an den Babyphonen, sondern auch an den Verbindungskabeln und Steckern. Und das immerzu, so lange Netzanschluss besteht, nicht nur wenn das Kind schreit. In diesem Abstand findet man die Geräte und Leitungen häufig in und neben den Kinderbettchen.

Einige Hersteller kamen auf keine bessere Idee, als zum Rechtsanwalt zu gehen, um die bösen Tester zu verklagen, ohne Erfolg. Andere werden wach, nehmen die Kritik an und stellen feldarme Babyüberwacher her. Heute gibt es vier, welche die Ansprüche des Testmagazins und der Baubiologie erfüllen. Wieder andere werben vollmundig mit "elektrosmogarm", weil Elektrosmog im Bevölkerungsbewusstsein, speziell bei Babyphonen, ein Thema geworden ist, und halten das Versprechen kein bisschen. Ganz Gerissene zieren ihre Werbung, Kartons und Produkte mit "Öko"-Plaketten; man muss lange im Kleingedruckten der Anleitungen stöbern, um herauszufinden, was das bedeutet: Es werden zwei Watt weniger Strom verbraucht - von wegen Elektrosmog.

Von Faxen und Aufwachlichtern

Messungen von zwölf **Telefaxgeräten**, elf waren sehr gut. Die elektrischen Feldstärken lagen unter **10 Volt pro Meter**, sechs sogar unter **1 V/m**. Das sind Idealwerte, es geht also ohne Elektrosmog. Die elf elektrosmogarmen Geräte hatten geerdete Zuleitungen, Schukostecker und schirmende Gehäuse. Nur ein Fax lag mit 50 V/m fünffach über der PC-Norm. Dieser einzige Ausrutscher im Test hatte eine ungeerdete Zuleitung, einen Euro-Flachstecker und kein abgeschirmtes Gehäuse. Dies Fax-Beispiel zeigt, wie viele andere auch, wie einfach elektrische Felder zu vermeiden wären, wenn die Industrie mehr darauf achten, der Verbraucher hartnäckiger fordern und der Gesetzgeber statt unsinniger Verordnungen vernünftige Vorschriften herausgeben würde.

Eine Nachttischlampe von Philips namens **Wake-up Light** wirbt: "Wachen Sie natürlich auf. Sagen Sie dem Winterblues den Kampf an." Wie? Mit 75 Watt, die ganz langsam immer heller werden, "so wie die Morgensonne". Sie wachen aber nicht natürlich auf, haben nicht mal eine entspannte Nacht, denn das Gerät kommt auf **150 Volt pro Meter** elektrischer Feldstärke in 30 Zentimeter Entfernung, 15-mal so viel wie die TCO-Norm an Computern zulässt, auch wenn die 75-Watt-Sonne gar nicht aufgeht, das bedenkliche Feld ist immer präsent.

Herzschrittmacher

250.000 Menschen haben in Deutschland einen Herzschrittmacher. Jedes Jahr kommen 30.000 dazu. Schrittmacher bewirken über die Elektrizität einer Batterie die Kontraktion des Herzmuskels und funktionieren mit **winzigen Spannungen** im Bereich **weniger Millivolt** und mit winzigen Strömen im Bereich weniger Mikroampere. Sie sind, je nach Abschirmung und Bauart, mehr oder minder empfindlich gegen äußere Störungen, so auch gegen elektrische Felder. Deshalb muss ein Herzschrittmacherträger wissen, mit welchen Elektrogeräten er vorsichtig umgehen sollte, um Störung mit gefährlichem Ausgang zu vermeiden.

Bei unserer alltagsüblichen Frequenz von **50 Hertz** ist mit einer Herzschrittmacherstörung ab etwa **2000 Volt pro Meter** zu rechnen. Sie finden diese Feldstärke z.B. unter Hochspannungsleitungen, auf Heizdecken oder -kissen, im Solarium oder bei Körperkontakt mit Leuchtstoffröhren. Bei höheren Frequenzen im Bereich einiger **Kilohertz** ist eine Schrittmacherstörung noch eher wahrscheinlich, nach DIN/VDE ab etwa **300 V/m**. Das findet man z.B. bei Effektleuchten (29 kHz), elektronisch vorgeschalteten Lampen und Leuchtstoffröhren (30-60 kHz) oder älteren Fernsehapparaten (15 kHz), siehe auch auf Seiten 173 und 174.

Elektrische Wechselfelder: Selber messen? 69

Selber messen?

Öko-Test meint nein (Heft 6/1996), Wohnung+Gesundheit ebenso (Heft 81/1996), Verbraucherberatungsstellen, Ämter und ich auch. Die meisten **Preiswertmessgeräte** für Laien sind ungenau, unempfindlich, haben miserable Frequenzbewertungen, täuschen oft falsche Ergebnisse vor, übertreiben, untertreiben oder übersehen kritische Feldeinflüsse völlig. Das eine amerikanische Gerät ist auf 60 Hertz kalibriert, bewertet unsere deutschen 50 Hz schon falsch und übersieht den 16,7-Hz-Bahnstrom ganz, weil es den in den USA nicht gibt. Das andere deutsche Gerät misst nur elektrische Felder, und die nur in einem sehr begrenzten Bereich, also nur ein kleines Stück vom ganzen Kuchen. Das englische misst dafür nur magnetische Felder und ist nicht einmal gegen elektrische Störungen abgeschirmt. Vielen fehlt die Möglichkeit, die für elektrische Messungen unverzichtbare Erdung anschließen zu können. So sind Fehler vorprogrammiert. Misstrauen Sie Billiggeräten.

Wer viel misst, misst Mist. Was will man für 100 Euro erwarten? Ab und zu gibt es mal ein einigermaßen brauchbares Highlight in niedrigen Preisklassen. Und wenn man genau weiß, was es kann und was nicht, dann wird es in kritischen Händen durchaus auch Dienste leisten und zumindest orientierende wie vergleichende Resultate bieten. Der Laie ist aber meist mit der Einschätzung der Messgerätequalität und der Interpretation der Messresultate überfordert, selten fähig, die richtigen Weichen für Sanierungsmaßnahmen zu stellen. Manche geraten in Panik, wenn aus den Billigmessern laut kreischende und brummende Töne kommen oder Zeiger wild ausschlagen. Feldstärke- und Körperspannungsmessungen sind nun mal kompliziert und fehleranfällig. Es bedarf physikalischer Grundkenntnisse, Ausbildung und viel Erfahrung im Umgang mit den Technologien. Sanierungen wollen sachverständig überlegt sein, um Nebenwirkungen und Kosten zu sparen. Öko-Test weiß das nicht erst seitdem wir eine ganze Palette verschiedener Preiswertmessgeräte für ihn überprüft haben. Das Fachmagazin: "Die Messung elektromagnetischer Felder ist eine Wissenschaft für sich. Es ist sicherer und billiger, sich Fachleute zu holen."

Oft rufen besorgte Menschen bei uns an, verunsichert von piepsenden und blinkenden Billiggeräten, die sie im Elektronikversandhandel gekauft oder bei selbst ernannten Fachleuten gegen Gebühr geliehen haben, aus Angst vor der für sie uneinschätzbaren Elektrosmoggefahr. Wenn Sie selbst messen möchten, dann studieren Sie solide Fachliteratur, besuchen Sie interessenunabhängige Messtechnikseminare erfahrener Institute, und erwerben Sie nur bewährte Messgeräte aus dem Fachhandel. Dann das wichtigste: üben, üben, üben...

Solide Messgeräte können nicht billig sein. Was wiederum nicht heißt, dass teure Messgeräte prinzipiell brauchbar sind. Einige Profifeldsonden für über 5000 Euro erfüllen baubiologische Ansprüche nicht, denn sie messen nur den Frequenzbereich bis 30 Kilohertz, weil es praxisfremde Standards so wollen, z.B. DIN/VDE und die Elektrosmogverordnung. Über 30 kHz gibt es aber eine Reihe von kritischen Elektrosmogverursachern, elektronisch gesteuerte Geräte, Energiesparlampen, Monitore, Computer... Über 30 kHz gibt es auch die bereits häufiger erwähnten Oberwellen, diesen "Schmutz" im Netz, der das Leben besonders schwer macht. Das kann die TCO besser, erfasst Frequenzen bis 400 kHz und berücksichtigt damit fast alle Techniken, Frequenzen und Oberwellen im gesamten niederfrequenten Spektrum. Viele Profigeräte messen zudem, wieder mit einem Schieler auf Standards, das Feld in Abwesenheit des Menschen, obwohl es in seiner Anwesenheit viel stärker wäre, denn Sie wissen ja, Menschen ziehen Felder an. Was sollen Grenz- und Richtwerte oder Empfehlungen, die sich auf den Schutz des Menschen beziehen, wenn die Messungen zur Sicherstellung der Grenzwerte ohne jenen Menschen im Feld durchgeführt werden?

Oberwellen - Schmutz im Netz - Dirty Power

Die Elektrotechnik und ihre Felder haben eine dominierende Frequenz, beim Netzstrom in Europa meist 50 Hertz, auf die sich - wie einige Male im Buch erwähnt - höherfrequente **Oberwellen**, auch **Harmonische** genannt, auflagern. Oberwellen sind aber alles andere als harmonisch, im Gegenteil, sie stören und verzerren das Netz und das Feld, die normalerweise harmonisch-runde Sinuskurve zeigt sich voller Spitzen und Zacken, absolut schieflastig: Fachleute nennen das "Dirty Power".

Oberwellen sind ganzzahlige Vielfache der Grundfrequenz, das heißt für 50-Hz-Felder, dass auch noch 100, 150, 200, 250, 300, 350, 400... Hz mehr oder minder ausgeprägt mit im Spiel sind. Manche Elektronetze und Geräte zeigen viele und starke Oberwellen bis in den Kilo- oder gar Megahertz-Bereich hinein, hierzu gehören elektronische Bauteile, Energiesparlampen, PCs, Fernseher, Induktionsherde, Dimmer, Vorschaltgeräte, Netzteile, Gleichrichter... Andere sind zurückhaltender, zeigen wenige und lediglich schwach ausgeprägte Oberwellen, z.B. Glühbirnen, übliche Elektroherde, Kondensatoren, typische lineare Verbraucher... Oberwellen verlieren mit steigender Frequenz meist an Intensität.

Die Begleiterscheinung der Elektrotechnik namens Oberwellen hat besondere **biologische Bedeutung**, ist ein spezieller Stress, hat es der Organismus doch nicht mehr mit nur einer Frequenz zu tun, sondern mit einem ganzen **Bündel an Frequenzen**, mit dutzenden, hunderten. Und jede einzelne hat ihre spezifische Resonanz und biologische Wirkung. Der Mensch hat reichhaltige Auswahl, von welcher der vielen im Oberwellensalat beteiligten Frequenzen er geschädigt werden möchte.

Oberwellen bereiten auch technische Sorgen, sie überlagern und verzerren die Netzspannung bis zur Erhitzung und Zerstörung von Kabeln, Motoren und Schaltelementen, eigentlich aller Betriebsmittel im Netz.

Elektrische Wechselfelder: Messung

So werden elektrische Wechselfelder gemessen

Beachten Sie die in Ergänzung zum Standard und den Richtwerten herausgegebenen aktuellen "Messtechnischen Randbedingungen und Erläuterungen". Hier finden Sie verbindliche Angaben, womit und wie messtechnisch-analytisch vorzugehen ist.

Elektrische Wechselfelder entstehen durch elektrische **Wechselspannung**. Die Feldlinien verlaufen offen vom einem höheren zum niedrigeren Potenzial, im Endeffekt zur Erde. Bei Messungen geht es um Spannungsunterschiede, um **Potenzialdifferenz**. Ein Sensor erfasst das Feld und vergleicht es mit einer Referenz, z.b. der Erde als Nullpotenzial.

Elektrische Wechselfelder werden bei baubiologischen Untersuchungen mit empfindlichen **Feldsonden, Feldmetern, Analysern** oder **NF-Antennen** gemessen. Es lassen sich so die **Feldstärken** an den feldauffälligen Wänden, Geräten, Leitungen... feststellen. Es entsteht der erste Eindruck von der Art, Intensität und Herkunft des Feldes. Die Messung der elektrischen Feldstärke erfordert Erfahrung und Geschick. Wir haben es oft mit verschiedensten Feldquellen aus unterschiedlichsten Richtungen zu tun. Leitende Gegenstände und Menschen verändern die Feldsituation und das Messergebnis.

Feldstärkemessungen werden mit den hierfür geeigneten Feldsonden entweder **erdbezogen** (gegen Erdpotenzial - das Messgerät oder die Person, die das Messgerät hält, ist geerdet) oder **erdfrei** (potenzialfrei - das Messgerät hat keinen Erd- oder Personenkontakt) durchgeführt. Die traditionelle baubiologische Methode seit über 30 Jahren ist die erdbezogene Messung, die potenzialfreie ist 2008 ergänzend hinzugekommen.

Bei der traditionellen **erdbezogenen** Messung geht man bewusst davon aus, dass sich ein Mensch im elektrischen Feld befindet, sie berücksichtigt den Menschen im Feld, er ist Teil des Feldgeschehens. Für diese Messart sind die Geräte kalibriert, und internationale Standards haben ihre Grenzwerte hierauf ausgerichtet, z.B. die Computernorm **TCO**. Auch die Baubiologie bedient sich dieser Vorgehensweise, weil sie präzise und praktisch und bei den meisten Messaufgaben zuverlässig ist. Außerdem will die Baubiologie das Feld praxisnah und nicht getrennt vom Menschen bewerten, der Mensch zieht die Feldlinien ja an, konzentriert sie auf sich. Alle in diesem Kapitel A 1 gemachten Angaben, Messwerte, Fallbeispiele... beziehen sich auf diese erdbezogene Feldmessung.

Bei der neu hinzugenommenen **erdfreien** Messung will man jede Art von Feldbeeinflussung ausschließen und vermeidet die Nähe des Menschen. Die potenzialfreie Messung wünscht das "ungestörte" Feld. Es wird die reine Feldstärke ermittelt, ohne Ablenkung durch Körper, Geräte oder die Einrichtung. Auch auf diese Methode beziehen sich internationale Standards und Grenzwerte, z.B. die nach **DIN/VDE** oder der 26. BImSchV.

Beide Feldmessmethoden haben Stärken und Schwächen und sorgen gemeinsam - kombiniert mit der Körperspannungsmessung - für mehr Sicherheit. Vergleichende Messungen sind nur mit denselben Messmethoden möglich. Für beide Methoden gibt es unterschiedliche Geräte und Vorgehensweisen, die es genau zu beachten gilt, um **Messfehler** zu vermeiden, die bei elektrischen Untersuchungen - gerade bei Anfängern - leicht passieren. Ausbildung, Fachliteratur und die Herstelleranleitungen sind unverzichtbare Hilfen.

Es gibt nicht die Methode, die alles kann. **Jede** hat Vor- und Nachteile. So schwächelt die erdbezogene **TCO-Methode**, wenn der Bezug Erde nicht gut ist oder geerdete Bett- bzw. Wandabschirmungen in unmittelbarer Nähe zu finden sind. Die potenzialfreie **DIN/VDE-Methode** schwächelt, wenn unterschiedliche Quellen aus verschiedenen Richtungen zu ähnlich starken Feldern führen, dann fallen die Messwerte zu gering aus, weil das Potenzialgefälle zu schwach ausgeprägt ist. Vorsicht speziell bei der DIN/VDE-Messung mit leitfähigen Materialien und Menschen im Feld, mehrere Meter Abstand sind nötig. Die eindimensionale TCO-Messung ist bei gezielter Ausrichtung zum Feldmaximum gut für die Quellensuche und -lokalisierung ("Emissionsmessung"). Die dreidimensionale DIN/VDE-Messung ist richtungsunabhängig gut für die Erfassung der Summe von Feldquellen an einem Punkt ("Immissionsmessung"). Die erdbezogene Messung ist oft schneller, einfacher, sensibler, die Messgeräte sind erschwinglicher. Die potenzialfreie Messung ist oft aufwändiger, komplizierter, die Geräte teurer, meist sind PCs für die Auswertung nötig.

Nach meiner Erfahrung ist im Vergleich "Messung gegen Erde" und "Messung potenzialfrei" in vielen alltagstypischen Fällen (grobe Faustregel!) der erdbezogene Wert zwei- bis fünfmal so hoch wie der potenzialfreie. Das muss man bei der Orientierung an Grenzwerten beachten. So ist Feld eben nicht Feld, V/m nicht V/m und TCO nicht DIN/VDE.

Voraussetzung für baubiologische Feldstärke-Messungen sind Feldsonden bzw. Antennen mit einem breiten, soliden **kompensierten Frequenzgang** von **10 Hz** bis mindestens **100 kHz**, um Messfehler zu vermeiden und auszuschließen, dass kritische Felder und Frequenzen übersehen werden. Die **Fehlertoleranz** des Gerätes liegt unter ± 10 %. Ein **Mindestabstand** zum Emittenten von 30 cm sollte eingehalten werden. Wichtige Angaben in den Anleitungen sind zu beachten, z.b. was die Führung des Sensors angeht, **körpernah** oder **körperfern**, und wie die Erdung des Gerätes durchzuführen ist.

Viele **Preiswertfeldsonden** erfassen, wie schon erwähnt, einen **viel zu kleinen** Frequenzbereich um 50-60 Hz. Sie zeigen zu hohe, falsche oder gar keine Resultate bei Oberwellen, Frequenzgemischen (Bildschirm, Leuchtstoffröhre), niedrigeren Frequenzen (Bahn) oder höheren (elektronische Vorschaltgeräte, TV). Einige Billiggeräte messen elektrische Felder kaum oder gar nicht, auch keinen Funk, sondern ausschließlich magnetische.

Profimessgeräte arbeiten zuverlässig in allen Frequenzbereichen der Stromversorgung von 10 Hz bis über 100 kHz und haben keine Probleme mit Netz- oder Bahnfrequenzen, Büroelektronik, Energiesparlampen, Induktionsherden, TVs, PCs, EVGs oder Oberwellen.

Erdbezogene TCO-taugliche Geräte werden von mir vorrangig eingesetzt, erdfreie nach DIN/VDE oder Verordnung eventuell - falls erforderlich - ergänzend.

Die Maßeinheit für

- die **elektrische Feldstärke** ist **Volt pro Meter** (V/m) und
- die **Frequenz** ist **Hertz** (Hz).

Die aktuellen **baubiologischen Richtwerte** für die **Feldstärke** elektrischer Wechselfelder im Frequenzbereich von 50 bzw. 60 Hz, bezogen auf Schlafplätze:

Im Idealfall sollten **keine** elektrischen Wechselfelder in Körpernähe vorliegen.

a) **Erdbezogen** (gegen Erde nach TCO)

- **1 V/m** dürfte **unriskant** sein,
- **1-5 V/m** ist **schwach**,
- **5-50 V/m stark** und
- über **50 V/m extrem** auffällig.

b) **Erdfrei** (potenzialfrei nach DIN/VDE)

- **0,3 V/m** dürfte **unriskant** sein,
- **0,3-1,5 V/m** ist **schwach**,
- **1,5-10 V/m stark** und
- über **10 V/m extrem** auffällig.

Liegen höhere Frequenzen im **Kilohertz**bereich vor oder ist der **Oberwellenanteil** stark, sollten diese Empfehlungen empfindlicher veranschlagt werden.

Kleinflächige Emittenten, die nur partiell auf den Körper einwirken, und massive **Feldstärkegradienten** müssten ebenfalls kritischer bewertet werden. Beim Gradienten geht es um das Gefälle oder den Anstieg einer Feldstärke über eine definierte Strecke, hier über die Körperlänge im Bett. Einige Wissenschaftler sehen, wie schon im Text zuvor erwähnt, in ausgeprägteren Feldgradienten das höhere Risiko, weil sich stärkere Körperströme ausprägen. Beispiele: a) feldintensives Gerät am Kopf mit nur hier hoher und weiter weg am Bauch niedriger und an den Füßen gar nicht mehr vorhandener Feldstärke = deutlicher Gradient, b) Mensch auf Heizdecke zwar mit sehr starker, aber recht homoge-

Elektrische Wechselfelder: Messung

ner Feldverteilung von Kopf bis Fuß = schwacher Gradient. Feldstärkemessungen ermöglichen einen Eindruck von der Lage der Feldquelle(n), der Feldverteilung und somit vom Gradienten. Körperspannungsmessungen können das nicht so gut, weil das Spannungspotenzial am ganzen Körper gleichmäßig verteilt und eine Zuordnung des oder der Emittenten deshalb schlechter möglich ist. Baubiologische Erfahrung zeigt, dass Feldbelastungen und Sanierungserfolge auch ohne diesen Gradientenaspekt zu Buche schlagen.

Eine Aussage über die Höhe der Spannung am Körper des Menschen, verursacht durch elektrische Felder seiner Umgebung, ist mit Feldstärkemessungen nicht möglich. Dafür wird ergänzend die **Körperspannung** ermittelt, und zwar direkt auf der Haut der sich im Feld befindlichen Person. So erfährt man, was am Körper "ankommt", wie stark er "unter Spannung" steht. Der Mülheimer Ingenieur **Erich W. Fischer** kam vor über 35 Jahren auf die Idee dieser einfachen und genauen, jedoch wissenschaftlich nicht anerkannten Messung der, wie er sie nennt, "kapazitiven Körperankopplung". Eine Körperspannungsmessung ist - richtig eingesetzt! - sensibel und zuverlässig und erkennt geringste elektrische Belastungen. Sie ist eine wesentliche Ergänzung der Feldstärkemessungen und eine unverzichtbare zusätzliche Sicherheit. Sie wird auch in der Technik benutzt, um Störspannungen an Geräten aufzudecken, z.B. in Medizin, Labor und Computerindustrie.

Auch bei der Körperspannung geht es um die Messung einer Potenzialdifferenz, diesmal vom menschlichen Körper, der als Folge der Summe aller Feldeinflüsse seiner Umgebung unter Spannung steht, zur Erde. Sie kann nur optimal funktionieren, wenn der zu messende Mensch garantiert **isoliert von Erde** ist, wie es im Bett meist der Fall ist. Hat die Testperson aber Nähe oder gar Kontakt zu Erde, wie es bei abgeschirmten Wandflächen neben dem Bett und Abschirmdecken im Bettaufbau oder unter dem Körper passieren kann, dann fallen die Messwerte zu niedrig bis Null aus. Es ist also bei der Körperspannungsmessung dringend darauf zu achten, dass der Mensch im Bett nicht geerdet ist oder Erdnähe hat, sonst: unverzeihlicher Messfehler (siehe ab Seite 51). Mit solchen Messfehlern werben und betrügen Abschirmdeckenverkäufer, unterstützt von dubiosen Instituten, die hierfür Qualitätssiegel herausgeben, und von Geräteherstellern, die hierfür ihre Körperspannungsvoltmeter feilbieten; ebenfalls: Kopfschütteln, unverzeihlich.

Voraussetzungen für die Körperspannungsmessung sind ein **Voltmeter** mit hochohmigem Innenwiderstand von **10 Megaohm** (MΩ) und niedriger Kapazität von unter **100 Picofarad** (pF) in **allen** Wechselspannungsmessbereichen, eine Handelektrode mit etwa 50 cm Zuleitung und als Bezug ein sauberes **Erdpotenzial**. So wird am auf dem Bett liegenden Menschen die Wechselspannung gemessen, die sein Körper wie eine Antenne von allen in diesem Raum vorhandenen elektrischen Wechselfeldern aufnimmt. Sollte ein Mensch für die Körperspannungsmessung im Bett nicht zur Verfügung stehen, dann eignet sich ersatzweise ein leitfähiges Vlies der Größe von etwa 0,5x2 Meter.

Je höher der **Innenwiderstand** des Messgerätes, desto realitätsnäher das Resultat. Bei den in der Baubiologie eingesetzten 10-Megaohm-Voltmetern sorgt der zu geringe Widerstand für ein zu niedriges Ergebnis. Eigentlich müsste das Voltmeter für die Körpermessung einen höheren Widerstand von **1 Gigaohm** oder mehr haben, um zu realistischen Werten zu kommen. Geräte dieser Art gibt es kaum, und wenn, dann sind sie groß, kompliziert, fehleranfällig und teuer. Deshalb nehmen wir als Kompromiss die handelsüblichen Voltmeter. Geräte mit anderen Innenwiderständen oder Kapazitäten bringen andere Ergebnisse, sind für vergleichende Messungen nicht geeignet. Die Ergebnisse des 10-MΩ-Verfahrens sind miteinander vergleichbar, Sanierungserfolge überprüfbar, die Nachweisempfindlichkeit ist hoch. Die baubiologischen Richtwerte orientieren sich an dieser Vorgehensweise. Die realen Messwerte würden jedoch höher liegen, je nach Situation, Körperkapazität und Frequenz. Nach meiner Erfahrung liegt der Unterschied zwischen dem Resultat eines 10-MΩ- und 1-GΩ-Voltmeters beim etwa zwei bis vierfachen (grobe Faustregel!). Es werden zurzeit praxistaugliche, bezahlbare Voltmeter mit sehr hohen Innenwiderständen entwickelt. Ein erstes Gerät mit 2 Gigaohm kommt aus der Schweiz.

Die Maßeinheit für

| die **elektrische Körperspannung** ist **Volt** (V)
| bzw. der tausendste Teil **Millivolt** (mV).

Die **baubiologischen Richtwerte** für die **Körperspannung** des im Bett **elektrisch isoliert** liegenden Menschen im Bereich von 50 bzw. 60 Hz:

Im Idealfall sollten gar **keine** technisch bedingten Körperspannungen vorliegen.

| | **10 mV** dürften **unriskant** sein,
| | **10-100 mV** ist **schwach**,
| | **100-1000 mV stark** und
| | über **1000 mV extrem** auffällig.

Liegen höhere Frequenzen im **Kilohertz**bereich vor, ist der **Oberwellenanteil** oder der **Gradient** stark, dann müssten auch diese Empfehlungen niedriger veranschlagt werden.

Durch Vergleichsmessungen fand ich eine (sehr!) grobe Faustregel: Bei erdbezogenen Feldstärken um **1 V/m** ist mit einer Körperspannung von rund **20-30 mV** zu rechnen.

Die per Handelektrode von der Haut abgenommene Körperspannung lässt sich **überall** am und im Körper messen: an den Füßen, auf der Zunge, unter dem Arm. Ich habe mit Ärzten Messungen in Körperhöhlen und bei Gastroskopien gemacht und die Behauptung widerlegt, die Spannung sei nur auf der Außenhaut und nicht im Körper messbar.

Für die Feldstärkemessung nach baubiologischen Maßstäben bzw. nach TCO- Standard und für die Körperspannungsmessung ist ein **einwandfreies Erdpotenzial** als Bezug notwendig. Die Qualität der Erdung als Referenz ist ein maßgebliches Kriterium. Die Messung ist zum Scheitern verurteilt, falls am Schutzleiter der Steckdose "geerdet" wird und der nicht angeschlossen ist, ein Heizkörper selbst unter Spannung steht oder das ganze Haus eine miserable Erdung zeigt (was Ausnahme ist und nicht Regel). Beim geringsten Zweifel ist vor jeder Messung die Qualität der Erdung zu prüfen, z.B. durch den Vergleich mit einem als sicher angenommenen Haupterdungspunkt (Potenzialausgleich im Keller) oder einem Erdspieß im Garten (mindestens 20 cm tief ins feuchte Erdreich, dabei die unmittelbare Nähe zu Stromknotenpunkten wie großen Trafoanlagen meiden).

Im Raum bzw. am im Bett liegenden Menschen sollten neben der Feldstärke bzw. der Körperspannung zwei weitere Messungen durchgeführt werden: die der Frequenz und der Oberwellen. Zur Ermittlung der **Frequenz** gibt es Frequenzzähler; sie sind oft schon in Feldsonden oder Voltmetern integriert und zeigen die dominierende Frequenz der Wechselfelder. Zu Hause sind es meist 50 Hz und in den USA 60 Hz. Im Umfeld der Bahn 16,7 Hz, in Flugzeugen 400 Hz; elektronische Vorschaltgeräte und Sparlampen arbeiten oft mit 20-60 kHz. An Geräten wie Fernsehern und PCs gibt es Frequenzmixturen. Zur Erfassung der **Oberwellen**, die zusätzlich als ganzzahlige Vielfache zur Grundfrequenz in verschiedenen Intensitäten in Erscheinung treten, und für den Überblick des Frequenzspektrums gibt es spezielle Messgeräte, Oszilloskope und Spektrumanalysatoren.

Interessant für Vergleiche mit Normen wie der DIN/VDE wäre die Messung der elektrischen Ströme, die im Körper als Folge der Feldeinwirkung fließen, weil diese Normen das Konzept der **Körperstromdichte** zur Grundlage für biologische Bewertungen haben. Dies müsste im Körperinnern an Geweben, Muskeln, Knochen, Nerven... ermittelt werden, was ohne chirurgischen Eingriff nicht möglich ist. Körperstromdichte-Messgeräte umgehen dies Problem und schließen aufgrund äußerlich am Menschen platzierter Messelektroden indirekt auf die inneren Körperströme. Misst man von der Hand zum Ohr, gibt es andere Werte als von Hand zu Schulter, Stirn, Bauch, Bein..., der Feldeinwirkung auf den Körper und Feldverteilung im Körper entsprechend. Das macht Messungen verschiedener Strecken erforderlich, dann werden die Körperareale mit den höchsten Belastungen erkennbar. Die Körperstromdichte lässt sich nach DIN/VDE und IRPA aus der Feldstärke errechnen: Körperstromdichte S [$\mu A/m^2$] = Frequenz f [Hz] x Feldstärke E [V/m] x 0,008. Bezogen auf die Netzfrequenz 50 Hz gilt demnach: S = E x 0,4. Die Umrechnung bezieht sich auf die potenzialfreie Messung des elektrischen Feldes in Abwesenheit des Menschen. Meine Anmerkungen zum Thema "Körperstromdichte" in Wohnung+Gesundheit, Heft 83/1997. WHO, IRPA, Strahlenschutzkommission und Elektrosmogverordnung setzen die Grenze für Körperströme auf 2 mA/m² bei der Frequenz von 50 Hz fest (ab 100 mA/m² rechnet man in der Wissenschaft mit "gut gesicherten Effekten" wie Nervenreizung, Mus-

Elektrische Wechselfelder: Messung 75

kelzuckung und Herzkammerflimmern). Hieraus wird von den Wissenschaftlern rein theoretisch-rechnerisch der Feldstärkegrenzwert von 5000 V/m abgeleitet (wieder bezogen auf die potenzialfreie Messung). Käme ein Mensch in ein derart extremes Feld, so würde die Körperspannungsmessung über 100 V zeigen (soviel wie am "heißen Draht" einer US-Steckdose) und der unempfindlichste Prüfschraubenzieher auf der Haut aufleuchten.

Die bei baubiologischen Schlafplatzuntersuchungen häufig anzutreffenden elektrischen **Feldstärken** liegen nach meinen Beobachtungen zwischen **5 und 100 V/m** (gegen Erde), die **Körperspannungen** zwischen **100 und 2000 mV** (10-MΩ-Voltmeter gegen Erde), die berechneten **Körperstromdichten** nach DIN/VDE und Verordnung bei **1 bis 50 µA/m²** und die mit einer von Prof. Zeisel entwickelten Messmethode bei **0,02 bis 1 µA/m²**.

Es können auch die **Wechselströme** gemessen werden, die vom Körper **zur Erde** abfließen, eine weitere einfache Methode mit jenem Multimeter, mit dem auch die Körperspannung ermittelt wird. Nach meiner Erfahrung sind es: unter 0,1 µA am PC, 2-10 µA an ungeerdeten Lampen, 10-20 µA an Leuchtstoffröhren, 20-30 µA vor Röhrenfernsehern, 30-50 µA im Solarium, 50-80 µA unter Hochspannungsleitungen und 80-100 µA auf einer Heizdecke. Wegen dieser **Ableitströme** ist - wie gesagt - das Erden von Körpern, die sich in einem elektrischen Feld befinden, oder die unmittelbare Körpernähe zu geerdeten Flächen (Abschirmmatte im Bett) biologisch kritisch und zu unbedingt vermeiden. Beachten Sie hierzu die Seiten 50 bis 56 im Haupttext über Abschirmung und Erdung.

Zwei Vorschläge für **simple Feldmessungen** mit dem schon vorhandenen hochohmigen Voltmeter kommen aus den USA vom Institut MSI (Magnetic Sciences International) und aus Marburg von Dipl.-Ing. Willem Busscher. 1. **Erdpotenzialbezogene** Feldmessung: Ein etwa 20 cm langer Stab (4 mm Messing aus dem Baumarkt, NF-Antenne Typ 'T' der Merkel-Messtechnik oder Typ 'E' von MSI) kommt in den Volteingang des **geerdeten** Multimeters; 1 mV Anzeige entspricht etwa 1 V/m Feldstärke (bei 50 Hz). 2. **Erdpotenzialfreie** Feldmessung: Antennenstab wie oben (oder drei orthogonal ausgerichtete etwa 10 cm lange Stäbe oder eine leitfähige Kugel in Tennisballgröße) in den Volteingang, **nicht erden**, Voltmeter mit Antenne an diversen Stellen der Bettfläche platzieren, Messwerte ablesen (1 mV entspricht etwa 2 V/m, bitte prüfen), Feldverteilung beobachten, Nullwert anstreben, fertig. Experimentieren Sie, vergleichen Sie mit Profimessgeräten, und wundern Sie sich, es klappt mit solch einfachen Indikatormethoden recht gut, zumindest oft.

Dipl.-Ing. Rainer Elschenbroich schlägt die **körperbezogene Feldstärkemessung** vor. Weil für ihn - wie für mich - klar ist: "Realistische Werte für das elektrische Feld erhält man nur mit Körper im Feld." Das Referenzpotenzial ist - statt Erde - der im Bett liegende Mensch; es wird vom Bett aus, vom Schläfer weg mit den üblichen TCO-Geräten - körpernah platziert - in Richtung Emittent gemessen: Potenzialdifferenz zwischen Körper und Feldquelle. Rückschluss: Je ausgeprägter der Potenzialunterschied, desto höher die sich im Körper bildenden Ströme. Siehe sein Bericht hierüber in Wohnung+Gesundheit (Heft 91/1999).

Der Verband Baubiologie **VB** nimmt sich den baubiologischen Standard, die dazugehörigen Richtwerte und Randbedingungen sowie die in diesem Buch gemachten technischen Angaben zur Arbeitsgrundlage. Der Berufsverband Deutscher Baubiologen **VDB** hat für seine Mitglieder eigene Richtlinien herausgegeben und im Jahr 2006 aktualisiert.

Es gibt in der Baubiologie diverse Meinungen zu den unterschiedlichen Messmethoden, auch Verwirrung und teilweise Ablehnung. Die einen favorisieren die kürzlich hinzugekommene **potenzialfreie Feldstärkemessung** (DIN/VDE), andere halten sie - wie ich - für zweitrangig. Die einen verlassen sich auf ihre jahre- und jahrzehntelange gute Erfahrung mit der baubiologischen **Feldstärkemessung gegen Erde** (TCO), andere macht die Sucherei nach einem soliden Nullpotenzial nervös. Die Wissenschaftsgläubigen verachten die **Körperspannungsmessung**, Praktiker lieben sie, Kunden auch, unseriöse Schutzdeckenverkäufer missbrauchen sie. Wir sollten nicht über die Messmethoden streiten, sondern sie sachverständig einsetzen und nutzen. Alle Methoden sind wichtig. Da wo die eine an ihre Grenzen kommt, da greift die andere. Die Kombination bringt Sicherheit. Sowohl als auch, nicht entweder oder. Wie sagte ein erfahrener Kollege, auf die Grenzen der Körperspannungsmessung in der Nähe von Abschirmmatten angesprochen: "Wer bei Schlafplatzuntersuchungen geerdete Decken im Bett übersieht, ist ein baubiologischer Depp."

Vergleichsmessungen der Baubiologie Maes Elektrische Wechselfelder			Elektrische Feldstärke
Baubiologischer Richtwert für Schlafbereiche			1 V/m
TCO-Norm für Computer-Arbeitsplätze (30 cm zum Monitor)			10 V/m
Weltweit größte Studie der US-Umweltbehörde EPA			10 V/m
Zimmerwand mit	brüchigen Stegleitungen	30 cm	> 200 V/m
	konventionellen NYM-Kabeln	30 cm	< 20 V/m
	abgeschirmten Kabeln	1 cm	0 V/m
NYM-verkabelte Wände	feuchte Steinwand	30 cm	< 5 V/m
	trockene Steinwand	30 cm	> 30 V/m
	trockene Gips-/Holzwand	30 cm	> 150 V/m
	abgeschirmte Gips-/Holzwand	30 cm	0 V/m
Metall-Lampen	ungeerdet	30 cm	50-300 V/m
	geerdet	30 cm	< 10 V/m
	geschirmt	1 cm	0 V/m
Kunststoff-/Holz-Lampen	ungeerdet	30 cm	100-200 V/m
	geerdet	30 cm	< 50 V/m
Verlängerungskabel	ungeerdet	30 cm	50-150 V/m
	geerdet	30 cm	5-25 V/m
	geschirmt	1 cm	0 V/m
Röhren-Farbfernseher	Standby	30 cm	< 30 V/m
30 Messungen für Öko-Test 2001-2003	in Betrieb	30 cm	> 1000 V/m
		2 m	< 120 V/m
		5 m	< 30 V/m
Flachbild-Fernseher	Bereitschaft	30 cm	0-50 V/m
	in Betrieb	30 cm	bis 500 V/m
		2 m	bis 50 V/m
		5 m	< 5 V/m
Computerbildschirme nach TCO		30 cm	< 10 V/m
50 Messungen für Öko-Test 1995-2010	ohne TCO	30 cm	100-200 V/m
	Stecker "falsch" herum	30 cm	> 350 V/m
Notebooks	geerdet, Netzanschluss	30 cm	< 10 V/m
8 Messungen für Öko-Test 2004	nicht geerdet	30 cm	> 400 V/m
	Akku (50 kHz)	30 cm	> 20 V/m
	TFT-Beleuchtung (800 Hz)	30 cm	> 50 V/m
Radio- und Elektrowecker	netzbetrieben	10 cm	210-600 V/m
50 Messungen für Öko-Test 1997-2012		20 cm	120-260 V/m
		30 cm	80-150 V/m
		50 cm	35-65 V/m
		1 m	5-10 V/m
		2 m	< 1 V/m
	batteriebetrieben	10 cm	0 V/m
Nachtlichter (Lämpchen für Steckdose)		10 cm	25-180 V/m
25 Messungen für Öko-Test 2003		30 cm	3-25 V/m
Im Solarium		1 cm	50-3500 V/m
Elektrische Fußbodenheizungen		1 cm	5-1000 V/m

Elektrische Wechselfelder: Vergleichsmessungen - Feldstärke 77

Gerät	Betrieb	Abstand	Feldstärke
Babyphone	netzbetrieben	10 cm	80-700 V/m
140 Messungen für Öko-Test 1992-2011		30 cm	20-180 V/m
		50 cm	7-60 V/m
		1 m	2-15 V/m
		2 m	0,5-4 V/m
		5 m	< 1 V/m
	batteriebetrieben	1 cm	< 1 V/m
Heizkissen, Wärmedecken	eingeschaltet	1 cm	1500-3500 V/m
35 Messungen für Öko-Test 1997-2011		30 cm	250-600 V/m
	Körperkontakt		> 5000 V/m
	ausgeschaltet	1 cm	80-300 V/m
	ein "Ausreißer" ausgeschaltet	1 cm	3500 V/m
Leuchtstoffröhren	normal 50 Hz	50 cm	> 100 V/m
	Bio 60 kHz	1 m	> 50 V/m
		2 m	> 20 V/m
		5 m	> 5 V/m
Energiesparlampen	50 Hz	30 cm	30-70 V/m
27 Messungen für Öko-Test 1992-2008	20-60 kHz	30 cm	7-45 V/m
LED	50 Hz	30 cm	50-125 V/m
10 Messungen für Öko-Test 2011	> 2 kHz	30 cm	0,1-6,7 V/m
Glüh- und Halogenbirnen 25-100 W	50 Hz	30 cm	10 V/m
	> 2 kHz	30 cm	0 V/m
20 elektrisch verstellbare Motorbetten		1-10 cm	10-400 V/m
	Stecker "falsch" eingesteckt	1-10 cm	> 1500 V/m
5 Spezialbetten und -sessel für Behinderte		1-10 cm	200-2000 V/m
	nach Erdung der Metallteile	1 cm	< 5 V/m
Wasserbett	nicht geerdet	1 cm	bis 1000 V/m
	geerdet und geschirmt	1 cm	< 1 V/m
Wasseradern-"Abschirmdecke"		1 cm	800 V/m
Keyboards, Heimorgeln		30 cm	50-250 V/m
Leuchtkästen (für Röntgenbilder oder Fotos)	direkt		> 5000 V/m
		10 cm	500 V/m
		20 cm	200 V/m
Hochspannungsleitungen	220/380 kV	10 m	bis 20.000 V/m
		100 m	1000 V/m
		500 m	100 V/m
		1000 m	10-50 V/m
Hochspannungsleitungen	110 kV	10 m	bis 5000 V/m
		100 m	400 V/m
		500 m	50 V/m
Erdversorgungsleitungen in der Straße		1 m	0 V/m
Transformatorenhäuschen		1 m	0 V/m

Werte gelten, wenn nicht anders erwähnt, für Frequenzen um 50 Hz.

Messgeräte:
Electric-Field-Meter EMM-4, Radians Innova / Schweden
Feldmessgerät EM1, Merkel / BRD - Feldmeter FM 10, Fauser / BRD

Vergleichsmessungen der Baubiologie Maes
Elektrische Wechselfelder

Körperspannung

Baubiologischer Richtwert für Schlafbereiche			10 mV
Zimmerwand mit	brüchigen Stegleitungen	30 cm	> 3000 mV
	konventionellen NYM-Kabeln	30 cm	< 500 mV
	abgeschirmten Bio-Kabeln	1 cm	0 mV
NYM-verkabelte Wände	feuchte Steinwand	30 cm	< 150 mV
	trockene Steinwand	30 cm	> 500 mV
	trockene Gips-/Holzwand	30 cm	> 3000 mV
Metall-Lampen	ungeerdet	30 cm	1000-2500 mV
	geerdet	30 cm	< 50 mV
	geschirmt	1 cm	0 mV
Verlängerungskabel	ungeerdet	30 cm	1000-2500 mV
	geerdet	30 cm	100-300 mV
	geschirmt	1 cm	0 mV
Computerbildschirme nach TCO-Norm		30 cm	< 250 mV
Notebook	geerdet, Netzanschluss	30 cm	< 500 mV
	nicht geerdet, Netzanschluss	30 cm	> 10.000 mV
Leuchtstoffröhre	normal	50 cm	2000 mV
	Bio 60 kHz	50 cm	2500 mV
Glühbirne 25-100 W		30 cm	< 100 mV
Energiesparlampe, LED		30 cm	200-1000 mV
Effektleuchte Crystal-Light	29 kHz	10 cm	50.000 mV
		1 m	8000 mV
Auf elektrisch verstellbaren Motorbetten			200-8000 mV
Stecker "falsch" eingesteckt			> 30.000 mV
nach Erdung der Metallteile			< 100 mV
Spezialbetten und -sessel für Behinderte			3000-50.000 mV
nach Erdung der Metallteile			< 200 mV
Auf Heizkissen oder Heizdecke	Stufe 1		> 35.000 mV
	Stufe 2		> 100.000 mV
ausgeschaltet, aber Netzanschluss			> 3000 mV
Über elektrischen Fußbodenheizungen			bis 120.000 mV
Im Solarium			bis 75.000 mV
Babymonitore (zur Atemüberwachung)			0 bis 7800 mV
Unter Hochspannungsleitung	Ledersohlen		2000 mV
	Kunststoffsohlen		100.000 mV
In abgeschirmt verkabelten Räumen			0 mV
Räume nach gezielter Netzfreischaltung			0 mV
Büroalltag (häufiger anzutreffende Werte)			500-2000 mV
Schlafbereiche (häufiger anzutreffende Werte)			100-1000 mV

Werte gelten, wenn nicht anders erwähnt, für Frequenzen um 50 Hz.

Messgeräte:
Fluke 83, Fluke-Philips / USA - Tektronix TX1, Tektronix / USA

Elektrische Wechselfelder: Spiegel des Alltags   79

Spiegel des Alltags

Die Vergleichsmessungen spiegeln den Alltag. Sie sind das Ergebnis von vielen Stichproben. Die Werte können von Gerät zu Gerät und von Situation zu Situation schwanken. Der Rückschluss, alle Leuchtstoffröhren - um nur ein Beispiel zu nennen - verursachten jene angegebenen Feldstärken, ist nicht zulässig, es gibt Ausreißer. So gibt es feldintensive Notebooks und solche, die kaum strahlen. Die Produkte ändern sich ständig, und wenn man aktuelle Werte will, müsste von Fall zu Fall gemessen werden. Pauschale Aussagen nach dem Motto: "Laptops sind feldärmer als Desktop-PCs" oder "Röhrenfernseher machen stärkere Felder als Flachbildschirme" oder "Wasserbetten machen starken Elektrosmog" stimmen oft, aber nicht immer. Selbst bei Hochspannungsleitungen kann man sich nicht darauf verlassen, dass die größere 380-kV-Leitung mehr strahlt als die kleinere 110-kV-Leitung; es kommt ganz auf die Umgebungssituation und speziell die Kabelführung an.

Auch der Preis ist kein Garant für besser oder schlechter in Bezug auf Feldbelastungen. So sind meine beiden preiswerteren Computer-Notebooks von Acer recht feldarm, in 15 cm Entfernung zeigen die Messgeräte fast Nullwerte. Ein anderes von Compaq kommt dagegen mit Netzanschluss in 30 cm Abstand auf extreme 200 V/m bei 50 Hz und im Akkubetrieb auf extreme 20 V/m bei 50 kHz. Somit wird in beiden Fällen die TCO-Norm für PC-Arbeitsplätze 20fach überschritten, die TCO liegt bei 10 V/m für 50 Hz bzw. bei 1 V/m für 50 kHz. Das teurere Notebook von Toshiba kann es noch kräftiger, die Messgeräte zeigen in zwei Metern Abstand (!) mehr als bei Desktop-PCs in 30 Zentimetern. Ein Sony schaffte 400 V/m in 30 cm und 2000 V/m (!) direkt über der Tastatur. Das bei den drei letzteren nur wegen fehlender, nicht vorgesehener Erdung, mal wieder. Mehr über Notebooks Seiten 563 bis 565.

Bei vielen Elektrogeräten geht's unberechenbar zu. Einige neuere Fernseher sind erstaunlich feldarm, andere strahlen noch in fünf Metern Entfernung zu stark. Manche Heizdecken machen nach Abschaltung weniger Elektrosmog, einige leider noch mehr. Manche elektrisch verstellbaren Betten machen fast nichts, andere lassen Prüfschraubenzieher auf der Haut des Schläfers leuchten. Manche Fußbodenheizungen verursachen geringe elektrische Felder, andere schaffen Feldstärken, die es mit Hochspannungsleitungen aufnehmen. Das eine Wasserbett ist gut abgeschirmt, das andere gar nicht. Alle Energiesparlampen und LEDs sind feldbelastender als Glühbirnen, die einen zigfach, die anderen moderater. Bei Leuchtstoffröhren liegt es am Vorschaltgerät und an der Erdung des Gehäuses. Bei Nachttisch-, Steh- und anderen Lampen an der Zuleitung: dreiadrig oder zweiadrig, geerdet oder nicht, Schuko- oder Eurostecker, ein- oder zweipoliger Schalter, richtig herum in der Steckdose oder falsch? Die Vergleichsmessungen zeigen, womit Sie im Alltag rechnen müssen, was nicht nur selten, sondern regelmäßig vorkommt. Dennoch, es gibt Unterschiede, nichts ist pauschalisierbar.

Was Elektrizität noch so kann

Nicht nur, dass winzige elektrische Signalintensitäten alle Lebensvorgänge steuern, das Herz schlagen, das Hirn denken und Zellen miteinander kommunizieren lassen, sie werden in der Medizin auch für Therapien eingesetzt. So stoppen elektrische Wechselfelder das **Wachstum von Gehirntumoren**. Den Erkrankten werden mehrere von einer Batterie versorgte Elektroden auf dem Kopf platziert, die Spannungen einer Frequenz von 200 Kilohertz emittieren. Das elektrische Feld greift in die Krebsentstehung und -entwicklung ein, die Zellteilung wird behindert, die Tumorzelle stirbt ab. Es stellte sich heraus, so eine israelische Forschergruppe in der Zeitschrift 'GEO', dass verschiedene Krebsformen auf unterschiedliche Frequenzen reagieren.

Der **Körper als Leiter** für Elektrizität: Dank Microsoft wird die Haut zur Datenautobahn. "Methoden und Apparate zur Übertragung von Daten mit dem menschlichen Körper" heißt die Patenschrift. Erste Geräte werden bereits gebaut, in Bayern, ausgezeichnet mit dem Bayerischen Innovationspreis. Der Informationstransfer geschieht über die elektrische Leitfähigkeit der Haut, der Körper wird zum Teil eines Computernetzwerkes, angeregt von einem Chip, so klein wie eine Kreditkarte, verstaut am Gürtel, in der Jacken- oder Hosentasche. Elektrische Impulse jagen über die Körperoberfläche. So können Handyanrufe an Kopfhörer weitergeleitet, Türen durch Berührung geöffnet, Musik per Handschlag übertragen, MP3-Player aktiviert, medizinische Daten zur Gesundheitskontrolle übermittelt und Waren gegen Diebstahl gesichert werden, alles via Haut. Die Erfinder schwärmen: "Die Anwendungsmöglichkeiten sind unerschöpflich." Die Elektrosmogbelastungen auch. Der Strom, der hierbei durch den Körper fließt, liegt bei einigen Mikroampere. Genau die Größenordnung vieler biologischer Funktionen. Herzschrittmacher funktionieren mit wenigen Millivolt Spannung und wenigen Mikroampere Strom, Hirnschrittmacher mit noch viel weniger. New Yorker Medizinwissenschaftler erfanden die **elektronische Verhütung**, ein Gerätchen, welches - in den Gebärmutterhals implantiert - mit nur 2,8 Volt Spannung und 50 Mikroampere Strom Spermien zum Erstarren bringt.

Saft entsaften, Bakterien reduzieren: Elektrische Impulse von 10 Volt bei 10 Hertz öffnen die Zellen von Früchten und Gemüsen. 10 Volt reichen, um die feinen Poren der Zellen - deren Ionenkanäle - aufzureißen, damit sie ihre wertvollen Inhalte bereitwilliger preisgeben. So fördert man die Gewinnung kaltgepresster Säfte und Öle. Das vereinfacht das Keltern und freut den Kellermeister. Wenn sich Pflanzen auf diese Weise entsaften lassen, warum nicht auch Bakterien? Erste Laborversuche mit Pseudomonas-Keimen waren viel versprechend, die Keimzahl wurde mehr als tausendfach durch den Überfall via Volt reduziert. Elektrizität als Antibiotikum. Andere Bakterien zeigten sich robuster und waren mit solchen Impulsen kaum totzukriegen. Warum, hierüber rätseln die Wissenschaftler und forschen weiter, mit Spannung.

Elektrische Wechselfelder: Erinnern wir uns

Elektrische Wechselfelder entstehen durch **elektrische Wechselspannungen** in Installationen, Leitungen, Geräten...

Da sie mit relativ **niedrigen Frequenzen** funktionieren, nennt man sie **niederfrequente Felder**. Die im Alltag dominierende Frequenz ist bei uns in Europa **50 Hertz**, in den USA 60 Hz. Dazu kommen die im Netz und in elektrischen Geräten häufig auftretenden **höheren Frequenzen** durch z.b. elektronische Bauteile und Oberwellen.

Bei baubiologischen Untersuchungen ist es Standard, die elektrische **Feldstärke** im Raum und zudem die **Körperspannung** des im Feld befindlichen Menschen zu erfassen, ergänzend die dominierende **Frequenz**. Die elektrische **Feldstärke** wird in **Volt pro Meter** (V/m) angegeben. Die Maßeinheit für die **Körperspannung** ist **Millivolt** (mV).

Die Felder werden mit **Feldsonden, Feldmetern, Analysern** oder **NF-Antennen** gemessen, die Körperspannung mit speziellen **Voltmetern**.

Elektrische Wechselfelder setzen Körper **unter Spannung**, sie verursachen im Organismus künstliche elektrische **Ströme**. Es kommt zu **Ladungsumkehrungen** und **Nervenreizung**. Weitere biologische Effekte werden erforscht und diskutiert. Das **biologische Risiko** steigt mit der **Feldstärke** und der **Frequenz**. Wissenschaftlich noch unklar sind Effekte durch Oberwellen, Spannungsspitzen, Feldstärkeschwankungen, Wechselwirkungen mit anderen Umweltreizen, raumklimatische Veränderungen, die Körperlage im Feld und die gesteigerte Empfindlichkeit im Schlaf oder die von Ungeborenen, Kindern, Alten, Kranken...

Grenzwerte und **Richtwerte** für elektrische Wechselfelder (50/60 Hz): **5000 V/m** (Elektrosmogverordnung), **10 V/m** (TCO), **10 V/m** (US-Umweltbehörde EPA, kritische Wissenschaftler), **1 V/m** (Baubiologie für Schlafbereiche, Resolution Bürgerforum, Bundesverband Elektrosmog), **0,5 V/m** (BUND für Ruhebereiche).

Die **Sanierung** ist meist einfach durch z.B. Abstand zum Feldverursacher, Beseitigung störender Geräte und Kabel, automatische oder manuelle Netzfreischaltung, zweipolige Schaltung von Leitungen und Geräten, Abschirmung mit Spezialanstrichen, Vliesen, Textilien oder Folien, nachträgliche Erdung sowie bewussteren Umgang und Einkauf.

Besonders **starke** Felder findet man z.B. an Hochspannungsleitungen, Wärmedecken, Heizkissen, nicht geerdeten Leitungen und Geräten (zweiadrige Kabel, Euroflachstecker), manchen - speziell älteren - Fernsehern, motorbetriebenen Betten und Sesseln, Wasserbetten, Leuchtstoffröhren, Dimmern, über elektrischen Fußbodenheizungen und oft in elektrisch schlecht leitfähiger Umgebung (Leichtbau, Holz, Gips...).

Elektrische Wechselfelder: Tipps zur Reduzierung

Achten Sie auf solide technische Qualität der Elektroinstallation.

Schaffen Sie netzfreie Bereiche im Raum. Machen Sie Räume oder Raumteile von einer zentralen Stelle aus schaltbar.

Schalten Sie, wenn nötig, nachts die Schlafraumsicherung aus. Lassen Sie bei Bedarf Netzfreischalter, Zeitschaltuhren, manuelle Schalter, Infrarot- oder Funkschalter einbauen.

Lassen Sie so wenig netzbetriebene Elektrogeräte und Stromkabel in Ihren Schlafraum wie eben möglich. Halten Sie 1 m Mindestabstand zu allen verdächtigen Leitungen und Geräten.

Ziehen Sie alle Stecker, das Ausschalten der Geräte allein reicht oft nicht. Oder benutzen Sie zweipolig schaltbare Steckdosenleisten, zweipolig schaltbare Stecker, Dosen, Zwischen- bzw. Funkstecker.

Prüfen Sie die "richtige" Steckerposition in der Steckdose.

Achten Sie immer auf dreiadrige geerdete Zuleitungen mit Schukosteckern. Verzichten Sie auf ungeerdete Kabel und Geräte, z.B. solche mit Euroflachsteckern. Achten Sie immer auf Erdung.

Erden Sie, wenn möglich, Geräte und Metallgegenstände sowie die leitfähigen Bauteile (Metalle, Metallfolien) des Hauses.

Verlegen Sie überall möglichst nur abgeschirmte Leitungen.

Verzichten Sie auf Heizdecken, -kissen, Abschirmmatten, elektrisch verstellbare Betten, unabgeschirmte Wasserbetten... oder trennen Sie diese vor dem Zubettgehen immer vom Netz (Stecker ziehen).

Vorsicht mit (ungeschirmten) Leuchtstoffröhren und Dimmern.

Schützen Sie sich vor den Feldern aus Nachbarräumen durch eine Abschirmung mit leitfähigen Anstrichen, Folien oder Stoffen.

Halten Sie 200 m Mindestabstand zu Hochspannungsleitungen; schirmen Sie die der Leitung zugewandten Fenster und Wände ab.

Kaufen Sie Computermonitore nur nach TCO-Schwedennorm.

Informieren Sie sich anhand der Internet- und Literaturtipps.

Wenden Sie sich an erfahrene, ausgebildete Baubiologen, die nach aktuellem "Standard der baubiologischen Messtechnik" arbeiten.

Elektrische Wechselfelder - ergänzende Beiträge unter www.maes.de

Grenzwerte, Richtwerte, Empfehlungen für elektrische und magnetische Felder	2012
Elektrosmog - nur Panikmache? - Vortrag	1994-2012
Feld ist nicht Feld und TCO nicht DIN/VDE - Messung elektrischer Felder	2012
Verspannende Spannung - 18 Fallbeispiele zum Thema elektrische Felder	1991
Das Fallbeispiel eines therapieresistenten Arztes - Krank durch elektrische Felder	1990
Gerädert im elektrischen Feld - Fallbeispiel Erika und Melanie Schroffenegger	1992
Mama, ich mag mein Bett nicht mehr - Fallbeispiel Nico Volz	1991
Flucht aus den eigenen vier Wänden - 42 Monate im Wohnwagen: Fall Lesemann	1995
Ein todkrankes Haus - Die Leidensgeschichte einer Düsseldorfer Familie	1989
Baubiologie als Therapie - Gesundheitliche Erfolge nach Schlafplatzsanierung	1990
Effektleuchte sprengt alle Grenzwerte - Crystal-Light: Hochspannung zu Hause	1994
Elektromagnetische Felder können doch Krebs verursachen - EPA-Studie	1995
Die dunklen Seiten der Energiesparlampen - Zusammenfassung	2007-2012
Energiesparlampen im Öko-Test - Was bleibt unterm Strich	1992-1998
Babyphone und Atemmonitore im Öko-Test - Alarm im Kinderzimmer	1993-2002
Neuwagen mit Nebenwirkungen - Horrortrip: Elektrosmog im Mercedes	2002
Heizdecken im Öko-Test - Entspannung oder Verspannung	1998
Radiowecker im Öko-Test - Morgenstund hat Volt im Mund	1997
Körperstromdichte - Anmerkungen zu den Messungen nach VDE und Prof. Zeisel	1997
Computer-Bildschirme im Öko-Test - Der Feind auf meinem Tisch	1995
Elektrosensibilität - Versuche zur Objektivierung	1994
Amalgamfüllungen und elektromagnetische Felder - Sechsmal mehr Quecksilber	1992
Wer's glaubt, wird selig - 22 Entstörgeräte gegen Elektrosmog im Öko-Test	1999
Elektrosmog-Messgeräte im Vergleich - 15 Preiswert-Messgeräte im Öko-Test	1996
Der Körper als Antenne - Interview mit Prof. Dr. Varga	1991
Elektrizität als Gefahr? - Praktische Erfahrung kontra theoretische Forschung	1990
Ich liebe Strom, aber... - Ansichten und Einsichten über Elektrizität	1986
Biologische Elektroinstallation - Leserbrief zum ZVEH-Report	1986
Elektrosmog-Verordnung - Schutz und Schummel: 26. BImSchV	1997-2012
Strom und Strahlung - Stress auch bei der Elektroakupunktur - Vortrag	1987-2012
Standard der baubiologischen Messtechnik - SBM-2008, Original	1992-2008
Baubiologische Richtwerte für Schlafbereiche - zum SBM-2008, Original	1992-2008
Messtechnische Randbedingungen und Erläuterungen - zum SBM-2008, Entwurf	2012

Nachdenkliches

Haie nehmen schwächste elektrische Reize auf weite Entfernung wahr, verursacht von den Muskelaktivitäten anderer Tiere: 0,1 Mikrovolt pro Meter, das sind ein Zehnmillionstel Volt pro Meter. Rochen und Süßwasserfische orientieren sich mit ähnlich feinen Intensitäten. Für alle Lebewesen - Mensch, Tier, Pflanze - ist die natürliche elektrische Aktivität eine Lebensgrundlage, die biologische Funktionen überhaupt erst möglich macht und erhält. Ohne elektrische Signale gäbe es kein Leben.

Der Grenzwert liegt bei 5000 Volt pro Meter. Dem Menschen und der Natur mutet man per Gesetz viel zu: zig Milliarden mal höhere Werte. Homöopathisch gesehen entspricht eine Milliarde der Verdünnung von D10, das heißt eine "D10" des Grenzwertes löst bei Lebewesen wissenschaftlich nachgewiesene Wirkungen, Reaktionen und Effekte aus.

Ziehen wir demütig den Hut vor den feinen elektrischen Energien der Schöpfung. Muten wir uns und der Natur nicht zu viel zu. Unterstützen und schützen wir uns und unsere Umwelt, wo immer es geht.

A 2 Stress durch MAGNETISCHE WECHSELFELDER

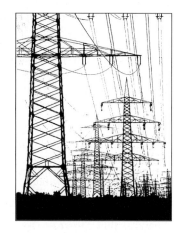

Magnetische Wechselfelder entstehen als Folge von fließendem elektrischem **Wechselstrom** in Installationen, Leitungen, Geräten, Transformatoren, Motoren, Maschinen, Spulen, Drosseln, Leuchten..., immer wenn Verbraucher eingeschaltet sind.

Die **Flussdichte** magnetischer Wechselfelder wird in Tesla (T) angegeben, die Baubiologie bevorzugt die Maßeinheit **Nanotesla** (nT). Die Flussdichte wird auch Induktion genannt. Das Maß der Feldstärke ist Ampere pro Meter (A/m), das der **Frequenz** ist **Hertz** (Hz) bzw. Kilohertz (kHz).

Die magnetische Flussdichte nimmt zu oder ab durch z.B.:

- die Höhe der Stromstärke
- die Anordnung der stromführenden Hin- und Rückleiter zueinander
- Art, Aufbau und Qualität von Installationen, Kabeln und Geräten
- Ausgleichs- / Fehlströme auf Rohren, Schutz- und anderen Leitern
- die Qualität von Kompensations- und Abschirmmaßnahmen
- Abstand zum Feldverursacher

Wenn sich Körper in magnetischen Wechselfeldern aufhalten, so werden sie von diesen ungehindert durchströmt, sie stehen "unter Strom". Magnetische Wechselfelder induzieren im Körper unnatürliche Spannungen und Wirbelströme. Viele biologische Effekte von Hormonstörung bis Krebs werden bestätigt, diskutiert, erforscht. Es gibt seit Jahrzehnten zahlreiche wissenschaftliche Forschungsergebnisse, es kommen ständig neue, viel mehr als bei den elektrischen Feldern.

Ohne Strom läuft nichts mehr in der zivilisierten Welt. Es ist gut 130 Jahre her, dass Thomas Edison die erste **Glühbirne** vorstellte, Nicola Tesla den **Wechselstrom** erfand und in den USA und Europa die ersten Hochspannungsleitungen errichtet wurden. Heute gibt es allein bei uns in Deutschland **1,8 Millionen Kilometer** öffentliche Stromleitungen, etwa 75 Prozent unterirdisch verlegt, meist als **Erdleitungen** in den Straßen. Es gibt **110.000 Kilometer Hochspannungsleitungen** und **45.000 Kilometer Bahnstromtrassen**. Ganz zu schweigen von den wer weiß wie viel **Millionen Kilometern Stromkabeln** in unseren Häusern und **Milliarden Elektrogeräten** im Haushalt und am Arbeitsplatz. Das geschah in ein paar Jahrzehnten: ein Spinnennetz aus Strom. Zählen Sie mal Ihre Elektrogeräte und Kabelmeter zu Hause. Ein Einfamilienhaus besteht aus hunderten Metern bis zu zwei Kilometern Stromleitungen.

Strom hat viele angenehme Seiten. Er erhitzt meinen Tee, bringt die Getreidemühle auf Schwung, verzaubert mein Wohnzimmer mit Musik von Anna Netrebko und Leonard Cohen und sorgt zuverlässig dafür, dass der Akku meines strahlungsarmen Computernotebooks, auf dem ich diese Zeilen schreibe, immer frisch geladen ist. Wer wollte noch ohne Strom leben? Ich nicht. Strom macht aber nicht nur Wirkung, hat nicht nur Vorteile. Strom macht auch Nebenwirkungen, hat Nachteile. Und die äußern sich neben ökologischen und ökonomischen Aspekten unter anderem in riskanten magnetischen Wechselfeldern.

Magnetfelder sind immer dabei, wenn Strom in Leitungen oder Geräten fließt; **kein Strom ohne Magnetfeld**. Nun ist nicht jede stromführende Leitung und nicht jedes eingeschaltete Gerät sofort kritisch zu bewerten. Es kommt maßgeblich auf die Feldstärke an, und die fällt höchst unterschiedlich aus. Einige Verbraucher und Kabel machen keine nennenswerten Feldintensitäten, andere überraschen mit bedenklich starken Belastungen. Dabei ist die Feldstärke nicht nur von der Stromstärke, sondern von vielen weiteren Faktoren abhängig.

Feldquellen im Haus

Fließt in den Kabeln unserer Hauselektroinstallationen Strom, z.B. vom Sicherungskasten zur Steckdose und von da aus zur Nachttischlampe, dann sind die Feldstärken meist unbedeutend klein, kaum biologisch relevant. Wichtige Voraussetzung ist auch hier, dass technisch alles im Lot ist. Wir erwarten also an üblichen Wand- und Verlängerungskabeln oder an den Zuleitungen zu Elektrogeräten nur **zentimeterkleine** Magnetfelder und somit kein besonderes biologisches Risiko. Ich finde in vielen Innenräumen aber **metergroße** magnetische Wechselfelder. Warum? Dafür gibt es eine Reihe von Gründen, hier einige Beispiele:

1. **Technische Defekte** und **handwerkliche Fehler**. Haben sich im Laufe der Zeit technische Mängel in der Installation eingeschlichen, gibt es handwerkliche Schludereien oder defekte Geräte, dann können sich die magnetischen Felder gewaltig und uneinschätzbar "aufblasen".

2. **Starke Ströme**. Geht es nicht um unseren typischen Hausstrom aus dem 230-Volt-Netz, sondern um Starkstrom, dann ist mit entsprechend stärkeren Feldern zu rechnen. Ich denke da an z.B. elektrische Heizungen, Boiler, Herde und Maschinen. In den modernen, häufig anzutreffenden **Niedervoltanlagen**, -beleuchtungen und -geräten fließen höhere Ströme, auch sie bewirken deshalb entsprechend stärkere Felder.

3. **Trafos, Spulen, Vorschaltgeräte**. Fließt Strom "ungehindert" durch Kabel und Verbraucher, wie es z.B. bei normalen Glühlampen und deren Zuleitungen der Fall ist, dann sind die Felder **klein**. Muss der Strom aber durch **tausendundeine Spulenwindung** oder elektronische Bauteile hindurch, z.B. durch Transformatoren, Vorschaltgeräte, Drosseln,

Netzteile, Gleichrichter..., dann ist fast immer ein **viel größeres** Feld im Spiel. Zahlreiche unscheinbare Geräte haben unsichtbar integrierte Trafos oder Vorschaltgeräte und machen im Umfeld von bis zu **einem Meter** erstaunlich starke Magnetfelder: Uhren, Küchengeräte, tragbare Kassettenrekorder, Batterieladegeräte, Anrufbeantworter, Steckernetzteile, Babyphone, Dimmer, Antennenverstärker, PC-Techniken, Leuchtstoffröhren, Energiesparlampen, Niedervolthalogenlampen...

4. **Motoren.** Ähnliches gilt für Geräte, die mit Motoren betrieben werden. Ein Motor ist oft ein außergewöhnlich **starker Feldverursacher**, zumindest in der näheren Umgebung von bis zu **einem, zwei Meter** oder auch mehr. Das gilt für größere Motoren in Kühlschränken, Staubsaugern und Lüftern genauso wie für kleinere Motoren in elektrischen Schreibmaschinen, Nähmaschinen, Bohrmaschinen, dem Fön, Küchenmixer und anderen Küchengeräten. Selbst an den winzigen Motoren in elektrischen Zahnbürsten und Rasierapparaten findet man in unmittelbarer Nähe von einigen Zentimetern mitunter stärkere Felder als an Hochspannungsleitungen; und unmittelbar nah in Kontakt mit solchen Motörchen sind wir schließlich beim Gebrauch dieser Geräte.

5. **Anordnung** der **Hin-** und **Rückleiter**. In jedem Kabel und Elektrogerät gibt es einen (oder mehrere) stromführende Leiter, den Hinleiter, auch **Phase** genannt, und den Rückleiter, auch **Null-** oder **Neutralleiter** genannt. Der Hinleiter bringt den Strom zum Verbraucher und der Rückleiter führt ihn zurück ins öffentliche Netz. Beide Leiter transportieren gleich starken Strom und bauen ein ihrer Stromstärke entsprechendes Magnetfeld auf. Beide Leiter liegen normalerweise ganz **eng nebeneinander**, und das ist sehr gut so, weil sich nämlich die jeweiligen Magnetfelder der Hin- und Rückleiter gegenseitig **nahezu aufheben**, sprich **kompensieren**. Um den positiven Effekt zu erhöhen, werden in speziellen Kabeln die Leiter miteinander verschlungen, verzopft, **verdrillt**. Vergrößere ich aber den **Abstand** zwischen Hin- und Rückleiter nur leicht oder führe ich die beiden Leiter räumlich voneinander getrennt, wie es oft bei **Niedervolthalogenbeleuchtungen** oder **Heizdecken** der Fall ist, dann kompensieren sich die gegenläufigen Felder viel weniger bis gar nicht mehr und werden deshalb erheblich stärker.

6. **Fehlströme.** Eine andere ziemlich verbreitete Ursache für die Entstehung von oft starken magnetischen Wechselfeldern sind Fehl- bzw. **Ausgleichsströme**, auch **vagabundierende Ströme** oder **Differenzströme** genannt. Sie entstehen beispielsweise bei technischen Auffälligkeiten oder Erdungsproblemen. Der Strom fließt dann nicht mehr im dafür vorgesehenen Kabel zurück, sondern über **sanitäre Installationsrohre** für Gas, Wasser, Heizung... oder über die **Erdung**. Strom ist ein Faulpelz, er sucht sich den Weg des geringsten Widerstandes, und passt ihm das Wasserrohr besser als der Rückleiter, dann nimmt er dieses, denn alles ist irgendwo miteinander vernetzt, in Kontakt. Solche Ströme auf sanitären Rohren entstehen im Haus unter anderem durch auffälli-

ge Geräte und mangelnden **Potenzialausgleich**. Solche unkompensiert fließenden Fehlströme mit kritischen Feldern findet man im Alltag häufiger, und ich wundere mich nicht mehr, wenn ich auf Gas- oder Wasserleitungen, der Erdung oder am Potenzialausgleich unten im Keller einige Ampere Stromstärke messe. Elektrische Ströme haben auf Gas-, Heizungs- und Wasserrohren oder der Erdung aber nichts zu suchen. Weshalb sind sie so stark? Weil sie lediglich in eine Richtung fließen, ihnen der Rückleiter zur wichtigen Kompensation des Feldes fehlt.

Magnetische Wechselfelder werden also umso **stärker**, je **mehr Strom** fließt, je **größer** der **Abstand** zwischen den einzelnen Leitern und je **schlechter** der **Kompensationseffekt** ausfällt. Teilt sich der Hin- und Rückfluss des Stroms ungleich auf **verschiedene** Kabel oder sanitäre Rohre auf, wie es in Häusern oder auch draußen in öffentlichen Straßennetzen recht oft der Fall ist, dann - Kompensationseffekt ade - werden die Feldstärken unberechenbar groß. Ganze Häuser oder ganze Straßenzüge können dann beachtlich stark magnetisch belastet sein.

Feldquellen draußen

Kritisch - weil kaum oder wenn, dann oft nur schwer sanierbar - ist es, wenn die magnetischen Wechselfelder unser Haus von draußen erreichen: Hochspannungs- und Niederspannungsleitungen als Erdkabel im Boden verbuddelt oder an überirdischen Masten geführt, auch Trafo- und Umspannstationen in der Nähe oder womöglich im eigenen Keller oder der Garage, zudem jene oben erwähnten vagabundierenden Ströme auch in öffentlichen Netzen. Sie alle durchdringen in ungünstigen Fällen mit ihren Magnetfeldern ungehindert massive Baumasse, Einrichtung und Körper. Ein wesentlicher Magnetfeldverursacher ist zudem die Eisenbahn. Die von außen einwirkenden magnetischen Felder lassen sich - im Gegensatz zu den elektrischen - praktisch **kaum abschirmen**. Hier hilft in den meisten Fällen nur der ausreichende Abstand oder (noch besser) die Erkennung und Sanierung der Ursache(n).

1. **Freileitungen.** Besonders intensiv zeigt sich die Feldstärke an **Hochspannungsleitungen** wegen der einerseits sehr **hohen Stromstärken** in den einzelnen Leitern und ihren andererseits **weiten Abständen** voneinander. Mit größeren Leiterabständen verabschiedet sich die Kompensation und es erwacht das Feld. Hochspannungsleitungen, die in Deutschland Spannungen von 110 Kilovolt, 220 kV oder 380 kV und Stromstärken bis zu einigen 1000 Ampere aufweisen, gehören zu den stärksten Elektrosmogverursachern, sowohl elektrisch (Spannung) als auch magnetisch (Strom). Kleinere **Mittelspannungsleitungen** mit 10 bis 20 kV sind schon erheblich moderater in Sachen Feldemission. Bei den noch kleineren Freileitungen, den **Niederspannungsleitungen**, die von Dachständer zu Dachständer geführt werden und die Häuser direkt mit Strom versorgen, sind es neben der Stromstärke (die nicht nur von einem selbst verursacht wird, sondern oft von der gesamten nachbar-

Eine Studie im Auftrag des Schweizerischen Bundesamts für Gesundheit aus dem Jahr 2006 hat ergeben: Lokomotivführer haben ein **dreimal** höheres Risiko, **Alzheimer** zu bekommen. Das Bundesamt für Verkehr hat bei Lokführern durchschnittlich **21.000 Nanotesla** ermittelt.

Wir von der Baubiologie Maes haben Messungen im Führerstand von fahrenden **Elektroloks** gemacht und kamen auf schwankende Feldintensitäten von **5000 bis 200.000 Nanotesla**. Bei den **Reisenden** im Zug waren es im Intercity **500 bis 50.000 nT** bei einem **Durchschnitt** von **20.000 nT**, dem Schweizer Wert, der das Alzheimerrisiko erhöht.

Im Herbst 2001 gingen die Ergebnisse mehrerer epidemiologischer Untersuchungen mit Beschäftigten der Eisenbahn durch die Fachpresse. Wieder - wie häufig zuvor - standen das erhöhte **Krebs**- und **Leukämierisiko** und **Chromosomenschäden** im Vordergrund. Chromosomenprobleme traten viermal so oft bei Intensitäten von **2000 bis 15.000 Nanotesla** auf, typische Belastungen während einer Zugfahrt.

Prof. Lars Alfredsson vom Karolinska-Institut in Stockholm publizierte 1996, dass akute und chronische **Leukämien** nach Überprüfung von 9000 Lokomotivführern und Zugschaffnern hier doppelt so häufig vorkamen als bei der restlichen Bevölkerung Schwedens. Seine Studie bestätigte eine vergleichbare von Dr. Birgitta Floderus aus dem Jahr 1994.

Der Medizinphysiker Dr. Lebrecht von Klitzing berichtet von magnetischen Feldern, die bei der bahntypischen Frequenz von 16,7 Hertz den **Membranstoffwechsel** in der menschlichen Zelle durch Ionenverschiebungen verändern. Das passiert nur bei Frequenzen um 16 Hz, bei 50 Hz oder anderen Frequenzen nicht. Dazu von Klitzing: "Genau in diesem Frequenzbereich liegt der Bahnstrom."

Risiko Hochspannungsleitung - mehr Abstand, weniger Feld

In Bezug auf Hochspannungsleitungen ist das Gesundheitsrisiko magnetischer Felder von Wissenschaftlern vieler Länder erforscht und veröffentlicht worden. Keiner zweifelt mehr, weder Skeptiker noch Stromlieferant, an den Erkenntnissen. Einige Arbeiten mit alarmierenden Resultaten wurden gar von den Elektrizitätswerken in Auftrag gegeben.

Viele Forschungen beschreiben Zusammenhänge mit allen möglichen Krankheiten, besonders aber mit **degenerativen Prozessen** und **Krebs**. Die Leukämieanfälligkeit bei Kindern in Häusern an Hochspannungsleitungen ist signifikant erhöht. Wirkungen auf Hormonabläufe sind bekannt, Zusammenhänge mit Selbstmorden entdeckt. Forscher fanden bei Menschen, die in der Nähe solcher Hochspannungsleitungen leben, unter anderem Blutbildanomalien, vegetative Dystonie und Stresserscheinungen, Verhaltensstörung und Reaktionsverzögerung, Immunschwäche und Veränderungen der Pulsfrequenz, Migräne und Allergien, Herz- und Kreislaufstörungen, Schlaf- und Sehstörungen, Hyperaktivität und Gedächtnisschwund, Alzheimer und grauen Star, beschleunigtes Krebszellenwachstum und noch viel mehr.

Ämter und Experten empfehlen bei Bebauungsplänen auf **großzügigen Abstand** zu Hochspannungsleitungen zu achten. Bei den Grenzwerten müssten zu viele Unsicherheiten berücksichtigt werden. Abstände von **100 bis 500 Meter** sind im Gespräch (aber nicht Gesetz) und Feldstärken von **100 bis 200 Nanotesla**. Das Bundesamt für Strahlenschutz fordert: "Auf den Neubau von Wohnungen, Krankenhäusern, Schulen, Kindergärten oder anderen Einrichtungen an Hochspannungsleitungen ist zu verzichten." Der Umweltbericht des Landkreises Fürth: "Es sollte selbstverständlich sein, unter oder an Überlandleitungen keine Wohnsiedlungen oder Einzelhäuser zu errichten." Beim Neubau von Wohnhäusern empfiehlt Stockholm in der Stadt 50 Meter Abstand, in Randlagen 75 Meter, an neuen Schulen und Kindergärten 80 Meter oder 200 Nanotesla. In einigen kalifornischen Countys sind es ebenfalls 200 nT.

Der französische Stromversorger RTE musste 2008 auf richterlichen Beschluss eine Strafe von 390.000 Euro hinnehmen. In dem Dorf Latronche **schädigten** die Felder einer Hochspannungstrasse **das Vieh** eines Landwirtes. Immer mehr Ferkel starben, Geschwüre und Blutungen bei den Milchkühen und Muskellähmung bei den Kälbern nahmen zu.

Die Elektrizitätsgesellschaft von **Houston/Texas** wurde 1985 zur Zahlung einer 25 Millionen Dollar hohen **Entschädigung** an eine dortige Privatschule verurteilt. Die Hochspannungsleitung über dem Schulgelände gefährdete die Gesundheit von 3000 Kindern. Die Richter zwangen die Elektrizitätsgesellschaft, die gesamte Trasse zu verlegen.

In der **kanadischen** Provinz **Manitoba** erklärte sich der Stromversorger auf Druck der Bevölkerung bereit, alle Wohnhäuser entlang einer 150 Kilometer langen Hochspannungstrasse aufzukaufen, um **Schadensersatzforderungen** zu umgehen. Die Bürger litten kurz nach Errichtung unter bisher nicht gekannten Gesundheitsstörungen: Zerschlagenheit, Kreislauf, Konzentration, Nervosität, Gereiztheit, Schmerzen. Es war wie Spuk: Neonröhren fingen in den Häusern von selbst an zu leuchten, Elektrowecker blieben stehen und Stromzähler liefen rückwärts.

Ein Bezirksgericht der Provinz **Turin/Italien** verfügte 1988 die **Verlegung** einer Leitung mit 380 kV in der Umgebung eines Wohngebietes und das Aufstellen von Warnschildern an deren naher Umgebung.

Im November 1993 berichteten die Medien über das Bauvorhaben einer Hochspannungsleitung in den **französischen** Orten **Mondelange** und **Amnéville**. Die Anwohner wehrten sich gegen die Planung und reichten Klage ein. Der Stromversorger EdF zeigte sich bereit, **33 der 60 Häuser** an der zukünftigen Hochspannungsstrecke aufzukaufen.

In **England** der **Musterprozess** mit weltweiter Beachtung: Es geht um zwei Hochspannungsleitungen in **Abergavenny**, einem kleinen Ort in Wales. Mehrere Hirntumore bei den Anwohnern waren der Anlass.

Ich traute meinen Augen und Ohren nicht, als ich während eines **USA**-Aufenthaltes im abendlichen **Fernsehen** nach den Nachrichten die öffentliche **Warnung** vernahm: Man solle unter Hochspannungsleitungen nur kurz spazieren gehen und keine Kinder spielen lassen, da das Gesundheitsrisiko wegen der Felder zu groß sei. Zeitgleich verkündet unser Bundesumweltministerium, mit Entwarnung stets schnell bei der Hand: "Hochspannung? **Keine Gefahr!** Elektromagnetische Felder sind keine Schreckgespenster, sondern wesentlich harmloser als ihr Ruf."

Risiko Hochspannungsleitung - ab in die Erde

Hochspannungstrassen fordern überall mehr und mehr den Protest betroffener Bürger heraus. Es gibt über die biologischen und ökologischen Bedenken hinaus auch **ökonomische** Probleme für die Häuslebauer in der Nähe solcher Anlagen. Das Gesundheitsrisiko unter und neben den hässlichen Strommasten wird offensichtlicher und durch wissenschaftliche Forschung untermauert. Deshalb **verlieren** Grundstücke und Häuser **an Wert** und stehen in der Käufergunst hinten an. Makler warnen vor Wertminderungen. Deshalb sollte jeder, der mit dem Gedanken an einen Haus- oder Grundstückskauf in der Nähe von Hochspannungs-Freileitungen spielt, auch an diesen ökonomischen Aspekt denken.

Wegen der gesundheitlichen und materiellen Probleme kommen immer häufiger **Hochspannungs-Erdleitungen** ins Visier. Sie sind unsichtbar im Boden, stören das Landschaftsbild weniger, und besonders wichtig: sind **elektrisch feldfrei** und **magnetisch** meist erheblich **feldärmer** als die großen Brüder an den Masten. Erdleitungen sind die bessere Alternative und sollten stets bevorzugt werden, speziell bei Neuverlegung. Unsichtbar heißt nicht feldfrei. Über der Erdleitung: starke Magnetfelder, **50 Meter Abstand** sollte nach ersten Erkenntnissen (ich habe noch nicht viele, zu neu, es fehlt Erfahrung) eingehalten werden. Niedersachsen legt die unterirdische Verkabelung Ende 2007 rechtlich fest. Österreich auch. Ab **200 Meter** Abstand zu Wohnungen darf der Netzausbau nicht mehr als Freileitung sondern nur noch erdverlegt erfolgen. Freileitungen dürfen nicht mehr in Landschaftsschutzgebiete.

Zurzeit werden dank **Energiewende 3800 Kilometer neue Hochspannungstrassen** geplant und gebaut, auch bei uns in NRW, auch in Neuss und Umgebung. Bürger und Initiativen der nahen Wohngebiete protestieren zu Recht und fordern die Erdverlegung. Die Stadt Kaarst spricht sich im Juni 2012 gegen eine Frei- und für die Erdleitung aus. Derweil denkt Umweltminister Altmaier über neue Grenzwerte für die kommenden Jahre nach, sie werden viel zu hoch bleiben, die Industrie schützen und Mensch und Natur belasten (Seiten 99, 632, 647, 661, 775 und 900).

Felder à la Hochspannungsleitung

Nun gibt es keinen Grund, sich zu beruhigen, wenn man keine Hochspannungsleitung vor dem Haus hat. Denn viele Geräte unseres modernen Alltags verursachen die **gleichen** Felder wie die unter solchen Riesenleitungen, selbst gänzlich unscheinbare, denen man das nicht zutraut. Der Körper muss nur **nah genug** damit in Kontakt kommen.

Sprechen wir nicht vom feldstarken Staubsauger, vom Haarfön oder Rasierapparat, auch nicht von Elektroherden, Küchengeräten oder Bohrmaschinen, von elektrischen Zahnbürsten oder Fotokopierern. Mit diesen sind wir ja nur kurz in Kontakt, und die laufen normalerweise nicht über längere Zeit direkt neben unserem Körper, schon gar nicht, wenn wir in Ruhe schlafen wollen. Aber wenn der schon erwähnte netzbetriebene **Elektrowecker** nur 20 Zentimeter vom Kopf entfernt auf dem Nachttisch oder der Bettablage steht, dann ist es zwar bedauerlich, aber dennoch die Wahrheit, dass dieser jede Nacht acht Stunden ein Feuerwerk von elektrischen und magnetischen Feldern verursacht, welches ziemlich genau dem unter Hochspannungsleitungen entspricht.

Beim Fernseher reicht Bereitschaftsschaltung für ein unnötiges Feld in seiner Nähe. Das gleiche gilt für den HiFi-Turm, auch wenn nur eine Zeituhr läuft. Das nahe Babyphon, ein Radio, Akkuladegeräte, Niedervolttrafos, Kassettenrekorder, Aquarienpumpen, Netzteile für alle möglichen Elektrogeräte... Halten wir uns das alles wenigstens dann vom Hals, wenn wir es nicht einmal brauchen: nachts. Die Nähe macht's. **Ein bis zwei Meter Abstand** sind meist genug, um Risiken zu vermeiden. Abstand heißt die Devise. Oder noch viel besser: Raus mit all dem überflüssigen Elektrokram, zumindest aus dem Schlafbereich.

Sicherungskästen zeigen unberechenbare Feldunterschiede. Großzügiger Abstand ist geboten. Oft reichen auch hier schon zwei Meter, aber nicht immer. Nur die gezielte Messung vor Ort kann - wie in vielen anderen Fällen - letzte Klärung bringen. Das gilt auch für die Zuleitungen von **Nachtstromspeicheröfen**, die gerade nachts beim Ladevorgang die größten Felder aussenden. Schlecht, wenn die stromführenden Kabel direkt hinter dem Kopfende des Bettes in der Wand verlaufen. Zu dem Ofen selbst reichen meist zwei Meter Distanz. Vorsicht mit **Badezimmerboilern** auf der anderen Seite der Wand hinter dem Bett, auch mit **Kühlschrank-**, **Kühltruhen-** und anderen **Motoren**.

Die **elektrische Fußbodenheizung** ist meist ein starker magnetischer Strahler und gehört in keinen (Schlaf-) Raum. Das ganze Zimmer ist, je nach Verlegung und technischer Qualität, bis zum letzten Quadratmeter voll von Feldern, wenn die Heizung läuft, und das meist gerade auch nachts, wenn wir regenerieren sollten. Schalten Sie nachts die Sicherung(en) der Heizung in den Schlafräumen aus. Die Messung vor Ort zeigt dann, was noch von den umgebenden Räumen einwirkt.

Auffällig starke elektrische und magnetische Felder gehen häufig von **Leuchtstoffröhren** und ihren Trafos (50 Hertz) bzw. elektronischen Vorschaltgeräten (20-60 Kilohertz) aus. Nicht nur das, der Elektrosmog mit all seinem Schmutz namens Oberwellen setzt sich quasi im Licht fort, zeigt sich in nervenden Flimmerfrequenzen (mehr zum Thema Licht ab Seite 918). **Energiesparlampen** sind nichts anderes als kleine Leuchtstoffröhren mit den Nachteilen der großen. Sie machen stärkere Felder als Glühlampen, besonders elektrische (siehe Seiten 62, 663 ff., 927 ff.).

In einen gesunden Raum gehören keine **Dimmer**. Jene "zerhacken" den Netzkreislauf derart, dass starke Felder und Oberwellen entstehen. Das gilt für so viele **elektronische Geräte** wie Netzteile, PCs, Wechselrichter, LEDs... Sie verschmutzen das Netz ebenso, es entsteht "Dirty Power" (Seite 70) mit allen technischen wie biologischen Nachteilen.

Halten Sie zwei Meter Bettabstand von **Bädern** und **Küchen**. Diese sind oft vollgespickt mit feldintensiven Geräten. Auch die in den Wänden verlegten **Gas-** und **Wasserrohre** können in manchen Fällen stromführend sein, Sie wissen: feldintensive Fehlströme. Halten Sie **prinzipiell ein bis zwei Meter Abstand** von allen verdächtigen Feldverursachern, und bedenken Sie, dass magnetische Wechselfelder fast alle Materialien ungehindert durchwirken. Selbst Beton ist kein Hindernis.

Es muss mit Feldeinwirkungen aus **Nachbarräumen** gerechnet werden. Der Krimi im Fernsehen macht nicht auf der Mattscheibe halt, er strahlt per Magnetfeld in den hinter der Wand schlafenden Nachbarkörper. Vorsicht, wenn Papa und Mama im Wohnzimmer noch spät fernsehen und das Kind auf der anderen Seite der gleichen Wand schlafen will. Es könnte in der ersten, wichtigsten Schlafphase arg gestört werden.

Verzichten Sie auf die kreuz und quer unter der Zimmerdecke gespannten, mit **Niedervolthalogenlämpchen** bestückten Drähte. Der Abstand zwischen Hin- und Rückleitern, der hohe Stromfluss und die Transformatoren schaffen - wie schon erwähnt - nach Einschaltung Magnetfelder der beachtlichen Größenordnung wie unter Hochspannungsleitungen, auch im Zimmer darüber mit dem Babybett im Feldeinfluss.

Versteckte Stromverbraucher

Der leichtfertige Umgang mit vielen modernen und marktbeherrschenden Elektrogeräten kann zu einem Elektrosmogproblem werden. Versteckte **Transformatoren** strahlen bis über einen Meter weit, egal ob in der Digitaluhr, dem Kofferradio oder in zig anderen Produkten. Oft verbrauchen diese Kleintransformatoren auch in **ausgeschaltetem** Zustand Strom und strahlen, was das Zeug hält. Das heißt: Wenn auf Ihrem Nachttisch eine Niedervoltlampe steht und der Transformator befindet sich als Steckernetzteil am Ende des Zuleitungskabels, und falls dieses Steckernetzteil in der Steckdose direkt neben oder hinter Ihrem

Magnetische Wechselfelder: Versteckte Stromverbraucher

Bett steckt, dann gibt es eben auch **nach** dem Ausschalten der Lampe weiterhin nonstop Stromverbrauch (den Sie bezahlen müssen) und kräftige Feldstärken (die Sie aushalten müssen). Warum? Weil Sie leider nur die **Lampe**, also das leuchtende Birnchen schalten, den **Trafo** aber **nicht**, denn der hat weiterhin Netzanschluss. Den müssten Sie schon aus der Steckdose ziehen, um strom- und feldfrei zu sein.

Ist so ein Trafo beispielsweise im **Lampenfuß** Ihrer Schreibtischleuchte integriert und der Schalter oben am Gehäuse der Birne, gilt das gleiche wie oben beschrieben. Sind Trafo **und** Schalter im Lampenfuß eingebaut, dann wissen wir als Otto-Durchschnitts-Verbraucher nicht mehr, ob er nun oder ob er nicht... Jetzt kommt es darauf an, ob die Lampe primär oder sekundär geschaltet ist, das heißt, ob der Trafo trotz Schaltung noch am Netz und somit aktiv bleibt, oder ob der Schalter klugerweise (viele Hersteller sind nicht klug!) so installiert wurde, dass er erwartungsgemäß die Lampe **und** den Trafo, also beides schaltet. Einige fangen an, aufmerksamer zu produzieren, bei den meisten müssen wir aufpassen, um derartige Risiken zu vermeiden. So haben mein Kollege Dr. Mierau und ich bei einer elektrischen AEG-Schreibmaschine und mehreren motorisch verstellbaren Betten auch **nach** deren Ausschaltung extreme Felder gemessen (über 30.000 Nanotesla!), weil immer noch Strom verbraucht wurde - Trafo wie Motor waren fühlbar warm.

Viele Elektrogeräte haben solche nicht sichtbaren Trafos. Sie arbeiten stur (mal wieder: Kopfschütteln) nach dem gleichen Prinzip: Die Gerätefunktion wird zwar abgeschaltet, aber **nicht** die **Netzspannung** und somit **nicht** die **Trafos**. Deshalb fressen die weiter Strom, tagelang, jahrelang, sinn- und nutzlos. Die Trafos machen rund um die Uhr kritische Felder und kosten unser Geld. Sie belasten die Umwelt und forcieren den Bau des nächsten Kernkraftwerkes. Und sie behindern, da Dauerverbraucher, die Funktion von im Haus installierten Netzfreischaltern.

Erst kürzlich habe ich während einer baubiologischen Untersuchung 30 (!) solcher **versteckten Stromverbraucher** allein im Schlaftrakt der Eltern und Kinder gefunden. Bei einigen ging es um die nicht vom Netz getrennten Trafos, bei anderen um jene **ständig ladenden akkubetriebenen Kleingeräte**: Elektrozahnbürsten, Rasierapparate, Munddusche, Zeitschaltuhren, schnurloses Telefon, Kassettenrekorder, Batterieladegerät, aufladbare Taschenlampe, Tischstaubsauger, Diktiergerät, Nähmaschine, Heimorgel, Fotokopierer im Flur, tragbarer Fernsehapparat, Niedervolt-Nachttischlampe mit Trafo in der Steckdose, Stehlampe mit Trafo im Fuß, Spielcomputer, Plattenspieler, Antennenverstärker, Fernseher auf Bereitschaft, Videorekorder... der Stromzähler im Keller drehte putzmuntere Kreise, obwohl der Hausherr sicher war, keinen einzigen Stromverbraucher eingeschaltet zu haben und keinen einzigen der Energiefresser zu nutzen gedachte, schon gar nicht nachts.

Mein älterer **Fotokopierer** verbrauchte auch dann noch 35 Watt Strom, wenn er ausgeschaltet war. Es ist schon eine skandalöse Nachlässigkeit, dass so was passiert und Kunden hierüber nicht informiert werden. Seitdem ich das weiß (weil ich es gemessen habe), ziehe ich nach Gebrauch den Stecker. Bei einer ganzen Reihe von Geräten hilft nur das **Steckerziehen** oder das nachträgliche Installieren eines **zweipoligen Schalters** an der **richtigen** Stelle, sprich **vor** den Stromfressern, damit endlich biologische, ökologische und ökonomische Ruhe herrscht. Erinnern Sie sich an die zweipolig schaltbare Steckdosenleiste oder den zweipolig schaltenden Schukostecker? An schaltbare Netzkreisläufe im Haus oder innerhalb eines Raumes? An den Funkschalter? Wir haben bei den elektrischen Wechselfeldern ab Seite 56 hierüber gesprochen.

Stündlich gehen allein in dieser Republik **einige Milliarden Watt** völlig ungenutzt den Bach runter, und keiner weiß es (siehe auch auf Seite 183 über "Stromvergeudung"). Darüber sollten selbst die hiervon profitierenden Stromverkäufer nicht glücklich sein. **Stündlich** gibt es **unnötige Feldbelastungen** mit uneinschätzbaren Gesundheitsrisiken, und keiner weiß es. Darüber sollten auch die Pharmaindustrie und die auf Kostensenkung bedachten Krakenversicherungen nicht glücklich sein.

Großflächige Abschirmung schwierig, aber nicht unmöglich

Die magnetischen Wechselfelder durchdringen - wie schon angesprochen - Baustoffe, Wände und Decken, Glas und Beton, Stahl und Blei, **alles** praktisch fast **ungehindert**, auch Menschen. Eine **Abschirmung** gegen solche Felder ist kaum möglich, es sei denn, man umkleidet den Feldverursacher oder den Raum, der feldfrei werden soll, **komplett** mit speziellen **Metall-Legierungen**, z.B. MU-Metall, Trafoblechen oder anderen magnetfeldreduzierenden Spezialfolien. Eines haben all die Materialien gemein: Sie sind im häuslichen Alltag selten einzusetzen. Wie könnte ich den Schlafraum oder die Freileitung komplett in MU-Metall einpacken? Außerdem schirmen sie nicht ganz, nicht hundertprozentig, sondern schwächen nur ab. Sie lenken die Magnetfelder um, was sachverständig-messtechnisches Vorgehen und eine gezielte Überprüfung nach der Abschirmaktion notwendig macht. Und sie sind teuer. Zudem machen sie Nebenwirkungen, weil sie das natürliche Erdmagnetfeld tangieren, reduzieren bzw. verzerren (siehe auch ab Seite 60).

In Wohnung+Gesundheit (Heft 61/1991) habe ich von meiner Abschirmaktion der **Transformatorenstation** eines großen Bürohauses in Braunschweig berichtet. Der gesundheitsbewusste Firmenchef wollte nicht, dass seine achthundert Mitarbeiter beim Betreten und Verlassen des Gebäudes oder in den angrenzenden Aufenthaltsräumen weiter in den Einfluss der magnetischen Wechselfelder des neben dem Personaleingang errichteten Trafohauses geraten. Ich habe anhand von Modellversuchen die Dicke und Menge des notwendigen MU-Metalls bestimmt, eine Spezialfirma hat die drei Traforäume flächendeckend an Wänden, Decken und Fußböden beklebt. Der erfreuliche Effekt: über 90 Prozent

Magnetische Wechselfelder: Abschirmung schwierig 97

Feldreduzierung. Die Gesamtkosten: über 45.000 Euro. Der außergewöhnliche Chef: "Ich tue nur, was erforderlich ist."

Die Feldstärke an **Sicherungskästen** habe ich schon häufiger mit MU-Metall reduziert. Der ganze Kasten wurde mit einer 0,1 bis 0,2 Millimeter dünnen Folie beklebt und in die Wand eingelassen. Erfolg an dieser Stelle: 80 Prozent. Aber Vorsicht: Oft ist es nicht der Kasten allein, der magnetisch feldintensiv ist, sondern die vielen hin- und rückführenden Leitungen. Bei einem **Tiefkühltruhenmotor** kam ich auf knapp 70 Prozent. Hier ist zu beachten, dass kleine Löcher in die Abschirmung gebohrt werden, damit Luft herankommt und der Motor nicht überhitzt.

Ich habe für Multiple-Sklerose-Kranke die **Motoren** der **elektrisch verstellbaren Betten** mit MU-Metall abgeschirmt, um Felder zu reduzieren. MS-Kranke sind ab und zu angewiesen auf die im Originalzustand elektrobiologisch oft riskanten Spezialbetten. Not macht erfinderisch.

Bei kleineren feldstarken Geräten, Netzteilen und Trafos könnte man häufiger an die magnetische Abschirmung denken. Beispiel **Leuchtstoffröhre**: Nach Umkleidung der feldstarken **Drosseln** oder **elektronischen Vorschaltgeräte** der Röhren mit 0,2 Millimeter dünner MU-Metall-Folie verringerte sich die Feldstärke um mehr als 80 Prozent. Hier sind es nur kleinere Mengen an MU-Metall, und der Preis bleibt erschwinglich. Ein Quadratmeter der abschirmenden Metall-Legierung kostet immerhin ein paar hundert Euro. Trafobleche sind viel preiswerter, dafür in den meisten Fällen nicht ganz so effektiv.

Man könnte die standardmäßig in vielen Lampen und Geräten eingebauten Drosseln, Vorschaltgeräte, Netzteile und Transformatoren auch **ausbauen** und, sofern technisch möglich und zulässig, weiter vom Gerät und vom Körper **entfernt installieren**. So habe ich es mit dem feldintensiven Kleintrafo meines Tiptel-Anrufbeantworters gemacht. Der beherrschte nämlich zuvor via Magnetfeld meinen ganzen Schreibtisch, viel mehr als andere Geräte einschließlich PC-Bildschirm, Fax, Drucker und Telefonanlage. Er wurde ausgebaut und verbannt, nun strahlt er extern drei Meter weiter in der Zimmerecke auf dem Fußboden.

Zu magnetischen Abschirmungen sollte wegen der Nebenwirkung des gestörten Erdmagnetfeldes immer ausreichender **Körperabstand** eingehalten werden. Wie weit, das muss die Überprüfung vor Ort ergeben. Meist reichen einige Zentimeter bis zu einem Meter.

Großflächige magnetische Abschirmungen ganzer Räume haben wir für sensible technische Bereiche wie Labore schon mehrmals begleitet und überwacht, sie sind im Wohnalltag jedoch kaum durchführ- und bezahlbar. Bei kleineren Geräten können sie, gezielt eingesetzt, sinnvoll sein. Meist hilft jedoch nur das **Ausschalten** oder **Entfernen** der Feldverursacher bzw. das **Abstandhalten** nach Anweisung Ihres Baubiologen.

Der Ausweg

Zivilisation und Fortschritt machen es möglich: Magnetische Wechselfelder sind unsere ständigen Wegbegleiter. Auf Schritt und Tritt begegnen wir ihnen. Kaum eine Minute, kaum ein Raum, kaum ein Quadratmeter ohne diesen Elektrosmog. Zu Hause, in der Küche, im Bad, im Wohnzimmer, im Kinderzimmer, vor dem Fernseher, in der Hobbywerkstatt... überall. Am Arbeitsplatz, an Computern, Büromaschinen, Werkbänken, Registrierkassen, Fließbändern, Rolltreppen, Maschinen... überall. Beim Einkaufen unter dem flimmernden Himmel von Leuchtstoffröhren und LEDs, an ellenlangen Fleischtheken und Kühltruhen, unter Klimaanlagen... überall. Beim Bummel durch die City vorbei an Trafohäusern, über in Boden, Bürgersteig und Straße spinnennetzartig verlegten Kabeln und Versorgungen, unter Hochspannungs- und Freileitungen, in Bus und Bahn... überall. Magnetischer Elektrosmog lässt sich aus unserem zivilisierten Alltag nicht mehr wegdenken.

Und nachts? Was tagsüber unvermeidbar sein mag und schließlich auch Funktion, Nutzen wie Freude beschert, ist nachts verzichtbar. Nachts sind Körper und Seele empfindlich. Nachts ist die Zeit der Regeneration. Nachts halten wir uns lange und regelmäßig in völlig unnötigen Feldern auf. Krankheit ist oft die Folge von ununterbrochenem Dauerstress. Nachts brauchen wir nicht einmal Strom, zumindest nicht in unmittelbarer Körpernähe. Der ständige, unnatürliche elektromagnetische Daueransturm auf Körper und Seele muss dringend unterbrochen werden. Nachts soll verarbeitet, repariert, entspannt, erholt, verdaut werden. Es müssen neue Kräfte geschöpft werden.

Nur wenn es keinerlei Unterbrechung der Reizüberflutung gibt, wird gesundheitlicher Schaden wahrscheinlich. Nur wenn der Körper jahrelang nonstop belastet wird, muss mit Krankheit gerechnet werden. Keiner wird nach zehn Stückchen Zucker Diabetiker, keiner bekommt nach zehn Zigaretten Lungenkrebs, keiner nach einer Woche Hektik einen Herzinfarkt. Die Menge macht's. Die Dauer macht's. Die individuelle Empfindlichkeit des Menschen macht's. Nur das über alle Maßen strapazierte Immunsystem verliert die Fähigkeit zur Gegenregulation. Nur der schon latent Kranke wird noch kränker. Der unbewusste, ununterbrochene und widernatürliche Dauerstress über zu lange Zeit ist die hauptsächliche Gefahr, besonders, wenn er zudem noch in einer Phase unseres Lebens einwirkt, in der Körper und Seele überhaupt nicht mit Stress rechnen und wehrlos sind: im Schlaf.

Der sinnvolle und machbare Ausweg ist ein ungestörter Schlafplatz. Was sollen die ganzen ungenutzten Feldverursacher am Bett, wenn ich schlafen will? Was soll der Stress ohne Sinn und Nutzen? Verändern wir nicht gleich die ganze Welt. Verändern wir zuerst das, was besonders effektiv ist und in unserer eigenen Verantwortung liegt. Hier ist es wichtig. Hier ist es möglich. Umwelt fängt zu Hause an.

Grenzenlose Grenzwerte

In Wissenschaft und Baubiologie wird bei magnetischen Wechselfeldern die Maßeinheit für die **magnetische Flussdichte** angegeben. Die Bezeichnung ist **Tesla** (T) bzw. der milliardste Teil: **Nanotesla** (nT).

Sie wissen, es gibt in Deutschland seit Januar 1997 die **Elektrosmogverordnung** für ortsfeste Anlagen mit **rechtlich verbindlichen Grenzwerten**, die Mensch und Umwelt vor Elektrosmog schützen will. Das tut sie aber nicht. Der Vorläufer waren die Empfehlungen der DIN/VDE 0848. Verordnung und Empfehlung basieren, wie schon bei den elektrischen Feldern besprochen (ab Seite 25), auf der unhaltbaren theoretischen Annahme, dass der **einzige** biologische Effekt die Bildung von **akuten Reizströmen im Körper** als Folge der einwirkenden Felder ist.

Der Grenzwert für magnetische 50-Hertz-Felder ist nach Elektrosmogverordnung auf **100.000 Nanotesla** (nT) festgesetzt. Die WHO und die Strahlenschutzkommissionen wollen ebenso 100.000 nT. Umweltminister Altmaier diskutiert aktuell leider nicht über eine Absenkung, sondern über die Beibehaltung des Grenzwertes, obwohl der viel zu hoch, längst veraltet und aus Gesundheitsschutzsicht nicht mehr haltbar ist

Empfindliche Technologien werden von offizieller Seite konsequenter geschützt: Die **DIN/VDE-Norm 0107** lässt in medizinischen Diagnoseräumen (z.B. bei EEG-Aufzeichnungen) maximal **200 Nanotesla** zu.

Schwedische Wissenschaftler, Berufsgenossenschaften, Gewerkschaften, Hersteller und die Regierung erarbeiteten den schon erwähnten **TCO**-Richtwert (ab Seite 28) für die magnetischen Wechselfelder an Computermonitoren: **200 Nanotesla** dürfen im Frequenzbereich von **5 bis 2000 Hertz** in 30 cm Entfernung vom Bildschirm nicht überschritten werden. Im höheren Spektrum von **2 bis 400 Kilohertz** sind es nur noch **25 nT**. Die gesamte Computerwelt akzeptiert diese Richtwerte.

Welch ein gewaltiger Rutsch von **100.000 Nanotesla** der Verordnung nach **200 nT** der TCO. Noch einmal die Frage: Wer wird hier von den bundesdeutschen Behörden geschützt, der Mensch oder die Stromwirtschaft? Die Stromwirtschaft. Die ist mit 80 Prozent in der grenzwertbestimmenden Elektrotechnischen Kommission vertreten.

Interessant ist, dass man diese deutschen Grenzwerte an öffentlichen Elektrizitätseinrichtungen nahezu **nirgendwo** findet, nicht neben Umspannanlagen und E-Werken, nicht in der Bundes- und U-Bahn, nicht einmal, wenn man sich an Trafohäuser lehnt oder unter den größten Hochspannungsleitungen spazieren geht. Aber ganz nah am netzbetriebenen Rasierapparat, am Elektrobohrer, an Motoren von Schreibmaschinen, Fönen und Staubsaugern, in Kontakt zum Radiowecker und Niedervolttrafo, mit dem Bauch nahe der Nähmaschine, auf der Magnetfeldtherapiedecke von der letzten Kaffeefahrt..., da ist er dann, dieser 100.000-Nanotesla-Grenzwert der Elektrosmogverordnung, nur hier taugt er dummerweise nicht, weil er lediglich für ortsfeste öffentliche Anlagen gilt. Kein Wunder, dass die von Industrie, Politik und unsinnigen Grenzwerten unabhängigen Baubiologen so viel zu tun haben...

Übrigens: Der Grenzwert bezieht sich auf den alltagsüblichen Netzstrom mit der Frequenz von 50 Hertz. Da der **Bahnstrom** nur ein Drittel der Frequenz aufweist, nämlich 16,7 Hz, darf der Grenzwert dreifach höher sein: **300.000 Nanotesla**. Sie müssen viel üben, bis Sie so kariert denken können wie verordnungstreue Politiker und Wissenschaftler... Viel mehr hierzu im Kapitel "Wissenschaft - wirklich?" ab Seite 648.

Grenzwerte-Vergleich für magnetische Wechselfelder 50 Hz

26. BImSchV (Elektrosmogverordnung)		100.000 nT
DIN/VDE 0107 für medizinische Räume (EEG/EKG)		200/400 nT
Computernorm TCO (30 cm Bildschirm-Abstand)	5-2000 Hz 2-400 kHz	200 nT 25 nT
Verordnung Schweiz für Räume mit empfindlicher Nutzung, in denen sich Menschen längere Zeit aufhalten		1000 nT
WHO-Einstufung: "Mögliches Krebsrisiko für Menschen"		300-400 nT
Größte Studie der US-Umweltbehörde EPA Empfehlung kritischer Wissenschaftler weltweit		200 nT 100 nT
Kalifornische Empfehlung für Neubaugebiete an Hochspannungsleitungen	San Diego Costa Mesa	200 nT 400 nT
Schwedische Empfehlung für Kindergärten und Schulen an Hochspannungsleitungen		200 nT (oder 80 m Abstand)
Resolution Bürgerforum Elektrosmog	Wachbereiche Schlafbereiche	100 nT 20 nT
Bundesverband Elektrosmog	tagsüber nachts	100 nT 20 nT
Katalyse-Institut, Köln	tagsüber nachts	100 nT 20 nT
BUND	Ruhebereiche	10 nT
Baubiologische Richtwerte für Schlafplätze	unauffällig schwach stark extrem	< 20 nT 20-100 nT 100-500 nT > 500 nT

Die **Elektrosmogverordnung** (26. BImSchV) hat die Empfehlungen der nationalen und internationalen Strahlenschutzkommissionen (ICNIRP, IRPA) und der Weltgesundheitsorganisation (WHO) übernommen.

Die **WHO** heißt den Grenzwert von 100.000 Nanotesla zwar gut, hat ihn sogar mitentwickelt, mahnt aber im Juni 2001 nach Auswertung von internationalen Studien durch Wissenschaftler des Krebsforschungsinstitutes IARC und mit speziellem Blick auf das Kinderleukämierisiko, dass Magnetfelder in der Größenordnung von **300 bis 400 nT** als "**möglicherweise krebserregend für den Menschen**" gelten (siehe ab Seite 126). Dennoch - trotz Krebsrisiko - bleibt der Grenzwert, soll aktuell sogar noch angehoben werden. Verstehe das, wer will, ich nicht.

Der **BUND** will für Ruhezonen, wie bei den elektrischen Feldern: "Die Grenzwerte der 26. BImSchV für magnetische Felder müssen um den Faktor 10.000 gesenkt werden". Der BUND bestätigt auch hier mit seinem Anspruch die zuvor veröffentlichten baubiologischen Richtwerte.

Bestehen Sie bei auch den magnetischen Wechselfeldern - wie bereits bei den elektrischen - darauf, dass an Arbeitsplätzen nach **TCO-Norm** und in Schlafbereichen nach **baubiologischen Richtlinien** recherchiert und bewertet wird. Nur so lassen sich Risiken gering halten.

Magnetischer Durchschnitt

Die Hamburger Behörde für Gesundheit, Arbeit und Soziales fordert seit 1988 in ihrer "Abstandsregelung für Neubauten": "Wohngebäude und Kindergärten sollten so weit von elektromagnetischen Feldverursachern entfernt sein, dass die **durchschnittlichen Feldstärken** städtischer Wohngebiete nicht überschritten werden." Die Behörde machte keine Angaben, was "durchschnittliche Feldstärken in Wohngebieten" sind. Auch aus anderen Städten oder Ländern in Europa oder Übersee waren uns bisher keine diesbezüglichen Veröffentlichungen bekannt.

Also machten wir uns 1993 an die Arbeit. Immerhin hatten wir von der Baubiologie Maes einige tausend baubiologische Untersuchungen hinter uns, die meisten in städtischen Wohngebieten. Wäre doch gelacht, wenn wir den Hamburgern nicht sagen könnten, was Durchschnitt ist im Land. Wir können's: **20 bis 50 Nanotesla**. In dem Bereich liegt nach unserer Erfahrung das Mittel der Strombelastung in Wohngebieten. Obwohl eine Zusammenarbeit mit der Gesundheitsbehörde nicht geplant war und wir allein und ehrenamtlich recherchierten, ist nun klar, dass die Hamburger auf Einhaltung von **50 nT** bei Neubauten drängen. 1999 werteten wir erneut unsere Daten aus, diesmal **Langzeitmessungen** an Schlafplätzen über 24 Stunden bis zu einer Woche, Tag und Nacht, Netz- wie Bahnstrom. Das Mittel war ähnlich wie zuvor: **20 bis 45 nT**, in innerstädtischen Häusern häufiger auch mal höher und in ländlichen manchmal noch niedriger, tagsüber oft ausgeprägter als nachts.

Im Laufe der folgenden Jahre bestätigten sich unsere Werte, mit Stadt-Land- und Tag-Nacht-Schwankungen, bis heute. Das bezogen auf Umgebungseinflüsse wie Frei- und Erdleitungen, Trafos und Bahn, auch Nachbarn, nicht auf selbst verursachte Felder von hauseigenen Geräten. Um die 10 % aller Werte lagen unter 10 nT, etwa 5 % über 500 nT.

Im August 1994 untersuchte ein Forscherteam unter der Leitung von Dr. Luciano E. Zaffanella 414 Privathäuser in den USA auf magnetische Wechselfelder. Die bundesweite Studie nennt den Mittelwert der untersuchten Häuser: **35 nT**. In 20 Häusern lagen über 450 nT vor. In den meisten dieser Häuser war die Ursache in den nahen Hochspannungsleitungen, Erdversorgungsleitungen und Fehlströmen auf sanitären Installationen zu finden. In vier Räumen gab es über 600 nT.

1996 veröffentlichte das Schweizer Umweltbundesamt: In städtischen Wohnungen gibt es im Schnitt **20 bis 40 nT**, 5 % lagen über 650 nT.

Die Ingenieure des Ecolog-Institutes in Hannover unter der Leitung von Dr. H.-Peter Neitzke haben dann Messungen durchgeführt und auch festgestellt, dass der zivilisatorische Hintergrund in **Großstädten** bei **50 bis 60 nT** und in **ländlichen** Gegenden bei **20 bis 30 nT** liegt.

Von Mai 1996 bis Juni 1997 recherchierte das Bundesamt für Strahlenschutz. Es versorgte über 2000 Personen in Bayern mit 24-Stunden-Dosimetern, die wie ein Langzeit-EKG am Körper getragen werden, um ein Magnetfeldprofil über eine Tages- und Nachtschicht, zu Hause und am Arbeitsplatz zu erhalten. In deren Broschüre "Magnetfelder im Alltag - wie hoch sind sie wirklich?" geben die Strahlenschützer die Ergebnisse an: Die Hintergrundexposition lag im Schnitt bei **50 nT**.

Im Juni 2000 die gemeinsame Studie der Universitäten Braunschweig und Mainz: In 1800 Kinderzimmern führten die Experten 24-Stunden-Aufzeichnungen der Magnetfelder von Netz- und Bahnstrom durch. Der Mittelwert: nachts **35 nT**, tagsüber **44 nT**. Hauptursachen: Hoch- und Niederspannungsleitungen, Bahn, Erdkabel, Elektroinstallationen und Geräte im Haus. In 76,6 % aller Fälle lagen die Messwerte unter 50 nT.

Elektrosensibilität

Elektrosensible werden belächelt. Klar, nicht jeder, der sich dafür hält, ist es auch. Klar auch, dass viele Elektrosensible gar nicht wissen, dass sie's sind. Ich möchte nicht wissen, wie viele Elektrosensible jahrelanges Leid ertragen, sich selbst, Ärzte und Krankenkassen strapazieren und nie an diesen Aspekt der Elektrosensibilität denken. Dafür werden sie voreilig und grundlos von Mitmenschen und Medizinern als Spinner abgetan, zu Unrecht in die Ecke der psychosomatisch Kranken gedrängt und erfolglos mit Beruhigungsmitteln versorgt. Derweil nimmt die Zahl der Elektrosensiblen von Jahr zu Jahr rasant zu.

Magnetische Wechselfelder: Elektrosensibilität

Die WHO bezieht Ende 2005 Stellung: "Wissenschaftlich lassen sich die berichteten Symptome **nicht** mit elektromagnetischen Feldern in Verbindung bringen." Aber die mannigfaltigen "unspezifischen Beschwerden" seien nun mal da und müssten beachtet und behandelt werden... Bei diesen Beschwerden geht es um Kopfschmerz, Druck im Kopf, Unruhe, Schwindel, Nervosität, Angst, Schlaflosigkeit, Kreislaufprobleme, Herzrhythmusstörung, Hautjucken und -kribbeln, Ohrgeräusche, Nervenreizung und viele andere, eben "unspezifische" Symptome.

Es liegen wissenschaftliche Untersuchungen vor, z.B. 1991 am Environmental Health Center in Dallas/Texas, die nachgewiesen haben, dass es Elektrosensible gibt. Menschen reagierten auf **alltagstypische** Felder. 100 Personen, die sich für empfindsam hielten, wurden im Blindversuch geprüft und Magnetfeldern sowie Nullfeldern in zufälliger Reihenfolge ausgesetzt. Dabei wurden ihre Symptome registriert und medizinische Messungen durchgeführt: Körpertemperatur und -feuchte, Puls, Blutdruck, Atemfrequenz, EKG, Pupillenreaktion. Von den Testpersonen reagierten **50 Prozent** bereits beim **ersten Versuch** auf das Magnetfeld. Sie zeigten neurologische Wirkungen wie Zittern, Schwindel, Benommenheit. Hinzu kamen Herzjagen, Atemnot, Muskelschmerzen und -krämpfe, Übelkeit und allergische Erscheinungen. 25 Prozent reagierten beim zweiten Versuch. 25 Prozent zeigten kaum reproduzierbare Reaktionen und könnten dem Placeboeffekt zugeordnet werden.

Untersuchungen in Deutschland verliefen nicht derart erfolgreich. So untersuchte der Berliner Diplom-Physiker Olaf Plotzke mehrere Menschen in einem Versuchsraum, in dem magnetische Wechselfelder ohne Wissen der Probanden eingeschaltet werden konnten. Dabei ging es um **50-Hertz-Felder** mit Flussdichten bis zu **2000 nT**. Der Test dauerte maximal 30 Minuten. In den ersten zehn Minuten gab es kein Feld, in den letzten zehn Minuten dafür andauernd. Dazwischen wurde minütlich ein- und ausgeschaltet. Die Testpersonen versicherten, elektrosensibel zu sein. Sie berichteten bereits beim Start des Versuches (also ganz ohne Feldbelastung) von Erscheinungen wie schwerer Kopf oder Spannung im Gesicht, schmerzende Füße oder verstopfte Nase. Andere Symptome kamen und gingen ohne erkennbaren Zusammenhang mit der Feldbelastung (siehe mein Bericht über "Versuche zur Objektivierung der Elektrosensibilität" in Wohnung+Gesundheit, Heft 72/1994).

Die TH Zürich veröffentlicht 2002 erste Ergebnisse ihrer Experimente mit 63 Freiwilligen, davon bezeichneten sich 49 als elektrosensibel, 14 nicht. **Sieben der Versuchspersonen erreichten ein aus wissenschaftlicher Sicht signifikantes Resultat**, waren sensibel für den Elektrosmog der Versuchsanordnung (elektrisch 100 V/m, magnetisch 6000 nT).

Im September 2003 ist es Prof. Dr. Norbert Leitgeb von der Uni Graz. 708 Erwachsene wurden mit 50-Hz-Feldern konfrontiert, und es gab "Menschen, die eine signifikant **erhöhte Elektrosensibilität** besitzen."

Ich kenne acht **weitere Studienergebnisse** aus Deutschland, Schweden und den USA aus den Jahren 2002 bis 2012. Oft gelingt ein Nachweis der Elektrosensibilität deutlich, manchmal kaum, manchmal gar nicht. In den meisten Fällen zeigten sich **Frauen sensibler** als Männer. Es wurden häufiger auffällige Wechselwirkungen mit Amalgamfüllungen beobachtet. Alle Autoren sind sich einig: Elektrosensible haben ernste medizinische Probleme und brauchen umfassende Hilfe.

In **Schweden** wird Elektrosensibilität als **Behinderung** anerkannt. 2009 fordert das **Europarlament** all seine Mitgliedsstaaten auf, dem Beispiel Schwedens zu folgen. 2009 unterschreibt der Gouverneur von **Florida** eine Proklamation: "Elektrosensibilität ist eine schmerzhafte chronische Krankheit mit Reaktionen auf elektromagnetische Strahlung, für die es keine direkte Behandlung gibt." Es folgen Proklamationen in den **USA** und **Kanada**. 2011 fordert der **Europarat**, den Elektrosensiblen besondere Aufmerksamkeit zu widmen. Das **Bundesministerium für Gesundheit** bezeichnet 2000 die "Elektrosensibilität" erstmals als Krankheit. Das **Frankfurter Oberlandesgericht** spricht 1994 von "Elektrosensibilisierung". Schon 1984 erwähnt das Rheinisch-Westfälische Elektrizitätswerk **RWE** die "Elektroallergie". Über **fünf Prozent** der Deutschen gelten als elektrosensibel, die Dunkelziffer dürfte deutlich höher liegen.

Nach meiner Beobachtung aus dem baubiologischen Kundenalltag passiert es auffällig häufig, dass eine **Vorgeschichte** im Spiel ist, die den Weg zur Elektrosensibilität freimacht. Meist sind es **Quecksilber**- oder andere **Schwermetalle** durch z.B. Zahnfüllungen, besonders auch nach deren unsachgemäßer und zu schneller Entfernung. Manchmal **Gifte**, die lange und intensiv auf die Betroffenen eingewirkt haben, speziell in **Holzschutzmittel**-belasteten Häusern. Manchmal **Schimmelpilze** als Folge von Feuchteproblemen. Ganz schlimm: eine Mixtur aus allem.

Besonders aufmerksam werde ich, wenn mir Elektrosensible von **chronischen Infektionen** berichten oder ich sie auffordere, nach solchen zu fahnden und sie dann mal wieder - wie so verdächtig oft - fündig werden. In 80 Prozent unserer bisherigen Fälle bestand dieser Zusammenhang. Hierzu gehören hartnäckige bakterielle Infektionen durch z.B. Borrelien, Chlamydien, Yersinien, Rickettsien..., auch virale (EBV, HPV, CMV...) oder parasitäre sowie Pilzinfekte (ab Seite 557). Es scheint hier eine unheilige Allianz zu bestehen, und man weiß wieder nicht, wer zuerst da war, Henne oder Ei, wer hier wen unterstützt, was Ursache ist und was Auslöser, wer das immunologisch überstrapazierte Fass zum Überlaufen bringt. Ich halte es für wichtig, all diese Aspekte konsequent anzugehen und ebenso konsequent zu sanieren, um eine Elektrosensibilität - und nicht nur die - in den Griff zu bekommen.

Ich befürchte, dass solche über längere Zeit bestehenden Infekte auch Mitverursacher für **MCS** (Multiple Chemikalien Sensibilität), **CFS** (Chronisches Müdigkeits-Syndrom) und andere Erkrankungen sind.

Magnetische Wechselfelder: Fallbeispiele 'Zahnarztpraxis' und 'Projektor'   105

Prof. Dr. Jiri Silny von der TH Aachen, Mitglied der Strahlenschutzkommission, kann es sich Ende 1999 mal wieder nicht verkneifen: "Vieles deutet darauf hin, dass die Patienten zwar Beschwerden haben, deren Korrelation zu Feldern jedoch häufig nach der **Lektüre von entsprechenden Presseberichten** assoziiert wird." Im Sommer 2002 fand sein Kollege Prof. Dr. Eduard David von der Uni Witten-Herdecke bei Versuchen zwar eine "signifikant erhöhte Trefferquote nach Einschalten des Feldes" bei den Elektrosensiblen, hielt das aber für den **"Ausdruck einer Erwartungshaltung"**. Wissenschaft made in Germany. Die Industrie zahlt und ist zufrieden. Die Politik lehnt sich entspannt zurück.

Mehr zu den Themen Elektrosensibilität und Wissenschaft in dem Kapitel "Funksensibel" auf den Seiten 369 bis 375 und ab Seite 648.

Fallbeispiele

Welchen Stellenwert alltagsübliche magnetische Wechselfelder haben, wie lohnend Sanierungen sein können und was betroffene Menschen berichten, das sollen einige meiner Fallbeispiele demonstrieren.

Die verhexte Zahnarztpraxis

Ich kenne eine **Zahnarztpraxis** in **Düsseldorf**, in der zwei der sechs Behandlungsräume verhext zu sein schienen. Drei Helferinnen wurde es hier übel, andere bekamen Kopfschmerzen. Eine Mitarbeiterin kollabierte und weigerte sich, die Räume nochmals zu betreten. Der Chef spürte kaum was, aber er war experimentierfreudig und wünschte die baubiologische Untersuchung. Nur in diesen beiden Räumen waren die Magnetfelder der Leuchtstoffröhren, abgehängt von der Decke und zu nah am Kopf des Personals, mit extremen **12.000 Nanotesla** fünfzigfach höher als die in den anderen Behandlungsräumen. Die Drosseln der Beleuchtungskörper wurden gegen feldärmere elektronische Vorschaltgeräte ausgetauscht. Sie wurden mit MU-Metall umklebt, somit magnetisch abgeschirmt. Zusätzlich erdete man die Lampengehäuse, um die elektrische Feldeliminierung zu erzielen. Der Abstand zur Leuchte wurde um 50 Zentimeter vergrößert. Die hohen Werte waren nach der Umrüstung der Beleuchtungskörper weg und mit ihnen, der Chef war begeistert, die Beschwerden der Mitarbeiterinnen. In den beiden "verhexten" Räumen wurde ab sofort wieder gearbeitet, ohne Probleme.

Kopfschmerzen am Diaprojektor

Bildhauer Wolfgang Kuhn aus **Neuss** bat um die Hausuntersuchung, weil er vor Kopfschmerzen nicht ein noch aus wusste. Seine Schmerzen traten nur tagsüber auf. Während der Arbeit fiel er häufiger aus. Im Notfall halfen nur starke Zäpfchen und Tabletten. Der Künstler befürchtete einen Hirntumor. Der Schlafplatz und das Haus zeigten sich in gutem baubiologischen Gleichgewicht. Hier war nichts zu holen. Im

Büro aber war direkt am Arbeitsplatz ein ungewöhnlich starkes magnetisches Wechselfeld mit **3000 Nanotesla** auffällig. Direkt neben dem Kopf stand ein Diaprojektor, den der Bildhauer täglich einige Stunden bediente, um den Kunden seine zahlreichen Arbeiten zu präsentieren. Allein der Hinweis, den Abstand vom Kopf zum Projektor von wenigen Zentimetern auf einen Meter zu vergrößern und die Fernbedienung zu nutzen, brachte den ersehnten Erfolg. Der Messwert lag jetzt unter 100 nT. Es sind nie mehr Kopfschmerzen aufgetreten. Der Mann war geheilt. Die Angst vor dem Hirntumor entpuppte sich als böser Traum.

Ein modernes Bürohaus

Ein **Werk** in der Nähe von Aachen zog in einen **Neubau** nach Velbert. Im ersten Jahr nach dem Umzug gab es aus dem Verwaltungstrakt Klagen über Verspannung, Kopfschmerz, Übelkeit, Atemreiz, Schwindel. Es gab mehr Krankmeldungen als je zuvor. Die Messungen: starke elektrische und magnetische Felder überall, an den Leuchtstoffröhren, Niedervoltlampen, Rechenmaschinen, Computern, Datensichtgeräten, Kopierern, Druckern... All das gab es im ehemaligen Büro-Altbau nicht. Hier brachten einfache, geerdete Glühlampen Licht ins Dunkel; es fehlte die Klimaanlage, weil das Klima noch in Ordnung war; man saß zwischen Holzregalen an Holzschreibtischen, Linoleum unter den Füßen, den Holzstuhl unterm Hinterteil, die Blümchentapete an den Wänden.

Anders im Neubau: Kunststoffschreibtische und -mobiliar, Stahlrohrstühle und Synthetikteppiche auf Schritt und Tritt, dampfdichte Vinylschaumtapeten an den Wänden. Die (ungeerdeten) elektrischen Geräte auf den Tischen, der (ungeerdete) Kabelsalat in den Kabelschächten und die (ungeerdeten) Büromaschinen setzten die Tische derart unter Spannung, dass der Mensch bei Berührung zwischen **10 und 40 Volt** Spannung aufbaute. An allen Arbeitsplätzen gab es zudem **400 bis 2500 Nanotesla** magnetischer Flussdichte. Was brauchen wir da noch Hochspannungsleitungen? Dazu kamen knisternd elektrostatisch geladene Teppiche, die den Mitarbeitern zentimeterlange Funken und schmerzhafte elektrische Schläge entlockten, das Klima nebst Luftionen gründlich zerstörten und die Büroluft mit Schadstoffen verpesteten.

Jeder einzelne Schreibtisch wurde von der Stahlrohrkonstruktion zum Heizkörper hin geerdet, die Büromaschinen ebenfalls, der Kabelsalat in den Tischen mit leitfähigen Folien abgeschirmt. Die Teppiche wurden teilweise entfernt, teilweise mit Naturmaterialien überdeckt, die dauerbrennenden Leuchtstoffröhren nur noch angemacht, wenn man sie wirklich brauchte. Und das war fast nie, weil der Raum riesige Fensterfronten hatte und bei Dunkelheit meist Feierabend war. Auch die Kopierer waren ab sofort keine Dauerbrenner mehr und wurden nur bei Bedarf eingeschaltet. Die außerordentlich feldstarken älteren Computerbildschirme tauschte man endlich gegen neue TCO-Monitore aus. Fensterlüften ging mehr und mehr in Konkurrenz mit der Klimaanlage.

Bürogeräte rüstete man mit zweipoligen Schaltern nach, welche die vielen unnötig strahlenden Kleintrafos bei Nichtbedarf komplett außer Gefecht setzten. Der Körperabstand zu auffälligen Büromaschinen wurde vergrößert, einige Niedervolt-Schreibtischlampen und Sparleuchten durch 230-Volt-Glühlampen ersetzt, andere geerdet. Die gesundheitlichen Verbesserungen verblüfften die Firmenleitung: Die Klagen gingen unerwartet schnell zurück. Nach zwei Jahren die Rückmeldung der Personalabteilung: Die Zahl der Krankmeldungen sank um 40 Prozent.

Schlechtes Sehen durch eine Leuchtstoffröhre

Da war der **junge Mann** aus **Trier**, der tagsüber ständig über Sehstörungen klagte und plötzlich wieder scharf sehen konnte, nachdem die Leuchtstoffröhren-Gelenklampe von seinem Schreibtisch verschwand. Sie machte - 20 Zentimeter vom Kopf entfernt - **2000 Nanotesla** nebst 200 Volt pro Meter Zugabe. Dazu das schlechte Licht und die nervende Flimmerfrequenz. Die Billigröhre verschwand im Sondermüll. Der junge Mann konsultierte sechs Jahre lang über zehn Fachärzte.

Die verspannte Masseurin

Im ostfriesischen **Leer** klagte eine 28-jährige **Physiotherapeutin** über schmerzhafte Verspannungen mit heftigen Kopfschmerzen. Das immer nur nachts. Morgens war sie stets unausgeschlafen, verkatert, krank. Tagsüber ging es dann besser. Massagen, Gymnastik, Fango, Elektrotherapie, Bäder, Wärme, Kälte, Akupressur..., nichts half auf Dauer.

Bei den Messungen am Nachmittag fand ich nichts Auffälliges. Aber bei einer Kontrolle am dunklen Abend heulte das Messgerät los: Der obere Teil des Bettes zeigte im Schnitt **1000 Nanotesla**. In Kopfhöhe waren es über **2000**, einen Meter weiter in Hüfthöhe "nur" noch **250**. Irgendwas spielte sich hinter dem Kopf ab. Das Bett stand an einer Außenwand. Das Feld kam von draußen. Der Blick vom Bürgersteig auf das Haus löste das Rätsel: An der Fassade, genau in Betthöhe, leuchtete Neonlicht, ein großer bunter Werbeschriftzug eines Fachgeschäftes darunter. Das Bett wurde zwei Meter von der Außenwand entfernt. Die Verspannungen und Kopfschmerzen lösten sich innerhalb weniger Wochen auf. Sie können sich vorstellen, was die genesene Masseurin ab sofort ihren zahlreichen verspannten Schmerzpatienten erzählt.

Radiowecker und Migräne

In Wohnung+Gesundheit (Heft 54/1990) berichtete ich von einer **Kölner Heilpraktikerin**, welche Migränepatientinnen "heilte" nur durch die Aufforderung, Elektrowecker vom kopfnahen Nachttisch zu entfernen. Ich habe inzwischen 35 Migränekranke kennen gelernt, die nach der Beseitigung dieser feldintensiven Nervensägen einen klareren Kopf und, wenn überhaupt noch, viel seltener Migräneanfälle bekommen.

Babyphon bringt Baby zum Brüllen

Da war das süße **Baby** in **Koblenz**, welches den ganzen Tag lang nur Lächeln verschenkte und alle Erwachsenen verzauberte. Nur wenn es ins Bett ging, war der Zauber vorbei, und das zarte Menschenkind wurde zum phonstarken Brüllbär. Jede Nacht das gleiche nervzehrende Spiel. Jede Nacht Schreianfälle, bis die Miniportion klatschnass geschwitzt endlich vor Schwäche einnickte. Offenbar ging es hier um einen lärmenden Neuankömmling, der ungern schlief. Weit gefehlt.

Die Messung ergab **800 Nanotesla** im Holzgitterbettchen. In zwanzig Zentimeter Entfernung vom Kinderkörper steckte zwischen den Stäben des Bettes einer jener Kontrollapparate namens Babyphon in der Steckdose. Damit kann man per Übertragung durch das hauseigene Elektronetz Babys Brüller auch drei Räume weiter hören. Das Ding kam weg, sofort schlief die Süße durch, ohne Muckser. Die Eltern auch, die riefen kurz danach an: Klein-Sarah lächelt jetzt auch nachts.

Meditation unmöglich

Die **Yogalehrerin** aus **San Franzisko** wunderte sich, dass in dem einen Raum die Atem- und Meditationsstunden mit ihren Gruppen therapeutisch effektiver und die Entspannung tiefer war als in dem anderen. Sie bat mich um eine Untersuchung. In dem einen Raum gab es keine Felder. In dem anderen **500 Nanotesla** durch Leuchtstofflicht, Zuleitungen der Elektroöfen und stromführende Gasrohre in den Wänden. Nach den Veränderungen bestätigte sie, dass Meditation nun auch im sanierten Raum wieder möglich ist, eine völlig andere Qualität der Entspannung.

Ohnmacht am Staubsauger

Ich habe extrem **elektrosensible Mitmenschen** kennen gelernt. Sie reagieren so heftig auf Elektrosmog, dass ihr Leben in der Zivilisation zur bedauernswerten Qual geworden ist. Sie reagieren schon auf kurze und heftige Feldeinwirkungen, wie sie an Staubsaugern, Küchengeräten, Büromaschinen und Fernsehern oder in der Nähe von Hochspannungsleitungen zu messen sind, mit Übelkeit, Schwindel, Muskel- und Kopfschmerzen und Ohnmacht. Verbindet man ihre Augen und führt sie durch die Stadt, reagieren sie zuverlässig auf den Strom in unmittelbarer Nähe von Trafohäuschen oder über feldstarken Erdleitungen.

In den USA traf ich eine junge Frau, die derart schmerzhafte Muskelkrämpfe im Einfluss solcher Magnetfelder bekam, dass sie sich nicht mehr auf den Beinen halten konnte und zitternd zusammenbrach. Wir verbanden auch ihr die Augen und brachten sie z.B. vor eingeschaltete Fernseher oder in die Nähe von Sicherungskästen, wo es zu spontanen Anfällen kam. Danach brauchte sie Stunden, um sich zu erholen. Die Excrimente wurden, wie andere auch, auf Video aufgezeichnet.

Elektrosmog in den USA

Viele Messungen, die ich in den USA gemacht habe, zeigten noch auffälligere magnetische Wechselfelder in den Wohnhäusern als bei uns, obwohl gerade aus den USA kritische und warnende Elektrosmogstudien kommen. Oft waren die mangelhaft oder gar nicht geerdeten Installationen und das Kreuz und Quer von Freileitungen die Ursache. In den Traumstädten des Westens, wo unter anderem wegen der Erdbebengefahr große Teile der öffentlichen Elektrifizierung überirdisch als Freileitung geführt werden und ganze Straßenzüge spinnennetzartig über und neben den Dächern und Bürgersteigen verkabelt sind, sind auffällige Magnetfelder an der Tagesordnung. Auch Erdversorgungsleitungen zeigen sich feldintensiver als bei uns. Das liegt auch daran, dass in den USA höhere Ströme fließen, weil nämlich die Spannung in den Elektronetzen dort niedriger ist als in Europa. Sie liegt drüben bei nur 110 Volt, bei uns sind es doppelt soviel: 230 Volt.

In **Pacific Grove**, einem hübschen Städtchen südlich von San Franzisko, fand ich **1000 bis 2000 Nanotesla** in einigen Wohnungen und Geschäften noch in zehn Metern Entfernung von den Erdleitungen in den Straßen. In vielen anderen Städten Kaliforniens, Oregons, New Mexikos, Arizonas, Utahs oder Nevadas war es stellenweise vergleichbar. In **Florida** waren es 20 Meter von den allerorten geführten Freileitungen entfernt in den Häusern erstaunliche **500 bis 2500 nT**. Selbst auf den abgelegenen **Hawaii**-Inseln gibt es in den Städten und Wohngebieten diese bedenklichen Größenordnungen nach US-Festland-Manier.

Entspanntes Weinen

Die 28-jährige **Mutter** aus **Prüm** in der Eifel konnte nie richtig schlafen, war verspannt und morgens gerädert, fühlte sich schlecht, klagte über Angst und Schwindel. Die Stunden, wo sie sich beschwerdefrei und glücklich fühlte, war die Urlaubszeit im Zelt. Sie ahnte nicht, warum.

Ihr Bett stand an einer Küchenwand, und durch die Fehlströme auf den sanitären Rohren in dieser nahen Wand kamen im Kopfbereich **1000 Nanotesla** an. Während sie in ihrem Bett lag, gingen der Ehemann, der Elektriker und ich in den Keller und nahmen Korrekturen an der Erdung des Hauses vor, wodurch in der Küche die Ströme und im Schlafraum die Felder verschwanden, was jedoch jetzt noch keiner wissen konnte. Aus dem Keller zurückgekehrt, fanden wir im Bett eine schluchzende Frau, die unter Tränen sagte: "Ich weiß nicht, was ihr im Keller getan habt. Ich weiß nur, dass ich mich jetzt so fühle wie auf dem Campingplatz. Bitte lasst alles so!" Die Kontrollmessung ergab im Schlafraum knappe **10 nT**, ein elektrobiologisches Erholungsklima. In den Jahren danach rief sie ab und zu an und bestätigte, dass die körperlichen und seelischen Beschwerden mit der Beseitigung der magnetischen Felder auf den stromführenden Rohren auf immer verschwunden waren.

Übrigens: Es ist nach meinen Beobachtungen eher selten, dass auf Sanierungen magnetischer Felder so spontan reagiert wird. Meist sind es die elektrischen Felder, die überraschend schnelle Effekte bewirken.

Vorsicht, elektrische Fußbodenheizung

Dennis aus **Venlo** war gerade mal acht Jahre jung, doch sein Immunsystem war schlechter als das eines alten Mannes. Ständig krank, pausenlose Erkältungen, Allergien und juckende Hautausschläge, vereiterte Stirnhöhlen. Die schulischen Leistungen schlecht und schlechter, die Konzentration gleich null, immer nervös, zappelig, überdreht, hyperaktiv. Seine Matratze lag direkt auf dem Fußboden, und der machte über **4000 Nanotesla**. Die elektrische Fußbodenheizung schlug zu. Der Heizungskreislauf des Kinderzimmers wurde am Hauptverteiler vom Netz getrennt. Jetzt kam nur noch ein kleines Restfeld von 50 nT an.

Es dauerte ein paar Wochen, bis Dennis sich erholte. Zwei Jahre später hat der Junge kaum noch Beschwerden. Sein Immunsystem ist stabil. Seltene Erkältungen verschwinden, wie sie gekommen sind. Die Stirnhöhlen sind frei. Er ist ausgeglichener. In der Schule geht es bergauf.

Freileitung verschwand in der Erde

In Wohnung+Gesundheit (Heft 53/1989) habe ich den Briefwechsel des **Büttgener Werbefachmannes** Achim Köster mit dem RWE veröffentlicht. Er spazierte nachts durch seine Räume, anstatt zu schlafen. Der Grund: schwankende **200 bis 500 Nanotesla** durch die Freileitung über dem Dach. Ein wochenlanger Hickhack mit dem Stromversorger nahm seinen Lauf. Zu guter Letzt zeigte sich das RWE kooperativ und verbuddelte die Freileitung in die Erde. Das Resultat: Werte unter 20 nT und ein Hausherr, der nachts endlich wieder durchschläft.

Wohnen im Wohnwagen

Ebenso in Wohnung+Gesundheit (Heft 57/1990 und 76/1995) veröffentlicht, die Geschichte der 42-jährigen **Hausfrau** Gerda Lesemann aus **Rommerskirchen**. Sie und ihr Mann, ein Architekt, lebten auf einem alten Bauerngut. Nach meinem Besuch zogen sie in einen bescheidenen Wohnwagen. Warum? Ihr Wohnhaus war wegen der Freileitung über dem Dach mit **400 bis 1200 Nanotesla** belastet. Es gab zudem elektrische Störungen durch die desolate Uraltelektroinstallation, feldstarke Geräte, den PVC-Boden, die magnetische Federkernmatratze, Radioaktivität in der Baumasse, Radongas und Pilze. Ein kritischer Cocktail.

Das leidgeprägte Ehepaar zog spontan jede Nacht aus ihrem 200-m^2-Haus in einen eigens für diesen Zweck gekauften 10-m^2-Gebrauchtwohnwagen, weg von der magnetisch intensiven Leitung, weg von den Risiken des Hauses. Drei Jahre hausten die beiden unter diesen Primitivbedingungen. Es ging ihnen gesundheitlich gut dabei, deshalb wollte keiner mehr zurück ins kranke Haus. Heute wohnen sie im neugebauten, baubiologisch gesunden und strahlenfreien Eigenheim.

Die Hausfrau schrieb einen Leserbrief an Wohnung+Gesundheit (Heft 59/1991): "Mein Mann und ich planen ein neues Wohnhaus. Da ich eine umweltgeschädigte Frau bin, möchten wir unser neues Heim so gesund wie möglich bauen. Unser jetziges Haus ist stark gestört. Genau vor einem Jahr ging es mir so schlecht, dass ich unseren Hof nicht mehr verlassen konnte. Der Zustand kam über vier Jahre schleichend bis zum totalen Zusammenbruch. Bis dahin musste mich mein Mann von einem Arzt zum anderen fahren. Ich war selber nicht mehr in der Lage, ein Auto zu steuern. Was war letztlich immer die Antwort der überforderten Ärzte? Depressionen! Sobald ich das Haus verließ, ging ich taumelig, ich konnte mich ohne die Stütze meines Mannes keinen Meter mehr auf den Beinen halten. Ich bekam Herzrasen und Angstzustände. Hätte mir mein Mann in dieser schweren Zeit nicht dauernd Mut zugesprochen, ich hätte mir das Leben genommen. Gott sei Dank erfuhren wir über den Naturheilkundearzt Dr. Hermann-Josef Stell aus Meerbusch von der Baubiologie. Herr Maes kam und war von der Idylle unseres Bauernhofes ganz begeistert. Aber unser Wohnhaus war leider rundherum baubiologisch krank. Herr Maes hat dann auf unseren Wunsch hin unser Gelände nach einem geeigneten Platz für einen Wohnwagen untersucht. Am nächsten Tag hat mein Mann einen gebrauchten Wohnwagen gekauft. Wir haben hier ab sofort geschlafen. Danach bin ich ein vollkommen neuer Mensch geworden! Ich kann mich wieder frei bewegen. Angstzustände kenne ich nicht mehr. Das Herzrasen ist vorbei. Mir geht es gut. Und die Bluthochdruckprobleme meines Mannes sind besser geworden. Es dauert noch etwas, bis wir unser neues Haus beziehen können. Darauf freuen wir uns. Der Baubiologie und meinem Arzt verdanke ich, dass ich wieder gesund bin."

Ferienhaus in Holland

Ein **Internist** aus **Neuss** verbrachte mit seiner Familie jeden freien Tag im Ferienhaus auf der niederländischen Halbinsel Walcheren. Hier hatten alle weniger Kopfschmerzen, Kreislauf- und andere Beschwerden als zu Hause. Zurückgeführt wurde das auf das schlechte Klima im industrialisierten Rheinland. Als aber die magnetisch feldintensive Freileitung über dem Haus in die Erde verlegt wurde und so **200 bis 600 Nanotesla** auf 30 bis 40 nT zurückgingen, blieb die Arztfamilie im Laufe der folgenden Monate und Jahre mehr und mehr zu Hause und überlegt sich zurzeit, ob sie das Ferienhaus wieder verkauft.

Alzheimer-Krankheit

Eine 59-jährige **Geschäftsfrau** aus **Münster** bekam wie aus heiterem Himmel erste Symptome der verheerenden Alzheimer-Krankheit. Das

Krankheitsbild verschlechterte sich im Laufe von nur zwei Jahren rapide. In der Kopfwand ihres Schlafraumes liefen Heizungsrohre mit Fehlströmen: **2400 Nanotesla**. In den zwei Jahren nach Eliminierung der Felder sind keine weiteren Verschlechterungen mehr eingetreten.

Multiple Sklerose

Bei elf **MS**-Patienten im Alter von 19 bis 48 Jahren, denen vom Arzt die baubiologische Überprüfung angeraten wurde, habe ich bei ausnahmslos allen extreme magnetische Feldstärken von **1000 Nanotesla** (Geräte) bis über **25.000 nT** (Strom auf sanitären Rohren) gefunden, teilweise in Summation mit anderen Faktoren elektrischer, magnetischer oder toxischer Art. Hier brachten die durchgeführten Sanierungen in vier Fällen Besserung. Einige Ärzte führen die Tatsache, dass bei weiteren vier Patienten keine fortschreitende Verschlechterung des Krankheitsbildes auftrat, auf die Stressreduzierung elektrobiologischer Art zurück.

Tinnitus

Einige Wissenschaftler sehen direkte Zusammenhänge zwischen den magnetischen Wechselfeldern und dem beängstigenden Ohrenpfeifen und -rauschen, dem Tinnitus. Ich konnte nach Sanierung des auffälligen magnetischen Elektrosmogs bisher nur dreimal eine Verbesserung beobachten. Meine ehemaligen Essener Baubiologiekollegen Rosmarie und Dr. Herbert Tobischek berichten von diesem Fall in Bochum:

Eine junge **Anwältin** bemerkte ab 1988 ein penetrantes Pfeifen im linken Ohr, was nicht wieder wegging. Ein Jahr später fing es auch im rechten Ohr an. Ärzte wurden aufgesucht, Therapien probiert. Nichts wirkte, im Gegenteil, es wurde schlimmer. Die Anwältin konnte kaum noch schlafen. Um das Bett herum verliefen die Zuleitungskabel eines Nachtstromspeicherofens, und am Kopfende stand der Fernseher auf Bereitschaft. Nach Beseitigung der Störenfriede wurden die Ohrgeräusche sofort besser, nach vier Monaten waren sie ganz weg.

Allergien

Mir fällt von Jahr zu Jahr zunehmend auf, dass auf unerwartete und seltsame Weise eine ganze Reihe von Allergien mit der Beseitigung von elektrischen und magnetischen Feldern verschwinden. Allergien, die offenbar nicht direkt hiermit in Zusammenhang zu bringen sind. Allergien auf Lebensmittel, Schimmel, chemische Substanzen von Farben und Klebern, natürliche Reize von Blütenpollen und Hausstaubmilben. Mal wieder habe ich keine Antwort, nur Fragen. Wie kommt es, dass mit weniger Elektrosmog Hausstauballergien verschwinden? Was haben Katzenhaare mit Radioweckern zu tun? Was Bahnstrom mit Pickeln und unreiner Haut? Was Laktose mit Hochspannungsleitungen? Ich weiß aus Erfahrung, dass es solche Menschen gibt, die nach elektrobiologischen Sanierungen plötzlich nicht mehr auf altbekannte Allergene reagierten oder das zum Wahnsinn treibende Hautjucken aufhörte. Ich habe beobachtet, dass mit der Entfernung von auffälligen Elektrogeräten aus Bettbereichen Lebensmittel-, Pilz- und andere Allergien den Rückzug antraten, die geschundene Magenschleimhaut sich stabilisierte, der Darm florierte und Stoffwechselstörungen verschwanden.

Zuckerprobleme

Ich habe es am eigenen Körper erlebt, dass meine Zuckerprobleme nach der radikalen Ernährungsumstellung in Richtung natürlich und vollwertig zwar besser wurden, aber erst dann ganz verschwanden, nachdem ich alle elektrischen und magnetischen Felder aus meinem Schlafbereich verbannte und im Wohn- und Arbeitsbereich reduzierte. Seit Jahrzehnten bin ich medikamentenfrei. Jede medizinische Blut- und Zuckerdiagnose bestätigt erneut den Erfolg. Meine Ärzte waren platt und hätten die Geschichte angezweifelt, wenn es nicht immer wieder ihre eigenen Laborwerte gewesen wären, die den Beweis lieferten. Ich war so lange krank und psychisch fertig, dass mir mein Leben keine zehn Pfennige mehr wert schien. Heute bin ich wieder froh, ein Teil dieser faszinierenden und in jeder Beziehung abenteuerlichen Schöpfung sein zu können. Ich begrüße jeden Tag mit Dankbarkeit. Meine Welt ist nicht heil, nicht rosarot, aber sie ist lebenswert. Ein guter Teil der neu gewonnenen Lebensqualität ist zweifellos das (bio-)logische Resultat elektrischer und magnetischer Stressreduzierung.

Magenschmerzen am Computer

Vor vielen Jahren habe ich immer wieder bemerkt, dass ich nach wenigen Stunden Arbeit an elektrischen Schreibmaschinen (1000 nT) und älteren Computern (500 nT) Magenschmerzen bekam, obwohl ich den Zusammenhang nicht für möglich hielt. Dreimal die Magenspiegelung: kein Befund. Die Beschwerden hielten einige Tage an, und meine Mitarbeiter bemerkten, dass ich blass sei und wiesen mich dezent auf den Mundgeruch hin. Arbeitete ich eine Woche nicht, traten die Symptome nicht auf. Seitdem schreibe ich an meinen feldarmen neuen PCs, und siehe da, die Beschwerden kommen nicht wieder, selbst wenn ich, wie jetzt, wochenlang und zwölf Stunden täglich an diesem Buch arbeite.

Flucht aus dem Kaufhaus

Immer mal wieder gehe ich mit dem besten Willen in Kaufhäuser, um zu schnuppern und einzukaufen. Manchmal bin ich nach zehn Minuten wieder draußen. In einigen gibt es soviel Elektrosmog durch Leuchtstoff, Sparlicht und Einrichtungen, dass ich das Gefühl habe, die Kräfte schwinden. Dazu gibt es die kaputte, voll klimatisierte Luft und reichlich Schadstoffe, ein ungesunder Mix diverser Risikofaktoren. Erstaunlich, dass es die Angestellten da täglich acht Stunden aushalten.

Eidechsen und Schlangen verbuddeln sich - einschläfern?

Mein Hobby ist die Pflege von Terrarientieren. Seit meiner Kindheit krabbelt und kriecht es in meinen Terrarien, und ich kenne meine Reptilien in all ihren typischen Reaktionen. Nach dem Umzug in das schon in der Einführung erwähnte neue Haus, welches durch eine **Freileitung** vom Keller bis zum Dach mit **300 bis 800 Nanotesla** belastet war, zeigten die Echsen und Schlangen erstmals absurde Verhaltensweisen.

Einige Echsen waren in den ersten Wochen ungewohnt nervös und bewegten sich rastlos durch die Terrarien, scharrten permanent an den Scheiben, kamen nie zur Ruhe. Erstmals nach Jahrzehnten Kriechtiererfahrung fingen die Tiere nach einigen Monaten an, sich gegenseitig zu bekämpfen und blutig zu beißen. Nach einem Jahr wurden sie apathisch und kraftlos. Fressunlust stellte sich ein. Die einst vitalen Gesellen dösten nur noch in den Ecken herum. Mitten im Sommer begannen sie den Winterschlaf und verbuddelten sich tief im lauwarmen Sand. Ein einmaliges und gänzlich unnatürliches Verhalten. Ich war ratlos.

Nach Verlegung der Freileitung über dem Haus in die Erde der Straße verstummten meine Messgeräte. Es gab kaum noch Felder: 10 nT. Direkt am nächsten Morgen nach der Umschaltung des Stromes von der Frei- in die Erdleitung kletterten die ersten Eidechsen auf wackeligen Beinen aus ihren unfreiwilligen "Winterlagern". Nach einer Woche waren alle Reptilien wieder da, fraßen gierig und waren aktiv, wie eh und je, es gab keine Verhaltensauffälligkeiten mehr. Fast alle: Zwei haben die anstrengende Zeit nicht überlebt.

Lesen Sie einen weiteren Reptilienfall in meinem Bericht "Eidechse im Elektrosmog" in Wohnung+Gesundheit (Heft 71, 1994). In dem geht es um eine australische Bartagame, die mir ein befreundeter Terrarianer schenkte, obwohl er sie eigentlich einschläfern wollte.

Warum töten? Die 40 Zentimeter große Agame war zwei Jahre krank, mager, apathisch. Es wurde immer schlimmer. Der Tierarzt hatte nach vielen Therapieversuchen keinen Rat mehr. Sie lag nur noch auf dieser **Bodenheizung**, einer Wärmematte, bewegte sich nicht und fraß kaum. Die Matte? Die Messung: **35.000 Nanotesla**. Nein, meinte der Terrarienkollege, das könne nicht sein, und seine Geduld sei nun am Ende.

Ich nahm das Tier mit nach Hause. Nach einer Woche rührte sich der Vierbeiner erstmals und legte sich an einen anderen Platz in meinem Terrarium. Nach vier Wochen atmete er kräftiger, lief auf wackeligen Beinen umher und lauerte nach Futter, fraß. Woche für Woche ging es aufwärts. Nach einigen Monaten war der Minisaurier gesund. Zurück zu meinem Kollegen. Eine Woche später sein Anruf, die Agame zeige alle Störungen wie zuvor. Zurück zu mir. Diesmal ging es schneller mit der Regeneration. Auch das überzeugte den Kollegen noch nicht. "Die

Heizung? Unfug." So bekam ich die australische Kostbarkeit geschenkt. Nur so, meinte er, für meine Mühe, doch nicht wegen der Magnetfelder. Wie sagen wir im Rheinland? "So sinn de Lütt...". Die Bartagame lebte noch sieben Jahre und starb - wie es sich gehört - an Altersschwäche.

Die Hormone spinnen

Im demselben Haus mit Freileitung bekam meine Frau erstmalig Hormonstörungen. Bald nach dem Einzug klagte sie über Ziehen im Unterleib. Der Eisprung verschob sich um Wochen. Die Periode kam mal alle zehn Tage, mal alle zwei Monate. Schmerz. Der Gynäkologe verschrieb eine Hormonkur. Meine Frau war vernünftig und unfolgsam genug und nahm sie nicht. Ohne Freileitung gingen die Beschwerden bald weg. Sie kamen ab und zu wieder, jedoch nur wenn stärkere elektrische oder magnetische Feldbelastungen vorlagen, z.b. nach ein paar Tagen in einem Hotel. Einmal funktionierte zu Hause ohne unser Wissen der Freischalter nicht, da wir vergaßen, alle Verbraucher vom Netz zu trennen; ein Ladegerät war noch in der Steckdose, zog nonstop Strom und das sogar unnötig, weil das dazugehörige Notebook nicht mal angeschlossen war. Und prompt zeigten sich eben wegen der nicht ausgeschalteten elektrischen Felder wieder ihre Symptome.

Beweise, Gegenbeweise, Grenzwerte

Ich kann nicht mehr tun, als mit meinen Erfahrungen und Fallbeispielen **Hin**weise zu geben. Die Hinweise sind kein Wunschdenken, sie sind Realität, sind nachvollziehbar, werden im Arbeitsalltag von Baubiologiekollegen, Kunden und Ärzten bestätigt. Hinweise sind keine **Be**weise. Hier ist die Wissenschaft gefragt. Mir fehlen sowohl der Ehrgeiz, die Zeit als auch die wissenschaftliche Qualifikation für Beweise. Das, was bisher jedoch von wissenschaftlicher Seite - speziell der Interessenvertreter und Politiker - als **Gegenbeweise** gehandelt wird, sind vorschnelle Rückschlüsse aus theoretischen Berechnungen und Testvoraussetzungen ohne wirklich ernstzunehmende praktische Relevanz. Für brauchbare und praxisnahe Beweise dürften die Forschungsvoraussetzungen schwierig zu erfüllen sein. Wie nachts im Langzeitversuch forschen? Wie die individuelle Konstitution und Empfindlichkeit berücksichtigen? Wie die Wechselwirkungen mit anderen technischen, toxischen oder mikrobiologischen Einflüssen erkennen und ausschließen? Wie kann man Grenzwerte zum Gesetz machen, wenn die wissenschaftliche Basis mangelhaft ist und Grundlagenforschung fehlt?

Grenzwerte haben es an sich, dass sie im Laufe der Jahre in den Keller purzeln. Das war bei Formaldehyd so, bei Asbest, Nitrat, Holzschutzmitteln, Autoabgasen, Radioaktivität, Röntgenstrahlung... Die Gefährlichkeit des Lungenkrebserregers Asbest war 1900 bekannt, Asbestose wurde 1936 als Berufskrankheit anerkannt. Der Gesetzgeber brauchte nahezu 100 Jahre, um den tödlichen Stoff 1995 endlich zu verbieten.

Ich hoffe, dass es beim Elektrosmog schneller geht. Die Bevölkerung sollte es langsam leid sein, sich für dumm verkaufen zu lassen und immer den Kürzeren zu ziehen im makaberen Spiel "Wirtschaftswachstum gegen Volksgesundheit". Kein aufgeklärter Verbraucher hört heute noch auf die nicht enden wollenden verharmlosenden Sprüche der Interessenvertreter von Industrie, Werbung, Wissenschaft und Politik.

Das RWE bezieht Stellung

In der schon zitierten Arbeitsinformation des Rheinisch-Westfälischen Elektrizitätswerkes aus dem Jahr 1984 (Seite 22) bezieht man Stellung zum Thema Wissenschaft und Grenzwerte, mit erstaunlicher Vorsicht.

Da ist direkt auf Seite 1 zu lesen: "Oft vollzieht sich eine wissenschaftliche Auseinandersetzung mit den Begleiterscheinungen der technischen Zivilisation erst, wenn eine **Schädigung schon eingetreten** und es für vorbeugende Maßnahmen zu spät ist." Weiter geht's: "Oft werden Naturwissenschaftler nicht mehr als neutrale Experten, sondern als geschickte Interessenvertreter der Industrie eingeschätzt, deren Äußerungen grundsätzlich mit Misstrauen zu begegnen ist."

Zu den wissenschaftlichen Testvoraussetzungen beschreibt das RWE auf Seite 15: "Bei den Untersuchungen ist die maximale Dauer der Feldeinwirkungen auf eine Stunde begrenzt. Daher gelten die Ergebnisse nur für **kurzzeitige Wirkungen** des magnetischen Feldes. Inwieweit diese Erkenntnisse auch auf Langzeitwirkungen übertragbar sind und ob gegebenenfalls andere Folgen zu beobachten sind, ist noch offen." Das ist heute - 2012 - nach wie vor offen. Seite 18: "Die Untersuchungen umfassen immer nur sehr kleine Gruppen von 20 bis 50 Testpersonen. Damit lässt sich nur das Verhalten von überwiegenden Bevölkerungsgruppen erkennen. Ein abweichendes Verhalten von Minderheiten, wie zum Beispiel Personen, die allergisch auf Elektrizität reagieren, ist damit kaum zu erkennen..." Und: "Die Untersuchungen umfassen nur kleine Zeiträume. Es ist noch völlig unbekannt, wie der menschliche Organismus auf die dauernde Einwirkung eines elektrischen bzw. magnetischen Feldes reagiert. Es besteht die Möglichkeit einer Anpassung des Organismus oder einer gesteigerten Empfindlichkeit." Das ist heute - 2012 - immer noch unbekannt.

Das RWE räumte bereits 1984 ein, dass es Personen geben kann, welche auf Elektrizität **allergisch** reagieren. Die Elektroallergie, eine neue Krankheit? In Schweden ist der Begriff Elektroallergie übrigens so normal wie Katzenhaarallergie.

Leider ist die aufschlussreiche und recht sachliche Broschüre des RWE schon lange nicht mehr zu bekommen. Viele Anfragen bei der Elektrizitätsgesellschaft in Essen, immer die gleiche Antwort: "Vergriffen!". Eine Neuauflage sei nicht in Sicht.

Unsachliche Veröffentlichungen

Kein bisschen sachlich geht es bei anderen Veröffentlichungen zu. Einige Wissenschaftler machen sich zu käuflichen und peinlichen Sprachrohren der mächtigen Wirtschaftslobby. Sie verharmlosen, ziehen falsche Schlüsse und propagieren Halbwahrheiten. Selbst Ärzte lassen sich vor den Karren gewissenloser Untertreiber spannen und werden zu Märchenerzählern. Sie argumentieren so engagiert, dass man glauben möchte, sie leben vom Stromverkauf. Ich nenne das unterlassene Hilfeleistung. Wissenschaft ohne Wissen oder ohne Gewissen? So argumentieren die Elektroindustrie und die ihr geneigten Wissenschaftler um die Wette. Nein, schädlich sei sie nun wirklich nicht, die Elektrizität mit ihren elektrischen und magnetischen Feldern.

Der Sicherheitsbeauftragte

Der 'Sicherheitsbeauftragte', ein Fachblatt für die Arbeitssicherheit in der gewerblichen Wirtschaft und im öffentlichen Dienst, stellte im Juni 1990 die Frage: "Schaden Freileitungen der Gesundheit?" Na klar, natürlich nicht. Man scheut sich nicht, die Leser mit Behauptungen zu blenden, die fernab von Physik und Wissenschaft sind. Immer wieder muss das natürliche **Erdmagnetfeld** als Bezugsgröße für den Vergleich mit technischen Magnetfeldern unter Hochspannungsleitungen herhalten. Siehe da, das Erdmagnetfeld ist aus Arbeitssicherheitssicht ja stärker als die Hochspannungsleitung. Dabei wird verschwiegen, dass der **künstliche** Elektrosmog der Hochspannungsleitung **quantitativ** und **qualitativ** überhaupt **nichts** mit dem natürlichen Magnetfeld der Erde zu tun hat. Da ist kein Vergleich zulässig, auch nicht der ganz weit hergeholte. Die **natürliche** magnetische Kraft, die aus der **Erde** kommt, ist frequenzlos, also **statisch**. Sie hat eine ausgeglichene, gleich bleibende Feldstärke. Sie wirkt sich seit Jahrmillionen positiv auf alles Leben aus. Sie stimuliert auf unerklärliche und wunderbare Weise alle natürlichen Abläufe. Sie ist wie Sonne, Luft und Wasser ein wichtiger Teil unserer Lebensordnung. Die **künstliche** elektromagnetische Kraft, die uns der **Strom** beschert, funktioniert mit verschiedensten **Frequenzen** und Frequenzmixturen. Sie zeigt auf Schritt und Tritt, von Minute zu Minute, von Tag zu Tag unausgeglichene, disharmonische und ständig wechselnde Feldstärken. Sie ist ein brandneuer Teil unserer völlig unnatürlichen Lebensunordnung. Nur die sich hart und **periodisch** ändernden Wechselfelder der Technik können im Körper kritische **Ströme induzieren** und andere spezifische Effekte verursachen. Die natürlichen Gleichfelder können das **nicht**. Äpfel mit Birnen zu vergleichen wäre harmloser. Hier werden zur Irreführung der Bevölkerung schon Pfifferlinge und Fliegenpilze in einen Topf geworfen.

Informativer, sauberer und seriöser wäre, die **natürlichen Wechsel**felder mit den **technischen Wechsel**feldern zu vergleichen, Gleiches mit Gleichem. Und siehe da: Die **Natur** beschert uns auch Wechselfelder, und zwar in der Größenordnung von unter **0,0002 Nanotesla**. Hunderttausend bis eine Million Mal schwächer als die technisch-zivilisatorische Hintergrundbelastung in Häusern und an Arbeitsplätzen, von den überdurchschnittlichen Elektrosmogeinwirkungen ganz zu schweigen.

Peinlich ist das Jonglieren mit falschen Werten. Laut 'Sicherheitsbeauftragter' hat das natürliche Erdmagnetfeld eine Intensität von 40.000 **Mikro**tesla zu haben. Zur Nachhilfe: Es hat 48.000 **Nano**tesla. Welch krasser Unterschied ums Tausendfache. Kein Wunder, dass die Feldstärke unter Hochspannungsleitungen als Folge dieses "Irrtums" verschwindend gering ist und im Vergleich harmlos dasteht, obwohl jeder Vergleich, auch der dümmste, sowieso schon unzulässig wäre.

Die Elektroindustrie erwartet von den Kritikern und Mahnern, speziell auch von uns Baubiologen, eine saubere und streng wissenschaftliche Beweisführung. Sie zeigt sich selbst wenig vorbildhaft mit ihrem Anspruch. Da werden von selbst ernannten Experten putzmunter Dinge verzapft, für die es in der Schule die gerechte Sechs gäbe.

Sie meinen, das wäre ein alter Hut? Leider nein, so was setzt sich fort, so oder so ähnlich, immer wieder, zum Kopfschütteln, bis heute, bis hin zu Angela Merkel und Sigmar Gabriel, Sie werden sehen.

ZVEH: Zentralverband der Deutschen Elektrohandwerke

In Wohnung+Gesundheit habe ich bereits im April 1986 (Heft 35) auf den Bericht der Zeitschrift des 'Zentralverbandes der Deutschen Elektrohandwerke' (ZVEH) reagiert. In deren ZVEH-Report über die "Biologische Elektroinstallation" war zu lesen, dass "in Fachkreisen Übereinstimmung darüber besteht, dass eine **biologische Elektroinstallation gar nichts nutzt**". Man fand es "beängstigend, dass auf biologische Installationen ausgerichtete Seminare veranstaltet werden" und befürchtete, dass "Aktivitäten auf diesem Gebiet dazu beitragen, die Elektrizitätsanwendung zu verunsichern". Man bezeichnete "die Manipulation der öffentlichen Meinung als ein Geschäft mit der Angst" und manipulierte selbst ungeniert drauf los. Ein paar Jahre später startet der ZVEH eigene Kurse zum Thema "Biologische Elektroinstallation", bis heute. Offensichtlich waren der Drang der Elektriker nach Aufklärung und neue Marktchancen doch überzeugender als Verbandsvorurteile.

Strom-Basiswissen: Informationen der IZE

Die 'Informationszentrale der Elektrizitätswirtschaft' (IZE) gibt die Broschüren 'Strom-Basiswissen' und 'Strom-Themen' heraus. Im Frühjahr 1994 wurde mal wieder der üble Trick der Verharmloser eingesetzt und **Elektrosmog** mit dem **Erdmagnetfeld** verglichen. Man gibt sogar zu, dass das nicht o.k. ist, tut es aber dennoch. Redakteur Udo Leuschner: "Obwohl Gleichfelder nicht mit Wechselfeldern verglichen werden können, ist es doch interessant zu wissen, dass sich die Stärke der meisten technischen Magnetfelder, denen wir in unserem Alltag begegnen, innerhalb der Stärke des Erdmagnetfeldes bewegt. Zum Beispiel beträgt die Feldstärke einer 100-Watt-Glühbirne in einem halben Meter Entfernung etwa 260 Nanotesla. Das entspricht einem Hundertfünfzigstel des Erdmagnetfeldes. Ein 1000-Watt-Bügeleisen erzeugt in zwei Metern Abstand ein Magnetfeld von etwa 2000 Nanotesla."

Einerseits versucht die IZE mit Vergleichen, die keine sind, zu untertreiben. Andererseits übertreibt sie bei den Messwerten maßlos zu ihren eigenen Ungunsten. Denn in 50 cm Abstand von einer 100-Watt-Glühbirne sind 260 Nanotesla eine Beleidigung für die Birne, es sind nicht einmal 10 nT. In 2 m Distanz kommt ein Bügeleisen auch lange nicht - wie angegeben - auf 2000 nT, es kommt höchstens auf 20 nT.

Mal wieder wird behauptet, dass sich Ströme auch dann im Körper bilden, wenn sich dieser im Erdmagnetfeld bewegt. Stimmt, denn theoretisch gesehen ist es egal, ob sich ein Körper in einem Magnetfeld bewegt oder ob er von einem sich bewegenden Magnetfeld von außen erreicht wird. Beides induziert einen der Feldstärke und Frequenz entsprechenden Strom. Nur möchte ich den Menschen kennen lernen, der ununterbrochen mit periodischen 50-Hertz-Zuckungen (plus Oberwellen) tanzt, hüpft, zittert, vibriert... oder im Bett jede Nacht acht Stunden lang Pirouetten im 16,7-Hertz-Bahntakt (plus Oberwellen) dreht.

Der Erdmagnetfeld-Unfug wird zur Basis für weitere unhaltbare Falschaussagen. Leuschner palavert 1996 im IZE-Heft 'Zwischen Hokuspokus und Wissenschaft', dass körperliche Bewegung im Erdmagnetfeld wie "Rad fahren, mit dem Kopf nicken und den Rumpf beugen" bereits "Körperströme der Größenordnung technisch-zivilisatorischer elektromagnetischer Einflüsse zur Folge haben". Mal wieder: Kopfschütteln. Oder ist so was etwa Schnee von gestern? Mitnichten, leider. Unsinn dieser Art wird heute noch von höchster wissenschaftlicher Stelle verbreitet.

Die IZE nimmt sich 20 meist kritische Elektrosmogbücher vor und belächelt, zerreißt und beschimpft deren Inhalte und Autoren. Die "Schreckensschriften bestimmter Baubiologen" schweifen laut IZE "in magische Gefilde ab", vor der "Baubiologie als modernem Exorzismus" wird gewarnt. Die Verbraucher-Zentrale würde "eine Tendenz zur Dramatisierung" zeigen. 'Ein Leben unter Spannung' von Manfred Fritsch bestehe aus lauter "Schauergeschichten" und sei "die reinste Lachnummer". Heinz Steinigs 'Elektrosmog' wäre "blühender Unsinn", Prof. Peter Cornelius Mayer-Taschs 'Ströme des Lebens - Ströme des Todes' "höherer Blödsinn". Die IBN-Broschüre 'Elektrobiologie' von Erich W. Fischer und Prof. Anton Schneider ist ein "Verwirrspiel" und eine "Seifenoper", das Heft 'Elektrosmog' des BUND "purer Unsinn" und eine "Folter beim Lesen", das Buch 'Elektrosmog' der Katalyse eine "einseitige Auswahl". In Prof. Herbert Königs 'Elektrischer Strom als Umweltfaktor' stünden "fragwürdige Ratschläge". Dafür hält die IZE das Buch 'Strahlen, Wellen, Felder' von Prof. Norbert Leitgeb (Universität Graz) für "nüchtern und informativ" und das von Prof. Günter Nimtz (Universität Köln) zum Thema 'Elektrosmog' für "sachkundig", sogar "erfreulich".

Kein bisschen "nüchtern und informativ" führt Prof. Dr. Leitgeb am 9. Dezember 1996 die Presse in Bonn mit der Aussage hinters Licht, dass der menschliche Körper "erheblich **stärker strahle als ein Handy**" (mehr zu diesem Unfug im Kapitel A 3 zum Thema Funk). Keine Spur "sachkundig" zeigt sich Prof. Dr. Nimtz unter anderem beim Reizwort Netzfreischalter: "Ängstlichen Menschen wird häufig zum Wucherpreis ein Netzfreischalter aufgeschwatzt, der vor den Magnetfeldern der Hausinstallationen schützen soll, indem er den Stromkreis unterbricht. Das kann viel billiger dadurch erreicht werden, dass alle Geräte im Haushalt ausgeschaltet werden." Laut IZE ist der Freischalter "das **Kultgerät aller E-Smog-Gläubigen** und ihrer baubiologischen Priester".

Prof. Dr. Nimtz und der ganzen IZE zur elektrotechnischen Nachhilfe: Ein Netzfreischalter kann gar nicht, wie von ihnen angegeben, vor **magnetischen** Feldern schützen, denn Magnetfelder sind nun mal die physikalische Folge von fließendem Strom, und Netzfreischalter funktionieren erst, wenn **kein** Strom mehr fließt. Der Netzfreischalter schützt **nur** vor **elektrischen** Feldern, die **immer** vorhanden sind, wenn lediglich **Netzanschluss** besteht. Deshalb ist diese Empfehlung von Prof. Nimtz, alle Geräte auszuschalten und sich den Freischalter zu sparen, falsch, denn auch und gerade **ausgeschaltete** Geräte emittieren elektrische Felder, oft stärker als eingeschaltete. Wie wär's mit einem Basis-Seminar zum Thema baubiologische Messtechnik?

Kultusminister, Lehrer und Eltern aufgepasst: Die IZE verteilt Unterlagen an **Schulen** (als "Anregung für den Unterricht") und scheut sich nicht, das technische elektrische **Wechsel**feld von **Elektrogeräten** und **Stromleitungen** mit dem natürlichen **luftelektrischen Gleich**feld der **Atmosphäre** in einen Topf zu werfen und die Schüler so physikalisch wie biologisch auf eine sehr fragwürdige Art und Weise zu belehren.

VDE, RWE, TÜV...: Elektrosmog und noch kein Ende

Prof. Dr.-Ing. Gerhard Honselmann vom Verband Deutscher Elektrotechniker **VDE** reagiert auf das Heft der Verbraucher-Zentralen 'Wir reden vom Elektrosmog' mit seiner Broschüre 'Elektromagnetische Felder und noch kein Ende'. Diese soll eine "Argumentationshilfe des VDE für Elektroingenieure" sein. Honselmann demonstriert hier seinen Glauben an die Richtigkeit offizieller Grenzwerte und hält alles andere für **"gespenstische Ratschläge"**, "geschürte Ängste", "Horror", "Zumutung" und sogar eine "Chance für ehrgeizige Politiker, durch Abwehr unterstellter Gefahren und betonte Sorge um die angeblich bedrohte Volksgesundheit die Stimmen verängstigter Wähler zu gewinnen." Er zeigt sich sicher, dass die Grenzwerte der Elektrosmogverordnung ausreichen, und dass eine Senkung "durch den erforderlichen Aufwand nur Schaden anrichtet", weil sie "der Volkswirtschaft Mittel entzieht, die sie an anderer Stelle zur echten Risikominderung, etwa beim Unfallschutz, der Krebsbekämpfung oder für die Schaffung neuer Arbeitsplätze, benötigt."

In ihrem Heft 'Strom' veröffentlichte das RWE den Bericht über Messungen unter Hochspannungsleitungen. Man demonstriert, wie ungefährlich das zu sein hat: "Wir haben hier nur 0,6 Mikrotesla, also noch **nicht mal was vorm Komma**. Sehen Sie, wie weit wir noch unter dem als unbedenklich erklärten Grenzwert liegen?" So nimmt das RWE "den besorgten Bürgern die Angst vor elektromagnetischen Feldern". Es folgt das bekannte Märchen: "Ein Eiskunstläufer, der seine Pirouetten dreht oder ein Radfahrer, der kräftig in die Pedale tritt, müsste ja längst tot sein, wenn 0,6 Mikrotesla gefährlich wären." Anmerkung meinerseits: Die 0,6 Mikrotesla (ein unter Hochspannungsleitungen auffällig niedriger Messwert) entsprechen **600 Nanotesla** (drei Stellen vorm Komma), immerhin dreimal so viel wie der TCO-Computergrenzwert, dreimal so hoch wie die Ergebnisse internationaler Studien, die bei Langzeiteinfluss den Zusammenhang mit Kinderleukämie, Hirntumoren, Hormonstörungen und vielen anderen Krankheiten und Beschwerden gefunden haben, doppelt so hoch wie die Einstufung der Weltgesundheitsorganisation WHO als "mögliches Krebsrisiko für den Menschen."

In dem Fall eines Kindergartens in Bergheim, der neben einer 380-kV-Hochspannungsleitung liegt, misst das RWE **4800 Nanotesla** und interpretiert den besorgten Eltern diesen besonders für Kinder besorgniserregenden Wert als "sehr niedrige Feldstärke".

Im Fall einer Passauer EDV-Firma, deren Büros über einer im Keller des Hauses untergebrachten Transformatorenstation liegen, protokollierte der TÜV-Bayern im Juni 1997 über **35.000 nT** und interpretierte den besorgten Mitarbeitern diese noch besorgniserregenderen Werte: "Eine **Gefährdung** der Arbeitnehmer ist **ausgeschlossen**". Eine Gefährdung der Technik war auch ohne teures TÜV-Gutachten offensichtlich: Die Bilder auf den Computermonitoren zitterten um die Wette.

Das Deutsche Ärzteblatt: ...nicht mal mit dem Finger spürbar

Das 'Deutsche Ärzteblatt' ließ, wie schon angedeutet (Seite 64), am 30. November 1989 ein sprühendes Feuerwerk subjektiver Meinungen von Prof. Dr. med. Dr. h.c. Hans Schaefer zum Thema 'Elektrizität als Gefahr' auf seine Leser los. Der Fachzeitschrift für Ärzte reicht die Erkenntnis, dass die Felder gar nicht so schlimm sein können, da sie ja (ich muss es einfach noch einmal wiederholen, es ist zu köstlich) "nicht einmal mit dem Finger spürbar sind". Eine Gesundheitsgefahr lässt Schaefer erst gelten, wenn es so richtig herrlich knallt: beim Herzkammerflimmern nach elektrischen Durchschlägen oder bei extremen Feldstärken, die schon eine Erwärmung des Gewebes bewirken. Warum nicht gleich garen? Auch in den weiteren Ausführungen zeigt sich Schäfer überraschend: "Man wird von einem Strom, auch wenn er nur aus einer Steckdose kommt, entweder getötet oder man überlebt, gottlob in der Regel, die Durchströmung folgenlos." Eine besondere Delikatesse: **"An die Gefahr des Stroms hat sich die Bevölkerung gewöhnt."** Basta, so einfach geht das. Banale, unwissenschaftliche und weit hergeholte Vergleiche mit dem Rauchen und den Gefahren des Straßenverkehrs verzerren dank Ärzteblatt die biologische Bedeutung allgegenwärtiger Risiken elektrischer und magnetischer Strahlung. Hartnäckig vertritt der Professor im Ärzteblatt sein Märchen von der Ungefährlichkeit, obwohl er weiß: "Die wissenschaftliche Situation ist noch unklar."

Meine Leserbriefe zu diesem Editorial im Ärzteblatt sind nicht veröffentlicht worden. Es entwickelte sich ein lebhafter Schriftwechsel zwischen mir und der Redaktion der Fachzeitschrift. Zu guter Letzt habe ich im Ärzteblatt eine Anzeige aufgegeben, die darauf hinweist, dass man meine unveröffentlichten Leserbriefe, die anschließenden Briefwechsel mit dem Blatt und einige Stellungnahmen dazu als Broschüre bei mir erhalten kann. Die Reaktion der Leser war überzeugend: In drei Wochen sind 324 Postkarten und Briefe und 100 Anrufe von Ärzten bei mir eingegangen. Sie alle wollten sich informieren und hatten den Artikel noch in "guter" Erinnerung. Alle haben mein Heft bekommen. Viele bestätigten die Gefahr der Elektrofelder aus ihrer eigenen medizinischen Praxis im Umgang mit elektrosmogkranken Patienten.

Ein Elektromeister aus Solingen schrieb an Prof. Schaefer und stellte kritische Fragen zum Ärzteblatt-Artikel. Die Antwort des Akademikers wurde als Gutachten ausgelegt und per Vorauskasse mit 250 Mark berechnet. So begutachtete Schaefer: "Dass Elektrouhren Gesundheitsstörungen verursachen, die nach Entfernen der Uhren verschwinden, das glauben nur Narren und Scharlatane. Sollten solche Störungen auftreten, sind sie hysterisch bedingt." Auf die Frage, wie es käme, dass eine Frau mit Parkinsonscher Krankheit im Einfluss magnetischer Felder einer Stromleitung heftig zu zittern begänne und nicht schlafen könne, nach Abschaltung der Leitung aber kaum noch zittere und ohne Medikamente durchschlafe, antwortete Schaefer: "Die Dame zeigt typisch hysterische Reaktionen, wie sie in der Medizin bekannt sind."

In einem ZDF-Fernsehinterview ('Plus-Minus') wird das durch eine Belastung mit Magnetfeldern beschleunigte Krebszellenwachstum angesprochen, und hier gibt Schaefer dann zu: "Zellen, die krebsig entartet sind, könnten unter elektromagnetischen Feldern schneller wachsen. Das könnte eine Chance für den Krebs sein, einen Menschen zu töten."

Prof. Hans Schaefer, inzwischen verstorben, war 24 Jahre Direktor des physiologischen Institutes der Uni Heidelberg und 13 Jahre Direktor des Institutes für Arbeits- und Sozialmedizin. Er gehörte zur der Deutschen

Elektrotechnischen Kommission, welche die Grenzwerte entwickelt. Er war Ehrenpräsident der Berufsgenossenschaft für Elektrotechnik. Auf ihn hören die Politiker, nach ihm richten die Richter.

In Aktion - Prof. David schluckt Schläuche

Prof. Dr. med. Eduard David, wissenschaftlicher Kopf der Forschungsstelle für Elektropathologie an der Universität Witten/Herdecke, ist immer wieder aktiv, wenn es darum geht, die Unbedenklichkeit der Elektrizität zu bescheinigen. Viele Veröffentlichungen tragen seinen gefragten Namen. Der Arzt hält sich für unabhängig von der Stromwirtschaft, auch wenn er von ihr bezahlt wird. Seine Broschüren werden von den Elektroversorgern kostenlos verteilt. Ich habe zwölf E-Werke angerufen und um Infos über Elektrosmog gebeten. In allen Fällen kamen Davids Hefte. Er hält nachteilige Wirkungen der Felder unterhalb der Grenzwerte für ausgeschlossen. Andersdenkende sind für ihn "Uneingeweihte". Zart lässt er dennoch durchschimmern, dass "im menschlichen Körper durch elektrische und magnetische Felder Ströme induziert werden", und dass "diese ein gesundheitliches Risiko bergen".

In der WDR-Radioübertragung 'Hallo Ü-Wagen' gestand David am 17. Januar 1991: "Ich habe vorige Woche ein Stromkabel geschluckt, um bei elektrischen Belastungen im Magen zu messen, wie stark die Ströme sind, die dabei entstehen." Und er ergänzte: "Ich bin da ganz heil wieder herausgekommen!" Die pfiffige Moderatorin Carmen Thomas konterte: "Geht Ihre Vergnügungssucht mit der Forschung nicht etwas zu weit?" David: "Nein, das Kabel habe ich schließlich wieder entfernt." Die Journalistin: "Das sehe ich. Haben Sie denn jetzt irgendwo einen Schaden?" Der Professor: "Ich hoffe nicht." David zum Finale: "Mein Elternhaus, das steht in nur zwei Metern Entfernung direkt neben einem Umspannwerk in Nürnberg, und wir haben alle nichts gemerkt." Dazu die Moderatorin: "Sie schlucken also nicht nur Kabel, sondern haben den Strom schon mit der Muttermilch aufgenommen."

In der WDR-Fernsehsendung 'Hier und Heute' erzählte Prof. David im März 1992: "Die meisten Effekte können psychologisch erklärt werden, etwa aus der Angst vor dem Strom." Zu den amerikanischen und deutschen Forschungen, die fanden, dass Krebstumore im Elektrosmogeinfluss schneller wachsen: "Wir haben bisher nicht unmittelbar beobachten können, dass ein Tumor in seinem Wachstum beeinflusst wird, es sei denn, wir erhöhen den Strom so stark, dass der Tumor verschmort."

Im Januar 2008 nagelt er in der Zeitschrift 'Schrot&Korn' Pudding an die Wand mit der Aussage: "Die vorliegenden Daten erlauben es nicht zu sagen, elektromagnetische Felder machen nichts; sie rechtfertigen es aber auch nicht, zu sagen, Elektrosmog ist schlimmer als Zigaretten."

In der Fernsehsendung 'Menschen und Märkte' sagte David 1994: "Das

Gesundheitsamt ist der Bevölkerung mehr verantwortlich als die technische Normungskommissionen", denen er angehört und die Grenzwerte festlegen. Auf die Frage des Sprechers: "Sie sehen Ihre Aufgabe also nicht in einem vorbeugenden Gesundheitsschutz?", antwortet der Arzt: "So will ich das mal ausdrücken." 1998 in Schwäbisch-Hall die Frage: "Warum senken Sie nicht drastisch die Grenzwerte?" Davids Antwort: "Wenn ich das tue, bin ich schon rausgeschmissen."

David ist Mitglied der Forschungsstelle für Elektrokrankheiten, einer Gemeinschaft von Vertretern der Energieunternehmen. Er gehört zu der schon erwähnten Elektrotechnischen Kommission, deren Mitglieder für Grenzwerte verantwortlich zeichnen. Bei den meisten steht hinter dem Namen auch der Brötchengeber, z.B. Siemens, AEG, Junker, Isar-Amperwerke, Bahn, Badenwerk, Philips... Eine Überzahl Stromverkäufer gegen ganz wenige "Unabhängige". Einer dieser "Unabhängigen" ist David, der einzige Arzt. Anstatt kritisch Einspruch zu erheben und verantwortungsbewusste Forschung voranzutreiben, schluckt er Stromkabel und bricht auf Kongressen, bei Fernsehinterviews und in Presseveröffentlichungen eine Lanze für den Elektrosmog, verharmlost die technischen Felder und gräbt die Psyche als Ursache für Beschwerden aus. Die Stromindustrie hat allen Grund, von ihm begeistert zu sein.

Elektrosmogforschung mit Tücken und Fragezeichen

Es gibt solche und solche, auch in der Wissenschaft. Einige forschen unabhängig, andere sind der Industrie geneigt. Wenige forschen am Alltag orientiert, die meisten an der Praxis vorbei. Entsprechend fallen die Ergebnisse aus. Die einen sehen nur die isolierte Zelle, andere nur ein Hormon. Der Mensch ist aber mehr als eine Anhäufung von Zellen.

Das Fundament, auf dem Forschung betrieben wird, kann dünn sein, das habe ich selbst erlebt. Da wurde an einer norddeutschen Universität mit großem Geldaufwand der Zusammenhang zwischen dem Hormon **Melatonin** und Elektrosmog gesucht. Dabei wurden Zellen, Gewebe und die Zirbeldrüse, die das Hormon bildet, aus Tieren entfernt und in einem Brutschrank bei 37 °C Körpertemperatur definierten magnetischen 50-Hertz-Feldern ausgesetzt, die aus zwei stromdurchflossenen Spulen einer Versuchsanordnung kamen. Das Ergebnis: keine Effekte. Was nicht beachtet und von mir zufällig entdeckt wurde: In dem Wärmeschrank gab es durch die elektrische Heizung stärkere magnetische Felder als jene aus den Spulen des Versuchsaufbaus. Dumm gelaufen.

In einer anderen Uni wurden **Hefepilzversuche** im elektrischen Feld durchgeführt und dabei nicht berücksichtigt, dass die Elektrostatik der Kunststoff-Petrischalen, in denen die Hefepilze gezüchtet wurden, stärker war als das für den Versuch aufgebaute Feld. Ich konnte an den Petrischalen 10.000 Volt Oberflächenspannung nachweisen, was den Professoren nicht bekannt und spürbar unangenehm war.

Magnetische Wechselfelder: Elektrosmogforschung mit Tücken 125

Eine andere Uni experimentierte mit Unterstützung der Regierung mit Magnetfeldern und **menschlichen Zellen**. Wieder kam nichts dabei heraus. Der Schnitzer: Der im Mikroskop integrierte Trafo machte an der zu untersuchenden Zelle viel stärkere Magnetfelder als der gesamte Versuchsaufbau. Die Forscher wussten hiervon nichts, kritisierten jedoch andere Wissenschaftler und stellten deren Ergebnisse in Frage.

In einer rheinischen Universität forschte man mit **Fruchtfliegen** (Drosophila), um herauszufinden, ob es Reaktionsveränderungen in elektrischen oder magnetischen Feldern gibt. Die elektrischen Felder kamen aus Plattenelektroden, die magnetischen aus Spulen. Elektroden und Spulen waren um die 20x30 Zentimeter großen Plastikbehälter herum angeordnet und wurden nach dem Zufallsprinzip ein- und ausgeschaltet. Was nicht bekannt war: Die Käfige selbst schafften eine Elektrostatik von 30.000 Volt pro Meter, und einige standen in direkter Nähe von Trafos und Bildschirmen, deren Magnetfelder mit 12.000 Nanotesla auf die Fliegen einwirkten, mehr als aus der Versuchsanordnung.

Prof. Dr. med. Jürgen H. Bernhardt, einstiger Leiter der Abteilung Medizinische Strahlenhygiene im Bundesamt für Strahlenschutz, vertraute der bereits erwähnten 'Hallo Ü-Wagen'-Sendung an: "Ich würde mein Haus nicht unter einer Hochspannungsleitung bauen." Und legt nach: "In zehn Zentimeter Abstand von einem Radiowecker ist von elektromagnetischen Feldern nichts zu erwarten." Ich messe in zehn Zentimetern Entfernung vom **Radiowecker 30.000 Nanotesla** (ist das nichts?) und unter den größten **Hochspannungsleitungen** dagegen "nur" **1000 bis 5000 nT**. Danach sagte Bernhardt, inzwischen Vorsitzender der internationalen Strahlenschutzkommission, in einem VOX-Interview über Elektrosmog: "Von Haushaltsgeräten geht keine Gefahr aus, das ist zu vernachlässigen, wir haben das geprüft." Ich habe das auch geprüft und messe in der Nähe von Haushaltsgeräten wie Mikrowellen- oder Elektroherden, Küchen- oder Nähmaschinen **1000 bis 20.000 nT**, viel mehr als unter Hochspannungsleitungen. Wie kommen die von der Strahlenschutzkommission und der Strahlenschutzbehörde zu dem Schluss, das sei zu vernachlässigen? Welche Maßstäbe werden hier angelegt?

Das Bundesamt für Strahlenschutz bestätigt dem WDR-Fernsehen Anfang 1994, dass eine biologische Wirkung auch von **schwachen** elektromagnetischen Feldern als **erwiesen** gilt. Da die Forschungen jedoch noch nicht abgeschlossen seien, empfiehlt das Strahlenschutzamt, trotz der angeblichen Sicherheit aller offiziellen Richtlinien und Verordnungen nach dem Vorsorgeprinzip zu handeln: **"Jegliche Strahlung ist so gering wie eben möglich zu halten."** Und: "Wo man Dauerbelastungen durch elektrische und magnetische Felder herabsetzen kann, da sollte man es tun." Bereits in den Jahren zuvor mahnte die Behörde: "Wir halten die Grenzwerte für zu hoch. Es sind biologische Effekte und Wirkungen bekannt, die deutlich darunter auftreten. Wir konnten uns nicht durchsetzen, da wir von den Industrievertretern überstimmt wurden."

Internationale Studien zum Gesundheits- und Krebsrisiko...

Mir sind mehr als 500 internationale Studien zum Gesundheitsrisiko magnetischer Wechselfelder bekannt. Es gibt mehr, tausende. Bei den elektrischen Feldern sind es ganz wenige wissenschaftliche Arbeiten, ein Stiefkind der Forschung. Bei den magnetischen Feldern ist der Tisch an Erkenntnissen und Ergebnissen reich gedeckt. Hierbei handelt es sich meist um Tierversuche oder epidemiologische Studien mit Menschen. Tierversuche liefern Beweise, lassen sich aber nicht ohne weiteres auf Menschen übertragen. Epidemiologische Studien sind aussagestark, werden aber von Behörden und speziell der Wirtschaft selten als Beweis anerkannt. So ist die von allen akzeptierte, unangreifbare, wasserfeste wissenschaftliche Beweisführung schwierig und steht oft noch aus. Ist sie dann da, die lang ersehnte Anerkennung, dann dauert es, bis sich was tut, bis sich Grenzwerte ändern, und dauert, dauert...

Einige Wissenschaftler bevorzugen die Aussagekraft der epidemiologischen Studien, weil die bestimmte Bevölkerungsgruppen miteinander vergleichen, z.b. die durch Elektrosmog belasteten und die unbelasteten, und deshalb praxisnah sind. Die US-Umweltbehörde EPA gibt ihr Priorität, da sie "die Risiken für den Menschen gut und schnell erkennen kann und eine Bewertung der Folgen vorzunehmen fähig ist".

Besorgniserregend viele Forschungsresultate weisen bei den Magnetfeldern unmissverständlich und stetig weiter zunehmend auf zahlreiche gesundheitliche Probleme hin, gerade auch was Krebs angeht. Die Beweislage wird in den letzten Jahrzehnten immer verbindlicher. Derweil es so viele Arbeiten hierüber gibt, folgt nun nur eine kleine Auswahl von besonders interessanten und praxisrelevanten Ergebnissen.

...von der WHO: Krebs!

Die Weltgesundheitsorganisation **WHO** bescheinigt im Juni 2001 nach Auswertung der weltweiten Forschungslandschaft speziell im Hinblick auf Kinderleukämie, dass magnetische Wechselfelder **ab 300 Nanotesla "möglicherweise krebserregend für den Menschen"** sind. Die Felder landen in jener kritischen Gruppe 2B, in der sich auch Pestizide wie Lindan, Pilzgifte wie Aflatoxin, Schwermetalle wie Blei sowie Benzin, Diesel und Autoabgase befinden. Die Internationale Agentur für Krebsforschung IARC - ein Zweig der WHO - kam zu diesem Resümee und bestätigt hiermit hunderte wissenschaftliche Studien, die bereits seit Jahrzehnten auf ein Krebsrisiko im Magnetfeldeinfluss hinweisen.

300 Nanotesla und mehr kommen in der Nähe von Hochspannungsleitungen und Trafos oder auch Elektroinstallationen und Geräten des Alltags durchaus häufig vor. Die WHO-Einstufung liegt beim 300stel des Grenzwertes. Es dauerte (mal wieder) über 30 Jahre von ersten konkreten Erkenntnissen zu einem ersten offiziellen Rückschluss, und der von

höchster Stelle, von der WHO. Dennoch: Der Grenzwert bleibt, es gibt keine erkennbare Auswirkung, nicht einmal weit am Horizont. Noch einmal 30 Jahre oder 40 oder 50 warten? Wie auch sonst so oft? Es geht um Krebs, um Kinderleukämie, um Kranke, um Tote! Es geht um einen alltäglichen Einfluss, von dem Millionen betroffen sind!

...vom Strahlenschutz: Kinderleukämie, Brustkrebs

Das Bundesamt für Strahlenschutz (BfS) und die Strahlenschutzkommission (SSK) werten ihrerseits die internationalen wissenschaftlichen Arbeiten aus und stellen Anfang 2008 "ein **erhöhtes Risiko für Leukämieerkrankungen bei Kindern**, die längere Zeit einer nächtlichen Exposition von **400 Nanotesla** ausgesetzt sind" fest. Außerdem könne die durch den Magnetfeldeinfluss ausgelöste Reduzierung des Hormons Melatonin **Brustkrebs** fördern. Dann der Nachsatz (bitte zweimal lesen!): "Da für solche geringen Intensitäten niederfrequenter Magnetfelder **nach wie vor kein Wirkungsmechanismus bekannt** ist, empfiehlt die Strahlenschutzkommission, die geltenden Grenzwerte beizubehalten."

Obwohl man weiß, dass Krebs bei wenigen 100 Nanotesla im Spiel ist, man aber noch nicht so richtig weiß warum, bleibt der Grenzwert von 100.000. Basta. Ohne plausible Erklärung, wie genau das wirkt: keine Anerkennung, kein Handlungsbedarf. Uns wird das Krebsrisiko zugemutet! Das ist Wissenschaft. Das ist Politik. Hierüber jubelt die Industrie. Wenn ich mit dem Hammer auf Daumen schlage, und die werden immer wieder blau, dann warne ich vor diesem destruktiven Akt. Dabei interessiert es mich weniger, welches Gewicht der Hammer hatte, aus welchem Material er gefertigt war, mit welcher Geschwindigkeit er gen Daumen sauste, welchen Luftwiderstand er zu überwinden hatte oder mit welchem Druck er aufprallte. Es interessiert mich auch nicht, warum denn der Daumen blau und nicht pink wird und diese furchtbaren Schmerzen sich so und nicht anders zeigen. Es interessiert mich, dass das dusselige Hämmern aufhört. Gut, dass es Baubiologie gibt. Freuen Sie sich auf das Kapitel "Wissenschaft - wirklich?" ab Seite 648. Hier erkläre ich Ihnen verständlich und genüsslich den allgegenwärtigen Wissenschaftsirrsinn. Ohne genaues Verständnis der Mechanismen dessen, was wir Wissenschaft nennen, werden Sie wesentliche Aspekte dieses Buches nicht richtig einordnen, den Stellenwert der Baubiologie nicht schätzen und Ihren selbstverantwortlichen Schutz für sich, Ihre Kinder und die Natur nicht ernst genug nehmen können.

Was wird uns da zugemutet? Ihnen, uns allen? Wie soll das weitergehen? Die Maßlosigkeit unaufhörlich zunehmender Elektrosmogquellen kennt keine Grenzen. Liebe Multimillionen Handytelefonierer, liebe Anwohner an Mobilfunksendeanlagen: Was kommt beim Handyfunk noch auf uns zu? Die nächste strahlungsintensive Technik. Wieder eine, von der man heute schon weiß, dass sie biologisch kritisch ist, die von der WHO im Juni 2011 zum Krebsrisiko erklärt wurde. Wieder 30 Jahre bis zur endgültigen Anerkennung? Weitere 30, 40, 50 bis zur Reaktion von der verantwortlichen Regierung? Die Elektrosmogverordnung mit absurd hohen, industriefreundlichen Grenzwerten ist Dr. Angela Merkels Meisterstück. Vorgestern war sie Ministerin für Umwelt und Reaktorsicherheit, gestern Parteichefin, und heute ist sie Kanzlerin. Wovon sie Ahnung hat, die Physikerin, weiß ich nicht, aber eines steht für mich fest: von Elektrosmog nicht. Aber sie verantwortet die Grenzwerte, sie hat die Verordnung 1997 als Umweltministerin herausgegeben und ist heute noch begeistert von diesem fragwürdigen, krankmachenden und schöpfungsverachtenden Unfug. Wenn Sie, lieber Leser, erkannt und verinnerlicht haben, dass die Regierung Sie nicht schützt, kommen wieder Perspektiven auf, dann gibt es neue Hoffnung: Schützen Sie sich selbst! Es geht, hier wie da, zumindest in 95 Prozent aller Fälle.

...aus dem Ausland

Eine brasilianische Fall-Kontroll-Studie mit 4581 Erwachsenen unter der Leitung der US-Epidemiologin Leeka Kheifets macht Ende 2011 erneut klar: Menschen, die magnetischen Feldstärken über **300 Nanotesla** ausgesetzt sind, sei es durch Freileitungen draußen oder Installationen und Geräte im Haus, haben ein höheres **Leukämierisiko**.

Universität Bern Ende 2008: "Magnetfelder von Hochspannungsleitungen verdoppeln das **Alzheimer**-Risiko". Die Daten von 9200 an Alzheimer Verstorbenen wurden ausgewertet. Studienleiter Prof. Dr. Matthias Egger: "Das Risiko steigt mit der Nähe zur Leitung und der Wohndauer." Die Berner Ergebnisse bestätigen vorangegangene Studien.

Der neuseeländische Mediziner Dr. Robert Smart wertete im Jahr 2007 83 epidemiologische Studien aus. Er fand, dass **200 Nanotesla Leukämie**, **Fehlgeburten**, **ALS** (Amyotrophe Lateralsklerose), **Suizide** und **Depressionen** verursachen oder fördern und nannte den Grenzwert (dort der gleiche wie bei uns: 100.000 nT) "einen schlechten Scherz".

Die amerikanische Bio-Physikerin Nancy Wertheimer und ihr Kollege Ed Leeper fanden schon 1976 überraschende Zusammenhänge: Frauen, die während der Schwangerschaft elektrische **Heizkissen** benutzten, zeigten viel häufiger **Frühgeburten** (siehe Seite 66). Und: "Magnetische Wechselfelder der Größenordnung um **300 Nanotesla** stehen in eindeutiger statistischer Beziehung zu der Vorkommenshäufigkeit von **Krebs bei Kindern**." Weitere Ergebnisse der Jahre 1982, 1987, 1999, 2002 und 2011 bestätigen die Erkenntnisse der beiden Wissenschaftler.

Eine 1982 von der US-Marine durchgeführte Studie zeigt: **Alltagstypische** elektrische und magnetische Wechselfelder, wie sie in Wohn- und Arbeitsräumen zu finden sind, können bei Langzeiteinwirkung **Krebs** und **Missbildungen** bei Kindern verursachen. Zudem nehme die **Selbstmordrate** mit der Höhe und Dauer des einwirkenden Elektrosmogs zu.

Forschungen mehrerer US-Wissenschaftler weisen nach, dass ein Zusammenhang zwischen dem rätselhaften plötzlichen **Säuglingstod** (in den USA jährlich etwa 10.000 Babys) und dem alltäglichen bzw. allnächtlichen Elektrosmog im Umfeld der Kinderbettchen besteht.

Die Savitz-Studie aus Denver/Colorado kam 1988 zu dem aus vielen anderen Studien bereits bekannten Ergebnis: **Leukämie** und eine Reihe weiterer **Krebsarten** sind im dauerhaften Einfluss von elektrischen und magnetischen Feldern signifikant höher. Dabei geht es auch hier um Feldbelastungen, die im Alltag häufiger anzutreffen sind.

486.000 Menschen, die beruflich starken elektromagnetischen Feldern ausgesetzt sind, wurden im Staat Washington untersucht. Sie zeigten 60 Prozent mehr **Leukämie** und 75 Prozent mehr **Lymphdrüsenkrebs** als die von diesen Feldern unbelastete Kontrollgruppe.

Die Studie der New Yorker Energieversorgungsunternehmen kostete neun Millionen Dollar und fand nach acht Jahren: Im Einfluss alltäglicher magnetischer Felder gibt es eine **zwei- bis dreifach erhöhte Leukämieanfälligkeit** bei Kindern. 15 Prozent aller untersuchten Kinderkrebsfälle konnten auf die Feldeinwirkung zurückgeführt werden.

Dr. Jerry Phillips vom Krebsforschungszentrum San Antonio in Texas fand heraus, dass niederfrequente Magnetfelder menschliche **Krebszellen** zu einer **Wachstumssteigerung** von **1600 Prozent** (!) und zudem zur Vermehrung ihrer malignen Eigenschaften veranlassen.

Der kalifornische Wissenschaftler Prof. Dr. William Ross Adey vom Loma Linda University Medical Center wies nach, dass **Nerven-**, **Muskel-** und **Knochenmarkszellen** besonders durch die uns im Alltag oft umgebenden niederfrequenten Magnetfelder beeinflusst werden. Er zeigte, dass sie das **Wachstum** von Krebszellen **steigern**. Ich habe Prof. Adey in den USA gesehen, und er sagte wörtlich: "Es gibt unwiderlegbare Beweise für Zusammenhänge mit alltagstypischen Feldern und Krebs. Labortests zeigen, dass Zellen gestört werden. Sei vorsichtig! Halte Dich nicht zu lange in elektromagnetischen Feldern auf!"

Schon in den 70er Jahren war es Prof. Adey, der mit seinem Team frequenzabhängige biologische Effekte entdeckte. Der **Kalziumionenfluss** im menschlichen Hirn zeigte sich unter der Einwirkung schwacher **16-Hertz**-Felder verändert. Dr. Carl F. Blackman von der amerikanischen Umweltschutzbehörde EPA bestätigte aufgrund seiner Studien jene Erkenntnisse. Beide prägten den Begriff "Calcium window", das heißt **Kalzium-Fenster**, um darauf hinzuweisen, dass die sehr niedrigen Frequenzen unter 20 Hertz fähig sind, die Balance des Kalziumhaushaltes im Gehirn zu stören. Diese Forschungsergebnisse lassen die Felder der **Eisenbahn**, die bei uns mit 16,7-Hz-Strom fährt, in kritischem Licht erscheinen, liegen sie doch in diesem Kalzium-Fenster.

Die US-Umweltbehörde EPA hat, wie auf Seite 29 angesprochen, 1996 die bislang umfassendsten Untersuchungen über die gesundheitlichen Auswirkungen elektromagnetischer Felder veröffentlichte (siehe mein Bericht "Elektromagnetische Felder können doch Krebs verursachen" in Wohnung+Gesundheit, Heft 79/1996). Das Ergebnis: "Menschen, welche elektromagnetischen Feldern aus Stromleitungen oder Haushaltsgeräten ausgesetzt sind, erkranken mit höherer Wahrscheinlichkeit an **Krebs** oder **degenerativen Hirnleiden** als diesbezüglich unbelastetere Personen." Der 800-Seiten-Bericht, so der Sprecher der Forschergruppe Prof. Ross Adey, liefere eindeutige Hinweise, dass auch unserem Alltag entsprechende schwächere Felder die Gesundheit schädigen können, wenn sie nur langfristig einwirken. Die Studienauswertung bestätigt zudem den jahrelangen Verdacht, dass sie bei Kindern **Leukämie** auslösen können. Die elektrischen und magnetischen Felder, so vermuten die EPA-Forscher, greifen in das biochemische Räderwerk der Zelle ein oder beeinflussen die **Gene**. Schließlich können Wechselwirkungen der elektromagnetischen Strahlung mit Zellen des Immunsystems die Entstehung von Krebszellen begünstigen. Ihr Einfluss auf Fortpflanzungsorgane lässt befürchten, dass sie auch bei **Erbkrankheiten** eine Rolle spielen. Die Wissenschaftler beraten den US-Kongress, der Grenzwerte verabschiedet, und fordern die Regierung auf, diese auf ein gesundheitlich unriskantes Maß von **200 Nanotesla** abzusenken.

Ein Pionier in Sachen Elektrosmog ist der Arzt und Wissenschaftler der New Yorker State University Dr. Robert O. Becker. In seinem Buch "Heilkraft und Gefahren der Elektrizität" schreibt er: "Körpereigene Ströme erzeugen Magnetfelder und sind von externen Magnetfeldern beeinflussbar." Die Magnetfelder unserer körpereigenen Ströme sind inzwischen mit Squid-Magnetometern messbar. "Obwohl noch nicht feststeht, welche Mechanismen beteiligt sind, ist klar, dass niederfrequente Magnetfelder selbst bei der geringen Stärke von nur **100 Nanotesla** bereits die Entwicklung des heranwachsenden **Kindes im Mutterbauch** stören kann. Elektromagnetische Felder verursachen folgende biologischen Effekte: 1. Wirkung auf wachsende Zellen, wie die Beschleunigung der **Zellteilung** bei Krebs, 2. vermehrtes Auftreten diverser **Krebsarten**, 3. entwicklungsbedingte **Fehlbildungen** bei Embryos, 4. **neurochemische** Veränderungen, die Verhaltensabweichungen bis hin zum Selbstmord bewirken, 5. Veränderung der **biologischen Zyklen** und 6. Beeinträchtigung der **Lernfähigkeit**." Becker empfiehlt für die dauernde Belastung mit 50- und 60-Hertz-Feldern den Grenzwert von 100 nT.

Dr. Sam Koslov von der John-Hopkins-Universität berichtete 1994 auf der Konferenz der EPA, wie Becker auch, über den Zusammenhang von elektromagnetischen Feldern und der **Alzheimer**-Krankheit.

Im Juni 1997 waren es die Wissenschaftler D. Savitz, Z. Davanipour, E. Sobel und M. Feychting, welche einen direkten Zusammenhang von elektromagnetischer Arbeitsplatzbelastung mit der **Alzheimer**-Krank-

Magnetische Wechselfelder: Studien ... aus dem Ausland 131

heit und **ALS** (Amyotrophe Lateralsklerose, eine unheilbare degenerative Erkrankung von Nerven und Muskeln) fanden. Savitz wertete die Daten von 140.000 Beschäftigten amerikanischer Energieversorgungsunternehmen aus, das ALS-Risiko lag beim **zwei- bis dreifachen** im Vergleich zu unbelasteten Kontrollgruppen. Davanipour fand bei der Kontrolle von 28 ALS-Patienten ein **siebenfach** erhöhtes Risiko. Sobel untersuchte 326 und Feychting 55 Alzheimer-Patienten, das Erkrankungsrisiko lag zwischen **200 und 1000 Nanotesla fünffach** höher.

Melatoninforscher Prof. Russel Reiter von der Universität San Antonio in Texas untersuchte 1996 an **Suizid** verstorbene und nach Suizidversuchen gerettete Menschen. In deren Blut war unüblich wenig **Melatonin** zu finden. Reiter sah die Verbindung mit elektromagnetischen Feldern, da die Produktion des Hormons hierdurch gedrosselt wird. 1999 bestätigte eine Wissenschaftlergruppe um Prof. J.B. Burch: Das Hormon **Melatonin** wird bei Dauereinwirkung magnetischer Felder **stark reduziert**. Es ging um Intensitäten unter **1000 Nanotesla**.

Der Reproduktionsmediziner Prof. De-Kun Li und sein Team vom Kaiser Foundation Research Institute im kalifornischen Oakland stattete 1063 Frauen, die in der 10. Woche schwanger waren, mit einem Langzeitmessgerät aus, das am Körper getragen Tag und Nacht aufzeichnete. Er kam Anfang 2002 zu dem Schluss: "Bei jenen Frauen, die stärkeren Magnetfeldern ausgesetzt waren, fiel die **Fehlgeburtenrate** um mehr als 50 Prozent höher aus als bei den anderen." Er machte klar, dass bereits **100 Nanotesla** den Zellstoffwechsel des Körpers beeinflussen.

"Elektromagnetische Felder können Krebs verursachen." So die Experten des NRPB (National Radiological Protection Board). Sie werteten im Sommer 2002 wissenschaftliche Ergebnisse von 3000 Kindern aus den USA, Europa und Neuseeland aus. Ab **200 Nanotesla** steigt demnach das **Leukämierisiko bei Kindern** um das **Dreifache**.

Eine groß angelegte wissenschaftliche Arbeit der University of Toronto unter der Leitung von Dr. A.B. Miller untersuchte über 20 Jahre lang 200.000 Menschen. Die Arbeit wurde von den Elektrowerken mitfinanziert. Man kam auch hier zu dem Resultat, dass die Felder an Hochspannungsleitungen oder Haushaltsgeräten **Krebs** auslösen können.

Die Universität von Toronto mit ihrem wissenschaftlichen Leiter Prof. L.M. Green: Kinder, die in den ersten zwei Jahren ihres Lebens in ihren Kinderzimmern magnetischen Feldintensitäten über **130 Nanotesla** ausgesetzt waren, zeigten ein 13,5fach erhöhtes **Leukämierisiko**.

Die kanadische Krebsforscherin Dr. Claire Infante-Rivard warnte 1995 schwangere **Näherinnen**, sie und ihre ungeborenen Kinder könnten **Blutkrebs** bekommen. Die magnetischen Felder der laufenden Nähmaschinenmotoren seien sehr stark und der Abstand zum Körper nur gering. Viele drücken ihren Bauch bei der Arbeit gegen die Maschine. Dann ist mit Feldintensitäten bis zu 100.000 Nanotesla zu rechnen.

An **Versuchstieren** ist zigfach nachgewiesen worden, dass niederfrequente Felder die Ausschüttung des Hormons **Melatonin** beeinflussen. Dabei ging es um magnetische Flussdichten ab **100 Nanotesla**. Im kanadischen Montreal und Quebec wurde eine niedrigere Konzentration von Melatoninabbauprodukten im Urin berufstätiger **Frauen** gefunden, die regelmäßigen Magnetfeldern über 130 nT ausgesetzt waren.

Das Stockholmer Institut des Arbeitslebens prüfte anhand des schwedischen Krebsregisters die Daten von 2,4 Millionen Arbeitnehmern. Demnach steigt das **Krebsrisiko** an Lunge, Kehlkopf, Leber und Hoden durch den Einfluss magnetischer Felder am Arbeitsplatz um **40 bis 80 Prozent**. Es ging um die Größenordnung von **200 Nanotesla**.

Dr. Maria Feychting und Dr. Anders Ahlbom untersuchten 25 Jahre lang über 500.000 Schweden, die mindestens ein Jahr lang weniger als 300 Meter von Hochspannungsleitungen entfernt wohnten. Die beiden Wissenschaftler des Karolinska-Institutes veröffentlichten die Mammutstudie zum Thema **Krebs** im Einfluss alltäglicher elektromagnetischer Felder Anfang 1993: "Bei Flussdichten von **200 Nanotesla verdoppelte** sich das Krebsrisiko, wenn man dem Feld mehr als ein Drittel des Tages ausgesetzt war. Bei **300 nT** stieg das Leukämierisiko für Kinder unter 15 Jahren auf das **3,8fache** an."

1999 war es Prof. Birgitta Floderus, die über eine Million Männer und 800.000 Frauen untersuchte, um herauszufinden, ob das Auftreten von **Krebs** mit der Magnetfeldexposition in bestimmten Berufsgruppen zusammenhängt. Ab **116 Nanotesla** bei den Männern und ab **138 nT** bei den Frauen konnte ein Zusammenhang festgestellt werden, und zwar umso häufiger, je höher und länger die Magnetfeldbelastung ausfiel.

Eine schwedische Studie des National Board for Measurement and Testing (MPR) erforschte die Auswirkungen der magnetischen Felder von Computermonitoren auf die **Amalgamfüllungen** der Nutzer. Im Einfluss der Bildschirmfelder sonderten die Amalgamplomben bis zu **sechsfach mehr Quecksilber** ab. Das chemische Potenzial der quecksilberhaltigen Metall-Legierung wird durch die magnetischen Felder verändert, und das nicht nur von Bildschirmen. Zudem sollen die gleichen Magnetfelder, die zur Schwermetall-Belastung führen, auch die Fähigkeit des Körpers zur Schwermetallausscheidung blockieren, ein Teufelskreis.

Das Ergebnis einer groß angelegten Kohortenstudie wurde Ende des Jahres 2002 von Prof. A. Navas-Ancién und seinen Mitarbeitern veröffentlicht. Es ging um die Frage nach **Interaktionen** von magnetischen Feldern mit **Chemikalien** wie Pestiziden, Lösemitteln und **Schwermetallen** bei der Entstehung von bösartigen **Hirntumoren** (Gliome). Hier bei wurden schwedische Männer 19 Jahre lang medizinisch beobachtet. Interessant, dass die toxische Belastung nur dann mit Gliomen assoziiert war, wenn auch die physikalischen Felder hinzukamen.

Zahlreiche **Tierversuche** fanden unter Einwirkung der Magnetfelder eine Reduzierung der **Fruchtbarkeit**. Beobachtungen an Menschen deuten ebenfalls auf den Zusammenhang hin: Elektrosmog und ausbleibender **Kinderwunsch**. Einige Studien weisen die Zeugungsunfähigkeit als Folge der Verlangsamung der männlichen **Samenbeweglichkeit** nach, andere Veränderungen der weiblichen **Hormonaktivität**.

Finnische Wissenschaftler von der Uni Helsinki berichteten 1999 von **Chromosomenschäden** in den Lymphozyten von Lokführern, und zwar bei täglichen Expositionen von 16,7-Hz-Feldern über **2000 Nanotesla**.

Dänische Wissenschaftler befassten sich mit 1707 Kindern, die jünger als 15 Jahre waren und bei denen von 1968 bis 1986 **Leukämie, Tumore** des Zentralnervensystems oder maligne **Lymphome** entdeckt wurden. Ab **400 Nanotesla** gab es ein 5,6fach erhöhtes Karzinomrisiko, ab **100 nT** traten Fälle von Morbus **Hodgkin** (Lymphdrüsenkrebs) auf.

Klinische Studien der britischen Mediziner Monro, Choy und Smith zeigen, dass auch **Müdigkeit** und **Kopfschmerz** in Zusammenhang mit den Feldern stehen, denen wir im Haushalt und am Arbeitsplatz ausgesetzt sind. Es wurden Migräne, Krämpfe, Sprachstörungen, Atemnot und Bewusstlosigkeit registriert. Die Experten meinen, dass die Felder die Basis für die meisten **Allergien** sind, genau wie chemische Stoffe.

Die britische Regierung sah sich genötigt, eine Aufklärungskampagne zu starten, da die in England produzierten Elektrogeräte offensichtlich besonders elektrosmogauffällig waren. Dabei ging es nicht um biologische Gefahren, sondern um **technische Effekte**. Computergesteuerte Baukräne ließen durch zu starke Feldeinwirkungen vorzeitig ihre Last fallen, ein Mensch wurde dabei getötet. Bohrinseln machten sich durch zu heftigen britischen Elektrosmog selbstständig und trieben in der Nordsee. Herzschrittmacher sorgten für einen falschen Rhythmus. Roboter gerieten außer Kontrolle, was zwei Menschenleben kostete. Polizeiwagen kamen bei der Verbrecherjagd in Not, weil deren Bremsautomatik dank Elektrosmog loslegte. Technologie-Staatsminister Edward Leig: "Dieser Aspekt des Umweltschutzes wird viel zu wenig erkannt."

Prof. Denis Henshaw und Prof. Alan Preece vom Krebsforschungsinstitut der Universität Bristol berichteten Anfang 1996 und Ende 2000 von "**alarmierenden Krebshäufungen**" im Abstand bis zu 400 Metern von Hochspannungsleitungen, speziell beim **Lungenkrebs**". Sie fanden an den Leitungen neben den Feldern auch elektrisch geladene **Staubteilchen** und das krebserregende **Radon**. Es werde "elektrisierte und die hierdurch schadstoffbelastetere Luft" eingeatmet.

Dieser Aspekt **konzentrierter Schadstoffe** in Form von Partikeln, Giften oder Radon in der Nähe von Hochspannungsleitungen ist Thema mehrerer wissenschaftlicher Forschungen. So veröffentlicht auch das Europäische Parlament im Februar 2001, dass diese Felder von Hochspannungsleitungen "Ladungsträger erzeugen, die sich an vorhandene Schadstoffpartikel in der Luft binden". So komme der Mensch eher in Kontakt mit den hier konzentrierten schädlichen und teilweise krebserregenden Substanzen, z.B. auch Auto- und Industrieabgasen.

Die britische Studie der Oxford University untersuchte 35.000 an Krebs erkrankte **Kinder** unter 15 Jahren und fand: "Bei weniger als 100 Meter Abstand zu Überlandleitungen trat doppelt so häufig **Leukämie** auf."

Biophysiker und Chemiker der polnischen Silesian School of Medicine beschäftigte die Frage nach einer Wirkung auf **freie Radikale** und die **antioxidative Aktivität**. Es ging um elektrische Feldstärken von **20 Volt pro Meter** und magnetische von **2500 Nanotesla**, die beide im Alltag oft zu finden sind, besonders die elektrischen. Statistisch signifikante und entsprechend biologisch riskante Veränderungen der Aktivität in roten Blutzellen wurden nachgewiesen.

Zwei Physiker und ein Neurologe der Technischen Hochschule Zürich behaupteten im Dezember 1993: "Menschliche **Gehirnzellen** sprechen auf Magnetfelder an." Jon Dobson (Institut für Geophysik), Mike Fuller (University of California) und Heinz-Gregor Wieser (Züricher Universitätsspital) fanden heraus, dass Versuchspersonen - alle Epileptiker - auf schwache Magnetfelder, wie sie in der Nähe von Fernsehapparaten und anderen Elektrogeräten zu finden sind, reagieren. Wieser führte den **Epileptikern** dünne Elektroden durch die Schädeldecke ein, um jene Gehirnzonen zu lokalisieren, von denen die Krampfanfälle ausgehen. Es wurden mit zwei Spulen Magnetfelder an den Kopf angelegt. Es zeigte sich bei allen fünf Probanden eine sofortige Reaktion: "Wir konnten messen, dass als Antwort auf das schwache Magnetfeld **Gehirnzellen erregt** wurden, und zwar ähnlich wie bei epileptischen Anfällen." Die Wissenschaftler rätseln, ob ein direkter Einfluss des Magnetfeldes auf die Nervenzellen des Gehirns besteht oder ob das Magnetfeld auf die in unserem Gehirn vorhandenen winzig kleinen Magnetitkristalle wirkt. Bisher waren diese Kristalle nur bei Tieren bekannt. Magnetit ist ein magnetisches Eisenmineral (Seiten 579 und 740 ff.).

Ein italienisches Forscherteam unter Leitung von Prof. F. Gobba wies 2009 nach, dass Magnetfelder ab **1000 Nanotesla** die Aktivität unserer **natürlichen Killerzellen** (NK-Zellen) reduzieren. Killerzellen sind wichtig, sie sind in vorderster Front für die Krebsabwehr zuständig.

Eine Meta-Studie in Australien, die alle bisher bekannten 46 australischen Studien zusammenfasst: Bei Feldern ab **300 Nanotesla** ist mit einer Verdoppelung von **Kinderleukämie** und **Tumoren** zu rechnen.

"Magnetfelder machen traurig!", behaupten neuseeländische Wissenschaftler. Psychologie-Professor Ivan Beale und seine Mitarbeiter von der Auckland-Universität untersuchten 570 Testpersonen, die im Umkreis von 20 Metern an Hochspannungsleitungen wohnen. **Depressionen**, Beeinträchtigungen des **Nerven-** und **Immunsystems** sowie **Asthma** waren ab **500 Nanotesla** nachweisbar.

Im Sommer 2011 geht es durch die Medien: "Kinder erkranken **dreimal häufiger an Asthma**, wenn ihre Mutter während der Schwangerschaft erhöhten magnetischen Feldern von Stromleitungen und Geräten ausgesetzt war." So die Kohortenstudie vom Forschungszentrum der Krankenkassen im kalifornischen Oakland unter Leitung von Prof. De-Kun Li. Man staunte nicht schlecht, dass sich das Asthmarisiko pro **100 Nanotesla** um **15 Prozent** erhöhte, je mehr Feld umso deutlicher. Bei der Mehrzahl der Fälle ging es um eine Risikosteigerung von 74 Prozent.

Ende 2009 war es Prof. De-Kun Li, der als Leiter einer Studiengruppe der US-Universität Stanford herausfand, dass die Felder von Haushaltsgeräten die **Spermien** von Männern verschlechtern. Ab **160 Nanotesla** zeigte jede zweite Spermaprobe eine doppelt so schlechte Qualität bezogen auf die Beweglichkeit, Anzahl und Form. Bisher ging man davon aus, dass solche Probleme nur durch starkes Rauchen, exzessiven Alkohol- und Drogenkonsum auftreten. Li: "Paare mit Kinderwunsch sollten ihre elektromagnetische Belastung so gering wie möglich halten."

In Nordtaiwan wurde der Magnetfeldeinfluss auf die **Schlafqualität** an über 500 Frauen im Alter von 20 bis 59 Jahren beleuchtet. Die Frauen bekamen körperbezogene Langzeitmessgeräte. Die mittlere Belastung am Schlafplatz betrug **154 Nanotesla**. Sowohl Einschlaf- und Durchschlafstörungen als auch frühes Aufwachen wurden in dieser Größenordnung festgestellt, mit dem Ausmaß der Magnetfeldexposition zunehmend, ab einer Intensität von 200 nT besonders deutlich.

Es gibt wenige Studien über **Wechselwirkungen** zwischen elektromagnetischen Feldern und **chemischen** Substanzen. Eine kommt 2011 aus Finnland. Das Forscherteam um Prof. J. Luukkonen setzte menschliche Nervenzellen zuerst einem 50-Hertz-Magnetfeld und anschließend chemischen Noxen aus. Die alleinige physikalische oder toxische Konfrontation zeigte keinen Effekt, erst die **Kombination von Feld und Gift**. Eine finnische Arbeit von 2008 kam zu einem vergleichbaren Ergebnis.

...und aus Deutschland

Prof. Dr. Ludwig Feinendegen, Direktor des Institutes für Medizin an der Nuklearmedizinischen Klinik der Uni Düsseldorf, hat mit Mäusen experimentiert und gefunden, dass ein **Enzym**, welches für den Stoffwechsel der Zelle zuständig ist, bei starker magnetischer Feldeinwirkung in seiner Aktivität um **80 Prozent gedrosselt** wird. Nach Ende der

Feldeinwirkung normalisierte sich die Enzymtätigkeit innerhalb einiger Minuten. Ähnliche Zusammenhänge hat Feinendegen auch bei der Bestrahlung durch Radioaktivität gefunden. Er wies nach, dass die **Abwehrfähigkeit** der Zellen gegen **giftige Stoffe** von den Magnetfeldern ungünstig verändert und in ihrer Funktion behindert wird.

Anfang 2012 informiert das Bundesamt für Strahlenschutz (BfS): Mehrere Studien weisen darauf hin, dass Erkrankungen des Nervensystems mit fortschreitendem **Verlust von Nervenzellen**, die häufig zu **Demenz** und/oder **Alzheimer**, zu **Bewegungsstörungen** und/oder **ALS** (amyotrophe Lateralsklerose) führen, verstärkt bei stärkerer beruflicher Exposition mit niederfrequenten elektrischen und magnetischen Feldern auftreten. "Insgesamt scheint es vor allem bei der Alzheimer-Erkrankung und der ALS einen statistischen Zusammenhang zu geben."

Die Forschungsergebnisse der beiden deutschen Wissenschaftler Prof. Dr. Bert Sakmann und Prof. Dr. Erwin Neher, die 1991 den Nobelpreis für Medizin erhielten, vermitteln neue Erkenntnisse, wie die sensiblen bioelektrischen Vorgänge im Gehirn und Nervensystem durch die millionenfach stärkeren technischen elektromagnetischen Umwelteinflüsse behindert und verändert werden. Die beiden berichten, dass unfassbar winzige elektrische Ströme von wenigen milliardstel Ampere alle Funktionen unseres Organismus steuern. Störungen dieser bioelektrischen Abläufe durch elektromagnetische Umwelteinwirkungen würden sich vor allem als **Störung der Gehirnfunktionen** zeigen, wie dies besonders bei der **Alzheimer**-Krankheit in ausgeprägter Weise zu beobachten sei. Bis 2012 ist die Zahl der Demenzkranken allein in Deutschland auf 1,5 Millionen gestiegen, jedes Jahr werden etwa 250.000 neue diagnostiziert, von denen etwa 120.000 vom Alzheimertyp sind.

Das Deutsche Krebsforschungszentrum in Heidelberg übermittelte im Frühjahr 1993, dass Frauen in Elektroberufen ein **fünffach höheres Gehirntumor**-Erkrankungsrisiko haben. Die Krebsforscher befragten 226 Tumorkranke aus Kliniken in Mannheim und Heidelberg und parallel dazu 418 Personen einer Kontrollgruppe aus der Region Rhein-Neckar.

Dr. Ulrich Warnke von der Universität des Saarlandes: "Längerfristige Einwirkungen von magnetischen Wechselfeldern führen zu **Regelstörungen** im Organismus, er wird in Unordnung gebracht. Der **Kalzium-Haushalt** wird gestört. Die Zelle kann nicht mehr optimal funktionieren. Das kann bis zur Krankheit für den Gesamtorganismus führen." Warnke hat herausgefunden, dass es besonders die **Oberwellen** der niederfrequenten Felder sind, die sich biologisch ungünstig auswirken und unter anderem zu einer Erweiterung der Blutgefäße führen.

Sie erinnern sich (Seite 70): Die technischen elektrischen und magnetischen Felder haben eine Frequenz (Netzstrom bei uns 50 Hertz), auf welche sich mehr oder minder zahlreiche höherfrequente Oberwellen auflagern. Diese "Nebenwirkung" der Elektrotechnik namens Oberwelle, wirkt sich - auch wenn man sie Harmonische nennt - gänzlich unharmonisch aus. Sie hat laut Warnke besonders ungute biologische Bedeutung, ist ein spezieller Stress, hat es der Körper doch mit einer großen Palette von verschiedenen Frequenzen zu tun, mit dutzenden, hunderten... Und jede hat ihre spezifische biologische Wirkung.

Dr.-Ing. Andras Varga hat zu seiner Zeit als Wissenschaftler am Hygiene-Institut der Universität Heidelberg die Entwicklung von **Embryos in Hühnereiern** beobachtet. Die Embryos wuchsen unter elektromagnetischer Belastung schneller, das Ei wurde vorzeitig schwerer. Andere Wissenschaftler bestätigen den Zusammenhang zwischen technischer Elektrizität und **Wachstumsbeschleunigung**, sie stellen sogar den Zusammenhang mit der Tatsache her, dass in den letzten Generationen die **Menschen** in zivilisierten Ländern **immer größer** und dicker geworden sind. Dr. Varga fordert, wie Dr. Becker in den USA und andere internationale Experten, die Einhaltung von **100 Nanotesla**.

Verschiedene deutsche Wissenschaftler sind sich einig in dem Verdacht, dass der **plötzliche Säuglingstod** (etwa 400 Babys pro Jahr in Deutschland) mit magnetischen Wechselfeldern zu tun hat. Statistiken aus verschiedenen Städten, an erster Stelle Hamburg, sprechen eine deutliche Sprache. Babys sterben plötzlich und auf mysteriöse Weise vorwiegend während des Schlafes. Relativ häufig waren starke Felder nachweisbar, auch 16,7-Hertz-Felder naher Eisenbahnlinien.

In einem durch magnetische Wechselfelder arg belasteten Düsseldorfer Mehrfamilienhaus, wo **zwei** plötzliche Säuglingstode in drei Jahren passierten (das ist selten!) fand ich **400 bis 500 Nanotesla** (50 Hertz) als Folge der Trafostation im Keller und des Supermarkts im Erdgeschoss. Hinzu kam eine technisch auffällige Elektroinstallation mit Erdungsmängeln und Fehlströmen auf sanitären Gas-, Wasser- und Heizungsrohren. **250 bis 750 nT** (16,7 Hz) wirkten zudem von einer etwa 400 Meter entfernten elektrifizierten Hauptstrecke der Bahn ein.

Anfang 2001 kam der Endbericht einer vom Institut für medizinische Statistik der Universität Mainz unter der Leitung von Prof. Dr. J. Michaelis und Dr. J. Schüz durchgeführten Studie: Das **Kinderleukämierisiko** ist dreifach höher, wenn magnetische Feldstärken über **200 Nanotesla nachts** im Schlafbereich einwirken. Hiermit bestätigten sich vorangegangene Resultate wissenschaftlicher Untersuchungen aus Berlin und Niedersachsen. Die Magnetfelder wurden über 24 Stunden ermittelt, dabei zwischen Netz- (50 Hz) und Bahnstrom (16,7 Hz) differenziert. Über 1800 verwertbare Messungen standen zur Verfügung.

Wissenschaftler der Tierärztlichen Hochschule Hannover haben 1991 und in den Jahren danach Interessantes beobachtet. Projektleiter Prof. Dr. Wolfgang Löscher: "Wir fanden, dass Magnetfelder bereits bei niedrigen Stärken die **Melatoninproduktion** signifikant **unterdrücken**, und zwar bei Versuchen mit Brustkrebs bei Ratten." Auch seine Kollegin Dr. Meike Mevissen forschte mit Ratten. An den Tieren wurde die Wirkung der Magnetfelder auf das **Hormonsystem** und auf **Tumore** untersucht: "Man sieht, dass bei der magnetfeldexponierten Gruppe die Tumorentwicklung deutlich gestiegen ist. Wir haben drei Studien im Mikroteslabereich durchgeführt, und es zeigte sich in allen dreien, dass das Hormon Melatonin erheblich erniedrigt und die Beschleunigung des **Krebszellenwachstums** feststellbar war." Dazu Prof. Löscher: "Alle Ergebnisse zeigen methodisch und statistisch zweifelsfrei, dass elektromagnetische Felder eine krebsfördernde Wirkung ausüben."

1997 bestätigte Löscher erneut: "Das **Brustkrebsrisiko** durch die elektromagnetischen Felder ist **wesentlich höher** als bislang angenommen wurde. Nach acht Jahren Forschung wissen wir genau, dass es einen Zusammenhang zwischen der Stromdosis und dem Wachstum von Brusttumoren gibt. Gerade die dauerhafte täglich mehrstündige Belastung wirkt sich auf die Entstehung von Brustkrebs aus." In den USA werden Löschers Ergebnisse viel ernster genommen als in Deutschland. Das US-Energieministerium unterstützte seine Hochschule im Rahmen eines 80-Millionen-Dollar-Projektes, unsere Bundesregierung hatte dagegen bereits geplant, die Forschungsgelder zu streichen.

Ich las die Empfehlung einer Imkerfachzeitschrift, **Bienenstöcke** nicht unter Hochspannungsleitungen zu platzieren. Der Grund: Forschungsergebnisse, die deutlich machen, dass die fleißigen Honigspender hier **aggressiv** und **stechfreudiger** werden. Außerdem gibt es schlechtere Erträge. Von Forschungen mit Bienen berichten auch die Wissenschaftler Wellenstein, Warnke und Altmann. Je höher die magnetische Feldbelastung der Stöcke, umso auffälliger das Verhalten der Bewohner: Unruhe, unnatürliche Bewegungen, Reizbarkeit, Verkittung der Stöcke oder Auszug, sogar gegenseitiges Totstechen.

So bestätigen viele Arbeiten weltweit immer wieder und immer weiter zunehmend den Zusammenhang mit Krebs, Kinderleukämie, DNA-Brüchen, neurologischen Störungen, Verhaltensauffälligkeiten, Depressionen und anderen Krankheiten im Einfluss dieser magnetischen Felder, und das oft im Bereich um **200 bis 300 Nanotesla**. Die angeführten Beispiele sind nur eine stichprobenartige Auswahl der sehr zahlreich vorliegenden Studienergebnisse. Die Fakten sind wissenschaftlich souverän und haltbar. Keiner zweifelt mehr an deren Richtigkeit, auch nicht die Interessenvertreter, auch nicht die Behörden, seit 2001 auch nicht die WHO, die ja seitdem - wie erwähnt - wegen der erdrückend zahlreichen Befunde ein Krebsrisiko ab 300 nT für möglich hält. Was - wie Sie wissen - nicht am verantwortungslos hohen Grenzwert von 100.000 rüttelt, der - wie Sie ebenso wissen - nur für öffentliche Anlagen wie Hochspannungsleitungen gilt. Vergessen wir bitte nicht: Ihr Elektrowecker neben dem Bett macht in 50 Zentimeter Abstand mehr als 200 nT, näher dran noch mehr, die vielen kleinen Trafos in unzähligen Geräten und all die Niedervoltlampen auch, die vielen Netzteile in der Steckdose der Kopfwand ebenfalls, die vielen Heizkissen und -decken erst recht, von der desolaten Installation ganz zu schweigen. Tun Sie was, um sich zu schützen. Es ist so viel möglich. Kein anderer tut es für Sie.

Wenn Krebs und andere Risiken bei wenigen **100 Nanotesla** in so vielen Studien nachgewiesen wurden, speziell bei Kindern, was halte ich dann von meinen Messungen in **Baby-Inkubatoren: 500 bis 2500 nT**? Zumindest fand eine Studie der Universität Siena/Italien, dass die "starken elektromagnetischen Felder von Inkubatoren" den Herzschlag von Frühgeborenen beeinflussen, publiziert 2008 im 'Deutschen Ärzteblatt'.

Melatonin - Boss der Hormone

Melatonin ist oft im Gespräch, wenn es um Elektrosmog und seine Leukämie- und Krebsrisiken geht. Elektromagnetische Felder greifen direkt in den Melatoninhaushalt ein. In seinem Buch "Risiko Wohlstandsleiden" beschreibt Dr. Ulrich Warnke, wie das Hormon funktioniert:

"In unserem Organismus gibt es ein Hormon, dass als Boss aller anderen Hormone fungiert: das Melatonin. Wird viel Melatonin ausgeschüttet, dann trauen sich viele der anderen Hormone im Körper nicht, aktiv zu werden. Das brauchen sie normalerweise auch nicht, denn Melatonin wird nur nachts während des Schlafes ausgeschüttet. Der Auslösereiz ist die Dunkelheit, das fehlende Tageslicht. Aber bereits bei Tageslicht mit geringer Intensität und bei künstlicher Beleuchtung, die nie an die Intensität des Tages herankommt, wird Melatonin produziert."

Der Melatoninausstoß ist ab einer Lichtintensität von etwa 500 bis 2000 Lux gemindert (das entspricht einem sehr düsteren Tag oder gut beleuchteten Wohnräumen und Arbeitsflächen). 10.000 Lux (das ist ein bewölkter Wintertag) bremsen bereits massiv. Ein sonniger Sommertag schafft es auf über 100.000 Lux, da ist nichts mehr mit Melatonin.

"Melatonin hat als Bosshormon eine Reihe entscheidender Aufgaben: Es unterhält die Schlafstadien, und - besonders wichtig - es hemmt wirkungsvoll das Krebswachstum. Wird die Ausschüttung von Melatonin nachts reduziert oder sogar gestoppt, dann wird das Krebswachstum forciert. Das ist deshalb ein wichtiger Punkt, weil Melatonin nicht nur durch Licht gehemmt werden kann, sondern auch durch elektromagnetische Felder, wie sie im technischen Bereich vorkommen."

"Für die Krebsgenese kommt hinzu, dass schwache Magnetfelder in der Gegend von 50 Hz auch noch das Zellwachstum, auch das Krebszellenwachstum, anregen. So werden die zahlreichen epidemiologischen Ergebnisse plausibel, die ein erhöhtes Krebsrisiko in der Nähe von Hochspannungsleitungen und technischen Stromanlagen fanden. Voraussetzung für das erhöhte Krebsrisiko ist die Dauerexposition; die haben wir, wenn wir in der Nähe stark feldverursachender Geräte wie Heizkissen, Wärmedecken oder geheizten Wasserbetten schlafen."

Melatonin ist also ein natürliches Schlafmittel einerseits und ein natürliches Krebsheilmittel andererseits. Nächtlicher Elektrosmog stört den Melatoninhaushalt wie helles Licht. Einerseits fehlt dank Elektrosmog das Hormon, welches Krebszellen am Wachsen hindert, andererseits regen elektromagnetische Felder das Krebszellenwachstum an; dazu ist der für Regeneration und Selbstheilung wichtige Schlaf aus dem Lot, der perfekte Teufelskreis. Fehlt das beruhigende Melatonin, dann kommen die anderen aktivierenden Hormone viel deutlicher zum Vorschein, was am Tage gut ist, nachts aber nicht passieren darf.

Melatonin wird in der Zirbeldrüse gebildet. Nachts liegt die Ausschüttung um ein Zehnfaches höher als tagsüber. Neben der krebshemmenden Wirkung und der Steuerung der Wach-Schlaf-Tag-Nacht-Zyklen ist es zuständig für die Hautpigmentierung, unsere Fortpflanzungsabläufe, die Freisetzung von Geschlechtshormonen, für viele Stoffwechselprozesse, das Immunsystem und andere physiologische Abläufe.

Frequenzfenster, biologische Fenster

Lebewesen reagieren unterschiedlich auf **unterschiedliche Frequenzen**. Die einen sind sensibel, sagen wir auf 16,7 Hertz, andere nicht, die reagieren eher auf 50 oder 150 Hz. Hier spielt die Feldstärke nicht die alleinige Rolle, und 100 Nanotesla bei 16,7 Hz können kritischer sein als 300 nT bei 50 oder 100 Hz und umgekehrt. Man weiß heute, dass Lebewesen spezifische Frequenzfenster haben, das heißt, dass sie auf bestimme Frequenzen reagieren, auf andere nicht (oder noch nicht).

Die individuellen Frequenzfenster sind von Tier zu Tier, von Mensch zu Mensch, von Organ zu Organ, von Nerv zu Nerv... unterschiedlich. Vielleicht verändern sie sich sogar jahres- oder tageszeitlich bedingt und sind alters-, stimmungs- oder krankheitsabhängig. Man weiß es noch nicht genau. Die Wissenschaft steht auch hier noch am Anfang. Fest steht bisher, dass einige Frequenzen durch unsere individuellen biologischen Frequenzfenster viel besser einwirken können als andere, gegen ganz andere scheinen wir wieder nahezu immun zu sein.

Auch deshalb ist es wichtig, dass bei baubiologischen Untersuchungen jedes Feld genau diagnostiziert und so gut es geht eliminiert oder reduziert wird, besonders deshalb, weil ich die spezifische Reaktion des Menschen ja nicht kenne. Es gilt auch zu bedenken, dass ein Feld, wie schon erwähnt, selten nur aus einer Frequenz besteht, sondern meist mehr oder minder starke Oberwellenanteile aufweist, d.h. dass neben dieser Grundfrequenz eine Vielzahl von höheren Frequenzen mitmischen. Wer weiß, wie der Mensch auf dieses mannigfaltige Frequenzangebot reagiert? Reagiert er nur auf die 50-Hz-Grundfrequenz oder vielmehr auf die Oberwellen mit 100, 150, 200..., 1000, 2000... Hz?

Der Marburger Diplom-Ingenieur Willem Busscher fand bei einer elektrosensiblen weiblichen Testperson, dass sie auf ein **starkes 50-Hertz-Feld** von 5000 nT **nicht** reagierte, auf ein **schwaches 350-Hz-Feld** von nur **30 nT** jedoch heftig. Sie reagierte auch auf schwache 150-Hz- und 550-Hz-Felder (siehe Bericht in Wohnung+Gesundheit, Heft 72/1994).

Der Arzt Dr. Karl-Heinz Braun-von Gladiß: "Aus den Forschungen der biophysikalischen Medizin ist bekannt, dass biologische Effekte durch elektromagnetische Felder dann entstehen, falls das biologische Fenster getroffen wird. Dies ist der Fall, wenn die beiden Messgrößen Frequenz und Intensität mit der ganz **spezifischen Empfänglichkeit** des Organismus übereinstimmen. Der Körper ist dann auf speziell dieser Welle empfänglich. Der schädliche Effekt technisch erzeugter elektromagnetischer Felder folgt dem Zufallsprinzip: Das Signal kann schaden oder wirkungslos bleiben. Da die biologischen Fenster der Menschen unterschiedlich sind, lässt sich von keiner Frequenz und keiner Intensität mit Sicherheit vorhersagen, ob sie nun schädigt oder nicht."

Jede Frequenz wirkt frequenzspezifisch, und **jeder** Körper bzw. Körperteil, Muskel, Nerv, Zellkern... reagiert nach seinen eigenen Gesetzmäßigkeiten und Resonanzprinzipien. So wie ein bestimmtes Glas nur bei einem bestimmten Ton zerspringt und nicht bei einem ähnlichen. So wie ein Radio nur die eine gewählte Frequenz empfängt und nicht die daneben. Alles im Leben passiert im Wechselspiel der Resonanz.

Frust oder Lust, Krieg oder Frieden

Töne sind frequenzspezifische Phänomene, ähnlich wie Licht. Mit verschiedenen Tonfrequenzen - z.B. Stimmen, angenehme Musik oder unangenehmer Lärm - kann einerseits Freude oder Glück und andererseits Schwermut oder Schmerz ausgelöst werden. Einige Töne können aggressiv machen und andere müde, die einen beschwingt oder die anderen traurig. Licht kann heilen oder krank machen, aufheitern oder deprimieren, je nach Intensität, Frequenz und Farbe. Die nicht sicht- und hörbaren elektromagnetischen Felder und Frequenzen können das offensichtlich auch. Man kann mit den Feldern Lust oder Frust auslösen, Euphorie oder Angst, Aktivität oder Passivität, Verhaltensstörung, Stimmungsschwankung oder sogar Persönlichkeitsveränderung.

Elektromagnetische Felder wirken nach Aussage einiger Ärzte ähnlich wie **Alkohol** oder **Drogen**, sogar noch schlimmer: Nervenimpulse können fehlgeleitet werden, gezielt und zuverlässig, aus Versehen und zufällig, gewünscht oder als Nebenwirkung. Vegetative Abläufe und Gedanken können verändert, Empfindungen und Süchte blockiert oder aktiviert werden, je nach Feldstärke und Frequenz des einwirkenden

Feldes. Diese biologischen Abläufe, Funktionen bzw. Fehlfunktionen würden uns nicht einmal auffallen. Wir würden unbewusst und unnatürlich funktionieren, künstlich stimuliert und gesteuert, ohne für unser Verhalten und die Konsequenzen Verantwortung übernehmen zu können, ohne uns eines Fehlers oder einer Schuld bewusst zu sein.

Dem "Bio-Computer" Mensch könnte durch technische Signale von außen eine neue "Software", ein **neues elektromagnetisches Programm**, neue Information zugeführt werden. Computer fragen nicht danach, ob ein Programm gut ist oder schlecht, konstruktiv oder destruktiv, sie funktionieren strikt danach. Das hört sich an wie Sciencefiction. Ist es aber nicht. Stimmt es nicht nachdenklich, dass es reichlich **medizinische** Anwendungen gibt, die mit Hilfe genau berechneter, auf Mensch und Tier abgestimmter elektromagnetischer Ströme und Felder körperliche wie psychische Reaktionen provozieren, Muskeln stimulieren, das Herz wieder in Bewegung bringen, Wunden heilen, Schmerzen einleiten oder zum Verschwinden bringen, Nerven reizen oder beruhigen, Bakterien und Parasiten reizen oder töten, Spermien lähmen?

Ist es nicht bedenklich, dass die **Militärs** daran arbeiten, den elektromagnetischen Krieg zu führen, um auf Entfernung Menschen lahm zu legen, Reaktionen und Gefühle zu verändern, Umwelt- und Klimakatastrophen auszulösen? Als Militär und Wissenschaft noch konsequent leugneten, dass elektromagnetische Strahlung irgendwelche biologischen Probleme bewirken könnte, war man schon fleißig mit dem Experiment beschäftigt, genau jene Strahlen als **Waffen** einzusetzen (siehe Seiten 436, ab 530, ab 583). Sie sind völlig lautlos und unwahrnehmbar und garantieren äußerst effektive sowie kausal kaum nachweisbare Wirkungen. Die ersten elektromagnetischen Waffen wurden versuchsweise bereits in den letzten "modernen" Kriegen eingesetzt. E-Kanonen und E-Bomben sind auf dem Vormarsch. Dabei sollen die eingesetzten Felder nicht nur Menschen, sondern auch Kommandozentralen, Maschinen, PCs und Datenträger (zer)stören oder (aus)löschen. Es werden schmerzhafte elektromagnetische Felder genutzt, um von Hubschraubern aus Demonstrationen zu zerstreuen. Oder die Polizei setzt "Pistolen" ein, aus denen keine Kugeln kommen, sondern hohe Spannungen und Ströme, die den Bösewicht schreiend schachmatt setzen.

Der Umgang mit elektromagnetischen Feldern erfordert genauso viel Reife, Intelligenz und Verantwortungsbewusstsein wie der mit anderen menschengemachten Energien: der Atomkraft, der Chemie, Gentechnik, dem Laser, der Nanotechnologie... Der leichtfertige, destruktive und nur auf Profit oder militärische Macht ausgerichtete Umgang mit der elektromagnetischen Energie kann fatale Folgen nach sich ziehen, fataler als wir es mit der Kernkraft und der Chemie erlebt haben. Das gilt für gezielte Anwendungen genauso wie für die Elektrostrahlung, der wir uns im Beruf oder privat zumeist unbewusst und unnötig aussetzen. Unwissenheit schützt vor Strafe nicht. Machen Sie sich schlau.

Reduzieren wir die persönliche Dosis

Wir haben es geschafft, in nur hundert Jahren: Es gibt in unserer Wohn- und Arbeitsumwelt kaum noch einen Quadratmeter ohne Elektrosmog. Wir stehen vor der Erkenntnis einer weltumspannenden Umweltkrise. Die Öffentlichkeit hat ein Recht, gut informiert zu werden. Neben allen anderen Umweltrisiken ist die lückenlose und explosionsartig weiter zunehmende Elektrifizierung der Welt ein massiver Eingriff in die natürliche Ordnung, eine entscheidende Zusatzbelastung. Wir müssen mehr denn je mit Engagement und Weisheit vorgehen: nicht resignieren, sondern anpacken; nicht schwarz malen, sondern Wege aufzeigen; nicht palavern, sondern tun; nicht verdrängen, sondern drängen; nicht nach Verantwortlichen suchen, sondern Verantwortung übernehmen. Solange wir nicht genau wissen, mit welchen Risiken wir zu rechnen haben, ist äußerste Vorsicht geboten. Reduzieren wir die persönliche Dosis. Das empfehlen Strahlenschutzkommissionen, Gesundheitsämter, Umweltbehörden, die WHO, Wissenschaftler, Ärzte, Baubiologen... Reduzieren wir biologisch problematische Innenraumbelastungen, sowohl die Stärke als auch die Einwirkdauer, wann und wo immer es geht. Es liegt in unserer Hand. Die Baubiologie hilft, Risiken zu vermeiden, das Machbare zu machen, für Vorsorge zu sorgen.

Sanierung - Maßnahmen gegen magnetische Wechselfelder

Die meisten Sanierungskonzepte für **elektrische** Wechselfelder funktionieren für **magnetische nicht**. Magnetfelder lassen sich leider nicht von Anstrichen oder Vliesen ableiten, Alufolien und Kupfernetze sind kein Schutz, und nachträgliches Erden von ungeerdeten Geräten ist zwar elektrisch sinnvoll, aber magnetisch nutzlos. Selbst der Netzfreischalter ist in Anbetracht stromverbrauchender Feldverursacher hilflos.

Ausschalten

Was immer hilft ist: **Abschalten**. Schalten Sie Geräte nach Benutzung aus. Dann kann kein Strom mehr fließen und somit kein Magnetfeld mehr entstehen. Das gilt besonders für **Bereitschafts-** oder **Standby-Schaltungen**, z.B. bei Fernsehern oder Stereoanlagen.

Denken Sie immer daran, dass es zahlreiche Geräte gibt, deren integrierte **Kleintrafos** trotz Abschaltung noch am Netz sind, weiter Strom ziehen und starke Felder abgeben, z.B. tragbare Kassettenrekorder, Niedervolthalogenlampen auf Schreibtischen oder an Betten und die vielen Geräte mit Steckernetzteilen. Hier hilft nur das Steckerziehen oder der nachträgliche Einbau des **zweipoligen** Schalters **vor** den Trafo, also in die Kabelzuleitung zwischen Netz und Trafo (ab Seite 94).

Denken Sie auch an die praktische Möglichkeit, alle feldverdächtigen Geräte mit den bereits erwähnten zweipolig schaltbaren **Steckern** zu versehen oder in **Steckdosenleisten** unterzubringen bzw. per Funk zu schalten und so sicher vom Netz zu trennen (ab Seite 56).

Abstand

Sollten die Magnetfelder nicht schaltbar bzw. sanierbar sein, vielleicht wegen dieses Elektroboilers im angrenzenden Bad, vielleicht wegen des nahen Tiefkühltruhenmotors auf der anderen Seite der Wand, vielleicht wegen des Fernsehers eines unbelehrbaren Nachbarn direkt hinter dem Kopfende des Bettes, vielleicht wegen eines Sicherungskastens oder der stromführenden sanitären Rohre unter der allzu nahen Kellerdecke oder auch wegen den Drähten der elektrischen Fußbodenheizung, dann hilft nur räumliches **Ausweichen**. Die Felder verlieren mit zunehmendem **Abstand** schnell an Stärke, in ein, zwei, drei Metern Distanz gibt es meist kein Risiko mehr, obwohl in 30 bis 50 Zentimeter Entfernung die Felder noch äußerst stark waren.

Gleiches gilt auch für Hochspannungs- und andere Freileitungen, Erdversorgungsleitungen und Transformatorenstationen, Umspannwerke und Bahnstrom: je **größer der Abstand**, desto geringer zumeist (nicht immer) das Risiko. Bei Hochspannungsleitungen reichen oft (nicht immer) 100 bis 200 Meter Abstand (nur bezogen auf das magnetische Feld, nicht auf das elektrische), bei Trafohäusern meist 5 bis 10 Meter (in größerem Abstand sind die Feldverursacher eher die hin- und rückführenden Leitungen, weniger das Trafohaus selbst). Verbindlichere Angaben sind, wie so oft, nur von der Messung vor Ort zu erwarten.

Kompensation

Zur Reduzierung der Felder von Hochspannungsleitungen, Bahnlinien oder Erdleitungen werden ab und zu Kompensationsanlagen eingesetzt (mehr Seite 892). Es gibt Fehlstromkompensationssysteme für einzelne Leitungen. Wir haben wenig Erfahrung, hörten häufiger von Erfolgen.

MU-Metall und Trafobleche

Wenige Materialien schaffen es, Magnetfelder zu reduzieren, z.B. MU-Metall, eine Weichmetall-Legierung mit hohem Nickelanteil, und Trafobleche. Bei kleinen Feldverursachern, wie Niedervolttrafos oder Netzteilen in Büro- und Küchengeräten, Motoren oder Pumpen, Drosseln in Leuchtstoffröhren oder Vorschaltgeräten, lohnt sich das Experiment der Ummantelung mit der teuren Legierung. Für Wände oder ganze Räume ist diese Maßnahme, wie Sie wissen (ab Seite 96), selten bis nie geeignet bzw. bezahlbar und zudem nebenwirkungsträchtig.

Manchmal ist der Aufwand von Teilabschirmungen mit den preiswerteren Trafoblechen sinnvoll, um Wände oder Böden auszukleiden und sich vor Magnetfeldeinwirkungen zu schützen. Der Effekt ist bei MU-

Magnetische Wechselfelder: Sanierung 'Verdrillte Kabel'

Metall besser als bei Trafoblechen. Beide schirmen nicht 100%ig ab, aber hochprozentig, wie hoch, kommt auf die Situation an. Vor einer geplanten Abschirmung muss am Ort des Geschehens sachverständig gemessen werden, um die Abschirmwirkung, Dicke, Ausrichtung und Nebenwirkung des Abschirmmaterials bestimmen zu können.

Verdrillte Kabel und Koaxialkabel

Verdrillte Kabel haben den großen Vorteil, dass sich die in den Einzelleitern bildenden Magnetfelder gegenseitig günstig aufheben, sprich kompensieren. Das ist bei normalen Hausinstallationskabeln weniger wichtig als bei Starkstrom und den Leitungen im öffentlichen Netz.

Sie wissen (Seite 86 bis 88 und später): Je **näher** die Hin- und Rückleiter beieinander liegen, desto **besser** ist der Kompensationseffekt. Deshalb verzichten Sie im Haus auf Niedervolthalogen-Beleuchtungen, deren Hin- und Rückleiter meist auf größeren Abstand voneinander geführt sind, wie es bei den vielen Deckenkonstruktionen und bei Schreibtisch- oder anderen Beleuchtungskörpern der Fall ist. Wenn Sie auf Niedervoltanlagen nicht verzichten wollen, dann **verdrillen** Sie wenn möglich deren Zuleitungskabel, halten Sie zusätzlich einen Meter Abstand.

In den USA sind Freileitungen, die an die Wohnhäuser herangeführt werden, recht oft verdrillt, in Deutschland leider nur ausnahmsweise. Der Erfolg der Verdrillung ist eine deutliche Reduzierung der Magnetfelder im Haus. Ich habe es in den USA und bei uns mehrfach erreicht, dass nur durch **nachträgliche Verdrillung** der Freileitung über dem Dach oder am Haus die magnetische Flussdichte im Innern des Hauses von über **1000 nT** auf unter **100 nT** schrumpfte, also um mehr als 90 Prozent. Die Elektroversorger sind meist bereit, solche Maßnahmen auf Kundenwunsch (und auf Kundenrechnung) durchzuführen.

Noch besser als verdrillte Kabel wären **Koaxialkabel** für Anwendungen im häuslichen Bereich. Bei diesen Spezialkabeln wird der Außenleiter (Rückleiter, Nullleiter) als Geflecht um den Innenleiter (Hinleiter, Phase) herumgeführt, was einen optimalen Kompensationseffekt zur Folge hat. Leider werden diese speziellen Kabel in der Hauselektrotechnik praktisch nie eingesetzt, man findet sie eher bei Antennenleitungen oder in der Nachrichten- sowie Hochfrequenztechnik.

Bei meinen **Heizdecken**-Messungen Öko-Test (ab Seite 65) gab es drei, welche magnetisch **feldfrei** waren, hier wurden dünne Koaxialkabel zur Erwärmung eingesetzt. Die anderen 23 Heizdecken waren mit bis **10.000 nT** gefährlich feldstark, hier gab es "normale" Kabel mit getrennt geführten Leitern, also ohne den geringsten Kompensationseffekt.

Wir sehen mal wieder, es ginge ohne nennenswerte zusätzliche Kosten prima auch ohne stressige Felder, wenn man nur wollte. Die feldfreie Heizdecke? Kein Problem: Alle Heizleitungen abgeschirmt, geerdet und zweipolig geschaltet gegen die elektrischen Felder und Koaxialkabel oder wenigstens optimal verdrillte gegen die magnetischen. Warum wird's nicht gemacht, hier oder bei elektrischen Fußbodenheizungen oder bei Niedervoltanlagen oder...oder...?

Schauen Sie einmal hinter die Kulissen, z.B. in die Zwischendecken Ihres Hauses - dort, wo jene vielen Halogenlämpchen in Bad, Flur oder Wohnzimmer untergebracht sind. Hier in die Hohlräume der Deckenkonstruktionen werden meterweise die einzelnen, getrennt voneinander geführten Hin- und Rückleiter der zahlreichen Leuchten hineingeworfen, hineingestopft, nicht geerdet versteht sich, ein einziges Kabelgewirr. Auf diese Weise geht der Kompensationseffekt in die Knie, und die Felder machen sich breit. Hinzu kommen die typischen höheren Ströme des Niedervoltsystems, noch mal stärkere Felder. Ergänzend ein paar elektronische Dimmer mit der Zugabe nicht enden wollender Oberwellen. Wegen alledem entstehen reichlich elektrische und magnetische Felder in reichlichen Frequenzen. Direkt darüber das Kinderzimmer, in nur 60 Zentimeter Abstand von dem ganzen Kabelschlamassel das Babybett. Direkt darunter die Sitzgarnitur im Wohnzimmer. Was brauchen wir da noch Hochspannungsleitungen und PC-Normen? Hätte man die Einzelleiter nicht verdrillen, die ganze Konstruktion nicht erden können? Warum? Weil's dann 95 Prozent weniger Feld wären.

Erdung, TT-Netz, TN-Netz

Wichtig ist eine solide **Erdung** des Hauses mit keinen oder nur sehr geringen **Potenzialdifferenzen** und **Fehl-** bzw. **Ausgleichsströmen** im Netz oder auf sanitären Rohren. Technisch auffällige oder manchmal gar nicht vorhandene Erdungen gehen hier und da Hand in Hand mit solchen feldstarken vagabundierenden Strömen. Bitten Sie Ihren Elektriker, einen sauberen Potenzialausgleich im Haus zu gewährleisten.

Beim **TT-Netz** ist der Rückleiter der Elektroinstallation nicht mit dem Schutzleiter, sprich mit der Hauserde und dem Potenzialausgleich, verbunden. Fundamenterder nebst Hauptpotenzialausgleich und daran angeschlossener sanitärer Installation haben nirgendwo Kontakt mit der Elektroinstallation. Das ist gut so, denn jetzt können keine Ströme auf Gas- oder Wasserrohre gelangen, hier bequemerweise unkompensiert abfließen und entsprechend auffällige Magnetfelder verursachen. Das TT-Netz gewährleistet zusätzlich, dass mögliche Belastungen vom öffentlichen Stromnetz nicht so leicht ins Haus eingeschleppt werden. Das TT-Netz ist eine baubiologisch günstige Alternative. Fragen Sie Ihren Elektrofachmann, besonders im Falle eines Neubaues oder bei Renovierungen, nach der Möglichkeit eines TT-Netzes in Ihrem Haus.

Beim üblicheren **TN-Netz** (5-Leiter-System TN-S, 4-Leiter-System TN-C) besteht zwischen dem Rückleiter der Elektroinstallation und der

Erde und somit mit der gesamten Sanitärinstallation eine Brücke. Über diese Brücke kommen im Falle eines Potenzialungleichgewichtes die Ausgleichsströme, und die machen, weil sie stets unkompensiert fließen, oft den größten Anteil der Magnetfelder in Häusern aus. Wenn TN, dann ist das aus baubiologischer Sicht bessere das **TN-S**-System. Oft reicht es schon, ein altes TN-C- in ein TN-C-S-Netz umzubauen.

Aufklärung, bewusster Einkauf

Wichtig ist **Information**. Gerätehersteller sollten intelligenter produzieren und die Feldstärken ihrer Produkte nach Abständen gestaffelt angeben, damit Sie sich als Käufer danach richten können. Elektroversorger sind angehalten, in öffentlichen Netzen feldärmer zu installieren, z.B. durch Verzicht auf Ringleitungen und unter Vermeidung von Fehlströmen. Das alles wäre, wenn man wollte, kein Problem.

Sie sollten **aufmerksamer einkaufen**. Fragen Sie nach den Feldstärken, wenn Sie Geräte kaufen, auch wenn Sie erst einmal komisch angeschaut werden. Sensibilisieren Sie die Verkäufer in den Geschäften, fragen Sie bei den Herstellern nach. Lassen Sie verdächtige Produkte in den Regalen stehen. Verzichten Sie im Wohnbereich möglichst auf Produkte mit Trafos und auf Leuchtstoffröhren oder Energiesparlampen. Kaufen Sie Computerbildschirme nur nach der aktuellen Schwedennorm TCO. Achten Sie darauf, dass Lampen und Geräte zweipolig geschaltet sind und dass, sofern vorhanden, Trafos und Vorschaltgeräte mitgeschaltet werden. Ich weiß, es ist oft schwer, sich durchzusetzen, aber es kann auch richtig Spaß machen. Probieren Sie's.

In den **USA** fordern die **Elektrizitätswerke** und Stromversorger in von Wissenschaftlern bearbeiteten kostenlosen Broschüren dazu auf, feldstarke Geräte wie Heizkissen, Wärmedecken, Radiowecker und Anrufbeantworter vom Bett zu entfernen, um so die persönliche elektromagnetische Dosis niedrig zu halten. Sie empfehlen für den Alltag, beim Kochen mit Mikrowellenherden Abstand zum Gerät zu halten und bei elektrischen Heizungen nicht zu nah an die Wärmequelle heranzugehen. Der Abstand zum Computermonitor sollte mindestens eine ausgestreckte Armlänge betragen und: "Haarföne können starke elektromagnetische Felder machen, deshalb benutzen Sie diese weniger." Die Stromversorger klären auf: "Strom erzeugt elektromagnetische Wechselfelder, die mit den natürlichen Gleichfeldern der Erde nicht vergleichbar sind. Dieser Unterschied könnte die Erklärung dafür sein, warum technische Magnetfelder auf den Körper anders wirken als natürliche." Und: "Elektromagnetische Felder in unmittelbarer Nähe von Haushaltgeräten sind manchmal stärker als Felder unter Hochspannungsleitungen. Ändern Sie Ihre Alltagsgewohnheiten und halten Sie Abstand." Sind die Menschen in Amerika empfindlicher als in Deutschland, deren Wissenschaftler hysterischer, die Versicherungen vorsichtiger, Behörden ängstlicher oder die Aufklärer einfach fairer?

Ich erlebte im **US-Bundesstaat Kalifornien**, dass mit den Rechnungen der Elektrizitäts- und Stadtwerke zweiseitige **Infoblätter über Elektrosmog** an alle Haushalte verschickt wurden. Hier schreibt die SDGE (San Diego Gas & Electric), der Energieversorger Südkaliforniens: "Elektromagnetische Felder existieren, wo immer es Elektrizität gibt. Sie haben die Möglichkeit, Ihre persönliche Dosis zu limitieren, indem Sie von der Quelle Abstand halten und Ihre Gewohnheiten ändern." Dann folgt eine Palette von Tipps, ähnlich wie schon oben beschrieben: "Entfernen Sie elektrische Uhren vom Kopfende des Bettes. Halten Sie sich nie näher als nötig an elektrischen Geräten auf. Ziehen Sie die Stecker von Heizdecken und Wasserbetten, bevor Sie zu Bett gehen. Legen Sie am elektrobelasteten Arbeitsplatz regelmäßige Pausen in feldarmer Umgebung ein!" Ich würde mich schon sehr wundern, wenn ich solche Infos vom RWE oder den Stadtwerken in meinem Briefkasten fände.

Aufklärung lässt sich die Gesundheitsbehörde Kaliforniens, das **California Department of Health**, viel Geld kosten. Sieben Millionen Dollar werden in die Informationsarbeit über Elektrosmog gesteckt. 1995 lief die Aktion in Schulen an. Im Mittelpunkt stehen Hochspannungsleitungen, Transformatoren, aber auch praktische Experimente.

In Deutschland brachte die **AOK** 1994 als erste Krankenkasse ein Faltblatt heraus und klärte ihre Versicherten und andere Interessierte auf: "Solange die Elektrosmoggefahr nicht genauer abzuschätzen ist, sollten wir **Vorsicht walten** lassen und elektromagnetische Felder meiden oder verringern." Im Haushalt ginge das mit einfachen Kniffen: "Abstand halten. Beim Kauf von Niedervoltlampen auf geringen Abstand der stromführenden Leitungen achten." Die AOK fordert: "Besondere Aufmerksamkeit gilt dem **Schlafzimmer**. Halten Sie sich dort Elektrogeräte vom Leib. Radiowecker und Nachttischlampe mindestens einen Meter. Zwei Meter sind bei Speicherheizungen und Heizgeräten, Sicherungskästen, Klimaanlagen und Fernsehern notwendig. Verzichten Sie auf elektrisch verstellbare Betten. Benutzen Sie Heizdecken nur zum Aufwärmen des Bettes, die gute alte Wärmflasche tut es auch." Weiter klärt die Kasse auf: "Mit einer Freischaltung können ganze Wohnbereiche vom Netz abgekoppelt werden. Achten Sie beim Kauf von Elektrogeräten immer auf abgeschirmte und geerdete Zuleitungen mit Schukosteckern. Lassen Sie die Finger von Euro-Flachsteckern."

Aufforderungen und Tipps dieser Art seitens einer Krankenkasse wären noch wenige Jahre zuvor undenkbar gewesen. 1995 habe ich für die AOK in mehreren Städten Vorträge über Baubiologie und Elektrosmog gehalten. Überall waren die Veranstaltungsräume mit hunderten Leuten überfüllt. Ärzte und Therapeuten waren reichlich vertreten.

Unverständlich, warum **Gesundheitsämter**, **Umweltbehörden** und die seit einigen Jahren in den Umweltanalytikmarkt drängenden **Umweltambulanzen**, die teilweise von den Krankenkassen mitfinanziert werden, wichtige Dinge, so auch den Elektrosmog, meist nicht messen. Sie sind ganz versessen auf Wohngifte und Pilze. Sie begründen das in ihren Infos damit, es gäbe für Elektrosmog keine Standards. Das stimmt nicht, es gibt mehrere Standards, baubiologische, Schwedennormen und andere. Es sollte bei Hausuntersuchungen, wenn man Menschen helfen will, stets alles beachtet werden, was biologisch relevant ist, und nicht nur was in offiziellen und von der Regierung abgesegneten Standards steht. Maßstab ist nicht ein Standard, zumal es hier viele fragwürdige gibt, sondern immer der Mensch. Vielleicht liegt es daran, dass die Messungen von Elektrosmog anderen Umweltrisiken von den Krankenkassen und Krankenversicherungen nicht bezahlt werden. Liebe Kollegen und Kolleginnen von Ämtern und Umweltambulanzen: Analysen nur von Luftschadstoffen, Schimmel und Hausstaubmilben reichen nicht, um kranken Menschen zu helfen. Der Formaldehyd- oder Asbestfaser-freie Raum ist noch lange kein gesunder Raum. So einseitig eingesetzt kann Umweltanalytik zur Mogelpackung werden (siehe mein Bericht in Wohnung+Gesundheit, Heft 80/1996).

Da zeigt sich selbst das Europäische Parlament von einer erfrischend ganzheitlich orientierten und fortschrittlichen Seite. In einer Veröffentlichung vom Februar 2001 über "Elektromagnetische Felder und Gesundheit" spricht deren Wissenschafts-Direktion STOA beim Thema Selbstschutz auch **kumulative Wirkungen** von physikalischen Feldern und anderen Umwelteinflüssen an und fordert, alle Risikofaktoren zu beachten. Der Körper könne einer bestimmten Strahlungsmenge noch standhalten. Weitere Belastung "beispielsweise durch Funkeinflüsse, Hochspannungsleitungen oder geopathische Einwirkungen wie Wasseradern", könnte "das Fass jedoch zum Überlaufen bringen". **Jede toxische Quelle** stelle eine **zusätzliche Belastung** dar, die den Körper destabilisiere. "Nichts lässt sich ausschließen. Daher dürfen wir nichts unversucht lassen, um die Gesamtbelastung zu reduzieren und gleichzeitig die Vitalität und das Immunsystem des Menschen zu verbessern." Zum Thema **Macht der Information** liefern die Autoren Beispiele, wie die Industrie wichtige Forschungsergebnisse zurückhält und Einfluss auf die Politik ausübt: "Wie die Debatten um Tabak, BSE und die globale Erwärmung zeigen, ist die Wirtschaft nicht geneigt, Erkenntnisse der Wissenschaft tatenlos hinzunehmen, wenn sie an die Gewinne gehen. Was sich in der Bilanz gut ausmacht, ist nicht immer der Volksgesundheit zuträglich. Und zum Thema **Elektrosmog**: "Zellen weisen eine natürliche elektrische Ladung auf, die auf sehr schwache elektromagnetische Felder von außen anspricht." Die Wissenschaftler erinnern daran, dass am schadensauslösenden Mechanismus **freie Radikale** beteiligt seien, welche "Eiweiße und Zellmembranen beschädigen, Gene und die DNA verstümmeln und den Spiegel von Antioxidationshormonen senken". Enzymatische und andere biochemische Prozesse würden beeinträchtigt, Kettenreaktionen auf molekularer Ebene ausgelöst, Moleküle verlagert oder geschädigt, die Polarisation von Zellen beeinträchtigt und das Verhalten der Krebszellen verändert.

So werden magnetische Wechselfelder gemessen

Beachten Sie die in Ergänzung zum Standard und den Richtwerten herausgegebenen aktuellen "Messtechnischen Randbedingungen und Erläuterungen". Hier finden Sie verbindliche Angaben, womit und wie messtechnisch-analytisch vorzugehen ist.

Magnetische Wechselfelder entstehen als Folge von fließendem **Wechselstrom**. Die Feldlinien verlaufen in sich geschlossen, ohne Anfang und Ende. In gewickelten Spulen - zumeist aus Kupfer - induziert das Magnetfeld eine Spannung, die erfasst und berechnet wird. Bei baubiologischen Messungen geht es um die Summe aller Feldlinien. Das Feld wird durch leitende Objekte, die Messapparatur und Personen nicht beeinflusst.

Magnetische Wechselfelder werden bei baubiologischen Untersuchungen im Haus oder auf Grundstücken mit empfindlichen **Feldsonden, Feldmetern, Analysern** und **Induktionsspulen** gemessen. Es lassen sich so die **Flussdichten** der feldverursachenden elektrischen Ströme an Hochspannungs- und anderen Leitungen, Trafos, Geräten, Bildschirmen, Sicherungskästen, sanitären Rohren... feststellen. Es entsteht ein Überblick über die Art, Intensität und Herkunft der Feldeinwirkungen. Die Messung der magnetischen Flussdichte ist wissenschaftlich anerkannt, sie erfordert reichlich praktische Erfahrung und Geschick. Die Magnetfelder kommen im Alltag uneinschätzbar aus verschiedensten Richtungen, oft mit stark schwankenden Intensitäten und zu unberechenbaren Zeiten.

Die Feldlinien der eingangs besprochenen **elektrischen** Wechselfelder breiten sich immer **strahlenförmig**, also offen aus, so wie wir es vom Licht kennen. Die Feldlinien der hier zur Diskussion stehenden **magnetischen** Wechselfelder sind dagegen **geschlossen**, sie kommen von der Feldquelle und kehren - wie ein Bumerang - stets zu ihr zurück, umschließen sie. Sie haben einen entsprechenden Feldlinienverlauf. Ähnlich wie beim Stabmagneten oder der Erde: Die Feldlinien verlassen den Nordpol und wandern zum Südpol. Die Messung wird von diesem **Feldlinienverlauf** nachhaltig bestimmt, und es gibt je nach **Spulenstellung** des Messgerätes unterschiedliche Ergebnisse, da die Spulenwindungen von den Feldlinien unterschiedlich getroffen werden: optimal, mehr oder weniger bzw. gar nicht. Das muss man wissen, um durch Handhabung des Messgerätes (z.B. langsame Spulendrehung in alle Richtungen) den jeweiligen Maximal- oder Minimalwert erfassen und beurteilen zu können. In der Baubiologie wird, wie in der Technik und Wissenschaft, der **maximale** Messwert aller Richtungen angegeben und bewertet.

Da sich die magnetischen Störer durch die entsprechende eindimensionale **Spulenausrichtung** exakt **anpeilen** lassen, entgeht dem Fachmann das Magnetfeld einer Freileitung über das Dach auch dann nicht, wenn er im Haus misst und sie nicht sehen kann. Oder die verdeckte Hochspannungsleitung, die Eisenbahn, Erdversorgungsleitungen, stromführende sanitäre Rohre, Steigleitungen in der Wand. Alle Feldverursacher können auf diese Weise sicher und ihrem tatsächlichen Verlauf entsprechend durch Wände hindurch geortet werden. Was Vorteile hat, hat auch Nachteile. Denn peile ich die **horizontal** geführte Freileitung optimal mit meiner Spule an und messe die Feldstärken, dann werde ich die zusätzlich auftretenden Magnetfelder der **vertikal** verlegten stromführenden Gas- oder Heizungsrohre übersehen, da man mit **einer** Spule nicht gleichzeitig **zwei** oder drei Feldlinienrichtungen erfassen kann. Helfen also nur drei Spulen, die orthogonal ausgerichtet sind (x-, y- und z-Achse), um die zahlreichen möglichen Magnetfeldarten und -richtungen von drinnen und draußen sicher erfassen zu können.

Professionelle Magnetfeldmessgeräte beschränken sich deshalb nicht auf nur eine Spule, sondern haben drei orthogonal, also im 90°-Winkel zueinander angeordnete Spulen in einem Messkopf und erfassen mit **einer** einzigen Messung **alle** möglichen Feldlinienrichtungen. Das gibt die notwendige Sicherheit, keine Feldeinflüsse zu übersehen und den erwünschten Maximalwert auf die Anzeige zu bekommen. Die drei zusammengefügten Einzelspulen des Messkopfes sollten zusätzlich **einzeln** schaltbar sein, um so feldlinienabhängig orten und zuordnen zu können. Gezielte Messungen der Feldlinienrichtung sind nur an **eindeutigen** Leitungsführungen wie an einzelnen Kabeln, Frei- und Erdleitungen oder stromführenden sanitären Versorgungsrohren möglich. Mehrere in unterschiedlichsten Richtungen verlaufende Leitungen oder Motoren, Maschinen, Bildschirme und Transformatoren liefern unberechenbare Feldliniengemische.

Magnetische Wechselfelder: Messung

Wichtige Voraussetzung zur Erfüllung baubiologischer Ansprüche ist auch hier, wie bei den elektrischen Feldern, der **kompensierte Frequenzgang**, um Messfehler zu vermeiden und auszuschließen, dass kritische Felder und Frequenzen übersehen werden. Die Fehlertoleranz sollte unter ± 10 % liegen. Es ist bei Magnetfeldmessgeräten Wert darauf zu legen, dass der Frequenzgang den Bahnstrom mit **16,7 Hz** optimal schafft und über die Netzfrequenz von 50 Hz nach oben bis wenigstens **100 kHz** geht, um auch die höheren Frequenzen der elektronischen Bauteile und Vorschaltgeräte darstellen zu können.

Viele schlecht kompensierte Messgeräte erfüllen diesen Anspruch nicht, vor allem die preiswerten. Sie messen nur den **viel zu kleinen** Bereich um 50-60 Hz. Sie zeigen beim Bahnstrom nichts oder zu wenig und bei höheren Frequenzen am Bildschirm oder unter elektronisch vorgeschalteten Leuchtstoffröhren kaum was oder viel zu viel. Das ist nicht immer eine Frage des Preises, ich kenne recht solide Geräte für 300 Euro und schlechtere für 2000 Euro. Bei den Messgeräten sollten die Frequenzgänge einsichtig sein.

Die Maßeinheit für

| die **magnetische Feldstärke** ist **Ampere pro Meter** (A/m)
| bzw. der tausendste Teil Milliampere pro Meter (mA/m) und
| die **Frequenz** ist **Hertz** (Hz).

In der Baubiologie wird bevorzugt die magnetische Flussdichte (auch magnetische Induktion genannt) ermittelt.

Die Maßeinheit für

| die **magnetische Flussdichte** ist **Tesla** (T)
| bzw. der milliardste Teil **Nanotesla** (nT).

Es gilt in Luft die Umrechnung: 1 A/m = 1257 nT bzw. 1 mA/m = 1,257 nT

In den Induktionsspulen wird - wie erwähnt - durch die magnetischen Wechselfelder eine elektrische Wechselspannung induziert, diese wird gemessen. Die Spannung steht in Relation zur magnetischen Feldstärke bzw. Flussdichte. Die Anzeigen der Geräte zeigen das umgerechnete Ergebnis in A/m oder nT an. Die Spulengröße des Messgerätes sollte 100 cm^2 nicht über-, eher deutlich unterschreiten. Eine Erdung ist nicht erforderlich.

Die aktuellen **baubiologischen Richtwerte** für die **Flussdichte** magnetischer Wechselfelder im Frequenzbereich von 50 bzw. 60 Hz, bezogen auf Schlafplätze:

Im Idealfall sollten **keine** magnetischen Wechselfelder in Körpernähe zu finden sein.

| | **20 nT** dürfte **unriskant** sein,
| | **20-100 nT** sind **schwach**,
| | **100-500 nT stark** sein,
| | über **500 nT extrem** auffällig.

Liegen höhere Frequenzen im **Kilohertz**bereich vor oder ist der **Oberwellenanteil** stark, dann müssen diese Empfehlungen empfindlicher veranschlagt werden. Das gilt auch für außergewöhnliche **Feldstärkeschwankungen**. **Kleinflächige Emittenten**, die nur partiell auf den Körper einwirken und massive **Feldstärkedifferenzen** zwischen verschiedenen Körperteilen (z.B. Kopf zu Bauch) müssten ebenfalls kritischer bewertet werden.

Ideale Messwerte von **null Nanotesla** sind selten. Jeder hat einen mehr oder minder hohen Preis an die Elektrifizierung unserer Lebensräume zu zahlen. In Städten gibt es häufig eine schwankende Hintergrundbelastung von **20 bis 50 nT**, ausgehend von den zahlreichen stromführenden Leitungen, Transformatoren und Geräten der Straßen und des bebauten Umfeldes. In ländlichen Wohngebieten sieht es durch Frei- und Erdleitungen ähnlich aus, die mittleren Hintergrundwerte liegen hier oft etwas niedriger.

Auch hier gehört es zum Standard, die **Frequenz** und **Oberwellen** des magnetischen Feldes zu ermitteln (siehe auch unter "Elektrische Wechselfelder"). Sie wissen, die biologische Belastung (Induktion, Strom und Spannung im Körper...) steigt nicht nur mit der Feldstärke, sondern auch mit der Frequenz und den Oberwellen. Einige Geräte messen neben der Feldstärke zumindest die dominierende Frequenz. Andere Messspulen lassen sich an Frequenzzähler oder frequenzzählende Multimeter anschließen.

Professionelle Messgeräte bieten die Möglichkeit **frequenzselektiv** zu messen, d.h. man kann feststehende Frequenzen oder Frequenzbereiche vorwählen, z.b. 16,7 Hz für die Bahn und 50 bzw. 60 Hz für den üblichen Netzstrom oder die Bereiche bis 2000 oder ab 2000 Hz für die vielen elektronischen Geräte (PCs, Sparlampen...), und um internationale Standards erfüllen und das Feld und seine Oberwellen einem Verursacher zuordnen zu können. Spitzengeräte bieten dazu eingebaute Spektrum- bzw. Frequenzanalysatoren.

Wichtig sind Gleich- und Wechselspannungsausgänge zur Erweiterung der Messmöglichkeiten. An **Gleichspannungsausgänge** können z.b. **Schreiber** und **Datenlogger** für Langzeitaufzeichnungen und **Multimeter** für Messdatenverarbeitungen (Relativ- und Peakanzeige oder Minimal-, Maximal- und Durchschnittsanzeige) angeschlossen werden. **Wechselspannungsausgänge** sind geeignet für den Anschluss von z.b. **Lautsprechern** zur akustischen Bewertung eines Feldes, **Spektrumanalysern** und **Oszilloskopen** für die Frequenz- und Oberwellenanalytik, **Frequenzzählern** für die Bestimmung der dominierenden Frequenz oder **Computern** für eine Reihe von Anwendungsmöglichkeiten wie grafische Darstellungen, Auswertung, Berechnung und Statistik. Bei Profimessgeräten gehören manche der genannten Eigenschaften zur Standardausführung.

Es gibt **personenbezogene Messgeräte**, die am Gürtel befestigt ständiger Begleiter im Arbeitsalltag oder auch nachts sind. Diese arbeiten ähnlich wie ein Langzeit-EKG und zeichnen ein 24-Stunden-Profil (oder länger) auf, in dem sie die Feldstärken sekündlich erfassen, welche dann am Computer ausgewertet werden. So bekommt man einen Überblick über die elektromagnetischen Belastungen des Menschen im Laufe eines Zeitabschnittes und weiß genau, wann welche Feldintensität wo vorlag. Pfiffig ist, dass manche Geräte über eine Markierungsmöglichkeit verfügen, und der Kunde in dem Moment, wo es ihm schlecht geht, die Markierungstaste betätigen kann. Hinterher sehen wir dann am PC, ob dieser Moment einem besonderen Feldeinfluss zuzuordnen ist oder nicht.

Verschiedene Standards verlangen **bestimmte Messtechnologien** und Messverfahren, wie z.B. die TCO-Norm für Computerarbeitsplätze oder die DIN/VDE. Ein Gerät, welches die TCO erfüllt, erfüllt nicht unbedingt DIN/VDE-Maßstäbe. Ein Gerät, welches der DIN/VDE gefällt, muss nicht auch der baubiologische Glücksbringer sein. So bauen professionelle Messgerätehersteller teure Feldsonden für mehrere Tausend Euro, die weder die TCO noch baubiologische Forderungen erfüllen, weil sie statt nach DIN/VDE und Elektrosmogverordnung funktionieren, deshalb nur bis 30 Kilohertz messen und wichtige Frequenzen über 30 kHz (z.B. elektronische Schaltungen, Bildschirme, Niedervolt, Leuchtstoffröhren, Energiesparlampen, Dimmer...) übersehen. Offizielle Normen meinen fälschlicherweise, niederfrequenter Elektrosmog durch Stromverbraucher höre bei 30 kHz auf, und sie zeigen sich auch deshalb von ihrer praxisuntauglichsten Seite.

Die Messung von **Hochspannungsleitungen** ist ebenfalls in verschiedenen - mehr oder minder vernünftigen - internationalen Standards beschrieben. Voraussetzung sollte das Gerät mit dem kompensierten Frequenzgang von 10 Hz bis über 100 kHz sein, denn es muss mit Leitungen der Deutschen **Bahn** (16,7 Hz) und der **Stromversorger** (50 Hz) und **höherfrequenten** Anteilen und **Oberwellen** bis in den Kilohertzbereich gerechnet werden. Eine Langzeitaufzeichnung an mehreren Messpunkten in unterschiedlichen Abständen und Höhen ist angezeigt, ebenso wie die exakte Protokollierung. Vorsicht: Es gibt Zeiten, da sind Hochspannungsleitungen nicht voll ausgelastet, und die Feldstärken sind geringer als sonst. Einige Leitungen führen kaum oder keinen Strom, denn sie sind nur als Ersatzleitungen für Notfälle konzipiert. Fragen Sie die Elektroversorger, ob und wie die Leitung zum Zeitpunkt der Messung ausgelastet war.

Beim geringsten Verdacht auf Feldschwankungen ist stets eine **Langzeitmessung** der Magnetfelder über wenigstens einige Stunden, am besten 24 Stunden oder mehr, in jedem Fall über Nacht, durchzuführen. Hierfür gibt es **Datenlogger**, die gesammelten Er-

Magnetische Wechselfelder: Messung 153

gebnisse werden am PC ausgewertet, mit zeitlicher Minimal-, Maximal-, Durchschnittsberechnung und Angabe der Feldlinienrichtungen. Bitte darauf achten, dass Langzeitaufzeichnungen an Werktagen sinnvoll sind, da dann mit größerem Stromverbrauch in öffentlichen Netzen zu rechnen ist. Wird am Wochenende recherchiert, sollte mindestens ein Werktag zum Vergleich mit einbezogen werden. Da sich die Intensität von Magnetfeldern unberechenbar ändern kann, ist möglichst oft eine Langzeitrecherche in Betracht zu ziehen. Tagsüber können z.b. die Felder von Erdversorgungs- oder Freileitungen und Trafostationen mittags stärker ausfallen (Kochzeit) als nachmittags, dann wieder abends stärker (Fernsehzeit) als nachts. Manchmal sind die Feldstärken gerade nachts viel höher, da jetzt starke Stromverbraucher aktiv sind (Ladevorgang von Nachtstromspeicherheizungen) oder sich die Straßenbeleuchtung einschalten. Bahnstrom ist oft (nicht immer) tagsüber deutlicher ausgeprägt und nachts weniger, speziell in der Zeit zwischen etwa 1:00 und 5:00 Uhr. Wegen all dieser Uneinschätzbarkeiten: bitte Langzeitmessung.

Die baubiologischen Richtwerte gelten für **Maximalwerte**. Bei Langzeitaufzeichnungen heftig schwankender Felder mit hohen, **kurzen Feldspitzen** - also seltenen "Ausreißern" - ist das **95. Perzentil** für die endgültige baubiologische Bewertung heranzuziehen.

Alle Messgeräte sollten den echten Effektivwert (True-RMS) anzeigen. Die Magnetfelder des 16,7-Hz-**Bahnstromes** und des 50-Hz-**Netzstromes** sind differenziert zu messen, auch die von Stromverbrauchern höherer **Elektronikfrequenzen** über 2 kHz nebst Oberwellen.

Im Falle von Magnetfeldern als Folge von **Ausgleichströmen** auf sanitären Rohren oder Erdungsleitungen ist neben der Feldintensitätsermittlung die direkte Messung der Ströme auf den Rohren und Leitungen sinnvoll. Dafür gibt es Zangenamperemeter und Stromwandler, die Maßeinheit ist **Ampere** (A). So können oft an einer Erdleitung oder dem Gas- bzw. Wasserrohr Stromstärken einiger Ampere gefunden werden. Entsprechend stark ist das Feld. Umrechnung: 1000 nT Flussdichte in 0,2 m Abstand zur Leitung gemessen entsprechen 1 Ampere Stromstärke auf dieser Leitung. Oder: A = nT : 1257 x 2 x π x m.

Ich habe 1991 die meisten deutschen Messgeräte in den USA prüfen lassen und herausgefunden, dass es von Produkt zu Produkt katastrophale Messwertunterschiede bis zu **600 %** gibt. Im **50-Hz**-Bereich liegen sie, bis auf zwei Ausnahmen, einigermaßen im Lot. Bei anderen Frequenzen kommen die meisten Messgeräte schnell an ihre Grenzen. Manche deutsche Spule ist in den USA unbrauchbar, weil als in Amerika 60 Hz statt 50 Hz gibt. Diese minimale Frequenzabweichung führt schon zu Messwertdifferenzen von über 50 %. Gleiches gilt auch umgekehrt, viele amerikanische Messgeräte, kalibriert auf 60 Hz, sind für deutsche 50-Hz-Felder nicht zu brauchen.

Mein Kollege, der Diplom-Ingenieur und Baubiologe Helmut Merkel, hat für Wohnung+ Gesundheit (Heft 65/1992 und 66/1993) zwölf **Elektrosmogmessgeräte getestet**. Ein Gerät kam auf Messfehler bis **1600 %** (Tri Field Meter); zwei waren nicht korrekt auf 50 Hz kalibriert, sondern auf 40 Hz (Feldmeter BPM 1003 und Tesla-Spule), eines dafür auf US-amerikanische 60 Hz (Tri Field Meter); die allermeisten hatten einen schlecht oder gar nicht kompensierten Frequenzgang (z.B. Kombi-Test, BPM 1003, Tesla-Spule, GFT-EB 2 und Tri Field Meter); eines war viel zu empfindlich eingestellt (Jahnke EM-Feldsonde); bei vielen ließ das Frequenzband zu wünschen übrig. Dieser Test hat auf dem Messgerätemarkt einiges in Bewegung gebracht, heute gibt es neue Produkte, die professionelle Ansprüche zu einem soliden Preis erfüllen. Die geschilderten Ausrutscher sind bei modernen Geräten eher selten, die meisten bieten ein hohes Maß an Präzision.

Die simpelste "Messspule" - wenn auch nur akustisch und recht ungenau! - ist übrigens ein spottbilliger **Telefonverstärker** mit Lautsprecher. Der brummt bei Vorhandensein der meisten magnetischen Wechselfelder, speziell auch der 50-Hz-Felder, was das Zeug hält.

Der Verband Baubiologie **VB** nimmt sich den Standard der baubiologischen Messtechnik, die dazugehörigen Richtwerte und Randbedingungen sowie die in diesem Buch gemachten technischen Angaben zur Arbeitsgrundlage. Der Berufsverband Deutscher Baubiologen **VDB** hat für seine Mitglieder eigene Richtlinien herausgegeben und im Jahr 2006 aktualisiert. Sie entsprechen größtenteils den hier erwähnten und in der baubiologischen Messtechnik seit Jahren angewandten Vorgehensweisen.

Magnetische Wechselfelder: Vergleichsmessungen - Flussdichte

Vergleichsmessungen der Baubiologie Maes Magnetische Wechselfelder			Magnetische Flussdichte
Baubiologischer Richtwert für Schlafbereiche			20 nT
TCO-Norm für PC-Arbeitsplätze (30 cm zum Monitor)			200 nT
Weltweit größte Studie der US-Umweltbehörde EPA			200 nT
Nachttischlampen	Glühbirne	30 cm	< 10 nT
	Niedervolthalogen	30 cm	300-1500 nT
Schreibtischlampen	Glühbirne	30 cm	< 10 nT
	Niedervolthalogen	30 cm	300-4000 nT
Röhren-Farbfernseher	Standby	30 cm	< 200 nT
30 Messungen für Öko-Test 2001-2003	in Betrieb	30 cm	250-3500 nT
		1 m	80-1000 nT
		2 m	50-250 nT
Flachbild-Farbfernseher	Standby	30 cm	< 100 nT
	in Betrieb	30 cm	100-1000 nT
Computerbildschirme nach TCO		10 cm	200-1200 nT
50 Messungen für Öko-Test 1995-2010		30 cm	< 200 nT
	ohne TCO	30 cm	> 1000 nT
	Stecker "falsch"	30 cm	> 2000 nT
Notebooks	Netzanschluss	5 cm	20-2000 nT
8 Messungen für Öko-Test 2004	Akku (50 kHz)	5 cm	20-2500 nT
Radio- und Elektrowecker	netzbetrieben	5 cm	> 20.000 nT
50 Messungen für Öko-Test 1997-2012		10 cm	1000-9900 nT
		20 cm	200-2000 nT
		30 cm	80-620 nT
		50 cm	20-150 nT
		1 m	< 10 nT
	batteriebetrieben	1 cm	< 10 nT
Steckernetzteile, Ladegeräte, Kleintrafos...		30 cm	250-1000 nT
Babyphone	netzbetrieben	30 cm	300-900 nT
140 Messungen für Öko-Test 1992-2011		50 cm	100-300 nT
	batteriebetrieben	1 cm	< 10 nT
Heizkissen, Wärmedecken	eingeschaltet	1 cm	2000-8400 nT
35 Messungen für Öko-Test 1997-2011		10 cm	200-800 nT
	Körperkontakt		> 10.000 nT
Leuchtstoffröhren	normal 50 Hz	30 cm	250-1000 nT
	Bio 60 kHz	1 m	25-100 nT
Energiesparlampen	20-60 kHz	30 cm	6-80 nT
27 Messungen für Öko-Test 1992-2008	50 Hz	30 cm	10-80 nT
	ältere (1992) 50 Hz	30 cm	300-1100 nT
LED	> 2 kHz	30 cm	bis 4 nT
8 Messungen für Öko-Test 2011	< 2 kHz Hz	30 cm	bis 20 nT
Glühbirnen 25-100 W		5 cm	< 20 nT
Elektrisch verstellbare Motorbetten		10 cm	50-8000 nT
Wasseradern-"Abschirmdecke"		1 cm	22.500 nT
Im Solarium		1 cm	500-30.000 nT

Magnetische Wechselfelder: Vergleichsmessungen - Flussdichte

Gerät	Abstand	Flussdichte
Elektrische Fußbodenheizung	5 cm	> 50.000 nT
	50 cm	5500 nT
Niedervolt-Deckenbeleuchtung mit Drähten	50 cm	12.000 nT
	1 m	2500 nT
Nachtstromspeicherheizungs-Zuleitung	50 cm	> 2000 nT
	1 m	< 1000 nT
Mikrowellenherd	30 cm	bis 15.000 nT
	1 m	bis 2500 nT
Küchen-Elektroherd Ceran	10 cm	bis 10.000 nT
	30 cm	bis 250 nT
Induktion	10 cm	bis 100.000 nT
	30 cm	bis 5000 nT
Leuchtkästen (für Röntgenbilder oder Fotos)	direkt	> 100.000 nT
	10 cm	20.000 nT
	20 cm	5000 nT
Armbanduhr mit Sekundentaktgeber	Körperkontakt	bis 20.000 nT
Wasserrohr mit Fehlströmen	20 cm	bis 10.000 nT
Kabel in Wänden bei 1000 W Strom	20 cm	< 100 nT
Elektrische Schreibmaschine	20 cm	1000-4500 nT
Elektrische Zahnbürste	5 cm	25.000 nT
Elektrischer Rasierapparat	1 cm	90.000 nT
Vibrator	Körperkontakt	500-35.000 nT
Hochspannungsleitungen 220/380 kV	10 m	bis 10.000 nT
	50 m	bis 2000 nT
	100 m	bis 1000 nT
	200 m	bis 500 nT
	500 m	< 100 nT
110 kV	10 m	100-5000 nT
	50 m	20-1000 nT
	100 m	10-500 nT
Niederspannungs-Freileitungen (Dachständer)	5 m	50-2500 nT
Erdversorgungsleitungen in der Straße	10 m	10-800 nT
Elektrifizierte Bahnstrecken	20-50 m	20-2000 nT
Vagabundierende Bahnströme	500 m	50-500 nT
Umgebung des Neusser Hauptbahnhofes	100 m	> 2000 nT
	1000 m	> 100 nT
Intercity-Zugfahrt, Reisende		500-50.000 nT
Jumbo-Düsenjet, Reisende und Cockpit		50-1000 nT
Autofahrt (Fahrersitz, Oberkörper) Diesel		1000-500 nT
Benziner		200-10.000 nT
Elektroauto		1000-40.000 nT

Werte gelten, wenn nicht anders erwähnt, für Frequenzen um 50 Hz.

Messgeräte:
Magnetic-Field-Meter BMM-3 und BMM-5, Radians Innova / Schweden
Feldmessgeräte EM1 und Mlog3D, Merkel Messtechnik / BRD
Feldmeter FM10, Fauser / BRD

Leitung ist nicht gleich Leitung

Täglich erreichen uns Anrufe mit der Frage, **wie viel Abstand** soll man von einer soundso weit entfernten soundso großen Hochspannungsleitung halten? Wie viel von der Freileitung, die von Haus zu Haus verläuft? Wie viel zur elektrifizierten Bahnstrecke? Wie viel zur Steigleitung, zum Sicherungskasten, zum Wasserrohr? Das können wir nicht sagen, auch nicht nach 30 Jahren Erfahrung, das kann keiner. Freileitung ist nicht gleich Freileitung und Bahnstrecke ist nicht gleich Bahnstrecke. Jede Steigleitung ist unterschiedlich feldstark, mal sind es 20 Zentimeter, mal fünf Meter, jeder Sicherungskasten auch. Führt das Wasserrohr überhaupt Fehlströme, welche zu Feldbelastungen führen oder nicht oder doch? Nur die Messung vor Ort gibt Aufschluss, man sieht ja, wie unterschiedlich die Ergebnisse der Vergleichsmessungen ausfallen. Alles andere ist Spekulation. Manchmal reicht ein Abstand von 30 Metern zur Hochspannungsleitung (magnetisch gesehen, nicht elektrisch!), manchmal reichen nicht mal 200 Meter. Manchmal sind Niederspannungsleitungen noch feldstärker als Hochspannungsleitungen, meist aber nicht. Hier misst man den Bahnstrom direkt am Bahndamm kaum noch, dort in mehreren hundert Metern Entfernung immer noch. Spannung, Stromstärke, Abstand, Leitungsanordnung, Stromführung, Kompensationseffekt, Umgebungssituation, Leitfähigkeit des Bodens, vagabundierende Fehlströme, Baumasse, Wetter... alles ist mitentscheidend für die elektrische und magnetische Intensität.

Das gilt vergleichsweise auch für Trafostationen oder Versorgungsleitungen in der Erde. Die eine Trafostation kann schon in drei Metern unauffällig sein, die andere in zehn Metern immer noch nicht. Eine Erdversorgungsleitung kann bei gleicher Stromstärke kaum oder sehr auffallen, je nachdem ob sie stern- oder ringförmig verlegt wurde, ob die Hin- und Rückleiter gleich oder ungleich starke Ströme führen, ob der Kompensationseffekt intelligent genutzt oder vernachlässigt wurde.

Beachten Sie, dass die Ergebnisse der Vergleichsmessungen unter anderen Bedingungen und bei anderen Elektrogeräten von den angegebenen Werten abweichen können. So habe ich Computermonitore mit guten Werten unter 100 nT gemessen, die nicht als strahlenarm deklariert waren. Es gab andere angeblich strahlungsarme, die mit 400 nT deutlich über den Richtlinien lagen, nur weil der Stecker "falsch" herum in der Dose steckte. Notebooks sind ab und zu - nicht immer - die strahlungsärmere Alternative zum großen PC. Einige Notebooks strahlen viel mehr als die Großen, elektrisch und magnetisch, noch in einigen Metern Entfernung (ab Seite 563, auch 56, 79, 540). Ausnahmen bestätigen die Regel, auch hier lässt sich nichts über einen Kamm scheren.

Bei Leuchtstoffröhren, Nachtstromspeicher- und Fußbodenheizungen, Trafos und Motoren gibt es, wie Sie wissen, je nach Konstruktion und Aufbau, große Feldstärkeunterschiede, bei Fehlströmen auf sanitären

Magnetische Wechselfelder: Langzeitaufzeichnung 157

Hausinstallationsrohren sowieso. Bei Niedervoltbeleuchtungen kommt es auf den Abstand der Hin- und Rückleiter an; die stärksten Felder machen diese unter den Decken gespannten Drähte. Im Auto und auf dem Motorrad geht's völlig unberechenbar zu (ab Seite 163).

Bei Elektrouhren, Kleintrafos, Netzteilen, Lampen, Stereoanlagen, Videorekordern, vielen Küchengeräten... kann man eher was sagen, denn hier ist es offensichtlicher: ein Meter reicht, zumindest zumeist. Bei modernen Flachbild-Fernsehern: zwei Meter. Bei alten Röhren-Fernsehern: zwei bis fünf Meter. Zum TCO-Bildschirm 50 Zentimeter, meist nur 30 cm. Bei Rasierapparaten und elektrischen Zahnbürsten 20 cm, beim Fön gut ein Meter - da wird die Morgentoilette zum Kunststück.

Seien Sie vorsichtig mit Fachleuten, die Ihnen schon am Telefon zu allem sofort den sicheren Abstand sagen können. Das ist Theorie, nicht Praxis. Das ist Wunschdenken, nicht Erfahrung. Überraschungen sind gerade beim Elektrosmog an der Tagesordnung. Nur die individuelle und sachverständige Untersuchung vor Ort gibt Sicherheit.

Ohne Langzeitaufzeichnung keine Sicherheit

Magnetische Wechselfelder der eigenen Installation oder der umgebenden Frei- und Erdleitungen schwanken uneinschätzbar. Die kurze Messung von ein paar Minuten reicht nicht, um sicher zu gehen. Es soll immer eine **Langzeitaufzeichnung** von mindestens einer Stunde durchgeführt werden, je nach Situation und Eindruck über mehrere **Stunden**, **Tage** oder **Wochen**, bevorzugt während der **Nacht** (siehe Seite 152).

Beispiel: Morgens um 10 sind die Magnetfelder von Straßenkabeln schwach, da kaum Strom verbraucht wird. Würde man um 12 Uhr mittags messen, gäbe es starke Felder, weil durch Kochen viel Strom verbraucht wird. Gleiches gilt, wenn abends die Lichter angehen, nachts die Straßenbeleuchtung einschaltet und Nachtstromheizungen aufladen. Im Winter gibt es oft höhere Werte als im Sommer, mehr Stromverbrauch durch längere Dunkelphasen und eingeschaltete Heizkörper sind der Grund. Außerdem gibt es stromintensive Geräte, die nur ab und zu an sind: Kühltruhen, Heizungspumpen, Klimageräte...

Eine 50-Hertz-Hochspannungsleitung macht **starke**, aber meist **stabile** Felder mit geringen Schwankungen. Eine Niederspannungsfrei- oder Erdleitung macht meist **schwächere**, dafür aber heftig **schwankende** Feldintensitäten. Bahnstrom schwankt besonders gründlich: Wenn anfahrende Züge kräftig Strom ziehen, schnellen die Feldstärken im weiten Umkreis in die Höhe. Könnte die **feldstabilere** Hochspannungsleitung mit der **stärkeren** Dosis von 1000 Nanotesla unriskanter sein als die unangenehm heftig **schwankende**, dafür aber **feldschwächere** Niederspannungsleitung mit im Schnitt 200 nT? Weil ein Körper möglicherweise besser fähig ist, gegen einen stabilen, gleichmäßig starken

Stressfaktor Widerstandsmechanismen zu entwickeln als gegen einen sekündlich unterschiedlich rauf- und runterschwankenden?

Ich messe an den Hochspannungsleitungen gemächliche Feldstärkeschwankungen von höchstens plusminus 50 Prozent, an Niederspannungsleitungen, die von Dachständer zu Dachständer geführt oder als Erdkabel im Bürgersteig verlegt sind, jedoch höchst zappelige Schwankungen von mehreren hundert Prozent: jetzt 50 Nanotesla, gleich 450, zwei Sekunden später wieder 80 und eine Minute darauf 660 nT. Dies Gezappel findet man auch an Trafostationen. Ich messe in Häusern, die immerhin 100 Meter von manchen (nicht allen) elektrifizierten Bahnstrecken entfernt sind, im Laufe des Tages oder einer Nacht alle paar Sekunden bis Minuten wechselnde Intensitäten von 20 bis 1000 nT.

Unberechenbare Felder im öffentlichen Netz

Die Felder an Hochspannungstrassen und Straßenkabeln, an Trafohäusern und elektrifizierten Bahnstrecken zeigen, wie Sie nun wissen, unterschiedlichste Stärken und lassen sich in kein Schema pressen. Deren Feldintensität wechselt zudem ständig. Die Hinweise in der Fachliteratur, dass eine soundso große Hochspannungsleitung soundso viel Abstand erfordert, stimmen selten. Das sind Angaben von Ingenieuren, die mit Rechenschiebern oder PC-Simulationen umgehen können, aber in der konkreten Situation noch nie gemessen haben.

Bei **Transformatorenstationen** sind es, wie Sie auch schon gehört haben, seltener die Stationen selbst, die starke Felder verursachen, sondern eher deren hin- und rückführende **Erd**- und **Freileitungen**. An einem Trafohaus messe ich manchmal nicht viel mehr als an einem feldstarken Farbfernseher. Fünf bis zehn Meter Abstand reichen oft, um Risiken zu vermeiden; selten sind es über zehn Meter. Jene Trafostationen, die in den Kellern der Wohnhäuser oder in deren Garagen eingebaut sind, verursachen in den angrenzenden Wohnräumen heftige Felder, weniger im übernächsten Raum oder zwei Etagen höher. Würde Ihre Wohnung im Erdgeschoss direkt über der im Keller installierten Trafostation liegen, dann können Sie kritische Flussdichten im Bereich einiger hundert oder mehrerer tausend Nanotesla erwarten.

Erdkabel sind nicht grundsätzlich, wie oft behauptet wird, das Allheilmittel gegen die oft (nicht immer) auffälligen Felder von Freileitungen. Ich habe in mehreren Fällen die Verlegung einer Freileitung in die Erde bewirken können und in zwei dieser Fälle feststellen müssen, dass die Felder aus dem Boden hinterher genauso stark waren, wie vorher die aus der Luft. In einem Fall waren sie sogar stärker. Das kommt, wie erwähnt, auf die **Art der Stromführung** in den einzelnen Leitungen an, auf die Frage, ob sich die Felder der Hin- und Rückleiter günstig kompensieren. Bei **offen** - sternförmig - verlegten Erdleitungen ist die Feldintensität viel geringer als bei **ringförmig geschlossenen.**

Heftige Feldverursacher im öffentlichen Netz sind speziell jene häufiger erwähnten **Fehlströme**, vagabundierende Ströme, die unkompensiert auf den ebenfalls im Boden verlegten sanitären Rohren fließen. Ein hoher Prozentsatz der magnetischen Felder, die wir in Häusern, sogar großflächig in ganzen Wohnvierteln messen können, ist die Folge solcher stromführenden **Gas-**, **Wasser-** oder **Fernheizungsrohre**.

Probleme dieser Art sind nur mit Hilfe der Elektrizitätsversorger und Stadtwerke zu lösen. Deren Fachleute können Schaltungen im Straßennetz vornehmen oder eine Ringleitung kurzfristig öffnen, um im Experiment den Feldverursachern auf die Schliche zu kommen. Oft habe ich engagierte Hilfe von Stromversorgern und Stadtwerken erhalten. Das ist lokal unterschiedlich und die Kontaktaufnahme einen Versuch wert. Wir sind zahlende Kunden mit Recht auf Kundendienst. Meistens wissen die Unternehmen gar nicht, dass Ringleitungen in Wohnvierteln über weite Strecken ganze Straßenzüge mit magnetischen Feldern belasten und sind dankbar für die Demonstration. Manchmal gelingt es mit einer Veränderung der Ringleitung oder der Beseitigung von vagabundierenden Fehl- bzw. Ausgleichsströmen durch Einbau von Isolierstücken in die strom- und feldauffälligen Rohre eine dauerhafte Feldreduzierung für viele Anwohner in diesem Wohnviertel zu erreichen.

Abstand zur Hochspannung, Anordnung der Leiter

Im kalifornischen San Diego County verlangt das Departement of Planing and Landuse, die amerikanische Bau- und Planungsbehörde, von jedem Eigenheimbauer und Grundstückskäufer ein **elektromagnetisches Gutachten**, wenn es um Bauland in der Nähe einer Hochspannungsleitung geht. Sie wollen wissen, wie hoch die Feldstärke im zukünftigen Projekt sein wird. Als Grenze fordert man **200 Nanotesla**. Entlang der Trasse werden Feldstärke und Abstand gemessen, um die 200 nT zu gewährleisten. Die Elektrizitätswerke sind verpflichtet, die maximale Belastbarkeit der Leitung und ihre zum Zeitpunkt der Messung genutzte Auslastung anzugeben. Auf diese Weise kann dann errechnet werden, wie sich das Feld durch andere Stromstärken ändern würde. Alles, was diese 200-nT-Grenze bei der Messung überschreitet oder in Zukunft überschreiten könnte, darf nicht bebaut werden. Auch wenn ein Abstand von 300 Metern eingehalten werden müsste.

Was in den USA klappt, ist bei uns Neuland. Ich habe nach Messungen an Hochspannungsleitungen häufiger das zuständige E-Werk um Auskunft gebeten, welche Auslastung zum Zeitpunkt der Messung vorlag und bin teilweise behandelt worden wie der Mann vom Mond. Die Auskunft war bei fast allen E-Werken die gleiche: Keiner weiß was. Was sie jedoch genau wissen, ist, dass die Felder ja überhaupt nicht schlimm sind, dass ein Abstand von 10 Metern völlig reicht, dass die offiziellen Grenzwerte der Elektrosmogverordnung uns doch ausreichend schützen, und wir uns deshalb nicht zu sorgen brauchen.

Übrigens: Viele Hochspannungsleitungen könnten sehr viel **feldärmer** sein, wenn die einzelnen stromführenden Leitungen auf den Masten entsprechend **angeordnet** wären. Je nach Kabel- und Stromführung **verstärken** sich die Felder oder **heben sich günstig auf**. In den USA und Schweden wird beim Bau der Überlandleitungen daran gedacht, mit Erfolg. In der Nähe von Stockholm wird ein modifizierter Masttyp eingesetzt und geprüft. Hier sind zwei Phasenströme je zur Hälfte auf zwei Leiterseile aufgeteilt, die rund um die dritte Phase herumgeführt werden. Das Ergebnis: Kompensation, viel weniger Feld. Auch unser Bundesamt für Strahlenschutz spricht in einer Internet-Information von der Möglichkeit, Hochspannungsleitungen und andere Stromführungen feldärmer zu installieren: "Wünschenswert wäre eine optimale Phasenbelegung der einzelnen Leiter bei der Stromübertragung."

Körperlage im Feld

Der Mülheimer Ingenieur Erich W. Fischer, Pionier in Sachen Elektrosmog, empfiehlt für die Schlafplatzoptimierung das Bett im **90°-Winkel** zur feldverursachenden Leitung auszurichten, weil so die geringste **Induktion des Körpers** im Feld angestrebt wird. Beispiel: Läuft über das Haus eine feldauffällige Freileitung oder neben dem Haus eine Erdversorgungsleitung, dann sollte das Bett nicht parallel, sondern im rechten Winkel dazu stehen. So böte die Körperlänge (speziell die Wirbelsäule) den Feldern die geringere Angriffsfläche. Dennoch, das Feld ist da, und der Kopf ist rund, er induziert optimal. Deshalb ist die Empfehlung keine Sanierung, sie ist aber womöglich eine Verbesserung und könnte deshalb als Kompromiss betrachtet und in Situationen, wo keine ursächliche Veränderung möglich ist, eingesetzt werden.

Prof. Dr. Norbert Leitgeb von der Uni Graz sagt zu diesem Thema: "Die Stärke der in unserem Körper induzierten Stromdichten hängt wesentlich von Form und Größe der Querschnittsfläche und damit von unserer Orientierung zum Magnetfeld ab. Der ungünstigste Fall ist gegeben, wenn ein Mensch im horizontalen Magnetfeld aufrecht steht."

Prof. Dr. Andras Varga von der Uni Heidelberg weist darauf hin, dass es ein besonderes biologisches Risiko ist, wenn der Körper nur **partiell** von magnetischen Feldern erreicht wird, wenn also in unterschiedlichen Körperbereichen verschiedene Feldgrößenordnungen anzutreffen sind. An Hochspannungsleitungen kann man am Körper eine überall nahezu gleiche Feldstärke erwarten. Das gilt auch für Felder aus Frei- und Erdleitungen; sie zeigen im Kopf, Bauchbereich und in den Füßen ähnliche Feldstärken. Wenn aber am Kopfende des Bettes ein Elektrogerät steht oder in der Kopfwand stromführende Sanitärrohre verlaufen, so werden am Kopf zigfach höhere Feldstärken sein als am Bauch und hier höhere als am Fuß. Die ungleiche Feldverteilung über den Körper, die **lokal begrenzte Feldeinwirkung**, hat ihr eigenes biologisches Risiko, speziell wegen **höherer Strombildung** im Organismus.

Elektrosmog: Geißel des Jahrhunderts?

In einem Interview mit der Deutschen Presseagentur habe ich vor Jahren gesagt, Elektrosmog sei die "Geißel des Jahrhunderts". Hinterher habe ich mich gefragt, ob das nicht überzogen war. Inzwischen sind viele Jahre vergangen und viele provozierende Erlebnisse hinzugekommen. So überzogen scheint mir meine Aussage doch nicht gewesen zu sein, wenn ich auf die inzwischen 30-jährige Erfahrung zurückblicke und an die vielen Menschen denke, welche durch Elektrosmog krank und durch seine Beseitigung wieder gesund geworden sind.

Fakten sprechen für sich. Baubiologische Maßnahmen zeigen Erfolg, nicht immer, aber oft. Jeder dritte Kunde berichtet von gesundheitlichen Verbesserungen nach Sanierungen. Wenn es aber nur einmal im Jahr passieren würde, was in Duisburg passiert ist, dann hätte sich das Jahr schon mehr als gelohnt. Aber es passiert leider öfter...

In Duisburg lebt der **vierjährige Nino Cezari**, der unter schrecklichen Schmerzen, Krämpfen und epilepsieähnlichen Anfällen litt. Mehrmals im Monat eilten die vor Angst weinenden und zitternden italienischen Eltern mit dem fast leblosen und blau angelaufenen Menschenbündel auf dem Arm ins Krankenhaus. Zig Diagnosen, zig Therapien, keiner fand was, nichts wirkte. Immer diese Angst vor einem neuen Anfall. Der ließ nicht lange auf sich warten. Der kleine Nino schlief mit dem Kopf direkt auf einem billigen trafobetriebenen Elektrowecker, lediglich durch ein dünnes Kissen von dem Gerät getrennt. Er fand die Wärme des Weckers angenehm, und keiner dachte sich etwas dabei. Am Kopf gab es deshalb extreme magnetische Wechselfelder der Größenordnung von **150.000 Nanotesla**, 100-mal soviel wie unter der Hochspannungsleitung, mehr als nach Elektrosmogverordnung erlaubt ist! Dazu eine elektrische Körperspannung von über **60 Volt**. Der Wecker flog raus. Nino brauchte nicht einmal mehr ins Krankenhaus! Die Eltern weinten auch diesmal, vor Glück. Und vor Verzweiflung, weil sie ihrem Kind und sich selbst so lange so viel Leid angetan haben.

In der 'Bild-Zeitung' las ich kurz darauf, dass sich Prof. Dr. Karl Brinkmann (Technische Hochschule Braunschweig) von der Industrie ehren und mit Orden dekorieren ließ, weil der Wissenschaftler erkannt haben will, dass Elektrosmog dem Menschen nicht schadet...

Im rheinischen **Heiligenhaus** war es die neun Monate junge **Katharina**, die jeden Abend, wenn es ins Bett ging, ein bis drei Stunden lang schrie, bis sie nicht mehr konnte. Die Kleine war nass geschwitzt und schlief irgendwann vor Schwäche ein. Mein damaliger Mitarbeiter Uwe Münzenberg fand eine elektrische Fußbodenheizung unter dem Kinderbett und deshalb **17.000 Nanotesla**. Hinzu kamen elektrische Felder aus der Wand: **1000 Millivolt** Körperspannung. Die Fußbodenheizung wurde vom Netz getrennt und die Kinderzimmersicherung freigeschaltet. Und Katharina schlief vom ersten Tag an, kein Schrei mehr, kein Schweiß mehr. Vater Klaus Vogel rief ein paar Tage später an und war glücklich, obwohl **er** jetzt nicht mehr schlafen konnte. Er war die Stille nicht mehr gewohnt und wartete jede Nacht auf Töchterchens Gebrüll.

In **Karlsruhe** war es die 51-jährige Gisela Prieske, die "**Hans Meiser**" sah und nach der Sendung sofort ihren Radiowecker vom Kopfteil des Bettes wegnahm. Sie rief zwei Monate später an: "Ich habe in den letzten 10 Jahren normalerweise bis etwa 6:30 Uhr geschlafen, obwohl ich dann noch nicht ausgeschlafen war. Nach Entfernung meines Elektroweckers habe ich bisher fast täglich verschlafen und bin erst gegen 8:30 Uhr wach geworden. Seit drei Jahren erwachte ich stets mit Kopfschmerzen und hatte einmal pro Woche Migräneanfälle. Seit zwei Monaten habe ich nicht einmal auch nur den leisesten Kopfschmerz gehabt und bin deshalb sicher, dass die Migräne auch weg sein wird!"

Das alles hält die Elektroindustrie und die ihr geneigten Wissenschaftler und Politiker nicht ab, das Märchen vom ungefährlichen Elektrosmog zu erzählen und zur Veranschaulichung falsche Vergleiche mit dem **Gleich**feld der Erde zu strapazieren. Würden sie richtigerweise technische **Wechsel**felder mit natürlichen **Wechsel**feldern vergleichen, dann ginge die Rechnung anders auf: Die **natürlichen** Felder im Bereich von **16 Hertz** bzw. **50 Hz**, die Atmosferics, liegen bei **0,003 Nanotesla** bzw. **0,0002 nT**, die natürlichen magnetischen Felder der Schumann-Resonanz ebenfalls. Alltäglicher **technischer Elektrosmog**, will man ihn überhaupt mit den natürlichen Feldern vergleichen, ist in Wahrheit ein **millionen-** bis **milliardenfach stärkerer** Einfluss, der die Grundlagen von Natur und Mensch in den finsteren Schatten stellt.

Dem Menschen mutet man mal wieder viel mehr zu als technischen Geräten. Im VDE-Fachbericht Nr. 45 vom November 1993 steht, dass elektromagnetische Felder unterhalb der DIN/VDE-Grenzwerte einem Menschen nun wirklich nichts, gar **nichts ausmachen**, zur Erinnerung die DIN/VDE: **5.000.000 Nanotesla**. Auf Seite 26 ist in Bezug auf die Empfindlichkeit technischer Geräte von Dipl.-Ing. Gerald Newi (Hamburger Elektrizitätswerke) aber zu lesen, dass "Feldunverträglichkeiten an handelsüblichen Elektrogeräten festzustellen sind" und die "Erfahrungswerte einer Störempfindlichkeit bei 50-Hertz-Magnetfeldern" wie folgt ausfallen: EEG **70 nT**, EKG **140 nT**, Tonaufnehmer **250 nT**.

5.000.000 nT gelten für Menschen am Arbeitsplatz, 100.000 nT für die Allgemeinbevölkerung, weil es DIN/VDE oder die Elektrosmogverordnung so wollen; 70 nT stören aber schon das EEG, 60 nT verändern den Kalziumionen-Transport der Zellmembran und 200 nT bergen ein gesteigertes Kinderleukämie-, Krebs- und Hirntumorrisiko.

Auf einem internationalen Symposium des Bundesamtes für Strahlenschutz sagte der immer und überall engagiert entwarnende, damalige

Leiter der Kölner Berufsgenossenschaft Elektrotechnik, Dipl.-Ing. Norbert Krause (Arbeitnehmer... aufgepasst!): "Solange man nicht mehr weiß, besteht auch kein Handlungsbedarf." Und als Zugabe: "Wenn wir schon einen Grenzwert haben, dann schöpfen wir den auch aus."

Mit der Magnetbahn **Transrapid** werden die Grenzwerte maximal ausgeschöpft, das zeigen erste Messungen. Die Bahn der Zukunft soll es im Fahrgastraum auf **100.000 Nanotesla** und mehr bringen, laut VDE ist das eine starke Gefährdung für Herzschrittmacherträger.

Optimal ausgeschöpft werden Grenzwerte auch im Alltag, z.B. bei der auf Seite 64 vorgestellten **Effektleuchte**, in unmittelbarer Nähe von **Kleintrafos** und **Motoren**, mit dem Körper auf **Heizdecken**, bei manchen **Abschirmmatten** gegen Wasseradern, auch bei der **Kirlian-Fotografie**. Hier geht es um Diagnosegeräte, die in manchen Naturheilkundepraxen zur "Sichtbarmachung der Aura des Menschen" eingesetzt werden. Sie setzen den Körper unter knisternde Hochspannung (Herzschrittmacherträger: Vorsicht!) und finden eines mit Sicherheit nicht: die menschliche Aura. Mein Kirlian-Gerät schafft mehr als **50.000 Nanotesla** Magnetfeld und weit über **10.000 Volt pro Meter** Elektrofeld bei der Frequenz von 2,5 Kilohertz, garniert mit reichlich Oberwellen.

Nahezu ausgeschöpft werden die Grenzwerte beim Fahren mit der Deutschen **Bahn**. Mein ehemaliger Mitarbeiter Uwe Münzenberg hat die Zugfahrt von Düsseldorf nach Hannover aufgezeichnet und ausgewertet. Der Intercity schaffte Spitzen bis zu **34.000 Nanotesla**, das Minimum war **1000 nT**, der Durchschnitt dieser mehrstündigen Fahrt lag bei **21.000 nT**. Meine Intercity-Reise nach Lübeck brachte folgende Ergebnisse: Spitze **41.000 nT**, Minimum knappe **1500 nT**, Durchschnitt **20.000 nT**. Die Reise von Neuss in die Domstadt Köln: Spitze **22.000 nT**, Minimum **800 nT** und der Durchschnitt: **13.500 nT**.

Elektrosmog im Auto

Im Auto geht es manchmal zu wie mittendrin im Trafohaus: Je mehr Statussymbol, je mehr Technik und Elektronik, je mehr teures Schicki-Micki, desto mehr Elektrosmog. Benziner strahlen oft stärker als Diesel, Automatikfahrzeuge oft mehr als manuell zu schaltende. Eine moderne Automatik funktioniert elektromagnetisch, nicht mehr mechanisch, und speziell im Leerlauf oder bei niedrigen Geschwindigkeiten gibt es erstaunliche Magnetfelder. Autos unter fünfzehntausend Euro sind elektromagnetisch betrachtet oft entspannender als Luxuskarossen über fünfzigtausend Euro. In den meisten Dieseln, egal ob klein und billig oder groß und teuer, messe ich eher unter **200 Nanotesla** im Oberkörperbereich von Fahrer und Beifahrer. In vielen Durchschnittsbenzinern der Golf-Größenordnung sind es um die 200 bis 500 nT, hier und da mal über 1000 nT. Bei teuren Sportflitzern und fahrenden Wohnzimmern à la S-Klasse habe ich auch schon über **10.000 nT** gefunden.

Gründlich schaffen es die Luxuslimousinen, Cabrios und Jeeps mit Kampfflugzeugfeeling: Bordcomputer blinken und piepsen, Knöpfchen überall, digital und analog geht es auf die Piste. Ssst, die Fenster gehen elektrisch auf und zu. Ssst, das Schiebedach auch. Leise flüsternd verschiebt sich der Sitz von hinten nach vorne, von oben nach unten, die Lehne steiler und flacher, die Kopfstütze rauf und runter... all das elektrisch. Der elektrisch heizbare Sitz ist in, das Schaffell out. Außenspiegel müssen elektrisch beheizt werden, Scheinwerfer elektrisch gewischt. Dazu knackige 100-Watt-Stereo, dass sich die Fenster biegen. Klimaanlage, Telefon, CD-Player, Anrufbeantworter, ins Fenster integrierte Antennen... alles auf kleinstem Raum, direkt am Körper.

Machen starke Felder empfindliche Leute aggressiv? Es ist schon auffällig, dass im fahrenden Elektrosmog auf vier Rädern die Lichthupe besonders häufig betätigt wird und der Abstand zum Vordermann bei 180 Sachen wenige Zentimeter beträgt. Ich kann diese Hektiker fast verstehen, ich würde aus diesen stressigen Blechkisten auch möglichst schnell wieder raus wollen. Deshalb die Eile? Diese Art Fahrvergnügen wird zum Ausgleich mit einem Spritverbrauch von über 10 Litern belohnt. Unsere Tankstellen sollen schließlich auch leben, und die Widerstandskräfte der Natur wollen trainiert werden. Was sind die Gesellen dagegen schlaff, welche mit freundlicher Handbewegung die viel schnelleren Kollegen vorbeilassen, entspannt von Hamburg bis München lächeln und noch gar nicht spitzgekriegt haben, dass ihr Auto eine funktionstüchtige Lichthupe hat. Immer diese Dieselfahrer.

Ich kenne eine Familie aus Ratingen. Vaters ganzer Stolz ist eine goldmetallicfarbene Limousine mit über drei Litern Hubraum und einem Stern auf der Motorhaube für 70.000 Euro. Papa, Mama und den beiden süßen Töchtern wird es in diesem chicen Gefährt regelmäßig nach einer halben Stunde Fahrzeit kotzeschlecht. Das Messergebnis: **15.000 Nanotesla**. Steigen sie in den dunkelblauen Diesel für 30.000 Euro um, ebenfalls mit Stern auf der Haube, dann bleiben diese Symptome auch nach dem fünfhundertsten Kilometer aus. Das Messergebnis hier: **80 nT**. Genauso gut geht es in Tochters kleinem 50-PS-Stadtflitzer.

Der Ingenieur und Baubiologe Helmut Merkel stellte fest (Wohnung+ Gesundheit, Heft 61/1991: "Elektrostress in Kraftfahrzeugen"), dass die **Zündanlage** in Bezug auf magnetische Wechselfelder Beachtung verdient. Eine räumliche Verlegung der Zündspule und somit mehr Abstand zum Fahrer hat Feldreduzierungen von 45 bis 96 Prozent bewirkt. Die nachträgliche Abschirmung der Zündspule mit z.B. MU-Metall führte ebenfalls zu niedrigeren Messwerten. Besser wäre, die Autoindustrie würde ihre Käufer vor Elektrosmog schützen, bei der Produktion darauf achten und umsichtig installieren. Es geht ja, schauen Sie sich das Cockpit eines Jumbo-Jets an: noch viel mehr Elektronik, ein noch engerer Raum. Ich habe Messungen in **Cockpits** durchgeführt und festgestellt, dass Flussdichten über 200 Nanotesla die Ausnahme sind.

Am Rande sei bemerkt, dass nicht nur die Elektronik des Autos Felder verursachen kann, sich **bewegende magnetisierte Metallteile** tun das auch. Wenn sich ein Magnet bewegt, entsteht ein der Frequenz dieser Bewegung entsprechendes Wechselfeld. Einige bewegliche Teile des Autos sind mehr oder minder magnetisch: Achse, Kardanwelle, Felgen, Stahlgürtelreifen..., und wenn der Wagen fährt, dann drehen sich die Teile und verursachen das magnetische Wechselfeld. Vorsicht bei Messungen während der Fahrt, das Feld könnte von der Bordelektronik kommen oder von den sich bewegenden Magnetteilen. Es ist herauszufinden, woher die Felder kommen. Erstens geben Frequenzmessungen Aufschluss, denn mit der Geschwindigkeit erhöht sich bei den bewegenden Metallelementen die Frequenz. Zweitens kann man Vergleichsmessungen während der Fahrt und im Stand durchführen und den Unterschied beobachten. Im Stand macht eher die eingeschaltete Elektronik Felder, Metallteile nicht, wenn sie sich nicht bewegen.

Neuwagen mit Nebenwirkungen

Dr. Jürgen Seitz aus Seeshaupt kaufte sich einen neuen Mercedes. Drei Jahre fuhr er seinen alten Daimler Kombi, einen 300er Diesel, der Kilometerzähler zeigte 220.000. Oft freute er sich richtig aufs Fahren, denn hinter dem Steuer fand er ein Stück Ablenkung und Erholung vom Alltag. Seine Familie fuhr stets gerne mit. Der Neue sollte wieder ein Diesel sein, denn die gelten als elektromagnetisch feldärmer als Benziner. Hierauf legte er speziellen Wert. Der Neue ist da, noch besser, noch sicherer, komfortabler, schöner, noch teurer. Da steht er, der schwarze E-Klasse-Kombi, ein 320 CDI mit Automatik, viel Komfort und vielen Extras, sechs Airbags, mehr Dampf unter der Haube und trotzdem weniger Verbrauch. Auf zur ersten Fahrt mit der Familie.

Seine Frau auf den Beifahrersitz, Schwiegervater und Schwiegermutter nach hinten, der Hund in den Kombiladeraum. Tolles Gefühl. Soviel Platz, soviel Komfort. Start. "Das soll ein Diesel sein? Man hört ja gar nichts vom Motor." Nach zehn Minuten Fahrt klagt die Ehefrau über Kopfschmerzen. Sie werden sägend, unerträglich. Alle paar Minuten halten sie an und legen ein Päuschen ein. Dann geht es ihr besser. Zurück im Auto legen die Schmerzen wieder los. "Ich will nach Hause." Schwiegervater bekommt so massiv Unterzucker wie noch nie. Endlich, nach x Anläufen, hilft die volle Dosis Traubenzucker. Schwiegermutter wird ungewöhnlich müde und schläft dauernd wie bleiern ein. Der Hund läuft hinten nervös hin und her und legt sich keinmal hin wie sonst immer. Alle sind froh, als sie wieder zu Hause ankommen.

Dr. Seitz merkt zuerst einmal kaum etwas, jeder reagiert anders auf Elektrosmog. Er fühlt sich aber nach längeren Strecken ebenfalls unwohler als je zuvor, fühlt sich zerschlagen. Von wegen Ablenkung und Erholung. Dr. Seitz hat einfache Messgeräte und begibt sich auf die Suche. Das Ergebnis: Überall im Fahrzeug hohe Feldstärken, 20fach höher als an Computerarbeitsplätzen zulässig. **3000 bis 4000 Nanotesla** und mehr steht auf der Anzeige seiner Geräte. Im alten Wagen, da waren es um die 100, das waren noch Zeiten.

Was tun? Verkaufen? Dieser Elektrostress ist zuviel. Er begibt sich auf die Suche nach Fachleuten. Bei Mercedes findet er hilfreiche aber ratlose Gesichter. Baubiologe Helmut Merkel inspiziert die Luxuskarosse und findet die Ursache: Das ganze Auto ist wie eine riesige elektromagnetische Spule, dicke Kabel mit starken Strömen für die Steuerung, Einspritzung und Zündung laufen von der Batterie hinten unter dem Rücksitz nach vorne zum Motor. Weitere Leitungen führen vom Bordcomputer und der Navigation an der Türleiste entlang nach vorn. Den Rest machen Erdungsleitungen von der Batterie zum Mittelkanal. Überall fließen unkompensierte Ströme, die Ringleitungen sind perfekt, kein Wunder, dass die Feldstärken derart hoch ausfallen.

Die Kabel werden in der Autoelektrik-Werkstatt nach Baubiologen-Anweisung verlegt und die Stromverbraucher von vorne, direkt vom Motorraum versorgt. Das war kein großer Akt und kostete nicht viel. Das Ergebnis: nur noch **30 bis 80 nT** Magnetfeld im gesamten Fahrzeug!

Die nächsten Fahrten machen keine Probleme mehr, auch nicht stundenlang in den Urlaub. Seine bessere Hälfte kriegt keine Kopfschmerzen. Schwiegervaters Zucker bleibt im Lot. Schwiegermutters Müdigkeit ist verflogen. Hundi legt sich brav hin. Entspannt ist nach langer Fahrt auch Dr. Seitz. Die Begeisterung fürs neue Auto wächst. Nur selber fahren kann die Ehefrau noch nicht ganz beschwerdefrei, wegen der zu starken elektrischen Felder des Multifunktionslenkrades, das haben sie noch nicht in den Griff gekriegt.

Messwerte im Auto unberechenbar

Auch in einigen anderen Neuwagen gibt es reichlich Nebenwirkungen elektromagnetischer Art. So fand die Zeitschrift 'Auto, Motor, Sport' im Februar 2002 bei einem Test von 14 Fahrzeugen in einigen **Volvos** "deutlich überhöhte Werte" von **10.000 bis 18.000 Nanotesla**. Auch **5er BMWs** zeigten ähnlich bedenkliche Ergebnisse. Andere Tests ergaben beim VW Lupo Diesel 1700 nT und beim Citroen Berlingo Diesel 250 nT. VW konnte die Unterschiede auf Anfrage nicht erklären. Mein "Sieger" nach oben ist ein älterer **Alfa Romeo 164** mit **20.000 nT**. Meine Sieger nach unten - und derer gibt es auch einige: 100 bis 200 nT.

Das Schweizer Verbrauchermagazin 'K-Tipp' untersuchte 22 Autotypen: Am besten zeigte sich in Sachen Feldbelastung Ford Focus und Mondeo, Volvo S40, VW Golf sowie Mercedes A- und C-Klasse. Am schlechtesten BMW 3er-, 5er- und 7er-Reihe, Mercedes E-Klasse, Audi A4 und A2 sowie Volvo S60, S70 und S80. Damals, das kann heute schon wieder anders aussehen. Nichts ist so alt wie die Technik von gestern.

Magnetische Wechselfelder: Elektrosmog in Elektroautos 167

Volvo veröffentlicht eigene Messungen in Neuwagen des Typs S60, S70 und S80: Fahrer Füße 1000-18.000 nT, Oberkörper 400-1200 nT, Kopf 300-800 nT; Beifahrer Füße 600-1700, Oberkörper und Kopf 200-600 nT.

Die französische Fachzeitschrift 'Science et Avenir' nahm im Jahr 2002 60 PKW unter die Lupe, die besten - **unter 200 Nanotesla** - waren Opel Astra, Renault Clio und Saab 95, die schlechtesten - **über 10.000 nT** - Citroen C5, Lancia Lybra, Volvo S60 und S80.

Sie sehen, die Ergebnisse fallen unterschiedlich aus. Man kann nicht sagen: BMW ist besser als Skoda oder VW besser als Honda. Man kann nicht mal bei einem Hersteller sagen: Golf ist besser als Passat oder E-Klasse besser als M-Klasse. Jedes Fahrzeug zeigt unberechenbar andere Werte, je nach Ausstattung, Motorisierung, Kabelführung, Erdung, Batteriestandort im Motorraum oder im Kofferraum... In einem Personenwagen finden Sie heute mehr Kabelmeter als in einem Einfamilienhaus. Wenn Sie's wissen wollen, müssen Sie's messen, vor dem Kauf.

Die baubiologische Forderung deckt sich mit der zahlreicher namhafter Wissenschaftler: Im Fahrzeug sollte die Magnetfeldbelastung für die Insassen **200 Nanotesla** möglichst **nicht überschreiten**.

Von dem ganzen hinzukommenden Elektrostress durch Funk, Handys, Bluetooth, WLAN... an dieser Stelle noch ganz zu schweigen (ab Seite 191). Auch von der knisternden Elektrostatik der Synthetikbezüge und Kunststoffoberflächen (ab Seite 672). Ebenso von der Magnetostatik der Stahlkarosserie und anderen Stahlbauteilen (ab Seite 719). Und von den vielen Schadstoffen (Band 2: "Stress durch Schadstoffe und Schimmel").

Elektrosmog in Elektroautos

Was machen die immer mehr auf den Markt drängenden **Elektroautos** für Felder? Ich weiß es nicht, habe noch keine Erfahrung, sorry. Von einem Kollegen hörte ich, er habe bis zu **40.000 Nanotesla** gemessen, er hielt das für fahrlässige Körperverletzung. Eine Kollegin fand in einem Hybrid von Toyota "nur" 2000 nT. Kollege Helmut Merkel überprüfte einen Toyota Prius Hybrid: im **Kopfbereich** schwankende bis zu **3600 nT**, in **Bauchhöhe** bis **4300 nT** und an den **Füßen** bis **6300 nT**.

Die französische Umweltorganisation 'Next-Up' rät aktuell davon ab, den **hinteren rechten Beifahrersitz** des **Toyota Prius Hybrid** zu benutzen. Warum? Messungen zeigten bereits im stehenden Fahrzeug mit eingeschalteter Zündung an dieser Stelle um die **2500 Nanotesla** wegen der dort untergebrachten Akkus und Elektronik. Grund genug, zu warnen. Im restlichen Innenraum waren es 90 bis 350 nT. Wobei sich die Werte im Fahrbetrieb deutlich ändern. Klar, sie sind zu hoch, aber für mich nicht überraschend für ein Elektroauto, schaffen doch konventionelle Benziner und Diesel manchmal ebensolche kritischen Resultate.

Es dürfte bei zukünftigen Untersuchungen von Elektrofahrzeugen noch einige Überraschungen geben.

Elektrosmog und Motorräder

Keiner redet über Motorräder. Doch auch die sind was Elektrosmog angeht interessant, speziell in den sensiblen Bereichen zwischen den Beinen, die für die Fortpflanzung zuständig sind. Die Magnetfelder sind unberechenbar, die Frequenzen auch. Ich fand bei Stichproben Stärken von **1000 bis 25.000 Nanotesla**, eben da unten zwischen den Beinen.

Wie sieht es wohl bei **E-Bikes** und **Pedelecs** aus, bei den Elektromotorunterstützten Fahrrädern?

Elektrosmog und Küchenherde

Immer wieder und immer mehr wird nach der Elektrosmogbelastung an Küchenherden gefragt, berechtigt, erwartet man hier starke Felder als Folge der hohen Ströme in den Kochplatten, auch wenn sie im normalen Küchenalltag im Vergleich zu Schlaf- oder anderen Daueraufenthaltsbereichen nur relativ kurz einwirken. Es sei denn, man ist Koch. Wir haben im Laufe der Jahre einige stichprobenartige Messungen an diversen Herden gemacht. Die magnetische Feldintensität ist wahrhaft - je nach Abstand - hoch, bei den neuen Induktionsherden noch heftiger als bei den konventionellen Heizplatten bzw. Ceran- und Halogen-Kochfeldern. Bei den Induktionsherden kommt erschwerend hinzu, dass sie nicht nur mit Oberwellen-armen 50-Hertz-Magnetfeldern aufwarten, wie die anderen Herdtypen, sondern Elektronik-bedingt mit Oberwellen-reichen höherfrequenten Kilohertz-Feldern.

Liegen die magnetischen Emissionen bei den konventionellen **Heizplatten** und **Ceran-Kochfeldern** direkt darüber bei **20.000 bis 100.000 Nanotesla**, so sind es an der vorderen Herdkante bis in etwa 10 cm Abstand **2000 bis 10.000 nT**, in 20 cm **1000 nT**, in 30 cm **250 nT** und in 50 cm schon unter **100 nT**. Bei den **Halogenherden** geht es um vergleichbare Größenordnungen, eher noch etwas höhere Werte.

Viel schlimmer die modernen **Induktionsherde**: direkt darüber **500.000 Nanotesla** und mehr, an der Vorderkante bis in 10 cm Abstand **20.000 bis 100.000 nT**, in 20 cm bis ungefähr **15.000 nT**, in 30 cm immer noch um **5000 nT** und in 50 cm immer noch um **2000 nT**. Erst in über einem Meter Entfernung werden die Magnetfeldstärken zunehmend akzeptabler und unterschreiten PC-Normen. Im Schnitt geht es um die mehr als **zehnfache** Belastung im Vergleich zu den traditionellen Herden.

Die angegebenen Werte gelten jeweils für den komplett eingeschalteten Herd. Geht es nur um die hinteren der vier Kochfelder, dann fallen die Ergebnisse dem Abstand entsprechend niedriger aus.

Besondere Vorsicht ist für **Schwangere** geboten, da der Bauch beim Kochen sehr nah an die Herdkante herankommt. Aber auch für andere gilt: Möglichst viel Abstand, beim Kochen nicht unnötig lange unnötig nah am Küchenherd aufhalten, nicht anlehnen, Kinder fernhalten, speziell bei Induktionsherden. Nur ein kräftiger Schritt weg zur Seite oder nach hinten zieht bereits eine immense Feldreduzierung nach sich.

Das Schweizer Bundesamt für Gesundheit BAG hat 13 professionelle **Induktionsherde** am **Arbeitsplatz** gemessen, bewertet und veröffentlicht 2010: Die magnetischen Intensitäten mit gefüllten Töpfen auf den Kochstellen lagen in 30 Zentimeter Abstand bei **700 bis 52.900 Nanotesla**, eine große Spannbreite. Die Frequenzen waren 19,5 bis 22,5 Kilohertz plus Oberwellen. Die Schweizer bestätigen hiermit unsere vorangegangenen Messergebnisse. Der **Grenzwert** für diese Induktionsherd-typische Frequenz von **20 kHz** ist **6250 nT**, das heißt, die meisten Induktionsherde **überschreiten** hoch gesteckte, offizielle Grenzwerte massiv.

Wir **raten** aus kritischer baubiologischer Sicht von **Induktionsherden ab**, da sie die stärksten magnetischen Felder emittieren, das zudem in höheren Frequenzbereichen von 20 bis 50 Kilohertz, die als biologisch besonders kritisch gelten. Beim Induktionsherd gibt es starke Feldunterschiede, je nach Produkt, Einstellung, Topfwahl und Topfposition. Wenn ein Topf nicht ganz zentral auf dem Kochfeld steht oder nur etwas kleiner ist als dieses, nimmt die Feldintensität zu. Das Bundesamt für Strahlenschutz veröffentlicht für den Fall zu kleiner, nicht optimal zentrierter oder für Induktionsherde nicht geeigneter Töpfe und Pfannen, dass in Gebrauchsabständen von 10 bis 20 Zentimetern zu den Kochfeldern schnell magnetische Feldintensitäten erreicht werden, die offizielle **Referenzwerte übersteigen**. Die Behörde empfiehlt zumindest all jenen, die einen Herzschrittmacher haben, sich mit dem Arzt kurzzuschließen, um eine Gefahr durch Elektrosmog auszuschließen. Tolle Empfehlung, fragen Sie Ihren Arzt, der weiß es garantiert nicht.

Es gibt mal wieder keinerlei Grundlagenforschung über biologische Risiken durch die neue Induktionstechnik, so wie bei anderen Elektrosmogverursachern vom Handy über Energiesparlampen bis zum Elektroauto auch. Eine ungeklärte Frage ist auch die nach nachteiligen **Auswirkungen auf die Lebensmittel**, entstehen im Topfinnern doch selten extreme Magnetfelder, die für die induktive Erhitzung notwendig und in dieser Stärke weder im Alltag noch bei medizinischen Anwendungen zu finden sind, haushoch über allen internationalen Grenzwerten.

Die beste und natürlichste Weise, Speise zu erhitzen, ist sicherlich die **offene Flamme**, sprich in der Küche der Gasherd.

In der Front von Herden eingebaute analoge oder digitale **Uhren** erzeugen ein ständiges Magnetfeld, oft bis zu **10.000 nT** in 10 cm Abstand, welches am Körper, speziell am Unterleib, ab und zu noch stärker ankommt als die Felder der eingeschalteten Herdplatten beim Kochen selbst, speziell wenn nur die hinteren Platten in Betrieb sind. Auch hier: Abstand halten, ein **guter halber bis ein Meter** reicht, wie so oft, wie bei den vielen netzbetriebenen Uhren, Elektro- und Radioweckern, Kleintrafos und Vorschaltteilen, Kassetten- und Videorekordern, Energiespar- und Leuchtstofflampen, Küchen- und Bürogeräten.

Auch der **Mikrowellenherd** ist ein kräftiger Feldverursacher. Bei ihm geht es um die niederfrequenten Magnetfelder als Folge der Stromversorgung und um hochfrequente Mikrowellen, die für das Garen zum Einsatz kommen. Die Magnetfelder schlagen direkt an den von uns für Öko-Test geprüften **zwölf Geräten** mit bis zu **200.000 Nanotesla** zu Buche, in 30 cm Distanz waren es **2000 bis 15.000 nT**. Noch schlimmer dürfte die Mikrowellenstrahlung selbst sein. Kein Mikrowellenherd ist dicht, auch kein neuer, jeder emittiert die Mikrowellen mehr oder minder stark. Der Gesetzgeber limitiert die Strahlungsbelastung lediglich in Bezug auf die Erwärmung des hiervon betroffenen Menschen, denn gar werden soll das Gemüse drinnen, nicht der Mensch draußen. Weiteres zur Mikrowelle nebst Leckstrahlung Seiten 399 und 527 bis 530.

Feld, Frequenz, Skin-Effekt und eine miefende Tierhaut

Haben wir richtig gehört? **Grenzwert 6250 Nanotesla** beim Induktionsherd? Warum 6250? Wegen seiner höheren Frequenz im Kilohertz-Bereich. Aber haben wir nicht gerade gelernt, bundesdeutsche Regelwerke setzen die Grenze für niederfrequente Magnetfelder auf 100.000 nT? Stimmt, aber nur bezogen auf die übliche Hausstrom-Frequenz von 50 Hertz. Da laut Wissenschaftsmeinung das biologische Risiko aber nicht allein mit der **Höhe der Feldstärke,** sondern besonders auch mit der **Höhe der Frequenz** zunimmt (siehe Seite 21 und ab Seite 25), passt sich der Grenzwert entsprechend an: doppelt so hohe Frequenz, halber Grenzwert. Also: bei 50 Hz sind es 100.000 nT, bei 100 Hz 50.000 nT, 200 Hz 25.000 nT, 300 Hz 16.666 nT, 400 Hz 12.500 nT, 500 Hz 10.000 nT, 600 Hz 8333 nT, 700 Hz 7143 nT, 800 Hz 6250 nT und... Nichts und. Bei 6250 hört's überraschenderweise auf, darüber hinaus gibt es plötzlich und unerwartet **keine weitere Frequenzanpassung** mehr. Ab 800 Hz aufwärts gelten nur noch 6250 nT, für 1000 Hz, 5000, 10.000, 50.000... bis 150.000 Hz, sprich 150 Kilohertz. Und ab da bis 10 Megahertz gibt's die nächste Überraschung, nämlich **gar keinen Grenzwert** mehr: Grauzone, freie Bahn für Elektrosmog. Hhmm, wo es doch angeblich mit steigender Frequenz immer kritischer wird? Warum denn das nun wieder?

Weil die Wissenschaft Ihnen was von einem **Skin-Effekt** erzählt, zu gut deutsch: Haut-Effekt. Will heißen: Der Skin-Effekt reduziere bzw. verhindere ein Eindringen der Felder in den Körper, die Feldwirkung sei bei den höheren Frequenzen ab 800 Hertz nur noch auf die Hautoberfläche beschränkt. Die Haut ist also so was wie eine Abschirmung, theoretisch. Das konnte ich nicht glauben und wollte es genauer wissen.

Also habe ich ein bisschen experimentiert und mir einen Quadratmeter frische Tierhaut aus dem Schlachthof besorgt. Dieser unangenehm miefende Quadratmeter hing in meinem Messraum. Auf die eine Seite kamen verschiedene Feldquellen, eine Induktionskochplatte und andere Geräte mit höheren Frequenzen über diesen magischen 800 Hertz, die zum Skin-Effekt führen sollen. Auf der anderen Seite der Haut warteten die Messgeräte auf die Magnetfelder. Wollen wir doch mal schauen, was es mit dem Skin-Effekt so auf sich hat. Für mich wenig überraschend, für unsere wissenschaftlichen Kopftheoretiker wahrscheinlich sehr: Mit und ohne Haut die gleichen Messwerte, von wegen Skin-Effekt, von wegen Feldreduzierung durch die ach so schützende Haut, das Feld ging voll durch. So eine Plage mit den Regelwerken.

Elektrosmog und Fernseher

Es gibt solche und solche: ältere **Röhrenbildschirme** und neuere **Flachbildschirme**. Fernseher, alt und jung, machen **starke Felder**, elektrisch wie magnetisch, nieder- wie höherfrequent. Die alten Röhrentypen noch schlimmer als neue Flachmänner. In ihrer Feldintensität unterscheiden sich alle - dick wie flach - deutlich und unberechenbar, man kann nicht sagen "Sony ist besser als Toshiba oder Loewe". Man müsste schon mit dem Baubiologen an der Hand oder mit eigenen Messgeräten einkaufen gehen und die Geräte einzeln durchmessen. Die Feldstärke hat auch nichts mit der Größe zu tun, riesige Schirme sind manchmal feldärmer als kleine, manchmal, aber nicht immer, es geht auch umgekehrt.

Bei den modernen Flachbildschirmen gibt es verschiedene Techniken: **LCD**, **Plasma**, **LED**... Auch hier kann man nicht pauschal sagen: Der eine ist in Sachen Elektrosmog besser als der andere.

Was sie alle tun: Sie flimmern um die Wette, das in verschiedensten Frequenzen, nieder- und höherfrequent, deshalb heißen sie ja **Flimmerkisten**. Der gesamte Elektrosmog setzt sich im Licht fort, mit all seinen Oberwellen, mit all seinem Elektronikschmutz (hierzu mehr im Kapitel "Licht" ab Seite 918). Tagsüber stundenlang Computer, abends stundenlang Fernsehen, direkt und konzentriert reinschauend in flimmerndes, schlechtes, blauhaltiges Bildschirmlicht. Das machen die besten Augen, die besten Hormone, das macht die beste Neurologie nicht lange mit.

Bei Fernsehern stets **Abstand** halten: bei modernen Flachbildschirmen **zwei bis drei Meter**, bei alten Röhrenbildschirmen **drei bis fünf Meter**. Wegen der Felder. Das Flimmern haben Sie dennoch, im ganzen Raum. Achten Sie darauf, dass sich Sohnemann nicht zu lange mit Computerspielen, die man an die Glotze anschließt, austobt; ein Meter Abstand ist wirklich zu wenig, und PC-Bildschirme sind da wirklich besser.

Übrigens: Nach dem Ausschalten **strahlen Röhrenfernseher nach**, das oft stundenlang, wegen der hohen Gleichspannung in der Röhre, gerade deshalb gehören die nicht in Schlafräume. Flache tun das nicht. Außerdem können die Flachen nicht implodieren, ein beruhigender Vorteil.

Es ist unverständlich, warum es keine **strahlenarmen Fernseher** gibt, wo doch die strahlenarmen Computermonitore eine echte Marktlücke geschlossen haben. Ein Fernseher bräuchte nicht **zig- bis hundertfach stärker** zu strahlen als ein PC-Monitor. Warum tut er's? Sie ahnen es: Weil es nicht gefordert wird vom Kunden, weil das Geschäft brummt, weil die TCO nicht für Fernseher gedacht ist, weil alles legal ist, weil... Nicht weil es nicht möglich wäre. Es wäre gut möglich. Falls ein Fernseherhersteller ein strahlenarmes Gerät bauen sollte, bitte melden, es ist hiermit von mir vorbestellt. Bis dahin: Abstand.

Elektrosmog und Uhren

Das typische Tick-Tack von **Armbanduhren**, Wanduhren oder Weckern war früher mechanisch ausgelöst, heute wird der Zeiger quarzgenau von einer Elektronik gesteuert, dem **Sekundentaktgeber**, auch Schrittschaltmotor genannt. In der Uhr ist eine kleine Spule eingebaut, und die hilft dem Zeiger sekündlich auf die Sprünge. Das kleine Spülchen macht in nächster Nähe unerwartet starke magnetische Felder.

Die Spule liegt bei Armbanduhren parallel zum Ziffernblatt, bei manchen durchsichtigen Uhren mit Plexiglasgehäuse ist sie gut zu erkennen. Die Spule liegt ganz nah am Handgelenk, einige Millimeter von der Haut entfernt. Jede Sekunde gibt es einen harten magnetischen Impuls in den Puls. Die Feldstärken dieser magnetischen Impulse liegen nach meinen Messungen - von Uhr zu Uhr unterschiedlich - bei **5000 Nanotesla** und mehr, in einigen Fällen sogar **20.000 nT**. Jede Sekunde 20.000 nT, tagein, tagaus. Muss das sein?

Was mir zusätzlich unangenehm auffällt: Jeder Impuls zieht neben der erstaunlichen Feldstärke noch erstaunlichere **Oberwellen** nach sich. Der Spektrumanalyser zeigt eben nicht nur den erwarteten 1-Hertz-Sekundentakt, sondern auch tausende nahezu gleichstarker Oberwellen bei 2, 3, 4..., 10, 20..., 100, 200..., 1000, 2000, 3000... Hz, bis hinauf in den Kilohertzbereich. Der Organismus hat freie Auswahl, sich die Frequenz herauszupicken, die ihm wegen seiner speziellen Empfindlichkeit und Frequenzfenster am meisten schadet, wofür er am empfänglichsten ist.

Batteriebetriebene **Wecker** auf dem Nachttisch sind gute Alternativen zu den feldstarken netzbetriebenen. Aber auch hier sind, falls ein elektronisch gesteuerter Sekundentaktgeber im Spiel ist, um die **50 Zentimeter Abstand** gefordert. In 20 cm messe ich bei diesen immer noch 50 bis 100 Nanotesla. Was brauche ich nachts Sekundenzeiger? Digital anzeigende Wecker und Armbanduhren machen das Problem nicht, mechanische zum Aufziehen schon gar nicht. Es sind die Batterie-versorgten analogen, speziell wenn der Zeiger im Sekundentakt mitläuft.

Elektrosmog und Vibratoren

Nicht wirklich befriedigend: Starke Magnetfelder bei den Lustmachern. Eine schwangere Kundin fragte im Frühjahr 2012: Ist der Elektrosmog an Vibratoren bedenklich? Für mich oder für das Ungeborene? Woher sollte ich das wissen? Es wurden bei Tests zwar schon kritische Schadstoffe, Weichmacher, chlorierte Kunststoffe, PAKs oder zinnorganische Verbindungen gefunden, schlimm genug, aber Elektrosmog?

Ich habe daraufhin für Öko-Test sieben Vibratoren überprüft. Die Magnetfelder: **500 bis 35.000 Nanotesla** im niederfrequenten Hertz-Bereich (bis 2000 Hz) und **80 bis 3000 nT** im höherfrequenten Kilohertz-Bereich (ab 2 kHz), dazu ganz viele fiese Oberwellen. Gemessen wurde in direktem Kontakt, mit Abstand lässt das Feld schnell nach. Nun wissen wir es: Ja, das ist **bedenklich**, sicherlich für Mamas empfindliche Organe im Unterleib, vielleicht auch für das dort heranwachsende Kind.

Solche Magnetfelder werden bereits ab 300 nT nicht nur von der WHO mit Kinderleukämie und Krebs in Verbindung gebracht (das ohne höherfrequente Anteile und Oberwellen, die kommen in Vibratoren noch erschwerend hinzu). 200 nT (unter 2000 Hz) bzw. 25 nT (über 2 kHz) fordert die **PC-Norm**, die wird **175 fach überschritten**. Fehl- und Frühgeburten sind nachgewiesen, Störung von Embryonalwachstum, Hormonaktivität und Hirnfunktion, Missbildungen, Stoffwechselprobleme, Nervenzellenverlust, um nur einige Beispiele zu nennen. Klar, die Studien beziehen sich zumeist auf Dauereinflüsse, und der Vibrator dürfte wohl kein solcher sein. Aber, wie einschätzen in Anbetracht derart hoher Magnetfeldstärken in derart unmittelbarer Nähe zu inneren Organen, Muskeln, Schleimhäuten und - im Falle einer Schwangerschaft - Föten?

Herzschrittmacher

Herzschrittmacher bringen müde Herzmuskel auf Trab, das mit winzigen Spannungen weniger Millivolt und winzigen **Strömen weniger Mikroampere**. Sie sind empfindlich gegen Störungen von außen, speziell bei magnetischen Feldern. Der Herzschrittmacherträger muss wissen, wann und womit er aufpassen sollte, um Störungen mit gefährlichen Konsequenzen zu vermeiden (siehe auch Seiten 68, 258 ff. und 745).

Bei unserer alltagsüblichen Frequenz von **50 Hertz** ist mit einer Herzschrittmacherstörung ab etwa **10.000 Nanotesla** zu rechnen. Sie finden die Feldstärke z.B. direkt unter den größten Hochspannungsleitungen, auf Heizdecken und über elektrischen Fußbodenheizungen, manchmal im Intercity und immer im Transrapid, in einigen wenigen Autos speziell Elektroautos, im Solarium oder bei Körperkontakt mit Leuchtstoffröhren, ganz nah an Kleintrafos und Elektrouhren, an Bohrmaschinen und Haartrocknern, ganz nah an Mikrowellenherden und Niedervolt-Beleuchtungen, an Küchenherden speziell Induktionsherden, bei mancher medizinischer Anwendung (Magnetresonanz-Tomographie, MRT, Kernspin...). Bei höheren Frequenzen einiger Kilohertz ist eine Schrittmacherstörung noch eher wahrscheinlich. Vorsorglich: Abstand.

Recht, Grenzwert, Störung und Versicherung

Sie wissen bereits, rechtlich verbindlich ist seit dem 1. Januar 1997 die 26. Verordnung zur Durchführung des Bundes-Immissionsschutzgesetzes (26. BImSchV), kurz **Elektrosmogverordnung** genannt. Sie gilt nur für ortsfeste, öffentliche, gewerbliche Anlagen (meine Stellungnahme hierzu folgt im Anschluss an das Kapitel "Funk" ab Seite 639).

Sie wissen auch, dass man diese Grenzwerte der Elektrosmogverordnungs-Preisklasse im Alltag zu Hause oder im Büro nahezu **nirgendwo** findet, selbst nicht unter Hochspannungsleitungen oder neben dem Trafohaus, nicht einmal in der Elektro-Lok der Bahn. Was nutzt's, wenn das Bundesamt für Strahlenschutz darauf hinweist, dass die Elektrizitätswerke Messgeräte zur Überprüfung der Grenzwerte bereithalten, wenn die Grenzwerte nie erreicht werden? Warum von E-Werken, Behörden, Berufsgenossenschaften oder TÜVs offiziell und standardgemäß messen lassen? Solche Messungen sind teuer, unsinnig, und die Bewertung steht jetzt schon fest: Alle Messwerte unter den rechtlich relevanten Grenzwerten, kein Problem, alles in guter Ordnung, bitte überweisen Sie den Rechnungsbetrag auf folgende Kontonummer...

Vernünftige Grenzwerte, die ein echter biologischer Schutz sind, z.B. die Computerarbeitsplatznorm TCO für den Arbeitsplatz oder die baubiologischen Richtwerte und die des BUND für Schlafbereiche, sind rechtlich nicht verbindlich. Sie dienen dem Schutz von Menschen. Für diesen Schutz ist der Bürger allein verantwortlich.

Ich habe für Öko-Test **Radiowecker** und **Heizdecken** gemessen. **Alle** lagen mit ihren elektrischen und magnetischen Feldbelastungen weit über den Computernormen, die meisten Elektrowecker beim **zigfachen**, die meisten Heizkissen beim **hundertfachen**, da kommen die meisten Hochspannungsleitungen nicht mit. Öko-Test fragt, ob es nicht möglich sei, simple Wecker oder Heizkissen mindestens so strahlenarm zu produzieren wie komplizierte Bildschirme. Klar wäre es das, einfach sogar, das bestätigte auf Anfrage auch die Industrie, nur, es gäbe keine Nachfrage. Laut Industrie ist der Verbraucher der Dumme, er fordert nicht und konsumiert brav, was in den Regalen steht. Aber woher soll er es auch wissen? Deshalb: Fragen Sie, fordern Sie, kaufen Sie im Zweifel nicht, was nicht in Ordnung ist. Hier ist rechtlich nichts zu machen, auch wenn die Grenzwerte erreicht bzw. überschritten würden, denn Elektrowecker und Heizdecken sind keine öffentlichen Anlagen.

Ein **Ehepaar** aus **Rheinland-Pfalz** ist vor dem Bundesverfassungsgericht mit der Klage gescheitert, eine an der Grundstücksgrenze neben ihrem Haus errichtete **Transformatorenstation** wegen gesundheitsgefährdender Felder abschalten zu lassen (1 BvR 1658/96). Die Feldstärken lagen bei **4300 Nanotesla**. Das Gericht bezieht sich auf die Verordnung: "Nach bisherigem Kenntnisstand ist mit Gesundheitsgefahr erst bei höheren Einwirkungen zu rechnen." Die Eheleute bezogen sich auf die Studie der US-Umweltbehörde EPA (Seiten 29 und 130), die gesundheitliche Probleme schon bei 200 nT sieht und das als Grenze fordert. Die amerikanischen Maßstäbe wurden in Deutschland nicht akzeptiert. Die WHO-Einstufung als "mögliches Krebsrisiko" lässt die Richter auch nicht schwach werden, denn Recht und Gesetz ist die Verordnung.

Das Verwaltungsgericht Würzburg entschied, dass mit dem Bau eines **Trafohäuschens** nicht begonnen werden dürfe, bis feststehe, ob hiervon gesundheitliche Gefahren ausgehen (W 5 S 95.1495). Das strittige Bauwerk sollte **direkt an der Grundstücksgrenze** installiert werden. Der Stromversorger meinte, die zu erwartenden Felder lägen weit unterhalb jener des Erdmagnetfeldes. Das Gericht tadelte, dass man das natürliche Gleichfeld nicht mit technischen Wechselfeldern vergleichen dürfe und meinte, dass Gesundheitsrisiken nicht auszuschließen sind, solange die Forschung nicht abgeschlossen ist.

Derweil rollt eine Welle von **Klagen** auf die Stromversorger in aller Welt zu. In Schweden erkannte man die Krebserkrankung eines Arbeitnehmers in einem Elektrizitätswerk gerichtlich als **Berufskrankheit** an. In den USA liegen hunderte Anzeigen wegen **Körperschäden** bei den Gerichten, noch mehr wegen **Wertminderung** von Grundstücken an Hochspannungsleitungen. Das höchste Gericht in New York hat 1993 Wertminderungsansprüche anerkannt, nicht nur wegen der elektromagnetischen Felder, auch allein wegen der Angst vor den Feldern. In diesem Sinne entschieden elf Gerichte in den USA: Energieversorgungsunternehmen müssen **Schadenersatz** leisten, weil die verbreitete **Befürchtung** bestehe, die Felder solcher Leitungen könnten krank machen und Krebs begünstigen. Das wäre genug für den Schadenersatzanspruch, denn der effektive Marktwert des Grundstückes sei ja wahrhaft gesunken, auch wenn die bestehenden Ängste womöglich nicht gerechtfertigt seien. Genauso urteilten dänische Richter: Eine Wertminderung sei auch ohne den wissenschaftlichen Nachweis eines Risikos gegeben. Es reiche der Tatbestand des Wertverlustes, egal ob er nun durch Befürchtungen oder das Bedürfnis nach Vorsorge entstanden ist.

Die deutschen **Versicherungen** erwarten eine **Prozesslawine**. Sie befürchten, dass durch elektromagnetische Felder Schäden uneinschätzbaren Ausmaßes entstehen, größer als bei Asbestfasern, Holzschutzmitteln und Amalgamfüllungen. Allein die Asbestproblematik kostete die amerikanischen Versicherungen etwa 180 Milliarden Dollar. Deshalb schließen seit 1996 einige Versicherungen die möglichen Schäden durch Elektrosmog aus ihren Haftpflichtversicherungen vorsorglich aus. Dazu gehören technische wie biologische Störungen, egal ob sich der

Airbag im Auto aufgrund eines elektromagnetischen Störsignals unerwartet aufbläst, ein PC im Operationssaal versagt oder der Schrittmacher durch zu starken Elektrosmog seiner Umgebung streikt.
So versteckt man sich, so gut man kann. Auch die Deutsche **Bahn**. Das Berliner Bezirksamt **Spandau** klagt Anfang 2002 gegen die Bahn und will 300.000 Euro Entschädigung. Denn vorbeisausende Züge ließen die **Computerbildschirme flackern**. Deshalb kaufte Amtschef Prof. Jürgen Knebel neue Flachbildschirme. Die reagieren nicht auf die starken Bahnstromfelder. Ein Präzedenzfall. "Wir halten doch die Grenzwerte ein", meint die Bahn. "Ihr seid aber die Verursacher der Probleme", sagt das Amt. Hickhack hin und her. Letztendlich musste die Bahn nicht zahlen. Denn im Kleingedruckten der Verträge weist sie darauf hin, dass "in Bereichen bis etwa 30 Meter von der Bahntrasse Störungen der Bildwiedergabe von Fernsehgeräten und Computerbildschirmen zu erwarten sind". Erzürnt sich Amtschef Knebel: "Dann wusste die Bahn doch von den Risiken." Wie will man in der Praxis das bebaute Umfeld einer Bahntrasse frei von Fernsehern, Computern und anderen noch viel empfindlicheren technischen und medizinischen Geräten halten?

In **Düsseldorf** wurde eine alte Fabrik in der unmittelbaren Nähe einer Bahntrasse als **Gewerbepark** umgebaut. In die neuen Gebäude zogen Arztpraxen, Büros, Agenturen, Labore... Und fast überall flackerten die Bildschirme im 16,7-Hertz-Takt, gab es technische Störungen, Datenausfälle, ein normales Arbeiten war dank bahnstromtypischen Elektrosmogs nicht möglich. Unabhängig von den zu Recht befürchteten gesundheitlichen Risiken. Ich ermittelte Flussdichten zwischen **400 und 4000 Nanotesla**. Auch hier klagte man, ohne Erfolg. Hunderttausende Euro wurden von den Mietern in die technischen Ausstattungen der Räume gesteckt, und dann konnte man dort nicht arbeiten, musste wieder umziehen. Bahnstrom macht's möglich.

In **Frankfurt** wurde ein altes **Fabrikgebäude** direkt am Bahndamm für Büros, Praxen, Labore... umgebaut. Auch dort fand ich Felder ähnlicher Stärke wie in Düsseldorf. Dennoch: Man baute munter weiter, die Räume sind schon vermietet, es wird schon gut gehen... Ein Frankfurter **Kindergarten** liegt unter einer 380-kV-Starkstromleitung. Die Gemeinde lässt messen und findet im Gebäude **5200 Nanotesla** und draußen auf dem Spielplatz **2900 nT**. Im Gutachten wird jede Gefährdung für Kinder ausgeschlossen. Obwohl dutzende Studien 200 nT als Kinderleukämierisiko bestätigen und die WHO 300 nT als Krebsrisiko speziell für Kinder für möglich hält. Sei's drum, die Verordnung siegt, die Grenzwerte sind eingehalten. Das Bundesamt für Strahlenschutz verkündet: "Bei Einhaltung der Grenzwerte ist eine gesundheitliche Gefährdung sicher auszuschließen." Und gleichzeitig: "Biologische Wirkungen von schwachen elektromagnetischen Feldern gelten als erwiesen."

Die Stadt **Meerbusch** plant ein **Neubaugebiet** in der Nähe einer Hoch-

Magnetische Wechselfelder: Geschäfte um jeden Preis? 177

spannungsleitung. Berechnungen des RWE Essen und der Uni Dortmund prophezeien der Gemeinde und den Kaufinteressenten im Vorfeld **9900 Nanotesla**. Deren Bewertung: Entwarnung, Grenzwert, Verordnung; kein Wort von Wissenschaft, Studienergebnissen, von WHO.

Um Klagen und **Schadenersatzansprüche** zu umgehen **kauften** einige Elektroversorger in den USA Grundstücke nahe Hochspannungsleitungen auf. In Spanien wurden im Herbst 2002 auf Druck der Bevölkerung Hochspannungsleitungen bei Madrid wieder **abgerissen**. Die größte **Demonstration** gab es Ende 2002 auf Teneriffa. Mehr als 100.000 Menschen sprachen ein deutliches Votum gegen eine solche Trasse durch ein Naturschutzgebiet, die Baupläne wurden annulliert.

Geschäfte um jeden Preis?

Wo immer es Probleme gibt, gibt es auch sehr bald Menschen, die sich mit den Sorgen anderer eine goldene Nase verdienen wollen und Lösungen anbieten, die keine Lösungen sind.

Es gibt **Entstörgeräte**, die als "Patentlösung gegen Elektrosmog" gepriesen werden und "pathogene Einflüsse auf höchster Hierarchieebene" aufheben wollen. In den Gebrauchsanleitungen wird die Biophysik strapaziert, dass einem der Kopf raucht: "Unser Körper besteht zu über 99 Prozent aus leerem Raum, dem Vacuum. Das Vacuum ist ein universales Medium, angefüllt mit virtueller Energie. Alles entsteht aus dem skalaren Subquantenfeld im Vacuum. Skalarwellen sind raumzeitlose rundstrahlende Pulswellen, die mit Vektorwellen transportiert werden." Das Gerätchen gegen Elektrosmog "greift hier ein, im Subquantenfeld des Vacuums". Durch "gezielte Anregung von Elektronen und entsprechende Polarisierung werden konstruktive Spinbildungen" erreicht.

So gibt es **Tropfen** "gegen die energetische Auswirkung elektromagnetischer Felder", die man einmal wöchentlich mit "15 Kreisungen im Uhrzeigersinn hinter das rechte Ohr" einreiben soll, um vor Elektrosmog geschützt zu sein. Es gibt **Platten**, welche "die negativen Felder feinstofflich umpolen und derart in ein höheres positives Schwingungsfeld bringen". Es gibt teure **Armbanduhren**, die vor Elektrofeldern, Übelkeit beim Fliegen und vielen Dingen mehr schützen wollen. Was die Uhren wirklich tun: Ihre elektronischen Taktgeber knallen sekündlich ein magnetisches 10.000-Nanotesla-Feld ins Handgelenk.

Gegen Elektrostress, Wasseradern, Schlafstörungen und 100 Zipperlein von A wie Allergien bis Z wie Zellulitis sollen **Magnetfeld-Therapiedecken** für 500 Euro und mehr helfen. Die ans Netz angeschlossenen Decken bringen bis **100.000 Nanotesla** (!) aus ihren eingebauten Magnetfeldspulen in den darauf liegenden Körper, um das angeblich "verloren gegangene Erdmagnetfeld" zu ersetzen. Ist die Decke aus, gibt es immer noch **6000 Millivolt Körperspannung** durch den Netzanschluss.

Da ist der in einer Fachzeitschrift angebotene **Serienstecker**, der "nach dem Umkehrprinzip der System-Information" funktioniert, in die Steckdose gehört und von hier aus eliminieren will: Mikrowellen, PC-Strahlung, Fernsehen, Radio und mehr zu 90 bis 95 Prozent. Das Blatt verspricht: "Jeder Stecker wird in Handarbeit auf seine Wirkung überprüft". Misst man die Wirkung physikalisch nach, dann bleibt das Versprechen auf der Strecke: nicht die mindeste Wirkung, die Felder bleiben. Der Verleger der Zeitschrift berichtet, **Elektrosmog fotografieren** zu können, "belegt" die unhaltbare These mit verwackelten Fotos: "Das ist sichtbar gemachter Elektrosmog, der schon fast gasförmig durch den Raum wabert." Das Smog-Gegenmittel hat man für gutes Geld auch parat: ein mit Kreuzen bedrucktes Baumwoll-Bettlaken.

Fachleute für Strahlensuche wollen **Environtologen** sein. Sie fordern für die erste Beratung stolze 3000 Euro, bei Neubauten beträgt das ebenso stolze Beratungshonorar 5 bis 10 Prozent der Gesamtbaukosten, die Antwort auf Anfragen kostet 300 Euro, vorab bezahlbar, plus Nebenkosten und Mehrwertsteuer. "Im Dienste der gesunden Umwelt" verkaufen sie "Wasserenergetisierungssysteme" und beschäftigen sich mit "Radionik", um deren Apparate "sich manch Mythos rankt", palavern von "Skalar-Wellen" und "nichthertzscher Technik", von "psychokinetischen Effekten" und "psychomagnetischen Kraftlinien", von "biokosmischen Resonanzkreisen" und selbstgebauten "Lerngeneratoren".

Drollig auch die Idee, den Strahlen und Feldern von Fernsehstationen, Radiosendern, Mobilfunkanlagen, Hochspannungstrassen und elektrischen Hausleitungen durch **Sphärenklänge** entgegenzuwirken, nämlich mit teuren Speziallautsprechern, aus denen nichts zu hören ist, die dafür aber magnetische Feldverursacher sind. Die Interessenten werden mit der Andeutung hinters Licht geführt, man könne den Effekt physikalisch messen, was physikalisch nachweislich nicht stimmt.

Aus der "Außenseiterforschung" kommen **Emitter** für "Quantenstrahlungen aus elektrischen Feldern" und **Absorber** für die "zahllosen Immissionspartikel von plus- und minuspoligen Strukturen aus elektrischen, magnetischen und atomaren Kraftfeldern": billiges Serienplastik mit lächerlichem Inhalt, teuer verkauft. Nicht auszurotten: Der unters Fernsehgerät geklebte **Hornkamm**, der einem die TV-Strahlen vom Hals halten soll, die **Kohletabletten**, die unter der Steckdose befestigt werden und hier den "Elektrosmog aufsaugen", und spezielle **Kräuter**, die nur unter Hochspannungsleitungen wachsen und deshalb "gut entstören". **Duftlampen**, gefüllt mit verschiedensten ätherischen Ölen, bis zu 500 Euro teuer, sagen dem Elektrosmog den Kampf an. **Kettchen**, Ringe und **Kupferarmbänder** versprechen die Reduzierung der elektromagnetischen Umwelteinflüsse, Tag und Nacht. Ein Meditationszirkel bietet individuelle **Mantras** an. Diese, zweimal täglich zu bestimmten Zeiten gesungen, halten das Haus strahlenrein. **Disketten** aus dem Versandhandel werden in Computer eingelegt und putzen dann den ganzen PC nebst Festplatte und Bildschirm "frei von schädlichen elektromagnetischen Strahlen, direkt von innen heraus". **Plastikkugeln**, mit geheimnisvollen Flüssigkeiten und Mineralienmixturen gefüllt, werden links oben und rechts unten (nicht umgekehrt!) an den PC-Monitor geklebt, und ab sofort lächelt die Sekretärin, denn es ist endlich Schluss mit der bösen Bildschirmstrahlung. Obwohl, so der Hersteller, "Messgeräte keinen Unterschied zwischen der Strahlung eines geschützten und ungeschützten Bildschirmes feststellen können."

Auch interessant: Das braune **Wunderkunststoffkästchen** für 20 Euro zum "Neutralisieren von Bildschirmstrahlen, Leucht- und Digitaluhren aller Art". Die telefonische Nachfrage beim Hersteller, wie das funktioniert: mehrmaliges Verbinden und das Gestammel der "Fachleute" von "Strahlenverwirbelung" und "kosmischen Kräften", von "feinstenergetischer Wirkung" und: "Das kann man nur mit dem Pendel nachkontrollieren". Kontrolliert man das mit Messgeräten, bleibt alles beim Alten: Die elektrischen Leucht- und Digitaluhren strahlen, was das Zeug hält und der Fernseher auch. Was immer hilft: Steckerziehen und den Fernseher häufiger ausschalten, nicht nur wegen der Felder.

"Elektrosmog ist eine Gefahr für alles Leben auf der Erde". Aber es gibt die "Lösung": **Kinöopathie**. Man höre und staune: "Kinöopathische Produkte geben den technischen Strahlen ein anderes Bewusstsein." Die **Lampe** mit eingebautem Frequenzgenerator "basiert auf dem Wissen der Quantenphysik". Sie "neutralisiert elektromagnetische Informationen im technisch nicht messbaren Bereich". Der schädigende Elektrosmog "verschiebt unsere Informationsmuster im Ego". Sie ist laut Hersteller "Zukunft, unfassbar und Metaphysik". Sie erzeugt ein "neutrales elektromagnetisches zwölfdimensionales Feld", und - welch Trost - "sie greift nicht in das Schicksal der Menschen ein".

Auch so ein Gag: Geräte für 500 Euro, die "verträgliche" elektromagnetische Felder "in **homöopathischen** Dosierungen" emittieren, um so den "unverträglichen" Elektrosmog unserer Umwelt zu bekämpfen. Mit **Tachyonen**, das sollen "masselose Teilchen" sein, "bestehend aus Energie und Bewusstsein, kleiner als Atome, schneller als Licht, alle Materie durchdringend", zieht man ebenfalls gegen den Smog aus Steckdosen, Kabeln, Computer und Handys zu Felde. Mit einem Aufwasch kann man hiermit auch das "eigene Bewusstsein erweitern", ein "kraftvolles Einheitsfeld kreieren" und sein "volles Potenzial entfalten".

Geschickte Verkäufer haben dazugelernt und sind vorsichtiger geworden. Sie versprechen nicht mehr wie früher, dass die Strahlung durch Entstörgeräte weggehe, nein, vielmehr würde nur die "negative Information der Strahlungen umgekehrt", "feinstenergetisch neutralisiert", "harmonisiert", oder von links nach rechts gedreht, auf höhere Ebenen gepuscht. So kann man die Aussagen nicht mehr objektiv, sprich physikalisch nachprüfen, weil sich an der Strahlenbelastung selbst, an der

Feldart und Feldstärke, nicht das Mindeste ändert, denn jene Wundergeräte haben ja nur noch eine "radiästhetische Entstörwirkung". Und die soll man dann doch indirekt nachweisen können, mit subjektiven Methoden wie Kinesiologie, Wünschelrute, Pendel oder Biotensor.

Selbst Professoren und Mediziner begeben sich ins Kaffeefahrtenmilieu, bestätigen die wundersamen Wirkungen der Anti-Elektrosmog-Geräte und Mittelchen. So werden sie munter weiter verkauft, diese Netzentstörer, Stecker und Regulatoren, die Schutzantennen und Harmonisierungskuppeln, die Strahlungsfilter, Neutralizer und Absorber, jene E-Smogys, Plaketten und Entstrahlungskegel, die Emitter, QI-Karten und Marmorquader, die Quarze, Achatscheiben und Kristalle, die Transformer-Laken, Abschirm-Folien und Magnetfeld-Decken, die Aufbau-Münzen, Ableit-Hufeisen, Tesla-Uhren und Strahlen-Beamer... Und die schädigenden Felder bleiben, wo und wie sie immer waren.

Der **Functional-Corrector** "schirmt elektromagnetische Strahlung nicht ab", dafür "wandelt er sie in eine raum-zeitliche Struktur um". Der mundgeblasene **Glas-Design-Harmonizer** "schützt vor Elektrosmog, geistiger Fremdbelastung und Mobbing". **Sleep Pads** "stabilisieren das Magnetfeld", wenn man sie auf den Lattenrost klebt. Das **Zapf-System** schützt vor "elektromagnetischer Streustrahlung" über die "Resonanz-Frequenz des Sauerstoffs". Der **Räumliche Magnetausgleich**, eine kleine Klebefolie, "verbessert die Verträglichkeit der Elektrotechnik". Bücher klären über **Heilsteine bei Elektrosmog** auf, sie wollen die "unvermeidbaren Strahlungsbelastungen mindern". **Theo's Elektroboy** ist "ein Potentialsensor zur Neutralisierung von Elektrosmog", schützt sogar "vor Röntgenstrahlung" und "schafft bipolare Verhältnisse in der Wohnung". Die Holzkugel **Geo-Safe** "neutralisiert die Strahlung durch Phasenverschiebung". Der **Isis-Beamer** "wirkt durch die geometrische Formstrahlung, indem er einen Schutzring um die Aura des Körpers bildet". **Schwingfeldmodule** "produzieren körpereigene Wohlfühlfrequenzen". **Guri Protect** ist "auf die Elektrosmogverordnung zugeschnitten", ein Nahrungsergänzungsmittel, "der erste orale Schutz gegen Elektrosmog". **Energiesterne** und **Raumsterne** in Form des Dodekaeders "schützen das ganze Haus". **CHI-Netzstecker** sind "quantenphysikalisch präpariert" und sorgen für eine "kohärente Spin-Ausrichtung". Der **Energiefeld-Generator** "erzeugt ein pulsierendes, rechtsdrehendes Magnetwirbelfeld", welches den Elektrostress "energetisch reinigt". Der **RayGuard** ist ein "Skalarwellenabsorber" und eine "Human Firewall". **Biophotonen-Matrixplatten** "polen Schwingungsmuster um". **Mandalas** und **Yoga-Übungen** versprechen Entspannung trotz Verspannung. Mit **Harmonisierungsspiralen** und **Wirbelsystemen** werden Felder und Giftstoffe geordnet und gereinigt, selbst Mauern trockengelegt. Gegen das Metallplättchen namens **Feldprozessor** ermittelte die Staatsanwaltschaft, andere Gerichte ermitteln bei diversen **Chips** wegen Betrug. Und alle Felder, Wellen, Strahlen, Frequenzen, Störungen... bleiben gänzlich unbeeindruckt von all den vielen Neutralisierungs- und Harmonisierungsangeboten.

Memon ist dick im Geschäft mit allen möglichen Transformern, Entstörern und Harmonisierern. "Die Schadinformationswellen" sollen mit "destruktiver Interferenz" und "Verschiebung der Polarisationsebene" vollständig gelöscht werden: "Selten hat sich Elektrosmog so behaglich angefühlt." Das holländische Fernsehen testete im November 2011, stellte mit Expertenhilfe mal wieder keine Wirkung fest und lüftete das "Geheimnis" durch gewaltsames Öffnen des kleinen Memon-Behälters, der Inhalt: viel Sand, ein Stückchen Folie und eine LED. Das für 900 Euro.

Fostac bedient sich - wie viele andere Mitbewerber - der "neuesten Erkenntnisse der modernen Quantenphysik", "harmonisiert die Störfelder vollständig", "polt sie um", "maximiert die natürlichen vertikalen Energieflüsse in Gebäuden", "repolarisiert" und reduziert nebenbei auch den Stromverbrauch. Dabei ist Fostac "kein elektronisches Gerät im herkömmlichen Sinn, dessen Funktions- und Wirkungsweise so ohne Weiteres aufgrund von Messwerten bewiesen werden kann".

Das Magazin Öko-Test nahm **22 Produkte gegen Elektrosmog** kritisch unter die Lupe (Heft 3/1999), Wohnung+Gesundheit berichtete ebenfalls (Heft 91/1999). Das Fazit der Öko-Tester: "Wer's glaubt, wird selig". Besondere Leckerbissen: Der **IT-Stecker**, dem man erst eine "Information aufprägen muss" bevor man ihn in die Steckdose steckt. Dann soll er "biopositive Wirkenergien" in das Stromnetz einspeisen und aus allen Leitungen und Steckdosen bis in die daran angeschlossenen Geräte wieder aussprudeln. Der im Innern mit zwei Drähtchen, zwei Plastikstäbchen und einem Klecks Heißkleber nachgerüstete Feuchtraumstecker (fünf Euro im Baumarkt) kostet derart überarbeitet 80 Euro. Der **PWL-Emitter** fängt "die unheimlichen Kriechströme aus den elektrischen Leitungen" für 50 Euro ab. Der mineralische **Bildschirmkegel** "eliminiert Röntgenstrahlung" und "dämpft elektromagnetische Felder" für 85 Euro. Große Versprechen, aber - wie immer - keine Eliminierung oder Dämpfung zu finden. Die **QI-Karte** für 35 Euro, hübsch bedruckt mit bunten Ornamenten, so klein wie eine Scheckkarte, gehört unter das Bett (gegen Wasseradern) oder an Geräte (gegen Elektrosmog). Sie "könne Kreditkarten und Disketten löschen", was sie auch beim zigsten Versuch nachweislich nicht konnte.

Zwei Produkte im Öko-Test verursachten Felder, anstatt sie zu vermeiden. So ballerte der **Elektrosmog-Neutralizer**, der am Körper getragen wird, hundertmal mehr Magnetfeld als die TCO-Norm für Bildschirme zulässt. Die **Salzkristall-Lampe**, die in einem Frankfurter Reformhaus gegen Elektrosmog angepriesen wurde, schaffte selbst ausgeschaltet 150 Volt pro Meter in 30 Zentimeter Abstand, dreißigmal über der TCO.

Einige Hersteller geben an, **Elektroakupunktur**, Bioresonanz, Kirlian-Fotografie oder die neuere Prognos-Methode seien geeignete medizinische Diagnoseverfahren zum indirekten und sicheren Nachweis einer Entstörgerätewirkung am Menschen selbst. Zehn hierauf angesprochene und mit diesen Methoden bestens vertraute Ärzte meinten sinngemäß das gleiche wie Öko-Test: "Wer's glaubt, wird selig."

"Das Geschäft mit der Angst", so der Titel eines Berichtes der Fachzeitschrift 'Handy Spezial' im Januar 1998. Man prüfte den **RayMaster** in mehreren Testlaboren mit aufwändiger Technik auf Herz und Nieren. Es gibt ihn in zwei Modellen: zigarettenschachtelgroß für immer dabei (SP1 für 150 Euro) und in Form einer Pyramide für das Haus (SP2 für 750 Euro). Der Inhalt: fünf Glasröhren und zwei Drahtspulen. Das Hersteller-Versprechen: "Physikalische Neutralisation der krankmachenden Anteile elektromagnetischer Felder". Das 'Handy-Spezial'-Testergebnis: Mit bester physikalischer Messtechnik war keinerlei Wirkung zu finden, ebenfalls nicht bei Blindversuchen mit elektrosensiblen und nicht elektrosensiblen Probanden, auch nicht unter Zuhilfenahme medizinischer Diagnosemethoden wie Elektroakupunktur. Öko-Test konnte am RayMaster ebenso keine Wirkung feststellen, wir auch nicht. Im März 2010 knöpft sich das ZDF in WISO den RayMaster vor, prüft ihn im Einfluss elektrischer und magnetischer Felder und Funk und findet: nichts.

"Wie sich mit der Angst vor Elektrosmog Geld verdienen lässt - Fragwürdige Produkte gegen Strahlung", ein Bericht in der 'Süddeutschen Zeitung' am 11. Februar 2012. Resümee: **"Diese Produkte sind blanker Unsinn."** Die Elektrohandelskette Conrad verkauft **AlphaPrevent**-Aufkleber aus "intelligentem Kunststoff" für 99 Euro. Andere **Isis-Ray-Harmony-Chips**, **E-Mune-Chips**, **Biophone** oder die **Phi-Lambda-Technology**. Wieder andere **Amulette**, energetisiertes **Wasser** oder **homöopathische Globuli** "Elektrosmog C30". Der Kosmetikhersteller Clarins biete eine **Lotion** an, mit der besorgte Damen ihre Haut gegen elektromagnetische Felder schirmen können... Die einzige Wirkung der Produkte sei "der wachsende Wohlstand der Verkäufer". Prof. Heinz Oberhummer von der TU Wien: "Ein Riesengeschäft, man bedruckt Folien für ein paar Cent und verkauft sie als Wundermittel für ein Vielfaches."

Es gibt hunderte solcher Entstörer, Harmonisierer, Neutralisierer, Energetisierer... auf dem Markt. Die Preise schwanken zwischen 20 und 3000 Euro. Kein einziger erfüllt baubiologische Ansprüche. Baubiologie will Risiken wie elektromagnetische Felder erst nachweisen, dingfest machen, um sie dann gezielt angehen, abschalten, abschirmen, reduzieren oder - noch besser - eliminieren zu können. "Harmonisierung" ändert am Feld, seiner Intensität, Frequenz, Art... kein bisschen, das Feld ist und bleibt nach wie vor. "Entstören" können Sie glauben oder sein lassen. Wenn Sie einmal erkannt haben, dass Ihr Hautkrebs auch vom Solarium kommen könnte, dann "harmonisieren" Sie das Solarium nicht mit Amuletten, sondern legen sich einfach nicht mehr rein. Wenn Sie wissen, dass Alkohol Ihrer Fettleber Schaden zufügt, so "neutralisieren" Sie die Schnapsflasche nicht mit einem Aufkleber, sondern lassen den Fusel weg. Mehr zum Thema "Entstörung" ab Seite 271 im Kapitel Funkwellen und ab Seite 864 im Kapitel Erdstrahlung.

Stromvergeudung

Ein Beitrag über **"Faule Strom-Fresser"** in dem Frauenmagazin 'Brigitte': "Ein Kernkraftwerk könnte die Hälfte des Jahres abgeschaltet werden, wenn die Deutschen häufiger mal aus ihrem Wohnzimmersessel aufstehen und ihre Fernseher, Videorekorder oder CD-Player ganz ausmachen würden, statt mit der Fernbedienung auf Standby-Betrieb zu schalten. Das verbraucht nämlich rund **fünf Milliarden Kilowattstunden** Strom im Jahr, so der Verband der Deutschen Elektrizitätswerke. Mit der gleichen Menge kommt die Stadt Köln ein ganzes Jahr aus."

Der BUND und die Verbraucherzentralen: "Elektrogeräte in Standby-Wartestellung verursachen jedes Jahr die Freisetzung von **16 Millionen Tonnen Kohlendioxid**, und das weitgehend nutzlos."

"11 Prozent des Stromes in Haushalten und Büros werden durch ungenutzte Geräte im Standby-Modus verbraucht." Diese Zahl nennen das Bundesumweltministerium und das Umweltbundesamt. Der Standby-Verbrauch läge bei **20 Milliarden Kilowattstunden** im Jahr. "Dabei sind die größten Dauerstromverschwender Fernseher, Videorekorder, Satellitenempfänger und Antennenverstärker; es folgen Uhren in Haushaltsgeräten, Bewegungsmelder, Zahnbürsten, Rasierapparate, Tischstaubsauger im Dauerladebetrieb. In Büros sind es Telefonanlagen, Kopierer, Faxgeräte, Modems und Computer, welche auch im Leerlauf zu Buche schlagen." Viele Geräte ließen sich überhaupt nicht mehr ausschalten. Ein Privathaushalt mit moderner Elektroausstattung verschwende 130 Euro jährlich für den ungenutzten Stillstand seiner Geräte.

Hinzu kommen Milliarden nutzloser, nicht geschalteter bzw. gar nicht schaltbarer Kleintrafos und Netzteile in Niedervoltbeleuchtungen, Kassettenrekordern, Büro- und Küchenmaschinen, Batterieladegeräten... (Seiten 94 bis 96), die jene oben genannten Zahlen noch in die Höhe treiben. Von den riskanten Feldern ganz zu schweigen. Nur gut, dass man Stecker ziehen kann und es schaltbare Steckdosenleisten gibt.

Elektrotherapie

In der Medizin werden elektromagnetische Felder für verschiedenste Therapien eingesetzt, z.B. zur Heilung von Knochenbrüchen, Stimulation von Nerven, Durchblutungsförderung und Schmerzlinderung. Das Forschungszentrum Karlsruhe entwickelte unter der Leitung von Prof. Dr. Hermann Dertinger eine Elektrotherapie gegen Schuppenflechte. Mit 4000-Hertz-Wechselstrom, dem Frequenzen zwischen 10 und 100 Hz aufmoduliert werden, erzielte man bei relativ geringen Stromdichten "erfreuliche Wirkungen bis hin zur Heilung". Der Effekt trat nach mindestens 15 Behandlungen je 15 Minuten ein. Es käme, so die Forscher, auf die definierte **Feldstärke** an, die spezifische **Frequenz**, die richtige **Zeiteinwirkung**. Elf von zwölf Psoriasis-Patienten sprachen auf diese neue Methode der Behandlung mit Magnetfeldern gut an. Sie wird in der Universitäts-Hautklinik Mannheim eingesetzt und getestet.

Warum sollten alltägliche (und allnächtliche) technische Felder bei Dauereinwirkung zu Hause und am Arbeitsplatz wirkungslos sein, wenn medizinische Felder in kurzer Zeit Schuppenflechte verändern, Knorpel wachsen lassen, Gelenkschmerzen verbessern, die Wundheilung vorantreiben, Zellen vermehren, den Stoffwechsel ankurbeln, den Herzrhythmus takten und Krankheiten beeinflussen oder gar heilen?

Bahntherapie

In **Indonesien** legen sich schwerkranke Menschen auf **Bahngleise**. Hohe Magnetfelder durchströmen die Körper. Es gibt **Heilungen**, wirklich.

Es fing damit an, dass ein schmerzgeplagter Kranker ohne Aussicht auf eine bessere Zukunft Selbstmord machen wollte und sich auf die Gleise begab. Es kam längere Zeit kein Zug - Gott sei Dank. Er bemerkte, dass sich die Schmerzen verbesserten. Also ließ er den nächsten Zug vorbeirauschen und legte sich wieder hin, und wieder... Das sprach sich rum. Heute liegen hunderte Menschen auf den Gleisen, den Nacken oder die Hände auf die eine Schiene, die nackten Füße auf die andere. Es gab bisher noch keinen Unfall, man kennt die Fahrpläne gut...

Elektromoral

Mit magnetischen Impulsen lässt sich die **Moralvorstellung** von Menschen ändern. Darüber staunten Wissenschaftler des Institute of Technology in Massachusetts unter der Federführung von Prof. Liane Young nicht schlecht, berichtete die BBC im Mai 2011. Im Magnetfeldeinfluss wurden bestimmte Bereiche des Gehirns modifiziert, unterbrochen, die für die Wertvorstellungen, Moral und Kontrolle zuständig sind. Probanden sollten sich beispielsweise vorstellen, ihre Freundin wolle über eine gefährliche, brüchige Brücke gehen. Ohne Magnetfeld reagierten sie normal, wollten den geliebten Menschen warnen und zurückhalten. Im Einfluss des gepulsten Magnetfeldes war es ihnen ziemlich egal, sie schienen wie blockiert, waren nicht fähig, eine Entscheidung zu treffen und hatten dabei nicht einmal das Gefühl, etwas Falsches zu tun.

Dies Beispiel zeigt noch mal eindrucksvoll, wie schon andere Beispiele zuvor, dass technische elektromagnetische Felder fähig sind, in die natürliche elektromagnetische Lebens"software" derart einzugreifen, sie zu manipulieren, zu verändern, dass wir die Veränderung nicht einmal bemerken. Ein Computer funktioniert der Software gemäß und fragt nicht danach, ob sie gut oder schlecht ist. Ein Radio bringt das Programm, welches der Sender liefert, ohne entscheiden zu können, ob es konstruktiv oder destruktiv ist. Gilt das für Mensch, Tier, Baum... im elektromagnetischen Feldeinfluss auch? So wie einem Betrunkenen keine Schuld zugewiesen werden kann? Keiner wäre mehr verantwortlich, wie auch? Wenn ich mich so in der Welt umschaue, in der Nachbarschaft, wenn ich Zeitung lese, Nachrichten höre..., spricht einiges dafür.

Tierforscher

Vogelforscher am Zoologischen Institut der Universität Frankfurt untersuchten 25 Jahre lang **Vögel**, die in oder neben Hochspannungsleitungen nisteten. Sie fanden auffällig viele Albinos bei Trauerschnäppern, Missbildungen an den Beinen von Kleibern und Blaumeisen, Veränderungen der Schlüpfrate und Abweichungen im Paarungsverhalten. Vergleichbare Ergebnisse kommen aus Florida. Hier nisten einige Vogelarten bevorzugt mitten in Starkstromleitungen und deren Masten mit der Folge: viel mehr Verkrüppelungen bei ihren gefiederten Nachkommen.

Pferde weichen Hochspannungsleitungen aus, wenn sie auf ihren Koppeln die Möglichkeit hierzu haben. **Rehe, Hirsche** und **Kühe** haben einen Sinn für das Erdmagnetfeld, richten sich beim Grasen und Ruhen bevorzugt in Nord-Süd-Achse aus. Im März 2009 stellen Forscherinnen der Universität Duisburg-Essen in Zusammenarbeit mit tschechischen Kollegen fest, dass die Orientierung der Tiere unter Hochspannungsleitungen gestört ist. Der Effekt sei bis 50 Meter von den Leitungen zu beobachten. "Es wurde bewiesen, dass die Körperausrichtung der Rinder und Rehe auf der Wahrnehmung des Magnetfeldes beruht."

Kröten finden im Einfluss der starken elektrischen und magnetischen Felder von Überlandleitungen ihre Laichgewässer nicht mehr zielsicher.

Bienen und **Termiten** reagieren unruhig und gereizt, sie sterben früher, das schon bei vergleichsweise schwachen Feldstärken.

Dr. Ulrich Warnke, Biophysiker und Umweltmediziner der Universität Saarbrücken, erinnert daran, dass **Bienen** bereits bei äußerst niedrigen Magnetfeldschwankungen von nur **26 Nanotesla** mit gestörter Heimfindung und verändertem Wabenbau reagieren. Warnke stellte bereits 1975 fest, dass bei schwachen elektrischen oder magnetischen Feldern bei den Bienenvölkern z.B. Unruhe, Aggressivität, gegenseitiges Abstechen, Zerstörung der Brut, Verkittung der Stöcke zu verzeichnen war. Ähnliche Auffälligkeiten fanden er und andere Forscher auch bei Belastungen durch Funk, z.B. Mobilfunksender und Schnurlostelefone.

Strom ohne Kabel

Forscher beamen Strom über 150 Kilometer. Zwischen den Inseln **Hawaii** und **Maui** gelang der **leitungsfreie Transport** durch die Erdatmosphäre im Jahr 2008. Der Hintergedanke des Experiments: Für die zukünftige Energieversorgung soll Strom von **Sonnenkollektoren** oben im Orbit 36.000 Kilometer weit zur Erde "gefunkt" werden. Elektrosmog?

Fragen Sie bitte nicht, sonst kann ich diese Nacht nicht schlafen...

Strom kabellos zu übertragen gilt als eine der letzten großen Technik-Herausforderungen. **WiTricity** heißt **das Zauberwort**. Im Kleinen gibt's das schon: Ihre **elektrische Zahnbürste** wird so aufgeladen und mancher Vibrator ebenfalls. Immer mehr solcher Techniken drängen auf den Markt: **Handys**, **Notebooks**, **Digitalkameras**, **MP3-Player** oder **Playstations** werden auf Ladeflächen gelegt, so genannte **Powermats**, und mit Energie versorgt, ganz ohne Kabel, bis auf den Stromanschluss der Matte selbst. **Computermäuse** bekommen ihren Saft aus den Magnetspulen in **Mousepads**. Wir fanden an solchen Pads **50.000 Nanotesla** und mehr, das in höheren Frequenzen von **10 bis 100 Kilohertz** und mehr, verziert mit nicht enden wollenden **Oberwellen**. Was brauchen wir da noch Grenzwerte und Arbeitsschutz? Das stellt alles in den Schatten.

Der gesamte **Schreibtisch** soll in Zukunft auf diese Weise zur Lade- und Versorgungsfläche werden und Elektrizität per Magnetfeld übermitteln. In die Schreibtischplatte werden mehrere Induktionsspulen integriert, die Technik und Mensch unter Strom setzen. Dann folgt die Küche. Man plant große Spulen in **Zimmerwänden** unterzubringen zur meterweiten kabellosen Versorgung der Lampen, Fernseher und Geräte eines Raumes via Magnetfeld. In jedem Raum Magnetfelder, viel stärker als unter Hochspannungsleitungen. Als hätten wir nicht schon genug Krebs...

Es kommen spezielle **Parkbuchten**, deren Spulen im Boden gewaltige Magnetfelder emittieren, um das Elektroauto darüber zu laden. In Planung sind in Straßen integrierte **Ladespuren**, so genannte Stromschienen, die per Induktionstechnik die Autos während der Fahrt versorgen. Ich möchte nicht wissen, was da auf die Autofahrer an zusätzlicher Feldbelastung zukommt. Ich möchte nicht wissen, was da auf die Anwohner an solchen Straßen an zusätzlicher Feldbelastung zukommt.

Von Erfinder- und Herstellerseite sorgt man sich ernsthaft nur um Träger von **Herzschrittmachern**, weil "bei diesen Feldstärken und Frequenzen dürfte jeder, der einen Herzschrittmacher hat, gefährdet sein".

Strom ohne Stecker, durch die Luft über magnetische Induktion, das war vor fünf Jahren noch Traum und ist heute bereits im Handel, bereits Realität. Um die Magnetfeldbelastung kümmert man sich nicht, obwohl es die stärkste ist, die wir uns in unserem modernen Leben antun. Grenzwerte, sowieso schon viel zu hoch, werden nochmals haushoch überschritten. Wen kümmert's, sie gelten hier nicht, weil Powermats, Schreibtische und Zimmerwände keine öffentlichen Anlagen sind.

Schwebender Aufzug

Toshiba entwickelt **Schwebeaufzüge**, Premiere war 2008 in Japan. Mit Magnetfeldern à la Transrapid werden sie auf- und abbewegt, lautlos und rasend schnell. Wie viel Elektrosmog? Ich weiß es nicht. Zu viel. Ich würde mich da nicht reintrauen.

Schwerkraft überlebt

Britische und niederländische Wissenschaftler der Universitäten Nottingham und Nimwegen haben 1999 mit Magnetfeldern die Schwerkraft überlistet. "Wenn das Feld stark genug ist, kann man auch Menschen mit Magnetfeldern zum **Schweben** bringen", versicherte Projektleiter Dr. Peter Main. Mit Fröschen, Fischen und Grashüpfern sei das schon gelungen; sie haben's überlebt, die Forscher auch, bis jetzt...

Natürliche Felder, Schumann-Wellen

Natürliche Felder steuern und erhalten auf wundersame und noch lange nicht erforschte Weise alle Lebensvorgänge in Menschen, Tieren, Pflanzen, dem Wetter, der ganzen Schöpfung. Hierzu gehören unter anderem die Schumann-Wellen und die Sferics.

Schumann-Wellen (auch Schumann-Resonanz genannt), das sind elektromagnetische Felder einer bestimmten Frequenz, die mit dem Umfang der Erde stehende Wellen bilden, weshalb sie auch "Resonanzfrequenz der Erde" heißen. Bei den Schumann-Wellen geht es um Magnetfelder der dominierenden Frequenz von **7,8 Hertz**. Das ist unseren Hirnstromfrequenzen ähnlich und nach ersten Erkenntnissen auch auf diese einwirkend. Die Schumann-Wellen liegen mit ihren Intensitäten bei kaum vorstellbar niedrigen **0,0002 Nanotesla**, mehrere Hundertmillionen Male geringer als die Grenzwerte und sich trotzdem auf alles Leben auswirkend. Schumann-Wellen sind ein kleiner Teil des großen Spektrums von zahlreichen atmosphärischen elektrischen und magnetischen Feldern und Signalen, welche **Sferics** genannt werden. Deren Intensität: um die **0,005 bis 5 nT**. Sie sind die Folge von Blitz- und Gewitteraktivitäten, die im Raum zwischen Erde und Ionosphäre (äußerste Hülle der Erdatmosphäre in 80 bis 800 Kilometern Höhe) auftreten.

Die natürlichen Einflüsse decken einen weiten Frequenzbereich von einigen Hertz bis zu den Mikrowellen ab. Sie sind ein wesentlicher Teil der "Software" der Natur. Gesundheitliche Probleme wie beispielsweise Kopfschmerz, Blutdruckschwankung, Hormonentgleisung und psychologische wie neurologische Probleme werden mit den Aktivitäten der Schumann-Wellen und Sferics in Verbindung gebracht. An den Tagen, an denen uns ausgeprägte Sferics z.B. als Folge von Luftdruck- oder Klimaveränderungen erwischen, steigt laut Statistik die Sterberate um 25 Prozent, es passieren 30 Prozent mehr Verkehrs- und Arbeitsunfälle, Epileptiker erleiden häufiger Anfälle, es werden mehr Babys geboren, Verträgliche werden aggressiv, Wetterfühlige fühlen sich elend.

So geringe Feldstärken mit so gewaltigen Folgen!

Magnetische Wechselfelder: Erinnern wir uns

Magnetische Wechselfelder entstehen durch **fließenden elektrischen Wechselstrom** in Installationen, Leitungen, Geräten, Motoren, Transformatoren..., immer dann, wenn Verbraucher eingeschaltet sind.

Da sie mit relativ **niedrigen Frequenzen** aufwarten, nennt man sie **niederfrequente Felder**. Die im Alltag dominierende Frequenz ist bei uns in Europa **50 Hertz**, in den USA 60 Hz. Die Deutsche Bahn fährt bei uns mit **16,7 Hz**. Dazu kommen die häufig auftretenden **höheren Frequenzen** durch z.b. elektronische Bauteile sowie Oberwellen.

Bei baubiologischen Untersuchungen ist es Standard, die magnetische **Flussdichte** im Raum dreidimensional zu erfassen, die dominierende Frequenz zu bestimmen und die Feldlinienrichtung(en) zuzuordnen. Die **Feldstärke** wird in **Ampere pro Meter** (A/m) angeben und die magnetische **Flussdichte** in **Tesla** (T) bzw. **Nanotesla** (nT).

Die Felder werden mit **Feldsonden** und **Induktionsspulen** gemessen.

Magnetische Wechselfelder **induzieren** im Körper elektrische **Spannungen**, es werden künstliche **Ströme** erzeugt. Weitere biologische Effekte werden erforscht und diskutiert. Das **biologische Risiko** steigt mit der **Feldstärke** und der **Frequenz**. Wissenschaftlich unklar sind Effekte durch z.b. Oberwellen, Spannungsspitzen, Feldstärkeschwankungen, Wechselwirkungen mit anderen Umweltreizen, die Körperlage im Feld, die Feldverteilung im Körper und die besondere Sensibilität im Schlaf oder die von Ungeborenen, Kindern, Alten, Kranken...

Grenzwerte und **Richtwerte** für magnetische Wechselfelder (50/60 Hz): **100.000 nT** bzw. **6250 nT** ab 800 Hz (Elektrosmogverordnung), **300 nT** (WHO, mögliches Krebsrisiko), **200 nT** (TCO), **200 nT** (Empfehlung US-Umweltbehörde EPA und kritische Wissenschaftler), **20 nT** (Baubiologie für Schlafbereiche, Resolution Bürgerforum, Bundesverband Elektrosmog), **10 nT** (BUND für Ruhebereiche).

Die **Sanierung** ist oft einfach und neben der Ursachenvermeidung die Beseitigung von Feldverursachern, das Abschalten von Leitungen und Geräten sowie ausreichender Abstand, in manchen Fällen auch Abschirmung oder Einbau von Isolierstücken. Die Felder der öffentlichen Stromversorgung lassen sich in einigen Fällen, leider nicht immer, mit Hilfe der Stromversorger und Stadtwerke reduzieren.

Besonders **starke** Felder findet man an z.B. Hochspannungsleitungen, elektrifizierten Bahnstrecken, Transformatoren, Motoren, elektrischen Heizungen wie Fußbodenheizungen, Heizdecken, Fernsehern - speziell älteren, Küchen- sowie Büromaschinen, Induktionsherden, Niedervoltbeleuchtungen, Leuchtstoffröhren, Fehlströmen...

Magnetische Wechselfelder: Tipps zur Reduzierung

Entfernen Sie stromverbrauchende Elektrogeräte aus dem Schlafraum. Ziehen Sie die Stecker. Schaffen Sie stromfreie Bereiche.

Halten Sie 1 bis 2 m Abstand zu stromführenden Leitungen und Geräten, auch in und hinter Wänden. Das gilt besonders für z.B. Sicherungskästen, Heizungen, Fernseher, HiFi-Anlagen, Motoren, Pumpen, Büro- und Küchengeräte und auffällige sanitäre Rohre.

Verzichten Sie auf trafobetriebene Geräte, halten Sie 1 m Abstand oder weichen Sie auf batterie- bzw. solarbetriebene aus. Halten Sie auch 1 m Abstand zu Steckernetzteilen und Ladegeräten.

Verzichten Sie auf Leuchtstoffröhren, Niedervoltbeleuchtungen und Dimmer sowie alle Dauerstromverbraucher, oder schalten Sie diese primär aus (Kabelschalter, Funkschalter, Steckdosenleiste...).

Verzichten Sie auf elektrische Fußbodenheizungen, elektrische Bettwärmer, elektrisch verstellbare Betten, beheizte Wasserbetten oder schalten Sie diese aus bzw. ziehen Sie den Stecker.

Legen Sie Wert auf technisch und handwerklich einwandfreie sowie sauber geerdete elektrische und sanitäre Installationen. Sorgen Sie für guten Potenzialausgleich ohne Fehlströme.

Kaufen Sie nur strahlungsarme Bildschirme nach TCO-Norm.

Verwenden Sie nur verdrillte Leitungen.

Achten Sie auf etwa 100 bis 200 m Mindestabstand zu Hochspannungsleitungen sowie Bahnstromanlagen, manchmal noch mehr.

Vermeiden Sie die Stromzuführung in Ihr Haus über Dachständer. Lassen Sie es nicht zu, dass Niederspannungsfreileitungen, wenn sie große Teile der Umgebung mitversorgen, direkt über Ihr Haus verlaufen. Halten Sie 20 m Mindestabstand.

Fordern Sie im öffentlichen Netz sternförmige Verlegungen, und meiden Sie möglichst so genannte Ringleitungen.

Wehren Sie sich gegen Transformatorenhäuschen, die direkt an Ihrem Haus "kleben" oder im Haus selbst untergebracht sind.

Informieren Sie sich anhand der Literaturtipps im Anhang.

Wenden Sie sich an erfahrene, ausgebildete Baubiologen, die nach aktuellem "Standard der baubiologischen Messtechnik" arbeiten.

Magnetische Wechselfelder - ergänzende Beiträge unter www.maes.de

Grenzwerte, Richtwerte, Empfehlungen für elektrische und magnetische Felder	2012
Elektrosmog - nur Panikmache? - Vortrag	1994-2012
Von wegen Umwelt, Herr Minister! - Grenzwerte werden wieder nicht gesenkt	2013
Flucht aus den eigenen vier Wänden - 42 Monate im Wohnwagen: Fall Lesemann	1995
Ein todkrankes Haus - Die Leidensgeschichte einer Düsseldorfer Familie	1989
Elektromagnetische Felder können doch Krebs verursachen - EPA-Studie	1995
Neuwagen mit Nebenwirkungen - Horrortrip: Elektrosmog im Mercedes	2002
Baubiologie als Therapie - Gesundheitliche Erfolge nach Schlafplatzsanierung	1990
Heizdecken im Öko-Test - Entspannung oder Verspannung	1998
Radiowecker im Öko-Test - Morgenstund hat Volt im Mund	1997
Elektrosensibilität - Versuche zur Objektivierung	1994
Wer's glaubt, wird selig - 22 Entstörgeräte gegen Elektrosmog im Öko-Test	1999
Amalgamfüllungen und elektromagnetische Felder - Sechsmal mehr Quecksilber	1992
Elektrosmog-Messgeräte im Vergleich - 15 Preiswert-Messgeräte im Öko-Test	1996
Eidechse im Elektrosmog - Fall einer Bartagame mit "Fußbodenheizung"	1994
Abschirmung einer Trafostation - "Ob das Kraftwerk Felder macht?"	1991
Der Körper als Antenne - Gespräch über Elektrosmog mit Prof. Andras Varga	1991
Umweltanalytik auf Krankenschein - Modell oder Mogelpackung?	1996
Freileitung verschwand in der Erde - Der Fall Köster/RWE	1989
Geschäft mit der Angst - Sechs Jahre Haft für wirkungslose Entstörung	2004
Informationen der Elektrizitätswerke für die Verbraucher in den USA	1990
Elektrizität als Gefahr? - Praktische Erfahrung kontra theoretische Forschung	1990
Ich liebe Strom, aber... - Ansichten und Einsichten über Elektrizität	1986
Elektrosmog-Verordnung - Schutz und Schummel: 26. BImSchV	1997-2012
Strom und Strahlung - Stress auch bei der Elektroakupunktur - Vortrag	1987-2012
Standard der baubiologischen Messtechnik - SBM-2008, Original	1992-2008
Baubiologische Richtwerte für Schlafbereiche - zum SBM-2008, Original	1992-2008
Messtechnische Randbedingungen und Erläuterungen - zum SBM-2008, Entwurf	2012

Nachdenkliches

Natürliche magnetische Wechselfelder wirken sich in einer unglaublich geringen Dosis von 0,0002 Nanotesla auf unser Leben aus. Sie beeinflussen alles, immerzu, beim Denken, Fühlen, Wachen, Schlafen, Träumen... Was passiert, wenn technische 200 Nanotesla meinen Kopf erreichen wegen dieses Elektrogeräts auf dem Nachttisch? Das ist millionenfach mehr. An Hochspannungsleitungen: 10...millionenfach. Heizkissen, Bahn, Elektroauto: 100...millionenfach. Der Grenzwert: 500...millionenfach. Es gibt keine Antwort, nur immer mehr Elektrostress. Und Sie als Experimentierkaninchen. Schützen wir uns, der Gesetzgeber tut es nicht. Staunen wir über das Leben mit seinen geheimnisvollen Gesetzmäßigkeiten und unzähligen Wundern. Die natürlichen elektromagnetischen Einflüsse gehören dazu. Stürzen wir die feine elektromagnetische Ordnung, unser aller Lebensmotor, nicht in eine grobe elektromagnetische Unordnung. Machen wir aus dem Kosmos kein Chaos.

Wie sagte Rudolf Steiner, Gründer der Anthroposophie, schon im Jahr 1923: "In der Zeit, als es keine elektrischen Ströme gab, da war es leichter, Mensch zu sein. Da war es nicht nötig, dass sich die Leute so anstrengten, um zum Geist zu kommen. Der Mensch hat heute lauter Apparate um sich. Das induziert laufend unnatürliche Strömungen in uns. Das macht den physischen Leib so, dass die Seele nicht hereinkommt."

A 3 Stress durch ELEKTROMAGNETISCHE WELLEN

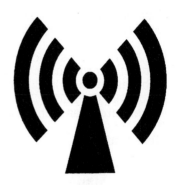

Elektromagnetische Wellen werden drahtlos durch die Luft übertragen. Sie entstehen, wenn **Sender senden** und **Funker funken**, z.B. durch Radio- und Fernsehsender, verschiedene Mobilfunknetze, Daten- und Richtfunk, Bündel- und Amateurfunk, Polizei und Hilfsdienste, Taxi und Industrie, Radar und Militär, Post und Satelliten, Sicherungs- und Alarmanlagen, Handys, Schnurlostelefone, Internetzugänge, Babyphone, Mikrowellenherd, Spielzeug...

Die **Strahlungsstärke** (auch Strahlungsdichte genannt) der Funkwellen wird in Watt pro Quadratmeter (W/m^2) angegeben, in der Baubiologie bevorzugt **Mikrowatt pro Quadratmeter** (µW/m^2). Die elektrische Feldstärke ist Volt pro Meter (V/m) und die magnetische Ampere pro Meter (A/m), beide können in Strahlungsstärke umgerechnet werden. Funkwellen bezeichnet man auch als elektromagnetische Strahlung oder Hochfrequenz, kurz HF. Die Maßeinheit für die **Frequenz** ist **Kilohertz** (kHz), **Megahertz** (MHz) oder **Gigahertz** (GHz).

Die Strahlungsstärke der Funkwellen nimmt zu oder ab durch z.B.:

- Leistung und Anzahl der Funkanlagen und Sendeantennen
- Art, Aufbau und Ausrichtung der Sender
- Reflexionen der Strahlung in der näheren Umgebung
- Art, Aufbau und Abschirmeigenschaften des betroffenen Raumes
- Umwelt-, Landschafts- und Wettergegebenheiten
- Abstand zum Verursacher

Der Mensch ist eine **lebende Empfangsantenne** für die elektromagnetischen Strahlen seiner Umgebung. Starke Strahlungsdichten sind fähig, Körper oder Körperteile zu erwärmen, man spricht dann vom thermischen Effekt (ein anschauliches Beispiel ist das garende Hähnchen im Mikrowellenherd). Die vielen biologischen Probleme durch schwächere Strahlungsstärken, die noch keine Erwärmung schaffen, werden international auf Hochtouren erforscht: Nervenreize, Zellkommunikations- und Stoffwechselstörungen, genetische Defekte, psychische Störungen, Schwangerschafts- und Hormonprobleme, Hirnstromveränderungen, Öffnung der Blut-Hirn-Schranke, Krebs... Wissenschaftliche Untersuchungen finden zunehmend neue nichtthermische Probleme, die Erkenntnisse über Schädigungen an Mensch und Natur nehmen zu.

Hochfrequenz beginnt ab etwa 30.000 Schwingungen pro Sekunde, also ab der Frequenz von **30 Kilohertz** und geht über den **Megahertz**-Bereich (Millionen) bis in den **Gigahertz-**, den **Mikrowellen**-Bereich (Milliarden Schwingungen). Hochfrequenz endet bei 300 Gigahertz. Direkt danach folgen die elektromagnetischen Wellen von Infrarot, sichtbarem Licht und Ultraviolett, sowie der Röntgen- und Gammastrahlung.

Die Ausbreitungsgeschwindigkeit der Wellen, deren Vorteil die Fähigkeit ist, Energie über weite Strecken zu transportieren, ist gleich der Lichtgeschwindigkeit: **300.000 Kilometer pro Sekunde**. Das macht sich besonders die Radio-, Fernseh- und Mobilfunktechnik zunutze, die den Löwenanteil des technischen Wellensalates verursacht.

Wellensalat

Elektromagnetische Wellen sind bekannt als Radio- und Fernsehwellen, als Lang-, Mittel-, Kurz-, UKW- und Mikrowellen, als Meter-, Dezimeter-, Zentimeter- und Millimeterwellen. Sie wurden von dem deutschen Physiker Heinrich Hertz entdeckt. Als Hertz 1894 starb, konnte er sich sicher nicht vorstellen, dass gut hundert Jahre später allein in Deutschland über **300.000 Mobilfunk-Basisstationen, -Masten** und **-Türme** (in der 4. Ausgabe dieses Buches waren es 50.000 Mobilfunkanlagen, eine Versechsfachung in nur zehn Jahren!), dazu **20.000 öffentliche WLAN-Hotspots, 50.000 Richtfunkstrecken, 10.000 Radio- und Fernsehsender, 100.000 Funkdienste** und **80.000 Amateurfunker** aktiv sein würden. Hinzu gesellen sich **110 Millionen Handyverträge, 50 Millionen schnurlose Telefone, Millionen private WLAN-Router, PCs, Babyphone** und andere Sender. Nicht zu vergessen die **Radartechnik** im Straßen-, Schiffs- und Flugverkehr, die **Weltraumforschung, Satelliten, militärische Anlagen**... Flächendeckende Versorgung nennen es die Verursacher, flächendeckende Verseuchung die besorgten Kritiker.

Ein zivilisiertes Leben ohne Funkwellen ist nicht mehr denkbar. Radio, Fernsehen, Telefon, Internet, Medizin, Wissenschaft, Industrie, Gewerbe, Behörden... Die Palette der unterschiedlichen Senderarten und -intensitäten mit ihren unterschiedlichsten Frequenzen scheint unüberblickbar. Es gibt keinen einzigen Quadratmeter mehr auf der Welt ohne mehr oder minder starken technischen Wellensalat. Die elektromagnetischen Schwingungen der Natur, von Kosmos und Erde, verschwinden dahinter wie David im Schatten von Goliath. Natürliche Wellen sind dank der Überlagerung künstlicher kaum noch messbar. Der künstliche elektromagnetische Dschungel walzt mit milliardenfach stärkerer Intensität die allzu zarten natürlichen Energien nieder. Dabei beschränkt sich der hochfrequente Elektrosmog nicht nur auf irdische Sender, vielmehr schickt der mit Satelliten voll gespickte Weltraum aus hundert bis zigtausend Kilometern Höhe unzählbar viele technische Signale auf jeden Flecken der Erde. Das alles im Namen von Fortschritt, Wissenschaft, Kommunikation, Aufklärung, Sicherheit, Navigation und Unterhaltung. Das Militär bombardiert in Friedenszeiten laufend jeden Winkel der gesamten Schöpfung mit Radarstrahlen.

Es ist heute nicht mehr möglich, einen **strahlenfreien** Platz zu finden, die Zeiten sind vorbei. Es ist aber möglich, einen **strahlenarmen** Platz zu schaffen, darum geht es: Reduzierung im machbaren Rahmen. Oft ist es einfach, 100 % Strahlung auf 1 % zu senken. Sie werden sehen.

Neben all dem Strahlenschlamassel, der uns von außen erreicht, gibt es genug alltägliche Feldquellen **im Haus** oder **am Körper**, die wegen ihrer Nähe zum Menschen teilweise noch feldintensiver ausfallen, z.B. Handys. Ein **Handy, Smartphone, BlackBerry**... am Ohr, wenige Zentimeter vom Gehirn entfernt, ist eine der stärksten Strahlenquellen, die wir uns in der gesamten Menschheitsgeschichte jemals zugemutet haben, speziell für die empfindliche Körperregion Kopf, stärker als ein leckstrahlender Mikrowellenherd. Das gilt genau so für schnurlose **DECT-Telefone**, speziell wenn deren unscheinbare Basisstationen zu nah am Menschen aufgestellt werden, z.B. im Schlaf- oder Arbeitsbereich, denn die strahlen unangenehmer- und unsinnigerweise oft nonstop, selbst wenn gar keiner telefoniert. Im Umkreis mancher **elektronischer Babysitter**, der Babyphone, die per Funk einen Raum überwachen, gibt es ebenso unsinnige und bedenkliche Dauerbelastungen. **Computer, Notebooks, Tablets, Pads, WLAN**-Verbindungen... schlagen zu Buche, so wie andere **Kommunikationstechniken**, funkendes **Telefon-** und **PC-Zubehör** auch. Im **Mikrowellenherd** ist die Strahlung derart stark, dass es kochend heiß wird; draußen messe ich unterschiedlich starke Leckstrahlungen, es gibt kein Gerät ohne, die Frage ist nur, ob die großzügigen Grenzwerte schon erreicht werden. In der **Medizin** wird die hochfrequente Welle zu Therapien genutzt, z.B. bei Diathermie- und Elektrotherapiegeräten. Am **Arbeitsplatz** sind es unter anderem Schweißgeräte, Induktionsöfen oder gewerbliche Mikrowellenherde.

Kaum einer der Verantwortlichen hat bisher die Frage nach **biologischen** und **ökologischen** Konsequenzen der allgegenwärtigen hochfrequenten Strahlung gestellt, noch weniger als bei den niederfrequenten Feldern. Es wird Jahr für Jahr mehr aufgerüstet, immer mehr Sender, und es sieht zurzeit wahrhaft nicht so aus, als seien wir am Ende angelangt, vielmehr als würde nochmals richtig zugelegt. Allein mit der Vergabe der neuen UMTS-Mobilfunklizenzen im Jahr 2000, der Versteigerung der LTE-Mobilfunkfrequenzen im Jahr 2010 und dem Auf- und Ausbau des Polizei-, Hilfsdienste- und Behördenfunks TETRA wurde aktuell der Startschuss für zusätzliche zigtausend öffentliche Sendeanlagen gegeben. Und drinnen im Haus explodiert der Bedarf nach Funktechniken, Kabel sind verpönt, neben Telefonen und Internet auch so viele andere Geräte, Playstations, Alarmanlagen..., es hört nicht auf.

Das Quartett Feldstärke, Frequenz, Modulation und Puls

Keiner bezweifelt, dass der Funk zur Gefahr für die Gesundheit werden kann. Entscheidend ist neben der **Feldstärke** der "Inhalt" des Feldes, seine **Frequenz** und **Modulation** und die Frage, ob eine **Pulsung** mit im Spiel ist. Was Feldstärke und Frequenz ist, wissen Sie bereits. **Modulation** bedeutet: Aufbringen einer Information auf die hochfrequente Welle. Die Welle ist nur der Träger der Information, das Transportmittel, nicht die Information selbst. So wie ein Tonband, Buch oder Postbote als Träger nur die Information übermittelt, selbst aber nicht die Information ist. Das Gute oder Schreckliche ist nicht der Briefträger, das Gute oder Schreckliche ist der Inhalt des Briefes. **Pulsung** bedeutet: Die Welle wird rhythmisch ein- und ausgeschaltet, regelmäßig getaktet, periodisch zerhackt, in Zeitschlitzen verschickt. Die Information, die der Trägerwelle aufgeprägt wird, die Modulation, und die Pulsung ist dabei immer **niederfrequenter** Art. Damit wären wir wieder bei der Niederfrequenz, die wir schon für abgehandelt hielten.

Funkstrahlung schlägt also sowohl durch ihre **Quantität**, die Feldstärke, als auch ihre **Qualität**, die Frequenz, Modulation und Pulsung biologisch zu Buche. Bei sehr hoher Intensität kann es sogar zu einer **Erwärmung** des Körpers kommen, ein bedenklicher Effekt, der aber erst bei Stärken auftritt, die nur bei Unfällen oder in Extremfällen vorkommen (Vergleich: Hähnchen im Mikrowellenherd). Bei relativ niedrigerer Intensität, die noch lange nicht zu einer Erwärmung führt, dürfte das Hauptproblem bei der Modulation und Pulsung liegen. Sender sind auf unterschiedliche Weise moduliert. Die bekanntesten Modulationsarten sind die **Frequenzmodulation** (FM), die z.B. beim UKW-Rundfunk oder bei Handfunkgeräten zur Anwendung kommt, und die **Amplitudenmodulation** (AM), z.B. bei den Kurz-, Mittel- und Langwellensendern. Eine klassische **Pulsung** finden wir bei den aktuellen Mobiltelefonnetzen (GSM, D-Netze, E-Netze), beim Behördenfunk TETRA, beim Radar (Militär, Flughafen...), dem Mikrowellenherd sowie bei den neueren Schnurlostelefonen nach DECT-Standard, den drahtlosen WLAN-Internettechniken, bei Bluetooth und vielen anderen immer mehr auf den Markt und in unseren Alltag drängenden Funkkommunikationen. **Gepulste Anteile** und Strukturen zeigen sich auch beim breitbandigen UMTS-Mobilfunk und dem neuen LTE-Mobilfunk. **Breitbandig** bedeutet, dass diese Funktechniken sich eines außergewöhnlich ausgedehnten Frequenzbereiches bedienen, in dem zeitgleich tausende von Signalen und Daten übertragen und verarbeitet werden. Wobei nicht nur die Technik empfängt und verarbeitet, auch die Biologie - Mensch, Tier, Pflanze - hat einiges zu tun, um mit der Datenflut klarzukommen.

Nach allem, was man bis heute weiß (und das ist noch nicht so viel), ist die Modulation der **Frequenz** biologisch betrachtet **relativ harmlos**, die der **Amplitude** schon **eher kritisch** und der **Puls** die **riskanteste** aller Funkarten. In jüngster Zeit stellt sich mehr und mehr heraus, dass die **breitbandigen** Techniken ebenfalls riskant werden können, zumal sie ja neben der Signalvielfalt auch gepulste Inhalte haben.

Das bedeutet, dass der biologische Effekt bei einer schwächeren, jedoch **gepulsten** Strahlung schlimmer ausfallen kann als bei einer stärkeren, dafür aber **ungepulsten**, dass z.B. ein schwächerer D- oder E-Netz-Mobilfunksender, das Smartphone, DECT oder WLAN mehr Unheil anrichten als ein stärkerer UKW-Radiosender.

Wir werden beim Funk beide Aspekte vor Augen haben: den **thermischen Effekt** (ausschließliche Wärmeentwicklung) als Folge hoher **Feldstärken** und den **nichtthermischen Effekt** (biologischer Reiz ohne nennenswerte Wärmebeteiligung) speziell durch die Art der **Modulation** und **Pulsung**. Das Quartett Feldstärke, Frequenz, Modulation und Puls darf bei biologischen Bewertungen nie getrennt betrachtet werden.

Macht Hochfrequenz krank?

Jede Antenne auf dem Dach, am Radio, Auto, Handy... zeigt, dass hier **technische Strahlung** empfangen oder gesendet wird, welche erheblich über dem **natürlichen Strahlenpegel** liegen muss. Ansonsten könnte man außer dem natürlichen Rauschen nichts hören. Nicht nur ausziehbare Metallstäbe, spezielle Empfangskonstruktionen oder "Schüsseln" sind gute **Antennen** für tausendundeinen Sender, sondern auch der menschliche Körper, seine Wirbelsäule, Nervenleitbahnen, Extremitäten, Organe und Muskeln, auch die Tiere, Bäume, Pflanzen, Blätter. Jede Antennenart, -länge und -form, egal ob technisch oder biologisch, steht als Empfänger in spezifischer **Resonanz** zu den Sendern.

Die **thermische** Gefahr ist gut erforscht und in der Fachliteratur reichlich beschrieben. Arbeiter an Radaranlagen holten sich Verbrennungen, es gab sogar Todesfälle durch Überhitzung. Offizielle **Grenzwerte** sind ausschließlich an diesem Konzept der Wärmeentwicklung orientiert. Der voreilige und einfältige Rückschluss: ohne Erwärmung kein biologisches Risiko. Die **nichtthermische** Gefahr ist noch nicht so gut erforscht, Wissenschaftler aller Länder tragen seit Jahren besorgniserregende Ergebnisse zusammen. Der bisherige Rückschluss: Ohne Erwärmung gibt es reichlich Risiken, aber leider keinen Grenzwert.

Schon 1928 klagten die Mitarbeiter einer **amerikanischen Radiostation** über Krankheiten, die nichts mit Thermik zu tun haben konnten. In den fünfziger Jahren gab es ähnliche Klagen beim gerade neu entwickelten **Radar**. Zwischen 1950 und 1970 wurden **Mikrowellen** als Auslöser von grauem Star entdeckt. Ab 1950 gab es erste wissenschaftliche Hinweise auf Leukämie, Krebshäufigkeit, Hirntumore, Zellstörung, Blutungsneigung, Verhaltensauffälligkeiten. Ab 1970 explodierten Forscherdrang und **Forschungsresultate**: genetisch bedingte Missbildungen, Mongolismus, Stress, Hormonstörungen, Neuralgien, Aggressionen, Ohrensausen, Magengeschwüre, Herzinfarkt, Denkblockaden, Hyper- und Hypotonie, Immunschädigungen, Hirntumore, Krebs.

In den 50er bis 70er Jahren bestrahlten die Russen die **amerikanische Botschaft** in Moskau mit Mikrowellen, um auf diese Weise Gespräche

abzuhören und herauszufinden, welche **biologischen Wirkungen** die Strahlung nach sich zieht. Der Skandal wurde weltweit bekannt, als gesundheitliche Probleme von Kopfschmerz bis Krebs aus der Botschaft gemeldet wurden. Als die Diplomaten und Botschaftsmitarbeiter merkten, dass die Russen das taten, war die Empörung groß, weniger wegen des Abhörens, mehr wegen der fatalen gesundheitlichen Auswirkungen. Warum die Aufregung? Die hier eingesetzte Strahlungsstärke lag doch vier Dezimalstellen unter den offiziellen US-Grenzwerten. Die US-Politiker trauten ihren eigenen Grenzwerten nicht. Das ist auch vernünftig so, doch geändert hat sich durch diesen ganz praktischen Lernprozess nichts, die Grenzwerte sind 50 Jahre später noch die gleichen.

Der damalige wissenschaftliche Leiter des Hygiene-Institutes der Universität Heidelberg, Dr. Andras Varga, hat **Hühnereier** während ihrer Entwicklung mit Hochfrequenz bestrahlt. Ausnahmslos **jeder Embryo** ist **getötet** worden oder war **verkrüppelt**, kein einziger ist lebendig oder gesund geschlüpft. Und das bei einer Strahlungsintensität, welche 40 Prozent unter den Grenzwerten lag. Die unbestrahlte Kontrollgruppe schlüpfte ausnahmslos und war gesund. Varga mahnt: "Die Grenzwerte sind viel zu hoch. Meine Forschungen deuten darauf hin, dass auch menschliche Embryos gefährdet sind." Varga weiter: "Einen Sendeturm in der Nähe von Wohnhäusern zu errichten ist gesundheitlich gefährlich und materiell risikoreich." Gesundheitlich gefährlich, weil bei den Anwohnern gesundheitliche Schwierigkeiten auftreten können. Und materiell risikoreich, weil mit zunehmenden Forschungsergebnissen das Beweismaterial wächst (und nicht umgekehrt), dass der Funk schädlich ist und eines Tages Schadenersatz gefordert wird.

Der Hochfrequenzphysiker der Bundeswehruniversität Neubiberg bei München, Prof. Dr.-Ing. Günter Käs, erforscht das Risiko elektromagnetischer Wellen seit Jahrzehnten und warnt: "Grenzwerte in Deutschland? Zu hoch! In Russland werden Mikrowellen in der Medizin zu Therapiezwecken eingesetzt, die nur beim **10.000stel** der Intensität deutscher Grenzwerte liegen, und die machen nachweislich Wirkung." Käs auf einem Seminar: "Die Normen kann man vergessen. Sehr **kleine Intensitäten** weit unterhalb der Grenzwerte können **nichtthermische Wirkungen** hervorrufen. Das biologische Risiko steht und fällt mit der Intensität, der Frequenz und der Modulation, auch mit individuellen **biologischen Frequenzfenstern**. Die pulsmodulierten Strahlen sind besonders riskant, das wird seit 30 Jahren berichtet." Käs weiter: "**Synergistische Effekte** wurden kaum erforscht, obwohl sie so wichtig für Bewertungen sind; das D-Netz allein ist etwas anderes als das D-Netz plus Radioaktivität und Amalgam oder Holzschutzmittel." Käs ergänzt: "**Langzeitbelastungen** können kritische Wirkungen auslösen. Der Organismus kann immer nur eine kurze Zeit gegenregulieren, langfristig gesehen gibt er irgendwann auf und Schaden entsteht. Außerdem ist bei der Hochfrequenz die **Latenzzeit** wichtig, ähnlich wie bei Radioaktivität oder Asbest. Bei Asbest vergehen zwischen dem Reiz, also dem

Inhalieren der Fasern, und dem Ausbruch der Krankheit, dem Lungenkrebs, 14 bis 32 Jahre. Das könnte bei Hochfrequenz ähnlich sein."

Erst stirbt der Wald...

Kein anderer künstlicher Umweltfaktor hat in so kurzer Zeit derart unüberschaubare Blüten getrieben wie die Elektrifizierung der Welt, und es ist naiv anzunehmen, dass die natürlichen Abläufe sich diesen technischen, viel stärkeren Einflüssen mal eben so anpassen als wäre nichts geschehen. Klar, wir schmecken, hören, fühlen nichts. Das wäre auch zuviel verlangt. Denn jene seit Evolutionsgedenken nie da gewesenen technischen Strahlen sind so jung, dass die im Eiltempo überrumpelte Natur nicht derart rasant mit Gespür und Gegenregulation aushelfen kann. Das gilt für Menschen, Tiere und Pflanzen gleichermaßen.

Es gibt ernst zu nehmende Hinweise auf provozierende Zusammenhänge zwischen **Sendern** und **kranken Bäumen**. Ernst zu nehmender als das, was uns bisher von offizieller Seite als der Waldsterbens-Buhmann hingestellt worden ist: die Autoabgase. Dort, wo stündlich tausende Autos fahren, sieht der Baumbestand gesünder aus als da, wo nur einmal am Tag ein Fahrzeug auftaucht. Kann man uns wirklich für so blöde verkaufen? Denkt denn keiner nach, wenn er die uralten Bäume in Münchens City oder auf der Düsseldorfer Königsallee kerngesund zwischen Heerscharen von Autos mitten in der zuasphaltierten Großstadt stehen sieht? Oder die grünen Baumbestände am Autobahnrand? Hier gibt es kaum Baumschäden, aber reichlich Abgase. Dafür fallen in den einsamen Erholungsgebieten wenig zivilisierter und fast autofreier Höhenlandschaften die Blätter, und der Wald stirbt. In diesen Gebieten messe ich auffällige Funksignale sehr starker Sender, viel auffälliger als in Großstädten. So haben auch Städte ihre Vorteile, denn enge, massive Bebauung schirmt zu einem guten Teil den Funksmog ab.

Autos haben Nebenwirkungen, und das beste Auto ist das, was in der Garage bleibt, das weiß jeder. Aber das darf nicht blind machen für andere Umweltrisiken. Der Kat wird dem kranken Wald kaum helfen.

Ich habe mich selbst an mehreren Stellen in Deutschland, Norditalien und der Schweiz davon überzeugt, dass an bewaldeten Hügeln, welche Richtfunk-, Fernseh- und militärischen Sendern zugewandt sind, die Blätter und Nadeln der Bäume braun sind. Sie sehen krank aus, sehr krank. Einige sind tot, schwarz, grauenhafte Gerippe. Ganze Landschaften unter Dauerstress und kaum ein Auto weit und breit, nur zwei Trecker auf dem Acker, bis zum Horizont kein einziger rauchender Industrieschornstein. Auf der anderen Seite der gleichen Hügel, den Sendern abgewandt, grünt es dagegen saftig, keine Spur von Elektrosmog und keinerlei Waldschäden. Da sollte man Eins und Eins zusammenzählen können. An anderer Stelle zwar wieder starke Sender, aber keine geschädigten Bäume, trotz der Sender. Wie kommt's?

Ist es hier womöglich die hohe **Feldstärke**, die zu den verheerenden Schäden führt, und da vielleicht die **Frequenz**? Oder die Art, wie gefunkt wird, ob gepulst oder nicht, ob gerichtet oder breit gestreut? Sind es unbekannte Summationen und Wechselwirkungen? Zeigen sich biologische Konsequenzen durch giftige Gase, Schadstoffe, Schwermetalle, sauren Regen... erst, wenn sich Elektrobelastungen hinzugesellen? An Sendetürmen sind zig Antennen mit zig Intensitäten, Frequenzen und Modulationsarten montiert. Macht hier der Mischmasch das Problem? Sind es die überstarken militärischen Sender und Radaranlagen, die dem Wald den Todesstoß geben? Oder alles zusammen?

Wie kommt es, dass sich durch Senderbestrahlung geschädigte Bäume wieder **erholen**, wenn man sie mit Hochfrequenz-abschirmendem Maschendraht umgibt? Und wenn man sie nur halb abschirmt, die eine Hälfte weiter abstirbt und die andere im Laufe weniger Jahre frisch grünt? Keiner weiß es. Trotzdem wird weiter aufgerüstet. Die Strahler nehmen zu, täglich, immer mehr Sender, immer höhere Feldstärken, immer mehr Elektrosmog. Die Regierung schaut zu und lässt ihrer Industrie und den Elektrosmogverursachern freien Lauf, deckt sie sogar durch absurde Grenzwerte und verantwortungslose Verordnungen.

Ich vergesse nie die traurige Fahrt durch den **Schweizer Nationalpark** zwischen Flüela- und Ofenpass. Tausende Nadelbäume zeigten Wachstumsstörungen. Eine ganze Landschaft schien krank. Im Zentrum des Naturparks kilometerweit tote Bäume. Blattlose Gerippe in der unberührten Berglandschaft. Ich war auf dem Weg von einem Vortrag in Zürich zu Seminaren in Südtirol und hatte meine Messgeräte dabei: Im Waldschadensgebiet gab es mehrtausendfach stärkere Funkintensitäten als bei mir zu Hause mitten in der rheinischen Industriegroßstadt. Auf den Spitzen der Berge lauerten die Sendeantennen. Oben auf dem Ofenpass waren in 2150 Meter Höhe riesige Sendetürme installiert. Sie zielten in die zerstörte Landschaft. Im Tal war man fleißig dabei, die kranken und toten Bäume zu fällen, Ordnung muss sein.

In der Nähe von Essen steht einer der größten deutschen Radio- und Fernsehsender, der **Langenberger Sender**. Er schickt über eine Million Watt Sendeleistung ins Land. Hier bin ich schon vor 50 Jahren als Junge mit meinen Eltern spazieren gegangen. Die Landschaft ist hügelig, stark bewaldet und grün. In Langenberg tönen die Sender aus Telefonen, Computerbilder stehen schräg, bei empfindlichen Autos versagt die Elektronik. Um die Riesenanlagen herum ein Maschendrahtzaun und Warnschilder: "Betreten verboten! Lebensgefahr! Herzschrittmacherträger nicht weitergehen!" Meine Messgeräte zeigen Vollausschläge, mehr als im Schweizer Naturpark. Doch: Im Laufe der Jahre wurden keine Vegetationsschäden beobachtet, und auch ich kann mich anstrengen, wie ich will, der Wald ist grün und ohne sichtbare Mängel, trotz Mammutsender und direkter Nähe zu einem der größten Industrie- und Ballungsgebiete, dem Ruhrgebiet. Warum da und hier nicht?

In dem Luxemburger Ort **Junglinster** wieder Vollausschläge der Messgeräte. Der Grund war unübersehbar, die gigantischen Antennen der **RTL-Sendeanlagen** mit über 1000 Kilometern Reichweite stehen gegenüber der Stadt auf dem Hügel. Sie sind noch stärker als in Langenberg. Auch hier: Städte und Landschaften unter maximalem Elektrosmog, kilometerweit, aber keine offensichtlichen Waldschäden.

Dafür im Bereich einiger **Radaranlagen**, die gepulste, und in **Richtfunkstrecken**, die gebündelte Strahlung ins Land schicken, die traurige Bilanz: hunderte kranke Bäume. In den schönsten Lagen von Allgäu, Schwarzwald, Fichtelgebirge und Harz: hohe Zeigerausschläge der Messgeräte, auffällige Schäden an Wald und Flur. So auch nach meinen Messungen im Schweizer Tessin und in Norditalien: Hochfrequenzsmog geht offenbar Hand in Hand mit krankem Waldbestand.

Von Waldschäden berichtete auch der verstorbene wissenschaftliche Berater und Physiker Dr.-Ing. Wolfgang Volkrodt. Er machte jahrzehntelang nachhaltig darauf aufmerksam, dass zwischen **Waldsterben und Hochfrequenz** ein ganz **deutlicher Zusammenhang**, wenn nicht sogar der deutlichste Zusammenhang herzustellen ist. Die Wellen von Funk und Radar dringen nach seiner Meinung in "biologische Antennen" wie Blätter, Nadeln und Äste ein und verursachen in den Bäumen ein "regelrechtes Chaos". Nadeln seien durch ihre Größe ideale Mikrowellenempfänger. Für Volkrodt ist das **Fernsehen** der **"größte Umweltmörder"**. Das belegte der einstige Siemens-Manager mit Messungen: In kranken Wäldern waren die typischen harten Fernsehsignale viel deutlicher zu empfangen als in gesunden (siehe mein Bericht "Waldsterben durch Fernsehsender?" in Wohnung+Gesundheit, Heft 69/1993). Dazu Volkrodt: "Beim Sendebetrieb entsteht eine Fülle von nadelartigen Signalen. Die Signale hängen mit den Frequenzen zusammen, die das Fernsehbild aufbaut. Es gibt eindeutige Zusammenhänge zwischen diesen Fernsehsignalen und kranken Bäumen. Die Feldstärken lagen in den geschädigten Wäldern tausendfach höher als in den nicht geschädigten. Man konnte die verursachenden Fernsehsender genau anpeilen."

Konrad Eder aus Bayreuth ist Förster und untersucht seit Jahrzehnten kranke Bäume: "In Reinluftgebieten sind die Waldschäden am größten. Autoabgase sind ausgeschlossen, auch Kraftwerke, Industrie, Streusalz, pH-Wert und die vielen weiteren zum Schuldigen erklärten Faktoren. Trockenheit scheidet ebenfalls aus, da der Wald auch in feuchten Niederungen stirbt. Nur der Elektrosmog ist in den Schadensgebieten hinzugekommen. Wir haben in Höhenlagen mit starken Funkmesswerten Fichten-, Erlen- und Eichenzweige, auch Farnblätter und ganze **Bäume als Antennen** genommen und erstklassige Bilder auf dem daran angeschlossenen Fernseher empfangen. Wo die Senderstärke am deutlichsten ist, ist das Waldsterben am schlimmsten, es geht speziell um **Radio-** und **Fernsehsender** sowie **Richtfunk**. Die Bäume werden regelrecht weggebrannt. Erst stirbt der Wald, dann stirbt der Mensch."

Auch Dr. Hans U. Hertel forscht jahrelang in Sachen Waldsterben. In der Schweizer 'ZeitenSchrift' schrieb er: "Unsere Wälder sind krank. Wir lösen das Problem nicht, indem wir das kranke Holz herausschlagen. Das vorrangige Problem ist die Mikrowellenstrahlung der Sender. **Mikrowellen schießen ganze Wälder tot**. In den Alpen gibt es das dichteste Netz von Sendeanlagen. Auf unzähligen Hügeln und Bergen stehen die Sender." Hertel führt seit Jahren im Berner Wald Untersuchungen durch: "Zeichnet man auf der Landkarte die Richtung ein, in der die Mikrowellensender der Region Bern in das Waldgebiet der Umgebung strahlen, so findet man genau an diesen Stellen die schlimmsten Waldschäden. An einigen Punkten kann man die Wirkung sehr deutlich sehen: Die Bäume haben ihre Nadeln und Blätter zuerst auf der Einstrahlseite verloren und wurden halbseitig kahl. An besonders exponierten Lagen sind die Bäume schon verschwunden. Rodungen mitten in den Wäldern gehören heute zur Tagesordnung." Der Forscher macht klar: "Natürliche Strahlung erzeugt Leben, erhält und fördert es. Jede zusätzliche technische Strahlung zerstört die Harmonie. Ich denke, es ist endlich an der Zeit, für das Leben aufzustehen."

Der Physiker Dr. Volker Schorpp weist seit langem engagiert und nimmermüde auf die fatalen Zusammenhänge zwischen **kranken Bäumen und Funk** hin, besonders auch beim Mobilfunk. Er klärt auf, präsentiert Fallbeispiele, beweist anhand von Vergleichsfotos, hält Vorträge, so auch im Frühjahr 2012: "Bei Wald- bzw. Baumschädigungen ist der Einfluss der hochfrequenten Strahlung nicht mehr von der Hand zu weisen." Empfehlenswert: seine Baumstudien, Veröffentlichungen, CDs.

Heinrich Kiefer aus Feldkirchen bei Graz hat in Österreich Waldschadensgebiete und Großstadtbäume aufgesucht, untersucht, fotografiert und Messungen durchgeführt. Fazit: "Kranke Bäume sind nicht wegzudiskutieren, das ist für jeden, der aufmerksam die Natur betrachtet, zu sehen." Sehenswert: seine CD **"Kranke Bäume durch Elektrosmog"**.

Im 'Stern' (Oktober-Heft 41/1993) wurden nebeneinander drei Farbfotos eines sterbenden Waldes zum Artikel **"Und plötzlich ist der Wald weg"** gezeigt. Sie waren zu unterschiedlichen Zeiten vom gleichen Punkt aus aufgenommen worden und demonstrieren eindrucksvoll den dramatischen Verfall des Waldes im Laufe der Jahre. 1988 war der Wald noch frisch und grün. 1990 war er bereits angeschlagen, braun, an einigen Stellen blattlos. 1992 war er teilweise schon gestorben, verschwunden, teilweise kahl, wie verbrannt, eine gespenstische Landschaft. Fünf Jahre reichten, um dem Wald den Garaus zu machen. Mittendrin im Waldschadensgebiet prangt dominierend, bedrohlich und bildausfüllend der riesige Fernsehsender Ochsenkopf. Die Bildunterzeile des 'Stern': "Kahlschlag durch sauren Regen. Noch vor fünf Jahren war der Fernsehsender auf dem Ochsenkopf im Fichtelgebirge hinter Nadelbäumen versteckt. Jetzt ist die Bergkuppe zur Steppe geworden." Vom unübersehbar offensichtlichen Zusammenhang mit dem Sender kein Wort.

Die Hinweise mehren sich bei den **gepulsten Mobilfunknetzen**: Nach der Installation neuer Sender nehmen in der näheren Umgebung die Baumschäden zu. In Büttgen bei Neuss montierte man einen D2-Sender mitten ins Wohngebiet auf ein Silo. In den benachbarten Gärten, so berichtete der Anwohner Dr. Josef Schildt, wurden in den Monaten danach die **Nadeln der Fichten braun**, sahen aus wie verbrannt. Vor seinem Haus - im direkten Einfluss der Handysender - kümmern auch die Laubbäume mehr und mehr, hinter dem Haus - im Funkschatten - sind sie wie zuvor wohlauf. Bis auf die Baumspitzen, die über das Hausdach hinausragen, die lassen die Blätter hängen und vertrocknen.

Prof. Käs richtete im Versuchslabor UKW-Sender auf **Fichtenschösslinge**. Die bestrahlten Fichten wuchsen langsamer als die unbestrahlte Kontrollgruppe. "Nadeln und Blätter der Bäume sind wie kleine Empfangsantennen, sie reagieren auf schwächste Hochfrequenzstrahlung."

Als Techniker auf dem **Feldberg** im Taunus mit der Montage neuer Sender beschäftigt waren, so die Zeitschrift 'Wetter-Boden-Mensch' im Oktober 2002, wurden sie gefragt, ob denn diese in der geplanten Funkrichtung stehenden Bäume den Funk nicht stören würden. "Doch", war die Antwort, aber: **"Die brennen wir weg."** Per Funk versteht sich. In Technikerkreisen weiß man wohl, dass der Wald intensive Funkwellen nicht aushält und nutzt das zur Durchsetzung der Ziele. So erklärt sich im Umkehrschluss auch, warum geschädigte oder zerstörte Waldbereiche sich wieder erholten, nachdem in ihrer Umgebung militärische Radaranlagen und andere starke Funkeinrichtungen abgeschaltet wurden, z.B. nach Beendigung des Kalten Krieges. Aber man lernt nicht daraus und rüstet wieder weiter auf, mehr als je zuvor.

Offizielle **Waldschadensberichte** wiederholen sich Jahr für Jahr: "Der Zustand des Waldes ist schlecht." Kommentar des BUND: "Der Zustand ist sogar noch schlechter als alle Statistiken. Denn tote oder absterbende Bäume tauchen darin gar nicht mehr auf, sie werden vorher gefällt. Der Wald ist krank und leidet." Forstoberinspektor Michael Herbrecht: "Der Gesamtzustand unserer Wälder ist traurig." Im aktuellen Waldschadensbericht 2011: "Jede zweite Eiche ist krank." Und in all den Jahren kein einziges Wort von Elektrosmog... Festzustellen sei jedoch, so die Experten, dass sich der Wald in den letzten Jahren ganz leicht erhole. Vorsichtige Frage meinerseits: Könnte es da einen Zusammenhang mit dem Funk geben? In den letzten Jahren wurden nämlich nach und nach die alten, leistungsstärkeren analogen Fernsehsender auf neue, leistungsschwächere digitale Techniken mit ganz anderen Funkmodulationen umgestellt. Hiermit verschwanden auch diese nadelharten Pulsanteile des Fernsehens der Jahrzehnte zuvor. Ein möglicher Grund? Dafür sind aber so viele andere Sender hinzugekommen. Wer weiß...

Das Bundesamt für Strahlenschutz, auf dem Siegertreppchen ganz oft ganz oben, wenn es um die Verharmlosung von Elektrosmog geht: "Es kann **kein Zusammenhang** zwischen Fernseh- und Radiosendern, Radar- und Richtfunkanlagen und Waldschäden festgestellt werden."

Woher wissen die das? Die haben doch noch gar keine Messungen gemacht, haben keinen Beweis, keinen Gegenbeweis. Warum nicht mit Förstern und Forstexperten in Waldschadensgebiete gehen und hier gezielt überprüfen, ob er nun da ist oder nicht, der Elektrosmog? Die Überraschung dürfte groß werden. Warum wird der entscheidenden Frage nicht nachgegangen, eher substanzlos entwarnt? Warum so wenig Neugierde? In ein paar Wochen wüsste man es, wenn man nur wollte. Gebt uns einen Forschungsauftrag, liebe Behörden, wir erledigen das. Die Beantwortung dieser Fragen ist uns wichtig, allen sollte sie wichtig sein. Es geht um unseren Wald, und es geht um uns.

Im Schadenanrichten sind wir Weltmeister, im Schadenerkennen Anfänger, von Schadenreparatur ganz zu schweigen. Wenn man Funkwellen wie Licht sehen könnte, dann wäre es nachts taghell. Wenn man Funkwellen wie Töne hören könnte, dann würde es brüllen und toben wie unter Tiefffliegern oder neben den Boxen im Rockkonzert. Das Vertrauen der umsatzwitternden Fortschrittsapostel in die scheinbar unendlichen Widerstandskräfte der Natur scheint grenzenlos.

Werner Hengstenberg aus Argenbühl, Elektrosmogexperte und Messgerätehersteller, regt zum Nachdenken an: "Natürliche elektromagnetische Felder stehen in enger Wechselbeziehung mit allen Lebensvorgängen. Ein Verfälschen durch technische Signale hat schwerwiegende Folgen. Die natürliche **Reinheit des Äthers** ist genauso schützenswert wie die von Wasser, Boden oder Luft. Es gibt keinerlei Beweis, dass der Frequenzbereich von null Hertz bis zu den Mikrowellen in der Schöpfung als Spielwiese für moderne Techniken vorgesehen ist."

Gepulst ...... Mobile Telefonitis

Mobiles Telefonieren ist in. Digitale Mobilfunknetze sind auf dem Vormarsch. D- und E-Netze, UMTS, LTE, TETRA, WLAN lassen in den letzten Jahren bis heute ihre Masten und Türme zigtausendfach wie Spargel aus dem Boden und aus Dächern wachsen. Noch mehr sollen in den nächsten Jahren hinzukommen. Ein Milliarden-Markt floriert.

Die weltweit **ersten digitalen Telefonsender** wurden im Sommer **1992** in Nordrhein-Westfalen installiert, das Mobilfunk-D-Netz der Telekom und von Mannesmann. Ein Jahr später folgte das E-Netz von E-Plus und Viag-Interkom. Die ersten digitalen Handys kamen auf den Markt.

Zuvor funktionierte die funkende Telefontechnik **analog**: ab 1958 bis 1977 das A-Netz mit 10.000 Teilnehmern, ab 1972 bis 1994 das B-Netz, dann das C-Netz von 1985 bis 2000 mit knapp 800.000 Kunden. Alle analogen Netze sind abgeschaltet, Schnee von gestern.

Mit dem **GSM**-Standard (Global System for Mobile Communication), sprich den D- und E-Netzen der 2. Mobilfunk-Generation (2G), kam die digitale Übertragungstechnik, sie hatte technische Vorteile, setzte sich durch. Mit **UMTS** (Universal Mobile Telecommunications System) folgt im Jahr 2004 ergänzend die 3. Generation (3G), und **LTE** (Long Term Evolution) läutet 2010 zusätzlich die 4. Mobilfunk-Generation (4G) ein.

Über **100 Millionen** Handys gib es heute in Deutschland, mehr als Einwohner, weltweit **5 Milliarden**. Eine Handyexplosion in nur **20 Jahren**.

Deutschland ist also **Pionier** der digitalen Mobilfunknetze, das weltweit erste D- und E-Netz-Land. Dann kamen weitere europäische Länder und Übersee. Selbst am Ende der Welt nimmt man inzwischen an den digitalen Mobilfunknetzen teil. In den USA zögerte man lange, nahm sich Zeit mit der Entscheidung: digital oder nicht.

Die aktuellen D- und E-Mobilfunknetze sind, im Gegensatz zu den älteren A-, B- und C-Verwandten, auch das ist eine Premiere, **gepulste** Netze. Das heißt: Bei beiden haben wir es mit einer hochfrequenten Grundwelle als Träger und einem niederfrequenten Puls zu tun. Die Grundfrequenz beider liegt, die nächste Premiere, im typischen **Mikrowellenbereich**, die **D-Netze** (GSM900) bei **890 bis 960 Megahertz** (MHz), die **E-Netze** (GSM1800) bei **1,7 bis 1,9 Gigahertz** (GHz). Der niederfrequente Puls ist hier wie dort **217 Hertz** (Hz) bei den **Handys** und bis zu **1733 Hz** - je nach Auslastung - bei den **Basisstationen**. Solche gepulsten Mikrowellen gab es zuvor nirgendwo, weder bei den Radio- und TV-Sendern, noch bei anderen Funktechniken, außer beim Radar und Mikrowellenherd. Die Welt wird mit einer **ganz neuen Funkart** konfrontiert.

Die hochfrequente Feldstärke der digitalen Mobilfunknetze ist im Vergleich zu einigen Rundfunk- und Fernsehsendern relativ schwach. Mobilfunk arbeitet mit maximal **50 Watt** Leistung pro Sendekanal (da es mehrere Sendekanäle auf einem Mast gibt, macht das zusammengenommen oft viel mehr, hiervon später). Radio- und Fernsehsender arbeiten jedoch manchmal mit einigen tausend oder sogar **100.000 Watt**. Das heißt aber noch nicht viel, denn Mobilfunkanlagen gibt es viel häufiger als Rundfunksender, und das fast schon flächendeckend, oft mitten in Wohngebieten, in direkter Menschennähe. Das zieht hohe Feldstärken nach sich. Wir können aus Erfahrung berichten, dass bereits über 90 Prozent der von außen ankommenden Funkbelastungen in Häusern, Wohnungen, Schlaf- und Kinderzimmern... vom Mobilfunk ausgehen. Zudem wird die Strahlung nicht nur durch ihre Stärke kritisch, sondern vorrangig durch die Pulsung. Der niederfrequente kontinuierliche Puls, der periodische **Takt**, dieses rhythmische An und Aus der Mikrowellenstrahlung stellt ein spezielles biologisches Problem dar. Jene Übertragungsart ist ein beliebter Trick der Hochfrequenzingenieure, um viel Information gleichzeitig mit relativ geringer Leistung in die letzten Winkel unserer Lebensräume "hämmern" zu können.

Zum Verständnis ein symbolischer Vergleich: Eine 100-Watt-Lampe beleuchtet einen Raum. Das Licht ist angenehm. Jetzt wird es gepulst, rhythmisch an- und ausgeschaltet, ganz hell ... ganz dunkel, hell ... dunkel, mehrmals pro Sekunde, wie ein Stroboskopblitz in der Disco. Die Leistung von 100 Watt ist geblieben, die Wellenlänge, das Farbspektrum..., es hat sich nichts geändert, bis auf diesen Puls. Nur durch diesen Takt entsteht eine völlig andere biologische Wirkung. Aus angenehm wird unangenehm, aus ruhig nervig. Der Rhythmus macht den Effekt. Genauso ist es mit der Straßenlaterne. Das Licht an sich ist vielleicht noch o.k. Aber fängt es an zu flackern, dann macht Sie das kribbelig. Sie rufen bald bei den Stadtwerken an und bitten um zügige Abhilfe. Kein Mensch kann bei flackerndem Licht schlafen, sei es noch so schwach. Oder schöne Musik von Beethoven oder den Beatles, ständig ganz laut ... ganz leise, an ... aus, an ... aus, nicht zum Aushalten.

Viele bauen auf die gesteigerte Signalwirkung durch Pulsung: das Blaulicht der Polizei und Rettungsdienste, der Leuchtturm, Morsezeichen, harte Rhythmen bei der Rock- oder Technomusik, eine Trillerpfeife... Erst durch die rhythmisch auf den Punkt gebrachte Kraft entsteht die Wirkung. Denken Sie an einen Presslufthammer. Würden Sie ihn ausgeschaltet auf einen Punkt drücken und drücken... es würde nichts geschehen. Erst nach Einschalten des pneumatisch gesteuerten, kontinuierlichen Hämmerns durchstoßen Sie Beton und Stein. Technisch und biologisch darf gepulst und ungepulst nicht in einen Topf geworfen werden, es ist kein Vergleich zulässig. Licht ist nicht gleich Licht und Feld nicht Feld, D-Netz nicht C-Netz und Radar nicht UKW, auch wenn es die Mobilfunkindustrie und Politik gern so hätten.

Die Forschungen von Dr. Lebrecht von Klitzing

Dr. Lebrecht von Klitzing hat als Medizinphysiker der Medizinischen Universität Lübeck herausgefunden, dass gepulste Mikrowellen **Veränderungen** der **Gehirnströme** verursachen. Hirnstrommessungen mit dem EEG zeigten im Einfluss der Funksignale ungewöhnliche Spitzen, die es in dieser Form bisher nicht gab. Wissenschaftler, Neurologen und Ärzte stehen vor einem Rätsel. Die Mobilfunkunternehmen sehen das nicht so eng und bescheinigen Unbedenklichkeit.

Die Intensität der Signale, die im Universitätslabor zu EEG-Effekten führten, gleicht den **alltäglichen Mobilfunkintensitäten** unserer inzwischen fast flächendeckend versorgten, verstrahlten bzw. verseuchten Umwelt. Jeder, der in der Nähe von D- und E-Netz-Sendern wohnt, und jeder, der mobil telefoniert, muss demnach mit diesen Effekten rechnen und spielt mit seiner Gesundheit. Dr. Lebrecht von Klitzing: "Gepulste Hochfrequenzfelder mit **geringen Leistungen** wirken auf das menschliche EEG. Es könnte sein, dass das interzelluläre Kommunikationssystem gestört wird. Die physikalische und biologische Erklärung ist noch schwierig. Trotzdem, es treten solche Effekte auf."

Die EEG-Effekte wurden im Labor mit einer Strahlungsstärke von **1000 Mikrowatt pro Quadratmeter** ausgelöst. Diese Größenordnung ist nach unseren Messungen im Abstand von 50 bis 500 Metern zu Mobilfunkanlagen, den Basisstationen, zu erwarten. Die Werte an der Antenne eines Handys, in direkter Kopfnähe gemessen, sind noch erheblich höher (siehe meine Berichte in Wohnung+Gesundheit, Heft 71/1994 und 73/1994: "Mit dem D-Netz geschieht etwas völlig Neues" und "Störung der Hirnströme in 10 Meter Entfernung"). Dr. von Klitzing im März 1994 auf einer Bürgerinitiative in Erkrath: "Reize ich einen Menschen mit dem typischen 217-Hertz-Signal des Mobilfunks, dann wird im EEG ein hoher Peak im 10-Hertz-Bereich sichtbar." Das Gehirn reagiert auf den Reiz nach einigen Minuten. "Das EEG zeichnet im Mobilfunkeinfluss Spitzen und Kurven auf, die noch kein Arzt zuvor beobachten konnte." Nicht genug, es kommt eine zweite erstaunliche, bislang unbekannte und unerwartete Neuigkeit hinzu: "Die Peaks bleiben lange Zeit nachweisbar, nämlich **viele Stunden** oder sogar **einige Tage** bis zu einer Woche, auch wenn der elektromagnetische Reiz, in diesem Fall das Mobilfunksignal, schon längst nicht mehr vorhanden - weil ausgeschaltet - ist. Das ist eine ungewöhnlich lange Reaktion auf einen so kurzen Reiz. Periodische elektromagnetische Reize regen offenbar Resonanzsysteme im menschlichen Organismus an."

Der Lübecker Medizinphysiker: "Wenn ein biologisches System durch künstliche Signale beeinflusst wird, dann ist das immer negativ. Zellen sind in ständiger Kommunikation miteinander, sie unterhalten sich ohne Pause, tauschen nonstop lebenswichtige Informationen aus. Das machen unsere Zellen mit feinsten elektromagnetischen Signalen und über Ionenaustausch an den Zellmembranen. Die Ionen werden **kontinuierlich** und **gepulst** durch **Ionenkanäle** weitergeleitet und zwar in Frequenzbereichen bis etwa 400 Hertz. Für diese Entdeckung wurde 1991 der medizinische Nobelpreis vergeben." Und zwar an Prof. Dr. Erwin Neher und Prof. Dr. Bert Sakmann. Die beiden Wissenschaftler entschlüsselten komplexe Schaltvorgänge innerhalb der Zelle und zwischen den Zellen und fanden, dass technische elektromagnetische Felder die zelluläre Informationsweiterleitung stören und unter anderem den Kalziumionen-Ausstoß aus Körperzellen erhöhen.

Die Elektroindustrie bestätigt die Aussage, welche man auch auf die elektrischen und magnetischen 50-Hertz-Felder unserer Elektroinstallationen übertragen kann, in der Broschüre 'Mensch und Elektrizität' der Mannheimer Versorgungs- und Verkehrsgesellschaft: "Die Frequenz, mit der **Zellen kommunizieren**, liegt zwischen **10 und 1000 Hertz**." In der schon erwähnten RWE-Arbeitsinformation aus dem Jahr 1984 (siehe Seiten 22, 66 bis 67 und 116) ist zu lesen: "In der Sprache der Nachrichtentechnik darf man Nervenbahnen als digitale Übertragungskanäle ansehen. Sie sind die Fernmeldestromkreise des Organismus. Dabei vollzieht sich die **Informationsübermittlung** durch Impulse. Meist wird dabei eine Pulsfrequenz von **1000 Hertz** nicht überschritten."

Könnten gepulste Strahlungen von außen jene gepulsten Ionen- und Kommunikationsfunktionen im Innern des Körpers stören? Dr. von Klitzing: "Ja, alles deutet darauf hin. Es gibt eindeutige biologische Effekte beim Mobilfunk. Ich meine, bevor man mit aller Macht versucht, eine neue Technologie auf den Markt zu bringen, muss systematische Grundlagenforschung durchgeführt werden. Das ist bei den Mobilfunknetzen nie geschehen, weder für Kurzzeit- noch für Langzeiteffekte." Interessant auch: "Das EEG reagiert nur auf konstante, also streng **periodische** Pulse, auf veränderte Pulse nicht." Das heißt, dass der biologische Effekt erst dann eintritt, wenn eine konstante Pulsfrequenz im Spiel ist. Würde diese Pulsfrequenz **fließend geändert**, einmal niedriger und dann wieder höher, dann wären die biologischen Reaktionen nicht oder weniger nachweisbar. Vom Stroboskopblitz in der Disco ist bekannt, dass eine konstante Blitzfrequenz das Kollabieren der Gäste nach wenigen Minuten auslösen kann. Fährt man aber mit der Blitzfrequenz auf und ab - mal 5 Hertz, mal 8 Hz, mal 12 Hz, verändert also den Takt, dann passieren solche Dinge überraschenderweise nicht.

Reagierten alle Probanden bei den EEG-Versuchen? "Über 70 Prozent der Probanden reagierten, das ist, so finde ich, ein erstaunlich hoher Prozentsatz." Dr. von Klitzing: "Diese niederfrequente Pulsung, das sind technische Informationen, die biologisch verarbeitet werden. Hier läuft etwas ab, was jeden von uns zum Nachdenken zwingen sollte. Denn Krankheit ist immer eine **Informationsstörung**. Es muss mit aller Deutlichkeit darauf hingewiesen werden, dass die offiziellen Grenzwerte der Verordnung nur die thermischen Risiken abdecken, die Wärmeprobleme, und nicht den viel subtileren Bereich der Bioregulation weit unterhalb der thermischen Effekte berücksichtigen. Die derzeitige Verunsicherung in der Bevölkerung ist größtenteils begründet wegen dieser gezielten Desinformation oder bewusst geführten unvollständigen Information, wie so oft bei der Diskussion über Elektrosmog."

Beim Mobilfunk sind neben der typischen 217-Hz-Pulsfrequenz auch noch andere **Signale** mit im Spiel, z.B. beim Handy ein Takt von **2 Hz**. Dieser wird beim Telefonat immer in den Sprechpausen eingeschaltet, also wenn der Benutzer nur zuhört, so spart man Energie, spart Batterie. Dr. von Klitzing: "Das Zwei-Hertz-Signal ist, besonders in Anbetracht starker und zahlreicher Oberwellen, ebenfalls biologisch effektiv." Ein weiterer Takt ist **8,34 Hz**. Er tritt bei Handys und Basisstationen zusätzlich quasi als Begleiterscheinung dieser gepulsten Technik auf. Weitere untergeordnete Pulsfrequenzen sind ebenfalls beteiligt.

EEG-Forschungen bestätigt

Eine von der Telekom gesponserte Studie ergab im Oktober 1995, dass sich durch die gepulste Mobilfunkstrahlung das menschliche **EEG verändert**; sie wurde von den drei Wissenschaftlern Dr. H.-P. Reiser, Prof. W. Dimpfel und Dr. F. Schober vom Pro-Science-Forschungsinstitut in

Linden durchgeführt. Reiser veröffentlichte im 'European Journal of Medical Research': "Bei 36 Probanden führte die gepulste Strahlung einer Versuchsanordnung im Labor **unmittelbar** nach dem Einschalten zu Veränderungen im EEG." Mit weiterem Abstand vom Kopf zur Sendeantenne eines Telekom-Handys gab es ebenfalls EEG-Auffälligkeiten, diesmal mit einer **Zeitverzögerung** von 15 Minuten.

52 Probanden wurden 1996 von einer Wissenschaftlergruppe um Dr. J. P. Lebet in den USA mit gepulsten Mikrowellen bestrahlt und zwar jeweils 15 Minuten lang. Der Effekt: das **veränderte EEG**.

Veränderungen der Hirnströme fanden die Wissenschaftler Dr. Klaus Mann und Dr. Joachim Röschke von der Universität Mainz. Im Schlaf veränderte sich die **REM-Phase**. Das könne eine Erklärung für die Veränderung des Erinnerungs- und Lernvermögens unter Einwirkung gepulster Felder sein, die bei Tierversuchen festgestellt wurde. Das Ergebnis der 1996 angefertigten Studie wurde 1997 und 1998 bestätigt.

Am Münchner Klinikum Großhadern hielt man Probanden Handys ans Ohr. Der Versuchsleiter Prof. Dr. Stefan Schulze: "Wir fanden bei zwei Dritteln der Versuchspersonen eine **gesteigerte Aktivität** im EEG."

Der Neurobiologe Prof. Dr. Peter Semm von der Uni Frankfurt arbeitete für die Telekom und bestrahlte **Zebrafinken** mit Handys. Es gab Beeinträchtigungen bei den **elektrischen Signalen** im Gehirn. Er fand bei anderen Versuchen im Technologie-Zentrum der Telekom in Darmstadt, dass Nervenzellen nur auf gepulste Wellen reagierten und ihre elektrische Aktivität veränderten, auf ungepulste reagierten sie nicht. In Zusammenarbeit mit Prof. Dr. Robert C. Beason bestrahlte Semm erneut Zebrafinken und publiziert im Oktober 2002: "52 Prozent der Tiere reagierten mit einer signifikant auffälligen **Aktivitätserhöhung** auf die Handystrahlung." Und das über die Expositionszeit hinaus. Und das nur bei gepulsten Wellen, nicht bei kontinuierlichen.

Dass gepulste Felder einen biologischen EEG-Effekt nach sich ziehen, veröffentlichte die Mediziner-Zeitschrift 'Brain Research' schon 1973. Eine amerikanische Forschergruppe um Prof. S.M. Bawin und Prof. W. Ross Adey bestrahlte **Katzen** mit diesen Feldern, deren Stärke unter einem Zehntel der offiziellen Grenzwerte lagen: "Wahrhaft, schwache gepulste Felder haben **starken Einfluss auf das EEG** bei Katzen." Anmerkung: Beim Telefonieren mit Handy am Ohr ist mit viel höheren Intensitäten zu rechnen. Ich finde dies Zehntel der offiziellen Grenzwerte in etwa 30 Zentimeter Abstand von der funkenden Handyantenne.

1975 war es wieder Prof. Dr. William Ross Adey, zu der Zeit Leiter des Hirnforschungszentrums der University of California in Los Angeles, der fand, dass gepulste Felder nicht nur das EEG verändern, sondern auch in das **zentrale Nervensystem** eingreifen.

Eine Wissenschaftlergruppe vom Institut für Pharmakologie und Toxikologie der Universität Zürich, an der Spitze Prof. Dr. Alexander Borbély, wies 1999 nach, dass Veränderungen im **Schlaf-EEG** schon nach Handy-Einschaltzeiten von 15 Minuten auftraten. Zusätzlich wurde eine **Verkürzung der REM-Phasen** und der Aufwachphase festgestellt.

"Gepulste Mikrowellen der Intensität eines üblichen Mobilfunktelefonates beeinflussen die bioelektrische Gehirnaktivität." Zu diesem Ergebnis kam eine Studie der Bundesanstalt für Arbeitsmedizin in Berlin, die Ende des Jahres 1998 publiziert wurde. 16 junge Männer mit eingeschaltetem (drei bis fünf Minuten) und ausgeschaltetem Handy am Ohr wurden von den vier Wissenschaftler(inne)n Eggert, Freude, Ruppe und Ullsperger untersucht. Das EEG zeichnete die Hirnströme der Probanden über 30 am Kopf verteilte Elektroden auf: "Wiederholte Messungen zeigten signifikante Einflüsse. Es gibt keinen Zweifel, dass gepulste **Handywellen biologisch wirksam** werden können."

Das Institut für Pharmakologie und Toxikologie der Universität Zürich unter der Leitung von Prof. Dr. Peter Achermann brachte das Mobiltelefon erneut in die Schusslinie: Hirnstromveränderung im Einfluss von Handystrahlung. Nach umfangreichen Studien gingen die Ergebnisse durch die Fachpresse. "Schon nach wenigen Minuten sahen wir einen Effekt." Das auffällige EEG war noch etwa eine halbe Stunde nach Abschaltung feststellbar. "Wahrscheinlich wird eine Kaskade von Ereignissen ausgelöst, die selbst dann noch vorhanden ist, wenn gar kein Feld mehr wirkt." Die EEG-Veränderungen zeigten sich **in beiden Gehirnhälften**, egal ob das mobile Telefon während der Versuche von der linken oder der rechten Kopfhälfte einwirkte. Prof. Dr. Reto Huber, ein Kollege Achermanns an der Züricher Uni, bestätigt anhand eigener Versuche: "Elektromagnetische Felder von Handys verändern regional den **Blutdurchfluss** im Gehirn und das EEG im Wach- und Schlafzustand."

"Ein zweiminütiges Handygespräch verändert die elektrische Aktivität eines **Kindergehirnes** bis zu einer Stunde über das Telefonat hinaus. **Handywellen wirken tief in das Gehirn ein.**" Die Wissenschaftlergruppe des spanischen Neuro-Diagnostik-Forschungsinstitutes von Marbella unter der Leitung von Dr. Michael Klieeisen: " Wir hätten nie erwartet, diese über so lange Zeit fortdauernden auffälligen Gehirnaktivitäten zu finden. Wir sind sehr besorgt darüber, dass das empfindsame biologische Gleichgewicht derart gestört wird, speziell bei Kindern."

Ukrainische Wissenschaftler des Zentralkrankenhauses Charkow unter der Federführung von Prof. A. V. Kramarenko wiesen ebenfalls nach, dass Mobiltelefone die Gehirnströme beeinflussen. Sie fanden während der ersten 10 bis 15 Sekunden keine Veränderung, nach 20 bis 40 Sekunden jedoch **"außergewöhnliche langsame Gehirnwellen"**.

Der australische Neurophysiologe Dr. Rodney Croft untersuchte 24 gesunde Probanden. Ein Standard-Mobiltelefon von Nokia verursachte im Ruhe-EEG eine **Abnahme der Hirnstromwellenaktivität** im Bereich von 1 bis 4 Hertz, den Delta-Wellen, und eine **Zunahme** im Bereich von 8 bis 12 Hz, den Alpha-Wellen. Die Veränderungen nahmen im Verlauf der jeweils 20-minütigen Dauer der Exposition zu.

Fünf Wissenschaftler der Neurologischen Klinik der Münchner Ludwig-Maximilians-Universität unter der Leitung von Ingenieur Siegbert Krafczyk untersuchten 39 Personen, und sie fanden "Besonderheiten im Ruhe-EEG bei vier Probanden nach Exposition mit einem D-Netz-Handy" und bei drei anderen "eine erhöhte EEG-Aktivität". Bei drei weiteren gab es "EEG-Auffälligkeiten an einem eingeschalteten E-Netz-Handy". Die vom Bundesamt für Strahlenschutz geförderte Studie kam dennoch zu dem Schluss: **Entwarnung**, da man "im großen Ganzen **keine unmittelbaren Effekte**" fand. Die Entwarnung ging durch alle Medien, und das Umweltministerium kommentierte verdächtig eilig: "Die Befürchtung, dass Handys die Gehirnfunktion beeinflussen, ist nun endlich ausgeräumt." Übersehen wurde dabei großzügig, dass die Effekte nicht "unmittelbar" passieren, sondern mit einer zeitlichen Verzögerung. Aber sie passieren. Und ich frage mich, was mehr Grund für Befürchtungen liefert, die Telefonstrahlung oder das Umweltministerium.

Die US-Forscher der Louisiana State University Andrew Marino, Erik Nilsen und Clifton Frilot: "Mobilfunk provoziert Veränderungen in den Gehirnströmen." Sie setzten Kaninchen den Handyfeldern unter Bedingungen aus, die dem Telefonverhalten von Menschen entsprechen: "Bei neun von zehn Kaninchen war das **EEG signifikant beeinflusst**." Nach diesem erneuten Beweis einer Hirnstromveränderung sprach ich einen leitenden Ingenieur eines Mobilfunkbetreibers an und bat höflich um seinen Kommentar. Er (ich traue mich kaum zu erwähnen, wie er reagierte, sei's drum) dachte kurz nach, zögerte, räusperte sich, schmunzelte, holte Luft und zog den Rückschluss: "Die Studie zeigt ganz klar, dass **Kaninchen nicht so viel mit dem Handy telefonieren** sollten."

"Geforscht" wird auch bei der 1993 gegründeten 'Forschungsgemeinschaft Funk'. Sie besteht zum großen Teil aus Industrievertretern wie AEG, Alcatel, Bosch, E-Plus, Ericsson, Vodafone, Motorola, Nokia, Philips, Siemens, Telekom... Entsprechend fallen die Ergebnisse aus: kaum nennenswerte Probleme mit dem Mobilfunk, Entwarnung auf fast allen Ebenen, das meiste nur **Panikmache**. Die Gemeinschaft polemisierte und veröffentlichte sogar, Dr. von Klitzing habe sich bei den EEG-Tests vertan, die Probanden seien lediglich eingeschlafen... Die Forschungsgemeinschaft gibt Ende 2009 auf und macht dicht, endlich.

"Bei Anruf: Smog"

Unter diesem Titel publizierte das Magazin Öko-Test den Testbericht über **D-Netz-Telefone** (Heft 9, September 1994). Wurde bisher viel von den biologischen Risiken gesprochen, so wusste doch noch keiner, wo und in **welchem Abstand** zu den Mobiltelefonen diese Risiken zu erwarten sind. Wurde uns durch die Arbeiten von Dr. von Klitzing klar, dass bei einer Strahlungsstärke von 1000 Mikrowatt pro Quadratmeter mit EEG-Effekten gerechnet werden muss, so war unklar, wo denn im Alltag diese Feldintensität anzutreffen ist.

Also starteten wir von der Baubiologie Maes im Auftrag des Öko-Test eine Weltpremiere und organisierten die komplizierte Feldstärkemessung von D-Netz-Handys. Zur Seite stand uns Dipl.-Ing. André van der Stichelen, Sachbearbeiter für Mikrowellenmesstechnik der Firma Hewlett-Packard. Im abgeschirmten Labor der Universität Bochum machten wir uns mit Spektrumanalysern an die Arbeit. Hier einige Auszüge aus dem Öko-Test-Artikel von Regine Cejka, der für Aufsehen sorgte:

Die digitale Sprachübertragung gibt es erstmals bei den neuen D- und E-Netzen. Die als Zahlenreihen verschlüsselten Datensignale werden mit 217 Hertz gepulst. Das heißt, die Sprache wird 217-mal in der Sekunde zerhackt. Genau das ist das Problem. Konkrete Hinweise darauf, dass gepulste Felder biologische Probleme machen, gibt es lange.

Die beiden Wissenschaftler Dr. Joachim Röschke und Dr. Klaus Mann von der Psychiatrischen Klinik an der Mainzer Gutenberg-Universität machten eine interessante Beobachtung. Als ein mobiles Telefon eine Nacht lang neben den Probanden sendete, verkürzten sich die REM-Anteile, das sind die Zeiten des intensiven Träumens. Diese REM-Phasen spielen eine wichtige Rolle für Informationsverarbeitungsprozesse im Gehirn, insbesondere bei der Sicherung neuer Erfahrungen.

Dagegen haben die deutschen Netzbetreiber ebenso wie die Hersteller von Mobilfunkgeräten außer pauschalen Unbedenklichkeitserklärungen nichts vorzuweisen. So versicherte uns Christian Schwolow, Pressesprecher bei Mannesmann, es gebe "keine Gefahren durch Mobilfunk". Auch Stefanie Reuter, Pressereferentin des im Frühjahr 1994 auf Sendung gegangenen E-Plus-Netzes, teilte auf Anfrage mit: "Im Moment haben wir noch gar keine Untersuchungen über das E-Netz."

Was Netzbetreiber und Hersteller bisher versäumten, das holt das Öko-Test-Magazin nun nach. Unsere Fachleute haben gemessen, welche maximalen Feldstärken von den Antennen der Telefone ausgehen.

Unser Test zeigt in 30 Zentimeter Abstand von den sechs 2-Watt-Handys krasse Unterschiede: von 3.450.000 Mikrowatt pro Quadratmeter (in Worten: drei Millionen) bis 16.930.000 µW/m^2 (in Worten: fast siebzehn Millionen). Die Handys liegen bis zu siebzehntausendfach über dem kritischen Wert, der laut Dr. von Klitzing zu EEG-Veränderungen führt, und das in 30 cm Distanz, nicht einmal direkt am Kopf. Die Geräte verursachten in über 10 Metern Entfernung die Feldstärke, die als

EEG-problematisch erkannt wurde. Der Lübecker Wissenschaftler über das Testergebnis: "Also ich bin erschlagen, muss ich ehrlich sagen."

Die Grenzwerte beziehen sich auf einen sehr theoretisch errechneten Mittelwert. Wir haben aber ganz praxisnah den wirklich vorhandenen Spitzenwert gemessen. Zur Erklärung: Die Strahlung besteht aus einem maximalen Puls, einem Peak, und den zwischen den Peaks befindlichen Pausen. Der Mittelwert von Puls und Pause wird für Grenzwerte herangezogen, nicht der Maximalwert, der den Körper erreicht und tangiert. Das verfälscht das Bild zugunsten der Strahlung. Prof. Dr. Günter Käs vergleicht das so: "Saftige Ohrfeigen werden zu sanften Streicheleinheiten, wenn man die Ohrfeigen und die dazwischen eingelegten Pausen zusammennimmt und daraus einen rechnerischen Mittelwert bastelt." Unsere Werte beziehen sich zudem auf einen Messabstand von 30 Zentimeter, wo das so genannte Fernfeld beginnt. Mit dem Handy in Kopfkontakt ist die Strahlungsbelastung noch wesentlich höher. "Hier werden mit Sicherheit offizielle Grenzwerte überschritten", warnte uns Dr. Rüdiger Matthes vom Bundesamt für Strahlenschutz. Nur, das wurde von seinem Amt noch nie gemessen.

Die Hersteller der Telefone versuchen, die Problematik zu vertuschen, indem sie vorgeben, nichts zu wissen. "Da bei uns im Hause keine derartigen Messungen durchgeführt werden, können wir die Ergebnisse auch nicht vergleichen", teilte uns der Telekom-Pressesprecher Achim Muth mit. Die erst kürzlich von der Industrie gegründete 'Forschungsgemeinschaft Funk' hat auch keine Eile mit der Verwirklichung der Vereinsziele. Auf unsere mehrmalige Bitte um ein Gespräch reagierte der Verein mit seinem Geschäftsführer Gerd Friedrich nicht.

Während sich die Netzbetreiber, Funktelefonhersteller und Ministerium redlich abmühen, die kritische Diskussion über den neuen gepulsten Mobilfunk gut unter dem Deckel zu halten, haben mehrere deutsche Versicherungen schon längst Konsequenzen gezogen: "Seit 1993 schließen wir im Industriebereich Schäden durch die elektromagnetische Strahlung als Risiko aus", so die Allianz.

"Verzeihung, Sie stören gerade meine Hirnströme..."

Stellen Sie sich vor, Sie sitzen in einem Straßencafé und ein Tisch weiter telefoniert einer mobil. Oder Sie stehen neben einem Auto, in dem einer das Dauertelefonieren nicht sein lassen kann. Oder im dichten Gedränge des Flughafens, wo einer sein Handyantennchen, letzte Abschiedsworte hechelnd, fast schon in Ihr Ohr steckt. Der kritische Effekt, mit dem man rechnen muss: Ihre Hirn reagiert, die Hirnströme verändern sich, Ihr EEG zeigt auffällige Peaks. Diese Peaks sind einige Zeit, eventuell Stunden, nachweisbar, verursacht von anderen in wenigen Mobilfunktelefonminuten. Das schaffen Handy, Smartphone und Co. bei voller Leistung noch in **10 Metern** Entfernung, und zwar alle.

Warum nicht höflich zu dem Elektrosmogverursacher hingehen: "Verzeihung, telefonieren Sie gerade mobil? Ja? Das möchte ich aber nicht, zumindest nicht in meiner unmittelbaren Nähe, denn Sie stören womöglich nicht nur Ihre, sondern auch meine Hirnströme." Warum nicht über diese neue Art elektromagnetischer Umweltverschmutzung aufklären? Wenn die düsteren Prophezeiungen des Bundespostministers einmal aufgehen sollten, dann könnte es aus sein mit der Höflichkeit, dann gibt es böse Blicke auf funktelefonierende Beifahrer, dann ballen sich Fäuste gegen allzu nahe und allzu laute mobile Quasselstrippen.

Denken Sie, liebe Handytelefonierer, bitte an Ihre Mitmenschen, die keinen unnötigen Elektrosmog wollen, warum auch immer, das ist deren gutes Recht. Und seien Sie höflich: Halten Sie Abstand zu anderen, wenn Sie zum Telefon greifen. Vergessen Sie bitte nicht: Es gibt nicht nur Passivraucher, es gibt jetzt auch **Passivtelefonierer**.

Im Restaurant am Nachbartisch oder im Zugabteil mobil zu telefonieren, ist genauso unhöflich wie im Nichtraucherbereich zu rauchen. Jeder hat die Freiheit, zu tun und zu lassen, was er für richtig hält, er sollte nur andere damit nicht belästigen oder gefährden. Wenn Sie ohne Schutzhelm Motorrad fahren, dann ist das Ihre Sache. Falls Sie sich nur von Schweinefleisch ernähren, bei jeder Erkältung Antibiotika nehmen, ihre acht Amalgamfüllungen chic finden, auf den Elektrowecker am Kopf des Bettes nicht verzichten wollen oder Baubiologen für überflüssig halten, dann ist das auch Ihre Sache. Wenn Sie aber Ihr Handy oder Smartphone einschalten, dann ist das nicht mehr allein Ihre Sache, dann kriegt die Umwelt Ihre Strahlung ab und das nicht zu knapp.

Biologisches Problem Handy, Smartphone und Co.

Die kritischen Ergebnisse weltweiter Studien zum Thema biologische Effekte und gesundheitliche Risiken durch Mobiltelefonieren nehmen immer weiter zu. Sie könnten inzwischen mehr als ein ganzes Buch allein füllen, obwohl die Technik noch so jung ist, gerade mal 20 Jahre. Hier nur eine kleine Auswahl von Forschungen und Publikationen.

WHO-Experte Repacholi: Mehr Krebs durch Mobiltelefone

Im Mai 1997 ging das Ergebnis einer wissenschaftlichen Studie wie ein Lauffeuer um die Welt: Krebs durch Handys. Der australische WHO-Experte Dr. Michael Repacholi hatte erstmals nachgewiesen, dass die Strahlung von Mobiltelefonen die **Krebstumorrate** bei Mäusen mehr als **verdoppelt**. In Wohnung+Gesundheit (Heft 84/1997) habe ich von der Studie berichtet, folgend einige Auszüge:

Der australische Mediziner und Strahlenexperte Dr. Michael Repacholi machte eine beunruhigende Entdeckung: "Mäuse wurden mit elektromagnetischen Wellen bestrahlt. Es ging um die gleiche Art gepulster

Hochfrequenzstrahlung, wie sie auch von Mobiltelefonen ausgeht." In einer Gruppe der Versuchstiere war die Anlage zu Krebs gentechnisch verstärkt worden. So wollten Wissenschaftler des Königlichen Krankenhauses Adelaide eigentlich beweisen, dass selbst bei diesen vorbelasteten Tieren unter dem Einfluss von Handystrahlen keine Erhöhung der Krebsrate festzustellen ist. Das Gegenteil war der Fall.

Forschungsleiter Repacholi im 'Focus-TV' am 25. Mai 1997: "Das wichtigste Ergebnis der Studie ist, dass sich die Lymphknotenkrebsrate mehr als verdoppelte, nachdem die Tiere neun Monate lang zweimal täglich eine halbe Stunde mit den elektromagnetischen Handywellen bestrahlt wurden." Dr. Repacholi, Beauftragter der Weltgesundheitsorganisation WHO für elektromagnetische Felder, und sein Forscherteam waren überrascht. Der Auftraggeber, die australische Telekom (Telstra), hatte sich ein unbedenkliches Ergebnis erhofft. "Es ist offensichtlich, dass die Telefongesellschaft nicht erfreut war über unsere Ergebnisse, weil diese zeigten, dass es Gesundheitsrisiken gibt."

Repacholi in der Berliner 'taz' am 7. Mai 1997: "Unser Modell ist das beste, um etwas über den Zusammenhang von Mobilfunkwellen und Krebs auszusagen. Wir haben im Doppelblindversuch 100 Mäuse bestrahlt. Sie entwickelten im Vergleich zu der unbestrahlten Kontrollgruppe von ebenfalls 100 Mäusen 2,4-mal so häufig Krebs. Um jede mögliche Fehlerquelle auszuschließen, haben wir auf den Faktor 2 heruntergekorrigiert." Die 'taz': "Mit einem plausiblen Modell wollten die Forscher jeden Krebsverdacht ausschließen. Umso ernster muss man das Ergebnis nehmen. Es könnte gerade jenen Bürgern zugute kommen, die gegen die Mobilfunkbetreiber klagen. Es wird der Mobilfunklobby schwer fallen, dies Ergebnis kleinzureden."

'Die Welt am Sonntag' kommentierte am 18. Mai 1997: "Die Tierexperimente nähren den Verdacht, dass die von Handys ausgehenden Wellen die Entstehung von Krebs auch beim Menschen fördern. Ungeklärt ist bisher, durch welchen Mechanismus der Krebs bei den Mäusen ausgelöst wurde. Diskutiert wird, ob die Strahlen die Zellteilung anregen. Die Studie hat international für Aufsehen gesorgt."

Die 'Süddeutsche Zeitung' befragte in der Ausgabe vom 22. Mai 1997 den Pharmakologen und Toxikologen Prof. Dr. Wolfgang Löscher von der Tierärztlichen Hochschule Hannover. Löscher hatte durch Tierversuche festgestellt, dass elektromagnetische Felder das Wachstum von Brustkrebs beschleunigen. "Repacholis Studie ist technisch sauber und wissenschaftlich perfekt. Sie passt zu unseren Beobachtungen. Übrigens sind die Ergebnisse auch ein Hinweis darauf, dass nicht nur der Handybenutzer selbst, sondern auch seine Umgebung gefährdet ist."

Das Bundesamt für Strahlenschutz erklärte eilig, die Beobachtungen des australischen Wissenschaftlers hätten keine Bedeutung für die in

Deutschland geltenden Grenzwerte. Dazu Löscher: "So eine Aussage ist völlig unwissenschaftlich. Die Risikobewertung von neuen Produkten beruht immer auf Tierexperimenten. Keine Firma der Welt entwickelt ein Arzneimittel, das bei Versuchstieren Krebs auslöst, und sagt dann, wie das Bundesamt für Strahlenschutz, die Handyhersteller und Mobilfunkindustrie, das werde beim Menschen schon nicht auftreten."

Stimmt es, dass diese Ergebnisse nicht veröffentlicht werden sollten? Löscher: "Die Arbeit von Repacholi ist von den Geldgebern zwei Jahre zurückgehalten worden. Renommierte Fachzeitschriften wie 'Nature' und 'Science' haben abgelehnt, angeblich aus Angst vor Panik in der Bevölkerung." Repacholis Mäusestudie kostete gut 1,1 Millionen australische Dollar, davon zahlte 90 Prozent die Telefongesellschaft Telstra.

WHO: Krebsrisiko Handy

Im Juni 2011 - 14 Jahre und viele Studien später - der nächste Schock für die Handywelt: Die Weltgesundheitsorganisation **WHO** bescheinigt von höchster wissenschaftlicher Stelle: **Handystrahlung** ist ein **"mögliches Krebsrisiko"** für den Nutzer, speziell im Hinblick auf Hirntumore.

Die Internationale Krebsforschungs-Agentur IARC, eine Abteilung der WHO, kommt nach Auswertung von mehreren hundert wissenschaftlichen Studien zu diesem Schluss, mahnt zur Vorsicht und zur **"persönlichen Strahlenreduzierung"** und kategorisiert Handy- und Smartphone-Mikrowellen in die gleiche Gefahrenklasse wie krebserregende bzw. krebsverdächtige Chemikalien (Pestizide, DDT, Chloroform, Furane...), Pilzgifte (Aflatoxin, Ochratoxin...), Bakterien und Viren (HPV-Papillomavirus...), Schwermetalle (Blei...), Bitumen und Auspuffgase ein. Die WHO rät in Interviews auf die **Nutzung von Mobiltelefonen** zu **verzichten**, wann immer es möglich ist, das gälte ganz besonders für Kinder und Jugendliche. 31 Fachleute aus 14 Ländern hatten im Vorfeld "nahezu sämtliche verfügbaren wissenschaftlichen Belege" durchforstet.

Die Mikrowellen von z.B. schnurlosen Telefonen nach DECT-Standard, WLAN-Internetzugängen oder DECT-Babyphonen gleichen denen der Handys und Smartphones - sie sind zudem oft Dauerstrahler ohne Unterbrechung, auch bei Nichtnutzung - und müssten mindestens genauso kritisch bewertet werden. Die WHO spricht auch nicht nur von Handystrahlung, sondern allgemein von "Rundfunk, Radar und funkenden Geräten", weist aber nicht näher darauf hin, was hiermit gemeint ist.

Prof. Dr. Kurt Straif von der Internationalen Krebsforschungs-Agentur in Lyon, befasst sich seit vielen Jahren mit den Gesundheitsgefahren von Handystrahlung. Er kommentiert die WHO-Entscheidung: "Schätzungsweise fünf Milliarden Mobiltelefone gibt es weltweit. Trotz immer wiederkehrender Warnungen machen sich viele Nutzer **kaum Gedanken über Gesundheitsschäden**. Besonders junge Menschen gehen allzu arglos mit Handystrahlung um. Dabei ist Vorsicht geboten, vor allem, wenn es sich um Vieltelefonierer handelt." Straif weiter: "98 Prozent der Handynutzer halten sich das Telefon ans Ohr, legen es nachts neben das Bett, tragen es am Körper, zumeist in der Hosentasche. Untersuchungen haben erwiesen, dass Handystrahlen den Blutstrom im Gehirn beeinflussen und eine Reihe anderer Auswirkungen haben, unter anderem auf die DNA. Es gibt Hinweise, dass die Strahlen Krebs erzeugen können. Aber der Mechanismus konnte bislang nicht eindeutig nachgewiesen werden. Bei Vieltelefonierern besteht ein **40 Prozent höheres Risiko** an einem Gliom, einer Form **Hirnkrebs**, zu erkranken."

Handy-Studien: Krebs, Leukämie

Die amerikanische Mobilfunkindustrie startete 1993 ein **27-Millionen-Dollar-Forschungsprojekt**, um die Unbedenklichkeit der Handystrahlen zu belegen, die bisher größte Forschungsinitiative weltweit. Sechs Jahre lang leitete der Jurist, Mediziner und Epidemiologe Dr. George Carlo das Projekt, bis er gegen alle Erwartung und Hoffnung erste Anzeichen für **krebserregende Faktoren** fand. Das US-Nachrichtenmagazin 'abc-news' berichtete nach dem hektischen Abbruch der Forschungsaktivitäten im Oktober 1999: "Das Ziel der aufwändigen Studie war, die telefonierende Bevölkerung zu beruhigen und Zweifel zu beseitigen. Das überraschende Ergebnis schockierte nicht nur die Industrie." George Carlo: "Bei unseren Forschungen haben wir menschliches Blut in Reagenzgläsern mit Mikrowellen bestrahlt, die ähnlich der Handystrahlung sind. Es zeigte sich, dass sich unter dem Strahlungseinfluss die **Zellkerne spalten**. Es gibt handfeste Beweise für Schäden durch Mobilfunk. Über 60 Prozent der von Handys abgegebenen Mikrowellenstrahlung werden vom Kopf absorbiert, sprich aufgenommen. Es geht nicht nur um Krebs, Hirntumore und Blutveränderungen, sondern auch um genetische Störungen und andere Probleme." Die US-Industrie beschwichtigt: "Es gibt keinen Beweis." Carlo: "Das ist gelogen. Wenn wir jetzt keine umfassenden Forschungen anstellen und die Augen verschließen, dann wird das gar nichts bringen. Mit den Informationen, die wir zum jetzigen Zeitpunkt haben, ist **Entwarnung absolut unhaltbar.**" Carlo weiter: "Es gibt ein definitives Risiko, dass die Strahlung, die von einer Handyantenne ausgeht, Krebs und eine ganze Palette anderer Gesundheitsprobleme verursachen kann. Das ist ein Risiko, das hunderte von Millionen Menschen auf der ganzen Welt angeht."

Selbst der weltgrößte Handyhersteller Nokia formuliert, so die Londoner 'Times' im Juni 2001 und daraufhin viele andere Medien, zwar vorsichtig aber dennoch eindeutig: "Es könnte zur Bildung von **bösartigen Tumoren** kommen, wenn der Verbraucher längere Zeit elektromagnetischer Strahlung ausgesetzt ist." Bis dahin haben alle Hersteller einhellig bekundet, es gäbe **keine** gesundheitlichen Risiken.

Auf verschlungenen Wegen kam heraus, dass die amerikanische FDA, die Food and Drug Administration, die Bundesbehörde zur Genehmigung und Überwachung von Nahrungs- und Arzneimitteln, bereits vor 20 Jahren wusste: "Mikrowellen fördern Krebs." Die beiden FDA-Wissenschaftler Dr. Mays Swicord und Dr. Larry Cress hatten ihrer Behörde schon 1993 mitgeteilt, die "verfügbaren Daten deuten stark darauf hin", dass die Mikrowellen, wie sie beim Handyfunk zur Anwendung kommen, "**Krebs provozieren** und auch das **Krebswachstum beschleunigen**" können. Es gab acht Langzeitexperimente mit Tieren und weitere Laborstudien, die das derzeit belegten. Die FDA verheimlichte die Ergebnisse und spielte sie nach dem Bekanntwerden herunter. Später lenkte sie ein: "Mit derart vielen Handytelefonierern führt das zu einem potenziellen, signifikanten öffentlichen Gesundheitsproblem."

"Die wissenschaftlichen Daten, über die wir gegenwärtig verfügen, bezeugen, dass Mikrowellen, wie sie beim Mobilfunk eingesetzt werden, schon bei Stärkegraden weit unter dem thermischen Niveau bedeutsame biologische Wirkungen haben. Die meisten dieser Wirkungen führen bei den **exponierten Personen** und ihren **nicht exponierten Nachkommen** zu verschiedenen Krankheitszuständen, vor allem zu **Krebs** und **genetischen Defekten**." Das resümierte Dr. Robert O. Becker im Rückblick auf Jahrzehnte Forschung. Er ist Arzt und Wissenschaftler der New Yorker State University, weltweit führender Experte für elektromagnetische Medizin und Berater der WHO und der US-Regierung.

"Ich halte den **Zusammenhang** zwischen **Handystrahlung und Krebs** nach Auswertung einer Vielzahl von aktuellen Studien für **bestätigt**." Zu diesem Schluss kommt die Biochemikerin und Genetikerin Dr. Mae-Wan Ho vom Londoner Institute of Science in Society nach Sichtung der vorliegenden Forschungsergebnisse allein des Jahres 2002.

"Elektromagnetische Felder gehören zu den **Hauptumweltrisikofaktoren für Leukämie**." So der Epidemiologe Prof. Rafael Gabriel Sánchez in der Zeitschrift 'El Pais'. Er wertete mit dem Gesundheitsministerium Studien aus, welche 20 Millionen Spanier repräsentieren.

"Biologische Wirkungen bestehen unbestreitbar. Auch über Zusammenhänge mit Krankheiten, besonders mit **Krebs** und **Leukämie**, liegen Untersuchungsresultate vor. Die Ergebnisse an Mensch und Tier zeigen ähnliche Effekte." Prof. Dr. Karl Hecht nach Auswertung von 1500 russischen Studien im Auftrag des Bundesinstitutes für Telekommunikation. Hecht ist Leiter des Pathologischen Institutes der Berliner Charité und Direktor des Institutes für Stressforschung.

"Doppelt so häufig **Leukämie bei Mäusen**." Die Nachricht der Wissenschaftlergruppe um Prof. Dr. S. Prausnitz und Prof. Dr. C. Süßkind von der Universität San Franzisko schockierte schon 1962, 30 Jahre vor der globalen Handytechnikeinführung, die Fachwelt. Mäuse wurden mit gepulsten Mikrowellen nur 4 ½ Minuten täglich bestrahlt, das 59 Wochen lang. Die Intensität betrug 1 Million Mikrowatt pro Quadratmeter, Das Handy am Kopf kommt auf über 100 Millionen µW/m^2.

"Handystrahlung macht **Leukämiezellen aggressiv.**" So die Forschergruppe der Universität Bologna/Italien unter Leitung von Dr. Fiorenzo Marinelli in medizinischen Fachblättern. Leukämiezellen wurden einer Intensität von 1 Milliwatt (Handys funktionieren mit bis zu 2000 mW) ausgesetzt. Nach 24 Stunden die Feststellung, dass in einem Großteil der Krebszellen drei Zellteilungsgene aktiviert worden sind.

"Mobilfunkstrahlen von Handys haben einen **tumorfördernden Effekt.**" Prof. Lennart Hardell, Onkologiechef des Universitätshospitales Orebro in Schweden, veröffentlichte in der renommierten Medizinerfachzeitschrift 'International Journal of Onkology' im Juli 2009.

Eine zwölfköpfige Wissenschaftlergruppe der EHHI (Environment and Human Health Incorporated) wertete 33 aktuelle Forschungen aus und resümiert Anfang 2012 in 'The Cell Phone Problem': "Zahlreiche Studien fanden ein **höheres Krebsrisiko** bei **längerer Handynutzung.**"

Der indische Neurologe und Krebsspezialist Prof. Vini Khurana spricht nach Auswertung von über 100 Studien im März 2008 von einem "**enormen Anstieg von Krebstumoren** und weitreichenderen Folgen für die Gesundheit als durch Rauchen oder Asbest." Menschen sollten Handys meiden, wo immer es möglich ist. Die gesamte Problematik gelte auch für schnurlose Telefone, Sendetürme und drahtlose Computersysteme.

Dr. Ronald B. Herberman, Direktor des prominenten Krebsforschungsinstitutes der US-Universität Pittsburgh, im Sommer 2008: "Begrenzen Sie den Gebrauch von Handys wegen der möglichen **Krebsrisiken** und anderen **schädlichen Auswirkungen.**" Herbermans Alarm bezieht sich auf eine wachsende Reihe von noch nicht veröffentlichten Studien.

"Intensive Handynutzung steigert das **Krebsrisiko** bis zu **240 Prozent.**" Das Schwedische Nationale Institut für Arbeitsleben unter Leitung von Prof. Kjell Mild ging mit diesem Ergebnis 2006 an die Öffentlichkeit.

Die Europäische Umweltagentur EEA weist im September 2007 darauf hin, dass es nicht mehr ausgeschlossen werden könne, dass **Handystrahlung Krebs** auslöst. Die EEA warnt eindringlich vor den Gefahren elektromagnetischer Strahlung und fordert "eine Änderung der Art, wie wir solche Technologien akzeptieren und anwenden, um Gesundheitsprobleme globalen Ausmaßes abzuwenden". Die EEA kommentiert den 600-Seiten-Bericht der BioInitiative Working Group, einem Zusammenschluss renommierter Wissenschaftler, die 2000 Arbeiten auswerteten: "Es gibt genügend Beweise für Wirkungen der Handystrahlung." EEA-Direktorin Jacqueline McGlade: "Die Grenzwerte müssen gesenkt werden. Warum die Bevölkerung einer Gefahr aussetzen, wenn man jetzt etwas tun kann? In der Vergangenheit sind Umweltrisiken viel zu oft unterschätzt worden. Diesen Fehler sollte man beim Handyfunk nicht noch mal machen. Wir sehen hier durchaus Parallelen zu Asbest, Röntgenstrahlen, Rauchen oder Bleibelastungen."

Pünktlich zum Weihnachtsgeschäft 2006 geht eine Entwarnung durch alle Medien, kurz vor Weihnachten 2008 taucht sie erneut in Zeitungen und Fernsehen auf: **"Kein Krebs durch mobile Telefone"**. Eine hauptsächlich von der Handyindustrie finanzierte dänische Studie des Wissenschaftlerteams um Prof. Dr. Joachim Schüz traut sich diesen Rückschluss. Man untersuchte 420.000 Menschen, die zwischen 1982 und 1995 ein Mobiltelefon besaßen. Nur: Die von den Medien als "aktuell" veröffentlichte ist gar nicht so neu. Sie wurde nämlich von Prof. Christoffer Johansen und seinem Team schon mal 2001 durchgeführt und jetzt lediglich aufgewärmt und aktualisiert. Die Originalstudie bezieht sich auf die Nutzung mobiler Telefone im Zeitraum bis 1995, das Update geht bis 2002. Nun gibt es die Handys, welche in den Krebsverdacht geraten sind, erst ab 1992, der eigentliche Handyboom begann nach 1995. Und genau hier endet der erste wesentliche Teil der Studie. Das heißt, in den ersten zehn Jahren dieser fragwürdigen Arbeit gab es die heutigen Handys noch gar nicht, in den letzten drei Jahren nur spärlich und in den Update-Jahren erst langsam zunehmend. Die Studie bezieht sich auf eine ganz andere Technik, als die heute gebräuchliche. Derzeit gab es lediglich Autotelefone oder Sprechfunkgeräte von Polizei und Feuerwehr, nur wenige Mobiltelefone für die Oberschicht, meist große Kästen mit schweren Akkus, nur in Aktentaschen zu transportieren, und die nicht digital und nicht gepulst und schon gar nicht so zahlreich wie heute. Gezielte Irreführung? Nicht zum ersten Mal.

Mehrere israelische Studien sehen den Zusammenhang von steigender Handynutzung und steigender **Ohrspeicheldrüsen-Krebs**zahlen, zuletzt 2011 die Hebrew Universität Jerusalem unter Prof. Harol Sgan-Cohen.

"Es gibt ein bedenklich erhöhtes **Augentumor-Risiko** durch häufige Benutzung von Handys und anderen Funkgeräten." Dr. A. Stang, Prof. Dr. K.H. Jöckel und andere Wissenschaftler des Institutes für Biometrie, Informatik und Epidemiologie am Universitätsklinikum Essen, stellten ihre Ergebnisse in den Medien vor. Die Studie mit 118 Krebspatienten und 475 einer Kontrollgruppe fand eine Verdreifachung des Uvealmelanom-Vorkommens. Diese Krebsart gehört zu den häufigsten am Auge. Stang: "Man müsste schon ein bisschen kritischer darüber nachdenken, in welcher Form neue Technologien eingeführt werden."

Kritischer denkt der Medizin-Physiker Dr. Lebrecht von Klitzing in einem Interview mit der Zeitschrift 'Bio' darüber nach: "Offenbar bedarf es erst einmal einer mittleren gesundheitlichen Katastrophe, ehe der Staat seine Vorsorgepflicht wahrnimmt und die Risiken auf gesetzlichem Wege minimiert. Bislang haben die Gewinninteressen der Industrie Vorrang. Es ist nur eine Frage der Zeit und der individuellen Kondition, ob und wann und wie wir dadurch krank werden."

Prof. Dr. Werner Mäntele, Biophysiker der Frankfurter Goethe-Universität und Kopf eines Projektes der Europäischen Union zur Klärung medizinischer Wirkungen von Handywellen, sorgt sich in der 'Frankfurter Rundschau': "Derzeit haben wir viele Millionen Versuchskaninchen. Die Quittung werden wir vielleicht erst in ein paar Jahren bekommen."

Der Umweltausschuss des EU-Parlaments macht 2000 klar: "Angesichts der Vielzahl wissenschaftlicher Befunde kann man weder das Krebsrisiko noch verschiedene andere biologische Effekte einfach abtun."

Da geben einige Wissenschaftler mehr Anlass zu Frohsinn, finden sie doch nach Überprüfung der ihnen vorliegenden, entwarnenden Studienergebnisse (die gibt es schließlich auch, und das nicht zu knapp) **kein Risiko** und ermuntern zum Handystrahlenbad. So beispielsweise eine Arbeit des Verbandes Elektrotechnik VDE im Jahr 2002. "Handys ungefährlich", heißt es da. Es gebe keinerlei Beweise, nicht einmal Hinweise, kein bisschen Zusammenhang mit Krebs. Urheber ist der von der Industrie finanziell verwöhnte, seit 30 Jahren wohl bekannteste Elektrosmog-Entwarner der Nation und Mitglied der Strahlenschutzkommission Prof. Dr. Jiri Silny von der TH Aachen. In einem Interview mit den 'Aachener Nachrichten' verkündet er: "Für gesunde Menschen sind die Felder wahrscheinlich nicht gefährlich." Gesunde? Wahrscheinlich? Gefährlich? Die Einsicht ein paar Sätze später: "Was gefährlich ist, wissen wir zu spät." Wissenschaft made in Germany.

Oder der in Sachen Entwarnung ebenso engagierte Mitstreiter Prof. Dr. Alexander Lerchl von der privaten und Industrie-unterstützten Jacobs Universität in Bremen, Elektrosmog-Chef der Strahlenschutzkommission und - wie Silny - für Grenzwerte zuständig: "Die einzig schädliche Wirkung hochfrequenter Strahlung, beispielsweise von Mobilfunkgeräten, ist die **übermäßige Erhitzung**. Dieser Effekt kann sich jedoch gar nicht einstellen, wenn wir mit einem Handy telefonieren. Jahrzehntelange Forschung konnte für die elektromagnetischen Felder des Mobilfunks außer dieser Erwärmung keinen Wirkmechanismus feststellen."

Aufgepasst: Recht hat er, klug ausgedrückt, einen Wirk**mechanismus** hat die etablierte Schulwissenschaft außer Erwärmung wirklich noch nicht gefunden. Man könnte fast darauf hereinfallen und meinen, er hätte gesagt, es seien keine **Wirkungen** festgestellt worden. Das hat man aber reichlich, viele Wirkungen, fatale Wirkungen bis zum Krebs. Nur leider: So lange dieser Mechanismus, diese Wirkweise nicht eindeutig nachgewiesen und genau verstanden ist, ist das wissenschaftlich noch nicht rund, nicht komplett und nicht akzeptiert, basta. Die Wissenschaft ist seit Jahrzehnten nicht fähig, einen solchen Mechanismus zu erforschen, dingfest zu machen, sie weiß nicht, warum Elektrosmog wirkt, obwohl er wirkt. Die wissen schon, er macht Krebs, der Elektrosmog, sie wissen eben nur noch nicht bis ins allerkleinste Detail wie und warum. Deshalb die Entwarnerei. Auf diesem Mangel, dieser eigenen Unfähigkeit, ruhen sie sich aus. Darüber freut sich die Industrie. Und der Krebs. Wir werden die beiden Entwarner (und nicht nur die) im Auge behalten (siehe unter anderem Seiten 105, 317, 340, 415 ff., 425 ff., 468, 620, 622 und - Sie ahnen es - ab Seite 648 "Wissenschaft - wirklich?").

Trauen wir uns ein Zahlenspiel, pardon: Äpfel mit Birnen verglichen. Sie wissen, die WHO hat **niederfrequente Magnetfelder** ab **300 Nanotesla** nach Sichtung jahre- bis jahrzehntelanger Forschungsaktivitäten im Sommer 2001 als Krebsrisiko eingestuft (Seite 126 ff.). Der verbindliche Grenzwert ist bei **100.000 nT** geblieben. Somit liegt zwischen Krebs und Grenzwert ein Faktor von **1 zu 333**. Sie wissen auch, die WHO hat zehn Jahre später den **hochfrequenten Handyfunk** zum Krebsrisiko erklärt, dabei aber keine Feldstärkeangaben gemacht. Gehen wir mal davon aus, beim Funk würde es in einigen Jahren, hoffentlich nicht Jahrzehnten, ebenso kommen (man verliert nie die Hoffnung) und das Risiko als Feldstärke beziffert. Dann ginge es in Analogie zu den Magnetfeldern um 0,12 Volt pro Meter (aktueller D-Netz-Feldstärkegrenzwert 41 V/m geteilt durch 333), das entspräche einer Strahlungsstärke von **40 Mikrowatt pro Quadratmeter**. Diese Intensität messen wir in mehreren hundert Metern bis einigen Kilometern Abstand zu Basisstationen und vielen Metern zu Handys, DECT-Telefonen und WLAN-Routern.

Genug gespielt, warten wir's ab. Bis dahin: Passen Sie bitte auf. Warten Sie nicht auf die Industrie oder die Regierung. Schützen Sie sich selbst, informieren Sie sich, informieren Sie andere, gehen Sie mit der Technik sparsamer und bewusster um, das kann nicht schaden.

Auf dem Weg zum Krebs: DNA, Zellen, Gene, Proteine, Hormone...

Die umfangreichste **Risikobewertung weltweiter** Forschungsergebnisse führte das Ecolog-Institut Hannover unter der Leitung von Dr. H.P. Neitzke im Auftrag der Telekom durch. 2001 ging es durch alle Medien. "Es gibt sehr ernst zu nehmende Befunde, dass Mobilfunkfelder **krebsfördernde Wirkung** haben, dass sich Krebs schneller entwickelt und fataler verläuft. Hinzu kommen gentoxische Wirkungen wie **DNA-Brüche** und **Chromosomenschäden**, so dass eine direkte krebsauslösende Wirkung nicht mehr ausgeschlossen werden kann. Auf ein kanzerogenes Potenzial weisen auch Störungen vieler **Zellfunktionen** hin. Beeinträchtigungen des **Immunsystems** sind vielfach nachgewiesen. Es wurde festgestellt, dass vermehrt **Stresshormone** ausgeschüttet werden mit allen Konsequenzen, die das haben kann. Die Auswirkungen, die das alles auf den Organismus hat, können wir noch gar nicht abschätzen."

"Handywellen führen zu mehr **DNA-Doppelstrangbrüchen**." So das **Reflex**-Forschungsprojekt der Europäischen Union (siehe ab Seite 413), an dem zwölf Forschergruppen aus sieben Ländern beteiligt waren. Leiter der dreijährigen Studie ist Prof. Dr. Franz Adlkofer: "Wir haben Zellkulturen Feldern ausgesetzt, die denen eines Handytelefonats entsprechen. Die Arbeitsgruppen kamen trotz unterschiedlicher Methoden zu gleichen Ergebnissen. Unsere Ergebnisse zeigen, es gibt in der Tat biologische Wirkungen, und zwar solche, die man sehr ernst nehmen muss." Durch die Strahlen werden **vermehrt freie Radikale** produziert, die eine Schlüsselrolle bei Strangbrüchen haben. Wurde den Kulturen der Radikalenfänger Vitamin C zugesetzt, gab es solche Effekte kaum noch. Adlkofer: "Die Resultate waren dank Vitamin C unter Feldexposition ähnlich wie bei den unbestrahlten Kontrollzellen." Der Mediziner auf der BEMS-Tagung 2003 in Hawaii, dem Treffen der Forscherelite: "Wenn in einzelnen Zellkulturen gentoxische Veränderungen nachweisbar sind, ist der nächste Schritt nicht weit, nämlich der Rückschluss, dass durch elektromagnetische Felder Krebs entstehen kann."

"Wir wissen sehr sicher, dass es zu **Schäden an der DNA** kommt und **Stressproteine** produziert werden." Prof. Dr. Hans-Albert Kolb, Leiter des Institutes für Biophysik der Uni Hannover und Teilnehmer des EU-Projektes zur Klärung der Wirkung elektromagnetischer Strahlung auf Zellen. "Sind Zellen bereits geschädigt, wird diese durch den Einfluss der Strahlung nicht linear erhöht, sondern steigt um ein Vielfaches."

"Bestrahlte Zellen weisen dreimal so viele **DNA-Strangbrüche** auf." Das Team um Prof. Dr. Rudolf Tauber vom Institut für klinische Chemie am Berliner Uniklinikum Benjamin Franklin im Mai 2003. Mobilfunkwellen können eine **Tumorbildung** initiieren und das **Erbgut** verändern.

"**Zerstörung der DNA** wie nach **radioaktiver Gammastrahlung**". Prof. I. Belyaev und seine Forschergruppe des Institutes für genetische Toxikologie der Universität Stockholm im Juni 2002.

"Schon relativ **niedrige Funkintensitäten** können zu **DNA-Brüchen** führen." Forschergruppe um Prof. Zhengping Xu von der Zhejiang University of Medicine in China im September 2005.

"**DNA-Strangbrüche** treten bereits bei **1/40 des Grenzwertes** auf." Prof. Dr. Franz Adlkofer stellt 2007 weitere aktuelle Forschungsergebnisse vor. "Der Nachweis ist erneut gelungen: Mobilfunkstrahlung schädigt das genetische Material und **erhöht** damit das **Krebsrisiko**."

Der zuvor erwähnte Motorola-Ingenieur Robert C. Kane wertete weltweite Studien zum Thema Zellschäden aus: "Wir wissen heute, dass selbst **eine einzige** Exposition zu **DNA-Schäden** an Gehirnzellen führt."

"Nur **zehn Minuten** am Mobiltelefon könnten Krebs auslösen." Dr. Rony Seger und seine Wissenschaftler des Weizmann-Institutes in Israel in der 'Daily Mail' im August 2007. So schnell veränderten sich Abläufe im

Gehirn, die an der **Krebsentstehung** beteiligt seien, z.B. die Zellteilung.

"Die **Zellstruktur** ändert sich durch die Strahlung von Mobiltelefonen. Das Zellwachstum nimmt zu, auch das **Krebszellenwachstum**." Dr. Peter French stellt im November 1997 in der ARD-Sendung 'PlusMinus' die Ergebnisse einer Studie vor, die er und eine Wissenschaftlergruppe vom St.-Vincent-Hospital im australischen Sydney anfertigten.

Australische Forscher stellten Anfang 2001 einen bemerkenswerten Effekt fest: Bei **niedrigen Intensitäten**, 100- bis 1000-mal niedriger als ein Handytelefonat, produzieren Zellen vermehrt **Hitze-Schock-Proteine**. Die spielen eine wichtige Rolle bei der Regulierung zellulärer Prozesse, speziell bei Krebs, behindern das Absterben entarteter Zellen, machen Tumore resistent gegen das körpereigene Immunsystem, verstärken zu allem Übel die Metastasierung und reduzieren die Wirkung chemotherapeutischer Medikamente. Wissenschaftler anderer Länder konnten die Erkenntnisse inzwischen bestätigen.

Wieder waren es sehr niedrige Strahlungsstärken, die mehrere Zehnerpotenzen unter der eines Handytelefonates liegen, welche zu diversen **Zellreaktionen** führten. Eine dänische Gruppe der Universität Aarhus unter Leitung von Prof. Dr. Sianette Kwee sprach auf der COST-Tagung in London Ende 2002 von Veränderungen im Zellzyklus und der Signalübertragung im Zellkern sowie Zellwucherungen.

"Das sind die Effekte, die uns am meisten beunruhigen: Weit unterhalb unserer Grenzwerte stören Handywellen Zellprozesse, den **Signalaustausch von Zellen**. Wenn das über längere Zeit passiert, kann das natürlich zu Krebs führen." Jacqueline McGlade, Direktorin der Europäischen Umweltagentur EEA in 'Report Mainz' im Oktober 2007.

"Der **Zellkern** verändert sich, wird **geschädigt**, **deformiert**, vergleichbar mit **Röntgenstrahlung**!" Der Radiologe Prof. Dr. Heyo Eckel ist Strahlenexperte der Bundesärztekammer: "Das ist sicher belegt."

"Mobilfunkwellen führen zu gentoxischen Folgen, eine bedeutende Erkenntnis. **Gentoxizität** ist eines der Schlüsselereignisse in der Entstehung von **Tumoren**. Es ist das erste Ereignis, was in der Zelle passieren muss, damit es überhaupt zu einem Tumor kommen kann." Prof. Dr. Hugo W. Rüdiger ist Zellforscher der Medizinischen Universität Wien.

"Handystrahlung zeigt eindeutig **gentoxische Effekte**, löst bei weißen Blutkörperchen **Schäden am Erbgut** aus. Dr. M. Mashevich und Prof. D. Folkman von der Universität Tel-Aviv/Israel, Fakultät für Humangenetik und Molekularbiologie. Das führe zu einem höheren Krebsrisiko. Sie fanden "erhöhte Werte an Aneuploidie", ein Indikator für Krebs.

"Handys fördern **Chromosomen**- und **Genschäden** und **Lymphozyten-**

Mutationen." Prof. P.K. Gadhia und Prof. Tejal Shah von der indischen Universität Gujarat. 24 Handynutzer und 24 Leute ohne Handy wurden verglichen. "Die Nutzergruppe zeigte signifikante Veränderungen am Erbgut, DNA-Brüche und den Anstieg dizentrischer Chromosomen."

"Längerer Gebrauch von Mobiltelefonen führt zur Verringerung der Produktion von **Melatonin**." So Prof. J.B. Burch von der State University in Fort Collins/Colorado. Das Hormon Melatonin schützt vor Krebs und regelt den Wach-Schlaf-Rhythmus. Zahlreiche Wissenschaftler weisen in den letzten 30 Jahren immer wieder darauf hin, dass elektromagnetische Felder durchaus alltäglicher Größenordnungen in den Melatoninhaushalt eingreifen und sehen hier einen wesentlichen Wirkmechanismus, der Zellentartung und Schlafstörung im Feldeinfluss erklärt.

Handy: Hirntumor mit Funk am Ohr

Der erste publizierte Verdacht, dass Mikrowellen von Handys Hirntumore verursachen, machte weltweit Furore. Es ging um den **Fall Susy Reynold** aus Florida. Sie telefonierte sehr viel mit ihrem Mobilen. 1990 erkrankte und starb sie an einem Hirntumor. Witwer David Reynold kämpft seitdem gerichtlich gegen die Mobilfunkindustrie: "Wenn Sie ein Mobiltelefon ans Ohr halten, geht die Strahlung der Sendeantenne genau durch diese Gehirnregion. Wir haben die Telefonposition mit den Tomographiebildern verglichen, und es sah fast so aus, als wäre meine Frau von der Antenne verglüht worden. Ballistisch ausgedrückt bedeutet das, das Geschoss passte genau zur Wunde." Kaum ein Fernseh- oder Radiosender, kaum eine Zeitung, die hierüber nicht berichtet hätte. Die Mobilfunkaktien gingen daraufhin rapide in den Keller.

Prof. Dr. W. Ross Adey, einer der kompetentesten Wissenschaftler der Welt, warnt daraufhin in den 'abc-news': "Es gibt beim Telefonieren mit der Antenne am Ohr keine Möglichkeit den Feldern auszuweichen, und es kommt eine beachtliche Menge an elektromagnetischer Energie im Kopf des Menschen an. Diese ist die erste Generation in der Geschichte der Menschheit, die sich regelmäßig, Stunde um Stunde, Tag um Tag, **kräftige Mikrowellensender direkt an den Kopf** hält." Adey wählt die Worte mit Bedacht: "Es gibt ernst zu nehmende Konsequenzen durch ausgedehntes Funktelefonieren. Im Laufe der Jahre können gesundheitliche Probleme entstehen, einschließlich Hirntumoren und Leukämie. Ich kann keine Entwarnung geben, nein wirklich nicht."

Der amerikanische Arzt und Neurologe Dr. Chris Newman aus Jarettsville in Maryland erkrankte 1998 an einem bösartigen Hirntumor hinter dem rechten Ohr. Er telefonierte jahrelang mit dem Mobilen, immer rechts, täglich manchmal einige Stunden, um so für seine Patienten erreichbar zu sein. Nach langen medizinischen Recherchen sah er den Zusammenhang mit der Telefonstrahlung. Der 41-jährige verklagte Motorola, Verizon und andere Mobilfunkkonzerne auf mehrere Millionen

Dollar Straf- und Schmerzensgeld. Newman wird von dem Staranwalt Peter Angelos vertreten, jener Jurist, der bereits die Asbestindustrie besiegte und die Tabakindustrie zur Zahlung von 4,2 Milliarden Dollar in die Knie zwang. Der 42-jährige Michael Murray testete zehn Jahre lang Mobiltelefone für Motorola in Chicago. Dann haben zwei Tumore sein Kurzzeitgedächtnis zerstört. Der 37 Jahre junge Computerspezialist Brian Barrett aus Georgia entdeckte einen bösartigen, inoperablen Hirntumor hinter dem linken Telefonier-Ohr. Nach Chemotherapie und 43 Bestrahlungen stagnierte der Tumor zuerst, dann starb der durchtrainierte Sportler und ehemalige Armee-Techniker. In der Anklageschrift wirft sein Anwalt der Industrie vor, sie täusche die Öffentlichkeit; deren Vorgehensweise sei vorsätzlich, kalkuliert, schädlich und ungeheuerlich." Barrett telefonierte vor der Diagnose über eine Stunde täglich, aber auch danach, bis zu seinem Tod, wähnte er sich doch in Sicherheit, da er ein Headset nutzte, jenen Ohrstöpsel, der per Kabel mit dem nun weiter vom Kopf entfernten Handy verbunden ist. Was er nicht wusste: Die Strahlenbelastung ist trotzdem da, dank Wellenweiterleitung vom Telefon zum Knopf im Ohr (hiervon ab Seite 267 mehr).

Der bereits erwähnte Arzt, Epidemiologe und Jurist Dr. George Carlo wertete Forschungsarbeiten für die Handyindustrie aus und fand alarmierende Ergebnisse, unter anderem das erhöhte Hirntumorrisiko. Carlo wurde verboten, die Erkenntnisse an die Öffentlichkeit zu bringen. Er tat es dennoch. Er wurde entlassen, verleumdet, sein Haus brannte ab. Laut Carlo führen **500 Minuten Handytelefonieren pro Monat** zu einem **dreifach höheren Tumorrisiko**. Ein modernes Durchschnittskind dürfte heute über 500 Minuten im Monat am Telefon hängen...

Eine Studie in den USA, zu der im Auftrag der Telefonindustrie Daten von **70 Millionen Handybesitzern** ausgewertet wurden, ergab im Mai 2000: Ein seltener Hirntumor namens **Neurozytom** trat bei Funktelefonierern dreimal so häufig auf wie bei Funkverweigerern.

Sorgen machen sich Wissenschaftler in Australien über die rapide zunehmenden Hirntumorerkrankungen. War die **Hirntumorstatistik** lange Zeit stabil, so stieg sie in den letzten Jahren mit der sprunghaften Zunahme von Handys ebenso **sprunghaft in die Höhe**. Im Januar 1998 erfuhr es die Weltpresse: "Hirntumore durch Handys". Der australische Krebsspezialist Prof. Andrew Davidson: "**Dramatische Entwicklung.** Im Bundesstaat Western Australia ist die Gehirntumorrate bei Männern um 50 Prozent und Frauen um 62,5 Prozent in die Höhe geschnellt!"

"Gehirntumor-Erkrankungen in Europa und den USA sind in den letzten 20 Jahren um **40 Prozent gestiegen**, besonders bei Männern zwischen 20 und 40 Jahren." Das trug Dr. Alba Brandes, Onkologe aus Padua/Italien, im März 2003 auf der Internationalen Konferenz für Neuro-Onkologie vor. Auch wenn die Gründe noch nicht genau bekannt seien, würden Felder von **Handys** und **Sendern** als wahrscheinlich gelten.

Prof. Lennart Hardell, Onkologe und Epidemiologe am University Hospital in Örebro/Schweden, untersuchte mobiltelefonierende Hirntumorpatienten aus der Region Stockholm und Uppsala und veröffentlichte 1999: "Menschen, die ihre Handys an der **linken Kopfseite** benutzten, zeigten vorwiegend Tumore in der **linken Kopfhälfte**, und bei denen, die rechts telefonierten, waren die Tumore überwiegend in der rechten Kopfhälfte. Das ist eine wichtige Erkenntnis. Als Hersteller wäre ich schon verunsichert." Im September 2001 war es erneut Hardell, diesmal mit seinem Kollegen Dr. Kjell Hansson, die beide eine Arbeitsgruppe leiteten und zu dem Resultat kamen: "Das Risiko für Hirntumore als Folge häufiger Handygespräche ist statistisch signifikant erhöht, es nimmt mit der Nutzungsdauer zu. Das Risiko wurde vor allem für Tumore im Schläfenbereich jener Kopfseite festgestellt, an der die Handys vorwiegend eingesetzt werden." Diese neue schwedische Studie, welche die vorangegangene bestätigt, wurde mit 1617 Hirntumorpatienten im Alter von 20 bis 80 Jahren im Zeitraum von 1997 bis 2000 durchgeführt. Wer mehr als **fünf Jahre** regelmäßig mobil telefonierte, hatte ein um **26 Prozent** gesteigertes Risiko für Hirntumore, und wer über **zehn Jahre** sein Mobiles häufiger nutzte sogar ein um **77 Prozent** höheres. Im September 2007 war es wieder Prof. Hardell: "18 Studien aus verschiedenen Ländern zeigen, dass **Akustikneurinome** und **Gliome** - zwei Hirntumorarten - nach über zehn Jahren üblicher Handynutzung **2,4fach** erhöht waren." Starke Nutzer müssen von einem **3,7fachen** Risiko ausgehen. Eine der 18 Arbeiten fand, dass die Tumore bei Funktelefonierern größer ausfielen. Hardell 2011 vor dem Europaparlament: "Hierbei geht es nicht nur um Handys oder Smartphones, sondern auch um **Schnurlostelefone**. Das größte Risiko hatten diejenigen, die ein drahtloses Telefon erstmalig vor ihrem 20. Lebensjahr verwendeten."

Bei der groß angelegten, von der Krebsagentur IARC geleiteten, 19 Millionen Euro teuren **Interphone-Studie**, an der Wissenschaftlergruppen aus 13 Ländern beteiligt waren, standen Gehirntumore im Mittelpunkt. Die endgültigen Ergebnisse kommen nach jahrelangem Warten im Mai 2010. Einige Forschergruppen fanden: "**Handys** können **Krebs**, können **Hirntumore** auslösen und fördern." Das zumindest bei Langzeitnutzung von zehn Jahren. Die Industrie steuerte 5,5 Millionen Euro bei, "pflichtbewusst als Verursacher der Problematik". Das Studiendesign wurde von anderen Wissenschaftlern kritisiert, auch z.B. dass a) die Auswahl der Teilnehmer schlecht war, b) die Untersuchungen zu früh eingeleitet wurden, weil die Funktechnik noch jung ist und Kopftumore ihre Zeit brauchen, c) nicht alle Tumortypen Beachtung fanden, d) Schnurlostelefone nicht mit berücksichtigt wurden (mit einer Ausnahme der deutschen Gruppe), e) Kinder und Jugendliche zu wenig eingeflossen sind, f) die Industrie beteiligt war, g) im Schlusstext der Studie nicht einmal erwähnt wird, dass es mehrfache Hinweise auf Hirntumore gibt. So wurde die Interphone-Studie dann auch von den Medien häufiger zur Entwarnung verzerrt, zur Freude der Industrie. So gehen viele Experten davon aus, dass das Risiko, infolge Mobiltelefonbenutzung einen

Hirntumor zu bekommen, noch wesentlich größer ist, als es in der Telekom-finanzierten Interphone-Studie ausgewiesen wurde.

"Ja", sagt der mehrfach ausgezeichnete indische Neurologe und Hirnspezialist Dr. Vini Khurana, "der Anstieg von **Hirntumoren** im **Handyeinfluss** ist **enorm**. Es ist zu erwarten, dass diese Gefahr eine weitaus größere Auswirkung auf die öffentliche Gesundheit haben wird als Asbest und Rauchen." Rauchen tötet jährlich sechs Millionen Menschen.

"Ja", sagt Dr. Anna Lahkola von der finnischen Strahlenschutzkommission und mit ihr Wissenschaftler aus Schweden, Norwegen, Dänemark und Großbritannien. "Ja", sagt Dr. Magda Havas von der Trent University in Ontario/Kanada im Januar 2012, "die Erkenntnisse werden durch immer neue Studien bestätigt." - "Ja", sagen Prof. Elisabeth Cardis vom Forschungsinstitut des Hospital del Mar in Barcelona/Spanien und 19 weitere Wissenschaftler nach Auswertung von kanadischen, australischen, neuseeländischen, israelischen und französischen Forschungsaktivitäten im Rahmen der 'Interphone Studie' im März 2012.

"Ja", sagt die **WHO** und erklärt die Handywellen 2011 zum **"Krebsrisiko"**, speziell im Hinblick auf Hirntumore (siehe Seiten 214 und 215).

Ein Gerichtsurteil kommt im September 2011 aus Italien: "Der Hirntumor eines Angestellten in Brescia ist auf sein tägliches und **häufiges Telefonieren mit Handys und Schnurlostelefonen** zurückzuführen." Das Arbeitsgerichtsurteil ermöglicht allen Beschäftigten ab sofort, am Arbeitsplatz schnurgebundene Telefone zu verlangen bzw. den Arbeitgeber aufzuklären, dass er bei angeordneter Handy- bzw. Schnurlosnutzung für Folgeschäden haftbar gemacht werden kann (auch Seite 495).

Die Nationale Statistikbehörde Englands veröffentlicht im Mai 2012: "In den zehn Jahren von 1999 bis 2009 ist die **Hirntumorrate** - es geht um Frontal- und Temporallappentumore - bei **Kindern** (!) um bis zu **50 Prozent** gestiegen." Verdacht der Wissenschaftler: Handynutzung.

EU-Parlamentarier kommen im Oktober 2011 zu dem Schluss: **"Hirntumore** sind wissenschaftlich **definitiv erwiesen.** Wir haben bereits die Phase der ersten Alarmsignale bezüglich der hemmungslosen Nutzung von Handys, Smartphones und Drahtlostechniken überschritten."

Handy und Blut-Hirn-Schranke: Gehirn übersät mit dunklen Flecken

Im September 1999 ging es wieder weltweit durch die Presse: Mikrowellen schädigen Gehirne, **öffnen die Blut-Hirn-Schranke**, machen sie aufnahmefähig für Gifte. **Rattenhirne** waren nach der Bestrahlung mit Handywellen übersät mit dunklen Flecken. Die schwedischen Wissenschaftler Prof. Arne Brun, Dr. Bertil Perssion und Prof. Leif Salford bestätigten die vorangegangenen Studien aus Schweden und den USA. In

Wohnung+Gesundheit (Heft 94/2000) habe ich hierüber berichtet:

Die Blut-Hirn-Schranke ist eine Zellschicht zum Schutz des Gehirnes vor schädigenden Stoffen aus dem Blutkreislauf. Sauerstoff und wichtige Nahrungsbestandteile lässt sie durch. Kohlendioxid und Abfallprodukte wehrt sie ab. Diese Barriere verhindert, dass Gifte, Medikamente und andere gefährliche Substanzen in das Gehirn eindringen. Schwedische Forschungen zeigen, dass die Strahlung von Handys diese Barriere öffnet und es so den Schadstoffen leichter macht, in das Gehirn zu gelangen. Wissenschaftler der Universität von Lund fanden die Effekte. Sie gelten international als führend, was biologische Wirkungen durch Mobilfunk angeht: Neurochirurg Prof. Leif Salford, Neuropathologe Prof. Arne Brun und Strahlenphysiker Dr. Bertil Perssion.

Säuberlich sezierte Rattenhirne wiesen als Folge der Mobilfunkstrahlung deutlich sichtbare Spuren auf. Die Gehirne wurden den gleichen Mikrowellen ausgesetzt, die von Handys und schnurlosen Telefonen ausgehen, und im Mikroskop untersucht. Die Experten zeigen Bilder: "Das sind Fotos von nicht bestrahlten Rattenhirnen. Wie Sie sehen, gibt es keine Auffälligkeit. Das hier sind Fotos von Rattenhirnen nach Bestrahlung mit Mikrowellen. Der Unterschied: Die Gehirne sind übersät mit dunklen Flecken und deutlich geschädigt. Es tritt Flüssigkeit aus den Blutgefäßen aus, verursacht durch die Felder. Proteine durchdringen die Blut-Hirn-Schranke, nachdem sie von der Strahlung geöffnet wurde. Proteine gehören aber ins Blut, niemals ins Gehirn."

"Proteine, die über das Blut ins Hirn gelangen, können Immundefekte wie Multiple Sklerose verursachen. Zerstörte Nervenzellen können zu Schwachsinn, vorzeitigem Altern und zur Parkinson-Krankheit führen." Man sieht den Zusammenhang mit der Alzheimer-Krankheit. Die Forscher erwarten, dass nicht nur Eiweiße, sondern auch andere Moleküle nach Öffnung der Blut-Hirn-Schranke in das Gehirn eindringen, was eine Kette von Krankheiten zur Folge hat. "Medikamente und Gifte, die sonst nicht durch diese Schranke kommen, finden jetzt den ungehinderten, direkten Weg ins Gehirn mit uneinschätzbaren Folgen." Ernsthafte Neuronenschäden durch im Körper abgelagerte Schadstoffe werden befürchtet, hierzu gehören auch Schwermetalle oder Bakterientoxine. Besorgniserregend ist, dass äußerst niedrige Mikrowellenintensitäten das Gehirn angreifen. Der Grenzwert der WHO liegt bei 2 Watt pro Kilogramm Körpermasse und bezieht sich lediglich auf die Gefahr einer Erwärmung des Körpers. Die schwedischen Forscher fanden diese Hirneffekte bei der Hälfte aller Versuchstiere schon bei 0,0001 bis 0,001 Watt. Mit dieser Intensität muss man im Umfeld von Mobilfunksendern auf Türmen, Kaminen, Dächern... rechnen, aber auch in der Nähe von Handytelefonierern und jenen schnurlosen DECT-Haustelefonen mit ihren unaufhörlich funkenden kleinen Basisstationen. Prof. Leif Salford: "Hier geht es nicht um Erwärmung. Das elektrische System des Körpers wird auf andere Weise beeinflusst." Es ist nach Aus-

sage der Wissenschaftler nicht entscheidend, wie lange man mit einem Handy telefoniert, weil die Blut-Hirn-Schranke durch die Mikrowellen sofort durchlässiger wird. "Die Proteine verbleiben in den Hirnen mehrere Tage, also lange über die Expositionszeit hinaus."

Die US Air Force will mit den Experten aus Lund zusammenarbeiten, um zu klären, ob die Symptome amerikanischer Soldaten im Irak-Krieg hiermit zusammenhängen. Die Soldaten nahmen Medikamente gegen Nervengas. Mikrowellen des militärischen Radars und anderer Funkanwendungen könnten die Blut-Hirn-Schranke geöffnet und die Medikamente ins Hirn geschleust haben. Viele Symptome sprechen dafür.

Die Bestätigung aus Deutschland kam ein Jahr später: Eine Wissenschaftlergruppe um Prof. Dr. Peter Schirmacher, Direktor des Institutes für Pathologie am Universitätsklinikum Heidelberg, fand die Öffnung der Blut-Hirn-Schranke im Einfluss der gepulsten Mikrowellen **alltagstypischer** 2-Watt-Telefone. Thermik war ausgeschlossen. 2007 ein weiterer Anlauf und die Bestätigung: die erhöhte Durchlässigkeit der Hirnbarriere weit unter den Grenzwerten und mit **geringerer Intensität** als jene, die bei **Handy-** und **Schnurlostelefonaten** auf den Kopf einwirken.

Prof. Dr. Johannes Goeke, Physiker der Fachhochschule Köln, und Dr. Florian Stögbauer, Oberarzt der Neurologie an der Universitätsklinik Münster, bestätigten im Juni 2001 ebenfalls: "**Je länger** die Blut-Hirn-Schranken mit gepulsten Mikrowellen bestrahlt werden, **desto durchlässiger** werden sie. Nach zwei Tagen war das schon auffällig, nach vier Tagen wurde es immer deutlicher." Sie machten ihre Versuche mit **Schweinehirnen** und waren von dem Ergebnis überrascht: "Das kann den Stoffwechsel ganz schön durcheinander bringen." Aber die Experten sehen nicht nur die Gefahr sondern auch einen **Nutzen**. Denn einige Medikamente schlagen bei Menschen mit Hirnerkrankungen nicht richtig an, weil sie die Blut-Hirn-Schranke nicht passieren, die macht hartnäckig dicht. Die Medikamente sollen aber ins Hirn. Deshalb könnten solche Mikrowellen gezielt zur Öffnung eingesetzt werden.

Von der Universität im französischen Villeurbanne kommt Prof. Roger Santini. Er und sein Kollege Dr. Richard Gautier haben die wissenschaftliche Forschungslandschaft aktuell begutachtet: "Sehr schwache Dosen, die noch keine Erwärmung zur Folge haben, führen zu einer Erhöhung der Durchlässigkeit der Blut-Hirn-Schranke." Es werden Zusammenhänge mit **Kopfschmerzen** gesehen, mit neurodegenerativen Erkrankungen wie **ALS** (amyotrophe Lateralsklerose) und **Alzheimer**, auch mit **Autismus**. Man müsse umso mehr besorgt sein, weil viele Funktechniken betroffen seien: GSM- und UMTS-Mobilfunk, deren Basisstationen und Handys, DECT-Telefone, kabellose Netzwerke und Babyphone. "Beschwerden können ab 0,4 Volt pro Meter auftreten." 0,4 V/m entsprechen **420 Mikrowatt pro Quadratmeter**. Die finden wir bei baubiologischen Messungen häufig: im Umfeld der großen Mobilfunksender und kleinen Basisstationen der DECT-Schnurlosen. An der Handyantenne gibt es tausendfach höhere Intensitäten, die Nähe macht's.

Prof. Dr. Darius Leszcynski ist Mitarbeiter der Strahlungs- und Atomsicherheitsbehörde in Finnland. Sein Vortrag vor der Gesellschaft für Bioelektromagnetik im kanadischen Quebec im Juni 2002: "Die Strahlung von Mobiltelefonen kann menschliche Zellen negativ beeinflussen und schädlicher sein als bisher angenommen." Der an Laborkulturen festgestellte Effekt führe nach einer Stunde Bestrahlung zu Veränderungen der **Proteinaktivität**, zur **Schrumpfung** von Zellen und **Ausdünnung** der **Zellwände** von **Blutgefäßen**. Auf den Organismus übertragen erkläre das womöglich die Störung der Blut-Hirn-Schranke und könne Müdigkeit, Kopfschmerz, Alzheimer und andere "ernste Auswirkungen auf die Gesundheit" zur Folge haben.

Ende 2008 ist es Dr. Jacob L. Eberhardt von der schwedischen Lund-Universität, der mit einer vierköpfigen Forschergruppe neben der bekannten **Veränderung der Blut-Hirn-Membran** auch **Schäden an Hirnzellen** von Ratten findet, beides bei weniger als **einem (!) Prozent** der üblichen Feldbelastung eines **Handy-** oder **DECT-Telefonates** und auch für **Anwohner an Funkmasten** und **unbeteiligte Passivtelefonierer** geltend. "Dies ermöglicht bestimmten Molekülen und Giften in das Gehirn einzudringen, was eine Schädigung und das Absterben von Nervenzellen zur Folge haben kann." Die Überraschung: Schwächere Felder zeigten heftigere Wirkungen als stärkere. "Dass die schwächsten Felder die biologisch schädlichsten sind, generiert ein kompliziertes Problem."

Die Biophysiker Dr. Bahriye Sirav und Dr. Nesrin Seyhan von der türkischen Gazi University können vorangegangene Studien nur bestätigen. Die Wissenschaftler fanden 2009 erneut die **durchlässigere Blut-Hirn-Schranke** bei Ratten. Wieder ging es um Feldintensitäten deutlich **unterhalb** der Grenzwerte und der von Handy- bzw. DECT-Gesprächen.

Schon sehr früh gab es Hinweise. So fanden die US-Forscher K.J. Oscar und T.D. Hawkins 1977 "**signifikante Undichtigkeiten** der Blut-Hirn-Schranke" bei Intensitäten, die typisch für Handytelefonate sind. Sie bestätigten damit die 1975 vorangegangene Arbeit von Andreas Frey.

Prof. Dr. Dipl.-Ing. Norbert Leitgeb von der Technischen Universität in Graz schreibt in der 1. Auflage seines Buches 'Strahlen, Wellen, Felder' schon im September 1990: "Berichte über die Beeinflussung der Durchlässigkeit der Blut-Hirn-Schranke haben die Diskussion über nicht durch Erwärmung erklärbare Wirkungen verstärkt." Dabei ging es bei Versuchen vor 1990, also lange **vor** der Einführung der jetzigen Handytechnik, um "modulierte Wellen geringer Intensität", nämlich des SAR-Wertes von 1,3 Milliwatt pro Kilogramm, welche die Öffnung im Gehirn nach sich zogen. Erlaubt sind aber 2000 mW/kg, gut **1500-mal** mehr. Die Strahlung eines Handys und die eines DECT-Telefones ist in jedem

Fall höher als jene, die den bedenklichen Effekt auslöst. Warum wurden der Handyfunk 1992 und die DECT-Technik 1996 gestartet, obwohl man wusste, dass sie solche Probleme nach sich ziehen können?

Die Frage stelle ich mir auch, wenn ich mich daran erinnere, was das Beratergremium der Bundesregierung namens **Strahlenschutzkommission** 1991 - das war **ein Jahr vor** der Mobilfunkeinführung - in ihrer Vorab-Beurteilung der Handytechnik sagte: "Über spezielle Effekte, welche nicht auf Erwärmung beruhen, wird in der Literatur seit 15 Jahren berichtet. Es geht meistens um die Durchlässigkeit von Zellmembranen oder Veränderungen im EEG." Noch mal: Wenn man schon 15 Jahre vor 1991, lange vor der Etablierung der neuen Mobilfunktechnik, seitens der Regierung und Wissenschaft wusste, dass Wirkungen auf Zellen und andere biologische Probleme auftreten, warum wurde die Technik dann der uninformierten Menschheit zugemutet? **Zehn Jahre später**, das Mobilfunkgeschäft brummt, sagt die gleiche Strahlenschutzkommission in einer erneuten Beurteilung der jetzigen Mobilfunktechnik: "Es gibt eine Fülle von Hinweisen auf Gesundheitsbeeinträchtigungen unterhalb der Grenzwerte. Dabei geht es um Zellabläufe, die Durchlässigkeit der Blut-Hirn-Schranke, das Immunsystem, Blutparameter, kognitive Funktionen und EEG-Auffälligkeiten." Frage: siehe oben.

"Handyfunk schädigt das Gehirn, macht die **Blut-Hirn-Schranke durchlässiger für Gifte**. Solche fatalen Kombinationen sind der Hauptgrund für das massive Ansteigen neurologischer Erkrankungen." Der deutsche Mediziner Dr. Dietrich Klinghardt, Neurologie- und Infektions-Experte, praktiziert in Seattle/Washington. "Wenn wir Pilzkulturen anlegen, kann man deren Mykotoxinabgabe ermitteln. Setzt man die Pilzkulturen dem Handyfunk aus, steigert sich die **Toxinaktivität um das 600fache**, es werden im Vergleich zu feldfreieren Bedingungen 600-mal mehr Gifte ausgeschieden, und die sind noch aggressiver als jene ohne den Elektrosmog. Die Keime reagieren mit dem einzigen Mechanismus, den sie gegen Stress haben, nämlich Toxine auszuschütten."

Und die Toxine von Pilzen oder Bakterien gehen ungehindert ins Hirn, dank durchlässiger Hirnschranke, fatal. Hier noch mal meine Anmerkung (auch Seiten 104, 373 ff., 557 ff.): Im Falle von **neurologischen Erkrankungen** (MS, ALS, CIDP, Polyneuropathie, Barré-Syndrom, Parkinson...) oder **hartnäckigen Infektionen** (Borreliose, Chlamydiose, Yersiniose..., EBV, HPV, CMV..., Pilze, Parasiten...) bitte konsequente **Reduzierung aller elektromagnetischen Belastungen**, speziell Handy- und andere feldstarke Schnurlostechniken von DECT bis WLAN, die in Kopf- und Körpernähe eingesetzt werden. Erstens zur Entlastung des bereits überforderten Immunsystems; zweitens für den dringend notwendigen erholsamen Schlaf; drittens zur Vermeidung des Einströmens von gefährlichen Giften ins Gehirn wegen der durchlässigeren Hirnbarriere; viertens als Notbremse, damit die Bakterien und Pilze nicht noch gereizter, aggressiver werden und noch mehr Toxine produzieren; fünf-

Funkwellen: Biologisches Problem Handy - Nerven

tens: Die Nerven sind schon geschunden, gießen Sie nicht weiter Öl ins Feuer. Zu den Giften gehören nicht nur die der Bakterien und Pilze, sondern alle Umweltgifte, auch das hochtoxische Quecksilber Ihrer Amalgamfüllungen. Wer vom Schicksal einer chronischen Neuroborreliose betroffen ist und immer noch per Handy oder DECT telefoniert, immer noch per WLAN ins Internet geht, bei dem nach wie vor der Elektrowecker auf der Bettablage hinterm Kopf steht, nach wie vor Amalgam im Gebiss zu finden ist, der sich immer wieder neu die Haare färbt, den alten Bauernschrank mit Pestiziden pinselt, mit Sprayflaschen hinter Mücken herjagt..., der hat etwas ganz Wesentliches nicht begriffen.

"In 20 Jahren sind wir ein **Volk von Demenz-Kranken**", befürchtet die Physikerin und Wissenschaftlerin in der Hirnwellenforschung Dr. Brigitte Lange nach Auswertung aktueller Forschungsberichte im Januar 2001 mit Blick in Richtung Handystrahlung und Blut-Hirn-Schranken. Selbst die kurzen, aber sehr heftigen Signale im Standby-Modus könnten die Blut-Hirn-Schranken öffnen, die normalerweise dicht sind und vor Krankheiten wie Alzheimer, MS oder Parkinson schützen.

Das geht ganz schön an die Nerven

"Handystrahlen schädigen **Neuronen** in Rattenhirnen. Auffällig viele **Nervenzellen** werden zerstört. **Eiweißstoffe** dringen in das Gehirn ein. Je stärker die Strahlung, umso größer der Effekt. Bei der unbestrahlten Kontrollgruppe gab es keine Schäden." Wieder waren es die Neurologen, Neurochirurgen und Physiker der Universität im schwedischen Lund, die eine neue Studie in Angriff nahmen und weltweite Beachtung fanden. Teamchef Prof. Leif Salford in der Fachzeitschrift 'Environmental Health Perspectives' und anderen Medien sowie der 'BBC News' im Februar 2003: " Es gibt gute Gründe anzunehmen, dass das, was im Rattenhirn passiert, auch im menschlichen Gehirn passiert. Die Befunde sind übertragbar, Menschen haben die gleichen Neuronen und die gleiche Blut-Hirn-Schranke." Die Ratten wurden nur **zwei Stunden** den gepulsten Mikrowellen, wie sie von handelsüblichen GSM-Handys emittiert werden, ausgesetzt, wobei die eingesetzten Intensitäten teilweise **deutlich unterhalb** der eines Handy- bzw. DECT-Telefonates lagen. Es ging um SAR-Werte von 2 bis 200 Milliwatt pro Kilogramm. Entsprechende Strahlungsstärken finden wir in der Nähe von Mobilfunkbasisstationen, Handys und DECT-Schnurlosen. Erlaubt sind und eingesetzt werden 2000 mW/kg, das Zehn- bis Tausendfache. Die Wissenschaftler fanden in Tierversuchen neben der **Schädigung** bzw. **Zerstörung** von Nervenzellen auch das Eindringen von **Albumin**, einem Eiweißstoff, der ins Blutserum aber nicht ins Gehirn gehört. Sie fanden zudem viele **dunkle Nervenzellen**, die man auch bei Alzheimer-Patienten nachweisen kann. Als Versuchstiere wurden 12 bis 26 Wochen alte Ratten verwendet, deren Entwicklungsstadium mit dem von 16 Jahre alten Teenagern vergleichbar ist. Die Forscher können nicht ausschließen, dass es nach jahrelanger häufiger Nutzung "bei einer ganzen Generation schon im mittleren Alter zu negativen Folgen kommen kann". Sie warnen in nie gekannter Deutlichkeit vor **erheblichen Gesundheitsrisiken** durch die heutigen Mobiltelefone. Salford: "Wir haben erstmals festgestellt, dass die Telefonmikrowellen die Nervenzellen im Gehirn regelrecht absterben lassen, auch noch **50 Tage** nach der eigentlichen Belastung. Dadurch erhöht sich das Risiko, frühzeitig an Alzheimer oder multipler Sklerose zu erkranken."

Die Forschungsgemeinschaft Funk, der alle Mobilfunkbetreiber angehörten, verwurschtelte in ihrem Newsletter wenig wissenschaftlich die Ergebnisse aus Lund, spielte sie munter herunter, verzerrte Tatsachen, ließ entscheidende Passagen elegant unter den Tisch fallen oder verkürzte sie, drehte Prof. Salford das Wort mehrmals im Mund herum und unkte obendrein, die schwedischen Autoren hätten eingestanden, dass die Resultate "keinen Anhalt für ein Risiko am Menschen bedeuten". Wie gesagt (Seite 209): Die Forschungsgemeinschaft gibt's seit 2009 nicht mehr, sie wurde aufgelöst, sei's drum, ich vermisse sie nicht.

Prof. Dr. Peter Semm beschrieb im Dezember 2002 die Ergebnisse seiner Tierversuche, die er erneut mit Prof. Dr. Robert C. Beason durchführte, in der medizinischen Fachzeitschrift 'Neuroscience Letters': "Eine Reizung mit Signalen, die ähnlich dem eines Mobiltelefones sind, veränderte bei Affen die **Gehirnzellen** und deren **Nervenaktivität**."

Russlands Strahlenschutzbehörde, das 'Nationale Komitee zum Schutz vor nichtionisierender Strahlung' (RCNIRP) im April 2008: "Die Gesundheit der nachfolgenden Generationen ist in Gefahr. Die Felder greifen beim Telefonieren die Gesundheit an, besonders **Prozesse im Gehirn** und **Nervenaktivitäten** einschließlich des **Verhaltens, Denkens**, der **Aufmerksamkeit, Lernfähigkeit, Reizbarkeit**, ganze **Nervenstrukturen degenerieren**." Es bestehe "höchste Dringlichkeit", es gelte "der Bedrohung Aufmerksamkeit zu schenken und Maßnahmen zu ergreifen."

Prof. Dr. W. Ross Adey von der Loma-Linda-University in Kalifornien schon 1975: "Gepulste Felder **verändern das zentrale Nervensystem**."

"Mobilfunk führt zu **zentralnervösen** und **vegetativen Störungen**." Umweltmediziner Dr. Gerd Oberfeld leitete eine Studie, an der Neurologen beteiligt waren, Kommentar im April 2005: "Das ist eine Reaktion des Gehirns auf den von außen einwirkenden Reiz." Die Feldintensität war 3327 Mikrowatt pro Quadratmeter. Beim Telefonat mit dem Handy und DECT-Hörer am Ohr wirken zig Millionen µW/m^2 auf den Kopf ein.

Prof. Dr. Klaus Buchner, Atomphysiker und Elektrotechniker der Uni München, Anfang 2002: "Ein **Zehntausendstel der Grenzwerte** reicht aus, um wissenschaftlich **überprüfbare Wirkung** zu hinterlassen." Was man weiß sei genug, um zu belegen, dass Mobilfunk ein **großes Gefahrenpotenzial** darstellt. Die besondere Gefahr sei, dass die Funkübertragung mit Frequenzen erfolgt, die biologisch aktiv sind, die denen der Kommunikation von **Nervenzellen im Gehirn sehr ähnlich** sind.

"**Ein Millionstel Watt** Sendeleistung genügen, um eine menschliche **Nervenzelle abzutöten.**" Prof. Dr. Karl-Heinz Müller, Physiker der FH Südwestfalen und Leiter des Institutes für Technologie- und Wissenstransfer, im Juni 2001. Ein Handy strahlt mit Leistungen bis zwei Watt.

Ganz schön an die Nerven geht auch die chronische Entwarnerei der **Industrie.** In der 'Wirtschaftswoche' tobt sie sich mal wieder aus. Vodafone: "Es gibt keinerlei Anlass, Mobiltelefone als Gesundheitsrisiko anzusehen." Karsten Menzel, zuständig für elektromagnetische Verträglichkeit bei E-Plus: "Es gibt 20.000 Untersuchungen über die Felder und ihre Auswirkung. In keiner konnte bisher ein Zusammenhang mit gesundheitlichen Beeinträchtigungen nachgewiesen werden." Und Viag-Interkom-Sprecher Roland Kuntze: "Mobilfunknetze und Endgeräte erfüllen alle verbindlichen Grenzwerte der deutschen und internationalen Strahlenschutzvorschriften." Recht hat er, der Herr Kuntze.

Die Telekom verzapft in ihrer Hauszeitung 'Telekom-Monitor': "Das **Nervensystem** ist gegen elektromagnetische Felder **immun.**" Kein Scherz.

Übrigens: In der Medizin **verödet** man mit solchen Mikrowellen **Nerven**, zerstört Tumore und verschmort die wuchernde Prostata.

Handys verklumpen Blutkörperchen: Geldrollenbildung

Im **ärztlichen Praxisalltag** verdichten sich die Hinweise auf gesundheitliche Probleme. Der Düsseldorfer Mediziner Dr. Hans-Joachim Petersohn: "Wir beobachten in unserer Praxis in den letzten Jahren zunehmend, dass die Patienten durch ihre Handybenutzung oder wenn sie nah an Mobilfunksendern wohnen, körperliche Beschwerden und klinische Symptome zeigen." Petersohn in 'Focus-TV' im Mai 1997: "Rote Blutkörperchen zeigen sich im Mikroskop normalerweise losgelöst voneinander, frei schwimmend, frei beweglich. Nach wenigen Minuten Handytelefonieren ziehen sich die roten Blutkörperchen an, verkleben miteinander, werden steif, sehen ähnlich aus wie **Froschlaich**, zeigen die so genannte **Geldrollenbildung.** Dadurch sind die Blutkörperchen in ihrer Funktion eingeschränkt, und der Sauerstofftransport ist vermindert. Wenn solche Blutkörperchen-Zusammenballungen in kleinste Gefäßverästelungen kommen, kann das Probleme bis hin zur Verstopfung geben, sprich Infarkt, Thrombose oder ähnliches."

In einem Internet-Info des Bundesamtes für Strahlenschutz berichten die amtlichen Strahlenschützer 1996 in einem Nebensatz ebenfalls von diesem Phänomen: "Kraftwirkungen auf Zellen des menschlichen Körpers wurden unter Laborbedingungen nachgewiesen. Rote Blutkörperchen reihen sich aneinander wie auf einer **Perlenschnur.**"

Als wir von der Baubiologie Maes in unserem Messlabor für Öko-Test im Mai 1997 elektromagnetische Feldstärkemessungen an einem eingeschalteten (angeblich strahlungsarmen) Handy durchführten, haben meine beiden Mitarbeiter und ich unser Blut vorher und nachher mikroskopisch untersucht. **Vorher**, also ohne Telefonstrahlung, bewegten sich **alle** Blutkörperchen absolut **normal**, losgelöst voneinander, völlig frei schwimmend. **Nach** den ungefähr einstündigen Messungen am eingeschalteten Handy waren ausnahmslos **alle** Blutkörperchen miteinander **"verklebt"**, ein ganz anderes Bild, nur noch Geldrollenbildungen.

"Handys können **Blutkörperchen schädigen** und zum **Zusammenklumpen** der Zellen führen." Mathematische Labormodelle zeigen: "Die Kräfte zwischen den Zellen und Wassermolekülen steigen an und richten ihre Pole durch den Elektromagnetismus in eine Richtung aus." Bei einem typischen Mobilfunkfeld stieg die anziehende Kraft um das Milliardenfache. Prof. Bo Sernelius von der schwedischen Universität Linköping veröffentlichte in 'Bild der Wissenschaft', 'New Scientist', 'Physical Chemistry' und anderen Fachmedien im Frühjahr 2004.

In Wohnung+Gesundheit (Heft 115/2005) mein Bericht über "**Jugend forscht - Geldrollen im Blut durch Handystrahlung**", hier ein Auszug:

*Nur **20 Sekunden Handytelefonat** reichen, um das Blutbild sichtbar zu verändern und rote Blutkörperchen zum Verklumpen zu bringen. Der umstrittene Effekt wurde nun im Rahmen von 'Jugend forscht' erneut bestätigt. Zwei Abiturienten des Gymnasiums Spaichingen, Maria Ritter und Wasgan Wolski, legten nach zwei Jahren Arbeit im März 2005 ihre Resultate vor. Sie ernteten regional den 1. Preis für Biologie in Freiburg und landesweit den Umweltpreis in Stuttgart. Ja, es stimmt: Mit dem Handy am Ohr bilden **Blutkörperchen** den so genannten **Geldrolleneffekt**, ziehen sich wie magnetisch an, verkletten, verklumpen.*

51 Mitschüler im Alter von 17 bis 20 Jahren durften 24 Stunden lang nicht das Handy einschalten oder sich sonst stärkerem Elektrosmog aussetzen. Dann wurde ihnen jeweils ein Tropfen Kapillarblut aus dem Ohr und Finger entnommen. Nun mussten sie 20 Sekunden mit einem Siemens-Handy telefonieren, und danach gab es erneut den Pieks ins Ohrläppchen und die Fingerspitze. Weitere 10 Minuten später - ohne Handybelastung - die gleiche Prozedur. Jeder Blutstropfen wurde unter dem Mikroskop untersucht, fotografiert, dokumentiert, ausgewertet. Das Ergebnis, so die Schüler und ihr Physiklehrer Dr. Ziegler: "Der Effekt der Geldrollenbildung bei einem kurzen Telefonat von 20 Sekunden ist signifikant. Er ist im Blut sowohl am Ohr als auch am Finger zu erkennen und auch noch 10 Minuten nach dem Telefonat vorhanden."

Neugierig geworden durch diese am Körper darstellbaren Effekte gingen die jungen Forscher noch einen Schritt weiter: Sie wollten herausfinden, ob das Phänomen auch in vitro, das heißt außerhalb des Orga-

nismus nachweisbar ist. Hierzu wurde mehrfach Venenblut in ein Reagenzglas gebracht. Nun wurde das Reagenzglasblut 20 Sekunden Handy-bestrahlt. Die Überraschung: "Die Geldrollenbildung ist auch dann vorhanden. Unsere Forschungsergebnisse zeigen, dass Handystrahlen neben thermischen auch biologische Wirkungen haben."

Handys machen Radikale noch radikaler: Oxidativer Stress

Freie Radikale haben einen schlechten Ruf. Wie die Vandalen wüten sie in unseren Körpern, führen zu **oxidativem Stress**, was uns alt aussehen lässt und der Gesundheit schadet. Sie attackieren Zellmembranen und lebensnotwendige Proteine, schädigen das Erbgut. Jedes Gewebe, jedes Organ des Körpers ist betroffen. Arteriosklerose, Krebs, Rheuma..., immer sind diese lästigen Nebenprodukte des Metabolismus beteiligt. Oxidativer Stress wirkt sich besonders ungut auf neurologische Krankheiten wie Parkinson, Alzheimer oder ALS aus, auch auf Herz-Kreislauferkrankungen, Leberschäden und Lungenemphyseme. Diese reaktiven Winzlinge führen sich auf wie Gifte. Jeder Körper braucht Schutz vor den destruktiven Aktivitäten zu vieler freier Radikaler. Deshalb essen wir viel frisches Gemüse und Obst, nehmen Vitamin C und E, denn deren **Antioxidantien** halten die Radikalen und den von ihnen ausgelösten Stress im Schach, weshalb man sie auch Radikalenfänger nennt.

Freie Radikale sind aber nicht immer nur schädliche Stoffwechselprodukte, auch hier macht die Dosis das Gift. In Maßen dienen sie der Immunabwehr, entfalten potente Wirkung gegen Bakterien und andere Fremdstoffe und spielen eine Rolle bei der Tumorabwehr.

Und nun kommt der Elektrosmog daher und macht die Radikalen noch radikaler, die Oxidation noch oxidierender, unterstützt sie, feuert sie an. Das Chaos, was Freie Radikale anrichten, wird noch chaotischer. Einerseits **forciert** der Funk die Bildung der Radikalen, andererseits **hemmt** er die Wirkung der Gegenspieler, der Radikalenfänger. Die einen Wissenschaftler sehen hier einen wesentlichen **Mechanismus** für die gefährlichen Auswirkungen elektromagnetischer Belastungen von Zellschädigung bis hin zum Krebs, die anderen lehnen sich im Schulterschluss mit der Politik und Industrie erst mal noch entspannt zurück.

Fest steht: Elektromagnetische Felder forcieren die Produktion von gesundheitsschädigenden freien Radikalen und somit oxidativen Stress. Hierzu gibt es inzwischen **einige Untersuchungen**, z.B. von den Wissenschaftlern Seaman (1999), Moustafa und Paredi (2001), Stopczyk, Irmak, Dimitz, Kim und Kula (2002), Ilhan und Ayata (2004), Fejes, Ozgumer, Yariktas und Oktem (2005), Yurekli, Lantow und Koylu (2006), Friedmann, Meral, Simko und Balci (2007), Warnke (2007 und 2008), Yao und Sokolovic (2008), Dasdag, Mailankot, De Luliis, Xu, Gajski und Agarwal (2009), Desai (2010), Kumar und Esmekaya (2011). Sie fanden die unguten Folgen von freien Radikalen und oxidativem Stress dank

Funksmog in Herz, Lunge und Leber, in Gehirnen, Haut, Geweben, Spermien und Fortpflanzungsorganen, in geschädigten Nieren, an der DNA von Nervenzellen, in Lymphozyten und Immunzellen, Hornhaut- und Augenlinsen, bei Hormonabläufen und entzündlichen Prozessen.

Prof. Paul Doyon von der Kyushu University in Fukuoka/Japan sieht im März 2008 den Zusammenhang mit Mikrowellen als kausalem Faktor für das **chronische Müdigkeitssyndrom** CFS. "Mikrowellen führen zu zahlreichen **oxidativen Schädigungen.** Die ersten Ausbrüche von CFS begannen in den Jahren, als kommerzielle Mobilfunknetze in den USA, Europa und anderen Teilen der Welt eingeführt wurden, vorher gab es dies Krankheitsbild nicht." Es konnte nachgewiesen werden, dass die Handywellen zur Vermehrung von Bakterien, Viren, Parasiten, Schimmel- und Hefepilzen im Organismus führen. Außerdem zu Problemen beim Calciumfluss in und aus den Zellen, Funktionsstörungen der Mitochondrien, Veränderung und Verminderung der roten Blutkörperchen, zur Reduzierung der natürlichen Killerzellen, Veränderung des cerebralen Blutflusses und der Blutgerinnung, Erhöhung des Histamin-Spiegels und zur Melatonin-, Serotonin-, Dopamin-, Adrenalin- und Neurotransmitter-Erschöpfung. "Diese Beweise sind alle substanziell. Ist es nicht Zeit, aufzustehen und etwas zu tun? Es ist höchste Zeit, dass wir von der Ignoranz zur Erkenntnis, von der Apathie zur Tat kommen."

Interessant am Rande: Spanische Forscher fanden die **Zerstörung** der **Antioxidantien** in **Gemüsen**, die im **Mikrowellenherd** erhitzt wurden.

Das Europäische Parlament wies schon 2001 auf Zusammenhänge hin: "Am schadensauslösenden Mechanismus sind **freie Radikale beteiligt**, welche Eiweiße und Zellmembranen beschädigen, Gene und DNA verstümmeln und den Spiegel von Antioxidationshormonen wie Melatonin senken". Außerdem würden enzymatische und biochemische Prozesse beeinträchtigt, und es sei erwiesen, dass sich die Histaminfreisetzung unter Einwirkung von Funkstrahlung verdoppelt. "Funkwellen und ihre destruktiven Begleiter, die freien Radikale, bringen den Kalziumspiegel des Körpers durcheinander, und zwar vor allem im Zentralnervensystem, im Gehirn und im Herz." Das wirke sich auf das Zellwachstum, die Zellreproduktion und die Zellteilung aus, auch auf die Signalübermittlung zwischen dem äußeren Teil der Zelle und dem Zellkern im Innern. Siehe hierzu meinen Bericht in Wohnung+Gesundheit (Heft 106/2003).

Eine unheilige Allianz, ein weiterer Teufelskreis: Elektrosmog schädigt auf vielfältigen Wegen ... Elektrosmog stachelt Radikale an ... Radikale schädigen auf noch vielfältigere Weisen ... Elektrosmog blockiert die Radikalenfänger ... Elektrosmog und Radikale düngen Bakterien, Viren, Pilze und Parasiten im Körper ... Elektrosmog und Radikale senken Melatonin ... Melatonin steuert den Lebensrhythmus, sorgt für gesunden Schlaf und schützt vor Krebs ... Der Schädigungsmechanismus ist komplett. Ja, es ist höchste Zeit, dass wir aufstehen, dass wir etwas tun.

Handys als Anti-Baby-Pille: Fruchtbarkeit

"Früher, da haben wir mit diesen Mikrowellen **Geburtenkontrolle** gemacht, die Empfängnis verhütet. Heute telefonieren wir damit. Sehr schön." So seufzt eine der weltweit führenden Elektrosmogexpertinnen im Juni 2000 auf der Mobilfunkkonferenz in Salzburg. Die Chinesin Prof. Huai Chiang leitet die Abteilung für 'Medizinische Mikrowellen' an der Zhejiang Medical University in Hangzhou und ist Beraterin der WHO.

"Wenn man sich **als Mann kastrieren** will, ist der beste Weg, das Handy auf Standby in die Hosentasche zu stecken." Auch der in Seattle/Washington praktizierende deutsche Arzt Dr. Dietrich Klinghardt weist auf ein besonderes Problem hin: Die **Fruchtbarkeit** gerät dank Mobiltelefonstrahlung aus dem Lot, ist gestört, sogar gefährdet.

"Bei allen Probanden kam es unter Handyeinfluss zu einer signifikanten Reduzierung der schnellbeweglichen Spermatozoen." Das Resultat der österreichischen Ärzte und Wissenschaftler der Urologie des Landeskrankenhauses Oberwart unter Leitung von Prof. Dr. M. Davoudi, Dr. C. Brössner und Dr. W. Kuber vom Oktober 2001. Es wurde das **Bewegungsvermögen** der **Spermien** von 13 Handybesitzern im Alter von 29 bis 39 Jahren analysiert. Vor der 1. Untersuchung benutzten sie ihr Handy nicht, trugen es auch nicht bei sich. Vor der 2. Untersuchung trugen sie es fünf Tage jeweils sechs Stunden am Körper, in der Hosentasche, und nutzten es häufig. Beim 1. Versuch ohne Handybelastung war das Spermatogramm unauffällig, beim 2. mit Handybelastung massiv auffällig, die Spermienbeweglichkeit deutlich reduziert.

"Handys ramponieren **männliche Fruchtbarkeit**." Prof. Imre Fejes und Kollegen, Universität Szeged/Ungarn, auf der Konferenz der Europäischen Gesellschaft für Fortpflanzung und Embryologie in Berlin im Juli 2004. Die Wissenschaftler verglichen 13 Monate lang 221 Handynutzer und handyabstinente Männer. Die Nutzer zeigten 30 Prozent weniger Spermien und die zudem in ihrer Beweglichkeit reduziert. Dafür reichte das Mobile in Standby am Gürtel oder in der Hosentasche. "Das kann sich negativ auf die Fortpflanzung auswirken", so die Forscher.

Um Fruchtbarkeit ging es 1997 auch bei dem Versuch der beiden griechischen Wissenschaftler Magras und Xenos mit 18 **Mäusepaaren** und ihren je fünf Würfen. Nach einem halben Jahr Funkbestrahlung war keine Paarung mehr möglich, die Tiere waren **unfruchtbar**.

Im Mai 2011 die Studie aus Kanada: "Handys - die **elektronische Pille**?" Während des Handy- bzw. Smartphonegebrauchs sinken diverse Hormone, welche die Fortpflanzung regeln, beim Mann die Spermienreifung, bei der Frau die Förderung des Eisprungs und die Gelbkörperbildung. "Sehr überraschend", so der Leiter Prof. Rany Shamloul von der Queens University, "da sind einige störende Mechanismen im Gange".

Russische Forscher aus der Ukraine resümierten im April 2000 aus ihrer langjährigen Studie: "Handywellen vermindern die Produktion des Sexualhormons **Testosteron**. Die Ratten und Mäuse hatten viel weniger Testosteron in ihrem Blut, wenn sie den Mikrowellen ausgesetzt wurden. Je mehr die Tiere abbekamen, desto geringer der Hormonlevel."

Im Juli 2009 die australische Studie von Dr. Geoffrey De Iuliis vom Biotechnologiezentrum Callaghan in New South Wales: "Handystrahlung verursacht **oxidativen Stress** in Spermien, DNA-Schädigung, und kann zu Unfruchtbarkeit und Folgewirkungen beim Neugeborenen führen."

Prof. Ashok Agarwal vom Zentrum für Fortpflanzungsmedizin an der amerikanischen Cleveland Klinik im September 2008: "Handys **nicht nahe der Hoden tragen**, das ist gefährlich." Bei der bestrahlten Männergruppe fand er **85 Prozent mehr Oxidantien** und die Reduktion von Antioxidantien. Zwei Jahre zuvor wies er die hochprozentige Reduzierung der Spermienzahl und Spermienqualität bei Männern nach, die täglich zwei bis vier Stunden mobil telefonierten. "Vielleicht regt das ja zum Nachdenken an, ob und wie und wie oft man sein Handy benutzt."

Die Österreichische Ärztekammer aktuell: "Das Handy in der Hosentasche oder die unter der Schulbank verschickte SMS können die **Fruchtbarkeit beeinträchtigen**, das sollte unterlassen werden." 16 Studien beweisen, dass die Strahlung der Mobiltelefone die **Spermien schädigt**.

Das alles gilt nicht nur für tote Hosen dank **Handy**, **Smartphone** und Co., sondern auch für **Notebooks**, **Tablets** und Co. auf dem Schoß.

Die Zwillingsschwestern Rebecca und Tamara Buck aus Bad Saalgau wollten es wissen, für 'Jugend forscht': "Wirken Handystrahlen auf Hoden?" Sie besorgten sich **Hodengewebe** vom Uniklinikum Tübingen, die kamen in Brutkästen. Der eine Teil wurde drei Wochen lang Handy-bestrahlt, der andere nicht. Der eine Teil zeigte viel **mehr abgestorbene Zellen** als der andere. Dafür gab's im Herbst 2010 den ersten Preis beim Landeswettbewerb. Rebecca und Tamara studieren heute Medizin.

Die CeBIT-Idee: **Frauen-Handys** mit integriertem Schminkspiegel und elektronischem Kalender zur Berechnung von Periode und fruchtbaren Tagen. Männer aufgepasst: Wenn das Smartphone dreimal klingelt...

Rauschende Lauscher: Handys und Tinnitus und Höreffekte

"Wir verzeichnen in den letzten Jahren eine deutliche Zunahme der Diagnose chronischer **Tinnitus**." Prof. Dr. H.J. Wilhelm und Kollegen von der HNO-Gemeinschaftspraxis und Kopfklinik in Frankfurt trugen ihre Erkenntnisse vor der Deutschen Gesellschaft für Hals-, Nasen- und Ohrenheilkunde im Universitätsklinikum Mannheim im Oktober 2002 vor. Die HNO-Fachärzte starteten eine Fragebogenaktion, ob **Handys** oder

Schnurlostelefone eine Rolle spielen. 175 Patienten mit chronischem Tinnitus wurden berücksichtigt und untersucht. **46 Prozent** beklagten die spontane Verschlechterung ihrer Ohrgeräusche beim und nach dem Telefonieren. Nun wurde diesen Patienten angeraten, eine Woche auf das Handy bzw. DECT-Schnurlostelefon - jede Art von Mobiltelefon - zu verzichten und keinerlei Medikamente einzunehmen. Bei der Nachuntersuchung zeigte sich, dass bei **66 Prozent** der Patienten der Tinnitus deutlich besser bzw. kaum noch wahrnehmbar war. Die Mediziner sehen den Zusammenhang, dass Handys und DECT-Telefone chronischen Tinnitus **erzeugen** und **verstärken** können.

100 Tinnitus-Patienten wurden an der Wiener Universität in einer Fall-Kontroll-Studie untersucht. Das Expertenteam unter Prof. Dr. Michael Kundi im April 2011: "Das Risiko, an einem Tinnitus zu erkranken, war in der Gruppe der 100 erkrankten Teilnehmer signifikant erhöht." Und zwar **71 Prozent** bei täglich mehr als zehn Minuten Nutzung. Nach vier Jahren **verdoppelte** sich das Tinnitus-Risiko.

Eine frühe Erkenntnis kommt vom damaligen Leiter der Abteilung Medizinische Strahlenhygiene im Bundesamt für Strahlenschutz, Prof. Dr. Jürgen Bernhardt. In der Zeitschrift 'Mensch+Umwelt' schreibt er bereits 1991, also schon vor der Einführung der Mobilfunknetze: "Ein bei nichtthermischen Intensitäten auftretender biologischer Effekt ist der **Höreffekt**. Die Ursache sind räumlich eng begrenzte Temperaturerhöhungen von etwa 1/10.000 Grad Celsius im menschlichen Kopf." Von solch unangenehmen Höreffekten berichten übrigens manchmal elektrosensible Menschen. Sie scheinen Mikrowellen akustisch wahrnehmen zu können - wie auch immer - und beschreiben das als Rauschen oder Piepsen, ähnlich wie beim Tinnitus. Die **Pulsung** der elektromagnetischen Strahlung führt laut Bernhardt zu "mechanischen Druckwellen, die sich im Kopf ausbreiten". Auch hier kommen mir - wie schon häufiger zuvor - Fragen: Wenn eine Temperaturerhöhung im Einfluss elektromagnetischer Mikrowellen von nur **1/10.000 °C** bereits zu Höreffekten führt, welche anderen biologischen Effekte passieren, wenn der Grenzwert eine Temperaturerhöhung von **1 °C** toleriert, also 10.000 mal mehr? Noch mal: Warum wurde ohne jede Grundlagenforschung eine gepulste Mikrowellenmassentechnik ins Leben gerufen, von der man lange davor schon sehr genau wusste, dass sie solche und andere biologische Effekte nach sich zieht? Warum wurden Grenzwerte nicht unter Berücksichtigung dieser und weiterer Erkenntnisse festgelegt?

Verkrüppelte Küken und gekochte Eier

Im Darmstädter Telekom-Forschungszentrum experimentierte man mit Mobilfunkfeldern und Hühnereiern. Die Telekom in der 3sat-Fernsehsendung 'Risiko Elektrosmog' am 29. Januar 1997: "Die Versuchsergebnisse werden der Öffentlichkeit nicht zugänglich gemacht." Trotzdem ist durchgesickert, dass es **Missbildungen** bei den geschlüpften **Küken** gab, nachdem die Eier mit Mikrowellen bestrahlt wurden. Die Telekom: "Die Untersuchungen und ihre Ergebnisse lassen aus unserer Sicht nicht auf eine Gefährdung von schwangeren Mobilfunktelefoniererinnen schließen." Ein menschlicher Fötus wäre ja schließlich nicht mit Hühnereiern vergleichbar, und die beim Versuch eingesetzten Feldstärken seien vier- bis achtfach höher gewesen als die Grenzwerte. Verschwiegen wurde, dass beim mobilen Telefonieren noch stärkere Feldintensitäten auf den Menschen einwirken als in den für Basisstationen und eben nicht für Handys festgelegten Grenzwerten.

Der amerikanische Physiker Dr. Theodore Litowitz von der Universität Washington setzte 10.000 **Hühnerembryos** alltäglichen Handywellen aus. **Verkrüppelungen, Zellschäden** und andere Abnormitäten verdoppelten sich. Litowitz im April 1999: "Das Funktelefon kann die inneren Organe von Schwangeren und auch das Ungeborene gefährden, wenn es längere Zeit eingeschaltet am Gürtel getragen wird."

"Handystrahlen **töten Hühnerembryonen**." Prof. Dr. Juri Grigoriev von der russischen Strahlenschutzkommission RCNIRP zu seiner Studie im November 2003: "Die Sterblichkeit unter Feldeinfluss war fünfmal so hoch. Eine Störung der **embryonalen Entwicklung** begann schon nach **drei** Tagen." Befruchtete Hühnereier wurden 21 Tage lang den Feldern eines Handys ausgesetzt. 75 Prozent der Hühnerembryonen starben, bei der Kontrollgruppe ohne Funkbelastung waren es nur 16 Prozent.

Dr. Andras Varga von der Uni Heidelberg bestrahlte Hühnereier während ihrer Entwicklung mit Hochfrequenz. **Jeder Embryo** war entweder **tot** oder **verkrüppelt**, kein einziger lebend oder gesund. Die Feldintensität lag unter den Grenzwerten. Die unbestrahlte Kontrollgruppe schlüpfte ausnahmslos und war gesund (siehe auch Seite 196).

"Mobiltelefon ist **toxisch für Hühnerembryonen**." Wissenschaftlergruppe um Dr. B.J. Youbicier-Simo vom Immunologischen Labor der Universität Montpellier in Frankreich im Jahr 2000. Aus gut 50 Prozent der mit Handywellen bestrahlten Eier schlüpften keine Küken, sie waren tot.

Mehr zu toten Küken, tierischen Problemen und fiesen Schweinereien im Funkeinfluss auf den Seiten 137, 196, 239 ff., 324 ff. und 377 ff.

Es ging und geht durchs Internet: **Handys kochen Eier**. Zwei russische Journalisten machten den eindrucksvollen Test. Ein Hühnerei kommt ganz nah zwischen zwei eingeschaltete und maximal funkende Handys. Nach 25 Minuten wird das Ei warm, nach 40 Minuten heiß, nach 65 Minuten ist es gekocht und fertig für den Verzehr... Das tut weh, wenn man sich vorstellt, was in Ihrem Kopf oder mit Ihren Hoden passiert... Diskussionen und Spekulationen nehmen kein Ende, die Foren sind voll. Ärzte, Heilpraktiker und Gesundbeter warnen vor der Gerinnung des Eiweißes im Gehirn. Alternativzeitschriften, Esoteriker und

Weltuntergangsbefürchter nehmen die Geschichte auf ihre Seiten. Ich habe es überprüft, eine Stunde, zwei, drei Stunden, und: kein Effekt. Die Eier waren roh wie zuvor, kein geronnenes Eiweiß, von wegen garer Dotter. Für den Effekt, der keiner ist, werden von Memon Entstörchips angeboten. Man muss nicht alles glauben, auch nicht Memon. In anderen YouTube-Videos brachten Handys Popcorn zum Poppen...

Von Pulsung und Menschen, die mehr strahlen als Handys

Wir hörten schon, dass die neuen Telefontechniken mit **gepulsten Mikrowellen** funktionieren (Seiten 193 bis 195 und 202 bis 206, teilweise bis 211). Diese gepulste Technik gab es vor der Einführung des Mobilfunks im Alltag kaum, bis dahin nur beim Mikrowellenherd und beim Radar. Gepulste Signale ziehen offenbar heftigere biologische Reaktionen nach sich als die bisherigen kontinuierlichen - nicht gepulsten - von z.B. Radio- und Fernsehsendern oder anderen Funkanwendungen.

Der bereits erwähnte Prof. Dr. W. Ross Adey, Elektrosmogexperte der kalifornischen Loma-Linda-University, sagt: "Wir wissen, dass gepulste Signale auf biologisches Gewebe stärker einwirken als ungepulste. Das öffnet die Büchse der Pandora." Er berichtete schon in den Siebzigern, 20 Jahre bevor es bei uns das erste Handy mit gepulster Technik gab: "Gepulste Strahlung greift **tief in biologische Prozesse** ein."

"Wahrhaftig, **schwache gepulste Felder** haben **starken** Einfluss." US-Forschergruppe um Prof. S.M. Bawin nach der Bestrahlung von Katzen mit gepulsten Mikrowellen, deren Stärke noch unter einem Zehntel der Grenzwerte lag, in der Ärzte-Fachzeitschrift 'Brain Research' (1973).

"Gepulste Mikrowellen machen vielfältige Wirkung, sie **schädigen das Immunsystem** und sie beeinflussen wichtige Neurotransmitterabläufe." Prof. Dan Lyle, Loma-Linda-Universität, Kalifornien (1985).

"Diese niederfrequente Pulsung, das sind technische Informationen, die **biologisch verarbeitet** werden. Hier läuft etwas ab, was jeden von uns zum Nachdenken zwingen sollte." Dr. Lebrecht von Klitzing, Medizinphysiker der Universität Lübeck (1994).

"Es gibt keinen Zweifel, dass gepulste Handyfelder **biologisch wirksam** werden können." Bundesanstalt für Arbeitsmedizin in Berlin (1998).

"Wir wissen, dass gepulste Strahlen biologisch **besonders aktiv** sind." Dr. Hellmut Koch, Präsident der bayerischen Ärztekammer (2001).

Eine erneute Bestätigung kommt 2001 von der Wissenschaftsdirektion des Europäischen Parlamentes: "Es wurde nachgewiesen, dass die gepulste Strahlung **biologisch aktiver** ist als eine kontinuierliche Strahlung derselben Intensität und Frequenz."

Prof. Dr.-Ing. Alexander H. Volger von der RWTH Aachen im September 2002: "Es gibt keinerlei Zweifel mehr, dass die gepulsten elektromagnetischen Felder von Basisstationen, Handys und schnurlosen Telefonen wesentlich **gesundheitsbeeinflussend** und **-schädlich** sind."

Der Hochfrequenzphysiker der Bundeswehruniversität Neubiberg bei München, Prof. Dr.-Ing. Günter Käs: "Die pulsmodulierten Strahlen sind **besonders riskant**, das wird seit 30 Jahren berichtet."

Prof. Dr. Peter Semm von der Universität Frankfurt fand bei Versuchen im Technologie-Zentrum der Telekom in Darmstadt, dass Nervenzellen **nur auf gepulste Wellen** reagierten und ihre elektrische Aktivität veränderten, auf ungepulste reagierten sie nicht.

Prof. Dr. Norbert Leitgeb von der Universität Graz fand 1996 im Zellversuch, dass nur der **periodische** Puls die biologische Reaktion auslöst. Änderte man die Periodizität (mal eine kürzere Pulsfrequenz und dann ein längere, mit fließenden Übergängen) und sonst nichts, dann verschwanden die Reaktionen. Umso erstaunlicher, dass er auf einem Presseseminar der Forschungsgemeinschaft Funk vor 30 Journalisten zum Thema gepulste Mobilfunkwellen verharmloste, ein **Handy strahle** schließlich viel **weniger als der Mensch** selbst. Hierzu das Fachblatt 'Strahlentelex' (Heft 240/241): "Leitgebs Vortrag begann mit physikalisch fragwürdigen Analogien, um bei den Journalisten einen Eindruck der Harmlosigkeit von HF-Strahlung zu hinterlassen. Unwissenschaftlich und politisch brisant wurde es, als er die Strahlung eines Handys mit der körpereigenen Strahlung verglich. Der Körper selbst produziere Mengen an Strahlung, angeblich 100 Watt, und damit viel mehr als ein Handy. Erst auf mehrfache Nachfrage aufgebrachter Wissenschaftler musste Leitgeb zugeben, dass sich die Aussage auf nichts anderes als reine Wärmestrahlung bezog, die jedes Lebewesen und jede Glühbirne abgeben." Der Verharmlosungsversuch ist gründlich schief gegangen. Äpfel mit Birnen vergleichen wäre harmloser. Quo vadis, Wissenschaft?

Noch mehr Forschung mit den Handywellen

Neurologen der Universität Freiburg befestigten zwölf gesunden Probanden fünf Tage lang ein Handy an das rechte Ohr und schalteten es per Fernsteuerung ein und aus. Nach dem Einschalten erhöhte sich deren **Blutdruck**. Auch **Gehirnleistung**, **Gedächtnis**, **Reaktionsschnelligkeit** und räumliche **Vorstellungskraft** litten unter der Bestrahlung.

"Der **Blutdruck** erhöht sich um 5 bis 19 mm Hg bei Benutzung von Mobiltelefonen." So eine weitere Arbeit der Neurologischen Klinik an der Universität Freiburg mit Unterstützung der Telekom.

"Die **Durchblutung** des **Gehirns** verändert sich aufgrund von Telefonmikrowellen." Das japanische Kitasato Hospital unter Prof. Ko Sakabe.

"Deutliche Veränderungen der **Gehirnpotenziale** und der Traum- und **Schlafstruktur** im Einfluss der Felder von Mobiltelefonen bei schlafenden Menschen." So das Ergebnis einer Expertengruppe um Prof. Lebedeva und anderer russischer Forscher.

Schlechter Schlaf: Menschen, die vor dem Zubettgehen das Handy benutzen, schlafen **schlechter ein, schlechter durch**, erreichen ihre **Tiefschlafphase später** und verbleiben in ihr kürzer. Folgen: Kopfschmerzen, Depressionen, Verwirrung, Persönlichkeitsveränderung, Hyperaktivität, Konzentrationsmangel, schlechteres Lernen. Die Mobilfunkgesellschaften gaben die Studie in Auftrag, die Universität Uppsala und das Karolinska-Institut in Schweden sowie die Wayne State University in Michigan/USA führten sie durch. Leiter Prof. Bengt Arnetz: "Wir glauben, dass die Strahlung die Stresszentren des Gehirns aktiviert."

"Eine Bestrahlung mit gepulsten elektromagnetischen Feldern der Intensität von 1000 Mikrowatt pro Quadratmeter und einer Dauer von 50 Minuten führt zu einem **kognitiven Leistungsabfall**." So der Mediziner Dr. Rüdiger Maier von der Universität Mainz, Klinik für Kommunikationsstörungen. 1000 µW/m^2 macht ein Mobiltelefon noch in bis zu 10 Metern Entfernung, am Ohr sind es zig Millionen und manchmal noch mehr. Die kleine und allzu oft immerzu aktive Basisstation eines DECT-Schnurlostelefones schafft 1000 µW/m^2 in 3 bis 5 Metern Distanz.

Menschliche **Bindegewebszellen** und eine Stunde GSM-Wellen: "Signifikanter Einfluss, **genetische** Veränderung und Modifizierung der **Zellmorphologie**." Mediziner der Universität Florenz unter Prof. S. Pacini.

Prof. Darius Leszcynski von der finnischen Behörde für Strahlungs- und Reaktorsicherheit: Die Arme von zehn Versuchspersonen bekamen eine Stunde lang Mobiltelefonwellen ab, die daraufhin biopsierte **Haut** zeigte deutliche Veränderungen der **Zellen**.

"Handy geht an die Nieren." Die britische Ärztezeitung 'British Medical Association' warnt, zu viele **SMS**-Kurznachrichten in Hüfthöhe zu verschicken oder empfangen. Die Strahlung sei zwar nur einen Moment, aber heftig, und sie wirke auf die besonders empfindliche **Nierenpartie**. Gleiches gilt für Telefone am Gürtel, wenn sie in Bereitschaft sind. Alle paar Minuten gibt es einen kurzen und starken Impuls.

Schneller tot: Ratten haben eine **doppelt so hohe Sterblichkeitsrate** unter Handybelastung. Dirk Adang forschte für seine Doktorarbeit an der Katholischen Universität Löwen (KUL). Er fand auch Veränderungen an Blutkörpern des **Immunsystems** und Verluste der **Erinnerungsfähigkeit**. Doktor-Vater Prof. Vander Vorst: "Der Zusammenhang zwischen der Strahlung und der Sterblichkeit bei den Ratten ist unbestreitbar."

Schlimmer als Zahnbürsten: **Bakterienherd Handy**, so die Medien im

Sommer 2006. "Mobile Telefone sind Überträger von gefährlichen Bakterien, auch der potentiell tödlichen **MRSA-Keime**, die zu den Staphylokokken gehören und multiple Resistenzen gegen Antibiotika bilden." Die Studie der University of Arizona fand solche MRSA-Bakterien auf einem Fünftel aller untersuchten Handys. Teamchef Prof. Charles Gerba: "Mit dem Mobiltelefon soll so umgegangen werden wie mit der eigenen Zahnbürste - auf keinen Fall mit anderen Personen teilen." Die US-Wissenschaftler: "Das Handy am Körper ist ständig bakterienfreundlich warm, beim Telefonieren kommt die hohe Feuchtigkeit des Atems und Schweißes hinzu, von der Erregervielfalt der Nutzer - speziell beim Sprechen und Husten - ganz zu schweigen. Motorola und Samsung haben bereits Smartphones mit antibakterieller Außenbeschichtung herausgebracht, was jedoch leider nicht gegen die Bakterien im Innern des Mobiltelefones schützt, denn auch hier verstecken sich die Mikroorganismen und finden in den Elektronikbauteilen gute Nährböden."

2009 die Bestätigung von Wissenschaftlern der Ondokuz-Mayiz-Universität im türkischen Samsun: **"Handys voller Keime."** Sie nahmen 200 mobile Telefone von Klinikärzten und Pflegern unter die Lupe. Es tummelten sich die gefährlichen Erreger. Auf fast jedem fanden sie **hohe Bakterienzahlen**, von ungefährlichen Hauterregern bis zu Überträgern tödlicher Krankheiten. Jedes dritte Gerät wies mindestens zwei, jedes zehnte noch mehr Keimarten auf, auf jedem achten fanden sich gefährliche, gegen Antibiotika resistente Bakterienstämme wie MRSA.

Im Mikrowellenherd wird einiges in Sekunden heiß, anderes braucht Minuten. Gibt es diesen Unterschied womöglich auch bei Handymikrowellen? Dieser Frage ging das Max-Planck-Institut unter Direktor Prof. Markus Antonietti 2006 nach: "Bestimmte Stellen im Gehirn **erhitzen sich sehr viel schneller** als andere." Manche Hirnbereiche würden sogar knalleheiß, denn "sie absorbieren hundertmal mehr Energie als bisher angenommen, das ist der Horror." Und: "Die Energie aus Funktelefonen schüttelt die Moleküle so heftig durch, dass sogar **Löcher in der Zellmembran** entstehen. Als Wissenschaftler bin ich schon besorgt."

Selbst geringste Temperaturen reichen: Der häufiger erwähnte Elektrosmogexperte Prof. Ross Adey kümmerte sich um thermischen Effekte und stellte fest, dass **minimale Temperaturerhöhungen** als Folge hochfrequenter Wellen von weniger als **0,1 °C** bereits bedenkliche Reaktionen auslösen: "Kleinste Veränderungen der Hirntemperatur durch von außen einwirkende technische Felder ziehen eine ganze Palette **physiologischer** und **neuraler Reaktionen** und **Verhaltensauffälligkeiten** nach sich. Bei den natürlichen Gehirntemperaturschwankungen, welche z.B. durch Essen, Trinken oder die Umgebungswärme zustande kommen, sind diese Reaktionen nicht zu beobachten."

Der **Glukosestoffwechsel im Gehirn** wird beim Handytelefonat erhöht. Die US-Gesundheitsbehörde National Institute for Health untersuchte

Anfang 2011 47 amerikanische Probanden: "Das zeigt, dass das Gehirn sensibel auf das Feld reagiert." Ende 2011 fand das Centre for Cognitive Neuroscience der Universität Turku an 13 finnischen Probanden den gleichen Effekt: Glukose im Hirn **neben der Handyantenne** erhöht.

Die griechische Studie der beiden Wissenschaftler Prof. Adamatia Fragopoulou und Prof. Lukas Margaritis im März 2012: "**Bedeutsame Proteinveränderungen** im Gehirn". 143 Proteine zeigten sich im Mäuseversuch aus dem Lot, und zwar in den Hirnarealen, die für das **Lernen** und **Gedächtnis** sowie zahlreiche Nervenfunktionen zuständig sind. Das nach drei Stunden Handybestrahlung täglich für acht Monate.

Risiko in der Schwangerschaft: "Die Nutzung von Mobiltelefonen während der Schwangerschaft kann Ihr Baby ernsthaft schädigen." Die Riesenstudie zweier Universitäten von Kalifornien (UCLA) und Dänemark (Aarhus) mit 13.000 Kindern fand 2008, dass eine nur **zwei- bis dreimalige** Handybenutzung pro Tag seitens der schwangeren Mutter bereits reicht, um das Risiko für **Hyperaktivität** und andere **Verhaltensauffälligkeiten** ihrer Babys und Kleinkinder bis etwa zum Schulalter signifikant - nämlich bis 54 Prozent - zu erhöhen. Die Wissenschaftlergruppen unter der Führung von Prof. Leeka Kheifets waren überrascht, hiermit hatten sie nicht gerechnet. Weniger überrascht war einer der Pioniere auf diesem Gebiet, Prof. Sam Milham von der New Yorker Mount Sinai Schule für Medizin, der zu vergleichbaren Erkenntnissen kam.

Das gleiche Problem bei Mäusen: **hyperaktiv, ADHS, verhaltensauffällig**, krankhafte Veränderung von **Hirnfunktionen**. US-Wissenschaftler der Yale University in New Haven unter der Führung von Prof. Tamir Aldad veröffentlichten im März 2012: "Wenn trächtige Mäuseweibchen mit Handywellen bestrahlt werden, entwickeln deren Jungen all diese Auffälligkeiten. In allen Tests haben wir signifikante Unterschiede zwischen den bestrahlten und unbestrahlten Mäusegruppen festgestellt."

Zuviel Handy macht die Seele krank: "Je mehr Smartphone und Internet, je ununterbrochener die ständige Erreichbarkeit, desto häufiger Depression, Angst, Schlafstörung und psychologisch wie stressbedingte Erkrankung." Das schwedische Studienergebnis des Universitätskrankenhauses Göteborg vom März 2012 umfasste 4100 junge Menschen im Alter von 20 bis 24 Jahren. Wissenschaftliche Leiterin Prof. Sara Thomée empfiehlt dringend: "Pausen einlegen, Bremse ziehen, Grenzen setzen."

ATP versorgt alle Zellen mit lebenswichtiger Energie: Adenosintriphosphat. ATP wird in den Mitochondrien, den Kraftwerken der Zellen gebildet. Im Einfluss des Handyfunks wird ATP massiv gestört, gehemmt, reduziert. Das fanden mehrere Wissenschaftler, unter anderem der Arzt und Biochemiker Prof. Dr. Guido Zimmer von der Universität Frankfurt. Die Folgen der Unterversorgung sind mannigfaltig: Energieverlust, Erschöpfung, Depression, Nervenschädigung, Muskelschwäche, Migräne, chronische Schmerzen, Schädigung der Hirnschrankenzellen, verminderte Melatoninsynthese, gesteigerte Entzündungsbereitschaft, Vitalstoffdefizite, nitrosativer Stress. **Mitochondropathie** nennt man dieses Krankheitsbild mit all seinen verheerenden Beschwerden, eine **Multisystemerkrankung**, die so viele "moderne" Menschen betrifft und unter anderem CFS (Chronisches Müdigkeits-Syndrom), MCS (Multiple Chemikalien Sensibilität), Burnout, Borreliose und andere chronische Entzündungsprozesse, Fibromyalgie, Immunstörungen und Autoimmunerkrankungen oder neurologische Schäden wie ALS (Amyotrophe Lateral-Sklerose), MS (Multiple Sklerose) auslöst und/oder unterstützt.

Schauen Sie sich die Folgen an - hier wie so oft: Teufelskreise. Handysmog reduziert ATP. Handysmog reduziert Melatonin. Reduziertes ATP reduziert Melatonin zusätzlich. Handysmog gießt Öl ins Feuer von Entzündungen und attackiert die Blut-Hirn-Schranke. Entzündungserreger kontern mit Giften. Erregergifte (und nicht nur die) passieren die geschwächte Hirn-Barriere. Handysmog schädigt das Immunsystem, zu wenig ATP und Melatonin auch, Erreger und deren Toxine auch. Aber ein geschundenes Immunsystem braucht ATP und Melatonin. Alles zusammen macht oxidativen und nitrosativen Zellstress. Und die "etablierten" Wissenschaftler suchen immer noch nach Wirkmechanismen...

Dieter Bohlen braucht keine Wissenschaft, er weiß: "Du bist der absolute Beweis, dass Handystrahlen schädlich fürs Gehirn sind." So sprach er 2010 zu einem Teilnehmer der RTL-Show 'Das Supertalent'.

Fehlende Forschung, doppelte Vorsicht, Versuchskaninchen Mensch

"Bei der Zulassung von Medikamenten gelten viel strengere Maßstäbe. Man befindet sich zurzeit in einem wissenschaftlichen Notstand." Dr. Michael Repacholi, WHO-Beauftragter für die Untersuchung der Gefahr von elektromagnetischer Strahlung. Repacholi weist die Befürchtung, die Handyindustrie missbrauche die **Bevölkerung als Versuchskaninchen**, "nicht ganz von der Hand". Er gibt zu, dass der rasche Fortschritt und "ungestillte Hunger der Mobilitätsgesellschaft" eine Risikoüberprüfung vor der Einführung neuer Techniken "unpraktikabel macht".

"Es ist zu früh, um anzunehmen, dass Handys sicher sind." So die Abteilung Strahlengesundheit der US-Gesundheitsbehörde FDA.

Dr. Granger Morgan, Elektrobiologe an der Carnegie-Mellon-University in Pittsburgh: "Wir haben genug geforscht, um festzustellen, dass es Probleme gibt, aber zu wenig, um sie lösen zu können. Wenn wir diese Angelegenheit nicht bald ankurbeln und vernünftige Antworten finden, werden wir eine **sehr chaotische Zeit** erleben."

Prof. Dr. Günter Käs von der Bundeswehruniversität: "Weil wir wegen unzureichender Forschungsergebnisse immer noch nicht genau wissen, welche Wirkungen von Handys und Basisstationen auf Mensch und Natur ausgehen, sollte man **doppelte Vorsicht** walten lassen. Keinem würde einfallen, mit dem Auto einen steilen Berg hinab zu fahren, wenn nur der geringste Verdacht auf defekte Bremsen bestünde."

Hans-U. Jakob, Kopf der Schweizer Bürgerinitiative 'Gigaherz', sorgt sich: "Da Mobilfunker die gleichen Träger- und Pulsfrequenzen benutzen wie die Gentechniker zum **Öffnen** und **Manipulieren** pflanzlicher, tierischer und menschlicher **Zellen**, ist zu befürchten, dass durch den Mobilfunk eine flächendeckende Erbgutveränderung stattfinden wird."

Prof. Dr. Leif Salford, Neurologe an der Universität im schwedischen Lund: "Wir ertrinken in einem Meer an Strahlen. Die Belastung des Gehirns durch Handys ist das **größte Experiment** der Menschheit."

Bitte nicht vergessen: Alle hier geschilderten Forschungsergebnisse, Erkenntnisse, Erfahrungen, Ansichten, Einsichten... zum Thema Handystrahlung sind in vielen Fällen übertragbar auf die Mikrowellen in der Umgebung von großen Mobilfunksendeanlagen draußen im Stadt- und Landbild und genau so auf die kleinen DECT-Basisteile und Handgeräte der Schnurlostelefone daheim oder im Büro. Wobei die Feldintensität mit dem Handyantennchen und dem DECT-Hörer am Ohr meist viel höher ausfällt als jene in weiterem Abstand solcher Basisstationen. Dafür kann man das Telefon ausschalten und Pause einlegen, die große Basis draußen nicht, oft nicht mal die kleine Schnurlosbasis drinnen.

Auch nicht vergessen: Dies ist nur eine kleine Auswahl von Forschungen und Publikationen. Eine Fundgrube für ergänzende, solide, laufend aktualisierte und verständliche Information, Broschüren, Flyer... sind die Internetseiten von Diagnose Funk (www.diagnose-funk.org).

Selbsterforschung, Selbsterfahrung mit den Handywellen

Es braucht oft langes Beobachten, lange Selbstforschung, um immer sicherer zu werden, dass der Telefonsmog einem wahrhaft Probleme bereitet. So auch Gro Harlem Brundtland, Direktorin der Weltgesundheitsorganisation und ehemalige norwegische Premierministerin. Sie öffnet sich in der Zeitung 'Dagbladet' am 9. März 2002: "Ich reagiere auf Mikrowellen. Meine Sensibilität geht so weit, dass mich sogar **Handys in der Umgebung von etwa vier Metern** tangieren. Ich habe so viele Tests gemacht. Es gibt keinen Zweifel. Die Kopfschmerzen, die ich von der Mobilfunkstrahlung bekomme, gehen meist erst nach einer halben bis einer Stunde nach der Exposition wieder zurück. Zurzeit haben wir vielleicht noch nicht genug wissenschaftliches Beweismaterial, um eine endgültige Warnung auszusprechen. Ich verstehe jene Experten, die mahnen. Da ist Grund genug, sehr vorsichtig zu sein."

Lady Gaga machte ihre Erfahrung und gesteht der Öffentlichkeit: "Ich halte mir kein Handy an den Kopf, **erspart mir und Euch die Strahlung**, ich sage es meinen Millionen Fans, sagt Ihr es jedem laut und klar."

Martin Runge, Grünen-Fraktionschef im bayerischen Landtag, hat und will kein Handy, baut auf Vorsorge und Vernunft: "Es ist ein **Großversuch**, dem wir uns unterziehen. Nicht umsonst warnen immer mehr Ärzte und Wissenschaftler vor den Mikrowellen. Dass Mobiltelefone zunehmend das Festnetz ersetzen, halte ich für keine gute Entwicklung."

"Jeder zweite Deutsche fürchtet **Gesundheitsrisiken** durch Handystrahlung." 'Die Zeit' machte im August 2006 eine große Umfrage. Irgendwie haben sie alle schon mal ungute Erfahrung gemacht, Kopfschmerz bekommen, Schwindel, Schweiß, heiße Ohren... Und telefonieren weiter.

Nichts für Kinder und Jugendliche

Das tut mir schon weh, wenn die Kleinsten mit dem Handy am Ohr aus dem Kindergarten oder der Grundschule rennen. Oder wenn Mami telefoniert, mit dem Spross auf dem Arm. Oder wenn das eingeschaltete Mobile im Kinderwagen liegt. Die Funkbelastungen sind sehr groß. Alles was bisher zum Thema Telefonstress gesagt wurde, das gilt für Kinder noch mehr. Kinder sind noch empfindlicher, deren Nerven noch verwundbarer, deren Immunsystem noch wehrloser. Die Mobilfunkmikrowellen dringen bei Kindern tiefer ins Gehirn, die Blut-Hirn-Schranken öffnen sich gründlicher, das EEG reagiert heftiger, die freien Radikalen zeigen sich noch radikaler, das Krebsrisiko ist noch größer.

"**Wer Sechzehnjährige zum Kauf von Handys ermuntert, handelt verantwortungslos.**" Schlussfolgerung nach Auswertung aller internationalen Forschungsarbeiten von Sir Prof. William Stewart, wissenschaftlicher Kopf der weltgrößten Studie über die Sicherheit von Mobiltelefonen im Auftrag der britischen Regierung, im Januar 2002. Kinder seien "wegen der dünneren Schädeldecke, größeren Gewebeleitfähigkeit und des noch nicht voll entwickelten Nervensystems mehr gefährdet als Erwachsene". Die zwölfköpfige Wissenschaftlergruppe warnt vor **Konzentrationsschwäche**, **Gedächtnisverlust**, **Alzheimer**, **Fruchtbarkeitsverlust** und **Krebs**. Sie rufen die Mobilfunkindustrie dazu auf, die Werbung in Zukunft nicht mehr auf Kinder abzuzielen. "Es liegt auch an den Eltern, vernünftig und verantwortungsbewusst zu handeln."

Der oberste russische Strahlenschutz RNCNIRP schlägt Anfang 2011 Alarm. Besorgniserregend sei die immense Zunahme von Erkrankungen innerhalb der letzten zehn Jahre, speziell bei Kindern und Jugendlichen. So seien Störungen des **Zentralnervensystems** unter 15- bis 17-jährigen um **85 %** gestiegen, Probleme des **Immunsystems** um **82 %**. Bei Kindern unter 14 Jahren stiegen **Blutkrankheiten** und **Immunstörungen** beide um **64 %** an, **neurologische** Probleme um **58 %**. "Handyfunk ist eine unkontrollierte Quelle schädlicher Exposition. Es müssen dringend Maßnahmen ergriffen werden." Bereits zehn Jahre zuvor gingen die russischen Strahlenschützer an die Öffentlichkeit: "Kindern und Jugendlichen wird von Mobiltelefonen **vollständig abgeraten.**" Jeder Kontakt mit elektromagnetischen Feldern aller Art sollte auf ein **Minimum** reduziert werden. Das **Immunsystem** reagiere besonders empfindlich.

"**Die Gesundheit der nächsten Generationen ist in Gefahr**! Das Risiko ist nicht geringer als das durch Tabak und Alkohol. Zerstören wir nicht die Gesundheit der Kinder, indem wir nichts tun." Prof. Oleg Grigoriev, Direktor des Zentrums für Elektromagnetische Sicherheit in Moskau.

Auch deutsche Wissenschaftler sehen die besondere Gefahr für Kinder. Nach **längeren Telefonaten**, so berichten die 'RTL-Nachrichten', lassen die **schulischen Leistungen** deutlich nach. Das **Blutbild** werde durch die elektromagnetischen Wellen verändert.

"Alarmruf an Eltern: **Verbietet Handys** für Kinder!", so die 'Bild-Zeitung'. Denn: "Kinderhirne wachsen noch und sind der Strahlung viel stärker ausgesetzt. Forscher und Krebsärzte publizieren **dramatische Appelle.**"

'Computerbild' testet im Juli 2009 zehn spezielle Mobiltelefone für Kinder: "Vorsicht - **Kinderhandys vielfach gesundheitsschädlich.**" Einige enthalten gefährliche Schadstoffe wie Weichmacher, andere zeigen die **höchsten Strahlungswerte** aller bisher getesteten Geräte.

Das Deutsche Krebsforschungszentrum Heidelberg fordert Kinder und Jugendliche auf, nicht mit Handys oder Smartphones zu telefonieren, denn das **Kopf-** und **Hirngewebe** entwickele sich noch stark und sei besonders gefährdet. Die Deutsche Kinderkrebsstiftung wiederholt es seit Jahren: "Kinder sollten **nicht mobil telefonieren.**"

Der Leiter des Bundesamtes für Strahlenschutz Wolfram König: "**Eltern** sollten ihre Kinder möglichst von dieser **Technologie fernhalten.**"

Das Bundesumweltministerium: "Kinder sollten **grundsätzlich nicht** mit Handys telefonieren, Jugendliche nur in Notfällen."

"Von unnötiger, häufiger und langer Handynutzung durch Kinder und Jugendliche muss **dringend abgeraten** werden." Die Deutsche Akademie für Kinderheilkunde und Jugendmedizin.

Die Ärztekammer Niedersachsen: "Die Sprechzeiten **so kurz wie möglich** halten. Kinder und Jugendliche nur in Ausnahmesituationen."

Die Wiener Ärztekammer: "Mobiltelefone sind **für Kinder gefährlich!**" Und: "Wir fordern ein Handyverbot für Kinder. Missbrauchen wir Kinder nicht als **Versuchskaninchen**. Wenn Sie Kindern den uneingeschränkten Zugang zur Mobiltelefonie erlauben, verletzen Sie Ihre Vorsorgepflicht."

Der BUND: "**Keine Handys** und **Schnurlostelefone** für Kinder unter acht Jahren, zwischen acht und 16 Jahren nur in Notfällen."

"Kinderärzte warnen." Prof. Karl-Ernst Mühlendahl, Chefarzt des Kinderhospitals Osnabrück, berichtet in der 'Ärzte-Zeitung' von "messbaren Effekten auf biologische Funktionen". Mobilfunk verändere **Membran-, Rezeptor-** und **Chromosomenabläufe**, beeinflusse die **Gehirntätigkeit**.

"Würden Sie Ihrem Kind **zwei Kilo Zigaretten** zu Weihnachten schenken?", kontert der Freiburger Umweltmediziner Dr. Joachim Mutter auf die Frage, was er davon hält, wenn sich Kinder Handys wünschen.

Der TÜV-Rheinland ermahnt Eltern, darauf zu achten, dass ihre Kinder **keine längeren Gespräche mit Funktelefonen** führen.

"**Erhöhtes Krebsrisiko für Kinder** bei der Nutzung von Mobiltelefonen." Die Weltgesundheitsorganisation WHO im Sommer 2005.

Die Statistikbehörde Großbritanniens (Office of National Statistics) im Frühjahr 2012 (siehe Seite 226): "Von 1999 bis 2009 ist die **Hirntumorrate** bei **Kindern** um bis zu **50 Prozent** gestiegen." Verdacht: Handys.

Die ICEMS (International Commission for Electromagnetic Safety), eine Gruppe führender Wissenschaftler aus aller Welt im Juni 2008: "Wir raten dringend, den Gebrauch von **Handys**, **Schnurlostelefonen** und ähnlichen **Funkgeräten** durch Kinder und Teenager einzuschränken."

"**Das Risiko ist sehr hoch**. Erlaubt Kindern nicht das Benutzen von mobilen Telefonen, außer im Notfall." Ein Appell von **20 Wissenschaftlern, Medizinern** und **Krebsspezialisten** aus Italien, Frankreich, den Niederlanden und USA unter Federführung des bekannten französischen Arztes Dr. Davis Servan-Schreiber im 'Journal du Dimanche' im Juni 2008.

"Handystrahlung ist **für Kinder besonders gefährlich**. Wissenschaftler warnen vor einer **Krebsepidemie** durch Handynutzung. Das **Hirntumorrisiko** ist massiv erhöht. Das gilt auch für schnurlose Festnetztelefone." Die Medien über mehrere schwedische Studien im September 2008.

"Handys sollte man bis zum **18. Lebensjahr verbieten**. Das Tumorrisiko ist für Kinder wesentlich größer als für Erwachsene. Hunderttausende Nutzer werden an einem Gehirntumor erkranken." Prof. Lloyd Morgan, Direktor der Hirntumor-Gesellschaft der USA im September 2009.

"**Gesundheitswarnung** an Eltern, die ihren Kindern ein Handy geben. Von den Risiken sind besonders Kinder betroffen. Es gibt Effekte bei **Zellen**, im **Gehirn** und beim **Immunsystem** sowie den Anstieg diverser **Krankheiten** von Alzheimer bis Krebs." Health Protection Agency, die öffentliche britische Gesundheitsschutz-Organisation.

"Unser Krebsinstitut sieht Anlass zur Vorsorge bei Mobiltelefonen. **Reduzieren Sie die Strahlenbelastung** wegen bestehender Krebsrisiken. Kinder sollten Handys nie oder nur in Notfällen benutzen." Das Krebsforschungsinstitut der Pittsburgh University im August 2008.

Die bereits erwähnten Wissenschaftler des Spanish Neuro Diagnostic Research Institute in Marbella: "Ein Handygespräch von nur **zwei Minuten** verändert die natürliche elektrische Aktivität eines Kindergehirnes bis zu **einer Stunde** über das Telefonat hinaus." Forschungsleiter Dr. Michael Klieeisen: "Wir wären als **Eltern äußerst vorsichtig**, unseren Kindern die Benutzung zu erlauben, nicht einmal für kurze Zeit." Die Bestätigung kommt von einer finnischen Forschergruppe unter Leitung von Prof. C.M. Krause: "Die Felder wirken auf das **Kinder-EEG**."

"Mehr **Autismus** bei Kindern durch drahtlose Technologien." So das Ergebnis einer US-Studie unter der Leitung von Dr. Tamara Mariea und Dr. George Carlo. Der Zusammenhang von **Schwermetallbelastungen** und Autismuskindern ist bekannt. Die Wissenschaftler unterzogen autistische Kinder einem medikamentösen Entgiftungsprogramm zur Reduzierung ihrer Metallkonzentrationen, und zwar in einem Funk-abgeschirmten und in einem Funk-belasteten Umfeld. Die **geschirmte** Kindergruppe **entgiftete schneller** und nachhaltiger als die im Funkeinfluss. Carlo: "Die elektromagnetische Strahlung verursacht offensichtlich, dass die giftigen Metalle von den Zellen festgehalten werden, sie verlangsamt den Abbau und beschleunigt die Autismussymptome."

"Kinder nehmen im **Kopf** mehr als **doppelt so viel** Handystrahlung auf, dreimal so viel im Hippocampus und Hypothalamus, im **Knochenmark zehnmal** mehr als Erwachsene." US-Studie der Utah University zu SAR-Werten von Prof. Devra Lee Davis und Prof. Om P. Gandhi.

Belgien sagt **"Nein!"** zu Handys, die für Kinder bestimmt sind. Belgiens Konsumentenschutzminister Paul Magnette: "Wir wollen die Vermarktung nicht mehr genehmigen. Kinder sind wichtiger als Kommerz."

Israel plant **Warnhinweise auf Handys**, wegen des erhöhten Krebsrisikos bei Kindern. Die israelische Kommunikationsministerin Dalia Itzik: "Wir müssen handeln, um unsere Kinder zu schützen."

Frankreich handelt: "Keine Handys für Kinder." Frankreichs Umweltminister Jean-Louis Borloo 2009: "Das geplante Gesetz **verbietet** den **Verkauf** von **Funktelefonen** an Kinder unter sechs Jahren und **untersagt Werbung**, welche sich an Kinder unter 14 Jahren richtet." 2010 das **Verbot** an **Grund-** und **Sekundärschulen** sowie **Kindergärten**, nicht weil sie nerven, sondern weil sie gesundheitlich schaden.

Der Lehrer-Verband Bildung und Erziehung VBE: "Mobiltelefone haben im **Schultornister** nichts zu suchen."

"Striktes **Handyverbot.**" So der Beschluss des Direktors, Elternbeirates und der Lehrerkonferenz der Hauptschule Steingaden. Auch an Schulen in Kempen und Nettetal (Kreis Viersen) bleibt die Mobilen stumm.

Die **Schüler-Vertretung** des Gymnasiums in Erkrath-Hochdahl will einen Vortrag von uns über die Risiken der drahtlosen Telefoniererei. Die Aula ist voll. Die Schüler sind interessiert und erklären ihre Schule nach der Veranstaltung von sich aus zur handyfreien Zone. Na bitte.

Das musste ja kommen: **Handys her.** Die dänische Studie von Dr. Carsten Jessen, Pädagogische Hochschule Kopenhagen: "Verantwortungsbewusste Eltern sollten ihren Kindern ab zwölf Jahren ein Handy geben, damit sie unter Gleichaltrigen nicht isoliert werden." Denn Kinder ohne ein Mobiles seien "sozial gefährdet". Ich kenne 12-jährige, die sich sozial ausgestoßen, uncool und grufty fühlen, wenn sie nicht rauchen dürfen... Die britischen Forscher Clive Bates und Anne Charlton: "**Mobiltelefonieren macht gesund.**" Das halte vom Rauchen ab. Oft könnten sich die Kids nämlich nicht beides leisten, Fluppe plus Mobiles. Dann greifen sie doch lieber zum Smartphone. Zudem gelte das Rauchen als out. Ich kenne viele Kids, die quasseln mit der Rechten und qualmen mit der Linken, mega-in, ober-cool...

Das Bundesamt für Strahlenschutz veröffentlicht zum Thema "Unterm Weihnachtsbaum strahlt es zu stark" bemerkenswert einsichtig und mit Vorsicht: "Die Faszination der modernen Handytechnik steht in deutlichem Gegensatz zu der Frage, welche möglichen gesundheitlichen Beeinträchtigungen der Fortschritt vielleicht mit sich bringt." Also doch? Im August 2008 erscheint in 4. Auflage die von den Strahlenschützern des BfS speziell an Jugendliche gerichtete 20-seitige Broschüre mit Informationen rund ums Handy '**Mobilfunk: Wie funktioniert das eigentlich?**'. Einleitend: "Mobilfunk wird als Ursache gesundheitlicher Störungen angesehen - von Schlafstörungen bis hin zum Krebs." Auf Seite 7 und 8, wie immer: "Wenn wir dieser Strahlung ausgesetzt sind, nimmt unser Körper Energie auf. Dadurch erwärmt er sich. Solange die Erwärmung nicht zu stark wird, ist das nicht schlimm. Grenzwerte schützen vor zu starker Erwärmung." Seite 9: "Viele Menschen berichten über Gesundheitsprobleme. Wissenschaftler haben Zusammenhänge zwischen der Mobilfunkstrahlung und Reaktionen des Körpers gefunden, welche nicht mit Erwärmung in Zusammenhang stehen. Sie treten auf, obwohl Grenzwerte eingehalten werden." Seite 10 und 13: "Bis heute gibt es keinen Beweis, dass Mobilfunk krank macht. Es ist möglich, dass es irgendwann einen solchen Beweis gibt." Mal wieder: Man weiß, es wirkt, weiß nur nicht warum. Deshalb: "Forschung muss her!" Noch mehr.

Der Europarat fordert im Mai 2011 den **Kurswechsel in Sachen Handyfunk.** Die Regierungen werden aufgefordert, alles Erdenkliche zu tun, um die Strahlenbelastung durch elektromagnetische Felder zu reduzieren, insbesondere bei Kindern und Jugendlichen. Der Handygebrauch solle allgemein strikt eingeschränkt und an Schulen ganz verboten werden, so auch DECT- und WLAN-Techniken. Die Grenzwerte für elektromagnetische Felder müssten dringend gesenkt werden.

Sei's drum: Siemens produziert das Handy für den **Kindergarten**, superleicht zu bedienen mit sechs fest programmierten Nummern, damit das Töchterlein Papa und Mama zu Hause, auf der Arbeit und im Auto jederzeit per Knopfdruck erreichen kann. Fürs Kind gibt's in Japan bereits den **Handybär**, ein Teddy mit integriertem Mobiltelefon und Freisprecheinrichtung. So können die Eltern ihren Spross überwachen und aus Teddys Bauch heraus auffordern: ab ins Bett. **iKids** ist ein neues Handy für Kinder im Grundschulalter mit integrierter Ortungsfunktion GPS, zu bekommen neben Kaffeebohnen bei Tchibo. Das **Disney-Handy** in den USA macht's genau so - schon auf dem Dreirädchen immer dabei und von den Eltern per GPS stets auffindbar. E-Plus-Geschäftsführer Herbert Brenke peilte bereits 1996 den Massenmarkt an, seine Vision: "Unser Ziel ist das Easy-Phone für alle Kinder, damit sie ganz einfach ihre Eltern schon aus dem Kindergarten anrufen können." Kandy Mobile ist Hersteller von **Kinderhandys**: "So wie das Fahrrad und die Schultasche wird das Handy zum Alltag von Kindern gehören. Das erste Handy - für Kinder ein riesiger Schritt in Richtung Großwerden. Ein Kinderhandy hilft soziale Kontakte zu pflegen, den Alltag zu organisieren, stets erreichbar zu sein und jede Menge Zeit zu sparen." Na klar.

Um die **90 %** der **14-jährigen** Kinder besitzen ein Handy, Smartphone, BlackBerry..., 80 % der **zehn- bis zwölfjährigen**, Stand März 2012. 50 % telefonieren hiermit mindestens **15 Minuten** pro Tag, oft mehr. 90 % würden auf ihr Handy **nicht verzichten**, selbst wenn es Behörden oder Mediziner empfehlen. Monatlich sausen allein von Kindern und Jugendlichen über **1 Milliarde SMS**, jene Blitzinfos mit Kultstatus, durch den deutschen Teenie-Äther und treiben so manchen Knirps in den finanziellen Ruin. Insgesamt sind es jährlich 50 Milliarden SMS allein bei uns in Deutschland. Zehn Jahre zuvor besaßen nicht mal 10 % der Mädchen und Jungen ein Funktelefon. Selbst die kühnsten Prognosen werden übertroffen. Der Mobilfunk bricht alle Rekorde. Tendenz steigend.

Höchstens ein paar Minuten

Prof. Dr. Colin Blackmore, Physiologe der Universität Oxford und Berater der britischen Strahlenschutzkommission: "Das **Kurzzeitgedächtnis** funktioniert unter dem Strahleneinfluss **nicht normal**. Es befindet sich im Kopf hinter dem Ohr, genau da, wo die meisten ihr Telefon hinhalten. Der Informationsfluss im Gehirn wird gestört. Diese Effekte treten bereits bei Gesprächen von nur **zehn Minuten** Länge auf und halten einige Stunden an." Deshalb: "Nie länger als ein paar Minuten telefonieren und dann ausgiebige Pausen einlegen." Er ergänzt: "Der intensive Umgang mit Handys und Smartphones kann auch nicht reparable, dauerhafte **Konzentrationsschwächen** nach sich ziehen."

Andere britische Wissenschaftler fanden ähnliche Effekte wie Prof. Blackmore, z.B. Dr. Roger Coghill aus Wales und Dr. Alan Preece aus Bristol. Coghill auf einer Pressekonferenz: "Jeder, der ein Handy länger als **20 Minuten** an einem Stück benutzt, sollte sein **Gehirn untersuchen** lassen. Mobiltelefone sind neben Mikrowellenherden die stärksten elektromagnetischen Strahlenquellen im Alltag, und die Leute halten sie direkt an ihren Schädel, den sensibelsten Körperteil."

Die Federal Food and Drug Administration FDA, eine US-Gesundheitsbehörde, empfiehlt Handynutzern seit 1999 "insgesamt **nicht länger als 30 Minuten täglich**" zu telefonieren, und das nicht an einem Stück.

RCNIRP, das russische Strahlenschutz-Komitee, meldet sich: "**Nie** länger als **drei Minuten** mit dem Handy telefonieren." Danach mindestens **15 Minuten Pause** einlegen. Die Behörde des Gesundheitsministers erinnert an die besonderen Risiken für das **Gehirn** und **Nervensystem**.

Die EG-Verordnung 99/1499 vom 1.3.1999 zum Personenschutz bei der Benutzung von Handys schreibt in Artikel 2 vor: "Netzbetreiber sollten eine Gesprächsunterbrechung erwirken, wenn beim Betrieb von Mobiltelefonen die Gesprächsdauer von 30 Minuten erreicht ist. Die Hersteller sind aufgefordert, Möglichkeiten zu schaffen, die eine sofortige Wiederaufnahme des Telefonates für weitere 15 Minuten vermeidet." Das heißt, die EG wünscht **Zwangspausen** für die Unvernünftigen.

Da ist Keith Richards, Gitarrist der Rolling Stones, konsequenter: "**Ich benutze keine Handys**. Da kannst Du Deinen Kopf ja gleich in einen Mikrowellenherd stecken."

Viel zu lange telefoniert hat ein Mann in Australien. Er war bei einer Handyfirma beschäftigt, wurde krank und drehte durch. Mit einem gestohlenen **Panzer** donnerte er durch **Sydney** und machte sieben Handymasten platt, aus Rache, Sachschaden vier Millionen Euro.

Ganz andere Sorgen bewegen 'Brigitte'-Redakteurin Sabine Bode in ihrer Glosse **"Der Terror der Technik - muss man wirklich jeden Mist mitmachen?"** (Heft 14, Juni 2002): "Wie lange wird es dauern, bis wir der Nachwelt erklären müssen: Also ein Buch, hhmm, das war so was wie eine SMS mit mehr als 160 Zeichen."

Technisches Problem Handy

Technik stört Technik. Wie sagte das Bundesamt für Strahlenschutz: "Lange bevor Wirkungen auf die Gesundheit eintreten, reagieren einige elektronische Geräte bereits empfindlich. Kritisch ist vor allem die gepulste Betriebsweise des Mobilfunks. Sie stört die Funktion anderer Geräte." Bei der Technik ist Thermik kein Thema. Flugzeuge und Panzer werden nicht warm... Schauen wir uns das etwas genauer an.

Handys und Flugzeuge

Die Furcht vor technischen Störungen durch Handystrahlung ist mehr als begründet: Im November 1996 bewegte sich auf dem **Lufthansa-Flug** LH 1436 von Hamburg nach Köln unerwartet der **Steuerknüppel** nach vorn, weil ein Passagier sein Handy einschaltete und dessen Mikrowellen die Bordelektronik durcheinander brachten. Auf einem anderen Lufthansa-Flug von München nach Hamburg machten sich beim Landeanflug plötzlich sämtliche **Kreuzzeiger-Instrumente** im Cockpit der Boeing 737 selbstständig, wieder verursacht durch Telefonstrahlen aus dem Passagierraum. Der Pilot startete die Maschine durch. Im Februar 1998 war es eine **SAS-Maschine**, die unmittelbar nach dem Start in Oslo zur Notlandung gezwungen wurde, da das **Navigationssystem** wegen eines telefonierenden Passagiers streikte.

Auf dem Lufthansa-Flug von Berlin nach Zürich spielten mehrere **Instrumente im Cockpit** verrückt, der Grund: verbotene Handystrahlen. Auf dem Weg von München nach Warschau gab es **Feueralarm** aus dem Frachtraum einer **Canadair-Maschine**, verursacht durch die elektromagnetischen Signale eines Mobilen. Dank der eisernen Nerven des Piloten wurde im dichten Nebel ein **Flugzeugunglück** in **Turin** verhindert, als einer der 160 Passagiere kurz vor dem Landeanflug ungeniert lostelefonierte und mit dem Elektrosmog seines Handys die Selbststeuerung der Alitalia-Maschine blockierte. Eine **brasilianische Passagiermaschine** der Gesellschaft TAM stürzte Sekunden nach dem Start aus 30 Metern Höhe in ein Wohngebiet, nach Ansicht der Experten eine Störung des Bordcomputers durch Handysignale. Ein Smartphonetelefonat, an Bord geführt, habe die **ägyptische Chartermaschine** der Flash Air ins rote Meer stürzen lassen; das erklärte ein ARD-Korrespondent. Millionen Fernsehzuschauer sahen das Drama.

Lothar Müller von der Bundesstelle für Flugunfalluntersuchungen und selbst Airbus-Kapitän, in einem Interview mit der 'Rheinischen Post': "Funksignale von Mobiltelefonen können die hochempfindlichen Bordcomputer erheblich stören und gefährden damit die Sicherheit der Passagiere." Er berichtet von einem Fall, wo Handyfelder die **Auslassventile** eines **deutschen Verkehrsflugzeuges** öffneten, welche die Druckluft in der Kabine regulieren. "Eine lebensgefährliche Situation!" Zu diesem Zeitpunkt flog die Maschine in 11.000 Metern Höhe, in "der Todeszone". Hier, so Müller, "geht den Menschen die Luft aus, sie ersticken". Der Pilot konnte gerade noch auf unter 5000 Meter absinken und die kritische Zone verlassen. Der Sicherheitsexperte des Luftfahrtbundesamtes Klaus Neufeldt im Magazin 'Focus': "In letzter Zeit nehmen Meldungen über Störungen im Flugbetrieb rapide zu, und fast immer waren Funktelefone die Ursache. Wenn in der Nähe von Steuerleitungen gefunkt wird, darf man sich nicht wundern, wenn die **Steuerung** verrückt spielt." Ab 1998 wird vom Bordpersonal der Lufthansa und Condor mit speziellen Detektoren geprüft, ob's Handy ausgeschaltet ist.

Seit 1999 ist die Handybenutzung im Flugzeug bei uns **gesetzlich verboten**. Verstöße werden mit hohen **Geldstrafen** bis zu 50.000 Euro oder **Freiheitsstrafen** bis zu zwei Jahren quittiert. Dennoch schaltet jeder Fünfte sein Mobiles nicht ab, weil er es vergessen hat oder das Verbot für sinnlos hält. **2008** wurde das Gesetz in Europa **gelockert**. Denn einige wenige Fluggesellschaften machen Ausnahmen, weil sie über spezielle Techniken verfügen, welche technische Störungen vermeiden.

Das Düsseldorfer Amtsgericht verurteilte einen 60-jährigen Geschäftsmann zu einem Bußgeld von **3600 Euro**. Er hatte während eines LTU-Fluges sein Handy an. Durch den Funk sei die Bordelektronik empfindlich gestört worden. Das wurde gottlob erst kurz nach der Landung kritisch, als der Passagier einen Anruf von außen bekam. In dem rollenden Flugzeug auf der Landebahn gab es "Störungen in Kontrollinstrumenten und unangenehme Wackler und Rollbewegungen", berichtete der Pilot. Erst nach sieben Minuten war die Gefahr gebannt.

Ein knallhartes Urteil für einen Passagier, der auf dem Flug von Madrid nach Manchester das mobile Telefonieren nicht sein lassen wollte: **ein Jahr Haft** ohne Bewährung. Die britischen Richter: "Sie haben die Sicherheit des Fluges nachhaltig gefährdet."

Ein Urteil der besonderen Art verhängten Richter in Saudi-Arabien, so die 'Bild-Zeitung' am 4. Februar 2001: **70 Peitschenhiebe** für einen jungen Mann, der sich nach mehreren Aufforderungen hartnäckig weigerte, sein Telefongequassel im startenden Flugzeug zu beenden.

Krankenhäuser, Autos, Panzer, Druckkammern, Bohrinseln

Seit 1996 haben Handys **in Krankenhäusern nichts zu suchen**. Überall hängen Verbotsschilder, an den Eingängen, in Aufzügen, im OP-Trakt, vor der Intensivstation. Kein Wunder, hier gibt es genug empfindliche Elektronik, die gestört werden kann, auch wenn das eher selten passiert, speziell bei modernerer medizinischer Technik, die diesbezüglich sicherer ist. Jede Einrichtung kann selbst entscheiden, ob ja oder nein. In diesen Jahren werden Mobiltelefone in Kliniken zunehmend **wieder erlaubt**. Ausgenommen sind meist Räume mit empfindlicher technischer Nutzung wie eben Intensivstation, OP, EEG, EKG, Kreißsaal... Von der neuen Freiheit im Krankenzimmer erhofft man sich - kaum zu glauben - eine Verbesserung des Genesungsprozesses. Die mobile Erreichbarkeit sei für viele Menschen unabdingbar und solle die Patientenzufriedenheit erhöhen. Das Rote Kreuz in Bayern überprüft, ob ein Mobiltelefon schuld ist am **Tod einer Frau**, die in Neu-Ulm im Rettungswagen mit einem nicht funktionierenden **Defibrillator** wiederbelebt werden sollte; nach Beendigung des Telefonates klappte das Gerät wie vorher. Technische Störungen dank Funktelefonen fand man auch bei **Insulinpumpen**. Prof. Dietrich Andresen von Berliner Klinikum Benjamin Franklin war Zeuge, als eine **Perfusionspumpe** ausfiel.

Automobilhersteller weisen in ihren Anleitungen darauf hin, hier am Beispiel Volkswagen: "Mobiltelefone und andere Funkgeräte dürfen ohne separate Außenantenne **nicht innerhalb des Fahrzeugs** betrieben werden. Die Geräte strahlen hochfrequente Energie ab. Diese kann die Stahlblechkarosserie kaum durchdringen, sie wird in den Innenraum reflektiert und verstärkt. Die Sendeenergie kann Funktionsstörungen der Fahrzeugelektronik hervorrufen." Bei LKW und Trucks ist das nicht anders, Beispiel MAN: "Der Betrieb von mobilen Telefonen im Fahrzeuginnenraum kann technische Funktionsprobleme zur Folge haben." So öffneten sich im Handyeinfluss schon **Airbags** und **Antiblockiersysteme** wurden ausgelöst. Eine technische Störung, die fast jeder kennt: Diese lauten akustischen Signale in den Boxen des Autos, wenn ein Mobiles in Betrieb geht, einloggt - heftige Mikrowellen hörbar gemacht.

Der 'Spiegel' berichtete im September 1997 über den schweren **Panzerunfall** bei **Sarajevo**, bei dem zwei deutsche Soldaten ums Leben kamen: Aus der Bordkanone donnerten ungewollt Schüsse, laut Bundeswehr wahrscheinlich ausgelöst durch die Pulse von Handys, die von den Soldaten in der Nähe des Panzers für Heimanrufe benutzt wurden.

In Mailand **starben elf Menschen** in der **Überdruckkammer** einer Privatklinik. In der Kammer werden Patienten mit Sauerstoff versorgt, um rheumatische Beschwerden und Entzündungen zu behandeln. Während der Sauerstofftherapie, so berichteten Zeugen, klingelte das Handy eines Patienten mehrmals, dann gab es eine Explosion. Alle elf Insassen verbrannten. Der italienische Druckkammer-Experte Dr. Corrado Manni: "Elektrische Geräte dürfen niemals mit in die Kammer. Es reicht der kleinste Funke, um die sauerstoffreiche Luft zu entzünden."

Einen **Todesfall** besonderer Art gab es im **koreanischen Seoul**: Ein 28-jähriger junger Mann lief konzentriert handytelefonierend vor einen **Baum** und starb an den Folgen seiner schweren Kopfverletzung.

Hörgeräte brummen, wenn das Mobile in drei Metern Entfernung funkt; die Empfehlung des Bundesamtes für Strahlenschutz (kaum zu glauben, aber wahr): **Hörgerät abschalten!** Die Physikalisch-Technische Bundesanstalt: 10 bis 20 Prozent der 2,5 Millionen Hörgeräteträger in Deutschland hören massive Störgeräusche durch Funktelefone."

Maschinen liefen wie von Geisterhand gesteuert. **Bohrinseln** und Baukräne setzten sich unverhofft in Bewegung. Bilder auf **Monitoren** stehen schief, **PCs** spinnen. Radio- und **Fernsehempfang** sind verzerrt. In Fernsehstudios, Arztpraxen, Laboren, High-Tech- und EDV-Räumen ist höchste Vorsicht geboten. In der **Aachener Stadtbücherei**: No Handy!, sonst gibt's Störungen an der Scan- und Buchungsanlage. Handys können in Steinbrüchen sogar ungewollte **Sprengungen** auslösen.

Technische Probleme durch Handystrahlung, garantiert ohne Thermik.

Kein Flugzeug, kein Auto, kein Hörgerät, keine Insulinpumpe... wurde von den Handywellen erhitzt. Die "sensible Technik" pfeift auf Grenzwerte, sie bieten keine Sicherheit, dafür sind sie viel zu hoch angesetzt. Nur der Mensch darf sie aushalten und die gesamte Natur auch.

Es geht auch umgekehrt: **Natur stört Handyempfang**, extreme Wetterlagen bei z.b. **Sonneneruptionen** machen es möglich.

Handys und Herzschrittmacher

Prinzipiell ist es möglich, dass Handys den Schrittmacher beeinflussen. Zur Sicherheit sollten Sie auf der anderen Seite, mit Headset oder Freisprecheinrichtung telefonieren und das Mobile nicht in der Brust- oder Jackentasche in Herz- bzw. Schrittmacherhöhe tragen, auch nicht im Standby. Neuere Schrittmacher sind weniger störanfällig als ältere.

Die **Hersteller** in den Anleitungen: "Achten Sie darauf, dass Ihr iPhone immer **weiter als 15 cm** vom Herzschrittmacher entfernt ist, wenn das Mobiltelefone eingeschaltet ist. Tragen Sie das iPhone nicht in Ihrer Brusttasche. Verwenden Sie beim Gespräch stets das vom Schrittmacher abgewendete Ohr, um Interferenzen zu vermeiden."

Das Bundesamt für Strahlenschutz 2012: "Man sollte zwischen Handy und Herzschrittmacher ein Mindestabstand von **etwa 20 cm** einhalten."

Das Bundesgesundheitsministerium schon 1995: Ein Herzschrittmacherpatient sollte Funktelefone **niemals am Körper** tragen, z.B. in der Brusttasche, auch nicht im Standby-Betrieb.

Prof. David Hayes, Leiter der Herzschrittmacherabteilung der Mayo-Klinik im US-amerikanischen Rochester, testete 975 Schrittmacherpatienten, bei 53,5 % gab es **Unregelmäßigkeiten im EKG**, wenn Handys in Körpernähe eingeschaltet waren. Sein Kollege Dr. Christoph Ehlers vom Berliner Klinikum Benjamin Franklin bestätigte: Bei 57 % der Patienten fand er einen **Ausfall der Schrittmacherimpulse**, in 33 % kam es zu einer unerwünschten Schrittmacherstimulation. Dabei waren die Funktelefone bis zu zwei Meter entfernt. Prof. Dietrich Andresen von derselben Klinik stellte fest, dass 50 % der Schrittmacher handyempfindlich seien. Der Göppinger Herzspezialist Dr. Franz Hofgärtner überprüfte 104 Patienten und 58 Schrittmachermodelle; die **Hälfte** war **störanfällig**. Es ging um ältere Modelle, neuere sind weniger sensibel.

Ein 43-jähriger Kölner Fotograf hatte nie Probleme mit seinem Schrittmacher, bis er in einer engen Kneipe direkt neben einem Telefonierer stand: "Mein Herz schlug heftig, stolperte, der Brustkorb brannte, mir wurde schwindelig." Er kam auf die Intensivstation.

Ein 61 Jahre alter Essener Geschäftsmann kollabierte in einer Warteschlange am Düsseldorfer Flughafen, als dicht vor ihm einer mobil telefonierte und sich per Funk lauthals von seinen Kindern verabschiedete. Im Krankenhaus fand man, dass der Schrittmacher versagte.

Einer unserer Kunden nahm sein **iPhone mit ins Bett**. Es rutschte im Halbschlaf vom Kopfende zum Brustkorb. Dann kamen zwei SMS: "Ich spürte ein Zusammenziehen in der Brust, beängstigendes Herzpoltern, panische Angst, mein Schrittmacher war aus dem Lot. Als der Notarzt eintraf, ging es schon besser, ich musste nicht ins Krankenhaus."

Liesbeth Meinold (82) aus Kirchberg bei Zwickau wartete drei Jahre auf einen normalen Telefonanschluss, es gab technische Probleme, sie wurde von der Telekom immer weiter vertröstet. Deshalb bekam sie von Enkel Jan ein Handy. Beim ersten Gespräch raste Omas Herz: "Mir wurde schwindelig, ich musste mich hinlegen." Der Arzt: "Sie haben einen Herzschrittmacher, seien Sie vorsichtig."

Risiko für sich und andere: Mobil telefonieren im Auto

Die Zeitschrift 'ADAC-Motorwelt' wies erstmals im Juni 1993 darauf hin: "Benutzen Sie **Mobiltelefone nicht im Auto**. Die Funkwellen werden von der Stahlkarosserie ins Wageninnere reflektiert, dadurch wird die Strahlenbelastung erhöht. Halten Sie de Antennen so weit von sich weg wie möglich." Weiter klärt der ADAC auf: "Im menschlichen Körper werden Signale auf ähnliche Weise übermittelt wie beim Funk. Denken, Sehen, Muskelbewegung, Wärme-, Tast- und Schmerzgefühl, Hormonproduktion, Schlaf und Krankheitsabwehr, alles das wird durch kleinste elektrische Entladungen gesteuert. Was passiert, wenn man die biologischen Feinabstimmungen des Körpers mit einer wesentlich stärkeren technischen Sendung überlagert? Der Verdacht liegt nahe, dass das die Körperfunktionen aus dem Gleichgewicht bringt."

Heute - 20 Jahre später - ist das nicht anders. Das machen auch die **Autohersteller** in ihren Anleitungen klar, z.B. Volkswagen: "Achtung - Im Fahrzeuginneren betriebene Funktelefone ohne separate Außenantenne können **gesundheitliche Schäden** verursachen!"

Die 'ADAC-Motorwelt' schickte 50 **Testpersonen** mit dem Auto auf die Straße und ließ sie beim Fahren ein paar Minuten **mobiltelefonieren**. Das Ergebnis fiel katastrophal aus. Es gab reihenweise **gefährliche Situationen** durch die Ablenkung. Deshalb: "Anhalten, dann erst telefonieren!" Studienresultate der Bundesanstalt für Straßenwesen und des TÜV-Rheinland belegen die **hohe Unfallgefahr** durchs Autotelefon. Wissenschaftler sprechen von regelrechten **"Telefonierunfällen"**. Die 'Wirtschaftswoche': "Das Handy am Steuer erhöht die Unfallgefahr drastisch. Das gilt auch für **Freisprecheinrichtungen**." 'Die Welt am Sonntag': "Telefonieren am Steuer ist **gefährlich**, auch mit Freisprechanlage!" 'Focus': "400 Prozent mehr Unfallgefahr. Telefonierende Autofahrer provozieren die gleiche Unfallgefahr wie **Alkoholisierte mit 1,0 Promille**."

Kanadische Forscher der Universität Toronto: "Telefonieren beim Autofahren hat ein **vierfach höheres Unfallrisiko** zur Folge. Handytelefonierer sind in ihrer Fahrtüchtigkeit ähnlich eingeschränkt wie **Betrunkene**." Das britische Institut für Verkehrsforschung: "Die **Reaktionszeiten** sind mindestens **30 Prozent langsamer** als die von Betrunkenen, dank Smartphone am Steuer. Freisprechanlagen sind nicht sicherer." Das Bundesumweltministerium fordert seit Juli 2000: "Autofahrer sollten während der Fahrt prinzipiell nicht über Mobilfunk telefonieren, auch dann nicht, wenn sie eine Freisprecheinrichtung besitzen."

'Sicherheitsreport', die Zeitschrift für Arbeitssicherheit, erinnert an die **Elektrosmoggefahr**: "Die Felder produzieren während des Telefonierens in der geschirmten Enge des Autos elektromagnetische Gewitter."

Der auf Seite 253 erwähnte Prof. Colin Blackmore, Berater der britischen Regierung, bewirkte, dass eine **offizielle Warnung an alle Autofahrer** erging: "Achtung! Bis zu **zehn Minuten** nach Ihrem letzten Handygespräch stehen Sie unter **erhöhtem Unfallrisiko**." Denn: "Gedächtnisstörung, Konzentrationsmangel, Müdigkeit, kognitive und neurologische Schwächen sind die Folgen des Telefonierens im Fahrzeug."

Telefonieren Sie **nicht** im Auto und wenn, nur **kurz**, um die Strahlenbelastung zu minimieren. Bosch und Siemens, klären die Leser in 'Autobild' auf: "Bei längeren Gesprächen ist eine Gefährdung nicht auszuschließen." Manche Gebrauchsanleitungen lesen sich bereits wie Beipackzettel eines gefährlichen Medikamentes. Mercedes-Benz und andere Hersteller warnen vor der Autotelefonitis: "Der Betrieb von Handys mit integrierter Antenne im Innenraum eines Fahrzeuges kann die Betriebssicherheit gefährden. Mobile Telefone dürfen nur benutzt werden, sofern sie an einer Außenantenne angeschlossen sind."

Montieren Sie **Außenantennen** immer aufs **Autodach**, denn das Stahlblech schirmt nach innen optimal ab, und Sie erhöhen zudem den Abstand zum funkenden Emittenten. Das ergibt für Sie (weniger für Ihre Umwelt) eine hochprozentige Strahlenreduzierung. Je nach Situation gibt es im Vergleich Handyantenne am Ohr zu Außenantenne auf dem Dach einen Feldstärkeunterschied von 1000 oder sogar 10.000 zu 1, mindestens. Montieren Sie die Antenne nicht auf Kotflügel oder Kofferraumdeckel, weil Autoglas meist (nicht immer) die Strahlung nach innen ungehindert durchlässt. Vermeiden Sie grundsätzlich On-Glass-Antennen, die direkt in die Scheiben integriert werden.

Telefonieren Sie im Auto **nie** mit dem **Handy am Ohr**, sonst gehören Sie zu den Unverbesserlichen. Denn das ist das größte Risiko, weil die im Handy integrierte Funkantenne jetzt millimeternah neben Ihrem Kopf ist und Sie immer die maximale Strahlenbelastung abbekommen. Weil das Funktelefon seine Feldstärke der Situation anpasst und Ihr Auto dank Stahlblech diesmal nach außen gut abschirmt. So bleibt die Strahlung im Innern des Wagens gefangen, reflektiert hin und her. Das Telefon muss sich optimal anstrengen, die Feldstärke aufdrehen, um die nächste Basisstation zu erreichen, was neben deutlich mehr Batterieverbrauch die höchste aller Strahlenbelastungen zur Folge hat.

Ähnliches gilt für die mobile Kommunikation in **Zügen**. Hier bleibt die Strahlung ebenfalls hauptsächlich im Innern. Die Metallwände und zudem oft (nicht immer) die abschirmenden Fensterscheiben sorgen dafür. Besonders wenn in einem Abteil zehn quasseln oder simsen (das ist neudeutsch und heißt: SMS verschicken). Auch hier ist die Dosis deshalb höher als normalerweise. Auch hier bekommen Sie das meiste ab, die volle Elektrosmog-Ladung. Züge sind - wie Autos - Strahlenfallen. Das weiß die Bahn und baut in einige Waggons Repeater, das sind Signalverstärker, ein. Andere erklärt sie zu handyfreien Zonen.

Gehen Ihnen jetzt auch **Busse**, **Straßenbahnen** und **Aufzüge** durch den Kopf? Gut so. Denken Sie an sich und Ihre Mitmenschen. Belasten Sie sich und andere möglichst wenig. Informieren Sie sich und andere, weisen Sie Unwissende immer wieder auf die Gefahren hin.

Telefonieren Sie **nie während der Autofahrt**, um Unfälle durch **Unkonzentriertheit** zu vermeiden. Das Mobile in der Hand oder am Kopf ist während der Fahrt seit der Jahrtausendwende in fast ganz Europa **verboten**, in Deutschland seit Februar 2001. Wen es erwischt (das waren 2011 über 20.000 Sünder), zahlt bei uns saftige Strafgelder von 40 Euro und bekommt einen Punkt in Flensburg, bei den meisten Nachbarn geht es ab 100 Euro los. Teurer wird es, wenn man ohne Freisprecheinrichtung oder beim SMS-Verschicken einen Unfall verursacht. Versicherungen können selbst bei Vollkaskoschutz die Zahlung ablehnen.

Den **ersten** registrierten **Toten** und drei Schwerverletzte gab es nach dem Verkehrsunfall im November 1996 auf der Autobahn 66 durch einen 29-jährigen handytelefonierenden Fahrer. Auf der Autobahn bei Innsbruck wurde der Wagen eines Erlanger Redakteurs von einem Sattelschlepper zerquetscht, weil der Fahrer zu intensiv auf sein Smartphone und nicht auf den Straßenverkehr achtete. Auf der B 13 bei Ansbach gab es zwei Tote, weil der Fahrer eines Kleintransporters mit dem Mobilen am Ohr ins Schleudern kam und gegen einen LKW prallte. Unfälle dank Handy nehmen drastisch zu. Experten in den USA schätzen, dass allein bei ihnen **2600 Unfalltote** jährlich auf dies Konto gehen, ein Sechstel aller Unfallopfer. Eine halbe Million Verletzte und eine Million Sachschäden kämen hinzu. Die Statistik sei, so die Wissenschaftler der Harvard University in einer Risikobewertung, auf andere westliche Länder gut übertragbar. Damit wird das Argument, Funktelefone würden **Leben retten** (was ab und zu ohne Zweifel zutrifft), zumindest relativiert, gibt es doch viel mehr Handytote als Gerettete.

Handy? - Nein Danke!

In einigen öffentlichen Gebäuden und in Banken, Restaurants und Hotels, Arztpraxen und Büros steht inzwischen: "Bitte keine Funktelefone." Erste Aufkleber "Handy? - Nein danke!" sind im Umlauf, sie zieren die Kofferraumdeckel der Autos. Und die Eingangstüre der Praxis meines Masseurs. Er war es leid, die Patienten telefonierten sogar während der Massage. Kaufhäuser, Theater, Behörden, Kirchen, Friedhöfe... werden zu **handyfreien Zonen** erklärt. Aktuelle Bevölkerungsumfragen ergaben, dass 70 Prozent der Deutschen ein Handyverbot in Restaurants, Cafes, Kinos und anderen öffentlichen Gebäuden fordern. 1995 untersagten **Shell** und **DEA** das Telefonieren mit Handys an Tankstellen, andere folgten. 1996 untersagte die **Bahn** das mobile Geplänkel in Speisewagen. 1997 verbannten die **Würzburger Verkehrsbetriebe** funkende Telefone aus Omnibussen. Andere Städte und Gemeinden machten es nach: Handys raus aus **Bussen** und **Bahnen**.

Alle Mitglieder der **Grünen** sollen nicht mehr mit Handys telefonieren, so deren Antrag auf dem Parteitag im November 1997, das ist wohl inzwischen Schnee von gestern. Marlies Smeets schlägt als Düsseldorfs **Oberbürgermeisterin** ein handyfreies Rathaus vor. Hamburgs einstiger erster Bürger Ortwin Runde fordert ebenfalls das Aus fürs Handy im Rathaus. **Helmut Kohl** hält Handys "für eine Geißel der Menschheit", so Andreas Fritzenkötter, der Medienberater des Ex-Kanzlers, in 'Bild am Sonntag'. **Hillary Clinton**, US-Politikerin und Gattin des Ex-Präsidenten, flog aus dem noblen University Club of New York raus, als sie sich trotz mehrmaligen Verbotes weigerte, ihr Mobiles abzustellen.

In den **USA** kamen erste **"Klingelkiller"** in die Kinos und Restaurants, kleine Geräte, die den Empfang stören. Immer häufiger prangt neben "No Smoking" nun auch "No Handy". Ab 2003 gilt in **New York** Handyverbot auf öffentlichen Plätzen, sonst: 50 Dollar Strafe. In der Oper von **Shanghai** vereiteln Störsender das lästige Gebimmel. **Frankreich** zieht 2004 nach und installiert solche Störer in Kinos, Theatern und Konzertsälen. Störende "Handy-Blocker", "Jammer" und "C-Guards" werden weltweit verkauft; der Betrieb ist bei uns verboten, der Besitz erlaubt.

Polizei und **Feuerwehren** stöhnen: In den Mobilen ist die 112 einprogrammiert, praktisch für den Notfall, unpraktisch, wenn der dreijährige Sproß hiermit spielt. "Manchmal drücken die Besitzer selbst auf die Nottaste, weil sie meinen, das sei der direkte Weg zum Hersteller. Dann wollen die von uns ihr Telefon erklärt haben." So gehen täglich hunderte Anrufe ein, die nun wirklich keine Notrufe sind. Die **Telefonseelsorgen** berichten bundesweit von ähnlichen Problemen.

Der **Berliner Senat** denkt über **Bußgelder** für das Tüdelüdelüt in Museen, Theatern und Kinos nach, so die 'Berliner Morgenpost'. Beim Nachdenken ist es bislang geblieben. Ein Frankfurter Hotel bietet Gästen

Funkwellen: Strahlenarme Handys?

den neuen Service: **Handysitter**. Ein Ober sammelt die Telefone ein, der Sitter kümmert sich um Anrufe, macht Notizen, leitet sie in dringenden Fällen dezent an den Tisch weiter. Ein neuer Beruf ist geboren.

Wenn es Sie immer mal wieder juckt, Ihr Handy vor die Wand zu werfen, machen Sie's sportlich: In Finnland gibt es seit 2000 eine **Handy-Weitwurf-Weltmeisterschaft**. Der deutsche Männer-Rekord ist 73 Meter, bei den Frauen sind es 39,65 Meter. Weltrekord: 76 Meter männlich, 48 Meter weiblich, beide aus dem finnischen Nokialand, natürlich.

Strahlenarme Handys?

Es gibt Handys mit mehr oder weniger Strahlung. Inzwischen sogar welche, die sich **strahlungsarm** nennen, obwohl sie es gar nicht sind.

Es gibt Gütesiegel wie die **TCO** oder der **Blaue Engel** und eine Reihe von Empfehlungen, z.B. seitens des Öko-Test oder vom Bundesamt für Strahlenschutz. Alle reden zwar von "strahlenarm", meinen aber lediglich etwas "strahlenärmer" im Vergleich zu noch stärkeren. Es gibt kein einziges strahlenarmes Handy, Smartphone, iPhone, Slidephone, Touchphone, BlackBerry... im Sinne von risikoarm, wird es nie geben, eben nur leicht strahlenreduzierte, relativ gesehen. Sonst könnte die Technik (nämlich die drahtlose Übertragung von Sprache, Bild, Dokument, Musik, Film, SMS..., der Blick ins Internet...) gar nicht funktionieren. Das gilt für jede moderne Technik, wenn sie sich des Mobilfunks bedient, also auch für so viele PCs, Notebooks, Tablets, iPads und andere.

Denn bei **Handy** und Co. ist **Strahlung** die **Funktion**, nicht irgendeine lästige Nebenwirkung, die man zum Schutz des Nutzers mal eben so wegzaubern könnte. Beim **Computermonitor** und tausenden Elektrogeräten, da ist Strahlung eine solche völlig unnütze **Nebenwirkung**, die keinerlei Funktion hat, die man vermindern kann, so man nur will.

Das ist damals vor 20 Jahren bei **PC-Bildschirmen** geschehen, hierfür verbürgt sich die TCO. Ein Bildschirm nach TCO ist wahrhaft **strahlenarm**, viel strahlenärmer als manche Nachttischlampe, die Heizdecke, der Radiowecker, das Babyphon, die elektrische Fußbodenheizung, der Elektroherd oder Ihr Laminat. Es geht also; hier, aber da nicht. Kompliment an die TCO, das habt Ihr toll gemacht, damals, beim Monitor. Das nenne ich **gelungene Vorsorge**. Ihr habt Millionen vor unnötiger Strahlung geschützt, einen wesentlichen Beitrag zur Gesunderhaltung der Menschheit geleistet. Ihr habt die Industrie beflügelt, das Machbare erreicht, es hat geklappt. Es gab einmal wirklich gefährliche Feldstärken am PC-Arbeitsplatz, das ist Schnee von gestern. Heute sind wir im biologisch vertretbaren Bereich, dank TCO.

Und jetzt? Große Kritik an die TCO: Das habt Ihr schlecht gemacht, heute, beim **Handy**, grottenschlecht. Das ist **keine Vorsorge**, im Gegenteil: Ihr lasst Millionen in die Strahlenfalle rennen. Da kommt die TCO daher, die einst etwas bewegt und der man Jahre vertraut hat, und zertifiziert stinknormale handelsübliche Mobiltelefone als **strahlungsarm**. Und Otto Durchschnitt kann nur verstehen: ungefährlich, eben genau wie beim PC-Bildschirm. Und diese Analogie ist der **Trugschluss**.

Beim Funk kann's nicht ohne heftige Strahlung gehen, beim PC schon. Handys müssen strahlen, müssen weit funken, sie müssen Mikrowellen emittieren, drahtlos, durch die Luft, durch Mauern hindurch, über Kilometer, sonst kommt die Information am Ziel nicht an, weder beim D-Netz, noch beim E-Netz, noch bei UMTS, LTE, TETRA..., auch nicht bei DECT-Telefonen oder WLAN-Routern. Ein strahlungsarmes Handy im Sinne eines biologischen Schutzes wäre kastriert, wäre kein Handy mehr. Das will verstanden werden, sonst werden Ihre Hoffung auf persönlichen Schutz zur Illusion und die TCO zum schädigenden Freibrief.

Liebe Leute bei der TCO: Von dem, was Ihr damals beim Bildschirm kapiert habt, spürt man heute beim Handy nichts mehr. Was Ihr heute anbietet ist eine Mogelpackung, völlig absurd. Die **Hälfte aller** produzierten Handys **unterschreitet** jene geforderten neuen TCO-Werte sowieso, und das vom jüngsten Tag an, waren somit nach TCO-Kriterien immer schon "strahlungsarm", ohne das Unwort jemals in den Mund genommen zu haben. Die andere Hälfte liegt im Bereich der Forderung oder nur unbedeutend darüber. Was Ihr hier als "strahlungsarm" deklariert ist die geballte Ladung, viel mehr als an jeder anderen elektromagnetischen Strahlenquelle des Alltags, viel mehr als in der Nähe eines Mobilfunkmastes, noch viel mehr als neben dem Mikrowellenherd.

Es geht um Strahlungsintensitäten von **Millionen Mikrowatt pro Quadratmeter**, um die TCO- oder Engel-Werte zu erreichen. In der Größenordnung werden die Blut-Hirn-Schranken butterweich, da hüpfen die Hormone, EEGs schlagen Rad, die DNA zerbricht und Krebszellen wittern ihre große Chance. Was soll das? Welcher Teufel hat die TCO und den Blauen Engel da geritten? Beide ermuntern die Menschen indirekt, sich hohem Elektrosmog auszusetzen, ein wenig niedriger vielleicht als der noch schlimmere, aber immer noch viel zu hoch, immer noch allein an **Thermik** denkend, an Erwärmung von Körpern und Körperteilen, und eben **nicht** darüber hinaus an **biologischen Schutz**.

Und die mobilen Quasselstrippen telefonieren gutgläubig und munter drauf los, telefonieren sogar noch mehr, weil sie meinen, sie seien geschützt, so wie sie's von der TCO gewohnt sind, dumm gelaufen. Der Vergleich: Statt drei Päckchen Marlboro am Tag jetzt nur noch drei Päckchen Lord Extra, die sind etwas leichter, das ist ein bisschen nikotin- und teerärmer. Das reicht für den Gesundheitsschutz? Jetzt kann nichts mehr passieren? Die Politik lehnt sich zurück. Die Industrie reibt sich die Hände, lacht sich ins Fäustchen, nimmt die gütelosen Gütesiegel dankbar an, besser hätte es für sie nicht kommen können.

SAR - wie viel Fieber darf es sein?

Die Bewertungsgrundlage von Gütesiegeln á la TCO oder Blauer Engel (auch der Elektrosmogverordnung) ist der **SAR-Wert**. SAR heißt: <u>s</u>pezifische <u>A</u>bsorptions<u>r</u>ate. Absorption heißt: Aufnehmen, Aufsaugen, Verschlucken. Und im physikalischen Sinne: Umwandeln in Wärme beim Durchgang durch Materie. Man will wissen, wie viel Handystrahlungsenergie im Gehirngewebe absorbiert, sprich in Wärme umgewandelt wird. Und begrenzt das, damit es nicht zu warm, nicht zu fiebrig wird.

Die schwedische **TCO** fordert als weltweit erste Organisation seit Dezember 2001 **0,8 Watt pro Kilogramm**. Der **Blaue Engel** folgt im Juni 2002 mit **0,6 W/kg**, nur ein Fitzelchen weniger. Der offizielle **Grenzwert** gebietet **2 W/kg**. Nicht nur wir, auch Wissenschaftler, Mediziner, Verbände... weltweit halten diese zu thermischen Folgen führenden Werte für zu hoch, weil es so viele Studien gibt, die tausendfach darunter signifikante biologische Probleme fanden, immer weiter finden, und diese vielen Probleme von Hirntumor über Nervenreiz, Immun- und Hormonstörung bis Krebs mit Wärme nun gar nichts am Hut haben. Egal ob 2 W/kg, 0,8 W/kg oder 0,6 W/kg..., hier geht es nur um Thermik, nur um Erhitzung des Körpergewebes. Einige **Verbraucherschützer** und Institute - auch Öko-Test - wünschen **0,2 W/kg** und haben (sorry!) wenig kapiert, stecken sie doch nach wie vor ausschließlich in thermischen Gedankenwürsten, pfeifen eins auf Biologie und übersehen, dass es bereits eine Reihe von Handys gibt und von Anfang an gab, die auch diesen Anspruch ohne Schielen in Richtung "strahlenarm" erfüllen.

Das **SAR-Konzept** ist ein biologisch wie technisch **umstrittenes**. Nicht nur, weil es ein praxisfremd-theoretisches ist und lediglich Wärme im Vordergrund steht, sondern auch weil es noch gar keine einheitlichen Vorgehensweisen bei der Ermittlung der Werte gibt. Da werden Messungen in mit Wabbelbrühen gefüllten Kunstköpfen durchgeführt, die Menschenhirne meinen ersetzen zu können, was sie eben nicht können, und jeder macht's ein bisschen anders.

Das Europäische Parlament beklagt das auch: "Die SAR gibt lediglich Auskunft über simulierte thermische Wirkungen. Es gibt keinen einheitlichen Standard. Die Berechnungen können ungenau sein. Die SAR wird an synthetischen Modellen und nicht an echtem Gewebe ermittelt. Die SAR stellt nur einen Mittelwert für einen bestimmten Zeitraum dar. Sie repräsentiert nicht die tatsächlichen biologischen Auswirkungen. Beim Mobilfunk verteilt sich die Energie im Gehirn anders als im Kunstkopf und dringt mit Impulsen in den Kopf ein. Gepulste Strahlung ist biologisch aktiver als kontinuierliche gleicher Intensität."

Unsere etablierte Schulwissenschaft, sie geht davon aus, dass sich das komplexe menschliche Gehirn genau so verhält wie ein Gelee-artiger synthetischer Brei in einem Plastikball.

SAR - Strahlenwerte

Prof. Dr. Niels Kuster von der Technischen Universität in Zürich untersuchte 14 D-Netz-Telefone: Bei gleicher Handyleistung gab es Unterschiede in der Feldintensität und somit bei der Absorption der Strahlung im Kopf des Telefonierers. Hiermit bestätigte er 1997 die weltweit ersten Messungen, die wir drei Jahre zuvor für Öko-Test machten (Seiten 209 bis 211). Die Messwerte schwankten von 0,28 W/kg (Hagenuk Global Handy) bis 1,32 W/kg (Bosch M-Com 906), im Schnitt 0,8 W/kg. Das Bosch belastet das Gehirn fast fünfmal so stark wie das Hagenuk. Die bewusst auf Strahlenreduzierung ausgerichtete Entwicklung des Global Handy mit der im Gehäuse integrierten Flächenantenne ließ sich Hagenuk einige Millionen Euro kosten. Die Mitbewerber machten daraufhin Druck und wollten nicht, dass die Telefonstrahlung auf diese Weise in ein kritisches Licht rückt. Hersteller Hagenuk: "Wir haben uns dem Druck gebeugt und unsere Werbung entschärft."

Anfang 2001 publizierte das Europäische Parlament die ersten Messergebnisse der Schweizer Verbraucherzeitung 'K-Tipp': 0,22 W/kg (Nokia 8850) bis 1,27 W/kg (Ericsson T 28s), Schnitt wieder 0,8 W/kg. Bei den Untersuchungen des EU-Parlamentes, wie vier Jahre zuvor bei der Uni Zürich und sieben Jahre zuvor bei uns, gab es noch keine TCO-Zertifizierung oder Blaue Engel, und doch lagen über 50 Prozent aller Handys bereits unter der "strahlenarmen" TCO-Forderung von 0,8 W/kg.

'Computerbild' testete mehrfach und kam zu ähnlichen Ergebnissen wie wir, Prof. Kuster und das Europa-Parlament. Beim Bundesamt für Strahlenschutz fand man SAR-Werte von 0,3 W/kg bis 1,45 W/kg. Handy- und PC-Zeitungen kontrollieren in letzter Zeit die Mobilen auf Feldstärken bzw. SAR-Werte und veröffentlichen die Resultate.

Nach Kusters Vorbild untersuchen internationale Institute die gängigen Modelle auf Strahlenintensität und aktualisieren die Resultate der mobilen Neuerscheinungen. Informieren Sie sich. Der niedrigste SAR-Wert ist besser, wenn auch noch lange nicht "strahlenarm". Hier drei Internet-Adressen: www.handywerte.de, www.bfs.de, www.bemi.se.

Neben dem SAR-Wert wird hier und da auch der **TCP-Wert** ermittelt und angegeben. Er beschreibt, wie viel von der **Handysendeleistung** wirklich zur **Kommunikation** eingesetzt wird. Je höher der TCP-Wert, umso geringer die Körperbelastung beim Telefonat. Die Zeitschrift 'connect' berücksichtigt neben der SAR auch die **Verbindungsqualität**, das heißt mit welcher Leistung ein Handy situationsbedingt auskommt.

Die beste **Strahlenreduzierung** ist nicht das Handy mit niedrigen SAR- und hohen TCP-Werten sondern: **weniger** telefonieren, **nie** mit handyintegrierter **Antenne am Kopf**, schon gar nicht im **Auto** oder in **Innenräumen**, **Abstand** zur **Funkantenne** halten, z.B. mit externer Antenne.

Strahlenreduzierung mit Schutzhüllen?

Zubehörhersteller machen sich Gedanken um die Strahlenreduzierung und bieten für 25 bis 50 Euro **Schutzhüllen** und **-taschen** oder **Antennenummantelungen** an. Die bestehen aus abschirmenden Materialien, Metallen, Kunststoffen oder Vliesen und fangen die Wellen vom Handy und seiner Antenne zum Kopf hin teilweise ab. Es werden dabei Abschirmeffekte von 50 bis über 90 Prozent erreicht. Das ist also kein Hokuspokus. Fragwürdiger Entstörkram kommt erst ab Seite 271.

Solche Maßnahmen muten erfreulich an, weil jede Strahlenreduzierung konstruktiv ist. Das darf jedoch nicht darüber hinwegtäuschen, dass es nach wie vor um riskante Intensitäten geht, welche haushoch über den biologisch relevanten Schwellenwerten liegen. Erinnern Sie sich, dass wir und andere Institute Mobiltelefone geprüft haben, die in wenigen Zentimetern Abstand zur Antenne **10 Millionen Mikrowatt pro Quadratmeter** und mehr Strahlung emittierten. Ziehen wir hiervon einen Abschirmeffekt von 90 Prozent ab, dann haben wir leider immer noch **über 1 Million**. EEG-Störungen und so viele andere kritische Effekte sind aber bereits bei **1000 µW/m²** feststellbar, beim tausendsten Teil der durch solche Abschirmungen erreichbaren Feldstärken. Wir können also auch mit solchen Schutzmaßnahmen keinesfalls von "strahlenarm" sprechen. Das gilt genau so für die schnurlosen Haustelefone.

Zudem kann sich die Belastung unter **ungünstigen Bedingungen** sogar **erhöhen**, z.B. wenn Sie die Handystrahlen dank reflektierender Abschirmhülle vom Kopf weg in den geschlossenen Raum hinein lenken und nicht zum offenen Fenster. Jetzt muss sich Ihr Handy anstrengen, viel mehr als ohne, es muss maximal aufdrehen, den Akku strapazieren, und Sie kriegen die Wellen wie eine Billardkugel über mehrere Banden von Wänden und Gegenständen zurück. Schutzhüllen wären nur sinnvoll, wenn man wüsste, wo die nächste Basisstation ist, wie der beste Kontakt zu ihr, und sich danach gezielt ausrichtet. Wer weiß das?

Außerdem wird immer nur vom Schutz des Mobiltelefonierers selbst gesprochen. Was ist mit dem Schutz des **Passivtelefonierers**, der die nun eventuell noch stärkeren Felder anderer abbekommt?

Strahlenreduzierung mit Knopf im Ohr?

Die britische Verbraucherorganisation 'Which?' verunsicherte die handytelefonierende Welt im Frühjahr 2000 mit der Nachricht: "Eine **Freisprecheinrichtung verdreifacht die Strahlenbelastung** im Kopf!". Die 'Which?'-Tester machten Feldstärkemessungen in einem Kunstkopf, einem Dummy, und verglichen die Werte mit Antenne am Ohr, also ohne Freisprecheinrichtung, und mit Knopf im Ohr, also mit Freisprecheinrichtung. Die im Innern des Kopfes ankommende Feldstärke war bei den kleinen Freisprechanlagen, den Headsets, stärker.

Wir von der Baubiologie Maes überprüften das im Auftrag von Öko-Test, machten Feldstärkeanalysen an **14 Handys** und **Headsets** und waren überrascht: Alle Headsets leiten die Strahlung vom Telefon über das Verbindungskabel bis zum Knopf im Ohr. Nun strahlt alles, nicht nur das Handy, auch das eingesteckte Kabel und das Lautsprecherchen am Ende des Kabels. Physikalisches Prinzip Wellenweiterleitung. Was am Knopf - dem Ohrhörer - ankommt, ist je nach Modell **5 bis 40 Prozent** von dem, was die Handyantenne abgibt. Und diese 5-40 % verursachen **im** Kopf mehr Belastung als das Telefon, das ist plausibel. Der Knopf im Ohr ist näher am Hirn als die im Telefon integrierte Antenne, und das Ohr ist im robusten Schädelknochen eine sensible Öffnung, in die das Headset direkt einstrahlt. Die 'Which?'-Leute hatten also Recht.

Der Öko-Test in Heft 8, August 2000: "Freisprecheinrichtungen halten die Hände frei. Vor Strahlung schützen sie nicht. Im Gegenteil, sie leiten den Elektrosmog vom Handy direkt ins Ohr."

Die Messwerte an der Headset-Zuleitung und am Knopf im Ohr blieben ähnlich, selbst wenn die Schnur gar nicht einmal ins Handy eingestöpselt, sondern nur um das Telefon und seine Antenne gewickelt wurde. Alle leitenden Gegenstände in Handynähe nehmen die Felder auf und leiten sie weiter, z.B. auch Halsketten oder Brillengestelle.

Ein Trost und simpler Trick: Ein Ferrit-Ring in die Headset-Leitung oder Luft im Schlauch, und das Feld im K(n)opf ist reduziert, deutlich sogar.

Nun sind zwölf Jahre vergangen. Immer noch predigt das Bundesamt für Strahlenschutz, ein Headset wäre sinnvoll zur Reduzierung der Feldbelastung... Viele andere plappern nach, predigen den gleichen Unfug.

Ein Headset ist nur dann wirklich sinnvoll, wenn die **Wellenweiterleitung** vom Mobiltelefon zur Kopfhörerkapsel nicht stattfinden kann. Das garantiert der erwähnte kleine **Ferrit-Ring**, auch Ferrit-Kern genannt, dieser auffällig dicke Knubbel in der Kabelverbindung. Der hält die Wellen zu einem großen Prozentsatz zurück, lässt sie kaum passieren, filtert sie. Achten Sie beim Headset-Kauf darauf, bei manchen sind solche Ferrit-Knubbel serienmäßig, bei vielen nicht, fragen Sie hartnäckig. Es gibt auch **Klapp-Ferritkerne** im Elektronikhandel, die können Sie nachträglich über die Leitung stülpen, klappen, klipsen. Sie finden solche Ferritkerne auch bei Computern, z.B. in den Verbindungsleitungen vom PC zum Bildschirm oder zu einem externen Laufwerk. Manchmal sind es zwei Kerne, noch besser, noch effektiver. Dann ist da noch der **Luftschlauch** statt Kabel. Sie kennen das von Flugreisen: Der Kopfhörer fürs Musikhören oder Filmeschauen ist mit ganz dünnen Luftschläuchen statt Kabeln ausgestattet. Und wieder: keine Wellenweiterleitung, gut so. Solche luftigen Headsets heißen z.B. AERO oder ENVi. Manchmal ist die ganze Zuleitung ein Luftschlauch, manchmal nur ein Teil. Sie bekommen Sie im Fachhandel oder Internetversand.

Handy-Fallbeispiele

Es gäbe so viele. Auch wenn längst nicht alle Handytelefonierer spontan auf die starke Strahlung reagieren. Hier ein paar unserer Beispiele.

"Was mache ich anders?"

Ein **Makler** aus **München** telefonierte oft mit dem Smartphone. Seine Allergien im Gesicht nahmen dramatisch zu, alles voller roter Flecken, die Haut riss und platzte, er musste das Gesicht salben und verbinden, zum Schluss blieben fast nur noch die Ohren zum Telefonieren frei. Die Ärzte machten Allergietests und verschrieben Cortison. Die Ernährung wurde umgestellt. Es wurde etwas besser, dann kamen wieder Rückfälle. "Ich fragte meine Frau, was mache ich anders als Du? Wir sind immer zusammen, arbeiten im selben Büro, essen das gleiche, leben in der gleichen Wohnung, und Du hast überhaupt keine Beschwerden. Meine Frau sagte mehr im Scherz: 'Du telefonierst ständig mit Deinem Handy und ich nie...' Das war mein Strohhalm. Ich legte des Experimentes willen das Smartphone zur Seite und benutzte ab da nur noch das normale Telefon. Ich habe es nicht für möglich gehalten, nach einem Jahr Krankheit war ich in sechs Wochen wieder gesund."

Telefonate mit Folgen

Eine 17-jährige **Schülerin** aus **Solingen** leidet unter epileptischen Anfällen. Im Schnitt kommt der Anfall dreimal jährlich. Plötzlich kamen sie häufiger, bis zu dreimal monatlich. Der Bruder hatte sich ein Handy gekauft, und wenn er zu Hause neben seiner Schwester telefonierte, brach sie zusammen. Die Mutter: "Wir brauchten lange, um den Zusammenhang zu sehen und zu glauben. Mein Sohn hat vor vier Monaten das Handytelefonieren in unserer Wohnung eingestellt, und meine Tochter hat keinen Anfall mehr bekommen. Für uns ist klar: Das Telefonieren hat epileptische Anfälle ausgelöst. Wir passen auf, dass so was nicht draußen auf der Straße oder im Restaurant passiert. Wenn einer in direkter Nähe meiner Tochter sein Handy auspackt, dann weise ich ihn darauf hin und bitte um Abstand. Bisher hat das funktioniert, jeder nahm Rücksicht." Sie wundert sich, dass in Solinger Omnibussen das Mobiltelefonieren verboten ist, plakative Schilder weisen darauf hin. Sie rief bei den Stadtwerken an: "Ich wollte den Grund wissen. Die Stadtwerke sagten, es wären Probleme mit Herzschrittmacherträgern in Bussen aufgetreten, weil die Gäste während der Fahrt telefonierten. Einmal musste sogar der Krankenwagen kommen. Ich verstehe nicht, warum Handys im Bus verboten sind, im Café aber nicht."

Das wirkt!

Der **Tennislehrer** aus **Krefeld** merkt zuverlässig, wenn jemand in seiner Nähe mit dem Mobilen telefoniert. "Die Schläfen ziehen, die Ohren rauschen, ich kriege Kopfschmerzen. Vor drei Jahren habe ich selbst handytelefoniert, es ist mir schlecht bekommen, mir brach im Auto mehrmals der kalte Schweiß aus. Wenn heute einer allzu nah neben mir telefoniert, dann fasse ich mir ans Herz, verdrehe die Augen und keuche: 'Oh je, mein Herzschrittmacher!'. Das wirkt! Sie sollten mal sehen, wie schnell die Leute ihr Gerät ausschalten!"

Fehler, Vertauscher, Verdreher

Der **Anwalt** aus **Köln**: "Ich konnte es nicht glauben, aber nach längeren Handytelefonaten wurde ich vergesslich, wusste nicht mehr, was vor fünf Minuten war, war unkonzentriert, konnte kaum noch auf dem PC schreiben ohne ständig Fehler und die verrücktesten Verdreher zu machen und immer wieder Buchstaben zu vertauschen, selbst beim eigenen Namen. Manchmal gab es kleine Stiche im Kopf, richtig beängstigend. Freunde haben schon über meine Tatterigkeit gewitzelt, ich fand es gar nicht lustig. Ich telefonierte bewusster, weniger, und wenn, nur noch im Auto mit Außenantenne. Siehe da, die Probleme sind weg, das erzähle ich jetzt jedem, ob er's hören will oder nicht."

Und mehr...

Eine **Maklerin** aus **Aachen**: "Nach ein paar Minuten bekomme ich heftigen Kopfdruck, wie entzündlich, der ganze Kopf klopft als wäre der Schädel zu klein fürs Gehirn, fast ein bisschen wie Sonnenstich, wie Bluthochdruck. Erst nach einer halben Stunde wird es wieder besser."

Der **Lehrer** aus **Kaarst**: "Ich habe schon lange Probleme mit Ohrenrauschen, mit Tinnitus, das ist eine Schwachstelle. Wenn ich mobil telefoniere werden die Beschwerden viel schlimmer, kaum auszuhalten, es piepst, rauscht und dröhnt in allen Tonlagen, noch lange über das eigentliche Gespräch hinaus, manchmal Stunden, manchmal die ganze Nacht lang, was besonders nervt, fast wie nach einem Rockkonzert. Jetzt reduziere ich jede nur eben mögliche Gesprächsminute, und telefoniere auch dann nur noch mit externer Antenne. Das funktioniert."

Bei der **Ärztin** aus Meerbusch löst das Handy auf der telefonierenden Kopfseite Migräne aus, bei einer **Boutiquebesitzerin** aus Düsseldorf ebenfalls, bei dem **Installateur** aus Bonn gibt es in wenigen Minuten schmerzhafte Nackenverspannungen. Dem **Mannequin** aus Dormagen wird regelmäßig schwindelig, die **Sekretärin** aus Kaarst bekommt Augenflimmern. Den **Amtsleiter** aus Mettmann beängstigen Konzentrationsstörungen nach längeren Handytelefonaten, der **Verkäuferin** aus Ratingen auch. Der **Masseur** aus Brüggen hat jedes Mal das Gefühl, er "geht wie auf Watte", dem **Frisör** aus Mülheim wird "richtig schlecht".

Verstehen Sie jetzt, warum wir von der Baubiologie Maes am liebsten nicht zurückrufen, wenn Sie uns eine Handynummer hinterlassen?

Fragwürdiger Markt - Entstörprodukte

Es blüht auch hier, wie schon im Kapitel über magnetische Wechselfelder beschrieben (siehe Seiten 177 bis 182), ein fragwürdiger Markt für alle möglichen und unmöglichen Entstörprodukte gegen böse Handystrahlen und andere Elektrosmog-Emittenten. Aus Italien kommen Abschirm-BHs, um vor Brustkrebs zu schützen, aus Amerika Abschirmunterhosen, um genetische Defekte zu vermeiden. Die Schweiz überrascht mit einer münzenähnlichen Plakette, die auf das Handy geklebt wird und "vor Langzeitschäden schützen und elektromagnetische Felder neutralisieren" will. Öko-Test nahm diesen und andere Entstörer unter die Lupe (Heft 3/1999: "Wer's glaubt wird selig"). Wohnung+ Gesundheit (Heft 91/1999) und andere Medien berichteten über den Öko-Test von **22 Produkten gegen Elektrosmog**. Mit solchen Entstörgeräten werden die Verbraucher ermuntert, mit Funk zu telefonieren, und seien es Stunden am Tag, den Mikrowellenherd zu nutzen, neben Sendeanlagen zu wohnen, denn sie seien ja geschützt. Was bei den Überprüfungen herauskam: keine messbare Veränderung der elektromagnetischen Strahlung. Die Feldstärke bleibt, die Frequenz bleibt, die Modulation bleibt, der Mensch lebt weiter im Elektrosmog. Einige Produkte verursachten sogar Elektrosmog, anstatt davor zu schützen.

Da soll die auf einen Zentimeter Größe gekürzte **Kleinbildfilmdose** an das Handy geklebt werden, um "die intensiven Strahlen zu bändigen". Nach dem Öffnen offenbart das Döschen ein paar Gramm Sand und ein Stück Tonband, das für 40 Euro. 45 Euro kostet der kleine **blaue Stoffbeutel** aus Aachen. Darin befindet sich eine abgeschnittene Kaffeefiltertüte, ebenso gefüllt mit Sand und Kies. Die "Handy-Neutralisierung" ist beim Telefonieren und auch sonst immer am Körper zu tragen.

Ebenfalls aus Aachen: die mit "individuell zubereiteten Mineralienmischungen" gefüllten **Holzkugeln**, ein Strahlungsneutralisations-System mit Geld-Zurück-Garantie. Wir fanden sie in einer Wohnung neben einem **Mobilfunkmast**, drei Kugeln, Kosten: ein paar hundert Euro. Die Strahlung im Schlafzimmer selten hoch: **8000 Mikrowatt pro Quadratmeter**, sowohl vom Mast draußen als auch vom eigenen DECT-Schnurlostelefon drinnen. Die Leute fühlten sich hundeelend, waren seit der Mobilfunkinstallation krank, überdreht, nervös. Sie hofften auf die Wirkung der Kugeln, monatelang, vergebens. Als wir die Felder vor Ort feststellten, fiel der Hausherr aus allen Wolken: "Wie können Sie die noch messen? Wir sind doch entstört!" Solche hölzernen Entstörkugeln "gegen Elektrosmog, Funk und Erdstrahlen" mit "eigens importierten Inhalten" entdeckten wir auch in einem Einfamilienhaus direkt neben einer **Hochspannungsleitung**. Mein Partner Dr. Manfred Mierau und ich ermittelten im ganzen Haus einschließlich Schlaf- und Kinderzimmer magnetische Felder von **2800 bis 4000 Nanotesla** (zur Erinnerung die WHO: Krebsrisiko möglich ab 300 nT). Dazu das DECT-Telefon und heftige elektrische Felder aus der Installation. Die Frau hatte Krebs, der Mann ständig Schmerzen, das Kind war verhaltensauffällig, hyperaktiv, sein Schlaf chaotisch, aber nur zu Hause, bei Oma im Nachbarort war der Kleine wie ausgewechselt, ausgeglichen, keine Schlafprobleme. Zu Hause: Holzkugeln für 1400 Euro, an diversen Stellen im Haus platziert, vom Verkäufer "individuell eingemessen"; sie versprachen die "Entstörung der Magnetfelder der Hochspannungsleitung" und, mehrere Fliegen mit einer Klappe, die der anderen Stressfaktoren auch. Sie zeigten keinen Effekt, die Felder waren nach wie vor maximal da, die gesundheitlichen Beschwerden ebenfalls. Neugierig schlug der Ehemann zwei Holzkugeln mit Hammer und Stecheisen auf. Inhalt: Steinchen, Staub, eine kleine Muschel, ein buntes Jesusbildchen in Passbildgröße. Wir ließen den Inhalt von Mineralienexperten überprüfen. Deren sachverständiger Eindruck: "Allerweltsmineralien wie Rauch-, Rosen- und weißer Quarz, Obsidian, Haematit, Kieselsteine, Sand und Mahlstaub." Die geschätzten Kosten des Inhalts: "Unter zwei Euro."

Ein Metzger aus Stammheim widmet sich ebenfalls den Mineralien und nennt sich "Lebensberater". Er entwickelte **Biochagie-Platten**. Die Platten mit einem Mineraliengemisch "wehren die negativen Strahlen ab und verändern sie ins Positive". So wird "ein ganzes Haus auf rechts gepolt". Besonders wirksam zeigen sie sich gegen "die Strichcode-Aufdrucke von Verpackungen im Kühlschrank". Zugabe: "Mit dem Biochagie-System wird aus Leitungswasser ein wahres Lebenselixier."

Schutzantennen versprechen: "Die Benutzung von Handys ist nun frei von Strahlungsschäden." Das Ziel sei "das Feld für den Benutzer biologisch kompatibel" zu machen. In dem winzigen Metallgehäuse fanden wir zwei millimeterkleine mit Flüssigkeit gefüllte Plastikschläuche. Goldglänzende **Metallscheibchen** mit einem Loch sollen den "Elektrosmog verträglich machen". Das Hersteller-Motto: "Mobil telefonieren und gesund bleiben", die Chips seien "mit natürlichen Frequenzen aufgeladen", welche dafür sorgen, dass der Körper "die schädlichen Frequenzen des Handys nicht erkennt". Briefmarkengroße **Aufkleber** mit farbigen, fernöstlichen Ornamenten wollen die "negative Wirkung von Mobilfunkanlagen und Handys eliminieren, reduzieren oder abschwächen" und das, weil sie "bioenergetisch-radionisch informiert" wurden.

Misst man nach, dann werden die Felder weder eliminiert noch reduziert, nicht einmal abgeschwächt. Ob sich die versprochene "negative Wirkung" der Felder ändert, das lässt sich nach Herstellerangaben nur mit **subjektiven Methoden** wie Wünschelrute, Pendel, Biotensor oder Kinesiologie nachvollziehen. Einige Anbieter geben Elektroakupunktur, Bio-Resonanz oder Prognos-Diagnostik als möglichen Beweis für biologische Positivreaktionen an. Die von mir befragten und mit diesen Methoden gut vertrauten Ärzte stellten das arg in Zweifel.

Der Medizin-Physiker Dr. Lebrecht von Klitzing experimentierte für den Öko-Test im Lübecker Universitätslabor mit dem **EEG**. Er fand im Einfluss von Handys und DECT-Schnurlostelefonen Hirnstromveränderungen, und zwar **mit und ohne** Entstöraufkleber oder -plakette. Also keinerlei "Neutralisierung der biologischen Wirkung". Dr. von Klitzing hält solche Produkte deshalb für besonders problematisch, weil sie dazu verführen, sich kritischem Elektrosmog ungeschützt auszusetzen.

Die 'Bild am Sonntag' schreibt über **Gnoomy**, den kleinen popfarbenen Handyantennenaufsatz: "Das Gespenst verfügt angeblich über magische Kräfte. In seinem Bauch verbirgt sich ein Rosenquarz. Er soll vor Elektrosmog schützen." Ein Hamburger Ingenieur testete den Plastikgnom für die 'Bild-Zeitung': "Verringerung der Feldstärke um 85 Prozent bei gleicher Empfangsqualität." Das 'Bild'-Foto zeigt den Ingenieur und sein Messgerät, mit dem er zu dem Ergebnis kam. Peinlich, denn das ist für Funkwellen so ungeeignet wie ein Zollstock fürs Fiebermessen. 'Computerbild' nimmt sich Gnoomy vor und lässt den Strahlenschlucker beim renommierten IMST-Institut in Kamp-Lintfort prüfen: kein Effekt. "Unseriöse Quacksalber täuschen die Käufer, sie wollen alle nur Ihr Bestes - Ihr Geld." In 'Computerbild' geht es auch um **Zeropa**, den Keramik-Marienkäfer aus Italien, der Handywellen in Wärme umwandeln will. Das passiert nicht, wie wir bestätigen können, die Wellen bleiben.

Schutz durch **Bionik** verheißen diverse Entstörprodukte, so auch Clips, die man ans Handy heftet. Jetzt entstünde ein "harmonisches Schwingungsfeld" und "Sicherheit beim mobilen Telefonieren". Man verspricht, "Gehirnströme harmonisieren" und "vor Erwärmung im Kopf schützen" zu können. Das sei durch "EEG-Analysen und Doppelblindstudien" belegt. Auf die angeforderten und mehrfach angemahnten Belege warte nicht nur ich heute noch. "Sie können nicht viel verlieren, aber Unbezahlbares gewinnen", lockt der Anbieter von winzigen **Pads** aus Keramik für 20 Euro. Die sollen auf die Hörmuschel und an die Handyantenne geklebt werden. So wird "die Strahlung am Gehörgang, dem direkten Weg in den Kopf, weitgehend absorbiert." Der **Handy-Protector** kann's genauso gut, mindestens, er "absorbiert" nach "IQ-Verfahren". "Einen neuen Weg zur Problemlösung" geht ein "Team von Fachleuten". Es entwickelte einen weiteren **Absorber** für "die biologisch schädigenden Anteile der Mobilfunkfelder". Die Wirkung sei am Menschen nachzuweisen, z.B. mit Elektroakupunktur und Prognos; was sie nicht ist, siehe oben. Viele Abschirmproduktehersteller stehen auf Absorption. Nur, wenn sie absorbiert ist, die Handystrahlung, sprich verschluckt, aufgesaugt, futschikato, dann kann man auch nicht mehr telefonieren.

"Weltweit getestet und anerkannt" wollen **Buster** sein, das "ideale Weihnachtsgeschenk". Sie garantieren: "Die Sendeleistung bleibt erhalten." Das hat angeblich der TÜV bestätigt. "Bis 70 Prozent der Strahlung wird abgeschirmt." Haben wir geprüft, lieber Hersteller, lieber TÜV: Nix ist abgeschirmt. Andere stehen auf **Organo-Schutz** aus der Schwingungstechnologie für 109 Euro, wieder andere auf **Dämpfungsglieder** und **Beamer**, die aufgrund ihrer Länge der "kosmische Schlüssel" sein wollen. Da ist der **Isis-Beamer**, der nach den "Proportionen des goldenen Schnitts" produziert wird, keine Polarität mehr hat, dafür alle "Polarität in sich vereinigt" und mit "geometrischen Formen einen Schutzring um die Aura des Körpers legt", im Sinne von Leonardo da Vinci.

Ein **Glasstein** will "permanent positive Strahlung von sich geben" und "diskohärente elektromagnetische Wellen in kohärente umwandeln". Der Einsatz von **Farbgläsern** verheißt die Harmonisierung von Feldern und die Vitalisierung von Räumen. Wem das nicht reicht, bitte, es gibt noch **Atlantische Energie-Gitter** und **Heilungsgeneratoren**. Die sind "der heiligen Geometrie entsprechend abgestimmt" und kosten knapp 2000 Euro. Wem das zuviel ist, der kann sie sich für 450 Euro im Monat leihen. 2500 Euro kostet der Besuch eines **Münchner Unternehmens**, welches im Haus jede Art Elektrosmog mit jeder Menge Aufkleber entstört. **Schwingfeldmodule** schwingen "körpereigene Wohlfühlfrequenzen", entstören alles was da strahlt und entgiften von jeglichen chemischen Substanzen. **Funkwellenordner** ordnen Funkwellen. **Energiepyramiden** und **Kristallstäbe** seien zwar "Hilfsmittel gegen Elektrosmog", aber sie wären doch eher "als Kunstobjekte zu betrachten".

Biogeometrie ist das Zauberwort des ägyptischen Architekten Ibrahim Karim. Die 'Neue Züricher Zeitung' schrieb über den Mann aus Kairo, der in Zürich studierte: "Er hat den Dorffrieden wiederhergestellt." Erhitzt hatten sich die Gemüter in dem kleinen ostschweizerischen Ort Hernberg wegen der Mobilfunkstrahlen aus der Basisstation im Kirchturm. Karim "harmonisierte" das ganze Dorf mit "Instrumenten, die wie Keulen, gedrechselte Holzstäbe, Glasplättchen, Vorhangstangen oder Mundstücke orientalischer Wasserpfeifen aussehen." Diese wurden "in den Häusern der Betroffenen an geeigneten Stellen angebracht". So würde "die schädliche Strahlung in positive Energien umgewandelt". Der Schutz sei "einer göttlichen Designsprache zuzuschreiben".

Zur Behütung der empfindlichen "Aura, Chakren, Zellen und DNA" soll das **Amulett** des **Erzengels Michael** taugen. Es kostet 69 Euro und wird "per Channeling" vom alttestamentlichen Engel, Anführer himmlischer Heerscharen zur Bekämpfung des Satans, höchstpersönlich energetisiert. Wie auch immer. Hoffentlich kriegt er Provision, der Erzengel.

"Mit **Bodyguard** lassen sich Störfelder neutralisieren." Das Plastikkästchen aus der Schweiz wird am Körper getragen, kostet 400 Euro und "bekämpft die Ursachen und nicht die Symptome". Es geht um "ein Abschirmgerät gegen technische und terrestrische Einflüsse". Fürs Haus und für Stallungen kostet "der Genuss 100%ig geschützt zu sein" 970 Euro. Das geschieht "elektrohomöopathisch". Ein Abschirmeffekt war nicht nachweisbar. Dafür funkt das Kästchen selbst mit einigen Metern Reichweite. Das ist wohl kaum Homöopathie.

VitaTel aus Bonn ist "ein Chip zur Reduktion der elektromagnetischen

Belastung beim mobilen Telefonieren". Er funktioniere auch bei DECT-Schnurlosen und Funkmäusen. **VitaHome** "entstört das gesamte Haus", indem er "auf ein stromführendes Kabel geklemmt wird". Denn "mit der Welle des Stromes verbreitet sich die Wirkung zum Zähler und zu allen Verbrauchern". Andere **Protectoren** machen's ähnlich: Sie "schwingen und absorbieren" um die Wette, mit einem "Wirkungsradius bis zu 400 Metern", nehmen den Kampf mit nieder- und hochfrequent, transversal und longitudinal auf und zeigen ihre Zähne auch bei der Erdstrahlung.

Für den selbstklebenden **Gabriel-Chip** wird aktiv geworben. Er kostet je nach Größe und Nutzung 35 bis 290 Euro, manche noch mehr. Davon braucht man einen fürs Handy, den nächsten fürs DECT-Telefon, den nächsten für WLAN, für Babyphone, Metallbetten, Wasserbetten, Sicherungskästen, Elektroherde, Fußbodenheizungen, Notebooks, Bildschirme, Autos, sogar Festnetztelefone. Hier und da braucht man drei für einen Zweck, z.B. für den PC oder fürs Auto. Gabriel spricht von "Glättung der Feldkohärenzmuster" und "Neutralisierung der Gehirnwellen." Der Einsatz sei "bei der handybegeisterten Jugend besonders sinnvoll". Die kleinen Plastikaufkleberchen, vom Hersteller "strukturmodifizierte Folien-ROMs" genannt, möchten, wie die vielen Mitbewerber auf dem reich gedeckten Tisch des Entstörmarktes, die "Elektrostrahlung unschädlich machen" und "gesundheitliche Nebenwirkungen verhindern." Fest steht: Der Elektrosmog ist nach wie vor voll da, trotz Gabriel. Dr. Walter Medinger, einstiger Leiter des Umweltschutzamtes in Linz und zugleich Vorsitzender der "Gabriel-Forschungsgesellschaft", meint, die "Vektorpotentiale des Erdmagnetfeldes" würden durch den Elektrosmog "überlagert" und auf diese Weise "unverzichtbare Körperfrequenzen gelöscht", der Aufkleber bewirke "die Harmonisierung der Feldlinien". Medinger sieht in Gabriel die "Rettung für unser Magnetfeld". Ab sofort wirbt Gabriel dank Medinger mit "amtlich bestätigt". 'Matrix3000', die "Zeitschrift für neues Denken", kündigt an, das bunte Aufkleberchen zu testen. In der folgenden Ausgabe das Ergebnis: Eine Redaktionsmitarbeiterin klebte es auf ihren PC und Bildschirm, und zack, schon ging es ihr besser. Das war der Test. Dann der Startschuss zu wissenschaftlichen Versuchen im Gabriel-Auftrag, mehrere Institute waren beteiligt. Medizin-Physiker und EEG-Experte Dr. Lebrecht von Klitzing war Kopf der Studie und fand nach mehreren Tests: "Gar nichts". Von einem anderen teilnehmenden Institut kommt ein angeblich positives Ergebnis, das landet sofort mit Ausrufezeichen garniert auf den Gabriel-Internetseiten; der Chip zeige Effekte, so der Institutsleiter, wer wohl: Unterschrift Dr. Walter Medinger. Von Klitzing wurde als Studienchef abgelöst, von wem wohl: Medinger. Für die 'FAZ' sind Gabriel-Chips "Purer Unfug". 'Die Zeit' spricht von "Abzockern der Ängstlichen". ZDF-Magazin 'WISO': "Die Folie schützt nicht vor Handystrahlung." ARD-Ratgeber 'Geld': "Gabriel-Chip wirbt mit TÜV-Zertifizierung, eine solche hat es nie gegeben." Prof. Dr. Jiri Silny von der RWTH Aachen nahm die Entstörer unter die Lupe: "Die bringen gar nichts." Wir auch: wirklich nichts. Gut, dass man die Chips zurückgeben kann. Mehr hierzu ab Seite 626.

"Ich fühl' mich jetzt sicher und muss nicht mehr darüber nachdenken, ob Telefonieren für den Körper ein Problem ist." So wirbt **Memon** und bietet: Transformer gegen fast alles vom Smartphone über dicke Luft und Chlor im Pool bis zur Erdstrahlung. Mal sind es dünne Plastikaufkleberchen, mal Kistchen und Kästchen. Im Innern eines solchen kleinen Memon-Behälters: Sand, ein Fitzchen Folie plus eine LED. "Selten hat sich Elektrosmog so behaglich angefühlt." Auch **Fostac** entstört und harmonisiert fast alles, basierend auf "neuesten Erkenntnissen der modernen Quantenphysik": Elektrosmog, Radioaktivität, Wasseradern, das Lichtnetz, Trinkwasser, Jetlag, Abgase, das Raumklima... mit Chips, Folien und Geräten für 30 bis über 5000 Euro (siehe auch Seite 181).

Die Konkurrenz schläft nicht, und so kommen die nächsten **Entstör-Chips** auf dem Markt. Die bauen "homogene bioenergetische Felder" im "informatorischen Raum" auf, bestätigt durch "meridiandiagnostische Gutachten". Neben Handy- und anderweitiger Elektrosmog-Entstörung werden Nahrung und Tierfuttermittel belebt, Gitternetze harmonisiert, Mauern entfeuchtet, Brennstoffe balanciert und Wühlmäuse vertrieben. **Neutralizer** "bringen Ihr Handy auf Ihre Wellenlänge", wissenschaftlich überprüft, von Dr. Medinger. **Tachyonen** schützen mit "hypothetischer Überlichtgeschwindigkeit". **Biophotonen** polen um. **Bioregulationskonverter** und **Regulierer** konvertieren und regulieren. **eFilter** filtern. **MobilfunkOrgano** kontert mit Gegenfrequenzen. Der **Räumliche Magnetfeld-Ausgleich** gleicht das räumliche Magnetfeld aus, wie auch immer, "geprüfte Qualität", Zertifikat von - Sie ahnen es - Dr. Medinger. **Smog Stop** stoppt Smog. **PhoneGuard** guards Phones. **Floww** - das "Rundum-Sorglospaket" gegen alle Strahlen, "zukunftsweisend", über 1000 Euro. Kosmetikfabrikant Clarins hält **Sprühflaschen** mit geheimnisvollem Inhalt ("Magnetic-Defense-Komplex") bereit, zum Hautschutz vor Handysmog, und erntet von Öko-Test die Auszeichnung "Unfug des Monats".

Auch **Karstadt** und **RTL-Shop** mischten auf dem blühenden Markt mit und verkauften für 99,95 Euro die "Kraft der Steine" namens **basic-help**, die "Rettung vor Elektrosmog". Endlich wieder "Leben mit Strom und Strahlen". In einem Aufwasch werden "Schlaf- und Potenzprobleme gelöst", "Neurodermitis geheilt", und man sieht bald schon "viel jünger aus", weil: Das hübsche Kettchen mit mineralienbestücktem Anhänger "wirkt auf das Biofeld des Menschen". In den Bergkristallen und Turmalinen "steckt die Energie von Jahrmillionen". "Handytelefonieren kann so ein unbeschwerter Genuss sein, falls man sich schützt." Denn: "Eigentlich leben wir im Paradies." Jedoch: "Die Schattenseite heißt Elektrosmog." Dank basic-help "tritt eine Dauerstimulation der Thymusdrüse ein, die vor Elektrosmog schützt." Karstadt und RTL haben den Verkauf eingestellt. Dafür gibt's das schmucke Teil jetzt im Internet, für 159,95 Euro.

So werden sie in Fachzeitschriften und Handyläden, auf Öko-Märkten und Esoterik-Messen, von Ärzten und Heilpraktikern, von Rutengängern und selbst ernannten Baubiologen, vom Versandhandel und Fernsehshop, auf Kaffeefahrten und im Internet feilgeboten, die Entstörer, Emitter, Antennen, Platinen, Plaketten, Protectoren, Transformer, Regulierer, Absorbierer, Guards, Cards, Chips, Clips, Kugeln, Keulen, Stäbe, Sticker und anderen Wunderwaffen, und sie versprechen für gutes Geld alles von der "Harmonisierung der Strahlen" bis zur "Neutralisierung der Schäden". Was immer sie Segensreiches von sich geben mögen, Energetisierendes, Stimulierendes, Auraglättendes, Chakrastabilisierendes, Kristallines, Homöopathisches, Radionisches, Esoterisches, Religiöses..., fest steht, die Strahlen strahlen genau wie zuvor.

Trotzdem: Es gibt immer mal wieder Leute, die von positiven Reaktionen im Einfluss solcher Entstörer berichten (wenn auch nicht so zahlreich wie die Hersteller sagen), sie fühlen sich besser, merken von der Elektrosmogbelastung angeblich nicht mehr so viel wie zuvor. Wirkung? Placebo? Zufall? Glaube? Und wenn Wirkung, welche? Warum sollte man als Folge derartiger Maßnahmen auf Elektrosmog weniger reagieren? Weil er besser, verträglicher, ungefährlicher geworden ist? Weil man stärker, robuster, widerstandskräftiger geworden ist? Oder etwa weil die Reaktionsfähigkeit auf den Elektrosmog nun blockiert, das Gespür gestört, die biologischen Alarmlämpchen träge geworden sind? Nur weil ich einen Risikofaktor nicht mehr wahrnehme, bedeutet das nicht, dass er nicht schädigt. Nur weil mein Körper nicht mehr reagiert, bedeutet das nicht, dass ein Problem vom Tisch ist. Körperliche Alarmzeichen und eine intakte Sensibilität sind wichtig für die Erkennung eines schädlichen Einflusses und die daraufhin eingeleitete konstruktive Beseitigung der Ursache. Ich habe nichts dagegen, dass ein Harmonisierer harmonisiert, ein Energetisierer energetisiert. Ich habe was dagegen, dass der so oft vermeidbare Elektrosmog nicht vermieden wird, immer noch da ist. Und ich glaube erst dann, dass er dank geschäftstüchtiger "Entstörungen" angeblich "ungefährlich" geworden ist, wenn Grundlagenforschung und Erfahrung mit den Wirkungen und Nebenwirkungen vorliegen, wenn das EEG nicht mehr auf den Elektrosmog reagiert, sich die Blut-Hirn-Schranken nicht mehr öffnen, Nerven nicht mehr gereizt werden, Zellkerne nicht mehr deformieren, Hormone nicht mehr spinnen, die DNA nicht bricht, Küken nicht verkrüppeln.

Uns Baubiologen sollte es um die nachvollziehbare **Beseitigung** oder zumindest **Reduzierung** der riskanten Felder gehen (das ist in 95 Prozent aller Fälle gut möglich!), nicht um eine fragwürdige "partielle Absorption der schädigenden Anteile" oder "Neutralisierung nach den Gesetzen der heiligen Geometrie". Wenn ich gesünder leben will, dann "beame" ich nicht ein "kohärentes Energiefeld" in das Quecksilber meiner Amalgamfüllungen, "harmonisiere" nicht die 25 Zigaretten pro Tag mit einem Chip auf der Packung, "glätte" nicht mit "positiver Schwingung" mein Zuviel an Zucker oder mache die Schweinehaxe "per Channeling kompatibel", sondern führe eine Zahnsanierung durch, höre auf zu rauchen, zu naschen und tierisch fett zu futtern oder schränke den Tabak-, Süßigkeiten- und Fleischkonsum zumindest drastisch ein.

Was ich gar nicht mag, sind Entstörprodukteherstseller, die gutgläubigen oder kranken Menschen Angst machen, um ihre Ware besser verkaufen zu können. Sie behaupten, in unserer Welt lauere der **Elektrosmog überall** und er sei nicht mehr in den Griff zu kriegen. Deswegen besser nicht aufregen, gar nicht erst aktiv werden, nichts ändern, lieber gleich die Generalabsolution in Form eines Rundumentstörers kaufen. Glauben Sie solche Horrorgeschichten nicht. Kritischer Elektrosmog ist längst nicht überall, und wenn er da ist, so ist er meist durch vernünftige, sachverständige Maßnahmen ursächlich, oft hundertprozentig oder zumindest hochprozentig, in den Griff zu kriegen.

Einige behaupten, "biologisch störende Anteile der Funkstrahlung" seien nicht abschirmbar. Es handele sich nämlich um "Longitudinal- bzw. **Skalarwellen**, auf die Mensch, Tier und Pflanze sehr empfindlich reagieren". Erstaunlich, dass man nicht mal weiß, ob solche Wellen beim Mobilfunk oder anderen Funkarten überhaupt beteiligt sind, obgleich seit Jahren hierüber geredet und gestritten wird, dass sie noch niemand gefunden bzw. nachgewiesen hat, es keine Messgeräte hierfür gibt, aber schon Entstörgeräte dagegen angeboten werden. Wie will man Unbekanntes entstören? Mehr über Skalarwellen auf Seite 535.

Ich habe inzwischen das reinste Entstörproduktemuseum, mehr als 100 solcher Materialien und Geräte im Laufe der Zeit gesammelt, bei Kunden oder sonst wo. Einige Kuriositäten kann man gar nicht sammeln, man muss sie erleben, z.B. den fühligen Experten, der lehrt, wie man sich selbst und ganze Häuser durch **Handauflegen** vor aller Strahlung schützt. Oder den nach innen gekehrten Meditationstrainer, der mit Hilfe gezielter **Yogaübungen** den "Elektrosmog ableitet, bevor er Schaden anrichten kann", in einer Art Lotussitz mit gestreckten Armen und antennenartig aufgespreizten Fingerspitzen. Oder die hübsche Mami, die sich ihre blonden langen **Haare färben** ließ, schwarz mit vielen silbernen Strähnchen, Spezialmixtur eines Topfriseurs zum Schutz des Kopfes vor Handystrahlung. Der **schwarze Hut**, der den Kopf behütet, vor schädlichem Elektrosmog. Oder der junge Mann im Bioladen, der unaufhörlich das Mobile am Ohr hatte und quasselte was das Zeug hielt. Er wurde von meiner genervten Frau beherrscht aber unmissverständlich angesprochen. "Nein", meinte der, "mir schadet das nicht. Ich setze gezielt **positive Gedanken** dagegen." Zurückstrahlen sozusagen. Wieder andere schützen sich mit **Gebeten**, praktizieren "geistige Abschirmung". Gebetsanleitungen gibt's in der Fachliteratur, wirklich.

Noch vollmundiger - Elektrosmog als Therapie

Es gibt kleine **Plastik-Aufkleber**, die versprechen sogar: "Telefonieren steigert Ihr Wohlbefinden". Aber nicht nur, dass die schädigenden Einflüsse des Elektrosmogs aufgehoben werden, das kennen wir bereits von den anderen, nein, es geht noch weiter: Die Handy- und sonstigen Strahlen sind ab sofort **gewollt**, ja notwendig, sollen sie mit solchen

Maßnahmen doch **gesundheitsförderlich** werden. Strahlen als Chance. Das ist eine Premiere. Wurde bisher nur rumharmonisiert, rumneutralisiert oder sonst wie rumgefummelt, um den Elektrosmog zu zähmen, so kommt jetzt eine neue Dimension in den Chipmarkt, weht ein neuer, noch schärferer, schon gemeiner Wind: Elektrosmog als Therapie, aufmoduliert sozusagen. Man fordert ungeniert auf, sich der **Strahlung auszusetzen**, denn die würde gebraucht, vehikelartig genutzt, um die **heilende** Aufkleber-Energie zum Menschen transportieren zu können. Mit Vertrauensgarantie. Mit der Kombination Chip und Handy ist es ab sofort "besser als ganz ohne Handy". Denn "Handystrahlung wird positiv, macht gesund", dank Chip. Die **Körperenergie** nehme "beim gewöhnlichen mobilen Telefonieren um **68 Prozent ab**, mit Handy plus Chip dagegen um **29 Prozent zu**". Ein RaySaver im Batteriefach "macht aus den schädlichen Wellen eine verträgliche Energiezufuhr", in seiner Nähe würde "nicht nur das Handy entschärft, man tankt dank ihm auch wieder Lebensenergie auf". Andere entstörende Heilsbringer transportieren per Handywelle "Vitalität direkt ins Hirn", dem "Zentrum für Gesundheit". Deshalb: "Vermeiden Sie Elektrosmog nicht, nutzen Sie ihn!"

Siemens freut sich, Nokia, Vodafone und Telekom auch, bewirken sie doch bei der Menschheit ab jetzt nur noch Gutes. Mikrowellenherde, Schnurlostelefone, WLAN-Router und Fernseher atmen auf, ist das leidige Elektrosmogthema doch endlich vom Tisch. Nur die Netzfreischalterhersteller freuen sich nicht, die werden überflüssig, denn der Harmonisierer gehört auch in Sicherungskästen, zur Kompensation lästiger Felder und zur Verströmung **positiver Energien** über alle **Elektroleitungen** ins ganze Haus. Entstörung plus Heilung aus der Steckdose.

Wenn das kein **Freibrief** für den sorglosen Umgang mit Elektrosmogverursachern ist. Wer trägt die Verantwortung, wenn Menschen durch Elektrosmog geschädigt werden, mehr als zuvor ohne Schutz, weil sie sich in Sicherheit wägten? Hier geht es nicht um ein paar Euro, hier geht es um kostbare Gesundheit und mehr. Was könnten noch für Aufkleber auf den Markt kommen? Vielleicht ein Auspuff-Chip? Wir machen aus der Not eine Tugend, aus dem Problem die Lösung, und nutzen die einst krankmachenden, jetzt aber per Plastik-Plakette in ihrer Pathogenität gezähmten Abgase, Benzole und Dieselruße als willkommenes Transportmedium für die aufmodulierten gesundheitsstimulierenden Energien. Besser könnte man positive Energien gar nicht mehr in die Umwelt kriegen. Welch' Idee! Ich hätte das Zeug zum Millionär.

Sechs Jahre Haft für Entstörplakettenverkäufer

Die Zeitschrift 'Handy Spezial' überprüfte, wie auf Seite 182 bereits erwähnt, den **RayMaster**. Testergebnis: keine Wirkung zu finden, weder technisch am Gerät, noch biologisch an elektrosensiblen Probanden, noch medizinisch mit Elektroakupunktur. Öko-Test fand ebenfalls keine Wirkung. Wir auch nicht. ARD-'PlusMinus' überprüfte fünf solcher Entstörer, den **RayGuard** (150 Euro), **Kuma-Chip** (34 Euro), **Basic-Help** (100 Euro), **Harmonizer** (150 Euro) und **Feldprozessor** (300 Euro). "Keines der Geräte zeigte die geringste Wirkung, weder bei den Feldern, noch bei Wirkungen an Probanden. Die Staatsanwaltschaft ermittelt wegen Betrug." Es drohen Freiheitsstrafen. "Die Hersteller verblenden mit wissenschaftlich anmutenden Werbestrategien, welche nicht haltbar sind", klagt 'PlusMinus'. So wirbt der RayGuard mit einem Gutachten von Prof. Dr. Günter Käs. Der weiß gar nichts davon, hat die Wirksamkeit nie bestätigt. Die Schweizer Bürgerinitiative 'Gigaherz' weiß ebenfalls ein Lied davon zu singen: "Uns wird in letzter Zeit immer öfter über aggressive Verkaufsmethoden von RayMaster-Anbietern berichtet." Der Physiker und Elektroingenieur Dr. Clas Tegenfeldt kommentiert auf den 'Gigaherz'-Internet-Seiten: Alles aufgelegter Schwindel, Voodoo-Wissenschaft, Scharlatangeschäft, Profitmacherei, Betrug.

ARD-Ratgeber 'Technik' testet Entstörer und resümiert: **Tachyon Energiehüllen** bringen "rein gar nichts"; das **Wave-Shield**-Schutzschildchen hält sein Versprechen nicht; die Vermarktung der vielen **Chips**, die aus bösen gute Strahlen machen wollen, passiere "schwammig und pseudowissenschaftlich"; beim **Fostac**-Chip das "nicht überprüfbare Wirkversprechen"; das **Atox**-Amulett für 195 Euro "widerspricht jeglicher Relativitätstheorie"; die Wirkung von **Rosenquarz** und ähnlichem sei "reine Glaubenssache", ein Schutz "absoluter Nonsens".

In den **USA** geht man schärfer vor: Die Handelsbehörde FTC verklagte Ende 2003 zwei Firmen aus New York. Das Urteil: **85.000 Dollar Bußgeld** wegen der Behauptung, ihre Entstörgeräte schützten vor schädlichen Feldern von Mobiltelefonen. Ab sofort dürfen sie nicht mehr damit werben, dass die Funkwellen abgeschirmt, reduziert oder sonst wie verändert würden, sofern sie das nicht nachvollziehbar beweisen können. Ähnlich in **Australien**: **30.000 Dollar Strafe** im April 2002 und **ein Monat hinter Gitter** im Februar 2003 wegen der Herstellerbehauptung, sein E-Smog-Schutz bewirke gesundheitliche Verbesserungen.

Noch schärfer das Urteil des **Landgerichtes Gießen** vom 13. Oktober 2004: **Sechs Jahre Gefängnis** für den 56-jährigen aus Feldatal (Vogelsbergkreis), Erfinder und Verkäufer des **Feldprozessors**, auch **Polarisator** genannt, wegen vorsätzlichen Betruges. Es geht um ein typisches Entstörprodukt, einen Chip gegen Elektrosmog und Handystrahlung, ein daumennagelkleines Aluminiumplättchen mit kupferfarbener Plastikbeschichtung für 300 Euro. "Völlig wirkungslos", fanden Richter und Staatsanwalt. "Mit erheblicher krimineller Energie" habe der schon Vorbestrafte sich bewusst labile und kranke Opfer ausgesucht. "Ein mieses Geschäft mit der Angst. Der Angeklagte hat mit seinem pseudowissenschaftlichen Kauderwelsch die Leute beeindruckt und ihnen das Geld abgenommen." Das Landgericht erließ Haftbefehl, der Angeklagte wurde in Handschellen aus dem Gerichtssaal in seine Zelle geführt.

Mehr dubiose Entstörereien auf Seiten 177 ff., 271 ff., 471 ff., 626 ff. und 864 ff. und in W+G: Hefte 113/2004, 91/1999, 67/1993, 60/1991, 58/1991.

Dauerbrenner Abschirmdecken

Abschirmbettwäsche-Hersteller drängen auf den Funkwellen-Entstörmarkt: Die Zudecke gegen Handystrahlung, das Unterbett gegen Radar und Radiosender. Es geht um Stoffe, in die meist ganz feine Metallfäden eingearbeitet sind. Das hält lästige Mikrowellen wirklich zurück, oft bis zu 95 Prozent und noch mehr. Also warum nicht? Darum:

Erstens: Der **Abschirmeffekt** ist nur bei den sehr hochfrequenten Mikrowellen (Mobilfunk, DECT, WLAN, Radar...) derart ausgeprägt, nicht bei jedem Einfluss, schon gar nicht beim Radio von Langwelle über Kurz- und Mittelwelle bis UKW. Manchmal geht der Schuss nach hinten los, die Situation wird schlimmer. Man muss genau wissen, wogegen man sich schützen will. Kein Abschirmmaterial hilft gegen alles.

Zweitens: Der Abschirmeffekt entsteht hauptsächlich durch **Reflexion**. Trifft die Strahlung aufs Material, dann wird sie, ähnlich wie beim Spiegel, hochprozentig zurückgeworfen. Deshalb ist es erneut wichtig zu wissen, woher sie kommt, von unten, oben, von drinnen, draußen? Stellen Sie sich vor: Sie decken sich mit einem Abschirmtuch zu, aber die Strahlung kommt von unten, von dem DECT-Telefon des Mitmieters eine Etage tiefer oder von Ihrem eigenen im Keller, schon ist's passiert, die Wellen werden vom Tuch reflektiert, zurück auf den Körper. Die Abschirmung war an der falschen Stelle. Oder umgekehrt: Sie liegen auf einem Abschirmlaken und die Strahlung kommt von oben oder von der Seite, was meist der Fall ist, vielleicht durch das Fenster von dem Mobilfunksender draußen; der gleiche Konflikt: Reflexion zurück zum Menschen, der eigentlich geschützt sein wollte.

Drittens: Dann legen wir uns eben auf eine Abschirmung drauf und decken uns mit einer zweiten zu, das Sandwichverfahren. Kluge Idee? Vielleicht, aber unser **Kopf, die empfindlichste Empfangsantenne** für jede Art Elektrosmog, speziell dem von Sendern, kommt oben aus dem Sandwich raus. Was soll das? Oberkörper und Beine geschützt, Kopf und Schultern nicht? Wollen Sie sich noch Abschirmmützen, -nachthemden und -halstücher anziehen? Oder einmümmeln wie ein Imker?

Besser ist, den Elektrosmog direkt da abzufangen, wo er in Ihre Räume eintritt, damit er gar nicht erst bis zum Bett kommt, z.B. an den Fenstern, eine häufige Schwachstelle für die Funkbelastungen von draußen, oder der Wand zum Nachbarn, weil der sein DECT-Telefon liebt. Oder durch Entfernen bzw. Abschalten von Feldquellen, z.B. Handys, Schnurlose, WLAN. Elektrische Felder haben Sie dank Freischalter oder anderer Maßnahmen ja nicht mehr. Und magnetische sind gar nicht zu schirmen. Wofür jetzt noch Abschirmbettwäsche für ein paar hundert Euro?

Viertens: Apropos **elektrische Felder**. Vergessen Sie nicht, Abschirmmaterialien sind elektrisch leitfähig. Deshalb ziehen sie die womöglich noch nicht sanierten elektrischen Felder der hauseigenen Installation und von Geräten der nahen Bettumgebung an und geben sie an Ihren Körper weiter, speziell wenn Sie Körperkontakt zu den Abschirmstoffen haben. Deshalb: bitte Vorsicht. Mehr hierzu auf den Seiten 51 bis 54 über elektrische Abschirmung, Erdung und Abschirmbettwäsche.

Überhaupt gefällt mir, die Meinung sei am Rande erlaubt, die **unmittelbare Körpernähe** zu solchen abschirmenden, leitfähigen Materialien nicht. Sie nehmen den "Elektrodreck" der Umgebung erst mal auf, bevor sie ihn reflektieren oder ableiten. Ich kenne Fallbeispiele, wo der nahe Kontakt zu den Materialien nicht gut tat, das gilt für Bettwäsche genauso wie für Kleidung. Etwas Abstand ist sinnvoll, vorsorglich.

Bei jeder Abschirmmaßnahme gilt: Ohne sachverständige Recherche, ohne Feldstärke- und Frequenzmessungen, ohne exakte Kenntnis der Emittenten, ohne Überprüfung des angestrebten Sanierungseffektes: Vorsicht mit solchen Eingriffen, sie können durchaus gut gehen und sinnvoll sein, es kann aber auch schief gehen. Mehr zu diesem wichtigen Thema im Kapitel "Sanierung von Funkwellen": Seiten 444 bis 452.

Die Ideen gehen nicht aus

Telemedizin in der Tasche: Herz-Handys zeichnen **EKGs** auf und leiten sie an eine medizinische Zentrale weiter. Andere registrieren beim Joggen die **Laufstrecke**, zählen **Kalorien**, bestimmen den **Eisprung**, erstellen **Kopfschmerzprotokolle**, messen den **Blutdruck**, machen Hautscans für die Bewertung von **Muttermalen**. Allein im Gesundheitsbereich gibt es mittlerweile 15.000 solcher und anderer Anwendungen.

Smartphones wollen mit fiesen hohen Klingeltönen **Mücken** vertreiben und **Pollen** bekämpfen: Beim Klingeln das Phone einfach unter die Nase halten. Smartphone als elektronischer **Babysitter**: Wenn's Kleine brüllt, wählt es die Nummer der Eltern, wo immer sie gerade sind. In **Hotels** nutzt man sie als Zimmerschlüssel, in **Restaurants** zum Bestellen.

In Schweden sollen Grundschüler nur noch mit dem iPad lernen, **Schulbücher** sind **out**, viel zu schwer zu tragen. Israel versetzt der Vorfreude auf iPads an Schulen einen Dämpfer und **verbietet** die dortige **Nutzung**, weil die Geräte zu stark strahlen; typisch Handywellen und WLAN, und das gleich dreißigmal und mehr pro Klasse... Das ist Österreich egal: In ersten **Kärntner Hauptschulen** wurde das iPad 2010 eingeführt.

Ein Vodafone-Smartphone kann **Hundegebell übersetzen**, in englische Sätze. Frauchen erfährt so, ob Hundi traurig ist oder Hunger hat. Eine Katzendolmetscher-Software ist in Japan in der Mache, vielleicht können den dann Hund und Katze kommunizieren, knurr, schnurr.

Schwedische **Elche** werden an Halsbändern mit **Handys** und **GPS** ausgestattet. So wollen Forscher Daten über den Aufenthalt von Elchkühen und deren Jungtieren sammeln. Die Positionen der Könige des Waldes werden, so die Universität Umea, auf zehn Meter geortet und ins Internet gestellt. Hoffentlich verlaufen sich die Tiere nicht wegen Hirnstromveränderung, löchriger Blut-Hirn-Schranken und Demenz. Überall bekommen Tiere solche Strahler umgehängt, angenäht oder implantiert: **Riesenschlangen** in Südamerika, **Krokodile** in Afrika, **Schildkröten** in Australien, ihnen wird der Sender unter die Schuppen ins Fleisch gepflanzt. Andere Schlangen, z.B. die letzten bei uns in Deutschland lebenden **Kreuzottern**, müssen kleine Funkkapseln schlucken. Die Batterien halten fünf Jahre, und so lange soll der Aufenthalt der Kriechtiere, deren Orientierungssinn, Wander- und Winterschlafverhalten, mit Peilsendern metergenau ausgemacht werden. Nach den fünf Jahren? Soll das Reptil doch schauen, wie es mit seinem Müllimplantat klar kommt. Der Einfluss der permanenten Funkbelastung im oder am Körper dürfte dem Orientierungssinn der Tiere einen Knacks verpassen, denn der funktioniert mit feinsten elektromagnetischen Natursignalen und sensibel gesteuert vom Magnetfeld der Erde. Er wird massiv gestört und überlagert von so viel stärkeren technischen Feldern. Vielleicht werden sich die Tiere verkriechen oder desorientiert falsche Richtungen einschlagen. Und solche Ergebnisse werden dann Wissenschaft.

Der **Körper als Funkantenne**, von Microsoft 2004 zum Patent angemeldet. Der menschliche Leib als Teil eines Computernetzwerkes und Mobilfunksystems, die Haut Schnittstelle für den zeitgemäßen Datenaustausch mit Handys, Organizern, MP3-Playern und Co. Ein bayerischer Hersteller: "Wir bauen schon Chips und Geräte." Kleine Sender speisen elektrische Impulse in die Haut ein. Der ganze Mensch wird zum Strahler, Datentransfer per Handschlag. Codierte Signale öffnen bei dezenter Berührung oder gar auf Distanz Türen und Garagentore, setzen PCs in Gang, übertragen Texte und Musik. Mehr hierzu auf Seite 80.

Jedem sein persönliches **Radar**: Mobiltelefonierer können einander auf etwa 50 bis 100 Meter genau orten, kontrollieren, Absprachen treffen. Mobiltelefone steuern **Industrieanlagen** und navigieren an **Autostaus** vorbei. Mit SMS überwachen **Speditionen** ihre Fahrer. Es werden Markisen betätigt, Waschmaschinen abgefragt und feststeckende Aufzüge aufgespürt. In Aachen und anderen Städten gibt es die **Stadtführung** per Handy, in **Museen** die Kunstaufklärung per Kopfhörer und Funk.

In der Zeitschrift 'Funkschau' wird im August 1997 das erste direkt **im Kopf** hinter dem Ohr **implantierte Handy** vorgestellt. Zahnfüllungen aus Amalgam oder Gold und Brücken oder Kronen fungieren als Antennen. Das Trommelfell ist zum Hören der digitalen Nachrichten direkt angekoppelt. Chirurgen in Russland gelang das Meisterstück. Die Krankenkassen diskutieren darüber, ob sie den operativen Eingriff erstatten. Erst im Nachsatz wird klar: eine Glosse! Köstlich.

Keine Glosse, sondern Realität, es gibt sie schon: **Jacken** mit integrierter Handytechnologie, Navigationssystemen, Minicomputern und Sensoren zur Beobachtung biologischer Funktionen. So kann man während eines Strandspaziergangs bequem telefonieren oder im Internet surfen und simultan Fieber messen. Außerdem ist die Ortung im Notfall praktisch. Diese Kleidung ist die Zukunft, meint die Industrie. Mäntel, Overalls, Trainingsanzüge, Koffer... sind in Fertigung. Firmen wie Adidas, Levi Strauss und Samsonite finanzieren die Forschung für die smarte, **intelligente Kleidung**. Ganz viel Smartes Seiten 595 bis 617.

Handyfalle

Ein Mobiles kann auch ganz privat gefährlich werden. Beispiel: Der Münchner Ehemann ist auf Geschäftsreise nach Berlin, sagt er seiner Frau. Die ruft sein Smartphone an, aber er ist gerade in einem Funkloch: keine Verbindung. Eine synthetische Stimme teilt es der Gattin mit, auf italienisch... Das will erklärt werden. Oder: Die letzten zehn Nummern sind gespeichert und können abgerufen werden, auch vom eifersüchtigen Partner. Oder: Auf der Handyrechnung stehen alle angerufenen Nummern der letzten Wochen, auch die der/des Geliebten.

"Macht das Handy uns zu gläsernen Menschen?" fragte das 'Hamburger Abendblatt' schon Ende 1997. **Totale Überwachung** wird befürchtet. Denn solange ein Handy empfangsbereit ist, kann festgestellt werden, wo der Handybenutzer sich aufhält. Grundlage sind die Impulse, die Bereitschaftssignale, die ein Handy regelmäßig an die Basisstationen sendet, auch wenn nicht telefoniert wird. Die Signale werden gespeichert und sind jederzeit abrufbar. Zudem nehme der Einsatz von IMSI-Catchern zu. Mit diesen und anderen Geräten können die als anfangs abhörsicher geltenden Digitalhandys doch abgehört werden. Immer mehr Spionageprogramme kommen auf den Markt, es bleibt nichts mehr geheim, nichts mehr intim. Private Lauscher, Spitzel und Detekteien sind begeistert. Wer noch? Das 'Abendblatt': "Vor fünfzig Jahren schrieb Orwell sein '1984'. Jetzt wird es Realität, dank Handy."

"Totale Kontrolle" befürchteten auch die 'VDI-Nachrichten'. Es sei gut möglich, eine **quadratkilometergroße Mobilfunkparzelle** mit allen Anrufern **abzuhören**. Eine besonders delikate Abhöroption, so der VDI: "Fiskus nutzt Handy als Spurenträger. **Steuerfahnder** fingern sich auf der Suche nach Beweisen durch die mobile Funktechnik."

'Focus' zitiert Beamte des **Bundeskriminalamtes**: "Wenn wir wissen wollen, wo sich ein Handybenutzer aufhält, bekommen wir die Information von der Telefongesellschaft." 'Focus': "Handys eignen sich zum **Spionieren**. Einige Mobiltelefone können zu **Abhörwanzen** umfunktioniert werden." Es reicht, ein Kopfhörerset einzustecken und den Funktionsbefehl einzugeben. Lauscher verstecken dieses Handy in dem zu überwachenden Raum und rufen es von irgendwo an. Das klingelt nicht einmal. So ist es hinterrücks einfach möglich, Gespräche abzuhören.

Auch die **Polizei** kann nun jederzeit und zielsicher zuschlagen, die Funktechnik macht's möglich. Die Netzbetreiber können und müssen den Ermittlungsbehörden den genauen Standort des Handybesitzers mitteilen, auch wenn der gar nicht telefoniert (Urteil vom März 2001). Schurken und andere Mitmenschen aufgepasst: Handys auf der Flucht ganz ausschalten, nicht nur wegen der Strahlung, sonst: siehe oben.

Kein Wunder: **Datenschützer** raufen sich die Haare und stehen Kopf.

Ohne Handy kein Leben

Hunderte Mediziner warnen, vom Vorstand der Bundesärztekammer bis zum Dorfhausarzt. Forscher, Experten und Anwälte stehen Kopf. Trotzdem geht der ungebremste Siegeszug von Handys weiter, ist und bleibt es das Lieblingsspielzeug nicht nur unserer Nation. Und jeder einzelne Handytelefonierer trägt seinen Teil dazu bei, dass es weitere Basisstationen draußen auf Türmen, Masten und Dächern geben muss, noch engere Funknetze, noch mehr Strahlung überall, so wie jeder Autofahrer dazu beiträgt, dass es Straßen gibt, immer mehr Asphalt.

"Ohne Handy? Das ist kein Leben!" Die 'Ärzte-Zeitung': "Italiener lieben ihr Handy. Ohne fühlen sie sich verloren und kommen nicht mehr zurecht. Sogar impotent können sie werden." Die Verbraucherorganisation Codacons wollte wissen, wie Menschen reagieren, wenn sie **kein Handy mehr** haben. 300 Freiwillige auf Ischia machten mit, gaben ihr geliebtes Gerät für drei Wochen ab. "Zwei Tage später spürten manche erste **Entzugssymptome**, nach 14 Tagen gaben gut zwei Drittel an, sie könnten ohne Handy nicht leben. 25 Prozent empfanden einen Verlust an Selbstvertrauen." 48 der 300 Probanden hatten die Lust auf Sex verloren. Einige hatten keinen Appetit oder wurden depressiv. "Nur knapp 30 Prozent gaben an, keinen Effekt zu spüren."

Handy bis in den Tod: Es gibt die ersten **Handy-Grabsteine**. Auf dem Kölner Melatenfriedhof steht ein Riesenhandy aus Stein, ein Motorola von über einem Meter Höhe, in das "Display" Name, Geburts- und Todesdatum der verblichenen 53-jährigen eingemeißelt. In den USA lassen sich immer mehr Verstorbene mit ihren **Mobiles begraben**.

Die meisten Japaner - über 50 Prozent, besonders Jungendliche - gehen mit dem Smartphone in die **Badewanne**. Die **Sinfonie** Nr. 40 Allegro Molto von Mozart kennen Jugendliche nur noch als **Klingelton**.

Ein Mobilfunkerlebnis der besonderen Art, Tatort **Raststätte** Hunsrück, **Männerklo**: Ich musste mal, ein LKW-Fahrer aus Holland auch. Sein Gesicht zur Wand, das Handy am Ohr, verkrampft eingeklemmt zwischen rechter Backe und Schulter, die qualmende Fluppe zwischen den Lippen, die Hände, na ja - Sie wissen schon. Er palavert lauthals, etwas gequetscht und mit rauer Stimme, eben wegen des Glimmstängels im Gesicht, strullert dabei vor sich hin, schneuzt einmal kräftig. Der beißende Zigarettenqualm steigt ihm unausweichlich in die Augen, beide Hände immer noch, na ja - Sie wissen schon. Nun muss der Reißverschluss schnell hoch, das bedeutet akrobatische Körperarbeit, das Handy plumpst ins Urinal, und die automatische Spülung setzt ein. Sein Fluchen hörte ich noch draußen auf dem Rückweg zu meinem Auto.

Handysucht

In Europa, USA, Japan gibt es inzwischen mehr Handys als es Ohren gibt. In Indien haben mehr Haushalte ein Mobiltelefon als eine Toilette. Handys, Smartphone und Co. sind längst zur Sucht geworden. Wir sind schon lange nicht mehr der Herr im Haus. Wir haben nicht das Handy, das Handy hat uns, immer mehr.

"SMS verödet das Gehirn. Hirne werden immer langsamer." Prof. Nakamuda, Prof. Kawaschima und andere japanische Wissenschaftler: "Eine ganze Generation treibt in **Sucht und Verblödung**. In Japan werden pro Tag Milliarden SMS verschickt. Junge Leute schreiben sie meist, wenn sie sich einsam fühlen. 30 bis 50 Prozent der Kids können sich auf nichts mehr konzentrieren als auf ihre Mails. Bei Entzug zeigen sie Reaktionen wie Alkoholiker. Handys und SMS werden zum Suchtproblem."

Im Frühjahr 2012 ging es noch mal durch die Medien, wie schon häufig in den Jahren zuvor: "Segen oder Fluch - Überall Smartphone-Jünger, die rund um die Uhr wie hypnotisiert auf den Touchscreens ihrer elektronischen Lebensbegleiter rumtippen, spreizen, ziehen, wischen, skypen." Das gesamte Erleben verlagere sich auf Online-Plattformen und Chat-Foren. "**Smartphones machen süchtig**, das wird durch renommierte Studien gestützt." Schüler tippen zwanghaft in ihren sozialen Netzen. Erwachsene schauen zigmal täglich auf das Bildschirmchen, ob es etwas Neues gibt. Nimmt man ihnen das Funkspielzeug weg, dann - so eine Forschungsarbeit der britischen Regierung - verfallen sie in Hektik, Unwohlsein, Unsicherheit oder Antriebslosigkeit. Die Universität Zürich: "Das Handy hat die Funktion eines Kuscheltiers. Die Resultate sind alarmierend. Jugendliche kommen in der Schule nicht mehr mit. Das dürfte in Zukunft noch schlimmer werden." Die Stanford Universität: Mehr als die Hälfte der Erwachsenen und zwei Drittel der Jugendlichen beschäftigen sich mit ihren Mobilen, selbst wenn sie mit anderen zusammen sind. 85 % halten es nicht aus, wenn das Telefon schellt oder eine SMS kommt, müssen sofort nachschauen, reagieren, drangehen, selbst in den absurdesten Situationen. 32 % halten sich für suchtgefährdet, speziell mediensüchtig, 22 % benutzen es in Toilette und Bad, 7 % haben Schwierigkeiten mit dem Partner, weil der sich dank Handy vernachlässigt fühlt, 3 % geben ihrem Handy einen Kosenamen. Einige befürchten gar, ihr iPhone könnte eifersüchtig auf ihren iPod werden.

In ihrem **Internationalen Ärzteappell** vom Frühjahr 2012 (Seite 356 bis 360) sorgen sich zahlreiche Mediziner aus Deutschland und aller Welt: "Die große Faszination und Vielseitigkeit dieser Technik verleitet insbesondere Kinder und Jugendliche zu deren suchthaften Gebrauch." Immer mehr Menschen würden abhängig von der Kommunikationsdroge, wären blind für die längst bekannten Gefahren und verlören sich in der digitalen Scheinwelt. Das Bedürfnis nach echter Verbundenheit würde gegen oberflächliche virtuelle Kommunikation ausgetauscht.

Ein bewährtes Konzept: Erst süchtig machen, abhängig werden, nicht mehr rückgängig machen können, und dann - hoch mit den Preisen, den Verbrauchern das Fell über die Ohren ziehen, wie beim Sprit auch.

Die Handywelt. Oft Flucht in eine fiktive Welt. Ergebung in Oberflächlichkeit. Sucht nach Gesehenwerden, Dabeisein, Erreichbarsein, nach Wichtigsein. Illusion von menschlicher Nähe. Permanente Ablenkung, unaufhörliche Beschäftigung. Das Ende der Privatsphäre. Werbepsychologen malochen rund um die Uhr: "Man muss den Menschen ihre Bedürfnisse klarmachen, die sie von alleine gar nicht entwickelt hätten."

Was für Kommunikation gehalten wird, ist in Wahrheit kommunikative Verarmung. Der Kabarettist Hans-Dieter Hüsch: "Je mehr Kommunikation, desto weniger Kommunikation."

Immer für einen da, kann alles, das Handy. Der Kabarettist Chin Meyer: "Die Sehnsucht nach hoch entwickelten Smartphones ist nachvollziehbar. Immerhin handelt es sich um ein Gerät, das alles für einen erledigt. Und so ein Gerät kennen wir gut. Von früher. Das hieß Mutti."

Wie kann ich nur so zufrieden sein, ganz ohne Handy? Mit mir muss irgendwas nicht stimmen. Mehr zur Funksucht auf Seite 465.

Handy, Smartphone, iPhone, Tablet, iPad, Notebook, iPod, eBook...

Ein **Handy** ist ein funkendes, mobiles Telefon. Es nutzt die Mobilfunknetze (GSM, UMTS...) zur Kommunikation. Oft kann es noch mehr als nur Telefonieren: SMS verschicken, Fotos knipsen, Radio hören...

Ein **Smartphone** ist ein Handy mit weiteren Computerfunktionen, ist schon auf dem Weg zu einem kleinen PC, hat einen Minimonitor und kann neben dem Telefonieren und Simsen noch eine Menge mehr: ins Internet gehen, per GPS die Position bestimmen, Musik speichern und spielen, Mails empfangen und schicken, fotografieren, filmen, Brötchen bezahlen... Es ist Diktiergerät, Datenspeicher, Spielkonsole, Wecker, Taschenrechner und vieles mehr. Ähnlich ist es beim **iPhone**, das ist auch ein Smartphone, nur von Apple. BlackBerry, noch so ein Smartphone.

Ein **Tablet-Computer** (bei Apple **iPad**) ist schon ein richtiger PC, wie

wie ein **Notebook** oder Laptop. Die Bedienung erfolgt mit den Fingerspitzen auf dem Bildschirm, dem Touchscreen. Ein Tablet telefoniert zwar (noch) nicht direkt, kann aber - wie Notebooks - je nach Ausstattung mit Handys verbunden werden oder direkt zu den Mobilfunknetzen (UMTS, LTE, WLAN...) Kontakt aufnehmen, z.B. für den Eintritt ins Internet, also wieder begleitet von Handystrahlen (auch ab Seite 563).

Nicht zu verwechseln mit einem **iPod**, der speichert und spielt normaler- und traditionellerweise nur Musik, ohne Funk. Mit wenigen Ausnahmen, z.B. der neue iPod touch, das ist wieder so eine eierlegende Wollmilchsau, neben Musikgenuss auch Video, Foto, TV-Spot, Radio, Mikrofon, Tonband, Lautsprecher, Schrittzähler, Datenspeicher, Pulsmesser, noch mehr Spielmöglichkeiten: Der iPod möchte schon so was wie ein iPhone sein. Anrufe zu anderen iPods, iPhones und Apple Computern sind möglich, zwar ohne die klassische Handystrahlung, dafür aber mit funkendem WLAN, Bluetooth und Co.

Nicht genug, es gibt da noch das eBook, das elektronische Buch, das braucht ein Lesegerät, den **eBook-Reader**. Der hat verschiedene Namen, Amazon nennt ihn Kindle. Bücher, Zeitungen, Nachrichten, Blogs... können geladen, gespeichert und von Leseratten via Bildschirm verschlungen werden, jederzeit und überall, bis zu 3000 dicke Wälzer. Das Herunterladen passiert per Mobilfunk oder WLAN, gegen Bezahlung, mal wieder Strahlung, aber beim Lesen meist nicht (mehr Seite 975).

Das alles sind nur Beispiele, es kommen noch viele andere Techniken hinzu. Ich kann nichts dafür, es ist alles so faszinierend kompliziert.

Alle modernen Techniken, die mit **Mobilfunk** funktionieren, also Handy, Smartphone, Tablet, Notebook..., strahlen beim Telefonieren, Datenverschicken, Filmerunterladen, Internetsurfen, Skype... mit heftigen Mobilfunkmikrowellen in vergleichbaren Intensitäten. Beim Notebook und Tablet kommen neben den hochfrequenten **Funkbelastungen** noch die niederfrequenten **elektrischen** und **magnetischen Felder** hinzu, meist höher als an PC-Monitoren nach TCO-Norm erlaubt. Die Norm gilt für 30 Zentimeter, aber hier ist man viel näher dran.

Das Hauptproblem: die **unmittelbare Nähe** zur Feldquelle, mit dem Handy oder Smartphone am **Kopf**, mit dem Laptop oder Tablet in Hand- bzw. **Fingerkontakt** während des Arbeitens auf dem feldintensiven Monitor oder der meist ebenso feldstarken Tastatur.

Leider besteht auch viel zu oft ein kritischer **Schoß**- oder **Bauchkontakt** wegen der Unsitte, die strahlenden Geräte direkt auf dem Körper zu platzieren. Die Werbung ist voll von Bildern, wo Menschen zu Hause auf der Couch oder draußen auf dem Bootssteg mit Notebook, Netbook, Palmtop oder Tablet auf den Oberschenkeln die Freiheit ihres Lebens demonstrieren. Das ist ein elektromagnetisches Gewitter erster Güte dank geballter Elektronik (niederfrequente Felder) plus Mobilfunk, Bluetooth, WLAN (hochfrequente Funkwellen), und das ganz nah an unseren sensibelsten Körperbereichen, oben wie unten (ab Seite 563).

Gestern sah ich eine junge schwangere Mami drüben im Park, zurückgelehnt auf der Parkbank, in der ersten warmen Frühlingssonne, mit Blick auf den Weiher. Sie hatte das Smartphone am Ohr und ihr Notebook auf dem Kugelbauch. Moderne Entspannung. Das tut schon weh.

Anpassungsfähig - Mehr oder weniger Handystrahlung

Ein Handy, Smartphone, iPhone... strahlt nicht immer gleich heftig. Es ist intelligent und passt sich der gegebenen Situation ständig neu an. Die maximale Leistung, die ein Handy schafft (und mit Handy meine ich im ganzen Buch all die anderen Smartphones, iPhones, Blackberries... auch), liegt bei 1 bis 2 Watt. Damit kommt man schon gut viele Kilometer weit. Die schöpft das Mobile aber längst nicht immer aus, es kann die Leistung **deutlich herunterfahren**, je nach Bedarf und Notwendigkeit. Besteht ein guter Kontakt zur nächsten Basisstation, z.B. wenn man im Freien in der Nähe einer solchen Mobilfunkanlage telefoniert, dann reicht weniger Energieaufwand, und die Feldintensität ist entsprechend geringer. Besteht ein schlechter Kontakt, dann wird das Gerät so hoch wie nötig aufdrehen, z.B. wenn man in geschlossenen, geschirmten Räumen oder weit weg von der Basis Kontakt sucht, und die Feldbelastung ist hoch. Weniger oder mehr, in jedem Fall ist die Handystrahlung in Körpernähe **viel zu hoch** und **biologisch kritisch**.

Solche **Basisstationen**, die das Handy zur Weiterleitung von Gesprächen, SMS und Daten als Partner braucht, sind flächendeckend verteilt, in Städten, Dörfern, auf dem Land, an Autobahnen, Bahnstrecken, hier alle paar Kilometer, dort alle paarhundert Meter (siehe ab Seite 294).

Den Dunstkreis einer solchen Funkstation, in welchem die Handys versorgt werden, nennt man **Zelle**. Fährt man mit dem Auto oder dem Zug, wechselt also relativ schnell den Standort und betritt bzw. verlässt häufiger eine solche lokal begrenzte Zelle, kriegt das die kluge Technik mit. Ein gegenseitiger **kurzer Signalaustausch** von der Basis zum Telefon und zurück sorgt dafür, das mit voller Leistung. Ihr Handy wird immer wieder in neuen Funkzellen an- und abgemeldet, damit ein kontinuierlicher Kontakt gewährleistet bleibt, und immer wieder gibt es dies kurze und heftige Funksignal seitens des Handys: Hier bin ich. Deshalb findet Sie auch die Polizei, wenn Sie mal faule Eier auf Angela Merkel werfen. In solchen Fällen, damit Sie nicht so einfach geortet werden können: Handy ausschalten - oder anderen in die Tasche schieben.

Wenn es **ausgeschaltet** ist, also nicht telefoniert wird und auch keine Anrufbereitschaft besteht, strahlt das Handy nicht. Auch nicht, wenn es lediglich als Wecker oder Taschenrechner benutzt wird. Ist es **eingeschaltet (Standby, empfangsbereit), passieren in zeitlichen Abständen einiger Minuten diese Erkennungssignale mit voller Leistung, um die Kommunikation zur nächst zuständigen Basisstation aufrecht zu erhalten, bei schneller Fahrt häufiger, liegt das Telefon längere Zeit an einem Platz, dann seltener. Wird **telefoniert**, strahlt es nonstop, der Situation entsprechend mehr oder minder stark. Manchmal regelt es herunter, wenn Sie nur zuhören und nicht selbst sprechen, manchmal nicht. Werden **SMS** verschickt oder Daten heruntergeladen, strahlt es nur für diesen Moment, das maximal.

Handy und Co. - Stärkste alltägliche Strahlenquelle

Sie wissen: **Weniger Funk** zu Hause, am Arbeitsplatz, am Körper, besonders im Bett, ist **besser**, so wenig wie möglich, speziell bei solchen starken, kritischen, gepulsten, breitbandigen Funktechniken. Werden Sie nicht Opfer einer in ihren Folgen uneinschätzbaren Maßlosigkeit.

Das Handy ist die **stärkste elektromagnetische Strahlenquelle** des Alltags. Es geht um viele Millionen Mikrowatt pro Quadratmeter am Kopf, am Gürtel, in der Hosentasche, mehr als neben dem miesesten undichten Mikrowellenherd. Sie gehen ein Risiko ein, zweifellos, kein geringes, nur: Noch ist keiner fähig, das Ausmaß richtig einzuschätzen.

Die EU warnt, Regierungen, Strahlenschutzämter, Ärztekammern, und keiner scheint zu hören. Wissenschaftler, Mediziner, Behörden fordern das Handyverbot an Schulen, raten zur Vorsicht bei Jedermann. Frankreich untersagt die Nutzung in Kindergarten und Grundschule, ermahnt Erwachsene, mobile Telefone nicht in Kindernähe zu nutzen. Das EEG spinnt, die DNA bricht, die Ohren rauschen, der Blutdruck drückt, im Blut Geldrollen, Fruchtbarkeit ade, Blut-Hirn-Schranken werden löchrig, Nerven gereizt, Zellen deformiert, Hormone blockiert, Radikale radikal, Sensible noch sensibler, Süchtige noch süchtiger, die WHO: Krebs!

Vor 20 Jahren, da waren es nur die Baubiologen, die sich sorgten, die frühzeitig erkannt haben, die der Zeit wie so oft voraus waren, und sie wurden von den so genannten Offiziellen in Politik, Wissenschaft und Wirtschaft belächelt. Heute sind es die Offiziellen selbst, die den Zeigefinger heben, und trotzdem: Kaum einer hört zu, nicht mal denen! Kaum einer sieht den Spiegel, den er vor die eigene Nase gehalten bekommt.

Nicht zu glauben: Die Hersteller - von Apple bis Nokia - warnen bereits in ihren Informationen und Anleitungen: "Halten Sie Handys wegen gesundheitlicher Risiken immer vom Kopf entfernt." Gefordert wird sogar ein Abstand zu Headsets. Wie soll denn das gehen? "Stellen Sie sicher, dass die Einwirkungen der HF-Energie auf den Menschen die Grenzwerte nicht überschreiten." Sollen alle Handynutzer für diese Überprüfung Messgeräte kaufen? Brauchen Sie nicht, Sie wissen bereits: Die Grenzwerte für die Feldbelastung werden überschritten, beim Telefonieren am Kopf, in der Handtasche, in der Brusttasche und Hosentasche, im Kinderwagen, nur, sie gelten gar nicht für Handys, lediglich für große Funktürme. "Sie sollten die Zeit einschränken, während Sie das iPhone nutzen, da der Zeitfaktor eine große Rolle spielt." Den Satz sollten Sie noch mal lesen. "Verwenden Sie die Freisprechanlage um einen möglichst großen Abstand einzuhalten, da die Belastung mit steigender Entfernung deutlich sinkt." Den auch. "Junge und schwangere Frauen sollten das Handy nicht am Unterleib aufbewahren." Den auch.

Wer hört zu? Wer nimmt es ernst? Wer setzt es um? Wer schützt sich? Derweil gibt es immer mehr Handyverträge und immer weniger Festnetzanschlüsse, bei uns in Deutschland schon 30 Prozent weniger. Die nimmersatte Industrie kann sich genüsslich ausruhen, kann sich auf ihre nimmersatten Konsumenten verlassen, der Reibach blüht.

Tun Sie was, gehen Sie keine unnötigen Risiken ein, passen Sie auf, klären Sie auf. Ein Handy oder Smartphone ist heute zur heiligen Kuh geworden, kaum noch aus dem beruflichen und privaten Alltag wegzudenken, ist praktisch, manchmal unverzichtbar, kann Spaß machen, in Notfällen sogar Leben retten. Aber es kann auch belasten, stressen, schaden, krank machen, gefährlich werden. Deshalb, damit Sie bewusst damit umgehen und der Herr im Haus bleiben, die folgenden Tipps zur vorsorglichen Reduzierung der persönlichen Dosis.

Sanierung - Maßnahmen für weniger Handystrahlung

Das schlimmste Szenario wäre, wenn Sie den **Festnetzanschluss abmelden** und **nur noch mit dem Handy** telefonieren. Lassen Sie das.

Am wichtigsten: Telefonieren Sie **gar nicht** oder nur ganz **wenig** mit dem Handy! Telefonieren Sie nur in **Notfällen**! Jede Minute weniger per Handy und jede Minute mehr per **Festnetz** ohne Funk ist konstruktiv.

Telefonieren Sie **nicht in geschlossenen Räumen** und wenn, nur am offenen Fenster. Schon gar nicht in Tiefgaragen, Kellern, Bunkern... Telefonieren Sie nicht in **Zügen, Bussen, Bahnen, Aufzügen**... In all diesen Fällen dreht das Handy voll auf, die Strahlung ist heftig, und sie wird im Innern der kleinen dichten Räume hin und her reflektiert. **Zugreisende** kriegen **am meisten** ab, hier quasseln, skypen, simsen, surfen, mailen, laden, schicken... ganz viele mit voller Leistung auf engstem Raum, plus Bahnstrom, das muss man aushalten können.

Telefonieren Sie mit dem Mobilen am Ohr **nie im Auto**, auch dann gehören Sie zu den Unverbesserlichen, nicht weil's verboten ist, sondern weil die Feldbelastung so stark ist. Es sei denn mit Freisprecheinrichtung und externer Außenantenne. Bei den externen Antennen schaltet sich die im Handy integrierte normalerweise automatisch aus. Befestigen Sie sie nicht auf Kotflügel oder Kofferraumdeckel, schon gar nicht

On-Glas. Autoscheiben lassen die Felder nach innen durch. Montieren Sie die Antennen aufs Autodach, Stahlblech schirmt nach innen gut ab.

Telefonieren Sie immer - wenn überhaupt - möglichst im **Freien**.

Halten Sie wo immer es geht **Abstand zur funkenden Handyantenne**. Abstand reduziert die Feldintensität, jeder Zentimeter zählt. Es gibt kleine **externe Antennen** als Zubehör, die Sie mit einem dünnen Verbindungskabel ans Handy anschließen. Nun funkt die externe Antenne ein Meter entfernt oder besser noch mehr, nicht das Telefon am Kopf. Wie wär's, wenn Sie ein solches Antennchen an der Außenwand des Hauses oder auf dem Dach befestigen, das Kabel nach innen führen und drinnen das Handy anschließen? Nun ist der Abstand groß, die Wand, das Dach, die Baumasse schirmen gut, die Feldstärkereduzierung ist stark, der Empfang bestens und der Akku hält länger. Warum nicht im Haus verfahren wie im Auto? Raus mit der Antenne. Mehr Abstand - besser als gar nichts - ermöglichen Ihnen mobile Telefone mit integrierter **Freisprechoption**, das macht weniger Feld. Aber: 50 cm reichen nicht, auch hier ist die Feldbelastung noch viel zu hoch.

Headsets sind keine wirklich echte Strahlenreduzierung, auch wenn unser Bundesamt für Strahlenschutz das immer noch und immer wieder behauptet. Das Verbindungskabel leitet die Mikrowellen vom Handy ins offene Ohr und somit direkt(er) Richtung Gehirn. Es sei denn, das Kabel wäre ferritummantelt oder mit einem **Ferritkern** versehen oder funktioniert per **Luftschlauch**, dann ja. Dennoch: Auch in einem Meter Abstand ist das Handy noch zu nah, die Strahlung zu stark.

Bevorzugen Sie Mobiltelefone mit **niedrigen SAR-Werten, niedrigen 'connect'-Strahlungswerten** bzw. **hohen TCP-Werten**. Vergessen Sie nicht, niedriger heißt nur etwas weniger Strahlung im Vergleich mit strahlungsstärkeren Modellen, noch lange nicht strahlenarm.

Schalten Sie das Handy möglichst oft **ganz aus**. Dann gibt es keinen Elektrosmog mehr, auch nicht die ab und zu auftretenden maximalen Verbindungssignale zur Basis. Schalten Sie es nachts immer aus.

Legen Sie es in Rufbereitschaft (Standby) **nicht in Bettnähe**.

Meiden Sie Gespräche bei **schlechter Verbindung**. Die Folge ist starke Strahlung, das Handy muss mehr Leistung bringen.

Beim **Verbindungsaufbau** (einloggen) ist die Intensität maximal. Halten Sie das Handy vom Körper weg. Erst wenn die Verbindung steht, reduziert es die Leistung auf das für dies Gespräch notwendige Maß.

Wenn überhaupt nötig: Lieber eine **SMS** verschicken als telefonieren. Eine SMS ist kurz und das Handy nicht direkt am Kopf.

Kein eingeschaltetes Handy am Körper, in der Hosen- und Brusttasche, am Gürtel, auch nicht in Bereitschaft, schon gar nicht als **Herzschrittmacherträger**. Die ab und zu kurz und maximal gefunkten Verbindungssignale zur nächsten Basisstation reichen schon für ernste Probleme.

Lassen Sie **Kinder nie** ans Handy, Jugendliche nur in Ausnahmefällen. Telefonieren Sie bitte überhaupt **nicht in der Nähe von Babys**. Bitte nicht: Es gibt schon Kinderwagen mit integrierten Handytaschen.

Halten Sie **10 m Mindestabstand** zu Ihren Mitmenschen. Nehmen Sie Rücksicht, wegen der Strahlung. Die anderen sind Passivtelefonierer. **Rücksicht** in Restaurants, Theater, Kirche, bei Bestattungen..., wegen des lästigen Gebimmels und Geredes. Es gibt bereits Handy-Knigge.

Wenn's dann sein soll, besser mit **UMTS/3G** statt GSM telefonieren, es treten dabei meist deutlich niedrigere Strahlungsstärken auf.

Handys aus in **Flugzeugen**. Gefahr für sensible Instrumente. Handys aus in empfindlichen technischen Bereichen, Laboren, **medizinischen Räumen**. Handys weg an **Tankstellen** oder in feuergefährlichen Bereichen: wenn's hinfällt eventuell Funkenüberschlag, Explosionsgefahr.

Wenn Sie **nervenkrank** sind, **immungestört** oder sonst wie angeschlagen, **Infektionen** mit sich rumschleppen oder **Gifte**: Handy - nein danke. Sie wissen, wegen der Nerven, Zellen, Blut-Hirn-Schranken und so. Wenn Sie Amalgamfüllungen, Brücken, Spangen, andere Zahnmetalle, Implantate... oder Brillen, Schmuck, Piercings... haben, vorsichtig. **Metallmaterialien** im und am Körper sind Antennen für den Handysmog.

Glauben Sie nicht alles, was Regierung, Behörden, Forschungsgemeinschaft Funk und Industrie Ihnen erzählen. Halten Sie sich informiert und sprechen Sie mit anderen. Vergessen Sie nicht: Wir sind alle Teil eines **Großversuchs** mit ungewissem Ausgang. Vergessen Sie bei jeder Handynutzung nicht, auch wegen Ihnen müssen so viele Sendeanlagen, jene **Basisstationen** gebaut werden. Sie tragen Mitverantwortung, nicht nur die Politik und Industrie.

Und vergessen Sie auch nicht: Ein **schnurloses Telefon** macht ähnlich heftige und kritische Felder wie ein Handy. Deshalb kein Schnurlostelefon zu Hause oder im Büro. Unter Festnetz verstehe ich: **mit Kabel**.

Wenn Sie sich für elektrosensibel halten, Angst vor Mobilfunkstrahlen oder eine Frage zum Elektrosmog haben, dann hinterlassen Sie auf unserem Anrufbeantworter doch bitte eine **Festnetznummer** und nicht Ihre 0172 oder so. Es könnte sein, dass wir nicht zurückrufen.

Nehmen Sie mich als Vorbild. Ich habe keins. Und lebe noch. Und bin richtig wichtig, telefoniere viel und erledige reichlich Terminarbeit.

Funk von der Basis - Basisstationen

Damit Heerscharen von Handynutzern jederzeit und allerorten mobil telefonieren, SMS simsen, Daten verschicken, Apps laden, Videos schauen, ins Internet gehen, skypen... können, muss es Sendeanlagen geben, so genannte **Basis-** oder **Feststationen**. Sie machen das drahtlose Telefonieren und Kontaktieren erst möglich. Sie nehmen die mit Lichtgeschwindigkeit übermittelten Funksignale der Handys und anderer Techniken auf, verarbeiten sie und leiten sie weiter in Zentralrechner und die verschiedenen Telefonnetze. Basisstationen strahlen rund um die Uhr, sind immer wach, Tag und Nacht, halten ständigen Kontakt zu den vielen Millionen mobiler Telefone und Co., überwachen sie, suchen sie, finden sie, versorgen sie, regeln sie, organisieren, rechnen ab.

Es gibt bereits **über 300.000** solcher Basisstationen allein bei uns in Deutschland: auf Türmen, Masten, Dächern, Silos, Kaminen..., an Giebeln, Fassaden, Hochspannungsleitungen..., sogar an Kirchen, fast flächendeckend, fast überall, in Stadt und Land, in den Bergen, im Tal, auf Inseln, in Ballungszentren, in Naturschutz- und Erholungsgebieten, an Autobahnrändern und Bahnstrecken. Die ersten Anlagen wurden 1992 in Nordrhein-Westfalen installiert. Hier - in Düsseldorf - ging der größte industrielle Wurf des ausklingenden 20. Jahrhunderts los, die Premiere der digitalen Technik. Danach wuchsen sie überall wie Spargel aus dem Boden, nach wie vor rasant zunehmend, täglich neue Sender.

So ist - wie eben erwähnt - **jeder Handynutzer** (auch der, der nur eins für Notfälle hat) und jeder drahtlose Datenverschlinger **mitverantwortlich** für die Menge der Funkstationen, ihre Verteilung und Dichte. Dabei ist es nicht nur die schwindelerregend hohe Anzahl der Gespräche und SMS, die solche großen und leistungsstarken Funkanlagen nötig macht, wie viele meinen, sondern besonders die Datenmenge, die über den Äther verschickt wird. Bei großen Datenmengen kommt die Basis an ihre Grenzen, sie muss erweitert, verstärkt werden, oder eine ganz neue muss her. Reine Telefonate beanspruchen relativ wenig Platz auf der Datenautobahn, Bilder und Videos verschlingen dagegen ganz viel; ein Video braucht - je nach Länge und Qualität - mehr als tausend Gespräche und SMS. Unvorstellbar riesige Datenmassen führten kürzlich bereits dazu, dass die gesamte Mobilfunktechnik fast kollabierte.

Jeder neue Techniksprung wird in **Generationen** eingeteilt (siehe auch ab Seite 202). Es begann mit der ersten Mobilfunk-Generation namens **1G**, diese funktionierte ab 1958 bis zum Jahrtausendwechsel **analog**. Sie erinnern sich vielleicht an das allererste Netz, das A-Netz, das hatte in seinen besten Zeiten lediglich 10.000 Teilnehmer, es ging fast nur um Autotelefone, vorne der klobige Hörer, im Kofferraum die platzraubende Elektronik, so groß wie eine Stereoanlage. Dann kam ab 1972 bis 1994 das B-Netz mit 27.000 Teilnehmern, immer noch unhandlich groß, in Aktentaschen untergebracht und einige Kilos schwer, nach wie vor sehr teuer, nach wie vor nur was für reiche Geschäftsleute. Dann folgte das C-Netz von 1985 bis Ende 2000 mit 850.000 Kunden und mit ihm die ersten tragbareren Handys. Alle diese analogen Netze der ersten Mobilfunk-Generation sind nun - seit 12 Jahren - Vergangenheit.

Mit dem neuen **GSM**-Standard (Global System for Mobile Communication), sprich den **D- und E-Netzen** der 2. Mobilfunk-Generation **2G**, kamen 1992 (D-Netze) und 1993 (E-Netze) ganz neue, **digitale** Mobilfunk-Übertragungstechniken, und mit ihnen die biologisch besonders kritische Pulsung. GSM ist nach wie vor der weltweit am meisten verbreitete Telefonstandard. Um ihn schneller und leistungsfähiger zu machen, wurde GSM im Laufe der Jahre durch zwei weitere Standards ergänzt und unterstützt: GPRS (General Packet Radio Service) 1999 und EDGE (Enhanced Datarates for GSM Evolution) 2006. Für die Versorgung der Eisenbahnstrecken kam 2002 GSM-R (R wie Railway) hinzu.

Mit **UMTS** (Universal Mobile Telecommunications System) folgt im Jahr 2004 ergänzend - nicht ersetzend, wie viele meinen - die 3. Generation **3G**, mit ebenso **digitaler** und zudem neuer **breitbandiger** Funktechnik. Auch UMTS erfährt mehrmalige Technikaufstockungen für noch mehr Schnelligkeit, noch höhere Leistungen, noch größere Datenraten.

LTE (Long Term Evolution) läutet 2010 die 4. Mobilfunk-Generation **4G** ein, wieder ergänzend und nichts Vorangegangenes ersetzend, wieder **digital** und noch **breitbandiger** als UMTS. Bei LTE stehen Telefonate erst einmal nicht im Vordergrund, es geht an erster Stelle um den Zugang zu allen möglichen Telekommunikationsdiensten und schnellste Datenübertragungen, noch schneller als die bisherigen Sieger, die kabelgebundenen DSL-Telefonanschlüsse: rasantes Internet, nicht enden wollende Online-Spiele, Videofilme in HD-Qualität, Videogespräche um die ganze Welt... Hungrige Smartphones wollen immerzu gefüttert werden. Neue Basisstationen sind nötig und werden zurzeit installiert, in Städten wie auf dem Land, zigtausendfach. Köln ist im Sommer 2011 die erste LTE-Stadt, Düsseldorf folgt im Oktober, Dresden im Mai 2012.

Für die Telefonier-, Daten-, Internet-, Video- und Geschwindigkeitsunersättlichen sind bereits die nächsten 4G-Standards in der Planung, z.B. LTE Advanced oder NGMN (Next Generation Mobile Networks).

In Städten gibt es oder wird es solche Anlagen bald alle paar hundert Meter geben und auf dem Land fast jeden Kilometer. Das nicht wegen der Reichweite, sondern wegen der unbeschreiblichen Datenmengen. Überall soll es möglich sein per Smartphone und Netbook zu kommunizieren, Kontostände abzufragen, Reisen zu buchen, im Internet zu surfen und über den Äther Daten und alles Mögliche und Unmögliche zu verschicken, dicke Bücher, detailreiche Fotos, ellenlange Videos, Musik bis zur ganzen Oper. Eine flächendeckende Versorgung zur Stillung des maßlosen Hungers erfordert eine flächendeckende Bestrahlung.

Jede Basisstation besteht aus mehreren **Einzelantennen**, so genannte **Sektor**- (gerichtete) und **Rundstrahl**- (ungerichtete) Antennen, mit wiederum mehreren **Sendekanälen**. Jeder Kanal emittiert, wie die Handys, elektromagnetische Strahlung sehr hoher Frequenzen namens **Mikrowellen**. Die Reichweite zur Versorgung der Handys beträgt im Freien mehrere Kilometer, teilweise - je nach Situation - bis 20, 30, 40. Oft kommen noch **Richtfunkantennen** für den gezielten Datentransfer hinzu.

Die Stationen funktionieren mit Leistungen bis **50 Watt** pro Funkkanal. Die Betreiber nutzen das Leistungsmaximum wegen möglicher Überreichweiten eher selten aus, oft liegen die Sendeleistungen bei **10 bis 40 W**. Die Basis funkt je Betreiber (oft gibt es mehrere davon an einem Standort) meistens aus mehreren Kanälen, beim D-Netz bis zu 10.

Sie wissen bereits (ab Seite 289): Der "Dunstkreis" einer Basis, welche ihre Handys versorgt, heißt **Funkzelle**. Basisstation wie Handy passen sich der momentanen Situation an. Ist der Kontakt gut, ist die Feldintensität geringer, ist er schlecht, ist sie höher. Werden zeitgleich viele Gespräche oder andere Verbindungen über die Basis abgewickelt, zeigen sich - je nach Standard: GSM, UMTS, LTE... - die Feldbelastungen anders als bei weniger Aktivität. Wechselt man den Standort schnell, z.B. im Auto oder im Zug, sorgt ein häufigerer Signalaustausch dafür, dass man in Verbindung bleibt, wechselt man ihn nicht, sind die Rufe der Basis zum Handy und vom Handy zur Basis "Wo bist Du?" seltener.

Der deutsche Mobilfunkmarkt wird von der Bundesnetzagentur reguliert. Es gibt vier Betreiber für die verschiedenen Mobilfunknetze: **Telekom** (T-Mobile), **Vodafone** (früher Mannesmann), **E-Plus** und **Telefónica O2**. Sie alle mussten ihre Lizenzen zum Betrieb der Funkanlagen für viel Geld erkaufen, ersteigern. Allein für UMTS flossen 50,8 Milliarden und für LTE 4,4 Milliarden Euro in die Staatskasse.

Vodafone hat aktuell etwa 37 Millionen Kunden in Deutschland, Telekom 35 Millionen, E-Plus 23 Millionen und O2 19 Millionen. Das macht zusammen 114 Millionen Handyverträge, mehr als Einwohner.

"Unfreiwillige Objekte eines Massenexperiments"

So beliebt er ist, der Handyfunk, so gefürchtet ist seine neue digitale Technik, die entweder mit **gepulsten Mikrowellen** oder mit **breitbandigen Mikrowellen**, die gepulste Anteile zeigen, funktioniert. Wir haben es hier neben der noch nie da gewesenen Senderdichte und Strahlungsintensität mit einer ebenso noch nie da gewesenen ganz speziellen Strahlungsart zu tun. Die Furcht ist berechtigt: Hunderte von wissenschaftlichen Ergebnissen liegen vor, die von besorgniserregenden biologischen Problemen zeugen. Hunderte Bürgerinitiativen formierten sich und machen der Mobilfunkindustrie das Leben schwer. Die Zahl der bedenklichen baubiologischen Fallbeispiele in Bezug auf die Felder der Mobilfunknetze nimmt rasant zu. Kranke werden gesund nach Abschirmung der strahlenden Emittenten. Ärzte schlagen Alarm. Die mehr oder weniger bereits nahezu unausweichlich auf uns einwirkenden Wellen der mobilen Zivilisation schicken sich an, zum gewaltigsten Elektrosmogproblem zu werden, das die Welt je erlebt hat.

Der Gesetzgeber bietet **keinen** ausreichenden **Gesundheitsschutz**, von Vorsorge sowieso keine Spur. Bedanken Sie sich bei Angela Merkel, sie hat's an erster Stelle vermasselt, damals vor 15 Jahren als Umweltministerin, und mit ihr viele andere Politiker. Es gibt zwar seit 1997 jene rechtlich verbindlichen Grenzwerte der 26. BImSchV, der Bundes-Immissionsschutz-Verordnung. Die Berechnungsgrundlage der Verordnungswerte ist jedoch die voreilige, naive und längst veraltete Annahme, dass nur der thermische Effekt biologisch relevant ist, das heißt, dass nur eine Erwärmung des Körpers oder von Körperteilen als Folge der elektromagnetischen Feldeinwirkungen gefährlich werden könnte. Anwohner in der näheren Umgebung solcher Stationen sorgen sich aber nicht um körperliche Erwärmung (dann müssten Sonnenbaden, Wärmflaschen und Saunagänge noch viel gefährlicher und längst verboten sein), sie stellen vielmehr die berechtigte Frage nach den vielen möglichen gesundheitlichen Risiken von Kopfschmerz und Allergie über Schlaflosigkeit und unerfüllten Kinderwunsch bis Leukämie und Krebs. Derart biologisch entscheidende jedoch stets **nicht**thermische Symptome wurden bei den allzu theoretischen Berechnungen der Grenzwerte überhaupt nicht berücksichtigt. Außerdem geht es bei der so genannten Elektrosmogverordnung lediglich um akute Gefahren und nicht um Langzeitprobleme. Von Lebensqualität, Leistungsstärke, Konzentrationsfähigkeit, Wohlbefinden oder Vitalität ganz zu schweigen. Zudem findet man diese allzu hoch und allzu industriefreundlich veranschlagten Verordnungsgrenzwerte im Alltag nirgendwo, nicht einmal nah an den großen Mobilfunkeinrichtungen. Thermik ist beim Mobilfunk überhaupt nicht das Problem. Die Industrie hat - rechtlich abgesichert - auch hier freie Bahn, geschützt von menschenfeindlichen Grenzwerten.

Die **Bauordnung** fordert in Artikel 3: "Bauten sind so zu errichten, dass sie das **Leben** oder die **Gesundheit** des Menschen und die **natürliche Lebensgrundlage** nicht gefährden." Das **Leben** ist durch die Einwirkung der Strahlung solcher Mobilfunksender sicherlich nicht gefährdet, zumindest nicht spontan. Ob die **Gesundheit** des Menschen gefährdet ist, hierüber dürfte nach all den vorliegenden wissenschaftlichen Ergebnissen kein Zweifel mehr bestehen, vieles deutet immer drängender und weiter zunehmend darauf hin, auch wenn einige Gelehrte immer noch darüber streiten. Eine in den Folgen uneinschätzbare Gefährdung der **natürlichen Lebensgrundlage** liegt zweifellos vor. Denn solange die Welt sich dreht, hat es jene elektromagnetischen Felder nicht gegeben, weder die **spezifischen Frequenzen**, noch die mobilfunktypischen **harten Pulsungen**, noch deren **außergewöhnliche Intensität** in der Umgebung der Handyantennen oder Basisstationen, noch deren sich überall ausdehnende und weiter fortschreitende Verbreitung und Verstärkung bis fast in die letzten Winkel der Erde.

Die Mikrowellen des Mobilfunks mit Abermillionen Handys und über 300.000 Basisstationen allein in Deutschland sind der **größte, gründlichste** und in ihrer Wirkung **uneinschätzbarste physikalische Eingriff** in die natürliche Umwelt seit Menschengedenken, in alle lebenssteuernden elektromagnetischen Abläufe der Schöpfung. Es geht um eine millionen- bis milliardenfach stärkere technische Überlagerung der sensiblen biologischen Ordnung. Wie Mensch, Tier, Baum, Wetter..., die ganze Natur jetzt oder in kommenden Generationen auf die Belastung reagieren, das ahnt - geschweige weiß - noch keiner. Wir alle stehen ziemlich am Anfang der Forschungs- und Aufklärungsarbeit.

Nachdenklich stimmt: Gäbe es vor der Einführung eines neuen **Medikamentes** derart viele Warnungen wie beim Mobilfunk, so würde dies **nicht für den Markt zugelassen**. Niemand kann momentan abschließend und sicher beurteilen, welche akuten gesundheitlichen Probleme oder Langzeitschäden durch die immer weiter zunehmenden Mobilfunkeinwirkungen hervorgerufen werden. Keiner sollte so tun als hätte er den Überblick. Die Zeit für Entwarnung ist genau so wenig reif wie für Panikmache. Aber die Zeit ist reif für interessenunabhängige Aufklärung und verantwortungsbewussten Schutz. Moderne Technik ja, aber nicht maßlos und um jeden Preis, nicht gegen alle Vernunft.

"Die flächendeckende Mobilfunkeinführung ohne eine umfassende Abschätzung der Risiken für den Menschen und die Umwelt ist unverantwortlich." Starke Worte des Landtages NRW in Düsseldorf, und das bereits am 12. März 1994, keine zwei Jahre nach der Installation der ersten Mobilfunksender. Bis heute, 18 Jahre und hunderttausende (!) Mobilfunkstationen später, ist diese "umfassende Abschätzung der Risiken" für Mensch und Natur immer noch nicht erfolgt.

Das Verwaltungsgericht Gelsenkirchen mahnte mit Blick auf den sich explosiv entwickelnden Mobilfunk bereits im Februar 1993 an: "Eine neuartige Technologie darf nicht gleich einem Großversuch an der Gesamtbevölkerung auf ihre Unschädlichkeit überprüft werden."

Das unterstreicht das Europäische Parlament in der Veröffentlichung ihrer Wissenschaftsdirektion im März 2001. "Besondere Besorgnis in der Öffentlichkeit und die meiste Entrüstung erregt die unfreiwillige, rund um die Uhr stattfindende Belastung durch Emissionen von Basisstationen, wenn diese unsensiblerweise in der Nähe von Häusern, Schulen oder Krankenhäusern aufgestellt wurden. Dies ist ein völlig inakzeptabler Sachstand... Es sind wir, die Menschen, an denen sich schließlich zeigen wird, ab welchem Grad die chronische Belastung durch solche Felder schädlich ist... Oder anders ausgedrückt: Im Endeffekt sind sie unfreiwillige Objekte eines Massenexperiments."

Auch Dr. Michael Repacholi, der WHO-Beauftragte für Elektrosmog, weist, wie schon auf Seite 246 erwähnt, den Einwand, die Industrie missbrauche Menschen als Versuchskaninchen, "nicht von der Hand".

"Die in Wohngebieten zu Tausenden installierten Stationen unterwerfen Millionen Menschen einer Strahlenexposition, von deren Niveau bekannt ist, dass es ernsthafte Gesundheitsschäden verursacht." Das äußert der Umweltwissenschaftler Dr. Neil Cherry von der Lincoln Universität in Neuseeland in mehreren Stellungnahmen im Auftrag seiner neuseeländischen Regierung und des Europäischen Parlamentes.

Prof. Dr. Heyo Eckel, Mediziner und Vorsitzender des Ausschusses für Gesundheit und Umwelt in der Bundesärztekammer: "Es gibt gewichtige Hinweise für Schäden durch Mobilfunkstrahlung. Die Behörden werden von uns dringend aufgefordert, sich mit den wissenschaftlichen Ergebnissen, und es handelt sich um seriöse Forschungen, das sei hier ausdrücklich betont, auseinander zu setzen. Angesichts der Ergebnisse erheben wir warnend den Finger."

Erinnern wir uns an die zahlreichen Studienergebnisse zum Thema Handy. Handys am Kopf strahlen zwar meist stärker als Basisstationen in 50 Meter Entfernung, dafür strahlt die Basis länger, immerzu, Tag und Nacht, keine Pause, keine Regenerationsmöglichkeit. Viele wissenschaftliche Handyergebnisse dürften auch auf Sendeanlagen und umgekehrt übertragen werden können. Medizin-Physiker Dr. Lebrecht von Klitzing (ab Seite 204): "Bei einer Mobilfunkintensität von 1000 Mikrowatt pro Quadratmeter verändern sich die menschlichen Hirnströme. Jeder, der in der Nähe von solchen Sendern wohnt, spielt mit seiner Gesundheit." Wir messen die Strahlungsstärke von 1000 $\mu W/m^2$ 100 bis 1000 Meter von Mobilfunkanlagen entfernt. Die WHO (Seite 214): "Handystrahlung ist ein mögliches Krebsrisiko." Die US-Behörde FDA (Seite 215): "Mikrowellen fördern Krebs." Medizin-Physiker Dr. George Carlo fand die Spaltung der Zellkerne (Seite 215): "Es gibt handfeste Beweise für Schäden." Die 'Reflex'-Forscher der Europäischen Union (Seite 220): "Mehr DNA-Doppelstrangbrüche." Der Radiologe Prof. Heyo Eckel von der Bundesärztekammer (Seite 222): "Der Zellkern wird geschädigt." Der Neurologe Prof. Leif Salford der Universität Lund (Seite 227): "Die Blut-Hirn-Schranke wird durchlässig, öffnet sich." Das alles mit Stärken, die wir im näheren Umfeld solcher Sender messen. Der Epidemiologe Prof. Roger Santini der Universität Villeurbanne (Seite 228): "Kopfschmerz, neurologische Erkrankungen wie ALS und Alzheimer..., viele Beschwerden können schon bei einigen hundert Mikrowatt pro Quadratmeter auftreten." Die finden wir häufig im Dunstkreis der Mobilfunkanlagen. Der Elektrobiologe Dr. Andras Varga tötete oder verkrüppelte im Ei heranwachsende Hühnerembryos mit Funkwellen (Seite 196): "Meine Forschung deutet darauf hin, dass menschliche Embryos gefährdet sind."

Wissenschaftler international wiesen die unterschiedlichsten Probleme nach: Hirntumore, Hormonstörungen, Immunschäden, Nervenreiz, Zelltod, Blutdruckschwankung, Demenz, Autismus, Müdigkeit, Schlafstörung, Herz-/Kreislaufprobleme, Depressionen, Allergien, Tinnitus, Hörschäden, Bildung freier Radikale, oxidativer Stress, Beeinflussung des Erbmaterials, Unfruchtbarkeit, Blutbildveränderung, Verhaltensauffälligkeiten, psychische Auffälligkeiten, Burnout, Nachlassen von Konzentration und schulischer Leistung..., bitte nachlesen: Seiten 204 bis 254. Deshalb die Warnung von Dr. von Klitzing: "Es ist nur eine Frage der Zeit und der individuellen Kondition, ob und wann wir dadurch krank werden." Oder von Prof. Mäntele: "Die Quittung werden wir vielleicht erst in ein paar Jahren bekommen." Deshalb das Ecolog-Institut: "Die Auswirkung, die das alles auf den Organismus hat, können wir noch gar nicht abschätzen." Deshalb die erschreckende Erkenntnis des Europäischen Parlamentes: Wir sind Teil eines Massenexperiments! Deshalb die unmissverständliche Aussage der Europäischen Union: "Angesichts der Vielzahl wissenschaftlicher Befunde kann man weder das Krebsrisiko noch andere biologische Effekte einfach abtun!"

Die Regierungschefs trafen sich 1992 und 2000 auf der **Umweltkonferenz** in **Rio de Janeiro**, verhandelten, beschlossen und unterschrieben: "Bei konkretem Verdacht auf gesundheitliche Folgen neuer Techniken muss direkt reagiert und nicht abgewartet werden, bis die oft komplizierten Ursachen lückenlos nachzuweisen sind. Wissenschaftliche Unsicherheit darf nicht benutzt werden, um Kosten verursachende Maßnahmen, welche Umweltschäden vorbeugen, zurückzustellen." Der **Vertrag** von **Maastricht** machte ebenfalls schon 1992 klar: "Nach dem Vorbeugeprinzip ist die Gesellschaft verpflichtet, umsichtige Maßnahmen zu ergreifen, wenn hinreichende wissenschaftliche Belege vorliegen, aber nicht unbedingt 100%ige Beweise, dass Tatenlosigkeit schädliche Folgen haben könnte." Nun liegen bereits reichlich wissenschaftliche Belege vor, es gibt viel mehr als konkrete Verdachtsmomente, es gibt ernst zu nehmende Hinweise auf schädliche Folgen, hundertfach, tausendfach, weltweit. Trotzdem politische Tatenlosigkeit, keinerlei Reaktion, keine Vorsorge, keine der versprochenen umsichtigen Maßnahmen. Es wird nicht - wie abgemacht - direkt reagiert, es wird gegen alle Vereinbarungen und Verpflichtungen verstoßen und verdächtig lange gewartet. Worauf? Dafür wird ungebremst weiter aufgerüstet, immer mehr Sendeanlagen, immer mehr Strahlung, immer mehr Risiko.

Die Münchner Ärztin für Psychiatrie und Psychotherapie Alexandra Obermeier bringt es in einem offenen Brief an Bundesumweltminister Jürgen Trittin am 8. Dezember 2001 auf den Punkt: "Als Ärztin ist es mir unbegreiflich, wie man auf Seiten der Politik das fundamentalste Kapital eines Staates, nämlich die körperliche, seelische und geistige Gesundheit der Menschen, in diesem Stil und Ausmaß aufs Spiel setzen kann. Mit dem politischen Kurs bezüglich des Mobilfunks wird **kriminelle Profitgier legalisiert zu Lasten des Allgemeinwohls** von Millionen Menschen unter Aufgabe jeder Rechtsstaatlichkeit."

Keine Mobilfunksender in Wohngebieten: Bürger initiativ

Wer relativ nah an solchen Basisstationen wohnt, muss mit mehr oder minder heftigen Mikrowelleneinwirkungen in seinem Haus rechnen. Das wissen viele Menschen, deshalb gibt es überall Protest. Bei keiner Technik, bei keinem Umweltproblem waren die Kritiker und Mahner so schnell zur Stelle wie hier. Dauerte es bei Asbest, Hochspannungsleitungen, Holzschutzmitteln, PCB und Formaldehyd Jahre bis Jahrzehnte, bis die Bevölkerung und mit ihr die Politiker wach wurden, so geht es beim Handyfunk doch merklich schneller. Kaum war 1992 der erste D-Netz-Turm errichtet, da standen die schon ersten mündigen Bürger, Hinterfrager, Initiativen... bereit. Trotzdem, die Technik ist in voller Blüte, der Senderaufbau weiterhin in vollem Gange, es wird gerade noch einmal richtig zugelegt. Der Antennenwald wird immer dichter, die Strahlung immer stärker, tritt ohne anzuklopfen tief in unsere Häuser und Wohnungen ein. Was bedeutet es da noch, dass das **Grundgesetz** in Artikel 13 verbindlich festlegt: "Die Wohnung ist unantastbar."

Dr. Gerd Oberfeld, engagierter Umweltmediziner der Landessanitätsdirektion Salzburg, schüttelt - wie andere auch - den Kopf: "Viele Menschen fragen sich ernsthaft, warum ein hoher Mobilfunkmast mitten im Wohngebiet mal eben so errichtet werden darf, wo man sogar bei einer Gartenhütte mehr Auflagen hat."

Dr. Claus Scheingraber, Vorsitzender des 'Arbeitskreis Elektro-Biologie', in einer Anhörung des Bayerischen Landtags: "Wenn man einen Container aufstellen oder Baum fällen will, braucht man Genehmigungen. Und strahlende Funkanlagen sind genehmigungsfrei. Das ist eine Watsche ins Gesicht der Bürger. Die Politik ist so industriefreundlich, die Gesundheit des Bürgers bedeutet ihr anscheinend wenig oder nichts."

Ilona Berger, Chefredakteurin der Zeitschrift 'Natur&Kosmos', entrüstet sich: "Dass ein Land, in dem es für jeden Gartenzaun eine Verwaltungsvorschrift gibt, bei strahlenden Masten jeden Wildwuchs zulässt, auch neben Kindergärten, ist der nackte Hohn."

Er darf, der Mobilfunk, überall, in Stadt und Land, auf Dächern und Kaminen, auf Rathäusern und Gemeindeämtern, Kirchtürmen und Wassertürmen, Krankenhäusern und Hotels, Kaufhäusern und Banken, Getreidesilos und Scheunen, in Naturschutz- und Gewerbegebieten, sogar mittendrin in Wohngegenden, teilweise offensichtlich, teilweise gut getarnt als Schornstein, hinter Fassadenverkleidungen, an Aufzugschächten, in Glockenstühlen, an Windrädern, in Hochspannungsleitungsmasten... Es gibt kaum Einschränkungen, solange die Mobilfunkstationen eine Höhe von **zehn Meter** nicht überschreiten. Zehn protzige Meter geballte Industrieanlage, so hoch wie drei Etagen in einem Wohnhaus, und das garantiert **genehmigungsfrei**, versprochen, Angela Merkel sei Dank. Nur bei den ganz wenigen Riesen über zehn Meter bedarf es einer Genehmigung, und die kriegt man auch, sowieso. Ich glaube, es gibt noch keine einzige Ablehnung seitens der zuständigen Behörde, der Bundesnetzagentur, dafür ein paar Hunderttausend Genehmigungen, überall, selbst in sensibelsten Bereichen. Hinzu kommen die 20, 30, 40 Meter hohen und unübersehbaren Stahlmasten und Betontürme, an den Waldrand, auf die Hügel, in die Berge, neben Gipfelkreuze, ins Moor, in die Heide, an die Strände, auf die Alm, an Autobahnränder, in Industriezentren, in die Altstadt, in Einfamilienhaussiedlungen, neben Schulen, Kindergärten, Altenheime, Kliniken... Ausnahme seit 2001: In **reinen** Wohngebieten sollten sie ohne Baugenehmigung tabu sein, die Funkanlagen, auch wenn es 9,90 Meter sind, sollten. Reine Wohngebiete sind aber selten, und selbst dort ist man mit der Erlaubnis nicht zimperlich, vorab, nachträglich oder generell. Verstehen Sie die Initiativen jetzt ein wenig besser? Ist das nicht Grund genug zum Kopfschütteln? Juckt es Ihnen nicht unter den Nägeln, initiativ zu werden?

Vielleicht hatte Bundespostminister Wolfgang Boetsch schon Anfang 1993 ein gutes Näschen, als er auf einer Pressekonferenz in Bonn vorausschaute: "Die aufgeregte Diskussion in der Bevölkerung über die Kernenergie dürfte in Relation zu dem, was uns die Mobilfunknetze noch bescheren werden, nur ein laues Lüftchen gewesen sein."

Es gab und gibt in Deutschland bereits **mehrere hundert Bürgerinitiativen** gegen Mobilfunkanlagen. Es ist gelungen, den Aufbau der Sender mit richterlicher Macht zu stoppen. In Lüneburg, Hannover, Düsseldorf... und anderen Orten hat der Bürgerprotest schon früh Früchte getragen. Richter stellten fest, es könne nicht ausgeschlossen werden, dass die strahlenden Anlagen gefährlich seien. In anderen Fällen wurde gar nicht erst angefangen zu bauen, denn Hausbesitzer und lokale Behörden verweigerten den Betreibern aus berechtigter Furcht vor Feldern, aber auch vor der Wertminderung ihrer Häuser und Grundstücke sowie dem Zorn der aufgeklärten Nachbarschaft die Genehmigung.

"Wir haben Angst." - "Weg mit der Antenne." - "Ihr kassiert die Miete, und wir werden bestrahlt." Hilferufe aus dem Antennenwald. In **Pasing** rollte der Kranwagen an. An seinem Haken die knapp zehn Meter hohe Antennenanlage. Sie sollte auf das Hotel Seibel. Die Nachbarn waren flink, sammelten sich innerhalb von Minuten vor Ort und verhinderten den Aufbau. Ein paar Tage später der gleiche Versuch, diesmal in Polizeibegleitung. Wieder waren die Nachbarn zur Stelle, blockierten die Baustelle. Der Hotelbesitzer kündigte daraufhin den Vertrag mit dem Betreiber O2. Auf einem weiteren, denkmalgeschützten Haus in Pasing: eine Funkstation. Auch hier wurden Bürger aktiv. Der Besitzer des Hauses will raus aus dem Vertrag. Und Vodafone schaltet wirklich ab. Auf dem Schwesternwohnheim des Pasinger Krankenhauses wieder Sender, auch sie werden abgeschaltet, der Vertrag wird nicht verlängert, aktive Bürger machen's möglich. Der Klinikchef: "In Pasing ist die Diskussion um Gefahren sehr emotionalisiert."

Zwergenaufstand kontra Mobilfunk. Im Reutlinger Vorort **Oferdingen** gingen 250 Knirpse aus dem sendernahen Kindergarten und der ebenso nahen Grundschule auf die Straße. In **Eckental** bei Nürnberg unterzeichnete Bürgermeister Martin Hofmann den Vertrag für einen Mast auf dem Feuerwehrturm. Der Gemeinderat war nicht informiert, die Bevölkerung auch nicht. Die sammelte 1200 Unterschriften dagegen. Der Vertrag wurde annulliert. T-Mobile ging vor Gericht. Die Gemeinde zahlt an die Telekom-Tochter 46.000 Euro Entschädigung für den Rücktritt. Im nordbayerischen **Vorbach** sprachen sich 95 Prozent aller Wahlberechtigten gegen die geplante Funkanlage aus. Zum Erstaunen von Bevölkerung, Gemeinderäten und Bürgermeister Roder erklärte T-Mobile: "So weit es erklärter Wille der Gemeinde ist, keine Mobilfunksender zu wollen, wird T-Mobile auch keine errichten."

Im rheinland-pfälzischen **Grolsheim** wurde am Kamin einer Gärtnerei eine D2-Sendeanlage von Mannesmann installiert. Seitdem klagen die Anwohner über Schlafstörung, Kopfschmerz, Müdigkeit, Abgeschlagenheit, Ohrenrauschen. Die Grolsheimer wollten die Sender wieder loswerden, Mannesmann aber nicht, da die Kosten bei 100.000 Euro lägen. Die Grolsheimer schlugen vor, das Geld zu sammeln und zu spenden. Mannesmann lehnte ab mit der Begründung, so die Aussage der Bürger, "das können wir nicht, da verlieren wir unser Gesicht."

Am Ortsrand von **Mönsheim** bei Pforzheim wurden auf einen dort seit Jahrzehnten stehenden Fernsehumsetzer mehr und mehr Mobilfunkantennen installiert. Die Gemeinde ließ vom Baubiologiekollegen Dipl.-Ing. Norbert Honisch messen, die Felder waren stark: bis 1700 Mikrowatt pro Quadratmeter. Bürger, Bürgermeister und Gemeinderat machten Druck. Vodafone half und kippte die Sektorantennen nur ein paar Grad nach oben. Der einfache Handgriff brachte 75 Prozent Feldreduzierung. In **Tübingen** errichtete die Deutsche Bahn in 70 Meter Abstand zum Wildermuth-Gymnasium neue GSM-R-Antennen. Einer der beiden Sektoren funkt direkt Richtung Schule. Eine Verlegung lehnte die Bahn ab, es gäbe keine Alternative. Eltern und Schulleitung ließen von Honisch messen. Er fand in den der Funkanlage zugewandten Klassenzimmern 6000 µW/m². Die Stadt horchte auf, die Bahn versprach Nachbesserung und die Unterschreitung von 1000 µW/m². Eine Nachmessung seitens der Bahn bestätigte die Einhaltung des zugesagten Wertes von 1000. Eine weitere Nachmessung von Honisch fand weit mehr als 1000, nämlich 3000 µW/m². Die Bahn zweifelte am Baubiologen. Die nächste Messung des TÜV: 300 µW/m². Wie das? Man traf sich vor Ort: Honisch, Bahn, TÜV. Des Rätsels Lösung: Die Bahn machte ihre Messung so, dass weniger als 1000 µW/m² herauskommen musste, eine entsprechende fragwürdige Antennenführung und -richtung machten es möglich. Und der TÜV-Techniker räumte eine Fehlprogrammierung des Messgerätes ein, er habe sich um den Faktor 10 vertan...

In **Freiburg** ging eine längst genehmigte Funkstation nach Richterbeschluss nicht in Betrieb, erstmals aus rein gesundheitlichen Gründen: Sie sollte nur fünf Meter neben das Schlafzimmer eines kranken Mannes, Herzschrittmacherträger und nach mehreren Schlaganfällen halbseitig gelähmt. Die Richter: "Die Klage ist begründet." Verordnung und Grenzwerte seien nicht ausreichend für eine Bewertung. Es gäbe seit 1992 "aus Vorsorgegründen für die Gesundheit" den strengeren **Standard der baubiologischen Messtechnik**, der "in Deutschland und international für die biologische Bewertung von Umweltbelastungen herangezogen wird." Für gepulste Mobilfunkwellen würden hier 100 Mikrowatt pro Quadratmeter als extreme Anomalie eingestuft. Die Strahlenbelastung der Sendeanlage läge nach baubiologischen Maßstäben "damit in einem Bereich, der gravierende Gesundheitsbeeinträchtigungen auf Dauer wahrscheinlich erscheinen lässt, ohne dass bisher endgültige wissenschaftliche Ergebnisse hierüber vorliegen." (AZ 4 C 717/00)

Ex-CDU-Generalsekretär Peter Hintze wollte die Mannesmann-Sender am liebsten wieder loswerden. Die wurden nämlich auf dem Dach des **Konrad-Adenauer-Hauses** über seinem Parteibüro in **Bonn** installiert. Für 5000 Euro Miete jährlich ging die Dachfläche des Gebäudes an den Mobilfunkbetreiber. Hintze, der Mann mit direktem Draht zum ehemaligen Kanzler Helmut Kohl: "Dies strahlende Ding muss weg! Meine Gesundheit wird geschädigt! " Dazu ein ranghoher Unions-Mann im Interview mit dem Magazin 'Focus': "Es ist schon ein grandioses Signal für den Wirtschaftsstandort Deutschland, wenn der CDU-Generalsekretär zukunftsweisende Technologien vom eigenen Dach verbannt."

Bürgerprotest in **Salzburg**. Einige Initiativen machen auf sich aufmerksam, manchmal mit Erfolg. Selbst die geistlichen Schwestern eines Altenheims legten Einspruch ein. "Wenn die mit ihren Baumaschinen kommen, setzen wir uns in die Grube! So ein Mast gehört in kein Wohngebiet!" In einigen Stadtteilen besetzten Bürger die Mobilfunkbaustellen und verhinderten die Weiterarbeit. Baustopps wurden erteilt. Eine Frau fesselte sich an einen Funkturm. Bürger, Gemeinderat und Senat fordern, die baurechtlichen Bestimmungen zu novellieren. Im Vorort Wals sollte in der Nähe des Kindergartens ein Waldstück für einen Sender gerodet werden. Der Elternbeirat sammelte 600 Protestunterschriften. Die Rodung wurde abgeblasen. Die Erhaltung der Natur und die Gesundheit der Kinder seien wichtiger als ein Mobilfunkmast.

Das war eine bundesweite Premiere. Das Parlament der Stadt **Maintal** stellte sich im Juni 2001 mit allen Parteien hinter die Bürgerinitiative. Die wesentlichen Eckpfeiler des Antrags: Die Stadt schließt keine neuen Verträge mehr in Wohnnähe ab, bestehende werden gekündigt. Der Magistrat soll sich an der Auswahl zukünftiger Standorte beteiligen und darauf achten, dass neue Anlagen nicht in bebauter Ortslage entstehen und bestehende außerhalb von Wohngebieten von mehreren Betreibern genutzt werden. Die Strahlungsintensität in sensiblen Bereichen wie Kindergärten und Schulen soll gemessen werden. Heute, elf Jahre später, gibt es in der 38.000-Einwohner-Stadt zwar 14 Mobilfunkstandorte, aber nur zwei auf städtischem Gelände und die außerhalb stark bewohnter Ortsteile. Die anderen zwölf gehen auf Privatverträge zurück und befinden sich leider auch mitten in bewohntem Gebiet, hier hat man rechtlich keine Möglichkeit. Alle Standorte werden von zwei bis vier Betreibern genutzt, zwei sind ganz weggekommen.

In den Monaten darauf folgten einige Städte so oder ähnlich dem Maintaler Vorbild, z.B. **Köln, Mülheim an der Ruhr** und **Regensburg**. **Krefeld** beschloss das Aus für Handysender auf Immobilien der Stadt. **Düsseldorf** greift ein: Sender auf öffentlichen Gebäuden sollen weg. Die Stadt reagiert damit auf das Engagement mehrerer Bürgerinitiativen. So ganz hat das nicht geklappt, auf dem Düsseldorfer Marie-Curie-Gymnasium strahlt er heute noch, der Handymast, und nicht nur da. In Düsseldorfs Vorort **Wersten** kämpfen Bürger seit Jahren gegen die dortigen Anlagen. Sie wurden unterstützt von einem Specht, der einige Wochen für Aufmerksamkeit sorgte: Er hämmerte jeden Tag stundenlang - im weiten Umfeld laut hörbar - gegen die Sektorantennen an dem Mast. Ein Lob ging an den Rat der Stadt **Dortmund**. Das heikle Thema "Sender auf Schulen" sei, so ein Brief der initiativen Eltern, unbürokratisch, mit Bürgernähe, Diplomatie und Weitblick angegangen worden: "Es wird keine weiteren Funkanlagen auf Schulen und in der Nähe von Kindergärten geben." Das Versprechen wurde mehrmals gebrochen, z.B. spielten Vodafone und O2 nicht mit, es wurde gebaut, neben Kindergärten. **München** folgt: Mobilfunk weit weg von Wohngebieten. Nicht nur hier wird es immer schwieriger, dem Wunsch zur Realität zu verhelfen. Viele Handytelefonierer und Internetsurfer brauchen viele Funkanlagen...

"Mobilfunk an den Ortsrand", forderten Bürger von **Gräfelfing** bei München. Mit Hilfe von Computerberechnungen suchen sie nach Alternativstandorten weiter weg von Wohnbereichen. So soll die Versorgung gesichert und die Belastung minimiert werden. Es wird dabei in Kauf genommen, dass an Extrempunkten wie in Kellergeschossen eine störfreie Verbindung nicht mehr möglich ist. Wenn man in Ausnahmefällen, die höchstens 5 Prozent aller im Alltag gegebenen Situationen ausmachen, z.B. in Souterrains, Tiefgaragen oder Aufzügen, auf den Handyempfang verzichten würde, so wäre Mobilfunktelefonieren mit mindestens 95 Prozent weniger Strahlung möglich. Noch mal die Anregung (siehe Seite 292): Bei schlechtem Empfang im Haus eine kleine externe Antenne nach draußen legen und das Handy daran anschließen. Keiner erwartet von einem Kofferradio, dass es immer und überall alle Sender optimal empfangen kann. Fernseher und andere Techniken werden ebenfalls an Außenantennen angeschlossen. Das Handy ist das erste Funkgerät, von dem man selbstverständlich annimmt, dass es in allen nur erdenklichen Lebenslagen funktioniert. Eine kleine Einschränkung könnte eine große Strahlenreduzierung nach sich ziehen. Wie sagte der 'Bund Naturschutz in Bayern': "Um die ausgefallenen Wünsche einiger weniger Telefonierer zu erfüllen, dürfen nicht alle anderen leiden."

Das Institut für Baubiologie IBN macht sich 2001 im bayerischen **Neubeuern** (Kreis Rosenheim) stark, verschickt Infos an alle Haushalte, veranstaltet Bürgerabende, wendet sich an T-Mobile. T-Mobile verschickt daraufhin ebenfalls Infos an alle, entwarnt, erinnert an Recht und Gesetz, will nicht zum Bürgerabend kommen, da sie "fundiert medizinisch-biologische Sachkenntnis" bei den geplanten Referenten (promovierte Mediziner, Biologen, Ingenieure...) "nicht erfüllt" sieht. 2010 drohen wieder neue Sender allzu nah am Ort, zuerst Mobilfunk O2, später TETRA, der digitale Polizei- und Behördenfunk. Die frisch gegründete Bürgerinitiative "Funkbewusstsein" macht Druck bei der Gemeinde und beim Landratsamt, informiert, klärt auf, lädt ein zu voll besetzten Bürgerversammlungen, legt sich ins Zeug. Der genehmigte O2-Mast wurde bis heute (Mai 2012) nicht gebaut, der genehmigte TETRA-Mast ebenfalls nicht. IBN und "Funkbewusstsein" arbeiten gemeinsam mit der Wissenschaftler- und Ärztevereinigung "Kompetenzinitiative" und der Umwelt- und Verbraucherorganisation "Diagnose Funk" an einem Moratorium gegen die fragwürdige TETRA-Technik (hiervon auf Seite 424 mehr), wollen den bundesweiten Ausbau verhindern. Aktuell gibt es Widerstand in 158 bayerischen Gemeinden und 81 Ratsbeschlüsse gegen TETRA. Von 24 Gemeinden wurde das Moratorium bereits beschlossen.

Im rheinischen **Lank-Latum** (Meerbusch bei Düsseldorf) lockt das Dach der Rheuma-Klinik, im nahen Umfeld viele Wohnhäuser, zwei Kindergärten und die Schule. Klinik-Geschäftsführer Klaus Goedereis verlässt sich auch auf Recht und Gesetz, vertraut der Wissenschaft: "Die Antennen kommen aufs Dach." Basta. Sie kamen vor Jahren und strahlen bis heute. In vielen solcher Fälle fällt der Bürgerprotest schwach aus, ein Einspruch erscheint zu aussichtslos. In den allermeisten Fällen kümmert sich seitens der Bevölkerung gar keiner, weder im Vorfeld noch danach, und der Aufbau und Betrieb geht ungebremst weiter, es gibt bereits 300.000 solcher Strahler in der Republik. Die Industrie freut sich, Angela Merkel auch, die Standortvermieter auch. Die Kasse klingelt.

Im hessischen **Friedberg-Dorheim** baute T-Mobile auf Druck der Bürgerinitiative den zwei Jahre zuvor installierten Mast wieder ab. "Nur um des lieben Friedens willen" stimmten die Gemeinderäte von **Buckenhof** bei Erlangen gegen den Funk auf ihrem Rathaus. "Die Stecker werden gezogen", diesmal in **Schwalbach**, wo sich Bürger abmühten, um eine Station von O2 zu vereiteln. Hessens Ministerpräsident Roland Koch schaltete sich in **Diedenbergen** bei Hofheim persönlich ein. Daraufhin ordnete der Main-Taunus-Kreis den Abbau des Vodafone-Senders auf der Turnhalle an. Im thüringischen **Herbsleben** erntet der Gemeinderat Lob von den Bürgern. Der Hauptausschuss hatte sich gegen Basisstationen auf kommunalen Gebäuden ausgesprochen. "Mit den Mieteinnahmen hätte man sicher finanzielle Löcher stopfen können." Dennoch: "Nein!" - aus Verantwortung und Gesundheitsvorsorge. Auf Beschluss des Rates von **Goldbach** bei Aschaffenburg kommt der Mobilfunk auf das Dach des Leichenhauses, sei's drum.

Der ehemalige Bundesminister Dr. Georg Leber wendet sich Ende 2003 an den Bürgermeister der Gemeinde **Schönau** am Königsee. Seine Bitte: Die Genehmigung eines Mastes zu versagen, "solange nicht zweifelsfrei versichert werden kann, dass keine für die Bürger belastenden Folgen zu befürchten sind". Großes Aufatmen im Frühjahr 2012 in **Leer**: Nach einem "achtjährigen Krieg" haben die beiden initiativen Bürgerinnen Angelika Trenkle und Dinchen Wehner gewonnen, der Mast in der Altstadt ist endlich runter vom Dach. Eine Familie in **Bayern** hatte Erfolg: Die Antenne auf dem Nachbaranwesen kam weg, nachdem wegen langer gesundheitlicher Probleme ein medizinisches Gutachten vorgelegt und der Rechtsweg eingeleitet wurde. Vor der Verhandlung ein einlenkender außergerichtlicher Vorschlag der Funkbetreiber: "Wir bauen ab, wenn Sie die Klage zurückziehen." Eine 78-jährige bissige Bäuerin aus dem **Bayerischen Wald** drohte im Alleingang, sie werde den im Aufbau befindlichen Betonturm sprengen, ihr Bruder sei pensionierter Sprengmeister; flugs wurde der halbfertige Turm entfernt, der Betreiber habe doch "einen besseren Standpunkt im Nachbardorf gefunden".

In **Haaren** (Kreis Paderborn) fallen dem Ortsarzt seit der Installation der Sender viel mehr Krebsfälle auf als je zuvor. In **Heroldsberg** (bei Nürnberg) auch, hier speziell bei jungen Menschen. In **Medebach-Medelon** (Kreis Meschede) registrieren die Bürger vermehrte Krebsfälle in der Nähe des Vodafone-Funkmasten. Der Rat nimmt die Sorgen ernst und verlängert den Vertrag nicht, 2010 wurde abgeschaltet. In **Steinbach-Hallenberg** (Thüringer Wald) ebenso Krebsangst: Ein Mobilfunkturm nahe der Wohnhäuser, neun Frauen mit Brustkrebs in einer Straße, und alle Häuser im Hauptstrahl des Senders. Das Krebsregister in Berlin: "Die Krebszahl ist achtfach erhöht, das ist ein seltenes Ereignis." Das MDR-Fernsehen ("Exakt") filmt Ende 2010: "Achtfach, eine Horrorzahl". Der Turm bleibt, die Anwohner schirmen Fenster und Wände ab. Weltweit ist Krebs an Mobilfunkanlagen ein Thema. Im spanischen **Benajarafe** erkrankten von den gerade mal 400 Einwohnern unglaubliche 50 an Krebs, nach Installation des Senders im Wohngebiet. Der Bürgerprotest hatte Anfang 2012 Erfolg: Der Funk muss - so das Gericht - weg, Einsprüche von Vodafone nutzten nichts. In **Brenes** (Sevilla) der Mast auf einem Schulgelände. 100 Menschen der Umgebung erkrankten an Krebs, darunter Schüler und Lehrer. Die Ärzte des Klinikums von Sevilla fragen jeden neuen Patienten, ob er auch in der Nähe der Funkanlage wohne. Der Rat der Stadt unterstützt die besorgt protestierenden Bürger. Der Mast ist noch da, man hofft weiter. Um Krebs ging es auch in dem israelischen Dorf **Peki'in**. Bürger demonstrierten, der Funkmast wurde zerstört, 30 Menschen wurden verletzt, sechs verhaftet.

Wir von der Baubiologie Maes haben fast täglich mit besorgten Anrufern zu tun. Auch uns ist es gelungen, durch gezielte Hilfe, Messungen und kritische Information den Bau von Funkstationen zu überdenken, bessere Standorte zu finden, Veränderungen an bestehenden Anlagen und die Reduzierung der Feldintensität zu bewirken. Ein spezielles Beispiel kommt aus Israel. In das 100-Seelen-Dorf **Moshav Amikam** sollte ein Sender. Die Bürger legten Einspruch ein. Wir versorgten sie mit Infomaterial. Ein paar Wochen später das Dankesschreiben: "Das Material hat sich gelohnt. Die Antenne wird nicht errichtet. Dieser Sieg ist eine Aufforderung für jeden, mutig in diese Richtung weiter zu arbeiten."

Ulrich Zoth aus **Lohra** bei Marburg ist krank, kann nicht mehr schlafen, nächtigt monatelang in seinem Kombi im Wald. Die Messwerte in seinem Haus am Ortsrand sind hoch, auf dem Nachbarhaus die Sender, wenige Meter entfernt. Der Nachbar ist nicht zu bewegen. Zoth schirmt ab. Danach geht's besser. Er engagiert sich in der Bürgerinitiative. Eine weitere Anlage steht auf dem **Rathaus**, neben dem geplanten Kindergarten. Wir von der Baubiologie Maes sprechen 2001 auf einer voll besetzten Bürgerversammlung, präsentieren Messergebnisse, empfehlen die Verlegung. Bürgermeister Brand reagiert spontan: Die Sender auf dem Rathaus kommen weg. Auf Moral und Verantwortung angesprochen antwortet Mannesmann-Sprecher Dr. Volker Bökelmann vor allen Bürgern: "Ein Wirtschaftsunternehmen kann keine Moral haben."

Am 8. September 2000 erstatteten fünf Bürger aus der **Eifel** (Kall, Bad Münstereifel, Simmerath, Zülpich) **Strafanzeige** bei der Polizei gegen "die verantwortlichen Entscheider der Grenzwerte". Sprecher Gerd Zesar: "Wir Bürger müssen aus der Anonymität heraustreten und Verantwortung übernehmen." Die Anzeige richtet sich gegen "die Leiter und Mitarbeiter des Bundesamtes für Strahlenschutz und der ICNIRP", sowie "die Nebentäter in den zuständigen Behörden, Ministerien und Beratungsgremien". Ihnen wird zur Last gelegt: "Verdacht auf arglistige Täuschung, Betrug, Körperverletzung und unterlassene Hilfeleistung in fahrlässiger oder möglicherweise auch vorsätzlicher Weise".

Ich hörte von Aktivitäten einiger Leute, die sich auf ihre Art zu wehren wissen: Reisende übernachten nicht mehr in **Hotels**, die ihre Dächer für Mobilfunkantennen vermietet haben; Geschäftsleute kündigen die Konten bei jenen **Banken**, die sich einige zusätzliche Euro Miete für den Mobilfunk auf dem Bankgebäude einstecken; Mieter kürzen die **Miete**. Auf einem Essener **Kaufhaus** der Funk, vor dem Kaufhaus informierende und protestierende Bürger; der Umsatz ging merklich zurück.

Ein riesiges medienwirksames **Strahlenschutzgitter** wurde im Sommer 2003 von Josef Schmitt im fränkischen **Weilersbach** errichtet. Es ist 25 Meter lang und neun Meter hoch, besteht aus einer doppelten Lage Hasendraht, versetzt montiert und von sieben Stahlmasten gehalten. Der Draht kommt zwischen sein Wohnhaus und eine Mobilfunkantenne auf der viel zu nahen Scheune. Danach fühlt er sich "wie neugeboren". Mit der Errichtung der Antenne kamen Muskelschmerzen, Schwindel, Schlafstörungen, Augenbrennen, neurologische Sensationen, Allergieschübe... Nach der Errichtung des Strahlenschutzgitters verschwanden alle Probleme. Ein paar Jahre später wurde der Mast auf der Scheune aufgestockt. Prompt kamen seine gesundheitlichen Probleme wieder. Schmitt stockte auch auf, erhöhte sein Gitter auf 13,5 Meter. Und wieder verbesserten sich die Symptome in verdächtig kurzer Zeit, verflogen bald ganz. Übrigens: Für den Strahlenschutz brauchte man Baugenehmigungen (das war gar nicht einfach), für den Strahler nicht.

Noch so eine Behördenanekdote: Die **Attrappe** eines Mobilfunkmastes muss offiziell genehmigt werden, ein echter Mobilfunkmast nicht. Horst Fleischer aus **Dachau** bastelte aus Pappe und allerlei Baumarkt-Utensilien das Abbild eines Funkmastes, montierte den Pappkameraden auf seinen Autoanhänger, um auf das bayerische Mobilfunk-Volksbegehren aufmerksam zu machen und die Bürger für Unterschriften zu sensibilisieren. Die kleine harmlose Attrappe brauchte den Segen der Ämter, all die großen kritischen Mobilfunkoriginale brauchen ihn nicht.

Ein initiativer Bürger der besonderen Art ist Hausbesitzer Frank Herdegen. Anfang 2012 schützt er seine Mieter in dem Mehrfamilienhaus im Zentrum von **Erlangen** vor den Feldern der umgebenden Handysender mit **Abschirmungen** der Außenwände (Spezialanstriche und Metallgewebe) und Fenster (metallbedampfte Dreifachverglasung). Kosten: 20.000 Euro. Effekt: Drinnen 98 Prozent weniger als draußen. Im Haus: kein DECT und WLAN. Der Vermieter: "Ich verlange die übliche Miete."

Eine initiative Bürgerin der besonderen Art ist **Queen Elisabeth**. Die 'Lübecker Nachrichten' im Mai 2000: "Die Landschaft wird zunehmend von Funktürmen verschandelt. Das bekommt auch Englands Queen zu spüren. Ausgerechnet am Rande des Parks von Windsor Castle will die britische Vodafone einen 25 Meter hohen Antennenmast aufpflanzen." Die Queen ließ **Einspruch** erheben und ist "not amused".

Einige hundert Basisstationen wurden im Laufe der Jahre mit Hilfe der **Bürgerwelle** im Vorfeld verhindert oder nachträglich abgeschaltet bzw. abgebaut. Die Bürgerwelle ist ein "Dachverband der Bürger und Initiativen zum Schutz vor Elektrosmog". Es werden Bürgerinitiativen aus Deutschland, Österreich, der Schweiz und Südtirol betreut. Zigtausend Zugriffe auf deren Internet-Seiten verzeichnet ihr Sprecher Siegfried Zwerenz pro Woche, nimmerendende Anfragen werden nimmermüde beantwortet (www.buergerwelle.de). Die Verbraucher- und Umweltorganisation **Diagnose Funk** ist ein weiterer idealer Ansprechpartner, eine wahre Fundgrube, wenn es um kritische Information, Empfehlungen, Tipps, Erkenntnisse, Veröffentlichungen, Broschüren, Flyer... geht (www.diagnose-funk.org). Die wackeren Wissenschaftler und Ärzte der **Kompetenzinitiative** halten ebenfalls interessante und wichtige Publikationen, wissenschaftliche Ergebnisse, Schriftenreihen, Hefte, Unterlagen... bereit (www.kompetenzinitiative.net). So viele engagierte **Bürger** und **Initiativen** klären auf, unterstützen. Sie können hier alle gar nicht erwähnt werden, aber ein paar. Es lohnt sich, auf deren Internetseiten zu schauen, www: funkbewusstsein.de, der-mast-muss-weg.de, gegenwelle.de, puls-schlag.org, mobilfunk-bayreuth.de, mobilfunk-lindlar.de, elektrosmognews.de, gigaherz.ch, next-up.org.

Die Aufzählung aller Bürgeraktivitäten könnte allein ein dickes Buch füllen. Die Initiativen opfern eine Menge Freizeit, viel Geld und Nerven für die Durchsetzung ihrer Ziele, für die Überzeugung, dass die Welt doch noch zu verbessern ist. In einigen Fällen gelingt der Erfolg, in anderen weniger, bei vielen gibt es nach langem, teilweise jahrelangem zähen Ringen mit der Industrie und Politik die Enttäuschung.

Ich habe das Europäische Parlament noch im Ohr: "Die Besorgnis der Öffentlichkeit ist nicht unbegründet." Das Verwaltungsgericht Gelsenkirchen: "Eine neuartige Technologie darf nicht gleich einem Großversuch an der Bevölkerung auf ihre Unschädlichkeit überprüft werden." Die Ärztekammer Niedersachsen: "Bei Mobilfunksendern geht es um unfreiwillig eingegangene Risiken. Es geht um dauerhafte Belastungen. Es sind sehr viele Menschen betroffen. Alle Möglichkeiten einer Minimierung sollten genutzt werden." Die Vereinten Nationen: "Maßnahmen sollen immer ergriffen werden, wenn negative Auswirkungen vermutet werden, auch wenn es noch keinen echten Beweis gibt." Prof. Werner Mäntele: "Derzeit haben wir viele Millionen Versuchskaninchen in Deutschland." Prof. Jörg Disse: "Man muss schon die Augen fest zumachen, um das nicht sehen zu wollen." Dr. Neil Cherry: "Regierung und Industrie versichern, Mobilfunk wäre ungefährlich. Es gibt eine große Zahl wissenschaftlicher Ergebnisse, die das widerlegen." Das Urteil des Bundesgerichtshofes: "Die von den Funktechniken ausgehende Gefahr muss nicht erst durch umfassende wissenschaftliche Forschung bewiesen werden. Es reichen die in der Praxis und im Alltag gemachten Erfahrungen, um daraus schließen zu können, dass die Technologie eine Gefahr für die Allgemeinheit darstellt."

Prof. Wolfram König, seit 1999 Präsident des Bundesamtes für Strahlenschutz, sagte: "Die Glaubwürdigkeit der gesamten Mobilfunkindustrie wird maßgeblich davon abhängen, ob es ihr gelingt, die Sorgen der Bevölkerung ernst zu nehmen und die Kritiker stärker einzubinden. Dazu ist es wichtig, dass die Industrie Mittel für unabhängige Forschung bereitstellt." Wie kann ein Amtsleiter, ein Regierungsberater, von der Industrie, die verständlicherweise ihre Interessen vertritt, interessenunabhängige Forschung erwarten? Die Regierung hat allein für die Vergabe neuer Mobilfunklizenzen von der Industrie mehr als 50 Milliarden Euro kassiert. Die Regierung ist nicht bereit, hiervon nur ein einziges Prozent in die längst überfällige Elektrosmogforschung zu investieren. 2001 stellt sie 8,5 Millionen für die wichtige Frage "Mobilfunk und Gesundheit" im Rahmen des Mobilfunk-Forschungsprogramms (Seite 619) zur Verfügung, das sind 0,017 % der Lizenzeinnahmen. Wo ist der Rest von 99,983 %? Ein geringer Teil geht mit 1,8 Milliarden in eine ganze Reihe anderer Forschungsprojekte, z.B. für "die Entwicklungen neuer Produkte in östlichen Bundesländern". Den gewaltigen "Rest" von 96 %

verschlingt die Tilgung des staatlichen Schuldenberges. Wer hat hier Interessen? Nur die Industrie? Oder auch die Regierung? Was steht hier wirklich im Vordergrund: Wirtschaftswachstum oder Volksgesundheit? Die Glaubwürdigkeit der Regierung und ihrer Behörden, speziell des Bundesamtes für Strahlenschutz, wird maßgeblich davon abhängen, ob es ihnen gelingt, die berechtigten Sorgen der Bevölkerung ernst zu nehmen, unabhängig zu forschen, auf echter Vorsorgebasis zu informieren und vernünftige Grenzwerte zu entwickeln, die nicht allein die Industrie, sondern an erster Stelle den Menschen und die Natur schützen.

Medizinische Blutuntersuchungen initiativer Bürger

Überall im Land lassen Bürger Blut, Urin und Speichel für medizinische Reihenuntersuchungen, und zwar vor dem Aufbau einer neuen Mobilfunkanlage und danach. Sie wollen wissen: Sind biologisch abträgliche Effekte im Blut oder anderen Körperflüssigkeiten nachweisbar?

In **Mastbruch** (das ist kein Name für eine Bürgerinitiative, so heißt ein Ortsteil von Paderborn) treffen sich die Bürger jeden März zur Blutabnahme und zum Abstrich, füllen Fragebögen aus. Anfang 2010 ging der 30-Meter-Turm in Betrieb. Das war der Startschuss für **gesundheitliche Beschwerden** und Sorgen der Anwohner. Proteste der Initiative "Gegenwelle" konnten das strahlende Bauwerk nicht verhindern. Nun will man über fünf bis zehn Jahre anhand von Blut- und Speichelanalysen die Laborwerte von etwa 100 Teilnehmern vergleichen und medizinisch auswerten. Die Wissenschaft zeigt Interesse am "Projekt Mastbruch". Krebsexperten wie Prof. Wilhelm Mösgöller und Prof. Michael Kundi von der Medizinischen Universität Wien sind dabei, Prof. Franz Adlkofer von der Stiftung Pandora in München, Dr. H.-Peter Neitzke vom Ecolog-Institut in Hannover und der Paderborner Radiologe Dr. Horst Schöll.

Die **Rimbach**-Studie läuft eineinhalb Jahre. 60 Teilnehmer des kleinen Ortes in Bayern machen mit. 2011 kommen erste Resultate: Nach dem Aufbau des Funkturms zeigen sich die **Stresshormone** bei den Anwohnern signifikant verändert; Adrenalin- und Noradrenalinspiegel steigen an, Dopamin und Phenylethylamin sinken ab. Eine deutliche Schieflage, eine kritische Regulationsstörung, ein chronischer und nicht regulierbarer Stresszustand, so die Studienleiter Prof. Dr. Klaus Buchner und Dr. Horst Eger. Es bestehe eine "erhebliche gesundheitliche Relevanz", solche Ergebnisse führten "erfahrungsgemäß langfristig zu Gesundheitsschäden". Die Menschen klagen nach der Sendereinschaltung vermehrt über Schlafstörungen, Kopfschmerzen, Schwindel und Allergien.

Aus dem hessischen **Korbach** meldet Initiativensprecherin Jutta Weigel im Sommer 2002 interessante Ergebnisse: Das Blut von 238 Funkanwohnern unterscheide sich von anderen diesbezüglich unbelasteten Gruppen durch eine deutlich veränderte Anzahl an **Retikulozyten**, das sind heranreifende rote Blutkörperchen, die im Funkeinfluss früher als normal ins Blut freigegeben werden. Es zeigen sich zudem Konzentrationsveränderungen bei den **Leukozyten**, den weißen Blutkörperchen des Immunsystems, und beim Hormon **Melatonin**.

Eine Studie im bayerischen **Peiting** mit 126 Betroffenen: "Auswertung von Blutanalysen beunruhigend - Mobilfunk im Verdacht". 40 Prozent der untersuchten Peitinger haben auch auffällige **Retikulozytenwerte**, üblich sind 2 bis 3 Prozent. "Es besteht ein Zusammenhang zwischen der Funkbelastung am Schlafplatz und den schlechten Blutresultaten."

"In **Wewelsburg** bei Paderborn reagierten 90 Prozent der Erwachsenen und Kinder auf die Funkbelastung mit einem Anstieg (oft) oder einem Abfall (seltener) der **Retikulozyten**. Bei Kindern bis vier Jahren kam die auffällige Neigung zur **Blutgerinnung** hinzu." Der Reifeprozess der **Erythrozyten** (roten Blutkörperchen) wurde beeinflusst. Es gab Verringerungen der **Monozyten** (Fresszellen, die "Polizei" des Blutes) und einen Abfall des **Hämoglobins** (roter Blutfarbstoff, Sauerstoffträger) sowie der **MCHC**-Werte (Hämoglobinmenge in roten Blutkörperchen).

Dr. Peter Germann, Sprecher der Interdisziplinären Gesellschaft für Umweltmedizin IGUMED, welche die Blutauswertungen in Wewelsburg und anderen Gemeinden koordinierte, im Sommer 2003: "Selbst kritische Laborärzte sehen nach den Analysen den klaren Zusammenhang zwischen **Elektrosmog und Blutbildveränderung**." Sommer 2004, ein weiterer Zwischenbericht: "2/3 der inzwischen über 1000 Teilnehmer zeigen eine signifikante Reduzierung der **Retikulozytenzahl und -reifung** nach dem Einschalten von Mobilfunksendern, bei Kindern sogar 80 Prozent." Retikulozyten sind eine Vorstufe der roten Blutkörperchen, quasi junge, unreife Blutkörperchen. Sie kommen aus dem Knochenmark und gehen ins Blut, transportieren Sauerstoff von der Lunge zu den Muskeln. Dort wandeln sie sich zu normalen, reifen roten Blutkörperchen um. Anfang 2007 ein Bericht in der Fachzeitschrift 'Umwelt-Medizin-Gesellschaft': "Insgesamt 1232 Personen ließen vor und 625 nach Inbetriebnahme der Sender Blut abnehmen. Die Ergebnisse verdeutlichen, dass markante Unterschiede der Retikulozytenzahlen vorher und nachher auftraten." Kein Zweifel: "Es gibt Effekte am Menschen durch Mobilfunkmikrowellen." Die Tests sollen bundesweit weitergehen.

Kempten: "Blutwerte besorgniserregend verändert". Die Bürgerinitiative **Kempten West**, die sich nach Aufstellung eines T-Mobile-Senders auf der Sparkasse gebildet hatte, legt erste Ergebnisse von Blutuntersuchungen vor. Sie zeigen Anomalien nach Inbetriebnahme des Senders hinsichtlich der **Serotonin**- und **Melatonin**-Ausschüttung. Die erste Blutentnahme erfolgte im November 2006 vor Beginn des Funkbetriebs im Dezember 2006, die zweite im Mai 2007, fünf Monate danach. Die Mediziner Dr. Markus Kern, Dr. Hans-C. Scheiner und Anna Blanz leiten das Projekt. Bei allen 25 Teilnehmern steigt der Melatoninwert tagsüber deutlich an und zeigt sich nachts reduziert. Es sollte umgekehrt sein. Melatonin regelt den Wach-/Schlafrhythmus, ist ein Schlafhormon. Ist der Spiegel nachts hoch, schlafen wir gut und tief. Ist er nachts reduziert, wie bei Elektrosmogbelastungen, schlafen und regenerieren wir schlecht. Ist der Spiegel tags zu hoch, sind wir müde und zerschlagen. Melatonin regelt noch andere wichtige Aufgaben, ist ein wesentlicher Krebsschutz (siehe ab Seite 139). Bei 21 von 25 Teilnehmern fällt Serotonin tagsüber um durchschnittlich 46 Prozent ab. Serotonin ist unser "Glückshormon", lässt uns ausgeglichen und zufrieden fühlen. Auch Serotonin hat vielfältige Aufgaben: Es reguliert den Appetit, regelt die Verdauung, das Zentralnerven- und Herz-Kreislauf-System, das Sexualverhalten und einiges mehr. Die Ärzte: "Besonders alarmierend ist, dass fast alle Teilnehmer nach vermehrter Exposition durch den neuen Funkmasten mit einem massiven Serotoninabfall reagierte. Betroffen macht auch der beträchtliche Melatoninabfall nachts und Anstieg tagsüber. Das Gesundheitsrisiko ist drastisch erhöht."

Gersbach im Schwarzwald meldet einige Wochen nach der Inbetriebnahme des Senders: "Unser Gesundheitszustand hat sich negativ verändert, wir haben fast alle Probleme." Auffällig: Im Blutbild sei bei den sechs Untersuchten, die nah an der Anlage leben, ein Anstieg von **Killerzellen** nachweisbar und der **Blutdruck** gestiegen. In **Schwangau** gehen an einem Tag 110 Teilnehmer zum Pieks in die Vene, in **Betzigau** 345, über 10 Prozent der Bewohner. Andere Allgäuer Ortschaften wie **Nesselwang**, **Pfronten**, **Seeg**, **Lengenwang**, **Wildpotsried** und **Weitnau** sind dabei. **Saarbrücken** macht mit und 70 Kinder in **Lütjensee** bei Hamburg. In der **Schweiz** und **Österreich** ähnliche Aktivitäten. Die hier geschilderten sind wieder nur ein paar exemplarische Beispiele.

Behörden, Stadt, Land, Gemeinden

"Wie das kleine gallische Dorf" zu Asterix Zeiten kommt sich die Stadt **Attendorn** im Sauerland vor. Sie fühlt sich bei der Auswahl von Standorten von den Funkanbietern ausgetrickst, schließen die doch hinter ihrem Rücken einen Vertrag nach dem nächsten mit privaten Besitzern von Immobilien ab. Dabei bemüht sich Attendorn um ein Konzept zur Mobilfunkversorgung mit möglichst **geringer Strahlenbelastung**. Dafür bedarf es der Mitarbeit der Bürger. Die 'Westfälische Rundschau': "Nur wenn alle Bürger wirklich mitziehen, sich informieren, sich bei Anfragen von Betreibern an die Stadt wenden und auch bereit sind, auf Pachteinnahmen zu verzichten, kann das Vorhaben funktionieren."

Im oberbayerischen **Peiting** werden die Verträge auch im stillen Kämmerlein hinter dem Rücken der Gemeinde abgeschlossen, und das entgegen aller Absprachen, welche bei der Auswahl von neuen Standorten eben diese **Zusammenarbeit mit der Gemeinde** sicherstellen sollten. T-Mobile pfeift darauf und wendet sich direkt an vermietungswillige Bürger. Bürgermeister Michael Asam zornig: "Eine Frechheit ohnegleichen." Zuerst würden T-Mobile-Vertreter "einen auf süß machen", und dann hielten sie sich nicht an den unterzeichneten Pakt. Nicht anders überall in Bayern. Landräte, Gemeinden und Bürgermeister äußern ihren Unmut bei einem Treffen in Eching. Sie würden immer viel zu spät unterrichtet. "Man nimmt uns überhaupt nicht wahr", schimpft Hermann Zanker, Bürgermeister von **Hilgertshausen**. Oft werden die Rathauschefs und Verwaltungen erst informiert, wenn, so Rudolf Engelhard, Landrat von **Pfaffenhofen**, "die Bautrupps schon wieder weg sind". Ähnlich die Vorgehensweise in allen Bundesländern.

"Keine neuen Sender ohne städtische Genehmigung", fordert die Stadt **Frankfurt am Main**. Telekom hört's nicht und baut in Bockenheim mitten im Wohngebiet auf. **Baden-Württemberg** will, dass Antennen auf Wohnhäusern, Kirchen und öffentlichen Einrichtungen prinzipiell der amtlichen Erlaubnis bedürfen. **Nordrhein-Westfalen**, **Niedersachsen** und andere Länder denken ebenso. **Hessen**: "Jede Nutzungsänderung eines Gebäudes bedarf des Bauantrages." Das Oberverwaltungsgericht **Münster**: "Wird auf Wohngebäuden eine Mobilfunkanlage aufgebracht, dann handelt es sich um eine genehmigungspflichtige Nutzungsänderung zu gewerblichen Zwecken." In **Mannheim** entscheiden die Richter: "Funk auf Wohnhäusern muss genehmigt werden." Nach monatelangem Tauzehen der Beschluss in **München**: Kein Funk über Kinderköpfen. Auf Schulen, Kindergärten oder Horten soll die Montage "nur noch auf ausdrücklichen Wunsch von Eltern, Erziehern oder Lehrern" möglich sein. Hier und da hat man die guten Vorsätze im Laufe der Jahre durchgehalten, woanders ist man doch vergesslich geworden.

Aschaffenburg beschließt schon im November 1998 darauf zu verzichten, städtische Gebäude in unmittelbarer Nachbarschaft zu Wohnhäusern und anderen sensiblen Bereichen wie Kindergärten und Schulen für Funkanlagen zur Verfügung zu stellen (mein Artikel in Wohnung+ Gesundheit, Heft 91/1999). Selbst wenn gesundheitliche Beeinträchtigungen noch nicht wissenschaftlich im Detail geklärt seien, wolle man Zeichen setzen und hoffe auf einen Nachahmeffekt in anderen Städten und Gemeinden. Trotzdem: In der Mainstadt gibt es heute ebenso viele Mobilfunkstationen wie in anderen Städten auch, die meisten privat vermietet, so viele in Wohngegenden. Aschaffenburg 2012: "Städte und Gemeinden haben nur geringen Einfluss auf die Wahl der Standorte."

Duisburg macht es andersherum und beschließt im Mai 2002: Grundstücke und Immobilien der Stadt sollen den Netzbetreibern gezielt angeboten werden. Damit wäre der Wildwuchs der nicht genehmigungspflichtigen Sender auf privatem Besitz besser im Griff. Und sogar: Gebäude in empfindlichen Bereichen sollten bewusst als Funkstandorte genutzt werden. Das heißt: Antennen rauf auf Schulen, Kindergärten, Kliniken..., auf Wohnhäuser sowieso. Duisburgs Begründung: "Weil **unter** den Antennen **geringere** Feldstärken gemessen wurden als im Umfeld der exponierten Nachbarschaft." Deshalb will Duisburg "verstärkt städtische Objekte anbieten" und "Verträge mit den Betreibern abschließen". Elektrosmog rein in die Schutzgebiete. Andere Städte finden die Idee toll und - last not least - lukrativ. Sie wollen dem Modell folgen.

Anmerkung: Der falsche Rückschluss, es gäbe unter den Antennen geringere Feldstärken, basiert auf Messungen im Auftrag der Stadt in nur einem Kindergarten und Aussagen der Betreiber und einiger industrienaher Institute. Wir kennen aber viele Standorte, wo dem nicht so ist, wo unter den Antennen und daneben, z.B. in Klassen-, Gruppen- und Ruheräumen, auf Schulhöfen und Kinderspielplätzen, viel höhere Feldstärken zu finden sind als in der Umgebung. Die wissenschaftliche Bestätigung unserer Erfahrung kommt vom Institut für Mobil- und Satellitenfunktechnik IMST. Fazit: Sicher ist nur der ausreichende Abstand. Außerdem: Warum sollen nur Schulen und Kindergärten "sensible Bereiche" sein? Was ist mit Kinderzimmern, Jugendzimmern, Schlafräumen, Wohnungen? Hier halten sich Kinder, Erwachsene, Alte, Kranke, Schutzbedürftige... noch viel länger auf und das zudem während der empfindlichen Schlaf- und Regenerationszeit. Deshalb gehören Mobilfunksender prinzipiell nicht derart nah in die Wohngebiete, schon mal gar nicht in sensible Schutzbereiche, nicht in Duisburg oder sonst wo.

Die Industrie und die ihr geneigten "Experten" wiegeln ab. Hans-Peter Frick und Siegfried Schweigart, bei der Telekom zuständig für den Netzausbau in Baden-Württemberg, über die Strahlenintensität an Basisstationen: "Was tun wir Falsches? Das ist soviel wie eine Taschenlampe." Von behördlicher Seite veröffentlicht man in den 'Kommunalen Ökologischen Briefen' die Erkenntnis von Prof. Dr. Karl Brinkmann, Experte für "Elektromagnetische Verträglichkeit biologischer Systeme" und mitverantwortlich für Grenzwerte und Sicherheitsstandards: "Mobilfunkmasten sind ausreichend abgeschirmt und üben keine Wirkung auf den Organismus aus." Kein Mobilfunkmast auf der ganzen Welt ist abgeschirmt, jeder übt Wirkungen auf Lebewesen aus, und die Taschenlampe hat mit Mobilfunkwellen so viel zu tun wie die berühmte Kuh mit dem Sonntag. Was würde mein Patenkind sagen: "Quatsch mit Soße".

Strahlende Kirchen

Kirchen streichen den schnellen Euro ein, vermieten ihre Türme und Gebäude für den Mobilfunk. Immerhin kommen jährlich **4000 bis 6000 Euro Mieteinnahmen** zusammen, mindestens, die Betreiber zahlen gut, das Geld füllt leere Kassen. Einige Tausend Kirchen sind es im ganzen Land. Ich weiß nicht, ob der liebe Gott hiermit einverstanden wäre.

"Kirchen stehen unter wirtschaftlichem Druck und schlagen zuweilen unkonventionelle Wege ein, um ihre Aufgaben zukünftig erfüllen zu können." So der Wortlaut des Umweltreferates der **Evangelischen Kirche Westfalen**. Diese "unkonventionellen Wege" werden beschritten, obwohl man sich bewusst ist, dass bei "Feldern, wie sie bei Mobilfunknetzen verwendet werden, bei Versuchen an Tieren und Zellkulturen Effekte auftreten, die nichtthermischer Art sind. Hierzu gehören Effekte auf das Zentralnervensystem, auf Zellmembranen und auf die Melatoninsynthese." Man erinnert an den "Auftrag zur Bewahrung der Schöpfung" und stellt fest, dass "sich Fragen an unseren heutigen Lebensstil stellen, welche die Technik des Mobilfunks in einem kritischen Licht erscheinen lassen." Der Mobilfunk trage "zu einer rasanten Zunahme von elektromagnetischen Feldern bei". Man gibt Unsicherheit zu, denn eine 100%ige Begründung von Gefahren sei einerseits noch nicht möglich, aber andererseits: "Gesundheitliche Beeinträchtigungen können auch nicht ausgeschlossen werden."

Die **Evangelisch-Methodistische Kirche**: "Es darf nicht sein, dass einer großen Zahl von Bürgern möglicherweise langfristige Schäden zugefügt werden können zugunsten einer prosperierenden Industrie und eines künstlich geweckten Bedarfs. Da Kirchtürme größtenteils in Bebauungsgebieten stehen, wären Anrainer in unmittelbarer Nähe einer Basisstation in jedem Fall Feldstärken ausgesetzt, die zu nachweisbaren Wirkungen führen. Im Hinblick auf die noch nicht absehbaren langfristigen Folgen, besonders für den mit betroffenen Nichtnutzer, zeugt Zurückhaltung bei der Installation von Mobilfunksendern von Verantwortungsbewusstsein... Sendeanlagen auf Wohnhäusern sind auch für die eigenen Bewohner sehr kritisch zu sehen."

Im Mai 2003 tun sich die **katholischen und evangelischen** Kirchen zu einer gemeinsamen 60-seitigen Veröffentlichung zusammen: **"Mobilfunk auf dem Kirchturm?"**. 13 Autoren und Mitarbeiter beleuchten alle Aspekte, von der Geschichte, Technik und Genehmigungspraxis über die Wissenschaft, biologische Wirkungen, gesundheitliche Risiken und Vorsorge bis hin zu rechtlichen Aspekten, Grenzwerten, Bürgeraktivitäten, Empfehlungen, Fallbeispielen sowie christlicher Ethik. Eine pragmatische Fleißarbeit, informativ, nach wie vor aktuell, lesenswert, nicht nur für Christen, nicht nur für Kirchen. Im Kapitel **Bürgerinitiativen** berichten sie von einem Pfarrer, der sein Amt aufgab, weil das Gemeindeklima wegen der Sender auf dem Turm immer schlechter wurde, 600 Unterschriften lagen vor, ein Pfarrgemeinderatsmitglied stoppte seine Mitarbeit, mehrere Gläubige wechselten zur Nachbarkirche oder traten aus. In anderen Fällen führte der Konflikt zur Spaltung des Kirchenvorstandes, hier und da kam es zu Klagen gegen die Kirchengemeinden, in einem Fall zu Drohungen. Das Kapitel **Genehmigungspraxis** macht klar, dass von 27 katholischen Bistümern in Deutschland bereits elf den Mobilfunk grundsätzlich verbieten. Zum wichtigen Thema biologische **Risiken** werden die vielen Verdachtsmomente auf z.B. Veränderungen der Gehirnpotenziale, Chromosomen- und Erbgutschäden oder Krebs angeführt. "Es gibt sehr ernst zu nehmende Hinweise auf Störungen des Nerven- und Hormonsystems." Die wissenschaftliche Überprüfung der Risiken hinke angesichts der Rasanz der technischen Weiterentwicklung hinterher. Und zukünftige Untersuchungen, so die Autoren, dürften immer schwieriger werden, da die hierfür notwendigen unbelasteten Vergleichsgruppen wegen der flächendeckenden Verbreitung von Basisstationen und Handys kaum noch zur Verfügung stünden.

Am 27. September 2000 ließ das Landgericht Frankfurt den Mobilfunk der Telekom-Tochter T-Mobile auf dem Kirchturm der Kreuzkirche von **Oberursel-Bommersheim** per einstweiliger Verfügung abschalten (AZ 2/40 274/00). Die vier Kläger, Bewohner der Umgebung, legten stellvertretend für 30 weitere Gleichgesinnte mehrere Gutachten vor, denen zufolge von der Anlage gesundheitsschädlicher Elektrosmog ausgeht. Die Telekom-Anwälte konterten mit entwarnenden Gutachten von Prof. Dr. Jiri Silny von der TH Aachen, Mitglied der Strahlenschutzkommission. Bei Bürgeranhörungen bringt ihn die Telekom gleich mit, quasi im bezahlten Handgepäck. Die 4. Frankfurter Zivilkammer ließ sich nicht verunsichern: "Eine biologische Gefährdung kann nicht ausgeschlossen werden. Die einstweilige Verfügung ist sofort wirksam."

In einer Nacht- und Nebelaktion stand die Sendeanlage auf dem evangelischen Gemeindezentrum im Herzen von **Ratingen-Hösel** bei Düsseldorf. Zwei Familien zogen daraufhin aus ihren Häusern der nahen Umgebung aus. Deren Messwerte lagen nach unseren Untersuchungen fünfmal so hoch wie der Wert, der zu EEG-Effekten führt, und sie waren **100.000fach höher als vorher** ohne den Mobilfunk. Auf einer Bürgeranhörung stellte Prof. Jiri Silny mal wieder seine und weitere Studienergebnisse vor, die im Rahmen thermischer Bewertung keine Probleme sehen. Er unterschlägt die zahlreichen Forschungsresultate, die reichlich nichtthermische, biologische Probleme nachgewiesen haben. Er täuscht mit einseitig ausgewählten Richtwerten Sicherheit vor, die es nicht gibt. Ein paar Tage später erwischt Pfarrer Winkler einen vom Kirchenfunk arg belasteten und genervten Anwalt der Gemeinde (auch er zog fort) beim mobilen Telefonieren auf der Straße und greift ihn in der Lokalzeitung öffentlich an, die Sender seien nicht schlimm, telefonieren sei schlimmer. Richtig, Herr Pfarrer, die Strahlung beim Handytelefonat ist noch stärker als ein Sender in 50 Metern. Aber das Handy verantworte ich selbst, nicht Sie. Das Handy kann ich abschalten, Ihre Basisstation nicht. Das Handy nehme ich nicht jede Nacht acht Stunden mit ins Bett, die Strahlung Ihrer Basis schon.

In den Turm der katholischen Kirche St. Stephanus in **Neuss-Grefrath** wollte Mannesmann mit seinen Sendern. Es gab initiative Bürger, mehrere Informationsveranstaltungen, 500 Unterschriften dagegen und ein Interview mit mir in der Lokalzeitung. Man machte Druck und drohte mit **Kirchenaustritten**. Im Pfarrbrief dann endlich die erfreuliche Nachricht: "Aus pastoralen Gründen wird auf die Installation verzichtet."

Im Streit um mehrere Mobilfunkantennen auf der evangelischen Kirche in **Niederwöllstadt** bei Frankfurt am Main gab es ebenfalls erste Kirchenaustritte, weitere wurde angekündigt. In der Umgebung 30 evangelische Kirchen mit Sendern. St. Trinitatis im thüringischen **Hersleben** verzichtet auf die E-Plus-Sender. "Wir wollen Schaden von der Gemeinde fernhalten." **Herrenberg-Kuppingen** bei Stuttgart, auch hier erst Widerstand, dann Kündigung. Pfarrer Frick: "Wir haben die Stimmung in der Bevölkerung nicht richtig eingeschätzt." **Rommerskirchen-Evinghoven** (Kreis Neuss), hier kamen 35 Austrittsbekundungen zusammen, 90 Prozent der Bürger waren gegen den geplanten Sender auf dem Turm der St.-Antonius-Kirche. In **Rinteln** an der Weser wurde der Vertrag zwischen dem Kirchenrat von St. Nikolai und Viag-Interkom "in beiderseitigem Einvernehmen" wieder aufgehoben. Die am Turm der evangelischen Kirche von **Plochingen** bei Stuttgart montierte Telekom-Anlage kam wieder weg, Widerstand und die Hilfe der Bürgerwelle führten zur Demontage. "Die Kirche soll beschützen, nicht bestrafen!" In **Zeilsheim** bei Limburg sollten dem Willen des Pfarrers gemäß die UMTS-Antennen auf den Kirchturm von St. Bartholomäus. Das Bistum weigerte sich strikt, wegen drohender Proteste. **Mittelbuchen** bei Hanau, ein ganzes Dorf in der Krise: Überall hingen Protesttransparente, 750 Unterschriften wurden gesammelt, die Gemeinde war gespalten, viele traten aus der Kirche aus. Es wurde gar auf das Gotteshaus geschossen. Mit so viel Wut bei den Bürgern hat der Pfarrer nicht gerechnet. Die Pfarrei Mariä Himmelfahrt in **Wittnau** bei Freiburg sorgte für Aufsehen: Der Pfarrer hält die Messe aus Gewissensgründen nicht mehr ab, der Kantor streikt auch, kein Gesang, keine Musik mehr. Der Grund: Telekom-Strahler im Kirchturm und gut 400 gesammelte Unterschriften dagegen, von einem Drittel der Wittnauer Bevölkerung. "Die Einheit unserer Gemeinde ist gefährdet, die Kirche ist entwürdigt."

Ein besorgter und engagierter Bürger war Dr. Josef Schildt. Als langjähriger Organist der katholischen Kirche St. Mauritius in **Meerbusch-Büderich** bei Düsseldorf wandte er sich an das Pfarramt und den Kardinal in Köln: "Ich empfinde es als eine Schande für meine Kirche, dass der Vertrag für die Montage von Mobilfunksendern auf dem Turm von St. Mauritius bereits unterzeichnet ist. Wenn unsere Kirche es zulässt oder sogar befürwortet, dass Kirchtürme für die Verbreitung lebensbedrohender Energien missbraucht werden, weil Geld für sie wichtiger ist als ihre Lehre, dann kann ich das nicht länger unterstützen. Wie kann sich eine Kirche, die sich heilig nennt, dazu hergeben?" Er übergab seinen Brief plus 50 Seiten kritischer Mobilfunkinformationen. St. Mauritius strahlt trotzdem, seit 2001, elf Jahre, zentral im Wohngebiet.

Im **Bistum Würzburg** stoßen die Mobilfunkbetreiber auf wenig Gegenliebe: "Wir sind strikt dagegen, solange keine gesicherten Erkenntnisse über die biologischen Wirkungen der elektromagnetischen Strahlung von Sendern vorliegen. Wir wissen zu wenig über die Gefahr, sowohl bei Menschen, die in der Nähe von Sendern leben, als auch bei Tieren, z.B. Fledermäusen, Schleiereulen und Falken, die unter dem Dach der Kirchtürme hausen und starker Strahlung ausgesetzt werden." Außerdem sei das mit der religiösen Bedeutung von Kirchen nicht vereinbar. Es ginge um sakrale Bauten, die auf Gott verweisen. Kirchtürme als

Masten für Sendeanlagen zu nutzen, hieße diese abzuwerten. Der Umweltbeauftragte der Würzburger Diözese, Edmund Gumpert: "Mit unserem Eintreten für das Leben und die Bewahrung der Schöpfung machen wir uns unglaubwürdig, wenn wir solche Sendestationen ohne solide Einschätzung des möglichen Risikopotenzials zulassen. Der immaterielle Schaden wäre dann größer als der materielle Nutzen."

Im Erzbistum **München-Freising** sind 2000 Kirchtürme für Mobilfunkstationen tabu. Kardinal Friedrich Wetter: "Man sollte negative Folgen für die Gesundheit von vornherein vermeiden." Auch im Kreis **Tübingen** sagte man strikt "Nein!" zu Mobilfunksendern an Kirchtürmen oder sonstigen kircheneigenen Gebäuden. Gerade Kirchen hätten die Pflicht, Schaden von der Schöpfung fernzuhalten. Das Bistum **Trier** hat sich entschieden: "In der Verantwortung für den Menschen und für die Schöpfung Gottes werden keine Verträge mehr über die Installation von Mobilfunksendeanlagen in Kirchtürmen vergeben." Zuviel Unfrieden, Unruhe, Widerstand und Proteste in den Gemeinden, deshalb: "Das Bistum **Limburg** und die Synode der evangelischen Kirche von **Hessen** lehnen weitere Mobilfunkantennen auf ihren Gebäuden und Kirchtürmen ab." Mit Rücksicht auf den Charakter von Sakralbauten und "wegen möglicher gesundheitlicher Gefahren" hat Bischof Alois Kothgasser das Anbringen von Sendern auf Kirchen, Kapellen, Pfarrhöfen und kirchlichen Gebäuden in der Diözese **Innsbruck** untersagt.

Andere Diözesen, Kirchen, Gemeinden, Räte, Presbyterien sehen das lockerer, rüsten auf, füllen leere Kirchenkassen. Im Bistum **Münster** waren schon vor zehn Jahren ein Viertel der 900 Gotteshäuser mit Mobilfunk bestückt, Tendenz steigend. 40 waren es in **Rostock** und Umgebung, so ähnlich in **Schleswig-Holstein** und **Hamburg**. "5000 Euro pro Jahr, kein Pappenstiel!" **Kölns** Generalvikar Feldhoff machte in Sachen Finanzen im 'Focus' allgemein und prinzipiell klar: "Geld ist Macht. Sollte das jemand leugnen, müsste man prüfen, ob er wegen mangelnder Eignung und Heuchelei zu entlassen ist." Trotzdem bleibt der 157 Meter hohe Kölner Dom funkfrei. Dombaumeisterin Barbara Schock-Werner: "Anfragen hatten wir viele." Dafür stehen die Sender auf dem Dom-Verwaltungsgebäude, über Schock-Werners Dienstwohnung.

Einige Gotteshäuser verstecken ihre Strahler auf dem Turm geschickt, so die evangelische Hoffnungskirche in **Koblenz-Pfaffendorf**. Hier lauern das D-Netz im Sockel des heiligen Kreuzes und das E-Netz hinter den Schallaustrittsöffnungen des Glockenturms. Ein Steinwurf entfernt: der Kindergarten. Auch St. Mauritius in Meerbuschs Ortsteil **Büderich** tut als wäre nichts geschehen, kein Funk in Sicht, er duckt sich hinter den Lamellenverkleidungen der kleinen Turmfenster. Hier können Sie lange suchen: Im Turm hinter den unscheinbaren Glockenschallfenstern der Christus-König-Kirche in **Krefeld-Verberg** die leistungsstarken Sender mehrerer Betreiber. Hoch oben auf dem Turmdach der Versöhnungskirche von **Düsseldorf-Flingern** ist der Handyfunk zum Wohl der

Gemeindekasse Teil des Kreuzes, kaum einer nimmt's wahr. Auch auf dem Turm der evangelischen Apostelkirche in **Neuburg** an der Donau ist das Kreuz selbst die strahlende Handyantenne. Supergut im Kirchturm versteckt, noch ein paar Beispiele aus meiner Umgebung, längst nicht alle: Heilige Dreikönige in **Neuss**, St. Cyriakus in **Grevenbroich-Neuenhausen**, St. Pantaleon in **Jüchen-Hochneukirch**, St. Suitbertus in **Düsseldorf-Bilk**, St. Apollinaris in **Düsseldorf-Oberbilk**, St. Benediktus in **Düsseldorf-Heerdt**, St. Barbara in **Mönchengladbach**, St. Norbert in **Duisburg-Obermarxloh**, Elisabethkirche in **Duisburg-Vierlinden**... und in so vielen anderen. Hier wie sonst: Die Ideen gehen nicht aus.

Eine Idee der besonderen Art: Eine Kirche im **Bergischen Land** östlich von Köln will den Funk, 4000 Euro pro Jahr locken. Die Bürgerinitiative mit 100 Mitgliedern ist dagegen, die Geistlichen lenken nicht ein. Bis die Initiative ein Angebot unterbreitet: Die Kirche solle auf die Installation verzichten, nicht aber aufs Geld, denn das wollen die 100 Unverdrossenen zahlen, jeder 40 Euro pro Jahr, das macht 4000, eben für die Nicht-Installation und eine elektrosmogfreie Umgebung. Das war es ihnen wert. Die Kirche war gerührt und hat das Projekt abgeblasen. Kein Funk, keine Einnahmen für die Kirche, keine Ausgaben für die Bürger.

Eine eiskalte Dusche erwischte die Mobilfunkgegner der hessischen 20.000-Einwohner-Stadt **Bruchköbel**. Der Bundesgerichtshof in Karlsruhe entschied in höchster Instanz: "Unterhalb der Grenzwerte gibt es keinen Nachweis für Gesundheitsgefahren." Deshalb: Der Mobilfunk im Kirchturm bleibt. "Unwesentliche Einwirkungen" seien zu dulden. Als unwesentlich gelte, was sich im Rahmen der Grenzwerte befindet. Der Staat müsse keine Vorsorge für "hypothetische Gefahren" leisten. Mit diesem Urteil schwindet erneut die Hoffnung vieler Bürger und Initiativen auf Erfolg vor Gericht. Die Ironie: Die Karlsruher Richter verlangten von den betroffenen Menschen den wissenschaftlichen Beweis, dass die Funkmasten definitiv krank machen (mehr hierzu ab Seite 590).

Prof. Dr. Werner Thiede ist Pfarrer der bayerischen Landeskirche und lehrt Theologie an der Universität Erlangen-Nürnberg. Auch er ist erstaunt und besorgt über die rasant wuchernden Mobilfunktechniken: "Seit Jahren verdichten sich die Indizien für eine Schädigung sowohl von Menschen als auch von Tieren und Pflanzen durch den Mobilfunk. Der aktuelle Ausbau des Hochgeschwindigkeitsnetzes LTE geht voran. Wird die Bevölkerung wieder zum Versuchsobjekt degradiert? Theologische Ethik sollte nicht länger wegschauen. Die christlichen Kirchen sind aufgerufen, sich für einen effektiven **Schutz der Menschen** vor der zunehmenden elektromagnetischen Strahlung einzusetzen, sie müssen sich entsprechend sorgfältig und verantwortungsvoll positionieren. Sie werden noch deutlicher als bisher zu erklären haben, dass offene oder kaschierte Sendemasten auf Kirchtürmen sowohl in symbolischer als auch ethischer Hinsicht fehl am Platze sind. Nicht Sorglosigkeit, sondern Vorsicht, Vorsorge und Aufklärung sind gefragt."

Ziviler Ungehorsam, Notstand, Notwehr, Störung, Zerstörung

"Ziviler Ungehorsam ist die einzige Waffe gegen immer neue Handymasten. Das ist eine Notmaßnahme. Wir üben heftige Kritik am Gesetzgeber." Auf der **Salzburger** Tagung **'Gesundheitsrisiko Mobilfunk'** trafen sich am 29. November 2001 Wissenschaftler, Umweltmediziner, Politiker, Juristen, Stadträte, Landräte, Bürgerinitiativen. Stadtratsmitglied Johann Padutsch: "Wir versuchen die Bevölkerung zu schützen." Und das zur Not mit "Harakiri-Methoden", wenn's sein muss. Notwehr gewissermaßen. Dass sie das können, die Salzburger, zeigen die Beispiele auf Seite 304: Nonnen setzten sich in die Baugrube, Mobilfunkgegner ketteten sich an Türme, Bürger besetzten Baustellen. Hier in Salzburg wie in Pasing und an so vielen anderen Schauplätzen. In Neuenhain bei Höchst blockierten Einwohner mit ihren Autos ein Bauvorhaben. In Baltmannsweiler blockierten die Bürger den Bauwagen mit Gabelstaplern. Im bayerischen Wald drohte eine Oma mit Sprengung.

Ziviler Ungehorsam, das Lexikon definiert: "Gehorsamsverweigerung eines Bürgers als Mittel des Widerstands gegen staatliche Gewalt." Mobilfunk: Staatliche Gewalt? Sie erinnern sich: "Die Wohnung ist unantastbar", so das **Grundgesetz**. Sie wird aber angetastet, mit staatlicher Genehmigung und Förderung, oft gründlicher als durch Lärm, Abgase oder andere Umweltrisiken, vor denen man sich in der Schutzburg namens Wohnung meist besser abschotten kann, wenn man will.

Was ist mit der **Bauordnung**: "Bauten sollen die **Gesundheit des Menschen** und die **natürliche Lebensgrundlage** nicht gefährden." Ist die elektromagnetische Dauereinwirkung tief in unsere Bauten hinein keine Gefährdung der Gesundheit? Nein? Woher wissen die das? Nur weil Körper nicht fiebrig erhitzen? Wo ist die Grundlagenforschung, wo der Beweis, dass Mobilfunk ungefährlich ist? Wo die vom Landtag NRW 1994 geforderte und nie erfüllte "umfassende Abschätzung der Risiken für den Menschen"? Ist dieser Elektrosmog nicht einmal eine Gefährdung der natürlichen Lebensgrundlage? Wirklich nicht? Dann zeige mir mal einer solche Feldintensitäten, Frequenzen, Modulationen und Pulsungen in der Natur. Es gibt sie nirgendwo, hat sie nie gegeben. Die Entwarnungen von Politik und Industrie stehen auf dünnem Eis, wackeligem Boden. So lange: Versuchsobjekt Mensch und Natur.

"Jeder hat das Recht auf **körperliche Unversehrtheit**." Wieder unser **Grundgesetz**. Was ist es uns wert? Wenn es schon derart viele Forschungsergebnisse gibt, die Probleme nachweisen, wenn es noch derart viele offene Fragen gibt, wenn Millionen betroffen sind und so viele unfreiwillig, ist die körperliche Unversehrtheit dann noch garantiert?

Manche sprechen bereits von **Notstand**. Das **Bürgerliche Gesetzbuch** sagt zum Thema Notstand in § 228: "Wer eine fremde Sache beschädigt oder zerstört, um eine durch sie drohende Gefahr von sich oder einem anderen abzuwenden, handelt nicht widerrechtlich, wenn die Beschädigung oder Zerstörung zur Abwendung der Gefahr erforderlich ist und der Schaden nicht außer Verhältnis zu der Gefahr steht." Ist die Bestrahlung mit Mobilfunkwellen bis in die letzten Winkel der Erde, speziell die unfreiwillige, schon Notstand, schon drohende Gefahr? Laut Gesetzgeber gibt es keine, und somit keinen Grund der Abwendung einer solchen. Wir haben schließlich Grenzwerte, Merkel sei Dank.

Der Kampf gegen den Mobilfunk fängt an zu eskalieren. In **Thiersheim** gab es einen Schaden von 100.000 Euro und lange Funkstille, als unbekannte Täter die Zuleitungskabel eines Telekommastes durchtrennten. Ähnliches in **Bischofsheim**, Kabelstränge der umstrittenen Sendeanlage auf dem Schlauchturm der Feuerwehr wurden nachts gekappt. Im **Leiblfing** ebenso, zudem ging die Elektronik zu Bruch. Der 15 Meter hohe Vodafonemast am Ortsrand von **Lohra** wurde aus der Verankerung gerissen und gekippt, Sachschaden 40.000 Euro. In **Altenstadt** ruinierten Unbekannte die Elektronik und zerschnitten Kabel, Schaden 25.000 Euro und Wochen Betriebsausfall. Aus **Brandenburg** kommt die Drohung an E-Plus per Post: "Kommt es zum Senderaufbau, werden wir den durch Feuer zerstören." Im schwäbischen **Hittistetten** ging eine E-Plus-Anlage nahe der A 7 in Flammen auf. In **Kaiserslautern** eine ganze Palette von Zerstörungen. Aktivisten kletterten auf den Mast in **St. Märgen** und packten die Richtfunkantennen in Alufolie ein mit dem Effekt: Funkstörung, die Anlage schaltet ab, das Sondereinsatzkommando der Polizei rückt an. In **Platting** die Festnahme eines 28-jährigen, er sabotierte 34 Funkstationen in Niederbayern. Ein Politiker klettert in **Herborn** mit einem Seitenschneider zu den Funkantennen. In **Lauterecken** kommt das Beil zum Einsatz, Kabel werden gekappt. Sachbeschädigung an den Anlagen in **Niederklein**, **Borken**, **Wittenberge** und **Deesbach**. In **Westhausen** wieder Metallfolien um die Sektorantennen an einem hohen Kamin: Sendepause. Vier gezielte Schüsse führten zur Funkstille in **Balingen**: 50.000 Euro. Im Schweizer **Winterthur** krachte der Mobilfunkstahlmast zu Boden, Bauer Sturzenegger (ab Seite 383) brauchte nur zuschauen: Vodafone war unter Druck und baute freiwillig ab. Ich hörte, Betreiber drohen Zeitungen mit **Anzeigenboykott**, falls sie über solche Aktionen berichten; die Angst vor Kettenreaktionen ist groß.

Ich las, dass in den **USA** die Jagd auf Mobiltelefone und Basisstationen Schule macht; statt auf Tontauben wird auf die Sektorenantennen und Richtfunkschüsseln von Sendemasten geschossen, von Fahrzeugen abgeknipste Antennen werden wie Trophäen gesammelt und getauscht.

Ein Antennenstandort der ganz besonderen Art, bisher ohne Protest: Der höchstgelegene Handysendemast der Welt steht in Afrika, oben auf dem **Kilimanscharo**, direkt neben dem ewig schneebedeckten Gipfelkreuz in fast 6000 Metern über dem Meeresspiegel. Wie gut, dass man von dort aus dem/der Geliebten sofort eine SMS und ein Foto schicken kann: "Puuh, geschafft, bin oben, Luft dünn, love 2 you, Kili 4 ever."

Aufruhr im Ausland: Irland, Italien, Israel, Spanien, Frankreich...

In **Nordirland** zwei zerstörte Funkanlagen, in der Nähe häuften sich die Krebsfälle, die Polizei spricht von "Anschlägen durch Terrorgruppen".

'BBC-News': "Vandalen haben einen Funkmasten in der britischen Grafschaft **Worcestershire** niedergerissen." Es gab auch hier eine Angst machende Häufung von Gesundheitsproblemen seit der Errichtung.

Im italienischen **Padua** und in **Süditalien** haben kranke und verärgerte Anwohner zwei Funktürme gesprengt.

In **Israel** auffällig viele Krebsfälle in den wenigen Jahren nach diversen Senderinstallationen, besonders bei Jugendlichen. Die 'Jerusalem-Post' berichtet von Zerstörungen durch Brandanschläge, einmal nach dem Krebstod von drei jungen Männern. 16 Antennenanlagen gingen in die Brüche, speziell in dem Ort **Osfia** südlich von Haifa. Hier auf dem Berg Mount Carmel stehen besonders Antennen. Einwohner berichten von 130 Krebsfällen, eine außergewöhnliche Häufung in kurzer Zeit. Noch mal Israel: In **Horesh** bei Dimona nahmen 200 Leute das Gesetz in die Hand und rissen die große Funkanlage vom Dach einer privaten Villa, nachdem sie den Besitzer gebeten hatten, das freiwillig zu tun. Er tat es nicht. Der Villenbesitzer und seine Familie nahmen die Beine unter die Arme, als sie die wütenden Menschen anrollen sahen.

"Mobilfunkstrahlen begründen die vernünftige Vermutung, nicht unschädlich für die Gesundheit von Menschen zu sein, die ihnen permanent ausgesetzt sind." Aus dem Urteil des Gerichtes Erster Instanz in **Bilbao/Spanien** im Juni 2001. Das Gericht untersagte den weiteren Betrieb einer Mobilfunkstation wegen gesundheitlicher Klagen aus der Nachbarschaft. "Die Antenne bleibt verboten, bis der Betreiber Airtel schlüssig nachweisen kann, dass deren Strahlung unschädlich ist." Danach ging es südlich der Pyrenäen richtig rund. "Bürgerproteste führten in ganz Spanien innerhalb weniger Monate zur Abschaltung von 2000 Mobilfunkanlagen, tausende neue Standorte wurden verweigert, unzählige Erweiterungen nicht mehr genehmigt." So die Zeitung 'El Pais' und alle spanischen Medien, es wurde nonstop berichtet.

Los ging die Lawine auch in **Valladolid**, der nordspanischen Großstadt mit 320.000 Einwohnern. Hier legte das Gericht sechs Mobilfunkmasten mit 36 Antennen verschiedener Betreiber in der Nähe einer Grundschule still, die zwei Jahre zuvor errichtet wurden. Drei Kinder erkrankten in dieser Schule an Leukämie und eines an Lymphdrüsenkrebs, das steht gegen jede Statistik. Die Lehrer: "In den letzten 30 Jahren gab es keinen einzigen Leukämiefall. Und jetzt so viele in einem Jahr. Als wäre Krebs ansteckend." Es wurden außer den Funkwellen keine anderen Risikofaktoren gefunden. Das, so Experten, erhärte den Verdacht, dass der Funk die Ursache für die Krebsfälle ist. Darauf deute zusätzlich hin, dass es nach der Installation auch in den umliegenden Wohnhäusern bereits 18 Krebsfälle bei Kindern und mehrere bei Erwachsenen gibt. Messungen zeigten hohe Werte bis 4000 Mikrowatt pro Quadratmeter. Die Betreiber verstecken sich hinter Grenzwerten. Die spanische Telefónica in 'Arte': "Was Valladolid angeht, könnte es schon sein, dass es sich hier - sagen wir mal - um **einen Einzelfall** handelt." Das erste Mal, dass die Verantwortlichen der Industrie in Erwägung ziehen, dass die Antennenstrahlen gesundheitliche Auswirkungen nach sich ziehen.

Zehntausende gingen in Valladolid auf die Straße. Die Verwaltung ordnete den **Funkstopp** und die Schließung der Schule an, bis der Grund für die häufigen Krebserkrankungen gefunden sei. Die Industrie protestierte, die Sender blieben abgeschaltet, mussten innerhalb von drei Monaten demontiert werden. Prof. José Fernández Ruiz vom Institut für Biophysik der Universität Oviedo: "Die Ursache der Kinderkrebsfälle von Valladolid ist elektromagnetischer Natur." Prof. Rafael Gabriel Sánchez in seiner Studie für das spanische Gesundheitsministerium: "Elektromagnetische Felder gehören zu den Hauptumweltrisikofaktoren für Leukämie." Die Gerichte: "Es ist größtmögliche Vorsicht geboten."

Normalerweise gehören **Störche** zum Alltagsbild von Valladolid, viele Störche, überall auf Kaminen und Dächern. Seit hier ein wahrer Antennenwald aufgebaut wurde, kamen keine Störche mehr zum Brüten.

"Wir drehen den Strom für Sender in der Nähe von Schulen und Wohngebieten ab." Drohungen mehrerer spanischer Kommunen an die Mobilfunkbetreiber folgten. Immer mehr Krebsfälle in der Nähe von Antennenanlagen wurden bekannt, speziell an Schulen: in **Ronda** bei Malaga zwölf Schüler und Lehrer, im mittelspanischen **Córdoba** drei Kinder, im nordspanischen **Figueres** ebenfalls drei, in Madrids Vorort **Aluche** fünf, in **Badalona** bei Barcelona neun, in **Torrevieja** bei Alicante sieben, und das immer und überall in nur wenigen Monaten. Die spanische Öffentlichkeit ist elektrisiert. In **Bilbao** und **Alicante** werden per Richterbeschluss Sender abgebaut, aus gesundheitlicher Vorsorge, in einigen Städten der **Costa el Sol** auch. Woanders gehen sie in Flammen auf, z.B. im baskischen **Lemona**. Auf **Gran Canaria** bleibt dem Anbieter Telefónica nach heftigem Bürgerprotest nur noch der Abbau. In **Atios** (Galicien) werden alle Anlagen aus dem Ortskern auf einen 500 Meter entfernten Hügel verlegt. Bei **Teruel** in Ostspanien kappte der genervte Dorfbürgermeister die Stromzufuhr höchstpersönlich.

Das portugiesische Bildungsministerium zieht im Februar 2002 Rückschlüsse aus den Ereignissen im Nachbarland: "Die **Regierung Portugals** ordnet die Entfernung aller Mobilfunksender von Schulen an."

Ein kleiner Ort im ländlichen Herzen von **Frankreich**. Familie Jeanjon betreibt seit 18 Jahren eine **Hühnerzucht**. "Es lief immer alles normal, bis der Turm kam." Ein 40-Meter-Mobilfunkmast wurde 50 Meter neben das Haus der Jeanjons gesetzt. Danach schlüpfen aus den Eiern **keine Küken** mehr. Die Züchter schlagen ein Ei nach dem anderen auf, nichts, hier und da mal Fragmente eines Embryos. Entsetzen, die Suche nach Ursachen geht los. Brutapparate werden getauscht, das Futter gewechselt, Tierärzte konsultiert, Hennen von Kollegen besorgt, kein Erfolg. Das nächste Experiment: Die Legehennen der Jeanjons kommen auf weit entfernte Höfe, und siehe da, hier klappt es wieder, gesunde Küken erblicken das Licht der Welt, alles normal, wochenlang. Zurück zu den Jeanjons, das gleiche Spiel, mehrere Versuche mit gleichem Ergebnis. Ein 'Arte'-Filmteam befragt die France-Télécom: Entwarnung, Spekulation, alles unwahrscheinlich, wissenschaftliche Laboruntersuchungen hätten keine Effekte gezeigt. Verschwiegen wird, dass Dr. Andras Varga (Uni Heidelberg), Dr. Theodore Litowitz (Uni Washington), Dr. B.J. Youbicier-Simo (Uni Montpellier) und Prof. Juri Grigoriev (Russische Strahlenschutzkommission) Hühnerembryos mit Mikrowellen bestrahlten (Seiten 137, 196, 240, 299) und feststellten, dass alle (Varga) bzw. 75 % (Grigoriev) bzw. über 50 % (Simo, Litowitz) verkrüppelt oder getötet waren, und das weit unterhalb der Grenzwerte. Die Telekom selbst suchte und fand: Kükenmissbildungen (ab Seite 239).

Frankreich, **St. Cyr** in der Nähe von **Paris**. Die beiden Mobilfunkantennen auf dem Dach der Ernest-Bizet-Grundschule werden verdächtigt, für **acht Krebserkrankungen** bei Kindern verantwortlich zu sein. Drei erkrankten und starben an einer seltenen Form von Gehirntumoren, fünf an anderen Krebsarten. Zunehmend werden Kinderkrebsfälle in der nahen Umgebung entdeckt. Die Häufigkeit von Depressionen und Selbstmordfällen ist auffällig. Die Messwerte: 10.000 Mikrowatt pro Quadratmeter, zweifellos im biologisch kritischen Bereich. Die Eltern: "Wenn die Antennen nicht weg kommen, schicken wir unsere Kinder nicht mehr zur Schule." Die Anlagen werden zuerst **abgeschaltet**, dann ganz **abgerissen**, ein langes Tauziehen ist zu Ende.

In Deutschland erfährt man von den eskalierenden Mobilfunkaktivitäten im Ausland wenig bis gar nichts, nichts von den besorgniserregenden wissenschaftlichen Studien zum Thema Elektrosmog, kaum was von den vielen festgestellten Risiken für Mensch und Natur. Wo bleibt der Journalismus, die Medien? Gehen diese Fakten nicht jeden an? Die meisten Menschen sind schlecht informiert. Aber jeder ist betroffen! Man hört auch nichts davon, dass in den Irak-Kriegen die ersten elektromagnetischen Waffen und E-Bomben (Seite 530) zum Einsatz kamen und von den Amerikanern wieder tonnenweise Geschosse mit radioaktivem Uran (Seite 791) verballert wurden, was den betroffenen Menschen, besonders auch den Kindern, die mit den Waffenresten spielen, noch nach Jahren Verkrüppelung und schleichenden Tod garantiert. Dafür laufen nicht enden wollende Vormittags- und Nachmittags-Talkshows zu Themen wie "Was bist Du fett, du Schlampe!" oder "Frauen küssen mich nicht, weil ich faule Zähne habe!", garniert mit Livebildern von den Bäuchen und aus den Mundhöhlen der Studiogäste.

Fallbeispiele Mobilfunk-Basisstationen

Wir von der Baubiologie Maes und die Ärzte, mit denen wir zusammenarbeiten, erleben zunehmend, dass Menschen auf die elektromagnetische Dauerberieselung von Mobilfunksendern reagieren. Sie werden nach wie vor mitten in Wohngebiete gebracht, auf das Dach des Bürohauses gegenüber, an den Kamin der Fabrik um die Ecke, an die Fassade des Hotels nebenan, an den Aufzugschacht des Parkhauses... Neue Sender schießen wie Pilze aus dem Boden, bestehende werden ständig nachgerüstet. Die Klagen werden lauter, dass körperliche und seelische Symptome wie Kopfschmerz, Schwindel, chronische Müdigkeit, Ohrenrauschen, Hormon- und Nervenprobleme, Herz- und Schlafprobleme, Sehstörungen, Allergien, Konzentrationsstörungen, Unwohlsein, Gereiztheit, Angst und Depression auftraten, nachdem man in der Nähe neue Anlagen installierte. Gesundheitliche Erfolge nach Abschirmung von mobilfunkbestrahlten Räumen, nach Verlegung von Schlafplätzen oder Entfernung bzw. Ausschaltung der Verursacher werden immer deutlicher. Das gilt für die großen Mobilfunksender draußen, die unsere Häuser erreichen und in sie eindringen, genauso wie für die kleinen DECT-, WLAN-, Babyphon- und anderen Sender drinnen. Hier eine Auswahl unserer zahlreich, immer zahlreicher vorliegenden Fallbeispiele zum Thema Basisstationen, es gäbe noch so viele...

Rathaus Ratingen: Mobilfunksender werden versetzt

Die **Hausmeisterwohnung** liegt hoch oben auf dem großen Flachdach des achtgeschossigen Rathauses von Ratingen. Vor der Wohnung sind Teile des Daches als Terrasse gestaltet und begrünt. Hier lebt Hausmeister Friedrich Schäfer mit Frau Brigitte, Sohn Maik und Hund Oscar. Sie haben einen prächtigen Blick über die ganze Stadt, bis nach Düsseldorf und Essen und in die Wälder der Umgebung. Auf dem Rathausdach gibt es mehrere Sender für den Funkrufdienst **Quix** und das Mobilfunk **E-Netz**. Quix sendet mit 50 Watt Leistung aus einer Rundstrahlantenne und das E-Netz mit je 15 Watt aus drei gerichteten Sektorantennen. Quix wurde im Winter 1995 installiert und das E-Netz im Sommer 1997. Die Sendeanlagen sind auf dem Dach und an den Außenmauern der Hausmeisterwohnung montiert, nur drei (!) Meter von der Terrasse und vom Schlafraum der Schäfers entfernt. Die ganze Familie klagte über Gesundheitsbeschwerden, die erstmals ab August 1997 auftraten, kurz nach der Installation des E-Netz-Mobilfunkmastes.

Der Hausmeister bekam erste Asthmaanfälle (die vom Notarzt behandelt werden mussten), beklagte zunehmende Müdigkeit, Kopfschmerz, Schlafstörungen, Ohrgeräusche und Zerschlagenheit. Er konnte nachts keine drei Stunden mehr schlafen. Seine Frau bekam Kopfschmerzen und Schwindel, fühlte sich zunehmend schlapp und unkonzentriert und stellte auch bei sich Seh- und Schlafstörungen fest. Der achtjährige Sohn schlief ebenfalls schlecht, schlafwandelte jede Nacht mehrfach durch die Wohnung und beklagte erstmals Kopfschmerzen. Gegen den schlechten Schlaf und die Schmerzen bekam das Kind vom Arzt Schlaf- und Schmerztabletten. Außerdem wurde seine Neurodermitis schlimmer als je zuvor, auch er bekam Sehstörungen. Alle drei fanden, dass sie viel aggressiver und nervöser wurden. Verhaltensauffälligkeiten zeigte auch der Hund; einst vital, schlief er seitdem nur noch. Der Schwiegervater kam nicht mehr zu Besuch, sein Hörgerät brummte und piepte in der Wohnung, eine normale Unterhaltung war unmöglich.

Waren Familie und Hund nur ein oder zwei Tage woanders, bei Freunden oder Verwandten, dann verschwanden die Symptome. Nach der Rückkehr stellten sie sich sofort wieder ein.

Der Gesundheitszustand der ganzen Familie verschlechterte sich. Es mussten immer stärkere Medikamente gegeben werden. Alle wurden immer mürber, immer müder, immer gereizter, waren mit den Nerven runter. Hausarzt Dr. Peter Reinemer schrieb ein Attest an die Ratinger Stadtverwaltung: "Meine Patienten Birgit, Friedrich und Maik Schäfer können aus gesundheitlichen Gründen nicht mehr in der Wohnung leben. Es besteht absolute Gesundheitsgefährdung. Der Zustand meiner Patienten ist äußerst kritisch. Es ist davon auszugehen, dass das mit der im August aufgebauten Funkanlage zusammenhängt." Innerhalb von wenigen Wochen verschlechterten sich auch die Laborwerte bei Mutter, Vater und Kind. Verschiedene medizinische Blutergebnisse waren bedenklich aus dem Lot, die Blutsenkungen erhöht. Beim Vierbeiner Oscar wurden ebenfalls Blutuntersuchungen durchgeführt, auch hier gab es vergleichbare Auffälligkeiten: Erythrozyten, Hämoglobin, Haematokrit, MCV, MCH und Thrombozyten massiv verändert. Der Tierarzt befürchtete Thrombopenie und Leukämie.

Die Feldstärken, die wir bei den Schäfers gemessen haben, findet man selten: **30.000 Mikrowatt pro Quadratmeter** draußen auf der Terrasse, **8000 µW/m²** drinnen in den Schlafräumen. Die Hintergrundbelastung durch Mobilfunksender lag in Häusern nach unserer Erfahrung derzeit bei **0,1 bis 1 µW/m²** (einschließlich der in den Jahren davor reichlich installierten D- und E-Netze), also beim zehntausendstel der gefundenen Werte. E-Plus schrieb: "Die Messungen von Herrn Maes haben gezeigt, dass die Ergebnisse in der Wohnung deutlich unter den biologisch relevanten Grenzwerten liegen." Das stimmt, bezogen auf Thermik. Nun sind die Schäfers aber nicht warm, sondern krank geworden.

Die Stadtverwaltung Ratingen reagierte spontan, als mein baubiologisches Gutachten mit einer Stellungnahme des Medizinphysikers Dr. Lebrecht von Klitzing vorlag. Stadtdirektor, Kämmerer, Amtsleiter, Personalrat, Gesundheitsamt, Sachverständige und Senderbetreiber kamen zusammen. Es war Eile geboten, die Stadt drohte mit Abschaltung der Funkanlagen auf dem Dach, die Lokalzeitungen wurden aufmerksam. Es wurde diskutiert, geplant, gestritten, überlegt. Der gute Wille zur

Hilfe war bei allen Beteiligten da. Familie Schäfer bekam als Erste-Hilfe-Maßnahme Sonderurlaub und danach eine neue Wohnung in einem anderen Haus. Quix und E-Plus wurden angehalten, ihre Antennen so einzurichten, dass sich daraus eine drastische Reduzierung der Feldstärken in den belasteten Hausmeisterräumen ergibt. Aber wie?

Die Betreiber und ich experimentierten auf dem Rathausdach und fanden eine Möglichkeit: Die drei E-Plus-Mobilfunksender wurden provisorisch von der Hausmeisterwohnung an die entfernten Außenränder des Rathauses verlegt, mit Strahlrichtung weg vom Gebäude. Die Sendeboxen strahlen nämlich hauptsächlich nach vorn, kaum nach hinten. Damit kam die Wohnung in den Funkschatten hinter die einzelnen Sektorsender. Der Erfolg: 98 bis 99 Prozent E-Netz-Feldstärkereduzierung nur durch diese Verlegung. Der Quix-Sender wurde ebenfalls provisorisch versetzt und seine Höhe verändert. Der Erfolg: 98 Prozent weniger Quix-Strahlung im Haus. In den Wochen danach wurden alle Sender dem Experiment und meinen Anweisungen entsprechend umgebaut.

Derweil kommt die Nachricht der Familie Schäfer aus der neuen mikrowellenunbelasteten Wohnung: Alle Beschwerden sind weg und die Blutwerte wieder normal, auch bei Hund Oscar.

Interessant, dass die Schäfers erst auf die Errichtung der E-Netz-Sender im August 1997 reagierten. Nach Installation des Quix-Senders im Dezember 1995 kamen keine Klagen, obwohl die Quix-Messwerte sogar noch höher lagen als die E-Plus-Werte. Liegt es an der Frequenz? E-Plus sendet mit 1,8 GHz, Quix mit 450 MHz. Liegt es an der Modulation, gepulst oder nicht? E-Plus pulst, Quix nicht. War E-Plus nur der berühmte letzte Tropfen? Liegt es vielleicht daran, dass zwei Sender anders wirken als nur einer? Was Wechselwirkungen angeht ist eins und eins nicht immer zwei, sondern manchmal zehn oder zwanzig.

Placebo und Psyche sind hier, wie auch bei vielen anderen Fallbeispielen, ausgeschlossen, weil die Eltern von einer Gefahr durch Sender nichts wussten (schon gar nicht das Kind und der Hund), nichts gegen die Installation hatten und sich optisch nicht beeinträchtigt fühlten.

Mit den neuen Antennen kamen die Probleme

Der 58-jährige **Duisburger Klinikleiter** blickt seit 10 Jahren von seinem Schlafraum auf einen nahen hohen Funkturm direkt gegenüber, belegt mit Radio, Fernsehen und weiteren Diensten. Es gab nie Probleme, bis auf diesem Turm zusätzlich mehrere **D-Netz-Sektorantennen** montiert wurden. Ein- und Durchschlafstörungen, Nachtschweiß und Herzprobleme machten dem Klinikchef jetzt zu schaffen. Er zog des Experimentes Willen vom Schlafzimmer der ersten Etage mit Blickkontakt zum Sendeturm in ein Souterrain-Gästezimmer auf der anderen Seite des Hauses, dem Sender abgewandt. Hier gab es weniger als ein Prozent der D-Netz-Feldstärken, massive Baumasse und Erdreich schirmen gut ab. Die gesundheitlichen Probleme verschwanden in wenigen Tagen. Er wagte das erneute Experiment einiger Nächte im alten Schlafzimmer, prompt waren die Beschwerden wieder da.

Nie wieder in die Nähe von Mobilfunksendern

In **Köln** lebt das junge **Lehrerehepaar** gegenüber einer Post. Auf dem Dach der Post wurden in nur 20 Meter Abstand vom Schlafraumfenster vier **D- und E-Netz-Sender** montiert. Und seitdem überholten sich die Krankheitsbilder: Neurodermitis, Allergien, Unruhe, Schmerzen, Herzrasen, Herzrhythmusstörungen, Schwindel, Immunstörungen, chaotischer Schlaf, bei ihm schlimmer, bei ihr weniger. Medizinische Untersuchungen und Medikamente halfen kaum. "Als man auf dem Postdach gegenüber tagelang an den Antennenmasten arbeitete und noch vier weitere Sender installierte, gab es bei uns beiden Symptomverschlimmerungen. Wir schliefen keine Stunde mehr, die Unruhe wurde unerträglich. Da merkten wir auf. Sollte es an den Sendern liegen?" Es lag an den Sendern. Die der Funkanlage zugewandten Schlafzimmerfenster wurden nach meinen Messungen mit metallbeschichtetem Sonnenschutzglas und Spezialgardinenstoffen, die Außenwände und Schrägen der Dachgeschosswohnung mit Spezialtapete abgeschirmt. Die Strahlenreduzierung in der Wohnung: 98 Prozent. Die Lehrer: "Das war ein voller Erfolg. Unsere Probleme wurden von Woche zu Woche besser. Wir würden nie wieder in die Nähe von Mobilfunksendern ziehen."

Penthouseblick auf Funkanlagen

Im Zentrum von **Düsseldorf** lebte eine **Innenarchitektin** in der großflächig verglasten Penthousewohnung auf der fünften und sechsten Etage. Sie hatte keine Beschwerden, bis um sie herum im Abstand von 50 bis 200 Metern fünf D- und E-Netz-Mobilfunkanlagen mit insgesamt **34 sichtbaren Sendeantennen** aufgebaut wurden. Die Strahlung in ihrem Schlafraum lag, wie bei dem Lehrerehepaar in Köln, über **1000 µW/m²**, über dem Wert, der das menschliche EEG verändert und andere biologische Reaktionen nach sich zieht. "Ich habe meine Wohnung baubiologisch eingerichtet. Vier Jahre hatte ich keine Beschwerden. Dann konnte ich keine Nacht mehr schlafen, wurde nervös, ängstlich, hatte Ohrenrauschen und Hormonstörungen, mir ging es schlecht. Im Urlaub oder bei Freunden ging es regelmäßig besser. Ich zog um. Meine Gesundheit kam langsam aber sicher wieder, heute geht es mir gut."

Blitzen, Kribbeln, Zittern, Schilddrüse

Ein **Briefmarkenhändler** aus **Aachen** klagte über Blitzen im Auge, Kribbeln der Haut und Muskelzuckungen, sein Bein zitterte manchmal stundenlang. Drei Mobilfunksender auf dem gegenüberliegenden Haus waren auf seine Wohnung in der 5. Etage gerichtet. Die Fensterabschirmung mit reflektierenden Folien brachte Erfolg. Ähnlich war es bei der **Hausfrau** aus **Kaarst**. Sie wurde zunehmend nervöser, unkonzentrierter, zerschlagener, sie bekam Probleme mit der Schilddrüse. Nach der Fensterabschirmung ging es besser, Medikamente wurden abgesetzt.

8 x 20 Watt und 6 x 15 Watt und einige leere Büroräume

Ein komplettes **EDV-Büro** mit 19 Angestellten flüchtete aus der obersten Etage eines Düsseldorfer Hochhauses. Direkt über ihnen waren die Mobilfunksender auf dem Flachdach installiert, acht D-Netz-Sender je 20 Watt Leistung, sechs E-Netz-Sender je 15 Watt. Direkt neben ihnen waren die Elektronikräume dieser Sender. Im Büro gab es neben technischen Störungen an den Computern auffällige Häufungen von Kopfschmerzen, Konzentrationsmangel, Schwindel, Schwächeanfällen und anderen Beschwerden bei den Mitarbeitern. Der Firmenchef ließ messen und kündigte die Räume. Nach dem Umzug funktionierte die EDV-Technik wieder, und die Klagen der Angestellten waren vorbei.

In Köln steht eine **Büroetage** im letzten Geschoss des Hochhauses seit zwei Jahren leer. Die Mieter waren auch hier wegen technischer und biologischer Probleme ausgezogen. Auf dem Dach: acht Sender. Mehrere Interessenten winkten ab. Sie wollten kein Risiko eingehen. Der Eigentümer ließ von uns messen. Die Feldstärken waren hoch. Jetzt will er wieder raus aus dem Vertrag mit dem Mobilfunkbetreiber.

Das Fass lief über

Ruth Zarafu wohnt seit 1974 in einem Hochhaus in **Ratingen** bei Düsseldorf. Es wurden mehrere E1-Sender auf das Dach direkt über ihrer Wohnung installiert. Seitdem hat sie Kopfschmerzen, Schlafstörungen, Nervenschmerzen, Juckreiz, Kribbeln, Magenschmerzen, Herzjagen. "In den 20 Jahren vor der Errichtung der Sender war von diesen Symptomen nichts zu spüren." Zeitungen und Fernsehen berichteten vom Fall Zarafu. Ich habe gemessen. Der Mobilfunk war zwar stark, die Mikrowellen der Radaranlagen des nahen Düsseldorfer Flughafens aber noch stärker. Frau Zarafu hat hierauf in den Jahren zuvor nie reagiert. Erst als die Handysender hinzukamen, lief das Fass über, und es begannen ihre Probleme. Wie bei den Schäfers: Es ist immer der letzte Tropfen...

Es funkt in Gereonsweiler und Jüchen

Mein Mitarbeiter Dr. Manfred Mierau führte Messungen in Gereonsweiler durch, einer Kleinstadt im Rheinland. Unser Kunde prüft in den fünf Jahren nach seiner **Herzschrittmacher**-Implantation täglich mehrmals seinen Blutdruck und führt hierüber Protokoll, er war stets in Ordnung. Doch seit Anfang des Jahres stieg der untere Wert ohne erkennbaren Grund um 15-20 Punkte an, einhergehend mit Schlafstörung und Abgeschlagenheit. Eine Kundin in der gleichen Straße hatte nie Blutdruckprobleme, und zeitgleich mit dem Nachbarn ging es auch bei ihr los: **erhöhter Blutdruck**, er war nur mit Medikamenten zu senken. Die Ärzte finden bei beiden keinerlei Ursachen für die neu aufgetretenen Beschwerden. Monate zuvor wurde eine Mobilfunkbasis auf dem nahen Seniorenstift in Betrieb genommen. In den umliegenden Häusern traten seitdem bei einer Reihe von Bewohnern ähnliche Probleme auf: Schlafstörung, Kopfschmerz, Druck- und Klopfgefühl in Hals und Kopf, Unwohlsein, Schwindel, erhöhter Blutdruck. Zufall?

Ähnlich das Bild in Jüchen bei Neuss: Ein Ehepaar beklagte Schlafstörungen, Nachtschweiß sowie allgemeines Unwohlsein. Mit der Installation der **Sendeanlage auf dem Gemeindehaus**, 70 m entfernt, ging es los. Bei dem Mann verschlimmerten sich seine Allergien, die Neurodermitis musste mit Cortison behandelt werden. Das Ehebett kam in ein weiter vom Sender entferntes Zimmer, was die Symptome nicht verbesserte. Beim nächsten Umzug in ein drittes Zimmer schliefen sie besser, und die Symptome ließen nach. Unsere Messungen bestätigten, dass es in den beiden ersten Zimmern starke Sendereinwirkungen gab. Im dritten Raum dagegen waren die Feldstärken über 90 Prozent geringer. In Gereonsweiler wie in Jüchen lagen die Mobilfunkstrahlungsstärken in den Schlafbereichen zwischen **100 und 1000 µW/m²**.

Zu Hause schlecht, woanders gut

Das Ehepaar mittleren Alters zog vor drei Jahren in ein neues Haus. Seitdem: Schlafstörungen, Unwohlsein und beim Mann das ganze Jahr über allergische Reaktionen. Ein Jahr nach dem Einzug gingen bei ihr an der linken Körperseite heftige **Parkinson-Symptome** los, die sich mehr und mehr verschlimmerten. Im Urlaub oder woanders ging es bei beiden aufwärts. Sie entfernten auf gut Glück ein Schnurlostelefon, und danach ging es zwar etwas besser, aber nicht entscheidend. Mein Kollege Dr. Mierau war vor Ort: auffällige gepulste Mikrowellen. Ursache: Keine 50 Meter entfernt auf einem höheren Haus waren Mobilfunksender installiert, die das Ehepaar noch nicht bemerkt hatte. Auch hier lagen die Strahlungsstärken "nur" bei gut **100 µW/m²**. Allerdings wurde einige Wochen zuvor ein neues Gebäude genau zwischen das Haus der Kunden und die Funkanlage gesetzt. Dadurch verringerten sich die Felder drastisch, sie dürften die Jahre zuvor weit über **1000 µW/m²** gelegen haben. Abschirmmaßnahmen von Wand und Fenstern brachten die Reduzierung der Feldstärke von 95 Prozent. Die erfreuliche Folge: Das Parkinson-Zittern hörte auf, Schlaf und Allergien wurden besser.

Marco und eine sture Telekom

Familie **Wolters** aus **Saerbeck** im Münsterland hatte lange keine gesundheitlichen Sorgen. Wir waren dort vor mehreren Jahren. Das Haus war zu dieser Zeit baubiologisch unauffällig, kein Elektrosmog, keine Schadstoffe, keine Pilze, solides Raumklima. Dann rief die Mutter an.

Dem fünfjährigen Sohn **Marco** ging es schlecht. Er schlief kaum noch, war überdreht, hatte eine Infektion nach der nächsten, ein auffälliges Immunsystem, übergab sich wochenlang, war blass. Die Messung in Marcos Kinderzimmer: **500 µW/m²** wegen dieser neu installierten D1-Sender auf dem schräg gegenüber liegenden Industriegebäude. Die Eltern hatten die 50 Meter entfernten Antennen auf der anderen Straßenseite bisher nicht einmal gesehen, sie befanden sich hinter einer Baumreihe. Die Recherche ergab: Nach der Installation begannen Marcos Beschwerden. Wir baten die Telekom, von den vier auf dem Flachdach installierten Sektorantennen diese eine für die Strahlung im Kinderzimmer verantwortliche nur um einige Grad nach rechts zu verstellen, weg mit der Hauptstrahlrichtung vom Haus des Kunden. Das wäre technisch kein Problem gewesen. Aber die Telekom-Vertreter zeigten sich stur. Deshalb wurden bei den Wolters die dem Sender zugewandte Dachschräge mit Spezialaluminiumfolie und die Außenwand mit Spezialkupfervlies abgeschirmt. Vor die drei Fenster, welche hier, wie so oft, die meiste Strahlung hereinließen, kam im Austausch zum vorhandenen Fliegendraht aus Kunststoff nun einer aus Metall. In die Fenster kamen moderne metallbeschichtete Wärmeschutzscheiben. Zusätzlich wurde nachts ein Abschirmvorhang zugezogen. Der messbare Erfolg: Reduzierung von einst gut 500 auf nun knapp **0,4 µW/m²**, das sind gut **99,9 Prozent**. Alle Beschwerden des Jungen ließen von Tag zu Tag immer mehr nach, innerhalb weniger Wochen restlos. Frau Wolters nach vier Jahren: "Marco ist nach wie vor beschwerdefrei. Wir sind so froh. Seine Probleme lagen eindeutig an den Einwirkungen des Senders."

Sara bekam Ritalin

Sara Sander aus **Düsseldorf** ist zehn. Der Vater erzählt: "Sie drehte auf, wurde hyperaktiv, zappelte rum, zitterte mit den Beinen, war unkonzentriert, abwesend, aggressiv, in der Schule ging es bergab. Einerseits war sie überschäumend, so energiegeladen, andererseits war sie nicht mehr belastbar, schlief viel, zog sich zurück. Wir haben uns viele Sorgen gemacht. Manchmal wirkte sie wie besessen, so kannten wir sie nicht." Sara bekam Ritalin, ein Medikament, welches beruhigt, antidepressiv wirkt, dämpft, Aufmerksamkeit fördert. "Danach kannten wir sie noch weniger. Sie war jetzt zwar ruhiger, aber das war nicht mehr die Sara." In Saras Schlafbereich fanden wir **1300 µW/m²**. Mobilfunk von draußen, eine Basisstation in 30 Metern, Hauptstrahlrichtung aufs Kinderzimmer. Auch hier wurden die der Anlage zugewandten Wände und Fenster geschirmt, gegen die Funkwellen abgeschottet. Der Wert danach: **1 µW/m²**, gut **99,9 Prozent** reduziert, ein solider Erfolg. "Es war unglaublich, Sara blühte auf, immer mehr, in nur vier Wochen. Ritalin haben wir nach zwei Monaten abgesetzt. Heute ist sie wie eh und je."

Gymnasium statt Sonderschule

Familie **Bücher** aus **Haibach** bei Aschaffenburg wurde krank und aktiv, nachdem ein Telekom-Sender in etwa 60 m Entfernung in Betrieb ging. Bei den Eltern und beiden Kindern: Kopfschmerzen, Konzentrationsstörungen, Kreislaufprobleme, Ohrenrauschen. Beim Sohn **Tobias** zudem Sehstörung, Schwindel, Hyperaktivität, depressive Stimmung, Allergien, Schulprobleme, ihn traf es am schlimmsten. Ärzte verordneten auch hier Ritalin. Tobias sollte in die Sonderschule. Die Messung des Kollegen Honisch im Dachgeschoss-Kinderzimmer: **20.000 µW/m²**. Die Büchers schirmten die Hausfront zum Sender hin mit speziellen Drahtgeweben, Tapeten und Textilien, die Fenster mit Vorhängen und alle Bettbereiche zusätzlich mit einem moskitonetzartigen Stoff aus Silberfäden rundum ab, kamen so auf **0,1 µW/m²**, gut **99,999 Prozent** weniger. Danach geht es allen schnell besser, der zehnjährige Tobias wechselt die Schule, aber nicht zur Sonderschule, vielmehr als Klassenbester ins Gymnasium. Der Fall Bücher geht vor den Landtag, treibt die Diskussion um die viel zu hohen deutschen Grenzwerte erneut an.

Wie unter Strom

In **Wehrheim** bei Frankfurt bleibt der Mobilfunk auf dem **Bahnhof**, auch wenn viele Anwohner klagten. Gerda Bley: "Wenn ich im Bett liege, stehe ich wie unter Strom." Stundenlang lag sie nachts wach. Sie wohnt neben dem Mast. Nach dem gezielten Anbringen von Spezialtapeten und Armierungsgeweben schläft Gerda Bley wieder gut, trotz Sender. Gabriele Eix sucht das Weite: "Wir ziehen ans andere Ende der Stadt." Viele unserer Kunden berichten von diesem Angst machenden Gefühl "unter Strom zu stehen". Ulli Abel aus Köln: "Das hat mich verrückt gemacht, besonders nachts." Auch Peter Abt aus Düsseldorf, er ist umgeben von mehreren Funkanlagen auf Dächern und Masten. "Lebensqualität? Kannte ich nicht mehr. Ich fühlte mich ständig krank, mit allem überfordert, nur müde, schrecklich." Der Aufwand der Schutzmaßnahmen war lohnend, Sie wissen warum, wegen der Lebensqualität...

Verkrüppelte Vögel, verschwundene Fledermäuse

Der Beamte aus der Umgebung von **Neuwied** lebt seit 12 Jahren in seinem Haus an einem Naturschutzgebiet. Er hatte nie Beschwerden. Vor drei Jahren kam ein Sendemast mit **drei Antennen 20 Meter** neben sein Grundstück. "In den Wochen danach nahmen die Probleme ihren Lauf: Schlaflosigkeit, nachts nass geschwitzt, Kopfschmerzen, Muskelverspannungen. Sie werden von Monat zu Monat schlimmer, Medikamente helfen nicht mehr. Bin ich nicht daheim, geht es besser." Er beobachtete: "Jedes Jahr brüteten am Haus und im Garten mindestens zehn Vögel, wir hatten reichlich gefiederten Nachwuchs. Seit der Installation der Sender sind nur noch zwei Nester besetzt. Aus den meisten Eiern schlüpfen keine Küken mehr, ich fand verkrüppelte Jungtiere. Nadelbäume sehen geschädigt aus. Obstbäume tragen schlechter, teilweise gar nicht mehr." Der Beamte dokumentiert das mit Fotos und Videofilmen. Er nahm Kontakt zu anderen Bewohnern in Sendernähe auf, befragte sie: "Beschwerden bei Menschen, kranke Bäume und auffällige Reaktionen bei Tieren häufen sich. Aus der Nähe von **Koblenz** hörte ich ebenfalls von Verkrüppelungen geschlüpfter Vögel, wieder in Senderumgebung. In einem Waldstück bei **Montabaur** sind mit dem neuen Sender mehrere Habichte verschwunden, die hier seit Jahren zu beobachten waren. Woanders gibt es seit fast 20 Jahren Fledermäuse unter dem Dach. Mit der Neuinstallation des Funkturmes neben dem Gehöft verschwanden die Fledermäuse. Das macht schon Sorgen."

Amtliches: Geschichten von der Glühbirne

Weniger Sorgen machen sich die Ämter. Das Landesumweltamt NRW besuchte die Dachgeschosswohnung direkt unter einer Basisstation. Der Bewohner ist seit der Inbetriebnahme nur krank, klagt über Herzschmerzen, Nervenschmerzen, Muskelzucken, Druck im Kopf. Die Sender zum Greifen nah. Die amtlichen Messergebnisse: unter den Grenzwerten. Deshalb: kein Problem. Der amtliche Kommentar: "Schauen Sie mal, die Sender machen nur 50 Watt, Ihre Glühbirne in der Schreibtischlampe macht 60 Watt, warum haben Sie hiervor keine Angst?" Behörden haben ihre eigene Logik, mit dieser würden sie bei jeder Physikprüfung durchfallen... Wir haben vor Ort gemessen: **55.000 µW/m²**, ein selten hoher Wert. Der Mieter sparte sich die Kosten für aufwändige Abschirmungen, die bei solch extremen Intensitäten die Reduzierung in biologisch vertretbare Größenordnungen kaum schaffen können. Er zog aus. Im neuen Domizil: **0,5 µW/m²**. Die Rückmeldung nach wenigen Wochen: Die Beschwerden sind verflogen, restlos, wirklich alle.

Das gleiche Muster in Kaarst bei Neuss, wieder eine Dachgeschosswohnung, wieder eine Mobilfunkantenne direkt darüber, wieder ein Umweltamt vor Ort. Diesmal wollte es der fürsorgliche **Vermieter** wissen. Der amtliche Kommentar zum Messwert: "In Ihrer Dachgeschosswohnung ist nix mit Strahlung." Die Mobilfunkmikrowellen werden mit den Hausstrom-Feldern in einen Topf geworfen, hochfrequent und niederfrequent auch, gepulst und ungepulst ebenso: Die Halogenlampe, die sei ja auch nicht ohne, was vortäuschen soll, das Lämpchen sei gefährlicher als eine Sendeanlage, die 20 Kilometer und noch mehr ins Land strahlt. Wo kommt diese Entwarnungssucht her? Kann man nicht wenigstens sachlich bleiben? Unser Messwert: **20.000 µW/m²**, von wegen "nix". Solche Werte findet man in 0,01 Prozent aller Häuser. Wenn das "nix" ist, warum messen die Amtlichen dann noch? Zur Feststellung der Einhaltung von Grenzwerten? Unnötig: Die werden überall eingehalten, das weiß man doch. Warum kriegt man keine vernünftigen Antworten auf vernünftige Fragen? Warum wird nicht wertneutral auf den vorliegenden wissenschaftlichen Kenntnisstand hingewiesen? Warum entlarvt man sich derart offensichtlich als einseitig und industriefreundlich? Warum Untersuchungen anbieten und Kosten verursachen, wenn man vorher weiß, dass nicht mehr dabei raus kommt außer: nix, alles legal. Nicht alles was legal ist, ist nix und schon gar nicht gesund.

Sie wissen, das ist eine kleine Auswahl von gehorsamen und ungehorsamen Initiativen, von gelungenen und weniger gelungenen Fallbeispielen, von heiligen und scheinheiligen Kirchen, von engagierten und sturen Behörden. Die Beispiele wiederholen sich, so oder so ähnlich. Längst nicht alle Aktivitäten haben Erfolg, längst nicht alle Menschen reagieren auf Elektrosmog und seine Reduzierung, vielen scheint das offenbar nicht so viel auszumachen, noch nicht, wer weiß...

Neuer Pakt mit der Industrie

Im Herbst 2001 fing es an: Das Verwaltungsgericht Düsseldorf stoppte den Bau einer Telekom-Basisstation in **Kaarst**, ein Anwohner klagte, eine One-Man-Bürgerinitiative. Das Gericht (AZ 9 L 1021/01): Funkantennen sollen **ohne Baugenehmigung** nicht in **reine Wohngebiete**. Das erste Urteil dieser Art. Zuvor war der mobile Wildwuchs auch hier erlaubt. Der Neusser Anwalt Cornel Hüsch: "Mit einem reinen Wohngebiet ist eine gewerblich genutzte Anlage nicht vereinbar. Mobilfunksender gehören in Außenbereiche und Gewerbegebiete, wo sie niemanden optisch oder durch Strahlen stören." Nach dem Düsseldorfer Urteil müssten viele Mobilfunkstationen nachträglich genehmigt oder abgebaut werden, müssten. In Kaarst war ein paar Jahre Ruhe an dieser Stelle, nun ist sie plötzlich in voller Größe wieder da, die Basisstation.

Im Frühjahr 2003 ging es weiter: Die Folgen des Düsseldorfer Urteils sind der **Stuttgarter Landesregierung** zu lästig, deshalb schlägt sie die Änderung der Bauordnung vor: **Freie Bahn** für alle noch kommenden Handysender, auch in reinen Wohngebieten. Von wegen Baugenehmigung. Grünes Licht für die Industrie. Der Ausbau solle vorangetrieben werden. Die Genehmigungsverfahren seien für die Betreiber zu teuer.

Im Sommer 2003 das Finale in NRW: Die **Landesregierung Nordrhein-Westfalen** in Düsseldorf schielt zum Vorbild nach Stuttgart. Sie einigt sich mit der Industrie, schließt mit ihr einen Pakt, welcher "die bisherigen Hindernisse beim Ausbau beseitigt". Ministerpräsident Peer Steinbrück: "200 Millionen Euro können nun endlich verbaut werden!"

Roland Schäfer, Präsident des Städtebundes: "Ein Akt der Wirtschaftsförderung." Tausende neue Sendeanlagen werden zusätzlich installiert. Vodafone-Sprecher Helmut Hoffmann: "Wir sind zufrieden. Die Vereinbarung ist ein wesentlicher Schritt zur Sicherung des Standortes NRW." Bärbel Höhn, die Grüne, ist ebenfalls zufrieden: "Ein wichtiger Schritt um Schutz- und Nutzinteressen zusammenzubringen." Nur: Nutzinteressen sind optimal berücksichtigt, Schutzinteressen schlechter als je zuvor, von Zusammenbringen keine Spur. BUND-Sprecher Dirk Jansen und BUND-Landesvorsitzender Klaus Brunsmeier: "Das ist ein Freibrief für die weitergehende flächendeckende elektromagnetische Bestrahlung. Statt einer Minimierung werden zusätzliche Belastungen in die Wege geleitet. Gesundheitsschutz ist ebenso wenig gewährleistet wie transparente Planung. Damit hat die Regierung den Menschen einen Bärendienst erwiesen." BUND-Mobilfunkexperte Bernd Rainer Müller: "Eine zehn Meter hohe Sendeanlage ist nun wieder genehmigungsfrei", auch in Wohngebieten, "während ein Zaun ab einem Meter Höhe einer Genehmigung bedarf". In Zukunft sind Einspruchsmöglichkeiten kaum noch gegeben. Der Schlag ins Gesicht für alle initiativen Bürger, Ämter, Gemeinden, Städte im Ländle wie in NRW. Nichts ist so alt wie das Urteil von gestern, wenn es die Industrie so will.

Selbstverpflichtung der Betreiber - noch mehr Freiräume

Die im Dezember 2001 zwischen der Bundesregierung und der Funkindustrie festgelegte **freiwillige Selbstverpflichtung** sollte mehr Vorsorge zum Ziel haben. Die Eckpfeiler: Einbeziehung der Kommunen und Länder in die **Netzplanung**, Prüfung von **Alternativen** bei Schulen und Kindergärten, gemeinsame **Nutzung** von Antennenstandorten, Verbesserung der **Verbraucherinformation**, Aufstockung der **Forschungsmittel**. Dafür zieht sich die Regierung galant zurück, entzieht sich ihrer Verantwortung, überlässt (kaum zu glauben, aber wahr) der Industrie das Feld. Sie wird's schon machen, freiwillig eben. Sie macht's wieder nicht. Im Alltag merkt man kaum was von Einbeziehung der Kommunen, geschweige von Absprache bei der Planung, von Nutzung eines Standortes, von Forschungsgeldern oder anderen Vereinbarungen.

An der Autobahn Mönchengladbach-Roermond stehen drei Mobilfunkanlagen (zwei hohe Masten und ein Wasserturm) nur 50 Meter nebeneinander, errichtet nach der Selbstverpflichtung. Auf der Kölner Landstraße in Düsseldorf-Wersten drei große Masten auf den Dächern einer einzigen Häuserzeile, 50 Meter voneinander entfernt, 100 Meter weiter noch zwei. In der Düsseldorfer Altstadt sind es elf Anlagen, verteilt auf nicht mal einem halben Quadratkilometer, in der Kölner City ebenfalls, in der Duisburger, der Bonner... auch. Blicke ich bei meiner Zahnärztin in der Neusser Innenstadt aus dem Fenster der 3. Etage, dann offenbaren sich auf nur wenigen von dort überschaubaren hundert Metern zwölf Sendeanlagen mit jeweils mehreren Einzelantennen, verteilt auf den Dächern, nur 20 bis 50 Meter voneinander entfernt. Ich weiß von acht weiteren Sendern in dem kleinen Bereich. Jeder Betreiber tobt sich aus wie er will, hier und anderswo. Von wegen Selbstverpflichtung.

Wo ist die Einbeziehung der Bevölkerung? Reicht es wirklich, den betroffenen Bürgern, die keinerlei Mitbestimmung haben, die endgültige Nachricht bereitzustellen, dass dort direkt gegenüber eine Sendestation unausweichlich hinkommen wird? Ist das jene "Verbesserung der Verbraucheraufklärung"? Reicht die neue Internet-Transparenz, die es einem zumindest ermöglicht herauszufinden, wo es Mobilfunkanlagen gibt? Die Kommunen und Länder hören hier und da mal etwas von der Industrie, aber meist nur dann, wenn sich die Behörden rühren. Und die rühren sich erst, wenn der Druck der Bevölkerung unbequem bis unausweichlich wird. Die Industrie hat jetzt noch mehr Freiräume, dank Selbstverpflichtung. Die Regierung gibt ihr die ganze Macht.

Und jene für die messtechnische Überprüfung der Grenzwerte zugesagten Gelder kann man sich wirklich sparen, denn sie werden ja nirgendwo erreicht, die Grenzwerte, sind noch nie nur annähernd erreicht worden, das weiß man doch. Das ist Augenwischerei, das sind verpulverte Gelder: hohe Grenzwerte überprüfen, die es im Alltag gar nicht gibt, um den Bürger zu beruhigen, dass er nicht belastet ist...

Offizielles Messprogramm - verwirrende Verharmlosung

Dann kam 2003 das avisierte **offizielle Messprogramm** in Nordrhein-Westfalen, Bayern, Baden-Württemberg und anderen Bundesländern. Seitdem wissen wir es noch mal amtlich: Nein, die Bevölkerung wird durch die Mobilfunkstrahlung von Sendeanlagen wahrhaft nicht warm. Alle vom TÜV ermittelten Ergebnisse "liegen weit unter den rechtlich verbindlichen Grenzwerten". Und die haben halt nur Wärme im Visier.

In **Nordrhein-Westfalen** seien, so das Informationszentrum Mobilfunk IZMF, nach Untersuchungen an 100 ausgewählten Orten Messwerte bis zu maximal **0,036 %** des zulässigen Verordnungswertes gefunden worden, in Bayern bis 4 % nach Prüfung von 400 Orten und in Baden-Württemberg bis 10 %. In Nordrhein-Westfalen (Messungen von der Industrie finanziert) soll es demnach **278-mal weniger Strahlung** als in Baden-Württemberg (Messungen staatlich finanziert) geben. Zeitungen sprechen vom "Wunder von Nordrhein-Westfalen". Wie kommt's?

Die prozentualen Angaben, Verwirrspiel nimm deinen Lauf, beziehen sich auf zwei verschiedene Bezugsgrößen, nämlich einmal auf Feldstärke in Volt pro Meter (V/m) und einmal auf Strahlungsdichte in Watt pro Quadratmeter (W/m^2). Und zwischen beiden besteht kein linearer Zusammenhang, sondern ein quadratischer. Deshalb wird aus der 10-mal kleineren Feldstärke die 100-mal kleinere Strahlungsdichte, falls man sie unzulässigerweise, wie hier geschehen, verquickt. Hätte man sie nicht zusammengewürfelt, so läge der NRW-Wert nicht mehr bei 0,036 %, sondern immerhin bei **1,91 %** des Grenzwertes, gut **50fach** mehr als angegeben und erst jetzt mit den anderen vergleichbar.

Außerdem sind **relative Angaben** (soundso viel Prozent von...) eine beliebte Vorgehensweise, um Unerfreuliches erfreulicher erscheinen zu lassen, besonders wenn der Bezug, in diesem Fall die Elektrosmoggrenzwerte, sowieso viel zu hoch sind. Betreiber, Unis, TÜVs, Behörden... präsentieren kleine Zahlen, wo große hin müssten. 1,91 % vom Grenzwert, eine gute Botschaft? Nicht der Rede wert? Rechnen wir um, damit es erträglicher wird, und sehen Sie die Verharmlosungsstrategie: Bezogen auf den Mobilfunk (E-Netz, UMTS) entsprechen 1,91 % in **NRW** einer Strahlungsstärke von rund **3500 µW/m²**, 4 % in **Bayern**

15.000 µW/m² und 10 % in **Baden-Württemberg 95.000 µW/m²**. Das hört sich schon anders an, aber immer noch: In Baden-Württemberg 27-mal so viel wie in Nordrhein-Westfalen? Das schreit nach Messfehler, fragwürdiger Messortwahl, nach Erklärung, aber es kommt keine.

Zudem: Die gefundenen Messwerte liegen im Bereich der **biologisch relevanten** Strahlungsstärken, zumeist sogar **deutlich darüber**. In wissenschaftlichen Versuchen fand man Zell- und DNA-Schäden bei 5000 bis 10.000 µW/m², die Öffnung der Blut-Hirn-Schranke bei Tieren auch. Man fand die Störung von Hirnströmen, Nervenzellen und des Hormon- und Immunsystems sowie eine Palette anderer kritischer Effekte bei Tier und Mensch bei und unter 1000 µW/m². Die Wissenschaftsdirektion des Europäischen Parlamentes veröffentlichte einen angestrebten Richtwert von 100 µW/m², mehrere internationale Wissenschaftler und Experten fordern 10 bis 100 µW/m², Stadt und Land Salzburg halten im Außenbereich 10 µW/m² für eine sichere Grenze und in Innenräumen 1 µW/m². Wenn 1000 schon so viel Unheil anrichten, machen die in den Bundesländern ermittelten Werte nicht wirklich glücklich...

Wir von der Baubiologie Maes haben in den letzten Jahren mehr als nur 100 Messungen in Wohnungen in der Nähe von Mobilfunksendern gemacht, inzwischen einige Tausend, und sind in NRW zu Spitzenwerten von einmaligen 250.000 µW/m² gekommen. Kollegen schafften noch mehr, in Stuttgart 543.000 µW/m². In noch keinem einzigen Fall haben wir - wie Sie wissen - die Überschreitung von zulässigen Grenzwerten gefunden (es sei denn beim mobilen Telefonat direkt neben der Handyantenne, direkt am Kopf). Die meisten unserer Ergebnisse an Basisstationen liegen bei weniger als 1 % des Grenzwertes, das heißt mehr als 99 % darunter, manchmal selbst in bedrohlich erscheinender Sendernähe. Nicht vergessen: Der Grenzwert garantiert, dass Sie nicht übermäßig warm werden, mehr nicht. Gesundheitsschutz? Fehlanzeige.

Wer umrechnen will: Der Grenzwert für TETRA (400 MHz) ist 27,5 V/m, LTE (800 MHz) 39 V/m, D-Netz (950 MHz) 42 V/m, E-Netz (1850 MHz) 59 V/m und für UMTS (2000 MHz) 61 V/m. Die Umrechnung von Feldstärke (E) in Volt pro Meter (V/m) nach Strahlungsdichte (S) in Mikrowatt pro Quadratmeter (µW/m²) ist: $S = E^2 : 0,000377$. So können Sie anhand der bescheiden niedrigen Zahlen in den Messprotokollen der Mobilfunkbetreiber und -liebhaber schnell übersetzen, was die Angabe "soundso viel Prozent vom Grenzwert" eigentlich bedeutet.

Die Versicherungen kriegen kalte Füße

"Unkalkulierbare Risiken sind **nicht versicherbar**. Mobilfunk wird wegen seiner elektromagnetischen Strahlung als **unkalkulierbares Risiko** eingestuft." So die **Versicherungswirtschaft** in den Medien. Führende Versicherungen weigern sich, Netzbetreiber und Handyhersteller gegen Schadenersatzklagen zu versichern. Deren Bestreben, die Folgen der Mobilfunkstrahlung aus den Verträgen auszuschließen, wird schon länger diskutiert und seit 2004 auf breiter Front durchgesetzt. Mobilfunkfirmen erhalten keine Deckung. Die Allianz erklärte, sie versichere schon länger keine Funkfirmen mehr gegen die Elektrosmogrisiken. Die gesundheitlichen Konsequenzen der Felder seien nicht abschätzbar.

Die Erfahrung mit Asbest sei ein Hauptgrund für diese Entscheidung. Asbest galt lange als ungefährlich. Dann kam der Beweis, dass die Fasern Krebs erregen. Seitdem müssen Versicherungen Milliardensummen aufwenden, um die Schäden auszugleichen. Die Angst vor Mobilfunk dürfte weiter zunehmen, so die 'Süddeutsche'. Wenn sich die Gefährlichkeit des Mobilfunks, speziell in Bezug auf Krebs und andere fatale Erkrankungen wie Alzheimer und Hirntumore, weiter bestätigt, "dann hätte das verheerende Folgen für die gesamte Versicherungsbranche", so die Allianz. "Auch wir müssen an Profit denken."

Mobilfunksender und Handys werden nicht versichert, Atomkraftwerke und die chemische Industrie schon. Was aus Furcht vor gesundheitlichen Risiken durch die elektromagnetische Strahlung der Mobilfunktechnik und den daraus entstehenden verheerenden finanziellen Folgen für die Versicherungsbranche nicht machbar zu sein scheint, ist bei Chemieanlagen und der Kernkraft möglich, sogar Pflicht. Das Atomgesetz für Kernenergieanlagen von 1960 regelt die Haftung für Schäden durch radioaktive Strahlung von Kernreaktoren, Wiederaufbereitungs- und Entsorgungsanlagen: "Nach § 25 AtG muss der Inhaber einer Kernanlage unabhängig von jedweder Schuldfrage bei Unfällen durch die Kernenergie und nukleare Ereignisse für Personen-, Sach- und Vermögensschäden in unbegrenzter Höhe einstehen. Selbst höhere Gewalt entbindet nicht von der Schadenersatzverpflichtung."

Strahlenschützer schützen Strahlen: Grenzwerte

Was sind das für Strahlenschützer, die die Strahlen schützen, und nicht den Menschen? Beim Menschen gelten, wie Sie wissen, nach offizieller und rechtlich verbindlicher Meinung nur Wärmeeffekte als gesichertes gesundheitliches Risiko: ohne Erwärmung kein Problem. Dieser Unsinn ist höchste Wissenschaft. Auf diesem Unsinn bauen Grenzwerte auf.

Der **Gesetzgeber** hat seine Grenzwerte vom Bundesamt für Strahlenschutz **BfS** und der deutschen Strahlenschutzkommission **SSK**, die haben sie von der Weltgesundheitsorganisation **WHO** und die hat sie von der **ICNIRP**, einer internationalen Strahlenschutzkommission. Und die steht, Unheil nimm deinen Lauf, eben nur auf Erwärmung. Die ICNIRP ist ein privater Verein in München, dem internationale Wissenschaftler angehören, verdächtig viele Ingenieure, wenige Ärzte und Biologen. Zu ihr gehört Prof. Dr. Jürgen Bernhardt, ehemals ICNIRP-Chef und Leiter des BfS plus Mitglied der SSK, Berater des Umweltministeriums, Verantwortlicher für Grenzwerte. Er sitzt bzw. saß in vielen für die Bewertung der Felder wesentlichen Gremien, hält die Fäden zusammen.

Strahlenschützer Prof. Bernhardt hält an Thermik fest, aber: "Es gibt darüber hinaus Hinweise auf **krebsfördernde Wirkungen** und **Störungen an der Zellmembran**." Man rechnet mit Krebs und anderen Problemen, sei's drum: "Zweifelsfrei verstanden haben wir beim Funk nur die thermische Wirkung, und nur auf dieser Basis können wir Grenzwerte festlegen." Als er von einem 3sat-Journalisten gefragt wird, warum man Grenzwerte ohne ausreichendes Wissen um die biologische Gefährlichkeit festgelegt hat und diese nicht beim geringsten Anzeichen einer Gefahr vorsorglich senkt, sagte Bernhardt: "**Wenn man die Grenzwerte reduziert, dann macht man die Wirtschaft kaputt**, dann wird der Standort Deutschland gefährdet." Diese Kernaussagen sollten Sie zweimal lesen. Strahlenschützer Prof. Silny: "Für die hochfrequenten Felder sind nach aktuellem Wissensstand nach wie vor lediglich die thermischen Wirkungen auf den Organismus nachgewiesen, deshalb werden sie als relevant für die Aufstellung von Grenzwerten betrachtet." Die SSK selbst gibt zu bedenken: "Es gibt eine Fülle von Hinweisen auf Gesundheitsbeeinträchtigungen unterhalb der Grenzwerte." Dr. Repacholi, Gründungsmitglied und Ehrenvorsitzender der ICNIRP und Beauftragter der WHO für elektromagnetische Strahlung gibt zu: "Man befindet sich zurzeit in einem wissenschaftlichen Notstand." Aber wen kümmert's, sie sind da, die voreiligen Grenzwerte im Notstand.

Nicht alle finden die ICNIRP-Werte so toll, Thermik allein reicht ihnen nicht. Prof. Dr. Fritz-Albert Popp brachte es auf der Tagung des Institutes für Mobil- und Satellitenfunktechnik IMST schon Anfang 1996 auf den Punkt: "Wir müssen uns von der konventionellen Vorstellung, dass elektromagnetische Felder nur thermische Sensationen bewirken sollen, endlich lösen. Mit diesem einseitigen wissenschaftlichen Konzept der konservativen Schule kommen wir nicht mehr weiter, um die existierenden biologischen Probleme durch elektromagnetische Felder zu erklären." Prof. Dr. Michael Kundi vom Institut für Umwelthygiene der Universität Wien bekräftigte: "Zum Schutz der Gesundheit ist die Beschränkung auf das thermische Effektprinzip, wie es die ICNIRP pflegt, nicht mehr haltbar." Das Resümee von 16 Wissenschaftlern aus 10 Ländern während eines Internationalen Elektrosmog-Symposiums der Universität Wien: "Biologische Effekte durch elektromagnetische Felder im nichtthermischen Bereich gelten als wissenschaftlich gesichert." Die Experten von Diagnose Funk: "Die Grenzwerte haben mit den Menschen, die sie schützen sollen, nichts zu tun. Um neue Grenzwerte festzulegen, darf der Forschungsstand zu den nichtthermischen Auswirkungen nicht weiter ignoriert werden." Die EU-Umweltagentur: "Grenzwerte müssen im Hinblick auf biologische Wirkungen und nicht allein auf thermische Effekte neu definiert und entsprechend gesenkt werden." Die Wissenschaftler und Ärzte der Kompetenzinitiative in ihrer Broschüre 'Warum Grenzwerte schädigen und nicht schützen, aber aufrechterhalten werden': "Ein politischer Skandal. Die Grenzwerte lassen technische Strah-

lungsintensitäten zu, die milliardenfach über den natürlichen liegen."
Die Wissenschaftlergruppe BioInitiative Working Group: "Grenzwertsenkung auf ein 10.000stel." Prof. Neil Cherry von der Lincoln University Neuseeland: "Die ICNIRP-Richtlinie ist fehlerhaft und gesetzwidrig. Sie ist ungeeignet für den öffentlichen Gesundheitsschutz."

Dennoch und trotz hunderter wissenschaftlicher Forschungsergebnisse, welche die gesundheitlichen Risiken als Folge elektromagnetischer Feldbelastungen weit unterhalb der Grenzwerte und somit weit unter dem thermischen Niveau offenbaren, halten die Unerschütterlichen an der unhaltbaren Annahme, dass es ohne Erhitzung des Körperfleisches keine ernst zu nehmenden biologischen Probleme geben soll, fest.

Die WHO machte im Oktober 1999 klar: **"Keine Normungsbehörde hat Grenzwerte mit dem Ziel erlassen, vor langfristigen gesundheitlichen Auswirkungen, wie einem möglichen Krebsrisiko, zu schützen."** Dennoch segnet sie die Grenzwerte ab. Im Jahr 2000 beschließt die WHO mit zehn Jahren Zündverzögerung, Forschungsprojekte in Angriff zu nehmen, um das Krebsrisiko durch Mobilfunkfelder zu erforschen, endlich, wenn auch spät. Die WHO weiß derzeit überhaupt noch nicht, wie gefährlich Mobilfunk wirklich ist, hat aber schon die Grenzwerte parat.

Bei **Fahrzeugen, Maschinen** und anderen technischen **Geräten** lassen sich die Strahlenschützer nicht von der Thermik einlullen, hier werden technische Störungen durch nichtthermische Einflüsse sehr ernst genommen. Wenn Handystrahlung in Bussen, Bahnen, Flugzeugen oder Krankenhäusern verboten wird, dann doch nicht, weil man Angst hat, dass sich Antiblockiersysteme, Landeklappen, Herzschrittmacher, Hörgeräte oder Herz-Lungen-Maschinen erwärmen, sondern weil die starken Störsignale des Mobilfunks völlig unabhängig davon fatale technische Fehlfunktionen, Ausfälle und andere Folgen auslösen. Was man bei einem Bus ernst nimmt, das gilt bei einem Menschen als übertrieben? Eine Maschine sensibler und schützenswerter als ein Mensch?

Prof. Bernhardt, derzeit Leiter des BfS, erklärte auf die Frage, ob die Technik durch Mobilfunkstrahlung gefährdet sei: "Wir wissen, dass einige Geräte empfindlicher reagieren als der Mensch. Kritisch ist vor allem, dass die Signale des digitalen Mobilfunks in einzelnen Impulspaketen gesendet werden. Viele Geräte haben eine hochgezüchtete Elektronik, welche durch winzige Ströme gesteuert wird. Folglich können sie durch äußere elektrische Einflüsse leicht gestört werden." Das BfS: "Lange bevor Wirkungen auf die Gesundheit des Menschen eintreten, reagieren elektronische Geräte schon empfindlich auf die hochfrequente Strahlung, bedeutend empfindlicher als der Mensch."

Die Experten des Europäischen Parlamentes drücken es so aus: "Die Ironie der gegenwärtigen Situation in Bezug auf Mobiltelefone und Basisstationen besteht darin, dass die Sicherheitsrichtlinien Instrumenten mehr Schutz bieten als dem Menschen."

Das Institut für Mobil- und Satellitenfunktechnik IMST macht klar: "Mit technischen Störungen empfindlicher Geräte ist ab 100 µV/m zu rechnen, der Personenschutzgrenzwert nach EU-Norm liegt bei 100 V/m." Der Personenschutzgrenzwert der Europäischen Union liegt millionenmal höher als die Schwelle für technische Störungen!

Die "winzigen Ströme" der "hochgezüchteten Elektronik" werden also gestört. Und was ist mit den noch winzigeren Strömen des noch empfindlicheren biologischen Systems Mensch, Tier oder Pflanze? Was ist mit Hirnen, Nerven, Muskeln, Zellen...? Woher wissen die Strahlenverursacher und die Amtlichen, dass Geräte empfindlicher sein sollen als der Mensch? Von der Natur, den Tieren, Wäldern, Pflanzen... ganz zu schweigen. Woher wissen sie, wie und wann und warum Wirkungen auf die Gesundheit eintreten? Das Einzige was sie gut wissen ist, dass es unendliche Wissenslücken gibt. Wenn man mittelmäßig gebildeten Menschen später einmal erzählt, dass es einst Strahlenschützer, Wissenschaftler, Behörden und eine Bundesumweltministerin Angela Merkel gab, die meinten, dass es nur die Erwärmung des Körpers ist, die das biologische Risiko elektromagnetischer Strahlung ausmacht, dann wird man über diese putzige Ansicht genauso herzhaft lachen wie heute über jene damalige Überzeugung, die Erde sei eine Scheibe.

Hunderte Zugvögel fliegen in geometrischer Harmonie durch die Luft, im Bruchteil einer Sekunde ändern sie die Richtung, wie auf geheimes Kommando fliegen sie Schleifen, das perfekte Ballett am Himmel. Was ist das für ein Befehl, welche Information, welche "Software" steckt dahinter? Wissenschaftler fanden heraus: Es sind natürliche elektrische und magnetische Felder. Tausende Aale finden den Weg vom Tümpel an der Mosel zum Sargasso-Meer vor Kuba und deren Jungtiere den gleichen Weg zielgenau zurück. Tausende Kröten marschieren kilometerweit zu ihren Laichgewässern. Tausende Zugvögel umschwirren die Welt. Ein Hai nimmt die unvorstellbar kleinen elektrischen Potenziale der Beute wahr, die deren Herzschlag und Muskelbewegungen verursachen. Winzigste elektromagnetische Signale natürlichen Ursprungs steuern in allen Frequenz- und Intensitätsbereichen die wundersamen biologischen Vorgänge. Diese feinen natürlichen Signale dürfen wir nicht mit groben technischen Signalen stören, dürfen den biologischen Äther nicht zur technischen Lümmelwiese machen. Das sensible Biosystem könnte falsch gesteuert werden, eine unnatürliche Programmierung bekommen. Hier geht es um das Softwareprogramm des Lebens!

Wir müssen sehr vorsichtig sein. Warten wir nicht, bis noch mehr Nerven gereizt sind, noch mehr Hormone gestört werden, noch mehr Ohren rauschen, noch mehr Hirne Kurzschluss melden, noch mehr Krebs wuchert, noch mehr Zugvögel ihre Orientierung verlieren, sich noch mehr Wale verschwimmen und an Stränden sterben, das Klima sich noch weiter verändert und die Bäume noch saurer werden. Doch es wird rasant weiter aufgerüstet, ein Sender nach dem nächsten, ein Mast nach dem nächsten, ein Satellit nach dem nächsten, und die Erde wird flächendeckend bestrahlt, mit technischen Signalen vollgeladen, elektromagnetische Fehlinformation für Geräte und Gehirne verbreitet, auch in Naturschutzgebieten, an Erholungsstränden, überall. Man will ja schließlich vom Pool auf Lanzarote mobil telefonieren.

Denken Sie, liebe Mobilfunkbetreiber, liebe Behörden, liebe Strahlenschützer, bitte an Ihre Mitmenschen und installieren Sie vorsorglich keine Sender mehr mitten in Wohngebiete, auf Kindergärten, Schulen, Altenheime, Krankenhäuser... Halten Sie Abstand, damit nicht noch mehr Menschen in unmittelbarer Nähe der Funkantennen leiden. Ein Handy kann man ausschalten, die Sendeanlagen nicht, die strahlen nonstop, Tag und Nacht. Ich weiß, was Sie tun, ist legal. Die Betreiber sehen das Geschäft und müssen ihre Aktionäre bei Laune halten, und der Gesetzgeber erwartet die flächendeckende Versorgung und gibt grünes Licht. Dennoch, mit gutem Willen und solidem Sachverstand ist viel möglich, auch ohne gesetzliche Vorlagen, auch ohne zusätzliche Kosten, auch ohne technische Nachteile, auch ohne ICNIRP und WHO, das wissen Sie. Deshalb: Schützen Sie die Menschen vor der Strahlung und nicht die Strahlung vor den Menschen.

Grenzwerte kritisch betrachtet

Einer der international bekanntesten Elektrosmog-Wissenschaftler ist der 2003 verstorbene Dr. Neil Cherry von der Lincoln University in Neuseeland. Als es in Neuseeland 1999 um die Entscheidung ging, die ICNIRP-Grenzwerte auch hier zu übernehmen, machte sich Cherry an die Arbeit und nahm die ICNIRP und ihre Aussagen kritisch unter die Lupe. Es wurde eine 60-seitige Studie mit dem überraschenden Fazit: "Die **ICNIRP-Richtlinie ist fehlerhaft** und enthält ein Muster von Voreingenommenheiten, Weglassungen und absichtlichen Verdrehungen." Dr. Cherry wertete hunderte Forschungsarbeiten und tausende Daten aus, und die Zweifel an diesen ICNIRP-Maßstäben wurden immer größer: "Ich zeige schlüssig auf, dass hier eine Voreingenommenheit besteht gegen die Anerkennung von schädlichen Wirkungen durch elektromagnetische Felder. Diese Voreingenommenheit geht so weit, dass die existierenden wissenschaftlichen Studien, welche die Wirkungen beweisen, ignoriert werden. Dafür werden diejenigen, die man ausgewählt hat, falsch dargestellt, falsch interpretiert und falsch gebraucht." Seine Kritik geht weiter: "Die ICNIRP-Richtlinie ist anfechtbar, da sie auf Fehlern und Unterlassungen basiert, und sie ist bei uns gegen das Gesetz. Diese Richtlinie anzunehmen würde bei uns in Neuseeland als Katastrophe angesehen. Millionen Menschen werden rund um die Welt einem Risiko und ernsthaften gesundheitsschädlichen Wirkungen ausgesetzt. In Wirklichkeit ist oft das Gegenteil von dem, was die ICNIRP sagt, wahr." Vor dem Europäischen Parlament betont Cherry noch einmal: "Es ist wissenschaftlich unhaltbar, dass es keine nichtthermischen Wirkungen geben soll, und dass die inzwischen in vielen Ländern geltenden Grenzwerte für die Öffentlichkeit angemessen wären."

Starker Tobak aus kompetentem Munde. Im Laufe der Jahre danach bestätigten viele internationale Wissenschaftler, Mediziner und Experten die Richtigkeit und Wichtigkeit seiner Worte. Heute sind wir so weit, dass die allermeisten Aufgeklärten und Denkfähigen die ICNIRP mit ihren Ansichten und Grenzwerten nicht mehr für voll nehmen können. Nur die Physikerin Angela Merkel kann oder will es noch nicht kapieren und mit ihr manch andere Politiker. Ein Freudenfest für die Industrie.

Prof. Dr. Günter Käs, Mikrowellenfachmann bei der Bundeswehruniversität Neubiberg: "Die Strahlungswerte der Mobilfunknetze liegen zwar unter den Grenzwerten, aber die orientieren sich nicht an der Gesundheit. Es wird versucht, eine Überhitzung des Gewebes zu vermeiden. Alle anderen biologischen Effekte, die mit Wärme nichts zu tun haben und bei geringeren Intensitäten stattfinden, werden einfach außer Acht gelassen. Bei uns ist die Lobby der Netzbetreiber wohl zu mächtig."

Die Deutsche Akademie für Kinderheilkunde und Jugendmedizin erinnert daran: "Der geltende Grenzwert orientiert sich lediglich an thermischen Effekten. Die bei viel niedrigeren Feldintensitäten auftretenden biologischen Probleme werden gar nicht berücksichtigt." Prof. Dr. S. Knasmüller, Krebsforscher und Tumorbiologe der Universität Wien: "Die aktuellen Grenzwerte sind liederlich und fahrlässig." Dr. Hellmut Koch, Präsident der bayerischen Ärztekammer: "Die Grenzwerte schützen nicht vor Elektrosmog." Prof. Dr.-Ing. Alexander H. Volger von der Technischen Hochschule Aachen drückt sich auch unmissverständlich aus: "Die Behauptungen einer Schutzwirkung durch die Behörden sind als wissenschaftliche Falschinformationen anzusehen. Dies entspricht rechtlich allen Merkmalen des Betrugs und schließt grob fahrlässige bis absichtliche Gefährdung und Körperverletzung mit ein."

Dr. Lebrecht von Klitzing, derzeit Medizinphysiker der Medizinischen Universität zu Lübeck, auf einer Anhörung des Bayerischen Landtages: "Wir haben genug Hinweise, dass es im nichtthermischen Bereich zu Problemen kommt. Das heißt, die Hypothese, auf der die Grenzwerte aufgebaut sind, gilt nicht mehr. Sie ist falsch. Wir müssen umdenken."

Prof. Dr. Peter Semm, wissenschaftlicher Mitarbeiter der Uni Frankfurt und Forscher für die Telekom, demonstriert Misstrauen in die Grenzwerte: "Ich würde mein Kind nicht in einen Kindergarten schicken, wenn im Umkreis von 250 Metern eine Mobilfunksendeanlage steht."

Der Leiter des Düsseldorfer Umweltamtes, Werner Görtz, befürchtet mit Blick auf Grenzwerte und den ungebremsten Senderaufbau in einem Interview: "Wir befinden uns in einem Großversuch mit uns allen."

Wissenschaftler, Ärzte, Baubiologen... wollen niedrigere Grenzwerte

Prof. Dr. Heyo Eckel, Vorstandsmitglied der **Bundesärztekammer**, hält es, wie schon auf Seite 299 erwähnt, für allzu "sorglos, wenn man an den Grenzwerten festhält." Er und die Ärztekammer sehen "gewichtige Hinweise auf Schäden durch die Mobilfunkstrahlung" und erheben "angesichts der wissenschaftlichen Ergebnisse warnend den Finger". Die Behörden werden dringend aufgefordert, sich hiermit auseinanderzusetzen, denn es ginge "um zahlreiche seriöse Forschungen." Eckel in der 'Ärzte-Zeitung': Man müsse Grenzwerte immer wieder dem jüngsten Kenntnisstand anpassen." Er ist verwundert über das Strahlenschutzamt, welches "die möglichen Folgen völlig herunterspielt." Er erinnert an die Aufgabe von Ärzten, sie seien "Anwälte der Patienten" und aufgefordert die Stimme zu erheben, wenn es, wie beim Mobilfunk, "solide Hinweise gibt, die auf Gesundheitsrisiken hindeuten."

Das **NRW-Umweltministerium** in einem Antwortbrief auf die Anfrage eines besorgten Kölner Bürgers zum Thema Mobilfunksender: "Aus unserer Sicht bestehen erhebliche Fragen insbesondere bei der wissenschaftlichen Bewertung nichtthermischer Effekte bei Feldstärken unterhalb der Grenzwerte. Über die Grenzwerte hinaus sollten dringend Vorsorgewerte eingeführt werden, um die Einwirkungen elektromagnetischer Felder auf den Menschen und die daraus folgenden potenziellen Gesundheitsrisiken möglichst gering zu halten." Auf die Anfrage eines ebenso besorgten Düsseldorfer Bürgers antwortete das Ministerium: "Neben den abgesicherten thermischen Wirkungen, welche die Grundlage der Grenzwerte sind, gibt es eine große Zahl von Hinweisen auf Langzeitwirkungen weit unterhalb der Grenzwerte, z.B. Kinderleukämie, Hirntumore und Brustkrebs."

Simone Probst, Parlamentarische Staatssekretärin im **Bundesministerium für Umwelt**, Naturschutz und Reaktorsicherheit, mahnt ebenfalls an: "Der Grundgedanke guter Umweltpolitik, nämlich der der Vorsorge, ist hier überhaupt nicht implementiert."

Der Bund für Umwelt und Naturschutz BUND: "Die Grenzwerte müssen um das **10.000fache** gesenkt werden." Der Bund Naturschutz in Bayern BN: "Grenzwerte massiv senken! Es gibt viele erdrückende Beweise für die Gefährlichkeit des Mobilfunks", speziell "Gedächtnisverlust, Alzheimer und Krebs". BN-Sprecher Dr. Ludwig Trautmann-Popp: "9 Millionen Mikrowatt pro Quadratmeter als deutscher Grenzwert für das E-Netz und 4,5 Millionen für das D-Netz, das ist so, als würde man Lichtgeschwindigkeit als Tempolimit für Autofahrer einführen."

Wieder ist es Dr. Cherry, der vor dem Europa-Parlament fordert: "Die Probleme werden sich verschärfen, wenn nicht sofort drastische Veränderungen eingeleitet werden, um den unguten Trend umzukehren und nur noch an solchen Stellen neue Feststationen zu installieren, von wo aus sie in Wohngebieten lediglich relativ niedrige Belastungen erzeugen können, und zwar unter **100 Mikrowatt pro Quadratmeter.**"

In dem Papier "Auswirkung elektromagnetischer Strahlung" der Wissenschaftsdirektion STOA des **Europäischen Parlamentes** wird gefordert: "An Stellen mit Langzeitbelastung sollten **100 µW/m²** nicht überschritten werden." Die Experten geben zu bedenken: "Gegenwärtig ist der vom Menschen verursachte Elektrosmog des Mobilfunks eine Bedrohung für die Gesundheit. Die elektromagnetische Verschmutzung technischen Ursprungs ist insofern besonders heimtückisch, als sie sich der Erkennbarkeit unserer Sinne entzieht, ein Umstand, der eine doch eher sorglose Herangehensweise in Bezug auf den eigenen Schutz fördert." "Es ist nicht so sehr, dass in der Hast, diese neue und hochwertige Technologie verfügbar zu machen, die erforderlichen Sicherheitsuntersuchungen umgangen oder Kompromisse eingegangen wurden, sondern eher, was noch verwerflicher ist, dass bereits verfügbare Hinweise darauf, dass die Technologie möglicherweise nicht gerade sicher ist, sowohl von der Industrie als auch von nationalen und internationalen Kontrollbehörden beflissen ignoriert wurden und immer noch werden." - "Man darf wahrscheinlich mit Fug und Recht sagen, dass, träfe ein neues Medikament oder Lebensmittel auf denselben Mangel an Konsens und gleich starke Bedenken, es niemals zugelassen würde."

"Ein empfehlenswerter und realistischer Vorsorgewert ist **10 µW/m².** So das Umweltmagazin **Öko-Test** zur Strahlung an Mobilfunkbasisstationen im April-Heft 2001 in Absprache mit Dr. Lebrecht von Klitzing (Medizinische Universität Lübeck), Prof. Dr. Günter Käs (Bundeswehr-Universität Neubiberg) und Baubiologie Maes (Neuss). Öko-Test definiert mit Rückendeckung von Wissenschaftlern und Baubiologen Strahlungsstärken **unter 10 µW/m²** als **niedrige** Belastung, **10 bis 100 µW/m²** als **mittlere** und **über 100 µW/m²** als **hohe** Belastung. Vorsorglich sollten 10 µW/m², besonders wenn es um dauerhafte Einwirkungen geht, nicht überschritten werden, um biologische Risiken niedrig zu halten. Für Sensible, Kinder und Kranke sowie für Schlaf- und Regenerationsbereiche sollten noch niedrigere Werte angestrebt werden.

Wir von der Baubiologie Maes unterstreichen die Forderung nach einer Strahlungsstärke von höchstens **10 µW/m²**, würden sie in empfindlichen Zonen wie Schlafräumen gern noch unterschritten sehen. Wenn nicht mehr als 100 bis 1000 µW/m² Mobilfunkstrahlung durch Sendeanlagen der Umgebung einen Raum erreichen, dann haben die Bewohner in den allermeisten Fällen noch gute Chancen individuelle Schutzmaßnahmen eigenverantwortlich vornehmen zu können, z.B. durch Fenster- und Wandabschirmungen, um auf erstrebenswerte Ergebnisse unter 10 µW/m² oder - noch besser, speziell in **Schlafbereichen** - unter **1 µW/m²** zu kommen. Fast immer sind starke Reduzierungen der Funkintensität zur gesundheitlichen Vorsorge möglich. Wenn das Haus die Strahlung bereits gut zurückhält (massive Bausubstanz, dicke Wände, Betonarmierung, Wärmeschutzfenster, kein Sichtkontakt...), so wären Außenwerte von über 1000 µW/m² auch noch beherrschbar. Das ist nicht mal technikfeindlich, denn die Versorgung wäre gewährleistet, weil Handys noch um und unter 0,001 µW/m² mit guter Qualität funktionieren.

In einer Pressemitteilung der Ökologisch-Demokratischen Partei will die **ÖDP**, dass Handysender nicht in Wohngebieten errichtet werden, bis die Grenzwerte auf ein Millionstel des bisherigen gesenkt wurden. Ein Millionstel wären 10 µW/m², jener Vorsorgewert, der auch von Wissenschaftlern, Experten, Öko-Test und Baubiologen gewünscht wird bzw. bei Dauerbelastungen in Innenräumen - speziell Schlafplätzen - noch unterschritten werden sollte. Die ÖDP: "Wissenschaftler haben die Erkenntnis schon seit Jahren, trotzdem ist sie offensichtlich noch nicht bis zu unserer Regierung gelangt: Mobilfunkstrahlen sind gefährlich."

Das **Land Salzburg** fordert unter Federführung von Dr. Gerd Oberfeld von der Landessanitätsdirektion Anfang 1998 für die Summe aller GSM-Mobilfunksender in Außenbereichen 1000 µW/m² (siehe ab Seite 352). Vier Jahre später die Festsetzung eines Zielwertes für **Innenräume** von **1 µW/m²** und **draußen** möglichst nicht über **10 µW/m²**. Grundlage für den Rutsch abwärts: "Neue empirische Forschungsergebnisse der letzten Jahre". Die Salzburger Empfehlungen gelten nach wie vor. Wissenschaftler, Behörden, Parteien und die Baubiologie kommen sich näher.

Die **Baubiologie** hält **0,1 µW/m²** für **Schlafbereiche** für ideal und bis **10 µW/m²** für **schwach** auffällig. Über **10 bis 1000 µW/m²** sind **stark** und über **1000 µW/m² extrem** auffällig.

Andere wollen noch etwas weniger, z.B. die **Resolution Bürgerforum Elektrosmog**: **tags 1 µW/m², nachts 0,01 µW/m²**.

Eine komplette Auflistung vieler Grenzwerte, Richtwerte, Empfehlungen... bezogen auf die gepulsten Mikrowellen des Mobilfunks und von DECT- bzw. WLAN-Techniken finden Sie auf den folgenden Seiten.

Ex-Bundeskanzler Gerhard Schröder sprach Ende 2001 noch einmal ein Machtwort: **"Die Grenzwerte bleiben."** Klar, sonst müssten 50 Milliarden an die Betreiber zurückgezahlt werden, der Reibach der Regierung für die kassierten Mobilfunklizenzen. Ex-Umweltministerin Angela Merkel lächelt, die Industrie jubelt, Bürgerinitiativen kochen, Ärzte schütteln den Kopf. Die Gifte im Körper freuen sich über den reibungslosen Weg durch die Blut-Hirn-Schranke, das EEG wundert sich über neuartige Peaks, Tumore wittern ihre Chance. Wofür ist sie da, die kritische Wissenschaft, wenn sie politisch aber auch gar nichts zu bestellen hat?

Wie sagte das Bundesamt für Strahlenschutz: "Wo man Dauerbelastungen durch elektromagnetische Felder herabsetzen kann, da sollte man es tun." Was hält uns auf? Tun wir's.

Gepulste elektromagnetische Mobilfunkwellen im Vergleich

Grenzwerte Richtwerte Empfehlungen Effekte Forschungsergebnisse		Elektromagnetische Mobilfunkwellen Strahlungsstärke Mikrowatt pro Quadratmeter
Deutschland	UMTS 2100 MHz	10.000.000 µW/m²
(26. BImSchV, 1997)	GSM 1800 E-Netz 1800 MHz	9.000.000 µW/m²
	GSM 900 D-Netz 900 MHz	4.500.000 µW/m²
ICNIRP, WHO,	LTE 800 MHz	4.000.000 µW/m²
EU-Rat, SSK	TETRA 400 MHz	2.000.000 µW/m²
(auch in Holland, Frankreich, Spanien, Portugal, Großbritannien, Dänemark, Schweden, Finnland, Norwegen, Österreich, Slowenien, Kroatien, USA, Kanada, Japan, Australien...)		
Italien, Russland, DDR, China, Polen, Bulgarien		100.000 µW/m²
Schweiz, Liechtenstein	GSM 1800	90.000 µW/m²
	GSM 900	45.000 µW/m²
Wallonien/Belgien, Region Brüssel	GSM 1800	47.000 µW/m²
	GSM 900	24.000 µW/m²
Luxemburg bei Dauerexposition	Summe aller Anlagen	24.000 µW/m²
Ehemalige Sowjetunion	Summe aller Anlagen	20.000 µW/m²
Paris, je nach Frequenz	Summe aller Anlagen	16.000 µW/m²
Wien, Gemeindebauten	Summe aller Anlagen	10.000 µW/m²
Bundesärztekammer u.a. Ärzteorganisationen		1000 µW/m²
BioInitiative Working Group	Summe aller Anlagen	1000 µW/m²
Salzburger Resolution - 19 Wissenschaftler		1000 µW/m²
Italien, Qualitätsziel		1000 µW/m²
Europa-Parlament - Resolution		1000 µW/m²
- Wissenschaftsdirektion STOA		100 µW/m²
Dr. Neil Cherry (Lincoln Universität Neuseeland)		100 µW/m²
BUND - Gefahrenabwehr		100 µW/m²
- Vorsorge		1 µW/m²
Öko-Test	niedrige Belastung	< 10 µW/m²
	mittlere Belastung	10-100 µW/m²
	hohe Belastung	> 100 µW/m²
Salzburg Stadt/Land, Zielwert	Außenbereich	10 µW/m²
	Innenräume	1 µW/m²
Ökologisch-Demokratische Partei ÖDP		10 µW/m²
Dr. L. v. Klitzing (Universität Lübeck)	Mobilfunk	10 µW/m²
	DECT	1 µW/m²
Landessanitätsdirektion Salzburg	DECT	0,1 µW/m²
Bürgerforum Elektrosmog Resolution	Wachphase	1 µW/m²
	Schlafphase	0,01 µW/m²
Baubiologische	unauffällig	< 0,1 µW/m²
Richtwerte	schwach	0,1-10 µW/m²
für	stark	10-1000 µW/m²
Schlafplätze	extrem	> 1000 µW/m²

Funkwellen: Gepulste Mobilfunkwellen im Vergleich

Telefonat mit Handy am Kopf	> 100.000.000 µW/m²
Telefonat mit DECT-Schnurlostelefon am Kopf	> 10.000.000 µW/m²
Leckstrahlung an Mikrowellenherden (5 cm)	> 5.000.000 µW/m²
WLAN-Router bzw. WLAN-Notebook am Körper	> 1.000.000 µW/m²
Bluetooth-Headset am Kopf	> 100.000 µW/m²
Thermische Effekte um 1 °C beim Menschen	10.000.000 µW/m²
Erwärmung über 6 °C bei Kleintieren	4.500.000 µW/m²
DNA-Schäden, DNA-Hirnschäden	10.000-2.500.000 µW/m²
Oxidative Schäden im Gehirn	250.000-700.000 µW/m²
Zerstörung von Hirnzellen bei Ratten	240.000 µW/m²
Öffnung Blut-Hirn-Schranke bei Ratten	10.000-240.000 µW/m²
Missbildung und Totgeburt bei Ratten und Küken	50.000 µW/m²
Beeinträchtigung des Nervensystems	50.000 µW/m²
Neuropsychiatrische Probleme an Basisstationen	20.000 µW/m²
Effekt auf Ionenkanäle von Zellen	20.000 µW/m²
Doppelte Zunahme von Leukämien	13.000 µW/m²
Schädigung Hirnnervenzellen bei Ratten	10.000 µW/m²
Stimulation T-Zellen und Makrophagen	10.000 µW/m²
Störung des Immunsystems bei Mäusen	9500 µW/m²
Vierfache Krebsraten im Umfeld von Basisstationen	5300 µW/m²
Stressreaktionen bei Rindern - "Rinderstudie"	3800 µW/m²
Motorik- / Gedächtnisstörung bei Kindern	3200 µW/m²
TNO-Studie, Naila-Studie an Sendern - Krebs erhöht	2650 µW/m²
Schmerzen, Schwindel, Nervosität, Psyche, Herz-Kreislauf, Schlafstörungen, Reizbarkeit, Konzentrationsverlust... an Basisstationen, mit der Feldstärke zunehmend	50-2650 µW/m²
Zunahme von Leukämien bei Kindern	2000 µW/m²
Unfruchtbarkeit bei Mäusen nach 6 Monaten	1680 µW/m²
Hirnstromveränderungen im EEG	1000 µW/m²
Spermien-Anomalien männlicher Mäuse	1000 µW/m²
Eingeschränkte Vermehrung weißer Störche	1000 µW/m²
Vertreibung von Spatzen durch Sender	500-1000 µW/m²
Kalzium-Ionen-Veränderung in Zellen	240-800 µW/m²
Veränderung im Nervensystem und Kopfschmerz	500 µW/m²
Wirkung auf Nervenzellen bei Vögeln und Insekten	400 µW/m²
Störungen an der Zellmembran	200 µW/m²
Beeinflussung Wachstum von Hefezellen	10 µW/m²
Gesundheitsgefährdung von Säugetieren	0,2 µW/m²
Veränderte Kalziumabgabe menschlicher Hirnzellen	0,1 µW/m²
Optimale Funktion von Handys gewährleistet	< 0,001 µW/m²
Mobilfunk-Basisstation in 15-20 m Abstand	> 100.000 µW/m²
DECT-Basisstation in 30-50 cm Abstand	> 100.000 µW/m²
Natürliche Hintergrundstrahlung	< 0,000.001 µW/m²
Hintergrund in Häusern, spez. Bettplätze 2000-2010	0,5-5 µW/m²
(Auswertungen von Messungen der 1995-2000	0,01-1 µW/m²
Baubiologie Maes - nur Mobilfunk von außen) 1992-1995	0,001-0,1 µW/m²

Angaben gelten für gepulsten Mobilfunk: GSM, UMTS, TETRA, LTE, WLAN, DECT...

Noch mehr Grenzwerte, Richtwerte, Empfehlungen, Effekte mit Angaben der Autoren, Studien und Jahreszahlen unter www. maes.de.

Bei Länderangaben geht es meist um rechtlich verbindliche Grenzwerte (Verordnungen), bei Städten, Regionen, Parteien, Instituten, Wissenschaftlern, Verbänden... oft um Empfehlungen (z.B. Salzburg, Ärztekammer) oder Vereinbarungen mit der Industrie (z.B. Paris).

Berechnungsgrundlage für offizielle Verordnungen und Empfehlungen ist die spezifische Absorptionsrate **SAR** in Watt pro Kilogramm Körpermasse (siehe ab Seite 265); der Ganzkörper-SAR-Wert ist laut BImSchV **0,08 W/kg**, der für Körperteile **2 W/kg**, jeweils bezogen auf 6-Minuten-Intervalle. Vergessen wir nicht: Das gilt für **ortsfeste Anlagen**, nicht fürs Handy oder Geräte, die Sie allein verantworten. Die Handystrahlung am Ohr übersteigt locker sogar die großzügige Verordnung.

Der **zivilisatorische Hintergrund** in Häusern (mit dem man fast schon überall rechnen muss), speziell in **Schlafbereichen**, lag nach unserer Auswertung von 1000 Messungen der Jahre **1995 bis 2000** bei **0,01 bis 1 µW/m²**, vor 1995 war es etwa ein Zehntel, vor 1992 gab es noch gar keine gepulsten Mobilfunkmikrowellen. Unsere letzten Auswertungen der Jahre **2000 bis 2010**, wieder bezogen auf Innenräume und besonders Schlafplätze: **0,5 bis 5 µW/m²**, Tendenz steigend. Zurzeit steuern wir auf etwa das Zehnfache zu, die zigtausendfach neuen Handy- und anderen Kommunikationssender sind der Grund. UMTS wurde flächendeckend aufgebaut, LTE ist aktuell dabei, andere werden pausenlos nachgerüstet. Ich schätze, dass wir nach 2010 mit einem nahezu unausweichlichen Hintergrund von 10 µW/m² und mehr rechnen müssen. Wer weniger hat, hat Glück, ein gut schützendes Haus oder schon abgeschirmt. Das bezogen auf Mobilfunksender, die ihre Mikrowellen von draußen in die Häuser schicken, nicht auf die unzähligen hausinternen Funkquellen (drahtlose Telefone, Internetzugänge, PCs...), die zu dem Wellensalat noch hinzukommen und oft die kritischsten Feldverursacher sind, stärker noch als die großen Brüder da draußen. Die Nähe zu den Funkgeräten im Haus macht's und die Reflexionen im Innenraum.

Laut Dr. Volkrodt, Dr. Varga, Dr. Neitzke und anderen liegen natürliche Mikrowellen im Bereich weniger **Billionstel** Watt, ungepulst versteht sich. Radar, Mobilfunk, Fernsehen... strahlen das **Millionen- bis Milliardenfache** ins Land und das Handy ins Ohr, gepulst versteht sich.

In gut durchblutetem Gewebe erhöht sich die **Temperatur bei 100 Millionen µW/m²** (Handytelefonat mit hoher Leistung) lokal um bis zu **1-2 Grad**, bei schlecht durchblutetem erhöht sie sich mehr, je nach Dichte, Leitfähigkeit und Wärmekapazität des Gewebes. **Augen** sind schlecht durchblutet, deshalb ist mit thermischer Schädigung ab **100.000 µW/m²** zu rechnen. Ab etwa **25 Millionen** setzt der Mensch seine **Thermoregulation** ein. Über **1 Milliarde µW/m²** wird es **akut gefährlich**.

Oxidative Probleme sind ab etwa **100.000 µW/m²** möglich, **neurologische Störungen** ab **10.000 µW/m²** nachweisbar, **DNA-** und **Zellschäden** ebenso, bei einigen Studien schon darunter. Die erhöhte Durchlässigkeit der **Blut-Hirn-Schranke** wurde bei Tieren im Bereich einiger **10.000 µW/m²** und darüber beobachtet, beim Menschen dürfte der Wert höher liegen. Deutliche **EEG**-Veränderungen sind bei **1000 µW/m²** nachzuweisen, so auch Einflüsse auf das **Hormon-** und **Immunsystem**. Mit mehr **Krebs** und **Leukämie** rechnen einige Experten bei Langzeitbelastung ab **600 µW/m²**, speziell bei Kindern, andere erst bei höheren Werten. **Kopfschmerz** wurde ab **500 µW/m²** gefunden, auch darunter, Unruhe, Schwindel, Gereiztheit, Vergesslichkeit, Konzentrationsstörung, Allergie, Seh- und Hörprobleme, Blutdruckerhöhung, Nachtschweiß... ebenfalls. Einige **Tiere** haben keinen Bock mehr auf die menschlichen Funkspielchen und reagieren, leiden und flüchten ab **500**. Die **Zellmembran** wird ab **200** gestört, der **Tiefschlaf** ab **100**. **130 µW/m²** haut einige Mitmenschen an Basisstationen schon um: chronische Müdigkeit 40fach erhöht, Depression 60fach. Eine schlechtere **Schlafqualität** soll bereits unter **10** spürbar werden, **Hefezellen** reagierten ab **1**, und **0,1 µW/m²** zöge die gestörte **Kalzium**-Abgabe menschlicher Hirnzellen nach sich.

Dr. Andras Varga: "Elektromagnetische Felder müssen viel ernster bewertet werden als bisher." Das Bundesamt für Strahlenschutz: "Jede Strahlung ist so gering wie nur eben möglich zu halten."

"Niedrige" Schweizer Grenzwerte: Vorbild oder Sand in die Augen?

Das war eine kleine Revolution, als die Schweizer **hundertfach** niedrigere Grenzwerte zur verbindlichen **Verordnung** erklärten. Sie wurde für viele zum Vorbild. Andere halten sie für eine Mogelpackung. Die Einschränkungen werden gerne übersehen: "Für Räume empfindlicher Nutzung" steht da. Das sind z.B. Schlaf- und Krankenzimmer, Wohn- und Schulzimmer. Ansonsten gelten ähnlich hohe Werte wie bei uns, drinnen an Arbeitsplätzen (auch die Küche ist ein Arbeitsplatz) und draußen auf der Straße, im Garten, auf der Terrasse, im Freibad. Selbst auf Spielplätzen lauern noch Einschränkungen, denn das Hundertstel gilt lediglich für öffentliche, nicht für private. Auf den privaten Spielplätzen, selbst wenn sie öffentlich begehbar sind, muss man wieder ein dickeres Fell gegen Elektrosmog haben, hundertmal so dick.

Ein Hundertstel der Grenzwerte, nämlich **100.000 µW/m²** für **UMTS**, 90.000 für GSM 1800 und 45.000 für GSM 900, das erreicht man drinnen seltener als einen Lotteriegewinn. Das schaffen die Sender in den allermeisten Fällen sowieso nicht, schon gar nicht durch dicke Hauswände hindurch. Das heißt, dass nicht nur bei unseren südlichen Nachbarn, sondern auch in deutschen Gebäuden wie überall auf dieser Welt die Schweizer Werte so oft eingehalten, noch öfter massiv unterschritten werden. Die Industrie hat fast unendlichen Spielraum, so hoch sind die Grenzwerte gesetzt. Dies Hundertstel für drinnen tangiert sie kaum, sie braucht draußen deshalb nichts zu ändern. Klar, dass die Industrie sowie die ihr Geneigten froh sind, haben sie doch ein Argument mehr zum Sand in die Augen streuen. Und das hört man auch prompt auf jeder Bürgerversammlung und Ratssitzung: "Wir garantieren mit unserer Anlage, dass wir sogar die sensiblen Schweizer Grenzwerte einhalten." "Sogar", "sensibel", wenn sich das nicht nach was Besonderem anhört. Nur: Das EEG ist bei diesen Werten nach wie vor aus dem Lot, die Blut-Hirn-Schranken porös, die Hormone und das Nervensystem irritiert.

Hans-U. Jakob, Kopf der Schweizer Initiative 'Gigaherz': "Die Schweizer Werte sind weder einzigartig noch nachahmenswert, sondern der grandioseste Käse mit den größten Löchern, der je aus dem Alpenraum kam."

Modellfall Salzburg: Vorsorgewerte für Mobilfunk gefordert

Die Salzburger Landesregierung hat 1998 eine vorläufige medizinische Bewertung der von Mobilfunksendern ausgehenden gepulsten Mikrowellen vorgenommen. Dr. Gerd Oberfeld von der Landessanitätsdirektion: "Bei nichtthermischen Wirkungen ist die bisherige Wissens- und Datenlage noch unbefriedigend. Das Land Salzburg will den nichtthermischen Effekten mit seiner Bewertung mehr Platz einräumen."

Die Salzburger beziehen sich auf Studienergebnisse, unter anderem die der Schlaf-Wissenschaftler Dr. Mann und Dr. Röschke von der Universitätsklinik Mainz. Sie fanden, dass sich während des Nachtschlafes als Folge der achtstündigen Mobilfunkbestrahlung die **REM-Phase** um **18,5 Prozent** verkürzte und sich das **EEG** veränderte. Dazu traten hypnotische Effekte mit einer Verkürzung der **Einschlaflatenz** um **22,4 Prozent** auf. Dr. Oberfeld: "Diese Daten sind harte Daten. Schlussfolgerungen sind nicht nur möglich, sondern auch erforderlich. Die Verkürzung der Einschlaflatenz zeigt, dass bereits eine kurze Feldexposition von wenigen Minuten zu massiven Effekten führt. Die von Anwohnern an Mobilfunksendern mitunter berichteten Schlafstörungen könnten unter dem Gesichtspunkt erklärbar sein. Die Tragweite der hier gefundenen Effekte bzw. auch der noch gar nicht untersuchten kann derzeit kaum abgeschätzt werden." Bei der 1996 durchgeführten Untersuchung von Mann und Röschke ging es um junge, gesunde Männer und um eine Nacht. Dr. Oberfeld: "Bei Kindern, Alten oder Kranken und bei Langzeiteinfluss ist sicherlich eine noch vorsichtigere Haltung angebracht."

Die Feldstärke im Mainzer Schlaflabor war 500.000 µW/m^2. Oberfeld: "Wir setzen einen für die Chemikalienbewertung üblichen Sicherheitsfaktor von 500 ein und fordern als **Vorsorgewert 1000 µW/m^2**, solange es keine weiteren Studienergebnisse gibt." Der Vorsorgewert von 1000 µW/m^2 (ein Zehntausendstel der verbindlichen Grenzwerte) gilt für die Summe aller Mobilfunksender. 1000 µW/m^2 Strahlungsstärke findet man nach unserer Erfahrung im Umkreis von 100 bis 1000 Metern an Mobilfunkanlagen, je nach Art, Anzahl, Leistung, Ausrichtung und Reflexion der Einzelsender und je nach Lage des Hauses oder Grundstückes zu diesen. Man findet sie auch in bis zu rund fünf Metern Distanz zu den oft ständig funkenden Basisstationen der schnurlosen DECT-Telefone.

Die Durchführung der vereinbarten Einhaltung dieser Vorsorgewerte lief in den ersten Jahren gut an, die Industrie machte mit, es klappte. Salzburg erregte weltweit Aufsehen und bekam Anerkennung. Viele Städte nahmen die Österreicher als Vorbild. In den Jahren danach gab es Schlappen, längst nicht überall werden die Werte eingehalten.

Im Februar 2002 kam die **Senkung** der Vorsorgewerte. Erfahrungen mit Gesundheitsproblemen bei Anrainern von Mobilfunkanlagen und neue wissenschaftliche Erkenntnisse machten diesen Schritt notwendig. Die Salzburger Landessanitätsdirektion setzt ihre Grenze seitdem und bis heute auf **10 µW/m² im Freien** und **1 µW/m² in Innenräumen.**

Mobilfunk-Konferenz in Salzburg

Während man auf der einen Seite ohne Rücksicht auf Verluste weiter aufbaut, fordern Wissenschaftler weltweit die Grenzwertsenkung. So auch im Juni 2000 auf der **"Internationalen Konferenz zur Situierung von Mobilfunksendern"** in Salzburg. 300 Elektrosmog-Experten aus 23 Nationen reisten aus allen fünf Kontinenten an, und 23 Wissenschaftler, Ärzte und Experten sprachen zum Thema. Hier nur einige Kurzauszüge. Mehr erfahren Sie unter www.land-sbg.gv.at/celltower.

Dr. Gerd Oberfeld verglich die elektromagnetische Grenzwertsituation mit Lärmrichtwerten. Sind in Österreich tagsüber 85 dB für Lärmarbeiter zum Schutz des Innenohres zugelassen, so sind es nachts zum Schutz des Schlafes 35 dB. Zwischen Tag und Nacht liegen 50 dB, das entspricht dem Faktor 100.000. Ein solcher Faktor sollte zum Schutz des Schlafes auch in Sachen Elektrosmog angewandt werden.

Prof. Dr. Michael Kundi vom Umwelthygiene-Institut der Universität Wien verwies auf die vielen methodischen Mängel, die zu den ICNIRP-Grenzwerten führten, und auf die Fülle an wissenschaftlichen Daten, die gesundheitliche Effekte im nichtthermischen Bereich belegen.

Dr. Cindy Sage, Leiterin der Sage Associates im kalifornischen Santa Barbara, berichtete von Immunveränderungen, einer erhöhten Durchlässigkeit der Blut-Hirn-Schranke, der Ausschüttung von Stressproteinen, von Doppelstrangbrüchen, Schlafstörungen, Kopfschmerzen, neurologischen Effekten, Augenschädigungen, Veränderungen des Kalzium-Ionen-Haushaltes, Reduzierung der Spermienzahl, Konzentrationsverlust und Blutdruckauffälligkeiten durch die Handyfelder. In den USA mindern Mobilfunksender den Grundstückswert um 10 bis 40 Prozent.

Dr. Carl F. Blackman von der US-Umweltschutzbehörde EPA machte deutlich, dass elektromagnetische Felder die Kalzium-Ionen-Aktivität in Nervengeweben in nichtlinearer Weise beeinflussen, Verhaltensveränderungen nach sich ziehen und das EEG verändern.

Dr. Fiorenzo Marinelli, Institut für Zellmorphologie in Bologna/Italien, machte Langzeittests mit Mäusen. Durch Mobilfunkfrequenzen stellte sich erst nach mehreren Generationen Sterilität ein. Bei Untersuchungen an exponierten Menschen gab es eine dreimal höhere Neoplasmenbildung. Auch er forderte dringend die Einführung von Vorsorgegrenzwerten und schlug für die Bevölkerung 200 µW/m^2 vor.

Dr. Neil Cherry von der Lincoln University Neuseeland belegte anhand zahlreicher Studien, dass die Behauptung von ICNIRP und WHO, bei Einhaltung der Grenzwerte sei keine gesundheitliche Störung zu erwarten, falsch ist. Er empfahl für die Bevölkerung den Risikoreduktionswert von 100 µW/m^2, das ist ein Zehntel der Salzburger Forderung.

Dr. Malcolm MacGarvin, Europäische Umweltagentur: "Sobald Hinweise vorliegen, die eine vorsorgliche Handlungsweise rechtfertigen, soll man handeln. Rufe nach Forschung dürfen Handeln nicht aufschieben." Er erinnert an die Aussage der EU-Kommission: "Maßnahmen zur Verringerung eines Risikos dürfen sich nicht nur auf unmittelbare Risiken beschränken. Ein potenzielles Risiko kann auch dann vorliegen, wenn es noch nicht voll nachweisbar ist oder wenn wegen unzureichender oder nicht eindeutiger wissenschaftlicher Daten noch nicht feststellbar ist, wie sich das Risiko auswirken kann."

Dr. Helene Irvine von der Universität Glasgow ist im öffentlichen Gesundheitsdienst tätig. Sie lehnte die ICNIRP-Werte ab und forderte die Durchsetzung von Vorsorgewerten. Sie machte klar, dass in England die Industrie bestimmt, wie viel geforscht wird.

Dr. Colin N. Ramsay, Schottisches Zentrum für Umweltmedizin: "Mobilfunkbetreiber sollen Standorte suchen, die die Exposition der Anwohner so weit wie möglich minimieren und sensible Standorte wie Schulen meiden. Sie sollen alle Möglichkeiten ausschöpfen, welche die Notwendigkeit neuer Masten verringern, und die Errichtung solcher an Gebäuden, in denen sich bewohnte Räume befinden, vermeiden. Sie sollen vor der Installation die Meinung der Anwohner einholen."

Prof. Dr. Wilhelm Mosgöller, Krebsforscher an der Uni Wien, berichtete von Personen, die nach dem Aufbau von Basisstationen über Ohrgeräusche, Kopfschmerz, Hautspannung und Schlafstörungen klagen. Er warnt: "Gibt es schon für Handys zu wenig Studien, für Sendemasten gibt es so gut wie keine. Die Feldstärke eines Funkturmes ist zwar geringer, und er ist weiter entfernt, aber für die biologische Beeinträchtigung spielt die Zeitdauer eine große Rolle, in der man den Strahlen ausgesetzt ist. Es ist noch unbekannt, ab wann es gefährlich wird. Die

Risiken werden unterschätzt. Es gibt etliche Hinweise, die im Hinblick auf ein Krebsrisiko sehr beunruhigend sind."

Auf der Konferenz wurde die **Salzburger Resolution zu Mobilfunksendeanlagen** vorgestellt und von 19 anwesenden Wissenschaftlern unterzeichnet: Es wird empfohlen, den Betrieb von Mobilfunkanlagen an ein Bewilligungsverfahren zu knüpfen, und zwar mit Einbeziehung der lokalen Bevölkerung, Überprüfung mehrerer Standortalternativen, Berücksichtigung des Orts- und Landschaftsbildes, Berechnung und Messungen der Exposition, Berücksichtigung bereits vorhandener hochfrequenter Feldquellen, Überprüfung und Überwachung nach der Installation. Auf staatlicher Ebene soll eine Datenbank mit detaillierten Angaben über alle Basisstationen und deren Emissionen erstellt werden. Es wird empfohlen, für Mobilfunkanlagen alle technischen Möglichkeiten zu nutzen, um eine niedrige Exposition der Anrainer zu gewährleisten. Neue Anlagen sind so zu planen, dass die Belastung in Bereichen, wo sich Menschen längere Zeit aufhalten, möglichst gering ist. Man einigte sich derzeit auf den vorläufigen Beurteilungswert für die Summe der gepulsten Immissionen des Mobilfunks von **1000 µW/m^2**.

"Wir schließen uns der Salzburger Resolution an. Wir als Ärzte haben die Pflicht, auf die Einhaltung des Vorsorgeprinzips zu drängen." So die Bundesärztekammer im Herbst 2000.

Bürgerforum Elektrosmog

Niedrige Vorsorgewerte wurden im Oktober 1999 auch beim "Bürgerforum Elektrosmog" des Bundesministeriums für Umwelt in Bonn gefordert. Die Übergabe einer **Resolution** an Bundesumweltminister Jürgen Trittin war einer der Höhepunkte. Sie wird getragen von Medizinern, z.B. der Gesellschaft für Umweltmedizin IGUMED in Bad Säckingen, dem Institut für Umweltkrankheiten in Bad Emstal, dem Ökologischen Ärztebund in Bremen, der Deutschen Gesellschaft für Umwelt- und Humantoxikologie DGUHT in Würzburg, dem Institut für Ökotoxikologie und Umweltmedizin in Dreieich, Dr. Karl-Heinz Braun-von Gladiß (Paracelsus-Klinik, Schweiz), von Wissenschaftlern wie Dr. Lebrecht von Klitzing (Uni Lübeck) und Dr. Ulrich Warnke (Uni Saarbrücken), sowie von Baubiologen, z.B. den beiden baubiologischen Verbänden und der Baubiologie Maes. Unterschrieben haben zudem Initiativen, z.B. der Selbsthilfeverein für Elektrosensible in München und der Arbeitskreis für Elektrosensible in Bochum. Mit dabei sind das Katalyse-Institut in Köln, der Arbeitskreis Elektro-Biologie in München, die Ingenieur-Sozietät für Umwelttechnik in Frankfurt sowie die Bürgerwelle.

Bei der Resolution geht es allen Beteiligten um

- die Minimierung der Elektrosmogbelastung nach letztem Stand der Technik und nach gesundheitlichen und ökologischen Gesichtspunk-

und nicht - wie bisher - vorzugsweise nach ökonomischen
- die Aufnahme des Vorsorgeprinzips in die Verordnung
- die Kennzeichnungspflicht der elektromagnetischen Emission von Geräten und die Informationspflicht bei Großanlagen
- die Aufstellung von Emissions- und Immissionskatastern
- die Einführung der Umweltverträglichkeitsprüfung auch für Stromversorgungs- und Sendeanlagen mit regelmäßigen Kontrollen
- Planung- und Genehmigung unter Einschluss der Öffentlichkeit
- die Schaffung von Schutzzonen in z.B. Krankenhäusern, Kurkliniken, Schulen, Kindergärten, reinen Wohngebieten
- die Einrichtung eines interdisziplinären Forschungsrates
- die Umkehr der Beweislast

Es wurden Orientierungswerte für den Wach- und Schlafbereich entwickelt, die der Vorsorge dienen, speziell für sensible und schutzbedürftige Personen. Konsequent geht man mit den nonstop funkenden Schnurlosen um: "Die Erfahrungen mit den Haustelefonen nach DECT-Standard sind derart negativ und die Zahl der gesundheitlichen Reklamationen so groß, dass ein Verbot gefordert werden muss."

Resolution von Catania

Im September 2002 trafen sich Wissenschaftler der ganzen Welt auf Einladung des italienischen Gesundheitsministeriums, der Universität Wien und der Stadt Catania in Sizilien. Sie gründeten eine internationale Kommission mit neuem Risikokonzept, welches **Vorsorgeaspekte** in den Vordergrund stellt und ein hohes **Schutzniveau** erreichen soll. Eine Resolution wird unterschrieben von bekannten Namen wie Carl F. Blackman (USA), Settimio Grimaldi (Italien), Michael Kundi (Österreich), Lennart Hardell (Schweden), Wolfgang Löscher (Deutschland), Elihu D. Richter (Israel), Stanislaw Szmigielski (Polen), um nur einige zu nennen. Die Wissenschaftler machen klar, dass elektromagnetische Felder im nichtthermischen Bereich Wirkung auf biologische Systeme zeigen, die Richtlinien und Grenzwerte - z.B. der ICNIRP - nicht reichen, die bislang vorliegenden Beweise zu vorbeugenden Strategien zum Schutz der Gesundheit zwingen, die Öffentlichkeit besser informiert werden muss, weitere unabhängige Forschung notwendig ist.

In Freiburg ging eine Lawine los

Ein paar nimmermüde und verantwortungsbewusste Mediziner(innen) trafen sich und waren sich einig: So kann es wirklich nicht weiter gehen, wir machen uns Sorgen, wir müssen was tun. Sie formulierten ein Papier und konnten derzeit noch nicht ahnen, wie schnell sich dieser Schneeball zur Lawine entwickeln würde. In kurzer Zeit waren es über 100 niedergelassene Ärztinnen und Ärzte verschiedener Disziplinen, die unterschrieben, unterstützt von der Interdisziplinären Gesellschaft für Umweltmedizin IGUMED und weiteren Wissenschaftlern, Experten,

Verbänden, Organisationen, Instituten und Baubiologen. Am 20. Oktober 2002 war es soweit, der **"Freiburger Appell"** war geboren.

Einen Monat später haben weitere 100 deutsche Ärzte und 2000 internationale Wissenschaftler, Therapeuten, Fachleute, Initiativen, Bürger aller Berufsgruppen... ihre Solidarität bekundet und den Appell unterschrieben. Er wurde in mehrere Sprachen übersetzt. Bis heute sind es **36.000** unterstützende **Unterschriften** aus fast allen Ländern, davon **1200** von **Ärzten**. Ständig nimmt die Unterschriftenflut zu, speziell von hochrangigen Experten, viele auch aus dem Ausland. Zunehmend kommen Betreiber, Hersteller, Politiker, Behörden, Vermieter, Verantwortliche... aufgrund des Appells unter Druck. Hier der Originaltext.

Freiburger Appell

Aus großer Sorge um die Gesundheit unserer Mitmenschen wenden wir uns als niedergelassene Ärztinnen und Ärzte aller Fachrichtungen speziell der Umweltmedizin, an die Ärzteschaft, an Verantwortliche in Gesundheitswesen und Politik sowie an die Öffentlichkeit.

Wir beobachten in den letzten Jahren bei unseren Patientinnen und Patienten einen dramatischen Anstieg schwerer und chronischer Erkrankungen, insbesondere

- *Lern-, Konzentrations- sowie Verhaltensstörungen bei Kindern (z.B. Hyperaktivität)*
- *Blutdruckentgleisungen, die medikamentös immer schwerer zu beeinflussen sind*
- *Herzrhythmusstörungen*
- *Herzinfarkte und Schlaganfälle immer jüngerer Menschen*
- *Hirndegenerative Erkrankungen (z.B. Alzheimer) und Epilepsie*
- *Krebserkrankungen wie Leukämie und Hirntumore*

Wir beobachten zudem ein immer zahlreicheres Auftreten von unterschiedlichen, oft als psychosomatisch fehlgedeuteten Störungen wie

- *Kopfschmerzen und Migräne*
- *Chronische Erschöpfung*
- *Innere Unruhe*
- *Schlaflosigkeit und Tagesmüdigkeit*
- *Ohrgeräusche*
- *Infektanfälligkeit*
- *Nerven- und Weichteilschmerzen, die mit üblichen Ursachen nicht erklärlich sind*

um nur die auffälligsten Symptome zu nennen.

Da uns das Wohnumfeld und die Gewohnheiten unserer Patienten in der Regel bekannt sind, sehen wir, speziell nach gezielter Befragung, immer häufiger einen deutlichen zeitlichen und räumlichen Zusammenhang zwischen dem Auftreten dieser Erkrankungen und Symptome und dem Beginn einer Funkbelastung z.B. in Form einer

- Installation einer Mobilfunkanlage im näheren Umkreis
- intensiven Handynutzung
- Anschaffung eines DECT-Schnurlostelefones im eigenen Haus oder bei Nachbarn

Wir können nicht mehr weiter an ein rein zufälliges Zusammentreffen glauben, denn

- zu oft beobachten wir eine auffällige Häufung bestimmter Krankheiten in entsprechend funkbelasteten Gebieten oder Wohnungen
- zu oft bessert sich die Krankheit oder verschwinden monate- bis jahrelange Beschwerden in relativ kurzer Zeit nach Reduzierung oder Eliminierung einer Funkbelastung im Umfeld des Patienten
- zu oft bestätigen baubiologische Messungen außergewöhnlicher elektromagnetischer Funkintensitäten vor Ort unsere Beobachtung

Aufgrund unserer täglichen Erfahrungen halten wir die 1992 eingeführte und inzwischen flächendeckende Mobilfunktechnologie und die seit 1995 käuflichen Schnurlostelefone nach DECT-Standard für einen der wesentlichen Auslöser dieser fatalen Entwicklung! Diesen gepulsten Mikrowellen kann sich niemand mehr ganz entziehen. Sie verstärken das Risiko bereits bestehender chemischer und physikalischer Umwelteinwirkungen, belasten zusätzlich die Immunabwehr und können die bisher noch ausgleichenden Gegenregulationsmechanismen zum Erliegen bringen. Gefährdet sind besonders Schwangere, Kinder, Heranwachsende, alte und kranke Menschen.

Unsere therapeutischen Bemühungen um die Wiederherstellung der Gesundheit bleiben immer häufiger ohne Erfolg. Das ungehinderte Eindringen der Dauerstrahlung in Wohn- und Arbeitsbereiche, speziell in Kinder- und Schlafzimmer, die wir als wichtige Orte der Entspannung, Regeneration und Heilung ansehen, verursacht pausenlos Stress und verhindert eine grundlegende Erholung von Gesunden und Kranken.

Angesichts dieser beunruhigenden Entwicklung sehen wir uns verpflichtet, unsere Beobachtungen der Öffentlichkeit mitzuteilen, insbesondere nachdem wir hörten, dass deutsche Gerichte eine Gefährdung durch Mobilfunk als "rein hypothetisch" betrachten. Was wir in unserem Praxisalltag erleben ist alles andere als hypothetisch. Wir sehen die steigende Anzahl chronisch Kranker auch als Folge einer unverantwortlichen Grenzwertpolitik, die, anstatt den Schutz der Bevölkerung vor den Kurz- und besonders Langzeitauswirkungen der Mobilfunkstrahlen zum Handlungsmaßstab zu nehmen, sich dem Diktat einer längst hinreichend als gefährlich erkannten Technologie unterwirft. Es ist für uns der Beginn einer ernst zu nehmenden Entwicklung, durch welche die Gesundheit vieler Menschen bedroht ist.

Wir lassen uns nicht länger vertrösten auf weitere, irreale Forschungsergebnisse, die erfahrungsgemäß oftmals von der Industrie beeinflusst werden, während beweiskräftige Untersuchungen ignoriert werden. Wir halten es für dringend erforderlich, jetzt zu handeln! Als Ärzte sind wir vor allem Anwälte unserer Patienten. Im Interesse aller Betroffenen, deren Grundrecht auf Leben und körperliche Unversehrtheit derzeit aufs Spiel gesetzt werden, appellieren wir an die Verantwortlichen in Politik und Gesundheitswesen. Unterstützen Sie mit Ihrem ganzen Einfluss unsere Forderungen:

- Neue gesundheitsverträgliche Techniken mit interessenunabhängiger Abwägung der Risiken speziell vor deren Einführung
- Massive Reduzierung der Grenzwerte, Sendeleistungen und Funkbelastungen auf ein biologisch vertretbares Maß speziell in Schlaf- und Regenerationsbereichen
- Kein weiterer Ausbau der Mobilfunktechnologie, damit die Strahlungsbelastung nicht noch um ein Vielfaches zunimmt
- Mitspracherecht der Bevölkerung und der Gemeinden bei der Standortplanung der Antennen, was für eine Demokratie selbstverständlich sein sollte
- Aufklärung der Bevölkerung und speziell der Handynutzer über die Gesundheitsrisiken elektromagnetischer Felder und somit bewussterer Umgang
- Handyverbot für Kinder und Nutzungseinschränkung für Jugendliche
- Verbot der Handybenutzung und DECT-Telefone in Kindergärten, Schulen, Krankenhäusern, Altenheimen, Veranstaltungsstätten, öffentlichen Gebäuden und Verkehrsmitteln analog dem Rauchverbot
- Handy- und mobilfunkfreie Zonen analog autofreien Bereichen
- Überarbeitung des DECT-Standards für Schnurlostelefone mit dem Ziel, die Strahlungsintensität zu reduzieren und auf die tatsächliche Nutzungszeit zu begrenzen sowie die biologisch besonders kritische Pulsung zu vermeiden
- Industrieunabhängige Forschung endlich unter Einbeziehung der reichlich vorhandenen kritischen Forschungsergebnisse und unserer ärztlichen Beobachtungen

IGUMED-Vorstand Dr. Peter Germann, Mitinitiator des Freiburger Appells, resümiert in der Fachzeitschrift 'Umwelt, Medizin, Gesellschaft' im Januar 2004: "Die Mobilfunktechnik wurde ohne Gesundheitsverträglichkeitsprüfung flächendeckend eingeführt. Die Beweise für die Risiken dieser Technik für eine wachsende Zahl von Betroffenen nehmen in erdrückendem Maße zu. Die enge Verflechtung von Politik und wirtschaftlichen Interessen führt dazu, dass der Schutz der Gesundheit, das höchste Gut eines Volkes, missachtet wird."

Zehn Jahre später, Frühjahr 2012. Der Freiburger Appell wird aktualisiert und überarbeitet, heißt nun **Internationaler Ärzteappell 2012**. Die Ärzte gehen erneut an die Öffentlichkeit, sind "sehr besorgt" über die stetig zunehmende, ungebremste Verbreitung des Funks: "Handy-Netze, TETRA, LTE, Schnurlostelefone, WLAN, Babyphone, Funkablesegeräte, digitales Radio und Fernsehen..., all diese Techniken überlagern die biophysikalische Organisation des Lebens." Die Mediziner erinnern daran: "Das Leben von Menschen, Tieren und Pflanze wird von natürlichen elektromagnetischen Feldern und Signalen gesteuert. Technisch erzeugte Felder und Frequenzen können die biologischen Stoffwechsel- und Kommunikationsvorgänge der Zellen tief greifend stören." In Ergänzung zu den vor einem Jahrzehnt erwähnten, beobachten sie Zusammenhänge mit "besorgniserregend zunehmenden psychischen Erkrankungen wie Depressionen, Burnout-Syndrom, Schlaf-, Angst- und Panikstörungen." Das gelte auch für eine Reihe weiterer Krankheiten wie "degenerativ neurologische, Demenz, Hirntumore, Stoffwechselentgleisungen, Schmerzsyndrome, Allergien, Hautprobleme, Multisystemerkrankungen, Krebs." Sie sehen nach wie vor häufig den Zusammenhang mit einer Funkbelastung. Ein wichtiger Aspekt: "Insbesondere Kinder und Jugendliche zeigen immer deutlicher ein suchtartiges Verhalten im Umgang mit Handys und anderen Formen von Online-Geräten." Außerdem: "Die Zahl der unter Elektrosensibilität leidenden Menschen nimmt ständig zu." Deshalb: "Informieren Sie sich umfassend und reichen Sie das Wissen an Ihre Familie, Nachbarn, Freunde und Politiker weiter! Setzen Sie sich ein für den Schutz Ihrer eigenen körperlichen und seelischen Gesundheit und für die der Ihnen Anvertrauten, indem Sie kabelgebundene Kommunikationstechnologien bevorzugen." Für dringend notwendig halten die Mediziner ergänzend zu den schon zuvor formulierten Forderungen: "Schutz der Unverletzlichkeit der Wohnung durch Absenkung der von außen einwirkenden Sendeleistung; Stopp für die dauerfunkenden Schnurlostelefone (DECT), Internetzugänge (WLAN) und Funkablesegeräte (Heizung, Gas, Wasser..., Smart-Technologien); Umrüstung auf Kabel- bzw. Glasfasertechnik wo immer möglich; Gefahrenhinweis auf allen Geräten mit Sendefunktion, analog zu Zigarettenpackungen; öffentlich ausgewiesene Schutzgebiete für Elektrosensible; Einrichtung von funkfreien öffentlichen Räumen, insbesondere in Krankenhäusern. Zum Schluss: "Wir wissen schon heute genug über Gefährdungen und Schädigungen, um von den politisch Verantwortlichen sofortige Maßnahmen der Vorsorge zu fordern!"

Noch mehr Appelle

Es gab weitere Appelle, Resolutionen, Petitionen und Vereinbarungen. Der Allgäuer Appell, Bamberger Appell, Hofer Appell, Berlin, Coburg, Freienbach, Haibach, Lichtenfels, Maintal, Oberammergau, Pfarrkirchen, Saarland, Schlüchtern, Stockach... Brüssel, Helsinki, London... Die Resolution von Porto Alegre in Brasilien. Die Vereinbarung von Seletun in Norwegen. Tausende Ärzte sind besorgt. Sorgenkind: Mobilfunk.

2006 folgt die wissenschaftliche Arbeitsgruppe **BioInitiative**. Die Forderung: **draußen** nicht mehr als **1000 Mikrowatt pro Quadratmeter**, **drinnen** höchstens **100 µW/m²**. Die Europäische Umweltagentur EEA unterstützt die BioInitiative in allen Erkenntnissen und Empfehlungen.

Die **Beneveto Resolution** ergänzt jene aus Catania (Seite 356). 31 führende internationale Wissenschaftler gehören zu den Erstunterzeichnern im September 2006, weitere folgen. Sie wird gestützt von der Internationalen Kommission für Elektromagnetische Sicherheit ICEMS.

Von der Kompetenzinitiative kommt im November 2006 der **WiMAX-Appell**: "Wir erleben seit Jahren die lawinenartig fortschreitende Überfrachtung mit immer neuen Variationen schnurloser Techniken, die von Bund und Land gefördert werden." Nun drängt noch ein weiterer Funkstandard mit wieder neuer Übertragungstechnik, neuartiger Signalmodulation und hoher Signalbandbreite namens WiMAX auf den Markt. Auch hier gibt es keinerlei Forschung zu den Risiken. "Ein immer größerer Prozentsatz der Bevölkerung bezahlt die Milliardenprofite von Industrie, Gewerbe und Staat nicht nur mit gesundheitlichen Opfern, sondern auch mit Wertminderung des Eigentums. Der gegenwärtige Wahn der Schnurlosigkeit gefährdet die Grundlagen unseres Lebens."

Die ICEMS initiiert im Dezember 2007 einen wissenschaftlichen Experten-Workshop und mit diesem die **Venedig Resolution**: "Es ist dringende Aufgabe der internationalen Forscher, die detaillierten Mechanismen der **nichtthermischen Auswirkungen** zu klären." In Venedig dabei: 46 Erstunterzeichner, renommierte Fachleute aller Länder.

Im März 2009 der **Pariser Appell**, publiziert von französischen, schwedischen und deutschen Ärzten, Wissenschaftlern und Studienleitern, welche auf die besondere Problematik der unaufhörlich weiter zunehmenden Problematik der **Elektrosensibilität** aufmerksam machen.

Die **Resolution von Porte Alegre**, 50 hochkarätige Elektrosmogexperten trafen sich im Mai 2009. Zentrales Anliegen: Vorsorge, viel zu hohe und veraltete Grenzwerte, Umkehr der Beweislast zu den Verursachern.

Die **Vereinbarung von Seletun**, sieben Spitzenwissenschaftler im November 2009. Sie bieten eine Palette von wesentlichen Empfehlungen.

Es lohnt sich, diese und weitere Appelle, Resolutionen und Petitionen aufmerksam zu lesen, speziell deren Empfehlungen zur Nutzung von Handys und Indoor-Techniken. Sie finden sie im Internet, unter anderem unter www.diagnose-funk.org bzw. www.mobilfunkstudien.org.

Kritische, gar aufgebrachte Reaktionen auf solche Appelle, speziell den Freiburger, gab es auch, etwa die Stellungnahme der Wissenschaftler Prof. Dr. Thomas Eickmann und Dr. Caroline Herr vom umweltmedizinischen Institut der Universität Gießen: "Der Appell verstärkt die zu Unrecht bestehende massive Verunsicherung in der Bevölkerung und schürt die vorhandenen Ängste." Wie bitte? Zu Unrecht? "Es gibt nach allen vorliegenden wissenschaftlichen Erkenntnissen keine Hinweise darauf, dass elektromagnetische Felder die angegebenen Symptomatiken oder Erkrankungen hervorrufen." Was? Nicht einmal Hinweise?

Nicht nur für die Gießener zur Nachhilfe - hier noch eine weitere kleine Auswahl von wissenschaftlichen Erkenntnissen und Hinweisen:

Risiko Mobilfunk

Wolfram König, Präsident des Bundesamtes für Strahlenschutz, erklärt in einem Vortrag über Mobilfunk: "Eine nüchterne Bewertung des Erkenntnisstandes zeigt, dass **wissenschaftliche Hinweise** auf **Risiken tatsächlich bestehen**. Ein Nichtsehenwollen bzw. das Wegdiskutieren dieser Erkenntnisse mag kurzfristig vielleicht helfen, langfristig wird es nicht zur Akzeptanz der technischen Infrastruktur beitragen."

Die Landesregierung Nordrhein-Westfalen in Düsseldorf verweist auf die internationale wissenschaftliche Literatur, in der es doch "zahlreiche Hinweise auf biologische Reaktionen und **gesundheitliche Beeinträchtigungen**" als Folge der elektromagnetischen Strahlung mit nichtthermischen Feldstärken weit unterhalb der Grenzwerte gibt.

Selbst Versicherungen kriegen kalte Füße: "Mobilfunkstrahlung hat **gesundheitsschädigenden Einfluss**." Die AUVA-Versicherung Österreich als Resümee ihrer Studie, durchgeführt von der Medizinischen Universität Wien. Der wissenschaftliche AUVA-Report: "Felder des Mobilfunks beeinflussen das Nervensystem, Gehirn, Immunsystem und die Proteinsynthesen." Das Gesundheitsministerium stellt sich hinter die AUVA und reagiert mit einem Faltblatt: "Kinder sind besonders gefährdet."

Gerichte werden ebenfalls klarer: "Es ist auch bei Einhaltung der Grenzwerte nicht ausgeschlossen, dass Hausbewohner **gesundheitsschädlicher Strahlung** ausgesetzt sind." Urteil des Oberlandesgerichtes München (AZ 34 Wx 109/06) zu Mobilfunkanlagen auf dem Hausdach.

Prof. Dr. Karl-Heinz Müller, Physiker der Fachhochschule Südwestfalen und Leiter des Institutes für Technologie- und Wissenstransfer, mahnt an, dass vor einem Ausbau der Funknetze die Unbedenklichkeit zu beweisen wäre und nicht erst danach. "Ein **Millionstel Watt Sendeleistung** genügen, um eine menschliche Nervenzelle abzutöten." Ein Handy kann zwei Watt, eine Basisstation 50 und mehr.

Dr. Roger Santini, Elektrosmog-Experte und Leiter des Labors für Biochemie und Pharmakologie des französischen Nationalen Institutes für angewandte Wissenschaften, wertete seine Untersuchungen mit 530

Anwohnern von Mobilfunkanlagen aus (siehe auch Seite 228): "Viele gesundheitliche Beschwerden wie Übelkeit, Appetitlosigkeit, Sehstörung, Bewegungsschwierigkeiten... sind mit **signifikanter Auffälligkeit** in einer Zone recht nahe an Mobilfunkstationen feststellbar. Ein deutlicher Anstieg von Beschwerden wie Reizbarkeit, Depressionsneigung, Gedächtnisverlust, Schwindel... wurde in einer Zone bis 100 Meter beobachtet. Bis 200 Meter fanden sich häufiger Kopfschmerzen, Schlafstörungen, Unbehaglichkeit, Hautprobleme... Bis zu 300 Meter war chronische Müdigkeit besonders auffällig. Wir empfehlen, Mobilfunkstationen **300 Meter** von Wohngebieten entfernt zu installieren."

Prof. Dr. Michael Kundi vom Institut für Umwelthygiene der Universität Wien leitete ebenfalls eine Studie über die Auswirkung von Mobilfunkbasisstationen, und zwar für die Kärntner Landesregierung. Diesmal ging es um 180 Anwohner: "Herz- und Kreislaufbeschwerden zeigen einen **direkten Zusammenhang** mit den gemessenen Feldstärken, der unabhängig davon festgestellt wurde, ob die betroffenen Personen Auswirkungen der Handymasten befürchten oder nicht."

"**Das kann nur Mist sein.**" Der damalige ICNIRP-Vorsitzende und Strahlenschützer Prof. Dr. Jürgen Bernhardt reagierte in der 3sat-Fernsehsendung "Grenzenlos" von Franz Alt spontan und sichtlich aufgeregt auf die Kundi-Studie, obwohl er erst nach mehrmaligem, hartnäckigen Nachfragen beteuerte, dass er die noch gar nicht kannte.

Das Forschungsergebnis von Prof. Enrique Navarro, Institut für Physik der Universität Valencia: "Als Folge der Strahlung von Mobilfunkstationen fanden wir bei Anwohnern sehr viel häufiger **Kopfschmerzen** und **Veränderungen** im Nervensystem sowie **Angststörungen**, und das bei 500 µW/m². " Eine solche Feldstärke finden wir in der Umgebung von Handysendern - je nach Situation - bis zu etwa einem Kilometer.

Die Aufforderung von Prof. Dr. Peter Semm vom Zoologischen Institut der Universität Frankfurt und Wissenschaftler im Auftrag der Telekom: "Für längere Aufenthaltszeiten sollte ein **Abstand** von mindestens **500 Metern** zu Sendeanlagen gewahrt werden." Grund: "Feldbedingte Änderungen der Nervenzellen und der Aktionspotenziale bei Tieren. Die Schwelle für die neuronalen Reaktionen war 400 µW/m². Das sind Werte, wie sie in Wohnbereichen an Sendern zu finden sind."

"Die Zahl der **Neuerkrankungen an Krebs** ist im 400-Meter-Umkreis eines Senders erhöht, die Erkrankten sind zudem jünger als in der weiteren Umgebung." Das Studienergebnis von acht Ärzten aus dem oberfränkischen **Naila** machte im September 2004 Furore. Die Medizinergruppe um Dr. Horst Eger beobachtete 1000 Patienten zehn Jahre lang, von 1994 bis 2004: "In den ersten fünf Jahren gab es keine Auffälligkeiten. Im zweiten Fünfjahres-Zeitraum haben sich die Krebsraten in Sendernähe aber mehr als **verdreifacht**, besonders bei Brustkrebs. Ein dramatisches Ergebnis." Die 'Main-Post': Naila untersagte Vodafone die Installation weiterer Anlagen. Die 'Frankfurter Rundschau': Das Bundesamt für Strahlenschutz bezweifelt, dass Mobilfunk überhaupt Krebs auslösen kann, denn es gäbe nach wie vor "noch keine plausible wissenschaftliche Erklärung für einen Wirkmechanismus." So einfach schütten die Amtlichen das Kind mit dem Bade aus: Da gibt es eine Ursache, und da gibt es eine Wirkung, aber weil wir nicht wissen, wie und warum es wirkt, obwohl es wirkt, bezweifeln wir es und kümmern uns nicht.

Brasilianische Wissenschaftler der angesehenen Universität von **Belo-Horizonte** nahmen die Naila-Studie zum Anlass und prüften die Daten von zwei Millionen Einwohnern, machten Messungen und kontrollierten die örtliche Verteilung von 7000 Krebspatienten: Die **Krebssterblichkeit** ist dort am **höchsten**, wo die Einwohner den stärksten elektromagnetischen Belastungen von Mobilfunksendern ausgesetzt sind.

Der Diplom-Biologe Andreas Kühne vom 'Institut für Mensch und Natur' wertete die internationale Forschungslandschaft aus und machte bereits 1987 in seiner Broschüre "Mikrowellen - Hinweise auf Gesundheitsgefährdungen" darauf aufmerksam, dass bei **schwacher** Mikrowellenstrahlung bei Tieren die Blut-Hirn-Schranke zusammenbrach, sich EEGs veränderten, Stresshormone reichlicher produziert wurden sowie Glukose und Cortison im Körper anstiegen. "Bei Ratten wurde ein krebserregender Effekt von gepulster Mikrowellenstrahlung statistisch signifikant belegt, und das deutlich unter den Grenzwerten." Beim Menschen seien schon bei **alltäglichen** Strahlungsintensitäten Fruchtbarkeitsveränderungen bekannt, die Missbildungs- und Krebsrate sei höher, es gäbe Häufungen von Früh- und Fehlgeburten sowie Sterilitätsprobleme. "Auf molekularer Ebene, der Ebene des genetischen Materials, zeigen sich nichtthermische Wirkungen von Mikrowellen besonders deutlich." Das alles in Bezug auf Studien, die 30 Jahre und mehr her sind. Kühne wunderte sich schon damals: "Von dem Dogma der alleinigen thermischen Wirkungen ist in der internationalen Literatur ganz und gar nichts zu finden. Es sind lediglich einige staatliche Stellen und die von diesen abhängigen Institute, die nichtthermische Einwirkungen von Mikrowellen rundweg ablehnen oder einfach ignorieren."

Dr. Neil Cherry von der Lincoln University in Neuseeland wies in den Jahren 1998 bis 2001 in zahlreichen Stellungnahmen, teilweise im Auftrag der Regierung, teilweise vor dem Europa-Parlament, immer wieder darauf hin: "Es gibt eine Fülle von Laborbelegen auf Zellebene und an Tieren zu Wirkungen bei niedrigen Expositionsniveaus. Ergänzt werden sie durch eine Menge epidemiologischer Forschung am Menschen, die **Gesundheitsschäden** zeigen. Dutzende von Arbeiten erhärten die Beziehung zwischen Mikrowellen und verschiedenen **Krebstypen**. Die **Beweislage** ist **überwältigend**, dass elektromagnetische Felder gentoxisch sind, dass sie zelluläre Ionen, Neurotransmitter und Neurohormone verändern, mit den Hirn- und Herzsignalen interferieren und Krebs erzeugen. Da Hirn, Herz und Zellen interne Signale für ihre eigene Regulation und Steuerung nutzen, einschließlich derer, die im EEG und EKG dargestellt werden, sind sie auch für technische **Signale von außen** sehr sensibel, die als Störsignale wirken."

Der Schock kam im Juni 2002 auf der BEMS-Tagung im kanadischen Quebec, wo sich die internationale wissenschaftliche Elektrosmog-Experten-Elite traf. "Die **Gesundheit** von **Säugetieren** ist durch Mikrowellen, wie sie vom Mobilfunk ausgehen, schon bei Werten um **0,2 µW/m² ernsthaft gefährdet**." So Dr. Marjorie Lundquist, amerikanische Umweltwissenschaftlerin, Expertin für Bioelektromagnetismus und Mitarbeiterin der American Physical Society. Dr. Lundquist schrieb mir im Juni 2004: "Da sind wirklich negative biologische Effekte bei sehr niedrigen Strahlungsstärken." Sie hält die Grenzwerte für unverantwortlich, sie böten keinerlei Gesundheitsschutz, enthielten wissenschaftliche Fehler und schützten nur die Funkbetreiber vor Schadenersatzklagen. Wenn 0,2 µW/m² bereits eine Gesundheitsgefährdung bedeuten, dann haben wir wirklich ein Problem, denn das sind vergleichsweise Minidimensionen, die dank der modernen mobilen Funktechniken bereits zur zivilisatorischen Hintergrundbelastung gehören und mit Handy am Ohr millionen- bis milliardenfach überschritten werden.

Im Frühjahr 2011 publiziert der **Europarat** seine **Resolution 1815** mit dem Titel "The potential dangers of electromagnetic fields and their effect on the environment". Auszüge stichpunktartig: "Die Strahlenbelastung bei allen Feldarten und Frequenzen sollte immer so niedrig wie eben möglich gehalten werden, auch bei den so genannten nichtthermischen, den biologischen Effekten. Die Probleme der Auswirkungen elektromagnetischer Felder auf die Umwelt und die Gesundheit zeigen klare Parallelen zu jenen von Medikamenten, Chemikalien, Pestiziden, Schwermetallen oder der Gentechnik. Den Mitgliedsstaaten wird angeraten: Reduzierung der Feldintensitäten speziell des Mobilfunks, Aufklärung über die Risiken, Rücksicht auf Elektrosensible, bei Basisstationen ausreichende Sicherheitsabstände zu Wohnhäusern. In **Innenräumen** sollten die Feldstärken auf **100 µW/m²** reduziert werden."

Umsatzminderung

Der **Umsatz** eines **Möbelgeschäftes** im Rheinland **ließ nach**, nachdem der Inhaber mehrere Mobilfunksender an der Fassade seines Gebäudes zuließ. Wir fanden in der Umgebung starke Felder und Menschen, die über Gesundheitsbeschwerden klagten, die sie vor der Installation der Sender nicht hatten. Die betroffenen Bewohner des Umfeldes sprachen mit den Leuten auf offener Straße, organisierten Informationsveranstaltungen, verteilten Flugblätter und riefen zum Boykott gegen den Geschäftsmann auf. Das wirkte. Er überlegt nun, wie er die Antennen wieder loswerden kann. Die Umsatzeinbußen liegen inzwischen weit über der Größenordnung der Mieteinnahmen für die Sendeanlage.

Umsatzeinbußen dieser und ähnlicher Art passieren häufiger. Kunden meiden Geschäfte, die zur Basis des Mobilfunks wurden. Da lohnt sich die ganze Mobilfunkmiete nicht mehr. Ein **Metzger** aus **Dachau** weiß ein Lied davon zu singen. Wegen der Antenne auf seinem Dach kamen viele seiner sonst so treuen Kunden nicht mehr. Die Bevölkerung war erzürnt. Er wollte raus aus dem Vertrag. "Wenn das so weitergeht, bin ich ruiniert." Zornig ist er weniger auf die Nachbarn. "Ich bin zornig auf die Telekom. Von denen hat mir keiner gesagt, dass es einen solchen Ärger geben kann." Drei Reihenhäuser gegenüber konnten nicht vermietet werden, in bester Wohnlage, aus Angst vor der Antenne. Überall in der Umgebung hingen metergroße Transparente an Gartenzäunen, Balkonen und aus Fenstern. Ein Metzger am Pranger. Die Stadt bemühte sich um alternative Konzepte und verträgliche Standorte.

In **Neuss** kündigt ein **Geschäftsmann** alle Konten bei seiner Bank, nachdem die ihr Dach mit Antennen vollspicken ließ. Die vielen Sender auf dem Silo des **Raiffeisenmarktes**, ob die an dem Umsatzknick mit schuld sind? Der **Bauträger** kriegt das Haus nicht los, die Basis oben drauf. Der **Urlauber** meidet Hotels mit Funkanlagen. Von **Kirchenaustritten** ganz zu schweigen, ein paar Dutzend zahlende Schäfchen weniger, das macht sich bemerkbar. Viele, die sich eine Antenne aufs Haus montieren ließen, fühlen sich von den Betreibern **getäuscht**, weil sie vor Vertragsabschluss in keinem Nebensatz auf solche absehbaren Reaktionen aus der Nachbarschaft hingewiesen wurden.

Wertminderung

Mobilfunk kann mächtig ins Geld gehen. Das musste auch ein Geschäftsmann realisieren, als er in der Gartenstadt **München-Solln** seine traumhafte Jugendstilvilla veräußern wollte. Makler Burghard Houben, spezialisiert auf Altbauimmobilien der gehobenen Sorte, ist es gewohnt, dass solche Objekte in wenigen Wochen einen neuen Besitzer finden. Aber die Jugendstilvilla mit einer Mobilfunkantenne auf dem Dach ist er erst **nach neun Monaten** losgeworden: **200.000 Euro unter Preis**, das sind **20 Prozent** Rabatt. "Von 500 Interessenten haben 95 Prozent sofort abgesagt, als sie erfuhren, was sich da auf dem Dach befindet." Siehe auch Wohnung+Gesundheit, Heft 105. Grafiker Olaf Becker ist Mobilfunkflüchtling, einer von vielen. Er lebte in seiner Eigentumswohnung mit Atelier und 140 m² Dachterrasse gleich nebenan, 14 Meter von dem Mast entfernt, im Kernstrahl der Anlage. Seine Entscheidung: wegziehen. Auch er hat finanzielle Einbußen, **vermietet** sein funkbestrahltes Domizil **unter Preis**, obwohl er auf die Einnahmen angewiesen ist, denn die Wohnung ist längst nicht abbezahlt. In **Gröbenzell** bei München stand seit Monaten ein **Laden leer**, weil sich kein Mieter fand. So fressen die Mietausfälle das leicht verdiente Antennengeld. In **Tegernheim** bei Regensburg wurde ein **Baugrundstück nicht verkauft**, obwohl der Kaufvertrag zur Unterschrift beim Notar vorlag, denn gegenüber wurde zwischenzeitlich eine Mobilfunkantenne errichtet.

Die 'Süddeutsche Zeitung': "Bürger machen gegen Mobilfunk mobil. Die Zahl der Skeptiker, die nicht in der Nähe von Mobilfunkanlagen wohnen mag, wächst. Es gibt Makler, die den Vertrieb von Häusern mit Antennen auf dem Dach ablehnen. Die Luft wird dünner für die Mobilfunkbetreiber, der Widerstand immer größer. Die Leute haben Angst um ihre **Gesundheit** und um den **Wertverlust** ihrer Wohnungen."

"Masten schrecken Käufer ab. **70 Prozent** der in einer Studie des Rings Deutscher Makler RDM befragten 600 Mitglieder gaben an, dass sich Sendemasten **verkaufshemmend** oder **wertmindernd** auf den benachbarten Immobilienbesitz auswirken. Dabei geht es um Wertverluste bis zu **50 Prozent des Kaufpreises**, wenn sich Haus oder Wohnung unter oder in unmittelbarer Nähe einer Sendeanlage befinden. Das könnte einen Schaden am Privat- und Volksvermögen in Milliardenhöhe bedeuten." Das veröffentlicht 'Die Welt am Sonntag' am 21. April 2002.

Hubertus von Medinger, Vorstand Ring Deutscher Makler: "Es kommt darauf an, wie nah die Immobilie an dem Mobilfunksender dran ist. Ein Schlafzimmer vis-a-vis dem Masten, da kann es schon sein, dass **50 Prozent Wertverlust** nicht ausreichen. Für mich ergibt sich daraus die Schlussfolgerung, dass ich ein Objekt in der unmittelbaren Nähe eines Funkmasten **nicht vermitteln** würde." Er ergänzt: "Ich habe mit einer Abschirmtapetenfirma gesprochen, die bestätigte wirklich, dass hochrangige Angestellte von Mobilfunkfirmen ihre Wohnungen komplett abschirmen lassen. Das ist doch erstaunlich, wo das alles so ungefährlich sein soll." Ich erinnere mich auch an einen Kunden von uns, er ist Telekom-Manager der obersten Etage, und er ließ sein Schlaf- und Kinderzimmer abschirmen, gegen die Strahlen der Telekom.

Der bayerische Landtagsabgeordnete Volker Hartenstein, seit Jahren kritisch und aktiv in Sachen Mobilfunk, berichtet im Februar 2003 von drei Fällen: 1. **Wohnung** in **München**, 12 Meter Abstand zur Antenne. Der Makler schaute sie sich nicht einmal an. Ihm reichte der Hinweis auf die nahe Funkanlage. "Derzeit nicht zu vermarkten." Ein anderer Makler teilte mit, er würde das Objekt nicht in sein Programm aufnehmen, die Antenne wirke sich verkaufshemmend aus. 2. **Gewerbliche Immobilie**, Antenne auf dem Dach. Der Vermieter: "Nicht vermietbar." Eine Interessentin sagt ab, sie wollte hier ein Kosmetikstudio eröffnen. In Anbetracht des Funks befürchtet sie Schwierigkeiten, auch bei der Einstellung des Personals. 3. Eine kleine **Wohnung** in **Kempten** (Allgäu), zehn Meter Abstand zur Basis. Wegen gesundheitlicher Probleme der Eigentümer musste sie verkauft werden. Das konnte sie lange Zeit nicht, eben wegen der Antenne. Dann klappte es doch, über eineinhalb Jahre später und mit 25.000 Euro Verlust.

"Wie soll ich eine Dachterrasse den Kaufinteressenten schmackhaft machen, wenn in nur 15 Meter Entfernung ein 10 Meter hoher Sendemast steht und die Techniker diesen nur in **Strahlenschutzanzügen** warten." So der verzweifelte Besitzer einer attraktiven Penthousewohnung in der besten Lage von **München-Schwabing**. Seine Wohnung wird seit längerem erfolglos zum Verkauf angeboten. Mehrere Interessenten waren einverstanden mit dem Preis und angetan von Ausstattung, Schönheit und Lage. Nur wegen der Sender zogen sie zurück.

Julius von Rotenhahn von der Chefetage der Frankona-Rückversicherung sagte bereits 1994, man stelle sich schon "auf Schadenersatzansprüche ein", denn "beim Nachweis einer Gefährdung durch die elektromagnetischen Felder würde das **Schadenspotenzial das größte** jemals zu bewältigende Risiko für die gesamte Versicherungswirtschaft sein".

Mietminderung

Mieter dürfen den Mietzins mindern, wenn sie sich durch eine nachträglich auf dem Dach ihres Hauses installierte Mobilfunkantenne beeinträchtigt fühlen. Das Amtsgericht München hat eine **20-prozentige Mietminderung** gebilligt. Es ging um drei Mobilfunksender von E-Plus auf dem Flachdach eines Mehrfamilienhauses in **Forstenried**, über der Wohnung des Mieters. Der Vermieter forderte den zurückbehaltenen Differenzbetrag von seinem Mieter zurück, das lehnten die Richter ab. Der Mieter habe Anspruch darauf, dass sein Vermieter nicht nachträglich das Anwesen in einer bei Abschluss des Mietvertrages nicht vorhersehbaren Weise nutze und dem Mieter somit die Angst aufbürde, dadurch gesundheitlich geschädigt zu werden. Amtsrichter Manfred Sehlke in der Urteilsbegründung (AZ 432 C 7381/95): "Es ist für diese Auseinandersetzung belanglos, dass die Mobilfunkanlage rechtlich zulässig ist und die in Deutschland gültigen Grenzwerte einhält." Gegen das Urteil des Amtsgerichtes ging der Vermieter in Berufung. Das Landgericht hat die Berufung in nächster Instanz als unzulässig verworfen (AZ 14 S 6614/98), der Mieter behielt Recht.

Anders sieht es das Oberverwaltungsgericht Rheinland-Pfalz: Bloße Ängste rechtfertigen **keine Mietminderungen** (AZ 1 A 10382/01). Gesundheitsbeschwerden auch nicht. Der Großteil der Gerichtsentscheidungen sieht das so. Bis heute. Wenn die Grenzwerte eingehalten werden: keine Gesundheitsgefahr, wenig Aussicht auf Erfolg vor Gericht. Sie wissen: Die Grenzwerte werden überall eingehalten.

Das Amtsgericht Hamburg-Harburg hat im September 2007 entschieden (AZ 644 C 334/05): Trotz Unterschreitung der Grenzwerte bleibt ein Restrisiko. Deshalb: **"10 % Mietminderung"**. Die Wohnung des Mieters lag direkt unter mehreren Antennen der vier Betreiber Telekom, Vodafone, E-Plus und O2 auf dem Dach des 12-stöckigen Hochhauses.

Das Oberverwaltungsgericht Niedersachsen kommt im Januar 2001 zu einem nachdenklich stimmenden richterlichen Schluss, im Namen des Volkes: "Auf die **besondere Empfindlichkeit** von Geschädigten muss

nicht weiter Rücksicht genommen werden." Entscheidend sei allein, ob der **durchschnittliche Bürger** von einer Funkanlage gefährdet werden könnte (AZ 1 O 2761/00). Der Mieter bekam nach der Antenneninstallation auf dem Hausdach direkt über seiner Wohnung schlimmen Tinnitus. Nun weiß er, dass er überdurchschnittlich (oder unterdurchschnittlich) ist und deshalb allein gelassen und rücksichtslos geschädigt werden darf. Nicht nur für die vom Elektrosmog besonders geplagten Elektrosensiblen ist das Urteil Zynismus sondergleichen.

Funksensibel

Es gibt Sensiblere und Unsensiblere, auch bei den Funkwellen. Man schätzt, dass in Deutschland mindestens **fünf Prozent** ganz besonders **elektrosensibel** sind, wahrscheinlich mehr (siehe auch Seiten 102 bis 105). Vor 20 Jahren schätzte man die Anzahl der Elektrosensiblen auf 0,1 % der zivilisierten Bevölkerung. 1997 waren es laut Katalyse 0,2 %. 1999 veröffentlichte der Selbsthilfeverein für Elektrosensible die Zahl von 4 %, 2001 waren es 6 %, Tendenz steigend. Die WHO meint 2005, dass es etwa 5 % sind. Aus Schweden und Österreich kommen Meldungen von 10-13 %. Prognosen für die nächsten Jahre: 15-20 %.

Das Schweizer Bundesamt für Gesundheit verschickte 3000 Fragebögen an elektrosensible Menschen: "47 Symptome wurden genannt. An erster Stelle **Schlafstörungen** mit 58 %, gefolgt von **Kopfschmerz** mit 41 %, Nervosität 19 % und Müdigkeit 18 %." Konzentrationsprobleme, Schwindel, Tinnitus, Gliederschmerzen und Herzbeschwerden kamen auf 11 bis 16 %. " 74 % begründen ihre Beschwerden mit **Mobilfunkantennen**, 36 % mit Handys und 29 % mit Schnurlostelefonen." 27 % gingen auf das Konto von Hochspannungsleitungen und 15 % auf Transformatoren. Bei der Überzahl kommen die Probleme sofort oder in wenigen Minuten, bei einer Minderheit erst im Laufe von Tagen.

Medizinphysiker Dr. Lebrecht von Klitzing arbeitet mit Elektrosensiblen: "Wir können am **vegetativen Nervensystem** beobachten und messen, dass Menschen gegenüber Mobilfunkstrahlung sensibel sind. Das vegetative Nervensystem spiegelt die Bioregulation wider, die vom Gehirn gesteuert wird. Auf diese Steuerung hat der Mensch keinen unmittelbaren Einfluss, dazu gehören der Herzschlag, die Hautdurchblutung, die Aktivität der Kapillargefäße, das EKG und teilweise auch das EEG. Beim EKG ist die **Variabilität** der **Herzrate** ein Parameter, der uns entscheidende Informationen darüber gibt, ob das Bioregulationssystem funktioniert. Wir erfassen bei Versuchen das EKG, die Hautdurchblutung und andere physiologische Parameter. Dann werden die Testpersonen einem Feld von **1000 Mikrowatt pro Quadratmeter** ausgesetzt." Zum Vergleich: Der Grenzwert für Mobilfunk liegt bei zehn Millionen $\mu W/m^2$, ein funkendes Handy emittiert noch mehr, die 1000 des Versuchsaufbaus finden wir in 50 bis 500 Metern Abstand zu den großen Mobilfunkbasisstationen in Stadt und Land und 3 bis 5 Metern zu den kleinen DECT-Telefonen zu Hause oder im Büro. "Der von uns gewählte Wert liegt im niederenergetischen Bereich ohne relevante Wärmewirkung. Wenn Menschen in einen Stresszustand geraten, ändert sich unter anderem die Variabilität der Herzrate. Ein solcher Stressfaktor ist die Mobilfunkstrahlung, sie lässt sich mit solchen Methoden gut darstellen." Zudem: "Elektrosensible sind keineswegs psychisch krank, sondern leiden darunter, dass deren biologisches Regelsystem durch äußere elektrische, magnetische und/oder elektromagnetische Felder aus dem Gleichgewicht geraten oder überfordert ist."

Zwei Forscherteams der Technischen Hochschule Zürich fanden verschiedene Effekte: **Hirnstromveränderungen** im Schlaf und Probleme bei der **Atmung** und **Herzfrequenz**. Beteiligt waren insgesamt 70 Probanden. Die Züricher Elektrobiologen: "Es gibt Leute, die elektrische Strahlen wirklich ganz überdurchschnittlich wahrnehmen." Aus dieser Erkenntnis lasse sich jedoch keine Gefährlichkeit der Felder ableiten.

Der TV-Sender 3sat über Funksensibilität: Das Institut AllergoFuture untersucht Speichel. **Schleimhautzellen** reagieren auf Reizstoffe, das weiß man von allergologischen Tests mit chemischen und biologischen Stoffen. Sie produzieren unter Stress vermehrt Histamin. Beim Elektrosensibilitätstest ist das Handy der "Reizstoff". Eine Stunde werden die Zellen den Handywellen ausgesetzt. Empfindliche schütten dann das Enzym Triptase aus. Dadurch werden Zellmembranen durchlässig. Auf diese Weise undicht gewordene Zellen können das biologische Gleichgewicht stören. Schon nach einer Stunde wissen die Experten, ob die menschlichen Zellen auf die elektromagnetischen Strahlen reagieren.

Die Europäische Union berichtete bereits 1997: Es gibt Elektrosensible. Sie reagieren auf den Elektrosmog ihrer Umgebung an erster Stelle mit nervlichen Symptomen, Hautreaktionen, Stoffwechsel- sowie Hormonstörungen, Herz-Kreislauf- und Verdauungsbeschwerden, Augen- und Ohrenproblemen. Die EU-Studie betont die Ernsthaftigkeit.

Der BUND ergänzt die Auflistung der Reaktionen auf Elektrosmog mit: Gelenk- und Muskelschmerzen, Kopf- und Gesichtsschmerzen, Müdigkeit, Leistungsabfall, Konzentrationsschwäche, Nervosität, Schlafstörungen, Krämpfe, Stiche, Taubheitsgefühle, Brennen, kalte Gliedmaßen, trockene Schleimhäute, übermäßiger Durst.

Das Bundesministerium für Gesundheit spricht im Jahr 2000 bei der Elektrosensibilität von einer Krankheit.

Die Weltgesundheitsorganisation WHO im Februar 2003: **"Das Phänomen der Elektrosensibilität ist klar anerkannt."** Die Symptome seien gut beschrieben, der Kausalzusammenhang zurzeit jedoch nicht ausreichend verstanden. Vorsorge zur Minimierung einer Belastung durch elektromagnetische Quellen soll praktiziert werden.

Das Bundesamt für Strahlenschutz im Februar 2002: "Es gibt Menschen, die eine besondere Sensibilität gegenüber elektromagnetischen Feldern empfinden, die auch zu gesundheitlichen Beschwerden führt."

Das BfS im Mai 2012, zehn Jahre später: "Studien des Bundesamtes für Strahlenschutz haben gezeigt, dass sich knapp zwei Prozent der Bevölkerung als elektrosensibel bezeichnen. Sie führen Beschwerden wie Kopfschmerz, Schlafstörung, Müdigkeit und Konzentrationsstörung auf das Vorhandensein der Felder in ihrer Umwelt zurück. Die Wissenschaft versucht seit langem, dem Phänomen auf die Spur zu kommen. Fazit der zahlreichen bisher durchgeführten Studien ist, dass ein ursächlicher Zusammenhang zwischen den Feldern und den Beschwerden der elektrosensiblen Personen mit hoher Wahrscheinlichkeit auszuschließen ist. Diese Einschätzung wird von der Weltgesundheitsorganisation geteilt." Die WHO zehn Jahre zuvor: "Elektrosensibilität ist klar anerkannt."

Das Schweizer Bundesgericht erkennt in seinem Urteil vom 20. Juni 2003 "elektrosensible Personen" an (AZ 1A.78/2003/sta).

In Schweden wird die EHS (so genannte Elektrohypersensibilität) als körperliche Einschränkung und somit als Behinderung anerkannt.

2009 regt das Europaparlament an, dem Beispiel Schwedens zu folgen und EHS als Behinderung zu bewerten.

2011 eine Anerkennung als Behinderung in Frankreich. Jean-Jacques Villernot aus St. Amant Roche Savine bekam von dem Münchner Arzt Dr. Hans Scheiner ein 20-Seiten-Gutachten: EHS. Mit der Bescheinigung kriegt Villernot Beihilfe und eine Abfindung wegen Berufsunfähigkeit.

2011 möchte der Europarat "den elektrosensiblen Personen mehr Aufmerksamkeit widmen" und plädiert für deren Schutz.

In einigen US-Bundesstaaten machen die Gouverneure in Proklamationen auf EMS (Elektromagnetische Sensibilität) aufmerksam: "Das ist eine schmerzhafte chronische Krankheit mit Kopfschmerz, Hitzegefühl, Muskelschwäche, Herzrhythmusstörung, Kreislaufproblemen, Tinnitus, Hautproblemen, Übelkeit, Magenschmerzen, kognitive Mängel, teilweise schweren neurologischen Sensationen und anderen Symptomen."

Der Internationale Ärzteappell 2012 (auf Seiten 357 bis 360): "Öffentlich ausgewiesene Schutzgebiete für Elektrosensible sind dringend nötig."

"Elektromagnetische Hypersensibilität - Tatsache oder Einbildung?" Eine aktuelle kanadische Studie der Universitäten Alberta und Calgary unter der Leitung der Umweltmediziner Steven J. Genius und Christopher T. Lipp vom September 2011. Ein kompletter Forschungsüberblick, informativ, kritisch, lesenswert: www.diagnose-funk.org.

Dirty Electricity, ein besonderes Stichwort für Elektrosmog-Empfindliche. Prof. Magda Havas von der kanadischen Trent University in Ontario warnt vor diesem "Schmutz", der von den niederfrequenten Feldern dank nicht enden wollender Oberwellen bis in den hochfrequenten Bereich vordringt (siehe unter anderem Seiten 70 und 136 bis 137).

Die Bürgerwelle startet ein Forschungsprojekt zum "kausalen Nachweis einer biologischen Wirksamkeit von Mobilfunk bei empfindlichen Personen". Probanden werden gesucht. Erste eine Sensibilität bestätigende Ergebnisse liegen vor, weitere werden für 2012 erwartet. "Dann können wir Klagen bei Gericht einreichen. Bedenklich ist, dass Bürger den Staat zwingen müssen, ihre Grundrechte zu respektieren, und dies in einer Sache, in der die Hinweise auf eine Schädlichkeit derart dicht sind, dass er längst hätte konsequent vorsorglich tätig werden müssen."

Die Österreichische Ärztekammer veröffentlicht im März 2012 in Zusammenarbeit mit der Bundesarbeitskammer und der Allgemeinen Unfallversicherungsanstalt AUVA einen Leitfaden zum Thema "**Senderaufstellung**". Die Bevölkerung müsse vor der Strahlung von Sendemasten geschützt werden. "Die rasante Entwicklung wird von Bedenken zu gesundheitlichen Auswirkungen begleitet." Österreichs Ärztekammer bietet zudem eine Leitlinie zum Thema "**Elektrosensibilität**", speziell zur Unterstützung von Ärzten bei der oft schwierigen Frage zur Diagnostik und Therapie. Messungen elektromagnetischer Felder sollten beim Patienten von einem ausgebildeten und erfahrenen Messtechniker durchgeführt werden. Die Richtwerte des aktuellen Standards der baubiologischen Messtechnik seien "eine geeignete Orientierung zur Bewertung regelmäßiger Expositionen von mehr als vier Stunden täglich".

Die ersten Sensibilitätsforschungen kamen in den Achtzigern von Dr. Cyril W. Smith, Dr. Jean Monro aus Großbritannien und Dr. William J. Rea aus Dallas/Texas. Sie stellten damals dar, dass es eine Überempfindlichkeit auf elektromagnetische Strahlen gibt.

Das Oberlandesgericht Frankfurt spricht, wie erwähnt (Seite 104), in einem Urteil vom Mai 1994 von "Personen, die an einer Elektrosensibilisierung leiden", hält die **Elektrosensibilität** ebenso für möglich wie das RWE und das Land Schweden die **Elektroallergie** (Seiten 104 und 116).

Das Institut für Umweltkrankheiten (IFU) in Bad Emstal unter Leitung von Dr. Klaus Runow betrachtet Elektrosensibilität aus der Sicht der Umweltmedizin. Die Klinik hilft Betroffenen, informiert und therapiert.

Der 1991 gegründete Selbsthilfeverein für Elektrosensible mit Sitz in München steht Betroffenen mit Rat und Tat zur Seite.

"Elektromagnetische Hypersensibilität", das aktuelle Heft des Bundesamtes für Umwelt (BAFU Schweiz, 2012) - vollgespickt mit Studien.

Eine Menge von Betroffenen ist unterwegs, auf der ständigen Flucht, auf der Suche nach den immer weniger werdenden Funklöchern mit relativ wenig Belastung. Der bekannteste ist Uli Weiner. Eigentlich war er ein Funk-Freak, begeisterte sich schon als Kind für alles, was mit Technik zu tun hatte. Er wurde Kommunikationstechniker mit Schwergewicht Funk. Mit 20 Jahren hatte er seine eigene Firma mit 20 Mitarbeitern. Eine tolle Karriere, ein Beruf, der Freude macht. Und plötzlich bricht der derzeit 25-jährige zusammen. Er findet heraus, dass er unter Elektrosmog leidet, tierisch leidet. Die Uniklinik Freiburg bescheinigt ihm: hochgradige Elektrosensibilität. Nun lebt Ulrich Weiner seit gut acht Jahren in einem **Wohnanhänger im Wald**. Wann immer er elektromagnetische Felder abbekommt, sei es vom Mobilfunk oder von Geräten, rebelliert der ganze Körper. "Dann geht es mir elend, ich bekomme rasenden Kopfschmerz, Herzrhythmusstörungen, Durchfall, manchmal muss ich erbrechen." Es hilft nur noch das Funkloch. Hier lebt er nun, und von dort kämpft er gegen den Mobilfunk. Verlässt er einmal Wald und Wohnwagen, dann nur im Strahlenschutzanzug. Er hält Vorträge in Schulen, vor Ärzten, Gemeinden und Bürgerinitiativen, gibt Interviews. Am PC (ohne WLAN!) arbeitet er an seinen Internetseiten (ul-we.de), beantwortet Mails, kämpft für eine funkärmere Welt.

Leid durch Elektrosmog - Schicksal mit Hintergrund?

Meine Antwort nach gut drei Jahrzehnten Erfahrung: Elektrosensibilität kommt oft nicht per Zufall, sie hat meist eine lange Vorgeschichte und kann verschiedene Gründe haben, hier ein paar wesentliche.

- Zu häufigen, zu langen, zu starken... elektromagnetischen Stress in der Vergangenheit, speziell in der besonders empfindlichen Schlaf- und Erholungsphase nachts

- Zu viel Belastung durch Schwermetalle und Metallverbindungen z.B. in Zähnen (Amalgam, Quecksilber), Ernährung, Wasser oder Umwelt

- Zu viele Pestizide, andere Schadstoffe oder Schimmel- und Hefepilze zu Hause, am Arbeitsplatz, in Nahrung, Wasser oder Umwelt

- Chronische, persistierende bakterielle, virale oder parasitäre Infektionen wie z.B. Borreliose, "Lyme disease", Chlamydiose, EBV, HPV, CMV... oder Autoimmunerkrankungen, speziell neurologische

- Mängel, Überforderung oder Fehlfunktion des Immunsystems (auch oft Folge chronischer Infektionen oder dauernder Schadstoff- bzw. Pilzbelastungen), medizinisch darstellbar unter anderem im Immunprofil, bei TH1/TH2, CD4/CD8, Zytokinen und anderen Parametern

Besonders gefährlich: eine Mixtur dieser und weiterer Faktoren. Kommen sie ungünstig zusammen, weiß keiner mehr, was Ursache ist und was Auslöser, was Henne und was Ei, warum das Immunsystem derart überreagiert, welcher Tropfen das Fass hat überlaufen lassen.

So können der Rückschluss und die "Therapie" nur sein:

- Die persönliche elektromagnetische Belastung aufzudecken, die Felder im Alltag (Schlaf-, Wohn- und Arbeitsbereiche) zu messen und konsequent zu reduzieren, so weit es irgendwie möglich ist

- Erkennung und konsequente Reduzierung aller Metalle, Pestizide und anderer Gifte im Körper, der nächsten Umgebung - speziell zu Hause, in Nahrung und Wasser

- Erkennung und konsequente Reduzierung der Infektionserreger (Bakterien, Viren, Parasiten, Schimmel, Hefen...), umfassende Diagnostik und gründliche Therapie chronischer Infektionen

- Diagnose, Therapie und konsequente Unterstützung des Immunsystems auf allen Ebenen

- Entgiftung und Entsäuerung des Körpers auf allen Ebenen

- Nahrung und Wasser konsequent nur in allerbester, biologischer, natürlicher Qualität ohne Schad- und industrielle Zusatzstoffe

Auf diese Weise konnten bereits eine Menge Leute geheilt oder deren Zustand massiv verbessert werden, nicht nur bei Elektrosensibilität.

Überraschend für uns, dass etwa **80 Prozent der elektrosensiblen** Menschen, die wir kennen, unter chronisch-persistierenden **Infektionen** leiden. Dieser Prozentsatz mag auch für MCS (Multiple Chemical Sensitivity, vielfache Chemikalienunverträglichkeit) oder CFS (Chronic Fatigue Syndrome, chronisches Erschöpfungssyndrom) zutreffen. Das ist für die Sensiblen ein Grund mehr herauszufinden, ob eine solche Infektion vorliegt und wie sie behandelt werden kann. Und das ist für die Infizierten Grund genug, sehr bewusst und vorsichtig mit allen elektromagnetischen Feldern umzugehen und das Telefonieren per Funk einzustellen. Nur diese eine Tatsache, dass ein Gespräch mit dem Handy bzw. Schnurlostelefon die Blut-Hirn-Schranke öffnet oder zumindest durchlässiger macht und das Gehirn nun für Erreger und Gifte (auch Bakterien- und Pilzgifte) erreichbar wird, reicht für die Warnung zur diesbezüglichen Abstinenz (mehr hierzu siehe Seiten 104, 230 bis 231, ab 557).

Auch Umweltmediziner weisen mehr und mehr darauf hin, dass eine Elektrosensibilität Hand in Hand mit Chemikalien- und Schwermetallbelastungen, speziell Amalgamfüllungen, geht oder hiervon ausgelöst werden kann. Nach Beseitigung von Amalgam oder anderen Zahnmetallen, Wurzelfüllungen und Zahnherden reduzierte sich die Empfindlichkeit gegen Elektrosmog oder ging ganz weg, ebenso nach Sanierung von Pestiziden und Pilzen. Elektrosmog plus Chemie plus Infekte plus ein überfordertes Immunsystem plus... sind eine unheilige Allianz.

Dr. Klinghardt: Elektrosmog, Schadstoffe und Pilze meiden

Dr. Dietrich Klinghardt, gebürtiger Freiburger, praktizierender Arzt mit Privatklinik in Seattle/Washington, seit 25 Jahren ein führender Infektiologe in den USA, Leiter des Institutes für Neurobiologie, spricht bei Auftritten und in Veröffentlichungen immer wieder die Baubiologie und den Elektrosmog an (siehe auch Seite 230). Hier ein paar Auszüge aus seinen zahlreichen Vorträgen und seiner Fachzeitschrift 'Hier&Jetzt' (siehe auch mein Bericht in Wohnung+Gesundheit, Heft 131/2009).

"Es ist bei **Krankheit**, besonders bei chronischen **Infektions-** und **Autoimmunerkrankungen** wie Borreliose, Herpes, Lupus, Sarkoidose, MS, ALS..., sehr wichtig, Elektrosmog, Schadstoffe und Pilze zu meiden."

"Es gibt einen synergistischen Zusammenhang zwischen elektromagnetischen Feldern, chronischen Entzündungen wie z.B. Borreliose und Schwermetallbelastungen, das gilt besonders für schwere Erkrankungen wie MS, ALS oder Alzheimer. Es ist als Erste-Hilfe-Maßnahme das wichtigste, zuerst die **Elektrosmogeinwirkungen** zu **reduzieren**, dann erst die Infektion zu behandeln oder die Amalgamfüllungen zu beseitigen. Der erste Schritt ist, die Menschen aus dem Feld zu entfernen."

"Keime in unserem Körper erzeugen ständig **Toxine**, um sich vor unserem Immunsystem zu schützen. Das Wachstum der Keime und die Virulenz ihrer Toxine erhöhen sich dramatisch unter dem Einfluss elektromagnetischer Felder, besonders vom Handyfunk und von schnurlosen Telefonen. Die stärkste krankmachende Wirkung haben die Felder in der Nacht durch die zusätzliche Störung der Melatoninproduktion."

"**Melatonin** ist für unsere Wach-Schlaf-Steuerung zuständig, bremst den Alterungsprozess, schützt wesentlich vor Krebs, fördert die Energie und Herztätigkeit, steigert die Immunaktivität, ist ein potentes Antioxidans, schützt das Gehirn vor Schäden durch Schwermetalle. Melatonin ist die wichtigste Entgiftungssubstanz für Hirn und Nerven. Es ist der wesentlichste Gegenspieler zu Umweltgiften, Schwermetallen und Toxinen von Bakterien, Viren und Pilzen. Und der Handyfunk und die anderen elektromagnetischen Felder zu Hause verhindern, dass wir das Melatonin ausreichend bilden. Diese fatale Kombination ist der Hauptgrund für das massive Ansteigen der neurologischen Erkrankungen."

"**Nachtbelastungen** sind beim Elektrosmog besonders entscheidend. Nachts ist der Parasympathikus dominant und der Sympathikus abgeschaltet. In diesem Zustand sind wir solchen Einflüssen gegenüber gesteigert empfindlich. Wenn wir uns schützen wollen, dann ist es nicht kompromisslos notwendig, das 24 Stunden zu tun, sondern hauptsächlich während der Schlaf- und Regenerationszeit, das ist ein wesentlicher Punkt. Nachts sind solche Felder einfach schädlicher."

"Keime haben viele Mechanismen, und ein wichtiger ist, die **Hormonproduktion** zu unterdrücken. Bakterien wie Borrelien, die in uns leben und überleben wollen, müssen uns lahm legen ohne uns zu töten. Denn die wollen schließlich mit uns alt werden. Umweltgifte wie Quecksilber und Infektionen drosseln die Produktion des Hormons Testosteron und unsere Immunreaktionen, das bewirken auch elektromagnetische Felder, z.B. durch den Handyfunk oder von Leitungen und Geräten."

"Wenn wir Pilze unter einem Faradayschen Käfig wachsen lassen, kann man ermitteln, wie viele Toxine von ihnen ausgeschieden werden und wie stark diese Gifte sind. Nimmt man die Abschirmglocke weg und setzt die Pilzkulturen dem häufig anzutreffenden Handyfunk aus, steigert sich ihre Aktivität, und es werden **600-mal mehr Toxine** ausgeschieden, und die sind noch aggressiver als jene ohne Elektrosmog. Die Keime reagieren auf den Stress mit Toxinen. Keime kommunizieren mit uns durch die Erkrankung: Seit Ihr diesen blöden Handymast habt, geht's uns nicht gut, und wir lassen Dich das wissen."

"Ein zentraler Teil einer **Entgiftung** ist die Reduzierung elektromagnetischer Felder, besonders im Schlafbereich. Elektrosmog macht Erreger wie Borrelien noch aggressiver, virulenter. Durch den Strahlungseinfluss produzieren wir nicht mehr genug Melatonin, und Melatonin ist die wichtigste Substanz im Gehirn für die Entgiftung von Biotoxinen, nicht Glutathion, nicht Alpha-Lipon-Säure, an erster Stelle Melatonin. Außerdem schädigt Handystrahlung die Gehirne zusätzlich, macht die Blut-Hirn-Schranke durchlässiger für Gifte. Die Strahlung von Mobilfunksendern löst enorme Stresskaskaden in der Zelle aus."

"Ein Hauptthema der zivilisierten Menschheit ist der **gestörte Schlaf**. Hauptursache ist der zunehmende Elektrosmog, die Handysender, die Haushaltselektrizität. Wenn Menschen nicht mehr tief schlafen können, entgiften sie nicht mehr, kann sich das Immunsystem nicht mehr erholen und stärken. Jede gute Therapie sollte mit dem Schlaf anfangen. Ein wichtiger Schritt ist die baubiologische Kontrolle des Schlafplatzes."

"Was das Haus angeht, muss jeder meiner Patienten **seine Wohnung frei machen von Elektrosmog**, so gut es geht. Das einzige elektrische Instrument im Schlafzimmer ist die Taschenlampe, nicht mehr, alles andere muss entfernt, abgeschaltet oder vom Netz getrennt werden, das gilt auch für die ans Schlafzimmer angrenzenden Räume. Von außen einwirkende Strahlen müssen abgeschirmt werden. Das sind erste Minimalschritte, die dazu beitragen, dass ich mir am Patienten nicht die Zähne ausbeiße, das ist für mich eine Grundbedingung, um bei mir Patient zu werden. Wenn er das nicht einhält, wird er rausgeworfen, weil ich sonst mit den ganzen Folgeproblemen arbeiten muss und ständig versuche Lösungen zu finden, für die es keine Lösungen gibt."

"Es gibt heute kaum noch einen, wo nicht mindestens 80 Prozent der medizinischen Probleme durch Elektrosmogbelastungen mitverursacht sind. Das Maß ist wirklich übervoll, es ist schon **fünf nach zwölf**."

"Das Institut für Baubiologie ist Klasse. Das sind Helden für mich, wie die das hier in Deutschland aufgebaut haben." Schöne Grüße ans IBN.

Fiese Viechereien...

Probleme gibt es nicht nur beim Menschen, auch bei Tieren und Pflanzen. Tiermediziner und Naturschützer horchen auf. Vögel und Fledermäuse verlassen ihre Nester nach Installation neuer Sender in der Nähe. Sogar Spatzen verlassen die Städte. Das ARD-Magazin 'Report' berichtete im August 2000: "Mehr als 40 internationale Forschungen geben **eindeutige Hinweise auf Schäden bei Tieren** durch die Mobilfunkstrahlung von Sendeanlagen." Tierärzte untersuchten Bauernhöfe mit Mobilfunkbelastung und ohne. Immer mehr Landwirte melden sich und bestätigen die Beobachtung: Mit dem Errichten neuer Sender in der Nähe ihrer Höfe kamen zeitgleich die Probleme beim Vieh.

...in Wallerhausen

In Wallerhausen östlich von Köln steht seit vielen Jahren ein unübersehbar hoher Sendeturm. Es gab nie Klagen seitens der Bevölkerung. Doch dann wurde zusätzlich das **Euro-Signal** auf diesem Turm installiert. Seitdem zeigten die Feldstärkemessgeräte Vollausschläge. Wie von Geisterhand öffneten sich Garagentore. Aus Telefonen und Lautsprecherboxen tönte das ewige "Tütelütütü" des Euro-Signals. Radios kreischten und rauschten, Leuchtstoffröhren gingen ungebeten an.

Zwei Kinder mit **drei Daumen** und **verkrüppelten Nieren** wurden danach in Wallerhausen geboren. Auffällig viele Erwachsene beklagten Ohrenrauschen, Schmerzen, Schwindel, Müdigkeit und Schlafstörung. Jeden Monat gab es in dem 300-Seelen-Örtchen einen neuen Hörsturz. Einige Bewohner bekamen Nervenschmerzen, speziell im Gesicht. Der einst ruhige Ort stand Kopf. Man machte sich ernsthafte Sorgen.

Der seit Generationen vorbildlich geführte Hof des Landwirtes Eduard Schumacher liegt direkt neben diesem Sendemast 'Waldbröl II'. Seit der Installation des Euro-Signals **starb** viel mehr Vieh als jemals in den Jahrzehnten zuvor, es gab viele auffällige **Fehlgeburten** und **Verkrüppelungen** bei den Kälbern. Im Februar 1995 wurde ein Kälbchen mit **zwei Köpfen** und **fünf Beinen** geboren. Das Jungtier sah aus wie nach einem Super-GAU. Die widerlichen Fotos der Missgeburt zierten die Titelseiten der Presse, das Fernsehen berichtete nonstop.

Unis, Ämter und Veterinärmediziner kümmerten sich um den Fall, die verkrüppelten Tiere wurden gründlich untersucht. Ernährungs- oder Haltungsfehler konnten ausgeschlossen werden. Eine Erklärung hatte man nicht. Dafür schon wieder neue Fehlgeburten, neue Verkrüppelungen. Die Bürger von Wallerhausen legten Protest ein, beschwerten sich bei den Behörden, nahmen den Kampf gegen den Betreiber der Sendeanlage, die Telekom-Tochter DeTeMobil, auf. Ende September kam das überraschende Fax der Telekom: Der Euro-Signal-Sender wird innerhalb der **nächsten vier Wochen abgebaut**. Er wurde, pünktlich. Die außergewöhnlich starken Euro-Signale waren vom Tisch, unsere Messgeräte zeigten bei der Kontrolle Nullwerte.

Zwei Jahre nach dem Abbau, hört man aus Wallerhausen: Alle technischen Störungen waren sofort verschwunden, die biologischen Probleme gehören der Vergangenheit an, es gab keinen Hörsturz mehr, keine Nervenschmerzen, die Leute schlafen wieder gut. Auch Bauer Schumacher ist zufrieden, sein Vieh ist gesund. Acht Jahre danach, die gleiche Positivnachricht: Keine drei Daumen mehr, keine zwei Köpfe, keine fünf Beine oder sonstigen Verkrüppelungen, keine auffälligen Fehlgeburten, keinerlei Klagen von Wallerhausens Bewohnern.

...in Schnaitsee

Das Veterinäramt Traunstein stellte im April 1997 fest, dass elektromagnetische Strahlen von Sendern fähig seien, "Verhaltensänderungen und Stoffwechselstörungen mit zum Teil tödlichem Verlauf" bei Tieren zu verursachen. Was war passiert? Mit seiner **Milchviehherde** hat Bauer Josef Altenweger aus Schnaitsee arge Probleme: mehrere **Fehl- und Missgeburten** (6 in nur 9 Monaten), Gelenkentzündungen und krumme Beine (die Tiere können nicht mal mehr stehen), Abmagerung bis zum Skelett (mehrere mussten notgeschlachtet werden), Augenentzündung (die Tiere reiben sich an Zäunen, Pfählen und Gegenständen unentwegt die Augen), Orientierungslosigkeit (einige laufen immer wieder in die Stacheldrahtzäune), nervöses Trippeln (manchmal stundenlang), ungewohnte Apathie, so viele unerklärliche Hirntumore, unerwartetes Herzversagen, grundloses spontanes Verenden. Der Bauer experimentierte, deportierte die Tiere und war überrascht: Als die Kühe in einen 25 km entfernten Hof gebracht wurden, verschwanden die Symptome in kurzer Zeit, als sie wieder zurück in den Heimatstall neben die Sender kamen, waren die Probleme wieder da.

Zusätzlich auffällig: Die Jungen der **Schwalbenpärchen**, die regelmäßig im Stall nisten, sterben kurz nach dem Schlüpfen. Überall in der Umgebung des Hofes verkrüppelte und unbelaubte **Obstbäume**.

All das wurde ausführlich gefilmt, fotografiert und dokumentiert. Auch der Bauer und seine Familie sind **ständig krank**: Kopfschmerzen, Gliederschmerzen, Herzjagen, Magenkrämpfe, Schlaflosigkeit.

Behörden, Ärzte und Universitäten untersuchten das Vieh mehrfach, der Amtstierarzt war auf Altenwegers Hof Dauergast. Fütterungs- und Haltungsfehler konnten ausgeschlossen werden. Das Institut für Tierpathologie der Uni München schloss "akute oder entzündliche Organveränderungen" aus. Experten stritten sich um die Ursache der Phänomene. Es wurde nichts gefunden, was die weiter zunehmenden Probleme der Kühe und der Altenwegers erklären könnte, bis auf die **Funktürme** und **Sendeanlagen** in der unmittelbaren Nähe.

Günter Käs, Professor der Bundeswehruniversität in Neubiberg, stellte "hohe elektromagnetische Strahlungen" fest, an einigen Stellen sogar **10.000 µW/m²**. Der 1981 aufgestockte 150-Meter-Turm ist 290 Meter entfernt und gemischt bestückt: Fernsehen, Radio, Eurosignal, Richtfunk, C-Netz und seit 1995 mehrere D-Netz-Sender. Ein 50-Meter-Turm mit mehreren Mobilfunkantennen gesellte sich 1995 in 420 Metern Distanz hinzu. Ein weiterer Mobilfunksender steht seit 1995 in 120 Metern Abstand auf einem Nachbarschuppen. Käs vergleicht die Anlagen in Schnaitsee mit dem Fernsehturm in Münchens Olympiagelände: "Die Werte sind hundertfach höher als neben dem Turm in München. **Beeinträchtigungen** bei Mensch und Tier sind absolut **wahrscheinlich**." Das Bundesamt für Strahlenschutz führte ebenfalls Messungen durch und gab Entwarnung. Dr. Jutta Brix vom BfS: "Bei Einhaltung der Grenzwerte ist eine Gefährdung auszuschließen." Das Gesundheits- und Sozialministerium berief sich - wie das BfS - ebenfalls auf die Grenzwerte und wiegelte ab. Gesundheitsministerin Barbara Stamm sprach hastig von "unnötiger Verunsicherung" und mahnte zur Besonnenheit.

Dr. Jürgen Schmid vom Traunsteiner Veterinäramt sah im Elektrosmog den einzig möglichen Zusammenhang und forderte: "Da bei den Tieren erhebliche Schmerzen, Leiden und Schäden im Sinne des § 2 des Tierschutzgesetzes auftreten, muss für **sofortige Abhilfe** gesorgt werden."

Veterinär-Oberrat Dr. Schmid und Prof. Löscher von der Tierärztlichen Hochschule in Hannover wollten über diesen Fall "Verhaltensstörungen von Rindern im Bereich von Sendeanlagen" in der Zeitschrift 'Der Praktische Tierarzt' berichten. Das wurde vom **Landratsamt untersagt**. Löscher schrieb an das Bayerische Gesundheits- und Sozialministerium und meinte, dass es der Sache nicht dienlich sei, wenn seriöse Versuche, die Fachöffentlichkeit sachlich zu informieren, von öffentlicher Seite verhindert würden. Da stimmte man der Publikation zu, erst einmal. Einige Wochen später gab es aber die erneute Abfuhr. Das Ministerium möchte die Berichterstattung zum Fall Schnaitsee doch nicht. Veröffentlicht wurde dann doch, von Prof. Löscher und Prof. Käs, ohne Dr. Schmid, der bekam den behördlichen Maulkorb.

Darauf hin melden sich Landwirte mit ähnlichen Problemen aus ganz Deutschland und aus europäischen Nachbarländern. Viele haben solche Sendeanlagen in der Nähe ihres Hofes. Der Tiermediziner Prof. Löscher: "Die Vorfälle in Schnaitsee wurden durch zahlreiche Beobachtungen in anderen Betrieben bestätigt. Was auffällt, ist der **zeitliche Zusammenhang** zwischen dem Errichten der Mobilfunksender in der nahen Umgebung der Bauernhöfe und dem erstmaligen Auftreten der Störungen beim Vieh in ansonsten gesunden Betrieben."

Im Oktober 2001 sprach ich erneut mit Bauer Josef Altenweger: "Es wird immer schlimmer. Ich bin bald ruiniert. Die Tiere bekommen fast keine Kälber mehr. Hatte ich früher 50 Geburten pro Jahr, so sind es jetzt keine zehn. Viele Tiere sind sehr krank, sie nehmen nur noch die Hälfte des Futters auf. Es ist so schlimm zuzusehen, wie sie auf der Weide schreien, wie ihnen Tumore aus den Bäuchen wachsen, wie sie sterben. Selbst Hühner sterben. Ich wollte bis zum Schluss kämpfen, aber es geht nicht mehr. Meine Gesundheit macht langsam nicht mehr mit. Freunde und Nachbarn, die auch in der Nähe der Sendeanlagen wohnen, werden krank und immer kränker. Einige sind schon gestorben, an Krebs, an Alzheimer, einer mit 37 Jahren an einem Hirntumor. An den Sendern ändert sich nichts, im Gegenteil, der Mobilfunkturm wird ständig nachgerüstet, vor 14 Tagen sind schon wieder neue Antennen montiert worden. Die Tierärzte sagen eindringlich, dass der Gesetzgeber schnell handeln müsse. Ich kann nicht mehr warten. Ich muss gehen, muss meinen Hof verlassen. Ich lebe nur einmal."

...in Erledt

Im österreichischen Erledt (Gemeinde Waldkirchen am Wesen) besitzt Michael Hauer einen **Milchviehbetrieb** hoch oben auf einem Berg, ein idealer Standort für eine der **Richtfunkschüsseln** des Mobilfunks. Hauer stellte der Telekom nichts ahnend das Dach seiner Maschinenhalle zur Verfügung. Die Anlage ging auf Sendung. Hauer: "Etwa vier Wochen später wurden die Kälber und Stiere immer unruhiger und fraßen von Woche zu Woche immer weniger. Wir machten uns richtig Sorgen, bekamen Angst. Es gab acht **Schwergeburten**, vier Kälber waren **tot**, fünf mussten **notgeschlachtet** werden. So viele Probleme in so kurzer Zeit, das habe ich wahrlich in all den Jahren ich noch nie erlebt."

Umfangreiche Untersuchungen der Tiere und des Futters von Ärzten und Universitäten mit dem Ergebnis: alles in bester Ordnung, keine Seuchen, keine Erreger. Letzter Strohhalm: der **Sender auf dem Dach**? Seitdem gab es ja die Probleme. Die Telekom schaltete auf dringende Bitte des verzweifelten Bauers die **Anlage aus**.

Nur einen Tag später staunte Michael Hauer nicht schlecht: "Die Tiere fraßen wieder! Noch nie haben wir unseren Tieren so lange beim Fressen zugeschaut, wie an diesem Abend. Wir waren so froh." Das blieb so, alle Tiere waren wie auf Knopfdruck unauffällig wie zuvor, und auch bei den Geburten in den Monaten und Jahren nach dem Abschalten des Senders gab es keine Probleme mehr. "Da brauche ich kein

Wissenschaftler zu sein, um eins und eins zusammenzuzählen."

Das Fernsehen dreht auf dem Hauer-Hof. "Nach der Sendung stand bei uns das Telefon tagelang nicht still. Viele Kollegen erzählten von vergleichbaren Erfahrungen. Ein Jäger sagte, dass sich im Umkreis eines mitten im Wald errichteten Mobilfunkmastes kein Wild mehr aufhält."

...in Großgmain

Der Lokalteil der 'Salzburger Nachrichten' berichtete über Meisterbauer Josef Hildebrand aus Großgmain. In der Nachbarschaft seines idyllischen Hofes wurde **ein Handymast nach dem nächsten** errichtet. Seitdem klagt seine Frau über schlimme Schlaflosigkeit, **Kühe** und Kälber werden viel häufiger krank, einige sind bereits gestorben. Auch die **Obstbäume** halten es nicht aus, verlieren die Blätter und gehen kaputt. "Es ist schon eigenartig, dass sich die Fälle derart häufen. Eine Kuh bekam Krebs, eine andere Entzündungen, ein Kalb konnte nicht mehr stehen, ein anderes fiel urplötzlich tot um. Die **Meisen**, die seit ewig in den Obstbäumen genistet haben, sind auf und davon."

...in Rainbach

Das Österreichische Fernsehen ORF2 zeigte die Geschichte des Bauern Franz Öhlinger aus Rainbach am Inn, der hier eine **Schweinezucht** betreibt. "**Unheimliche Serie von Krankheiten** und missgebildete Ferkel. Die Probleme treten seit dem Betrieb von nahen Sendemasten derart gehäuft auf." Die Zucht galt immer als sauber geführt, bestätigt der Tierarzt. Die Tierprobleme nahmen derart zu, dass der Bauer gezwungen war, den ganzen Betrieb still zu legen und alle Schweine zu verkaufen. Verzweifelt wurden die Ställe desinfiziert, monatelang. Dann wurden neue, gesunde Tiere angeschafft. Jetzt sollte es endlich wieder gut werden. Es wurde nicht gut. "Nach wenigen Wochen war das Bild wieder das gleiche", sagt Franz Öhlinger verzweifelt. Die Messung der Handymastbetreiber: unterhalb der Grenzwerte. Dafür kommt die Nachricht von den anderen Höfen: Die verkauften Schweine sind wieder in Ordnung. Bauer Öhlinger ist zerschlagen, er erstattet **Strafanzeige wegen Tierquälerei.**

...in Oettingen

Landwirtfamilie Stengel aus Oettingen bei Stuttgart meldet, dass ihre **Rinder stark betroffen** seien, weil deren Weide nur 50 bis 200 Meter von mehreren Mobilfunksendern entfernt liegt. "Seither gibt es Blutbild- und Hormonveränderungen, fünf Kühe sind **verendet**, vier weitere mussten wegen akuten Bewegungsstörungen **notgeschlachtet** werden. Neun Kälber starben durch **Fehlgeburten**." Und: "Jetzt ist wieder Frühjahr, und die **Schwalben** bleiben schon wieder aus, wie jedes Jahr, seit Inbetriebnahme der Sendeanlagen."

...in Weigental

Landwirt Josef Grammling aus Weigental (Baden-Württemberg) will raus aus dem 20-Jahres-Vertrag mit Mannesmann. So stand es in der 'Süddeutschen Zeitung'. Er würde heute viel dafür bezahlen, wenn der Mast vom Stalldach der Muttersauen wieder wegkäme.

Er und seine Familie sind schon **seit Jahren krank**: Kopfschmerzen, Schwindel, Durchblutungs- und Gleichgewichtsstörungen. Im **Schweinestall** gibt es auch Probleme: Verferkelung, Fehlgeburten, Totgeburten, Verhaltensauffälligkeiten. "Wir dachten schon an einen Verkauf unseres Hofes, aber der Kaufinteressent wollte die Antennenanlage nicht. Man klärte uns auf, dass solch ein Projekt inzwischen als minderwertig gilt. Vor Gericht stehen unsere Chancen aber nicht ganz so schlecht, denn 20-Jahres-Verträge sind eigentlich sittenwidrig."

Die 'Heilbronner Lokalzeitung': "Im Laufe der Jahre stieg die Zahl der Früh- und Totgeburten kontinuierlich, der Zyklus der Schweine spielte verrückt, Nierenbeckenentzündungen nahmen zu." Auch in der Familie gab mehr Krankheiten: Gleichgewichtssturz, Ohrrauschen, motorische Störungen, Durchblutungsstörungen im Gehirn. "Inzwischen wurde die **Anlage abgeschaltet** und funkt jetzt 700 Meter weiter entfernt vom Hof." Bauer Grammling: "Alle Probleme, Fehlgeburten und Todesfälle gehen seitdem merklich zurück."

...in Bernried

Im oberbayerischen Bernried am Starnberger See sprach es sich wie ein Lauffeuer herum: Ein **Kalb** mit **außen liegendem Herzen** kam zur Welt. Der Hof liegt in der Nähe eines mobilfunkbestückten Wasserturmes. Ein Zusammenhang?

Der Weilheimer Tierarzt Werner Kähn fordert ein staatliches Projekt zur Erforschung von Mobilfunkrisiken. Der Veterinär hat den Eindruck, dass bei Bauern nahe Funkantennen gehäuft Krankheiten und Verwerfungen vorkommen. Bernrieds Bürgermeister Franz Greinwald: "Was mit Kälbern geschieht, das kann auch mit einem Kind passieren."

...in Steingaden

Bauer Peter Reßler aus Steingaden bei Füssen steht ebenso ratlos da. Es gab auf dem Hof nie Probleme mit den Tieren. Dann passierten in zwei Jahren vier ungewöhnliche **Fehlgeburten** in der **Kuhherde**, nachdem in Hofnähe ein Sendemast errichtet worden war. "Das war schaurig. Ein Kalb kam mit einem **Tumor im Maul** zur Welt. Ein anderes konnte nicht stehen. Dem dritten wucherten bereits nach zwei Wochen die Hörner. Der Zuchtwart war hilflos, immerhin gilt unser Betrieb seit 200 Jahren als vorbildlich."

...in Ruhstorf

Josef Hopper ist Landwirt, Schweinezüchter und stellvertretender Bürgermeister in Ruhstorf bei Passau. In 300 Meter Entfernung zum Hof der neue 40 Meter hohe Funkmast. Gleich im ersten Jahr danach **15 Missbildungen** bei den Schweinen und im zweiten - noch nicht abgeschlossenen - Jahr **14 Missbildungen**. "So etwas gab es noch nie."

...in Reutlingen

Rütlihof in Reutlingen bei Winterthur (Schweiz) mit Milchwirtschaft, **Viehzucht** und Tabakanbau: "**Tierisches Leiden im Kuhstall**." Diplom-Landwirt Hans Sturzenegger ist verzweifelt. Seit auf seinem Hof die Mobilfunkantenne errichte wurde, werden die Tiere von mysteriösen Krankheiten befallen. Frisch geborene Kälber haben grauen Star, ein Kalb hat nur ein Auge, andere sind blind, die Haut einer Kuh ist viel zu dünn, am ganzen Körper Abszesse, sogar am Herzmuskel, so viele Missbildungen, mehrere Tiere starben. "Nachdem der 15 Meter hohe Funkmast kam, ist kein einziges gesundes Kälbchen mehr geboren worden. **'Blinde Kuh'** ist hier kein Spiel, sondern bittere Realität."

Das Tierspital der Universität Zürich bemühte sich, fand aber **keine Ursachen**: "Diese Häufung von grauem Star und anderen Symptomen ist sehr ungewöhnlich." Ratlosigkeit auch beim Bundesamt für Veterinärwesen in Bern. Bauer Sturzenegger ist Kummer gewöhnt, für ihn sind seltene Tierkrankheiten trauriger Alltag geworden: "Vor wenigen Tagen wurden wieder Zwillingskälbchen geboren, das eine war sofort tot, das andere hatte trübe Augen, war fast blind, ohne Schluckreflex, ohne Lebenswillen. Das Tier ist jetzt ebenfalls gestorben."

Die **Kaninchen** vermehren sich auf dem Hof nicht mehr, **Turmfalken** und **Schleiereulen** brüten erfolglos, und das alles seit diesem Mast. Der amtliche Messwert der kantonalen Züricher Baudirektion am **Eulenkasten**: **18.000 µW/m²**, außergewöhnlich hoch, aber: unter dem Grenzwert. Die Messwerte im **Stall 30-250 µW/m²**, auf der **Weide 1000 µW/m²**.

"Auch unsere Gesundheit wurde immer schlechter: Schmerzhafte Muskelverspannungen, Fettgewebsverhärtung, Ohrenrauschen, Schwindelattacken." Was tun? Der Landwirt hatte einen Vorschlag: "Die Antenne **eine Zeit lang abschalten**, dann werden wir ja sehen was passiert."

Die **Antenne** wurde nicht nur eine Zeit lang abgeschaltet, sie **kam ganz weg**. Betreiber Orange baute im Juni 2006 ab, der Mast fiel, nach sieben Jahren, 50 geschädigten Kühen, viel Leid, reichlich Sorgen, hohen Kosten. Der Abbau erfolgte überraschend, lange vor Vertragsende.

Der Erfolg ist auch überraschend: Seitdem gibt es auf dem Rütlihof keine geschädigten Kälber mehr, den Bewohnern geht es viel besser, die

Vögel kommen zurück, Falken streiten sich um den Eulenkasten, zehn Milane kreisen über dem Hof. Zufall? Mal wieder? Die Mobilfunklobby bestreitet jeden Zusammenhang mit der Strahlung.

...Hadlikon

Anderer Ort, gleiches Spiel: "Blinde Kuh" beim Bauer und Viehzüchter Ernst Weber aus Hadlikon (Nähe Zürichsee), ein **Augen-krankes**, halb blindes oder ganz **blindes** Kalb nach dem nächsten. "Die Tiere laufen ständig vor Hindernisse, weil sie die nicht sehen, und finden die Euter der Mütter nicht mehr."

Auf seiner Scheune die **Swisscom-Antenne**, für 100 Franken pro Monat. Seine Familie und die Bewohner der Umgebung klagen: Muskelkrämpfe, Kopfschmerzen, Augenbrennen, Nervenentzündungen.

2008 rückt die Swisscom auf dem Weber-Hof an: Der Funk verschwindet von der Scheune. Warum? Wer weiß...

Apropos

Wenn ich diese Beispiele auf mich wirken lasse, dann kommt mir der Gedanke: Was mögen Strahlenschützer à la Prof. Bernhardt, Prof. Silny, Prof. David, Prof. Lerchl... hierzu sagen? Thermik? Hysterie? Mal wieder nur die Angst vor der Strahlung? Bei Kühen, Kälbern, Schweinen, Geflügel, Falken, Eulen, Meisen?

Apropos Geflügel: Ein **Gänsezüchter** aus Neuhäusel im Westerwald registriert ungewöhnlich viele verkrüppelte Gänseküken unter den frisch geschlüpften, seit neben dem Haus der Mobilfunk errichtet wurde.

Da fällt mir das Geleitwort von **CSU-Staatsminister Erwin Huber** in einer Zeitungs-Werbebeilage über "Mobilfunk in Bayern" aus dem Jahr 2000 ein: "Mobilfunk verbindet Menschen an allen Orten dieser Welt. In Deutschland liegt Bayern bei der Nutzung an der Spitze. Gerade in ländlichen Gebieten wie dem Bayerischen Wald oder dem Allgäu ist eine gute Versorgung wichtig. Mobiltelefonieren ist ein Stück mehr Lebensqualität." Im Oktober 2002 setzt Huber in 'Die Welt' noch kräftig eins drauf, als er unmissverständlich demonstriert, wie er seinen politischen Schwur "Schaden vom Volke abzuwenden" (so wahr mir Gott helfe!) versteht: "Wir werden hier im Freistaat alles dafür tun, was uns Gott erlaubt, und auch manches, was er verbietet, um diese innovative Technik voranzubringen." Das sagen Sie, wenig geehrter Herr Minister, bitte einmal den Familien Schumacher in Wallerhausen, Altenweger in Schnaitsee, Hauer in Erledt, Hildebrand in Großmain, Öhlinger in Rainbach, Stengel in Oettingen, Grammling in Weigental, Reßler in Steingaden, Sturzenegger in Reutlingen, Hopper in Ruhstorf, Weber in Hadlikon und den vielen anderen Geschädigten.

Rinderstudie: "Stümperhaft!"

"Mehr und mehr Berichte weisen auf den Zusammenhang von Mobilfunkstrahlung und Problemen beim Vieh hin." Das ARD-Fernsehmagazin 'Report' berichtete am 21. August 2000 bereits vor dem offiziellen Abschluss der **"Bayerischen Rinderstudie"** von ersten Resultaten: "Eine neue wissenschaftliche Forschungsarbeit birgt Brisantes. Tiermediziner untersuchten Bauernhöfe in Bayern und Hessen." Es ging um Höfe mit Mobilfunkbelastung und ohne. "Das erschreckende Ergebnis: Auf den Höfen **mit Sendern** in der Nähe gibt es eindeutig **mehr Missbildungen**, und die Tiere **verhalten sich anders**." Die Studie im Auftrag des Umweltministeriums bestätigt vorangegangene, "bei denen im Mobilfunkeinfluss ebenfalls derartige Auffälligkeiten festgestellt wurden." Immer mehr Landwirte bestätigen: "Mit dem Errichten neuer Sender in der Nähe ihrer Höfe kamen die Probleme beim Vieh." Dr. Jutta Brix vom Bundesamt für Strahlenschutz in 'Report', die alte Leier: "Bei Einhaltung der Grenzwerte sind Gefährdungen ausgeschlossen."

Begonnen hat alles vor 15 Jahren auf dem Altenweger-Hof in Schnaitsee (hierzu auch ab Seite 378). Der Hof im Chiemgau steht im Fadenkreuz mehrerer Sender: Radio, Fernsehen, Richt- und Mobilfunk. Andere Bauern gaben auch Laut, so oft, dass das Ministerium die Studie endlich in Angriff nahm. Auf 38 Höfen wurde das Vieh unter die Lupe genommen. Gießener Wissenschaftler machten bei den Kühen Blutbilder, Münchner studierten das Verhalten. Die Tiere wurden wochenlang per Video überwacht, Messungen der Strahlenbelastung durchgeführt. 400.000 Euro kostete die Rinderstudie, die Hälfte bezahlte die Industrie. Bayerns Landtagsabgeordneter Volker Hartenstein: "Dafür durfte sie Einfluss auf die Auswahl der Höfe nehmen."

Veterinär Dr. Christoph Wenzel und weitere Wissenschaftler der Universitäten Gießen und München waren an der Rinderstudie, die zwei Jahre dauerte, beteiligt: "Die gefundenen Phänomene geben Anlass, politisch und wissenschaftlich zu handeln!" Die Experten sprechen unter anderem von "chronischer **Stressbelastung**" im Funkeinfluss. Es gab "signifikant auffällige Befunde" beim **Liegeverhalten**, in der **Ruhephase** und beim **Wiederkäuen**, das **Fressverhalten** war gestört, die **Hormonspiegel** von Cortison und Melatonin aus dem Lot, eine starke **Beunruhigung** der Tiere unübersehbar. Man erkennt Wirkungen auf die **Hirnanhangdrüse** und **Nebennieren** sowie eine Schwächung von **Konstitution** und **Immunsystem**. Wenzel: "Es darf **keine Entwarnung** gegeben werden." Das bayerische Ministerium und die Mobilfunkbranche: "Ein direkter Zusammenhang zwischen der Strahlung der Antennen und der Gesundheit der Rinder konnte **nicht nachgewiesen** werden."

Der Allgäuer Fachtierarzt für Verhaltenskunde Dr. Wenzel sollte es eigentlich besser wissen, er hat die Studie gemacht: "Der Auftraggeber ist offensichtlich überfordert, die Forschungsergebnisse zu werten. Sie zeigen einen deutlichen Zusammenhang. Wir gehen hier mit einer **gefährlichen Geschichte** um." Er gibt zu bedenken: "Wir haben uns in einer achtstündigen Expertenrunde auf den gemeinsamen Nenner geeinigt, dass **keine Entwarnung** gegeben werden darf. Aber genau das ist im Abschlusskommuniqué gestrichen worden. Die Darstellungen in der Öffentlichkeit sind nicht korrekt. Unsere Ergebnisse sollten die Verantwortlichen zu einer entschiedenen Reaktion veranlassen." Zwei Jahre nach Abschluss der Studie stellt Wenzel enttäuscht fest: "Geschehen ist gar nichts. Man hätte sofort reagieren müssen." Die Bayerische Regierung ignoriert ihre eigenen Forschungsresultate. Weder Bundesumweltminister Trittin noch sein bayerischer Kollege Schnappauf handeln. Das Bundesamt für Strahlenschutz und die Strahlenschutzkommission halten sich zurück. Die Tiere leiden, siechen, sterben weiter.

Medizinphysiker Dr. Lebrecht von Klitzing kommentiert: "Diese Vorgehensweise der politisch Verantwortlichen ist schon beängstigend." Er ist sich sicher, wie der Abgeordnete Hartenstein und andere auch, dass auf die vorliegende Endfassung, und nur die ist der Bevölkerung zugänglich, Einfluss genommen wurde. Im Vergleich zur Originalfassung fehlen hier wesentliche Aussagen, z.B. Hinweise auf **Chromosomenanomalien**, **Erbschäden**, **Herz-** und **Gehirnmissbildungen**. Fotos von **Aborten** und **verkrüppelten Tieren** wurden einfach entfernt. Veterinär Wenzel: "Das Resümee des Ministeriums stimmt nicht mit der Realität - mit dem, was wir wirklich gefunden haben - überein."

Prof. Dr. Wolfgang Löscher, Direktor der Toxikologie und Pharmakologie der Tiermedizinischen Hochschule in Hannover, kommentiert, in der Rinderstudie gäbe es signifikante Hinweise auf **erbgutschädigende** Wirkung durch Sendeanlagen, sie zeige besorgniserregende Tendenzen in Richtung einer offensichtlichen **Gesundheitsgefahr**. "Der besorgniserregendste Befund der Studie ist eine dramatisch erhöhte Zahl **missgebildeter Kälber** in den mobilfunkexponierten Beständen." Es sei auch das Vorkommen von **Mikrokernen** in roten Blutkörperchen untersucht und gefunden worden, die funkbelasteten Rinder zeigten solche Mikrokerne signifikant häufiger, ein wichtiger Hinweis. Die normalerweise seltenen Mikrokerne bilden sich in den Erythrozyten als Folge ionisierender Strahlung (Radioaktivität...) und krebserzeugender Chemikalien; sie sind ein wesentlicher Indikator für **Erbgutschädigungen**.

Prof. Dr. Wolfgang Klee von der Uni München ist sich ebenfalls klar: "Von Entwarnung darf bei der Rinderstudie nicht die Rede sein."

Landtagsabgeordneter Hartenstein kritisiert zudem die **Strahlungsmessungen** auf den Höfen. Er hält sie für **unqualifiziert** und gibt zu bedenken, man hätte einige Plätze mit vergleichsweise niedriger Feldstärke ausgesucht, obwohl die Aborte, Verkrüppelungen, Verhaltensauffälligkeiten und andere tierische Probleme ganz woanders auftraten, nämlich an Stellen mit höherer Strahlung.

Wir von der Baubiologie Maes kritisieren die Messungen auch, haben wir und Kollegen sie doch an einigen ausgewählten Messorten, wie auf dem Hof des Bauers Altenweger in Schnaitsee (ab Seite 378), überprüft und sind zu teilweise anderen, **höheren Resultaten** gekommen. Für besonders bedenklich halten wir, dass längst **nicht alle** Funkbelastungen beachtet wurden. Außerhalb der seitens des Ministeriums ermittelten fanden wir vor Ort nämlich weitere massive Sendereinwirkungen, die unbedingt in die Bewertung hätten mit einfließen müssen. Bei der Rinderstudie stand zwar die Belastung des Mobilfunks im Brennpunkt des Interesses, aber der Anspruch nach einem umfassenden Gesamteindruck wurde deutlich formuliert: "Zusätzlich sollen im Rahmen der Messungen auch die Feldstärkewerte der jeweils vor Ort wirksamen Rundfunk-, Fernseh- und anderen Sender festgestellt werden, um für jeden Hof ein Bild der Gesamtexposition der hochfrequenten Felder zu bekommen." Doch eben dieser wichtige Anspruch wurde nicht erfüllt.

So fanden unsere Baubiologiekollegen Wolfgang Kessel, der sich auf Radarmessungen spezialisiert hat, Dipl.-Ing. Helmut Merkel, Dipl.-Ing. Norbert Honisch und wir in den Ställen und auf den Weiden in Schnaitsee **extreme** Mikrowellen von **Radaranlagen** seitens der Flugraumüberwachung, die in der Rinderstudie gar nicht auftauchen, aber viel stärker als alle anderen Emittenten von Radio über Fernsehen bis Mobilfunk ausfallen. Liegen die in der Studie angegebenen Ergebnisse des Mobilfunks in der von uns überprüften Größenordnung meist unter und manchmal um die **100 Mikrowatt pro Quadratmeter**, so gehen die von der Studie nicht beachteten, aber von W. Kessel gemessenen Einflüsse des Radars hoch bis in die schwindelerregende Dimension von **247.600 µW/m^2, mehrtausendfach stärker**! Grund für die unter den Teppich gekehrte stärkste aller Belastungen in Schnaitsee ist ein Flugsicherungs-Rundsichtradar im 25 Kilometer entfernten Hohenlinden, welches mit einer Leistung von 5 Millionen Watt (Mobilfunk: 10 bis 50 Watt) ins Land strahlt und eine Reichweite von über 400 Kilometern hat. Eigentlich hätte man die Radarsignale ganz leicht finden müssen, erscheinen sie doch bei 1,2 bis 1,3 Gigahertz unübersehbar mitten im anvisierten Frequenzbereich zwischen den D- und E-Netzen. Was ist hier wieder schief gelaufen? Die vergleichsweise niedrigen Mobilfunkwerte allein erklären die besorgniserregenden Viehprobleme wohl kaum.

Zahlreiche und weithin erkennbare **Richtfunksender** wurden auf dem Altenweger-Hof ebenfalls großzügig übersehen und flossen nicht mit in die behördlichen Bewertungen ein. Ebenfalls nicht die leistungsstarken **Radio- und Fernsehsender** auf dem nahen Turm. Warum?

Diese Fakten reichen, um den **Sinn und die Seriosität** der Rinderstudie in Frage zu stellen und die Ergebnisse anzuzweifeln. Wie will man auf der Grundlage unvollständiger und falscher Informationen endgültige Rückschlüsse ziehen oder gar entwarnen? Kessels treffender Kommentar zu den offiziellen Messungen der Rinderstudie: "Stümperhaft!".

Prof. Löscher fragt sich: "Unklar ist bisher, warum es in einigen Höfen in der Nähe von Mobilfunksendeanlagen zu Auffälligkeiten bei den exponierten Tieren kommt, in anderen Beständen bei ähnlicher Exposition aber nicht." Die Frage dürfte allein nach unseren Radarmessungen als beantwortet gelten. Unabhängig davon, dass die unterschiedlichen Frequenzen, Intensitäten und Modulationen der beteiligten Fernseh-, Radio-, Richt- und Mobilfunksender sowie des Radars zu unberechenbaren biologischen Wirkungen und Wechselwirkungen führen.

Prof. Dr.-Ing. Matthias Wuschek aus Regensburg organisierte die Rinderstudie im Auftrag der bayerischen Landesregierung mit und führte die Messungen auf den Höfen durch. Er ist aktiv in Sachen Mobilfunk, tritt als Sachverständiger vor Gericht auf und bewertet den Funk **thermiktreu** nach dem Motto: soundso viel Prozent unter Grenzwert.

Prof. Wuschek misst derzeit auch bei Familie Kampschulte in Frankfurt. Die Kampschultes machten sich Sorgen, fühlten sich krank von den vielen großen Antennen gegenüber auf dem höheren Haus ihrer Straße Im Mainfeld. Wuschek ermittelt im Wohnzimmer die Vodafone-Strahlungsstärke von **245.000 µW/m²**, ein wahrlich einmaliger Wert, Siegertreppe ganz oben. Wir haben schon einige tausend Mobilfunkmessungen hinter uns, aber ein solch hohes Resultat: selten, alle paar Jahre mal. Wuscheks einziger Kommentar: "Der **Grenzwert** nach 26. Bundes-Immissionsschutz-Verordnung wird **unterschritten**." Kein Wort zu biologischen Risiken, zu den zahlreich vorliegenden wissenschaftlichen Forschungen, keine vergleichende Orientierung an den durchschnittlichen Strahlungsbelastungen, keine vorsorgliche Warnung, kein Hinweis auf Reduzierungsmöglichkeiten, kein Vergleich mit anderen Grenzwerten und Richtlinien. Selbst die Schweizer Verordnungsgrenzwerte werden bei den Kampschultes im Wohn- und Schlafzimmer massiv überschritten, auch hiervon kein Wort. Dafür: 5,45 Prozent vom Grenzwert. Na dann.

Auf einer Bürgerversammlung machte Prof. Wuschek damals klar: "Ein Funkmast strahlt im Normalfall quasi ungepulst. In der Technik kenne ich mich aus, keine Frage." Keine Frage? Normalfall? Quasi? Kein einziger GSM-Handymast strahlt ungepulst, auch nicht "quasi". Im "Normalfall" liegt eine Taktung von 577 Mikrosekunden vor, das ist ein Puls von 1733 Hertz, und das immer, ob nun gerade telefoniert wird oder nicht. Hinzu kommt eine weitere mobilfunktypische Pulsfrequenz von 8,34 Hz. Wenn viel handytelefoniert wird, geht auf dem Mast ein richtiger Pulsschlamassel zwischen 217 und 1733 Hz los. Aber laut Wuschek sende der Funkmast "ein nahezu kontinuierliches Dauersignal". Nahezu? Man kann nicht ein bisschen schwanger sein, entweder...oder, gepulst oder kontinuierlich, ja oder nein. Immer wieder werden solche falschen oder halbwahren Aussagen gemacht, um die Harmlosigkeit einer Basisstation zu suggerieren. Das ändert nichts: Die Basis funkt gepulst. Sonst: keine Verbindung. Prof. Wuschek berät heute die Bundesregierung, er ist Mitglied der Strahlenschutzkommission SSK. Wo sonst.

Pferde bilden sich nichts ein

Prof. Dr.-Ing. Alexander H. Volger von der Technischen Hochschule in Aachen trug dem Hessischen Landtag vor: "Die **Pferde der Polizeistaffel** von Kassel sind krank geworden, seitdem der Sendemast auf dem Polizeigebäude steht. Das kränkste von allen Pferden wurde gründlich untersucht und in einen Stall gebracht, der von solchen Anlagen weit entfernt war. Das Pferd erholte sich bald; nach 14 Tagen war es gesund, ohne weitere Medikamentierung. Als man es zurückbrachte zum alten Platz am Sender, war es innerhalb eines Tages wieder krank."

Vögel vor dem Aussterben

"In manchen Städten gibt es schon gar keine Spatzen mehr." Helmut Opitz, Vorsitzender des Naturschutzbundes NABU, ist besorgt. **Spatzen** drohen in Deutschland **auszusterben**. Auch die Lage wildlebender Vögel wie Kiebitz oder Mehlschwalbe hat sich deutlich verschlechtert. Das geht aus der in Bonn vorgelegten Roten Liste hervor. Im Laufe der letzten zehn Jahre berichteten es alle Medien. Verdacht: Mobilfunk.

"Der Rückgang der **Sperlingspopulation** in großen Städten scheint in Zusammenhang mit der Errichtung von **Telefonmasten** zu stehen." Dr. Rosie Clear von der BTO, der Britischen Gesellschaft für Ornithologie, im Januar 2003. Die Wissenschaftlerin leitete eine Studie, an der 30.000 Vogelbeobachter teilnehmen, die 18 Monate dauerte und zwei Brutzeiten erfasste. Man befürchtet, dass bereits über **10 Millionen** Spatzen wegen der immer engmaschigeren Mobilfunksender speziell in den Großstädten verschwunden sind. Aus anderen europäischen Ländern kommen ähnliche Beobachtungen und Hinweise.

Bevor es den neuen digitalen Mobilfunk gab, war mein schöner Garten voll von geschwätzigen Spatzen, jeden Tag. Bei uns im Rheinland nennen wir die Haussperlinge "Mösche". Ich wusste sie überhaupt nicht zu würdigen, so alltäglich waren sie. Sie pickten uns die Brotkrümel vom sonnigen Frühstückstisch auf der Terrasse. Ich schmunzelte, wenn sie früh morgens um die Wette zwitscherten, aus dutzenden Kehlen, oder in ganzen Gruppen agil im feinen Sand "badeten". Manchmal waren sie fast schon eine Plage, so häufig waren sie. Heute sehe ich kaum noch einen, schon seit Jahren nicht mehr, eine Rarität. Dafür sehe ich Sender, überall, allein sechs auf den Dächern in meinem Umfeld von wenigen hundert Metern. Ich kann mich abschirmen, die Spatzen nicht.

Ich frage meine Nachbarn, spreche die Spaziergänger gegenüber im Stadtpark an, meine Freunde in Duisburg, in Solingen, Köln, Bonn, meine Verwandten in Düsseldorf. Wo sind die Spatzen geblieben? Keiner redet drüber, keinem scheint es aufzufallen, keiner ist betroffen, keiner ist traurig, keiner fühlt sich verantwortlich. Aber wenn ihr Handy klingelt und eine SMS kommt, dann sind sie alle ganz schnell dabei.

"**Vögel meiden starke Mobilfunkexposition.**" Dr. Alfonso Balmori, spanischer Biologe und Umweltwissenschaftler, Mitglied der spanischen Gesellschaft für Ornithologie, im Februar 2003. Der Experte fand, dass bestimmte Vogelarten **jene Gebiete verlassen**, die stark vom Mobilfunk belastet sind, und nach Ausschaltung bzw. Senkung der Feldintensität wieder zurückkehren. Er beobachtete Veränderungen im Gefieder, Brut- und Flugverhalten. Balmori weist auf die Londoner Spatzen-Studie hin, die einen dramatischen Sperlingsrückgang in Englands Hauptstadt feststellte, obwohl sie hier noch vor kurzem in Massen vorkamen. Die Reduzierung der Spatzenzahl in Großstädten passiere in den letzten Jahren derart unglaublich schnell, dass nach Ansicht von Ornithologen und anderen Wissenschaftlern die speziell in Städten immer enger werdende Installation von Mobilfunkstationen als die wahrscheinlichste Ursache angesehen wird. Die Wirkungen sind dosisabhängig. Balmori forschte weiter und bestätigte im Mai 2006: "Die Anzahl von Spatzen geht dort mit hoher Signifikanz zurück, wo die Felder stärker sind." Außerdem bliebe bei Störchen der Nachwuchs aus, wenn deren Nester den Basisstationen näher als 200 Meter kamen. In über 300 Meter Distanz wären diese Probleme nicht beobachtet worden.

Der Biowissenschaftler Dr. Ulrich Warnke von der Universität des Saarlandes schreibt in der 45-Seiten-Broschüre "Bienen, Vögel und Menschen - Die Zerstörung der Natur durch Elektrosmog", herausgegeben von der Kompetenzinitiative: "Tiere mit Navigationssystem sind sehr elektrosensibel, besonders Vögel. **Vögel spüren Hochfrequenzsender.**"

Detlef Prills aus Bochum: "Auf dem Flachdach gegenüber wurde eine Mobilfunkantenne montiert. Bislang nisteten hier viele Singvögel, die ich jahrelang beim Baden in der Regenrinne beobachten konnte. Ich zählte teilweise **60 Tiere** allein auf diesem Dach und hörte das Gezwitscher von Eltern und Jungen. Ein Jahr danach nistete nur noch ein **einziges Paar**, zwei Jahre danach ist **Totenstille**. Die Antenne wird von den Vögeln nicht einmal überflogen, alle machen einen großen Bogen um die neue Segnung der Technik." Hans Brinkmann aus Bueren: "Seit Einschaltung der Funkanlage ging der **Winterfutterverbrauch** für die Vögel fast **auf Null** zurück." Hedwig Pesti aus Salzburg: "Als 15 Meter entfernt von meinem Wohnhaus ein Sender installiert wurde, sind alle Vögel, die wir zuvor so zahlreich beobachten konnten, schlagartig aus den umliegenden Gärten verschwunden. Nach langem Tauziehen mit dem Betreiber wurden die Funkantennen wieder abgebaut. Und **über Nacht waren alle Vögel wieder da**!" Familie Pischelsrieder aus Icking: "Wir haben uns seit Jahrzehnten am lustigen Treiben vieler Spatzen erfreut. Nachdem auf das Nachbargrundstück eines Naturland-Bauern ein DeTeMobil-Sender kam, waren die Spatzen in kurzer Zeit weg, einige andere Vögel auch. Es gab keine andere Ursache für dieses Verschwinden." Ein Spatzenhirn reicht, um Zusammenhänge zu wittern.

Einem unserer Kunden aus der Eifel fällt auf, dass Vögel nach der Installation von Sendern aus ihren Nestern verschwanden und ihre Eier allein ließen, und das nach Jahren des regelmäßigen Brütens an immer den gleichen Stellen. Im Münsterland beobachtet eine uns bekannte Biologin, dass aus den Eiern der brütenden Vögel entweder gar keine Küken mehr schlüpften oder wenn, dann auffällig viele missgebildete Jungtiere; der neue Funkmast stand ungefähr 20 Meter entfernt. Aus der Umgebung von Koblenz hörte ich ebenfalls von Verkrüppelungen frisch geschlüpfter Jungvögel, und wieder in unmittelbarer Senderumgebung. In einem Waldstück bei Montabaur sind mit dem neuen Mobilfunkmast mehrere Habichte und Käuze verschwunden, die hier seit Jahren zu sehen waren. Ein Förster aus Badenweiler im Schwarzwald hat die Eier von Bussarden und anderen Greifvögeln untersucht, weil keine Jungtiere mehr schlüpften. Mitten im Wald nahe der Nester: der Funkturm. Er machte eine interessante Beobachtung: Die Schalen der Eier waren viel dünner als üblich, in den Nestern weiter weg waren sie normal, die Jungvögel auch. Ein Entenzüchter an der holländischen Grenze registriert viel mehr verkrüppelte Jungtiere im Funkeinfluss, zwei Hühnerzüchter aus dem Erftkreis und der Eifel ebenfalls.

Rolf Grimm aus Schwäbisch Gmünd ist erfahrener **Brieftaubenzüchter**. Nachdem die Funkstation in den Kirchturm kam, 80 Meter vom Taubenschlag entfernt, ist die **Wettflugleistung spürbar gesunken** und die Zahl der **unbefruchteten Eier deutlich angestiegen**. Er hat mit Messgeräten Untersuchungen gemacht, fotografiert und dokumentiert, dass die Bäume in weniger funkbelasteten Gebieten weniger Schädigungen zeigen als andere in höher belasteter Umgebungen. "Sogar mitten im Sommer lassen die Bäume hier die Blätter fallen." Besorgte Nachrichten von Brieftaubenzüchtern häufen sich, speziell auch weil die Zahl der **verirrten Tiere** noch nie so hoch war. Ein Züchter aus dem Sauerland: "35 Jahre lang gab es im Taubenschlag keine Probleme. Dann kamen vor vier Jahren die Sender, gleich acht Stück im Umfeld von nur hundert Metern. Viele Tiere finden seither ihre Schläge nicht mehr, wir warten gespannt auf deren Rückkehr, aber oft umsonst. So viele Verluste auf der Rückreise der Tiere gab es noch nie. Mit der Zucht geht es auch bergab, viel mehr unbebrütete Eier, viel mehr Missbildungen."

Eine besondere Nummer ist der schon erwähnte Specht aus Düsseldorf-Wersten (Seite 305). Er hämmerte wochenlang weithin hörbar gegen die Sektorantennen eines Funkmastes, als gäbe es nichts Schöneres.

Keine einzige Fledermaus mehr

Fritz Maya berichtet aus Obergriesbach: "Über Jahre hinweg konnte ich abends im Halbdunklen immer wieder zahlreiche Fledermäuse, die in dem alten Gemäuer einer stillgelegten Brauerei lebten, beim Fliegen und bei ihrer Jagd beobachten. Seit eine Mobilfunkantenne auf dem Brauereigebäude angebracht wurde, habe ich schlagartig keine einzige Fledermaus mehr gesehen."

In Krefeld freute man sich seit über 20 Jahren über die Fledermäuse unter dem alten verwitterten Dach einer Scheune; mit der Errichtung des Funkturmes neben dem Gehöft verschwanden sie auf immer. Bei uns im Kreis Neuss höre ich in den letzten Jahren immer wieder und weiter zunehmend vom plötzlichen Verschwinden der Fledermäuse, obwohl sich an den Unterschlupf bietenden Gebäuden, Dächern und speziell für die Flattertiere aufgehängten Kästen nichts geändert hat, auch in der Umgebung nicht, außer den Masten. In einer alten Zinkhütte gab es besonders viele, sie sind alle weg, geflüchtet, wohin?

In der Umgebung von **Radaranlagen** in Schottland mieden Fledermäuse die Nähe der Sender bei Feldstärken ab 10.000 Mikrowatt pro Quadratmeter. Die Biologen Dr. Barry Nicholls und Prof. Paul A. Racey von der Universität Aberdeen vermuten, dass Fledermäuse entweder die durch hochfrequente Mikrowellen verursachte **Erwärmung** wahrnehmen und meiden oder wegen des so genannten **Mikrowellenhörens** (Seite 239) starke gepulste Felder akustisch wahrnehmen können.

Das Bundesamt für Strahlenschutz, köstlich: Es gäbe zwar "vereinzelte Meldungen aus der Bevölkerung über Störungen von Fledermäusen durch elektromagnetische Felder von Basisstationen", aber - man höre und staune - es gäbe "keine Anzeichen dafür, dass die Felder den Fledermäusen schaden". Wie auch, sie sind ja geflüchtet...

Todeswelle bei Bienen

Die **Imker** stehen vor einem Rätsel. Sie beklagen den **Verlust von 60 bis 70 Prozent** der **Bienenvölker**, und das in so kurzer Zeit. Andreas Reinbold, Kreisvorstand des Imkerbundes in Eichstätt: "Das gab's in meiner 50-jährigen Laufbahn als Imker noch nie." Er vermutet, dass Mobilfunkfelder dahinter stecken. "Ich halte die Bienenvölker einerseits an meinem Haus, das ist in der näheren Umgebung eines Senders, und andererseits weit weg am Waldrand. Am Haus (mit Sender) gibt es **Verluste von 90 Prozent** und am Waldrand (ohne Sender) nur von zehn. Das regt schon zum Nachdenken an." Imker-Fachzeitschriften rühren sich, fordern Langzeitstudien. Bienenkundler Prof. Dr. Hermann Stever publiziert erste Anleitungen zum Bau von **abschirmenden Bienenkästen**.

Seit etwa einem Jahrzehnt beklagen Imker aller Länder eine regelrechte Todeswelle bei Bienenvölkern. Milben, Viren, Gentechnik oder Pestizide galten bisher als mögliche Übeltäter. Nun drängt der moderne Mobilfunk immer mehr als Mitschuldiger in den Vordergrund. In den USA sind ein Drittel der Bienenvölker verendet. Aus Deutschland und anderen europäischen Ländern kommen alarmierende Meldungen.

Prof. Dr. Ferdinand Ruzicka ist Imker und schreibt für Fachzeitschriften. Seine Probleme mit den Bienen sind auch erst aufgetaucht, seit in unmittelbarer Umgebung des Bienenstandes mehrere Funkanlagen errichtet wurden. Er startete eine **Umfrage** bei 20 Kollegen, wo sich im Umkreis von 300 Metern eine Antenne befand. Die Frage nach unerklärlichen **Völkerzusammenbrüchen** wurde von **63 Prozent** bestätigt.

Dr. Ulrich Warnke von der Universität Saarland fand bei Bienenvölkern schon 1975 und mehrfach in den Jahren und Jahrzehnten danach, dass sie bei schwachen elektromagnetischen Feldern ausgehend von Sendern unter anderem mit **Unruhe, Aggressivität**, gegenseitigem **Abstechen, Zerstörung** der Brut oder **Verkittung** der Stöcke reagierten (auch Seite 185). Warnke in "Bienen, Vögel und Menschen", dem lesenswerten Heft der Kompetenzinitiative: "Tiere, die für ihre Orientierung und Navigation die natürlichen elektromagnetischen Felder brauchen, werden durch die weit stärkeren technischen Felder verwirrt und finden nicht mehr zu ihren Heimatorten zurück. Allen voran die Bienen."

Der Schweizer Wissenschaftler Daniel Favre hat Anfang 2011 nachgewiesen, dass die Strahlung des Mobilfunks die Bienen verwirrt und sie **in den Tod fliegen lässt**. Er positionierte aktive Handys und DECT-Telefone in der Nähe der Stöcke. Die Bienen quittierten die Störung durch Piepstöne, welche aufgezeichnet wurden. **Ohne Funk** hatte das Summen der Bienen eine Frequenz von **450 Hertz**. Die Frequenz des Summens steigerte sich **mit Funk** nach 35 bis 40 Minuten auf **4000 Hertz**. "Dieser Gesang der Arbeiterinnen ist ein klares Zeichen für Störung, für Bedrohung, für Stress." Das 'Handelsblatt' am 16. Mai 2011 zur Favre-Studie: "Die zahlreichen Mobilfunkmasten haben eindeutig einen katastrophalen Einfluss auf die Bienenvölker. Wir sollten uns schleunigst überlegen, wie wir dieser Entwicklung entgegenwirken können."

Interessant: Schon früh, nämlich 1974, fanden die russischen Forscher E.K. Eskov und A.M. Sapozhnikov, dass Bienen bei ihren **Kommunikationstänzen** elektromagnetische Signale mit einer Modulationsfrequenz von **180 bis 250 Hertz** erzeugen. Zu dumm: Unser GSM-Mobilfunk ist mit 217 Hz moduliert, genau im Frequenzbereich der Bienen.

Im Sommer 2010 ging es wieder durch die Presse: **Mobilfunk tötet Bienen**. In wissenschaftlichen Tests wurden Honigbienen 30 Minuten pro Tag einer Funkintensität von **5000 Mikrowatt pro Quadratmeter** ausgesetzt, ein Wert, den man in der Nähe solcher Sender häufig findet.

Mehrere indische Studien: **Bienenvölker-Kollaps**. 'n-tv' berichtet 2010: "Bienenkolonien sind teilweise um **85 Prozent geschrumpft**. Forscher der Punjab University im indischen Chandigarh bestrahlten einen Bienenstock zweimal täglich für 15 Minuten von außen mit zwei Handys." Die Feldbelastung im Stock betrug **85.000 µW/m²**. Zum Vergleich: Die Feldbelastung beim Telefonat mit dem Handy am Kopf beträgt im Gehirn einige Millionen Mikrowatt pro Quadratmeter. "Nach drei Monaten verzeichneten sie die deutliche Reduzierung des Bienenvolkes und eine viel geringere Anzahl von Eiern. Die Honigproduktion kam komplett zum Erliegen. Die Arbeiterinnen kehrten immer seltener zum Stock zurück, nachdem sie Nektar gesammelt hatten. Eine nachteilige Wirkung des Funks auf den Orientierungssinn der Bienen wurde festgestellt." Andere indische Ergebnisse: "Das **Bauverhalten** von Bienen wird unter dem Einfluss elektromagnetischer Wellen gestört, das **Rückkehrverhalten** ebenso." Der indische Zoologe Dr. Sainudeen Pattazhy stellte in Kerala das Ergebnis seiner Studien vor: Mobiltelefone in der Nähe des Bienenstocks führen zum **Tod des Bienenvolkes** binnen zehn Tagen. Die Arbeitsbienen finden nicht zurück, die anderen im Stock verbleiben ohne Nahrung. Das ist das Ende des Bienenvolkes."

Bienen sorgen direkt und indirekt für etwa ein Drittel der menschlichen und tierischen Nahrung. Dr. Ulrich Warnke: "Verschwinden die Bienen, werden wir Menschen größten Mangel erleiden." Walter Haefeker, der Vorsitzende des Deutschen Imker-Bundes, voller Sorge: **"Erst die Biene, dann der Mensch."** Albert Einstein: "Wenn die Biene von der Erde verschwindet, hat der Mensch nicht mehr lange zu leben. Keine Biene mehr, keine Bestäubung mehr, keine Pflanzen, Tiere, Menschen mehr."

Von Kaulquappen, Würmern und Muscheln

Dr. Alfonso Balmori, der bereits bei den Vögeln erwähnte spanische Biologe, beschrieb 2010 sein Experiment mit **Kaulquappen**. Zwei Behälter mit je 70 Kaulquappen wurden im spanischen Valladolid zwei Monate auf einer Terrasse aufgestellt, Auge in Auge mit der 140 Meter entfernten Mobilfunkstation. Der Unterschied: Ein Behälter war durch einen metallischen Faradaykäfig vor den Feldern geschützt, der andere nicht. Die Strahlung: **10.000 Mikrowatt pro Quadratmeter**. Im Aquarium **ohne Abschirmung** wurde eine wesentlich **höhere Sterblichkeit (90 %)** als in dem **mit Metallhülle (4 %)** festgestellt. "Erschreckend!"

Würmer sind auf Handystrahlung gar nicht gut zu sprechen. Wissenschaftler der Unis Nottingham (England) und British Columbia (Kanada) fanden eine ganze Palette von biologischen Reaktionen auf Mobilfunkmikrowellen, unter anderem Veränderungen verschiedener Zellfunktionen. Die Studienleiter Prof. David de Pomerai und Prof. Peter Candido: "Es stellt sich die Frage, ob die bisherigen Anforderungen an den Mobilfunk nicht neu überdacht werden sollten."

Funkwellen halten hartnäckige **Muscheln** im Zaum. Lästige Dreikantmuscheln setzen sich massenweise auf Schiffsrümpfe oder Einlaufrohre von Kraftwerken, verunreinigen und verstopfen sie. Das verursacht Schäden in Millionenhöhe. Deshalb werden sie mit harten und wasserbelastenden Chemikalien bekämpft. Das bereitet Naturschützern Sorgen. US-Forscher fanden, dass sich die Plagegeister mit Funk sehr gut beherrschen lassen. Nach einigen Wochen Bestrahlung mit Mikrowellen der Intensität eines Handytelefonates waren sämtliche Dreikantmuscheln gestorben. Na bitte, klappt doch prima.

Von welkenden Bäumen und faulen Tomaten

Ein aktiver Beobachter ist Dr. Josef Schildt aus Büttgen bei Neuss. Er fotografierte braune, **geschädigte Fichten** im Sendereinfluss, im Funkschatten blieben sie grün und fit (Seite 201). Standen sie nur halb im Funkschatten, blieb die eine Hälfte grün, die andere wurde braun. Das passt zu Experimenten, die Prof. Käs mit Fichten machte. Dr. Schulte-Uebbing fand, dass sich geschädigte Bäume nach Schirmung mit großflächigen engmaschigen Drahtnetzen erholten. Andere Wissenschaftler schirmten nur die unteren Meter von Bäumen mit Drahtgeweben ab, die oberen nicht, der Effekt: unten gesund und oben geschädigt.

Die Berichte häufen sich, dass immer mehr **Laubbäume** in den letzten Jahren kränkeln, in Städten, auf dem Land, im Wald, überall. Wie oft werden sie schon im **Sommer braun** und verlieren alle ihre Blätter wie sonst nur im späten Herbst. Erste Recherchen deuten auch hier auf einen Zusammenhang mit der zunehmenden Senderdichte hin. Äste und Blätter empfangen Funksignale, gehen hiermit in Resonanz. Vor meinem Haus steht so ein Baum, mitten in der Hauptstrahlrichtung eines Handysenders. Seine Blätter werden bereits im Frühsommer welk, im Spätsommer ist er schon fast kahl. Ich gieße ihn, dünge ihn, spreche mit ihm..., nichts, der Handysender bleibt Sieger, von Jahr zu Jahr immer schlimmer. Die Bäume daneben - nicht im Hauptstrahl: alle grün.

Der Biologe Andreas Kühne (Seite 364): "Bäume sind physikalisch betrachtet ideale Antennen für die Felder von Radio- und Mikrowellen."

Schlage ich bei mir im Garten oder drüben im Stadtpark einen Nagel in einen Baum und verbinde ihn (anstelle der üblichen Messantenne) mit meinen Messgeräten, so schnellt die Feldstärkeanzeige in die Höhe: ein **Baum als Funkempfänger**. Verbinde ich den Nagel nun mit meinem akustischen Modulationsmeter, der die Funkaktivitäten im Äther hörbar macht, dann zeigt der Baum, was er aufnimmt und in sich hat: Elektrodreck, Handywellen, Radar, Radio, Fernsehen... von der Krone bis zur Wurzel, in all seinen Fasern, Gebrüll der vielen verschiedenen Sendersignale. Was tun wir unseren Bäumen an? In einen Baum gehört Lebensenergie, nicht Elektrosmog! Mehr zum Baumsterben ab Seite 197.

In Dr. Schildts Vorgarten, Sichtkontakt zu dem nahen, mit Antennen vollgespickten Silo der Firma Küppers, kümmern die **Tomaten** seit der Funkaufrüstung, werden dunkel, wachsen nicht aus, faulen, im nächsten Jahr wieder, im nächsten wieder. Er pflanzt daraufhin die gleichen Tomaten vor das Haus, hier 100 % Funkaktivität, und hinter das Haus, hier kaum 1 % des Funks; Baummasse und Garage schirmen gut ab. Der Erfolg: Hinter dem Haus gedeihen sie prächtig, vor dem Haus kümmern sie, im nächsten Jahr wieder, im nächsten wieder. Es gibt noch einen Unterschied: Den Tomaten an Eisenstangen geht es schlechter als jenen an Holzstäben, die aus Metall sind gute Funkempfänger.

Aus der Praxis - Auswertungen, Rückschlüsse

Wir von der Baubiologie Maes haben in zahlreichen deutschen Häusern, Wohnungen und speziell Schlafbereichen von Sylt bis München, auch im europäischen und amerikanischen Ausland, viele Messungen in der nahen und weiteren Umgebung solcher Mobilfunksender durchgeführt, um herauszufinden, welcher elektromagnetischen Strahlenbelastung die hier in ihren Häusern lebenden Menschen ausgesetzt sind. Wir werteten über **2000 Messergebnisse** der letzten 20 Jahre aus und kamen zu folgenden Erkenntnissen und Ergebnissen (Strahlungsstärke wie immer angegeben in Mikrowatt pro Quadratmeter).

Die **Hintergrund**-Strahlungsexpositionen des gepulsten Mobilfunks in Häusern, speziell an Bettplätzen, liegen - wie zuvor erwähnt- nach unserer Erfahrung in den Jahren 1992 bis 1995 bei 0,001 bis 0,1 $\mu W/m^2$, 1995 bis 2000 0,01 bis 1 $\mu W/m^2$ und 2000 bis 2010 0,5 bis 5 $\mu W/m^2$.

Mit diesen Strahlungsstärkewerten muss man in **Gebäuden** schon oft rechnen, allein bezogen auf die von außen einwirkenden Mobilfunkwellen der Basisstationen. Weniger gibt es auch, aber es wird seltener. Von den unzähligen Funkquellen drinnen (Smartphone, DECT, WLAN, PCs, Notebook, Babyphon, Funkablesung von Heizung, Gas, Wasser, Smart Home, Alarmanlagen, Geräte, Spiele...) sprechen wir noch gar nicht.

Im **Freien**, auf Balkonen, Dachterrassen, in Gärten, auf der Straße, in der unverbauten Natur, speziell auf Hügeln, aber auch direkt an ungeschützten Fenstern oder in nächster Fensternähe, ist in vielen Fällen mit mindestens **zehnfach** höheren Strahlungspegeln zu rechnen.

Vor 1992 gab es gar keinen digitalen Mobilfunk, das waren Zeiten, nur gepulstes Radar nahe Flughäfen oder Militär. Nach 2010 steigt der Wert hartnäckig und unaufhaltbar wegen der ständig zunehmenden Anzahl und Dichte von Funkstationen in Richtung 10 $\mu W/m^2$ und darüber.

In den 20 Jahren nach Aufbaubeginn der neuen Mobilfunktechnik ist die Strahlungsbelastung bis heute um das **Tausend- bis Fünftausendfache** (!) gestiegen. Inzwischen dürfte der Mobilfunk **90 Prozent** aller auf uns einwirkenden Senderbelastungen von Radio über Fernsehen bis Daten-, Flug- oder Richtfunk sowie Radar, Militär, Polizei, Feuerwehr oder andere Hilfsdienste, um nur Beispiele zu nennen, erreicht haben. Mit dem ergänzend zum Pionier und nach wie vor Marktführer GSM (D- und E-Netze) immer weiter aufgerüsteten UMTS sowie den WLAN-Hotspots und dem zurzeit im Aufbau begriffenen TETRA und LTE dürfte sich die Marke auf mindestens **95 Prozent** erhöhen. Somit ist der gesamte Komplex des Mobilfunks die mit ganz weitem Abstand **größte** und **flächendeckendste Funkbelastung** von Mensch und Natur.

Die **niedrigsten** Messwerte in Häusern lagen in über 1 Kilometer Abstand zur nächsten Mobilfunkstation im Bereich unter 0,001 bis über 10 µW/m², die **höchsten** in 5 bis 20 Meter Distanz mit uneinschätzbar breiten Streuungen im Bereich von 10 bis 250.000 µW/m². Bei bis zu 1000 Meter Abstand muss unter ungünstigen Verhältnissen - je nach Lage, Stärke, Bestückung, Ausrichtung, Reflexion... der Stationen - mit bis zu 1000 µW/m² Strahlungsstärke gerechnet werden.

Selbst bei weitem Abstand zu Funkstationen von einigen Kilometern und **äußerst niedrigen** Messwerten um und unter 0,001 µW/m² war das Telefonieren mit Handys ohne technische Probleme gut möglich.

Die **theoretische** Abschätzung oder **Berechnung** der Belastung durch Funkanlagen anhand von Entfernungsangaben ist kaum möglich. Neben dem Abstand zu den Emittenten ist die genaue Kenntnis vieler Aspekte wichtig, z.B. die Bestückung der Funkanlage(n) mit ihren verschiedenen Sendeantennen, die Leistung und Auslastung der einzelnen Sender und Kanäle und ihre Ausrichtung, die Lage der betroffenen Räume im Haus (Erd- oder Dachgeschoss), das Abschirmverhalten der Gebäude (Baumasse, Fenster), die Reflexion der Strahlung in der Umgebung, die Frage, ob das Haus in der Hauptstrahlrichtung einer oder mehrerer Sender liegt, ob Sichtkontakt zur Anlage besteht, ob sie überhaupt schon auf Sendung ging oder bisher nur installiert wurde...

Innerhalb nur eines Hauses sind bei gleichem Abstand zu den Funkeinrichtungen bereits **Messwertunterschiede** von 1 bis zu 10.000 möglich. Beispiel: In einem Neusser Jugendstilhaus, 250 bis 500 Meter von mehreren Mobilfunkstationen entfernt, ermittelten wir im ausgebauten und kaum abschirmenden Dachgeschoss der 3. Etage 100 µW/m² (es besteht Sichtkontakt zu zwei Anlagen), in der 2. Etage 50 µW/m² (teilweise Sicht zu einer Anlage), in der 1. Etage 10 µW/m² (kein Sichtkontakt), im Erdgeschoss 1 µW/m² (kein Sichtkontakt) und im Souterrain unter 0,01 µW/m². Wobei die näher gelegenen Sender weniger Strahlung verursachten als die weiteren, weil die Hauptstrahlrichtung der näheren am Haus vorbeizielte, die der weiteren das Haus direkter betraf. In Haus selbst gab es dicke, gut abschirmende Ziegelsteinwände, aber ältere, nicht abschirmende Fenster, und hier trat der Großteil der Strahlung ein. Nach Schirmung der auffälligsten Fenster mit speziellen Gardinenstoffen konnte eine hochprozentige Reduzierung der Mobilfunkfelder in den Innenräumen verzeichnet werden.

Zur Sicherheit sind wegen der Unberechenbarkeit der Feldintensität und -verteilung in Häusern gezielte, sachverständige und interessenunabhängige **Messungen vor Ort**, speziell in Daueraufenthalts- und Schlafbereichen, und die Bewertung der Ergebnisse auf nichtthermischer, sprich biologischer Grundlage **unverzichtbar**. Frequenzselektive Spitzenwertmessungen mit detaillierter Erfassung der einzelnen Senderarten, -kanäle und -modulationen sind die hierfür notwendige

Basis. Sie sind bei professionell arbeitenden Baubiologen Standard.

Betreiber, Behörden, Hochschulen, Institute, TÜVs, vereidigte Sachverständige... messen, berechnen, hochrechnen, mitteln, bewerten meist nach **Thermikmanier** und Vorgaben der Verordnung. Sie setzen teilweise zu unempfindliche oder für gepulste Felder ungeeignete Messgeräte ein, kommen oft zu Unterbewertungen (wegen der vielen Mittelei) und somit zu biologisch nicht brauchbaren Resultaten und Rückschlüssen. Die bei Industrie, Ämtern, Unis... gebräuchliche Aussage "Messwert liegt soundso viel Prozent unter dem Grenzwert" reicht keinesfalls für eine biologische Bewertung bzw. gesundheitliche Entwarnung.

Prophylaktisch vorgenommene **Abschirmungen** ohne konkrete Kenntnis der Situation vor Ort und der hier gewonnenen Messresultate können eine Innenraumsituation unter ungünstigen Bedingungen durchaus verschlimmern. Die Feldsituation im Haus ist meist komplex, theoretisch kaum abschätzbar und sollte gezielt angegangen werden.

Schätzungsweise **20 Prozent** unsere Kunden klagen bzw. klagten, speziell bei Dauereinwirkungen im Schlafraum, im Bereich von **10 bis 100 µW/m²**, oft auch erst darüber, seltener darunter, über mehr oder minder heftige - teilweise spontane - gesundheitliche Störungen nach einer Inbetriebnahme von Funkanlagen in der Umgebung, bei DECT-Telefonen und WLAN-Techniken manchmal bei noch niedrigerer Intensität.

Zunehmend häufiger und oft noch intensiver als durch den Mobilfunk von außen sind gepulste Mikrowellenbelastungen durch die nonstop funkenden unscheinbaren Basisstationen der **DECT-Schnurlostelefone** und der **WLAN-Internetzugänge** in den Häusern zu finden. Die Auswertung unserer Ergebnisse von 100 für Öko-Test in den Jahren 1996 bis 2012 überprüften DECT-Telefone: 66.000-440.000 µW/m² in 30 cm Abstand, 22.000-160.000 µW/m² in 50 cm, 6000-40.000 in 1 m, 1500-10.000 in 2 m, 700-4500 in 3 m, 250-1600 in 5 m, 50-400 in 10 m, 15-100 in 20 m und 2-10 µW/m² in 50 m Entfernung, Sichtkontakt zur DECT-Basis vorausgesetzt. 10.000 µW/m² waren in knapp 50 cm Abstand zu einem in der Nachbarwohnung platzierten Telefon, getrennt durch eine dicke Ziegelsteinwand, messbar. Mehr als 10 Millionen µW/m² sind es mit dem DECT-Hörer am Kopf. Bei **DECT-Babyphonen** liegen die Werte oft etwas niedriger (Vorsicht: nur etwas!). Bei **WLAN-Routern** oder PCs mit aktivem WLAN können Sie - je nach Leistung und Situation - grob mit einem Drittel bis einem Viertel der DECT-Werte rechnen.

Ein übliches Mobilfunk-**Handy** direkt am Ohr kommt auf noch höhere Strahlungsstärken, es verursacht die vergleichsweise stärkste alltägliche elektromagnetische Feldbelastung überhaupt. Unsere Ergebnisse von Messungen für Öko-Test aus den Jahren 1994 bis 2012, volle Leistung des Handys vorausgesetzt: Bis und über 100 Millionen µW/m² (!) beim Telefonieren am Kopf, bis 200.000 µW/m² in 1 m, bis 5000 in 5 m, bis 1500 in 10 m, bis 500 in 20 m und bis 100 µW/m² in 50 m Abstand.

Die Strahlung an **Mikrowellenherden** (ebenfalls gepulst), die wir 1995 bis 2008 für das Verbrauchermagazin Öko-Test prüften, zum Vergleich: 10.000-5.000.000 µW/m² in 5 cm Abstand zu neuen Geräten, einmal 17.500.000 µW/m² an einem defekten Herd mit wackliger Tür und massiver Leckstrahlung. 1000 µW/m² fanden wir bei den besten Neugeräten in bis 1 m und bei den auffälligsten noch in 3-10 m Abstand, beim defekten sogar in über 20 m. Ein Neugerät war defekt, die Strahlung war mit geschlossener Tür gefährlich, und man sah es ihm nicht an.

Das **Handy** am Ohr ist somit, je nach Situation und Leistung, **noch feldintensiver** als ein eingeschalteter **Mikrowellenherd** direkt neben dem Kopf, selbst der DECT-Hörer ist immer noch feldstärker und die DECT-Basis in etwa 20 cm bis über 2 m ähnlich strahlend wie der Herd in 5 cm. Vor 10 bis 20 Jahren gab es bei uns kaum einen Tag ohne besorgte Anfragen nach der zu Recht gefürchteten Leckstrahlung an Mikrowellenherden. Nun gibt es Handys und Schnurlose mit viel stärkeren Mikrowellen und zudem viel häufigerer Nutzung. Und danach fragt kaum noch einer, das ist zum Alltag geworden. Alles relativiert sich.

Bedenken Sie, dass wir nicht nach BImSchV oder DIN/VDE messen, also keine Puls-Pausen- oder zeitliche **Mittelung** bzw. allzu theoretische **Berechnung** zur Erfüllung des fragwürdigen Thermikkonzeptes durchführen. Sie wissen: Thermik ist bei Mobilfunkstationen gar nicht das Problem. Es ist ausgeschlossen, dass Körper in der alltäglichen Umgebung solcher Anlagen erhitzen, denn für diesen groben Effekt sind die Leistungen zu gering. Mobilfunkstationen funktionieren im Bereich von unter 10 bis 50 Watt pro Sendekanal. Im Mikrowellenherd werden 500 bis 1000 Watt eingesetzt, das konzentriert auf kleinstem, geschlossenem und reflektierendem Raum. Erst jetzt wird man richtig warm bis gar. Außerdem würden bei einer thermischen Bewertung alle biologischen Aspekte von Kopfschmerz bis Krebs auf der Strecke bleiben.

Bedenken Sie auch, dass sich die Angaben nur auf den **Zeitpunkt** der Messung beziehen. Zu anderen Zeiten kann etwas mehr oder weniger Strahlungsstärke auftreten, je nach **Nutzung** der Anlage (tagsüber erfahrungsgemäß mehr, nachts eher reduziert). Die **Jahreszeit** spielt ab und zu eine Rolle, kahle Bäume im Winter schirmen nicht, belaubte im Sommer etwas. Das **Wetter** (Luftfeuchte, Nebel, Regen...) schlägt dezent zu Buche. Auch können die **Leistungen** und **Antennenausrichtungen** seitens der Betreiber unbemerkt verändert werden, was zu anderen Feldintensitäten führt. Zudem werden bestehende Anlagen (GSM, UMTS) ständig **nachgerüstet** und neue kommen hinzu (LTE, TETRA).

In Anbetracht der hohen Feldstärken und Dauereinwirkungen in der Nähe von Mobilfunkanlagen und der vorliegenden Forschungsergebnisse zur Problematik nichtthermischer Wirkungen durch die gepulsten Mikrowellen sowie unserer Erfahrung mit den Folgen dieser neuen Technik mahnen wir zur **Vorsicht**. Wir stimmen mit vielen Ärzten und Wissenschaftlern überein, die aus Vorsorge fordern, die **persönliche Dosis** möglichst **niedrig** zu **halten**, unabhängig von Grenzwerten. Sender dieser Art, so meinen wir schon lange und nun manchmal auch Behörden, Kommunen, Bistümer..., gehören nicht in Wohngebiete. Betreiber, Politiker, Vermieter, Anwohner, Bürgerinitiativen, Umweltmediziner, unabhängige Experten, Baubiologen... müssen an einen Tisch, um aus der gegebenen und zukünftigen Situation das Beste zu machen.

Vergessen wir nicht, dass jeder **Handybesitzer** sein gutes Stück **Mitverantwortung** für die bestehende Situation trägt. Denn je mehr Handys genutzt werden, je häufiger und je länger, umso schneller ist die Kapazität einer Basisstation erreicht und umso mehr Stationen werden, speziell in Ballungsgebieten, in immer engeren räumlichen Abständen für die reibungslose Versorgung notwendig. Der geforderte **große Abstand** zu Sendern wäre aus reiner **Feldstärkesicht** möglich, nicht aber wenn die Basis durch zu viele Handys und Datenmengen, welche es zu bewältigen gilt, überfordert ist, dann ist Erweiterung angezeigt.

Wir unterstreichen die in Öko-Test formulierte Forderung nach einem "empfehlenswerten und realistischen Vorsorgewert" von maximal **10 µW/m²** (Seite 346). Das ist nicht technikfeindlich, Handys brauchen nur 0,001 µW/m². Bei Dauereinwirkung, speziell im Schlaf, sind Werte unter **1 µW/m²** anzustreben und auch heute noch recht oft realisierbar.

20 Watt sind nicht 20 Watt - sondern 1000 oder 10.000 oder mehr

Das ist wichtig zu verstehen - ich mach's so einfach wie möglich: Die Betreiber, Behörden und "Strahlenschützer" geben die in einem Sender erzeugte **Leistung** an, z.B. **20 Watt**. Wobei die mit "Sender" das technische Herz einer Mobilfunkbasisstation meinen, nämlich die so genannte **Sendestufe**, und nicht etwa die strahlende Antenne, wie viele glauben. Die Leistung einer solchen Sendestufe, die sich irgendwo weiter weg im Elektronikraum der Anlage versteckt, wird der **Antenne** per Kabelverbindung zugeführt. So wie die soundsoviel Watt des Verstärkers Ihrer Stereoanlage einer Lautsprecherbox zugeführt werden.

Weiter geht's: Auf dem Weg von der Sendestufe im Elektronikraum unten im Keller (oder draußen im Freien oder woanders) in Richtung Antenne oben auf dem Dach (oder Turm, Mast, Silo, Kamin) reduziert sich die Leistung etwas entsprechend der so genannten **Kabeldämpfung**. Was jetzt an der Antenne **ankommt** ist die **Eingangsleistung**.

Jetzt kommt's: Was die Antenne wirklich **abstrahlt**, und nur das ist, was wir eigentlich wissen wollen, ist die **Strahlungsleistung** (EIRP - Equivalent Isotropically Radiated Power), und hier geht's nicht mehr um die angegebenen bzw. vorgetäuschten 20 Watt, hier geht es um so viel mehr, denn die Strahlungsleistung hängt maßgeblich vom so genannten **Antennengewinn** ab, und der ist hoch, bei den Sektorantennen das etwa **30- bis 60fache** der angegebenen Wattzahl.

Fazit: Die überall zu finden und in technischen Angaben wie Standortbescheinigungen festgelegte Wattzahl hat also mit dem einzig interessanten und biologisch relevanten Wert, nämlich dem, was aus der Funkantenne herauskommt, herausstrahlt, uns konkret belastet, überhaupt nichts gemein, der Antennengewinn muss berücksichtigt werden, die "Verstärkung", Konzentrierung, Bündelung der Felder seitens der Antenne. So wie aus dem schwachen Taschenlampenbirnchen ein blendender Strahler werden kann, nur durch geschickte Lichtaufbereitung mittels Reflektor und gezielte Bündelung in eine Richtung. Dann sind die versprochenen 20 Watt plötzlich effektive **600 bis 1200 Watt**.

Es geht noch weiter, denn die 20 Watt (pardon, wir wissen ja jetzt: effektive 600 bis 1200 Watt und mehr) gelten nur für **einen Funkkanal** der gesamten Basisstation. Aber die sendet aus **mehreren Kanälen**, versteckt in wiederum **mehreren Sektor-** und **Rundstrahlantennen**.

So werden aus 20 Watt bei vier Funkkanälen 2400-4800 Watt oder bei sechs eben 3600-7200 Watt. Das D-Netz nutzt bis zu zehn Kanäle. Oder noch schlimmer: Eine Basis mit höherer Leistung, das D-Netz nimmt sich manchmal 50 Watt pro Kanal, LTE darf bis 40.

Noch weiter: Das alles ist lediglich bezogen auf die Antennen nur **eines** Betreibers. Auf vielen Türmen, Masten, Dächern - den so genannten Standorten - gibt es aber oft **mehrere Mobilfunkanbieter**, häufig alle vier - Telekom, Vodafone, E-Plus, O2. Hinzu kommen weitere Funkdienste wie z.B. TETRA oder eine Reihe von Richtfunkschüsseln.

"Wir senden nur mit 20 Watt", ja, ja... Leistung **plus** Antennengewinn **plus** mehrere Antennen **plus** mehrere Kanäle **plus** mehrere Anbieter auf einer Station, da kommen effektive Strahlungsintensitäten von mehreren 1000 bis einigen **10.000 Watt** und noch mehr zusammen, blasen aus den Funkantennen ins Land, in die Natur und auf den Menschen.

Der immer wieder angeführte und der Verharmlosung dienende Vergleich der Wattzahl einer **Basisstation** mit der 1-Watt-Leistung eines **Handys** nach dem Motto "Unsere Funkantenne auf dem Dach macht ja nur zwanzigmal so viel wie Ihr Handy" hinkt mehr als gewaltig. Auf die Wattzahl der Basis muss ja der hohe Antennengewinn drauf, beim Handy aber nicht. Denn die beim Handy nur winzigen Gewinne oder Verluste fallen kaum ins Gewicht, und die Kabeldämpfung ist wegen ganz kurzer Kabelwege sowieso vernachlässigbar. Außerdem geht es beim Handy immer nur um einen einzigen Kanal. Also: 1 Watt beim Handy bleiben 1 Watt, so ungefähr, aber 20 oder gar 50 Watt bei der Basis werden ganz flink zu ein paar Tausend, mindestens, siehe oben.

Zur gängigen Verharmlosungstaktik auf Bürgerversammlungen und in Veröffentlichungen gehört auch der Vergleich der Mobilfunkstrahlung mit den **Fernsehsendern**. Frei nach dem Motto: "Fernsehen haben wir schon Jahrzehnte, und es gibt kaum Klagen, und Fernsehen ist ja viel stärker und außerdem auch gepulst." Fernsehen ist **nicht gepulst**. Zur Erklärung: Pulsung bedeutet ein komplettes Ein- und Ausschalten, wie z.B. beim Licht der Stroboskopblitz, hell ... dunkel, an ... aus. So funktioniert der GSM-Mobilfunk: volle Leistung ... keine Leistung, ganz an ... ganz aus, entweder ... oder, Puls ... Pause (ab Seite 202). Beim älteren **analogen Fernsehen** gibt es zwar **gepulste Anteile**, aber nur Anteile, keine Pulsung im Sinne von all or nothing, ganz oder gar nicht, sondern nur Auflagerungen auf der Trägerwelle im Sinne von etwas mehr ... etwas weniger, etwas heller ... etwas dunkler. Die Trägerwelle des Fernsehens sendet kontinuierlich, sie ist nie, wie beim Mobilfunk, gepulst. Auf diese Trägerwelle werden Bild- und Tonsignale mit periodischen Frequenzen von 50 Hz (zur Gewährleistung der Flimmerfreiheit) und 15.625 Hz (zur Synchronisation der 625 Zeilen, die das Bild aufbauen) aufmoduliert. Diese Art Aufmodulierung sehen wir in der Baubiologie zwar auch kritisch, aber der Vergleich zum Handyfunk, nein, das geht wirklich zu weit, der ist falsch. Beim neuen **digitalen Fernsehen** DVB-T ist der Pulsanteil ganz verschwunden, die neue Fernsehtechnik ist **ungepulst**. Zudem lebt nur eine Minderheit an leistungsstarken Fernsehsendern, die absolute Mehrheit im viel heftigeren Einfluss von nahen Handysendern. Prof. Kundi: "Ein Vergleich Mobilfunk zu Fernsehen ist technisch wie biologisch unzulässig." Trotzdem: Es gibt auch bei Fernsehsendern eine Reihe von Negativerfahrungen und wissenschaftlichen Ergebnissen, hiervon mehr auf den Seiten 541 bis 554.

Noch unzulässiger ist der ewige Vergleich von einer **20-Watt-Glühbirne** zu einem **20-Watt-Mobilfunksender**, da ist die physikalische, biologische und moralische Schmerzgrenze erreicht. Und gerade dieser unhaltbare Nonsens wird von den Betreibern, Ämtern, Funkingenieuren und anderen Mobilfunktreuen so oft herangezogen (Seite 334).

Den Vogel schießt Gerd Hamburger, technischer Direktor von Vodafone, auf einer Bürgerversammlung und in einem Interview mit der Mendener Zeitung ab. Zuerst vergleicht er die Strahlung des Fernsehens mal wieder mit der des Mobilfunks, dann beschimpft er die Kritiker: "Die haben im Physikunterricht gefehlt!" Und belehrt mit Blick auf die ins Mendener Kreuzfeuer geratene 28-Watt-Mobilfunkanlage: "Mit 28 Watt können Sie in der Mikrowelle nicht einmal etwas auftauen."

Wo wir schon einmal bei Watt sind: Handysender brauchen Strom, **viel Strom**, für jedes Watt Sendeleistung grob um die **10 Watt** Strom, mindestens. Das macht bei 300.000 Sendern in Deutschland mit so vielen Betreibern, Antennen und Kanälen..., rechnen Sie mal. Aber den sollen wir ja wieder woanders einsparen können, bei den Energiesparlampen (ab Seite 927). Bitte nicht! Das darf doch alles nicht mehr wahr sein.

Trickreich getarnt

Wenn Sie wissen wollen, wie die Sender aussehen und offenen Auges durch Städte und Landschaft gehen oder fahren, dann werden Sie feststellen, dass die strahlenden Mobilfunkantennen nicht immer einfach zu erkennen und zu differenzieren sind. Einige Antennen auf Dächern, Silos, an Kaminen, Fassaden... oder den bis zu 60 Meter hohen Türmen sehen aus wie beige, hellgraue oder orange **Lautsprecherboxen** oder schlanke **Kästen** von rund ein bis zwei Meter Länge. Einige sehen aus wie **Fahnenstangen**, ein paar Zentimeter dick und bis zu drei Meter lang. Fast immer gibt es mehrere solcher "Boxen" mit unterschiedlicher Ausrichtung auf dem Mast, an einem Haus oder auf dem Dach. Manchmal stehen zwei "Fahnenstangen" nah beieinander. Die "Kästen" bzw. "Boxen" sind Sektorantennen, strahlen in bestimmte Richtungen, und die "Stangen" Rundstrahlantennen, strahlen rundum. Sie erinnern kein bisschen an die vertrauten Fernseh- oder Radioantennen bzw. Satellitenschüsseln. Deshalb werden sie relativ wenig beachtet, sie sind zu neu, zu ungewohnt, oft recht unauffällig, machen einen ziemlich harmlosen Eindruck. D- und E-Netz-Sektorantennen ähneln sich, die D-Netz-"Boxen" meist etwas größer und kompakter, die des E-Netzes eher zierlicher und schlanker, wie Kirchenlautsprecher. Auch UMTS- und LTE-Antennen sehen ähnlich aus, manchmal noch kleiner. Die von TETRA meistens wieder etwas größer, wie große Schuhkartons. Richtfunkantennen sehen anders aus, sie muten an wie kleinere oder größere Töpfe oder Schüsseln, oft rund, manchmal eckig. Die Antennentypen sind häufig gemischt und gemeinsam auf einem Mast zu finden.

Die **Sektor-** und **Rundstrahlantennen** dienen der **direkten Mobilfunkversorgung** der umgebenden Handytelefonierer, sie strahlen bewusst in die Landschaft, in die Städte, auf die Erde, in möglichst alle Winkel, auf die telefonierenden (und nicht telefonierenden) Menschen. Die **Richtfunkantennen** dienen dem **gezielten Datentransfer** in scharf gebündelter Form, von Richtfunkmast zu Richtfunkmast; sie sind nicht für die Handyversorgung zuständig und erreichen die Umwelt, den Boden, die Menschen nur selten. Sektor- und Rundstrahlantennen arbeiten mit gepulsten Leistungen bis 50 Watt (Sie wissen schon...), Richtfunk mit viel geringeren und zudem ungepulsten im Bereich einiger hundert Milliwatt. Ausnahmen bestätigen hier, wie sonst, die Regel.

Oft sind sie ganz **offensichtlich**, meterhohe Technikmonster auf Hausdächern und in der Landschaft, hier und da muss man zweimal hinschauen. Manchmal sind die Mobilfunkstrahler trickreich **getarnt** und verstecken sich hinter optischen Elementen, den Farben und Mustern der Fassaden und Kamine, an denen sie montiert sind, angepasst. Ab und zu täuschen sie eine Fahnenstange, den Blitzableiter oder einen Aufzugschacht vor. Hier sind sie komplett verkleidet mit schwarzem Kunstschiefer und dort integriert in dickeren silbernen Metallröhren, die wie Ofenrohre oder Kaminabzüge aussehen. Schauen Sie mal bewusst auf die Dächer von höheren Häusern, an Türme, Fassaden und Silos..., und Sie bekommen einen ersten Blick dafür, was Mobilfunksender sind und was nicht. Auf dem Dach von Schloss Berlepsch bei Kassel ist die strahlende Antenne kaum von einer Fahnenstange zu unterscheiden, auf einigen Kirchen nicht einmal vom heiligen Kreuz, auf dem Eckhaus in der Neusser City (Breitestraße) wahrhaft nicht von einem Kaminrohr aus Edelstahl, auf dem Eckhaus hinter der Neusser Polizei (Konrad-Adenauer-Ring) nicht von einem Aufzugaufbau, unaufdringlich schwarz verkleidet oben auf dem Flachdach. Hier und da ahnt man sie dennoch, die Versteckten: Dicke Kabelbündel laufen an der Fassade entlang, von den Dächern runter zur Stromversorgung.

Dreimal hinschauen muss man bei den kleinen **Mikrozellen** und **Pikozellen**, die ergänzend immer mehr in Ballungsgebieten und Innenstädten installiert werden. Die Mikro- und Pikoantennen arbeiten mit niedrigeren Leistungen von typischerweise 1 bis 3 Watt, manchmal bis zu 20 Watt (!), dafür kommen Sie immer näher in die Städte, speziell dort, wo viel handytelefoniert wird: in engen Innenstadtstraßen, Einkaufszentren, auf Markt- und sonstigen öffentlichen Plätzen, in Flughäfen, Bahnhöfen, Messehallen, Sportstadien, Kinocenter... Die Mikro- und Piko-**Sektor**antennen sind oft kaum größer als ein Schuhkarton oder eine Zigarrenkiste, sehen aus wie kleine kompakte Lautsprecherboxen, ihre **Rundstrahl**kollegen sind nur fingerdicke Metallstäbe, Stangen ähnlich lang wie ein Kochlöffel. Die finden Sie mal an Hauswänden, Dachrinnen, Simsen, in Erkernischen, hinter Fassadenelementen, Werbetafeln, abgehängten Decken... Klein aber gemein: Mikrozellen im Düsseldorfer Flughafen, dort wo sich viele Menschen aufhalten. In 2 m Abstand von einem solchen Kleinstrahler sind es knapp 200.000 µW/m², in 60 cm über **2.000.000 µW/m²**, man kann noch näher ran. Die Mikrozellen rücken ganz nah in unsere Lebensräume, noch viel mehr Strahlung.

Nicht mal mehr zu ahnen: die vielen feldintensiven Mikrozellen in **Litfaßsäulen**. Auf dem Augsburger Königsplatz gingen die ersten Anfang 2002 in Betrieb. Zahlreiche sollen folgen. In Berlin findet man sie schon überall. Frankfurt schließt im Sommer 2002 den Vertrag für die Installation in **39 Plakatsäulen** der Innenstadt ab. In Hanau und hundert anderen Städten strahlen sie von **Bushaltestellen**. In England gibt es sie in den **Preistafeln** von **Shell-Tankstellen**, weitere kommen. In letzter Zeit findet man die Sendeantennen in den Stahlmasten von **Hochspannungsleitungen**, Elektrosmog im Doppelpack. Im kalifornischen Santa Barbara entdeckte sie ein Kollege in einer **Palme** am Strand, sechs Sektorboxen, und kaum zu sehen. An der portugiesischen Algarve stehen komplette **Kunstbäume** aus Plastik mit integrierten Handysendern, und nicht nur dort. Garantiert nicht zu entdecken: die zahlreichen Sendeanlagen hinter den Fensterverkleidungen in **Kirchtürmen**.

"Die Vorbehalte werden minimiert, weil man die Funkeinrichtungen nicht mehr sieht." Die Firma Nautico hat sich aufs Verstecken von Sendern spezialisiert. Geschickt wird Mauerwerk, Beton, Naturstein und Holz nachgebildet, die Antennen als Klimaanlagen verkleidet, als Abluftrohre kaschiert. Antennenfabrikant Allgon nennt sein kleinstes Modell "Ritter Sport". Es ist in beliebig vielen Farben und Mustern lieferbar. Allgon wirbt mit dem Attribut "unauffälliges Design". Bei Bedarf passen die Produzenten die Strahler dem Untergrund an, in dem sie z.B. die Struktur eines Rauputzes auf die Antennenfront kopieren.

In der Zeitungsbeilage "Mobilfunk in Bayern" ist zum Thema "Netzausbau im sinnvollen Einklang mit dem Menschen und der Umwelt" zu lesen: "Die Betreiber sind sich ihrer Verantwortung für die Umwelt bewusst. Die Antennen einer Sendeanlage im Kloster Andechs wird der Laie kaum erkennen. Ein gelungenes Beispiel für das Zusammenspiel von wirtschaftlichen und denkmalpflegerischen Interessen."

Gar nicht getarnt, sondern offensichtlich: die doppelseitige Mobilfunk-Anzeige in Magazinen, so im 'Focus'. Ein süßer Bengel liegt kuschelig im Bettchen, den Teddy im Arm, das Handy am Ohr. Papa ist dran. Der Werbetext: "Es gibt kleine Menschen, die schlecht schlafen, wenn Sie ihnen nicht gute Nacht sagen. Egal wo Sie sich auf diesem Planeten befinden, Ihren Job als Sandmännchen müssen Sie nicht vernachlässigen." Gepulste 100 Millionen $\mu W/m^2$ Mikrowellenstrahlung am Kinderköpfchen, Mobilfunk macht's möglich. Telekom kann's in TV-Werbespots genauso gut: Zwei Knirpse hüpfen froh durch Feld und Wald, lassen die Beine in einem See baumeln, das Handy immer dabei, das Leben ach so leicht. Kann man nicht wenigstens Kinder raushalten (ab Seite 248), wie es selbst der Präsident des Bundesamtes für Strahlenschutz und mit ihm Schutzbehörden so vieler Länder, Ministerien, Regierungen, die WHO, der Europarat, Ärztekammern, Krebsforschungszentren und Kinderärzte fordern? Kann man nicht wenigstens ein bisschen Verantwortung tragen? Wie sagte Vodafone (Seite 308): "Ein Wirtschaftsunternehmen kann keine Moral haben." Ach ja, ich vergaß.

Vorsicht Nutzungsvertrag

Milliardensummen werden beim Mobilfunk gescheffelt. Gelingt der Abschluss von Mietverträgen für Basisstationen, dann zahlen die Betreiber an Verwaltungen, Banken, Hotels, Firmen, Hausbesitzer... **250 bis 500 Euro** monatlich, um sich einen günstigen Platz für ihre Antennen auf Dächern, Kaminen, Silos, Türmen... zu sichern. Ist der Standort sehr attraktiv oder der angepeilte Vermieter sehr störrisch, ist eine finanzielle Zugabe drin, oder man stellt kostenlose Telefone mit kostenlosen Grundgebühren zur Verfügung, oder man bessert mal eben ein Dach und den Kamin aus, weil man sowieso schon dort oben arbeitet.

Dafür kommt der Nutzungsvertrag mit Haken und Ösen, denn will man, krank geworden, eines Besseren belehrt oder von der Nachbarschaft unter Druck gesetzt, wieder raus aus dem Vertrag, lauern kaum überwindbare Zwänge. Bei den Netzbetreibern kann das so aussehen: Der Betreiber als Mieter darf den Vertrag jederzeit mit einer Frist von nur 12 Monaten kündigen, der Vermieter jedoch erst frühestens nach 15 bis 20 Jahren. In dieser Zeit steht es dem Mieter - sprich den Funkfirmen - frei den Sender (aufgepasst!) "laufend dem jeweiligen Stand der Technik anzupassen und komplett oder teilweise abzuändern".

Macht man es so wie in Jüchen, dann kommt ein hübsches Sümmchen zusammen: Das Dach des Raiffeisen-Markt-Silos, günstig an der Autobahn Neuss-Aachen gelegen, ist vollgespickt mit allen Sendeanlagen verschiedener Mobilfunkanbieter und gleicht einem riesigen Igel. An anderen Standorten ist es ähnlich: mehrere Betreiber, mehrfache Mieten, ein attraktives Zubrot von zehntausend Euro und mehr pro Jahr.

Schlimm, dass Ihnen keiner der Betreiber sagt, welch **Ärger** seitens der **Betroffenen**, seitens der Nachbarn auf Sie zukommen kann, wenn Sie unterschreiben. Schauen Sie auf die Seiten 301 bis 325 und 365 bis 369.

Standortbescheinigung, Datenbank: Wo stecken die Stationen?

Die **Bundesnetzagentur** BNetzA (zuvor Regulierungsbehörde für Telekommunikation und Post RegTP) erteilt zu jedem Mobilfunksendeplatz eine technische **Standortbescheinigung**. Hier sind wichtige Daten ersichtlich, z.B. Leistung, Frequenz, Abstrahlcharakteristik oder Sicherheitsabstände (damit man nicht warm wird). Solche Bescheinigungen werden von den Betreibern gern vorgelegt, sei es den Vermietern oder kritischen Fragestellern, um die gesundheitliche Unbedenklichkeit der Anlagen zu unterstreichen, obwohl der amtliche Schrieb hierfür überhaupt nicht gedacht und schon gar nicht geeignet ist. Fragt man die Behörde, wie viele der unzähligen Anträge denn bisher abgelehnt wurden, kommt nach einem längeren "Hhmm" ein "Ich glaube, noch keiner."

Im Internet bietet die Agentur eine **EMF-Datenbank** mit der Darstellung von Plätzen, an denen bisher Messungen der Feldstärke durchgeführt wurden (damit man nicht..., Sie wissen schon, deshalb: soundsoviel Prozent vom Grenzwert), und von den vielen Standorten der Mobilfunkbasisstationen in Stadt und Land. Sie können all die Stationen leicht auf einer Übersichtskarte erkennen, vergrößern, verkleinern, anklicken: emf2.bundesnetzagentur.de/karte.html. Noch eine Kartenübersicht mit Sendern, auch aus dem Ausland: test.handymasten.com.

Funkantennen sind, wie Sie wissen, erst ab **10 Meter Höhe** baugenehmigungs**pflichtig**, die vielen nur wenige Zentimeter niedrigeren Sender auf Gebäuden sind genehmigungs**frei**. Das verstehe, wer will. Die Strahlung ist die gleiche. Aber Sie verstehen jetzt, warum die Mobilfunkbetreiber so gern ein Plätzchen auf dem Dach, auf dem Kamin, am Kirchturm oder an der Fassade hätten: Weil es hier bequemer, schneller, billiger und ohne behördlichen Hickhack geht, still und heimlich.

Jetzt geht's noch einmal richtig los: UMTS, LTE, WiMAX, TETRA...

Wer meint, die Spitze des Machbaren und Maßlosen wäre erreicht, der irrt. Nachdem der GSM-Mobilfunkstandard (D-Netze, E-Netze) in wenigen Jahren die ganze Welt mit einigen Millionen Basisstationen fast flächendeckend mit gepulsten Mikrowellen überzogen hat und heute noch Marktführer ist, melden sich weitere, noch schnellere, komfortablere Funktechniken. Es scheint in den letzten Jahren und aktuell noch einmal richtig loszugehen. UMTS, LTE, WiMAX, TETRA und mehr. Die Funkindustrie wittert neue Milliarden. Und da sich die Nachfrage besser entwickelt als erwartet: kein Problem, dann eben noch mehr Funk fürs Volk, noch mehr Basisstationen, mehr Handys, mehr Strahlung.

GSM startete mit seinen D-Netzen (Telekom, Vodafone) und E-Netzen (E-Plus, O2) 1992. Es geht um gepulste Mikrowellen: GSM 900 funktioniert im Frequenzband von 890 bis 960 Megahertz (MHz) und GSM 1800 1710 bis 1880 MHz. Die berüchtigte niederfrequente **Pulsung**, welche die hochfrequente Welle taktet und in einzelne Datenpakete zerhackt, ist bei GSM "reinrassig", "echt" (Sie wissen: ganz an ... ganz aus, wie ein Stroboskopblitz) mit Pulsfrequenzen von 217 Hertz (Hz) beim Handy und bis 1733 Hz seitens der Basis. Dann die Bahn mit einem eigenen Netz namens GSM-R bei 876 bis 925 MHz, genauso gepulst.

UMTS kommt ab 2004 hinzu, alle vier Betreiber ersteigerten die neuen UMTS-Frequenzen von 1920 bis 2170 MHz für satte 50 Milliarden Euro. Pulsung ist mit dabei, wenn auch nicht immer so "reinrassig" wie bei GSM, das UMTS-Signal ähnelt eher einem Rauschen mit pulsartigen Strukturen, je nach Betriebszustand. Mit UMTS kommt die erste **Breitband-Funktechnik**, tausende Signale können zeitgleich über ein weites Frequenzband von 5 MHz verarbeitet und übertragen werden.

LTE folgt ergänzend ab 2010. Telekom, Vodafone und O2 sind dabei, noch mal 4,4 Milliarden Euro in die Staatskasse. Bei der Turbo-Technik fürs Turbo-Internet geht es um Frequenzbereiche bei 800 MHz, 1800 MHz, 2000 MHz und 2600 MHz. LTE nutzt eine Kanalbreite von 20 MHz und ist somit **noch breitbandiger** als UMTS, noch viel mehr simultane Signalaktivität. Je nach Betriebszustand gibt's wieder die "reinrassige" **Pulsung** oder auch pulsartige Strukturen, alles ist möglich.

WiMAX kommt aktuell, noch mehr Internet per Funk. Genutzt werden dürften Frequenzen im hohen Mikrowellenbereich zwischen 2 und 66 Gigahertz (GHz), durchzusetzen scheint sich derzeit bis 10 GHz. **Breitbandig**: Ja sehr, bis 28 MHz. **Pulsung**: Ja und nein, beides möglich, je nach Situation in verschiedenen Frequenzen, wenn, dann "reinrassig".

TETRA, der neue Bündelfunk für Behörden, Polizei, Feuerwehr, Hilfsdienste, überall wird installiert. Frequenzen 380-393 MHz. Und wieder eine "echte" **Pulsung** bei 17,6 Hz (Mobilteil) und 70,4 Hz (Basis).

UMTS - Universal Mobile Telecommunications System

Telekom-Sprecher Philipp Schindera sagte im Anschluss an die UMTS-Lizenzversteigerung: "Bei der Einnahme der UMTS-Milliarden hat man seitens des Staates bereitwillig zugegriffen. Nun wäre mehr politischer Rückhalt schön." Noch mehr? Reicht es nicht, dass hunderttausend Antennenanlagen bis zehn Meter Höhe genehmigungsfrei sind und für jede über zehn Meter sowieso die Erlaubnis erteilt wird? Reicht es nicht, dass die Industrie in ihrer freiwilligen Selbstverpflichtung mit Rückenstärkung der Regierung freie Bahn bekommt in der Durchsetzung ihrer Ziele? Reicht es nicht, dass Bayerns Staatsminister Erwin Huber der Industrie versichert, UMTS mit staatlicher Hilfe "schnell voranzubringen" und hierfür "alles zu tun, was Gott erlaubt und manches, was er verbietet"? Reicht es nicht, dass sich das Kanzleramt persönlich für die Belange der Industrie stark macht? Grünen-Abgeordneter Winfried Hermann war in der Regierung jahrelang für den Mobilfunk zuständig und gibt enttäuscht zu bedenken: "Nach der UMTS-Versteigerung trafen sich das Kanzleramt, federführende Abgeordnete, verantwortliche Fraktionsführungen und das Umweltministerium. Dort wurde sehr eindeutig gesagt, dass das Kanzleramt keine Diskussion und keine Senkung der Grenzwerte will, weil ökonomische Aspekte, sprich Geld, eine Rolle spielen."

Für UMTS wurden weitere **50.000 Sender** allein in Deutschland installiert, mindestens, erst einmal, Ende offen. Die flächendeckende UMTS-Versorgung schreitet fort, ist noch nicht abgeschlossen. Mit UMTS werden die Datenraten erhöht, alles geht noch schneller. War GSM hauptsächlich für die Sprachübertragung gedacht, so lockt UMTS über das Telefonieren hinaus mit technischen Finessen: Texte bis hin zu ganzen Büchern verschicken, Geld überweisen, Bankkonten verwalten, im Internet rödeln, Fotos machen und direkt am anderen Ende der Welt anschauen, Stauwarnungen entgegennehmen, Haustüren öffnen, den Videorekorder programmieren, im Restaurant zahlen, Küchen- und Bürogeräte einschalten, Kinokarten buchen, bergeweise Daten sammeln, mit dem Notebook kommunizieren, Terminkalender einrichten, Landkarten abrufen, per Navigationsdienst den Standort bestimmen, Videokonferenzen abhalten... Die Zeitvertreib-Angebote gehen ins Unendliche, noch mehr Computerspiele, noch mehr Filme, Clips und Musik, noch mehr Porno und Gewalt, direkt und schnell aus dem Netz.

Die UMTS-**Betreiber** sind die bekannten: Telekom, Vodafone, E-Plus, O2. UMTS wird sich nicht nur mit GSM gut verstehen, sondern auch mit anderen internationalen Netzen, z.B. in Amerika und Japan, ein weiterer technischer Vorteil. Eigentlich ist UMTS eine Konkurrenz zu GSM, aber wer konkurriert gegen wen, es sind die gleichen Anbieter.

UMTS will mit ihren vielen kleineren Piko- und **Mikrozellenantennen** näher an die Häuser. UMTS-Basisstationen funken mit bis zu **30 Watt** Leistung (was das heißt: ab Seite 400). Sie werden in noch engeren

Bereichen installiert, alle paar hundert Meter. Die Strahlungsbelastung schnellt noch einmal in die Höhe. Wegen der Dichte der Sender kommen die Handys dafür mit vergleichsweise niedrigerer Strahlung hin.

Unsere Messungen an den Basisstationen zeigen **Pulsstrukturen**, auch wenn UMTS-Ingenieure behaupten, es gäbe sie nicht. Die je nach Betriebszustand mehr oder weniger auffälligen Signale haben aber nichts mit dem periodischen An-Aus-Gepulse à la D- und E-Netz zu tun. Es geht im Wesentlichen um 100 Hertz (Hz), 1,5 Kilohertz (kHz) und 15 kHz sowie deren Vielfache. Bei der breitbandigen UMTS-Technik mit seinen wechselhaft-chaotischen Modulationsmustern ist ein gewisser Pulsschlamassel also von Anfang an im Spiel. Mit einer späteren zweiten UMTS-Ausbaustufe für bestimmte Anwendungen wie lokale Netzwerke kommt dann wieder die "reinrassige", wenn auch nicht periodische **Pulsung**, je nach Situation von 100 bis 750 Hz. Handys können oft beides: GSM und UMTS, echt gepulst und so ähnlich. Ist für das Handy eine UMTS-Basis gut erreichbar, pulsen sie nach UMTS-Manier. Ist der Kontakt schlecht, wird automatisch umgeschaltet auf GSM, und die Pulserei mit den periodischen 217 Hz geht wieder los.

Auch bei UMTS - Grundlagenforschung verschlafen

Es ist anfangs völlig unbekannt, ob es gesundheitliche Probleme durch UMTS geben wird. Es geht um eine ganz neue Funktechnik, man kann sich nicht an alten Erfahrungen anlehnen. Es geht um ein sehr **breitbandig** funktionierendes so genanntes **Kodierungsverfahren**. Die Risiken für Mensch und Umwelt sind so unbekannt wie Jahre zuvor die der Pulsung. Was Industrie und Gesetzgeber schon bei den D- und E-Netzen verschlafen haben, das verschlafen sie bei UMTS noch mal: **Grundlagenforschung** über biologische Risiken **bevor** es an die Vermarktung geht. Hätte man von den kassierten 50 Milliarden nicht 0,1 Prozent für Forschung abknapsen können? Man hat aus den Problemen mit dem bisherigen Mobilfunk offenbar nichts, aber auch gar nichts gelernt.

Augen zu und durch! Aus wissenschaftlicher Sicht geht man - wirklich wahr - bei der Anwendung neuer Techniken zunächst von einer **Unschädlichkeitsvermutung** (!) aus; erst wenn sich **nach** (!) der Einführung schädliche Auswirkungen zeigen, erfolgt eine Überprüfung (siehe "Wissenschaft - wirklich?" ab Seite 648). Das Bundesamt für Strahlenschutz in der 'Financial Times': "Die Risiken können ja noch gar nicht eingeschätzt werden, da UMTS noch nicht gestartet ist." Wie Recht sie haben - so gesehen. So nimmt bei UMTS die wissenschaftliche Unsicherheit, das Pokerspiel mit der Gesundheit, der Großversuch am Menschen, an Tieren, Bäumen und der ganzen Natur ihren erneuten Anlauf. So startet das Spiel in die nächste ungewisse Runde. So fließen die fetten Spenden weiter von der Industrie zu den Parteien.

Eine solche Vorgehensweise kritisieren Experten aufs schärfste. Biophysiker Prof. Dr. Werner Mäntele von der Frankfurter Goethe-Universität nimmt mit weiteren 30 Wissenschaftlern aus fünf Ländern an einem gemeinsamen EU-Projekt teil. Seine Stellungnahme nach den ersten Forschungsergebnissen: "Ich fordere den Verzicht auf diese neue UMTS-Generation, bis die Auswirkung der Strahlung auf den Organismus erforscht ist." Hier würden, so Mäntele, "Millionen Menschen Handys in die Hand gedrückt", obwohl "noch keine Kenntnisse über die medizinischen Folgen bekannt" seien. Der Politik wirft er Verantwortungslosigkeit vor: "Die Milliardengier ist größer als die Vorsicht."

UMTS - TNO-Studie: Kopfschmerzen, Schwindel, Übelkeit, Tinnitus

Der Schock für die Industrie, Politiker, Verantwortliche, Betroffene und Bürger kommt im September 2003 aus Holland: Die niederländische Regierungsforschungsstelle TNO konzentrierte sich im Auftrag der drei Ministerien für Wirtschaft, Gesundheit und Telekommunikation auf die dringende Frage nach biologischen Wirkungen in der Umgebung von neuen UMTS-Basisstationen, Wirkungen, die man nicht erwartete.

Die wissenschaftliche Forschergruppe unter der Leitung von Prof. Dr. Zwamborn und Dr. Vossen setzte in einer Doppelblindstudie bei Testpersonen UMTS-Felder der Intensität von **2650 Mikrowatt pro Quadratmeter** (Grenzwert ist 10 Millionen) ein, wie sie im Alltag in der Umgebung derartiger Sender vorkommen. Zwamborn überrascht und besorgt: "Unsere Forschung zeigt eindeutig, dass unsere Hypothese, wir würden keinen Zusammenhang zwischen den elektromagnetischen Feldern und den zu messenden Parametern finden, sich nicht bestätigte." Das Ergebnis im UMTS-Einfluss: "**Kopfschmerz, Ohrenrauschen, Übelkeit, Kribbeln, Brennen, Schwindel** sowie kognitive Veränderungen beim **Erinnerungsvermögen**, der **Konzentration** und **Reaktionszeit**."

Überraschend: Die Wissenschaftler untersuchten neben UMTS auch die GSM-Technik (D-/E-Netze) und fanden bei den Probanden die besorgniserregenden Symptome von Kopfschmerz und Übelkeit über Tinnitus bis Schwindel im Einfluss **gleich starker GSM-Felder nicht**, eben **nur bei UMTS**. Dagegen waren die Auffälligkeiten bei den kognitiven Abläufen (Erinnerung, Konzentration und Reaktion) bei beiden Techniken etwa gleich, was auch vorangegangene GSM-Studien belegen. Damit hatte wirklich keiner gerechnet: Heftige gesundheitliche Reaktionen bei der UMTS-Technik und bei GSM nicht. Man ging eher davon aus, so auch wir, UMTS würde biologisch verträglicher ausfallen.

Vorsichtige Frage: Ist UMTS gesundheitlich noch schlimmer als GSM? Offenbar, zumindest in einigen Aspekten. Aber warum? Ist es die bekanntermaßen kritische Pulsung, diesmal bei UMTS, wenn auch hier anders als bei GSM? Ist es, weil UMTS sehr **breitbandig** funkt, zeitgleich tausende Einzelsignale und Informationen? Das muss schließlich nicht nur technisch, sondern auch biologisch verarbeitet werden. Ist es beides in Wechselwirkung miteinander? Breitbandige Funktechniken mindestens so bedenklich wie die gepulsten davor? Scheint so. Hans-U. Jakob, Chef der Schweizerischen Interessengemeinschaft Elektrosmog-Betroffener: "Mit der chaotischen UMTS-Pulsfolge wird unser Gehirn nicht fertig. Kein Wunder, dass einem schlecht wird." Seine Vermutung: Eine klare, regelmäßige Pulsfolge wie bei GSM könne das Gehirn eventuell noch als Falschinformation ausblenden, das wirre Durcheinander der völlig unregelmäßigen UMTS-Datenmengen und Einzelbits nicht.

Besorgte Wissenschaftler und Bürger aller Länder stehen Kopf: Was kommt da auf uns zu? Man fordert erneut die Erforschung der Risiken **vor** der Einführung. Der UMTS-Protest nimmt an Schärfe zu, die Klagen vor Gericht werden zahlreich, Bürgerinitiativen gegen UMTS-Masten formieren sich. Nicht nur bei uns, auch in Österreich, der Schweiz, Italien... In Dänemark und Schweden ziehen sich ganze Städte von einer UMTS-Neuinstallation zurück und warten vorsorglich erst einmal ab, nehmen den Druck der Bürger ernst. In Paris, so das 'Handelsblatt', bricht ein "aufgebrachter Antennenkrieg" aus, überall Protest. Ärzte in der Schweiz fordern das **UMTS-Verbot**, unterstützt von Umweltorganisationen, Greenpeace und Verbänden, Verbraucher- und Landschaftsschützern, sie alle wollen ein **Moratorium**, bevor es zu spät ist.

Die Industrie zittert um milliardenteure Lizenzen und fordert die rasche **Wiederholung der TNO-Studie**, sie startet an der ETH Zürich und wird von der Industrie mitfinanziert. Prompt: "Keine Veränderung des Wohlbefindens, kein Einfluss der UMTS-Strahlung, **keine Effekte**." Deren Ergebnisse können die TNO-Studie nicht bestätigen, doch: "Es können keine Rückschlüsse auf ein Gesundheitsrisiko durch UMTS-Handys oder eine lange Bestrahlung mit UMTS-Basisstationen gezogen werden."

Die Industrie reagiert barsch, so Swisscom: "Wer Unbedenklichkeitsbescheinigungen für eine Technologie fordert, die noch gar nicht richtig auf dem Markt ist, der macht technischen Fortschritt unmöglich." Das Berner Umweltamt kontert: "Die Bevölkerung erwartet, dass eine neue Technik erst eingeführt wird, wenn eine Abschätzung der Risiken vorliegt." Da kann das Berner Umweltamt lange warten. Das Bundesamt für Strahlenschutz vergibt Forschungsaufträge, um "mögliche gesundheitliche Effekte von Strahlen der neuen UMTS-Handys zu untersuchen". Die Resultate sollen "in ein paar Jahren" vorliegen. Wenn die flächendeckende UMTS-Versorgung abgeschlossen ist.

UMTS - Bevölkerung kein Versuchsfeld

Prof. Dr. Alexander H. Volger von der RWTH Aachen erinnert daran: "Wer eine Anlage herstellt oder betreibt, muss neben dem Funktionsbeweis auch sicherstellen und nachweisen, dass durch den Betrieb keine schädlichen oder gefährlichen (Neben-) Wirkungen entstehen. Für den Mobilfunk ist das nicht anders. Letztlich fehlt der Unschädlichkeitsnachweis für die Mobilfunkanlagen. Die **Bevölkerung ist kein Versuchsfeld**, weder technisch-biologisch, noch wirtschaftspolitisch."

Es gibt erste Richtersprüche: "UMTS-Antennen müssen nicht geduldet werden." Das Oberlandesgericht Hamm stoppte die Errichtung einer Station auf einem Wohnhaus: **Gesundheitsrisiken** seien **nicht auszuschließen**. Ein Wohnungsbesitzer des Mehrfamilienhauses klagte gegen die Mehrheit der Miteigentümer, welche den Funk auf dem Dach wollten. Solange eine Gefahr nicht ausgeräumt sei, müssten alle Eigentümer einer Anlage zustimmen, urteilten die Richter (AZ 15 W 287/01). "Es ist unzumutbar bis zu einem sehr ungewissen Abschluss der Forschungsaktivitäten den Betrieb einer Mobilfunkanlage in unmittelbarer Nähe von Wohnräumen zu dulden und so praktisch zum **Versuchsobjekt** zu werden." Das Urteil ging durch alle Medien.

Danach war es das Verwaltungsgericht Hamburg, das den **Baustopp** für eine UMTS-Basis verfügte: Es bestehen laut Gericht "Zweifel an der ausreichenden Eignung der Grenzwerte für den **Gesundheitsschutz**, erst recht für den Bereich der Vorsorge" (AZ 4 VG 4640/2002).

Lautes Trillerpfeifen gegen "den geplanten Strahlenwahnsinn" im bayerischen **Dachau**. Bürger protestierten gegen neue UMTS-Sender. Der Slogan: "Wo Mobilfunkstrahlung quält, hat der Bürger falsch gewählt". Sie übergaben CSU-Bürgermeister Peter Bürgel 4000 Unterschriften gegen weitere Antennen in Wohngebieten.

In **Zeilsheim** (Kreis Limburg) sollten die UMTS-Sender auf den Kirchturm, der Pfarrer wollte es so. Anwohner und Gläubige horchten auf, machten Druck, die Proteste drohten zu eskalieren. Das Bistum schob den Riegel vor, UMTS kommt nicht auf die Kirche.

In **Schönau** am Königsee war der UMTS-Vertrag schon im Trockenen, der zentrale Sendeplatz ausgewiesen (100 Meter hinter dem Kindergarten), ein asphaltierter Weg dorthin gebaut, die Stromversorgung gelegt. Aber dann formierten sich die Bürger, unter ihnen die 81-jährige Frauenärztin Dr. Marga Lottermoser sowie der ehemalige Bundesverteidigungsminister und Bundestagsvizepräsident Georg Leber (Seite 307), und alle 19 Gemeinderäte stimmten gegen das UMTS-Projekt, nur der Bürgermeister blieb hartnäckig, war weiterhin dafür, aber er wurde überstimmt: "Das Projekt ist vom Tisch, endgültig."

Die **Postangestellten** wehrten sich, so der 'Stern' und andere Medien: "Ausgerechnet die Deutsche Post, die zu 68 Prozent dem Bund gehört, steht dem UMTS-Ausbau im Wege. Sie will auf ihren 17.000 Häusern keine neuen Anlagen. Dabei eignen sich gerade die hohen Postgebäude für das engmaschige UMTS-Netz." Der Post-Vorstand habe beschlossen, dass "wir die Masten grundsätzlich nicht wollen". Es gab "Unruhe unter den Mitarbeitern wegen des Elektrosmogs".

Überall gerät der **Bürgerprotest** wegen UMTS noch einmal richtig in Fahrt. Viel mehr zum Thema initiative Bürger, Länder, Städte, Kirchen, Gemeinden, Verbände..., Erfolge und Misserfolge... Seiten 301 bis 325.

Mobilcom-Sprecher Matthias Quaritsch baut vor: "Wenn eine Gemeinde gegen die UMTS-Antennen ist, dann stellen wir da eben keine hin." Lars Pettersson, Chefstadtplaner im schwedischen Nassjö, baut auch vor. Er hat kraft seines Amtes im Bebauungsplan der Stadt UMTS-freie Zonen festgelegt, zwei Sperrgebiete von jeweils drei Quadratkilometern Größe. "Wir brauchen für die Bewohner strahlungsfreie Bereiche." Waltraud Schmidt-Sibeth, SPD-Abgeordnete im Bayerischen Landtag, forderte mobilfunkfreie Schutzzonen. "Es gibt Menschen, die unter den Handystrahlen unglaublich leiden." Immer mehr Lokalpolitiker, Ärzte, Therapeuten und Bürger wünschen Lebensbereiche ohne Mobilfunk, ähnlich wie autofreie oder lärmreduzierte Zonen.

Rechtsanwalt Dietmar Freund aus Bruchköbel schreibt am 17. Dezember 2001 an Bundeskanzler Gerhard Schröder, kurz nachdem sich das Kanzleramt in die Diskussion eingeschaltet und sich für UMTS stark gemacht hatte, und fordert den UMTS-Lizenzentzug wegen Irreführung, Vortäuschung falscher Tatsachen, Verbreitung von (gemein-) gefährlicher Falschinformation, planmäßigem und organisiertem Betrug... "Wir haben allen Anlass, aus Erfahrungen wie bei Asbest, PCP und so weiter, speziell der Langzeitstudien über Krebs und den hieraus resultierenden Todesfällen bei Soldaten, die in Radarstationen der Bundeswehr tätig waren, zu lernen. Grundsätzlich wurde in all den Fällen anfangs die Ungefährlichkeit bescheinigt und die Öffentlichkeit aus wirtschaftlichen Gründen offenbar bewusst desinformiert, obwohl auch zu dieser Zeit Wissenschaftler bereits warnten. Wer sich politisch einseitig für die Betreiber einsetzt, kann kein Vertreter des Volkes sein, wer trotz aller Erfahrung den wirtschaftlichen Erfolg über die Gesundheit seines Volkes erhebt, der hat zukünftig keinerlei Regierungsberechtigung." Na dann: tschüss Helmut Kohl, Gerhard Schröder, Angela Merkel...

UMTS - Reflex-Studie: Zell- und Erbgutschäden, DNA-Brüche, Krebs

Mitten in den hochaktiven UMTS-Aufbau, mitten in die Zeit der hochkochenden UMTS-Diskussionen, platzen neue Forschungserkenntnisse von renommierter Stelle, von den Wissenschaftlern des Berliner Universitätsklinikums Benjamin Franklin unter der Federführung von Prof. Dr. Franz Adlkofer. Sie gehörten zu den Auserwählten eines internationalen EU-Forschungsprojektes namens **'Reflex'**. Nach gut dreijähriger Grundlagenforschung, ging es durch alle Medien, wieder ein Schock: "**Zellschäden**, **Chromosomenbrüche**, Schäden am **menschlichen Erbgut**." In den Versuchsreihen wurden diverse Zellarten typischen Mobilfunkfeldern ausgesetzt mit dem aufrüttelnden Resultat: **DNA-Doppelstrangbrüche**. Das bei Funkintensitäten - wie schon so oft zuvor - deutlich unterhalb der Grenzwerte.

Prof. Adlkofer: "Die Resultate zeigen, es gibt in der Tat biologische Wirkungen. Und zwar durchaus solche, die man **sehr ernst nehmen** muss." Der Mediziner auf der BEMS-Tagung in Hawaii, dem Treffen der internationalen Forscherelite: "Wenn in einzelnen Zellen gentoxische Veränderungen nachweisbar sind, ist der nächste Schritt nicht weit weg, nämlich die Frage, bedeutet das nicht doch, dass durch elektromagnetische Felder **Krebs** entstehen kann? Veränderungen am Erbgut führen in der Regel zu Krebs." Die Forscher machten eine weitere erstaunliche Entdeckung: "Sind Zellen bereits **vorgeschädigt**, warum und wodurch auch immer, wird das durch den Mobilfunk noch um ein Vielfaches **verstärkt**." Adlkofer: "Das alles macht bestimmte Forscherkreise, insbesondere jene, die der Industrie nahe stehen, sehr nervös."

Zu der Reflex-Wissenschaftlergruppe gehört auch der Zellforscher Prof. Dr. Hugo W. Rüdiger aus Wien. "Die Mobilfunkwellen führten in den Versuchen zu so genannten gentoxischen Effekten, ein bedeutendes Ergebnis. Die Gentoxizität ist eines der **Schlüsselereignisse in der Entstehung von Tumoren**. Es ist das erste Ereignis, was in der Zelle passieren muss, damit es überhaupt zu einem Tumor kommen kann."

Die Essenz einer weiteren von Prof. Adlkofer geleiteten **UMTS-Studie** mit Kulturen menschlicher Zellen geht Ende 2007 an die Öffentlichkeit: Der Nachweis von DNA-Strangbrüchen lasse an der gentoxischen Wirkung von UMTS-Signalen keinen Zweifel mehr zu. UMTS sei fast **zehnmal genschädigender** als GSM. DNA-Strangbrüche träten bereits bei **1/40 des Grenzwertes** auf. Hiermit erhöhe sich das **Krebsrisiko**.

Das ARD-Fernsehen **"Bei Anruf Smog?"** beschäftigt sich mit der Reflex-Studie: "Dass Prof. Adlkofer als Kritiker der Mobilfunkindustrie dasteht, überrascht ihn selbst. Denn er wollte eigentlich die Unbedenklichkeit von Handys belegen." Adlkofer: "Wir meinten, wenn es uns gelingt zu zeigen, dass bei der Erforschung der Wirkungen auf Zellen nichts geschieht, dass man dann das Problem als erledigt ansehen kann." Auch Prof. Rüdiger gibt zu: "Persönlich hätte ich gedacht, wir finden nichts. Überraschenderweise war das aber ganz anders." Adlkofer: "Ich meine, es gibt genug Gründe darüber nachzudenken, ob nicht doch solidere, wissenschaftlich fundierte Grenzwerte eingeführt werden müssten." ARD: "Grünen-Umweltminister Jürgen Trittin hält aber das nicht für notwendig. Er geht keinen Schritt weiter als er gehen muss."

Ich erinnere mich an die aus Zorn über Umweltminister Trittin zurückgetretene ehemalige Vorsitzende der Strahlenschutzkommission Maria Blettner in 'Die Zeit': "Es ist schwer, mit ihm über Strahlenrisiken zu sprechen, ihn scheint das nicht wirklich zu interessieren. Ich habe den Eindruck, die Politik weiß von vornherein genau, was sie hören will."

Gerd Friedrich, Ex-Sprecher der Forschungsgemeinschaft Funk, palavert in der ARD zur Adlkofer-Arbeit die alte Leier: "Es gibt von wissen-

Funkwellen: UMTS - Reflex-Studie

schaftlich fundierter Forschung her keinerlei Hinweise." Keine Hinweise? Es gibt hunderte Hinweise von Wissenschaftlern erster Qualitätsklasse. Vodafone behauptet auf ihrer Homepage frechweg, Handyfelder verursachten keine Veränderung der Erbinformation. Prof. Adlkofer reagiert zornig: "Was Vodafone da schreibt, ist absolut falsch." Ein Kommentar aus Aachen darf nicht fehlen, hier ist er, Prof. Silny: "Schande! Ich meine, dass hier viele Ängste gestreut werden, und man weiß, dass Ängste auch krank machen." Wieder wird der Strohhalm Angst strapaziert. Sind die mobilfunkbestrahlten Bindegewebszellen und Chromosomen aus bloßer Furcht, vor lauter Angst gebrochen?

Die Ergebnisse der EU-Studie aus dem UMTS-Zeitalter sind nicht die ersten, die von Zell- und DNA-Schäden, Chromosomenbrüchen, Erbgutveränderung und Gentoxizität berichten, auch wenn jetzt jeder so überrascht tut. Solche Berichte kommen seit Jahren von verschiedenen Wissenschaftlern, z.B. von Dr. Carlo, der für die Industrie forschte (Seite 215), selbst von Nokia (215), von Dr. Becker (216), Prof. Tauber, Prof. Kolb, Prof. Belyaev, der Europäischen Umweltagentur, der Bundesärztekammer, vom Ecolog-Institut, dem Motorola-Ingenieur Robert C. Kane und den Universitäten Bologna, Sydney, Aarhus, Gujarat, Tel Aviv und Hannover (alle auf den Seiten 220 bis 223), Dr. Cindy Sage (353), Dr. Neil Cherry (343 und 364), der Rinderstudie (ab 385) und, und...

Umweltwissenschaftler Dr. Hans-Peter Neitzke vom Ecolog-Institut hat tausende Studien analysiert, teils im Auftrag der Telekom (Seite 220). Sein Fazit mit Blick auf die Adlkofer-Studie: Es gibt Effekte des Mobilfunks auf den Menschen. Das gilt für gepulste und ungepulste Wellen. "Wir haben sehr starke Hinweise, dass Veränderungen am **Erbmaterial** stattfinden. Wir sehen auch die Beeinflussung der **Krebsentwicklung**. Das ist in etlichen Untersuchungen nachgewiesen worden, und es passt zusammen. Es gibt Untersuchungen am Menschen, am Tier und an der Zelle, die gehen alle in die gleiche Richtung. Das sind schon starke Hinweise, dass da was ist. Was fehlt ist der letzte wissenschaftliche Beweis." Was hiermit gemeint ist, siehe ab Seite 648. "Der endgültige wissenschaftliche Beweis", so Neitzke, "für die Schädlichkeit des Rauchens wurde erst vor kurzem erbracht, vor wenigen Jahren. Eine sichere Antwort wird es auch beim Mobilfunk so bald nicht geben."

In den Jahren nach den Reflex- und UMTS-Studien eskaliert ein **Streit** zwischen Prof. Dr. Franz Adlkofer und Prof. Dr. Alexander Lerchl, hält bis heute an. Lerchl ist Biologe an der privaten Jacobs-Universität in Bremen und bis Ende 2012 zuständig für elektromagnetische Felder bei der Strahlenschutzkommission SSK, Berater des Umweltministers, mitverantwortlich für die Grenzwerte, höchstrangiger deutscher Strahlenschutzbeauftragter, Repräsentant des Staates in internationalen Fachgremien. Die Industrie engagiert ihn und seine Uni gern. Er lässt als Strahlenschützer kaum eine Situation ungenutzt, die Strahlen zu schützen, auch wenn er dabei in manch Fettnäpfchen tapst. Prof. Lerchl unterstellt Prof. Adlkofer die **Fälschung der Studien** und fordert die Rücknahme seiner Publikationen aus der wissenschaftlichen Literatur. Das war eine Provokation, ein Skandal. Adlkofer: "Eine Geschichte, die erfunden wurde, um Forschungsergebnisse über biologische Wirkungen der Mobilfunkstrahlung aus der Welt zu schaffen."

Ich nehme Prof. Lerchl nicht so ernst. Die WHO tut's schließlich auch nicht, sie lehnt ihn als befangen ab. Befangen, weil er zu große Nähe zum IZMF (Informationszentrum Mobilfunk) zeigt, ein Verein der drei Funkfirmen Telekom, E-Plus und O2 zur Vertretung der Industrieinteressen. Lerchls lobbyistische Entwarnungsaktivität scheint der WHO bekannt zu sein. Er bekam im Herbst 2010 die rote Karte und durfte nicht in eine Kommission der WHO zur Risikobewertung des Krebspotenziales von elektromagnetischen Feldern. Aber ich habe keine Illusionen, ein Mann wie Lerchl lernt nicht, er wird weiter entwarnen und beweist das auch gleich in einem neueren Werbefilm des IZMF: "Von LTE geht keine Gesundheitsgefährdung aus, Vorsorgemaßnahmen sind nicht erforderlich." Das alles ohne Forschung. Die Industrie darf weiter froh sein. Baubiologen, Kritiker und Initiativen dürfen weiter den Kopf schütteln, wenn er sie arrogant und polemisch in Presse, Vorträgen und Internetforen diffamiert. Wenn alles, was funkt, unkritisch ist, könnte man die Elektrosmogabteilung der Strahlenschutzkommission eigentlich auflösen, man bräuchte sie nicht mehr, Lerchl schon gar nicht. Er wird 2013 in der SSK von dem Österreicher Prof. Dr. Norbert Leitgeb von der Uni Graz abgelöst. Mehr zu Leitgeb Seiten 120, 229 ff., 242.

UMTS - E-Plus-Studien: "Drittmittelnachtigall, ick hör' dir trapsen."

Prof. Dr. Jiri Silny hat vor der UMTS-Einführung auch schon die Entwarnung parat: "UMTS-Felder sind nicht im Stande **Muskeln** oder **Nerven zu erregen**." So das Ergebnis seiner Studie, beklatscht, bezahlt und feierlich vorgestellt von E-Plus. Kommentar der 'Computerwoche': "Drittmittelnachtigall, ick hör' dir trapsen." Kommentar von Dr. Neitzke auf die Frage des ARD-Fernsehjournalisten in 'Bei Anruf Smog', was ein solches Ergebnis bedeute: "Das heißt einfach, es führt nicht zur Muskelreizung, es führt nicht dazu, dass sich der Bizeps anspannt. Solche Effekte hätte aber auch niemand erwartet. Man könnte zugespitzt sagen, wenn man einen Versuch machen will, wo nichts bei rauskommen soll, dann würde man ihn so oder so ähnlich anlegen."

E-Plus, der Auftraggeber der Silny-Studie, bei der nichts rauskommen kann, an die ARD: "Hinweise auf Probleme unterhalb der Grenzwerte hat die Studie nicht ergeben." Mündlich lehnt sich E-Plus im Deutschlandfunk noch weiter aus dem Fenster: "Die Studien zeigen, dass von den UMTS-Mobilfunkwellen keine biologischen Wirkungen ausgehen." Wie bitte, nur weil Muskeln nicht zucken oder sonst wie reagieren? E-Plus-Sprecher Wenzel: "Wir haben keine Hinweise, dass wir uns Sorgen machen müssten. Das versuchen wir in Gesprächen mit betroffenen

Bürgern rüberzubringen, dass wir Sorgen und Ängste ernst nehmen und versuchen auszuräumen." ARD-Kommentar in 'Bei Anruf Smog?': "Sorgen ernst nehmen und ausräumen mit einer Studie, die wenig bis nichts aussagt? Wird hier Forschung instrumentalisiert?"

Wen wundert es? Prof. Silny, seit Jahrzehnten tätig für die Industrie, Jahrzehnte Entwarnung bei allen Elektrosmogaspekten von Hochspannung bis Funk. Wissenschaftler attestierten seinen Gutachten "schwerwiegende Mängel". Ein Gericht bescheinigte ihm die "Unterschlagung einschlägiger Untersuchungen". Sein Forschungszentrum für elektromagnetische Umweltverträglichkeit an der TH Aachen ist Partner des Forum Mobilkommunikation, der Vereinigung von Netzbetreibern und Handyherstellern, sowie dem Fachverband der Elektroindustrie.

Prof. Dr. Günter Nimtz, Physiker der Uni Köln, suchte im E-Plus-Auftrag ebenfalls nach Problemen durch UMTS-Felder, diesmal bei Pflanzen, und fand keine, was auch keiner erwartet hätte und deshalb niemanden verwundert. Nimtz: "Wir haben mehr bestrahlt als erlaubt ist, aber wir haben nichts gefunden." Der Rückschluss: "Wir konnten keinerlei Hinweise auf gesundheitliche Gefahren entdecken." Was haben ausbleibende Reaktionen der fleischfressenden Pflanze namens Venusfliegenfalle mit gesundheitlichen Gefahren beim Menschen zu tun?

Sehen Sie, es geht bei UMTS genau so weiter bzw. von vorne los, wie es beim GSM-Funk auch ablief und -läuft. Deshalb können Sie die letzten 200 Seiten getrost noch einmal lesen, es trifft eine Menge davon auf die anstehende Mobilfunksituation zu. Nochmals: Passen Sie bitte auf sich auf, schützen Sie sich. Nur deshalb wurde dies Buch geschrieben. Nicht weil es der Weisheit letzter Schluss sein will, nicht um die Industrie zu ärgern oder einen Mobilfunkarbeitsplatz ans Wackeln zu bringen, nicht um sich wichtig zu tun oder den Weltverbesserer zu spielen, nicht um eine Marktlücke zu füllen (da fiele mir Lukrativeres ein), nicht mal um den vielen Strahlenschützern des Formates Professor Lerchl, Silny und Co. Gewissensbisse zu bereiten, sondern nur, um Sie zu informieren, wenn Sie informiert werden wollen, um auf bestehende Fragen und fehlende Antworten aufmerksam zu machen, zu Ihrem ganz persönlichen Nutzen. Der erste Schritt ist Information, unverzichtbar für den nächsten: Aktivität, Verantwortung, Vorsicht, Vorsorge, Veränderung, mehr Bewusstheit im Umgang mit neuen Technologien. Ohne Information keine Reaktion. Machen Sie was draus, zu Ihrem Wohlergehen, dem unserer Kinder und der ganzen Natur.

LTE - Long Term Evolution

Sie wissen, wenn es um die Meinung von Strahlenschützer Prof. Lerchl ginge, gäbe es bei LTE kein Problem und Vorsorgemaßnahmen wären nicht erforderlich. Woher er das weiß, weiß der Wind. LTE ist doch gerade mal erst gestartet. Zuerst im Sommer 2011 in Köln, dann Düsseldorf, Dresden, Bonn, Hamburg, Bremen, Leipzig, München, Berlin...

300 deutsche Städte sollen es 2012 werden, noch mehr 2013. Die Versorgung auf dem Land ist in Baden-Württemberg, Bayern, Hessen, Nordrhein-Westfalen, Rheinland-Pfalz, Saarland und Schleswig-Holstein bereits abgeschlossen. Der Aufbau der drei LTE-Betreiber Telekom, Vodafone und O2 rast, soll bis **2015 zu 90 %** fortgeschritten und dann bald abgeschlossen sein. Im Mai 2012 können 13 Millionen Haushalte den Mobilfunkstandard LTE schon nutzen, 33 % des Landes sind versorgt. Bis 2015 sollen 10 Milliarden Euro in den weiteren Ausbau fließen. Im März 2012 kamen erste LTE-Smartphones und iPads auf den Markt. Und mit **LTE-Advanced** steht der nächste technologische Schritt bereits am Start, mit 1000 Megabit pro Sekunde noch zehnmal schneller.

Zigtausend neue Basisstationen mit Leistungen bis **40 Watt**, mehr Power als zuvor, noch viel **mehr Strahlungsbelastung** für jeden in Stadt und Land. Dabei haben die Mobilfunkfirmen vor, vorhandene Standorte auf Türmen, Masten, Dächern... zu nutzen und mit LTE zu ergänzen. Die LTE-Antennen unterscheiden sich optisch wenig von den UMTS- und GSM-Brüdern. Die LTE-Technik baut auf UMTS auf und ist doch ganz anders: neue Signalcharakteristik, neue Frequenzen bei 800 Megahertz, 1800, 2000 und 2600 MHz, sehr **breitbandige** Nutzung bis 20 MHz, um die hohen Datenmengen realisieren zu können. Mit LTE-Advanced geht es später weiter bis 40 MHz. **Gepulst**: Ja, "reinrassig", mit zunehmender Verkehrslast abnehmend, und bei voller Last, wenn die Basis durch die Nutzer "ausgebucht" ist, gar nicht mehr. Aber wie oft ist sie das?

Handytelefonieren ist bei LTE erst einmal **nicht** vorrangig, es geht mit dem Siegeszug des Smartphone mehr ums geschwindigkeits- und datenvolumenhungrige **mobile Internet**, fünfmal schneller als bislang, schneller als DSL-Kabel. Es geht um Mails, Videofilme, Videotelefonie, Sprachdienste, Onlinespiele. Es geht um totale Vernetzung, auch zur Überwachung und Koordinierung des Verkehrs, von Auto zu Auto, Ampel zu Ampel, Maut zu Maut. Später denkt man ans mobile Quasseln.

Untersuchungen zum **Risiko** vor der neuen, flächendeckenden Einführung? Raten Sie mal. Die Bundesnetzagentur: "Bislang liegen keine Untersuchungen vor, über Immissionen ist wenig bekannt." Die wenigen Messungen, die es gibt, so die des IZMF und auch unsere, zeigen ähnlich starke Werte wie bei GSM und UMTS, aber: "Unter den Grenzwerten." Na klar. Weil es keine Risikoforschung gibt, lehnt Israel die LTE-Einführung Anfang 2011 erst mal ab. Unsere Grünen fragen: "Ist LTE sicher?" Welch Frage. Die Bundesregierung antwortet: "Es gibt keine Studien, die Exposition der Bevölkerung ist nicht abschätzbar." Das Bundesamt für Strahlenschutz: "Es besteht Forschungsbedarf speziell für Auswirkungen auf Kinder und für Langzeitwirkungen." Das Risiko wurde **nie geprüft**, wie immer. Dafür: "Planung und Aufbau des Funknetzes liegen in der Verantwortung der Netzbetreiber." So verkauft sich die Regierung und entzieht sich ihrer Verantwortung. So verneigt sich der unbedarfte Verbraucher vor der Industrie und überlässt ihr die Macht.

Bei LTE hört man von **Bürgerinitiativen** vergleichsweise weniger, sie hatten in den letzten Jahren so viel mit GSM und UMTS und haben zurzeit so viel mit TETRA zu tun (übernächstes Kapitel), dass LTE offenbar zu wenig bemerkt wird, dafür aber mit voller Wucht einschlägt. Die Schweizer Bürgerwelle: "Verzichten Sie darauf, drahtlos ins Internet zu gehen!" Nicht nur wegen der Strahlung, die man drinnen selbst abbekommt, sondern auch, weil es deshalb draußen **immer mehr Basisstationen** geben muss. Jeder ist mit seiner mobilen Internetnutzung auch verantwortlich für die weitere Umgebung, denn seine Aktivität führt zu höherer elektromagnetischer Belastung fernab von ihm, nämlich an der nächsten Basis auf dem Mast zehn Straßenzüge weiter.

Bitte nie vergessen: Der technisch beste, biologisch unriskanteste und ökologisch verträglichste Weg ins Telefonnetz und ins Internet ist prinzipiell über **Kabel**, am besten **Glasfaser**. Kabel sind absolut feldarm bis feldfrei, sie bieten die höchste Schnelligkeit und Sicherheit. 'Funkschau' schreibt: "Glasfaser übertrifft LTE. Glasfaser bietet nahezu grenzenlose Bandbreiten und Übertragungskapazitäten." Lassen wir LTE und Co. nicht zum Stolperstein für Glasfaser werden.

Sie meinen, durch die neueren Funktechniken wären die älteren bald **ausgedient** und verzichtbar? D-Netz, E-Netz oder UMTS ade, hoch lebe LTE? Leider nein, die Gier von Industrie und Politik, der Hunger und die Sucht der Nutzer nach noch mehr Telefonitis und immer mehr Internetitis sind zu groß. Apropos Sucht: Seite 286 und 465, unter anderem.

Baubiologische Erfahrung, erste Fallbeispiele zur neuen LTE-Technik? Fehlanzeige. Woher? Noch nicht, zu früh. So lange wir nicht mehr wissen, gehen wir davon aus, dass sich alles, was über GSM und UMTS gesagt wurde, auf LTE übertragen lässt (ab Seite 191 bis hier).

WiMAX - Worldwide Interoperability for Microwave Access

WiMAX konkurriert mit LTE, soll die Kabelnetze - die drahtgebundene Versorgung zu den PCs - noch mehr verdrängen und bietet die "letzten Meter" bis ins Haus hinein per Funk an, speziell in ländlichen Gebieten. Auch hier geht es also um das **mobile Internet**, nicht ums Telefonieren. Auf dem Land sind aufgrund wirtschaftlicher Überlegungen oft keine kabelgebundenen Internetversorgungen vorhanden oder geplant.

Für WiMAX, braucht man wieder viele, viele neue Basisstationen auf Türmen, Masten, Kaminen, Silos, Kirchen, Scheunen, Bergen..., die ihre datenreichen Mikrowellen kilometerweit gezielt ins Land schicken, um so über dahin ausgerichtete Empfangsantennen am oder auf dem Haus für den gewünschten Internetaustausch zu sorgen. Stellen Sie das so vor: Da drüben auf dem Hügel ist eine Funkanlage, die ist unter anderem bestückt mit WiMAX. Die WiMAX-Antennen strahlen von dort runter ins Tal zu Ihrem Dorf oder Weiler. Auf Ihrem Dach ist eine kleine Antenne, sie zielt zur Funkanlage auf dem Hügel und tauscht sich mit ihr aus. Jetzt steht die Verbindung ins weltweite Netz, es kann hin und her empfangen und verschickt werden, z.B. Ihre Mails und Fotos. Natürlich kriegt nicht nur die kleine Antenne auf dem Dach die - im Vergleich zum Mobilfunk schwächere - WiMAX-Strahlung vom Hügel ab, sondern auch die Umgebung, das Haus, der Stall, die Nachbarn, je nach Gegebenheit, Sichtkontakt und Schutzwirkung der Baumasse.

2006 wurden die ersten WiMAX-Frequenzen ersteigert und vergeben, diesmal nicht an die Riesen, die haben genug mit GSM, UMTS und LTE zu tun, sondern an kleinere Unternehmen wie DBD (Deutsche Breitband Dienste) und fünf weitere. Sie nutzen den Frequenzbereich um 3,5 Gigahertz (GHz), andere Bereiche zwischen 2 und 66 GHz stehen zur Verfügung. WiMAX geht mit bis zu 28 Megahertz (MHz) besonders **breitbandig** ins Feld. Eine echte **Pulsung** ist dabei, in diversen Frequenzen, meistens, nicht immer, je nach Situation. WiMAX nutzt üblicherweise nur **1 Watt** Leistung, die Funkantenne hat aber einen derart guten Gewinn, dass das eine Watt bis **30 Watt** Strahlungsleistung kommen kann und darf und hiermit einige zehn Kilometer schafft. Hier sieht man wieder, wie viel Leistungssteigerung die Art und der Aufbau der Antenne mit sich bringen kann (siehe ab Seite 400: "20 Watt sind nicht 20 Watt").

Die Ärzte und Wissenschaftler der Kompetenzinitiative sind voll Sorge und bringen dies in ihrem **WiMAX-Appell** (auch Seite 361) zur Sprache: Die Überfrachtung mit Funktechniken schreite lawinenartig fort. WiMAX komme mit wieder ganz neuer Übertragungstechnik, neuartiger Signalmodulation und hoher Signalbandbreite ohne jedwede Forschung zu den gesundheitlichen Risiken. Deutschland nähme in Sachen Sorglosigkeit beim Funk einen Spitzenplatz ein, "auch weil es besonders tief in die Geschäfte der Industrie verstrickt ist und viel von der zu fordernden Unabhängigkeit der Politik eingebüßt hat." Der Schnurloswahn gefährde die Grundlagen des Lebens. "Seit Jahren häufen sich die Nachweise der Schädlichkeit." Gesundheit sei keine Handelsware. "Wir bestreiten den politisch Verantwortlichen in Bund und Ländern nicht das persönliche Recht auf Leichtsinn und Abenteuer. Aber sie haben es nicht, wo sie über Millionen von Schutzbefohlenen verfügen!"

WLAN - Wireless Local Area Network

WiMAX nennt man auch den "großen Bruder" von WLAN, weil beide das gleiche im Sinn haben: drahtlos ins Internet. Wobei WiMAX das von draußen erledigt, ähnlich dem Mobilfunk. Und WLAN am meisten drinnen anzutreffen ist, in so vielen Wohnungen, Kinderzimmern, Büros, als Indoor-Technik, als WLAN-Router bzw. Access-Point, integriert in PCs, Laptops, iPads und allerlei Geräten. Deshalb wird WLAN wei-

Funkwellen: TETRA

ter hinten angesprochen, bei den Funkereien im Haus ab Seite 455.

Aber **WLAN-Sender** - kleine Basisstationen mit Mini-Sektorantennen - gibt es auch reichlich draußen, an Fassaden, Strommasten, Laternen, auf Dächern, hinter Verkleidungen, in Flughäfen, Messen, Stadien..., als so genannte **Hotspots**, damit man im Café, an der Promenade, im Park, auf dem Marktplatz, im Freibad... mit seinem Smartphone, Notebook- oder Tablet-Computer flink ins Internet kann. So sei WLAN hier schon mal erwähnt, später ausführlicher. Manchmal wird WLAN auch **WiFi** (Wireless Fidelity) genannt, in englischsprachigen Ländern.

Es gibt bereits 20.000 solcher öffentlichen Hotspots in Deutschland, weltweit 1,5 Millionen, die Ihnen draußen mit ihren **gepulsten Mikrowellen** ziemlich nah auf die Pelle rücken, speziell in Ballungszentren, Touristenzentren, Hotelanlagen, Bahnhöfen... Die Zahl soll sich in den nächsten drei bis vier Jahren vervier- bis verfünffachen. WLAN macht das übervolle Fass der inzwischen fast unüberschaubaren Funkbelastungen noch voller, schließt die letzten Lücken, draußen wie drinnen. Bei der typischen WLAN-Pulsung mit selten niedrigen **10 Hertz** geht es um eine neurologisch kritische, denn die Frequenz liegt mitten im EEG-Bereich der Gehirnströme, den **Alpha-Wellen**, sie stehen für Entspannung, für den Grundrhythmus des Gehirns. Volltreffer.

Wird Ihnen nicht auch schwindelig bei diesen nicht enden wollenden Funktechniken und Zahlen von Funkquellen? Und das alles in weniger als 20 Jahren, das meiste in den letzten zehn Jahren? Und alles geht immer rasanter, der gesamte Brockhaus jagt in zehn Sekunden durch den Äther, dafür brauchte ein Handy vor kurzem noch 30 Stunden. Kein Umweltfaktor treibt so wuchernde Blüten wie die Verfunkung der Welt. Und bei keinem haben wir so wenig Ahnung von den Auswirkungen. Und das, was wir wissen, müsste eigentlich reichen, um wach zu werden, um in Frage zu stellen, um zu warnen, um zu handeln, müsste.

TETRA - Terrestrial Enhanced Trunked Radio

Für Polizei, Feuerwehr, Rettungsdienste, Bergwacht, Bundeswehr, Verfassungsschutz, Zoll, Grenzschutz, Verkehrsunternehmen... ist TETRA gedacht. Zur Fußball-WM 2006 sollte es betriebsbereit sein, sollte. Aber es dauerte und dauerte, der Aufbau ist erst jetzt in vollem Gange. Eigentlich ist die TETRA-Technik schon veraltet. In anderen Ländern wie England ist sie bereits einige Jahre in Funktion. Der digitale Sprech- und Datenfunk ist kein öffentlicher, für jeden zugänglicher Mobilfunk, er soll Behörden und Sicherheitsorganisationen vorbehalten bleiben. Deshalb wird dieser so genannte Bündelfunk auch von Ihnen, lieber Steuerzahler, finanziert. Die TETRA-Erfinder holten sich bei der Entwicklung Anregungen beim GSM-Bruder, bei den D- und E-Netzen.

TETRA funkt im relativ niedrigeren Mikrowellenbereich von 380 bis

395 Megahertz. Die **Mobiltelefone** sind **gepulst** mit vergleichsweise niedrigen **17,6 Hertz**, die **Basisstationen** sollen laut Betreiberangabe nicht **gepulst** sein, sind es aber doch. Mein Mitarbeiter Dr. Manfred Mierau hat an den ersten deutschen TETRA-Sendern in Aachen festgestellt, dass **70,4 Hz** im Spiel sind. Handy-Pulsfrequenz 17,6 Hz? Da sind wir erneut im EEG, in den Gehirnaktivitäten, diesmal bei den **Betawellen**. Sie treten bei Sinnesreizen, geistiger Aktivität und im REM-Schlaf in Erscheinung und zeigen sich unter anderem bei Muskelverspannung oder unter Psychopharmaka. 70,4 Hz? Die kennt man von den elektrischen Muskelaktivitäten. Dann mischt sich noch eine Frequenz von 0,98 Hz ein, kennen wir, vom Herzschlag. Wieder: Volltreffer.

TETRA-Strahlung dringt noch **tiefer in Baumasse und Mensch** ein als der herkömmliche Mobilfunk, wegen der niedrigeren Betriebsfrequenzen, die können das besser. Die **Basisstationen strahlen ununterbrochen**, lästigerweise Tag und Nacht, das immerzu mit **voller Leistung**, auch wenn es überhaupt keine Kommunikation z.B. zwischen der Leitstelle und dem Polizeiwagen oder der Feuerwehr gibt.

Was das biologisch bedeuten könnte, wer weiß. Noch eine neue Technik ohne Vorabforschung, noch eine ganz andere Feldart, noch ein Dauersender, noch mehr Fragezeichen. Tausende leistungsstarke Stationen mussten und müssen errichtet, neue Handys produziert werden. Die Basisstationen leisten bis zu **40 Watt** und kommen in Städten fünf, auf dem Land 25 Kilometer weit, die Handgeräte **1 W**, wie übliche Handys, die Fahrzeugfunkgeräte 3 W, sie können auch ohne Kontakt zur Basis untereinander kommunizieren. TETRA ist bei uns noch nicht überall richtig im Einsatz, da gibt es schon die ersten Klagen über **technische Störungen** und reichlich Befürchtungen über **gesundheitliche Auswirkungen** aus anderen, erfahreneren europäischen Ländern.

Aus **England** kommen Klagen von **Polizisten**, die hiermit schon länger telefonieren. Es gibt **Krankheitsfälle**, die "direkt auf TETRA zurückzuführen sind". Zu den geschilderten Symptomen gehören Migräne, Konzentrationsschwäche, Kopfschmerz, Depression und Schlaflosigkeit. Dr. Gerard J. Hyland berichtet zusätzlich von Erschöpfung, Nasenbluten, Hautausschlag, x-faches nächtliches Aufwachen, Angst, Halluzinationen, Beeinträchtigungen des Immunsystems, Körpererwärmung ohne Fieber, das sowohl bei den behördlichen Benutzern als auch den **Anwohnern** von TETRA-Stationen. Andere haben neurologische Probleme, Ohrgeräusche, Migräne, Halsschmerzen, kratzenden Husten, Hitzewellen. Beamte klebten **Aluminiumfolie** zwischen Handy und Haut, um sich vor Rötung und Jucken zu schützen, es klappte. Die Krankmeldungen nehmen zu. Die Angst vor Krebs auch. In **Littlehampton** mussten elf Kinder aus zwei Schulen mit heftigen Kopfschmerzen, Übelkeit und Nasenbluten nach Hause geschickt werden; genau an dem Tag wurde der TETRA-Sender nahe der Schulgebäude in Betrieb genommen. Die Anwohner im Umfeld von 150 Metern leiden seitdem unter den gleichen Problemen wie oben geschildert, die in **Worthing** auch. 176 britische Polizeibeamte in **Lancashire** gehen 2010 vor Gericht, **verklagen ihren Arbeitgeber** wegen Strahlenschäden. Die Wut ist groß.

Schottland ist besorgt. Es sind 700 TETRA-Basisstationen für den Polizeifunk geplant. Man befürchtet **Hirnschädigungen** und andere Probleme. Experten halten die neue Technik für noch gefährlicher als die bisherigen, speziell wegen der niedrigen Taktfrequenz im Hirnwellenbereich. Wissenschaftler befürchten, die Felder lösen **Leukämie** aus.

Niederlande im Februar 2009: Grausamer **Flugzeugabsturz** in Amsterdam-Schipol. 40 Rettungswagen eilen zum Unfallort. Zuviel für TETRA, Zusammenbruch des Funks, keine Kommunikation mehr zwischen Polizei, Feuerwehr und Rettungsdiensten. Niederlande im April 2009: **Attentat** auf die Königin in Apeldoorn. TETRA ist erneut überfordert. Kein Kontakt zwischen Sicherheitsbeauftragten und Polizei. Die Feuerwehr-Gewerkschaften fordern **Abschaltung** und Rückkehr zum bewährten Analogfunk. Großbritannien meldet derweil 100 TETRA-Systemausfälle mit kritischen Folgen, wünscht sich ebenfalls das alte Netz zurück.

Die **britische** Medical Devices Agency meldet, dass im Einfluss der TETRA-Strahlen **Herzschrittmacher** und **Infusionspumpen ausfallen**, Störungen bei Krankentransporten auftreten, die Medizin- und Computertechniken in Krankenhäusern und OPs höchst empfindlich reagieren oder ganz streiken. Ein Mindestabstand von drei Metern zu allen medizinischen Geräten ist mit den TETRA-Handys einzuhalten, nur wie, in Krankenwagen? Mit TETRA ausgestattete Einsatzfahrzeuge sollen so weit wie möglich entfernt von Intensivstationen geparkt werden. Der britische Gesundheitsdienst MHRA ordnet an, dass TETRA-Sender in der Umgebung von medizinischen Geräten ganz auszuschalten sind.

Deutschland, ARD 'Report München' sendet im November 2010: "Probleme beim **Castortransport**, der digitale Funk streikte." Aus Bremen hagelt es Beschwerden von den Polizisten: eine Störung nach der nächsten. Die Bayerische Bergwacht und das Bundesamt für Bevölkerungsschutz wollen TETRA nicht, sie verzichten auf modern und digital und bleiben bei bewährt und analog, bestellen ein paar hundert neue analoge Funkgeräte. Die bayerische Firma Telent gestaltet die TETRA-Netze mit, übernimmt das **Standortmanagement** im Freistaat und hält sich die Hintertür offen: Der Ausbau des Digitalnetzes sei zwar im Gange, aber wenn es darum ginge, "Analogfunksysteme zu warten, zu reparieren, zu erweitern und bei Bedarf auch neue Analogfunkanlagen zu planen und aufzubauen", kein Problem. Außerdem wäre da noch eine große Zahl analoger Funkanlagen, die "wunderbar funktionieren".

"Die **Gewerkschaft der Polizei** (GdP) warnt vor **gesundheitlichen Gefahren** durch das neue TETRA-Digitalfunksystem, welches im deutschen Polizeidienst eingesetzt werden soll." So Konrad Freiberg, Vorsitzender der GdP, in der 'Frankfurter Rundschau' und anderen Medien Anfang August 2002. Die Gewerkschaft fordert die Innenminister von Regierung und Ländern auf, vor der anstehenden flächendeckenden Einführung in Deutschland die biologischen Risiken genau zu prüfen: "Bisher wurden umfangreiche Untersuchungen zu Kosten, zur Technik und Infrastruktur durchgeführt, jedoch nicht zu den Gesundheitsrisiken. Die Gesundheit der Beamten geht vor." Sei's drum, auf die Prüfung warten die Polizisten heute noch, dafür haben sie es schon, ihr TETRA.

Entwarnung kommt 2003 von der Berliner Bundesanstalt für Arbeitsschutz und Arbeitsmedizin. Die niedrige TETRA-Pulsfrequenz ließe einen Einfluss auf das Nervensystem zwar vermuten, aber: "Wir fanden keine Hinweise von kurzfristigen Auswirkungen auf die bioelektrische Hirnaktivität." Für 2013 avisiert das Bundesamt für Strahlenschutz eine Aussage zur Gesundheitsgefahr. Wenn's zu spät ist, wenn flächendeckend installiert wurde. Seit 1990 wird an TETRA gebastelt, 23 Jahre später kommt ein Statement zur Gefahr, wenn es dann kommt.

Bürgerinitiativen laufen erneut zu Hochtouren auf, überall Widerstand gegen die vielen neuen TETRA-Funkmasten. Eine von ihnen ist "Funkbewusstsein" (siehe auch Seite 306). Gemeinsam mit der Kompetenzinitiative, Diagnose Funk und dem BUND bilden sie ein Netzwerk, klären auf, machen Druck, kämpfen für ein Leben mit weniger Funkrisiken und versuchen mit vielen Mitstreitern die Notbremse zu ziehen: "Wir werden immer weiter Funk-verseucht! Die viel zu hohen Grenzwerte werden gemeinsam mit schlecht informierten oder gewissenlosen Politikern festgelegt, um die Funktechnik vor den Menschen zu schützen, nicht die Menschen vor den fatalen Folgen dieser Technik."

CSU-Staatssekretär Gerhard Eck im November 2011: "Der Digitalfunk ist in keinster Weise gesundheitsschädlich." Er tönt ganz genauso wie die Industrie: "Die Angst der Bürger wird geschürt. Die Mobilfunkgegner verunsichern in unverantwortlicher Weise." Fragen Sie sich manchmal auch, wofür wir sie haben und bezahlen, unsere Diener, die Politiker?

In Deutschland sind zurzeit über 200 Gemeinden im **Widerstand** gegen TETRA, allein 158 in Bayern. Gemeinderäte lehnten TETRA nach kritisch-sachlicher Information, z.B. seitens der Bürgerinitiativen, ab. Es gibt bereits 81 Ratsbeschlüsse gegen TETRA. Moratorien werden formuliert (tetra-moratorium.de), von 24 Gemeinden wurde ein solches beschlossen. Damit will man TETRA stoppen, Zeit gewinnen für die Entwicklung besserer, verträglicherer Techniken, die nicht nonstop strahlen, sondern nur bei Bedarf, will über Alternativstandorte nachdenken.

Es wird gemunkelt, Vodafone oder E-Plus wollen, könnten, würden... TETRA in ein paar Jahren übernehmen. Wenn das stimmt, wäre das die perfekte Verschwendung von Steuergeldern und der Beweis erstklassiger Lobbyarbeit. Die würden dann 5000 TETRA-Türme kriegen, von Bund, Ländern und Bürgern bezahlt. Das wäre ein genialer Schachzug: Sendeanlagen an Top-Standorten, 40 bis 60 Meter hoch, neben TETRA noch für so viele andere Funkdienste zu gebrauchen. Ich kann's nicht glauben. Der Betreiber des Polizei- und Behördenfunks TETRA ist Alcatel-Lucent. Die amerikanisch-französische Gesellschaft bekam im März 2010 den Zuschlag der Bundesregierung. Und wichtig zu wissen: Alcatel-Lucent ist seit 2007 auch Betreiber von E-Plus. Ein Leckerli am Rande: Alcatel-Lucent zahlt Ende 2010 **137 Millionen Dollar Strafe**, um einer Klage wegen Betrugs vor einem US-Gericht zu entgehen. Der Konzern blätterte nämlich Millionen an Schmiergeldern hin, um an Aufträge in Südamerika und Asien zu gelangen. Und dieser korrupte Konzern ist Betreiber des Funknetzes der Polizei. Ein Schmiergeldskandal brodelt aktuell auch in Österreich, es geht um drei Millionen Euro an die Österreichische Volkspartei ÖVP. Von wem? Alcatel-Lucent. Im Visier: der ÖVP-Politiker Harald Himmer, Vizepräsident des Bundesrates und Generaldirektor von Alcatel-Lucent Austria. Wegen all dem legt Salzburg den TETRA-Ausbau erstmal auf Eis. Können Sie's glauben?

Für alle Anwohner in der Umgebung von TETRA-Masten, wie z.B. auf der Neusser Polizei, gilt: Dank des neuen Funks strahlt es bei Ihnen nun nonstop, Tag und Nacht, auch wenn gar nicht gefunkt werden muss. Das zu allem Übel noch gepulst. Beim Vorgänger TETRAPOL war das intelligenter und schonender, der funkte nur, wenn es was zum Funken gab. Und das nicht gepulst. Recherchieren Sie doch mal, seit wann es Ihnen schlechter geht, die Kopfschmerzen anklopfen, der Schlaf kein Schlaf mehr ist, der Blutdruck steigt, Arztbesuche häufiger werden, der Tablettenkonsum zunimmt... Es wäre nicht der erste "Zufall", dass just in dieser Zeit TETRA in Ihrer Nähe auf Sendung ging.

Lerchl, Funk und trockene Erde

Prof. Dr. Alexander Lerchl und seine Frau Dr. Daniela führten im Jahr 1999 an den Unis Karlsruhe und Wuppertal eine bis heute nicht veröffentlichte, mit öffentlichen Geldern geförderte Studie durch. Sie wiesen **Schäden** an mit gepulsten Mikrowellen bestrahlten jungen **Nadelbäumen** (Zwergkiefer, Silbertanne und Riesentanne) nach, und zwar mit dieser Frequenz 383 Megahertz, die TETRA entspricht. Die bestrahlten Bäumchen wuchsen schneller, ihre Photosynthese war beeinträchtigt, sie bildeten weniger Chlorophyll, was "erste Anzeichen einer Schwächung des gesamten Zellstatuts sein können", und **starben signifikant häufiger** als die unbestrahlten. Auf Nachfrage der Ärzte des 'Bamberger Appell' reagierte Lerchl 2009, das läge wohl nicht an der Strahlung, sondern an der "**Austrocknung der Pflanzenerde** des Versuchsaufbaus". Obwohl: "Die Pflanzen wurden immer gegossen, sobald es nötig war." 2007 sagte er: "Die Publikation soll in Kürze erfolgen." Nun ist es 2012.

Interessant: Prof. Lerchls Aussage, die Schäden seien "durch thermische Wirkungen auf die Anzuchterde" entstanden, die Erde hätte "die hochfrequenten Felder absorbiert", deshalb sei es bei der bestrahlten Gruppe "zu starken Verdunstungen" gekommen, die "bei den unbestrahlten Kontrollpflanzen nicht beobachtet werden konnten". An anderer Stelle (Seite 219) versichert er: "Die einzig schädliche Wirkung hochfrequenter Strahlung ist die übermäßige Erhitzung. Aber dieser Effekt kann sich unterhalb der Grenzwerte gar nicht einstellen." Meine Fragen: Wie kann es dann unterhalb der Grenzwerte zu "starken Verdunstungen" kommen? "Schädliche thermische Wirkung" trotz Einhaltung der Grenzwerte? Und wenn, warum wurde das nicht über all die Monate bemerkt und die Kiefern und Tannen entsprechend "gegossen, wenn es nötig war"? Kommt es beim Menschen im Einfluss erlaubter Funkintensitäten auch zu "starken Verdunstungen" und anderen Effekten in seinem Wasser-, Blut-, Urin-, Schleimhaut-, Speichel-, Tränen-, Sperma-, Lymphhaushalt? Ich kenne einige, die im Einfluss des Mobilfunks über trockene Augen, ständig trockene Haut und trockenen Reizhusten klagen. Was passiert in der Natur, beim Wetter, bei der Klimaerwärmung, der Verdunstung großer Gletscher und Austrocknung ganzer Landstriche? Könnte das dann nicht auch aufs Konto Funk gehen? Was ist mit dem Baum- und Waldsterben (ab Seite 197, Seiten 395 und 439)? Absorbiert der Waldboden die Felder nicht genauso wie die Erde im Testlabor? Und die Bäume selbst? Und Seen, Teiche, Moore, Auen? Die Welt ist dank Multimillionen (!) neuer Sender in kürzester Zeit auf dem rasanten Weg zu einem globalen Mikrowellenherd (ab Seite 555). Lerchl hat es bis in die Chefetage des Strahlenschutzes der Regierung gebracht (Seiten 415 bis 416). Wissenschaft made in Germany (ab Seite 648).

Richtfunk

50.000 Richtfunkantennen allein in Deutschland, wofür das? Richtfunk überträgt **Datenberge über weite Strecken**, von einer Antenne zu einer anderen, ganz gezielt, stark gebündelt, nur in diese eine bestimmte Richtung funkend, Kilometer weit, manchmal 100 Kilometer. Genutzt werden dabei hohe Mikrowellenfrequenzen zwischen 1 und 40 Gigahertz (GHz). Es muss zwischen den beiden kommunizierenden Sendern ungestörter Sichtkontakt bestehen; Hügel, Bauwerke, Bäume, die Erdkrümmung... würden die Richtfunkverbindung stören. Deshalb findet man die Antennen an geeigneten, exponierten Standorten: auf hohen Funktürmen, Hochhäusern, Industriekaminen, Berggipfeln.

Richtfunk ist meist **ungepulst** und funktioniert mit relativ **geringen Leistungen**, meist unter 1 Watt, eben wegen der konzentrierten Strahlung und weil sie freie Bahn haben und keine massiven Hindernisse durchdrungen werden müssen. Dafür sind die Antennengewinne dieser stark bündelnden Parabolsysteme sehr hoch. Was das bedeutet: ab Seite 400. Richtfunk dient also nur dem gezielten Datentransfer, nicht der direkten Handy- oder Internetversorgung. Die Strahlung erreicht unsere Häuser selten, und wenn, so nur in oberen Stockwerken von Hochhäusern, in hohen Lagen, auf Bergen, am Rand der Richtstrahls.

Funkwellen: Richtfunk

Richtfunkantennen sehen oft aus wie kleinere oder größere **Töpfe** und **Schüsseln**, meist rund, manchmal eckig. Sie sind häufig gemischt und gemeinsam auf einem Standort, einem Mast zu finden, der zudem noch andere Systeme, z.B. den Mobilfunk, beherbergt (auch Seite 403). Riesengroße Schüsseln sehen Sie oben auf den Fernsehtürmen der Großstädte oder auf den Bergen, manchmal ganze Ansammlungen, z.B. auf der Zugspitze. Es gibt auch kleine, unscheinbare Richtfunkantennchen, so groß wie Zigarrenkisten oder Suppenteller, oft auf Mobilfunkmasten.

Gebräuchlich ist der so genannte **Point-to-Point-Richtfunk** (PTP), hier werden zwei Standorte miteinander verbunden. Zur Anbindung mehrerer räumlich eng beieinander liegender Standorte zu einem zentralen Punkt wird Point-to-Multipoint-Richtfunk (PMP) eingesetzt.

Trotz der anfänglich laserstrahlartig starken Bündelung weitet sich der Richtstrahl auf dem kilometerlangen Weg von der Sende- zur Empfangsantenne langsam aber sicher immer weiter auf. Am Zielstandort wird eine **wesentlich größere Fläche bestrahlt** als jene, die von der Sendeantenne ausgegangen ist, das umso deutlicher, je weiter die Anlagen auseinander liegen, besonders bei den PMP-Systemen. Außerdem erzeugen die Richtfunkparabolantennen neben ihrem Hauptstrahl noch so genannte **Nebenkeulen**. Die Nebenkeulen sind es meistens, die wir bei Auffälligkeiten messen. So kommt dann doch hier und da eine belastende Richtfunkstrahlung bei Mensch, Tier und Baum an.

WiMAX (ab Seite 419) wird auch manchmal "Richtfunk" genannt, weil die Interversorgung eben per Funk in gewisser Weise "gerichtet" von einem Sender auf dem Hügel zum Empfänger im Dorf verschickt wird. Das ist aber nicht der klassische Richtfunk, von dem hier die Rede ist.

Mir sind nur drei **Fallbeispiele** in Sachen Richtfunk bekannt. Aus der oberen Etage eines Kölner Hochhauses, in einem Essener Hochhaus nahe des Düsseldorfer Flughafens und aus dem Fertigholzhaus auf der Spitze eines Hügels bei Wülfrath meldeten unsere Kunden Muskelverspannung, Kopfschmerz, Nachtschweiß, Ohrgeräusche und Schlafprobleme bei Eltern und Kindern. Die Richtfunkbelastung war recht leicht abzuschirmen mit dem erfreulichen Resultat: Alle Beschwerden gingen verblüffend schnell weg, innerhalb weniger Tage bis Wochen.

Ein provozierendes Beispiel ist der Fall des Milchviehbetriebs in Österreichs Bergen auf Seite 380; erschreckend, was die kleine, unscheinbare Richtfunkantenne auf der Scheune - oder auch ihr Gegenüber auf dem anderen Berg, das gezielt hierhin strahlt - so alles angerichtet hat. Über das traurige Waldsterben im Richtfunkeinfluss siehe ab Seite 197.

Achtung: Zur messtechnischen Erfassung der höheren Mikrowellenfrequenzen des Richtfunks bedarf es speziell geeigneter Geräte, die nicht jeder baubiologische Messtechniker hat, bitte nachfragen. Die meisten

Geräte hören bei Frequenzen um drei Gigahertz auf, beim Richtfunk fängt es hier aber oft erst an.

Im Dezember 2000 erklärt das Amtsgericht Crailsheim die Errichtung einer PMP-Antenne für unzulässig, gesundheitliche Beeinträchtigungen seien nicht auszuschließen (AZ 4 GR 1653/2000).

Bahn, PHS, Freenet, Funkruf, Paging

Die **Deutsche Bahn** kostet die Umstellung auf die neuen digitalen GSM-R-Funknetze (R steht für Rail - Schiene) über 600 Millionen Euro. Hierfür mussten 4000 neue Sendeanlagen entlang ihrer über 30.000 km langen Bahnstrecken installiert werden. Der Bahnfunk entspricht dem D-Netz, ähnliche Frequenz, gleicher Puls (auch Seiten 303 und 407).

Noch nicht genug: Weitere Anwärter für noch mehr Mobilfunknetze drängen nach vorn. China und Japan wollen auf den Weltmarkt. **PHS** heißt das Zauberwort, Personal Handy-Phone System. Frequenz 1880-1930 MHz, Puls 100 Hz. Hunderte Millionen Chinesen telefonieren bereits mit PHS, ständig zeigt die Zahl. 99 Prozent der Japaner sind über PHS erreichbar. Die PHS-Handys schaffen nur 500 Meter, entsprechend eng ist das Maschennetz der dafür notwendigen Basisstationen.

Der amerikanische Konzern Motorola heizt den Mobilfunkboom zusätzlich an: **Freenet** heißen die Handys ohne Gesprächs-, Grund- und Lizenzgebühren. Sie halten bis zu einer Entfernung von vier Kilometern Kontakt untereinander. Anfang des Jahrtausends wollte Motorola drei Millionen Freenets in Deutschland verkaufen. Genutzt werden sollten die Frequenzen des freigewordenen B-Netzes 148-156 MHz. Wollte, sollten, bisher ist bei uns hiervon noch nicht viel zu merken.

Und nicht zu vergessen: die **Funkrufdienste** und **Paging-Systeme**. Hier geht es um kleine Piepser, die kurze Nachrichten und Telefonnummern empfangen und anzeigen können. Diese Piepser namens Pager in der Jackentasche oder am Gürtel produzieren praktisch keine Strahlung. Aber deren Sendeantennen stehen ebenso auf Türmen, Dächern, Masten, Kaminen, Silos... und schicken per Mikrowelle ihre Informationen ins Land. Deren Sendeleistung liegt im Bereich der Mobilfunknetze. Das Risiko ist für Menschen, die in der Nähe solcher oft mitten in Wohngebieten installierten Anlagen leben, somit ähnlich groß. Ein aufrüttelndes Fallbeispiel ist das der Hausmeisterfamilie auf dem Ratinger Rathaus ab Seite 326. Funkrufdienste sind z.B. Cityruf oder Euromessage. Das Eurosignal, der bekannteste Pagerdienst, wurde im Frühjahr 1998 eingestellt. Einen schockierenden Eurosignal-Fall aus dem Ort Wallerhausen lesen Sie ab Seite 377. Das Aus für Quix kam 2000. Scall, Telmi und Skyper erwischte es 2002, Chekker 2005 und Dolphin 2008. In Zukunft dürften solche Funkrufdienste und Paging-systeme von den Handynetzen mit bedient werden.

Hoch in die Luft - Luftschiffe, Flugzeuge, Plattformen, Ballons

Weil der Platz auf Erden für den wuchernden Antennenwald eng wird, will man in die Luft: Es sollen **Luftschiffe** als Basisstationen funktionieren, von oben könnten sie Gebiete über 100 Kilometer Durchmesser versorgen. Fliegende **Plattformen** von 200 Meter Länge und **Zeppeline** bestanden erste Tests. In fünf bis 20 Kilometer Höhe bearbeiten sie 100.000 Telefonate gleichzeitig, bedienen Millionen Handymenschen, das mit relativ geringen Leistungen. Nur 20 Stationen für ganz Europa, nur eine einzige für die ganze Schweiz. Zukunftsmusik, aber kommt es?

So auch die neueste Technik: Mobilfunkantennen an hoch schwebenden **Ballons**. Die sollen auch bei Katastrophen, Erdbeben oder zusammenbrechenden Handynetzen funktionieren. Zu militärischen Zwecken werden solche bereits eingesetzt. In Japan ist der Start für die ersten Riesenballonstationen noch für dieses Jahr 2012 geplant, und zwar entlang der Küsten, wo sie über dem Meer mit Seilen verankert werden. Die Hoffnung: Das von Seismologen vorausgesagte schwere Erdbeben der Stärke 9,0 im Jahr 2016 würde die irdischen Mobilfunkmasten zum Einstürzen bringen, dann wären die himmlischen schon sicherer.

Noch höher hinauf - Satelliten

Es ist geplant, immer mehr **Satelliten** zu Basisstationen für den Mobilfunk zu machen. Das hat Vorteile, denn der hässliche irdische **Antennenwald** könnte **reduziert**, die **Handymikrowellen** breit **gestreut** und die **Funkleistungen** drastisch **reduziert** werden, weil es keine Hindernisse durch z.B. Gebäude oder Berge gäbe. Träumen wir ein wenig: Bei der hohen Handysensibilität von nur 0,001 Mikrowatt pro Quadratmeter würde man für ganz Deutschland mit nur wenigen tausend Watt Sendeleistung auskommen - zurzeit dürften es einige Hundertmillionen Watt sein. Mit ein paar tausend Watt wäre somit der Auftrag an eine flächendeckende Grundversorgung erfüllt. Hierauf aufbauend könnte man dann mit kleinen Hausantennen (so wie bei den externen Antennchen auf dem Autodach), Repeatern und Mikrozellen dieses Grundpotenzial "anzapfen" und an die Nutzungspunkte weiterleiten. Das würde auch den ungeheuren Energiehunger der terrestrischen Mobilfunkanlagen drosseln, denn die verbrauchen, so das Fraunhofer-Institut in der 'Frankfurter Rundschau', **zig Milliarden Kilowattstunden Strom**, was **10 Prozent des gesamten Stromverbrauchs** der Bundesrepublik und der Stromerzeugung von acht Kraftwerken entspricht. Dafür beruhigen wir das flaue Gefühl der Energieverschwendung mit dem Rausschmiss der Glühbirne und der Einladung an die Sparlampe, die noch viel mehr Stress ins Haus bringt (ab Seite 927). Und wir vertelefonieren Datenberge munter weiter mit dem Smartphone. Bevor die flächenfüllende Satellitenversorgung zur Mobilfunkrealität wird, zurück zur Gegenwart.

In den Vereinigten Staaten entbrannte ein erbitterter Konkurrenzkampf um das größte **Weltraumgeschäft**. Neue Techniken machen für den Telefonverkehr möglich, was bisher für Utopie gehalten wurde: Ein einziges System, mit dem man von jedem Ort der Erde aus mit einem kleinen Funkgerät zu jedem anderen Ort der Erde telefonieren und Daten verschicken kann. Bewerkstelligt wird das über zig Satellitensysteme. Mit dem Start von fünf Delta-2-Raketen von Cape Canaveral am 5. Mai 1997 hat die Zukunft des weltweiten Mobiltelefonierens begonnen.

Motorola bringt als erster das mobile **Welttelefon**. Das **Iridium**-Netz nahm im Herbst 1998 seinen Betrieb auf, eine Weltsensation. Dies sollte bis zum Jahr 2001 über 15 Millionen Käufer finden. Die Investitionen betrugen fünf Milliarden Dollar, man erhoffte sich einen Umsatz von mindestens 28 Milliarden Dollar. Viele Mitbewerber wollten am großen Mobilfunkkuchen teilhaben: Japaner, Russen, Araber, Südamerikaner, Chinesen, Italiener, Franzosen... Der gigantische Wunsch ging nicht in Erfüllung, es gab nicht genug Teilnehmer, die Geräte waren zu teuer, die Technik lohnte nicht. Deshalb begrub man den Iridium-Traum erstmal, im Jahr 2000 wurde Konkurs gemeldet. Motorolas Funknetz bestand aus 66 Satelliten in relativ niedrigen Umlaufbahnen von 780 Kilometer Höhe, die mit 27.000 km/h durchs All rasten. Gespräche und Daten wurden von einem Satellit zum anderen blitzschnell weitergeleitet, bis sie das Zielgebiet erreichten, in der Wüste oder in Sibirien. Und nach der Pleite, wohin mit den 66 Satelliten? Verglühen lassen? Noch mehr Weltraummüll? Es fanden sich neue Investoren, Iridium war gerettet und ist wieder im Spiel, hat heute 350.000 Kunden. 2009 verlor Iridium den Satelliten Nummer 33, er kollidierte mit einem russischen.

Inmarsat deckt - wie Iridium - fast die ganze Erdoberfläche ab. Die Satelliten besitzen jeweils 20 große und 200 kleinere Antennen, die sich aus 35.000 Kilometer Höhe auf das irdische Zielgebiet ausrichten. **Globalstar** versorgt mit seinen in 1000 Kilometern Höhe positionierten 50 Satelliten hauptsächlich die Nordhalbkugel. **Thuraya** kam 2001 hinzu. 512 Antennen zieren die Satelliten - wieder in 35.000 Kilometer Höhe. Die Satellitentelefone erlauben es aus 140 Ländern mobil in die öffentlichen und privaten Telefonnetze zu gelangen. Ende 2010 schießt der erste **LTE**-Satellit ins All, von Boeing gebaut, gut 5,4 Tonnen schwer, eine Riesenantenne mit 22 Metern Durchmesser. 2011 kommt der zweite, beide nur zur Versorgung der USA mit LTE (zu LTE ab Seite 417).

US-Firmen planten mehr als **1000 Satelliten** für die Funkkommunikation in die Erdumlaufbahn zu hieven. Computerchiphersteller Intel ist dabei und einer der reichsten Männer der Welt, Bill Gates von Microsoft. Flugzeughersteller Boeing will 300 neue Satelliten in den Weltraum schicken. Space Systems plant 48, Skybridge 80, Satcon 72, Ellipse 17, Global Star 52, Spaceway 8, Hughes 8, Odyssey 12, Orbicomm 28, Astrolink 9 und Teledisc 288 Satelliten, und das alles im Namen von Nachrichtenaustausch und Kommunikation per Mobilfunk. Einige Rechnungen gingen auf, andere nicht. Es gab Verluste und Pleiten bei mehreren Anbietern. Es gab Fehlstarts bei den Raketen. Die deutsche **Telekom** beteiligte sich im Juni 1997 am Projekt des (vorerst) ersten europäischen Satellitenkommunikationssystems **ICO**, wollte hiermit "weltweite Erreichbarkeit mit Satellitenhandys" realisieren, wollte. Die Telekom platzierte hierfür 12 funkende Satelliten in 10.335 km Höhe.

Diese und andere Satelliten jagen in **200 km** bis **40.000 km** Höhe durch das All und senden pausenlos elektromagnetische Signale aus. Satelliten, die unsere Erde in 36.000 km Höhe einmal pro Tag umlaufen, sind 11.000 km/h schnell, scheinen aber von der Erde aus betrachtet still zu stehen, weil sich der Globus dreht. Wofür der Mond 27 Tage braucht, nämlich die Erde einmal zu umrunden, das erledigt der Satellit in einer Stunde, wenn er in 250 Kilometern Höhe seine Bahn zieht.

Die Mikrowellen von irdischen Basisstationen und himmlischen Satelliten erreichen jeden Fleck der Erde, mehr oder minder. Die Feldstärken von Satelliten sind viel geringer als die von Feststationen auf der Erde. Satelliten werden Feststationen ergänzen, nicht ersetzen. Die Leistungen der **Satellitenhandys** liegen bei **einem Watt**, vergleichsweise erstaunlich wenig zur Überbrückung von **hunderten** bis **tausenden Kilometern**. Die üblichen Handys brauchen ähnlich viel, ein bis zwei Watt, und schaffen nur ein paar hundert Meter bis wenige Kilometer. Da sehen Sie, wie weit man mit nur einem Watt kommen kann, wenn keine Hindernisse durch Gebäude oder Berge im Weg sind, wenn man nicht unbedingt bis in die letzten Keller, Tiefgaragen und Bunker vordringen will. Deshalb auch die Voraussetzung für jede Satellitenkommunikation mit dem Handy: draußen bzw. am offenen Fenster telefonieren oder externe Außenantennen aufs Auto- bzw. Hausdach, so wie bei den anderen Satellitensystemen auch, z.B. für den Fernsehempfang oder dem Navigationssystem für Autos und Schiffe. In den Häusern können Sie die Satellitensignale für Ihren Fernseher nicht empfangen, Sie müssen mit den Schüsseln raus aufs Garagendach oder an die Fassade.

Neben all den Satelliten für die Telefonitis und Internetitis gibt es noch eine Menge mehr, für Fernsehen, Nachrichtentechnik, Erdbeobachtung, Wettererkundung, Weltraumkontrolle, Amateurfunk, Aufklärung, Spionage, Forschung, Wissenschaft, Militär, Weltraumrüstung... Es gibt mit Laserwaffen und elektromagnetischen Bomben bestückte Killersatelliten, Störsatelliten ("Jammer") und solche für die militärische und zivile Navigation. Und es gibt sie, damit wir via Skype in Bild und Ton miteinander kommunizieren, uns sehen und hören können, einzeln oder in ganzen Videokonferenzen, von Grönland nach Tahiti. Beim Skypen sind weltweit mehrere Millionen Nutzer gleichzeitig online, im März 2012 waren es 35 Millionen. Über drei Milliarden haben die Skype-Software heruntergeladen. Die Lieblingsbeschäftigung des frisch angebrochenen Jahrtausends: Quasseln, quasseln und Daten hin und her schaufeln.

Auch für die **Navigation** katapultieren Raketen ständig neue Satelliten in ihre Umlaufbahnen. 1995 ging es los mit **GPS** (Global Positioning System). Heute findet man GPS in Autos, Schiffen, Flugzeugen, Kameras, iPhones, der Landwirtschaft, beim Sport, im Vermessungswesen, beim Militär. Verlaufen wird bis zu einer Genauigkeit von unter zehn Metern nahezu unmöglich. Dabei hat dieser kleine Empfänger hier auf Erden Kontakt zu mindestens vier der 31 Satelliten in 20.000 Kilometer Weltraumhöhe. Der Mini-PC berechnet die Position: "An der nächsten Ausfahrt bitte rechts abbiegen." Das russische Pendant zum amerikanischen GPS heißt GLONASS und das chinesische Compass. Die europäische Konkurrenz namens **Galileo** ist zurzeit in der Mache, ist bald fertig. Galileo braucht 30 Satelliten, flankiert von einem Netz von Bodenstationen, welche sie kontrollieren. Bis 2007 flossen 1,5 Milliarden Euro, für den Endausbau bis 2013 sollen es 5,3 Milliarden sein. Gefunkt wird bei allen mit Frequenzen im Bereich von 1,2 bis 1,6 Gigahertz. Galileo-Satelliten begnügen sich mit einer Leistung von 50 Watt, soviel wie eine einzige Mobilfunkbasisstation hier unten auf der Erde.

Man spricht von über **10.000 Satelliten** im All, die Zahl nimmt zu, der hiermit verbundene Müll auch. Es gibt mehr **Satellitenmüll** als Satelliten selbst. Die größte Gefahr für die Raumsonden sind unkontrolliert herumfliegende, ausgediente oder kaputte Satelliten, man schätzt einige Tausend, dazu 600.000 Raketenstufen, Trümmer- und Ersatzteile sowie abgesprengte Halterungen und verloren gegangene Werkzeuge. Manchmal sieht man sie am Himmel leuchten, manchmal krachen sie auf die Erde, so wie im Oktober 2011 Teile des deutschen Forschungssatelliten Rosat oder im April 2000 der riesige Tank einer Delta-2-Rakete im südafrikanischen Kapstadt. Kaum erscheint der Mensch auf der Bildfläche, gibt es Müll, bergeweise Müll, egal wo, sogar im Orbit.

Apropos Navigation und Fernsehschüsseln. Die Frage wird oft gestellt: **Strahlen** Ortungssysteme wie **GPS** und **Satellitenschüsseln** auf Nachbars Balkon auch? Nein, sie empfangen lediglich die von den Satelliten ausgestrahlten Informationen, ganz passiv, sie funken selbst nicht. Bei GPS berechnet der kleine Bordcomputer in Ihrem Auto oder in der Kamera anhand der Satellitensignale die Position auf der Erde (mehr Seite 620). Beim Fernsehen fängt die Schüssel die vom Satelliten geschickten Programme ein und leitet sie per Kabel weiter an Ihre Flimmerkiste.

Satelliten und **Fallbeispiele**? Wir haben keine, Kollegen verschiedener Länder auch nicht. Hoffentlich ist das mal ein gutes Zeichen.

Apropos: Wie weit man ohne Hindernisse kommen kann... Wir erinnern uns an den **11. September 2001**, den Tag, der die Welt erschütterte. Bevor die vier gekidnappten Flugzeuge in das World-Trade-Center und ins Pentagon krachten bzw. auf dem Land abstürzten, telefonierten Passagiere aus den Maschinen in vielen Kilometern Höhe mit ihren eigenen Handys zu Verwandten auf der Erde, so berichteten es die Medien. Nun ist ein Flugzeug die reinste Abschirmkammer, tonnenweise

Metall, fast funkdicht nach außen. Und die irdischen Mobilfunkanlagen sind nach unten ausgerichtet, um die Menschen zu erreichen, nicht nach oben für Flugzeuge. Wie sind die Handywellen aus dem Flieger herausgekommen, wie haben sie die vielen Kilometer entfernten Basisstationen auf der Erde überhaupt erreichen können? Ich kann's nicht glauben, wie so manche Aspekte dieser grausamen 9/11-Aktionen.

Zurück zur Erde: Radar

Ein meist unterschätzter, starker Feldverursacher ist **Radar**. Auch hier haben wir es, wie bei den besprochenen Funkarten, mit einem von außen unsere Häuser erreichenden Faktor zu tun. Radar (Radio Detecting and Ranging) emittiert **Mikrowellen** zwischen unter 1 und über 100 Gigahertz, und das **gepulst**. Es wird an erster Stelle zur **Ortung von Objekten** oder zum **Messen von Entfernungen** eingesetzt.

Die meisten Radarantennen drehen sich wie das Licht des Leuchtturmes und schicken dabei ständig ihre gepulsten Mikrowellen ins Land. Die werden von den Zielen, auf die sie ihrer Drehgeschwindigkeit entsprechend **alle paar Sekunden kurz** auftreffen, wie ein Echo reflektiert. Diese reflektierte Strahlung wird vom Radarempfänger aufgefangen und verarbeitet. Einige wenige Radarantennen drehen sich nicht, stehen still, verbreiten ihre Strahlung immer in die gleiche Richtung.

Radar kommt im Flugverkehr zum Einsatz, z.B. zur Flugsicherung oder Flugortung, im Schiffsverkehr und zur Küstenkontrolle, beim Militär für Überwachungs-, Such- und Verfolgungszwecke, für die Luft- und Wettererkundung, im Straßenverkehr und zur Geschwindigkeitskontrolle bei der Polizei, als Abstandsradar in Autos und sogar für Bewegungsmelder. Riesige zivile und militärische Flugüberwachungs-Radaranlagen jagen **einige Millionen Watt** (!) Leistung in die Umwelt, das **einige hundert Kilometer** (!) weit. Entsprechend hoch sind die Feldstärken an den betroffenen Objekten, Menschen, Tieren, Bäumen, Pflanzen.

Mein Baubiologiekollege Wolfgang Kessel fand an extrem exponierten Stellen in Wohngebieten (außen * / innen **) folgende Strahlungsstärken von **Flugüberwachungs-** und Flughafenrundsicht-**Radaranlagen**, angegeben wie immer in Mikrowatt pro Quadratmeter:

Hohenlinden, nördlich Rosenheim *	1.544.600 µW/m²	3 km entfernt
Schnaitsee, nördlich Rosenheim *	247.600 µW/m²	25 km
Rosenheim, Konferenzraum **	11.200 µW/m²	33 km
Echterdingen-Stetten *	138.200 µW/m²	300 m
Echterdingen, Ortsrand *	1.339.100 µW/m²	2,5 km
Waldenbuch-Hasenhof *	5.073.500 µW/m²	2,3 km
Stuttgart-Birkach, Wohnzimmer **	1.096.000 µW/m²	7 km
Bremen-Huchting, Schulzentrum **	4.355.000 µW/m²	2,9 km
Klein-Pravtshagen, Schlafzimmer **	110.000 µW/m²	2,8 km

An Küsten- und Häfen durch **Schiffsleit-** und Rundsicht-**Radare**:

Hamburger Hafen, Seniorenresidenz *	197.700 µW/m²	250 m
Brunsbüttel, Nord-Ostseee-Kanal *	5.848.500 µW/m²	500 m
Travemünde, Hafen/Strand *	35.472.500 µW/m²	130/250 m

Und hoch oben auf dem **Krähennest** des **Forschungsschiffs** Polarstern:

Ausguck nahe Schiffsradar *	5.195.000.000 µW/m²	5 m

Rosenheim und Schnaitsee sind von der Radaranlage in Hohenlinden betroffen (auch ab Seite 378 und 387), Echterdingen, Waldenbuch und Birkach vom Stuttgarter Flughafen, Huchting vom Bremer Flughafen, Klein-Pravtshagen von einem Militärradar. In Hamburg und Brunsbüttel geht es - wie so oft in Küstenstädten - um stationäre Schiffsleitradare. In Travemünde ein Schiffsleitradar, zentral auf dem Kurhaus, neben dem Maritim-Hotel, direkt an der Promenade. Hier leben Menschen, gehen spazieren, liegen stundenlang am Strand. 35 Millionen Mikrowatt pro Quadratmeter Radarstrahlung, einmalig. Noch einmaliger: Milliardenbelastung für die Wissenschaftler auf dem 'Polarstern'-Ausguck.

Radar-Ergebnisse vom **Züricher Flughafen** veröffentlicht das Schweizer Gesundheitsmagazin 'PulsTipp' im Dezember 2003 und im Februar 2004. Um den Flughafen befinden sich **sieben Radare**, teilweise offen zu sehen, sich behäbig drehende Schirme, teilweise in großen Kugeln auf Gebäuden verpackt. In der Nähe Häuser, Wohnungen, Kindergärten, Schulen. Die Klagen werden lauter: Kopfschmerz, Schwindel, Unruhe, Schleier vor den Augen, Flimmern, Angst. Die Feldstärken in den umliegenden Wohngebieten, Schulen und am Kindergarten auch hier: Tausende bis über 1,5 Millionen Mikrowatt pro Quadratmeter.

Im Dunstkreis von Flughäfen oder anderen Radarstandpunkten muss man in **ungünstigen Lagen**, speziell in **oberen Etagen** hoher Häuser, auf **Hügeln**, in **Einflugschneisen**... (die meisten Radare sind eher nach oben, zum **Luftraum** hin ausgerichtet, in **Hafen-**, **Fluss-** oder **Meeresnähe** mehr nach unten, zum Wasser hin) mit einigen bis mehreren 1000 µW/m² rechnen, speziell bei **Sichtkontakt** und **nicht schützender Bausubstanz**. Gottlob findet man solche Millionen Mikrowatt pro Quadratmeter selten. Weiter weg von Radaren sind hohe Werte die Ausnahme, man muss Pech haben, sich im Hauptstrahl befinden oder Reflexionen abbekommen. In dicht bebauten Städten sind Radarsignale rar, bei mir mitten in Neuss: kaum was. Enge Bebauung, massive Häuser und Wärmeschutzfenster reduzieren die von außen auftreffenden Mikrowellen 99 Prozent und mehr. Außerdem gibt es längst nicht so viel Radar wie Mobilfunk oder DECT-Telefone (kommt noch) und WLAN-Access-Points (kommt auch noch). Nie vergessen: Mit dem Handy wirken auch mehrere Millionen auf Sie ein, das während des gesamten Telefonats. Dafür macht Radar keine Pause, strahlt Tag und Nacht.

Ob und wie stark man Radar-belastet ist, lässt sich nicht einschätzen. Das ist von Fall zu Fall, von Situation zu Situation äußerst unterschiedlich. Nur die **sachverständige Messung** vor Ort gibt Aufschluss. Wolfgang Kessels Auswertung von 1000 Untersuchungen zeigt: In 30 Kilometer Entfernung kann unter ungünstigen Bedingungen die Strahlung stärker ausfallen als woanders in 200 Meter. Radarmessungen wollen gekonnt sein, man muss Erfahrung haben, sie sind komplizierter als die anderer gepulster Quellen, und die sind schon kompliziert genug.

Das **biologische Risiko** ist ebenfalls schlecht einschätzbar, es gibt wenig Erfahrung und noch weniger Forschung. Hier haben wir es mit einer Strahlung, welche nicht ständig einwirkt, zu tun. Was bedeutet es, wenn mich alle ein bis zehn Sekunden eine zwar **kurze**, aber **heftige** elektromagnetische "Watsche" erwischt? Keiner weiß es. Bis auf jene verordnungs- und thermiktreuen Strahlenschützer und Gesetzeshüter, die es sich zu einfach machen und die wahren Messwerte mit der Zeit mitteln: kurze Belastung ... lange Pause ... eine Zehntel Sekunde Belastung ... zehn Sekunde Pause. Fazit: Keine bedenkliche Erwärmung, immerhin können Sie sich in den Pausen ja wieder abkühlen, so gesehen.

Am Beispiel Radar wird der legalisierte **Unsinn des thermischen Konzeptes** besonders deutlich. Das ist so, als würden Sie die Hand einen Moment lang in kochendes Wasser tauchen und dann raus und zehn Sekunden Pause einlegen, dann wieder kochendes Wasser... Wetten, dass die zwischen Kochwasser und kühler Umgebungsluft theoretisch-mathematisch gemittelte Wärme nun nur noch angenehme 35 °C Komforttemperatur beträgt und Sie aus streng wissenschaftlicher Sicht gar keine körperlichen Probleme haben dürften, keine Schmerzensschreie, keine Verletzung, keine Verbrühung, keine Brandblasen, nicht mal Nervenreiz, nicht mal Hautrötung, auch nicht nach Jahren des Spiels Hand in Kochwasser, so gesehen. Wissenschaft made by Strahlenschutz. Eine Mittelung ist für biologische Bewertungen überhaupt nicht zulässig, es gibt hierfür keine wissenschaftliche Grundlage. Mehr hierzu unter anderem auf oder ab den Seiten 195, 211, 265, 266, 297, 340, 398, 399, 480, 575 und 643 und im Kapitel über Wissenschaft ab Seite 648.

Das Ecolog-Institut Hannover traut sich Anfang 2004 auf Anfrage des Schweizer Magazins 'PulsTipp' aus wissenschaftlicher Sicht eine erste Bewertung für Belastungen bzw. Gefährdungen durch Radarstrahlung. Demnach sind **25 µW/m² niedrig**, bis **80.000 µW/m² erhöht**, bis **80 Millionen µW/m² hoch**, Expositionen darüber **kritisch**. 80 Millionen, mal wieder Wissenschaft mit Schieler in Richtung Thermik. Die Praxis sieht oft anders aus, Klagen kommen bei viel niedrigeren Radarbelastungen.

Baubiologiekollege Kessel formulierte Bewertungskriterien für Radar, er differenziert zwischen Anlagen, die dauernd pulsen und Anlagen, die eine Umlaufzeit von 1 Sekunde, 5 und 10 Sekunden haben; seine **Richtwertempfehlungen** finden Sie auf Seite 577.

Radarkrank in Moskau

22 Jahre lang, von 1953 bis 1975, bestrahlten die Russen während des "Kalten Krieges" die **amerikanische Botschaft** in Moskau mit Mikrowellen. Auf diese Weise wollten sie offenbar Gespräche **abhören** und die Wirkung von **Mikrowellen** an den derzeit 4800 US-Botschaftsmitarbeiter(inn)en erproben. Der Skandal wurde weltweit bekannt, als immer mehr gesundheitliche Probleme wie Kopfschmerz, Konzentrationsmängel, Infektionen, Immunstörungen, Depression, Verwirrtheit, Blutarmut, Haut- und Augenirritationen sowie Krebserkrankungen aus der Botschaft gemeldet wurden. Wissenschaftler sahen Zusammenhänge mit den Mikrowellen. Sie stellten in der radarbestrahlten Gruppe der Botschaftsversuchskaninchen ein erhöhtes Krebs-, Leukämie- und Hirntumorrisiko fest, die Rede ist von einem drei- bis zu zwanzigfachen Anstieg im Vergleich zu Kontrollgruppen. 1978 waren es Prof. Abraham Lilienfeld von der amerikanischen John-Hopkins-Universität und 1995 Prof. John R. Goldsmith von der israelischen Ben-Gurion-Universität, welche die Vorfälle untersuchten. Als **"Radarkrankheit"** gingen die gesundheitlichen Folgen der Botschaftsbestrahlung in die Geschichte ein.

Die Intensität der für diesen destruktiven Zweck gezielt applizierten und nachweislich effektiven kontinuierlichen Radarstrahlung lag draußen im Freien in der Größenordnung von **10.000** bis **100.000 Mikrowatt pro Quadratmeter**, drinnen im Gebäude war die Belastung - je nach Lage, speziell hinter massiven Wänden - niedriger. Es ging damals um typische Strahlungsstärken, wie sie auch heute in der näheren und weiteren Umgebung von Radaranlagen zu finden sind. Die Werte waren derzeit in Moskau aber geringer als heute die Mikrowellenbelastung mit einem Handy am Kopf, ähnlich hoch wie nahe einer Mobilfunkbasisstation, in jedem Fall weit unter den Grenzwerten. Man war entrüstet. Warum? Traute man den eigenen Grenzwerten nicht?

Erinnern Sie sich: Ein Mobiltelefon kommt auf 100 Millionen Mikrowatt pro Quadratmeter und noch mehr, tausendmal stärker als Moskau, das DECT-Schnurlostelefon auf 10 Millionen, hundertmal stärker, WLAN-Router auf 1 Million und Bluetooth-Headsets auf 100.000 µW/m². Wobei die Moskau-Wellen nicht - wie moderne Techniken- gepulst waren.

Dazu kommentierte Prof. Dr. Gerard J. Hyland vom Institut für Physik der englischen University of Warwick im Jahr 2001 mit Blick auf die neuen Kommunikationstechniken: "Zur Unterstützung der Tatsache gesundheitsschädlicher Auswirkungen von Mikrowellen, wie sie heute beim Mobilfunk benutzt werden, sollten wir uns an folgendes Ereignis erinnern: Während des Kalten Krieges war die Mikrowellenbestrahlung westlicher Botschaften in Moskau, die durch die Sowjetunion mit der erklärten Absicht durchgeführt wurde, Gesundheitsschäden zu verursachen, äußerst erfolgreich. Die hierfür eingesetzten Feldstärken lagen zwischen der eines Handys und einer Basisstation."

Radarkrank in Deutschland

Der Arzt für Allgemeinmedizin Dr. Egbert Kutz aus **Vollersode** bei Bremen stellte im Zeitraum von 1981 bis 1994 auffällig viele **Hirntumorfälle** in seiner kleinen Gemeinde fest und das speziell bei Kindern. Er zeichnete im Laufe der Jahre alle Fälle in Landkarten ein und registrierte an bestimmten Stellen **3,5-mal mehr** Hirntumore als normal. Der Verdacht richtete sich an erster Stelle gegen eine nahe **Radaranlage der Bundeswehr** und zudem gegen den D1-Turm der Telekom. Die meisten Erkrankten und Verstorbenen leb(t)en genau zwischen diesen beiden Sendeanlagen. In Zukunft sollten sich weitere Strahlenquellen in Form von Mobilfunksendern hinzugesellen. Die Klage einer Bürgerinitiative gegen diese Vorhaben wurde vom Oberverwaltungsgericht Lüneburg abgewehrt. Das niedersächsische Gesundheitsamt führte daraufhin eine ausführliche Befragung der Erkrankten und Angehörigen der Verstorbenen durch, um so herauszufinden oder auszuschließen, ob eventuell weitere Faktoren wie Medikamente, medizinische Strahlenanwendungen, elektrische Geräte im Bettbereich, Ernährung, Alkohol, Rauchen, Formaldehyd, Holzschutz- bzw. Schädlingsbekämpfungsmittel oder sonstige Einflüsse mit im Spiel sein könnten. Das war nach aufwändiger Recherche nicht der Fall. Somit wurden der Verdacht des Arztes und die Sorgen der Einwohner bestätigt.

Radarkrank bei der Bundeswehr

"Tod durch die Mikrowelle - **Radarsysteme verursachen Krebserkrankungen** bei Soldaten", so lautete die Überschrift im 'Münchner Merkur' und ähnlich in allen Medien Anfang 2001 und später. Über Jahrzehnte waren Soldaten an Radargeräten erheblichen Gesundheitsrisiken ausgesetzt. Von **58 Strahlentoten** war offiziell die Rede. Experten schätzen, dass es um mehrere hundert Tote und Schwerstkranke geht, dass nur die Spitze des Eisbergs bekannt wurde. Verteidigungsminister Rudolf Scharping sagte "großzügige Hilfe" zu, die bis heute nicht kam.

Der 'Stern' (Heft 5/2001): "Sie waren Radarmechaniker bei der Bundeswehr. Sie haben Leukämie, Lungenkrebs oder Asthma. Die Soldaten wurden verstrahlt, weil sie ohne Schutz arbeiteten." Einige Betroffene: "Wir wähnten uns in Sicherheit, wir sind **nie gewarnt** worden." 'Stern': "Von den Radarantennen werden gepulste elektromagnetische Strahlen ausgesandt, um gegnerische Ziele zu orten. Direkt oder durch Reflexionen können sie das Wartungspersonal treffen. Am Sender entstehen zudem Röntgenstrahlen, denen die Techniker auch ausgesetzt waren. Insbesondere defekte Geräte gaben immense Strahlendosen ab."

Bundeswehr-Radarexperte Prof. Dr. Günter Käs im 'Münchner Merkur': "Das Hauptproblem ist die **hohe Mikrowellenstrahlung**. Die Grenzwerte sind völlig unzureichend für den Gesundheitsschutz. Alle offiziellen Stellen beten die Grenzwerte nach, auch das zuständige Bundesamt für Strahlenschutz. Es heißt, nach derzeitigem Stand der Wissenschaft sei eine Gesundheitsgefährdung ausgeschlossen. Das halte ich für hanebüchen. Den Experten der Bundeswehr ist seit Jahrzehnten bekannt, dass der Gesetzgeber die besonders gefährlichen gepulsten Mikrowellenstrahlen verharmlost. Hier wird einfach ein Mittelwert angesetzt. Darauf führe ich die ganze Geschichte zurück." Mit dem letzten Satz ist die hohe Zahl an Krebserkrankungen gemeint.

Ein krebskranker Soldat erinnert sich: "Wenn der Radarstrahl über unseren Führungsbunker hinwegstrich, dann zündeten alle ausgeschalteten Neonlampen, wurden taghell. Im Winter wärmten sich die Kameraden an der Strahlung der Radarantennen. Der Technik vertraute man blind. Sechs allein meiner Kameraden sind an Krebs gestorben."

Heute noch prozessieren die Betroffenen und Hinterbliebenen. Einige starben während der langjährigen Verfahren. Die Witwe eines Radarmechanikers: "Die Bundeswehr wusste genau, wie gefährlich die Strahlung ist. Alarmierende Untersuchungsergebnisse gab es bereits 1958. Die Bundeswehr hat unsere Soldaten ins offene Messer rennen lassen." Jahre später gibt die Bundeswehr bei 679 von 3500 Antragstellern auf Entschädigung den Zusammenhang von Krebs und anderen Krankheiten und den Radarstationen zu. Mehrere hundert Menschen sind bis heute an den Folgen gestorben. Viele Betroffene beklagen, dass sie jahrelang um die Anerkennung ihrer Ansprüche kämpfen mussten und immer noch müssen. Sie haben Selbsthilfeorganisationen gegründet.

Auffällig viele Kinder der ehemaligen Radarsoldaten haben körperliche Behinderungen. Sie und die Fachärzte der Kliniken führen das auf die Strahlungsexposition der Väter zurück. Es geht um z.B. schwere Fehlbildungen der Arme und zu kurze Beine, um Hände mit sechs Fingern.

Radarkrank in Polen, Israel und Lettland

Nachrichten von Krebs durch Radarstrahlung kommen auch aus **Polen**. Eine fast 20-jährige Langzeituntersuchung von 1971 bis 1990 an 2493 erkrankten Radartechnikern des Militärs hat eine signifikant höhere Todesrate ergeben als bei Soldaten ohne Radarbelastung, das berichtet die 'Frankfurter Rundschau' im Januar 2001.

Aus **Israel**, im März 2003: mehr Krebs im Einfluss von militärischen Radareinrichtungen, besonders Leukämie und Hirntumore.

In **Lettland** wurden 966 Kinder im Alter von neun bis 18 Jahren, die in der Gegend des Ortes Skrunda geboren wurden und dort lebten, untersucht. Skrunda liegt in der Nähe einer militärischen Frühwarn-Radarstation, etwa drei bis vier Kilometer entfernt. Die Reaktionszeit war signifikant höher, das neuromuskuläre System auffällig, das Gedächtnis schlechter entwickelt. Es ging bei der Studie des Wissenschaftlers

Kolodynski um Feldstärken von einigen Tausend bis zu einigen Millionen Mikrowatt pro Quadratmeter, sehr niedrig gepulst mit 24,4 Hertz.

Übrigens: Was Radar nicht schafft, das schaffen **Handysignale**: sie enttarnen **Tarnkappenbomber**. Die britische Firma Roke Manor Research stellte eine Technik vor, welche Tarnkappenbomber und andere Kampfflugzeuge, die mit speziellen Anstrichen beschichtet sind und vom Radar nicht geortet werden können, dennoch dingfest machen kann, und zwar per Mobilfunk, und das auf zehn Meter genau. Der 'Daily Telegraph': "Über das ganze Land verteilt gibt es inzwischen ein gut funktionierendes Netz von Mobilfunksendern. Wird dies von den Bombern überflogen, so verändert es das Wellenmuster. Mit besonderen Antennen und Laptops lässt sich anhand der Veränderungen die Position des Flugzeuges sekundenschnell ermitteln." So könne man leicht "ein riesiges Schlachtfeld überwachen". Außerdem: "Während die Radaranlagen durch einen Angriff ausgeschaltet werden können, ist die Zerstörung eines gesamten Mobilfunknetzes fast unmöglich."

Radarkranke Vögel und Wälder

Der Leiter der Vogelwarte Helgoland, Prof. Rudolf Drost, beobachtete bereits 1944, dass **Möwenschwärme** auf die Mikrowellen von Radargeräten spontan reagieren, sich wie von Geisterhand gesteuert blitzschnell auflösen, fallen lassen, den Radarstrahlen hektisch auszuweichen versuchen, ganz dicht über dem Wasser weiterfliegen, um sich dann in radarfreiem Terrain wieder zu einem Schwarm zu formieren. Andere wissenschaftliche Beobachtungen aus England und den USA bestätigen die unmittelbare Reaktion von Vögeln auf Radarstrahlen.

Verspielte Wissenschaftler versuchen heute mit Radar den Vogelflug zu erfassen und die Geheimnisse der gefiederten Wanderungen über tausende Kilometer zu lüften. Wenn das nicht zu falschen Rückschlüssen führt, weil die Vögel dem desorientierenden Radar ausweichen...

In der Broschüre der Kompetenzinitiative "Bienen, Vögel und Menschen" sagt Dr. Ulrich Warnke: "Vögel spüren Sender sehr deutlich. Sie fliehen vor der Strahlung innerhalb weniger Sekunden. Die V-Formationen von z.B. Kranichen lösen sich auf, wenn sie über Funkanlagen fliegen." Natürliche elektromagnetische Felder seien eine entscheidende **Orientierungs-** und **Navigationshilfe**. Das werde durch störende technische Felder, welche viel stärker sind als die natürlichen, zunichte gemacht.

Der einstige Siemens-Mitarbeiter und Physiker Dr.-Ing. Wolfgang Volkrodt berichtete von **Waldschäden** durch Radaranlagen (auch ab Seite 197). Die Wellen dringen in "biologische Antennen" wie Blätter, Nadeln und Äste ein und verursachen in den Bäumen ein "regelrechtes Chaos". Nadeln seien durch ihre Größe ideale Mikrowellenempfänger. "Besucht man Orte mit starken Waldschäden, findet man in ihrem Sichtbereich fast immer Mikrowellen des Radars. Hänge im bergigen Land, die von den Radarwellen angestrahlt werden, haben die meisten kranken und sterbenden Bäume. Die im Funkschatten liegenden Bäume sind hingegen gesund." Dabei leisteten die vielen militärischen Anlagen zur Zeit des Kalten Krieges einen ganz besonders schlimmen Beitrag. "Es darf nicht überraschen, wenn in Deutschland an der früheren Nahtstelle zwischen West und Ost das Waldsterben besonders auffällig war." Die Luftschadstofftheorie der Forstprofessoren stimme nicht. "Dass Radar Bäume mordet, ist auch für Flugkapitäne nichts Überraschendes. Sie sehen beim Landeanflug die im Bereich der Radaranlagen absterbenden Bäume. Doch sie sprechen nicht gern über dies Thema." Förster Konrad Eder aus Bayreuth: "Wo die elektromagnetische Strahlung am deutlichsten ist, ist das Waldsterben am schlimmsten."

Waldsterben nicht nur in Deutschland, auch von Erholungsinseln wie **Zypern** oder **Kreta** kommt die Nachricht geschädigter Bäume, speziell im Einfluss militärischer Radaranlagen, so genannter Radome.

Radarkrankes Mallorca?

Einwohner von Mallorca befürchten, dass zahlreiche **Gesundheitsstörungen** auf starke Radarsignale zurückzuführen sind. Auf dem höchsten Berg der Insel, dem Puig Major (1455 m), befindet sich Europas größte **AWACS-Radar**-Flugüberwachungsanlage, sie gehört dem US-Militär. Von hier aus werden ganz Südeuropa von Portugal bis zur Türkei, Nordafrika bis hinter die Sahara und der Nahe Osten überwacht, hunderte Kilometer und mehr. Entsprechend heftig fällt der Elektrosmog durch die gepulsten Radarwellen auf Teilen der Insel aus, speziell jenen, die wenig - z.B. durch Berge - geschützt sind.

Auf der Ferieninsel sei mit Feldstärken zu rechnen, so die 'Bild-Zeitung' am 23. Juni 1997, die **zehntausendfach** über dem des Frankfurter Flughafens lägen. Ich habe auf Mallorca Messungen gemacht, Auge in Auge mit der AWACS-Anlage in den Bergen, auf dem Land, an Stränden. Die Feldstärken sind unterschiedlich, aber die im Einfluss der weit sichtbaren riesigen Radarkugel ganz besonders hoch, tausende Mikrowatt pro Quadratmeter, zehntausende, an einigen Punkten noch mehr.

Inzwischen wurden auf Mallorca Bürgerinitiativen gegründet. Deutsche und Spanier schirmten ihre Ferienhäuser mit Drahtnetzen und Fensterfolien ab: "Wir kamen nach Mallorca, um hier unsere Ruhe zu haben. Was wir dagegen bekommen sind Herzkrämpfe und Schlafstörungen." Dr. Klaus Beckmann, Arzt in Portals Nous: "Die Herz- und Kreislaufsterblichkeit ist auf Mallorca doppelt so hoch wie auf dem Festland." Der Elektrosmog der Radaranlage betreffe wohl mehr die Menschen, die dauerhaft auf Mallorca leben, weniger die kurzzeitigen Urlauber.

Hinzu kommen eine weitere Riesenradarkugel und mehrere Fernseh-,

Radio- und Richtfunksender auf dem Puig de Randa (542 m) im Landesinneren. Und dann die vielen Mobilfunksender überall, noch mehr als in Düsseldorfs City, auf Hoteldächern, Hügeln, an Golfplätzen, Tennisplätzen, in jeder Sauf- und Einkaufsmeile, mitten im Naturschutzgebiet, selbst im einzigen Tunnel der Insel, und fast schon an jeder Badebucht, auch der heimlichsten. Strahlung nicht nur von der Sonne. Erholung mit Handy am Ohr. Wann gibt es die erste handyfreie Insel?

Ich bin ab und zu beruflich auf Mallorca, weil unsere Kunden hier Ferienhäuser kaufen oder bauen. Einmal fuhr ich in acht Tagen über 1000 Inselkilometer, hin und her, von der linken Küste zur rechten, von einem Projekt zum anderen, in die Berge und die Sümpfe. Was nicht nur mir auffiel: Die Windschutzscheibe war blank, kein Insekt, vom ersten Kilometer bis zum letzten. Keine hundert Kilometer auf dem Festland oder auf anderen Inseln, und Sie müssen die Scheibe kratzen, die ist voll von Getier. Derart sensibilisiert passte ich auf: Wo sind die Scharen an Vögeln, die in den Mittelmeerländern doch überall so zahlreich zu finden sind? Wo die Nachtfalter und Motten, die sonst so reichlich um abendliche Lampen herumtanzen? Wo sind die unzählig flitzenden Eidechsen, die mich überall am Mittelmeer auf Hafenmolen und Hotelbalkonen, an Wegrändern und Fincamauern, Hängen und Geröllhalden begrüßen? Wo sind die Frösche, Schlangen, Schildkröten? Es gibt sie zwar, aber verdächtig selten. Warum hier so wenig und woanders so reichlich? Meine Frau ist ein Magnet für Mücken, und hier: kein Stich. Mandelbäume so weit das Auge reicht und auf dem roten Boden kaum Gräser und Kräuter. Chemie? Elektrosmog? Auf Mallorca war (und ist?) man nicht zimperlich mit Pestiziden gegen Stechmücken und Agrarschädlinge. Sind es mehr die Gifte oder die Mikrowellen? Eine Mixtur? Was sonst? Oder denke ich diesmal zu weit und Mallorca ist einfach nur anders als Ibiza, Lanzarote, Elba, Malta, Krk, Naxos, Zypern? Wer weiß.

Radarkuppel, ein Dom aus Radar: Radom

Österreich ist mächtig stolz auf sein "Bundesheer-Auge", das "modernste Radar Europas", oben auf dem niederösterreichischen Steinmandl, das "perfekte Luftraum-Überwachungssystem", was "jederzeit auch Terroristen mit Kleinflugzeugen orten kann". Die Radarkuppel ähnelt der von Mallorca. "Wir können noch Flugbewegungen in Berlin, Sarajewo oder Krakau feststellen." Bin gespannt, wenn ich da mal messe.

Viele weitere Radarkuppeln für die Flug- und Satellitenüberwachung, als Sternwarte, für Militär, Spionage... sind überall auf Hügeln, Bergen und Türmen verteilt, in **Deutschland** beispielsweise: Bochum, Euskirchen, Erndtebrück, Auenhausen (NRW), Bad Aibling, Haindlfing, Großen Arber (Bayern), Hohensaaß (Oberfranken), Dreieich, Wasserkuppe, Flechtdorf (Hessen), Erbeskopf (Rheinland-Pfalz), Meßstetten (Schwäbische Alb), Bad Mergentheim (Württemberg), Feldberg (Schwarzwald), Rheinhausen (Breisgau), Teufelsberg und auf dem Fernsehturm Müggelberge (Berlin), Brekendorf (Schleswig-Holstein), Putgarten (Rügen), Cölpin, Elenhorst (Mecklenburg), Döbern (Brandenburg), Saara (Thüringen) und auf größeren Flughäfen und manchen Militäranlagen. Einige wurden mit Ende des Kalten Krieges und der Wiedervereinigung zum Denkmal, wurden umfunktioniert oder geschlossen. Dafür werden andere Radaranlagen aufgerüstet, verstärkt, erweitert, z.B. die in Erbach bei Ulm, in der Nähe zu Wohngebieten. Bürger legen Einspruch ein, die Mehrheit der Erbacher Räte können die Bedenken verstehen.

Das größte Radom der Welt steht in **Wachtberg** bei Bonn. Es gehört zur Fraunhofer-Gesellschaft, ist 49 Meter dick und 54,5 Meter hoch. Der Parabolspiegel im Inneren hat 43 Meter Durchmesser und wiegt 240 Tonnen, er kann sich in 15 Sekunden um die eigene Achse drehen. Die Radarkuppel beobachtet Satelliten, strahlt also hauptsächlich hoch in den Weltraum, sagt man. Was in der bewohnten Umgebung des Wachtberger Wahrzeichens mit Elektrosmog los ist? Ich weiß es nicht, noch nicht.

Diskusförmige Riesenradome befinden sich weit sichtbar auf dem Buckel von 50 großen militärischen Düsenjets, den **AWACS-Aufklärern** der Nato und U.S. Air Force. Hiermit werden aus 10.000 Meter Höhe bodennahe Ziele in einem Umkreis von über 300 Kilometern aufgespürt. Kleinere Radome finden wir unsichtbar im Bug von militärischen und zivilen **Flugzeugen** oder auf **Schiffen** und Yachten.

Neue Form der Umweltverschmutzung

Sie bekommen einen Geschmack davon, wie unüberschaubar mannigfaltig diese vielen von draußen in unsere Häuser und auf uns Menschen einwirkenden, zumeist brandneuen Funktechniken, speziell Mobilfunktechniken, sind. Mit ihren zig verschiedenen Arten, Intensitäten, Frequenzen, Pulsungen und Modulationen brausen sie in kürzester Zeit von nur wenigen Jahren über uns hinweg und versuchen, jeden Winkel der Erde und jeden Moment des Lebens zu beleuchten und erreichbar zu machen. Was das in Sachen Strahlenstress biologisch für jetzt oder später bedeutet, weiß noch keiner so wirklich, weder in Bezug auf einen einzelnen Emittenten, geschweige in Bezug auf die inzwischen fast überall zu findende Mixtur unterschiedlichster Quellen.

Der Mensch, der nicht mobiltelefonieren, SMS verschicken oder vom Pool aus im Internet surfen will, ist nicht gefragt, hat den elektromagnetischen Abfall, den andere produzieren, aber zu verkraften. Klären Sie über die neue und nie da gewesene Form und Wucht der Umweltverschmutzung auf. Machen Sie klar, dass jeder, ob er will oder nicht, die Strahlung der Funknutzer direkt oder indirekt abkriegt, je nach Situation mehr oder weniger, mit der Feldstärke 1 oder 100.000, je nach Abstand zum Handy oder zur Basis, je nach Ausrichtung der Sender, Reflexionen, Baumasse... Vergessen Sie nicht, auch Sie sind, wie jeder Mensch, jedes Tier und jeder Baum, eine ideale Empfangsantenne.

Die meisten Verantwortlichen aus Politik, Verwaltung, Recht und Wissenschaft schlafen tief; sie werden erst wach, wenn sie Schadenersatzgelder in Milliardenhöhe bezahlen müssen. Wer heute behauptet, es könne durch die gegebene und in Zukunft geplante Situation keine Gesundheitsgefahr entstehen, der gibt sich nicht nur der Verantwortungslosigkeit preis, sondern riskiert es, sich lächerlich zu machen. Die flächendeckende Mobil-, Daten-, Radar- und sonstige Funkversorgung bzw. -bestrahlung unserer modernen Welt ist zweifellos der gewaltigste technische Eingriff in natürliche Gesetzmäßigkeiten, den die Welt jemals erlebt hat. 'Bild am Sonntag': "Der Informationsaustausch der Zukunft wird unser aller Leben völlig verändern." Nur wie?

Die Telekom redet im 'ARD-Ratgeber Technik' schön: "Wir gefährden niemanden, weder Land noch Leute." In der Hauszeitschrift 'Telekom-Monitor' verzapft sie: "Das Nervensystem ist gegen elektromagnetische Felder immun." Lassen Sie sich das auf der Zunge zergehen: immun! Wie harmlos der Elektrosmog zu sein hat, das wird mal wieder am Beispiel Erdmagnetfeld demonstriert, Telekom: "Warum eigentlich reagiert eine Kompassnadel nicht auf Funkfelder?" Wie könnte sie? Das wäre ein physikalisches Unding. Warum fließt Wasser nicht nach oben? Haben die im Physikunterricht nicht aufgepasst? Für die Frage gäbe es in der Schule die gerechte Note sechs, ab in die Ecke und als Strafarbeit hundertmal schreiben: "Ich darf keine dummen Fragen stellen, muss physikalisch sauber bleiben, darf nicht Tomaten mit Fahrrädern vergleichen." Die Telekom nimmt sich vor, "in Zukunft weiter zu forschen", um "besser aufklären zu können", denn "die Telekom muss vertrauenswürdig bleiben". Ich empfehle der Telekom als Nachhilfe ein baubiologisches Anfängerseminar.

Wenig vertrauenswürdig finde ich die Signalstärken, die ich im Umkreis von Mobilfunkstationen herum messe. Sie reichen, um Hirnströme zu verändern und aus roten Blutkörperchen Geldrollen zu bilden. Ein Spaziergang mit Messgerät stimmt nachdenklich: In einigen Straßen Vollausschläge und heulende Mobilfunksignale aus dem Lautsprecher des Gerätes, so laut, dass sich die Leute auf dem Bürgersteig erschrocken umdrehen und fragen: "Was ist denn das?" Was wohl: "Das sind die Funkanlagen, die wir haben und aushalten müssen, damit Sie mobil telefonieren und dem Notebook ins Internet können." Dann, zwei Straßen weiter, kaum noch Anzeigen, massive Gebäude schirmen ab. Zwei Straßen weiter wieder auffällig starke, Wände und spiegelnde Scheiben reflektieren die Strahlen hin und her, wie die Kugel beim Billardspiel. So gibt es von Straße zu Straße, von Haus zu Haus, von Etage zu Etage, von Raum zu Raum uneinschätzbare Messwertunterschiede. In 30 Meter Abstand von einem Sender können die Feldstärken geringer ausfallen als in 300 Metern, im Erdgeschoss geringer als im Dach, hinter Wänden schwächer als hinter Fenstern, mit Normalglas schlimmer als mit Wärmeschutzglas und in einem Betonhaus niedriger als im Holzhaus. Es kommt auf die Situation an, auf die Leistung, Belegung und Richtcharakteristik der Sender, das Reflexionsverhalten in der Umgebung, auf Sichtkontakt, Schutz der Bausubstanz, Schirmung...

Deshalb können konkrete Rückschlüsse und biologische Bewertungen einer Situation sowie gezielte Sanierungsempfehlungen nur nach entsprechend gezielten Messungen vor Ort vorgenommen werden.

Sanierung - Maßnahmen gegen Mobilfunkwellen

Trotz der in den letzten zehn Jahren explosionsartig installierten Mobilfunksender gibt es immer noch mehr eher gering als bedenklich belastete Wohnräume. Der Grund ist meist der Abstand zu den Sendeanlagen, die Lage der Räume sowie die recht oft gut abschirmende Bausubstanz der betroffenen Häuser. Nach unserer Erfahrung sind inzwischen etwa **zehn Prozent** unserer Innenräume dermaßen stark mobilfunkauffällig, dass biologische Konsequenzen speziell wegen der gegebenen Langzeiteinwirkung nicht auszuschließen sind. Der Mobilfunkausbau der nächsten Jahre wird zu einer Zunahme der Belastung führen. Diese Aussagen beziehen sich auf Innenräume. Draußen sieht es meist schlechter aus. Spaziergänger, Baumwipfel, Sonnenanbeter auf Dachterrassen... bekommen mehr ab als Menschen hinter Mauern.

Wer vergleichsweise viel Mobilfunksmog hat und **vorsorglich weniger** will, der wird sich Gedanken machen müssen, wie er sich schützen kann, z.B. durch Abschirmmaßnahmen, Abstand zu den Verursachern, richtiges Platzieren von Schlafbereichen, Reduzierung reflektierender Flächen, bewussteren Konsum und Umgang mit den neuen Funktechniken, Meidung zusätzlicher (Umwelt-) Belastungen, Aufklärung, Initiative, Protest... Schützen Sie sich. Es gibt eine Reihe sinnvoller und gut machbarer Möglichkeiten, um aus 100 % Funk 1 % zu machen. Das ist Ihr gutes Recht, auch wenn Grenzwerte eingehalten werden. Weniger Strahlung kann nicht schaden, speziell bei sensiblen, kranken und vorgeschädigten, sprich besonders schutzbedürftigen Menschen.

Es gibt inzwischen zahlreiche Möglichkeiten, die Mikrowellen von Mobilfunk- oder Radaranlagen **hochprozentig zu reduzieren**. Hier ist als Voraussetzung für Sanierungsvorschläge - wie erwähnt - die genaue **Kenntnis der Situation** vor Ort wichtig. Dazu gehören selektive Messungen der Feldstärken, Frequenzen, Frequenzgemische und Modulationen mit geeigneten Geräten. Geeignet ist die sich ergänzende Mixtur von so genannten **Breitbandmessgeräten** und **Spektrumanalysatoren**.

Einfachere, breitbandig ermittelnde **Feldstärkemessgeräte** sind praktisch und preiswert, können Spektrumanalyser ergänzen, aber nicht ersetzen. Umgekehrt reicht in manchen Fällen der teurere Spektrumanalyser auch nicht allein und der zusätzliche Einsatz von Breitbandmessgeräten bringt mehr Sicherheit. Nicht entweder oder, sondern sowohl als auch. Vorsicht mit Billigmessgeräten für Jedermann, die für

100 und ein paar Euro zu viel versprechen. Sie können bei einigen Sendern zwar ein erstes Gefahrenbewusstsein vermitteln, sind aber oft zu ungenau, zu unempfindlich oder zu überempfindlich und übersehen, was besonders schlimm ist, bestimmte Funktechniken und Frequenzbereiche ganz, z.B. Radar oder WLAN, täuschen also Ungefährlichkeit im Antlitz einer Gefahr vor. Was im Umkehrschluss nicht heißt, dass teure(re) Geräte stets besser sein müssen. Zudem ist der Laie mit der Bedienung der Geräte oft und mit der Interpretation der Ergebnisse noch öfter und mit der nun anstehenden Frage nach sinnvollen Sanierungen am meisten überfordert. Hier gilt einiges, was auf den Seiten 69 bis 70 bereits angeführt wurde.

Pauschale Empfehlungen sind selten möglich. Voreilige Angaben, soundso viel Abstand zu dem soundso hohen und mit soundso vielen Antennen bestückten Sendeturm reiche für Eindrücke oder Rückschlüsse, sind die Folge von Theoretikern, die nie ein Messgerät in der Hand hatten. Gleiches gilt für den Tipp, nur ein Sender, den man sehen könnte, wäre gefährlich. Vorsicht auch mit theoretischen Berechnungen und Computersimulationen. In der Praxis sieht es bei Ihnen im Schlaf- oder Kinderzimmer dann doch fast immer ganz anders aus.

Abstand...

Abstand zu Funktürmen und Sendeanlagen ist **oft**, aber **nicht immer** Erfolg versprechend. Meist gilt, wie Sie wissen: Je mehr Abstand desto besser. Manchmal ist die Strahlung aber neben oder unter einem höheren Funkmast geringer als in weiterer Distanz. Weil die **Hauptstrahlrichtung** weniger nach unten, dafür mehr ins weite(re) Land geschickt wird. So ist auch die Feldstärke in Dachgeschosswohnungen unmittelbar unter Basisstationen oft (nicht immer!) geringer als gegenüber im hiervon bestrahlten Haus auf der anderen Straßenseite.

Beispiel Basisstation mit mehreren Sektorantennen auf dem Flachdach eines achtgeschossigen Versicherungsgebäudes in Düsseldorf, draußen in Kopfhöhe gemessen: In 25 m Distanz 15 Mikrowatt pro Quadratmeter, in 50 m 55 µW/m^2, 100 m 75, 200 m 750, 300 m 850, 400 m 190, 500 m 220, 600 m 80, 700 m 50 und 800 m 15 µW/m^2. In 800 Meter Entfernung also die gleichen vergleichsweise niedrigen Werte von 15 µW/m^2 wie in nur 25 Meter, das **Feldmaximum** mit 850 µW/m^2 in **300 Meter** Abstand zu den Emittenten, auf die hier kaum noch einer achtet.

Ein Kunde aus Remscheid sorgte sich um die neu installierte Funkanlage auf dem Möbelhaus nebenan. Unsere Messung: Die Strahlung einer vor Jahren aufgebauten, 250 Meter entfernten Basis, die der Kunde bisher nicht bemerkte, war stärker. In Solingen der Anwalt, der den Sektorantennen auf dem Kamin dort drüben nicht traute; hundertmal stärker: das DECT-Schnurlose des Mitmieters nebenan. Wie oft finden wir in mobilfunkverdächtigen Häusern viel schlimmere DECT-Felder.

In Ratingen der weit sichtbare Funkturm in 300 Meter, er war im Haus des hiervon beunruhigten Arztes fast nicht mehr zu messen; dafür die kaum erkennbare Antenne am Aufzugschacht gegenüber, tausendmal so stark. In Raesfeld ein Mast nur 30 Meter vom Haus: kein Feld, er strahlte in die andere Richtung. Vorsicht mit voreiligen Rückschlüssen.

Erinnern Sie sich an Seite 397: In einem dreigeschossigen Jugendstilhaus waren bei gleichem Abstand zu den Sendeanlagen Messwertunterschiede von 1 zu 10.000 zu finden, unten im Souterrain 0,01 µW/m², in der 1. Etage 10 µW/m² und oben im ausgebauten, nicht abschirmenden Dachgeschoss mit Sichtkontakt zu zwei Anlagen 100 µW/m².

Verstehen Sie jetzt, warum es so schwierig ist, am Telefon eine Auskunft zu geben? Jeden Tag die Anrufe: "Wie viel Abstand muss ich zu einem Funkturm halten?" Wenn wir sagen, das können wir nicht wissen, weil wir die Situation nicht kennen, dann stecken wir oft die Reaktion ein: "Ach, ich dachte Sie hätten Erfahrung." Ja, eben deshalb.

Eines dürfte prinzipiell gelten: Eine Mobilfunkbasisstation in über **einem Kilometer** Entfernung sollte in dem hiervon betroffenen und dank massiver Baumasse und moderner Wärmeschutzfenster üblicherweise gut schützenden Haus kein Problem mehr sein, zumindest kein größeres. Ausnahmen bestätigen - wie immer - die Regel. Was im Umkehrschluss noch lange nicht bedeutet, dass unter einem Kilometer Probleme entstehen müssen, sie werden lediglich wahrscheinlicher.

Bei den kleineren hausinternen Geräten wie Schnurlostelefonen, Wireless-LAN-Stationen, Mikrowellenherden... gilt immer: je mehr Abstand umso weniger Feld. Von solchen Indoor-Techniken später mehr.

Abschirmungen...

Gibt es bedenkliche Einwirkungen von außen (was immer noch nicht Regel, sondern eher Ausnahme ist!), dann helfen in vielen Fällen gezielte **Abschirmmaßnahmen**. Es gibt Glasscheiben, Rollos, Vorhänge, Stoffe, Gewebe, Vliese, Fasern, Folien, Netze, Gitter, Putze, Platten, Dampfbremsen, spezielle Bausteine..., die einen soliden bis sehr guten Abschirmeffekt von 95 bis 99,999 Prozent bringen. Die meisten Schirmmaterialien reduzieren höhere Frequenzen (Mobilfunk, Radar...) besonders gut, niedrigere (Rundfunk...) weniger. Die meisten Schutzprodukte funktionieren per **Reflexion**, so wie ein Spiegel Licht reflektiert. Einige wenige funktionieren nach dem Prinzip der **Absorption**, was heißt, sie "verschlucken" die hochfrequente Energie, wandeln sie in dezente Wärme um. Materialien, die reflektieren, reflektieren nicht nur die von außen kommenden Funkwellen, was gewünscht ist, sondern auch die im Innern eines Raumes vorhandenen, was es zu vermeiden gilt.

Massive Baustoffe schirmen schon relativ gut ab. **Beton** lässt nicht so viel durch, dicke Steinwände auch nicht. **Dichte Bebauung** in Städten ist günstig. In Häusern sind die Messwerte in der Regel viel niedriger als im Freien. Zum Problem können die baubiologisch so gern gesehenen **Leichtbauhäuser** werden. Denn gibt es im Umfeld elektromagnetische Strahlung, dann wird sie von diesen Baustoffen weniger bis gar nicht reduziert. Die Grundstücksuntersuchung ist deshalb wichtig und mitentscheidend für die Wahl: Stein- oder Holzhaus, dicke oder dünne Wände, kleine oder große Fenster, Kupfer- oder Ziegeldach? Ist das Grundstück elektrosmogarm und die Leichtbauweise somit vertretbar, dann sollte auf die baubiologische, sprich **abgeschirmte Elektroinstallation**, geachtet werden. Das gesündeste Block- oder Leichtbauhaus wird krank durch hoch- oder niederfrequente Felder von drinnen und draußen. Je enger die Bebauung, je tiefer in der schützenden Erde, umso weniger Wellen durch die umgebenden Sendeanlagen. **Höhlen** sind fast feldfrei, Iglus auch, **Keller** und Tiefgaragen auch, dickwandige Lehmhäuser mit Grasdach ebenso. Im Untergeschoss gibt es weniger Funk als im Penthouse und im Reihenhaus weniger als im einsam freistehenden Häuschen auf des Hügels Spitze. Es sei denn, die Quellen kommen nicht von draußen, sondern verstecken sich in den eigenen vier Wänden oder beim Mitmieter bzw. Nachbarn, davon später.

Nicht abschirmende **Fenster** sind Schwachstellen vieler Häuser, sie lassen alles durch. Die älteren Normalglasfenster haben keine Schutzwirkung, egal ob Einfach-, Zweifach oder Dreifachverglasung. Fast alle neueren Fenster schützen dagegen sehr gut, weil sie zur Erfüllung der Wärmeschutzverordnung metallisch beschichtet sind und die Metallschicht neben der Wärmedämmung auch Mikrowellen reflektiert, zwei Fliegen mit einer Klappe. Bevorzugen Sie zur HF-Abschirmung stets **metallbeschichtetes Wärmeschutzglas**. Es gibt auch Sonnenschutzglas oder spezielles Abschirmglas, viel teurer, etwas effektiver, der vergleichsweise geringe Nutzen rechtfertigt die hohen Kosten aber nicht.

Eine Fleißarbeit kommt von meinem Baubiologiekollegen Dr. Dietrich Moldan. Er hat mit Prof. Peter Pauli von der Bundeswehruniversität in Neubiberg über 100 Materialien auf ihre Abschirmeigenschaften überprüft. Ihr Heft **"Reduzierung hochfrequenter Strahlung - Baustoffe und Abschirmmaterialien"** gehört in jede Baubiologenbibliothek. Massive Baustoffe, Lehm, Holz, Fenster, Folien, Wandbeschichtungen, Dämm- und Dachmaterialien und Textilien wurden getestet. Anhand von Kurven und Tabellen sieht man die Abschirmwirkung in Relation zum breiten Frequenzbereich zwischen 200 Megahertz (MHz) und 10 Gigahertz (GHz). Interessant, dass Fliegendraht Mikrowellen effektiv zurückhält, Wärmeschutzglas ebenso, Alufolien und Kupfertapeten auch, dagegen Styropor, Span- und Gipsplatten gar nicht. Interessant ebenso die Erkenntnis, dass viele Produkte die höherfrequenten Mikrowellen super gut dämpfen, die niedrigeren Radio- und Fernsehwellen dagegen weniger, je niedriger die Frequenz, umso schlechter der Abschirmeffekt. Die 2. Auflage 2003 ist zurzeit vergriffen, es wird an der 3. gearbeitet.

Hier ein Eindruck der Abschirmeffektivität einiger Materialien, bezogen **nur** auf die typischen **Mobilfunkfrequenzen** von **1 bis 2 GHz**, entnommen aus der Moldan-Broschüre:

Material	Reduzierung etwa
Aluminiumfolien, Aluminiumtapeten, Alufassadenverkleidung	> 99,999 %
Blechdach, Kupferdach, Stahl, Autoblech, Wellblech	> 99,999 %
Metallbeschichtete **Dachfolien** als Dampfsperre und **Wärmedämmungen**	> 99,999 %
Feinmaschige **Kupfervliese, -gewebe, Cuprotect spezial**	> 99,999 %
Feinsilbergewebe, -netze, feinmaschige **Spezialstahlgewebe**	> 99,999 %
Kalksandstein KS-protect 24 cm (magnethaltiger Spezialbaustein)	> 99,999 %
Fliegendraht, Insektenschutzgitter aus Metall, 1-1,5 mm Lochgröße	99,99 %
Gardinenstoff Swiss-Shield Evolution (Trevira) / Naturell (Baumwolle)	99,9 % / 99,99 %
Wärmeschutz-, Sonnenschutzglas mit Metallbeschichtung, **Spiegel**	99,9-99,99 %
Gründach, Grasdach 16 cm (Aufbau nach Prof. Minke)	97-99,99 %
Kupfertapete Chagall; **Sonnenschutzfensterfolie** RDF 75	99,9 %
Gardinenstoff Topas (Polyester) / Opal (Baumwolle)	99 % / 99,5 %
Alu-Rolladen ganz geschlossen oder mit leicht offenen Lüftungsschlitzen	99,5 %
Klarsichtfensterfolie zum nachträglichen Aufbringen auf Scheiben	99 %
Armierungsgewebe, Abschirmgewebe, Lochgröße 5 mm (z.B. für Außenputz)	99 %
Leichtbeton 30 cm; **Lehmstein** 24 cm; **Kiefer** 37 cm	90-99 %
Hasendraht, Maschendraht bis 2 cm Lochgröße	95-98 %
Abschirmgipsputz, Abschirmgipsplatte	90-95 %
Holzfensterrahmen 6,8 cm, **Kunststoff-Fensterrahmen** ohne Metallarmierung	90-95 %
Leichtbeton 11,5 cm; **Stahlbeton** 16 cm; **Porenbeton** 17,5 cm; **Drahtglas**	70-90 %
Kalksandstein 24 cm; **Hohllochziegel** 24 cm; **Kiefer** 17 cm; **Eiche** 16 cm	60-80 %
Lehmputz 1 cm; **Kork** 18 cm; **Holzweichfaserplatte** 18 cm	< 20 %
Fertighauswand, typische Holzrahmenkonstruktion 23 cm	< 10 %
Tondachziegel 1,3 cm, **Schieferdach** 1 cm, **Schilfrohrmatte** 5 cm mit Draht	< 10 %
Spanplatte 16 mm; **Gipskartonplatte** 12,5 cm; **Holzpaneele** 19 mm	0 %
Mineralwolle 20 cm; **Styropor**-Dämmplatten 16 cm; **Cellulose** 18 cm	0 %
Normalfensterglas ohne Metallbeschichtung (kein Wärme- oder Sonnenschutz)	0 %

Die am häufigsten eingesetzten Schirmmaterialien sind **Spezialanstriche** (graphithaltige Wandbeschichtungen, die ähnlich wie übliche Anstriche verarbeitet werden und bei Mikrowellen eine Schutzwirkung über 99 % aufweisen), **Gardinenstoffe** vor den Fenstern oder als **Moskitonetz** um das ganze Bett herum, **Metallfolien, -tapeten, -gewebe, -netze** und **-vliese** für die Wände und den Dachaufbau, Drahtgeflechte und **Armierungsgewebe** für den Innen- und Außenputz und **Schutzglas** bzw. Schutzfolien für die Fensterscheiben. Allein mit solchen Einzelmaßnahmen oder diversen Kombinationsmöglichkeiten erreicht man in vielen Fällen sehr hohe Schirmeffekte von 99 bis 99,9 Prozent und manchmal sogar noch mehr. Wir können aus der praktischen Erfahrung die prozentualen Labormesswerte bestätigen, im Alltag fallen sie jedoch hier und da - je nach Situation - nicht ganz so optimal aus.

Eins steht fest: Abschirmmaßnahmen zeigen Erfolg. Erfolgreiche Fallbeispiele häufen sich, die Berichte von gesundheitlichen Verbesserungen nehmen zu. Es gibt inzwischen eine ganze Menge von Leuten, die ihren Schlafraum schirmten oder nur den Bettplatz mit Spezialstoffen, in die Metallfäden integriert sind und die aussehen wie normale Baumwolle, umgeben haben und endlich mal wieder ein- und durchschlafen konnten, wieder fit waren und ohne Kopfschmerz aufwachten.

Wir empfehlen die von außen in das Haus eindringenden Felder wenn möglich immer an der **äußersten Fläche** eines Gebäudes bzw. Raumes mit Schutzmaterialien abzufangen, damit sie gar nicht erst eintreten können, also beispielsweise an den zur Mobilfunkstation ausgerichteten Außenwänden und Fenstern. **Partielle** Schirmungen - z.B. nur des Bettes - können in Situationen sinnvoll sein, wenn die erste Option der Außenflächenschirmung nicht möglich ist. **Teilweise** Schutzmaßnahmen - z.B. nur von einer Wand - sind dann richtig, wenn sich die Feldquelle wirklich hinter dieser Wand - und nur hier - versteckt, z.B. der Router des WLAN-süchtigen Nachbarn. Oft sind ausgebaute Dachgeschosse - da Leichtbau - gute Eintrittspforten für den Wellensalat von draußen. Es sei denn, da ist Aluminiumfolie als Dampfbremse im Dachaufbau, die bremst nicht nur den Dampf, sondern auch den Funk.

Es ist manchmal eine baubiologische Kunst, das alles richtig zu erfassen und keine Fehler zu machen oder **voreilige Rückschlüsse** zu ziehen. Wenn der Nachbar nebenan während der baubiologischen Messung nur kurz mit seinem DECT telefoniert, ist das kein Grund für die voreilige Schirmung, denn das nächste Mal telefoniert er woanders, und seine dauerfunkende DECT-Basis steht in einem anderen Raum...

Die richtige **Auswahl** der schirmenden Materialien ist wichtig. Gehen wir mal davon aus, der Mobilfunk von außen schafft im Schlafraum 1000 Mikrowatt pro Quadratmeter (hoffentlich nicht, hoher Wert), dann reichen 90 bis 99 Prozent Abschirmung nicht, um auf anzustrebende unter 1 $\mu W/m^2$ zu kommen, denn 1000 minus 90-99 % wären immer noch 10-100 $\mu W/m^2$, zu viel für einen gesunden Schlafplatz. Hier müssten Materialien mit höherer Schirmdämpfung oder verschiedene Produkte in Kombination zum Einsatz kommen. So schnell geben wir nicht auf.

"Mein Handy tut's ja immer noch!" Die **Enttäuschung** ist den Kunden ins Gesicht geschrieben. Der ganze Abschirmaufwand hat wohl nichts gebracht? Der Anruf von draußen kommt ja trotzdem noch ins Haus. Doch, der Aufwand hat sehr viel gebracht, immerhin neunundneunzig Komma etwas Prozent, das reicht in den meisten Fällen zur biologischen Vorsorge, das reicht, um aus über 100 $\mu W/m^2$ unter 1 $\mu W/m^2$ zu machen. Aber das Handy braucht noch viel weniger, ihm reichen, wie Sie wissen, 0,001 $\mu W/m^2$ zur Funktion, oft sogar noch weniger, ein Hundertstel der ganz empfindlichen baubiologischen Richtwerte für Schlafbereiche. Deshalb, lassen Sie's ruhig bimmeln im abgeschirmten Haus, wir sind schließlich nicht technikfeindlich... Aber nicht drangehen, das Handy muss voll aufdrehen, maximale Feldbelastung.

Beachten Sie bitte, dass die **ungezielte prophylaktische** Abschirmung eine Feldsituation auch "verschlimmbessern" kann. Denn die meisten Materialien funktionieren ja über Reflexion. Stellen Sie sich vor, Sie beschichten guten Willens die Fenster eines Raumes mit speziellen Folien, um die Mikrowellen des sichtbaren Sendeturmes gegenüber zu reflektieren und so von Ihrem Raum fernzuhalten. Nun ist dieser sichtbare Sendeturm jedoch feldschwächer als Sie dachten, und eine Abschirmung wäre gar nicht nötig gewesen. Dafür gibt es eine für Sie unsichtbare Strahlenquelle auf der anderen Seite des Hauses. Die Felder dieser Quelle wirken in Ihr Haus ein und werden nun von den Folien am falschen Fenster ins Haus zurück reflektiert. Pech für Sie. Genauso muss bei Fenster-, Wand-, Dach- oder anderen Abschirmungen gewährleistet sein, dass Sie **im Haus** selbst **keinerlei Strahlenverursacher** haben, z.B. ein pausenlos funkendes DECT-Telefon (ab Seite 477) oder WLAN-Techniken (ab Seite 455), denn deren Wellen würden jetzt innerhalb der eigenen vier Wände gefangen gehalten und reflektiert. Nicht vergessen: Ein Material, das bei Mobilfunkmikrowellen um 2 Gigahertz solide 99,9 Prozent Reduzierung schafft, kann bei UKW-Radiowellen um 100 Megahertz ein Flop sein, herausgeworfenes Geld. Bei den meisten Sendern bekommt man die Felder durch gezielten Einsatz geeigneter Materialien gut in den Griff, bei einigen schwer, bei wenigen gar nicht. Ebenso nicht vergessen: Schirmmaterialien gegen Funk beeinflussen auch elektrische Wechselfelder von Kabeln und Geräten, vielleicht im Guten, vielleicht im Schlechten. Alle Abschirmmaßnahmen gehören in die Hände von Fachleuten, um optimale Effektivität, unnötige Kosten und solche Verschlimmbesserungen zu vermeiden.

Bedenken Sie, dass **Metallfolien** kein bisschen **atmungsaktiv**, sprich dampfdicht, sind. Das kann ungünstig werden für das Raumklima und bei Feuchteproblemen. Helfen Sie deshalb nach: **Perforieren** Sie z.B. die Alutapete auf der Wand gründlich mit einer Igelwalze; die macht tausende klitzekleine Löcherchen, welche die Dampfdiffusion nachhaltig verbessern, die Abschirmwirkung aber nicht verschlechtern.

Berücksichtigen Sie, dass der super schirmende Kalksandstein **KS-protect** durch den Eisenoxidzuschlag selbst **magnetisch** ist, das ist sein Nachteil, ein Meter Abstand zu Daueraufenthaltsplätzen ist angezeigt. Sein Vorteil ist die Strahlenreduzierung durch **Absorption**, das zu etwa 70 Prozent, er wandelt HF in dezente Wärme um, lässt Strahlung größtenteils richtig verschwinden, während andere Materialien zu 100 Prozent **reflektieren**, den Funk ablenken, aber nicht auflösen. Abschirmanstriche haben einen kleinen Absorptionsanteil von etwa 15 Prozent.

Nein, die **Erdung** der Materialien verbessert die **Abschirmwirkung** bei **Mikrowellen nicht**, bei den niederfrequenteren Radiowellen (Lang-, Mittel-, Kurzwelle) eventuell etwas. Sie ist aber in jedem Fall ergänzend sinnvoll, wenn es um die Ableitung der in Elektroinstallationen entstehenden elektrischen Felder geht, hierzu ab Seite 50. Wenn, dann überlassen Sie das Erden Fachkräften entsprechend den Regelwerken des VDE, auch wegen des vorgeschriebenen Personenschutzes.

Es wird oft nach **Nebenwirkungen** von Abschirmungen gefragt. Was ist mit natürlichen Feldern? Gehen die verloren? Keiner weiß es genau.

Sicherlich fehlen drinnen einige natürliche Komponenten, das gilt aber für massive Gebäude genau so wie für abgeschirmte. Ich habe bisher keine Nachteile erlebt, weder bei mir noch bei unseren teilweise sensiblen Kunden, ich halte sie für unwahrscheinlich. Jede Höhle, jedes Iglu, jeder Souterrain, jede Burg, jedes Lehmhaus mit Grasdach ist ein gegen Mikrowellen abgeschirmtes Gebäude. So holen wir nur etwas nach, machen aus einem ungeschützten Dachgeschoss ein geschütztes Erdgeschoss, aus einem Gipshaus ein Steinhaus, aus Leichtbau Massivbau. Die meisten Gebäude sind schon gut geschirmt: durch Metallfolien in Dach, Böden und Wänden, dicke Außenwände, Metalldächer, Wärmeschutzscheiben. Außerdem muss bei allen Abwägungen der angestrebte Nutzen gesehen werden. Viel mehr hierzu auch ab Seite 60.

Bitte nicht vergessen: Wer ungestörte Natur will, Sauerstoff, Luftionen, Luftelektrizität, UV-Licht, Sonne, eine frische Brise..., der muss ab und zu raus aus dem Haus und rein in die ungestörte Natur. Natur ist nicht ersetzbar! Vielleicht sollte ich das auch befolgen, sitze ich doch schon wieder ein paar tausend Stunden auf dem Allerwertesten und starre auf den PC-Monitor, nur um dieses Buch zu überarbeiten... Bis gleich!

Da bin ich wieder. Beim Spazierengehen im Park fiel mir noch ein: Jeder umbaute Raum nimmt der Natur etwas, auch das beste Bio-Blockhaus, selbst ein Pappkarton. Auch im Pappkarton gibt es nahezu keine Luftelektrizität oder andere natürlich-elektrischen Einflüsse mehr. Und die ganz wesentlichen natürlichen Einflüsse, die niemals gestört, verzerrt, verändert, reduziert werden sollten, wie beispielsweise das Erdmagnetfeld, werden von den Abschirmungen gar nicht tangiert.

Mir fiel auch noch ein: Abschirmungen sind **steuerlich absetzbar**, so das Finanzgericht Köln im April 2012 (10 K 290/11).

Ausweichen...

Oft hilft **Ausweichen**. Nur ein Meter **Bettverstellung** reicht manchmal, um von 100 Prozent Funkbelastung auf 5 Prozent zu kommen, je nachdem wie sich die von draußen eindringende Strahlung im Raum ausbreitet, verteilt, konzentriert oder von Flächen und Gegenständen aufgenommen und reflektiert wird. Ein **Raum-** oder **Etagenwechsel** von vorne (Sichtkontakt zum Sender) nach hinten (ohne Sichtkontakt) oder von oben (Dachgeschoss) nach unten (Erdgeschoss) ist oft der Bringer. **Spiegel** oder spiegelnde Flächen im Raum sind meist ungünstig, da sich Mikrowellen wie Licht ablenken, reflektieren, spiegeln lassen.

In fünf Fällen ist es uns mit Hilfe der Betreiber gelungen, die **Hauptstrahlrichtung** einer Sektorantenne vom betroffenen Haus **weg** zu drehen. Nur durch ein simples Verstellen der Antenne um 20 bis 40 Grad nach links oder rechts kamen wir auf eine Reduzierung von immerhin über 95 Prozent. Manchmal sind Betreiber stur, siehe Seite 331.

Federkern, Kleidung, Bettwäsche - bitte nicht zu nah

Mikrowellen gehen gern in Resonanz mit leitfähigen, metallenen Gegenständen, werden von ihnen antennenartig angezogen, aufgenommen, besonders wenn sie nur wenige Zentimeter lang sind, etwa 5 bis 50 cm. Uhrenarmbänder, Kettchen, Brillengestelle, Haarspangen, Zahnspangen, Ohrringe, Piercings, Bügel-BHs, Kupferspiralen zur Empfängnisverhütung..., alles gute Antennen für den Mikrowellensmog.

Im Bett sind es die Metall-**Federkerne** in den gleichnamigen Matratzen, welche die Mikrowellen aus ihrer Umgebung anziehend finden, 200 "Antennen" und mehr unter dem Körper, jede Nacht, jahrelang. Es lohnt sich, auch diesen auszuweichen, sofern Funkprobleme vorliegen. Vermeiden Sie in der nächtlichen Regenerationsphase im Bett und in der unmittelbaren Bett- bzw. Körperumgebung möglichst alle Metalle.

Sorgen Sie dafür, dass die leitfähigen, meist aus Metall gefertigten Abschirmmaterialien nicht allzu **nah am Körper** platziert werden. Einige Zentimeter, besser noch ein paar Dezimeter Distanz sind sinnvoll. Das gilt auch für diese gern zu Moskitonetzen und Himmeln verarbeiteten Spezialstoffe, mit denen ein Bettplatz verkleidet wird. Oder für die leitfähigen Abschirmdecken, auf der Matratze direkt unter oder als Zudecke auf dem Körper. Solche Materialien ziehen den "Elektrodreck" erst einmal an, bevor sie ihn reflektieren oder ableiten. Ein bisschen Abstand kann nicht schaden. Bitte wickeln Sie sich nachts nicht in Alufolie, Abschirmgewebe oder mit Metallfäden versehene Tücher ein, vermeiden Sie Körperkontakt mit solchen Materialien. Erden Sie sich nicht (Seiten 52 bis 54). All das zieht die Felder, die wir nicht wollen, in vielen Fällen noch mehr an. Mehr über das wichtige Thema Abschirmdecken und -bettwäsche, bei dem man viel falsch machen kann, ab Seite 281.

Pfiffige Geschäftsleute nutzen die Angst vor dem Funksmog und verkaufen **Abschirmkleidung** für den Körper. So gibt's von Abschirmmützen und -unterhosen bis Abschirm-BHs so ziemlich alles. Für Arbeiter an eingeschalteten Radar- und Funkanlagen ist eine solche Schutzkleidung sinnvoll, aber nur, wenn sie den gesamten Körper abdeckt, wie ein Imker beim Arbeiten am Bienenstock. Partielle Körperabschirmungen sind meist sinnlos, verschlimmern unter Umständen sogar eine Situation. Beispiel Abschirm-BH: Kommt die Handystrahlung von vorn, dann schützt er zumindest diesen eng begrenzten Bereich, kommt sie von hinten, dann reflektiert der BH die Strahlung genau dahin, wo wir Sie nicht haben wollen. Beispiel Abschirm-Käppi: Mit dem Handy am Ohr reflektiert der ganze Wellensalat nun noch direkter ins Hirn.

Weitere **Schutz-** und **Sanierungshinweise** zum Thema Funkwellen finden Sie auf den Seiten 263 ff. und 291 ff. (Handys), 472 ff. (WLAN), 504 ff. und 514 ff. (DECT), 616 ff. (Smart-Meter und andere Smart-Funktechniken) und 561 ff. (weitere Hinweise, sonstiger Funk).

Neue Dimension der Übergriffigkeit

Wir leben in einer verrückt verfunkten Zeit, und es sieht nicht so aus als würde es bald besser, im Gegenteil. Deshalb empfehle ich (hätte ich vor einigen Jahren nicht gedacht, dass ich das jemals empfehlen würde): Beim Neubau immer an einen potenten **Schutz des ganzen Hauses** gegen elektromagnetische Felder denken und in die Planung und Ausführung integrieren. Die Außenwände und das Dach abschirmen, rundum, vorsichtshalber. Dann sind Sie schon mal sicher(er) gegen all die Mikrowellen der vielen Funkstationen von draußen. Im Falle eines Reihenhauses: an die Nachbarn links und rechts denken, machen Sie dicht. Im Falle eines Mehrfamilienhauses: an alle Nachbarn denken, oben, unten, links, rechts, schützen Sie zumindest den Schlafraum. Es gibt so viele Möglichkeiten: Anstriche, Folien, Gewebe, Vliese, Gitter, Stoffe, Gipsplatten, Putze, Tapeten... Und werden die beim Neubau, Umbau, der Renovierung integriert, ist es einfacher, praktischer und nicht so teuer.

Sie wissen wahrlich nicht, was noch alles kommen mag, von draußen, von den Nachbarn, von Mitmietern, aus dem Weltraum. Es ist schon genug da, viel zu viel. Bewahren Sie sich eine Möglichkeit der Erholung, der Regeneration, des gesunden Schlafs. Zu Hause haben Sie es in der Hand, können Sie es umsetzen. Zu Hause ist es besonders wichtig. Schaffen Sie sich einen Schutz vor den Verrückten dieser Welt.

Das brauche ich wohl nicht noch mal zu sagen: Im eigenen Haus kein Funk, schon gar kein Dauerfunk: WLAN (kommt gleich), DECT (kommt ab Seite 477), Smart Meter, Smart Home, alles Smart (kommt ab Seite 595). Schon gar nicht, wenn Abschirmungen durchgeführt wurden.

Vor gerade mal 20 Jahren war das alles anders. Da gab es noch keine Funkprobleme seitens der Nachbarn, keine dauerstrahlenden DECT-Telefone und ebenso dauerstrahlenden WLAN-Router, und nur ganz wenig von draußen, noch gar kein digitaler Mobilfunk, kein D-Netz, kein E-Netz, kein UMTS, LTE, WiMAX, TETRA... Richtig explodiert ist das alles erst in den vergangenen zehn Jahren. In nur zehn Jahren Milliarden neue Funkquellen draußen wie drinnen, unglaublich.

Vor 20 Jahren war jedes Problem des Nachbarn seins und nicht Ihres. Sei es, dass er seine Balken im Wohnzimmer immer wieder mit Holzschutzmitteln pinseln musste und sich so vergiftete, sei es, dass seine Schränke vor Formaldehyd strotzten oder der schwarze Schimmel an der Schlafzimmerwand immer größer wurde, sei es, dass er sich mit seinem Heizkissen unter Spannung setzte...: alles sein Problem. Das kam nicht bis zu Ihnen, das machte an der Nachbarwand halt. Hierfür sind schützende Wände da. Die nutzen beim Funk aber oft nicht viel. Dank Funk wird nun Nachbars Stress zu Ihrem Stress, ohne zu fragen, ohne Ahnung, ohne Rücksicht. Nun überschreitet der Nachbar seine Grenze, sein Elektrosmog pfeift eins auf Wände und belastet Sie mit.

Das ist neu: Der Funk schafft was, was alle anderen Umweltstressfaktoren nicht schaffen, von dem neurotisch kläffenden Hund nebenan mal abgesehen. Mit dem Funk kommt eine ganz neue Dimension der Übergriffigkeit in die Privatsphäre. Das gilt nicht nur für Nachbarn, das gilt genauso für die Mikrowellen der Mobilfunkmasten, sie treten einfach ein, mehr oder minder, ohne anzuklopfen. Von wegen: "Die Wohnung ist unverletzlich, die Wohnung ist unantastbar", wie es das Grundgesetz will. Sie können die Türen zusperren und die Wohnung gegen unerwünschten Besuch sichern. Sie können die Fenster schließen, wenn's draußen lärmt wegen der Baustelle oder stinkt wegen eines Brandes. Sie können die Vorhänge zuziehen und neugierige Blicke oder das Flimmern der Straßenlaterne abwehren. Ein Haus schützt. So sollte es sein. Es schützt aber nicht, wenn es draußen oder nebenan funkt, besonders schlecht, wenn es alte Fenster hat, wenn es Leichtbauweise ist, wenn die Basisstation, der Funkturm oder das Radar zu stark in Ihre Richtung strahlen, wenn DECT-Telefone und WLAN-Router zu nah hinter Nachbars Wand stehen, wenn... Dann können Sie nicht mehr nach Hause kommen, Türe schließen, Schluppen anziehen und sich entspannen. Deshalb oft der einzige Weg: schirmen. Ihr Haus, Ihre Wohnung ist Ihre Schutzburg, Ihre Sicherheit. Ein Schutz gegen Lärm, Kälte, Hitze, Sturm, Einbrecher... ist selbstverständlich. Gegen Elektrosmog nicht?

Drinnen geht's weiter - gepulst

Als hätten wir nicht schon genug Funkbelastungen von draußen, ständig zunehmend, kein Ende in Sicht. Oft noch schlimmer, noch feldintensiver, da in Körpernähe platziert, sind die neuen Belastungen der strahlenden Technologien in den Häusern selbst, **Indoor-Versorgung** genannt, schnurlose Systeme für den PC, das Internet, die Telefonitis. Die kleinen Brüder der großen Mobilfunksysteme, die "Sendemasten" mitten in unseren Wohn-, Schlaf- und Arbeitszimmern, klein aber gemein. Ganz so Indoor sind die Systeme selten, sie expandieren gern in die Umgebung, in Nachbarhäuser, bis 200 Meter weit.

Es geht um **Wireless-LAN**, das funkbetriebene Kleinnetzwerk für den schnellen und drahtlosen Internetzugang. Es geht um **DECT-Telefone** für Gespräche im Haus, im Garten, im Hobbykeller, am Arbeitsplatz, ohne lästiges Stolpern über Kabel. Oder um **Bluetooth** für die Funkverbindung von PCs mit der Peripherie, von Handys zum Notebook. Es geht um **Babyphone** und Spielzeug und allerlei weitere Unnötigkeiten.

Indoor ist das Zauberwort, bloß kein Kabel mehr, alles per Funk. Das ist modern, aber in so vielen Fällen auch feldintensiv, ganz oft **noch feldintensiver als der Mobilfunk von draußen**. Wie oft messen wir auch heute noch von Funkstationen der Umgebung erfreulich gering betroffene Häuser, wenn da nicht diese unaufhörlich strahlenden DECT-Telefone und DECT-Babyphone im Hause selbst wären und das ebenso permanent aktive WLAN in Access-Points, Routern und Computern.

Wireless-LAN, der kleine Mobilfunkbruder

Wireless-LAN (Wireless Local Area Network), kurz **WLAN** genannt, ist ein drahtloses lokales Netzwerk, welches hauptsächlich dem **Internetzugang** und der **Datenübertragung** für stationäre **Computer** und tragbare **Notebooks**, Palmtops, iPads, PDAs, Smartphones... dient. Das hat WLAN mit LTE oder WiMAX gemein: der drahtlose Weg ins weltweite Netz. Deshalb nennt man WLAN auch den kleinen Bruder von WiMAX. WLAN vernetzt zudem mehrere PCs und deren Peripheriegeräte (Drucker, Scanner...) untereinander. Es kann mit WLAN-fähigen Handys und Schnurlosen außerdem über das Internet telefoniert werden.

Es gibt kleine Basisstationen für drinnen im Haus oder draußen im Freien, die bei WLAN **Access-Points** und **Router** heißen und so genannte **Hotspots** mit Funk versorgen, das sind lokal begrenzte Bereiche von einigen zehn bis wenigen hundert Metern. Die kleinen eckigen oder runden Plastikgehäuse mit ihren meist zwei Antennen verstecken sich drinnen in Fluren und Zwischendecken, auf und hinter Schreibtischen, an Wände und Schränke montiert, manchmal gar unter Betten, Hauptsache in der Nähe einer Telefondose. Es gibt sie auch integriert in unscheinbare Adapter für die Steckdosen oder als Verstärker und Repeater. Mehr und mehr ziehen WLAN-Techniken in Bürogeräte wie Drucker, Kopierer, Scanner ein, in DVD-Player, Stereoanlagen, Fernseher und Heimkinos, in Digitalkameras, Alarmanlagen und Überwachungskameras, in Wetterstationen, Sportgeräte und medizinische Geräte wie Blutdruckmesser und Babymonitore, in Küchengeräte wie Herde und Waschmaschinen. Das alles um per Smartphone den Waschgang aus der Ferne programmieren, Fotos übertragen, Fernsehsendungen aufnehmen, Alarm aktivieren und Daten auf den PC schaufeln zu können. WLAN gibt es sogar in Personenwaagen, zur direkten Übermittlung Ihres Body-Mass-Index in eine Computertabelle. Oft weiß man überhaupt nicht, ob in dem Gehäuse, Gerät, Adapter nun WLAN drin ist oder nicht. Es gibt zudem **Funkkarten**, kleine Einschubkarten, und **USB-Sticks** für PCs, Notebooks und Organizer, die den kabelunabhängigen Datentransfer zur WLAN-Basis ermöglichen. Draußen ist der wetterfesten Technik jeder Platz recht: an Fassaden, Laternen, in Nischen, Erkern, unter Dächern, hinter Verkleidungen (siehe auch Seite 420).

Die Hersteller werben heftig für den ganz privaten World-Wide-Web-Einstieg per WLAN oder - wie es auch genannt wird - **WiFi** (Wireless Fidelity) bzw. **HomeRF**. Der Markt boomt. Billige WLAN-Sender gibt's überall, im Elektronikmarkt, bei Aldi, Lidl, Plus... Damit man allerorten kabellos ins Internet kann, beim Babysitten im Nachbarhaus, zu Hause auf der Couch, im Bett, auf dem Klo. Die totale schnurlose Vernetzung von Computern und Internet ist drinnen wie draußen im vollen Gange.

Wireless-LAN kam Ende 2002. Drei Jahre später verfügten bereits 10 Prozent aller Haushalte über ein solches Heimnetzwerk, heute sind es um die 50 Prozent. In Deutschland gibt es aktuell **15.000** öffentliche WLAN-**Hotspots**, weltweit sind es 1,3 Millionen, die Zahl soll sich bis 2015 mehr als vervierfachen. Werbestrategen machen klar, dass die drahtlose Kommunikation in Privaträumen und Büros eine praktische Alternative zum Kabelverlegen ist, z.B. auch bei ISDN-Anlagen, um in alle Räumlichkeiten eines Hauses zu kommen, das ohne Wandschlitze und ohne Dreck. Ist es ja auch, praktisch, aber nicht ungefährlich.

Nicht nur zu Hause: Wer als **Wirt** oder **Hotelier** seinen Gästen in der Kneipe oder im Schlafgemach den unkomplizierten und schnellen Internetzugang ermöglichen will, kein Problem, für unter 100 Euro bekommt man seine eigene Basisstation, genehmigungsfrei. Die meisten Hotels, Gästehäuser und Restaurants haben es inzwischen, sie werben damit. Wer erholt ohne Mikrowellengepulse übernachten will, muss schon länger suchen. Access-Points in **Universitäten** und **Schulen** zur Vernetzung mehrerer PCs untereinander werden zunehmend beliebter.

Mittlerweile sind solche Hotspots häufig anzutreffen: Werksgelände, Bürokomplexe, Ämter, Restaurants, Cafes, Krankenhäuser, Kurkliniken, Bibliotheken. Lufthansa bietet auf Langstreckenflügen WLAN-Internet an Bord. Mercedes, BMW, Audi... in Neuwagen. Wie habe ich es auf der Fahrt nach München bisher nur ohne Internet ausgehalten? Internetradio per WLAN: 10.000 Sender stehen zur Verfügung. Was habe ich mit meinen schlappen 100 Sendern nur alles verpasst? Die WLAN-Technik explodiert: ganze Innenstadtbereiche, Einkaufsmeilen, Geschäftszentren, Bahnhöfe, Flughäfen, Messen, Stadien, Freibäder, Strände... Man will mit dem Notebook und Smartphone überall surfen, Mails schicken und nach dem Klick mit der Kamera das Bild direkt in Facebook stellen, beim Kaffee an der Düsseldorfer Rheinpromenade, beim Weißbier im Englischen Garten, im Bahnhof zur Überbrückung der Zugverspätungen oder während der zwei Stunden Kochwäsche im Waschsalon.

Von dem Moment an, wo Sie Ihren neuen WLAN-Access-Point in die Steckdose stecken, **funkt er los**, ununterbrochen, egal, ob es Daten zu übertragen gibt, ob die Funkfunktion überhaupt gefragt ist. Damit haben wir den nächsten **Dauerstrahler**, wieder neue Mikrowellen nonstop, neue Pulse nonstop, eine permanente elektromagnetische Belastung, bei Ihnen im Zimmer, im Nebenzimmer, im Haus, beim Nachbarn. Es sei denn, der Access-Point bzw. Router hat so ein kleines - oft recht versteckstes - Ein-Aus-Schalterchen am Gehäuse, dann haben Sie es in der Hand. Ähnliches gilt für den WLAN-Funk im PC: Notebook gestartet, los geht die Bestrahlung zig Meter weit. Nun habe ich den Stress vom Router und vom Notebook. Es sei denn, das Notebook hat diesen Minischalter, mit dem ich WLAN zumindest bei Nichtnutzung deaktivieren kann. Oft muss man sich kompliziert durch die Software fummeln, um per Mausklick der Strahlenbelastung ein Ende zu bereiten. Und das alles nur, um ein oder ein paar Meter Kabel zu sparen. Hinzu kommen - Unheil nimm Deinen Lauf - die niederfrequenten elektrischen (ab Seite 19) und magnetischen (ab Seite 84) Felder, welche im Umkreis von gut einem Meter noch mehr Elektrostress liefern.

Stellen Sie sich vor: Sie kaufen ein Notebook oder einen anderen PC. WLAN ist drin, serienmäßig, heute immer. Aber Sie wollen gar nicht im Internet surfen, zumindest nicht ständig, oder tun das per Kabel, haben gar keinen Access-Point, weil sie ihn nicht brauchen. Was Sie nicht wissen, sehen, riechen, schmecken: Die Strahlung ist trotzdem da, allein schon deshalb, weil das arme Notebook oder der verwirrte PC nun ständig nach seiner Basis, dem Access-Point, den es nicht gibt, sucht. Hierfür emittieren sie Signale mit voller WLAN-Leistung, nonstop oder jede halbe Sekunde, jede Sekunde, alle 2, 10 oder 30 Sekunden, von Gerät zu Gerät unterschiedlich. Oder Sie haben einen Router für Ihre Kabelverbindung zur Telefondose und somit den Zugang zum weltweiten Netz ohne Funk. So ein Router - von der Telekom Speedport genannt - bietet meist aber auch den drahtlosen Funkzugang namens WLAN (unabhängig davon, ob Sie ihn nutzen), und der ist werksseitig aktiviert, und Sie finden das Knöpfchen zum Ausschalten nicht oder er hat keins: Dauerstrahlung ohne Sinn und Nutzen. Die gleiche Frage wie beim DECT-Telefon (ab Seite 477): Warum werden solche Sender nicht erst dann aktiv, wenn es was zu tun gibt, für die begrenzte Zeit des Internetkontaktes, und schalten automatisch ab, wenn der Funk nicht gebraucht wird? Das wäre doch möglich. Wo ist die Intelligenz, wo das Hirn der Entwicklungsingenieure geblieben?

WLAN arbeitet mit **gepulsten Mikrowellen,** mal wieder. Wenn die Basisstationen, die Access-Points, in die Steckdose gesteckt oder die PCs eingeschaltet werden, kommt bei allen von uns überprüften Modellen ein Puls von **10 Hertz**, ständig. Während der Datenübermittlung, beim Einloggen oder wenn sich PC und Basis suchen, sind weitere Pulse um 50 bis 500 Hz zu finden. Zuerst wurden Trägerfrequenzen von **2,4 bis 2,48 Gigahertz** bei einer Leistung von **100 Milliwatt** zugelassen. Später kamen höhere bei **5,1 bis 5,8 GHz** hinzu, die dürfen bis **200 mW**, teilweise auch bis **1 Watt**. Die Technik funktioniert sehr breitbandig - bis **20 Megahertz**. Die Access-Points lassen sich mit externen Antennen bestücken, meistens Sektorantennen mit ausgeprägten Richtwirkungen und hohen Antennengewinnen, um die WLAN-Strahlung steigern, "tunen" und gezielt ausrichten zu können.

Erste WLAN-Messwerte, erste WLAN-Fälle

Mein Mitarbeiter Dr. Manfred Mierau kümmerte sich im Auftrag von Öko-Test zweimal in ausführlichen Messreihen um die WLAN-Technik: Er überprüfte **Hotspots** quer durch Deutschland, im Lindner-Hotel am Düsseldorfer Flughafen, auf dem Aachener Marktplatz, in den Unis Münster und Göttingen und in den Wartehallen des Münchener Flughafens. Und er untersuchte verschiedene **Access-Point-Modelle,** Router und WLAN-Standards auf ihre Strahlungsstärke und -art.

Im Münchner **Franz-Josef-Strauß-Flughafen** waren es zwei WLAN-Systeme, ein innerbetriebliches mit etwa 50 Sendern für die **Gepäckabfertigung** und -verteilung und ein öffentliches mit weiteren etwa 20 Sendern für die **Passagiere** in den Wartehallen, Gängen und Lounges. In Wartehalle D befanden sich die Sektorantennen beider Systeme nebeneinander, hier unsere Messergebnisse: In **50 m** Abstand zu den beiden WLAN-Basisstationen, den Access-Points, waren es **20 Mikrowatt pro Quadratmeter**, in 20 m 80 µW/m², in 10 m 320 µW/m² und in **2 m 4200 µW/m²**. Durch die Richtwirkung der Antennen können enorme Spannbreiten bei den Feldstärken auftreten. Die Entfernung allein sagt deshalb nicht viel über die Strahlenbelastung aus, die Position der Antennen und die Frage nach deren Hauptstrahlrichtung sind entscheidend.

Im Münchner Flughafen gibt es in den Wartehallen neben den WLAN-Netzen auch **Mobilfunkantennen** über den Köpfen der Passagiere. Da setzt man sich bei einigen **100.000 µW/m²** bereits hoher Strahlung aus.

Hier einige der Ergebnisse unserer weiteren Messungen, immer bezogen auf Abstände zu den öffentlichen **Access-Points**, die dem Alltag entsprachen, wo sich Menschen teilweise über längere Zeit aufhalten: **Aachen**, Marktplatz: 10 m 7 µW/m², 20 m 4 µW/m², 50 m < 0,1 µW/m². **Düsseldorf**, Lindner-Hotel: Bettbereiche 0,1-3 µW/m², Konferenzraum 95-1150 µW/m², Rezeption 13 µW/m². **Göttingen**: Universitäts-Campus 1 µW/m², Juristische Bibliothek 610-23.000 µW/m², Paulinerkirche 25 m < 0,1-440 µW/m² (teils durch mehrere dicke Wände geschützt). **Münster**, Universität/Schloss: Foyer 13-51 µW/m², Garten 0,1 µW/m², Aula 100 µW/m², Keller 320-1300 µW/m², Hauptbibliothek 5900 µW/m².

Es treten in einigen Metern Abstand zu den WLAN-Access-Points vergleichbare Feldstärken wie in einigen zig bis hundert Metern um Mobilfunkstationen herum auf. Ohne schützende Baumasse können bis in **50 m** Entfernung Strahlungsintensitäten von **5 µW/m²** zu finden sein, bei gerichteten Sektorantennen noch mehr. Eine massive **Steinwand** dämpft bei **2,4 GHz** um **75 Prozent**, bei **5 GHz** um **95 Prozent**. Das Resümee von Öko-Test: "Im Vergleich zu Mobilfunkantennen oder DECT-Telefonen ist die Strahlungsbelastung in WLAN-Hotspots zwar geringer, aber an ungünstigen Standorten immer noch zu hoch. Sie nimmt mit Abstand zur Antenne rapide ab. Aus gesundheitlicher Sicht sollten sich Menschen möglichst weit von solchen Quellen fern halten."

Im Freien fällt die Strahlung der umliegenden Mobilfunksender oft höher aus als die durch WLAN. Beispiel **Aachener Marktplatz**: Mein Kollege Dr. Manfred Mierau fand in zehn Meter Abstand zu öffentlichen **WLAN-Access-Points** mit **7 µW/m²** viel niedrigere Werte als das **D-Netz** mit **1200 µW/m²** und **E-Netz** mit **120 µW/m²**. Sogar die aus den Häusern kommenden Felder der schnurlosen **DECT-Telefone** waren mit **18 µW/m²** noch stärker als das WLAN im Hotspot draußen. Ähnlich meine Messungen auf dem **Neusser Marktplatz** und **Hauptstraßenzug**, alles reichlich abgedeckt mit Mobilfunk und öffentlichem WLAN. Dominierend der Mobilfunk z.b. vom Dach der Volksbank, des Kaufhof, im Meererhof, auf dem Büchel, auf der Neustraße, Ober-, Krefelder-, Hafenstraße. Auffällig auch die vielen kleinen WLAN-Sender, z.B. am Rathaus. Ganz verblüffend: Die Mikrowellen der so zahlreichen **privaten DECT-** und WLAN-Stationen in den Wohn- und Bürohäusern bzw. Geschäften und Cafés, die draußen auf der Straße ankamen, waren meist noch heftiger als die **öffentlichen**. So auch in Düsseldorf und Köln: WLAN aus den Häusern teilweise stärker als WLAN-Hotspots der Stadt.

Drinnen sieht es noch bedenklicher aus. Im Kinderzimmer eines **Essener Architekten** lag der nimmermüde WLAN-Sender auf dem Schreibtisch der Tochter, **ein Meter** neben dem Kinderbett (weil hier die Telefondose erreichbar war). Ich fand in ihrem Schlafbereich **7500 µW/m²**. Ging ich näher an den unscheinbaren Access-Point heran, so offenbarten sich folgende Strahlungsstärken: in etwa 10 cm 880.000 µW/m², in 20 cm 260.000 µW/m² und 50 cm 36.000 µW/m². Ging ich weiter weg: 2 m 2000 µW/m², 3 m 1000 µW/m² und 5 m 300 µW/m². Ich konnte die WLAN-Quelle noch vier Zimmer weiter im Elternschlafzimmer orten. Der Architekt, seine Frau und die 14-jährige Tochter fragten verblüfft: "Wie, der sendet immer? Warum?" Das frage ich mich auch.

Bei dem **Düsseldorfer Fotodesigner** lag der WLAN-Kasten unter dem Schreibtisch. Den **Unterleib** erreichten permanente **10.000 µW/m²**, den **Kopf 1500 µW/m²**. Auch er war überrascht über die Feldintensitäten und besonders, dass dies Teil ständig strahlt. Auf meine Frage, wie oft er ins Internet gehe oder Mails und Daten drahtlos per PC verschicke, seine zornige Antwort: "Nur alle paar Tage, manchmal eine Woche gar nicht, und dafür ständig die Felder?" Jawoll.

Eine **Doppelhaushälfte** in **Neuss**. Das Ehepaar schlief seit Monaten miserabel, hatte eine Latte von Beschwerden. Das Kopfende des Bettes befindet sich an der Nachbarwand. Der Nachbar hat dort seinen Arbeitsraum, und ein WLAN-Point hängt kaum sichtbar an der Wand, nur ein Meter vom Bett hinter der trennenden Mauer entfernt. Durch die dicke Ziegelsteinmauer hindurch messe ich riskante **1000 µW/m²**. Der informierte Nachbar fiel aus allen Wolken, wusste er nicht mal was von seinem WLAN-Dauerbrenner: Der Elektriker hat den Auftrag nach einem Internetanschluss umgesetzt, sich die lästige Kabelverlegung gespart und das Funkgerät an diese Stelle hinter ein Regal montiert. Der Sender kam weg, und die Nachbarn konnten wieder schlafen. Genauso in **Hilden**: "Nein, wir haben kein Funkgerät im Haus." Bis wir es dem überraschten Hausherrn präsentierten, im Flur, hinter der Kommode.

Die von uns für Öko-Test gemessenen Strahlungsstärken an **acht Laptops** bzw. Notebooks fallen durch die Körpernähe zu den integrierten WLAN-Funkkarten **kritisch** aus: In den üblichen **Arbeitsabständen** von **20 bis 30 cm 100.000 µW/m²**, manchmal mehr, an den Händen auf der

Tastatur noch viel mehr, in **1 m** bis **10.000 µW/m²**. Die Unsitte: Notebook auf dem Schoß, direkter Körperkontakt, **Millionen µW/m²** (!) nahe Prostata, Hoden, Gebärmutter, Eierstock, Blase. Bitte Vorsicht! Mehr über Notebooks und WLAN auf den Seiten 238, 288 bis 289 und ab 563.

Stolz verkündet es die Lokalzeitung im Januar 2004: Das Neusser Lukas-Krankenhaus ist als eines der ersten bereits verWLANt. Nun können die Patienten mit ihren Notebooks vom Krankenbett drahtlos in die Internetwelt. Andere folgen, im Juni die Rehaklinik für Herz- und Kreislauferkrankungen im bayerischen Lauterbach. In den Jahren danach: ganz viele Kliniken. Gute Besserung!

Mitten im WLAN-Takt: Gehirn, Wohlbefinden, Meditation

Wissenschaftler, Ärzte, Verbraucherschützer... raufen sich die Haare: "Hört das denn gar nicht mehr auf?" Gemeint ist die vor 20 Jahren mit dem D-Netz eingeläutete und nun dank UMTS, WiMAX, WLAN und anderen neuen Funktechniken explodierende Mikrowellenbelastung bis in die letzten Winkel unserer Lebensräume. Nein, es hört nicht auf.

Mediziner mahnen, da Wireless-LAN sich einer besonders **niedrigen Pulsfrequenz** von **10 Hertz** bedient. Die ist wesentlichen **körpereigenen** Abläufen sehr **ähnlich**, und deshalb seien gerade bei dieser Technik "biologische Probleme vorprogrammiert". 10 Hz, die kritischste aller bislang für die Funktechnik eingesetzten Pulsfrequenzen? **Neurologen** schlagen Alarm: "Unsere menschlichen **Gehirnströme** funktionieren mit den gleichen Frequenzen, das Gehirn ist empfindlich, bitte keine Störungen mit solchen viel stärkeren technischen Signalen!"

Bei den mit einem EEG messbaren Hirnstromwellen (siehe auch Seiten 204 bis 212) geht es um Delta- (1-3 Hz), Theta- (4-7 Hz), Alpha- (8-12 Hz) und Betawellen (13-30 Hz). WLANs nervender 10-Hz-Takt liegt mitten im Bereich der **Alphawellen**. Alphawellen stehen für den Grundrhythmus des Gehirns, für Wohlempfinden, Entspannung, Heilung, Ausgeglichenheit, Zuversicht, Integration, Zentrierung, auch für die erste wichtige Schlafphase. Was hier via WLAN-Frequenz elektromagnetisch in den Körper einhämmert, kennen wir z.B. vom Schall: der Presslufthammer, oder vom Licht: der Stroboskopblitz. Mal wieder: Volltreffer.

Alphawellen sind zudem das Tor zur Meditation, zum erweiterten Bewusstsein, zur Selbsterfahrung, tiefen Gelöstheit und Hingabe, zum Yoga, Zazen im Zen-Buddhismus und Superlearning, zu geistigem Wachstum und Mentaltechniken wie Silva-Mind-Control, zur Transzendenz und Transformation. Da wundern sich die Meditierer, dass es mit dem In-sich-gehen, Loslassen, Selbsterkennen... nicht so recht klappen will. Sie sollten vielleicht mal das WLAN im Meditationsraum, im Nachbarraum, im Haus ausschalten. Die Meditationszentren, Yoga-Studios und Institute für spirituelle Therapie, die ich kenne, haben alle WLAN.

Sind wir gesund und stressfrei, haben wir eine hohe Alpha-Aktivität. Fehlt sie, ist das ein erstes Signal für Anspannung, Sorge, gestörte Gehirnfunktion und Krankheit. Alpha ist übrigens auch der Bereich der irdischen **Schumann-Resonanzfrequenz** (Seiten 61, 187 und 743), die sich auf alles Leben auswirkt und zur sensiblen "Software" der Natur gehört. Eine ganze Menge guter Gründe auf WLAN konsequent zu verzichten.

Prof. Gerard J. Hyland, Physiker der britischen University of Warwick, über gepulste Signale: "Ein Beispiel menschlicher Verwundbarkeit gegenüber gepulsten Einflüssen ist die Möglichkeit, durch einen getakteten Stroboskopblitz epileptische Anfälle auszulösen. Hierbei ist es nicht die Intensität des Lichtes, also die Menge der vom Licht absorbierten Energie (Vergleich zum elektromagnetischen Feld: thermischer Effekt), es ist vielmehr die dem Gehirn durch das fortwährende und regelmäßige Blitzen auf einer Frequenz übermittelte Information, sprich der optische Reiz (Vergleich: nichtthermischer Effekt), der den Anfall verursacht. Diese Information erkennt und tangiert das Gehirn, weil sie der gehirneigenen Frequenz entspricht oder ähnlich ist."

Warnung vor WLAN

Kaum war WLAN da, gab es die ersten Klagen und Kritiken. Ein paar Jahre und mehrere Millionen WLAN-Hotspots später überschlagen sich die **Negativmeldungen**. Warnung vor WLAN, nicht nur von den Kritikern, besonders auch von Ländern, Ministerien, Behörden, Strahlenschutzämtern, Ärztekammern, der EU-Agentur, Wissenschaftlern. Und Millionen WLAN-Käufer und WLAN-Nutzer hören es nicht - nicht mal die eindringlichen Mahnungen der Offiziellen, die sich sonst so gern zurückhalten - und stressen sich, gehen unkalkulierbare Risiken ein, im Namen von Fortschritt und als Folge von Uninformiertheit.

Das Verbraucherschutz- und Umweltministerium Nordrhein-Westfalen in der 60-seitigen Broschüre "WLAN und andere Funktechnologien im privaten Umfeld" im Januar 2012: "Schalten Sie nicht benötigte Anlagen vollständig ab. Verzichten Sie auf Geräte, die zu relativ hohen Dauerbelastungen durch elektromagnetische Felder führen können. Halten Sie Abstand. Führen Sie den Internetzugang oder das Netzwerk mit Kabeln aus. Prüfen Sie Alternativen. Nutzen Sie die Möglichkeit von Abschirmungen. Informieren Sie sich. Messungen werden von wissenschaftlichen Instituten, Baubiologen und anderen Institutionen durchgeführt."

Die EU-Umweltagentur EEA: "Maßnahmen gegen die stetig zunehmende elektromagnetische Strahlung sind dringend gefordert. Die deutsche Regierung rät inzwischen davon ab, kabelloses Internet zu benutzen." EEA-Sprecherin Jacqueline McGlade zieht bei WLAN Vergleiche mit Asbest, Autoabgasen und Nikotin, auch hier sei sehr lange sehr wenig über Risiken bekannt geworden und der Schock danach groß gewesen. Die Agentur fordert dringlich "eine Änderung der Art, wie wir solche

Technologien akzeptieren und anwenden, um drohende Gesundheitsprobleme globalen Ausmaßes frühzeitig genug abzuwenden".

Die Bundesregierung: "WLAN am Arbeitsplatz oder Zuhause sollte vermieden werden." Um die persönliche Strahlenbelastung zu reduzieren, sei es besser, die herkömmlichen Kabelverbindungen zu nehmen. "Es geht um Vorsorge. Jeder muss sich entscheiden, ob er das Strahlenrisiko eingeht oder nicht." Mit anderen Worten, so der 'Spiegel': "Die schöne kabellose Welt, in der man - wie in Werbespots - auf dem Sofa mit dem Laptop auf dem Schoß sitzt, ist der Regierung zu gefährlich."

Das Bundesamt für Strahlenschutz BfS: "Bevorzugen Sie Kabel. Meiden Sie die Aufstellung von zentralen WLAN-Zugangspunkten in unmittelbarer Nähe der Orte, an denen sich Personen ständig aufhalten, zum Beispiel Zuhause oder am Arbeitsplatz."

Die Strahlenschutzkommission SSK: "Ein zunehmend drängendes Problem ist, dass in der menschlichen Umgebung die Zahl der Geräte, die elektromagnetische Felder produzieren, dramatisch zunimmt."

Wiener Ärztekammer: "WLAN führt zu einer hohen Strahlenbelastung!" Ärztekammer Niedersachsen: "Abschalten, vor allem nachts!" Südtiroler Ärztekammer: "Notebooks mit WLAN sind eine starke Feldquelle!"

Zahlreiche praktizierende Mediziner melden sich 2012 im Internationalen Ärzteappell (Nachfolger des Freiburger Appell, Seiten 356 bis 360) zu Wort. "Trotz aller Warnungen werden immer neue Funktechniken in unsere Lebenswelt eingeführt." Hierzu gehöre auch WLAN. "Wir Ärzte beobachten, dass psychische und neurologische Erkrankungen, Schlaganfälle, Kopfschmerz, Lern-, Konzentrations- und Verhaltensstörungen, Allergien, Bluthochdruck, Multisystemerkrankungen, Stoffwechselentgleisungen, Krebs... besorgniserregend zunehmen. Wir beobachten dabei immer häufiger zeitliche und räumliche Zusammenhänge zwischen dem Auftreten der Erkrankungen und Symptome und dem Beginn einer Funkbelastung z.B. nach der Installation einer Mobilfunkanlage im näheren Umkreis, einer intensiven Handynutzung, der Anschaffung eines DECT-Schnurlostelefones, eines WLAN-Internetzuganges oder anderer Funktechniken im eigenen Haus, bei Nachbarn oder am Arbeitsplatz."

Die Verbraucherzentralen warnen vor WLAN. "Access-Points und andere Funktechniken gehören nicht in Schlaf- und Kinderzimmer." Die Strahlenbelastung nähme rapide zu.

Die Industrie wird vorsichtig(er), hier die Schweizer Swisscom (wie bei uns Telekom) auf eine Anfrage, wie gefährlich die Strahlung der WLAN- und DECT-Geräte sei: "WLAN und DECT sollten vom Schlafraum ferngehalten werden." Swisscom in einer Patentschrift zur "Reduzierung von Elektrosmog in schnurlosen lokalen Netzwerken", sprich WLAN: "Der

Einfluss des Elektrosmogs auf den menschlichen Körper ist ein bekanntes Problem." Der Funk könne das Erbmaterial schädigen sowie die DNA und die Anzahl der Chromosomen verändern. "Solche Mutationen können folglich zu einem erhöhten Krebsrisiko führen." Es sei nachgewiesen, dass "diese Zerstörung nicht von der Erhöhung der Temperatur abhängig ist, sondern nichtthermischen Ursprungs ist." Die wissen das alles, nur deren unbedarfte Kunden nicht.

TÜV-Experte Dr. Thomas Gritsch in den VDI-Nachrichten: "Derzeit stellen WLAN-Netze und Schnurlostelefone die stärksten Feldbelastungen in Wohnungen dar. Verglichen mit den Feldern von Mobilfunkbasisstationen hat das schon zu so manchem Aha-Effekt geführt."

Die kalifornische Stadt Sebastopol machte im März 2008 den im Herbst zuvor unterschriebenen Vertrag für ein stadtweites WLAN-Netz wieder rückgängig, nach der Aufklärung über gesundheitliche Risiken.

"Internetsurfen beeinflusst das Herz." Proband(inn)en wurden Ende 2008 für eine Diplomarbeit von Albert Schempp an der Fachhochschule Salzburg zehn Minuten der Strahlung von WLAN ausgesetzt und das EKG gemessen. Es gab im Funkeinfluss "deutliche Veränderungen", ohne dass die Probanden wussten, ob der Sender ein- oder ausgeschaltet war. Schempp: "Der Körper antwortet offensichtlich mit einer Stressreaktion. Das Herz schlägt schneller, ohne dass es die Betroffenen merken oder beeinflussen können." Nach Abschaltung wirkte der Funkstress noch einige Minuten nach. Es ist eine weitere Studie mit 45 Probanden geplant. "Wenn sich WLAN dann wieder derart signifikant auf die Herzratenvariabilität auswirkt, wäre das eine massive gesundheitliche Beeinflussung", so Prof. Karl Entacher von der FH Salzburg.

"WLAN macht Spermien lahm." Die Medien waren im Dezember 2011 voll von dieser provozierenden Nachricht. Argentinische Wissenschaftler unter der Leitung des Reproduktionsmediziners Prof. Conrado Avendano: "Das Notebook, Tablet und andere Geräte mit eingeschaltetem WLAN schädigen die Fruchtbarkeit des Mannes und führen zu DNA-Brüchen, wenn die funkenden Techniken auf dem Schoß platziert werden." Das Ecolog-Institut Hannover wertete 27 wissenschaftliche Studien ab dem Jahr 2000 bis heute aus: "Die deutliche Mehrheit der neueren Forschungen zeigt signifikante Effekte mit negativen Auswirkungen auf die Fruchtbarkeit als Folge der Mikrowellen des Funks."

"Nachteilige Wirkungen auf das Gehirn." Mikrowellen, diesmal ungepulst, der WLAN-, Bluetooth- und Mikrowellenherd-typischen Frequenz führten bei Mäusen zu DNA-Strangbrüchen in Hirnzellen, Verhaltensauffälligkeiten, zum Verlust des Erinnerungsvermögens und zur Erhöhung der weißen und roten Blutkörperchen. So eine indische Wissenschaftlergruppe (Zoologen Toxikologen, Ingenieure) unter Prof. C. Mukund Chaturvedi von der Banaras Hindu University im Frühjahr 2011.

"WLAN macht uns alle krank." Die britische 'The Sunday Times' im Januar 2009: "Einwohner von Glastonbury klagen über Hautausschläge, Kopfschmerzen, Schwindel, Schweißausbrüche, Übelkeit, bleierne Müdigkeit und Panikattacken, seitdem die innerstädtischen Straßen als eine der ersten Zonen in Großbritannien mit drahtlosem Internet versorgt wurden. Viele können kaum noch in die Stadt gehen. Einige zogen weg. Öffentliche WLAN-Systeme werden in vielen Städten des Vereinigten Königreiches geplant, manche wurden nun erst einmal aufgeschoben." Eine der Betroffenen, die 58-jährige Psychologin Lynda Kane: "Ich dachte, ich sei erneut in den Wechseljahren. Es war schlimm. Mir ging es schlecht. Mir verschwamm alles und ich war todmüde."

"Von WLAN in den Wahn getrieben." Die britische 'The Sun' berichtet im Juli 2009 über den bekannten Diskjockey Steve Miller (u.a. Pacha-Club Ibiza, CDs Cafe del Mar), der dank WLAN krank wurde, im Einfluss der WLAN-Strahlung sofort Kopfschmerzen, Schwindel und Übelkeit bekommt und deshalb nach WLAN-freien Wohnorten und Berufen sucht. Für ihn ist jeder Besuch der Einkaufsstraße seines Wohnortes die Hölle. "Ich fühle mich wie im Exil auf meinem eigenen Planeten. Leute, bitte schaltet zu Hause Euer WLAN ab und seht selbst wie Ihr Euch dann fühlt. Es könnte sehr überraschend werden."

Firmenchef Helmut Weissenbach aus Schwifting: "Ich habe in der Firma WLAN verboten." Grund: "Ein junger Mann hat WLAN installiert. Immer nach dem Einschalten kriegt er unerträgliche **Kopfschmerzen**. Das ist so eindeutig, es gibt keinen Zweifel woher die kommen."

Ein Fallbeispiel des Baubiologie-Kollegen Norbert Honisch. Der Leiter eines Freiburger Elektrogroßhandels klagt in seinem neuen Büro über **Kopfschmerz**, **Schwindel** und zunehmende **Hautallergien**. Sein neues, ununterbrochen funkendes Notebook auf dem Schreibtisch verursacht reichlich Strahlung ohne Nutzen, er brauchte die WLAN-Funktion gar nicht. Sie wurde deaktiviert, und die Beschwerden waren weg, alle.

"Meine Nachbarn grillen mich..." Die 'Frankfurter Allgemeine Zeitung' schreibt im Mai 2011 über Frank Berner. Kaum schaltet sein Nachbar das WLAN ein (das tut er oft und vergisst es leider wieder auszuschalten), schläft Berner - obwohl hundemüde - nicht mehr, kriegt Herzklopfen, kalten Schweiß, Kopfschmerzen, Panikattacken, Kribbeln in Armen und Beinen, ihm wird schwindelig, er hat Formulierungslücken, kann die Augen vor Lichtempfindlichkeit kaum öffnen. Schaltet der Nachbar mal aus, reagiert Berner zuverlässig: die Probleme verschwinden.

"Sterberate 19 Prozent höher." Nicht Menschen, sondern Mehlwürmer. Caroline Schick aus Borken wollte wissen, wie sich WLAN auf die Entwicklung vom Wurm über die Puppe zum Käfer auswirkt. Sie erhielt den ersten Platz beim Regionalwettbewerb 'Jugend forscht'. 100 Mehlwürmer kamen neben einen WLAN-Router und 100 andere waren funkfrei.

Im Funkeinfluss schafften es viel mehr Würmer nicht bis zum Käfer.

Wenn Sie nun all die kritischen Anmerkungen, Forschungsergebnisse und Fallbeispiele zum Mobilfunk, den D- und E-Netzen (Seite 202 ff.), UMTS (408 ff.), LTE (417 ff.), WiMAX (419 ff.) und TETRA (421 ff.) noch einmal lesen, werden Sie ganz viel finden, was auch für WLAN zutrifft. Mit dem kleinen und gemeinen Unterschied, dass WLAN wahrscheinlich noch kritischer ist, eben wegen seiner neurologisch besonders treffenden Alphawellen-Hirnfrequenz von 10 Hertz.

Die Sucht, die sucht

Die Industrie kann glücklich sein über ihre **optimal funktionierenden Konsumenten**, sie kaufen wahrlich alles, was der Markt hergibt. So auch mein Nachbar. Ich brauchte zwei Abschirmanstriche der Nachbarwand, um sein unaufhörliches WLAN-Getakte - Tag und Nacht, ohne Pause - bei mir auf akzeptable Werte gedämpft zu kriegen.

Die Industrie kann sich auch auf den **Suchtfaktor** verlassen (Seiten 286 und 287). Die Sucht nach ständiger Erreichbarkeit, nach Nichts-verpassen-wollen, nach Dabeisein, nach Immer-gesehen-werden, nach Nähe mit Abstand. Schon eine ganze Stunde kein Anruf, keine SMS und kein neues Lebenszeichen auf Facebook? Nicht zum Aushalten. Die Sucht nach zu allem eine Meinung haben und äußern müssen, zu jeder Nachricht, zu jedem Bericht, in jedem Chatroom, in tausend Diskussionsforen. Die Sucht, sich jederzeit mitteilen, preisgeben, ausheulen zu können. Hört mich doch, nehmt mich wahr, nehmt mich ernst, mögt mich. Die Sucht nach Wichtigsein. Nach ständiger Ablenkung und Beschäftigung. Das im oberflächlichen, scheinbar sicheren, anonymen, versteckten Raum des Netzes. Das unter freiwilliger Offenbarung der intimsten Daten, persönlicher Datenschutz ade. Oder auch die Sucht nach Macht ausüben, kritisieren, Frust rauslassen, mobben, an den Pranger stellen, diffamieren, Streit. Im Internet perfekt möglich, feige versteckt hinter Tarnnamen, Pseudonymen, ohne Arsch in der Hose, ohne eigene Namensnennung. Viel Lärm um Nichts. Nicht enden wollendes Palaver.

Die Sucht der Datenschaufelei. Die Datenberge, die per Internet, Twitter oder als Mail verladen werden, kann man nicht mehr zählen. Software-Hersteller SAP meldet für 2012: "Würde man die Datenmengen in Bücher drucken, könnte man mit dem Bücherstapel die Distanz zwischen der Erde und dem Planeten Pluto dreißigmal überbrücken."

Wahrscheinlich macht auch die Strahlung selbst süchtig. Wie sonst ließe es sich erklären, dass einige Menschen mit regelrechten Entzugserscheinungen reagieren, wenn man sie ihnen nimmt?

Auch hier - wie so oft - die Tragik: Wir suchen nach Befriedigung und ernten Ersatzbefriedigung, und die mit saftigen Nebenwirkungen.

WLAN in Universitäten, Bibliotheken und Schulen

WLAN-Verbot: Die kanadische Lakehead University untersagt den funkenden Internetzugang auf dem gesamten Gelände der Lehranstalt. Dr. Fred Gilbert denkt an die Gesundheit seiner 10.000 Studenten und Angestellten: "So lange ich hier Präsident bin, bleibt WLAN ausgesperrt. Nehmt den Kopf aus dem Sand, lest die Fachliteratur, beispielsweise die Ergebnisse der BioInitiative Working Group, hier wird glasklar: Die Grenzwerte schützen uns nicht, sie sind viel zu hoch angesetzt. WLAN ist ein Risiko, auch wenn man uns immer etwas anderes weismachen will." Anstelle des Funks versorgte er seine ganze Universität mit feldfreien, schnelleren und sichereren Glasfaserleitungen. Gilbert war bis August 2010 Lakehead-Präsident, dann folgte Dr. Brian Stevenson, und mit ihm kam WLAN, ganz demokratisch: 94 Prozent der Studenten und Mitarbeiter stimmten dafür. Demokratie mit Nebenwirkungen...

Vorsorge: Die Universität Hannover im Alleingang. Wegen unserer Ergebnisse in Öko-Test entscheidet sich die Hochschule für "Vorsorge" und "einen Mindestabstand zu Access-Points von drei Metern" in allen Räumen. Studenten werden aufgefordert, ihre "persönliche Strahlenbelastung durch sparsame Nutzung der Laptops zu reduzieren".

"Pariser Bibliotheken schalten ab." Ende 2007 ging es durch alle Medien. Die Hälfte der Mitarbeiter klagte über Kopfschmerzen, Schwindel, Übelkeit, Müdigkeit, Konzentrationsschwäche und andere Symptome, nachdem in den Bibliotheken neue WLAN-Netzwerke installiert wurden. Nach der Abschaltung waren die Beschwerden verschwunden. Im Frühjahr 2008 macht auch die berühmte französische Nationalbibliothek Schluss mit WLAN. Sie hat 2500 Mitarbeiter und Assistenten und wird jährlich von mehr als einer Million Besuchern frequentiert.

Die Stadt Hérouville-Saint-Clair in der französischen Normandie entfernte 2009 **sämtliche WLANs aus Schulen**, die dort installiert waren.

In allen Klassenräumen des Schweizer Kantons Neuchatel sind ab November 2010 fürs Internet nur **Kabelverbinden** vorgeschrieben.

Dr. Gerd Oberfeld, Umweltmediziner des Landes Salzburg, bezeichnet WLAN als **Strahlenschleudern**. "Bisher hat man Elektrosmog wenigstens aus den Klassenzimmern rausgehalten. Wenn man nun schon die Volksschulen mit kabellosen Systemen versorgt, setzt man die Schüler sehr früh einer hohen Strahlendosis aus."

"Überall wehren sich **empörte Eltern** gegen solche Techniken in den Schulen ihrer Kinder, sie fühlen sich übergangen, laufen Sturm gegen die Sturheit der Ämter." Österreichisches Fernsehen, ORF-Nachrichten.

Die Landesregierung in der österreichischen **Steiermark** rät im Januar

2008 von drahtlosen Computernetzwerken in Schulen ab.

"In Schulen Computerräume nur mit **abgeschirmten Kabeln** und ohne Funk." Ärztekammer und Verbraucherzentrale Südtirol Ende 2008.

"Eine ganze Generation von Kindern wird hier als **Versuchskaninchen** für ein groß angelegtes **Experiment missbraucht**. Die derzeitige Welle des Ausbaus drahtloser Computernetzwerke in Schulen kann die Gesundheit der Kinder gefährden. Der Ausbau sollte gestoppt werden." Philip Parkin, Chef des 38.000 Mitglieder starken britischen Lehrerverbandes "Voice", in der 'Daily Mail' und anderen Medien im Juli 2008. Er befürchtet nach Sichtung von aktuellen wissenschaftlichen Berichten, dass die WLAN-Strahlung unter anderem das Nervensystem schädigt.

"**Lehrer wollen Schüler schützen.**" Im April 2009 geht ein weiterer britischer Lehrerverband an die Öffentlichkeit. "Association of Teachers and Lecturers ATL" mit seinen über 160.000 Mitgliedern fordert eingehende Untersuchungen der biologischen Auswirkungen von WLAN. Inzwischen sind drei Viertel der Gymnasien und die Hälfte der Grundschulen mit WLAN-Funk vernetzt. Colin Kinney, ein Lehrer der Cookstown High School in Nordirland: "Werden es uns unsere Schüler in den kommenden Jahren danken, wenn sie steril geworden sind oder an Krebs leiden, den ihnen WLAN zugefügt oder verschlimmert hat?"

In den **USA** wurden erste **Klagen** in Sachen WLAN eingereicht, z.B. gegen die lokalen Schulbehörden sowie Grund- und Mittelschulen von Oak Park im Bundesstaat Illinois. "Mikrowellen dieser Art verursachen **schwerwiegende Gesundheitsrisiken**, besonders bei Kindern."

"**Kein WLAN an Schulen!**" Prof. Magda Havas von der Trent University Canada in ihrem offenen Brief an Eltern, Lehrer und Schulbehörden im Juli 2009. Die Einführung sei verantwortungslos. "Das schlechteste, was Sie Ihren Kindern antun können, ist sie mit WLAN zu versorgen." Sie präsentiert in Ihren Vorträgen und auf Ihrer Internetseite erschreckende Fallbeispiele aus Kindergärten, Schulen und Universitäten.

Der Europarat fordert im Frühjahr 2011 das **WLAN- und Handy-Verbot** an Schulen.

Der Bayerische Landtag gab im Sommer 2007 die Empfehlung an alle Schulen des Freistaates, auf **WLAN-Netze zu verzichten** und Kabel zu nutzen. Der Bildungsausschuss des Landtages: "Priorität hat die Reduzierung der Strahlenbelastung in Klassenräumen."

"**Warnung vor WLAN in Schulen.**" Frankfurt am Main, das Frankfurter Schuldezernat und die Gewerkschaft Erziehung und Wissenschaft lehnen im Sommer 2006 den drahtlosen Internetzugang wegen der Strahlenbelastung für alle städtischen Schulen ab. Sie warnen vor gesundheitlichen Risiken und favorisieren leitungsgebundene Techniken.

Das Ecolog-Institut Hannover empfiehlt Eltern, Funknetze an der Schule ihrer Kinder abzulehnen und stattdessen auf **Verkabeln** zu pochen.

"Kinder werden zu Versuchsobjekten." Kinder bewusst solchen Gefahren wie WLAN auszusetzen, "grenzt an Körperverletzung". Die Berliner Gewerkschaft Erziehung und Wissenschaft GEW in ihrer Mitgliederzeitschrift 2/2004. "WLAN-Sender bitte nicht in Schulen!"

"Fast alles spricht gegen WLAN." Auch die GEW in Hessen will kein WLAN in Klassenzimmern. "Industrieinteressen scheinen schwerer zu wiegen als gesundheitliche, technische, finanzielle und pädagogische Einwände. Bedenken werden verschwiegen, um eine lukrative Technik in einem Großversuch rasch umsetzen und ausprobieren zu können."

25 Schüler in einer Klasse, 25 Notebooks mit aktivem WLAN in einem Raum, eng beieinander, 25-mal 100.000 Mikrowatt pro Quadratmeter Elektrostress, die schuleigenen Hotspots dazu, plus Handys in den Hosen, oh je... Da zuckt das EEG, öffnet sich die Hirnschranke, flippen die Hormone, machen Spermien schlapp. Noch mal auf der Zunge zergehen lassen: 25 Schüler (Kinder!), 25 WLAN-Sender, plus..., oh jemine...!

Prof. Dr. Alexander Lerchl, der oberste "Strahlenschützer" der Bundesrepublik (Seiten 219, 415 bis 417, 425 bis 426 und 622), bei der Strahlenschutzkommission und so auch bei der Regierung für Elektrosmog und seine Grenzwerte zuständig, **empfiehlt WLAN für Schulen**. Na klar. Er empfiehlt alles, was funkt. Ich halte ihn - wie die WHO (Seite 416) - für wenig vertrauenswürdig und empfehle, nicht auf ihn zu hören.

WLAN in Spielekonsolen

Spielen ohne Computer, ohne Internet? Nicht mehr vorstellbar. Tausende Spiele für Erwachsene. Damit kann man am Schreibtisch endlich mal Pilot sein, starten und landen und Gewittern ausweichen. Oder sich vom Sofa aus mit der Chipstüte in greifbarer Nähe als Krieger fühlen und den Weg freischießen. Auf dem heimischen Synthetikteppich Auge in Auge mit dem Bildschirm hüpfen, tanzen und Tennis spielen. Mit Hilfe eines Cybertrainers Yogaübungen auf dem Bettvorleger machen. Mit dem Floß durchs Wildwasser, auch wenn's nur die Garage ist. Noch mehr Spiele für Kinder, unüberschaubar. Unverzichtbar auf dem Massenmarkt: Spielekonsolen - PlayStation, Xbox oder Wii von Sony, Microsoft oder Nintendo. WLAN ist bei den neueren Modellen dabei und Bluetooth, wer will denn Kabel? Einschalten, und schon funken sie los.

Aktueller Spitzenreiter: "Modern Warfare - Moderne Kriegsführung". Es wird gemetzelt, gemordet, gequält, gefoltert, zerstört, ganz hautnah, in Livequalität. Das Spiel bringt in den ersten Wochen über eine Milliarde Dollar in die Kassen, mehr als beste Hollywood-Filme. Der norwegische Massenmörder Anders Behring Breivik liebte es und hat vor seinen Attentaten, bei denen 77 Menschen starben, hiermit trainiert.

Strahlenbelastung? Na klar, gepulste WLAN-Mikrowellen, wie bei den besprochenen Access-Points und Routern auch. Manchmal abstellbar und durch Kabel ersetzbar. Meist nicht, Dauerstrahler. Vorsicht!

Der Bund Naturschutz in Bayern warnt: "Vorsicht bei Spielekonsolen. Viele arbeiten mit Funk. Die starke Strahlung der Geräte ist besonders problematisch, da die Kinder sie in der Regel nahe am Körper halten."

"Strahlend spielen". 'K-Tipp', das Schweizer Konsumentenmagazin, testet im Januar-Heft 2007 erstmals den Elektrosmog. "Spielkonsolen können Übelkeit, Schwindel oder Kopfschmerzen auslösen. Kein Wunder: "Sie funktionieren mit WLAN-Strahlung." Ein Fallbeispiel: "Die Freude war kurz. Einen Tag spielte Corinne Lott aus Berikon mit der Spielkonsole Nintendo DS. Danach hatte sie genug, ihre Tochter ebenfalls. Beiden war übel und schwindlig, sie hatten Kopfschmerzen." Die Mutter ärgert sich: "Viele Eltern wissen nicht, was sie ihren Kindern mit solchen Geräten antun." K-Tipp-Messingenieur Peter Schlegel: "Bei häufigem Spielen besteht das Risiko langfristiger Gesundheitsschäden." Wegen des unmittelbaren Körperkontakts warnt er besonders davor, die Konsole direkt auf den Oberschenkeln zu benutzen. Aber auch im Spielmodus ohne Funkverbindung, dafür mit eingestecktem Netzgerät, gibt es reichlich Elektrosmog: Elektrische Felder der Stärke von 200 Volt pro Meter, 20fach mehr als nach Computernorm TCO zulässig. Nintendo erwähnt in der Anleitung die problematischen Strahlen, aber nur wegen des möglichen Störeinflusses auf andere elektronische Geräte.

Wir können die K-Tipp-Messwerte bestätigen: WLAN-Funk etwa in der typischen Größenordnung wie Notebooks oder andere WLAN-Quellen, niederfrequente elektrische Felder (Folge des Kabelanschlusses an das Stromnetz) sehr hoch, zigfach höher als PC-Normen, magnetische Felder (Folge des Stroms in den Geräten) nur in unmittelbarer Nähe auffällig. Alles, was bisher über WLAN-Mikrowellen sowie elektrische und magnetische Felder gesagt wurde, gilt auch für Spielekonsolen.

Stiftung Warentest kommt im 'Test'-Heft Mai 2011 mit einem neuen Bericht über Spielekonsolen. Von Elektrosmog nichts. Wie so oft. Mehr zu manch fragwürdigen Vorgehensweisen von Stiftung Warentest siehe auf den Seiten 487 bis 488, 507 bis 510, 528, 951 bis 953 und 962.

Noch ein paar WLAN-Anmerkungen

Was von Jahr zu Jahr immer mehr auffällt: WLAN scheint im Vergleich zu anderen Funktechniken noch penetranter zu wirken, reagieren manche Menschen doch nachweislich auf **erstaunlich geringe WLAN-In-**

tensitäten. Die Fallbeispiele und Erfahrungsberichte nehmen zu, auch bei uns. Hier eines davon. Im August gingen die Probleme bei unserem Kunden in Neuss los: schlechter Schlaf, schlauchende Träume, immer wieder Wachwerden, Nachtschweiß, morgens gerädert, wie Watte im Kopf. Im November machten wir baubiologische Messungen in seinem Schlafraum, mit guten Resultaten: kaum Elektrosmog oder andere Risikofaktoren, nur dieses bisschen WLAN vom Nachbarn, gerade mal **0,1 bis 1 Mikrowatt pro Quadratmeter** im Bettbereich, also an der unteren Grenze der doch recht niedrigen baubiologischen Richtwerte. Das soll des Rätsels Lösung sein? Es war's. Der Nachbar entfernte sein WLAN, und die Beschwerden lösten sich in kürzester Zeit in Luft auf. Zusätzlich interessant: Der Nachbar bekam den WLAN-Router im August, genau an dem Tag, als die Probleme unseres Kunden begannen. So wenig Feld mit so deutlichen Wirkungen? Ja, das gibt's, wenn auch nicht oft.

Das andere Extrem: Medizinische **Überwachung der Atmung** von Risikopatienten per WLAN. Wissenschaftler der Universität Utah stellen die neue Erfindung Ende 2011 vor. 20 (!) WLAN-Antennen um das Bett des Schläfers herum. So soll die Schlafforschung vorangetrieben und der plötzliche Kindstod frühzeitiger erkannt und vermieden werden. Also, liebe verspielte Wissenschaftler: Ich befürchte, dass 20-mal WLAN am Bett den plötzlichen Kindstod eher auslöst als verhindert.

Noch ein Extrem: **WLAN im Herzschrittmacher.** Jeder Herzschlag, jede Rhythmusstörung, jedes Herzrasen, Kammerflimmern... wird aufgezeichnet und per Internet aus dem Brustkorb an ein Servicecenter und von da an den Arzt gefunkt, auch das von WLAN ausgelöste Herzstolpern, Rasen, Flimmern... In Zukunft soll WLAN auch zur kontinuierlichen Blutdruck- und Blutzuckerüberwachung eingesetzt werden.

Wireless auf den **Malediven.** Seit 2004 sind selbst die winzigsten Eilande wie Mirihi und Rangali (nur wenige hundert Meter lang) ver-WLANt, manchmal der erste und einzige Kontakt zur Außenwelt.

Neuer Rekord im **WLAN-Weitfunken**: Italienische Funkamateure haben im Juni 2007 mit einem normalen WLAN (Frequenz 5 Gigahertz, Leistung 600 Milliwatt, Parabolantennengewinn 35 Dezibel) die Entfernung von **304 Kilometern** zwischen Sardinien und dem italienischen Festland überbrückt. Im April 2006 waren es Funktechniker aus Venezuela, die in den Anden **279 Kilometer** schafften (2,4 GHz, 100 mW, 30 dB).

Übrigens: Wireless-LAN lässt sich mit einfachsten Mitteln, mit simpler Software, prima **abhören**, oder besser gesagt: "abschauen", bis in die letzten Winkel Ihrer Festplatte, mit anderen WLAN-tauglichen Notebooks aus der Umgebung, 20 oder 30 Meter vor Ihrem Haus, dem Büro, der Arztpraxis, der Bank. Für Hacker ein gefundenes Fressen. **Sicherheitslücken** machen Produktwarnungen notwendig, so im April 2012 bei der Telekom wegen eines Routers, 100.000 Kunden waren betroffen.

Wie gesagt: Solche **Indoor-Funktechniken** warten drinnen oft mit **stärkeren** Feldbelastungen auf, als der Mobilfunk von draußen, die Nähe macht's, die Platzierung am Menschen, im Haus oder beim Nachbarn.

"Ich empfange auf meinem **Notebook acht WLAN-Signale** aus der Umgebung." So ist es inzwischen in Städten und Mehrfamilienhäusern. Der ganz normale WLAN-Wahnsinn. "Deshalb habe ich meinen Schlafraum komplett **abgeschirmt**. Nun bekomme ich immer noch viermal WLAN, auch wenn jetzt nur ein Balken angezeigt wird und vorher alle. Hat die Schirmung versagt?" Eine häufig gestellte Frage. Nein, sie hat nicht versagt, das zeigt ja schon grob die Reduzierung der WLAN-Zugänge von acht auf vier und der massive Abfall der Balken, der Intensität. Jedes Abschirmmaterial schirmt hochprozentig, aber nicht hundertprozentig. Wenn also vom Nachbarn - sagen wir - die Feldintensität von 100 ankommt und die Schirmung macht erfreuliche 99,9 Prozent (das ist schon eine Menge), dann bleiben immer noch 0,1. Und mit diesen 0,1 funktioniert WLAN prima, das zeigt der Balken an, aber das biologische Risiko ist gering bis null. WLAN klappt eben noch mit einem Bruchteil der Feldstärke, von der man nach wissenschaftlichen Erkenntnissen und aus Erfahrung weiß, dass sie zu biologischen Reaktionen führen kann. Ausnahmen bestätigen wie immer die Regel, siehe oben. Hierzu auch Seite 449. Ich kenne inzwischen zwei zuverlässige Beispiele, die noch auf derart niedrige Intensitäten von um die 0,1 bis 1 reagieren.

Weihnachtsschmuck macht WLAN zu schaffen. Christbaumkugeln und Lametta reflektieren die WLAN-Mikrowellen und schirmen sie ab. Der Effekt: 30 Prozent schlechtere Signalnutzung im Raum.

Zimmerpflanzen - so berichten die Medien - "schlucken WLAN-Signale". Deshalb: schlechtere Verbindung. Arme Zimmerpflanzen.

Wasser - so klärt die Telekom auf - "ist der größte WLAN-Killer". Denn WLAN funkt mit 2,4 Gigahertz und das sei **"die Resonanzfrequenz von Wasser"**. Es gäbe Störungen, wo Wasser im Weg ist. Wasservorräte, Wasserleitungen, Aquarien... Ist das Blut und Wasser von Mensch und Tier auch "im Weg", "in Resonanz"? Und ob. Mehr hierzu ab Seite 425.

Noch besser, noch schneller als WLAN: Super-WLAN. Microsoft arbeitet an dem neuen Funkstandard **"Super-WiFi"**. Noch gefährlicher?

WLAN-"Entstörung" - Lösungen, die keine sind

Wo es Probleme gibt, da sind pfiffige Geschäftemacher schnell zur Stelle, die Lösungen anbieten, die keine sind. Sie bieten **Entstörgeräte** gegen WLAN an, die nur dem Konto der Hersteller und Verkäufer helfen.

Da ist der **CRP-Sticker**, ein auf Acetatseide aufgeprägtes Pen Yang System, das "Ihr WLAN-Modem mit positiven Informationen harmonisiert".

Oder der **RayWeck-WLAN**, der vor der "geheimen Gefahr", nämlich "den Erdstrahlen aus dem Internet", die den PC-Nutzer via Elektrosmog und Lichtflimmern des Monitors erreichen, schützt. Er "filtert die Erdstrahlung rückstandsfrei" mit der "Schwarzkörperstrahlen-Komplementärfarben-Verwirbelungstechnologie SSKFVWT", welche "die Erdstrahlen zerreibt" und "die Atemluft von Schwarzkörperstrahlen mitsamt den ionisierten Gravitationswellen reinigt", somit "Ihre Familie vor Tod, Verfall und Zersetzung schützt". Das zum Einführungspreis von 299 Euro.

Und auch bei WLAN sind sie alle wieder dabei, die Chips, Aufkleber, Karten, Kisten, Kästen, Kugeln, Emitter, Absorber, Harmonisierer, Neutralisierer, Protectoren, Regulatoren, Beamer, Amulette, Quarze, Pyramiden. Viel mehr auf den Seiten 177 bis 182, 271 bis 281 und 864 bis 868.

Dabei wäre es so einfach. Gehen Sie **per Kabel** ins Internet, per Ethernet, per LAN - ohne W. Das ist feldfrei, schnell und absolut sicher.

Sanierung - Maßnahmen gegen WLAN

Bevorzugen Sie, wo und wann immer es geht, grundsätzlich **leitungsgebundene** Datenübertragungssysteme (LAN, Ethernet), auch wenn Kabel schwieriger zu verlegen sein sollten. Die **Kabelübertragung** ist nicht nur feldarm und störunanfällig, sondern auch noch schnell.

In Wohnhäusern sollten WLAN-Systeme niemals eingesetzt werden. Auch in Schulen und Kindergärten gilt prinzipiell: WLAN-Verzicht.

WLAN nur funken lassen, wenn Daten übermittelt werden sollen. Sonst abschalten, speziell nachts. Stecker raus, Zwischenschalter einbauen, Sicherung aus. Es gibt Geräte mit programmierbarer Nachtabschaltung. Niemals unnötig strahlen lassen. Es gibt erste ECO-Geräte (Seite 635).

Access-Points, Router, Notebooks... haben oft kleine Schalter am Gehäuse. Ausschalten. Oder in der Software des PCs deaktivieren.

Wenn überhaupt, dann WLAN-Anlagen nur mit der niedrigsten möglichen Leistung betreiben (ist in der Regel per Software einstellbar).

An Arbeits- und Aufenthaltsplätzen möglichst großen Abstand zu den Sendeantennen einhalten, mindestens zehn, besser 20 Meter.

Durch Ausrichtung der Access-Point-Antennen die Belastung an Daueraufenthaltsplätzen minimieren, heraus aus der Hauptstrahlrichtung. Keine Sektorantennen mit besonders hohen Antennengewinnen verwenden, schon gar nicht in Innenräumen, nie auf Menschen richten.

Sender nicht in den zu versorgenden Räumen selbst, sondern besser in dazwischen liegenden Fluren oder wenig benutzten Räumen installieren. Immer wichtig: Abstand und schirmende Baumasse dazwischen.

Eventuell Abschirmmaßnahmen in Erwägung ziehen, speziell wenn die WLAN-Mikrowellen von außen oder aus Nachbarräumen kommen.

Beim Notebook oder PC: Abstand! Wenn über längere Zeit größere Datenmengen übertragen werden, ganz weggehen.

PC-Funkkarten am Gehäuse oder per Software abschalten oder ganz aus den Einschüben entfernen, wenn sie nicht benötigt werden. Das gilt auch für die noch feldintensiveren WLAN-USB-Sticks.

Ganz schlimm: WLAN in Körpernähe, Router auf dem Schreibtisch. Am schlimmsten: Notebook auf dem Schoß, direkter Körperkontakt.

Fragen Sie, ob in Geräten WLAN integriert ist. Schauen Sie in die technischen Angaben. Kaufen sie solche nicht.

Meiden Sie Hotels mit WLAN. Sie wollen erholen. Klären Sie auf.

WLAN belastet nicht nur Sie, sondern auch das Umfeld und andere Mitmenschen. Sie tragen Verantwortung.

Informieren Sie sich, helfen Sie, unnötige Belastungen zu reduzieren.

Unser Bundesamt für Strahlenschutz: "Um möglichen gesundheitlichen Risiken vorzubeugen, empfiehlt das BfS, die persönliche Strahlenbelastung durch eigene Initiative zu minimieren." Minimieren Sie.

Mit dLAN statt WLAN ins Internet? Die Alternative? Lesen wir weiter.

dLAN statt WLAN?

Als Kompromiss eventuell **Jein**. Aber eigentlich: **Nein**.

Na, das wäre beinahe ein kurzes Kapitel geworden. Aber zur Begründung des "Jein" bzw. "Nein" ein paar Sätze.

Beim breitbandigen dLAN werden Daten (z.B. vom und zum Internet) mit Hilfe von speziellen Netzwerk- bzw. Multimedia-Adaptern leitungsgebunden über das bereits **vorhandene Stromnetz** - sprich die hauseigene Elektroinstallation - übertragen, von Steckdose zu Steckdose, von Raum zu Raum. So braucht man keine zusätzlichen Verkabelungen im Haus und die Verbindung zum PC bzw. Notebook (manchmal auch Server, Drucker...) kann an jeder üblichen Steckdose hergestellt werden.

Dies Prinzip kennen wir bereits von älteren Babyphonen, auch sie übertrugen Schallereignisse aus dem Kinderzimmer über die Elektrokabel in den Wänden in andere Räume, z.B. das Wohnzimmer oder das Elternschlafzimmer. Moderne Babyphone machen das per Funk.

dLAN (Direct Local Area Network) - auch PowerLAN oder PLC (Powerline Communication) genannt - funktioniert mit Frequenzen der klassischen **Kurzwellen** von - je nach Technik - etwa 2 bis 30 Megahertz.

Die dLAN-Daten werden also nicht - wie bei WLAN - zig Meter weit drahtlos als Mikrowellen durch die Luft gefunkt, sondern über Kabel geleitet, ein wesentlicher Unterschied. Deshalb sind bei dLAN die elektromagnetischen **Feldbelastungen**, die nicht nur von den dLAN-Adaptern in den Steckdosen und ihren Verbindungskabeln zum PC, sondern auch von allen Elektroleitungen und an dies Stromnetz angeschlossenen Geräten ausgehen, vergleichsweise **erheblich geringer**.

Nach unseren bisherigen Messungen ist die **Feldausdehnung** bei dLAN in nennenswerten Größenordnungen meist nur **zentimeter- bis dezimeterweit** um allerdings - wie gesagt - alle Kabel und Verbraucher des gesamten hieran angeschlossenen Netzkreislaufes herum feststellbar. Die Elektroleitungen und Geräte emittieren nun nicht nur ihre typischen niederfrequenten 50-Hertz-Felder als Folge von Spannung und Strom, sondern zusätzlich auch die hochfrequenten dLAN-Kurzwellen. Sie werden also gewissermaßen zu "Sendern", wenn auch längst nicht so weit und intensiv abstrahlend wie Mikrowellen-Funksysteme à la WLAN. In wenigen Fällen waren die dLAN-Signale jedoch flächendeckend im gesamten hiermit versorgten Zimmer bzw. Haus nachweisbar. Je nach Situation, Installation, Kabelart (abgeschirmt oder nicht), Kabelführung, am Stromnetz angeschlossenen Verbrauchern, Leitfähigkeit der Umgebung, Erdungssituation und/oder Ableit- bzw. Schirmfähigkeit der Baumasse gibt es bei dLAN ausgeprägte Feldstärkeunterschiede. Wer es genau wissen will, sollte das individuell vor Ort messen lassen.

Wer sich oft und nah an den dLAN-Komponenten (Steckdosen-Adapter) und dLAN-versorgten Leitungen und Geräten aufhält, kann neben den üblichen niederfrequenten 50-Hertz-Feldern doch auch schon baubiologisch relevanten hochfrequenten Megahertz-Feldintensitäten ausgesetzt sein. Deshalb sollte dLAN vorsorglich **immer deaktiviert** werden, wenn es nicht genutzt wird, z.B. durch das Ausschalten der Zentraleinheit (welche die Internetsignale vom Telefonanschluss - oft im Keller - in das Hausnetz einspeist) und/oder das Ausstecken der Adapter (welche die Signale aus den einzelnen Steckdosen zu den PCs weiterleiten).

Ob die dLAN-Feldbelastungen **gesundheitsschädlich** sind, kann noch keiner schlüssig beantworten, denn es fehlt mal wieder - wie immer - die **Grundlagenforschung** vor der Einführung der neuen Technik und an Erfahrung. Speziell im Falle einer Elektrosensibilität ist eine ungute Reaktion auf diese dLAN-Streufelder durchaus denkbar. Wir kennen inzwischen vier Fallbeispiele, die nach Installation von dLAN im Haus eine Reihe von Beschwerden wie Kopfschmerzen, Schwindel, Unwohlsein, Schlafstörung... bekamen, die nach der Beseitigung schnell wieder verschwanden. Dr. med. Karl Braun-von Gladiß mahnt: "Eine Wohnung, die mit dLAN ausgestattet ist, belastet die Bewohner erheblich."

Ein Feld kann nicht nur durch seine Intensität kritisch werden, sondern besonders auch durch seine Art, seine Modulation. **WLAN** funkt - wie erwähnt - mit **Mikrowellen**. Die Mikrowellen sind, das macht sie biologisch noch bedenklicher, niederfrequent **gepulst**, und zwar unter anderem in 10-Hertz-Takten, die unseren Gehirnaktivitäten bedenklich ähnlich sind. Leider geht es zudem meist auch noch um **Dauersender**, das heißt die mit 10 Hz gepulsten Wellen wirken nonstop auf uns ein, auch wenn überhaupt keine Datenübertragung stattfindet.

dLAN bedient sich nicht der Mikrowellen, sondern - wie erwähnt - der **Kurzwellen**. Die dLAN-Felder zeigen zahlreiche, steilflankige **Oberwellen** und **gepulste Strukturen**, die nachdenklich stimmen. Wir fanden bisher an den verschiedenen dLAN-Systemen im Standby-Modus Pulsfrequenzen von etwa 1 bis 30 Hertz, auch hier leider **permanent** und nicht nur während der Nutzung. Außerdem ist die dLAN-Technik sehr **breitbandig** - bis 20 Megahertz - und wie einige solcher breitbandigen Funktechniken vielleicht auch deshalb besonders "aggressiv".

Wenn Sie diesem unsinnigen elektromagnetischen Dauerstress ein Ende bereiten wollen, müssen Sie aktiv werden und bei Nichtnutzung die Techniken - soweit möglich - **ausschalten** oder deren Stecker ziehen.

Kurzwellenradiohörer und Amateurfunker, die den unteren Megahertz-Bereich nutzen, klagen über **technische Störungen** durch dLAN.

Vergleichsweise gehen von Handys, DECT- und WLAN-Techniken - wie sie inzwischen fast überall zu finden sind - **vielfach heftigere Feldbelastungen** aus, teilweise in zig- bis zigtausendfacher Intensität.

Vorsicht: Zu immer mehr dLAN-Systemen gehören in letzter Zeit zunehmend auch funkende **WLAN-Komponenten**, die sind dringend zu meiden. Man muss als Laie schon sehr aufpassen und hartnäckig nachfragen, um herauszufinden, ob denn im kabelgebundenen dLAN auch funkendes WLAN - mal wieder: nonstop - integriert ist oder nicht. Es gibt bei uns inzwischen etwa ein Dutzend Hersteller von dLAN-Geräten, die man vom Elektrofachmarkt bis Aldi kaufen kann.

Gezielt eingesetzt und bei Nichtnutzung vom **Stromnetz getrennt** ist dLAN eine Alternative zu WLAN, sicherlich die bessere - weil feldärmere - Technik. Das kann aber nur als Kompromiss verstanden werden und nicht als grundsätzliche baubiologische Empfehlung.

Noch viel besser - weil strahlungsfrei - sind die für Datenübertragungen vorgesehenen **Netzwerkkabel**, wann immer möglich raten wir, wie Sie wissen, zu deren Einsatz. Vielleicht findet sich bei Ihnen eine Möglichkeit einer solchen Kabelverlegung, z.B. auf Putz, in vorhandenen Leerrohren, nicht genutzten Kaminen oder Schächten, hinter Sockelleisten oder außen an der Fassade entlang. Netzwerkkabel sind, wie erwähnt, zudem die technisch leistungsfähigere und sicherere Alternative.

PLC gibt es - z.B. als dLAN - nicht nur drinnen. Die **öffentlichen Versorger** setz(t)en Powerline Communication über die vorhandenen Elektroleitungen ein. RWE ist dabei, EnBW, Siemens, NetCologne, VEBA und andere. Sie liefer(te)n das "Steckdosen-Internet" via Frei- und Erdleitungen zu den Häusern. Start für Powerline war in Deutschland Juli 2001. Bald danach stieg Siemens wieder aus, andere scheiterten ebenfalls, es ging jahrelang auf und ab. Die Technik lohnte sich kaum, und Störeffekte waren zu groß. Ich erinnere mich, dass es nach der Einführung von PLC in Düsseldorf entrüstete Proteste vom Düsseldorfer Flughafen gab, der Funk der anfliegenden und startenden Flugzeuge war durch die aus den Häusern der Umgebung kommenden PLC-Signale gestört. In den Häusern gab es reichlich gesundheitliche Klagen der Bewohner und zahlreiche Fehlfunktionen an technischen Geräten. Bei den Amateurfunkern hat Powerline erbitterte Feinde, die die umweltverschmutzenden Technologien am liebsten verboten sähen. Die meisten PLC-Techniken wurden in den vergangenen Jahren wieder eingestampft, sie sind für das Massengeschäft kaum geeignet und fristen allenfalls ein ortsabhängiges Nischendasein. Mit der ganz aktuellen Einführung neuer "Smart"-Techniken erlebt PLC jedoch eine Renaissance.

Mehr zum Thema dLAN und PLC im Kapitel "Smart Meter - Smart Home" ab Seite 595, speziell auf den Seiten 600 bis 601 und 604 bis 605.

Steigender Bedarf - Terahertz

Terahertz, noch höhere Frequenzen: Terawellen, Informationsübertragung der Zukunft. Die Technische Universität Braunschweig im Februar 2004: "Bald schon werden wir die ersten lokalen Funknetze bei 50 bis 60 Gigahertz erleben. Langfristiges Ziel muss es aber sein, die Frequenzen **noch weiter zu steigern** und in den Terahertzbereich vorzudringen." Der liegt oberhalb der Mikrowellen und kommt nah an die Wellen des Lichtes heran. Terawellen waren bisher für technische Anwendungen nicht erreichbar. 1 THz entsprechen 1000 GHz. "Die Triebfeder für ein drahtloses Terahertzprojekt ist der **stetig steigende Bedarf** an neuen mobilen Kommunikationssystemen." Gepulst? Na klar.

Woher kommt nur dieser angeblich "stetig steigende Bedarf"? Vor 20 Jahren hatte noch keiner ein Handy am Gürtel, wusste keiner, wie GSM, UMTS, DECT, WLAN oder Internet buchstabiert wird, was das eigentlich alles ist und ob man es überhaupt braucht. In der Zeitspanne von wahrlich gerade mal 20 Jahren gibt es schon mehr Handys als

Ohren, ist die ganze Welt vollgespickt mit fragwürdigen Frequenzen und Pulsen, ist Timbuktu mit Feuerland vernetzt, schaufelt Tante Minchen bergeweise Daten zu Onkel Willi, lernt die gesamte Natur Signale kennen, die es in der Evolution zuvor nie und nirgendwo gab. Wie konnten wir unser Leben früher nur ohne meistern, ganz früher, vor 20 Jahren? Wie haben wir es ohne ständige Erreichbarkeit, ohne Mobilfunk, ohne Call-by-call, ohne SMS, ohne Download geschafft?

Mit Terawellen soll man auch, so das Elektronikmagazin 'c't' in Heft 17/ 2002, "**Personen, Objekte** und **Räume steuern** und **kontrollieren**" können. Denn die Wellen "durchdringen viele Materialien, beispielsweise Papier, Pappe, Plastik, Textilien, Beton, Wolken und Rauch. Das macht sie für Personenkontrollen und den Objektschutz so interessant." Man wolle "die **natürliche THz-Strahlung** des **menschlichen Körpers** nutzen" und könne so "60 Personen pro Minute aus einer Entfernung von 30 Metern berührungslos und unbemerkt überprüfen." Die THz-Wellen "dringen schon bei geringen Leistungen von 0,1 Mikrowatt etwa **zwei bis drei Millimeter** in die oberen Schichten der **menschlichen Haut** ein". Die Medizin wird neugierig, das Militär auch. Neben der Überwachung privater Räume, z.B. durch Bewegungssensoren, zielt die Technologie auch darauf ab, "den Krieg gegen den Terrorismus zu führen", um das in der Öffentlichkeit fehlende Gefühl "für Schutz und Sicherheit wiederherzustellen". Forscher der britischen Universität Leeds fanden, dass THz-Wellen "**Moleküle zum Schwingen** anregen".

Wenn die Wellen Beton durchdringen, schon bei niedrigster Leistung unter die Haut gehen und Moleküle zum Schwingen bringen, wenn der menschliche Körper selbst Terahertz-Wellen produziert, so drängt sich erneut die Frage auf: Was ist mit biologischer Grundlagenforschung zur Feststellung von Risiken und Nebenwirkungen durch die zukünftige Technik? Kein Interesse, kein Geld. Augen zu und durch.

Schnurlose Telefone - CT1+, CT2, DECT, GAP

Schnurlose nennt man jene **funkenden Haustelefone**, die in einem Bereich von rund 50 bis 300 Metern ohne Kabel auskommen und deren kleine unscheinbare Basisstationen (oft gleichzeitig die Ladestationen der Akkus) in den eigenen vier Wänden auf Schreib- oder Nachttischen stehen. Sie funktionieren ganz nach Mobilfunkmanier und ahmen im Kleinen nach, was ihnen die größeren Brüder, die echten Handys und ihre Basisstationen auf Türmen und Dächern, vormachen.

Es gibt bzw. gab drei unterschiedliche **technische Standards**, nach denen diese Schnurlosen hergestellt werden:

CT1+ (CT steht für Cordless Telephone) hat sich über 20 Jahre auf dem weltweiten Markt bewährt. Im Jahr 2008 war die Lizenz für CT1+ beendet, es dürfen ab dann keine Telefone dieses Standards mehr gebaut werden. Man findet sie zurzeit trotzdem hier und da noch im Verkauf und bei den Nutzern, wenn auch immer seltener.

CT2 kam aus den USA hinzu, an erster Stelle von Sony. Inzwischen gibt es solche Telefone in Deutschland nur noch ganz vereinzelt.

DECT (Digital Enhanced Cordless Telecommunications) folgte vor 20 Jahren, zeitgleich mit den neuen Mobilfunktechniken, den D- und E-Netzen, drängte immer mehr in die Verkaufsregale und verdrängte die anderen. DECT ist derzeit absoluter Marktführer, man bekommt kaum noch was anderes. Die Betriebserlaubnis besteht bis mindestens 2020.

CT1+-Schnurlose funktionieren mit **analoger** Technik und funken mit vergleichsweise **schwachen**, *nicht gepulsten* Wellen, und das **nur**, wenn wirklich **telefoniert** wird. So sollte es sein, wenn man überhaupt drahtlos telefonieren will. CT1+ sendet mit **10 mW** (Milliwatt) Leistung im hochfrequenten Bereich von 885 bis 935 MHz (Megahertz).

CT2-Schnurlose funktionieren mit **digitaler** Technik und senden auch relativ **schwache**, aber *gepulste* Wellen, und das ebenfalls nur, wenn telefoniert wird. Gepulste Wellen gelten als biologisch kritischer, das weiß man bereits vom Mobilfunk. CT2 sendet ebenfalls mit **10 mW** Leistung, hier im Bereich von 864 bis 868 MHz, gepulst mit **500 Hz**.

DECT-Schnurlose funktionieren ebenfalls mit **digitaler** Technik, senden aber 25fach (!) **stärkere** und *gepulste* digitale Mikrowellen, kommen somit schon in die Größenordnung der Strahlenbelastung von Handys, und - das ist besonders empörend: Die kleinen Basisstationen (nicht die Hörer) der ersten Generation der ersten 15 Jahre senden **alle** gnadenlos **mit voller Leistung nonstop**, Tag und Nacht, auch wenn gar nicht telefoniert wird. Heftiger gepulster Elektrosmog zu Hause und darüber hinaus, ohne Unterbrechung, bis 300 Meter weit. **DECT** funkt mit **250 mW** bei 1880 bis 1900 MHz, gepulst mit **100 Hz**.

In den letzten wenigen Jahren kommen endlich (das fordern Baubiologen, Wissenschaftler und Ärzte inständig und kopfschüttelnd bereits von Anfang an) erste DECT-Geräte, die **nicht permanent strahlen**, die den Funk automatisch abschalten, wenn das mobile Handgerät, der Hörer, in seine Basisstation- bzw. Ladestation kommt oder - noch besser - wenn das Gespräch beendet wird. Die Entwicklungsingenieure scheinen es ganz langsam zu kapieren. Aber bitte Vorsicht: Die meisten DECTs sind auch heute noch Dauerstrahler, in den Verkaufsregalen, Wohnungen und Büros stehen Millionen hiervon.

Hier schon einmal vorab (später mehr) die wesentlichste **Empfehlung**, wenn es dann DECT sein muss: Achten Sie beim Neukauf dringend darauf, dass der **Funk** mit dem **Gesprächsende abschaltet**, egal wo der Hörer ist und wie viele Hörer gemeldet sind. Alles andere ist tabu.

GAP erweiterte 1997 den DECT-Standard. GAP (Generic Access Profile) gewährleistet, dass DECT-Telefonsysteme verschiedener Hersteller miteinander optimal kommunizieren können. Wenn Sie hier in diesem Buch oder in den technischen Unterlagen der Schnurlosen GAP lesen sollten, dann wissen Sie, GAP und DECT meinen das gleiche.

DECT - gepulste Dauerstrahlung

Man rechnet bei schnurlosen Telefonen nicht mit **permanentem Elektrosmog**. Warum auch? Warum 300 Meter weit funken, wenn die Technik nicht genutzt, sprich gar kein Gespräch geführt wird? Ich habe 100 Telefonierer gefragt, sie gingen alle davon aus, dass ein elektromagnetisches Feld für den drahtlosen Kontakt vom Hörer zur Basis erst dann entsteht, wenn man wählt und die Verbindung zum Gesprächspartner aufbaut. Beendet man das Telefonat und hängt ein, dann, so sind sich alle sicher, ist Stille, auch Funkstille. So war es bei allen Schnurlosen der Welt, bis **DECT** kam. Die neue DECT-Technik macht's möglich: Die fürs schnurlose Telefonat benötigten Mikrowellen hören eben unsinnigerweise nicht auf, die Basis strahlt ohne Unterlass immer weiter, von dem Moment nach dem Kauf an, wo Sie die in Ihre Netzsteckdose stecken. Wahrlich keine Meisterleistung der DECT-Ingenieure. Nicht nur wegen der kritischen Strahlung, auch wegen des unnötigen Stromverbrauchs. Nicht alles, was modern ist, ist gut. Bitteschön: Sie machen auch das Licht in der Küche, das Wasser im Bad und Ihr Auto in der Garage heute aus, obwohl Sie es morgen wieder brauchen.

Neu dank DECT ist auch der Abschied von der analogen und zudem ungepulsten Technik, mit der zuvor schnurlos gefunkt wurde und die mit relativ niedrigen Frequenzen und relativ geringen Leistungen ihre 300 Meter mit Bravour schaffte. Stattdessen kommt nun die digitale und zudem nach Mobilfunkmanier **gepulste Technik**. Sie funktioniert mit doppelt so hohen Mikrowellenfrequenzen und viel **intensiverer Strahlung**, kommt aber dennoch nicht weiter, im Gegenteil. Warum das? Je niedriger die Funkfrequenz, desto besser die Durchdringfähigkeit durch massive Bausubstanz, je höher die Frequenz, desto schlechter. Deshalb braucht man zur Erzielung des gleichen Effektes, nämlich einer akzeptablen Gesprächsqualität auch durch dicke Wände und Betonarmierungen hindurch, bei den höheren Frequenzen mehr Kraft, mehr Leistung.

Achtung, in den DECT-Infos und Datenblättern steht oft, die Telefone würden mit nur **10 Milliwatt** senden. Das ist eine Mogelpackung, weil sich das auf einen rein rechnerischen Mittelwert bezieht. So ein Mittelwert entsteht, wenn man die maximale Leistung, den Peak, jenen Puls, und die zwischen zwei Peaks eingelegten Pausen in einen Topf wirft (Seiten 204, 211, 402, 435, 480, 575, 643). Der echte technisch effektive und biologisch relevante Spitzenwert eines DECT-Pulses liegt bei **250 mW** und schon im Bereich der Leistungen von Handys. Übrigens: Bei Handys gibt man immer den Spitzenwert an, mogelt nicht so herum.

Schnurlose DECT-Telefone im Öko-Test

Der Öko-Test veröffentlichte im März 1996 den weltweit ersten Test über schnurlose Telefone. Wohnung+Gesundheit zog in Heft 79/1996 und 86/1998 nach. Auszüge aus dem Öko-Test-Artikel von Eva Roth.

Trotz aller Bedenken forciert die Telekommunikationsindustrie gepulst funkende Telefone. Dabei geht es nicht nur ums Telefonieren mit dem Handy. Ein anderes funkendes Telefon wird zum Massenartikel: das Schnurlose für zu Hause. Schon heute gibt es viele Millionen Telefone ohne Kabel in deutschen Häusern. Irgendwo in den eigenen vier Wänden steht die unauffällige Basisstation, eine Mini-Sendeanlage.

Wir wollten wissen, ob die kleinen schnurlosen Telefone für zu Hause ähnliche Risiken bergen wie die großen Brüder für unterwegs, die echten Mobilfunkhandys. Wolfgang Maes, Sachverständiger für Baubiologie, und sein Kollege Helmut Merkel, Diplom-Ingenieur für Elektrotechnik, haben für uns Schnurlose auf Strahlung untersucht. Deren Basisstationen strahlen stark, sie senden gepulst, und sie strahlen zudem immer, egal ob man telefoniert oder nicht. Für die Experten sind diese Nonstop-Sender eine "zusätzliche kritische und unnötige Elektrosmogbelastung", die kaum ein Konsument einzuschätzen vermag, weil er nicht weiß, dass es um einen Dauerfeldverursacher geht und von den Herstellern und Händlern schlecht aufgeklärt wird. Mit diesen Schnurlosen hole man sich "den Mobilfunksendemast quasi direkt ins Wohn-, Arbeits- oder Schlafzimmer". Zwar sei die kleine Basis der Schnurlosen deutlich schwächer als ein großer Mobilfunksendemast, doch mache das die geringe Entfernung wieder wett. Die Schnurlosen findet man im Alltag körpernah auf Nachttischen, Schreibtischen, in Wohnzimmerregalen oder auf der Fensterbank. Je nach Nähe können die Kleinen auf dem Nachtschränkchen viel feldstärker sein als die Großen auf den Türmen, Kaminen, Silos und Dächern der Städte und Dörfer.

Bei unseren Versuchen wurde die maximale Strahlungsstärke der immer aktiven Basisstationen in Mikrowatt pro Quadratmeter ($\mu W/m^2$) gemessen. Hirnstromveränderungen traten laut Dr. von Klitzing, Medizin-Physiker der Universität Lübeck, und anderen Forschern im wissenschaftlichen EEG-Versuch bereits bei 1000 $\mu W/m^2$ auf. Maes hat die Basis des Siemens Gigaset hinter eine 42 cm dicke massive Ziegelsteinwand in ein Nebenzimmer gestellt und gemessen, wie viel gepulste Strahlung durch die Wand geht. Es waren 10.000 $\mu W/m^2$, zehnmal so hoch wie jene Feldstärke, die unsere Hirnströme durcheinander bringt. Die im Kellergeschoss aufgestellte Basis verursachte im Erdgeschoss darüber noch Strahlungsstärken der EEG-auffälligen Stärke von 1000 $\mu W/m^2$, die im Nachbarhaus auf der Fensterbank positionierte ebenfalls. Alle DECT-Schnurlosen im Test schafften noch im Umkreis von 3 bis 5 Metern diese kritische 1000 $\mu W/m^2$-Marke, die zu besorgniserregenden biologischen Effekten führt.

Soweit das Magazin Öko-Test. Es folgt ein knapper Auszug unserer Messergebnisse aus dem Jahr 1996, angegeben in Mikrowatt pro Quadratmeter. **Fett** gedruckt die Messwerte über **1000 µW/m²**, die nach Dr. Lebrecht von Klitzing und anderen das EEG signifikant verändern:

Schnurlos-Telefone	(µW/m²)	30 cm	50 cm	1 m	5 m	10 m
Hagenuk Home Handy	DECT	**444.000**	**160.000**	**40.000**	**1600**	400
Telekom Sinus 431 D	DECT	**405.000**	**146.000**	**36.000**	**1500**	300
Siemens Gigaset 910	DECT	**386.000**	**139.000**	**35.000**	**1400**	300
Philips CP-5002	DECT	**170.000**	**61.000**	**15.000**	600	100
Sony DCT-200	CT2	**3000**	**1000**	300	10	< 10
Telekom Sinus 53	CT1+	**11.000**	**4000**	**1000**	40	< 10
Samsung Topline	CT1+	**8000**	**3000**	700	30	< 10

In den Jahren darauf haben wir weitere DECT-Schnurlose für Öko-Test gemessen, insgesamt waren es bis heute über **100 Geräte**. Bei den Feldern gab es zwar deutliche Intensitätsunterschiede, aber keine überraschenden. Immer wieder waren die Telefone wegen der außergewöhnlich starken, gepulsten Dauerstrahlung "nicht empfehlenswert", bekamen die schlechtesten aller Noten: **"mangelhaft"** und **"ungenügend"**.

Die Spannbreiten unserer Ergebnisse von 100 DECTs der Jahre 1996 bis 2012 (auch Seite 398): 30 cm 66.000-440.000 µW/m², 50 cm 22.000-160.000 µW/m², 1 m 6000-40.000 µW/m², 3 m 700-4500 µW/m², 5 m 250-1600 µW/m², 10 m 50-400 µW/m², 20 m 15-100 µW/m², 50 m 2-10 µW/m². Bei allen Messungen ist eine ungestörte Wellenausbreitung vorausgesetzt, das heißt keine Hindernisse wie Wände, Metallmöbel, Aluminiumfolien, Betonarmierungen, Christbaumkugeln... im Weg.

Beim Telefonieren mit dem **DECT-Hörer am Kopf** kann man mit Strahlungsintensitäten von bis zu und sogar über **10 Million µW/m²** (!) rechnen. Mit diesem Wert sind alle bisher beschrieben biologischen Effekte und Probleme vorprogrammiert, gerade auch die ausführlich im Kapitel "Handys" beschriebenen (siehe Seiten 204 bis 254 und 269 bis 270).

Öko-Test kritisiert: "Die Basisstationen aller getesteten DECT-Telefone senden gepulste Strahlen wie ein Mobilfunkturm. Der sehr **kritische Wert** von **1000 µW/m²** wird von allen noch in über **drei bis fünf** Metern Abstand überschritten. Überlegen Sie, ob Sie solch eine Strahlungsquelle in Ihren Räumen dulden wollen. Wenn nicht, müssen Sie Ihr DECT leider abschaffen. Es verdichten sich die Hinweise aus wissenschaftlichen Studien, dass das **Nerven-** und **Hormonsystem** des Menschen beeinträchtigt sowie **Erbgutschäden** und **Krebs** gefördert werden."

Aus Erfahrung mit erkrankten Kindern empfiehlt Medizinphysiker Dr. von Klitzing im Jahr 2001 **1 µW/m²** für DECT-Telefone. Die Landessanitätsdirektion Salzburg fordert im Jahr 2002 **0,1 µW/m²**, bis heute. Die

Strahlungsintensitäten unserer DECT-Testtelefone lagen selbst in weit über zehn Metern Entfernung weit über diesen Vorsorgewerten.

Erstes DECT-Babyphon - Reaktionen des BfS

Das hält **Philips** im Herbst 2002 nicht davon ab, mit dem weltweit ersten **Babyphon** nach **DECT-Manier** auf den Markt zu kommen. Ein Babyüberwachungsgerät, welches - wie DECT-Telefone - immerzu strahlt, auch wenn's Baby gar nicht brüllt. Bisher meldeten sich solche elektronischen Babysitter nur, wenn es ein Schallereignis im Raum gab. Philips vermarktet nun eine weitere unnötige Strahlenquelle, und die mit heftigen, biologisch kritischen gepulsten Mikrowellen, und das direkt im Zimmer unserer Kleinsten und Empfindlichsten, neben Babys Bettchen. Dafür bekam das Philips-Babyphon SBC SC 475 nach unseren Untersuchungen von 18 Geräten verschiedener Hersteller vom Öko-Test im November-Heft 2002 die verdiente Quittung, nämlich die schlechteste aller Noten: **"ungenügend"**. Ich hätte gern eine noch schlechtere Note erfunden, z.B. "unzumutbar", "verantwortungslos" oder so. Kann man nicht wenigstens unsere Kinder aus dem Spiel lassen?

Ausführlicher zum Thema Babyphone: Lesen Sie bitte ab Seite 506.

Das Bundesamt für Strahlenschutz reagiert auf unsere Messungen von Telefonen und Babyphonen für Öko-Test einlenkend und vorsorglich: "Eine **Minimierung** der persönlichen Strahlenbelastung ist immer anzustreben." Es könne "die DECT-**Technik nachgebessert** werden", um "ein Funken im Standby-Betrieb und damit eine unnötige **zusätzliche Strahlenbelastung** zu vermeiden", so das Amt. "Ein **Daueraufenthalt** in unmittelbarer Nähe zur Basisstation sollte aus Vorsorge **vermieden** werden". Nonstop funkende Geräte gehörten "**nicht in Kinder-** oder **Schlafzimmer**". Das BfS äußert sich häufiger in der Presse, so bei Stiftung Warentest im März 2004: "Wer sicher sein will, **verzichtet auf DECT**."

Der Funkturm im Haus

Mit den Basisstationen der DECT-Telefone bzw. -Babyphone holen Sie sich also Feldstärken direkt in die Wohnung, die denen in der nahen Umgebung von großen Mobilfunksendern ähneln. Sie haben Ihren eigenen "Funkturm" im Haus. Die DECT-Felder sind drinnen oft stärker als das, was von draußen reinkommt. Es kommt auf den **Abstand** zur DECT-Basis, die Eigenschaft der **Baumaterialien**, das **Reflexionsverhalten** im Zimmer und andere Bedingungen an. Ein ganzer Raum, ein ganzes Haus, manchmal der ahnungslose Nachbar mit, ist dank DECT ausgefüllt mit biologisch relevanten gepulsten Signalen, je mehr Abstand zur Feldquelle und je mehr, dichter und abschirmender Wände und Decken zwischen Feldquelle und Mensch, desto geringer.

Dabei geht es nicht nur um die handelsüblichen kleinen **Schnurlos-Ba-**

sisstationen, die gleichzeitig als Ladestation fungieren, sondern auch um **DECT-Telefondosen**, welche an eine Wand montiert werden und ebenfalls nonstop bis 200 Meter weit funken, egal ob Sie telefonieren, egal ob ein Telefon oder sonstige Kommunikationsgeräte angeschlossen sind. Solche dauerstrahlenden TAE-Dosen gibt es auch in Verbindung mit ISDN-Anlagen. Es geht zudem um **Repeater**. Sie vergrößern die Reichweite, indem sie die Signale der DECT-Basis aufnehmen und verstärkt wieder abstrahlen. Bis zu sechs Repeater kann man mit einer Basisstation betreiben und so ein paar hundert Meter und mehrere Häuser überbrücken. Auch diese Repeater sind Dauersender. Besondere Vorsicht: Moderne **Kombigeräte**, die ein normales Kabeltelefon mit zusätzlicher DECT-Schnurlosmöglichkeit bieten, funken auch pausenlos, dummerweise selbst dann, wenn die schnurlosen Handgeräte an der Basis abgemeldet wurden, das soll einer verstehen. Manchmal sind solche DECT-Sender selbst in **Faxgeräten** eingebaut, obwohl Sie gar kein Schnurloses brauchen. Zahlreiche elektronische Geräte beherbergen inzwischen häufiger DECT-Strahler, so beispielsweise **Telefonanlagen** und **Router** wie **Speedport** oder **Fritz!Box**. Deaktivieren Sie DECT und WLAN grundsätzlich, wenn Sie es nicht brauchen. Nochmals Vorsicht: Manche Händler verkaufen Ihnen eine weitere Basisstation als zusätzliches **Ladeteil**, weil die kaum teurer ist. Obwohl Sie eigentlich nur laden wollten, haben Sie nun - ohne es zu ahnen - ein, zwei, drei weitere Emittenten im Haus, und jeder einzelne strahlt so oft ohne Pause, ohne Sinn und ohne Nutzen.

DECT in der Kritik - Warnungen vor der neuen Technik

Die große Welle der berechtigten Kritiken und Sorgen, die DECT entgegenschlägt, kennen wir schon vom Mobilfunk (Seite 294 ff.), von Handys (Seite 202 ff.) und WLAN (Seite 455 ff.). Sie gelten hier genau so. Diese Techniken sind in ihrer Art und Wirkung ähnlich, die große Mobilfunkbasis der kleinen DECT- bzw. WLAN-Basis und das Handy dem DECT-Hörer. Es folgen nur ein paar Ergänzungen bzw. Erinnerungen.

Juni 2011, der Schock für die drahtlos telefonierende Welt. Die **WHO**: **Handy-Strahlung** ist ein "**mögliches Krebsrisiko**", speziell im Hinblick auf Hirntumore. Sie kategorisiert die Telefon-Mikrowellen in die gleiche Gefahrenklasse wie krebserregende bzw. krebsverdächtige Chemikalien, Pilzgifte, Bakterien und Viren, Schwermetalle, Bitumen oder Auspuffgase ein. Die WHO rät in Interviews auf die **Nutzung** von **mobilen Telefonen** zu **verzichten**, wann immer es geht. Sie spricht nicht nur von Handystrahlung, sondern auch allgemein von "funkenden elektronischen Geräten", wie z.B. DECT (siehe auch Seiten 214 bis 215).

Mai 2011, der **Europarat** fordert den **Kurswechsel** beim mobilen Funk (Seiten 252 bis 253). Der Gebrauch von funkenden Telefontechniken solle strikt eingeschränkt und an Schulen ganz verboten werden, so auch DECT und WLAN. Die Grenzwerte müssten massiv gesenkt werden.

"Die stärksten Verursacher elektromagnetischer Strahlung im Haushalt sind Handys, DECT-Telefone und WLAN." Man sollte "das Handy so wenig wie möglich nutzen und zum Festnetztelefon mit Schnur greifen." Bundesamt für Strahlenschutz BfS in 'Die Welt Online' im Januar 2009.

"Das Bundesamt für Strahlenschutz geht gegen die ganze DECT-Technologie vor und fordert sehr **viel weniger Exposition**." Prof. Dr. Wolfgang Weiss vom Bundesamt für Strahlenschutz, Leiter des Mobilfunk-Forschungsprogrammes, in den ARD-Nachrichten im Juni 2008.

"Wenn man die Möglichkeit hat mit dem Festnetz zu telefonieren, sollte man das **Festnetz den Funktechniken vorziehen**." Noch mal das BfS in 'RTL' und anderen TV-Nachrichten im August 2007.

Die Bundesregierung bestätigt in 'Die Zeit' im Oktober 2005: "Die Strahlenbelastung sollte minimiert werden, wann immer es geht. DECT-Telefone stellen im Haushalt oftmals die **stärkste Strahlungsquelle** dar."

"DECT und WLAN führen zu einer hohen Strahlenbelastung!" Die Wiener Ärztekammer in diversen Veröffentlichungen der letzten Jahre.

Ärztekammer Niedersachsen: "Weder ein eingeschaltetes Handy noch das DECT-Telefon gehören auf Nachttische."

Der Facharzt für Kinderheilkunde, Kinderpsychiatrie und Jugendmedizin, Dr. Jan Gerhard aus Ahrensburg, stellt in seinem Patienten-Infoblatt die Frage: "Steht auch in Ihrem Kinderzimmer ein Mobilfunkturm?" Er beobachtet zunehmend Beschwerden, die offensichtlich mit DECT-Telefonen im Zusammenhang stehen. "Aus der Mitverantwortung für die Gesundheit Ihrer Kinder möchte ich Sie wirklich vor den bisher nicht geklärten Auswirkungen dieser Telefone warnen."

"Aus den vorliegenden Unterlagen geht medizinisch-wissenschaftlich nachgewiesen die Gesundheitsschädlichkeit elektromagnetischer Felder, wie sie beim DECT-Standard und Mobilfunk Verwendung finden, hervor." Dr. med. Horst Eger in der Broschüre der Kompetenzinitiative "Mobilfunk - Einwirkungen auf die menschliche Gesundheit".

"Elektromagnetische Felder von Mobilfunkanlagen, schnurlosen DECT-Telefonen, WLAN und anderen Funktechniken führen **weit unterhalb der gültigen Grenzwerte** zu einem neuen, **vielschichtigen Krankheitsbild** mit charakteristischer Symptomkombination." ... "Die Symptome treten in zeitlichem und räumlichem Zusammenhang mit der Exposition auf." ... "Ein großer Teil der Beschwerden verschwindet nach Beendigung der Expositionen, z.B. nach Ortswechsel, Entfernung von DECT oder WLAN oder Abschirmung." Dr. med. Cornelia Waldmann-Selsam (Bamberg), Dr. med. Marten Schrievers (Coburg) und Dr. med. Isa Bittel (Lauf) in einem öffentlichen Brief an den bayerischen CSU-Staatsminister Dr. Werner Schnappauf im Februar 2006. Das Ärzteteam führte von 2004 bis 2006 bei über 900 Patienten an 184 Mobilfunkstandorten zu Hause oder am Arbeitsplatz Befragungen und Messungen durch. Am Rande: Schnappauf war von 2003 bis 2007 für die Umwelt, die Gesundheit des Menschen und den Verbraucherschutz zuständig; von 2007 bis 2011 war er dann Geschäftsführer des Bundesverbandes der Deutschen Industrie; zuerst Verbraucherschutz, dann Industrieschutz.

Die Petition des 'Mobilfunk Bürgerforum', getragen von 1700 Mitunterzeichnern aus Baden-Württemberg, ging im Oktober 2002 an den Landtag: "**Verbot von Schnurlostelefonen** nach DECT-Standard."

Wissenschaftler, Ärzte, Verbraucherorganisationen, Verbände, Institute... warnen zunehmend und lautstark vor den DECT-Schnurlostelefonen. In einer gemeinsamen Resolution an den ehemaligen Bundesumweltminister Trittin wurde beim 'Bürgerforum Elektrosmog' des Umweltministeriums das Verbot der belastenden Technik oben an gestellt (Seiten 27 und 355). "Die Erfahrungen mit den Telefonen nach DECT-Standard sind derart negativ und die Zahl der gesundheitsbedingten Reklamationen ist so groß, dass ein **Verbot gefordert** werden muss."

Die 'Kasseler Petition' an den Bundestag im Juni 2002: "Dieselben gesundheitlichen Bedenken wie gegenüber Mobilfunksendeanlagen bestehen bei schnurlosen Telefonen nach DECT-Standard. Bei manchen der Betroffenen lassen sich **gesundheitliche Schäden** eindeutig auf das DECT-Telefon neben dem Bett zurückführen."

Im 'Freiburger Appell', 2002 von 100 Ärzten veröffentlicht, in den Jahren danach von weiteren 1200 Ärzten sowie 36.000 Experten und Unterstützern unterschrieben und zehn Jahre später zum 'Internationalen Ärzte-Appell 2012' aktualisiert (siehe ab Seite 356), wird dringend gefordert: "Überarbeitung des DECT-Standards für Schnurlostelefone mit dem Ziel, die Strahlungsintensität zu reduzieren und auf die Nutzungszeit zu begrenzen sowie die Pulsung zu vermeiden." Die Mediziner rütteln auf: "Wir Ärzte beobachten einen **dramatischen Anstieg schwerer und chronischer Erkrankungen** und ein immer zahlreicheres Auftreten von unterschiedlichen, oft als psychosomatisch fehlgedeuteten Störungen. Wir sehen den Zusammenhang zwischen dem Auftreten solcher Symptome und dem Beginn einer Funkbelastung z.B. einer Installation von Mobilfunkanlagen im näheren Umkreis, einer intensiven Handynutzung oder eines DECT-Telefones im eigenen Haus oder in der direkten Nachbarschaft." ... "Aufgrund unserer Erfahrung halten wir neben der Mobilfunktechnik die schnurlosen DECT-Telefone für einen der wesentlichen Auslöser dieser fatalen Entwicklung!" ... "Wir wissen genug über Gefährdungen und Schädigungen, um von den politisch Verantwortlichen sofortige Maßnahmen der Vorsorge zu fordern!"

Der Verband Baubiologie VB, das Institut für Baubiologie+Ökologie

IBN und wir von der Baubiologie Maes gehören mit zu den Erstunterzeichnern des Freiburger Appells, schließen uns deren Forderungen an. Eine alltägliche Technik, von der viele Millionen Menschen betroffen sind, die pausenlos Mikrowellen ohne Nutzen emittiert, und das zudem gepulst und mit Intensitäten, von denen man weiß, dass sie biologisch Wirkung zeigen, und das ohne Wissen der Nutzer, ist aus baubiologischer Sicht nicht zu akzeptieren. Eine solche Technik gehört verboten, hätte schon längst vom Markt genommen werden müssen.

Der Berufsverband Deutscher Baubiologen VDB wünscht ebenfalls die biologisch verträglichere Funktechnologie. "Es gibt außer dem Standard CT1+ und dem **Verzicht auf Schnurlose** keine baubiologisch akzeptable Alternative zum DECT-Standard."

Die Industrie wird vorsichtiger, z.B. die Schweizer Swisscom auf eine Anfrage, wie gefährlich die Strahlung von WLAN und DECT sei (Seite 462): "WLAN und DECT sollten **vom Schlafraum ferngehalten** werden."

Prof. Dr.-Ing. Alexander H. Volger, vereidigter Sachverständiger und Honorarprofessor der TH Aachen, fordert im Januar 2002 das "**Verbot der DECT-Schnurlostelefone**" und stattdessen Geräte nach CT1+.

Der Neurobiologe Prof. Dr. Peter Semm von der Universität Frankfurt, ehemals Forscher im Telekom-Auftrag, Elektrosmogexperte mit Veröffentlichungen in den hochkarätigsten wissenschaftlichen Fachzeitschriften wie 'Science' und 'Nature', sagte in dem Fernsehbeitrag 'Drehscheibe Deutschland' über DECT: "Es ist alles mit Vorsicht zu benutzen, was ein pulsierendes Signal abgibt. Egal mit welcher Frequenz gepulst wird, es ist **biologisch relevant**. Man sollte die Technik ändern."

Der Medizin-Physiker Dr. Lebrecht von Klitzing: "Die Industrie bringt Produkte auf den Markt, die überhaupt nicht getestet sind. Wir wissen, dass das DECT-Telefon seine Probleme hat. Dann werden noch WLAN, Bluetooth und andere Techniken auf den Markt gedrängt. Wir schauen einfach zu. Hier müssten die Politiker sagen: **Jetzt reicht es**, wir wollen erst einmal das eine abklären, bevor etwas Neues kommt."

Der Münchener Arzt und Toxikologe Dr. Max Daunderer mahnt in seinem renommierten medizinischen "Handbuch der Umweltgifte" im Dezember 2003 mit Blick auf DECT-Telefone und die gesamte gepulste Funktechnik: "Die gepulste Strahlung ist **viel gefährlicher** als die ungepulste. DECT-Telefone schießen einhundert Energieblitze in der Sekunde. Die Feststation beginnt damit, sobald sie an das Stromnetz angeschlossen ist." ... "Das Vorsorgeprinzip wird ausgehebelt und die Verantwortlichkeit aus reiner Profitgier ignoriert. Die Schutzbehauptung, die **Schädlichkeit sei nicht erwiesen, ist schlichtweg falsch** und sogar absurd. Die Einzelwirkungen sind von anerkannten Wissenschaftlern erforscht, und sie sind reproduzierbar. Epidemiologische Studien sind statistisch abgesichert. Die Schadensfälle sind absolut zahlreich. Zahl und Aussagekraft der Dokumente sind erdrückend."

DECT und Stiftung Warentest

"DECT-Telefone können die Technik der Umgebung stören." So deftig sind deren Mikrowellen. Siemens auf Anfrage von Stiftung Warentest. Die Warentester 1997: "DECT-Telefone sind elektronische **Umweltverschmutzer**." Und: "DECT-Telefone vertragen sich nicht mit Satellitenempfängern. Auch für Hörgeräte, andere Telefone, Fernseher, Computer und Stereoanlagen können die gepulsten Mikrowellen der digitalen Schnurlostelefone starker Tobak sein. Gestörte Geräte fiepen, brummen oder versagen ganz. Mit analogen Telefonen gibt es überhaupt keine Probleme." Wenn wir Menschen doch auch fiepen und brummen würden, bevor wir versagen...

Elektronische Geräte lassen sich laut Stiftung Warentest durch DECT-Signale stören, das noch in zehn Metern und durch Wände hindurch. Und Hirne, Nerven, Muskeln, Hormone? Erinnern Sie sich (Seite 342): Mit technischen Störungen ist schon ab einer Feldstärke von 100 Mikrovolt pro Meter zu rechnen, der Personenschutz nach EU-Norm liegt bei 100 Volt pro Meter. Dem Menschen und der Umwelt mutet man mal wieder eine Millionen Mal mehr zu als technischen Geräten.

Drei Jahre später berichtet 'Test' wieder über Schnurlose, und wieder: "Die Basisstation sendet immer. Deshalb sollte sie nicht in der Nähe der **Schlafstätte** und schon gar nicht im **Kinderzimmer** stehen. Auch der Arbeitsplatz oder Fernsehsessel ist besser von der Basis entfernt. Auf der sicheren Seite ist, wer Distanz hält." Und: "Eine Schattenseite der DECT-Technik ist die **geringe Reichweite** in Gebäuden. Die Funkwellen reichen manchmal nicht mal bis ans Ende einer Wohnung. Ein Kritikpunkt ist die viel gelobte digitale **Sprachqualität**, die ist **schlechter** als bei den klassischen analogen Telefonen."

Schattenseiten, Nachteile, Kritikpunkte, technische Störungen, Fiepen, Versagen, starker Tobak, kreischende Hörgeräte, raus aus dem Kinderzimmer, Abstand zum Bett, Dauersender, gepulste Felder, Umweltverschmutzer, miese Sprachqualität, schlechte Reichweite... Und sie werden weiter verkauft, weil's modern ist und weil's die Werbung so will.

In den letzten 'Test'-Heften der Jahre ab 2010 findet man nur noch **wenig vom Elektrosmog**, keine Messergebnisse, kaum Hinweise auf biologische Risiken, auf technische Störungen, auf Kinderschutz. Hier und da die Erwähnung einer Reduktion der Sendeleistung, keine wirkliche Einkaufshilfe, weil es so viele Reduktionsarten und Reduktionsmogelpackungen gibt. Kein Wort von den DECTs, die nach dem Gesprächsende den Funk sicher abschalten. Dafür der Hinweis: "Wenn niemand telefoniert oder das Mobilteil in der Basisstation steckt, sollte das Telefon möglichst gar nicht senden." Ja, aber welche Modelle sind das? Und: "Gar keine Sendeleistung haben nur schnurgebundene Telefone." Ja, richtig. Dann noch die Nachricht: "Man kann einige DECT-Telefone auch als Babyphone einsetzen." Stimmt, neuere Telefone werden zu Babyphonen. Autsch? Hierzu mehr auf den Seiten 510 und danach.

DECT in 'Computerbild' - zuerst fachliche Inkompetenz, und dann...

Nach den ersten Öko-Test-Veröffentlichungen gab es einige Fernsehsendungen und Pressepublikationen mit sachlich-kritischen Beiträgen zum DECT-Problem. Nur 'Computerbild' kapierte wenig, recherchierte schlecht, drehte einem die Worte im Mund herum, lamentierte und beschimpfte die Kritiker, bezichtigte sie gar der "**Hexenverfolgung, Teufelsaustreibung** und **Scharlatanerie**" und entwarnte ihre Leserschaft: "Sie brauchen sich um die Strahlenbelastung keine Sorgen zu machen, wenn Sie nicht gerade auf der Basisstation Ihres DECT-Telefones schlafen." Grundlage der unhaltbaren Aussagen war von 'Computerbild' in Auftrag gegebene Kontrollmessungen beim Institut für Mobil- und Satellitenfunktechnik IMST. Die fanden nichts, kein Wunder, suchten sie doch lediglich Wärmeeffekte als Folge der DECT-Mikrowellen. Derartige thermische Sensationen sind aber beim DECT-Telefonieren ausgeschlossen, das hätte man vorher wissen und sich den Aufwand sparen können. Herausgeworfenes Geld. Wenn Sie sich, lieber Leser, um mehr sorgen, als nur um die Frage, ob Ihr Kopf warm wird, dann sollten Sie solche Aussagen nach 'Computerbild'-Manier sorgfältig prüfen.

Danach demonstrierte 'Computerbild' erneut seine fachliche Inkompetenz mit der Behauptung: "DECT-Geräte **strahlen nicht mehr als analoge** Geräte." Falsch. DECT-Basisstationen strahlen zeitlich gesehen viel mehr, weil sie unaufhörlich funken, und sie strahlen mit einer Spitzenleistung von 250 Milliwatt, das ist 25-mal stärker als das analoge CT1+.

Ein paar Jahre später - so ab 2007 - fiel dann auch bei 'Computerbild' der Groschen und Saulus wurde zum Paulus. In letzter Zeit liest man in dem Blatt zum Thema DECT: "Wer auf Nummer sicher gehen will, kauft ein **strahlenarmes Gerät**." ... "Die optimale Lösung: **Wird nicht telefoniert, schaltet die Basis jede Strahlung ab** - ob das Mobilteil in der Basis steckt oder nicht, und egal, wie viele Mobilteile im Einsatz sind." ... "Handys und **Schnurlostelefone** haben im **Schlaf- und Kinderzimmer** ebenso wenig zu suchen wie Basisstationen von **Funknetzwerken**. Schalten Sie die Geräte ab, die Sie nachts nicht benötigen." ... Das ist fast schon Baubiologie. Mit dem kleinen Unterschied, dass wir Baubiologen DECT gar nicht empfehlen. Aber wenn's dann doch sein muss: siehe 'Computerbild'. Es geht noch weiter: "Finger weg von einem **Babyfon, das ständig sendet**. Wählen Sie statt dessen ein Gerät, das sich nur einschaltet, wenn es Geräusche registriert." ... "Verwenden Sie Wecker, die mit Batterien laufen." ... "Lassen Sie im Schlaf- und Kinderzimmer so genannte Freischalter einbauen." Na bitte, geht doch.

DECT und Wissenschaft

Die allermeisten Forschungsergebnisse, die wir schon vom Mobilfunk (Seiten 296 bis 300, 352 bis 365, 410 bis 417, 422 bis 424), von Handys (204 bis 254) und WLAN (459 bis 465) kennen, lassen sich auf DECT übertragen, weil die Feldbelastung hier wie da in ihrer Stärke, Art und Wirkung vergleichbar ist. Dem EEG ist es egal, ob es durch Mobilfunk oder DECT aus dem Lot gerät. Die Hirn-Schranke öffnet sich im Einfluss der Smartphonestrahlung genauso wie in dem der Schnurlosstrahlung. Immunsystem, Hormone, Nerven, Zellen... reagieren bei großen und bei kleinen Sendern, die Nähe macht's. Es folgen ein paar DECT-Zugaben.

Die **Hirnströme** reagieren spontan und zeigen ungewöhnliche, fremde **Spitzen** und **Reaktionen**. Das passiert bereits bei Strahlungsstärken von 1000 Mikrowatt pro Quadratmeter (Seite 204 ff). Mit dem DECT-Mobilteil am Ohr kommt man auf 10 Millionen und mehr, die DECT-Basis schafft diese 1000 noch in 3 bis 5 Meter Abstand.

Die **Blut-Hirn-Schranke** wird im Einfluss der Telefonstrahlung **durchlässiger**, öffnet sich. Hierfür reichen wenige Sekunden. Eiweiße, Toxine und andere schädliche Substanzen, die nicht ins Gehirn gehören, können nicht mehr von der schützenden Barriere zurückgehalten werden, sie strömen ungehindert ein (Seite 226 ff.). Forscher fanden den kritischen Effekt schon bei einem Hundertstel bis Tausendstel der typischen Feldintensitäten eines Handy- und DECT-Telefonates.

Kopfschmerz, ALS, Alzheimer, Autismus... Wissenschaftler fanden solche und viele andere Probleme bei einigen 100 Mikrowatt pro Quadratmeter. Die finden wir bei baubiologischen Messungen im weiteren Umfeld von Mobilfunk- und DECT-Basisstationen. Am Handy und DECT-Schnurlosen gibt es tausendfach höhere Intensitäten. (Seite 228 ff.)

Schäden an Hirnzellen von Ratten bei weniger als einem Prozent der üblichen Feldbelastung eines Handy- oder DECT-Telefonates. Schwächere Felder zeigten sogar heftigere Wirkungen als stärkere (Seite 229). **Zerstörung von Nervenzellen**, Neurologen warnen: "Was in Rattenhirnen passiert, passiert auch im menschlichen Gehirn. Wir fanden, dass Mikrowellen die Nervenzellen regelrecht absterben lassen, das noch Tage nach der Belastung. Dadurch erhöht sich das Risiko, frühzeitig an Alzheimer oder multipler Sklerose zu erkranken." (Seite 231 ff.)

Geldrollenbildung der Blutkörperchen. Drei Minuten Schnurlostelefonat reichen. Die roten Blutkörperchen kleben danach wie magnetisch angezogen zusammen, wie in einem Geldrollenpaket. (Seite 233 ff.)

Zunahme von chronischem Tinnitus. 46 Prozent der Probanden klagten über die spontane Verschlechterung ihrer Ohrgeräusche beim und nach dem Telefonieren mit dem Handy oder DECT-Telefon. Nach einer

Woche ohne Funktelefon war bei 66 Prozent der Patienten der Tinnitus viel besser bzw. kaum noch wahrnehmbar. Ärzte sehen den Zusammenhang, dass der Funk Tinnitus erzeugt und verstärkt. (Seite 238 ff.)

Kognitiver Leistungsabfall unter Bestrahlung mit gepulsten Feldern der Intensität von 1000 Mikrowatt pro Quadratmeter und einer Dauer von 50 Minuten. Sie wissen, siehe oben: Mobilfunkhandy und DECT-Hörer zig Millionen, DECT-Basis in 3 bis 5 Metern Distanz. (Seite 243)

Tests mit Elektrosensiblen: vegetatives Nervensystem, Bioregulation des Gehirns, Herzschlag, EKG, Herzratenvariabilität, EEG, Hautdurchblutung, Kapillargefäßaktivität und andere Parameter mucken bei 1000 Mikrowatt pro Quadratmeter DECT-Strahlung. (Seite 369 ff.)

Oxidativer Stress, Bildung von Sauerstoffradikalen, Immunstörung, verlangsamte Gedächtnisfunktionen, Veränderung der Zellkommunikation, DNA-Schäden, Gendefekte, Missbildung, Totgeburt, Durchblutungsstörungen, neuropsychiatrische Probleme, Schlafprobleme, Nachtschweiß, chronische Müdigkeit, Konzentrationsstörungen, Lerndefizite, Reizbarkeit, Müdigkeit, Schwindel, Unruhe, Depression, trockene Augen, Blutdruckanstieg, Stress, Spermienschäden, Blutbildanomalien, Hyperaktivität, Gewichtszunahme, Herz-Kreislauf-Probleme, Leukämie, Krebs..., alles drin bei den Mikrowellenintensitäten eines DECT-Telefonats oder in der Nähe der DECT-Basis - bei Mäusen, Ratten, Affen, Menschen.

Bienen fühlen sich bedroht. In der Nähe der Stöcke positionierte DECT-Telefone quittierten die Bienen mit Piepstönen höherer Frequenzen als üblich. "Dieser Gesang der Arbeiterinnen ist ein klares Zeichen für Störung, für Bedrohung, für Stress." (Seite 393).

"Verhaltensänderungen von Honigbienen unter kontinuierlicher elektromagnetischer Exposition von DECT-Basisstationen." Die fünfköpfige Wissenschaftlergruppe der Universität Koblenz-Landau unter Prof. Dr. Hermann Stever beobachtete 2005, dass unter anderem das Rückkehrverhalten der Bienen in ihre Stöcke, das Wabengewicht und die Baufläche im Einfluss von DECT-Feldern auffällig war, besonders das Rückkehrverhalten: "Zum einen ist die Anzahl der zurückkehrenden Bienen aus den unbestrahlten Bienenvölkern deutlich höher, zum anderen ist die Rückkehrzeit der nur noch wenigen zurückkehrenden Tiere aus bestrahlten Völkern deutlich länger." Zu den **bestrahlten Stöcken** kamen zu allen Untersuchungszeitpunkten **mehrfach gar keine Bienen** zurück. Umfangreiche Folgeversuche brachten gleiche Ergebnisse.

DECT stimuliert Pflanzenwachstum. Schüler des Spaichinger Gymnasiums haben im Rahmen des Physikunterricht-Projektes 'Jugend forscht' im Februar 2003 Interessantes festgestellt. Die jugendlichen Forscher Markus Keller und Stefan Mattes sowie ihr Lehrer Dr. Markus Ziegler züchteten unter den gleichen geschirmten Bedingungen Pflanzen aus

Samen heran. Es ging um **Kresse** und **Gras**. Der Unterschied: Neben dem einen Blumenkasten stand ein eingeschaltetes DECT-Telefon, neben dem anderen nicht. Die bestrahlten Pflanzen waren bereits **nach vier Wochen 30 Prozent länger** als die unbestrahlte Gruppe. "Elektrosmog fördert das Pflanzenwachstum, hat Auswirkungen auf die Geschwindigkeit der Zellteilung." Sie wiederholten den Versuch mit gleichem Ergebnis. Die Nachwuchswissenschaftler: "Das macht schon Sorgen. Man weiß, dass schnellere Zellteilungen von elektromagnetischen Feldern ausgelöst werden. Ist das bereits vergleichbar mit Krebs?"

Wenige Wochen zuvor berichtete Werner Hengstenberg, Elektrosmogfachmann sowie Hersteller von Messgeräten, dass er versuchsweise Pflanzen mit DECT-Telefonen bestrahlte. Diese seien daraufhin viel **schneller gewachsen** und anschließend viel **schneller eingegangen**.

Noch mal 'Jugend forscht': **Mikrowellen und alkoholische Gärung.** Die Schüler(innen) Selina Kappel, Melanie Miller und Jannik Göppel von der Realschule Erolzheim untersuchten 2009 den Kohlendioxid-Ausstoß von Hefepilzen, die Vermehrung und alkoholische Gärung der Pilze im Einfluss von Handy- und DECT-Wellen. Ergebnis: Die Telefonstrahlung trieb CO_2, Pilzvermehrung und Pilzgärung signifikant in die Höhe.

Interessante Beobachtung, wissen wir doch bereits (siehe Seiten 24, 31, 39 ff., 236, 375 ff.), dass Elektrosmog und Pilze eine unheilige Allianz sind, dass Elektrosmog der Dünger für Pilze im Körper und die zunehmenden Pilzerkrankungen ist und zur Therapieresistenz führen kann.

DECT-Fallbeispiele

Seit gut 30 Jahren machen wir Hausuntersuchungen. Jahrelang gab es keine Klagen über schnurlose Telefone. Dann, mit der Einführung des neuen digitalen DECT-Standards, gingen die Klagen bei uns und den Ärzten, mit denen wir zusammenarbeiten, los.

Hier bei den Fallbeispielen gilt wie in den Kapiteln zuvor: Dem Körper ist es egal, wodurch er geschädigt wird und warum er nachts schlecht schläft - Mobilfunk, WLAN, DECT. Die Fälle der anderen Funktechniken (Handy Seite 269 ff., Mobilfunkstationen Seite 326 ff., WLAN Seite 457 ff.) lassen sich auch auf DECT übertragen und umgekehrt. Eine kleine Auswahl typischer DECT-Beispiele, es gibt so viele mehr...

Signale vom Nachbarn. Der Umzug in das neue Haus stand an. Das zukünftige Domizil in **Krefeld** wurde baubiologisch untersucht. Es gab keine wesentlichen Auffälligkeiten, ein paar simple Korrekturen, ein Netzfreischalter. Entsprechend fühlte sich **Sabine Willems** hier in den ersten Jahren wohl und schlief gut. Nach drei Jahren ging es mit der Schlafqualität bergab, jede Nacht Beschwerden, jeden Morgen verkatert, Kopfschmerzen, schlechte Laune. Mann und Sohn hatten kaum

Probleme. Die 35-jährige konsultierte Ärzte, experimentierte mit Bettumstellungen, versuchte es auf allen Ebenen, sechs Monate, keine Besserung. Dann eine erneute baubiologische Messung. Die zeigte DECT-Signale: **350 Mikrowatt pro Quadratmeter**. Die kamen vom Nachbarn, sein Telefon stand in Sichtkontakt auf der Wohnzimmerfensterbank, sechs Meter von Frau Willems Bett entfernt. Die Mikrowellen gingen ungefiltert durch die Fensterscheiben, es war älteres Normalglas, kein schirmendes Wärmeschutzglas. Ihr Nachbar ließ sich über die problematische DECT-Technik aufklären, tauschte sein Tag und Nacht funkendes Digitales gegen ein nur bei Gesprächen funkendes Analoges aus. Fünf Jahre sind vergangen. Sabine Willems hat seit der Beseitigung des Telefons keine Beschwerden mehr. Ihr Nachbar auch nicht.

Wie neugeboren. MS-krank, behindert, pflegebedürftig: **Helga Gollers** aus **Schwalmtal**. Plötzlich ging es ihr rapide schlechter, sie nahm in einem Jahr 30 Kilo ab, konnte kein Essen mehr bei sich halten, nicht mal mehr Sprudel, ihr war ständig übel, die Kopfschmerzen wurden unerträglich, sie schlief miserabel. Sie führte das auf ihre Krankheit zurück und befürchtete schon das Schlimmste, wunderte sich aber, dass es ihrem Mann ebenfalls schlechter ging und er jede Nacht Kopfschmerztabletten brauchte. Die 50-jährige: "Wir waren fertig und verzweifelt, wussten nicht weiter. Da kam mein Hausarzt auf die Idee, unser neues DECT-Telefon aus der Steckdose zu ziehen. Wir hatten das ein Jahr zuvor gekauft, die einzige Veränderung in unserem Schlafzimmer. Es stand auf unserem gemeinsamen Nachttisch zwischen den beiden Betten, nah am Kopf. Das war's! Danach ging es uns täglich besser, es war wie ein Wunder. Mein Mann brauchte keine Tabletten mehr, meine schreckliche Übelkeit war weg. Wir fühlten uns wie neugeboren!" Frau Gollers hat in wenigen Monaten 10 Kilo zugenommen. Es ging in diesem Fall um Strahlungsstärken von **50.000 µW/m²**. "Seitdem warnen wir vor den Telefonen. Wir haben Rückmeldungen bekommen, dass es einigen nach Beseitigung der Geräte ebenfalls besser ging."

So was überzeugt. Der **Dortmunder** Journalist **Bernd Debus** interviewte mich fürs Radio mehrmals zum Thema Baubiologie, auch über die Schnurlosen-Berichte in Öko-Test. Ein paar Monate später schrieb er mir: "Meiner Mutter habe ich davon erzählt. Die DECT-Basis meiner Eltern stand auf der anderen Seite der Schlafzimmerwand, kein Meter vom Kopf meines Vaters entfernt. Mein Vater bekam kurz nach der Anschaffung des Telefones nächtliche Blutdruckprobleme, die er vorher noch nie hatte. Er dachte überhaupt nicht an einen solchen Zusammenhang. Meine Mutter zog das Gerät ab sofort jede Nacht aus der Steckdose, drei Wochen lang. Mein Vater wusste nichts davon. Sein Blutdruck stabilisierte sich. Da hat meine Mutter ihm davon berichtet. Nun haben sie ihr DECT-Telefon in den Keller verbannt und schalten es nur noch ein, wenn sie draußen im Garten sind und einen Anruf erwarten. Die Blutdruckprobleme meines Vaters sind seitdem weg. So was überzeugt. Weiter so!"

Funkwellen: Schnurlose Telefone - DECT-Fallbeispiele

Wieder ganz die Alte. Seit der Anschaffung eines DECT-Telefons war es aus mit dem Schlaf der kleinen **Susan** aus **Dortmund**. Das Telefon stand im Wohnzimmerregal, auf der anderen Seite der Wand lag die Fünfjährige in ihrem Bett, kaum 80 Zentimeter entfernt. Die fünfjährige Susan hatte seitdem Ängste, Schwindel, Schweiß und Alpträume, Beschwerden, die es vorher nie gab. Sie machte wieder ins Bett und ihre Hautallergien nahmen zu. Messung: **1000 µW/m²**. Seit der Abschaffung ist Susan wieder ganz die "Alte".

Betablocker gegen ein Telefon. Der 38-jährige **Notar** aus **Neuss** konnte auch kaum schlafen, klagte über Kopfschmerzen. "Ich hatte das Gefühl, ich werde ganz plötzlich ganz alt, bekam Bluthochdruck, Herzrasen, wurde vergesslich, nervös. Die Blutdruckwerte lagen im Mittel bei 150 zu 100 bis 110, obwohl ich eher zu niedrigem Blutdruck neige." Er bekam Betablocker. Bei der baubiologischen Untersuchung fielen die DECT-Signale aus der Nachbarwohnung auf: **80 µW/m²**. Der wusste nicht, dass er einen Dauersender gekauft hat, ärgerte sich und kaufte ein anderes. Der Notar: "Es war verblüffend, mein Befinden hellte in ganz wenigen Tagen auf, nach nur einer Woche habe ich die Betablocker abgesetzt. Warum wird man nicht besser informiert? Wer weiß schon, dass hier ein Gerät ständig sendet? Ich glaube, wenn es die Leute wüssten, wären sie vorsichtiger."

Klagen aus dem Telefonladen. Eine Mitarbeiterin: "Ich verkaufe seit 10 Jahren Telefone und berate die Kunden. Ich hatte in dieser Zeit keine gesundheitlichen Probleme. Seit zwei Jahren habe ich im Laden nur Kopfschmerzen und kann mich kaum konzentrieren. Meine Kollegin klagt ähnlich. Wir haben einmal all unsere DECT-Telefone für ein paar Tage aus den Steckdosen gezogen, und die Probleme waren weg." Ich habe in dem Telefonladen gemessen, es waren mehrere Emittenten - je nach Nähe **einige 1000 bis über 10.000 µW/m²**.

Strahlende Firma macht pleite. Ein Brief von **Familie Bernhard** aus Hombrechtikom geht an die Schweizer Bürgerinitiative 'Gigaherz'. Neben deren Haus zog eine Firma ein, die sich auf die Reparatur von DECT spezialisierte. Seitdem waren hier 40 bis 70 Telefone rund um die Uhr in Betrieb. Gesundheitlichen Probleme stellten sich bald ein, speziell beim 10-jährigen Sohn Andreas: geschwollene Lymphdrüsen, Schlaflosigkeit, Kribbeln am Körper, Unwohlsein, Allergien, er wurde nervös, gereizt, nahm in drei Monaten zehn Kilo ab, die schulischen Leistungen gingen bergab. Einige Tage bei der Oma, es ging besser, zurück zu Hause wieder die Probleme. Die Feldstärke in seinem Raum: **500 µW/m²**. Andreas zog in den Keller, mit Erfolg. Dann der Durchbruch: Die Firma machte Pleite, zog aus, die DECTs kamen weg. Ab da ging es mit Andreas aufwärts, ein halbes Jahr später war er gesund. Interessant: "Mit dem Einzug der DECT-Werkstatt blieben am Haus alle Nistkästen leer. Dabei hatten wir vorher so viele Singvögel. Seit dem Auszug der Firma werden die Nistkästen wieder benutzt wie vorher."

Mir liegen inzwischen über 200 provozierende Fallbeispiele aus eigener Erfahrung nur zum Thema DECT-Telefone vor, diese ähneln den oben geschilderten. Dabei reagieren Erwachsene und Kinder gleichermaßen, längst nicht immer, aber verdächtig oft. Meist zeigten sich die elektrosmogverursachenden und nun aufgeklärten Nachbarn einsichtig und versprachen - auch im eigenen Interesse - ihr Telefon zu entsorgen und ein anderes zu kaufen. Einige Betroffene haben den Nachbarn ein neues Telefon bezahlt, oder es wurden die Kosten geteilt. In einigen Fällen wollten die Kunden, als sie meine Messungen erlebten und das Getöse aus den Lautsprechern der Messgeräte hörten, dass ich das Telefon gleich mitnehme. In wenigen Fällen blieben die Nachbarn stur, eine Abschirmung wurde nötig; sie reduzierte die Strahlung auf der einen Seite und reflektierte sie zurück zur anderen, zum Nachbarn: Verbesserung hier, Verschlechterung dort, selber Schuld.

Ich kenne drei sture **Bio-Läden mit DECTs** auf der Theke, alle Aufklärung nutzte nichts. Dafür das Schild über dem Telefon: Bei uns keine Gentechnik. Alles ist relativ. Ich kenne zwei sture **Heilpraktiker**, bei denen stehen die dauerstrahlenden Schnurlosen neben den homöopathischen Ampullen. Grobenergetische Bestrahlung der feinstenergetischen Heilkraft, milliardenfach mehr. Diese geballte Ladung sollen homöopathische Tröpfchen aushalten, ein Umrühren mit Löffeln aus Metall angeblich nicht, wegen der bösen Magnetfelder, obwohl Löffel gar nicht magnetisch sind. Gut, dass Hahnemann das alles nicht mitkriegt.

DECT vor Gericht

Gericht verbietet Schnurlos-Telefon. In einem Fall musste Dr. Hermann Steinle, Richter am Amtsgericht Geislingen, ein Machtwort sprechen: "Das DECT-Telefon muss sofort vom Netz. Sonst drohen 5000 Euro Ordnungsgeld oder ein Monat Gefängnis." Was war passiert? In Bad Überkingen zieht die elektrosensible Gabriele D. in das Haus des Versicherungsberaters Norbert F. als Untermieterin. Man einigt sich im Mietvertrag darauf, dass von beiden Parteien im Haus keine DECT-Telefone benutzt werden. Der Untermieterin geht es einige Monate gut, dann schlecht. Die Messung ergibt: Der Vermieter hat sich ein DECT-Telefon angeschafft, die Signale kommen in ihrer Wohnung massiv an. Nach erfolglosem guten Zureden die einstweilige Verfügung an den Vermieter, der Richter: "Sie werden verpflichtet, das von Ihnen betriebene Telefon mit gepulster Strahlung nach DECT-Standard vom Netz zu nehmen und es künftig zu unterlassen, ein solches anzuschließen."

Oberlandesgericht Brescia im Herbst 2011: "Der Hirntumor eines italienischen Versicherungs-Angestellten kommt vom häufigen, täglichen Handy- und DECT-Telefonieren." Der Kläger bekommt eine 80-prozentige Invaliditätsrente, der Arbeitgeber zahlt alle Gerichtskosten. Bahnbrechend: Die Richter stützten sich nur auf Interessen- und Industrieunabhängige Gutachten und schlossen Industrie-finanzierte als nicht

Funkwellen: Schnurlose Telefone - Noch mehr DECT 495

glaubwürdig aus. Das Arbeitsgerichtsurteil ermöglicht ab sofort allen Beschäftigten, Telefone mit Schnur zu verlangen bzw. dem Arbeitgeber klarzumachen, dass er bei angeordneter Handy- bzw. Schnurlosnutzung für alle Folgen haftbar gemacht werden kann (auch Seite 226).

Noch mehr DECT

"Kranke unter Strahlenbeschuss", die Überschrift aus dem Schweizer Gesundheitsmagazin 'PulsTipp' im Oktober 2003. "Immer mehr Krankenhäuser verwenden DECT-Schnurlostelefone - und gefährden damit die Patienten." Im Kantonsspital der Universität Basel gibt es 450 Basisstationen mit 1600 Hörern, im Spital Solothurn 210 Stationen und 400 Hörer, in Olten auch. "Die Patienten liegen in einem Strahlenmeer." In Deutschland ziehen ebenfalls immer mehr DECTs in Krankenhäuser ein. Echte Mobilfunkhandys strahlen im Schnitt ähnlich stark wie die DECT-Schnurlosen. Warum sind Handys in vielen Krankenhäusern untersagt, überall hängen Warnschilder, und DECT nicht?

DECT bei BMW. Worüber sich kein Krankenhaus Gedanken macht, das setzt BMW um: Zum Schutz der 105.000 Mitarbeiter legt der bayerische Automobilhersteller im Februar 2004 die zumutbare Grenze für die Strahlung der vielen DECT-Basisstationen in Werkshallen und Büros auf **100 µW/m²** fest. Der Wert gilt weltweit für die gesamte BMW-Group. Entsprechender Abstand zur Basis muss eingehalten werden, zusätzlich werden Dämpfungsglieder eingebaut, man installiert schützende Trennwände und Spezialscheiben. Kosten 100.000 Euro. Im Juni 2008 gibt BMW DECT ganz den Laufpass, schafft alle Schnurlostelefone ab und stellt auf Handys um.

Strahlenreduzierung im Kindergarten. Im Kayher Kindergarten wurden die alten - nonstop funkenden - DECT-Telefone gegen neue - nur beim Telefonat strahlende - ausgetauscht, so die Kreiszeitung 'Böblinger Bote' im November 2008. Die Stadt sagte zu, die Aktion in allen Herrenberger Kindergärten umzusetzen und empfahl, die Bürger sollten dem Beispiel in den eigenen vier Wänden folgen.

Im Raum Salzgitter die **Ein-Mann-Bürgerinitiative**: Rechtsprofessor Dr. Heinz Albert Friehe engagiert sich gegen den wuchernden Funkwahnsinn. Dabei liegen ihm besonders die Kinder am Herzen. Dem Juristen gelang es, die Verantwortlichen soweit zu beflügeln, dass in acht niedersächsischen Kindergärten alle DECTs und mit einem Aufwasch alle WLANs abgeschafft wurden. Auf das Dach eines vierstöckigen Wohnblocks sollte O2 mit einer großen Basisstation. Die Mieter organisierten sich unter Federführung von Prof. Friehe und protestierten energisch bei O2 und Kommunalpolitikern. O2 machte den Rückzug, die Funkanlage soll nicht aufs Dach, versprochen. Friehe macht weiter.

"Ein **Zehntausendstel der Grenzwerte** reicht aus, um wissenschaftlich überprüfbare Wirkung zu hinterlassen." Prof. Dr. Klaus Buchner, Atomphysiker und Elektrotechniker der Technischen Universität München. "Ein **Millionstel Watt Sendeleistung** genügen, um eine menschliche Nervenzelle abzutöten." Prof. Dr. Karl-Heinz Müller, Physiker der Fachhochschule Südwestfalen. Ein Millionstel Watt sind ein Mikrowatt. Das DECT funkt mit 250 Milliwatt, 250.000fach stärker. Es ginge um Unfruchtbarkeit, Gedächtnisstörungen, erhöhte Krebsraten, Schäden am Erbgut und Störungen des Immunsystems. Die besondere Gefahr sei, dass die Funkübertragung mit Frequenzen erfolgt, die biologisch aktiv sind, die jenen der Kommunikation von Nervenzellen ähnlich sind. Eine oft unterschätzte Strahlenquelle seien DECT-Telefone.

Ich habe im Dezember 1998 **alle Telefonhersteller angeschrieben** und sie auf das DECT-Problem aufmerksam gemacht. Nun kann keiner sagen, er hätte es nicht gewusst. Die meisten reagierten. Sie waren gar nicht so stur, wie ich befürchtete. **Grundig** schrieb: "Es ist grundsätzlich richtig, dass bei DECT-Telefonen die energiereichen Signale nicht ganz unproblematisch sind." **Ascom**-Geschäftsführer Ernst Zwahlen in dem Gesundheitsmagazin 'PulsTipp': "Zur Vorsorge kann ein Daueraufenthalt in unmittelbarer Nähe zur Basisstation vermieden werden."

"**Streng intern...**" Ein wenig Manschetten hat sie schon, die Industrie. Warum sonst verteilt die **Telekom** nach der Öko-Test-Veröffentlichung ein "streng internes" Papier an ihre "Konzerne, T-Punkte, Vertriebe und Umweltbeauftragten"? Die Telekom intern, nicht weitersagen: "Bei den Schnurlostelefonen nach DECT-Standard gibt es kein Risiko für die Gesundheit. Anderslautende Aussagen sind falsch. Kunden, die aufgrund der Berichterstattung ihr Telefon zurückgeben wollen, sollten aufgeklärt werden. Da gesundheitliche Beeinträchtigungen ausgeschlossen sind, entfällt die Notwendigkeit einer Rücknahme." Das Gütemerkmal DECT wird dank wachsender Kritik zum Kainsmal, die Angabe DECT verschwindet mehr und mehr aus den Telekom-Katalogen, war in einigen Prospekten bald gar nicht mehr zu finden. In den Jahren danach langsame Erholung. Heute traut man sich wieder überall: DECT. **Siemens** klärt nach den kritischen Öko-Test-Berichten konzernintern mit "Argumentationshilfen, nicht extern verteilen!" auf: "DECT-Telefone liegen weit unter den Grenzwerten." Ein Gesundheitsrisiko sei "noch nicht belegt". Die "einschlägigen Normen" seien erfüllt. Nicht aufgeklärt wird, dass die Normen nur Thermik kennen. Biologische Probleme von Nervenreiz über Kopfschmerz bis Krebs fallen unter den Tisch. Außerdem, was bedeutet "weit unter den Grenzwerten"? Mit dem DECT-Hörer am Schädel komme ich an die absurd hohen Grenzwerte ran, 10 Millionen Mikrowatt pro Quadratmeter, manchmal überschreite ich sie sogar; das soll "weit unter" sein? Zudem gilt die Verordnung nur für ortsfeste Anlagen wie Funktürme, eben nicht für Geräte wie Schnurlose oder Handys. Das sollte man wissen, nicht nur bei der Telekom und Siemens.

DECT-Systeme ziehen manchmal in **Innenstädte** ein, das italienische

Verona wurde vor Jahren mit 700 Sendern verDECTt; ich weiß nicht, ob sich das bewährte und noch funktioniert. In **Gelsenkirchen** lief ein mehrjähriger Versuch in der City; er wurde wieder eingestampft.

Keine Illusionen: Viele **DECTs sind nicht sicher**, lassen sich prima **abhören**, auch wenn die Hersteller das Gegenteil behaupten. Die Technik ist oft leicht zu knacken, Angreifer können auf fremde Rechnung telefonieren, Anrufe umleiten oder sich in Gespräche einklinken. Hierfür reichen bereits billige Computerprogramme für 25 Euro. ARD-Ratgeber Technik: "Jedes zweite Gerät weist eklatante Sicherheitsmängel auf." Der geplante DECT-Nachfolge-Standard CAT-iq soll diesbezüglich besser werden. Wer auf Nummer sicher gehen will: **Telefon mit Schnur**.

DECT-Nachfolger? Ja, kommt immer mehr: **CAT-iq** (Cordless Advanced Technology - internet and quality). Ähnlich wie DECT, gleicher Frequenzbereich, schneller, Breitbandinternet, Multimedia, Videotelefonie, IP, VoIP, RSS Feeds, Audio Streaming, Wetternachrichten, Radio, Entertainment. Alles noch viel besser. Nur die Strahlung nicht und die Pulsung. Man hat von DECT in Sachen Risiko in 20 Jahren nichts gelernt. Dauersender? Ich weiß es noch nicht. Ich trau' den Brüdern alles zu.

Was **"Entstörung"** angeht (Seiten 177 ff., 271 ff., 471 ff., 626 ff., 864 ff.) oder **Elektrosensibilität** (Seiten 102 ff., 369 ff.): bei DECT alles so oder so ähnlich wie bei Spannung, Strom, Mobilfunk, Handy, WLAN und Co.

pH-Wert-Veränderung und Radioaktivität durch Telefonwellen?

Im Internet die Nachricht, DECT-Schnurlose veränderten den **pH-Wert des Wassers**. Es ging um Brunnenwasser, welches drei Tage in einem offenen Glas den Strahlen einer DECT-Basis in 50 cm Entfernung ausgesetzt war. Der pH-Wert habe sich in dieser Zeit von **pH 4,91** auf **pH 7,25** erhöht. Das erschreckende Ergebnis wurde daraufhin mit Wirkungen auf das menschliche Blut und andere Körperflüssigkeiten in Zusammenhang gebracht, von massiver biologischer Schädigung bis hin zu Schlaganfällen, Herzinfarkten und Hirndegenerationen gesprochen. Ich habe das versucht nachzuvollziehen, bestrahlte Flüssigkeiten mit DECT unter noch schärferen Bedingungen, in 20 und 50 cm Abstand, drei und sechs Tage lang. Ich nahm Brunnenwasser (pH 5,0), Leitungswasser (pH 6,9), Volvic- (pH 7,0) und Spa-Flaschenwasser (pH 5,9) sowie Orangen- (pH 3,8) und Ananassaft (pH 3,5). Ich ermittelte pH-Wert, Leitfähigkeit (µS/cm), Summe der Rückstände (mg/l). Es gab vorher wie nachher keine Unterschiede, weder beim pH-Wert noch bei den anderen Messungen, weder nach drei Tagen noch nach sechs, weder bei den Wässern noch bei den Säften. Was war passiert? Einzig mögliche Erklärung: Wenn man mit schlecht gegen äußere Feldeinflüsse abgeschirmten Messgeräten allzu nah an die Feldquelle eines DECT-Telefones herangeht, dann reagieren die mit falschen Werten, weil sie sich von den starken Mikrowellen technisch stören lassen.

Ähnliches passierte wohl, als es durch Fachkreise geisterte, DECT-Telefone emittierten hohe **Radioaktivität**. Kein Telefon strahlt radioaktiv. Einzige Erklärung: Der Preiswert-Geigerzähler ließ sich von der DECT-Strahlung verwirren und zeigte an, was nicht da war. Profi-Strahlenmessgeräte reagieren nicht auf Störung, lassen sich nicht verwirren.

Derart massive pH-Wert-Veränderungen im Wasser? Dazu Radioaktivität? Das geht mir dann doch zu weit. Solche und andere technische Fehlreaktionen sind, wie Sie wissen, typisch für die starken, harten Signale in der Nähe von z.B. DECT, WLAN und Handys. In Fernsehstudios spinnen die Kameras, in Laboren die Analysegeräte, beim Arzt das Ultraschall. Bildschirme flimmern, Satellitenreceiver versagen. Autolautsprecher machen das Einloggen von Handys hörbar. Gerätehersteller warnen in ihren Anleitungen, so Brother bei einem Faxgerät: "Stellen Sie das Fax nicht in die Nähe von Störungsquellen, z.B. die Feststation eines Schnurlostelefons." Und Siemens weist darauf hin: "DECT-Telefone können die Technik ihrer Umgebung stören."

Kaum noch CT1+ als Alternative zu DECT

Sie erinnern sich: Ältere Schnurlose nach Analogstandard CT1+ funken mit niedrigerer Leistung von 10 Milliwatt und das nur während des Gesprächs, neuere Schnurlose nach Digitalstandard DECT funken mit 25fach stärkerer Leistung von 250 mW, viele Modelle nach wie vor über das Telefonat hinaus, unaufhörlich. Nun wäre also - wenn es unbedingt schnurlos sein muss - **CT1+ die bessere Alternative**. Aber es gibt sie leider kaum noch. Die bewährten Telefone kamen 1989. Ende 2008 lief ihre Lizenz aus, sie dürfen nicht mehr produziert werden.

Es wurde in den Medien viel Unsicherheit und Angst für den Fall einer **Weiternutzung von CT1+** verbreitet, vor hohen Kosten gewarnt, welche entstehen, wenn man vom Funkmesstrupp der Regulierungsbehörde erwischt wird. Das wurde schnell seitens der Bundesregierung relativiert: "Ein Weiterbetrieb wird geduldet, solange keine Störung durch das CT1+-Telefon erfolgt." Und Störungen passieren bei CT1+ fast nie, die passieren massenhaft durch DECT. Auch Experten halten Probleme für äußerst unwahrscheinlich, die Bundesnetzagentur: "Wir erwarten keine signifikanten Funkstörungen durch CT1+." Und selbst wenn, muss man erst einmal erwischt werden, und dann "wird der Nutzer auf die ausgelaufene Frequenzzuteilung hingewiesen und dazu aufgefordert, das Gerät außer Betrieb zu nehmen." Lediglich im störrischsten Fall - so selten wie eine Sechs im Lotto - "kommt eine förmliche Anordnung der Außerbetriebnahme in Betracht und kann der Aufwand für die Ermittlung der Störungsursache in Rechnung gestellt werden".

Ja, **CT1+ darf weiter verkauft werden**, so lange der Vorrat reicht. Die Bundesnetzagentur: "Der Verkauf der CT1+-Telefone ist über den 31. Dezember 2008 hinaus zulässig." Auf der Verpackung und in der Anleitung sei lediglich darauf hinzuweisen, "dass der Betrieb ab 2009 nicht mehr gestattet ist". Aber eben geduldet. Das beflügelt einige Hersteller, noch schnell palettenweise zu produzieren, weil die Nachfrage so groß ist. Das gibt einigen Händlern Aufwind, das gute alte CT1+ zu bunkern und aus purer Überzeugung weiter anzubieten. Manufactum gehört(e?) dazu und ein paar Internetanbieter. Also: So lange Sie es haben oder es noch zu kaufen ist: **Bleiben Sie bei CT1+.**

Manufactum ist entrüstet: "Gesündere Schnurlostelefone werden verboten! Der Schutz der Nutzer vor Strahlung scheint nicht so wichtig zu sein." Gesündere Glühbirnen werden auch aus dem Verkehr gezogen, dank "galoppierender Regelungswut der Obrigkeit". Es bliebe die Frage, "warum die sich immer so treffsicher auf die banalsten Dinge stürzt, statt endlich einmal die wirklich drängenden Probleme anzugreifen." Manufactum verkauft Telefone nach Standard CT1+ weiter. Gemütliche Glühbirnen mit Metallfaden auch, hiervon mehr ab Seite 925.

Bitte bedenken: Auch wenn CT1+ nur beim Telefonieren funkt und das nicht gepulst und mit geringerer Leistung, erfreuliche Merkmale im Vergleich zu DECT, sei noch mal darauf hingewiesen, dass während des Gesprächs mit dem Handapparat am Ohr auch diese kabellose Technik mit elektromagnetischen Wellen funktioniert und **eine Million Mikrowatt pro Quadratmeter und mehr** auf Ihren Kopf einwirken.

Besser ist in jedem Fall: gar **kein Funk**, lieber **Telefone mit Schnur**. DECT ist lediglich die biologisch noch bedenklichere Variante, deshalb ist CT1+ noch lange kein Biofunk, noch lange nicht unkritisch.

Siehe auch meine Berichte in Wohnung+Gesundheit: "Neue 'strahlenarme' DECT-Schnurlostelefone" (Heft 130/2009), "Schnurlose Telefone - was gibt's Neues?" (Ergänzung zu Texten in Wohnung+Gesundheit und Öko-Test - 2006), "Wer sicher sein will, verzichtet auf DECT" (Heft 115/2005), "Mobile und schnurlose Telefone in der Kritik" (Heft 94/2000), "Im Gespräch: Schnurlose Telefone" (Heft 79/1996 und Heft 86/1998).

DECT: Eco, Öko... was denn nun?

Neuere DECT-Telefone bieten verschiedene Funktionen der **Strahlenreduzierung**. Jeder wirbt mit "Eco". Nur was ist damit gemeint? Die einen schalten komplett ab, wenn nicht telefoniert wird, so ist es richtig, das sind aber die wenigsten. Bei anderen ist es die Reduzierung der Strahlung seitens der Basis nach Einlegen des Hörers in die Ladestation, aber eben nur eine Reduzierung, keine Abschaltung. Wieder andere bieten die bedarfsangepasste - nicht allzu deutliche - automatische Regulierung der Leistung beim Telefonat, aber die Basis strahlt weiter. Woanders lässt sich per umständlicher Software die Feldintensität manuell ein Stück weit - nicht wirklich viel - vermindern. Wobei Feldreduzierungen oft die Handgeräte betreffen, manchmal die Basis und hier und dort auch beide. Bei anderen bezieht sich das so gut vermarktbare "Eco" lediglich auf einen dezent geringeren Stromverbrauch, statt 4 Watt 2,5 Watt, die Bezeichnung hat mit Strahlung gar nichts zu tun. Verwirrend. Sie finden es beim Kauf kaum heraus, der Verkäufer auch nicht.

Also: DECT-Geräte mit Zusatzbezeichnungen wie "Eco DECT", "Eco Mode", "Eco Friendly", "strahlungsarm", "strahlenreduziert", "low power mode", "green line", "low radiation"... sind mit Vorsicht zu betrachten. Über die Hälfte der von uns für Öko-Test geprüften mit "Eco" bezeichneten neueren Modelle erfüllte den Anspruch nach einem Strahlenende mit dem Gesprächsende bzw. dem Einlegen des Hörers in die Ladestation nicht. Und wieder versteht jeder Hersteller etwas völlig anderes unter "Eco". Manche sprechen sogar von strahlungsfrei. Unsinn. Kein schnurloses Telefon ist strahlenfrei. Im Gegenteil: Die Strahlung, die beim Telefonieren auf den Kopf einwirkt, ist stark, auch bei Eco-Modellen. Strahlenfrei kann sich nur auf das Abschalten nach dem Telefonat beziehen. Und das erledigt nach wie vor nur eine Minderheit, leider.

Bitte beim Neukauf unbedingt darauf achten, dass die Strahlung **nach dem Gesprächsende konsequent abschaltet**. Und das immer, egal wo sich der oder die Hörer befinden, auch falls mehrere Mobilteile an der Basis gemeldet sind. Alles andere ist tabu. Achten Sie auf folgende Bezeichnungen: **Siemens** nennt die Funktion **Eco Modus +** (wichtig: auf Plus achten, Eco Modus allein - ohne Plus - reicht nicht), **Orchid** nennt sie **Eco Low Radiation**, bei **Telekom** (Hersteller vtech) heißt das **Full Eco Mode**, bei **Swissvoice fulleco**, bei **AEG Eco Logic**, bei **Hagenuk Smart Eco**, bei **Tevion** (Aldi) **Full Eco Funktion**. Das sind sieben Beispiele, es folgen immer mehr Hersteller. Die Bezeichnungen garantieren meist auch die automatische, dynamische Leistungsregelung beim Telefonieren oder die manuell einstell- und reduzierbare Funkleistung.

Achtung, nie vergessen: Sie müssen die **Eco-Funktionen** bei der Inbetriebnahme über die Menüsteuerung **aktivieren**, das ist werksseitig oft noch nicht geschehen, bei Orchid schon, bei Siemens nie. Bei Siemens darauf achten, dass Sie Eco Modus + (Plus!) aktivieren. Außerdem müssen die Mobilteile zur Basis passen, hierfür vorgesehen sein und den Eco-Modus unterstützen. Wenn Sie das Aktivieren und die richtige Hörerwahl nicht beachten: volle Strahlungsbelastung, auch mit Eco. Beachten Sie die technischen Angaben, lesen Sie Fachzeitschriften, recherchieren Sie im Internet, fragen Sie die Hersteller oder Fachleute.

Siemens Gigaset: Funkstille? - Nicht wirklich.

Eigentlich sollten sie den Funk dank modernem Eco Modus Plus mit dem Gesprächsende ganz abschalten, die neuen DECT-Telefone von Siemens. Das taten einige jedoch nicht. Sie funkten weiter: mal nur alle paar Minuten mit kurzen und recht schwachen Signalen, mal stärker und dauerhaft gepulst im 6-Hertz-Takt, mal mit voller DECT-Leistung.

Öko-Test berichtete im November-Heft 11/2009 zum Thema "DECT-Telefone - Überflüssige Reststrahlung": Für Christian Böhm, Wirtschaftsinformatiker und Mitarbeiter beim Netzwerk Risiko Mobilfunk, war es ein Zufallsbefund. Er hatte vergessen, ein Messgerät auszuschalten und wunderte sich über die Funkimpulse, die in der Nähe des Schnurlosen Siemens Gigaset A580 angezeigt wurden - auch im Eco Modus Plus, bei dem eigentlich sofort nach Ende eines Telefonates absolute Funkstille herrschen soll. Öko-Test ließ nachmessen. Stimmt, alle 20 Sekunden bis gut zehn Minuten sendet das A580 Funkimpulse. Ob solche ab und zu auftretenden Signale schon biologisch kritisch sind, wer weiß, in jedem Fall sind sie überflüssig und mit der beworbenen hundertprozentigen Abschaltung nach Gesprächsende nicht vereinbar.

Siemens erklärte, dies sei nur bei einigen Modellen der Baureihe 2008 im Eco Modus Plus der Fall. Bei den meisten Telefonmodellen sei die Funkverbindung völlig abgeschaltet. Bei den zwei Modellen, die wir daraufhin einkauften und überprüften, dem Gigaset AS280 und dem Gigaset S790, waren die fragwürdigen Signale aber erneut im Spiel.

Siemens verspricht bei der Funktion Eco Modus Plus: "Strahlungsfrei im Standby-Betrieb" (Gigaset S790), "Abschalten des Sendemodus auch bei mehreren Mobilteilen" (Gigaset AS280), "100 % Abschaltung des Funks" (Gigaset A580), "Im Eco Modus Plus wird die Funkleistung der Basis um 100 Prozent abgeschaltet" (Internet, Werbung). Das Bundesamt für Strahlenschutz bestätigt: "Abschaltung des Kontrollsignals, auch wenn mehrere Mobilteile angemeldet und nicht in ihrer Basisstation sind". Die Siemens-Behauptungen sind aber so nicht haltbar. Es gibt (oder gab?) bei einigen Modellen nachweislich keine 100%ige Funkstille, es bleibt an der Basisstation ein elektromagnetischer Rest. Siemens weist hierauf nicht hin. Und das Bundesamt für Strahlenschutz legt keine eigenen Untersuchungen vor, es zitiert die falschen Herstellerangaben.

Wir haben im Spätherbst 2009 weitere Siemens Gigaset-Schnurlose überprüft: A580, A585, A380, AS280, AS285, C380 und C385. Bei allen Telefonen wurden trotz Eco Modus Plus unregelmäßig auftretende, kurze Funksignale alle paar Minuten seitens der Basisstation festgestellt. Hierauf angesprochen erklärte Siemens wieder, dass dies nur bei einigen älteren Geräten so wäre, bei den neueren würde die Strahlung ganz ausgeschaltet. Kaufen wir in den verschiedensten Elektronikmärkten zu den unterschiedlichsten Zeiten ständig nur ältere Geräte?

Telefonisch bekam Christian Böhm die Hersteller-Antwort, man wisse bei Siemens um diese Signale und bezeichne Eco Modus Plus dennoch als strahlungsfrei. Dem Hamburger Heilpraktiker Oliver Karsten bestätigte die Siemens-Hotline schriftlich, es fänden bei den Telefonen "im regelmäßigen Rhythmus so genannte Prüfsignale statt".

Dann 2010: Ein Siemens Gigaset S790, eines der neuen, gehobeneren (und teureren) DECT-Flaggschiffe, zeigt diese bisherigen, kurzen Funkaussendungen nach Einschaltung von Eco Modus Plus nicht. Aha. Dafür gibt es bei diesem S790 trotz Programmierung von Eco Modus Plus eine ganz andere, noch schlimmere Überraschung: Zuerst schaltet es nach Gesprächsende eine Weile (mal um 30 die Sekunden, mal einige Minuten) ganz aus und man ist geneigt, sein Messgerät wieder einzupacken, dann aber emittiert es ohne Pause und Ende mit 6 Hertz getaktete Funksalven, immerzu. Aber das nur, wenn das Mobilteil in seiner Ladeschale liegt, befindet es sich woanders, dann wiederum nicht. Die hart gepulsten Dauersignale kommen in etwa einem Meter Abstand auf bedenkliche 500 Mikrowatt pro Quadratmeter Strahlungsbelastung, zuviel dafür, dass man nichts erwartet. Außerdem spielen sie sich außerhalb des DECT-zugelassenen Frequenzbereichs ab. Wie bitte? Nicht genug: Ab und zu überrascht das eingehängte S790 zudem - wieder trotz Eco Plus - mit der vollen DECT-Funkaktivität für einige Sekunden oder auch Minuten, so als würde telefoniert. Von wegen Funkstille.

Grund genug, vier weitere Gigaset S790 zu kaufen, drei von mir, eins vom Kollegen Norbert Honisch. Zwei Geräte machten die schon festgestellten, ständigen, getakteten, WLAN-ähnlichen Signale, die beiden anderen erstaunlicherweise nicht. Den Geräten oder ihren Verpackungen war nicht anzusehen, ob sie nun oder ob sie nicht. Man muss davon ausgehen, dass es bei gleich deklarierten Gigaset-Telefonen um unterschiedliche Techniken geht: mal funkt's, wenn es wirklich nicht funken sollte, und mal - wie es sein sollte - nicht. Von Baubiologiekollegen mehren sich die Hinweise, dass die Gigaset-typischen Elektrosmogzugaben auch bei anderen Eco Modus Plus Geräten auftreten. Hier die Gigasets, bei denen man erfahrungsgemäß vorsichtig sein muss: A380, A580, AL180, AL280, AS180, AS280, C380, C590 und S790, jeweils mit und ohne Anrufbeantworter, Ende offen?

Auch sonst mutet Siemens den Käufern und Verkäufern seit Jahren einen Wirrwarr von Schnurlosen mit schwer überschaubaren Strahlungsangaben zu. Bei den einen schaltet die Strahlung gar nicht ab, bei anderen erst nach Einlegen des Mobilteils in die Ladeschale. Hier wird die Strahlung nur dürftig reduziert, dort ein bisschen mehr. Hier nur am Hörer, dort auch an der Basis. Mal klappt's nur mit einem registrierten Hörer, mal mit mehreren, wenn auch nur hierfür bestimmten. Wenn's dann klappt. Das können einige Mitbewerber besser.

Die Positivnachricht: Unangenehme DECT-Auffälligkeiten nehmen bei Siemens nach unserer Erfahrung in den letzten zwei Jahren bis heute ab, man findet die Ausrutscher immer weniger und kann sich wohl immer mehr auf Eco Modus Plus verlassen. Hoffentlich bleibt das auch in Zukunft so. Im Zweifel: messen (lassen). Eine Negativnachricht: Siemens schreibt aktuell etwas vom "Scannen", will heißen, dass "das Mobilteil in regelmäßigen Abständen hört, ob die Basisstation ruft und umgekehrt." Das Mobilteil müsse "im Eco Modus Plus häufiger scannen". Das macht mich wieder nervös. Wenn ich Zeit und Lust habe, überprüfe ich auch das. Trotz mehrerer Kritiken und Nachfragen: Von Siemens kommt bislang keine brauchbare Aufklärung oder Reaktion.

Fazit: Vorerst lieber noch etwas Vorsicht bei Gigaset mit Eco Modus Plus, denn für den Kunden ist ohne Messung nicht feststellbar, welches Telefon er da kauft: Wirklich Funkstille - oder doch nicht? Einige Vertreiber wissen das und überprüfen die Geräte ihrerseits, hoffentlich.

Siehe hierzu auch meinen Bericht "Siemens Gigaset: Funkstille? - Nicht wirklich" in Wohnung+Gesundheit (Heft 34/2010).

Heißt "Eco" beim Telefonieren: unbedenklich?

Nein, wirklich nicht. Dem Laien wird durch Werbung und technische Informationen suggeriert, Telefone mit einer **bedarfsangepassten Leistungsreduzierung** während des Schnurlosgespräches - das ist neben der Abschaltung nach Telefonatende ein Aspekt der "Eco"-Funktionen - wären nicht problematisch, da die Strahlung jetzt nur noch gering und vernachlässigbar sei. Solch eine Reduzierung passiert beispielsweise, wenn das Mobile guten Kontakt zur Basis hat, ihr also nah ist, und sich deshalb nicht so anstrengen muss. Dann: runter mit der Leistung und mit dem Batterieverbrauch, zugleich: weniger Feld. Aber weniger Feld bedeutet noch lange nicht risikolos. Nicht umsonst mahnt das Bundesamt für Strahlenschutz: "Es gibt kein strahlenarmes DECT-Telefon."

Noch mal zur Erläuterung, dass solche "Eco"-Funktionen zumeist nicht reichen, um gesundheitliche Unbedenklichkeit zu garantieren. Wir wissen, bei welchen Intensitäten nachweisbare biologische Effekte passieren, beim EEG sind das **1000 Mikrowatt pro Quadratmeter**, zur Öffnung der Blut-Hirn-Schranke bedarf es einiger 10.000 µW/m^2. Nervenzellen, Gehirnfunktionen, Zellmembranen, die Zellkommunikation und andere Prozesse werden im Tierversuch schon um die 100 µW/m^2 tangiert, angegriffen, gestört, verändert. Aber mit dem DECT-Telefon am Kopf kommt man leicht auf **mehrere Millionen und gar Zigmillionen**. Würde die Strahlung dank "Eco"-Leistungsanpassung um 90 Prozent reduziert (was die "strahlenarmen" DECTs nicht einmal tun, die meisten schaffen nämlich lediglich 50 bis 80 Prozent), blieben immer noch **viele 100.000 µW/m^2**, nach wie vor riskant, beim Zigfachen der Schwellenwerte für biologische Komplikationen. Viel Lärm um (fast) Nichts.

Außerdem ist da noch eine **"Nebenwirkung"**. Damit die Leistungsregulierung passieren kann, muss man recht nah in Richtung Basisstation kommen, je näher, desto besser. Und das bedeutet: Nun habe ich nicht nur die Strahlung des Telefons, sondern auch noch die der Basis.

Üblicherweise sollte man davon ausgehen: **weniger Strahlung** ist immer **besser**. Deshalb: "Eco" besser als gar nichts. Einverstanden. Wäre da nicht die schwedische Studie der Universität in Lund (Seite 229), die nachweist, dass es auch umgekehrt sein kann: Veränderungen an der Blut-Hirn-Membran und Schäden an Hirnzellen traten bei **weniger als einem (!) Prozent** der Feldbelastung eines Handy- oder DECT-Telefonates auf, wobei schwächere Felder sogar heftigere Wirkung zeigten als stärkere. Auch beim Röntgen fand man, dass schwächer bestrahlte und weniger beschädigte Zellen schlechter bis gar nicht regenerierten, heftiger bestrahlte und geschundene Zellen dagegen besser (Seite 795).

Jedes Schnurlostelefonat - egal ob Eco oder nicht - zieht biologische Reaktionen und Risiken nach sich, jedes. Weil jedes die biologische **Reaktions- und Risikoschwelle massiv überschreitet**, auch mit Eco. Was das jetzt oder in Zukunft gesundheitlich bedeutet, weiß trotz so vieler vorliegender wissenschaftlicher Erkenntnisse noch keiner so richtig.

Am Rande: **Schutzhüllen** für DECT-Mobilteile und Handys aus abschirmenden Stoffen und Folien führen häufiger - je nach Situation - dazu, dass sich die Telefonleistung erhöht, da sich das Handgerät jetzt eventuell mehr anstrengen muss, um aus dieser Schirmhülle heraus die Basis zu erreichen. Manchmal - nicht immer - ein Schuss nach hinten.

Also was tun, wenn "Eco" und Schutz nicht reichen? **Nicht schnurlos telefonieren.** Das ist sicher. Wer das bezweifelt, hat was zu verkaufen...

Baubiologische Kriterien für strahlenreduzierte DECT-Telefone

Hier ein paar Auszüge. Bitte umfassenderes Original mit Typen- und Herstellerangaben nebst Bezugsadressen sowie Forderungen des Bundesamtes für Strahlenschutz unter www.maes.de beachten.

Schnurlostelefone nach aktuellem **DECT**-Standard sind aus baubiologischer Sicht **prinzipiell nicht empfehlenswert**, da sie mit starken und biologisch kritischen gepulsten Mikrowellen funktionieren.

Wenn es trotz aller vorliegenden Warnungen - auch seitens der Strahlenschutzbehörden, Ärzte, Verbände, Initiativen, Appelle - dennoch ein DECT-Schnurlostelefon sein muss, sollten einige Mindestanforderungen zur **Reduzierung des Strahlungsrisikos** Beachtung finden.

1. **Komplette Abschaltung** aller Funkwellen sofort **nach Beendigung des Gesprächs**, egal wo sich das Mobilteil - der Hörer - befindet und wie viele Mobilteile an der Basis gemeldet sind.

2. Kontinuierliche, bedarfsangepasste, **automatische Leistungsregelung** während des Telefonates **beim Mobilteil und an der Basis** und/oder fest einstellbare Reduzierbarkeit der Sendeleistung, am besten in Stufen bis mindestens 99,9 Prozent (30 dB), da mit derart reduzierter Strahlung in den meisten Fällen noch gut telefoniert werden kann.

Funkwellen: Schnurlose Telefone - Sanierung DECT

3. **Basis- und Ladestation getrennt**, um die Basis an Plätzen installieren zu können, die möglichst weit von sensiblen Bereichen wie Schlaf- und Kinderzimmern entfernt sind.

4. **Freisprecheinrichtung, Headset** mit feldfreier Zuleitung (z.B. Aero oder mit Ferritkern, nicht mit Bluetooth-Funk) und/oder **externe Funkantenne** mit feldfreier Zuleitung und Abschaltung der integrierten Antenne, um den Abstand vom Mobilteil zum Kopf vergrößern zu können.

Auch bei Erfüllung der Mindestanforderungen bleibt die größte Strahlenbelastung beim schnurlosen Telefonieren die mit der Funkantenne am Kopf. Deshalb Kabeltelefone bevorzugen, speziell für längere Gespräche, Schnurlose nur gezielt und ausnahmsweise.

Rangordnung der Telefontechniken von 1 bis 7, von optimal über gut und akzeptabel bis bedenklich und abzulehnen:

1. **Telefone mit Kabel, ohne Stromnetzanschluss** und **ohne Magnet** im Hörer (Piezotechnik) ... Optimal, sehr gut, völlig feldfrei.

2. **Übliche Kabeltelefone** (ohne integrierte DECT-Funktechnik) ... Gut, aber Magnetfelder wegen des in der Hörmuschel integrierten Permanentmagneten, wie bei fast allen Telefonen, Headsets und Kopfhörern.

3. **Schnurlostelefone** nach ausgelaufenem Standard **CT1+** ... Nur wenn es ohne Funk wirklich nicht geht, dann als Kompromiss akzeptabel.

4. **Schnurlostelefone** nach aktuellem Standard **DECT**, welche **nach Gesprächsende sicher ausschalten** ... Bedenklich für die eigene Nutzung, aber eine Option z.B. für Nachbarn, um die Dauerstrahlung zu beenden.

5. **DECT-Schnurlostelefone**, die erst nach Einlegen des Mobilteils in die Ladeschale ausschalten ... Abzulehnen, in zu vielen Fällen kommt das Mobilteil nicht in die Ladestation, dann: maximale Dauerstrahlung.

6. **DECT-Schnurlostelefone**, die nach Einlegen des Mobilteils in die Ladeschale die Strahlung lediglich reduzieren ... Kommt nicht in Frage.

7. **Dauerstrahlende DECTs**, die gar nicht ausschalten (alle bis 2005, auch heute noch die meisten) ... Kommt überhaupt nicht in Frage, maximale Dauerstrahlung, **größtes Risiko!**

Sanierung - Maßnahmen gegen DECT

Wir haben draußen reichlich Mobilfunk und andere Sender. Dennoch gibt es noch viele relativ unbelastete Wohnungen, Schlaf- und Kinderzimmer, von Sendern weit genug entfernt, günstig geschützt, günstig gelegen. Was nutzt es, wenn Millionen DECTs und WLANs drinnen die letzten funkarmen Quadratmeter mit gepulsten Mikrowellen ausfüllen. Schützen Sie sich, Sie haben es in so vielen Fällen in der Hand.

Wenn Sie unserem baubiologischen Rat und dem von Ärzten, Experten, Bundesämtern... folgen und die persönliche Dosis kritischer DECT-Mikrowellenbelastungen reduzieren wollen, hier eine kurze Zusammenfassung der wesentlichsten Punkte - das meiste wissen Sie bereits:

Möglichst **immer** normale **Kabeltelefone** benutzen.

Wenn schnurlos, dann **ungepulste** (analoge) Systeme wie CT1+.

Wenn DECT, dann nur solche, die den Funk vollständig **abschalten**, wenn nicht telefoniert wird, und eine Leistungsregelung während des Gesprächs auf beiden Seiten - Mobilteil und Basis - bieten.

Abstand zum Mobilteil: **Freisprechen, Headset**, externe Antenne.

Schnurlose nur als **Zweitapparat** und nur ausnahmsweise und gezielt einsetzen, z.B. beim Arbeiten im Garten oder im Keller.

So **kurz** wie möglich drahtlos telefonieren, Dauergespräche vermeiden.

Abschirmmaßnahmen durchführen, wenn die DECT-Mikrowellen unabänderlich von draußen oder aus Nachbarwohnungen kommen.

Nachbarn aufklären; dort ist die Strahlungsstärke noch viel höher als bei Ihnen ein paar Meter weiter und geschützter hinter Wänden.

Die vorangegangenen Seiten aufmerksam beachten, speziell **die baubiologischen Kriterien**.

Erstes DECT-Babyphon, bitte nicht!

Das alles lässt **Philips** kalt. Wissenschaftler, Mediziner, Ärztekammern, Verbände, Appelle, Strahlenschutzämter, die Medien..., alle erheben ihre Stimme: Im Kinderzimmer kein DECT! Egal: Im Herbst 2002 kommt das weltweit erste **DECT-Babyphon** (auch Seite 482), welches - wie die Telefone - mit reichlich Energie unaufhörlich strahlt, auch wenn's Baby gar nicht muckst. Egal auch, dass Philips hierfür von Öko-Test im November 2002 die verdiente Quittung bekam, nämlich die schlechteste aller Noten: **"ungenügend"**. Philips baut weiter, ein DECT-Telefon nach dem nächsten, ein "ungenügend" nach dem nächsten, bis heute. Und andere Mitbewerber beugen sich dem Druck und bauen sie ebenso. So lernen die Kleinsten schon von Stunde null an, wo's im zivilisierten Leben lang geht: ganz viel Dauerfunk, ganz viel Stress, ganz viel Risiko.

Schließlich gibt es genug unbedarfte Konsumenten, die so was kaufen, trotz Öko-Test und all der anderen Mahnungen. Eine Feldquelle, die in einem Meter Abstand mit bis zu **20.000 Mikrowatt pro Quadratmeter** vielfach stärker strahlt, als dieser bedrohliche, reich bestückte Mobilfunkturm da drüben, direkt gegenüber. Und schließlich gibt es Stiftung Warentest, die in ihrem 'Test'-Heft so was gutheißt, davon gleich mehr.

All die anderen bisher überprüften Babyphone funken nur, wenn es wirklich wichtig ist, sprich wenn das Kind muckst (und nicht - wie Philips - permanent), und das zudem nicht gepulst, nicht à la DECT. Öko-Test: "Besonders problematisch ist das mit 220 Euro teuerste Babyphon von Philips. Sollte sich die umstrittene Technik bei Babyphonen durchsetzen, sind zehn Jahre Bemühungen, auch von Öko-Test, hinfällig. Ein Skandal, bedenkt man, dass gepulste Strahlung das Krebsrisiko erhöhen und Schlafstörungen verursachen kann." Ja, zehn Jahre Bemühungen sind den Bach runter. Die DECT-Technik zieht **immer mehr in Kinderzimmer** ein, immer näher an Babys Bettchen, Philips macht's möglich.

Die Industrie hat **keine Skrupel**. Die berechtigten Bedenken jucken Philips und die Nachahmer nicht. Es kommen weitere DECT-Babyphone auf dem Markt, wieder feldstarke Dauerbrenner. Philips verspricht in seinen Anleitungen für DECT-Geräte: "Philips verpflichtet sich, Produkte zu entwickeln, herzustellen und zu vertreiben, die keinerlei gesundheitlichen Probleme hervorrufen." Woher wissen die das? Diese Dinger sind doch gerade mal erst in die Verkaufsregale gekommen. Vorabforschung? Erfahrung? Von DECT-Telefonen und anderen Mikrowellentechniken gelernt? Kein bisschen. Aber interessant: "Philips spielt eine aktive Rolle in der Entwicklung der internationalen EMF- und Sicherheitsstandards." Na klar: Alles ungefährlich, ohne Thermik kein Risiko, ICNIRP und Strahlenschutz sei Dank (Seiten 339 bis 344 und so vielen anderen Stellen). Und: "Sie können Philips vertrauen." Bitte nicht.

Waren DECT-Babyphone vor kurzem noch Außenseiter, nehmen sie zurzeit zu. Bei aktuellen Untersuchungen für Öko-Test 2009 bis 2012 waren bereits mehrere der Babyphone DECT, von 23 Geräten immerhin neun, die allermeisten **Dauerstrahler**. Tun Sie das Ihrem Baby nicht an! Seien Sie wachsam! Kein Dauer-DECT in Kinderzimmern! Selbst 'Computerbild' ermahnt: **"Finger weg von einem Babyphon, das ständig sendet."** Lediglich zwei ganz neue DECT-Babywächter funken nach entsprechender Einstellung in der Software wirklich nur dann, wenn es ein Schallereignis gibt, all die anderen wie üblich immerzu. Philips und Co. aufgepasst: Es geht also doch, die Konkurrenz kann das besser.

Stiftung Warentest: Elektrosmog an Babyphonen? Keine Sorge!

Was bei Stiftung Warentest im 'Test'-Heft vom Mai 2011 zum Sieger gekürt wurde, nämlich das Babyphon Avent SCD 525 von Philips, wäre bei Öko-Test der große Verlierer, bekäme die schlechteste Note "ungenügend". Dafür landet das Babyphon Angelcare AC 420 D von Funny bei

Stiftung Warentest nur im Mittelfeld, in Öko-Test und anderen Verbrauchermagazinen wie dem Schweizer 'K-Tipp' wurde es mehrfacher Testsieger. Konträrer können Bewertungen nicht ausfallen. Warum?

Stiftung Warentest bewertet hauptsächlich technische Aspekte, Funktion, Bedienung, Störfestigkeit, Reichweite... Öko-Test, K-Tipp und andere Testzeitschriften beziehen darüber hinaus wichtige ökologische und gesundheitliche Aspekte mit ein, bewerten z.B. elektromagnetische Feldbelastungen oder chemische Risiken durch Kunststoffe, Weichmacher und Flammschutzmittel, um das Baby auch hiervor zu schützen.

Mit dem Stiftung-Warentest-Sieger Philips Avent SCD 525 holt man sich eine kritische Elektrosmogquelle ins Haus, ins Kinderzimmer, nah ans Babybett. Es funkt mit bedenklichen Mikrowellen, den gepulsten, typisch DECT-Standard. Es funkt mit starken elektromagnetischen Feldintensitäten, zigfach stärker als viele andere Mitbewerber. Außerdem funkt es permanent, selbst wenn es gar kein Schallereignis gibt, sprich das Baby ruft. Hinzu kommen heftige Felder der Stromversorgung, des Netzanschlusses, und zwar am Babyphon selbst, am Zuleitungskabel und am Steckernetzteil, weil die nicht geschirmt oder geerdet sind. Alle drei überschreiten Computerarbeitsplatznormen, das nicht zu knapp. Trotzdem schreibt Stiftung Warentest zum Philips-Babyphon fett in einer Überschrift: "Elektrosmog an Babyphonen kein Grund zur Sorge".

Stiftung Warentest selbst schreibt in 'Test' vom Juli 1997: "DECT-Telefone sind elektronische Umweltverschmutzer." Und Anfang 2000: "Die DECT-Basisstation sendet immer. Deshalb sollte sie nicht in der Nähe der Schlafstätte und schon gar nicht im Kinderzimmer stehen. Auf der sicheren Seite ist, wer Distanz hält." Liebe Warentester, alles schon vergessen? Das Bundesamt für Strahlenschutz auf Anfrage von Stiftung Warentest Anfang 2004: "Wer sicher sein will, verzichtet auf DECT." Schon vergessen? Siemens auf Anfrage von Stiftung Warentest: "DECT-Telefone können die Technik der Umgebung stören." So stark sind deren Mikrowellen. Hirne, Nerven, Muskeln, Hormone... stören sie nicht?

Dies Philips kommt auf 8000 Mikrowatt pro Quadratmeter Funkbelastung in einem Meter, weitere DECT-Geräte in 'Test' zeigen sich ähnlich feldstark. Andere Nicht-DECT-Babyphone liegen unter 100. Öko-Test setzt die Grenze auf 100, aber nur, wenn das Gerät nicht gepulst und lediglich kurz bei einem Schallereignis funkt, das ist hier nicht der Fall. Der Blaue Engel fordert auch 100. Das wird vom Philips fast 100fach überschritten. Medizinphysiker Dr. von Klitzing will für DECT-Dauerbelastungen bei Kindern 1 $\mu W/m^2$; wir messen das noch in 50 Metern Entfernung von Geräten à la Philips und Co. Die Landessanitätsdirektion Salzburg: 0,1 $\mu W/m^2$ für DECT. Bundesärztekammer: 1000 $\mu W/m^2$, auch kurzfristig; das messen wir in drei Meter Abstand, langfristig.

Wissenschaftler finden in der Philips-Größenordnung von 8000 $\mu W/m^2$

(näher als ein Meter ist es noch viel heftiger) Hirnstromveränderungen, eine erhöhte Durchlässigkeit der Blut-Hirn-Schranke, hormonelle, neurologische, kognitive, vegetative und immunologische Störungen, Blutdruckentgleisungen, Zell- und Nervenschädigungen, Aggressivität, Hyperaktivität, Blutbildveränderungen, Herzrhythmusstörungen, Tinnitus und so viel mehr. Krebs und Leukämie sind im Gespräch.

Eigentlich ist dies Problem einer solchen Dauerbelastung bereits seit vielen Jahren vom Tisch. Babyphone funken üblicherweise nur, wenn das Baby Laut gibt und schalten danach den Funk wieder ab. So macht es Sinn, so sollte es sein. Ist es aber beim 'Test'-Sieger Philips und anderen DECT-Konkurrenten nicht. Deren Babyphone strahlen, so lange sie in der Steckdose stecken und eingeschaltet sind. Der Blaue Engel: "Geräte, die als Dauersender arbeiten, werden von der Vergabe des Umweltzeichens Blauer Engel ausgeschlossen." Tschüss Philips. Aber offenbar gut genug für Stiftung Warentest. Stiftung Warentest selbst ermahnt seine Leser im November 2005: "Bevorzugen Sie Geräte, die nicht dauerhaft senden, sondern nur bei Geräuschaktivierung. Reduzieren Sie elektromagnetische Felder, wo es geht - vor allem im Kinderzimmer." Liebe Warentester: Auch das schon wieder vergessen?

Es kommt wesentlich darauf an, nach welchen Kriterien man misst und bewertet. Es gibt keine Standards für Babyphone, wie für viele Elektrogeräte - von der Sparlampe bis zum Induktionsherd - auch nicht. Deshalb orientiert man sich an anderen, geeigneten Normen. Geeignet ist die Computernorm TCO, die für einen strahlenreduzierten PC-Arbeitsplatz sorgt, Vorsorge zur Grundlage hat und weltweit als Maßstab gilt. Öko-Test und K-Tipp orientieren sich an dieser TCO. Was am Schreibtisch für Erwachsene mit solider wissenschaftlicher Rückendeckung als kritisch gilt, sollte erst recht nicht in Kinderzimmern zu finden sein.

Stiftung Warentest nimmt die rechtlich verbindliche 26. Bundes-Immissionsschutz-Verordnung - die Elektrosmogverordnung - zu ihrem Maßstab. Nur, die hält überhaupt nichts von gesundheitlicher Vorsorge und sieht eine Gefahr erst, wenn sich Körper in den Feldern erwärmen, bekannt vom Würstchen im Mikrowellenherd. Entsprechend hoch fallen die Grenzwerte aus. Und die erreichen Sie im praktischen Alltag garantiert nie. Außerdem ist die Verordnung für solche Zwecke gar nicht gedacht und geeignet, sie gilt nur für ortsfeste öffentliche Anlagen, sprich für Hochspannungsstrassen, Funktürme, Bahnleitungen und Trafohäuser, nicht für private Elektrogeräte wie Babyphone oder Telefone.

Die TCO setzt bei elektrischen Feldern die Grenze auf 10 Volt pro Meter und bei magnetischen auf 200 Nanotesla, die Verordnung auf 5000 V/m und 100.000 nT. Welch Unterschied, in beiden Fällen das 500fache! Kein Wunder, dass bei 'Test' Elektrosmog kein Thema ist, so gesehen...

Wenig Sachverstand zeigt Stiftung Warentest nicht nur beim Durcheinanderbringen von elektrischen und magnetischen, nieder- und hochfrequenten Feldern, sondern auch bei Kommentaren zur Abschirmung. Eine feldeliminierende bzw. -reduzierende Schirmung der Geräte nebst Zubehör, Leitungen und Steckern spiele lediglich "mit der Angst der Eltern vor Funkwellen." Doch "die ist unbegründet". Das getestete Philips übertrifft PC-Normen zigfach und ist beim Funk hundertfach stärker als Mitbewerber und die Öko-Test-Forderung. Angst unbegründet?

Philips ziert sein Avent SCD 525 mit der werbeträchtigen Bezeichnung "Eco-Modus". Aber wofür? In der Gebrauchsanleitung steht lediglich, dass das Gerät im so genannten Eco-Modus etwas weniger Strom verbraucht. Auf dem Karton ist zudem zu lesen: Reduzierte Sendeleistung. Aha. Auch die haben wir überprüft. Nach Aktivierung war eine Reduzierung der Funkintensität von um die 50 Prozent zu messen, kaum der Rede wert, statt 8000 µW/m^2 immer noch 4000, das nonstop, viel zu viel. Intelligente Umsetzung der bestehenden Möglichkeiten? Vorsorge, Verbraucherschutz? Fehlanzeige bei Stiftung Warentest und Philips.

Bitte unseren ungekürzten Kommentar zum Bericht der Stiftung Warentest "Trügerische Ruhe" im 'Test'-Heft Mai 2011 unter www.maes.de beachten: "Elektrosmog an Babyphonen kein Grund zur Sorge" - Vorsicht!

Ich erinnere mich an Berichte der staatlich geförderten Stiftung Warentest, wo es ähnlich fragwürdig zuging, z.B. bei Sparlampen (Seite 951).

DECT-Telefon oder Handy als Babyphon? Jein...

Da gibt es DECT-Schurlostelefone und Handys mit zusätzlicher Babyphon-Funktion. Das Funktelefon im Kinderzimmer wartet auf ein Geräusch des Babys, das noch ohne Funk, als passiver Geräuschempfänger. Meldet sich das Baby, ruft das Telefon eine programmierte Nummer an, das zackig mit gepulstem Funk, aber nur in diesem begrenzten Moment. Gute Idee? Schlimm? Ablehnen? Eine Fünf gerade sein lassen? Nun ja, wenn das Telefon zum Kind genug Abstand hat, mindestens ein bis zwei Meter, besser mehr, und ehrlich nur dann kurz strahlt, wenn der Nachwuchs Laut gibt und nicht andauernd, na denn: Jein.

Das Festnetz wird zum Babyphon, ganz ohne Funk

Gute Idee, diesmal ganz ohne Funk: Ein kleines elektronisches Kästchen namens Bébétel steht im Kinderzimmer, ist per Kabel mit einer Telefondose verbunden, empfängt Babys Laut mit einem empfindlichen Mikrofon und wählt im Falle eines Falles die eingegebene Zieltelefonnummer. Gegensprechen, Kontrollanruf und akustische Raumüberwachung sind möglich, sogar mehrere Bewegungsmelder sind anschließbar. Ein Schönheitsfehler: Das Kästchen braucht Stromanschluss, und das Gerät, nebst Zuleitung und Steckernetzteil sind weder geschirmt, noch geerdet und machen entsprechende elektrische und/oder magnetische Felder. Allein deshalb: ein Meter Abstand. Dann: Ja.

Babyphon in Bild und Ton

Wem Akustik nicht reicht, für den gibt es Babyphone, die neben dem Ton auch Bilder des schlafenden bzw. rufenden Babys von einer kleinen Filmkamera im Kinderzimmer zu einem kleinen Bildschirm der Eltern schicken. Vorsicht: Neue Babyphone mit **Videoüberwachung**, die ich bisher kennen gelernt und untersucht habe, sind wieder - digitale und gepulste **Dauersender**! Also: bitte nicht.

Analoge Babyphone - DECT muss wirklich nicht sein

Die meisten Babyphone funktionieren nach wie vor analog, ohne DECT, und funken nur, wenn es wirklich was zum Funken gibt, nämlich Babys Geräusch. 'Computerbild' in Heft 10/2008: "Babys sollen möglichst viel und Babyphone möglichst wenig strahlen."

Die wesentlichsten **Elektrosmog-Schwachstellen** bei Babyphonen:

a) Niederfrequente **elektrische Felder** wegen des **Netzanschlusses**. Gerät, Stecker und Zuleitung sind nicht geschirmt und nicht geerdet, nur deshalb sowohl am Babyphon selbst als auch an den Kabeln bis hin zum Stecker bis zu 18 fach (!) heftigere Felder als an PCs erlaubt.

b) Niederfrequente **magnetische Felder** wegen des **Stromverbrauchs**. An der Geräteelektronik und den Kabeln zumeist gar nicht oder nur ganz dezent, dafür aber am Trafo-bestückten Steckernetzteil bis zu vierfach (!) stärker als an Computern und deren Bildschirmen zulässig.

c) Hochfrequente **elektromagnetische Wellen** wegen des **Funks** vom Kind zu den Eltern. Sehr große Feldstärkeunterschiede bei den Geräten, einige viel (zigfach!) zu stark, einige mit unnötigen elektronischen Spielereien (Wetterstation, Schlafliedchen, Lichtdimmereien...), einige mit überflüssigen bzw. viel zu häufigen Reichweitensignalen, einige wenige sogar (besondere Vorsicht!) mal wieder: Dauerstrahler.

Einige Geräte reagieren zu sensibel auf Schallintensitäten. Stellen Sie den Empfindlichkeitsregler so ein, dass nur Brüller übertragen werden und nicht die leisesten Muckser. Reagiert der Babyüberwacher zu empfindlich, strahlt er zu oft, bei jedem dezenten Schallereignis, jedem vorbeifahrenden Auto, jedem knurrenden Hund.

Für Öko-Test (Heft 10/1993) habe ich, wie im Kapitel über elektrische Wechselfelder erwähnt (Seiten 67 und 68), **21 Babyphone** überprüft und festgestellt, dass die **niederfrequenten** Feldstärken (Spannung, Strom) weit **über den PC-Richtwerten** lagen. Das tun die meisten heute noch. Warum an Babys Bett mehr Elektrosmog als auf dem Büroschreibtisch?

Die **hochfrequenten** Felder (Funk) **sprengten internationale Empfehlungen**. Auch das tun manche heute noch bzw. wieder. Seit diesem ersten kritischen Bericht über die Elektrosmog-Schattenseiten von Babyphonen haben ein paar Hersteller konstruktive technische Verbesserungen vorgenommen und geben Sicherheitsabstände an, bis heute. Andere blieben und bleiben stur. Einige Anbieter unkten, sie verursachten gar keinen Elektrosmog, was nun überhaupt nicht stimmt.

Weitere **80 Babyphone** wurden von uns in den Jahren danach für Öko-Test gemessen (Hefte 10/1998, 5/2000 und 11/2002). Manche Forderungen wurden umgesetzt, dafür kamen neue Probleme. Warum muss ein Babyüberwacher alle paar Sekunden funken, lediglich um die Reichweite zum Empfänger zu prüfen? Das macht ein paar tausend unnötige Funkaktivitäten pro Nacht. Ein Gerät von NUK war praktisch ein Dauersender, weil es fünf Sekunden lang strahlte, um die Reichweite zu testen, und nur eine Sekunde Pause einlegte. Fünf Sekunden Strahlung, eine Sekunde Erholung. Wozu so was gut sein soll, who knows. Lassen Sie, liebe Hersteller, solchen und anderen Schnickschnack zumindest in Babys Nähe aus dem Spiel, bei allem Stolz auf technische Spielereien. Nutzen Sie Ihren Erfindergeist lieber für **feldarme** Babyüberwacher, es geht doch, es wäre technisch prima machbar, wenn man nur wollte.

Hersteller **Vivanco** hat's als erster kapiert, meine Anregungen umgesetzt und im Herbst 2004 den ersten Prototyp geschickt: **abgeschirmte Kabel** (feldfrei) vom Stecker bis zum **elektronischen Netzteil** (elektrisch feldfrei, magnetisch fast feldfrei, deshalb 10 cm Abstand) und von dort bis zum **abgeschirmten Babyphongehäuse** (feldfrei), ein **Ferritkern** in das Kabel zur Vermeidung von Wellenweiterleitungen, das garniert mit einer sinnvoll lautstärkegeregelten Funktion. Das erste babytaugliche Babyphon wurde geboren: BM 440 Eco Plus. Es folgte **Hartig+Helling** mit dem Modell MBF 3333. Dann kam - wieder in beratender Kooperation mit uns - **Funny** mit zwei neuen **Angelcare-Geräten**: AC420D und AC401. Noch konsequenter, hier gibt es die maximale Elektrosmogreduzierung auf beiden Seiten, Baby und Eltern, besser geht's nicht. Verdient: Die vier Geräte bekommen von Öko-Test die Bestnote "sehr gut".

Weitere Tests in den Jahren danach, 2005 23 Geräte, 2006 sechs, 2008 zehn, 2009 zwölf, 2011 vier Geräte. Über **150 Geräte** in knapp 20 Jahren. Nichts wurde so oft überprüft wie die Babywächter. Es gab mehr und weniger Feldbelastung, ständig neue Kleinigkeiten. Kaum war was Neues auf dem Markt, musste es der eine dem anderen nachmachen, egal wie unvernünftig es war, so was nennt man Konkurrenzdruck. Es änderte sich nichts Wesentliches. Außer Philips mit dem ersten DECT, danach die ganzen DECT-Nachahmer, immer mehr, Sie wissen schon: Finger weg. Und dann diese zum Babyphon **umfunktionierten Handfunkgeräte**, auch Walkie-Talkies genannt, mit außergewöhnlich heftigen Feldern, statt Babyphon-typischen 10 Milliwatt Sendeleistung hier 500 mW, damit kommt man fünf Kilometer weit und mehr, bloß nicht!

Wie da noch zurechtfinden?

Wie soll ein Verbraucher oder Verkäufer da noch durchkommen? Das eine Babyphon strahlt stark, das andere schwach, eines fast gar nicht. Das eine strahlt mit gepulsten Mikrowellen, das andere mit ungepulsten. Das eine strahlt rund um die Uhr, das andere nur wenn's Baby brüllt. Zwei versprechen auf dem Karton "Elektrosmog-reduziert" und halten es nicht. Audioline wirbt mit "EcoMode - strahlungsarme, reduzierte Sendeleistung" und strahlt besonders heftig. Stabo lockt auf dem Karton mit "Strahlungsarm!" und keiner weiß warum. Olympia druckt ebenso "Eco-Mode" und "strahlungsarm" auf die Verpackung und liefert Dauerbeschuss mit gepulsten Mikrowellen. Auch Hartig+Helling wirbt auf einem Karton mit "Elektro-Smog reduziert" und bleibt den Beweis schuldig, wartet sogar mit vergleichsweise stärkeren Feldern auf. Dabei weiß die Firma, wie es geht, hat sie doch ein echtes Elektrosmogreduziertes Gerät im Programm. Brennenstuhl schießt mit Kanonen auf Mücken und verspricht eine Reichweite von drei Kilometern, entsprechend deftig fällt die Funkfeldstärke aus. Reer knallt alle zwei Sekunden ein absolut unnötiges Reichweitensignal raus, das macht 20.000 Funkimpulse pro nächtlicher Schlafphase. Fischer-Price strahlt zwar nicht stark, außerdem analog, ganz ohne DECT, gut so, aber dafür unsinnigerweise immerzu, nicht nur bei Schallereignissen. Eine ganze Reihe von Herstellern geht mit dem bei besorgten Eltern gut ankommenden Prädikat "strahlenarm" allzu sorglos um. Bei einigen Produkten ist die Sensibilität der werksseitig eingestellten Schallempfindlichkeit derart ausgeprägt, dass jedes kleinste Geräusch übertragen wird und praktisch allein deshalb schon wieder so was wie eine Dauerbestrahlung stattfindet, weil das Gerät ständig auf alles, jeden hustenden Floh reagiert. Viele Geräte auf Babyseite könnte man mit Batterien betreiben, dann gäbe es keine elektrischen und magnetischen Felder mehr, andere wieder nicht, nirgendwo steht's, Sie müssen den Karton schon aufreißen und die Anleitung studieren. Das sind nur ein paar Beispiele.

Ein besonders köstliches Beispiel. Hersteller DNT preist auf dem Karton sein über alle Maßen feldstarkes Babyphon (19.000 µW/m^2 in einem Meter Abstand!): "Die ideale Kombination von Hochleistungsbabyphon und Freizeitfunkgerät - speziell konzipiert für den Einsatz als Baby- und Raumüberwachung". Und ganz kleingedruckt auf der Kartonseite ist zu lesen: "Nicht für Kinder unter drei Jahren geeignet." Wirklich köstlich.

Bleiben Sie bei **analogen Babyphonen**. Vermeiden Sie DECT, an erster Stelle die ständig funkenden. Je weniger Elektrosmog desto besser. Darüber sind sich alle einig, Behörden, Kammern, Verbände, Wissenschaftler, Ärzte... Das Schweizer Bundesamt für Gesundheit: **"Verwenden Sie keine Geräte, die dauernd senden."** Bevorzugen Sie Öko-Test-Sieger, hiermit sind Sie in Sachen Elektrosmog auf der sicheren Seite. Vorsicht beim Elektrosmog mit Stiftung Warentest. Vorsicht ein bisschen auch mit dem Blauen Engel. Warum? Siehe folgendes Kapitel.

Ein Engel zum Schutz?

Der **Blaue Engel** für Babyphone verspricht Schutz vor Elektrosmog und berücksichtigt die so oft stärksten Babyphonfelder, nämlich die elektrischen des Netzanschlusses, gar nicht. Eine Mogelpackung erster Güte! Gerade diese Felder schlagen am Babybett zu Buche: das Gerät nah am oder gar im Bettchen, den Stecker in der Wand neben dem Bett, die Zuleitung unterm Bett..., das macht viel mehr Elektrofeld als am PC.

Die Kriterien des RAL-Umweltzeichens 'Der Blaue Engel' unterscheiden sich in einigen wesentlichen Punkten von den baubiologischen (folgen im nächsten Kapitel). Siehe oben: RAL denkt bei Babyüberwachungsgeräten kein bisschen an eine Reduzierung für niederfrequente elektrische Felder, obwohl gerade diese bei Babyphonen so oft am auffälligsten sind. Elektrisch feldstarke Babyphone, die Computernormen mehrfach, ja sogar zigfach überschreiten, bekommen von der RAL-Jury das Prädikat "strahlungsarm". Verstehen Sie das? Es wird zwar auf einen einzuhaltenden Mindestabstand von einem Meter hingewiesen, trotzdem überbieten die meisten Babyüberwacher nebst Zuleitungen und Netzteilen die am Computer verbindlichen TCO-Arbeitsplatzwerte auch noch in über einem Meter Distanz. Die Forderungen für niederfrequente magnetische Felder setzt der Blaue Engel mit 100 Nanotesla an, höher als die Baubiologie. Ein Weglassen bzw. die Abschaltung der Reichweitenkontrolle, eine weitere wesentliche und unnötige Elektrosmogbelastung, ist seitens des RAL-Zeichens nicht gefordert, lediglich die Begrenzung der Häufigkeit derartiger Funksignale; demnach wären am Babybett immer noch 1500 bis 2000 solcher überflüssigen Funkaktivitäten pro Schlafphase über Nacht erlaubt, einfach sinnlos, einfach zuviel.

RAL will: "Aus Vorsorgegründen sollten alle technischen Möglichkeiten genutzt werden, um die Expositionen gegenüber hochfrequenten und niederfrequenten Feldern - gerade bei den als besonders empfindlich zu bewertenden Babys und Kleinkindern - so gering wie möglich zu halten." Sollten. Es werden aber nicht alle technischen Möglichkeiten der Feldreduzierung genutzt und vom blauen Schutzengel gefordert, obwohl es gerade bei den elektrischen Feldern so einfach wäre.

Baubiologische Kriterien für maximal feldreduzierte Babyphone

Hier wieder (wie bei den DECT-Telefonen) nur ein paar Auszüge. Bitte das umfassendere Original mit Typen- und Herstellerangaben nebst Bezugsadressen unter www.maes.de beachten.

Babyphone nach **DECT**-Standard sind aus baubiologischer Sicht **prinzipiell nicht empfehlenswert**, da sie mit starken und biologisch kritischen gepulsten Mikrowellen funktionieren, das zumeist nonstop.

Wir fordern bei Babyphonen die Beachtung von Mindestanforderungen zur **Reduzierung des Strahlenrisikos**.

1. Niederfrequente elektrische Felder unter **1 Volt pro Meter** (30 cm) auf Babyseite am Sender, an Kabeln, Steckern, Netzteilen und jeglichem Zubehör, eventuell auch auf Elternseite am Empfänger, an Kabeln...

2. Niederfrequente magnetische Felder unter **20 Nanotesla** (30 cm) auf Babyseite am Sender, an Kabeln, Steckern, Netzteilen und jeglichem Zubehör, eventuell auch auf Elternseite am Empfänger, an Kabeln...

3. Hochfrequente elektromagnetische Funkwellen unter **100 Mikrowatt pro Quadratmeter** (1 m)

4. **Keine gepulsten Funkwellen** wie z.b. nach digitalem DECT-Standard, analoge Techniken bevorzugen

5. **Kein Dauerfunk**, Übertragung nur kurz bei Schallereignis

6. **Keine Reichweitensignale**. Wenn, dann als Kompromiss nur gezielt und sicher ein-/ausschaltbar bzw. automatisch nach maximal 15 Minuten abschaltend, Signalintervalle über 20 Sekunden, Signaldauer unter 20 Millisekunden, Funktion werksseitig deaktiviert

7. **Abstandsangabe** in Anleitung, mindestens **ein Meter** zum Sender

8. Eindeutige, **unmissverständliche Angaben** in der Werbung oder auf der Verpackung

Die baubiologischen Kriterien für maximal strahlenreduzierte Babyphone wurden weitgehend von Öko-Test übernommen. Das Angelcare AC 420D von Funny erfüllt die baubiologischen Anforderungen und die des Öko-Test auf beiden Seiten - Baby (Sender) und Eltern (Empfänger), das BM 440 Eco Plus von Vivanco und MBF 3333 von Hartig+Helling nur auf Babyseite. Das Angelcare AC 401 (Geräusch- plus Bewegungsmelder mit Sensormatten) ist so elektrosmogarm wie das AC 420D, verfügt jedoch über eine programmierbare sekündliche Reichweitenüberwachung.

Babyphon - Technik, Anmerkungen und ein paar Messwerte

Ganz am Anfang nutzten die Babyüberwacher das **hauseigene Elektronetz** zur Informationsweiterleitung, von Steckdose zu Steckdose. Solche Geräte gibt es nur noch selten, vor 20 Jahren waren sie Standard. In diesem Fall ein Meter Abstand zum Sender am Kinderbettchen.

Dann kamen die ersten **analogen Funkgeräte**, viel praktischer, aber alle strahlten **unaufhörlich**. Protest und Kritik, besonders seitens der Baubiologie und des Öko-Test. Bald gab es nur noch solche, die per VOX-**Sprachsteuerung** erst dann automatisch einschalteten und funkten, wenn eine Schallübertragung notwendig war und direkt danach wieder ausschalteten. Diese Generation ist lange auf dem Markt und wird immer noch am meisten verkauft. Dann kamen die ersten **digitalen** Babyphone mit gepulsten Mikrowellen nach DECT-Standard, und mit ihnen wieder der verwerfliche **Dauerfunk**. Ganz aktuell erscheinen erste DECT-Geräte, die sich mit ihrer Funkbelastung auf das Schallereignis beschränken, also wieder nur bei Bedarf ein- und ausschalten.

Wenn Sie übliche, nicht ausdrücklich feldreduzierte **Funkbabyphone** nutzen, achten Sie auf **zwei Meter** Abstand zum **Sender** (besser mehr) und bei Netzbetrieb zu allen **Kabeln** bis zum **Steckernetzteil**. Stellen Sie die Ansprechempfindlichkeit möglichst niedrig ein, um die Funkbelastung zeitlich zu reduzieren. Verzichten Sie auf unnötige Reichweitenüberwachung. Bevorzugen Sie Batteriebetrieb. Spezielle Vorsicht mit dauernd funkenden Geräten, die prinzipiell: Nein, speziell DECT.

Moderne **analoge** Babywächter funktionieren mit genehmigungsfreien Frequenzen meist im Bereich von 27, 40, 433 und 864 Megahertz, das mit einer Leistung bis **10 Milliwatt**, ähnlich wie bei CT1+-Schnurlostelefonen, einige Übertreiber aber auch bis 500 mW. Die **digitalen** Nachfolger treiben die Betriebsfrequenz nach oben in den klassischen Mikrowellenbereich: 1,9 bis über 5 Gigahertz. Und auch die Leistungen: bis **250 mW**. Die hochfrequente Trägerwelle ist nach Mobilfunkmanier niederfrequent getaktet, gepulst, mit einigen 10 bis mehreren 100 Hertz.

Babyphone schaffen funkbedingte Strahlungsstärken von einigen **1000 bis 10.000 Mikrowatt pro Quadratmeter** noch in einem Meter Abstand und mehr, kommen gut 300 Meter weit (die Übertreiber mehrere Kilometer), auch durch dicke Nachbarwände hindurch, Grund genug zum zarten Kinderkörper respektvoll Distanz zu halten.

Ein knapper Auszug unserer Messergebnisse im Auftrag des Öko-Test von insgesamt **150 Babyphonen** der letzten fast 20 Jahre, und zwar die niederfrequenten elektrischen Felder (Spannung, Netzanschluss; keine bei Batteriebetrieb), die niederfrequenten magnetischen Felder (Strom, Trafo-Netzteile, weniger bei elektronischen Netzteilen; keine bei Batteriebetrieb) und die hochfrequenten Funkwellen (beim Senden sowohl mit Netzanschluss als auch mit Batterie), Messwerte gerundet:

	30 cm	50 cm	1 m	2 m	5 m	10 m
Elektrisch (V/m)	20-180	7-60	2-15	0,5-4	< 1	0
Magnetisch (nT)	300-900	100-300	25-75	6-20	< 10	0
Funk ($\mu W/m^2$)	250-250.000	80-80.000	20-20.000	5-5000	1-1000	0,2-200

Sie sehen, ein **Mindestabstand** zum Babyphon nebst Zuleitungen von **zwei Metern** lohnt sich allein wegen der niederfrequenten Felder (Netzanschluss). Denn jetzt erst werden bei den elektrischen Feldern die

Funkwellen: Bluetooth

Computerrichtwerte (10 V/m) unterschritten, und die baubiologischen rücken näher (1 V/m). Bei den magnetischen Feldern geht es ja nicht um das Babyphon, sondern um das Netzteil im Stecker, auch hierzu gut ein Meter Distanz. Wegen der Funkwellen aus der Babyphonantenne sollte der Abstand, je nach Gerät, noch größer bemessen werden, aber etwas Großzügigkeit sei erlaubt, wenn es um kurzfristige Einwirkungen nur bei Schallereignissen geht, nicht um Dauerbelastungen, wenn.

Ist es nicht erstaunlich, wie unglaublich groß die Spannweite der Funkbelastungen ist? Von **20 bis 20.000** µW/m² in einem Meter Abstand. Das eine 1000fach (!) mehr als das andere. Der reinste Funkturm mitten im Kinderzimmer. Die höchsten und bedenklichsten Feldstärken kamen von den vier neueren Philips-Geräten Avent SCD 530, Avent SCD 499, BabyCare SKM 7488 und BabyCare SKM 7489. Auch sehr kritisch: die zu Babyphonen umfunktionierten Walkie-Talkies, bis 19.000 µW/m². Wobei alle Philips unaufhörlich und gepulst strahlen und die Walkie-Talkie-Verschnitte ungepulst und nur im Falle eines Babylautes.

Noch **näher** ran bis **30 Zentimeter** oder weniger wird es ganz kritisch, da sind die Felder intensiver als an Hochspannungsleitungen oder neben Funkmasten. Leider: Hier findet man die Babysitter schon manchmal, im Bettchen oder direkt darunter, sogar neben dem Kopfkissen.

Die starken elektrischen Felder sind überall zu messen, am Babyphon und an der Zuleitung bis hin zur Steckdose, auch an angeschlossenem Zubehör; die magnetischen nur an den Trafos oder Vorschaltgeräten, sie sind bei den meisten Produkten nicht im Sender am Babybett integriert, sondern in den Steckernetzteilen am Kabelende oder im Empfänger auf der Elternseite. Deshalb: Zu allen Sendern und Empfängern nebst netzbetriebenen Leitungen und Steckern Abstand halten. Oder: Batteriebetrieb. Oder: feldarme Geräte. Mehr über Babyphone auf den Seiten 43 ff., 67 ff., 77, 108, 148, 214, 228, 360, 482 ff. und 506 ff.

Noch mehr Funk im Haus - Bluetooth

DECT und WLAN verbindet zu Hause und im Büro PCs und elektronische Notizbücher drahtlos mit dem Internet und miteinander, lässt Faxe faxen und Mails mailen, Drucker drucken und Scanner scannen, Türen öffnen und Eierkocher starten, steigert das Musik- und Videovergnügen, steuert und kontrolliert Küchengeräte, Heizungen, Diebstahlsicherungen und Schließanlagen. Nicht nur DECT oder WLAN machen das vollelektronische Büro und den vernetzten Haushalt möglich, noch ein weiterer moderner Funkstandard gesellt sich hinzu: Bluetooth.

Bluetooth, früher Wikingerkönig, jetzt: "Die Kurzstrecken-Funktechnik Bluetooth schickt sich an, die Mobilkommunikation zu revolutionieren!", so die 'VDI-Nachrichten'. Die Industrie rechnete bei der Einführung fest damit, dass Bluetooth schnell angenommen und zehn Jahre

Jahre später - also heute - bereits in den meisten Haushalten, Büros und Unternehmen zu finden sein wird. Das ist gelungen: zur kabellosen Verbindung vom PC zur Peripherie, vom Handy zum Palmtop, von der Digitalkamera zum Smartphone, vom Smartphone zum Autoradio, vom iPod zur Stereoanlage, vom Scanstift zum Notebook, für den Einsatz von funkenden Kopfhörern, selbst integriert in Motorradhelme, für DVD-Player und Fernsehen, in Küche und Hobbykeller. Bluetooth in Armbanduhren und Armbändern: Die vibrieren, wenn ein Anruf oder eine SMS auf dem Handy eingeht, damit man ja nichts verpasst; oder sie vibrieren vor Schreck, wenn man sich weiter als fünf Meter vom Handy entfernt hat, Handy verlieren - impossible. Puppen kommunizieren mit Teddybären (wirklich), Babyphone mit Babys (!), Mikrofone mit Lautsprechern, Spielekonsolen mit Bildschirmen, Laufbänder mit Pulszählern, digitale Bilderrahmen mit digitalen Fotoarchiven, interne Festplatten mit externen Festplatten, Alarmanlagen mit Wachdiensten. Es werden per Bluetooth Sprache, Musik, Bilder, Nachrichten, Inhalte ganzer USB-Sticks, medizinische Informationen, Spiele ohne Ende, Navigationskoordinaten und bergeweise alle möglichen bis unmöglichen Daten gesendet. Vieles erinnert an das, was Sie bereits bei WLAN gelesen haben.

Bluetooth, für jeden erschwinglich, endlich ein glückliches Leben ohne Kabel. Bei Lidl das Bluetooth-Funkset: "Problemlose Übertragung durch Wände bis 100 Meter! Drahtlose Bild- und Tonübertragung von SAT-Receivern, Fernsehern, Videorekordern und CD-Playern durch das ganze Haus! Einfache Installation! Nirgendwo mehr lästige Kabel!" Dafür lästige Felder, gepulst. Bei Aldi auch Entzücken: "Drahtlos durch Decken und Wände!" Mit MP3 und allen anderen Signalen. Hiermit kann man sogar: "Mit dem PC fernsehen!" Die 'Wirtschaftswoche' begeistert sich: "100 Meter weite Datenübermittlungen mit Mikrowellen, die sämtliche Hindernisse durchdringen, selbst dicke Mauern." Dicke Körper auch.

Die beiden neuen Krankheiten namens Kabelneurose und Drahtallergie, welche Schock-ähnliche Reaktionen bereits nach kurzzeitiger Sichtung von herumliegenden Leitungen hervorrufen, sind offenbar hochinfektiös. Stecken Sie sich nicht an. Eine dritte Erkrankung dieser Zeit heißt MDVS, was Multiples Daten Verschling Syndrom bedeutet. Vorsicht: Hier geht es um die Sucht nach nicht enden wollenden Datenbergen, die von Bluetooth und WLAN kultiviert, wenn nicht sogar ursächlich initiiert wird. Bei Entzug stellen sich Schwitzen, Zittern, Sich-völlig-allein-gelassen-und-sinnlos-fühlen sowie Verzweiflung ein. Wehren Sie den Anfängen. Tschuldigung, das musste sein. Zurück zu den Fakten.

Bluetooth funkt gepulst mit bis **100 Milliwatt** Leistung (etwas geringer als DECT, so stark wie WLAN, zehnmal stärker als CT1+) im Mikrowellenbereich **2,4-2,48 Gigahertz**, wo auch WLAN und Mikrowellenherde angesiedelt sind. Bluetooth-Sender wechseln die Frequenz **1600-mal** pro Sekunde, diesmal eine höhere Pulsfrequenz. Es gilt alles für Mobilfunk und andere Indoor-Techniken gesagte auch für Bluetooth.

Bluetooth ist bei **Funk-Headsets** groß in Mode. So hat man beim Handytelefonieren die Hände frei und reduziert eventuell Strahlung, weil man den Abstand zum Handy vergrößern kann. Außerdem vermitteln diese am Ohr befestigten elektronischen Instrumente ein wenig Hubschrauberpilot-Feeling. Dafür gibt es nun zwei Strahlenquellen: Handy plus Bluetooth-Kopfhörer. Bei den Headsets ist die Leistung in der Regel **1 mW**. Dieses eine Milliwatt, so Öko-Test im Februar 2003, schafft in fünf Zentimeter Abstand Strahlungsintensitäten, je nach Headset, von mehreren Tausend bis einigen Zehntausend µW/m^2. Der Kopfhörer hat aber direkten Schädelkontakt, der kleine "Knopf im Ohr" steckt in der Ohröffnung, freie Bahn zum Hirn. Am Kopf und am Gehör wirken dann einige **100.000 µW/m^2**. Und hiermit haben wir sie schon wieder, all die biologischen Probleme, die Sie schon vom Handy, Schnurlostelefon, von WLAN kennen, von EEG-Effekten über den Angriff auf die Blut-Hirn-Schranke bis zu Nerven-, Immun-, Blut-, Zell- und Hormonproblemen, um nur einige Beispiele zu nennen. Alles andere als Entwarnung.

Beispiel: Das Handy liegt auf dem Beifahrersitz, das Bluetooth-Headset krönt des Fahrers Kopf. 60 Zentimeter Abstand zum Handy, null zum Kopfhörer. Das macht - je nach Situation - immer noch eine Belastung von saftigen 100.000 Mikrowatt pro Quadratmeter vom Handy und zusätzlich noch mal ähnlich viel vom Headset; einmal mit 217 Hertz gepulst und einmal mit 1600 Hz. Wenn das Handy meterweit entfernt ist, dann wird es besser, weil die Telefonstrahlung abnimmt, aber die von Bluetooth bleibt. Falls Sie im Auto ohne Außenantenne telefonieren, dann muss das Handy, wie Sie wissen, in dem gut abschirmenden und reflektierenden Gefährt mächtig aufdrehen, und das doppelte und dreifache Strahlengewitter nimmt seinen Lauf. Lassen Sie das.

Vergleichbares gilt für das Schnurlostelefon. Klar, nun haben Sie dank Bluetooth am Ohr die Hände frei, praktisch vielleicht, aber dafür lauern eventuell drei Strahlungsquellen: Bluetooth ganz nah, das Schnurlos-Mobilteil - der Hörer - irgendwo auf dem Schreibtisch und dann noch die Schurlos-Basisstation in der Umgebung. Wie oben: Lassen Sie das.

Der Verband Baubiologie VB bietet eine ganze Palette von lesenswerten Informationen zu den verschiedensten baubiologischen Schwerpunkten. Er schreibt in einer Pressemitteilung vom Mai 2010 über Bluetooth-Headsets (Auszüge): "Die Headsets sind scheinbar komfortabel, viele Handybesitzer kaufen sich die Ohrhörer, weil sie glauben, hiermit der Handystrahlung zu entgehen. Dabei strahlen Headsets eigene gepulste Funkwellen in nicht unerheblicher Stärke aus. Eine Strahlenreduzierung für den Körper ergibt sich aber nur, wenn das Handy beim Telefonieren möglichst weit vom Körper entfernt abgelegt und mit kabelgebundenen Headsets telefoniert wird. Trägt man das Handy dagegen am Gürtel oder in der Hosen- bzw. Manteltasche, ist man sowohl der Strahlung des Headsets als auch der des Handys ausgesetzt." VB-Empfehlungen: Als Freisprecheinrichtung nur drahtgebundene Headsets mit Luftschlauch oder Strahlungs-absorbierendem Ferritkern am Kabel benutzen. Wenn Sie ein Handy mit Bluetooth- bzw. WLAN-Modul benutzen, achten Sie darauf, dass diese Funktionen bei Nichtgebrauch abgeschaltet sind. Wenn Headsets mit Bluetooth am Arbeitsplatz zum Einsatz kommen sollen, müssen Mitarbeiter, Betriebs- oder Personalräte über die Strahlenbelastung aufgeklärt werden.

Bisher passierte das alles über Kabel oder kabellose **Infrarotübertragung**. Oft ist Infrarot die bessere Alternative, z.B. am PC oder in medizinischen Bereichen, weil es schnell und sicher ist und um technische Probleme durch elektromagnetische Strahlung zu vermeiden. Infrarot ist immun gegen Funkstörungen und verursacht solche selbst nicht.

Passen Sie auf sich auf. Wir haben nicht nur Bluetooth in dieser maßlos verfunkten Welt, so viele unterschiedliche Techniken, Intensitäten, Frequenzen, Taktungen, Modulationen, nicht nur von draußen, immer mehr auch drinnen, nicht nur im Wachzustand, auch während des Schlafes. Was wissen wir über Einzelwirkungen? Zu wenig. Was über Wechselwirkungen? Noch gar nichts. Weniger Funk kann nicht schaden...

Fazit, was sonst: Bevorzugen Sie stets **Kabelverbindungen**. Meiden Sie Bluetooth, wo immer es geht, besonders bei Dauerbelastung, speziell in direkter Körpernähe wie beispielsweise bei den Funk-Headsets.

Infrarot, kein Problem

Apropos Infrarot. Modern und drahtlos und trotzdem ohne elektromagnetische Strahlenbelastung? Das ist möglich: Infrarot. Egal ob bei den altbekannten Fernbedienungen für Fernseher, Stereoanlagen, Videorekorder, ob CD, DVD, MP3, an den Schnittstellen der PCs, Notebooks, Palmtops, PDAs, bei Druckern und Scannern, bei Mess- und Laborgeräten, Kopfhörern und der kabellosen Tastatur oder Maus... **Infrarot** ist **feldfrei**. Es geht also doch ganz zeitgemäß ohne Kabel. Dafür ist aber eine ungestörte Sichtverbindung vom Sender zum Empfänger nötig, denn das unsichtbare Infrarotlicht geht nicht durch Wände und andere für Licht undurchdringbare Barrieren hindurch. Gottlob, dann kann der Nachbar Sie nicht ärgern und Sie ihn nicht, und jeder kann tun, was er will. Wäre das beim Funk doch auch so (siehe Seiten 453 bis 454).

Infrarot gehört zum Bereich des unsichtbaren Lichtes, das sind Frequenzen weit oberhalb der technisch genutzten Mikrowellen. Es deckt den Wellenlängenbereich von 780 Nanometer bis 1 Millimeter ab.

Drahtlose Kopfhörer und Lautsprecherboxen

Hören Sie Musik unter dem **Kopfhörer nicht drahtlos**. Es gibt solche, die von der Stereoanlage oder vom Fernseher aus über Funk versorgt werden, um sich das Kabel zu sparen. Bevorzugen Sie Kopfhörer mit

Kabelanschluss oder wenn schnurlos, dann mit **Infrarotübertragung**. Nicht weil die Kopfhörer selbst funken würden, nein, die empfangen nur die Tonsignale von der HiFi-Anlage oder vom TV, sondern weil Sie hiermit einen weiteren Sender im Haus haben, der einige zehn bis über 100 Meter Reichweite schafft, auch durch dicke Wände und Decken.

Die drahtlosen Kopfhörertechniken funken meist auf den Jedermann-Frequenzen im Bereich von 40, 434 bzw. 863 Megahertz, analog, nicht nonstop, nur wenn die Sender eingeschaltet sind, normalerweise. Oft ist Radio und Fernsehen den ganzen Tag eingeschaltet, und gleichzeitig auch der Funk der Kopfhörer, ob man sie braucht oder nicht.

Gleiches gilt für **Lautsprecherboxen**: Bleiben Sie bei Kabel.

Wenn Sie wissen wollen, ob Ihr Kopfhörer mit Infrarot oder Funk funktioniert, bitte: Verlassen Sie während des Musik- oder Fernsehgenusses mit dem Hörer auf den Ohren den Raum oder den Sichtkontakt zur Stereoanlage bzw. zum TV. Wenn der Empfang dann wegknickt, Glückwunsch, das ist Infrarot. Wenn nicht: Vorsicht Funk.

Im hessischen **Mainflingen** gab es, so die 'Offenbach-Post', "markante technische Störungen bei Fernbedienungen und Zentralverriegelungen" und gesundheitliche Sorgen bei der Bevölkerung. Autos auf bestimmten Parkplätzen vor den Häusern ließen sich nicht mehr schließen und - noch schlimmer - verschlossene bekam man nicht mehr auf. Man verdächtigte einen Mobilfunkmast in sichtbarer Nähe als Verursacher. Der Mobilfunketreiber wollte damit nichts zu tun haben und versicherte, die Antenne strahle nur "nach innen" (was man nicht alles an Blödsinn verzapft bekommt). Des Rätsels Lösung: eine **drahtlose Kopfhöreranlage** in einem Haus der Straße, gerade da, wo die Autos standen.

Von Funkmäusen, Fernbedienungen und Funkfingern

Auf dem genehmigungsfreien analogen Jedermann-Funkmarkt findet man zahlreiche drahtlose **Anbindungen zum Computer**: **Maus**, **Tastatur**, **Drucker**, **Scanner**, **Schnittstellen**... Hier geht es, wie beim Kopfhörer-Funk, normalerweise nicht um Daueremittenten. Dafür sind Sie wieder sehr körpernah an den Feldverursachern, mit der Hand direkt auf der PC-Maus, mit dem Körper neben der PC-Tastatur. Muss nicht sein. Infrarot und Kabel sind feldfrei, deshalb bitte bevorzugen.

Fernbedienungen für Fernseher, HiFi-Anlagen, Videorekorder, DVD, CD... funktionieren meist mit **Infrarot**, sind also unproblematisch. Andere arbeiten mit **Funk**: zum Öffnen und Schließen von Autos, Garagen- und sonstigen Toren, zur Aktivierung von Funk-Netzfreischaltern, -Steckdosen und vielen Anwendungen mehr. Der eher selten und nur gezielt eingesetzte, kurze analoge Impuls, vom Körper weg ausgelöst, dürfte kein Problem sein, schon gar nicht im Vergleich zu den anderen

Funktechniken. Selbst wenn Sie die Funkfernbedienung an ihre Schläfen halten und sekündlich drücken, ist die Belastung immer noch nicht ein Tausendstel der eines Handy- oder DECT-Telefonates.

Hausnotruf, Seniorenalarm, Funkfinger: An einem **Hals-** oder **Armband** der kleine Sender, der in der Not Leben retten kann. Drückt man auf eine Taste, schickt er ein kurzes Signal an eine Empfangsbasis irgendwo im Haus, und die wählt dann eine oder mehrere programmierte Telefonnummern: Verwandte, Nachbarn, Freunde, Notdienst - Hilfe! Der Auslöser des Alarms - der kleine Notrufsender namens Funkfinger - funkt nur dann, wenn er betätigt wird, wie bei Fernbedienungen auch, nur für diesen kurzen Moment. Alarmauslöser kann auch ein Sensor sein, der auf einen Sturz reagiert, oder ein Rauchmelder. Es gibt eine Vielzahl von Geräten, die über analoge Anschlüsse, digitale ISDN- oder Breitband-Anschlüsse mit dem Telefonnetz verbunden werden. Es gibt auch Geräte mit integriertem GSM-Modul, die unabhängig von einem Festnetzanschluss per Handy funktionieren und den Ruf weiterleiten. Die Hausnotruf-Geräte, die ich bisher kennen gelernt habe, waren **keine Dauersender**. Es mag andere geben oder sie werden kommen, deren Basis - sicherlich nicht der Funkfinger - dann doch nonstop strahlt. Fragen Sie genau nach oder lassen Sie es im Zweifel gezielt messen.

Dreimal unproblematisch: Funkwecker, Satellitenschüssel, ISDN

Der **Funkwecker** auf dem Nachttisch? Nein, der **funkt nicht**, der heißt nur so. Der ist passiv, empfängt lediglich die zur Zeitsteuerung nötigen Signale vom Sender Mainflingen (77,5 Kilohertz), die sowieso vorhanden sind, egal ob der Wecker da ist oder nicht. Das gilt auch für die Funkuhr auf dem Schreibtisch und die funkgesteuerte Armbanduhr.

Die **Satellitenschüssel** auf dem Dach, auf dem Balkon? Nein, die **funkt auch nicht**, empfängt lediglich die Signale vom Satelliten. Aber: In der Schüssel selbst werden die Satelliten-Mikrowellen gebündelt, damit in gewisser Weise verstärkt; deshalb in unmittelbarer Nähe eventuell etwas Vorsicht. Von der Schüssel geht's per Kabel (üblicherweise abgeschirmt und feldfrei) zum Receiver. Ein Abstand von ein bis zwei Metern zum Schlaf- oder Daueraufenthaltsplatz sollte zu allen Bauteilen und Leitungen vorsorglich eingehalten werden, schon wegen der niederfrequenten elektrischen (Netzspannung) und magnetischen (Receiver, Verstärker, Trafo) Felder als Folge der Stromversorgung. Ab und an wird die **Netzspannung** - viele Schüsseln und deren Verstärker haben Netzanschluss - von der Steckdose ins ganze Satellitensystem **eingespeist**, speziell wenn **Erdung fehlt**. Folge: überall elektrische Felder an Schüssel, Receiver, Leitungen...; deshalb: auf solide Erdung achten.

Die **ISDN-Telefonanlage** im Haus? Nein, wieder Entwarnung, die **funkt auch nicht**. Es sei denn, ein schnurloses Telefon nach DECT-Manier ist integriert oder angeschlossen. Oder der Elektriker hat es gut gemeint und WLAN für den schnurlosen Internetzugang direkt dazu montiert. Passen Sie auf. Informieren Sie sich. ISDN allein ist o.k., aber bestehen Sie darauf, dass keine Drahtlostechniken wie DECT oder WLAN in Kombination mit ISDN einziehen, das passiert schon mal ganz unbemerkt.

Zudem Vorsicht: Auch bei ISDN-Anlagen schleichen sich hier und da heftige niederfrequente **elektrische Felder** ein, weil die Anlage Stromnetzanschluss hat und so unnötig oft nicht geerdet ist. Dann stehen alle ISDN-**Leitungen** und alle ISDN-**Telefone** im ganzen Haus unter elektrischer **Spannung** und emittieren Felder, die manchmal stärker sind als die von anderen Elektrogeräten. Durch eine simple **Erdung** der ISDN-Anlage sind wir schon häufiger von 100 Volt pro Meter Feldstärke und mehr auf null gekommen. Einige Menschen reagieren auf die Felder heftig, immerhin haben sie den Emittenten mit zigmal stärkeren Elektrofeldern als an Bildschirmen nach TCO-Norm zulässig auf dem Nachttisch, auf dem Schreibtisch oder als Telefonhörer direkt am Kopf.

Wetterstationen, Funkthermometer

Drahtlose **Wettermessgeräte** und **Temperaturfühler** zur Übertragung von Wärme, Kälte, Feuchte, Luftdruck, Wind, Regen und mehr bedienen sich ebenso der Jedermann-Frequenzen, meist 433 und 868 MHz. Auch sie überbrücken, je nach Leistung, 20 bis 100 Meter, auch durch Mauern hindurch. Es geht wieder nicht um Dauersender. Aber die zur Wetterdatenübertragung notwendigen kurzen Signale werden von den Geräten, die ich kenne, etwa **alle drei Sekunden** bis **drei Minuten** ausgesandt. Warum so oft? So schnell ändert sich kein Wetter. Vorsichtshalber: Einige Meter Abstand zu Schlaf- und Daueraufenthaltszonen.

Ich kenne einen Fall, wo der Hausherr ein solches Teil an der **Außenwand** eines mit Gipsplatten ausgebauten **Dachgeschosses** montierte. Drinnen war sein Schlafzimmer. Abstand zum Kopf nur knapp **40 Zentimeter**. Alle zehn Sekunden der kurze, aber in diesem knappen Abstand durchaus heftige Funkimpuls. Der wurde in seiner Intensität - da Leichtbauweise und nicht massive Steinwände - auch nicht durch den Baukörper abgeschwächt. Der Kunde wurde nachts "schier verrückt", war aufgedreht, kam kaum in den Schlaf und fand des Übels Wurzel nicht. Die baubiologische Untersuchung brachte es auf die Anzeige der HF-Messgeräte. Die Wetterstation wurde von ihm 15 Meter weiter verlegt, geschützt durch drei Wände. Kleine Ursache mit großer Wirkung: Der erfreute Hausherr hatte ab sofort "keinerlei Probleme mehr".

Alarm im Haus

Bei **Alarmanlagen** gibt es viele Systeme, deshalb ist eine Pauschalaussage kaum möglich, es sollten die technischen Unterlagen geprüft oder vor Ort gemessen werden. Häufig eingesetzt werden **Infrarot-Bewegungsmelder** (unkritisch), die den Raum ständig "im Auge haben" und eine eventuelle Auffälligkeit, z.B. Bewegung im Zimmer, sofort per **Funk** an die Steuerzentrale schicken. Die löst dann den Alarm aus. Das Signal ist normalerweise kurz, mit Intensitäten um **10 Milliwatt** (wie beim Babyphon oder schnurlosen CT1+-Telefon), in den bekannten Jedermann-Frequenzbereichen von 433 und 868 MHz oder auch 2,4 GHz.

Es gibt immer mehr rein **funkgesteuerte** Alarmanlagen, die das Haus nonstop mit hochfrequenter Strahlung überwachen. Selbst die wären dann kein Problem, wenn Sie sie erst beim Verlassen des Hauses auf scharf stellen. In keinem Fall sollten Sie eine solche dauernd funkende Anlage nachts in genutzten Schlaf- oder Kinderzimmern zulassen!

Ein **tierisches Fallbeispiel**: Wenn der Kunde aus Mettmann das Haus verließ, stellte er den neuen Funkalarm scharf. Zu Hause blieben zwei Katzen, die hier schon Jahre vor der Installation der Alarmanlage lebten. Kaum ging der Alarm in Betrieb, flippten die Katzen aus, rasten durchs Haus, die Wände und Bücherregale rauf und runter, der reinste Veitstanz. Stehlampen gingen zu Bruch, Topfpflanzen lagen umgeworfen auf dem Boden. Kam Herrchen heim, waren die Schnurrer ermattet, zuckten, fraßen kaum, schliefen nur, brauchten Stunden zur Erholung. Ein solches Verhalten gab es zuvor nie. Blieb der Hausherr am Wochenende zu Hause, blieben die Katzen ruhig. Mehrmals schaltete er seine Alarmanlage ein und blieb im Haus, prompt ging das Katzentheater los. Auch er bekam Probleme, kalter Schweiß, Kopfdruck, "wie bei Unterzuckerung" und wurde "innerlich ganz hektisch". Das reichte. Die Funkwellen blieben ab sofort aus. Die Beschwerden auch, bei Tier und Mensch.

Ich habe wenig Erfahrung mit Alarmanlagen. Deshalb das ins Auge gefasste System gründlich prüfen und nonstop oder in Intervallen funkende Anlagen nie betreiben, wenn Bewohner (oder Tiere) zu Hause sind.

Walkie-Talkies, Handfunkgeräte

Lassen Sie Ihre Kinder nicht mit leistungsstarken **Walkie-Talkies** und **Handfunkgeräten** spielen. Durch die Nähe der Antenne zum Kopf und - besonders kritisch - zu den Augen, passieren Strahlenintensitäten, die über den großzügigen Grenzwerten liegen können. Auch als Erwachsener sollten Sie sparsam mit solchen Funkteilen umgehen. Probieren Sie's aus: Billige Prüfgeräte für die Leckstrahlung an Mikrowellenherden, im Fach- und Versandhandel für 10 Euro zu kriegen, warnen an den Antennen einiger Handfunkgeräte vor den Richtwert-überschreitenden Strahlen, und Leuchtstoffröhren leuchten ohne Netzanschluss. Die schwächeren Walkie-Talkies funktionieren mit **10 Milliwatt** Leistung, ähnlich wie ein Babyphon, und kommen gut hundert Meter weit. Stärkere Handfunkgeräte nutzen **mehrere Watt**, viel mehr als ein Handy, und schaffen mehrere Kilometer, auch durch Wände. Wieder geht es um Feldintensitäten, je nach Abstand zum Kopf, von einigen **Zehntausend** bis hin zu vielen **Millionen Mikrowatt pro Quadratmeter**.

Amateurfunk, CB-Funk

Amateure dürfen viel mehr als die Mobilfunkindustrie: Die Sendeleistungen von **Amateurfunkanlagen** betragen bis **750 Watt** (!), je nach Lizenz. Vergleich Mobilfunkbasisstationen im Schnitt: D-Netz 20 W, E-Netz 10 W, UMTS 20 W. Für eine Amateurfunklizenz bedarf es einer Prüfung. Um die **80.000 Amateurfunker** gibt es allein in Deutschland. Die installieren manchmal riesige, metergroße Antennenmonster auf ihre Einfamilienhausdächer und in die Gärten. Amateurfunker belegen diverse Frequenzen zwischen wenigen Megahertz und einigen Gigahertz, funken in den Meter- und Zentimeter-Bändern, von etwa 160 Meter bis 5 Zentimeter. Dabei geht es um analoge und digitale Modulationsarten, Frequenz- und Amplitudenmodulation und andere.

Mit dem Amateurfunk kann man Gespräche übertragen oder morsen, es können Fernsehbilder gesendet, Fernschreiben und Daten um die ganze Welt verschickt werden. Mit derart hoher Leistung kommt man von Bayern aus problemlos bis nach Afrika. Entsprechend auffällig sind die Felder bei den besorgten oder erzürnten **Nachbarn**, dröhnt das Geplausche des Funkers nebenan doch aus ihren Lautsprecherboxen und Telefonen und führt zu zahlreichen technischen Störungen und Nervereien. In Anbetracht der so hohen Feldstärken bei meist niedrigen Frequenzen ist hier mit Abschirmung oft nicht viel zu machen. Kann man nur hoffen, dass es nicht allzu oft funkt beim Nachbarn, denn auch der kann nicht ewig auf Draht sein, muss Pausen machen und schlafen gehen. Ohne aktiven Funk gibt es keine Strahlung, auch nicht, wenn Signale von irgendwo nur empfangen werden.

Es gibt eine Reihe von **Klagen** seitens betroffener Nachbarn. Nicht nur wegen lästiger Verzerrungen im Fernsehbild und flackernder Leuchtstoffröhren in der Küche, sondern auch wegen gesundheitlicher Probleme von Schlaflosigkeit und Nachtschweiß bis Nervosität und Kopfschmerz. Eine Kundin berichtet von unangenehmen Panikattacken immer gerade dann, wenn der funkende Nachbar sich bei ihr in der Lautsprecherbox des Wohnzimmers meldet. Einem weiteren Kunden wird regelrecht schlecht, wenn von nebenan der Funk einwirkt.

Amateurfunker haben mit **CB-Funkern** nichts zu tun, auch wenn die Technik ähnlich ist. Die vielen nicht registrierten CB-Kumpel strahlen bei meist analogen und manchmal digitalen 26 bis 27 Megahertz bis zu 50 Kilometer weit, ohne Lizenz, ohne Ausbildung oder Prüfung. Manchmal werden deren simplere und billigere Funkgeräte unerlaubterweise getunt und mit Nachbrennern auf bis zu 400 Watt gepuscht, damit es noch viel weiter klappt. Störungen in der Umgebung sind vorprogrammiert. Wohl dem, der ein gutes Nachbarschaftsverhältnis hat. Sprechen Sie mit den Feldverursachern, klären Sie auf, bitten Sie darum, die Sendezeiten auf ein sinnvolles, erträgliches Maß zu reduzieren, Rücksicht zu üben und zumindest nachts nicht auf Sendung zu gehen.

Drahtlose Heizkörperablesung

An der Heizung der Sender, im Treppenhaus der Empfänger: die moderne **Heizkörperdatenübertragung** und -ablesung. Das kleine aktive Funkteil am Heizkörper registriert die verbrauchte Wärme und schickt die Daten an eine passive Zentraleinheit, die die Ereignisse auswertet und speichert. Die Leistung der Sender ist relativ gering, niedriger als bei den Schnurlostelefonen oder Babyphonen, liegt in der Größenordnung der Wetterstationen bei - je nach System - **1 bis 5 Milliwatt**. Es gibt viele verschiedene Techniken. Einige Geräte des in Deutschland führenden Herstellers Techem funken beispielsweise **fünfmal täglich** einen **Millisekundenimpuls** in der Jedermann-Frequenz 433 MHz.

Das macht in Anbetracht des derart kurzen Signals, und das nur etwa alle fünf Stunden, erst einmal keine großen Sorgen. Malen wir schwarz: Gibt es im Mehrfamilienhaus 30 Heizkörper, dann funkt es dreißigmal so oft, im Schnitt alle zehn Minuten. Risiko? Es gibt noch wenig Klagen, kaum Erfahrung, und ich erwarte eigentlich keine schlimmen Probleme, schon gar nicht in Relation zu anderen Funktechniken. Ein Handytelefonat von einer Minute, das DECT oder das WLAN-bestückte Laptop ist viel schlimmer, pardon, Äpfel mit Birnen verglichen. Trotzdem: Warum nicht vorsorglich Abstand zu den Minisendern halten?

Baubiologie-Kollege Dr. Dietrich Moldan fand an einem anderen Techem-Gerät in einem Meter Abstand den Messwert von immerhin **500 Mikrowatt pro Quadratmeter**, in einem halben Meter 2000 µW/m². Die Funkimpulse passierten diesmal **jede halbe Minute**, tagein, tagaus.

Sie sehen, es funken nicht alle nur fünfmal täglich, andere viel häufiger, wieder andere erfreulicherweise viel seltener. Von den Funkzählern, die sich noch hinzugesellen werden, ganz zu schweigen, z.B. als Wasser- und Gaszähler. Es wird nicht weniger, die Ideen gehen nicht aus. Viel mehr zu dieser **"smarten Funktechnik"**, die - so es nach dem Willen des Gesetzgebers und der Industrie geht - in den kommenden Jahren immer häufiger in unsere Häuser einziehen wird, auf den Seiten 595 bis 617: "Alles Smart? Smart Meter - Erfassung des Verbrauchs per Funk".

Mauerentfeuchtung per Funk

Manche **Mauertrocknungsverfahren** funktionieren mit elektromagnetischen Funkwellen, in vielen Fällen geht es um hohe Trägerfrequenzen (z.B. Radiowellen) mit niederfrequenten Modulationen. Nun gibt es noch keine uns bekannte Forschung, die sich mit den biologischen Risiken speziell jener bei Mauertrocknungen eingesetzten Strahlungsart beschäftigt hätte, und auch kaum Erfahrung. Zudem wissen wir zu wenig über die Qualität und Quantität des Feldes (elektrisch, magnetisch, Sinus, gepulst, Oberwellen, Stärke...). Wir wurden in letzter Zeit jedoch mehrmals mit solchen Fragestellungen von betroffenen Mitmenschen konfrontiert, welche lange nach Gründen für ihre Beschwerden suchten und den zeitlichen Zusammenhang mit einer solchen Funk-Mauertrocknungsmaßnahme in ihren Wohn- bzw. Schlafbereichen oder im auch im nahen Keller bzw. nebenan bei Nachbarn vermuteten. Das lässt aufhorchen, denn die Symptome der Menschen in derartig mit Funkwellen bestrahlten Räumen und Nachbarräumen ähneln sich verdächtig und sind vergleichbar mit den anderer Funktechniken.

Hersteller beschreiben, der Wirkmechanismus beruhe "auf einer Wechselwirkung des emittierten Feldes mit den Wassermolekülen in der Mauer", es ginge um Kräfte, die "der kapillaraufsteigenden Wasserbewegung entgegenwirken" und sie nach unten ziehe, von plus nach minus. Dann ist die Frage berechtigt, was mit der Wechselwirkung auf die Wassermoleküle der hier lebenden Menschen passiert, und sie sollte schlüssig beantwortet werden. Der Körper besteht zu 80 Prozent aus Wasser. Wenn man Wände und Wasserschlösser per Funkwellen entfeuchten und Moore damit trockenlegen können soll, dann: Mit der Feuchte im Körper macht's nichts? Auch nicht in Anbetracht der Herstellerangabe, dass solche physikalischen Gesetzmäßigkeiten in der Medizin zur Membransteuerung eingesetzt werden? Einfach zu sagen, die technischen Felder entsprächen "der natürlichen Aura der Erdoberfläche" erscheint zu weit hergeholt. Wir haben noch keine Antwort, fordern aber auf, im Zweifel zu experimentieren. So könnten Sie, falls interessiert oder betroffen, die Felder messen lassen. Oder im Selbstversuch herausfinden, ob es ohne eine solche Feldeinwirkung wieder besser geht: Schalten Sie das Gerät eine Zeitlang ab, und beobachten Sie die Reaktion. Dann setzen Sie den Mauertrockner erneut in Betrieb und passen auf: Effekte ja oder nein? Das geht sogar im Blindversuch: Ein anderer schaltet ein oder aus, Sie wissen es gar nicht. Das sollte einem selbst bzw. dem Hausbesitzer die Gesundheit oder die Sorgen der Mieter wert sein. Fazit: Der Verdacht allein sollte in Anbetracht berichteter Probleme reichen, um zu beobachten und zu handeln. Vorsorglich: Lieber nicht, über Langzeitwirkungen weiß man noch nichts.

Der Mikrowellenherd, "Radar" in der Küche

Jeder zweite Haushalt hat ihn. Die Mikrowellenenergie wird von den Wassermolekülen der Nahrung aufgenommen, in Schwingung versetzt, immer mehr, durch Schwingung und Reibung zum Bersten gebracht, in explodierende Hitze bis zum Schmoren umgewandelt. Die Moleküle versuchen sich nach den elektromagnetischen Mikrowellenfrequenzen auszurichten, drehen sich in rasender Geschwindigkeit hin und her bis ihnen schwindelig wird (Mikrowelle = Milliarden Schwingungen pro Sekunde). Die dadurch entstehende Wärmeenergie führt zur Temperaturerhöhung des Gargutes. Endlich mal ein richtig knackiger thermischer Effekt - gepulste elektromagnetische Wellen erhitzen Zellen und Gewebe bis es bruzzelt, wenn auch auf sehr unnatürliche, destruktive, zerstörerische Weise. In der Medizin zerfetzt man so Tumore, versengt überflüssiges Prostatagewebe, verengt Krampfadern, verödet Nerven, stillt Blutungen und strafft das Gaumensegel von Schnarchern.

Mikrowellenherde sind schon häufiger als starke Feldquellen erwähnt worden (z.B. Seiten 170 bzw. 399). So ein Herd emittiert niederfrequente **magnetische Felder**, wir ermittelten für den Öko-Test an zwölf Geräten in 30 cm Abstand **2000 bis 15.000 nT**, wie unter Hochspannungsleitungen. Er emittiert zudem hochfrequente **Mikrowellen**, daher der Name. Die **Leistung** im Herd ist mit bis zu **1000 Watt** (bei Profigeräten noch mehr) derart stark, und das auf engstem Raum, dass Wasser kochend heiß wird und Fleisch gart, so was schaffen elektromagnetische Felder. Vergleich: Handy 2 W, Mobilfunkbasisstation 50 W. Die Frequenz der flinken Welle ist **2,45 Gigahertz** und ihr **Puls 50 Hertz**.

Kein Mikrowellenherd ist richtig **dicht**, auch im Umfeld gibt es mehr oder minder heftige Reststrahlung bei neuen Geräten oder **Leckstrahlung** bei gebrauchten oder defekten. Das macht ihn zum "Radar in der Küche". Um zu vermeiden, dass man draußen ähnlich warm wird wie drinnen das Würstchen, ist die Strahlungsstärke in **5 Zentimeter** Abstand limitiert, sie darf schwindelerregende **50 Millionen Mikrowatt pro Quadratmeter** erreichen. Das schafft kaum ein Herd, auch nicht der mieseste, auch nicht der 20 Jahre alte. Mal wieder ein Grenzwert, der nie gefunden wird. Biologischer Schutz? Kaum. Biologische Probleme wurden beim 10.000stel dieser Feldstärken beschrieben. Stiftung Warentest misst, verschanzt sich mal wieder hinter den fragwürdigen Grenzwerten und verbreitet: "Das beruhigende Ergebnis: Kein Gerät ließ eine erhöhte Mikrowellenstrahlung nach außen." Beruhigend?

Das Bundesamt für Strahlenschutz untersuchte 130 Herde, das Mittel aller lag bei **600.000 µW/m²**. Wir kamen bei den zwölf für den Öko-Test überprüften Neugeräten auf Werte von **10.000 µW/m² bis 5 Millionen µW/m²**, an einem älteren ungepflegten mit wackeliger Tür auf über **17 Millionen**. Auf 1000 µW/m² (EEG-Effekte) kamen wir bei den besten Öfen in 1 m und bei den schlechtesten noch in bis zu 10 m Abstand, bei dem älteren sogar in über 20 m. In unserem praktischen Messalltag finden wir typische Werte um die und deutlich über 100.000 µW/m². Der schlimmste Ausreißer, ein vergammelter Uraltherd mit klappriger Tür, der schaffte es auf **120 Millionen**, Sondermüll. Ein Neugerät war defekt und noch schlechter, die Strahlung war mit geschlossener Tür gefährlich, man sah es ihm nicht an. In mehreren Fällen konnte ich das eingeschaltete "Küchenradar" noch zwei Reihenhäuser weiter messen.

Gut, dass es bei der Mikrowelle mit ihren bedenklichen Feldintensitäten nur um **Kurzzeitbelastungen** geht, es sei denn, Sie arbeiten in der Küche eines Restaurants oder Hotels. Auch die Anwohner der Gastronomie bekommen Felder ab. In manchen größeren Küchen laufen mehrere Herde fast dauernd, bis in die Nacht. In der Wohnung über einem Restaurant in Neuss kam ich auf gepulste **1200-1600 µW/m²** bei 2,45

GHz, typisch Mikrowelle. Die Bewohnerin konnte sagen, wann die Geräte einschalteten und ausschalteten, sie spürte es. Nachts nach ein Uhr kam sie zum Schlaf, wenn die Gaststätte Feierabend machte.

Ein Mikrowellenherd gehört nicht in die gute (bau)biologische Küche, auch wenn er in über 60 Millionen deutschen Haushalten steht. Halten Sie **Abstand** zum eingeschalteten Gerät, mindestens zwei bis drei Meter, besser mehr. Am besten ist, Sie verlassen in diesen Minuten den Raum. Lassen Sie es niemals zu, dass sich Kinder am **Sichtfenster** der Mikrowelle die Nase platt drücken, Gefahr! Lassen Sie den Herd regelmäßig warten und auf **Leckstrahlung** überprüfen (Kundendienst).

Ich weise ergänzend darauf hin, dass es vielleicht keine gründlichere Art gibt, **Nahrung zu denaturieren**, als sie per Mikrowelle zu garen. Die Forschungsergebnisse sind sehr widersprüchlich. Einige Wissenschaftler warnen vor der aggressiven (Zer-)Störung lebenswichtiger Inhaltsstoffe. Andere belegen, Vitamine oder Mineralien würden kaum beeinträchtigt. Das Wissenschaftsmagazin 'New Scientist' im Oktober 2003: "Das Garen in der Mikrowelle ist nach Erkenntnissen von Wissenschaftlern die **schädlichste Art**, Gemüse zuzubereiten." 1991 warnte der damalige EU-Kommissar für Ernährung Karel van Miert vor dem Gebrauch von Mikrowellenöfen: "Die bestrahlten Lebensmittel können **schädliche Auswirkungen** auf den Menschen haben." Spanischen Forschern zufolge würden die im Gemüse enthaltenen **Antioxidantien** zerstört; Antioxidantien schützen die Zellen vor Freien Radikalen und somit vor Krebs. Ein Lebensmittelchemiker gab zu bedenken: "Eine effektive Art, aus lebendigem Trinkwasser **neutrales H_2O** zu machen, ist das Wasser in den Mikrowellenherd zu stellen." Effektiv ist auch der **desinfizierende Effekt**: Keine Bakterie, kein Virus, kein Parasit überlebt zwei Minuten Mikrowelle. Und ein Kundenberater des RWE sagte mir persönlich: "So ein Ding kommt mir niemals ins Haus."

Experten gehen davon aus, die **beste Nahrungszubereitung** ist: nicht zu lange kochen. Wenn erhitzen, dann eher schonend dämpfen. Die offene Flamme (Gasherd) ist am besten, gefolgt von den üblichen Elektroherden, ganz am Schluss die Mikrowelle. Ich bin kein Lebensmittelexperte, weiß aber in Sachen Elektrosmog: Der Gasherd ist feldfrei, der klassische Elektroherd wartet mit starken magnetischen Feldern auf und der Induktionsherd mit noch viel stärkeren (Seiten 168 bis 170).

Alles relativiert sich. Mit dem **Handy** oder **DECT** am Ohr sind Sie, wie erwähnt (Seite 399), oft **noch stärker** belastet als neben dem Mikrowellenherd. Vergeht kaum ein Tag ohne die besorgte Anfrage nach der Strahlung an der Mikrowelle, so fragt kaum einer nach der an seinem Handy. Die Kunden rufen mit dem Handy an und sorgen sich um den Ofen. Zur "Schnellen Welle" halten die Leute respektvolle Distanz, beim Mobiltelefon oder Schnurlosen redet kaum einer von Abstand, im Gegenteil: Körperkontakt zum Emittenten, Kopfkontakt. Bei nahezu jeder

Hausuntersuchung sollen wir die Leckstrahlen des Herdes prüfen, aber kaum einer will die Felder seines Handys gemessen haben. Noch mal: Hier geht es um vergleichbare, in der Regel noch höhere Mikrowellenintensitäten. Deshalb: Rufen Sie bei uns bitte nicht mit dem Handy an und fragen nach der Strahlung am Mikrowellenherd, einverstanden?

Mikrowelle ohne Waffenschein

Ein düsteres Kapitel: Die Mikrowelle als **Waffe**. Weil man weiß, dass Mikrowellen schädigen können, wird das von destruktiven Zeitgenossen bewusst ausgenutzt, siehe US-Botschaft in Moskau (Seiten 195 bis 196 und ab 436). Das passiert nicht nur im "Kalten Krieg", sondern ganz privat von Nachbar zu Nachbar zur Dokumentation großer Feindseligkeit: **Nachbarschaftskrieg**. Manchmal geht es nur ums Hundegebell, hier und da um den Versuch, den Nachbarn oder Mitmieter aus dem Haus zu treiben. Es gibt Sadisten, die ihren Spaß am Quälen ausleben oder Erbschleicher, die das Ableben eines Verwandten beschleunigen wollen. Mikrowellen bewegen sich mit Lichtgeschwindigkeit, sind unsichtbar, gehen durch Wände, hinterlassen kaum Spuren oder Beweise. Die Polizei steht auf dem Schlauch, was wollen Verbrecher mehr?

Eine simple Mikrowellenwaffe ist der Mikrowellenherd. Die Tür wird abgebaut, ein Schalter überbrückt, die Schutzsicherung beseitigt und die geballte Ladung vom 1000 Watt zum Nachbarn abgestrahlt, eventuell noch gebündelt und gerichtet mit einfachen Trichtern. Es gibt Bauanleitungen im Internet (Adresse verrate ich nicht) und in der Literatur (ebenso nicht). Professionellere Mikrowellenschleudern mit gezielt einstellbaren Leistungen, Frequenzen und Pulsungen erfordern technisches Knowhow und sind teurer. Es soll Sendeeinrichtungen geben, die in Vans oder Campingbussen versteckt sind und per Parabolantennen ihr Ziel bestrahlen. 'Die Welt' berichtet am 6. Januar 2002 und 20. Januar 2003, dass bereits 150 Mikrowellenopfer bekannt und Strafverfahren eingeleitet worden seien. Die Anthroposophen-Zeitung 'Info 3' schreibt im Februar 2002, entsprechend umgebaut könne "der schnelle Brater den Nachbarn um seinen Verstand und die Gesundheit bringen". Schwere Schäden seien möglich, Symptome wie Herzinfarkt, Bluthochdruck, Kopfschmerz, Nervosität, psychische Probleme, Schlafstörungen, Orientierungslosigkeit, Augenschäden, Tumore und Krebs werden genannt. "Mit einem leistungsfähigen Mikrowellen-Richtstrahler ist es möglich, einen Menschen innerhalb von Tagen zu töten."

Mikrowellen zur Kriegsführung

Das **Militär** denkt schon lange über den Einsatz von **Mikrowellenwaffen** und **E-Bomben** für die Kriegsführung nach, speziell in den USA. Man investiert viel Geld in den Nachweis der erhofften Wirkungen. Die sind: technische Störung und Zerstörung von elektronischen Systemen, von Flugzeugen, Hubschraubern, Kommandozentralen, Produktionsanlagen, Datenbanken, Computern. Einem Blitzeinschlag gleich sollen elektromagnetische Impulse von wenigen Nanosekunden Dauer und mehreren Gigawatt Leistung für den schnellen und sicheren Zusammenbruch der technischen Infrastruktur sorgen, den Gegner außer Kraft setzen. 'Die Welt' schreibt: Im **Kosovo-Krieg** flogen bei den Luftangriffen amerikanische E-Bomben auf Kraftwerke in Pristina und Belgrad, es gab orangefarbene Lichtblitze, das gesamte elektrische Innenleben war außer Kraft. Graphit-Bomben fielen auf Hochspannungsleitungen und Trafostationen, Kurzschluss, die Stromversorgung ging in die Brüche, serbische Kommandozentralen verstummten. Man sprach davon, dass diese Aktionen zum Ende des Krieges beitrugen.

Beim elektromagnetischen Krieg sollen auch **Menschen beschossen**, auf Entfernung gezielt lahm gelegt, Gefühle verändert, Panik ausgelöst, Wetterwechsel, Umwelt- und Klimakatastrophen provoziert werden. Militärexperten prophezeien: "Wer das elektromagnetische Spektrum beherrscht, wird im Krieg der Zukunft siegreich sein." Die Amerikaner besitzen E-Kanonen, US-Verteidigungsminister Donald Rumsfeld vor dem letzten **Irak-Krieg**: "Es ist denkbar, dass wir Mikrowellenwaffen gegen Bagdad einsetzen." Gesundheitlich sei das ungefährlich. Das weiß man, ohne Forschung. Wie im Vietnam-Krieg das Entlaubungsmittel Agent Orange. Auch das sollte ungefährlich sein. Bis heute wurde keiner beim US-Militär für all die Krüppel und missgebildeten Kinder zur Verantwortung gezogen, hat sich nicht mal einer entschuldigt.

Mikrowellen-Kanonen werden aktuell verkauft, an Militär und Polizei. Auch Deutschland ist interessiert. Sie sollen unter anderem gegen Piraten auf hoher See eingesetzt werden. Die Wirkung sei "extrem qualvoll", sagt der US-Rüstungskonzern Raytheon. Leistung 100.000 Watt, Reichweite bis zu einem Kilometer, Frequenz 95 Gigahertz, Kosten ein paar Millionen Euro. 2007 werden neue Kanonen, welche mit Feldern schießen, vorgestellt, 2009 noch bessere, installierbar auf Spezialfahrzeugen und in Hubschraubern: "Auch für Großdemonstrationen gut geeignet. Wir erreichen einen Radius von über einem Kilometer. Tausende Menschen sind in einem Schlag verwundbar."

Alternativ zu Wasserwerfer und Gummiknüppel will die **US-Polizei** in Zukunft aufgebrachte Massen ebenfalls per Mikrowellen in Schach halten. Von tieffliegenden Hubschraubern aus heizen gebündelte elektromagnetische Wellen die Haut blitzschnell auf 55 °C auf, so das Wissenschaftsmagazin 'New Scientist'. Dabei werde die Schmerzgrenze überschritten, und die Menschen zuckten reflexartig zurück.

Zurzeit experimentiert die **deutsche Polizei** mit solchen Waffen gegen Demonstranten, Aufstände und Gefängnisrevolten. Elektroschockgeräte, so genannte Taser, werden im Mann-zu-Mann-Kampf eingesetzt. Statt Kugeln werden Pfeile verschossen, an denen Elektrokabel hängen. Die versetzen den Getroffenen per Stromstoß in eine Schockstarre.

10.000 Euro Belohnung, wer traut sich?

Anlässlich des 'Bürgerforum Elektrosmog' im Oktober 1999 lockt der Dachverband der Bürgerinitiativen 'Bürgerwelle' mit einem Angebot: "Wir setzen 10.000 Euro dafür aus, dass sich Verantwortliche aus der Funkbranche, Politik oder Strahlenschutzgremien nur **10 Tage lang** der Strahlung aussetzen, wie sie für die **Bevölkerung lebenslang** zulässig ist. Wenn während oder nach der Exposition keine gesundheitlichen Probleme auftreten, erhalten sie das Geld." Versprochen ist versprochen. Nur: Bisher hat sich von den Mobilfunkverantwortlichen keiner gemeldet, 13 Jahre nicht, Stand Sommer 2012. Weder die Industrie, noch Wissenschaftler, noch Vertreter der Strahlenschützer. Das Angebot gilt noch. Es geht doch nur um Feldintensitäten, die jedem Baby, jedem Kranken, jedem Greis auf Dauer zugemutet werden. Garantiert keine Grenzwertüberschreitung, keine Thermik. Das wäre ein praxisnaher Test, zudem gut bezahlt. Keiner will. Also, ich auch nicht.

Mobilfunkpartei

"Bei 5000 Bürgerinitiativen mit je 100 Mitgliedern könnten wir 500.000 Wählerstimmen erlangen." Noch ein wenig Mund-zu-Mund-Werbung, und die Million ist komplett. Das dürfte reichen, für den Anfang. Man denkt über eine eigene **Partei** nach, will den Funkirrsinn und die verlogene Politik auf diese Weise bremsen. Dr. Claus Scheingraber vom 'Arbeitskreis Elektro-Biologie': "Es ist für mich als Bürger nicht nachvollziehbar, warum ich beim Einbau einer Dachgaube eine behördliche Genehmigung brauche, eine Antennenanlage mit bis zu 10 Meter Bauhöhe aber genehmigungsfrei errichtet werden darf. Der Staat ist aus meiner Sicht zum Erfüllungsgehilfen der Großindustrie verkommen."

IZMF: Information der Industrie, auch in Arztpraxen und Schulen

Im Juni 2001 wird das Informationszentrum Mobilfunk IZMF gegründet, eine Initiative der Mobilfunkbetreiber. Deren Mitglieder Telekom, E-Plus, Telefónica/O2 und Co. wollen dem "wachsenden Informationsbedarf der Bevölkerung nachkommen". Das geht los mit ganzseitigen Farbanzeigen in Zeitungen: "Wir helfen Ihnen mit kompetenten Antworten, damit Sie weiter ruhig einschlafen und sorglos aufwachen können." Und geht weiter mit **Informationsbroschüren**. Es gipfelt in der **Versorgung von Schulen** mit Mobilfunk-Informationsmaterial zur "Belebung des Unterrichts". Eleonore Fischer, Mutter einer 10-jährigen Tochter, in einem Protestbrief an die Schulleitung: "Solche Aktivitäten an Schulen und Universitäten gleichen bereits Werbeveranstaltungen". Die Dozenten kämen von der Industrie, es würde dazu ermuntert, Handys einzuschalten, damit man keine SMS verpasst, und es wurde sogar ein Mobiltelefon verlost. Die langersehnte Lösung der Bildungsmisere?

In **IZMF-Broschüren** über **"Mobilfunk und Gesundheit"** wenden sich die Industrievertreter im März 2004 in einem Heft an **Eltern** und in einem zweiten an **Ärzte**. Weitere gehen an **Journalisten, Lehrer, Schulen** und **Kommunen**. In den Broschüren lässt man alte Karamellen neu aufleben, wird die angebliche Sicherheit von Grenzwerten hochgehalten, die thermischen Wirkungen der Funkwellen aufgebrüht, werden professionell aufbereitete Halbwahrheiten werbeträchtig präsentiert.

Im **Elternheft** die Scheinsicherheit: "Es können Situationen und Bedingungen benannt werden, unter denen der Mobilfunk nach allem, was man weiß, für die Gesundheit keine Rolle spielt." Ich musste den Satz zweimal lesen. "Das schließt nicht aus, dass es andere Situationen geben mag, wo man dies nicht so eindeutig sagen kann." Noch mal zweimal. Immer wieder: "Der Körper kann die Wärmezufuhr in gewissem Umfang durch Wärmeabtransport über den Blutkreislauf und andere Prozesse ausgleichen." Wir kennen das schon, Elektrosmog ausschwitzen sozusagen. Unterhalb der aktuellen Grenzwerte: "Keine gesundheitlichen Wirkungen nachweisbar", auch nicht "bei dauerhafter Exposition", nach "heutigem Wissensstand". Die vom Handy ausgehenden "Veränderungen" bei "Hirnstromaktivitäten" und "geistigen Tätigkeiten" lägen "vielfach im Bereich normaler biologischer Schwankungen".

Im **Ärzteheft** das Versprechen "einen neutralen und sachlichen Überblick aus umweltmedizinischer Sicht" zu geben: "Mobilfunkfelder sind nicht in der Lage, das Erbgut zu schädigen oder einen Tumor zu initiieren." Das sehen wissenschaftliche Forschungsergebnisse aber ganz anders. "Neuere Techniken wie WLAN benötigen sehr geringe Sendeleistungen." Die Feldstärken sind aber alles andere als gering: Mit dem WLAN-bestückten Notebook auf dem Schoß komme ich in der Nähe von Prostata oder Eierstock auf einige Millionen Mikrowatt pro Quadratmeter; in 20 bis 30 Zentimeter, der normalen Benutzerentfernung, sind es 100.000 µW/m^2. "Mobilfunkfelder dringen kaum in den Körper ein", wir hätten schließlich eine schützende Haut, den "Skineffekt" und eine "ausgeprägte Absorption in der oberen Hautschicht". Das gut leitende Körpergewebe würde die "Feldlinien an die Körperoberfläche drängen", wie in einem "Faradayschen Käfig". Der Skineffekt schütze selbst "das Ungeborene vor dem Mobilfunkfeld." Schwangere Mamis, ran ans Handy, der Bauch schirmt ab. So viel Quatsch, kaum auszuhalten. Ich messe die Felder noch hinter Beton und dicken Steinwänden. Über nichtthermische Effekte bei Hirnströmen, Blut-Hirn-Schranken und Krebs: "Die gesundheitliche Relevanz ist ungewiss..., nicht ausgeprägt..., im natürlichen Schwankungsbereich..., Studien nicht ausreichend belastbar..., keine ernst zu nehmenden Hinweise..., nicht wissenschaftlich genug untermauert..." Und die Baubiologen? Die messen doch glatt, so entrüstet sich das IZMF, in Mikrowatt pro Quadratmeter, würden sie's in Watt pro Quadratmeter - ohne Mikro - tun, so ergäben sich "niedrigere Werte" und: "Der fast immer beruhigende Vergleich mit Grenzwerten ist dann für Ratsuchende besser möglich". So macht sich die Industrie mit Rückendeckung der Politik zum Maßstab: 90 W/m^2 ist ihr Grenzwert für technische Mikrowellen, die Gehirnströme reagieren im EEG bei 0,001 W/m^2, Kopfschmerzen gibt es ab 0,0001, der BUND will 0,000001 und die natürlichen Mikrowellen liegen bei 0,000000000001 W/m^2, das hört sich doch viel ungefährlicher an, so gesehen. Ich bin 0,0018 Kilometer groß und die schädliche Dosis Zyankali wiegt 0,000000001 Tonnen, so gesehen. Mit vielen Nullen hinter dem Komma kann man Großes klein werden lassen und beruhigen, wo Beunruhigung nötig wäre.

2012 wiederholt und bekräftigt das Informationszentrum: "Bestehende Mobilfunkgrenzwerte schützen vor allen Risiken elektromagnetischer Felder". Mehr zu Grenzwerten auf den Seiten 25 bis 28, 99 bis 101 und 339 bis 352 und an 100 weiteren Stellen dieses Buches. Und: "Geltende Mobilfunkgrenzwerte schützen die Gesundheit von Kindern". Mehr zu Kindern ab Seite 248. Und: "Kein Nachweis für ein erhöhtes Krebsrisiko durch Mobilfunk". Mehr zu Krebs ab Seite 212. IZMF feiert das 20-jährige Jubiläum der für Grenzwerte verantwortlichen Strahlenschutzkommission ICNIRP (mehr zur ICNIRP unter anderem Seiten 339 bis 344).

Im 2009 neu aufgelegten Elternheft die Behauptung, die Menschheit hätte sich an die Felder von Strom, Rundfunk und Fernsehen "seit langem gewöhnt". Aber dann auf die Frage "Sind die beim Mobilfunk eingesetzten elektromagnetischen Felder für die Gesundheit schädlich?" die Antwort: "Mit einem eindeutigen Ja oder Nein lässt sich darauf nicht antworten." Dem Eingeständnis einer "unzureichenden Datenlage" bei Kindern und Jugendlichen folgt dann doch der Hinweis auf die Empfehlung der Strahlenschutzkommission "zur Verringerung der Exposition".

Vier Mobilfunkprozesse gewonnen

Mobilfunkmesstechniker und Elektrosmogkritiker Wulf-Dietrich Rose aus Kitzbühel behauptete, **Mobilfunk sei gefährlich für die Gesundheit** der anrainenden Bevölkerung, könne zu Hirntumoren, Missbildungen und Krebs führen, sei erbgutschädigend. Das fand die österreichische MaxMobil, eine Telekom-Tochter, gar nicht gut und verklagte ihn auf Geschäftsschädigung. Rose sei mit schuld, dass "der Netzausbau weit hinter dem erforderlichen Maß zurückbleibt". MaxMobil forderte die Unterlassung solcher angeblich unwahren Äußerungen. Das Landgericht Innsbruck sah das anders, akzeptierte die vorgelegten kritischen Forschungsarbeiten. Der Betreiber ging in Berufung. Auch das Oberlandesgericht ließ sich nicht von der Unbedenklichkeit überzeugen. Die dritte Instanz, der Oberste Gerichtshof der Republik Österreich, entschied erneut rechtskräftig für Wulf-Dietrich Rose. MaxMobil ließ nicht locker, erweiterte ihre Unterlassungs- und Schadenersatzklagen und unterstellte Rose, seine Kritik, die Feldstärken in der Umgebung von Basisstationen seien unnötig hoch, sei "geeignet, um MaxMobil zu ruinieren". Am 10. Oktober 2003 bestätigte das Landgericht Innsbruck das Urteil des Obersten Gerichtshofes, gab Rose Recht und wies die Klage von MaxMobil in allen Punkten ab. David gegen Goliath.

Skalarwellen: transversal, longitudinal... quer, längs... Hertz, Tesla...

Prof. Dr.-Ing. Konstantin Meyl meint, dass es bei der Bewertung von Funkwellen neben Feldstärke, Frequenz und Modulation speziell auch auf die Frage ankommt, ob es sich um **transversale** oder **longitudinale** Wellen handele, das heißt Quer- oder Längsschwingungen. Es seien speziell die Longitudinal- bzw. **"Skalarwellen"**, von ihm auch "Teslastrahlen" genannt, die mit "Potenzialwirbeln" gesundheitlich zu Buche schlagen. Die Skalarwellen seien mit den traditionellen physikalischen Lehren nach Heinrich Hertz **nicht erklärbar**, mit Messgeräten **nicht messbar** und mit Abschirmmaterialien **nicht reduzierbar**. Andere Wissenschaftler haben ähnliche Effekte gefunden wie Meyl, aber andere Erklärungen hierfür, auch im Hertz'schen Sinne. Man arbeitet daran.

Seitdem ist ein Glaubenskrieg pro und kontra Meyl ausgebrochen. Die einen sind sicher, das ist das Hauptproblem am Elektrosmog. Die andern schütteln den Kopf über so viel Humbug. Einige Elektroakupunkturdiagnostiker finden die Skalarwellen prompt bei ihren Patiententestungen. Einige Rutengänger sind angetan von der Idee nicht messbarer Wellen und setzen Pendel für den Nachweis ein. Einige Elektrosensible sind sicher, Skalarwellen differenziert empfinden zu können. Entstörgeräteproduzenten wittern ihre Chance und bieten Rundumschutz gegen das Unbekannte. Die Skalarwellen seien, so Meyl, in der Lage "Linien und Gitternetze in der Landschaft auszubilden", Grund genug, um "die Chance einer Anerkennung der Radiästhesie durch die Physik" in Aussicht zu stellen. Nach der ersten Begeisterung räumen Rutengänger im Herbst 2004 in 'Wetter-Boden-Mensch' ein, es scheine "nicht lohnend sich mit Skalarwellen weiter zu beschäftigen".

Prof. Meyls Dekan Prof. Dr. Robert Hönl und Prodekan Prof. Dr. Dietrich Kühlke von der Fachhochschule Furtwangen distanzieren sich: "Ein klarer theoretischer oder praktischer Hinweis auf die Existenz der Skalarwellen fehlt nach wie vor. Die Kritiken von angesehenen Wissenschaftlern konnten nicht entkräftet werden. Keine seiner Theorien wurde bisher in wissenschaftlichen Zeitschriften publiziert oder auf wissenschaftlichen Kongressen vorgestellt... Seine Begründungen sind falsch... Die Darstellung seiner Hypothesen findet vorwiegend vor fachfremdem Publikum und in zunehmendem Maße in der Esoterikecke statt."

Prof. Dr. Gerhard W. Bruhn, Mathematiker der Technischen Universität Darmstadt: "Meyl hat mehrere widersprüchliche und mathematisch fehlerhafte Versuche gemacht, seine Skalarwellen-Behauptungen zu rechtfertigen." Es sei klar, dass "Prof. Meyl nicht zu Ende gedacht hat."
Prof. Dr. Klaus Buchner, Elektrotechniker der Uni München zum "Unsinn der Meylschen Thesen": "Dass er seine Experimente als Beweis für die Existenz von Skalarwellen interpretiert, ist wirklich lächerlich."

Sinn oder Unsinn? Physik oder Vermutung? Viel Lärm um nichts?

Im Äther tummelt sich's

Die Welt besteht nicht nur aus Mobilfunk-, WLAN-, Bluetooth- und Radartechniken oder schnurlosen Telefonen. Fast unüberschaubar viele Frequenzbelegungen und Funkarten füllen den vor 100 Jahren noch unberührten Äther nahezu völlig aus und versorgen bzw. bestrahlen unsere Lebensräume mit hochfrequenten elektromagnetischen Wellen im weiten funktechnisch genutzten Frequenzangebot von 9 Kilohertz (kHz) über den gesamten Megahertzbereich (MHz) bis 275 Gigahertz (GHz).

3 kHz - 30 kHz VLF very low frequency
30 kHz - 300 kHz LF low frequency
300 kHz - 3 MHz MF medium frequency
3 MHz - 30 MHz HF high frequency
30 MHz - 300 MHz VHF very high frequency
300 MHz - 3 GHz UHF ultra high frequency
3 GHz - 30 GHz SHF super high frequency
30 GHz - 300 GHz EHF extreme high frequency

Im **VLF**-Bereich tummeln sich unter anderem Navigation, See- und Festfunkdienste. Im **LF**-Bereich dazu die Radio-Langwelle. **MF** bietet anderen Radiosendern Platz, der Mittelwelle, auch der Flug- und Seenavigation, dem Ortungs- und Landfunk. **HF** sendet Flug-, Astronomie- und andere Funkdienste sowie Radio-Kurzwelle, Satelliten, Babyphone, CB- und Amateurfunk, Walkie-Talkies, ferngesteuertes Kinderspielzeug... **VHF** steht den Kurzwellen, Ultrakurzwellen, dem Fernsehen und der Weltraumforschung zur Verfügung sowie vielen beweglichen und festen Funkdiensten. **UHF**, das sind Fernsehen, Satelliten, Wetter- und Amateurfunk, Flugnavigation und weitere Dienste, auch Radar sowie die Mobilfunknetze, Schnurlostelefone, WLAN, Bluetooth... Im **SHF**- und **EHF**-Bereich gibt es hunderte Sender, Satelliten und Funkdienste, Amateurfunk, Erderkundung und Richtfunk. Zu allem kommen noch die endlos vielen Sender, Radar- und Überwachungsanlagen des Militärs.

Die verschiedenen Funkdienste zeigen sich in ihrer Frequenz, Modulation, Leistung und Ausbreitung äußerst unterschiedlich. Decken Mobilfunkstationen mit 50 Watt einige Quadratkilometer ab, schaffen manche Radio- und Fernsehsender mit hunderttausend Watt hunderte Kilometer. Satelliten überwinden per Funk tausende Kilometer. Radaranlagen erfassen auf Mallorca, was in Afrika passiert. Der Zeitzeichensender in Mainflingen bei Frankfurt, der für die atomgenaue Synchronisierung von Uhren zuständig ist, kommt per Langwelle mit 50.000 Watt über 2000 Kilometer weit, erreicht ganz Europa und noch mehr, sowohl durch die Luft, als auch als Bodenwelle durch Mutter Erde.

Der aktuelle **Frequenznutzungsplan** der Bundesnetzagentur vom August 2011 umfasst 674 Seiten allein für Deutschland, unglaublich, hunderte Seiten vollgespickt mit tausenden genehmigten Funkdiensten.

Es folgt eine Aufstellung einiger wesentlicher Sender mit (teils dezent gerundeter) Zuordnung ihrer Frequenzen oder Frequenzbereiche. Die Taktfrequenz der gepulsten Felder finden Sie, soweit bekannt, in eckigen [ ] Klammern, [...] bedeutet: verschiedene Frequenzen möglich.

Funkwellen: Im Äther tummelt sich's

Induktionsfunk (z.B. zur Garagenöffnung)	~ 5-135 kHz
Diebstahlsicherungsanlagen (z.B. in Kaufhäusern)	~ 10-100 kHz
Land-, Flug-, See-, Marine-, Wetter-, Nachrichten-, Ortungsfunkdienste	ab 18 kHz
Decca See- und Flugnavigation	70-117 kHz
Zeitzeichen Mainflingen (für Funkuhren) [Pulsstruktur 1 Hz]	77,5 kHz
Loran-C Seefahrt-Navigation	100 kHz
Langwelle (Rundfunk LW - Deutschlandfunk, Europafunk...)	148,5-255 kHz
Flug- und Seefunkfeuer, Seefunkdienste	250-526,5 kHz
Mittelwelle (Rundfunk MW - AFN, BR, HR, MDR, NDR, RTL, WDR...)	526,5-1606,5 kHz
BOS für Behörden und Sicherheit (zahlreiche Frequenzen bis 445 MHz)	ab 1,6 MHz
Seefunkdienste (zahlreiche Frequenzen bis 164 MHz)	ab 1,6 MHz
Loran-A Seefahrt-Navigation	1,75-1,96 MHz
Amateurfunk (160 m Band)	1,81-1,89 MHz
dLAN Direct Lan bzw. PLC Powerline Communication	~ 2-30 MHz
Amateurfunk (80 m Band)	3,5-3,8 MHz
Kurzwelle (Rundfunk KW - Deutsche Welle, BR, RTL, SDR...)	3,9-26,1 MHz
ISM Industrie-Wissenschaft-Medizin	6,76-6,79 MHz
Amateurfunk (40 m Band)	7-7,2 MHz
Amateurfunk (30 m Band)	10,1-10,15 MHz
ISM Industrie-Wissenschaft-Medizin	13,55-13,56 MHz
RFID (auch 125-134 kHz, 433, 865-868 MHz und 2,45 GHz) [50 Hz ...]	13,56 MHz
Amateurfunk (20 m Band)	14-14,35 MHz
Amateurfunk (17 m Band)	18,07-18,17 MHz
Amateurfunk (15 m Band)	21-21,45 MHz
Flugfunkdienste (zahlreiche Frequenzen bis 400 MHz)	21,85-22 MHz
Amateurfunk (12 m Band)	24,89-24,99 MHz
Radioastronomiefunkdienste (Frequenzen bis 60 GHz)	ab 25 MHz
Jedermannfunk, Babyphone, CB-Funk, Spielzeug, Walkie-Talkies...	26,56-27,41 MHz
ISM Industrie-Wissenschaft-Medizin	26,95-27,28 MHz
Kurzwellen-Diathermie Medizin (auch 40,48 und 433,9 MHz)	27,12 MHz
Amateurfunk (10 m Band)	28-29,7 MHz
Drahtlose Mikrofone und Kopfhörer (auch andere Frequenzen)	32,55-38 MHz
Modellfernsteuerungen (auch andere Frequenzen)	34,35-41 MHz
Betriebsfunk (zahlreiche Frequenzen bis 459 MHz)	34,7-470 MHz
Personenrufanlagen (verschiedene Frequenzen)	39,8-70 MHz
ISM Industrie-Wissenschaft-Medizin	39,85-41 MHz
Jedermannfunk, Babyphone, Spielzeug, Alarmanlagen, Garagentor...	40,66-40,7 MHz
Amateurfunk (6 m Band)	50,08-51 MHz
Eisenbahn (verschiedene Frequenzen bis 470 MHz)	68,62-69,56 MHz
Militär (viele weitere Frequenzen)	70-84 MHz
Polizei, Feuerwehr, Hilfsdienste (und andere Frequenzen)	74,47-86 MHz
Flugfunkfeuer, Flugsicherung	74,8-137 MHz
Euro-Signal (1998 eingestellt)	87,3-87,4 MHz
Ultra-Kurzwelle (Rundfunk UKW - BR, HR, NDR, SDR, SWF, WDR...)	87,5-108 MHz
Flugsicherung (auch andere Frequenzen bis 335 MHz)	108-117 MHz
Wettersatelliten (verschiedene Frequenzen bis 406 MHz)	137-138 MHz
Amateurfunk (2 m Band)	144-146 MHz
Taxifunk (verschiedene Frequenzen bis 470 MHz)	147,8-148,2 MHz
B-Netz-Mobilfunk (1998 eingestellt)	148,4-162,9 MHz
Jedermannfunk (Freenet)	149-149,05 MHz
Binnenwasserstraßenfunk, Seefunk (verschiedene Frequenzen)	156-164,4 MHz
Technisches Hilfswerk, Katastrophenschutz, Feuerwehr	168,04-168,54 MHz
Funkrufdienst European Radio Message System (Ermes)	169,4-169,8 MHz
TV Band 3 (Fernsehen VHF, eingestellt) [Pulsstruktur bei 15,6 kHz]	174-223 MHz
DVB-T Digitales Fernsehen	174-223 MHz
Reportagefunk (diverse Frequenzen in diesem Bereich)	174-790 MHz
DAB-T Digitaler Rundfunk [10,4 Hz]	223-230 MHz
Richtfunk (zahlreiche Frequenzen auch über 1 GHz)	ab 240 MHz
TETRA Bündelfunk, Mobiltelefon [17,6 Hz]	380-385 MHz
Basisstation [70,4 Hz]	390-395 MHz

Datenfunk (zahlreiche Frequenzen bis 64 GHz)	ab 400	MHz
Digitaler Bündelfunk, Tetrapol	410-430	MHz
Amateurfunk (70 cm Band)	430-440	MHz
Jedermannfunk, Babyphone, Alarmanlagen, Heizkörperablesung...	433-434,8	MHz
ISM Industrie-Wissenschaft-Medizin	433-434,8	MHz
TETRA Bündelfunk (Erweiterung in Planung)	440-470	MHz
Jedermannfunk, Sprechfunk, Private Mobile Radio PMR...	446-446,1	MHz
Alarmanlagen, Alarmsysteme (auch Frequenzen bis 870 MHz)	447,9-448,1	MHz
C-Netz-Mobilfunk Telekom (Ende 2000 eingestellt)	451,3-465,7	MHz
Polizei, Feuerwehr, Hilfsdienste (zahlreiche weitere Frequenzen)	456,8-467	MHz
Deutscher Funkrettungsdienst	459,3-459,6	MHz
Funkrufdienste Cityruf, Scall, Euromessage, Inforuf...	465,9-466,2	MHz
Personenrufanlagen	468,3-469,1	MHz
TV Band 4+5 (Fernsehen UHF, eingestellt) [Pulsstruktur bei 15,6 kHz]	470-790	MHz
DVB-T Digitales Fernsehen (in Planung bis 862 MHz)	470-790	MHz
Drahtlose Mikrofone (auch andere Frequenzen)	798-865	MHz
LTE Mobilfunk, Handy [...]	832-862	MHz
Basisstation [bei niedriger Last ...]	791-821	MHz
CT2 Schnurlose Telefone [500 Hz]	864-868	MHz
RFID-Reader	865-868	MHz
Jedermannfunk, Babyphone, Alarmanlagen, Heizkörperablesung...	868-870	MHz
ZigBee, RF-Mesh, Z-Wave, Wireless-M-Bus ("Smart-Home")	868-928	MHz
TETRA Bündelfunk (Erweiterung in Planung), Mobiltelefon [17,6]	870-876	MHz
Basisstation [70,4]	915-921	MHz
GSM-R Eisenbahn-Mobilfunk, Mobiltelefon [217 Hz]	876-880	MHz
Basisstation [bis 1733 Hz]	921-925	MHz
CT1+ Schnurlose Telefone, Handgerät	885-887	MHz
Basisstation	930-932	MHz
GSM Mobilfunk E-Plus-/O2-Netze, Handy [217 Hz]	880-890	MHz
Basisstation [bis 1733 Hz]	925-935	MHz
GSM Mobilfunk Telekom-/Vodafone-Netze, Handy [217 Hz]	890-915	MHz
Basisstation [bis 1733 Hz]	935-960	MHz
Mikrowellenherd Gewerbe [50 Hz]	915	MHz
Flugsicherungsanlagen, Flugnavigation, Flugradar [~ 500-1500 Hz ...]	960-1215	MHz
Flugsicherungsradar, Transponderradar [...]	1,03-1,09	GHz
Sicherungsanlagen, Diebstahlüberwachung (Kaufhäuser)	1-10	GHz
Radar (Militär, Flughäfen, Schiffsverkehr, Luft, Wetter...) [...]	1-12	GHz
Richtfunk (einige Frequenzen auch unter 1 GHz und bis 64 GHz)	1-28	GHz
Amateurfunk (23 cm Band)	1,24-1,3	GHz
Flugsicherungsradar, Nahbereichsradar [~ 500-1500 Hz ...]	1,24-1,4	GHz
GPS Satelliten-Navigation	1,227 / 1,575	GHz
DAB-T Digitaler Rundfunk [41,7 Hz]	1,452-1,467	GHz
Inmarsat Satelliten-Mobilfunk [ ]	1,52-1,6	GHz
Iridium Satelliten-Mobilfunk [ ]	1,616-1,626	GHz
Globalstar Satelliten-Mobilfunk [ ]	1,616-1,626	GHz
Passagiertelefon in Flugzeugen TFTS	1,67-1,675	GHz
GSM Mobilfunk - E1/E2-Netze, Handy [217 Hz]	1,71-1,785	GHz
Basisstation [bis 1733 Hz]	1,805-1,88	GHz
LTE Mobilfunk, Handy [...]	1,71-1,785	GHz
Basis [bei niedriger Last ...]	1,805-1,88	GHz
[...]	1,9-1,98	GHz
[...]	2,01-2,025	GHz
Basis [bei niedriger Last ...]	2,11-2,17	GHz
DECT Schnurlose Telefone [100 Hz]	1,88-1,9	GHz
UMTS Mobilfunk, Handy [Pulsstrukturen ...]	1,92-1,98	GHz
Basisstation [Pulsstrukturen ...]	2,11-2,17	GHz
Satelliten-Mobilfunk UMTS/MSS (ICO...) [ ]	1,98-2,2	GHz
WiMAX - in Deutschland zurzeit 3,41-3,6 GHz und 5,47-5,72 GHz [ ]	2-66	GHz
Richtfunk für Mobilfunk (und andere Frequenzen)	2,29-2,3	GHz
Radar (verschiedene weitere Frequenzen im GHz-Bereich) [...]	2,32-2,4	GHz

Funkwellen: Im Äther tummelt sich's

Drahtlose Fernsehkameras		2,32-2,45	GHz
Amateurfunk (13 cm Band)		2,32-2,45	GHz
Bewegungsmelder (auch 9,3 GHz, 13,2-14 GHz, 24 GHz und 59-64 GHz)		2,4	GHz
ZigBee, RF-Mesh ("Smart-Home")		2,4-2,4835	GHz
Bluetooth und andere Indoor-Anwendungen	[1600 Hz]	2,4-2,4835	GHz
WLAN	[10 Hz ...]	2,4-2,4835	GHz
ISM Industrie-Wissenschaft-Medizin		2,4-2,5	GHz
Mikrowellenherd Haushalt	[50 Hz]	2,45	GHz
RFID-Reader		2,45	GHz
Globalstar Satelliten-Mobilfunk	[ ]	2,48-2,5	GHz
LTE Mobilfunk (versteigert, in Planung), Handy	[...]	2,5-2,57	GHz
Basis [bei niedriger Last ...]		2,62-2,69	GHz
	[...]	2,57-2,62	GHz
Richtfunk PMP, drahtlose Telefon-Ortsnetze		2,54-2,67	GHz
Flughafenradar, Nahbereichsradar (zivil)	[...]	2,7-3,4	GHz
Amateurfunk (9 cm Band)		3,4-3,475	GHz
Richtfunk PMP, zukünftige Telefonortsnetze WLL (auch 24,55-26 GHz)		3,41-3,58	GHz
Richtfunk		3,6-5	GHz
Intersputnik, Intelsat		3,6-14,5	GHz
Satellitenfunkanlagen		~ 4-40	GHz
Fluglandesysteme, Flugsicherung		5-5,15	GHz
Datenfunk (Hiperlan)		5,1-5,3	GHz
WLAN (100 mW in Innenräumen)	[10 Hz ...]	5,15-5,35	GHz
(1 W)	[10 Hz ...]	5,47-5,725	GHz
Flugzeug-Bordradar, Wetterradar	[...]	5,255-5,85	GHz
Amateurfunk (6 cm Band)		5,65-5,85	GHz
DECT Schnurlose Telefone (in Planung)		5,725-5,825	GHz
ISM Industrie-Wissenschaft-Medizin		5,725-5,875	GHz
Flughafen- und Anflugradar, Bordradar	[~ 500-1500 Hz ...]	8,5-10,4	GHz
Flugsicherungs- und Rollfeldüberwachungsradar	[~ 500-1500 Hz ...]	9-9,5	GHz
Küsten- und Schiffsradar (auch 5,5 GHz und andere)	[...]	9-9,5	GHz
Polizeiradar, "Blitzer" (auch 10,5 / 24,12 / 34,3 GHz und andere)	[...]	9,4-10,5	GHz
Amateurfunk (1,2 cm Band)		10-10,5	GHz
Satelliten-Fernsehen Astra, Euteltracs, Kopernikus, Intelsat...		10,7-14,5	GHz
Flugsicherung, Bordradar	[...]	13,25-17,3	GHz
Datenfunk (RLAN, auch 59-64 GHz)		15,7-17,3	GHz
Amateurfunk (6 cm Band)		24-24,25	GHz
ISM Industrie-Wissenschaft-Medizin		24-24,25	GHz
Erdfunkstellen (auch 14 GHz)		29,5-30	GHz
ASDE Flughafen-Rollfeldüberwachungsradar	[ ]	37-39,5	GHz
Amateurfunk (6 mm Band)		47-47,2	GHz
Radar (viele weitere Frequenzen über 1 GHz)	[...]	59-64	GHz
Datenübertragung im Straßenverkehr (Drive, Race)		59-66	GHz
ISM Industrie-Wissenschaft-Medizin		61-61,5	GHz
Amateurfunk (4 mm Band)		75,5-81,5	GHz
Abstandsradar für Autos AWR	[ ]	76-81	GHz
ISM Industrie-Wissenschaft-Medizin		122-123	GHz
Amateurfunk (2,5 mm Band)		122,25-123	GHz
Amateurfunk (2 mm Band)		134-141	GHz
Abstandsradar für Autos	[ ]	154	GHz
Amateurfunk (1 mm Band)		241-250	GHz
ISM Industrie-Wissenschaft-Medizin		244-246	GHz
Viele weitere Funkdienste, Richtfunk, Militär, Satelliten, Straßenverkehr, Astronomie, Erderkundung, Weltraumforschung, Wissenschaft, Wetter...		bis 275	GHz
Geplante Terahertzwellen für Schnurlostechniken, Netzwerke...	[ ]	1-10	THz

Die Frequenzangaben wurden 2012 überarbeitet. Einen umfassenden, verbindlichen Einblick in die gesamte Funkdienstverteilung bietet der aktuelle Frequenznutzungsplan. Sie bekommen ihn als DVD, Druck oder Download bei der Bundesnetzagentur (www.bundesnetzagentur.de). Danke an den Kollegen Dr. Martin Virnich für seine Unterstützung.

Jeder einzelne von uns ist eine lebende **Empfangsantenne** für den technischen Elektrosmog seiner Umgebung. Jeder ist inzwischen unausweichlich von mehreren Elektrosmogquellen, Sendern, Strahlen, Feldern... belastet, der eine mehr, der andere weniger. Der eine kriegt nur zwei oder drei schwächere Felder ab, der andere fünf oder zehn stärkere. Das technisch Gewollte will biologisch verarbeitet und kompensiert werden, bedeutet Arbeit oder sogar Stress für den Organismus. Seien wir vorsichtig. Jede Reduzierung von Stress, auch die kleinste, ist konstruktiv. Jede kann entscheidend, das Zünglein an der Waage sein. Erhalten wir uns zumindest eine risikoarme Zuflucht in unserem Leben, die uns regenerieren und erholen lässt. Sorgen wir an erster Stelle für einen möglichst ungestörten Schlafbereich. Hier ist es möglich, ist es besonders wichtig, haben wir allein es in der Hand.

Muss diese unüberschaubare **Maßlosigkeit** von Funkaktivitäten draußen und drinnen sein? Müssen Mobilfunksender mitten in Wohngebiete und neben Kindergärten? Handys ungeschützt direkt an den Schädel? DECT-Babyphone neben Babys Bett? WLAN-bestückte Notebooks auf den Schoß? Braucht es wirklich noch diese leistungsstarken Mittelwellen-Radiosender, die seit Jahren keiner mehr hört? Oder auf Erholungsinseln wie Mallorca und Sylt so überdurchschnittlich viele und intensive Rundfunk-, Seefunk-, Militär-, Radar-, Mobilfunk- und andere Sender in dicht besiedelten oder naturgeschützten Gebieten? Müssen Amateurfunker mit monströsen Antennenanlagen auf dem Einfamilienhausdach in 25 Bändern mit bis zu 750 Watt Leistung so stark auftrumpfen, dass des Funkers Stimme beim Nachbarn aus den Stereoboxen kreischt?

Keiner kennt die Größenordnung der geheimen Sendeanlagen des **Militärs** zu Lande, Wasser und in der Luft. Schwärme von Beobachtungssatelliten überfliegen den Globus und schicken Mikrowellenbündel. Gigantische Funkfeuer und Abtastradars sind an den strategisch wichtigen Punkten positioniert oder lauern an Aufklärungsflugzeugen. Funkgesteuerte Lenksysteme für Raketenwaffen mit Atomsprengköpfen sowie Flugkörpern zur Raketenabwehr umspannen die Erde.

Aktuelle Studien weisen immer mehr, immer verbindlicher auf Probleme hin, so auch wieder die vom Sommer 2012: Wissenschaftler der italienischen Universitäten Florenz und Siena unter der Leitung von Prof. C.V. Bellieni rütteln erneut auf, dass **Laptops**, Notebooks und iPads **auf dem Schoß** ein nachweisbares Risiko sind, speziell auch für das Ungeborene in Mutters Bauch. Ich messe 500 Volt pro Meter Elektrofeld (50-mal Computernorm TCO), 6000 Nanotesla Magnetfeld (30-mal TCO) und eine Million Mikrowatt pro Quadratmeter WLAN-Funk. Von wegen "Mutters Bauch ist ein Schutz, so was wie ein Faradayscher Käfig", dieser Unfug, der von der IZMF kommt (Seiten 532 bis 534). Die Bamberger Ärzteinitiative unter Dr. C. Waldmann-Selsam misst, findet, dokumentiert und mahnt erneut: "**Zunahme schwerer Baumschäden** im Strahlungsfeld von Mobilfunksendeanlagen." Britische Forscher werten aktuelle Ergebnisse aus und erinnern daran: "Der neue **TETRA-Polizeifunk** ist gefährlich." Dr. Marcel Huber, bayerischer Staatsminister für Umwelt und Gesundheit: "Immer mehr **Kinder und Jugendliche werden krank**. Handys, Internet und andere Kommunikationssysteme prägen das Leben junger Menschen. Das führt bei den Heranwachsenden zu teilweise schwerwiegenden Schäden. Kinderzeit ist heutzutage Medienzeit. Die fiktive Medienwelt ist eben nicht die echte Welt." Was in George Orwells "1984" noch Science-Fiction war, nämlich **der gläserne Mensch**, ist längst Realität, so 'Die Welt am Sonntag'. Dank Handy, Internet und Co.

Das RWE wirbt kräftig für die neue Generation der noch ausgeprägteren Verfunkung unserer Lebensräume: **Smart Home** ist das neue Zauberwort. "Mit den intelligenten RWE SmartHome-Geräten steuern Sie von zuhause und unterwegs Wärme, Licht, Hausgeräte und vieles mehr und haben per Smartphone und Computer alles im Griff." Starterpaket 328,85 Euro. Alles per Funk, vom Wandsender über den Heizkörperthermostat bis zum Türöffner. Ganz viel zu Smart Home ab Seite 595.

Derweil sich die Wissenschaftler bei uns in die Haare kriegen und jeden Beweis mit einem Gegenbeweis ersticken, wüten **Bürgerkriege** in Afrika, wegen dieser **kostbaren Rohstoffe**, die man zur Produktion von Handys, anderen Funkgeräten, Notebooks und Chips braucht. Es fließt Blut für Smartphones, Kinder werden zum Kämpfen gezwungen, Männer schürfen in den Minen unter unwürdigsten Bedingungen. Und die **Müllberge** voller Elektronikschrott wachsen ins Unermessliche.

Was soll's? Es werden pausenlos noch mehr Funktürme gebaut, noch mehr Antennen montiert, noch mehr Satelliten ins All gejagt, es ziehen noch mehr Funktechniken in unsere Häuser, Büros, Kinderzimmer... Es geht von Jahr zu Jahr aufwärts mit der Strahlenintensität. Wenn Sie auf der Autobahn Köln-Frankfurt ins Land schauen, dann können Sie heute um die 500 sichtbare Sendeanlagen zählen. Vor 15 Jahren waren es unter 20, vor 20 Jahren keine 10. Der Mensch als lebende Antenne wird bald keinen einzigen Quadratmeter mehr ohne Wellensalat finden. Nur wie der Mensch darauf reagiert, das wissen die Fortschrittsgläubigen nicht. Wenn sie es einmal wissen sollten, dann ist es - wie so oft - zu spät. Das kometenhafte Tempo neuer Technologien wird von den vielen mahnenden Forschungsergebnissen nicht gebremst.

Risiko Rundfunk: Radio- und Fernsehsender

Radio- und Fernsehsender arbeiten mit **einigen Tausend** bis **über eine Million Watt** Leistung. Die Anwohner in der Umgebung solcher Riesenanlagen, Türme oder Masten müssen, je nach Situation, Lage, Wellenausbreitung, Sichtkontakt, schützender Landschaft und Bebauung... mit teilweise argen elektromagnetischen Auswirkungen rechnen, und das bis zu vielen Kilometern. Unsere typischen Radio- und Fernsehstationen übertragen mit Frequenzen im Kilo- (kHz), Mega- (MHz) und Gigahertzbereich (GHz), die meisten älteren analogen unterhalb der Mikrowellen, neuere digitale auch mit klassischen Mikrowellen.

Alle Radio- und Fernsehsender funkten seit ihrer Einführung vor 100 Jahren (Radio) bzw. vor 80 Jahren (Fernsehen) mit **analogen**, kontinuierlichen Signalen, also **nicht gepulst**. In den letzten wenigen Jahren kamen beim Fernsehen die komplette und beim Radio die teilweise Umstellung auf neue **Digitaltechniken** und mit ihr oft - nicht immer - der Einzug der **Pulsung** auch beim Rundfunk. Die schrittweise Umschaltung von analog auf digital dauerte beim Fernsehen in Deutschland von 2002 bis 2010. Die beim Radio begann 1995 und dauert noch an, die Flächendeckung war 2005 komplett, aber viele analoge Radiostationen sind nach wie vor erfolgreich auf Sendung, kaum einer hört digital.

Bei der Modulation spricht man von Frequenz- oder Amplitudenmodulation bzw. Mischformen beider. Die Phasenmodulation der modernen Funktechniken ist der Frequenzmodulation ähnlich. Man geht nach Erkenntnissen der letzten Jahre davon aus, dass die Modulation der **Frequenz** (FM F̲requenzm̲odulation, z.B. UKW) die biologisch verträglichste ist, die der **Amplitude** (AM A̲mplitudenm̲odulation, z.B. Kurz-, Mittel-, Langwelle) schon kritischer. Die riskanteste Funkübertragungsart schient die mit periodischer **Pulsung** (Mobilfunk, Schnurlose..., jetzt auch Digitalradio) zu sein, siehe auch Seiten 193 bis 195.

Beim **älteren analogen Fernsehen** - seit kurzem eingestellt - fand man zwar aufmodulierte **gepulste Strukturen**, periodische Auflagerungen, die aber mit der "reinrassigen" An-Aus-Taktung des Mobilfunks, von WLAN oder DECT nicht vergleichbar sind. Es sollten bei biologischen Bewertungen Rundfunk und Mobilfunk nicht vorschnell in einen Topf geworfen werden. Der biologische Effekt kann bei einer schwächeren, jedoch gepulsten Strahlung, schlimmer ausfallen als bei einer stärkeren, aber ungepulsten, das heißt, dass ein schwächerer D- oder E-Netz-Mobilfunksender, das Handy oder ein DECT-Schnurlostelefon mehr anrichtet als ein deutlich stärkerer UKW-Radiosender. Außerdem gibt es längst nicht so viele Radio- und Fernsehsender wie es Mobilfunk oder Schnurloses in den eigenen vier Wänden gibt. Auch deshalb ist die Belastung durch Rundfunk im Vergleich zum Mobilfunk oder anderen Indoortechniken deutlich geringer. Man muss schon Pech haben und in der Umgebung solcher starken Rundfunkanlagen leben.

Beim **neueren digitalen Fernsehen** gibt es gar **keine Pulsung** mehr, ein Vorteil zur vergangenen Technik. Außerdem sind die neuen Sender oft leistungsschwächer als die Vorgänger, noch ein Vorteil.

Beim **neueren digitalen Radio** haben wir sie wieder, die **periodische Pulsung**, das mit niedrigen und allein deshalb kritischen Taktfrequenzen von 10,4 Hertz (ähnlich wie bei WLAN) und 41,7 Hz. Zur Erinnerung: 10,4 Hz, das ist genau der Alphawellenbereich unserer Gehirnabläufe (8-13 Hz, siehe Seiten 460 bis 461) und 41,7 Hz, das liegt mittendrin im Gammawellenbereich des Gehirns (30-70 Hz), gleich zweimal Volltreffer. Musste das sein?

Die modernen Nachfolger heißen **DAB-T** beim Radio (Terrestrial Digital Audio Broadcasting) und **DVB-T** beim Fernsehen (Terrestrial Digital Video Broadcasting). Auf die Satelliten geht der Digitalrundfunk auch, das heißt DAB-S oder DVB-S, S für Satellit. Nichts ist so alt wie die Technik von gestern, die neuen digitalen Fernseh- und Radiosender werden von noch neueren überholt: **DAB+**, das noch modernere Radio ist in einigen Landesteilen seit 2011 bereits etabliert, woanders ist es in der Mache; **DVB-T2**, das noch schärfere und leistungsstärkere Fernsehen besteht zurzeit die ersten Testläufe in Hamburg und München und soll bis etwa 2015 kommen. Fürs Radio DAB-T sind folgende Frequenzbereiche genehmigt: 223-230 MHz und 1,452-1,479 GHz, fürs Fernsehen DVB-T diese: 174-223 MHz und 470-862 MHz, also die traditionellen Fernsehbänder I, III, IV und V. Ab 2015 soll auch das klassische UKW-Radio (87,5-108 MHz) schon Altlast, weil zeitgemäß digitalisiert sein.

Der erwähnte Puls ist beim Digitalradio auch "reinrassig", sieht aber etwas anders aus als beispielsweise beim Mobilfunk oder bei DECT. Zur Erinnerung, reinrassig bedeutet: ganz an und ganz aus, ein maximaler Leistungspeak folgt in periodischem Rhythmus dem nächsten, so wie ein Presslufthammer, wie die Kugeln aus einer Maschinenpistole (siehe unter anderem auf den Seiten 193 bis 195, 202 bis 204, 204 bis 206, 241 bis 242, 402 und 435). Noch einmal der Vergleich mit Licht: Ein Stroboskopblitz pulst kompromisslos, reinrassig, hell oder dunkel, alles oder nichts, die volle Leistung liegt im Peak, im Puls. Das entspräche elektromagnetisch betrachtet dem Handyfunk oder DECT und WLAN. Beim Digitalradio geht es umgekehrt: praktisch ein Peak nach unten, längere volle Leistung und kurze Einbrüche, so wie längere Licht- und knappe Schattenphasen. Gepulst eindeutig ja, aber nicht ganz so wie: siehe oben. Forschung, Erfahrung oder gar wissenschaftliche Sicherheit mit den neuen digitalen Rundfunktechniken, die uns alle bald nur noch und flächendeckend versorgen werden? Es gibt noch nichts, gar nichts, nur Sie als Experimentierkaninchen.

Kaum Bürgerinitiativen, erste Fallbeispiele

Wo bleibt der Aufschrei der **Bürgerinitiativen** in Anbetracht tausender Rundfunksender mit derart hohen Leistungen und kritischen Pulsungen? Mobilfunk, TETRA, LTE, WiMAX... lösten und lösen nach wie vor so viel Bürgeraktivität aus, aber die heilige Kuh Rundfunk zieht ziemlich unbeachtet über uns hinweg, erhöht sogar im Laufe der ersten digitalen Jahre mehrmals seine Intensität, dringt immer tiefer in die Häuser ein, damit die TV-freudige Bevölkerung mit einfachen Zimmerantennen innerhalb der eigenen vier Wände bequem die neue Programmvielfalt empfangen kann und keine aufwändigeren Außenantennen zu installieren braucht. Und damit alle Programme direkt auf dem PC, mobilen Notebook, iPad oder Smartphone zur Verfügung stehen.

Erste Klagen werden laut. Die Beschwerden der betroffenen Menschen ähneln denen anderer Funktechniken und können recht sicher dem Digitalfernsehen zugeordnet werden, da sie bei mehreren Personen zeitgleich mit der Einschaltung der Sender auftraten und beim Verlassen der Funk-belasteten Bereiche auch wieder verschwanden. Es geht unter anderem häufig um Kopfschmerz, Kopf- und Augendruck, Ohrgeräusche, Hautbrennen, Muskel-, Glieder-, Gelenk- und Knochenschmerzen, Herzrasen, Brustenge, Kurzatmigkeit, Benommenheit, Denkblockaden, Schwindel, Vergesslichkeit, Nervosität, grundlose Traurigkeit, depressive Verstimmung, Gereiztheit, Wesensveränderung, Antriebslosigkeit, kognitive Störungen, Angst, Nachtschweiß, schwere Träume, Schlafprobleme. Die zu Hilfe gerufenen Behörden sahen zu, taten nichts.

Diagnose-Funk berichtet von **Fallbeispielen** aus der Rhön. Unmittelbar nach der Inbetriebnahme digitaler Fernsehsender auf dem Heidelstein und Kreuzberg (südöstlich von Fulda) im Mai 2006 traten die Gesundheitsprobleme in den umgebenden Ortschaften auf, beispielsweise in Tann. Eine ganze Familie im Leid: Die **35-jährige Mutter** am Ende ihrer Kräfte, Schmerzen überall, Gleichgewichtstörungen, Atemnot, nervös, vergesslich, Hautprobleme, Herzschmerzen, und dann diese Lärm- und Geruchsempfindlichkeit. Der **43-jährige Vater** nur noch müde, gereizt, verstimmt, Gewichtszunahme. Der **13-jährige Junge** hat seitdem Kopf- und Ohrenschmerzen, depressive Phasen abwechselnd mit Hyperaktivität, viel mehr Hunger und Durst mit erheblicher Gewichtszunahme, Konzentrationsstörung, Vergesslichkeit, Übelkeit, gerötete Ohren und Wangen, glasige Augen, Verschlechterung der Neurodermitis. Seine **7-jährige Schwester** kann kaum noch ein- und durchschlafen, ist chronisch müde, antriebslos, gereizt, infektanfällig, macht unkoordinierte Bewegungen, fällt hin, hat häufig dunkle Augenringe, schreit, weint und kann nicht beruhigt werden. Im Urlaub: nach ein paar Tagen alles in Ordnung. Wieder zu Hause: nach 24 Stunden alles wieder da. Ein **32-jähriger Erzieher** in einem Behindertenheim, bekannt als gesund, vital und sportlich: schlechter Schlaf, gerädertes Aufstehen wie nach einem Alkoholexzess, Gliederschmerzen, Stechen im Augapfel, Kopfschmerz und -druck, Benommenheit, mangelnde Konzentration, Vergesslichkeit, Unlust, chronische Erschöpfung. Eine **52-jährige Hausfrau** wandte sich im April 2008 in ihrer Verzweifelung an die Bundeskanzlerin: "Es war nach der Senderinbetriebnahme, als ob der Körper kollabierte." Es folgt ihre lange Symptomenaufzählung, wie bei den anderen, siehe oben.

Breitbandige Signale und Crestfaktoren - ein besonderer Stress?

Warum gibt es beim Digitalfernsehen DVB-T schon eine Reihe von kritischen Fallbeispielen und beim Digitalradio DAB-T weniger? Die Fernsehsignale sind schließlich ungepulst und die Radiosignale gepulst. Eigentlich sollte es umgekehrt sein, weil sich gerade die Pulsung bei vielen anderen Funktechniken als besonderes Risiko herausgestellt hat.

DVB-T hat - wie **UMTS, LTE, WiMAX, WLAN** oder **dLAN** auch - eine beachtliche **Bandbreite**, in der mehrere tausend modulierte Einzelsignale simultan gesendet werden, tausende zeitgleiche Aktivitäten und Informationen, die nicht nur technisch, sondern auch biologisch empfangen werden und verarbeitet werden müssen (auch Seiten 194, 295, 407, 409, 410 bis 411, 418, 420, 457, 475). Könnte diese Signalvielfalt ein Grund für die Reaktivität oder gar Überforderung des biologischen Systems sein? Oder sind es diese für solche breitbandigen Funktechniken typischen, ausgeprägten **Crestfaktoren**, diese unregelmäßigen, nadelartigen, steilen Leistungsspitzen, die zigfach stärker über ihre Grundwelle hinausschießen? Sind die feldverzerrenden Ausreißer namens Crestfaktor mit ihrer ganz speziellen chaotischen "Pulsung" eine neue Dimension von Funkstress? Oder gibt es einfach nur deshalb mehr Fallbeispiele, weil es derzeit mehr digitale Fernsehsender als digitale Radiosender gibt?

Ich weiß es nicht. Industrie, Politik, Wissenschaft, Strahlenschutz, EU, WHO und andere Verantwortliche wissen es auch nicht. Angela Merkel, unsere Physikerin und Bundeschefin, ebenfalls nicht. Auf dem dünnen Eis des Nichtwissens wird dem Menschen und der Natur einiges zugemutet. Abwarten, ob's gut geht. Hauptsache die Kasse klingelt.

Wir alle müssen auf den neuen breitbandigen und Crestfaktor-reichen Funk aufpassen, damit wir hiermit Erfahrung sammeln, austauschen, Ergebnisse auswerten und in Zukunft mehr hierzu sagen können. Ich werde ihn bis dahin vorsorglich zu den kritischeren Funkwellen zählen und entsprechend bewerten, so wie den gepulsten Funk auch.

Ein Neubaugebiet und der Hessentag

Dr. Hauke Brüggemeier vom Landesamt für Immissionsschutz Niedersachsen sagte auf dem "Hearing Elektrosmog" der Grünen in Hannover im Januar 1992: "Die Auswertung der vorliegenden Literatur und viele Gespräche mit Wissenschaftlern, Experten und Betroffenen haben unmissverständlich gezeigt, dass elektrische, magnetische und elektromagnetische Felder auch schon bei Feldstärken, wie sie im Alltag vorkommen, ein **Gesundheitsrisiko** darstellen. Eine Möglichkeit den Elektrosmog zu verringern, wäre z.B. die Leistung aller Sender im **Kurz-** und **Mittelwellenbereich** erheblich zu reduzieren. In Europa beträgt die Sendeleistung oft mehr als **eine Million Watt** pro Sender. In den USA werden solche Sender in der Regel nur mit 50.000 W betrieben."

Hunderttausende bis Millionen Watt für Radiosender, die kaum noch einer hört. Ein Beispiel ist der amerikanische **AFN-Mittelwellensender** in **Oberursel-Weißkirchen** bei Frankfurt. Der bringt es auf **150.000 Watt** Leistung. Diese riesige Funkanlage (drei 86 Meter hohe Masten in 140

Meter Abstand) setzte schon reihenweise **ISDN-Telefonanlagen** in der bewohnten Umgebung matt und zündet ungebeten **Leuchtstoffröhren** an. Im zwei Kilometer entfernten Neubaugebiet Riedberg bekommen die **Bauarbeiter** den Soldatensender zu spüren: Sie **elektrisieren** sich an den Kränen, und die **Baumaschinen streiken** in Anbetracht der hohen Strahlung. Baubiologie-Kollege Dipl.-Ing. Helmut Merkel misst in einem der Rohbauten des Neubaugebietes am Riedberg, knapp einen Kilometer von dem AFN-Giganten entfernt: **75.000 Mikrowatt pro Quadratmeter**. Der Hausbesitzer macht das einzig Richtige, zieht die Notbremse für sein zukünftiges Domizil und schirmt mit Kupfergeweben aufwändig ab. Merkels Nachmessung: **99,7 Prozent weniger** Feld, noch 230 µW/m², erfreulich, aber aus baubiologisches Sicht noch zu viel, jedoch: Mehr ist bei so hohen Außenwerten nicht drin, schon gar nicht bei den recht schwer zu schirmenden Mittelwellenfrequenzen. Der TÜV machte ebenfalls Messungen im Baugebiet. Fazit: Für die Bevölkerung bestünde keinerlei Gefahr, denn "die Grenzwerte werden nicht überschritten", will heißen, die Anwohner werden nicht warm. Obwohl es für diese AFN-Frequenz von 874 Kilohertz und andere Mittelwellenfrequenzen - kaum zu glauben, aber wahr, freie Bahn für die Industrie - nicht mal Grenzwerte gibt, die Elektrosmogverordnung klammert den Bereich der besonders starken Elektrosmogverursacher einfach aus.

Im Juni 2011 der traditionelle **Hessentag** in Oberursel. 1000 Programmangebote, Kulturveranstaltungen, Rockkonzerte, Feiern und Ausstellungen ziehen über eine Million Besucher an. Hierfür wurde der nahe **AFN-Militärsender** zwei Wochen lang komplett **abgeschaltet**, und keiner hat ihn vermisst. Warum abgeschaltet? Angst vor der elektromagnetischen Strahlung. Den Behörden und Senderbetreibern ist klar, dass Felder dieser Stärke massive technische Probleme an der Bühnenelektronik, an Notfallhubschraubern, Besucher-PKWs, PCs... bereiten können, auch an medizinischen Geräten der Einsatzkräfte (Krankenwagen, Diagnose- und Therapiegeräte) und Besucher (Herzschrittmacher). Kollege Merkel hat auf dem Open-Air-Gelände der Hessentagsarena gemessen: **118.000 µW/m²**. Helmut Merkel: "Die Strahlungsstärken der Riedberger Familien liegen in ähnlichen Größenordnungen. Hier geht es nicht nur um ein paar Stunden, sondern um Jahre intensiver Belastung. Wenn das Aus des Senders für ein Fest möglich ist, warum nicht für junge Familien, die in dieser Region dauerhaft und gesund leben wollen? Da das AFN-Programm in bester UKW-Qualität auch vom nahen Feldberg abgestrahlt wird, ist der Mittelwellensender verzichtbar. Das Ziel kann nicht sein, dass sich einige Familien durch kostenintensive Abschirmmaßnahmen versuchen, vor der AFN-Strahlung zu schützen. Das Ziel sollte sein, unsere amerikanischen Freunde dazu zu bewegen, den Sender abzuschalten. Das können einzelne Personen kaum leisten, dazu bedarf es einer Gemeinschaft, z.B. einer schlagkräftigen und ausdauernden Bürgerinitiative. Ein Sender dieser Intensität gehört aufgrund seiner gesundheitlichen (Langzeit-) Auswirkungen wirklich nicht in ein Gebiet mit einer so hohen Bevölkerungsdichte."

Wissenschaft zum Risiko Rundfunk

Zwei Studien aus Großbritannien und Australien ergaben erhöhte Leukämieraten in der Nähe von **Fernseh-** und **Radiosendern**. Der Mediziner Dr. Mark Payne hatte ungewöhnliche Leukämie- und Lymphomerkrankungen um eine Sendeanlage der BBC in Sutton Coldfield bei **Birmingham** festgestellt. Das veranlasste die Medizinerin Dr. Helen Dolk vom Londoner Hygieneinstitut, die Krebserkrankungen um den Sender statistisch zu erfassen. In einem Radius von einem **halben Kilometer** ermittelte sie eine **neunmal höhere Leukämierate** als im normalen Landesdurchschnitt. Im Radius von einem Kilometer war sie doppelt erhöht. Mit zunehmender Distanz nahm die Leukämierate ab und war erst in acht Kilometern Entfernung wieder im nationalen Durchschnitt.

Wissenschaftliche Untersuchungen in der Nähe von vier Fernsehstationen in **Sydney** unter der Leitung von Prof. Bruce Hocking kamen 1996 zu vergleichbaren Ergebnissen. Im Umkreis von vier Kilometern war das Risiko für Kinder an **Leukämie** zu sterben **doppelt so hoch**.

Auf den Hügeln von **San Franzisko** steht der **Sutra-Tower**, ein Radio- und Fernsehsender. Wissenschaftler untersuchten 1992 die im Umfeld lebenden Menschen: **Einen Kilometer** um die Sender herum verzeichneten sie **28 Hirntumore** pro 100.000 Menschen, davon auffällig viele bei Kindern. Im sonstigen San Franzisko waren es nur vier pro 100.000. Fünf Kilometer entfernt gab es lediglich leicht erhöhte Tumorzahlen.

Die griechischen Wissenschaftler Ioannis Magras und Thomas Xenos gingen 1997 der Frage nach, ob die Nähe zu Kurzwellen-Radiosendern gefährlich ist. Sie beobachteten **Mäuse** in verschiedenen Abständen zu den Sendern und überprüften ihre **Fruchtbarkeit** über mehrere Generationen. Die Mäusegruppe, welche ständig einer Strahlung von **1680 Mikrowatt pro Quadratmeter** ausgesetzt war, ist nach **fünf Generationen ausgestorben**, die Gruppe mit der höheren Belastung von **10.500 µW/m²** wurde nach nur **drei Generationen** unfruchtbar und starb aus.

1986 sorgte eine Meldung aus **Neuseeland** für Unruhe: Man hatte auch dort unter den **Rundfunktechnikern** einen weit über das Normale hinausgehenden Anteil an **Leukämien** festgestellt (Pearce, 1985).

Im Januar 2003 die nächste Nachricht aus Neuseeland: "Auffällig viele Krankheitsfälle in der Nähe des **Ouruhia-Towers**, einem großen Rundfunksender: Herzprobleme, Krebs, Leukämie, Suizide."

1962 wurde in **Israel** der Rundfunksender **Hillel** in der Nähe des Ortes Porat errichtet, 1999 reduzierte man die Strahlung wegen erheblicher gesundheitlicher Probleme, 2002 wurde die riesige Anlage abgeschaltet. Die größte israelische Tageszeitung 'Yediot Ahronot' berichtet im März 2003 auf mehreren Sonderseiten: "Ein Todesdorf! Für viele kam das Aus des Radiosenders zu spät." Zig **Krebsopfer** starben, die meisten an **Leukämie** und **Hirntumoren**. Bei allen Betroffenen entwickelte sich die Krankheit ungewöhnlich schnell. Über 60 noch lebende Krebsopfer lassen sich von einem Anwalt vertreten.

Das Nationale Strahlenschutzkomitee Russlands stellte Anfang 2001 fest: "Anwohner von Rundfunk- und Fernsehsendern wie dem Moskauer **Fernsehturm Ostankino** tragen ein erhebliches **größeres Gesundheitsrisiko** und müssen mit Folgen wie z.b. erhöhten Krebsraten, Herz-Kreislauf-Krankheiten, Immun-, Nerven- und Blutschäden rechnen."

Die **Hawaii-Studie** der Gruppe um Prof. Gregory Mascarinec fand 1994 den signifikanten Anstieg von **Leukämiefällen** bei Kindern in der Nähe der Sender von Radio Hawaii. 1987 registrierten Wissenschaftler (Depner, 1996) bei Anwohnern der **TV-Türme** von Honolulu mehr **Krebs**.

Schocknachrichten im August 2002 aus **Schweden**, und zwar vom Karolinska-Institut in Stockholm. Die Forschergruppe unter der Leitung von Prof. Olle Johansson und Prof. Örjan Hallberg stellt fest: "**Hautkrebs** ist in der Nähe von **Radio-** und **Fernsehsendern** deutlich **erhöht**. Strahlungsstärken von **30 µW/m²** können noch nicht als sicher angesehen werden." Die schwedischen Wissenschaftler fanden den eindeutigen Zusammenhang zwischen solchen Sendeanlagen und Melanomen, meinen sogar, dass hier der Hauptzusammenhang zu finden ist. "Das maligne Hautmelanom steigt seit 1955 explosionsartig an. Dieser Anstieg steht in Beziehung zur Ausbreitung von hochleistungsfähigen Fernsehsendern." Sie werteten Studien aus Schweden, Dänemark, Norwegen und den USA aus und bestätigten vorangegangene aus England. Bisher war man davon ausgegangen, dass nur intensives Sonnenbaden, UV-Licht oder Schadstoffe Hautkrebs verursachen können. Nun ist sicher, dass auch elektromagnetische Felder ein Risiko sind, und das bei derart **niedrigen Feldstärken** von nur 30 µW/m², die man im **weiten Umkreis** von Radio- und TV-Stationen findet. Die Experten weisen zudem auf den Resonanzzusammenhang mit der Senderfrequenz und Körpergeometrie hin. Die UKW-Frequenzen beispielsweise entsprächen einer Wellenlänge von gut einem bis zwei Meter, der Größe von Kinder- und Erwachsenenkörpern. Die Resonanz sei besonders gegeben, wenn der Mensch im Bett läge, weil die horizontal polarisierte Welle bei horizontal liegenden Menschen optimal einwirken könne.

Die Schweizer Bundesbehörde BUWAL (Bundesamt für Umwelt, Wald und Landschaft) wertet 170 Studien aus und veröffentlicht im Januar 2003: "Erhöhte Risiken für **Leukämie** sind möglich."

Das Forschungszentrum des Universitätskrankenhauses La Fe im spanischen **Valencia** (Gomez-Perretta, 2002) bestätigt, dass **Hirntumoren** und **Leukämien** im Umfeld von Radio- und Fernsehsendern sowie Radarstationen auch in Spanien gehäuft auftreten.

In **Zellhausen** (Rhein-Main-Gebiet) sorgen sich die Bürger. Aus Heizungen ertönt Kirchenmusik, Backröhren singen, Geräte spielen verrückt. Ein naher Mittelwellensender mit 700.000 Watt Funkleistung verbreitet christliche Programme. In **Mainhausen** (Kreis Offenbach) bangen die Bürger um ihre Gesundheit, hier gibt es die gleichen Auffälligkeiten, ausgehend vom gleichen Sender: sakrale Chöre aus Faxgeräten, Gebete aus Kopfhörern. In **Langenberg** bei Essen ebenfalls mehrere Hunderttausend Watt aus den weit sichtbaren WDR-Sendeanlagen. Musik tönt aus Telefonhörern, Nachrichten aus Mikrowellenherden, die Sportschau aus nicht in Betrieb befindlichen Lautsprecherboxen. Im thüringischen **Wachenbrunn** nicht anders: Radio Moskau kommt aus dem Küchenherd, auch hier die Angst vor Gesundheitsschäden. "Die Krebserkrankungen im Ort sind sehr hoch", sagt Wachenbrunns Bürgermeister Böse. Mainhausens Bürgermeister Gröning fordert den Sendereigentümer Telekom auf, die Störungen schnellstens zu beheben, falls nicht: "Dann kündigen wir den Vertrag für den Standort."

Vatikan: "Hier strahlt nicht nur der liebe Gott!"

Anwohner der italienischen Orte **Cesano** und **Santa Maria di Galeria** vor den nördlichen Toren von Rom protestieren gegen **Radio Vatikan**. In der Nähe der riesigen Antennenanlagen ist die **Leukämierate sechsmal höher** als im Landesschnitt, die Sterberate ebenfalls besorgniserregend erhöht. Gesundheitliche Probleme sind an der Tagesordnung. Radio Vatikan tönt aus Telefonen, Backöfen und Kühlschränken.

60 gigantische Sendemasten und Funktürme, bis 100 Meter hoch und großflächig vernetzt mit Reusenantennen, so genannten Vorhangantennen, bestimmen die hügelige Landschaft. Es geht um neunmal Kurzwelle mit 400.000 bis 500.000 Watt und viermal Mittelwelle mit 50.000 bis 600.000 Watt. Insgesamt blasen die um die **fünf Millionen Watt** ins Land. Halleluja, das ist eine Leistung. Einer der größten Funktürme ist als Kreuz gestaltet, nachts strahlend bunt beleuchtet wie ein Christbaum. Die gewaltigen Funkanlagen jagen religiöse Programme in 37 Sprachen rund um die Welt. Im 10-Kilometer-Umfeld leben 60.000 Menschen. 4400 klagen im November 2011 erneut gegen den Vatikan.

Der Vatikan wiegelt ab. Die Staatsanwaltschaft in Rom ermittelt wegen **fahrlässiger Tötung**. Schon vor Jahren warnten Ärzte der Region: "Bei 60 Prozent aller Todesfälle war Krebs die Ursache, das ist sehr ungewöhnlich." Auch in den nördlichen Vororten von Rom dröhnt kirchliche Musik aus Gegensprechanlagen und Heizungsrohren. Die besorgten und aufgebrachten Bürger: "Was die Technik stört, stört auch den Menschen. Weiter weg von den Sendern geht es uns immer besser!"

Die festgestellten Feldstärken an und in den nahe liegenden Häusern der Betroffenen liegen zwischen **6000** und **1,6 Millionen µW/m²**, unglaublich. Die Menschen sind aufgebracht: "Hier strahlt nicht nur der liebe Gott! Wir sind alle krank! Kommen Menschen in Sendernähe schneller in den Himmel?" Derweil die Nachricht: Prozessieren nutzt nichts, der Vatikan ist immun, durch weltliche Gerichte nicht erreichbar. Italiens Umweltminister stellt ein Ultimatum: "Sendeleistung runter auf ein Drittel, sonst drehen wir den Strom ab." Der Vatikan kontert: "Warum? Die Grenzwerte sind eingehalten." Das bezweifeln Experten, sie sehen häufige und regelmäßige Grenzwertüberschreitungen, wenn die katholischen Strahler mal so richtig aufdrehen, und das tun sie oft.

Zwei Verantwortliche von Radio Vatikan wurden trotzdem verurteilt, zu zehn Tagen Haft, wegen **"Umweltverschmutzung durch elektromagnetische Strahlung"**, allerdings auf Bewährung. Einer ist der Direktor des Senders, Pater Pasquale Borgomeo, und der zweite der Geschäftsführer, Kardinal Roberto Tucci. Damit schien das Problem erst mal vom Tisch. Empörung und Kopfschütteln bei den betroffenen Anwohnern.

Radio Vatikan beugte sich dem Druck der Bevölkerung und **reduzierte seine Strahlung** mehrfach, wenn auch nur etwas, fast Augenwischerei, und ging mit einigen Programmen auf die Satelliten und ins Internet. Im Juni 2012 gab der Vatikan bekannt, dass die Sendungen auf **Mittelwelle** für Europa und Amerika zum Juli 2012 **eingestellt** werden. Aufatmen in der Umgebung. Aber: Die Funkaktivitäten für Afrika und Asien bleiben und mit ihnen reichlich Strahlung. Und: "Die Kurzwelle für die ärmeren Teile der Welt, die nur auf diesem Wege erreicht werden können, bleibt bestehen." Genau diese leistungsstärksten Kurzwellensender machen den größten Kuchen aus, ein paar Millionen Watt.

Holzkirchen: "Wir haben es geschafft!"

In Holzkirchen bei München stand die stärkste Sendeanlage Bayerns. Eine Million Watt jagten die **Kurz-** und **Mittelwellensender** ins Land. Die meiste Energie ging Richtung Süd-Osten zum Balkan. 'Radio Free Europe' wurde von Amerikanern betrieben. Man verstand sich als "eine unverzichtbare Stimme gegen Serbenführer Radovan Milosevic". Kaum zu glauben: An Verkehrsschildern und Ampeln der näheren Wohngebiete montierte man Warnschilder: **"Vorsicht Herzschrittmacherträger, Gefahr!"**, denn die hohen Herzschrittmacher-Grenzwerte wurden da, wo Menschen lebten und Kinder spielten, zehnfach überschritten.

Jahrelang klagten die Bewohner der Gemeinden Holzkirchen, Locham, Valley, Warngau und Weyarn über Störungen an Geräten und **gesundheitliche Probleme**. Deshalb gaben sie eine wissenschaftliche Studie in Auftrag. 20.000 Daten wurden nach Befragung der in Sendernähe lebenden Bevölkerung ausgewertet und das bedrückende Ergebnis Anfang Februar 1997 veröffentlicht: Kopfschmerzen, Augenprobleme, Herz-Kreislauf-Störungen, Gliederschmerzen, Schlafprobleme, Nervosität, Depressionen, Infektionen, Allergien, Merkschwäche, Ohrgeräusche, Atemwegserkrankungen und Muskelzittern traten in der Nähe des Senders **viel häufiger** auf als bei der Kontrollgruppe, die nicht in Sendernähe lebte, bei **Depressionen** war es die **achtfache** Steigerung. Das bayerische Umweltministerium führte eine weitere Studie durch mit dem Resultat: In den Jahren 1993 bis 1997 starben in der Gemeinde Valley fast **40 Prozent** mehr Menschen an **Krebs** als sonst in Bayern.

Dr. Martin Schmid, seit über 20 Jahren Arzt in Holzkirchen: "Wir haben eine Fülle von Beschwerden. Schmerzen, Schlafstörungen, Konzentrationsschwäche, Unruhe. Meine Patienten sind keine Testpersonen für die Strahlen!" Dr. Wolfgang Huber, hier ebenfalls Arzt seit mehr als 20 Jahren: "Wir dürfen uns nicht hinter Richtwerten verstecken, die von industriefreundlichen Kommissionen festgelegt wurden. Auf der Strecke bleiben die betroffenen Menschen." Dr. Evi Vogel vom Bundesamt für Strahlenschutz verteidigt vehement die Richtigkeit der Grenzwerte.

Bundeswehruniversitäts-Professor Günter Käs: "Die ermittelten Feldstärken am Standort Holzkirchen lassen Gesundheitsstörungen erwarten." Die Strahlungsintensitäten bei den betroffenen Anwohnern lagen zwischen **250** und **250.000 Mikrowatt pro Quadratmeter**, in einigen Häusern wurden die Verordnungsgrenzwerte von **2 Millionen** erreicht.

Technische Störungen überall. Aus Kochtöpfen, Dachrinnen und Wasserhähnen kommt Radiomusik. Selbst Flugzeuge stürzten ab, gestört durch eine Million Watt Radiopower. Beim Ehepaar Maria und Alois Vollert in Locham schellt das Telefon ab 19 Uhr am laufenden Band, denn um 19 Uhr beginnt der Mittelwellensender 'Radio Liberty' sein Abendprogramm. Um Mitternacht ist der Spuk endlich vorbei, der Sender macht Feierabend. Von 19 Uhr bis Mitternacht klingelt das Telefon bei Vollerts bis zu 280-mal, ausgelöst durch die Strahlen von draußen. Einmal waren es 40 Anrufe in 20 Minuten, nie ist einer dran. Versuche von Technikern und seitens der Telekom, das nervende technische Problem mit Geräten, Abschirmungen oder Filtern zu stoppen, scheiterten. Das Telefongebimmel ist nicht das einzige, was das Ehepaar quält. Frau Vollert schildert im 'Oberbayerischen Gebirgsboten' im Januar 1998: "Manchmal habe ich Zustände wie im **Rausch, Kreislaufbeschwerden**, wackelige Knie und totale Benommenheit im Kopf. Das ist so schlimm, dass wir abends möglichst oft unser Haus verlassen und weit wegfahren. Tagsüber habe ich keinerlei Probleme, tagsüber wird nicht gesendet. Nachbarn in unserer Umgebung geht es ähnlich."

Pastor Nikolai: "Wenn die Organistin die Orgel einschaltete, haben wir Radio gehört. Vor 15 Jahren, da haben wir darüber gelacht, heute machen wir uns Sorgen. Wir haben für 75.000 Euro eine neue mechanische Orgel bauen lassen, weil die elektronische durch die Sender gestört wurde. Das ist viel Geld für eine kleine Gemeinde. Der amerikanische Senderbetreiber hat uns netterweise 500 Euro dazugegeben. Es gibt Leute, die weggezogen sind, weil sie es hier nicht mehr ausgehalten haben. Es gibt Leute, die depressiv wurden und sich das Leben genommen haben. Ich möchte den wackeren Männern und Frauen der Bürgerinitiative herzlich danken für ihr Engagement."

Eine Baugenehmigung für eine Erweiterung der amerikanischen Anlage wird abgelehnt, diese hätte eine Verdoppelung der Feldstärken zur Folge. Die Gemeinderäte fordern eine **Verlegung** des Senders. Die US-Regierung wehrt sich gegen die Schließung der Sendeanlagen. Die kleinen bayerischen Gemeinden zeigen die Zähne und sagen dem funkenden Goliath den Kampf an, sie verklagen die Regierung der USA, ihre Geduld ist zu Ende. **Valleys Bürgermeister** Josef Huber gegen den **US-Präsidenten**. Im Herbst 2000 begann der Prozess mit der Vernehmung von 100 früheren Mitarbeitern der Funkeinrichtung. Die Chancen stehen nicht schlecht, denn: Die Beweislast liegt bei den Amerikanern, sie müssen belegen, dass die Radiowellen ungefährlich sind.

Das amerikanische Generalkonsulat erhob Ende 1999 schwere Vorwürfe gegen die Gegner der Anlage. Sie wurden beschuldigt, die "Propaganda-Maschinerie von Milosevic zu stärken". Die Volksseele kochte, die der Bürgermeister und Lokalpolitiker auch. Ministerpräsident Dr. **Edmund Stoiber** sagte derweil den Amerikanern und ihrem Sender, die sich als "Stimme der Freiheit" sehen, seine Rückendeckung zu. Seit Oktober 2000 ist Milosevic nicht mehr Serbenführer. Er hat die Wahl verloren. Umso weniger brauchte man die "starke Stimme" gegen ihn.

"Wir haben es geschafft!" Die Menschen in Holzkirchen und den anderen sendernahen Gemeinden, Pfarrer Nikolai, Bürgermeister Huber, die Engagierten der Bürgerinitiative, an ihrer Spitze der unermüdliche Tierarzt Dr. Georg Paul, liegen sich in den Armen, Freudentränen fließen. Nach so vielen Jahren, Sorgen, Schmerzen, Protesten und Prozessen wird die gigantische Propaganda-Funkanlage, die aus fußballfeldgroßen Netzen besteht und von der Autobahn München-Salzburg weithin sichtbar ist, endlich **abgeschaltet**, in der Nacht von Silvester 2003 auf Neujahr 2004. Die Korken knallen, die Böller krachen, es wird gefeiert. Gut 52 Jahre Strahlenbelastung sind Schnee von gestern. Nach dem Abbau kommt auf das ehemalige Sendergelände in bester Voralpenlage ein Hotel mit einem großzügigen Golfplatz für internationale Turniere.

'Radio Free Europe' will weiter strahlen, mit geballter Kraft. Amerikas ach so freie Stimme muss raus in Welt, auch ohne Milosevic. Feindbilder gibt es schließlich genug. Es werden die hessischen Kurzwellenanlagen in Biblis und Lampertheim genutzt. Heute sendet das US-amerikanische "Propaganda- und Geheimdienstsprachrohr" auch (wen wundert's) in Afghanistan ('Radio Free Afghanistan'), Irak ('Radio Free Iraq'), Kuwait, Armenien, Bulgarien, Ungarn, Tadschikistan, den Philippinen und anderen Ländern, um dort "Voice of America" hören zu können.

Vier Jahre später - Ende 2007 - kommen aus Süddeutschland die Ergebnisse einer wissenschaftlichen Kontrollstudie. Die ehemals Betroffenen wurde erneut befragt, und: **Sender weg, Beschwerden weg**. Litten derzeit 52,3 Prozent unter Schmerzen, waren es jetzt nur noch 6,8 Prozent. Bei den vielen anderen Beschwerden ein ähnlich erfreulicher Erfolg. 32 Menschen in 30 der damals funkbelasteten Häuser starben an Krebs. Die allgemeine Krebszahl ist doppelt so hoch wie üblich, die von Brustkrebs viermal so hoch. Wieder Zufall? Eher nicht. Aber wer weiß.

Schwarzenburg: Krankheiten, Waldschäden, Sowjetagenten

1939 ging der Schweizer **Kurzwellensender** Schwarzenburg bei Bern auf Sendung. 1954 und 1971 seine Erweiterung. 300.000 Watt wurden rund um die Uhr gegen die Ionosphäre gejagt und einige tausend Kilometer weiter zurück zur Erde reflektiert, speziell in Überseegebieten wie Afrika, Asien und Amerika, auch hier mit dem politischen Auftrag der Information, speziell während des 2. Weltkrieges. 40 Prozent der abgegebenen Leistung kam gar nicht bis zur Ionosphäre in 200 bis 400 Kilometern Höhe über der Erde, geschweige denn bis Amerika oder Afrika, sie blieb in den sendernahen eidgenössischen Hügeln hängen. Am 29. März 1998 wurde die Anlage **abgeschaltet**, später abgebaut.

Seit den 70er Jahren häuften sich die **Gesundheitsprobleme** der Anwohner in diesen Hügeln. Es ging an erster Stelle um Schlafstörungen (5-mal mehr als woanders), Depression (4-mal), Krebs (3-mal), Diabetes (2-mal), auch vegetative Störungen, Nervosität, Schwindel, Nervenreizung, Schwäche, Müdigkeit, Kopf- und Gliederschmerzen. **55 Prozent** der den Strahlen ausgesetzten Einwohner hatten massive **Schlafprobleme**. Dazu stellte man **Waldschäden** fest, mehrere Hektar groß, kranke und sterbende Bäume genau da, wo die Strahlenbündel aufprallten.

Die Strahlungsstärken bei den betroffenen Menschen lagen hier in der Umgebung Schwarzenburg zwischen **420** und **42.500 Mikrowatt pro Quadratmeter**, niedriger als in Holzkirchen. Das Institut für Sozial- und Präventivmedizin der Uni Bern führte Untersuchungen durch. Die Probleme standen in eindeutig direktem Zusammenhang mit den Feldstärken. Im Abstand von bis **einem Kilometer** zu den Sendern wurden bei den dort lebenden Menschen **viel mehr** gesundheitliche Störungen festgestellt als bei jenen, die vier Kilometer und weiter entfernt wohnten.

Initiative Bürger, Mahner und kritische Forscher wurden vom Schweizer Staatsschutz als Sowjetagenten verfolgt. Der bekannteste "Sowjetagent" ist Hans-Ulrich Jakob. Er kämpfte beispielhaft verbissen gegen den Sender und seine destruktiven Einwirkungen auf Mensch und Natur, über zehn Jahre lang. Er machte Messungen, klärte auf, provozierte, forderte. Mit ihm kämpften die Anwohner. Es entstand die Bürgerinitiative SchoK (Schwarzenburg ohne Kurzwellensender). Seine Internetseite 'Gigaherz' findet tausendfach Beachtung. Der Druck der Bürger nahm zu. Und der Erfolg war auf ihrer Seite: Der Sender wurde, so sein Betreiber und der Bundesrat, "aus wirtschaftlichen Gründen" geschlossen. Die feldstarke "Schweizer Stimme" knallt nun nicht mehr von Schwarzenburg in die Ionosphäre und von da aus ans andere Ende der Welt, sie wird seit der Abschaltung von Satelliten übertragen.

Mixtur, Grenzwerte, Waldsterben

Interessant ist, das gilt für viele durch Rundfunksender stark belastete Standorte, dass es lange Zeit wenige Klagen gab und erst dann Probleme auftraten, als zusätzliche moderne Funktechniken, z.B. Mobilfunk oder andere Sender bzw. Schnurlose zu Hause, hinzukamen. Ist es die **Mixtur** der Sender, die Menschen leiden, Tiere verkrüppeln und Bäume absterben lässt? Forschungen über Wechselwirkungen unterschiedlichster Funkarten und Frequenzen gibt es noch nicht.

Interessant auch, dass außergewöhnlich heftige Strahlungsstärken in den Wohngebieten nahe dieser Anlagen gefunden wurden, aber in keinem Fall die geltenden **Grenzwerte** der Elektrosmogverordnung auch nur annähernd erreicht wurden. Wenn es überhaupt was zum Erreichen gibt, denn im Frequenzbereich **bis 10 Megahertz** haben wir **gar keine** Grenzwerte, warum auch immer, aber gerade hier tummeln sich regelrechte Leistungs- und Strahlungsprotze: Langwelle 148-255 Kilohertz (Rundfunk bis 2 Millionen Watt), Mittelwelle bis 1,6 Megahertz (Rundfunk bis 1 Million Watt), Kurzwelle ab 3,9 Megahertz (Rundfunk bis 500.000 Watt), Zeitzeichen 77,5 kHz (50.000 Watt), Seefunk, Flugfunk, Navigation ab 100 Kilohertz (250.000 Watt auf Sylt bis 4 Millionen Watt in anderen Ländern), Funkfeuer ab 255 kHz (über 100.000 Watt) und einige mehr. Es gibt hunderte dieser Sender, die hunderte bis tausende Kilometer als Raumwelle durch die Luft inklusive Reflexion in der Ionosphäre oder als Bodenwelle über die Erde meistern. Die Frage steht noch einmal im Raum: Wofür haben wir sie, die Verordnung, wenn die Grenzwerte nirgendwo erreicht werden und für die leistungsstärksten Rundfunk- und anderen Sender gar keine Grenzwerte existieren?

Interessant bestimmt auch, Sie erinnern sich (ab Seite 197): Leistungsstarke Radio- und Fernsehsender sind offenbar am **Waldsterben** beteiligt. Es gibt ernst zu nehmende Hinweise auf provozierende Zusammenhänge zwischen Sendern und kranken Bäumen. An bewaldeten Hügeln, welche den Rundfunkstationen zugewandt sind, sind die Blätter und Nadeln der Bäume braun, auf der anderen Seite der gleichen Hügel, den Sendern abgewandt, grünt es saftig. Geschädigte Bäume erholen sich, wenn man sie mit abschirmendem Maschendraht umgibt, und wenn man sie nur halb schirmt, stirbt die ungeschützte Hälfte weiter und die geschützte nicht. Da sollte man Eins und Eins zusammenzählen. Prof. Käs und Prof. Lerchl richteten Sender auf junge Nadelbäume. Die bestrahlten waren schwächer, starben häufiger und wuchsen langsamer als die unbestrahlten. Waldschadensberichte wiederholen sich: "Der Zustand des Waldes ist schlecht." Wie sagte Dr. Hans U. Hertel: "Ich denke, es ist endlich an der Zeit, für das Leben aufzustehen."

Die Welt wird zum "Mikrowellenherd"

Billionen Watt (!!) technischer elektromagnetischer Funkleistung werden von unzähligen Radio- und Fernsehsendern, unzähligen Radaranlagen, Richtfunkstrecken, Land-, Flug-, See-, Nachrichten-, Amateur-, Daten-, Industriefunkdiensten..., von unzähligen Militäraktivitäten, unzähligen Mobilfunkmasten... weltweit durch die Luft, durch den Äther, gegen die reflexionsfreudige Ionosphäre und über Mutter Erdes Boden geschickt, tagein, tagaus. Aus dem Weltraum kommen unzählige technische Signale via Satellit zur Erde. Gewaltige Energieschleudern namens HAARP (ab Seite 583) gesellen sich mit vielen Milliarden Watt hinzu. Ich kann mir vorstellen, dass das der Natur nicht gut tut, dass sie uns das übel nimmt, dass sie hierauf reagiert. Aber wie?

Die Welt wird in Anbetracht der maßlosen Verfunkung zu einem globalen "Mikrowellenherd". Industrie, Wissenschaft und Politik schauen im Schulterschluss zu, wie unsere Schöpfung im Himmel wie auf Erden bis zum letzten Quadratmeter mit unnatürlichen Feldern, fremden Frequenzen und erstickenden Intensitäten technisch bestrahlt und aufgeladen wird, und wundern sich nicht einmal darüber, dass just in dieser Zeit das Wetter spinnt, es immer mehr Klimakatastrophen und eine galoppierende Erderwärmung gibt. Wo sie doch sonst so oft über Thermik reden. Bei derart viel Strahlung kann sich schon mal was erwärmen...

Die ersten - mit dezenter Besorgnis registrierten - Temperaturanstiege passierten in den 20er bis 40er Jahren des vorigen Jahrhunderts. Genau in dieser Zeit kamen die ersten leistungsstarken Langwellensender und mit der zunehmenden Elektrifizierung immer mehr feldintensive Hochspannungsleitungen. In den Jahren und Jahrzehnten danach explodierten die ebenso leistungsstarken Mittel-, Kurz-, Ultrakurzwellen- und Fernsehsender sowie Militär und Radar, und man staunte erneut - nach wie vor recht zurückhaltend - über weitere Klimaveränderungen. In den letzten Jahrzehnten wird die Erde mit Mobilfunk, Richtfunk, Satellitenfunk und so vielen anderen Sendern wie auch mit Elektrizität und Millionen Kilometern Hochspannungs- und Bahntrassen einem riesigen elektrischen Spinnennetz gleich nur so überzogen, bis in die letzten Winkel. Die Wahnsinnigen des HAARP-Projektes sprengen zudem alle Dimensionen. Und die Klimakatastrophen melden sich unbarmherzig, nehmen zu, können nicht mehr übersehen werden: Überschwemmung hier, Dürre dort, Unwetter, schmelzende Gletscher, Hitzewellen, Sizilien im Schnee, in Grönland schwül. Wieder: Zufall? Kann sein. Kann auch nicht sein. Ich glaube nicht allein an Kohlendioxid.

Funkwellen bringen Wassermoleküle zum Schwingen. So erhitzen sie Materie durch Reibung. Das kennen wir vom Mikrowellenherd (ab Seite 527). Die Mikrowellen im Ofen zwingen - ihrer Frequenz (Milliarden Schwingungen pro Sekunde) und Intensität (1000 Watt) entsprechend - die Moleküle der Lebensmittel, sich in rasendem Tempo hin und her zu bewegen, im Wechselfeld auszurichten. Nicht anders in der Medizin: Diathermie oder Kurzwellentherapie erwärmen mit 100 Watt Muskelgewebe. Nicht anders in der Industrie: Mit einer Mikrowellenleistung von 1000 Watt wird Material getrocknet - Früchte, Tee, Kräuter, Holz, feuchte Bausubstanz, Wasserschäden... Professionelle Anwender mahnen zur Vorsicht: "Diese Trocknungsart ist für Lebewesen nicht ganz ungefährlich." Wikipedia warnt bei Mauerentfeuchtung: "Bei lebenden Organismen ist dies Verfahren lebensgefährlich." Praktisch: "Die Trocknung passiert gezielt nur dort, wo die meiste Feuchte sitzt." Praktisch zudem: "Bakterien und Pilze werden durch die Mikrowellen getötet."

Wenn die Funkwellen im Herd, in der Medizin und Industrie die Wassermoleküle derart ins Schleudern bringen, auf diese Weise die Trocknung beschleunigen und Materie erhitzen, was machen sie mit dem Wasser in der Natur, der Erde, im Meer, in den Wolken? Auch abtrocknen? Was machen sie mit lebenden Organismen, mit Bakterien, Bäumen, Tieren, Menschen? Nichts? Glaube ich nicht.

Ich erinnere mich an Prof. Alexander Lerchl (ab Seite 425), der junge Nadelbäume mit Mikrowellen bestrahlte. Die reagierten mit einer Beeinträchtigung ihrer Photosynthese, bildeten weniger Chlorophyll, was auf eine "Schwächung des Zellstatuts" hinweist, und starben auffällig häufiger als die unbestrahlte Kontrollgruppe. Nach Lerchl sei die "Austrocknung der Pflanzenerde" schuld, nämlich feldbedingte "Wirkungen auf die Anzuchterde mit starken Verdunstungen". Trocknet der Waldboden dank Elektrosmog nicht genauso aus wie die Erde im Testlabor?

Rundfunk-, Wissenschafts-, Militär-, Propaganda-, Amateur- und viele andere Funktechniken strahlen ihre Wellen hoch in den Himmel, schicken sie durch die Wolken hindurch, lassen sie von der 100 Kilometer entfernten Ionosphäre abprallen, gezielt reflektieren und in einem bestimmten Winkel - wieder durch die Wolken hindurch - zurück auf einen angepeilten Bereich der Erde treffen. Und das soll der Atmosphäre, dem Wetter, den Wolken, den Wassermolekülen nichts ausmachen?

Wissenschaftler wie Ernest E. Richards fanden: "Zwischen Ionosphäre und unserer Atmosphäre, wo das Wetter entsteht, gibt es starke elektrische Wechselwirkungen." Technische Auslöser wie Langwellensender könnten durch Resonanz "enorme Energien steuern". Prof. Robert Helliwell von der Stanford University sagte, dass sogar die Felder von Hochspannungsleitungen messbare Spuren in der Ionosphäre hinterlassen.

Abtrocknung? Thermik? Sonst was? Ich weiß es nicht wirklich. Wer weiß es schon? Ich habe nur viele Fragen, höre mit Sorge die Katastrophennachrichten und sehe, dass die Bäume im Funkeinfluss vertrocknet, krank, braun, verbrannt aussehen. Schaffen wir es, mit Milliarden Sendern die Naturabläufe der Erde zu verändern, die biologische Software zu manipulieren, die Erde zu trocknen wie feuchtes Mauerwerk?

Borreliose und Co. - Was haben Mikroben mit Funk zu tun?

Bei chronischen Infektionen nicht mit einem Handy telefonieren? Was haben Bakterien und Pilze mit Mobilfunk zu tun? Ärzte fanden heraus: offenbar einiges. Nicht, weil die Telefone selbst Keimschleudern sind (Seite 243 ff.), sondern wegen der Strahlung (Seite 202 ff.). Schauen wir uns die Teufelskreise am Beispiel eines Erregers namens Borrelia an, jene Bakterie, die nach Zeckenstichen zur Erkrankung der **Borreliose** führt. Es wären auch andere krankmachende Mikroorganismen - sprich Bakterien, Viren, Pilze, Parasiten - als Beispiel möglich: Quälgeister wie Tuberkuloserreger, Chlamydien, Rickettsien, Toxoplasmen, Candida...

Bakterien wie Borrelien machen krank, je später sie entdeckt und behandelt werden und je schlechter die Immunabwehr, umso mehr. Bakterien produzieren giftige Stoffwechselprodukte, Toxine, die machen noch kränker. Solche **Bakteriengifte** wirken oft als Neurotoxine, greifen die Nerven an. Die von den Erregern freigesetzten Gifte verursachen an erster Stelle die mannigfaltigen Symptome und Schmerzen, die große Palette an Problemen, weil sie das Immunsystem in Aufruhr, an die Grenzen bringen und darüber hinaus in die Verwirrung und Überforderung.

Nun kommen das Handy und das Schnurlose ins Spiel. Denn nur wenige Minuten Funktelefonstrahlung führen zu einer erhöhten Durchlässigkeit der **Blut-Hirn-Schranke** für mehrere Stunden (Seite 226 ff.). Das heißt: Dank Funk am Ohr können Schadstoffe, Eiweiße, Medikamentenrückstände und andere kritische Substanzen, die nicht ins Hirn dürften und normalerweise von dieser schützenden Barriere zurückgehalten würden, ungehindert einströmen, eben auch Bakterien und deren Gifte, die jetzt auch hier im sensiblen Kopf ihr gefährliches Unwesen treiben.

Nicht genug: Elektrosmog sorgt dafür, dass Borrelien **noch mehr Toxine** produzieren als üblich, sie reagieren auf die elektromagnetischen Felder, fühlen sich von ihnen gestresst, bedroht. Und wenn sie sich bedroht fühlen, wehren sie sich, indem sie reichlich Toxine ausschütten. Es gibt allen Grund für die Mikroben, sich im Einfluss des Elektrosmogs unwohl zu fühlen, denn ist er nur stark genug, dann killt er sogar, siehe die Beispiele auf der vorangegangenen Seite 556: Mikrowellen töten.

Der Neurologie- und Infektions-Experte Dr. Dietrich Klinghardt (Seiten 230 ff. und 375 ff.): "Wenn wir Kulturen anlegen und die Keime mit und ohne Elektrosmog wachsen lassen, steigert sich die Toxinaktivität im Handyeinfluss um das **600fache**!" Nicht nur das: "Im Einfluss des elektromagnetischen Feldes sind sie **noch aggressiver** als ohne!" Keime in unseren Körpern würden ständig Toxine erzeugen, so Klinghardt, um sich vor den Angriffen des Immunsystems zu schützen. "Das Wachstum der Keime und die Virulenz ihrer Toxine erhöhen sich dramatisch im elektromagnetischen Einfluss, insbesondere vom Handyfunk und von den schnurlosen Telefonen im Haus oder am Arbeitsplatz, aber auch durch elektrische Leitungen und Geräte. Die stärkste krankmachende Wirkung haben die Felder in der Nacht durch die zusätzliche Störung der Melatoninproduktion mit oft katastrophalen Auswirkungen."

Stichwort **Melatonin**. Das Hormon ist für den gesunden Schlaf zuständig, steuert den Wach-Schlaf-Rhythmus, fördert die Entgiftungskapazität, ist ein wesentlicher Krebsschutz und erfüllt noch eine Menge mehr wichtiger Aufgaben. Elektrosmog drosselt das Hormon und behindert die erholsame Nachtruhe und den Tiefschlaf. Schlafstörung und Schlafmangel belasten wiederum das Immunsystem und machen uns anfälliger, machen uns wehrloser gegen die Angriffe von pathogenen Erregern. Borrelien lieben ein angeschlagenes Immunsystem und setzen alles daran, es noch mehr anzuschlagen, das ist ihr erklärtes Ziel.

Dr. Dietrich Klinghardt: "Melatonin steigert die Immunaktivität, ist ein potentes Antioxidans, schützt das Gehirn vor Schäden durch Schwermetalle. Es ist die wichtigste Entgiftungssubstanz für Hirn und Nerven. Es ist der wesentlichste Gegenspieler zu Umweltgiften und Toxinen von Bakterien, Viren und Pilzen. Handyfunk und andere Felder verhindern, speziell nachts, dass wir genug von dem Hormon bilden. Das ist der Hauptgrund für den massiven Anstieg neurologischer Probleme."

Stichwort Nacht. **Nachts** sind wir besonders empfindlich und wehrlos gegenüber Stressfaktoren. Nachts müssen wir erholen, reparieren, was tagsüber Schaden genommen hat. Nachts ist es wichtig, jede Art Elektrosmog auf ein machbares Minimum zu reduzieren. Die nächtliche Regeneration mit einem soliden Melatoninspiegel ist entscheidend für die Erregerabwehr, für immunologische Potenz, die gesamte Gesundheit.

Dr. Dietrich Klinghardt: "Nachts sind solche Felder schädlicher. Wenn Menschen nicht tief schlafen, entgiften sie nicht, kann sich das Immunsystem nicht stärken. Jede Therapie sollte mit dem Schlaf anfangen. Ein wichtiger Schritt ist die baubiologische Kontrolle des Schlafplatzes."

Melatonin: 23, 131 ff., 137 ff., 139 ff., 223, 245 ff., 312 ff., 375 ff., 385, 558 ff., 622, 919, 965. Nachts: 10 ff., 31 ff., 98 und die vielen Fallbeispiele.

Noch ein Aspekt: **freie Radikale, oxidativer Stress**. Ständiger und heftiger Elektrosmog (ein Handy- und Schurlostelefonat oder die Heizdecke im Bett, das ist schon heftiger Elektrosmog) produziert eine Menge freie Radikale, das sind berüchtigte, reaktive, aggressive, schädigende Sauerstoffspezies, und verursacht oxidativen Stress, das ist die hieraus resultierende Schieflage des Stoffwechsels mit fatalen Folgen bis hin zum Krebs. Bakterien wie Borrelien wissen das zu schätzen, sie laufen unter solchen biologischen Schieflastbedingungen zu Hochformen auf und machen sie noch schiefer. Und so lange diese Situation dank Elektrosmog besteht, kann die beste Borreliosetherapie nicht wirklich wirken, das beste Schlaf- und Schmerzmittel nicht richtig helfen.

Prof. Franz Adlkofer in den 'Reflex'-Studien: "Durch Handystrahlen werden vermehrt freie Radikale produziert." Prof. Paul Doyon von der japanischen Kyushu University: "Mikrowellen führen zu zahlreichen oxidativen Schädigungen. Sie tragen maßgeblich zur Vermehrung von Bakterien, Viren, Parasiten, Schimmel- und Hefepilzen im Organismus bei."

Noch nicht am Ende: **ATP**, das Adenosintriphosphat versorgt die Zellen mit lebenswichtiger Energie. Es kommt aus den Zellkraftwerken, den Mitochondrien. Durch Handyfunk wird ATP reduziert, mit mannigfaltigen Folgen, unter anderem: Energieverlust, Erschöpfung, Nervenschäden, Muskelschwäche, Hirnschrankenschädigung, verminderte Melatoninsynthese, gesteigerte Entzündungsbereitschaft. Eine Mitochondropathie ist geboren, eine Multisystemerkrankung. Mitauslöser und Nutznießer: Borrelien und andere Parasiten, sie haben leichtes Spiel, sie schädigen die geschädigten Nerven noch mehr, schwächen die schon schwachen Muskeln, sehen ihre Chance bei porösen Hirnschranken und zu wenig Melatonin, nutzen die hohe Bereitschaft zur Entzündlichkeit.

Mehr zu freien Radikalen, oxidativem Stress und ATP: Seiten 24, 134, 149, 221, 235 ff., 238, 245 ff. und 529.

Wichtig: Wer Borrelien beherbergt muss ihre **Gifte loswerden**, entgiften, und nicht nur die, auch andere, speziell Schwermetalle. Bakteriengifte und Metalle helfen sich gegenseitig bei ihrer destruktiven Arbeit. Nur: Im Einfluss von Elektrosmog wird Entgiftung schwer bis unmöglich, denn der sorgt dafür, dass das Gift bleibt, wo es ist, er blockiert die Fähigkeit des Körpers zur Giftausscheidung (Seiten 132 und 251).

Am Rande: Borrelien lieben es kühl. Temperaturanstiege mögen sie gar nicht, auch nicht als Folge von Handystrahlung, das macht sie kirre, sie wehren sich, gegen die Strahlen und die Erwärmung, Sie wissen wie.

Unheilige Allianz, Teufelskreis: Elektrosmog drosselt ATP und Melatonin und produziert freie Radikale. Zu wenig ATP reduziert Melatonin noch mal und macht Radikale noch radikaler. Elektrosmog öffnet Blut-Hirn-Schranken und forciert Entzündungsreaktionen. Entzündungserreger kontern mit Giften und passieren die durchlässige Hirn-Barriere. Elektrosmog und fehlendes Melatonin behindern die Entgiftung und rauben den Schlaf. Elektrosmog schädigt das Immunsystem, zu wenig ATP und Melatonin auch, Mikroben und deren Toxine auch, Schwermetalle und Radikale ebenso, schlechter Schlaf sowieso. Aber ein Borreliosekranker braucht eine intakte Abwehr erster Qualität... Man weiß nicht, was zuerst da war, Henne oder Ei, wer hier wem unter die Arme greift, was dem maßlos überforderten Immunsystem den Garaus macht.

Der Arzt Dr. Klinghardt (Seite 376): "Zentraler Teil einer Entgiftung ist jede mögliche Reduzierung elektromagnetischer Felder. Es ist wichtig, zuerst an Elektrosmog zu denken und dann die Infektion zu behandeln."

Sie wissen (Seite 231): Wer von einer chronischen Borreliose, anderen persistierenden Infektionen, neurologischen Erkrankungen oder Multisystemerkrankungen betroffen ist und nach wie vor mit dem Handy und DECT-Schnurlosen telefoniert, per WLAN ins Internet geht, sich immer noch nicht gegen den Mobilfunkmast dort drüben abgeschirmt hat, bei dem der Radiowecker auf der Bettablage direkt hinter dem Kopf steht, ein Heizkissen das Elektrobett wärmt, immer noch Quecksilber-haltiges Amalgam in den Zähnen lauert, der sich die Haare chemisch färbt, die Deckenbalken mit pestiziden Holzschutzmitteln streicht, mit insektiziden Sprays hinter Mücken her ist und giftige Mottenpapiere im Kleiderschrank einsetzt... Wer also auf diese Weise immer weiter Öl ins Feuer seiner Problematik gießt, der hat etwas Wesentliches nicht verstanden, der spielt mit einem sehr heißen Eisen. Sie wissen warum. Wenn Sie statt chronisch krank erfreulicherweise chronisch gesund sein sollten, gilt im Prinzip dasselbe, damit Sie gar nicht erst krank werden.

Ganz kurz: Bei chronischen Krankheiten _kein_ Handy, _kein_ DECT, _kein_ WLAN, so wenig wie möglich Elektrosmog in der Wohnung, speziell im Schlafbereich, ganz wenig Schadstoffe, ganz wenig Bakterien und Pilze.

Die 34-jährige sportliche Geschäftsfrau bemerkte vor acht Jahren im Urlaub am Kärntner Weißensee beim Duschen zwei Zecken, eine neben dem Fußknöchel und eine am Bauch. Sie entfernt die Blutsauger, wirft sie in den Abfluss, erledigt. 14 Tage später - wieder zu Hause in Düsseldorf - erste Beschwerden: bleierne Müdigkeit, Watte im Kopf, Muskelschmerzen, Nachtschweiß, Schüttelfrost, eine Grippe? An einen Zusammenhang mit den Zeckenstichen denkt sie nicht. Auch nicht, als sich an beiden Stichstellen zentimetergroße Rötungen breitmachen. Die Beschwerden nehmen zu, schubartig, einschießend, bis sie nicht mehr Joggen kann, selbst durch banale Kleinigkeiten völlig überfordert ist, jeder Schritt weh tut, die Muskeln krampfen, die Nerven schmerzen, der Kopf foltert. Diagnosen: Burnout, CFS (chronische Müdigkeit), Fibromyalgie, Depression, Verdacht auf ALS (Amyotrophe Lateralsklerose), eine tödliche Nervenerkrankung. Nach vier Jahren die richtige Diagnose vom achten Arzt: Borreliose, Spätstadium. In den zwei Jahren danach fünf wochenlange Antibiotikatherapien, Infusionen und Tabletten. Es ging ihr kurzzeitig besser, aber es kamen immer wieder Rückschläge. Vor gut zwei Jahren die baubiologische Untersuchung. Ihr Büro ist ihr Schlafraum und ihr Schlafraum ihr Büro: DECT, WLAN (Dauersender), Computer, Notebook (die sie nie ganz ausschaltete), überall Elektrokabel... alles in Bettnähe, und den ganzen Tag das Handy am Ohr. Die sechswöchige Antibiotikatherapie nach den Elektrosmogsanierungen war ihre letzte. In den zwei Jahren danach immer weniger Beschwerden, verbesserte Blut-, Borrelien- und Immunwerte, eine besser funktionierende Abwehr. Heute joggt sie wieder, ist klar im Kopf, hat keine Schmerzen, keine Schübe mehr, ist gesund. Die Diagnose ALS entpuppt sich als böser Traum. Erst das Zusammenspiel von antibiotischer Therapie und elektromagnetischer Stressreduzierung brachte den Erfolg.

Sanierung - Maßnahmen gegen elektromagnetische Funkwellen

Es gibt viele Möglichkeiten, die Risiken von Funkstrahlen zu reduzieren, z.B. - wie erwähnt - durch Abschirmung von Fenstern und Flächen, Schlafplatzwechsel in ungestörte(re) Zonen, Entfernung feldstarker Geräte... Es ist für Sanierungsvorschläge die **genaue Kenntnis** der Situation wichtig: Messungen von Feldstärke(n), Frequenz(en) und Feldrichtung(en). Eine Menge über die **Meidung, Reduzierung** oder **Schirmung** siehe Seiten 263 bis 268 und 291 bis 293 zu Handys, 444 bis 452 Mobilfunkstationen und Sender, 472 bis 473 WLAN, 504 bis 506 DECT-Telefone, 514 bis 515 DECT-Babyphone, 517 Bluetooth, 527 bis 530 Mikrowellenherd, 595 bis 617 Smart-Home, 608 bis 613 Heizkörperablesung.

Priorität: Beseitigung der Feldquelle

An erster Stelle steht immer nach der **Erkennung** die **Entfernung** der Feldquelle. Das ist so oft möglich: Ein DECT-Telefon oder DECT-Babyphon gehören nicht in ein gesundes Haus, schon gar nicht ein unaufhörlich funkendes. Das gilt genauso für WLAN. Handy, Smartphone, iPad und Co. gehören nicht auf den Nachttisch, zumindest nicht in Bereitschaft. Computer kann man ausschalten und WLAN deaktivieren. Stecker kann man ziehen, Netzteile ebenfalls, Sicherungen schalten. Mit den meisten Nachbarn kann man reden (nicht belehren, nicht beschuldigen), es fehlt ihnen (und uns) an Information, und wenn sie (und wir) erst mal verstanden haben, ist vieles möglich. Verstehen ist der Schlüssel. Wenn der Groschen gefallen ist, geht vieles wie von selbst.

Und was, wenn man die Feldquelle nicht beseitigen kann, weil es um einen großen Funkmast da draußen oder den sturen Nachbarn geht? Nicht immer ist eine Bürgerinitiative erfolgreich, nicht immer reicht gutes Zureden. In solchen Fällen hilft, wie Sie schon wissen, oft Abstand, Ausweichen oder Schirmung gegen den Feind, siehe folgende Kapitel.

Abstand, Ausweichen (auch Seiten 445 ff. und 451 ff.)

Abstand zu Funktürmen und Sendeanlagen ist meistens günstig. Ausnahmen bestätigen die Regel. So fanden wir Sender in 30 Metern Entfernung, die hier weniger feldauffällig waren als andere in 300 Metern. Im ersten Fall ging die Strahlung hochprozentig über die Häuser hinweg, im zweiten lagen die, wenn auch entfernter, im Zentrum der Hauptstrahlrichtung. Es gibt große Unterschiede von Sender zu Sender, je nachdem wie stark und in welche Richtung sie ihre Energien abstrahlen, aus wie vielen Kanälen, mit welcher Frequenz, wie sie reflektieren... Einige Mobilfunksektorantennen sind gemeiner als andere Rundumstrahler und umgekehrt. Einige Richtfunksender schlagen in ziemlicher Nähe kaum zu Buche, andere dafür deutlich. Einige leistungsstarke Fernseh- und Radiosender wie auch Radarstationen können auch noch in weiteren Entfernungen unangenehm heftig sein.

Ausweichen ist oft effektiv. Ein Meter mehr links oder rechts im Zimmer, und die Feldintensität kann 90 Prozent weniger oder mehr betragen. Ein Raum- oder Etagenwechsel ist manchmal ein richtiger Schritt, können doch innerhalb eines Gebäudes bei gleichem Abstand zu den Sendern überraschende Feldunterschiede von 1 zu 10.000 auftreten.

Ob soundsoviel Abstand sinnvoll ist oder nicht und Ausweichen an die andere Zimmerwand Erfolg versprechend oder auch nicht, ist nicht einschätzbar. Nur gezielte Messungen vor Ort ermöglichen den Eindruck, der für solide Empfehlungen und Verbesserungen unverzichtbar ist.

Abschirmung (auch Seiten 446 ff.)

Liegen hohe Einstrahlungen von außen vor, so helfen in den meisten Fällen (nicht in allen) **Abschirmungen**. Sie wissen: Es gibt mikrowellenreduzierende Scheiben, Rollos, Vorhänge, Stoffe, Vliese, Fasern, Folien, Netze, Gitter, Putze... (ab Seite 446), die 95 bis 99 Prozent Strahlung reduzieren, manche noch mehr. Massive Baustoffe und Erdreich schirmen gut ab. Im Souterrain ist weniger als im Penthouse der 5. Etage, im Reihenhaus weniger als im freistehenden Haus auf dem Hügel. Beton lässt weniger durch, Stein- oder Ziegelwände und enge Bebauung in Städten auch. In Häusern sind die Werte in der Regel viel niedriger als im Freien, zumindest was die Sendereinwirkungen von außen angeht. Dafür gibt es drinnen DECT und WLAN, oft noch schlimmer.

Für die **niedrigeren Frequenzen** einiger Radio- (Langwelle, Mittelwelle, Kurzwelle) und Fernsehsender (VHF) oder des Amateurfunks (Meterband) gilt: Abschirmeffekte sind nicht so gut möglich wie bei den höherfrequenten Mikrowellen z.B. des Mobilfunks, von WLAN und DECT oder des Radar. Dafür kann für die höheren Radio- (UKW, DAB-T) und Fernsehfrequenzen (UHF) vieles von dem übernommen werden, was zum Mobilfunk ausführlich beschrieben wurde. Was gegen Mobilfunk und Radar hilft, hilft auch gegen die anderen Mikrowellenquellen

Sie wissen: Problematisch können **Fertig-**, **Leichtbau-** oder **Holzhäuser** sowie mit Holz- oder Gipsplatten ausgebaute Dachgeschosse sein. Gibt es im Umfeld Funkstrahlung, so wird sie von diesen kaum reduziert, die Felder durchwirken Holz und Gips nahezu ungehindert. Es sei denn, die Bauwerke sind bewusst entsprechend geschirmt. Der Holzhaushersteller Baufritz beispielsweise setzt schützende Spezialgipsplatten und andere Maßnahmen ein, um der Leichtbauweise die gleiche Schirmwirkung zu ermöglichen, wie sie in einem massiven Haus mit dicken Wänden wäre. Auch Architekten achten auf solche Aspekte der bei Leichtbauweisen besonders wichtigen Schutzintegrierung.

Es gibt nicht nur die hochfrequenten Wellen des Funks, da sind noch die niederfrequenten Felder der Elektroinstallationen. Auch die zeigen sich in Holz- und anderen Leichtbauhäusern besonders stark. Deshalb ist es wichtig, solche Gebäude mit geschirmten Leitungen und Netzfreischaltern zu versehen, bitte achten Sie darauf (auch Seite 54 ff.).

Ältere **Fenster** sind Schwachstellen, sie haben keine Schutzwirkung, fast alle neueren Fenster schützen wegen ihrer metallischen Bedampfung gut. Bevorzugen Sie metallbeschichtetes **Wärmeschutzglas**.

Die **Grundstücksuntersuchung** ist wichtig für die Wahl: Massiv- oder Holzhaus, dickere Stein- oder dünne Gipswände, geschirmt oder nicht?

Metalle (auch Seite 452)

Metalle, Heizkörper, Geräte, Stahlarmierungen, Elektro- und **Sanitärleitungen** können Funkwellen - je nach Resonanz - verbreiten, leiten, reflektieren. Verzichten Sie schon bei der Planung und Einrichtung des Hauses auf zu viel Metall. Die Spiralen in **Federkernmatratzen** sind gute Antennen für den Elektrosmog der Umgebung, **Streckmetalle** und **Alufolien** in den Wänden oder im Dachaufbau meistens (nicht immer) günstige, wenn gezielt eingesetzt, oder - je nach Situation - auch ungünstige Reflektoren für die Mikrowellen der Umgebung.

Im Haus eines Essener Zahnarztes habe ich am eisernen **Treppengeländer** einen bayerischen Lokalsender empfangen: Radio Melodie aus Straubing. Recherchen ergaben, dass dieser ein UKW-Kabelkanal ist und nicht einmal durch den Äther sendet. Wie kommt ein bayerischer Kabelsender ins Geländer eines nordrheinwestfälischen Hauses? Ich erlebte, dass **Bürolampen** italienisch "sprechen" und **Kronleuchter** russisch. Aus dem Metallfederrost eines Bettes "tönte" der Wetterbericht.

Geräte sind oft die größten Elektrosmogverursacher: Beispiel Laptop

Denken Sie daran, mit **Handys** nicht oder wenig zu telefonieren und sie nachts auszuschalten. Mehr Elektrosmog als mit dem Handy am Ohr geht kaum noch. Bedenken Sie auch, **Schnurlose** nur ausnahmsweise als Zweitapparat zu benutzen, nicht regelmäßig, denn die kommen mit der Strahlungsintensität an die von Handys ran. Alles was über Handyrisiken gesagt wurde, gilt auch für Schnurlostelefone. Holen Sie sich keine **Dauersender** (DECT, WLAN, Bluetooth, Funkalarmanlagen...) ins Haus. Halten Sie Abstand zu **Mikrowellenöfen**. Übersehen Sie nicht, dass Funktechniken manchmal in Elektrogeräten wie schnurgebundenen Telefonen, Telefondosen, Faxen, Druckern, Routern... integriert sein können, auch wenn Sie das gar nicht wollen, brauchen, nutzen.

Manche Geräte emittieren gleich dreifachen Elektrosmog, z.B. **Laptops**, **Notebooks**, **Tablets**: niederfrequente elektrische und magnetische Felder plus Funk dank WLAN. Die Belastung in der Nähe ist oft groß. Deshalb: nie in Körperkontakt nutzen, nie auf dem Schoß! Kennen Sie die sinngemäße Übersetzung von Laptop? Das bedeutet: auf dem Schoß...

Laptops, Notebooks, Netbooks, Tablets bzw. iPads zeigen häufig starke **elektrische Felder** (Spannung). Manche (nicht alle) schlagen, wie berichtet, die TCO um das Zehnfache, das ohne Netzanschluss im Akkubetrieb. Die elektrischen Felder werden noch viel stärker, wenn die tragbaren PCs ans Stromnetz angeschlossen werden. Absolut vermeidbar, denn es fehlt lediglich die Erdung, fünfzig Cent an der falschen Stelle gespart. Nur wegen der fehlenden Erdung kommen Laptop und Co. auf **400 Volt pro Meter** in 30 cm Abstand, 40-mal (!) heftiger als die von der TCO geforderten und an PC-Arbeitsplätzen eingehaltenen 10 V/m. Nun halten Sie beim Notebook keine 30 cm Abstand wie beim Normal-PC, beim Notebook besteht Körperkontakt, die Hände direkt darauf, und hier messen wir **2000 V/m** (!) und mehr. Was soll das? Warum diese "Granate" der Intensität einer Hochspannungsleitung? Achten Sie beim Laptopkauf auf geerdete Zuleitungen (Schukostecker). Dann sind schon mal die elektrischen Felder minimal. Haben Sie eins mit ungeerdeter Zuleitung (Flachstecker), dann verbinden Sie oder Ihr Elektriker ein Metallteil des Notebooks, z.B. das Schräubchen einer Schnittstelle, mit einem Draht zum Erdpotenzial, z.B. dem blanken Heizungsrohr oder Schutzleiter der Steckdose. Erfolg: 2000 V/m, eine deftige Elektrosmogbelastung, sind vom Tisch bzw. vom Notebook. So einfach ist das. Wer schläft da bei der Industrie? Oft geschieht der positive Effekt der Ableitung von Feldern schon durch den Anschluss eines geerdeten Peripherie-Gerätes, z.B. Druckers oder Scanners (Seiten 56, 79 und 287 ff.). Es gibt mittlerweile sogar per USB anschließbare Erdungsstecker.

Nicht genug, Laptops, Notebooks, iPads... zeigen auch starke **magnetische Felder** (Strom). Wir fanden über der Tastatur oder nahe dem Bildschirm bis **2000 Nanotesla** (!) in diversen niedrigen und höheren Frequenzbereichen. Wieder die zigfache Überschreitung der TCO-Computernorm. Menschen berichten von Unwohlsein, Schmerzen und Rheuma-artigen Fingerbeschwerden wegen der Nähe ihrer Hände zu den Geräten und all den hier konzentrierten Magnetfeld-verursachenden elektronischen Bauteilen direkt unter der Tastatur und im Monitor.

Tipp: **Externe Tastatur** und **Maus** anschließen (beide feldfrei), Laptop **erden**, etwas **Abstand** halten, und diese Probleme sind (fast) weg. Anfangs viel lüften, wegen der Giftstoffe (in Band 2). Volle Helligkeit einstellen, wegen des Flimmerns (ab Seite 968), das verschwindet dann.

Hinzu kommt der **WLAN-Funk** (ab Seite 455). Der ist in 20 bis 30 Zentimeter viel stärker als in der nahen Umgebung von Mobilfunkmasten: **100.000 µW/m²**. Noch näher dran, Körperkontakt: **eine Million µW/m²**. Auch deshalb und wegen der anderen Felder, noch mal: Notebooks und Co. nie auf dem Schoß platzieren, das ist selbst der Regierung zu viel Elektrosmog (Seite 462). Abstand halten, WLAN bei Nichtbedarf ausschalten. Meist sind die WLAN-Funkantennen in den Rahmen der klappbaren Bildschirme versteckt, oder sie befinden sich auf der Funkkarte unten im dafür vorgesehenen Slot. Wir haben für Öko-Test zwölf

Notebooks überprüft. Davon legten drei sofort nach dem Einschalten mit maximalen WLAN-Feldern los, obwohl man den drahtlosen Internetzugang gar nicht brauchte, weitere drei nach Einführen der Karte, ständig, auch ohne Datentransfer. Sechs Geräte hatten nicht mal einen An/Aus-Schalter für die WLAN-Funktion, sie war nur über komplizierte Software-Einstellungen zu beherrschen. Die meisten kaufen sich ein Notebook und wissen nicht, dass dies integrierte WLAN sofort startet, strahlt ohne Nutzen. Viele lassen ihr Laptop stundenlang an ohne daran zu arbeiten, und WLAN pulst, was das Zeug hält, zig Meter weit. Der externe WLAN-Access-Point macht es ebenso. Stellen Sie sich vor, welch' Mikrowellengewitter in Klassenzimmern mit mehreren PCs und WLANs losgeht, einige 100.000 µW/m², hirnfrequenzähnlich gepulst, von vorne und hinten, kreuz und quer, selbst bei Nichtbenutzung.

Eine Übersicht unserer Messresultate von Laptops, unter anderem für Öko-Test, in Bezug auf niederfrequente elektrische Felder (Spannung, Netzanschluss), niederfrequente magnetische Felder (Strom, Elektronik, Lüfter, Netzteil) und hochfrequente Funkwellen (besonders WLAN, schwächer auch andere Frequenzen im Kilo- bis Megahertzbereich):

	Frequenz-bereich	Betrieb mit	Abstand 1-5 cm über Tastatur (Hände)	Abstand 20-30 cm vor Tastatur (Bauch)	TCO
Elektrisch (V/m)	5-2000 Hz	Netz	**5-2500**	**1-500**	(10)
		Akku	**< 1**	**< 1**	
	2-400 kHz	Netz	**5-2000**	**1-200**	(1)
		Akku	**5-250**	**1-20**	
Magnetisch (nT)	5-2000 Hz	Netz	**20-3000**	**5-250**	(200)
		Akku	**10-2000**	**2-150**	
	2-400 kHz	Netz	**20-2500**	**3-60**	(25)
		Akku	**10-2000**	**2-50**	
WLAN (µW/m²)	2,4 GHz	egal	**> 500.000**	**> 50.000**	

Auffälligster Wert, einmaliger Ausreißer: Im höheren Frequenzbereich bis 400 kHz die Feldstärke von 2000 V/m an den Händen über der Tastatur, **2000-mal** (!) so stark wie TCO. Wenn es um die Industrie geht, könnten sich Schwangere auch diesen Elektrosmog-GAU noch direkt auf den Bauch legen, denn die Haut schirme schließlich ab, und außerdem, die Menschheit hätte sich an die Felder von Strom und Funk ja schon längst gewöhnt; mehr über diesen IZMF-Blödsinn ab Seite 532.

Ansonsten ist bei diesen tragbaren PCs zwischen erfreulich niedrig und bedenklich hoch alles drin. Nicht vergessen: PC-Normen gelten nicht für Laptops, Notebooks und iPads. Die haben in Sachen Strahlung unkontrolliert freie Bahn. Mehr zu Notebooks, Tablets und ähnlichen Technologien auf den Seiten 79, 156, 263, 287 ff., 420 ff., 455 ff. und 540.

Verbraucher, Verkäufer, Industrie

Warum müssen immer mehr riskante Geräte ver- und gekauft werden? Warum wird nicht auf die Nebenwirkungen hingewiesen? Warum wird nichts geändert, es wäre in so vielen Fällen so einfach, nicht mal mit Mehrkosten verbunden. Was fehlt ist Problembewusstsein, mehr Intelligenz, guter Wille und Ihr Druck als Konsument. 1 Volt pro Meter statt 2000 V/m kann nicht schaden! Das gilt nicht nur für Laptops, die sind nur ein Beispiel, solche Unsinnigkeiten findet man bei vielen modernen Geräten. Ich habe vor 10 Jahren bei Toshiba angerufen und darauf hingewiesen, dass deren Laptops viel stärkere elektrische Felder emittieren als die TCO an Computern zulässt. Die Antwort: Die TCO gälte für große PCs, nicht für kleine Notebooks. Und mal wieder: Es würde ja vom Verbraucher nicht gefordert. Übrigens: Sie sind der Verbraucher.

Fordern Sie! Seien Sie unbequem. Werden Sie ein mündiger Konsument. Nehmen Sie Hersteller und Verkäufer in die Zange. Machen Sie auf vermeidbare Probleme aufmerksam. Ansonsten: Geiz ist geil, Konsumterror ade, Geldbörse zu, nicht mit mir, liebe Verkäufer, liebe Industrie, liebe Werbestrategen. Notebook ohne Schukostecker? WLAN permanent? DECT ohne Unterlass? Babyphon nonstop? Heizkissen nicht abgeschirmt? Lampe nicht geerdet? Ich bin doch nicht blöd. Behalten Sie den Kram. Lassen Sie sich was einfallen. Es geht auch anders.

Verändern wir unser Verbraucherverhalten. Stecken wir Verwandte, Freunde und Nachbarn an. Lassen wir feldintensive Produkte da, wo sie hingehören: in den Regalen der Läden. Konsumieren wir nicht alles, nur weil es modern ist. Halten wir speziell unsere Schlafräume frei von Geräten, die wir nachts nicht mal brauchen. Durch Ausschalten verdächtiger Techniken lässt sich manch ein Volltreffer landen.

Die Industrie schützt sich geschickt: Die Anleitung eines Mobiltelefones liest sich wie der Beipackzettel eines Medikamentes: "Die Abstrahlung der Antenne kann Ihre Gesundheit beeinträchtigen. Falls Sie einen Herzschrittmacher tragen, fragen Sie Ihren Arzt, ob Sie das Mobiltelefon unbedenklich benutzen können." Ich habe 20 Ärzte gefragt, wirklich, keiner wusste es, sie lachten verlegen. Fazit: Gehen Sie doch das Risiko ein, Hauptsache nicht die Industrie. Im Mercedes-Handbuch steht: Während der Fahrt nie telefonieren. Nicht wegen Ihrer Gesundheit, nein, wegen technischer Probleme der sensiblen Bordelektronik. Wenn sich dank Handy der Airbag aufbläst oder das Antiblockiersystem streikt und Sie stöhnend im Graben liegen: selber Schuld.

Information, Aufklärung

Wichtig ist Aufklärung. Wir sollten jede mögliche Chance nutzen, auch die Kleinste, uns dieser weltumspannenden Risiken bewusst zu werden und sie anderen bewusst zu machen. Wir sollten uns kritisch und sachlich - nicht ängstlich! - auseinandersetzen und Einspruch erheben, um die Verursacher zu bremsen und die Gesetzgeber zu beflügeln. Wir können Ärzte, Fachleute und Wissenschaftler auffordern, sich zu kümmern, Bürgerinitiativen und Selbsthilfegruppen unterstützen, Händlern immer wieder Hinweise geben. Aller Anfang ist Information.

Ich habe einen Geschmack davon bekommen, als es mich vor 25 Jahren ärgerte, dass es in Neuss in keiner einzigen Bäckerei Vollkornbrötchen gab. So habe ich ein halbes Jahr lang einmal pro Woche in den Bäckereien angerufen, die Stimme verstellt und um Auskunft gebeten, ob es denn bei denen Vollkornbrötchen gäbe. Meine von mir infizierten Freunde und Verwandten taten es per Telefon oder beim Einkauf auch. Der Effekt: In der ersten Bäckerei gab es bald frische Vollkornbrötchen. Heute leistet sich keine Bäckerei mehr, keine zu haben. Die Zeit war reif. Ähnlich machte ich es vor Jahren bei Zahnärzten: "Legen Sie Amalgamfüllungen?" - "Klar!", war die telefonische Antwort der Sprechstundenhilfe. "Oh, tut mir Leid, dann will ich von Ihnen nicht behandelt werden." Das spricht sich zum Arzt rum. Heute sind die Antworten nicht mehr so klar, man schlägt vor, über Ersatzstoffe nachzudenken, es von der Situation und Ihrem Geldbeutel abhängig zu machen. Immer mehr Zahnärzte setzen das giftige Zeug nicht mehr ein. Die Zeit war reif.

Sie ahnen, was ich heute tue: Ich rufe bei E-Werken und Gesundheitsämtern an und frage, warum an Computerarbeitsplätzen 200 Nanotesla schon schädlich sind und die WHO 300 nT zum "möglichen Krebsrisiko" erklärt, wenn nach Verordnung 100.000 nT noch unschädlich sein sollen. Ich rufe bei der Telekom an und bitte um die Erklärung, warum die Grenzwerte in den Ostblockstaaten beim Tausendstel der deutschen liegen. Sind die empfindlicher? Ich rufe beim VDE, IZMF, Bundesamt für Strahlenschutz und der Strahlenschutzkommission an und wünsche mit dem verbunden zu werden, der den drolligen Einfall hatte, dass es erst dann biologisch kritisch wird, wenn sich der Mensch in der Strahlung von Sendern erhitzt wie ein Stück Fleisch im Mikrowellenherd.

Ich will von der Bundeswehr wissen, warum in Friedenszeiten Milliarden Watt militärischer Hochfrequenzüberwachung abgestrahlt werden müssen? Von den Fernsehanstalten, warum zig Fernsehprogramme die ganze Nacht über völlig langweiliges Zeug ausstrahlen? Warum nicht ein paar energiesparende und erholsame Nachtstunden einlegen und ganz abschalten, so wie früher? Ich rufe bei der Bundesnetzagentur an und forsche nach, warum in öffentlichen Netzen nicht konsequent auf Kabelversorgung umgestellt wird? Glasfaser ist die einzig vernünftige Alternative zu Sendern, zudem bieten sie optimale Empfangsqualität, die kein Sender bieten kann. Sie kennen das vom Kabelfernsehen.

Ich will von Telefonläden und Fachhändlern wissen, ob sie ihre Kunden aufklären, dass man sich mit manchen DECT-Telefonen gepulste Dauersender ins Haus holt und mit anderen nicht. Ich deute freundlich an, das DECT umzutauschen, wenn es technische Störung geben sollte (es wird sie geben, versprochen). Warum nicht die Kaufbegeisterung für den Mikrowellenherd einfrieren, wenn der Verkäufer nicht glaubhaft machen kann, ob das Ding leckstrahlungsfrei ist. Ich bestrafe die Unwissenheit, ob das ins Auge gefasste Notebook feldarm ist oder nicht und ob WLAN einfach deaktivierbar ist oder nicht mit der Drohung, bei der Konkurrenz zu kaufen, auch wenn sie teurer ist (für mich ist Geiz, wenn es an meine Gesundheit und die der Umgebung geht, überhaupt nicht geil). DECT-Babyphon, ja das geht ja nun gar nicht, wissen Sie denn nicht, wirklich nicht, Ihr Abteilungsleiter auch nicht? Ich wechsele den Elektriker, wenn er mir meinen Wunsch nach einem Internetanschluss selbstverständlich per Funk erfüllen möchte, obwohl die Telefondose doch nur einen Meter zwanzig vom Schreibtisch entfernt ist.

Ich frage in Baumärkten nach geerdeten Lampen, Geräten und Verlängerungskabeln mit Schukosteckern. Ich frage in Elektrofachgeschäften nach geschirmten Leitungen. Wie, haben Sie nicht? Dann bestelle ich eben bei Danell, Biologa und BioSol. Die geschirmte Elektroinstallation soll in die Bauausschreibung, so wie es für Arztpraxen und EDV-Räume üblich ist. Warum? Weil ich so schützenswert bin wie technische Geräte. Smart Home? Bitte nicht! Dann bin ich unmodern? Gut so!

Ich frage Reisebüros, ob in dem Ferienclub womöglich ein Handysender steht, ja? Nichts für mich. Zur Aufklärung: Ich will nicht nur gutes Essen, frische Luft, sauberes Wasser, viel Sonne und wenig Lärm, sondern auch elektrosmogarme Erholung, ich habe nämlich Urlaub. Das ganze Hotel bis in die Zimmer verWLANt und verDECTt? Danke für die Auskunft, ich suche weiter. Den Elektrowecker im Kopfende des Bettes fest eingebaut? Was, Sie sind ein Bio-Hotel und wissen nichts über den Elektrosmog und die Schadstoffe in den Gästezimmern? Noch nie einen Baubiologen dagehabt? Ja meinen Sie, ein Müsli am Morgen reicht? Unbequeme Fragen, aber Sie glauben es nicht, die Hoteliers rufen dann doch irgendwann einmal an und wollen mehr wissen. Nur Geduld.

Wo bleibt der strahlenarme Fernseher? Die Marktlücke! Was soll das: Überall strahlenarme Computermonitore und kein einziger Fernseher. Bildschirm ist Bildschirm. Am TV hundertfach mehr Strahlung als am PC? Ich habe Philips gefragt: Hhmm. Loewe: Ööhh. Panasonic: Äähm. Toshiba: Nuuun, wissen Sie... Keiner hatte eine vernünftige Erklärung. Vielleicht kommt er bald, von mir ist er hiermit verbindlich vorbestellt.

Warum nicht die Mobiltelefonierer auf der Straße, im Café, im Zug, am Strand... freundlich fragen, ob sie überhaupt wissen, was sie da tun? Warum nicht Aufkleber am Auto: "Mobiles Telefonieren? - Hier nicht!". Meins hat einen, das meiner Frau und die meiner Mitarbeiter auch, die von einigen Seminarteilnehmern und ein Neusser Taxi ebenso.

Machen Sie mit, es kann Spaß machen, und die Zeit ist auch hier reif.

"Lichtfunk"

Eigentlich eine klasse Idee, um aus der Elektrosmogmisere herauszukommen: die drahtlose Informationsübertragung nicht mit elektromagnetischen Funkwellen, sondern mit **Licht**! Lichtwelle statt Mikrowelle. Hier wird eifrig geforscht. Es gibt begeisterte Befürworter. Dann wäre Nachbars Wand endlich wieder das, was sie immer war und eigentlich immer sein sollte, ein Schutz, eine solide Bremse gegen unerwünschte Umweltbelastungen, und die riskante Übergriffigkeit durch Funk hätte ein Ende (Seiten 453 und 454). Ich würde es meinen Nachbarn empfehlen, damit ich Ruhe vor deren ständiger Internetsurferei, Mailerei und Datenschaufelei hätte. Lichtwellen gehen nicht durch Wände. Und des Nachbarn Bonus: Wenn die ihr Licht ausknipsen, hält auch die Datenflut inne. Zurzeit ballert deren DECT und WLAN immer, Tag und Nacht.

Aber ob ich es auch haben wollte? Das bringt mich in Verlegenheit. Wir alle wissen noch viel zu wenig über die biologischen Wirkungen von moduliertem Licht. Immerhin hätten wir jetzt all die unnatürlichen Frequenz- und Taktprobleme, die wir im Feld zu Recht beklagen, im Licht. So ähnlich wie wir es längst bei den Fernseh- und Computerbildschirmen haben. Wir sind also schon reichlich mit technisch verändertem, bedenklichem Flackerlicht eingedeckt, von Sparlampen und LEDs ganz zu schweigen. Oder geht es mit gesundheitlich verträglicher Lichttechnik? "Lichtfunk"-Pionier Dipl.-Ing. Stefan Spaarmann will: "Wir brauchen ein optisches Handy nach unseren Grundsätzen, unauffällig und nur schwach strahlend, nicht flickernd, nicht blendend, nicht nervend."

Das ist Zukunft: Mobiltelefonieren mit Licht. Das ist bereits in der Mache: WLAN aus der Schreibtischlampe, der Deckenbeleuchtung. **VLC** - Visible Light Communication zieht in die Häuser ein. Ein bisschen kennen wir das schon vom Infrarot, von Fernbedienungen, drahtlosen Kopfhörern, PC-Schnittstellen, Bewegungsmeldern, der kabellosen Tastatur oder Maus, von Mess- und Laborgeräten (Seiten 520 bis 522 und 523).

Ich habe Bauchschmerzen, Licht für diesen Zweck von einer Industrie, die sich nicht um biologische Konsequenzen sorgt, missbrauchen zu lassen, die es in technische Frequenzen zerhackt, so wie es per Mikrowelle mit dem Mobilfunk, mit DECT, WLAN... passiert. Beim Mobilfunk mahnten und mahnen wir lautstark und kopfschüttelnd Grundlagenforschung bezüglich biologischer Risiken an, die es immer noch nicht gibt; beim "Lichtfunk" gibt es sie auch nicht, mal wieder. Mit der Übertragung von Daten per Licht könnten alle negativen Aspekte, die wir vom Elektrosmog kennen, wieder auf dieser neuen Ebene aufleben.

Ist Lichtsmog wirklich unbedenklicher als Elektrosmog? Reagieren Augen, Gehirn und andere Lichtrezeptoren vielleicht noch mehr auf den Lichtsmog als die Antenne Körper auf Elektrosmog? Kritische Fragen und noch keine Antwort. Mehr im Kapitel "Licht" auf Seiten 920 bis 922.

Das Optimum, die Alternative: Kabel, am besten Glasfaser

Kabel für die Datenübertragung sind besser als Funk. **Netzwerkkabel** sind fast feldfrei, schnell, sicher. Wo und wann immer es geht, von der Telefondose zum PC, vom Router zum Notebook, vom Tablet zum Drucker, vom Keller zum Speicher, die baubiologische Forderung: Kabel.

Das gilt für drinnen genauso wie für draußen. Wir bräuchten eine bundesweite Infrastruktur mit **Glasfaserleitungen**. Das könnte viele Funktürme ersetzen, so viel Strahlungsbelastung, menschliches Leid und Schäden in der Natur reduzieren, wäre unschlagbar rasend schnell, so schnell, dass komplette DVDs in wenigen Sekunden durch die Leitungen gejagt werden könnten (da sehen die Sender nur noch die Rücklichter), und wäre abhörsicher und störfrei. Warum haben wir es nicht überall? Wegen der höheren Kosten. Funk ist billiger.

Die Telekom kündigte 2011 Glasfaseranschlüsse bis in die Wohnungen für zehn Städte an. Bis Ende 2012 sollen mindestens zehn Prozent aller deutschen Haushalte mit Glasfaser ausgestattet sein, so die Planung. Der Odenwald-Kreis kommt 2010 in Glasfaser-Fahrt, Düsseldorf, Frankfurt, Stuttgart, Mannheim, Kassel, Karlsruhe, Hannover, Gummersbach, Offenburg, Potsdam 2011, München, Berlin, Köln, Kiel, Kempten, Augsburg 2012. 2013 werden Chemnitz, Bad Homburg und Oberursel verglasfasert sein, andere Städte und Gemeinden ziehen nach. Frankreich und weitere Länder fingen mit dem Ausbau bereits 2009 an. Derweil plant die Schweiz über 2000 neue Mobilfunkantennen. Bei Swisscom verdoppelt sich das Datenvolumen alle 10 Monate. Verantwortungsvolle Politiker sehen die Zukunft des Datentransports in Glasfaser. Wissenschaftler, Ärztekammern, Initiativen, Verbände, Baubiologen... auch.

Das Fraunhofer-Institut stellt Anfang 2011 in Zusammenarbeit mit der Technischen Universität Kopenhagen eine weltweite Premiere vor: Die Datenübertragung via Glasfaser mit 10 Terabit pro Sekunde, das Volumen von 240 DVDs in einer einzigen Sekunde, das über 29 Kilometer. "Davon kann der Mobilfunk noch lange träumen." Die modernste Funktechnik LTE schafft höchstens 300 Megabit, 30.000-mal langsamer, das kommende LTE Advanced bis zu 1 Gigabit, immer noch 10.000-mal müder. Wissenschaftlicher Versuch ist nicht Praxis, die Praxis hinkt etwas gemächlicher hinterher. Aber, so die Experten: Glasfaser wird immer schneller, sicherer und störunanfälliger sein als Funk. Und außerdem, für mich das Vorrangige: risikoloser, keine Strahlungsbelastungen wie beim Funk. Aber das interessiert die Experten nicht.

Forcieren wir den öffentlichen Ausbau von Glasfasernetzen, nutzen wir die unbedenkliche Option der Verkabelung im eigenen Haus. Zehn Meter Kabel sind besser und verträglicher als zehn Meter Funk. Klären wir die Nachbarschaft auf. Telefonieren wir möglichst viel drahtgebunden. So können wir der ungebremsten Verfunkung Einhalt gebieten.

Funkwellen: Messung 571

So werden elektromagnetische Funkwellen gemessen

Beachten Sie die in Ergänzung zum Standard und den Richtwerten herausgegebenen aktuellen "Messtechnischen Randbedingungen und Erläuterungen". Hier finden Sie verbindliche Angaben, womit und wie messtechnisch-analytisch vorzugehen ist.

Von elektromagnetischen Wellen oder Hochfrequenz spricht man, wenn es um die **drahtlose** Informationsübertragung geht, um **Funkanwendungen** in technisch genutzten Frequenzbereichen von einigen Kilohertz (kHz, tausend Schwingungsperioden pro Sekunde) bis zu mehreren Gigahertz (GHz, Milliarden Schwingungen). Das für die Funknutzung bereitgestellte Frequenzspektrum fängt bei 9 kHz an, füllt den gesamten Megahertzbereich (MHz, Millionen Schwingungen) aus und endet bei 300 GHz.

Funkwellen sind Transversalwellen und breiten sich mit Lichtgeschwindigkeit aus. Sie bestehen aus einem **hochfrequenten Trägersignal**, dem eine **niederfrequente Information** aufgeprägt, ein Inhalt aufmoduliert wird, z.B. Bilder, Sprache, Musik oder Daten. Häufige Modulationsarten sind die Amplitudenmodulation (AM, oft Kurz-, Mittel-, Langwelle und gepulste Signale wie Radar), Frequenzmodulation (FM, oft UKW) oder Phasenmodulation (PM, oft neuere digitale und gepulste Techniken wie GSM, UMTS, TETRA, DECT, WLAN) mit zahlreichen Misch- und Unterarten. Mobilfunknetze, Handys, DECT-, WLAN- und andere moderne digitale Techniken funken außerdem **gepulst**, um viele Informationen praktisch zeitgleich übertragen zu können. Die Pulsung - speziell die periodische - wird bei baubiologischen Messungen besonders beachtet und kritisch gewichtet.

Bei den **niederfrequenten** Feldern sind die elektrischen (E, V/m) und die magnetischen (H, A/m) Komponenten **getrennt**, man befindet sich im so genannten **Nahfeld** (Abstand zur Feldquelle unterhalb etwa einer Wellenlänge). Sie müssen deshalb entsprechend getrennt gemessen und bewertet werden. Bei den **hochfrequenten** Wellen gelangt man immer mehr ins **Fernfeld** (Abstand zur Feldquelle oberhalb etwa einer Wellenlänge). Je höher die Frequenz, umso mehr "verschmelzen" die elektrischen und magnetischen Feldanteile. Nun müssen sie nicht mehr einzeln gemessen werden, sie stehen in einem festen mathematischen Zusammenhang miteinander, so dass von dem einen auf das andere (und umgekehrt) geschlossen und **umgerechnet** werden kann. Es reicht eine Komponente zum Rückschluss auf die gesamte **Strahlungsstärke** bzw. Leistungsflussdichte (S, W/m^2). Wenn nicht anders erwähnt, beziehen sich alle Aussagen auf das Fernfeld.

Elektromagnetische Funkwellen werden bei baubiologischen Untersuchungen mit verschiedenen Technologien gemessen, z.B. mit **Spektrumanalysatoren** oder **Breitbandmessgeräten** oder auch mit einfachen **Signal-** bzw. **Modulationsmetern**.

Spektrumanalyser sind professionell und können viel. Sie erfassen mit den dazugehörigen Messantennen die Strahlungsstärke, Frequenz und Modulation mit hoher Genauigkeit und Selektivität. Man bekommt den wichtigen Gesamtüberblick über auffällige Senderaktivitäten, kann einzelne Frequenzen exakt erfassen und die Funkdienste differenziert begutachten, einzelne Funkkanäle zuordnen, Modulationen darstellen, Berechnungen anstellen und vieles mehr. Die meisten Geräte fangen bei etwa 10 kHz an und gehen bis zu den Mikrowellen, meist bis 3 GHz oder 6 GHz. In diesem Frequenzbereich tummeln sich die häufigsten Sender. Manche gehen höher, z.B. bis 8, 26, 40 oder 60 GHz und erfassen ergänzend die hier vorhandenen Radar- oder Richtfunksignale.

Breitbandmessgeräte erfassen die Summe oder die stärksten aller einwirkenden Funkwellen in einem definierten Frequenzbereich, z.B. von 10 MHz oder 800 MHz bis 3 GHz. Sie sind praktisch und schnell einsetzbar, zuverlässig und oft ausreichend genau, zumindest die guten. Es ist nicht oder nur eingeschränkt möglich, verschiedene Funkeinwirkungen differenziert zu betrachten. Viele bieten deshalb eine zusätzliche, einfache akustische Diagnosemöglichkeit, die Funksignale werden dabei demoduliert, um anhand eines Höreindrucks erste Unterscheidungen speziell im Bereich der gepulsten Senderarten vornehmen zu können. Andere bieten Frequenzfilter für die gezielte Auswahl bestimmter Frequenzbereiche. Bei den Breitbandmessgeräten gibt es große Preis- und Qualitätsunterschiede. Neben soliden Anbietern tummelt sich hier eine zunehmende Zahl von Billigprodukten, die teilweise für wenige Euro viel versprechen und wenig halten.

Einfache **Signal-** und **Modulationsmeter** beschränken sich darauf, die Funkaktivitäten, speziell die gepulsten, akustisch wahrnehmbar zu machen. Das heißt, man hört die niederfrequenten Signale und kann erkennen, ob z.b. das typische "Pulsen" der GSM-Handys, das helle "Singen" der GSM-Basisstationen, das unverwechselbare "Knattern" der DECT-Techniken, das chaotische "Prasseln" des Mikrowellenherdes, die zehnsekündliche "Watsche" einer Radaranlage oder das morsezeichenähnliche "Takten" von WLAN im Spiel ist. Endotronic nennt eines ihrer Meter treffend "Hell-Receiver", da es hier und da wahrhaft den Eindruck macht, als sei der himmlische Äther durch die Funktechnik zur Hölle geworden. Jeder sollte ein solches Gerät mit sich führen, das Unhörbare hörbar machen. Der akustische Eindruck kann, Erfahrung in der Interpretation vorausgesetzt, erste Rückschlüsse möglich und bessere wie schlechtere Zonen erkennbar machen, zu Problembewusstsein führen und einleiten, weitere Untersuchungsstrategien anzugehen.

Für mich gibt es nicht das bessere oder schlechtere Messverfahren, alle haben ihren Stellenwert und ihre **Vor-** und **Nachteile**. Alle drei ergänzen sich im baubiologischen Alltag ideal. Das Breitbandmessgerät kann den Spektrumanalyser nicht ersetzen, umgekehrt auch nicht, die akustische Diagnose ist ergänzend reizvoll und aussagestark. Die Kombination der Verfahren macht eine HF-Untersuchung sicherer. Ohne Spektrumanalysator sind wesentliche Erkenntnisse und Rückschlüsse nicht möglich, deshalb hat dieser Priorität. Eines haben Geräte mit guter Genauigkeit, einem ausreichend breiten Frequenzbereich und der Möglichkeit, die Frequenz- und Modulationsarten bewerten zu können, gemein: Sie sind kompliziert und teuer, sie erfordern Erfahrung und Sachverstand.

Es gibt für HF-Messgeräte, speziell für Spektrumanalysatoren, unterschiedliche **Antennentypen** für die vielen Aufgaben und Frequenzbereiche, eindimensionale für richtungsabhängige oder isotrope für richtungsunabhängige Messungen, logarithmisch-periodische und bikonische Antennen, Monopole, Dipole, Loop- und Hornantennen... Professionelle Messantennen für Spektrumanalysatoren sollten kalibriert sein.

In der Baubiologie führen wir bei der Messung die **Schwenkmethode** mit den Messantennen durch. Die Antenne wird - möglichst weit vom Körper entfernt - in allen Raumteilen (speziell im Schlafbereich) und Raumrichtungen isotrop, sprich dreidimensional geführt, das zu messende Areal abgetastet, "abgescannt", in die verschiedene Polarisationsebenen gedreht und per Spitzenwerteinstellung (Peak Hold) aufgezeichnet. Eine solche Vorgehensweise sollte - je nach Situation - ein paar Minuten dauern, zumindest so lange, bis sich auf der Anzeige keine Messwertsteigerungen mehr zeigen

Die meisten Antennentypen empfangen die **elektrische** Feldstärke, von hier wird - wie erwähnt - im Fernfeld auf die Strahlungsstärke oder andere Maßeinheiten umgerechnet. Der vom Hersteller angegebene Antennengewinn (dBi) muss neben dem Wert der Kabeldämpfung (dB) frequenzabhängig in die Berechnung von Feld- oder Strahlungsstärke einfließen. Je höher der Antennengewinn und je niedriger die Dämpfung des Antennenkabels, umso ausgeprägter die Nachweisempfindlichkeit.

Je nach Aufgabenstellung und Messgerät sind verschiedene Maßeinheiten in der Baubiologie und der Wissenschaft gebräuchlich: **Watt pro Quadratmeter** für die Strahlungsstärke (auch Leistungsflussdichte oder Strahlungsdichte genannt), **Volt pro Meter** für die elektrische Feldstärke und **Ampere pro Meter** für die magnetische Feldstärke. In der Baubiologie messen und bewerten wir an erster Stelle die Strahlungsstärke.

Die Maßeinheit der hochfrequenten **Strahlungsstärke** ist

| **Watt pro Quadratmeter** (W/m^2), baubiologisch bevorzugt:
| **Mikrowatt pro Quadratmeter** ($\mu W/m^2$).

Die Umrechnung: $1\ W/m^2 = 1000\ mW/m^2 = 1.000.000\ \mu W/m^2$.
$1\ \mu W/m^2$ entspricht $0{,}1\ nW/cm^2$. $100\ nW/cm^2$ sind $1000\ \mu W/m^2$.

Die Maßeinheit der hochfrequenten **elektrischen Feldstärke** ist

| **Volt pro Meter** (V/m) bzw. **Millivolt pro Meter** (mV/m).

Funkwellen: Messung

Die Umrechnung von elektrischer Feldstärke (E, V/m) auf Strahlungsstärke (S, W/m²) ist nur im Fernfeld wie folgt möglich. Strahlungsstärke ist Feldstärke zum Quadrat geteilt durch 377 Ohm, also $S = E^2 : 377$. Oder ganz baubiologisch: $\mu W/m^2 = (V/m)^2 : 0{,}000377$.

Die Maßeinheit der hochfrequenten **magnetischen Feldstärke** ist

| **Ampere pro Meter** (A/m) bzw. **Milliampere pro Meter** (mA/m).

Die Umrechnung von magnetischer Feldstärke (H, A/m) auf Strahlungsstärke (S, W/m²) ist im Fernfeld wie folgt möglich. Strahlungsstärke ist Feldstärke zum Quadrat mal 377 Ohm, also $S = H^2 \times 377$. Oder ganz baubiologisch: $\mu W/m^2 = (A/m)^2 \times 377.000.000$.

Die Umrechnung von elektrischer (E, V/m) und magnetischer (H, A/m) Feldstärke auf Strahlungsstärke (S, W/m²) ist auch im Nahfeld möglich: $S = E \times H$.

Messgeräte für Strahlungsstärke oder Feldstärke geben die Intensität der hochfrequenten Strahlung in einem definierten **Frequenzbereich** an. Dieser sollte möglichst breit sein, um die vielen Sender von Radio- bis Mikrowelle erfassen zu können, und vom Kilohertzbereich über das ganze Megahertzspektrum bis in den Gigahertzbereich gehen. Die 2,45-GHz-Frequenz der Mikrowellenherde sollte in jedem Fall mindestens noch erreicht werden, möglichst auch noch höhere Frequenzen. Die häufigsten und stärksten hochfrequenten Funkwellen des Alltags liegen in diesem Frequenzbereich zwischen etwa **100 kHz** und **10 GHz**, die allermeisten zwischen 10 MHz und 3 GHz, noch, zukünftige Techniken dringen immer weiter in den höheren Gigahertzbereich ein. Ein solide kompensierter Frequenzgang ist speziell bei Breitbandmessgeräten wichtig, das heißt, das Gerät muss fähig sein die verschiedensten Frequenzen richtig zu bewerten.

Die **Fehlertoleranz** sollte bei Breitbandmessgeräten unter ± 5 dB liegen und bei Spektrumanalysatoren unter ± 3 dB, bezogen auf den gesamten Frequenzbereich und Messaufbau vom Analyser über das Verbindungskabel bis zur Antenne. **Nachweisempfindlichkeit**: 0,1 µW/m² (Breitband) bzw. 0,01 µW/m² (Spektrumanalyser).

Bitte beachten: Die meisten Messgeräte beziehen ihre Ergebnisse auf das **Fernfeld**. Im **Nahfeld** gelten die Werte **nicht**. Das Fernfeld beginnt (und das Nahfeld endet) bei über **einer Wellenlänge**. Für den Eindruck der Relation Wellenlänge / Fernfeld / Nahfeld und um bei Messungen die nötigen Abstände einhalten zu können, hier eine Kurzübersicht:

Frequenz		Wellenlänge Fernfeld ab		Beispiele
30	kHz	10	km	Zeitzeichen, See-, Flug-, Land-, Nachrichten-, Ortungsfunk
100	kHz	3	km	Sicherungsanlagen, Wetternachrichten, See-/Flugnavigation
300	kHz	1	km	Langwelle
1	MHz	300	m	Mittelwelle
3	MHz	100	m	Kurzwelle
10	MHz	30	m	Kurzwelle
30	MHz	10	m	Jedermannfunk, CB-Funk, Babyphone, Alarmanlagen
100	MHz	3	m	UKW, VHF, DVB-T, DAB-T, Hilfsdienste, Flugfunk/-sicherung
300	MHz	1	m	VHF, UHF, TETRA, Tetrapol, Funkrufdienste, Jedermannfunk
1	GHz	30	cm	GSM 900, UHF, DVB-T, DAB-T, Jedermannfunk
3	GHz	10	cm	GSM 1800, UMTS, DECT, WLAN, Radar, Mikrowellenherd
10	GHz	3	cm	Richtfunk, Radar, Flugfunk, Flughafen, Satelliten
30	GHz	1	cm	Richtfunk, Radar, Flugfunk, Satelliten
100	GHz	3	mm	Richtfunk, Satelliten
300	GHz	1	mm	Satelliten

Lichtgeschwindigkeit (m/s) : Frequenz (Hz) = Wellenlänge (m)
Lichtgeschwindigkeit = 300.000.000 Meter pro Sekunde (m/s)

Messungen von Strahlungsstärke und/oder Feldstärke gehören zum Standard der baubiologischen Messtechnik.

Die aktuellen **baubiologischen Richtwerte** für die **Strahlungsstärke** von Funkwellen, wie immer bezogen auf Schlafplätze:

Idealwerte, die in den letzten Jahren immer seltener werden, liegen **unter 0,01 µW/m²**.

| | Unter **0,1 µW/m²** müsste noch als **unriskant** akzeptiert werden.
| | **0,1-10 µW/m²** sind **schwach**,
| | **10-1000 µW/m² stark** und
| | über **1000 µW/m² extrem** auffällig.

Richtwerte gelten für einzelne Funkdienste, z.B. GSM (D-/E-Netze), UMTS, TETRA, LTE, Radio, Fernsehen, DECT, WLAN... Angaben beziehen sich auf Spitzenwerte. Richtwerte gelten nicht für Radar. Kritischere Funkwellen wie gepulste bzw. periodische oder breitbandige bzw. Crestfaktor-reiche Signale (Mobilfunk, DECT, WLAN, digitaler Rundfunk...) sollten speziell bei stärkeren Auffälligkeiten empfindlicher und weniger kritische Funkwellen wie ungepulste bzw. nichtperiodische Signale (UKW, Kurz-, Mittel-, Langwelle, Analogfunk...) speziell bei schwächeren Auffälligkeiten großzügiger bewertet werden.

Mit dem **Spektrumanalysator** gehen wir bei den baubiologischen Untersuchungen von **Mobilfunknetzen** (GSM, D- und E-Netze) standardgemäß wie folgt vor: Messung der ständig aktiven **Organisationskanäle** (BCCH, Broadcast Control Channel) in Max-Hold-Einstellung nach Schwenkmethode und Aufsummierung der Strahlungsstärken. Dies Ergebnis ist für die Orientierung an den baubiologischen Richtwerten für Schlafbereiche geeignet, es entspricht in etwa der **Minimalauslastung** der Basisstationen während der von Handytelefonierern meist nicht stark frequentierten Nachtphase. Zur Ermittlung der möglichen **Maximalbelastung**, wenn die Basis tagsüber viele Handygespräche über ihre **Verkehrskanäle** (TCH, Traffic Channel) abwickelt, kann entweder der Messwert der Organisationskanäle theoretisch und grob mit dem **Faktor 2-4** multipliziert (es sei denn, es liegen genaue Betreiberdaten vor) oder praktisch eine Langzeitmessung mit Breitbandgerät durchgeführt werden. Im Protokoll anzugeben ist das zum Zeitpunkt der Messung erfasste Ergebnis mit erfassten bzw. berechneten Minimal- und Maximalwerten. Auf eine mögliche Messunsicherheit ist ebenfalls hinzuweisen. Vorsicht: Bei anderen Funktechniken, z.B. LTE, zeigt sich der Messwert bei starker Datenaktivität eher niedriger als bei schwacher. Außerdem verändern sie mit der Auslastung ihrer Basis das Pulsverhalten. LTE ist ohne Last gepulst und mit Maximallast (die selten passiert!) nicht.

Noch genauere Angaben, noch viel detailliertere messtechnische Vorgehensweisen und technische Spezifikationen finden Sie in den umfangreichen **Richtlinien** des Berufsverbandes Deutscher Baubiologen **VDB**, speziell zu diesem Thema Funkwellen und Spektrumanalysermessungen, eine Fleißarbeit des Kollegen Dr. Martin Virnich.

Bei der Messung der elektromagnetischen Funkwellen müssen die **gepulsten** und **ungepulsten** Felder unterschieden werden, auch weil die gepulsten offenbar eine höhere biologische Relevanz haben. Es verdichtet sich zudem immer mehr der Eindruck, dass auch die neueren **breitbandigen** Funkdienste mit ihren zahlreichen **Crestfaktor-Spitzen** biologisch besonders zu Buche schlagen. Bei den offiziellen Standards nach DIN/VDE oder Verordnung ist es umgekehrt, denn die gepulsten Felder dürfen hier stärker sein als die ungepulsten, außerdem mitteln die Offiziellen die Ergebnisse über sechs Minuten. Thermisch gesehen ist das stimmig, denn gepulste Einwirkungen (welcher Art auch immer) machen nicht so schnell warm wie ungepulste, die Pausen kühlen ab. Deshalb sind baubiologische Messergebnisse mit offiziellen Regelwerken nicht direkt vergleichbar, denn wir messen die unseres Erachtens biologisch relevanten Spitzenfeldstärken und mitteln nicht daran herum, um auf thermisch interpretierbare Werte zu kommen.

Es gehört zum Standard der baubiologischen Messtechnik, neben der Strahlungsintensität auch die **Signale** bzw. **Modulationen** zu erfassen, um den wichtigen Eindruck des niederfrequenten "Inhaltes" zu bekommen. Signal- und Modulationsmeter sind, wie erwähnt, einfach handhab- und akustisch flink einschätzbar. Sie geben die an der Messantenne anliegende Spannung an. Diese Spannung ist antennenspezifisch und kann nur schlecht oder gar nicht auf µW/m² umgerechnet werden. In einigen Breitbandmessgeräten ist eine solche akustische Diagnosemöglichkeit bereits integriert, speziell den aktuel-

Funkwellen: Messung

leren. In Spektrumanalyser können Sie ebenfalls "hineinhorchen", per Kopfhörer oder Aktivbox die demodulierten Signale ganz gezielt und frequenzspezifisch hörbar machen. Die akustische Diagnose ist eine unverzichtbare Ergänzung zur HF-Messung bei gepulsten Feldern, für die Bewertung einer Situation allein jedoch seltener bis nicht geeignet.

Die **Modulation** im Kurz-, Mittel- und Langwellenbereich wird meist über die **Amplitude** vorgenommen, das heißt, die Amplitude der hochfrequenten Trägerschwingung wird durch die niederfrequenten Signale der Nachricht beeinflusst. Bei der Ultra-Kurz-Welle (UKW) ist es üblicherweise eine Modulation der **Frequenz**. Hier wird die Frequenz der Trägerschwingung im Takt der Nachricht geändert. Bei der **Pulsung** der Mobilfunknetze, DECT-Telefone, WLAN-Techniken oder von Radar sowie einigen anderen Sendern wird die gesamte Welle und mit ihr die Nachricht in viele kurze Ausschnitte "gepackt", in einzelnen niederfrequenten "Paketen" übertragen und beim Empfang wieder "entpackt". Zusätzlich gibt es komplizierte Mischungen und Modulationsarten wie z.B. die Impuls-Amplituden-Modulation, die Impuls-Frequenz-Modulation, Puls-Code-Modulation, Delta- oder Phasen-Modulation. Die Modulation, also das Aufbringen einer niederfrequenten Information auf eine hochfrequente Trägerwelle, erfolgt im Sender. Im Empfänger wird sie bei der Demodulation rückgängig gemacht, so dass die reine Information, z.B. die Sprache, Musik, die Daten oder das Bild, wieder zur Verfügung steht.

Achtung: Viele HF-Messgeräte geben bei **gepulster** Strahlung den **Mittelwert** von Puls (Peak) und Pause (Leerraum zwischen zwei Peaks) und **keine Spitzenwerte** an. Das ist von offiziellen Standards so gefordert, z.B. DIN/VDE oder der Verordnung. Auf diese Weise kommt es zu Unterbewertungen. Prof. Günter Käs gibt an, dass beim gepulsten Radar der Peak, also der Spitzenwert, der den Menschen erreicht und entsprechend biologisch effektiv ist, bis zu 1000-mal stärker sein kann als ein gemitteltes Ergebnis. Beim GSM-Handy liegt der Mittelwert achtfach unter der Spitze, bei der DECT-Technik 25 fach. Wir müssen in der Baubiologie Wert darauf legen, dass Messgeräte gepulste Strahlung optimal empfangen, das heißt die Spitzen ihrer realen Sendeleistung entsprechend bewerten. Neuere Spektrumanalysatoren schaffen das einwandfrei. Vor einigen Jahren waren geeignete breitbandige Messgeräte mit zuverlässiger Peakbeurteilung ein Traum, heute sind solide (und bezahlbare) auf dem Markt.

Es gibt eine Reihe von teuren und als professionell geltenden Breitbandmessgeräten für mehrere tausend Euro, die gerne von den Betreibern, Behörden, Universitäten oder nach Verordnung messenden Instituten und Sachverständigen eingesetzt werden. Sie sind, was die Nachweisempfindlichkeit und die richtige Spitzenbewertung gepulster Funkwellen angeht, für baubiologische Ansprüche (und biologische Rückschlüsse) viel zu unsensibel. Sie fangen bei gepulster Strahlung erst ab etwa 10.000 µW/m² an plausible Messwerte anzuzeigen und präsentieren schon nach Einschaltung der Spitzenwertfunktion relevante Ergebnisse, die gar nicht da sind. "Profigeräte" für 8000 Euro strampeln sich unter, um und über 1000 µW/m² noch leidlich ab und reagieren auf bestimmte, klassisch gepulste Funktechniken wie Handys, DECT, WLAN und Radar kaum bis überhaupt nicht. Das können einige aktuelle Breitbandmessgeräte für unter 1000 Euro inzwischen besser, z.B. von der Merkel-Messtechnik oder von Gigahertz-Solutions. Sie empfangen und bewerten gepulste Strahlung gut bis optimal, sind mit Nachweisempfindlichkeiten von unter 0,1 µW/m² sensibel genug auch zur Erfassung der baubiologischen Richtwerte für Schlafbereiche. Kompliment den Herstellern. Die Entwicklung schreitet voran. Die Qualität und Tauglichkeit von HF-Messgeräten, welche die hohen baubiologischen Ansprüche erfüllen, nimmt erfreulich zu. Baubiologen tragen zu der Entwicklung bei.

Es gibt eine Reihe von billigen Breitbandmessgeräten, die bei D- und Netz-Basisstationen hier und da noch ganz solide, woanders aber viel zu ungenaue Ergebnisse präsentieren und sich bei DECT, WLAN, UMTS oder Radar selbst bei hohen Feldintensitäten fast oder ganz verabschieden. Heute wie schon vor zehn Jahren ganz besonders daneben: In Fachzeitschriften angepriesene Elektrosmog-Messgeräte für 100, 200 Euro, denen ich selbst unter den stärksten Feldbedingungen, beispielsweise direkt am Langenberger Radio- und Fernsehsender, der Deutschen Welle in Jülich, unmittelbar an der Antenne von Funkgeräten und Handys, neben Radaranlagen, keinerlei Anzeige entlocken konnte, nicht mal eine dezente Entwarnung überall. Nur am leckstrahlenden Mikrowellenherd kam dann endlich der erste ersehnte Zeigerausschlag.

Funkwellen: Messung

Wichtig kann eine **Langzeitaufzeichnung** über z.B. Schreiber, Datenlogger oder Computer werden. HF kann sich in der Feldintensität unberechenbar verändern und bedarf deshalb ausdauernder Beobachtung über Minuten, Stunden oder sogar Tage. Nicht alle Sender funken immer und wenn, dann nicht immer gleich stark. Manche Radiosender oder das Militär funken nur zu bestimmten Zeiten, manche Behörden- und Industriesender nur bei Bedarf. DECT und WLAN strahlen manchmal nonstop, manchmal auch nur bei der Nutzung. Manche Hobbyfunker in der Nachbarschaft funken gerade dann, wenn der Baubiologe mit seinen Messgeräten nicht da ist. Mobilfunkbasisstationen, sowohl GSM als auch UMTS, verändern ihre Intensität je nach Anzahl der zu bedienenden Handytelefonierer. Auch die breitbandigen Signale (UMTS, digitales Fernsehen...) mit ihren ausgeprägteren Crestfaktoren sollten mit Geduld beobachtet werden, sie schwanken.

Verunsicherung: die Spielerei mit **Maßeinheiten**. So wird hier Milliwatt pro Quadratzentimeter angegeben, dort W/m², W/kg, dB, dBµV, V/m, A/m, mV, Joule pro Kilo Körper... Das BfS kann es besonders gut, und wer mir die Zahlenakrobatik der DIN/VDE so klar macht, dass ich sie schnell verstehen und weitergeben könnte, der kriegt fünfzig Euro.

Das Spiel mit den zwölf Nullen, so können Sie einfach umrechnen:

Tera	T	Billion	1.000.000.000.000 =	10^{12}
Giga	G	Milliarde	1.000.000.000 =	10^{9}
Mega	M	Million	1.000.000 =	10^{6}
Kilo	k	Tausend	1000 =	10^{3}
Milli	m	Tausendstel	0,001 =	10^{-3}
Mikro	µ	Millionstel	0,000.001 =	10^{-6}
Nano	n	Milliardstel	0,000.000.001 =	10^{-9}
Pico	p	Billionstel	0,000.000.000.001 =	10^{-12}

Hier die rechtlich verbindlichen **Grenzwerte** der so genannten **Elektrosmogverordnung** 26. BImSchV (leicht auf- oder abgerundet):

MHz	V/m	mA/m	µW/m²	MHz	V/m	mA/m	µW/m²
10-400	27,50	74	2.000.000	1300	49,56	133	6.500.000
500	30,75	83	2.500.000	1400	51,45	138	7.000.000
600	33,68	91	3.000.000	1500	53,25	143	7.500.000
700	36,38	98	3.500.000	1600	55,00	148	8.000.000
800	38,89	105	4.000.000	1700	56,69	152	8.500.000
900	41,25	111	4.500.000	1800	58,34	157	9.000.000
1000	43,48	118	5.000.000	1900	59,93	161	9.500.000
1100	45,60	123	5.500.000	2000	61,49	165	10.000.000
1200	47,63	128	6.000.000	< 10 keine Grenzwerte / > 2000 wie 2000			

Hier noch einige Angaben zu den **rechnerisch** möglichen (und in der Praxis oft nachzuweisenden) **Strahlungsstärken** im Umfeld von typischen alltäglichen **Funkemittenten**:

Mobilfunk-Sektor-Antenne, berechnet für die Hauptstrahlrichtung pro Sendekanal bei Annahme von einem Antennengewinn von 18 dBi und einer Kabeldämpfung von 3 dB.

Abstand in Meter	Leistung eines Sendekanals in Watt						
	5 W	10 W	15 W	20 W	30 W	40 W	50 W
	Strahlungsstärke in Mikrowatt pro Quadratmeter (µW/m²)						
10 m	128.000	256.000	384.000	512.000	768.000	1.024.000	1.280.000
25 m	20.000	40.000	60.000	80.000	120.000	160.000	200.000
50 m	5000	10.000	15.000	20.000	30.000	40.000	50.000
100 m	1250	2500	3750	5000	7500	10.000	12.500
250 m	200	400	600	800	1200	1600	2000
500 m	50	100	150	200	300	400	500
1000 m	12	25	37	50	75	100	125

Funkwellen: Messung

Mobilfunk-Rundstrahl-Antenne, berechnet für die Hauptstrahlrichtung pro Sendekanal bei Annahme eines Antennengewinns von 11 dBi und einer Kabeldämpfung von 3 dB.

Abstand in Meter	Leistung eines Sendekanals in Watt						
	5 W	10 W	15 W	20 W	30 W	40 W	50 W
	Strahlungsstärke in Mikrowatt pro Quadratmeter (µW/m²)						
10 m	25.000	50.000	80.000	100.000	150.000	200.000	250.000
25 m	4000	8000	12.000	16.000	24.000	32.000	40.000
50 m	1000	2000	3000	4000	6000	8000	10.000
100 m	250	500	750	1000	1500	2000	2500
250 m	40	80	120	160	240	320	400
500 m	10	20	30	40	60	80	100
1000 m	2,5	5	7,5	10	15	20	25

Mobilfunk-**Handy** (1 W), Schnurlostelefon **DECT** (250 mW), **WLAN**-Access-Point und WLAN-Funkkarte (100 mW), Schnurlostelefon **CT1+** und **Babyphon** (10 mW), **Bluetooth**-Headset (1 mW), berechnet ohne Einbezug von Antennengewinn oder -verlust.

Abstand in Meter	Leistung der Sender in Watt bzw. Milliwatt				
	Handy 1 W	DECT 250 mW	WLAN 100 mW	CT1+ 10 mW	Bluetooth 1 mW
	Strahlungsstärke in Mikrowatt pro Quadratmeter (µW/m²)				
2 cm	~ 200.000.000	~ 50.000.000	~ 20.000.000	~ 2.000.000	~ 200.000
5 cm	~ 32.000.000	~ 8.000.000	~ 3.200.000	~ 320.000	~ 32.000
10 cm	~ 8.000.000	~ 2.000.000	800.000	~ 80.000	8000
20 cm	2.000.000	500.000	200.000	20.000	2000
50 cm	320.000	80.000	32.000	3200	320
1 m	80.000	20.000	8000	800	80
2 m	20.000	5000	2000	200	20
5 m	3200	800	320	32	3
10 m	800	200	80	8	0,8
20 m	200	50	20	2	0,2
50 m	30	8	3	0,3	< 0,1
100 m	8	2	0,8	< 0,1	< 0,1

Alle Angaben auf- oder abgerundet. Bei den mit ~ versehenen Ergebnissen geht es um Abstände im Nahfeld, diese sind nur rechnerisch-theoretisch zu verstehen. Speziell im Nahfeld hängt die Strahlungsbelastung entscheidend von der Antennengeometrie und Abstrahlcharakteristik der einzelnen Produkte ab, auch von der elektronischen Anpassung und technischen Qualität. Im Nahfeld sind Leistungsverluste größer als im Fernfeld. Bei deutlicheren Antennengewinnen werden die Strahlungsstärken entsprechend höher ausfallen, z.B. bei den externen Richt- und Sektorantennen von WLAN-Access-Points. Bei den meisten Handys oder Schnurlosen sind die Antennengewinne jedoch erfahrungsgemäß nicht nennenswert oder nur relativ schwach ausgeprägt. Bitte beachten: Alle angegebenen Werte gelten für Freifeldbedingungen und direkten Sichtkontakt zu den Emittenten; Gebäude, geologische Gegebenheiten, Vegetation... können schützen oder reflektieren und so die Feldintensitäten verändern.

Baubiologiekollege Wolfgang Kessel schlägt für den Daueraufenthalt **Bewertungskriterien für Radarintensitäten** vor, Strahlungsstärke in Mikrowatt pro Quadratmeter (µW/m²):

Umlaufzeit	sehr niedrig	niedrig	mittel	hoch	sehr hoch
dauernd	< 1	< 10	< 100	< 1000	> 1000
1 s	< 10	< 100	< 1000	< 10.000	> 10.000
< 5 s	< 50	< 500	< 5000	< 50.000	> 50.000
> 10 s	< 100	< 1000	< 10.000	< 100.000	> 100.000

Billionenfach stärker

Eine Orientierung an Maßstäben der Natur ist kaum noch möglich. Wir müssen unausweichliche technische Gegebenheiten zur Bewertungsbasis machen und die zivilisierte Hintergrundstrahlung einbeziehen. **Natürliche Mikrowellen** liegen unter **0,000.001 µW/m²**. 0,001 µW/m² reichen aus, um die Funktion von D- oder E-Netz-Handys zu gewährleisten. Die **Verordnung** setzt die Grenze auf 4,5 bis 9 Millionen beim GSM-Mobilfunk, bei UMTS **10 Millionen**. So darf die Technik **billionenfach** stärker ins Land strahlen als die Natur und **milliardenfach** stärker als ein Handy braucht. Das bezogen auf Ganzkörperbelastungen, bei Teilkörperbelastung - z.B. mit dem Handy am Ohr - darf es noch 25-mal mehr sein. Ähnlich beim Rundfunk: Millionen im Äther, aber die UKW-Antenne empfängt unter 1. Es ist nicht einmal möglich, technisch und natürlich zu vergleichen, da es die technischen Felder, Frequenzen und Modulationen in dieser Form in der Natur überhaupt nicht gibt.

In abgelegenen Gebieten, Funklöchern, auf Inseln und in den Bergen ist es mit empfindlichen Modulationsmetern noch möglich, **natürliche Wellen** (Sferics) zu orten. Es gibt eine ständige Aktivität im Äther, die hörbar wird: als Prasseln, Knistern und Bruzzeln, manchmal an Holz im Feuer oder Fett in der Pfanne erinnernd, mal hektisch und dann sanfter, oder ein wellenartiges, von dezenten, fast schon kosmischen Lauten unterlegtes, zu- und abnehmendes Rauschen, wie die Wellen im Meer. Die Aktivitäten verändern sich ständig, je nach Wetter, Luftdruck, Temperatur, Tageszeit, Gewittertätigkeit in der weiten Umgebung. Diesen faszinierenden akustischen Eindruck von der natürlichen elektromagnetischen Umwelt, von den alles steuernden, ordnenden, stimulierenden Signalen der Schöpfung, sollte jeder bekommen, der sich mit technischen Feldern befasst. Das ist aufregend, ich werde es nie vergessen: So hört sich also der ungestörte, von menschgemachten Frequenzen, Modulationen und Intensitäten nicht vergewaltigte, reine und immer in Bewegung befindliche Strahlenhintergrund an. So zeigte er sich seit Jahrmillionen und wird nun seit kurzer Zeit derart übertönt.

Außerhalb der Erfahrung von Mensch und Natur

Wie sagte Werner Hengstenberg, Elektrosmogpionier und Hersteller akustischer Modulationsmeter (Seite 202): "Das Verfälschen der feinen natürlichen Felder durch grobe technische Signale hat schwerwiegende Folgen. Die Reinheit des Äthers ist ebenso schützenswert wie die von Wasser, Boden oder Luft." Er erinnert besorgt daran, dass "der Frequenzbereich von null Hertz bis zu den Mikrowellen in unserer Schöpfung nicht als Spielwiese für moderne Techniken vorgesehen ist".

Der Toxikologe Dr. Max Daunderer in seinem Buch "Gifte im Alltag": "Die ständige Belastung durch technische elektromagnetische Felder liegt außerhalb der evolutionären Erfahrung von Mensch und Natur."

Lebewesen sind gute Antennen für den Wellensalat im Äther: Schlagen Sie einen Nagel in einen **Baum**, verbinden Sie diesen Nagel mit einem HF-Messgerät, und sie werden hohe Messwerte erleben; ein Baum nimmt Strahlung auf, ist die perfekte Antenne (Seite 395). Messen Sie die im **Menschen** steckende Akupunkturnadel, das Piercing, die Brille oder den Ohrring, die Werte vervielfachen sich; ein Mensch und seine metallischen Accessoires ziehen Strahlung an. Berühren Sie eine Kofferradioantenne, und der Empfang wird besser; auch Ihr Körper ist eine Antenne. Tauchen Sie die Spitze der Messantenne in einen **See**, die Werte schnellen hoch; auch Wasser nimmt Strahlung auf.

Was bedeutet das alles, welche Risiken gehen wir ein, was tun wir der Welt an? Keiner weiß es so richtig und endgültig. Es gibt viele besorgniserregende Hinweise von qualifizierten Experten, aber noch immer nicht die Erkennung von schlüssigen Wirkmechanismen, und immer noch nicht den allerseits akzeptierten und als wissenschaftlich wasserfest geltenden Beweis. So wird weiter aufgerüstet, noch mehr Elektrosmog. Die Wissenschaft hinkt hinterher, kommt nicht mehr mit, die Politik verlässt sich auf die Wissenschaft, die Industrie versteckt sich hinter der Politik, und der Konsument kauft, was das Zeug hält.

Derweil kommen die nächsten Ergebnisse aus den USA. Es wird bestätigt, was Prof. Joseph L. Kirschvink von der Geobiologischen Universität am California-Institute of Technology in Pasadena schon 1992 nachwies (ab Seite 740): **Magnetitkristalle** in menschlichen und tierischen **Gehirnen**, massenhaft, vier Nanogramm je Gramm Gehirnsubstanz, 70 Nanogramm allein in der Hirnhaut. **5 bis 100 Millionen** solcher 60 bis 200 Nanometer winzigen Magnetitpartikel pro Gramm Hirn. Die Art und Form der ferromagnetischen Teilchen namens Magnetit Fe 304 "legt die Vermutung nahe, dass die Natur hiermit eine magnetische Funktion beabsichtigt hat". Hier müsse "eine neue Sichtweise in Bezug auf Gesundheitsstörungen bei Menschen durch elektromagnetische Felder" angestrebt werden. "Im Laborversuch ließen sich die aus der Gehirnsubstanz isolierten Magnetitpartikel bereits durch äußere Magnetfelder bewegen, die nur etwas stärker als das natürliche Erdmagnetfeld waren." Die Strahlung von Handys stellt solche Intensitäten weit in den Schatten. Biomagnetische Teilchen sind auch von Tieren und anderen Lebewesen bekannt, von Lachsen, Tauben, Honigbienen, Mollusken und Bakterien. Die Ähnlichkeit sei überraschend. Tiere nutzten die magnetischen Eigenschaften zur Orientierung, Bakterien tasteten hiermit das irdische Magnetfeld regelrecht ab, um sich im Schlamm zurecht zu finden und Nährstoffe zu orten. Prof. Kirschvink hält Rückschlüsse in Richtung Ungefährlichkeit von elektromagnetischen Feldeinflüssen so lange für voreilig und falsch, wie diese Aspekte und andere noch zu wenig erforschte unbeachtet blieben.

So lange man noch nichts Konkreteres weiß, so lange die Gefahr in ihren Ausmaßen noch nicht abschätzbar ist: Warum nicht ändern, was zu ändern ist? Oft ist das so einfach. Es passiert, dass ich durch eine Schlafplatzkorrektur innerhalb eines Raumes das Bettumfeld von 100 % Strahlungsstärke auf 1 % verbessere. Manche Räume sind nahezu sauber, bis auf die kleine Fläche von 50 cm Durchmesser, die starke Werte auf die Anzeige bringt und die Modulationsmeter heulen lässt. Hier konzentriert sich die Funkstrahlung, und mitten in dem Wellenpeak liegt der migränegeschundene Kopf. Warum nicht einen Meter mit dem Bett ausweichen? Der Erfolg ist auf unserer Seite. Gibt es hier extreme Mobilfunksignale, sind sie dort viel schwächer. Fällt hier der TV-Sender besonders auf, bemerkt man dort kaum was. Unterschiede wie Tag und Nacht in einem Raum, innerhalb weniger Quadratmeter.

Es ist interessant zu erleben, wie die Messgeräte in der Nähe eingeschalteter **Mikrowellenherde** zu "toben" anfangen. Oder zu demonstrieren, dass in der Umgebung des **Flughafens** die Radarbelastung doch gar nicht so groß ist, wie befürchtet wurde. Dass sich etwas mehr Abstand zum **Bildschirm** lohnt. Dass **Leuchtstoffröhren** nicht in einen Wohnraum gehören, auch wenn es die Bio-Röhren sind. Dass **Energiesparlampen** zwar mit Stromverbrauch geizen, aber nicht mit Feldern. Dass es im **Solarium** meist nur so kracht. Dass **massive Steinhäuser** viel besser schützen als Holz- oder Leichtbauhäuser. Dass **enge Bebauung** im Herzen der Großstadt auch Vorteile hat. Dass nach einer **Fensterabschirmung** 99 Prozent weniger Funksmog ins Zimmer eindringt. Dass man **WLAN** im Notebook auch abschalten kann. Dass dies **DECT** beim Nachbarn penetrant genug ist, um ihn hierauf aufmerksam zu machen. Dass das **Babyphon** zu sensibel eingestellt ist und deshalb unnötig lange funkt. Dass der **Wald** dort sichtbar geschädigt ist, wo der "Hell-Receiver" lauten Alarm schlägt und die Feldstärkemessgeräte ungewöhnlich hohe Richtfunk-, Rundfunk- und Radarsignale anzeigen.

Viel los im Äther: ... Südtirol

Mein Autoradio hat einen Sendersuchlauf. Wenn ich in Köln, Düsseldorf, Wuppertal, Aachen... bin und UKW einschalte, dann präsentiert mir die Sendersuche zehn Programme, ich habe Auswahl zwischen Rock, Pop, Klassik, Nachrichten und Sport. Bin ich in der herrlichen Berglandschaft von **Südtirol**, dann kriege ich **80 Programme**. In Bruneck oder Brixen, Bozen oder Meran: viel mehr UKW-Sender als in der Kölner City oder in der Düsseldorfer Altstadt. Für 10 Millionen Rheinländer reichen 10 Sender, für 100.000 Südtiroler sind es 80? Und hier geht es nur um UKW. Mittel- und Langwelle, die kaum noch einer hört, senden zusätzlich mit starken Intensitäten. Die Belegung der Frequenzen ist fast unzählbar, ein paar tausend reserviert allein die Rundfunkanstalt RAS. Im italienischen Fernsehen gibt es über die Antenne so viele Programme wie in anderen Ländern übers Kabel. Italien installiert als erstes Land DECT-Telefone flächendeckend als innerstädtische Funknetze mit 100.000 Basisstationen an Ampeln, Laternen, Bäumen, Häusern. Italien macht seinem Ruf als Handy-Nation alle Ehre.

Jeder, der will, darf und kann hier funken. Es gibt keine Kontrolle. Dafür gibt es für 2500 Euro Mikrowellensender auf dem freien Markt; auf das Dach montiert und los geht es. Ist der Sender zu schwach, weil der Nachbar mit stärkeren Geschossen operiert, dann kauft man einen noch stärkeren. Krieg der Sender. Wäre doch gelacht, wenn das Lodenmantel-Angebot aus Bruneck nicht noch im letzten Bergort zu hören wäre. Im romantischsten Seitental, fernab jeglicher Zivilisation, habe ich 30 UKW-Sender bekommen. Fährt man weiter südlich, die Alpen im Rücken, dann gibt es in der Po-Ebene über 120 UKW-Sender. In Italien herrscht der "Wilde Westen" im Äther. Jeder funkt, Lokalsender, Privatleute, Firmen, Ämter, Bauernhöfe, sogar die Kirche, die ihr Hochamt durch Gottes belastete Natur in die Stuben der Gläubigen schickt.

Ich bin Rheinländer, im Zentrum Düsseldorfs geboren. Aufgewachsen im Großstadtsmog, den Bahnhof in der Nähe, Straßenbahnen vor der Tür, Supermärkte gegenüber, Industrie um die Ecke. Ich kenne aus der Kindheit viele Großstadtkranke mit grauen Gesichtern. Die Wartezimmer der Ärzte waren überfüllt, die Apotheken gut beschäftigt. Heute habe ich oft in Südtirol zu tun. Die Luft ist rein, die Luftionisation optimal. Statt Schornsteine gibt es Bäume, statt Asphalt Blumenwiesen. Statt dreckiger Flüsse gibt es klare Quellen. Die Leute nicht so hektisch. Es spricht alles für Gesundheit und Erholung. Dennoch: Es gibt genauso viele Kranke, genauso viele Depressive, die Wartezimmer der Ärzte sind auch hier voll. Ich treffe überall Menschen, die über Migräne klagen, ohne Schlafmittel nicht ins Bett gehen, ohne Schmerzmittel nicht über den Tag kommen, mit Beruhigungstabletten versorgt werden. Die Scheidungs- und Selbstmordraten sind alarmierend hoch. Wo ist denn der Unterschied zur Großstadt? Ist hier Chemiesmog, was da Elektrosmog ist? Man erwarte von mir keine Beweise. Vielmehr beweise man mir das Gegenteil. Schaltet die Sender aus und wartet auf das Ergebnis! Es könnte sein, dass es überraschend wird.

... Mallorca, Sylt

"Wilder Westen" auch auf den bekanntesten Ferieninseln Mallorca und Sylt (Seiten 440 bis 441 und 540), Erholung mit mehr Sendern und Radar als am Frankfurter Flughafen: Mobilfunk bis in die kleinsten Buchten, DECT und WLAN in jeder Herberge, militärisches Riesenradar auf den Hügeln und Bergen, Flugüberwachung, Seeüberwachung, Marinefunk, Flug- und Seefunkfeuer, Loran-Navigation, leistungsstarke Rundfunksender mitten in den Ortschaften, der Sender Westerland versorgt das weite Meer, geht tief ins Festland und nach Dänemark.

... im Wohnzimmer

Als **Heizung der Zukunft** handeln US-Wissenschaftler die Mikrowelle. Mit einem neuen Heizsystem werden hochfrequente Strahlen in Wohn- und Arbeitszimmer gesendet, derart stark, dass sich der Mensch erwärmt: 300 Millionen Mikrowatt pro Quadratmeter (!) schaffen das spielend. Das ist 30-mal der Grenzwert Verordnung, die hier nicht einmal greifen würde, weil ein Wohnzimmer keine öffentliche Anlage ist. Ein ganzer Wohnraum wird zum riesigen Mikrowellenherd. Eine Wand strahlt die elektromagnetischen Wellen ab, die anderen Wände reflektieren sie. Nachteil: Metallgegenstände im Raum werden heiß, Zimmerpflanzen geben den Geist auf, Haustiere drehen am Rad. Noch ein Problem sei, so die Erfinder des Heizsystems, die Wissenschaftler der Universität in Marlborough (US-Bundesstaat New Hampshire) in der Fachzeitschrift 'New Scientist', "dem Verbraucher die Angst zu nehmen, er würde mit der neuen Mikrowellenheizung gebraten."

... auf der Skipiste

Skifahren macht kalte Füße. Dagegen gibt es Radiowellen, zu finden in Apparaten, die an Skipisten und in Seilbahnstationen stehen. In diese Kästen stellt man seine Eisfüße samt Skischuhen hinein. Nach einer Minute werden die **Treter wohlig warm** und einem Elektrosensiblen schrecklich schlecht. Superstarke Strahlen erhitzen in dem Gerät nach Mikrowellenherdmanier das menschliche Fußfleisch mit Strahlungsintensitäten, die jeden Grenzwert und jede Verordnung haushoch übertreffen, aber vor denen keine Verordnung schützt. Nehmen Sie eine lange Leuchtstoffröhre mit, betreten Sie den fußwärmenden Mikrowellenkasten mutig und auf Ihre soliden Widerstandskräfte vertrauend, und erschrecken Sie bitte nicht: Die Röhre leuchtet hell in Ihrer Hand.

Das erinnert mich wieder daran, dass mir als Kind bei Deichmann die Füße samt zum Kauf anstehender Schuhe mit Röntgenstrahlen durchleuchtet wurden, damit Mutter sehen konnte, ob sie reinpassen...

... Arme Vögel, glückliche Affen

Wattstarke Rundfunkanlagen ziehen Vögel wie magnetisch an, informiert 'Die Welt' im April 2012, Strahlung und Beleuchtung stören ihre Orientierung. In Nordamerika sterben jährlich **sieben Millionen Zugvögel** in den Masten, Kabeln und Netzen der Sender. Es gibt allein in den USA und Kanada 84.000 solcher Anlagen, 4500 davon sind über 150 Meter hoch. Umso glücklicher sind **Affen** in Zoos, schreibt 'Focus' im April 2012: Sie **skypen** mit Artgenossen in anderen Zoos und lieben es auf YouTube Videos zu schauen. Die beste Therapie gegen Langeweile.

Richtig viel los im Äther: Handy-Crash

Weil unser Äther überfüllt ist mit Funk, rechnet man mit dem großen Handy-Crash im Jahr 2013. YouTube, Twitter, Facebook, Mails, Telefonate..., die Funknetze sind der **Datenflut nicht mehr gewachsen**. Mit so viel Liebe zum Smartphone haben selbst die Hersteller und Netzbetreiber nicht gerechnet. Man hofft auf LTE, es muss schnell gehen.

HAARP - Wetter, Wasser, Wolken, Wellen, Wunden, Waffen, Wahnsinn

Noch viel mehr "Wilden Westen" im Äther gibt es nach Jahren harter Entwicklungsarbeit seit 1995 im sonst so unberührten Alaska. Hier wird mit gigantischem Aufwand ein Wahnsinnsprojekt betrieben: **HAARP** (High Frequency Aktive Auroral Research Projekt), eine Riesenanlage, die **größte Funkstation der Welt**. Aus 180 Antennen - jede einzelne 22 Meter hoch - werden einmalige und unvorstellbare Energiemengen bis 10 Milliarden Watt (!) in die Atmosphäre gejagt. Die US-Regierung redet von einer "rein wissenschaftlichen Einrichtung". Sie soll für "Untersuchungen der oberen Atmosphärenschichten, insbesondere der Ionosphäre, eingesetzt werden. Insider und Experten sind sich sicher, dass es um ein "rein militärisches Projekt" geht. In der Tat wird HAARP von der US Navy und US Air Force geleitet und vom Pentagon finanziert.

Diese abgelegene Anlage nordöstlich von Gakona in Alaska detektiert Marschflugkörper, dringt tief in die Meere ein und kommuniziert mit U-Booten, reflektiert feindliche Radarwellen, ortet Flugzeuge und Raketen auch weit hinter dem sichtbaren Horizont, durchleuchtet Mutter Erde kilometertief auf der Suche nach Atom- und Chemiewaffenlagern und anderen Verstecken, schießt riesige Löcher in den Himmel, erhitzt wie ein gigantischer Mikrowellenherd die Ionosphäre... Ein Superradar, von dem Wissenschaftler behaupten, es zöge größere Konsequenzen nach sich als die Atombombe: "Hiermit entstehen Wunden in der Erde und im Kosmos, die nicht mehr zu heilen sein werden."

Dr. Bernhard Eastlund, der Chefentwickler der Anlage: "Wissenschaftler bauen Spielzeuge, und dies ist ein sehr großes Spielzeug." Nach dem zweiten Weltkrieg war es Eastlund, der den Amerikanern seine zahlreichen Patente über Waffen zur Gedanken- und Bewusstseinsmanipulation anbot. Er ist federführender Forscher auf dem Gebiet der Auswirkungen gezielt applizierter elektromagnetischer Energien auf das menschliche Gehirn. Sein Lieblingsspielzeug HAARP beinhaltet die Option des Krankmachens, des Tötens, der Gedankenkontrolle und von psychischen Eingriffen und ist in der Lage, Explosionen von Wasserstoffbombenausmaßen elektromagnetisch an jedem Punkt dieser Erde auch noch in einigen tausend Kilometern Entfernung zu verursachen.

Es kämen Kurzwellen von 2,8 bis 10 Megahertz zum Einsatz, so die offizielle Information. Kurzwellen sind in der Ionosphäre besonders reflexionsfreudig. Zur Ionosphärenbeobachtung (wenn es dann bei der Beobachtung bliebe...) werden zudem eine Ionosonde (Echolot-ähnliche aktive Funktechnik) und ein Riometer (passive Erfassung der Ionosphären-Absorptionsfähigkeit) eingesetzt. Elektromagnetische Wellen, wie die bei HAARP angewandten, regen freie Elektronen und Wassermoleküle der Ionosphäre zur Reaktion, zum Mitschwingen an, ein höchst fragwürdiger, grober technischer Eingriff in die feinen natürlichen Abläufe. Wir hörten von unguten Zusammenhängen bereits bei den Stichworten Mauertrocknung, Mikrowellen, Wassermoleküle, Waldsterben, Rundfunksender, Erdabtrocknung oder Schumann-Wellen (Seiten 187, 234, 425 und 426, 526 und 527, 527 bis 530, 553 und 554, 555 und 556).

Ähnliche Anlagen wie HAARP in Alaska gibt es in Norwegen, Schweden, Puerto Rico, Peru und Russland, eine weitere - die älteste - in Fairbanks/USA. Während des "Kalten Krieges" gab es in Russland den "russischen Specht", eine enorme Sendeanlage, die energiereiche gepulste Funkschläge mit Milliarden Watt in den Himmel und per Reflexion in Richtung USA schickte. Seitdem stellte man überall auf der nördlichen Halbkugel massive Störungen fest, nicht nur technisch z.b. beim Funkempfang, auch in der Natur: Reaktionen des Jetstreams (die warmen Luftmassen in der oberen Atmosphäre, die das Wetter wesentlich beeinflussen), Ionisierungen in den verschiedenen Atmosphärenschichten, auffällige Wetterveränderungen, Stürme und Dürren auf der Erde. Wissenschaftler und Wetterexperten hatten derzeit noch keine Erklärung. Heute weiß man, dass solche Funkenergien fähig sind, das gesamte Klima zu verändern und befürchtet, dass mit dem "Specht" bis 1989 erste destruktive Wettermanipulationen durchgeführt wurden.

Wettermanipulation befürchtet man auch heute. Der 'Spiegel' berichtet im Februar 2005, es sei der US-Luftwaffe gelungen, mit "energiereichen Radiowellen" der Anlage in Fairbanks künstliche Polarlichter zu erzeugen. Der Nachrichtensender 'n-tv' macht die "Kriegswaffe Wetter" im April 2011 zum 45-minütigen Thema: "HAARP schickt die Leistung von über 50.000 Radiostationen gebündelt zur Ionosphäre, von dort wird sie an verschiedene Stellen der Erde reflektiert. Die Energie heizt die Atmosphäre auf und verändert das Klima, bildet künstliche Hochdruckgebiete, das wird in Militärdokumenten beschrieben. Wissenschaftler sind davon überzeugt, dass HAARP das Wetter und alle Wasserbewegungen unserer Atmosphäre bereits verändert hat." Mit den vorhandenen HAARP-Stationen könne man "das Wetter des gesamten Planeten" auf den Kopf stellen. "Stürme und Überflutungen und Dürre" wären die Folge. Es wäre möglich "Hurrikans zu steuern und Erdbeben auszulösen". Wissenschaftliche Simulationen im Labor hätten bewiesen, dass man mit solchen Wellen "Erdbeben, Erdrutsche, Tsunamis und andere verheerende Folgen" gezielt provozieren kann, speziell in diesbezüglich instabilen Zonen. "Kalifornische NASA-Wissenschaftler fanden heraus, dass von 100 untersuchten Beben der Stärke über 5 ausnahmslos allen massive elektrische Störungen in der Ionosphäre vorausgingen." Die mögliche Verbindung mit HAARP gerät ins Visier. Ein Bericht der US Air Force bestätigt den Plan der Wettermanipulation zu Kriegszwecken, die bis zum Jahr 2025 optimiert sein soll: "Wettermanipulation könnte sich auf das gesamte militärische Spektrum ausweiten." Unwetter auf Bestellung, vom Regen in der Wüste bis zu Hitzewellen in der Arktis. "Wer in Zukunft das Wetter kontrolliert, kontrolliert die Welt." Die perfekte Kriegsführung ohne einen Schuss abzugeben. Das Wetter als Waffe. Eine katastrophale Umweltzerstörung.

Wer sich den Frust antun und lesen will, welch unfassbar destruktive Ideen HAARP-Wissenschaftler entwickeln und welche Gefahren davon ausgehen könnten, z.B. das Bewusstsein von Personen und das Verhalten von Tieren zu verändern, das Erbgut ganzer Bevölkerungsgruppen zu schädigen, eine Großstadt zum Wahnsinn zu treiben, punktgenau Erdbeben, Unwetter oder Missernten herbeizuführen..., dem sei das 380-Seiten-Buch von Jeane Manning und Dr. Nick Begich empfohlen: "Löcher im Himmel - der geheime Ökokrieg mit dem Ionosphärenheizer HAARP", erschienen im Zweitausendeins-Verlag. Oder das 440-Seiten-Buch "HAARP ist mehr" von Gerry Vassilatos aus dem Michaels-Verlag.

Trister Himmel - Wettermanipulation, Chemtrails?

'n-tv' berichtet in seiner Reportage "Kriegswaffe Wetter" am 14. April 2011: "Experten vermuten einen Zusammenhang mit den in den USA und auch bei uns häufiger zu beobachtenden so genannten **Chemtrails** am Himmel, diese seltsamen Muster, die im Verdacht stehen, auch ein Teil der Wettermanipulation zu sein. Viele haben sich bestimmt schon mal über die Wolkenstreifen gewundert, die auffällig parallel verlaufen, Karo- oder X-Muster bilden. Sie erscheinen erst als normale Kondensstreifen, doch sie bleiben sehr lange. Chemtrails sind chemische Verbindungen und Metalloxide, sie werden absichtlich von Flugzeugen der Luftwaffe versprüht und halten sich, anders als übliche Kondensstreifen, viele Stunden bis einen ganzen Tag, ziehen den Himmel mit einem nebelartigen Grauschleier zu. Die Metalloxid-Nebel können dann leicht mit HAARP- oder anderen Funkwellen aufgeheizt werden. Die Temperatur am Himmel steigt und verhindert natürliche Wolkenbildungen und Regenfälle, sie legt den Himmel trocken." Umgekehrt - so 'n-tv' - könnte per Chemtrail und Funk Regen kontrolliert, provoziert und verstärkt oder Wolken erzeugt, Eiskristalle aufgetaut und verflüssigt werden.

An manchen Tagen mag ich gar nicht mehr nach oben schauen. Gerade gestern war es wieder so. Nach einer schönen Woche mit zauberhaft blauem Sommerhimmel waren sie wieder da, auf einer Fahrt von Neuss nach Düsseldorf, auf einer Strecke von sechs, sieben Kilometern um die **15 bis 20 "Kondensstreifen"** von Flugzeugen, parallel nebeneinander, ganz lang, kilometerlang, einige auch im Zickzack, ungewöhnliche Strukturen, kaum verblassend, den ganzen Himmel von Horizont zu Horizont vernetzend. Sie versteckten das Himmelblau und tauchten es ihn in ein flächendeckendes, schlieriges, kühles silbrig-grau. Dieser Flugverkehr killt unser Wetter, zieht uns den Himmel zu, verhüllt die Sonne, taucht die Welt in ein unwirkliches Schleierlicht, bedeckt ihn mit einem künstlichen Teppich von Abgas, Chemie, Partikeln..., eigenartige chemische Emissionen, die manche Chemtrails nennen, andere wollen nichts davon hören und bleiben bei Kondensstreifen.

Kondensstreifen? Die sehen doch anders aus, sie sind schmal und verschwinden nach einigen Sekunden bis wenigen Minuten. Aber die hier werden immer **breiter**, immer **zerfranster**, **verschmelzen** mit den anderen Parallel- und Zickzack-Streifen, gehen lange Zeit nicht mehr weg. Auf der Hinfahrt nach Düsseldorf sah man zwischen den vielen Streifen noch Blau, auf der Rückfahrt gut eine Stunde später war das Firmament dank Flugaktivität grau, fies grau. Absichtliche Chemtrails oder unabsichtliche Kondensstreifen? Verdächtig ist, die Spuren am Himmel verhalten sich nicht so wie übliche Kondensstreifen und entsprechen auch nicht den üblichen Flugrouten, schon gar nicht so viele in so kurzer Zeit. Außerdem emittieren einige Flieger ihre weit sichtbaren Streifen in kurzen zeitlichen Intervallen - sprühen...Pause, sprühen...Pause - so was habe ich bei Kondensstreifen noch nie gesehen. Ebenfalls erstaunlich: In den Computerprogrammen, welche die Flugbewegungen der zivilen Luftfahrt minutiös anzeigen, kommen die chemtrailverdächtigen Flugzeuge kaum vor. Auch verblüffend: Schaue ich mir die vierstrahligen Düsenjets mit ihren "Kondensstreifen", die ich eher Chemtrails nennen würde, im Fernglas an oder fotografiere sie mit dem Tele, finde ich keine plakative Aufschrift wie Lufthansa, Iberia, KLM oder UPS, sie sind neutral, bedeutet das: Militär? Mir fällt auch auf: Zivile Maschinen, die zeitgleich hoch oben in der Luft sind, hinterlassen keine Streifen oder wenn, dann solche, die flink wieder aufgelöst sind.

Jeder "normale" Kondensstreifen ist für mich irgendwie ein "Chemtrail", denn er besteht nicht nur aus bravem Wasserdampf oder reinen Eiskristallen, sondern aus Kohlendioxid, Stickoxiden, anderen Schadstoffen und reichlich Ruß. Aber die "echten" Chemtrails sollen darüber hinaus gezielt Metallpartikel wie **Barium** und **Aluminium** versprühen. Mit ein wenig Übung, geschultem Blick und einem guten Fernglas kriegen Sie den Unterschied schnell spitz. Chemtrails hin, Kondensstreifen her: Der Himmel leidet, das Wetter ändert sich, eindeutig dank Flugbewegung. Militär oder zivil, Wettermanipulation oder Mallorcajet? Ich kann es nicht beweisen. Ich blicke nach oben und wundere mich: Normal ist das nicht, der Himmel bewölkt nicht, er wird von Flugzeugspuren verunstaltet. Ich habe Fragen und bekomme von der Flugsicherung, den Behörden, Politikern, Wetterdiensten, selbst den Piloten keine Antwort. Auch nicht von Nachbarn, die scheinen das nicht zu sehen, obwohl es so offensichtlich ist. Und wenn, dann wollen sie es nicht wahrhaben. Und Greenpeace sieht "keine Beweise für die Existenz von Chemtrails".

Eine der Fragen ist: Wie könnte man die **Chemtrail-Aktivitäten nachweisen**? Es werden von Bürgerinitiativen Regenwasseruntersuchungen durchgeführt. Irgendwo muss dies giftige Barium und Aluminium doch bleiben. Ich mache mit. Meine ersten Laboranalysen zeigen über Neuss höhere Barium- und Aluminiumwerte als in Gebieten, wo diese Flugzeugspuren seltener zu sehen sind. Dafür in Gebieten um Würzburg, Kassel und anderen industriearmen Naturgegenden, in denen der Himmel dank Flugaktivität noch häufiger grau ist als bei mir, noch höhere Metallnachweise im Regenwasser. Zufall? Da gibt es die Neurologin Dr. Petra Hopf-Seidel. Sie veranlasst bei schwerkranken Patienten eine Blutwäsche. Was bei einer solchen Plasmapherese abfällt, das Bluteluat, lässt sie im Fachlabor unter anderem auf Schadstoffe und Metalle analysieren. Unerwartetes Ergebnis: Barium- und Aluminium waren im Blut von 45 chronischen Borreliosepatienten auffällig oft und auffällig hoch vertreten, weit über den Grenzwerten. Für Aluminium gäbe es eine Erklärung, es gibt reichlich Aluminiumquellen in unserem Alltag: Medikamente, Salben, Tropfen, Gele, Impfstoffe, Kontrastmittel, Wärmepflaster, Kosmetika, Hautpflege, Sonnenschutz, Cremes, Deos, Haarpflege, Zahnpasta, Lebensmittelzusätze, Kochtöpfe, Folien, Konservendosen, Getränkedosen, Tetrapack, Yoghurtbecher, Backpulver, Baustoffe, Elektronik, Industrieabgase... Aber Barium? Wo kommt das Barium her? Industrie, Umwelt? Praktisch gar nicht. Chemtrails? Zufall?

'n-tv' erwähnt in "Kriegswaffe Wetter", Wettermanipulationen seien von den Amerikanern bereits im Vietnam-Krieg erfolgreich praktiziert worden. Man blies von Flugzeugen aus Metallpartikel in die Wolken und initiierte **verheerende Regenfälle**. Das Land und alle Versorgungswege versanken im Schlamm. Die Vietnamesen kamen mit dem Schlamm jedoch besser klar als die Soldaten der US-amerikanischen Verursacher.

Nun muss man nicht gleich an Krieg denken, es geht auch zu **Friedenszeiten**. Es wird reichlich geübt und experimentiert, auch in der Wissenschaft. Geo Engineering (GE) bzw. **Climate Engineering** (CE) hat das Ziel, die UV-Strahlung der Sonne zu reflektieren und so die Klimaerwärmung zu reduzieren, sozusagen ein Sonnenschutz für die Erde mit tonnenweise in großen Höhen versprühten kleinsten Metallpartikeln. So wie der Sonnenschutz für den Menschen. Haben Sie mal auf Ihre Sonnenmilch geschaut? Wundern Sie sich nicht: Metallpartikel - Aluminium, Titandioxid und andere. Geo Engineering wird an Universitäten gelehrt, Tagungen und Kongresse werden veranstaltet, Forschungsaufträge vergeben. So auch an der Goethe-Universität: "Geo Engineering - das Einbringen von Aerosolen in die Stratosphäre per Flugzeug". Oder das Max-Planck-Institut, das führende Klimaexperten zum Thema "Climate Engineering mit Aerosol Injektionen" im Frühjahr 2012 nach Mainz einlud. Das Bundesministerium für Bildung und Forschung gibt Ende 2011 eine 180-Seiten-Publikation "Gezielte Eingriffe in das Klima? - Eine Bestandsaufnahme zu Climate Engineering" heraus, auf dem Titelbild: Ein Flugzeug sprüht künstliche Wolkenschichten in den Himmel. Auf einem Plakat des Ministeriums wieder ein Flugzeug, das Sprühwolken verbreitet, das sei eine Möglichkeit von Climate Engineering: "Aerosole in die Stratosphäre einbringen". 'Spiegel' interviewt den Direktor des Karlsruher Institutes für Meteorologie und Klimaforschung, Prof. Thomas Leisner, im März 2012, auch er spricht davon, "künstliche Partikel mit Flugzeugen weiträumig zu verteilen." Also alles gar nicht so geheimnisvoll und neu. Warum wird dann so geheimnisvoll getan, ignoriert, fehlinformiert, spekuliert, schöngeredet, vertuscht? Kanzlerin Merkel erteilt der Wettermanipulation in Deutschland im Juli 2012 eine Absage. Doch es gibt sie immer noch, die "Chemtrails" am Himmel. Warten wir's ab.

China hat ein **Wetteränderungsamt**. Es kam schon oft zum Einsatz, z.B. 2008 bei den Olympischen Spielen in Peking oder beim 60. Jahrestag der Gründung der Volksrepublik im Oktober 2009. Das Amt sorgte für Schönwetter. Von Flugzeugen wurden Chemikalien versprüht, die Regenwolken außerhalb der Hauptstadt abregnen ließen. Ende 2009 sollte - umgekehrt - Regen gegen die anhaltende Dürre gemacht werden, allerdings löste die Wettermanipulation schlimme Schneestürme aus.

Kanadische Forscher bestätigen 2010, dass **Aluminiumpartikel** zur Klimaveränderung erste Wahl sind. Amerikanische Experten wollen **Nanopartikel** aus **Aluminium** und Bariumtitanat, ein Mischoxid aus **Barium** und **Titan**, in der Stratosphäre ausbringen, um das Sonnenlicht zu reflektieren. Das US-Pentagon denkt an riesige weltraumtaugliche Sonnensegel, um der Erde Schatten zu spenden. Die Idee der University of Arizona: Billionen spezieller Scheiben in die Erdumlaufbahn schicken, um Teile des Sonnenlichtes zu reflektieren. Andere wollen Meerwasser in die Atmosphäre sprühen und so die Wolkenbildung fördern.

An Gefahren denken die Wissenschaftler auch: Veränderung von Temperatur und Niederschlag, Schädigung der Ozonschicht, mehr saurer Regen, Verbleichung des Himmels, unvorhersehbare Wirkungen, Missbrauch zu kommerziellen und militärischen Zwecken, politisches Konfliktpotenzial, denn das Wetter mache nicht an Grenzen Halt, Reduzierung der Leistung von Solaranlagen, negative Auswirkungen auf Flora und Fauna. Die **Auswirkung auf Menschen** ist nirgendwo erwähnt.

Mit oder ohne Climate Engineering, Militär oder destruktive Absichten: Der abgasträchtige Flugverkehr nimmt bedrückend zu. Sah ich über Neuss vor zehn Jahren alle viertel bis halbe Stunde ein Flugzeug, teilweise zehn Kilometer hoch auf dem Weg von Erdteil zu Erdteil, teilweise zwei Kilometer vom nahen Düsseldorfer Flughafen kommend, so passiert das heute alle drei Minuten, zehnmal so viele Maschinen. Der Lärm der einen ist nicht ganz verhallt, kommt die nächste. Schließlich will man noch eine Woche in Ägypten schnorcheln, in Südafrika Löwen gucken, sich auf Sri Lanka Ayurveda-Öl aufs dritte Auge träufeln lassen, in Mailand shoppen, Hippie auf Ibiza spielen oder auf Mallorca komatrinken. Man gönnt sich ja sonst nichts. Heute lese ich in der Zeitung, es würden **460.000** neue **Piloten** und **600.000** neue **Flugzeugmechaniker** gebraucht, denn es müssten zu der vorhandenen gigantischen Flotte noch **34.000** neue **Düsenjets** hinzukommen, so groß sei die Nachfrage. Jährlich 5 Milliarden Flugpassagiere weltweit und 1,5 Millionen Starts allein in Deutschland reichen nicht, auch nicht, dass eine einzige Maschine 16 Tonnen Kerosin pro Flugstunde verbrät. Die große Nachfrage besteht nicht nur beim Fliegen, auch bei Kreuzfahrten, zehnmal so viel wie vor zehn Jahren. Hierfür verbrauchen die Luxusliner für die unentwegt Erholungsuchenden megatonnenweise Schweröl und blasen den schwarzen Dreck ungefiltert in die Seeluft. Reicht so viel Dreck nicht schon, um die arme Erde vor der bösen Sonne zu schützen?

Die neue Transparenz: RFID, wenn die TÜV-Plakette funkt

Orwell lässt grüßen. Der Funk greift immer mehr in den Alltag ein, das oft unbemerkt und ungefragt. Die Computerzeitschrift 'c't' und das Magazin 'Wissen&Forschen' berichten von der neuen **RFID-Technik** (Radio Frequency Identifikation). Es geht um minikleine Funkchips, **Smart Tags** genannt, die in Produkte, Menschen oder Tiere unsichtbar eingebaut werden und der Datenabfrage und Ortung dienen. Entsprechende Lesegeräte empfangen die Signale der Chips. Die Technik ist weltweit auf dem Siegeszug. Auf jeder Verpackung sollen die Tags bald zu finden sein, von der Konserve bis zur Milchtüte, von der Kneifzange bis zum CD-Player. Sie funken ihre Daten der Kassiererin entgegen: Erdnüsse...geröstet...gesalzen... Gewicht...Verfallsdatum...Preis... und noch mehr. Der Einkaufswagen braucht nicht geleert zu werden, auch die unterste Whiskas-Dose meldet sich per Funk: Hier bin ich, koste soundso viel. Diebe haben schlechte Karten, denn aus der Manteltasche funkt es: Hier bin ich, dumm gelaufen. Ein heil- und drahtloses Geschnatter von Millionen Produkten. Strichcode adieu, es kommt RFID.

Smart Tags, die winzigen Computerchips mit integrierten Antennen, können ganze Gebrauchsanleitungen speichern und als elektronischer Frachtbrief dienen. Die Senderchen brauchen nicht einmal Sichtkontakt zum Empfänger, ganz nach Funkmanier wie bei den großen Brüdern. Die elektronischen Etiketten sind so klein, so robust und flexibel, dass sie nicht nur auf Produkte geklebt, sondern in Papier eingearbeitet werden können, z.B. in Geldscheine und Kinokarten. Oder sie prüfen während des Tiefkühltransportes die Temperatur. Oder speichern, in Rinder- und Schweineohren eingesetzt, alle Daten von der Geburt bis zum Schlachthof. 250 Tags können in einer Sekunde erfasst und ausgewertet werden, das mit einer Reichweite bis zwei Meter. Die Sendefrequenzen sind in Europa für 13,56 MHz, 865-868 MHz und 2,446 GHz vergeben. Fraunhofer-Forscher schwärmen von einem geradezu "unerschöpflichen Potenzial zur Rationalisierung und Qualitätssicherung".

Der Freizeitpark **Legoland** im dänischen Billund verteilt funkende RFID-Armbänder an die Kids, damit Eltern ihre kleinen Ausreißer per GPS, WLAN oder Handy punktgenau orten können. Der Elektronikkonzern Fujitsu rüstet die Mädchen und Buben einer japanischen **Grundschule** in Tokio aus, die Signale gehen an die Mobiltelefone der Eltern, Kontrolle Schritt für Schritt. Von Siemens auf der **CeBIT** vorgestellt: Handys mit RFID, so wird das Telefon zum Datenlesegerät und kann Türen öffnen, Busfahrkarten vom Konto abbuchen, Informationen von der RFID-bestückten Speisekarte lesen (Inhalt: soundso viel Vitamin C, nicht genmanipuliert, keine Geschmacksverstärker...), auch von RFID-versehenen Plakaten, Litfaßsäulen, Postern, CD-Hüllen, Büchern. Neugeborene bekommen RFID, Verwechselung ausgeschlossen. Vorwerk rüstet Teppich hiermit aus, zur Steuerung von Robotersaugern. Der RFID-Elektronik-Müll wird in die Megatonnen gehen. Wohin damit? Wer weiß.

Wissenschaftliche Spielkinder sehen solche Tags schon **unter der Haut** von Menschen, zur Vereinfachung der Zollabfertigung, bei Not- und Unfällen, zur Ortung von Lawinenverschütteten, bei Polizeifahndungen und als Patient im Krankenhaus: Schmitz...Baujahr 1940...Geburtsort Köln...Wohnort Köln...verheiratet...drei Kinder...katholisch...Schlosser...AOK...Blutgruppe xy...Diabetes...Bluthochdruck...Macumarpatient ...Erdbeerallergiker...schuldenfrei...nicht vorbestraft...guter Junge.

Unbemerkt von der Öffentlichkeit erobert die neue Technik alle Bereiche, auch **TÜV-Plaketten**. Dank rigoroser Geheimhaltung - allen Datenschützern zum Trotz - lief das Projekt an, ahnungslose Autofahrer sind Versuchskaninchen. Die Smart Tags verstecken sich im TÜV-Siegel und funken munter Ihre Daten in die Umgebung, von der Polizei gut zu orten, zur präzisen Geschwindigkeitskontrolle und Fahrzeugidentifikation bestens geeignet, für die Mauterfassung und zum Empfang anderer gespeicherter Informationen ebenso. Das Fachmagazin 'c't': "Durch die zwangsweise Verwanzung mit strahlenden TÜV-Plaketten wären alle zugelassenen Autos und deren Halter innerhalb kürzester Zeit drahtlos und sicher zu orten. Es ist absehbar, dass Vater Staat seine Big-Brother-Anwandlungen mit hehren Zielen verbrämen wird. Als Vorwand zur Gängelung freier Bürger dürften wieder einmal die Absenkung der Unfallzahlen und der Umweltschutz herhalten, wobei man den RFID-Elektrosmog geflissentlich übersieht."

Zur Verantwortung gerufen, Urteil des Bundesgerichtshofes

Der Funksmog von HAARP über Handy bis Radar ist längst keine kleine Umweltsünde mehr, sondern hat die Dimension einer Umweltkatastrophe erreicht. Schuld daran sind an erster Stelle die Politiker, welche Wirtschaftswachstum auf Kosten von Volksgesundheit zulassen. Vorschriften und Grenzwerte müssen von verantwortlicher politischer Seite neu überdacht werden. Die Funkintensitäten von Telekom, Vodafone, O2, E-Plus, Radio, TV... liegen unter allen Grenzwerten, kein Zweifel. Die naive (oder sogar berechnende?) Annahme der Richtigkeit der Grenzwerte ist der Wegbereiter der zunehmenden Gefahr.

Auf Grenzwerte bezieht sich auch das Urteil des Bundesgerichtshofes vom Februar 2004 (siehe Seite 320): Unterhalb der Grenzwerte gäbe es "keinerlei Nachweis für Gesundheitsgefahren". Keinerlei Nachweis? Es gibt Hunderte! Aber man lässt nur Erhitzung als Gesundheitsgefahr gelten. **"Unwesentliche Einwirkungen"** seien zu dulden. Sind denn all die Schmerzen und schlaflosen Nächte der Betroffenen unwesentlich? Der Staat müsse keine Vorsorge für **"hypothetische Gefahren"** leisten. Sind durchlässige Blut-Hirn-Schranken, DNA-Brüche und dahingeraffte Küken eine hypothetische Gefahr? Es besteht Krebsverdacht! Es ist schon mehr als ironisch, wenn sich die obersten Richter aus Karlsruhe von all den vorliegenden Studienergebnissen und Expertenwarnungen nicht im Geringsten aus ihrer Ruhe bringen lassen, im Gegenteil, sie verlangen von den betroffenen Menschen das Absurde: Sie müssten erst einmal den Beweis erbringen, dass Funkmasten definitiv krank machen. Dieses Urteil geht nicht nur die initiativen Bürger in Bruchköbel an, die vor den Gerichtshof gezogen sind, es geht uns alle an.

Wie kann sich der höchste Gerichtshof der Republik derart widersprechen? Im Juni 1993, zehn Jahre zuvor, machten die obersten Richter unmissverständlich klar: "Die von der Funktechnik ausgehende Gefahr muss nicht erst durch umfassende wissenschaftliche Forschung bewiesen werden. Es reichen die in der Praxis und im Alltag gemachten Erfahrungen aus, um daraus schließen zu können, dass eine Technologie eine Gefahr für die Allgemeinheit darstellt." Die Wissenschaftsklausel sei nachweislich "unwirksam" (siehe auch auf Seite 310).

Die Fachärzte der IGUMED, der Interdisziplinären Gesellschaft für Umweltmedizin, reagieren auf das Urteil: "Der Bundesgerichtshof hat die Bevölkerung erneut zum größten Menschenversuch freigegeben". Sie erinnern daran, dass sich die Grenzwerte "als völlig untauglich für den Gesundheitsschutz erwiesen haben". Dem Bundesgerichtshof sei "die ungezügelte Wirtschaftsförderung wichtiger." Die IGUMED weist auf die seit Jahren ständig zunehmenden und mehr als besorgniserregenden wissenschaftlichen Erkenntnisse hin. "Wissen die Richter mehr als Strahlenexperten von der Bundesärztekammer? Wissen sie mehr als 1000 Ärzte, die sich im Freiburger Appell über die zunehmenden Erkrankungen im Zusammenhang mit dem Mobilfunk äußern?" Äußerst alarmiert müsse der Bundesgerichtshof die mehrfach wissenschaftlich nachgewiesene Öffnung der Blut-Hirn-Schranke zur Kenntnis nehmen. Dies bedeute, dass Umweltgifte wie Pestizide und Schwermetalle ungehindert ins Gehirn eindringen und zu Alzheimer oder Parkinson führen können. "Was kommt da insbesondere auf die jüngeren Menschen zu, die schon in einer Phase, wo das Gehirn noch im Wachstum begriffen ist, mit dieser zerstörerischen Bestrahlung von Beginn ihres Lebens an Tag und Nacht bombardiert werden?!" Die Ärzte der IGUMED und mit ihnen der Bundesverband Elektrosmog, die Bürgerwelle und andere Initiativen und Vereine, appellieren an die Richter, "den Mut zu haben, unabhängig vom Diktat der Industrie und deren Gefolgsleuten allein ihren ethischen Verpflichtungen nachzukommen." Sie appellieren zudem an "alle selbstverantwortlich handelnden Menschen", sich gründlich "über die Gesundheitsgefahren zu informieren", sich "nicht blindlings von den Verlockungen der neuen Technologien blenden zu lassen", die "eigene Mobilfunknutzung kritisch zu überprüfen" und sich ihrer Verantwortung für sich und die Umwelt bewusst zu werden.

Etwas Positives ist an dem fragwürdigen Karlsruher Urteil vielleicht doch dran: Die untergeordneten Gerichtsebenen sind nun aufgefordert, selbstständig die Gesundheitsgefahren durch die Funktechniken sowie die reichhaltig existierenden wissenschaftlichen, medizinischen und gutachterlichen Äußerungen gewissenhaft zu prüfen.

Vergleichsmessungen der Baubiologie Maes *Gepulste* elektromagnetische Funkwellen		Strahlungs- stärke
Baubiologischer Richtwert für Schlafbereiche		*0,1 µW/m²*
Salzburger Resolution, Bundesärztekammer, BioInitiative		*1000 µW/m²*
Europäisches Parlament, Wissenschaftsdirektion STOA		*100 µW/m²*
Stadt/Land Salzburg, Zielwert für Außenbereiche		*10 µW/m²*
Zielwert für Innenräume		*1 µW/m²*
Hintergrund in Häusern	1985-1992	< 0,001 µW/m²
Auswertung von 2000 Messergebnissen	1992-1995	~ 0,001-0,1 µW/m²
speziell in Schlafbereichen	1995-2000	~ 0,01-1 µW/m²
Hintergrund von außen, kein DECT, WLAN...	2000-2010	0,5-5 µW/m²
Der Hintergrund ist in 20 Jahren 5000fach gestiegen, hauptsächlich wegen Mobilfunk. Nach 2010 steigt er wegen immer neuer Mobilfunkstationen weiter Richtung 10 µW/m².		
Mobilfunk-Basisstationen	5-20 m	20-250.000 µW/m²
Auswertung von 2000 Messergebnissen	50 m	5-35.000 µW/m²
im Freien wie in Häusern	100 m	0,5-8000 µW/m²
	200 m	0,1-2000 µW/m²
	500 m	0,01-1000 µW/m²
	1000 m	0,001-500 µW/m²
Jugendstilhaus, Neuss	3. Etage	100 µW/m²
Abstand zu mehreren Anlagen 250-500 m	2. Etage	50 µW/m²
	1. Etage	10 µW/m²
	Erdgeschoss	1 µW/m²
	Souterrain	0,01 µW/m²
D-Netz-Basisstation	Normalglas mit Sichtkontakt	500 µW/m²
Abstand 160 m	Fliegendraht vor Fenster	40 µW/m²
	plus Wandabschirmung	8 µW/m²
	plus neue Fenster metallbeschichtet	2 µW/m²
	plus Sonnenschutzrollo und Abschirmgardine	0,4 µW/m²
D-Netz-Basisstation	in Hauptstrahlrichtung	2100 µW/m²
Abstand 180 m	Sektorantenne 30° weggedreht	220 µW/m²
	Sektorantenne 50° weggedreht	75 µW/m²
E-Netz-Basisstation	Normalglas mit Sichtkontakt	1000 µW/m²
Abstand 100 m	neues Fenster metallbeschichtet	10 µW/m²
	zusätzliche Wandabschirmung	1 µW/m²
	zusätzliche Dachschrägenabschirmung	0,1 µW/m²
Funkruf-Basisstation	im Freien	35.000 µW/m²
Abstand 10 m, auf Dach	im Haus am Fenster	20.000 µW/m²
	im Haus hinter zwei Wänden	2000 µW/m²
	nach Abschirmung von Fenstern und Decken	25 µW/m²
Militärische Radaranlage	Sichtkontakt 1 km	> 10.000.000 µW/m²
	kaum Sichtkontakt 4 km	65.000 µW/m²
Flughafen-Radar, Wohnhochhaus 2,5 km	Parterre	6.000 µW/m²
	9. Etage	1.500.000 µW/m²
Schnaitsee Flugraumüberwachungs-Radar 25 km		250.000 µW/m²
Verkehrsradar, Polizei"blitzer"	5 m	50.000 µW/m²

Funkwellen: Vergleichsmessungen - Strahlungsstärke, gepulst

Mobilfunk-Handys	30 cm	1.000.000 µW/m²
50 Messungen für Öko-Test	50 cm	300.000 µW/m²
1997-2012	1 m	100.000 µW/m²
	2 m	20.000 µW/m²
	3 m	10.000 µW/m²
	5 m	5000 µW/m²
	10 m	1500 µW/m²
	20-50 m	100-500 µW/m²
Handy beim Telefonat am Kopf		~ 100.000.000 µW/m²
DECT Schnurlostelefone	30 cm	66.000-440.000 µW/m²
100 Messungen für Öko-Test	50 cm	22.000-160.000 µW/m²
1996-2012	1 m	6000-40.000 µW/m²
	2 m	1500-10.000 µW/m²
	3 m	700-4500 µW/m²
	5 m	250-1600 µW/m²
	10 m	50-400 µW/m²
	20 m	15-100 µW/m²
	50 m	2-10 µW/m²
hinter 42 cm Ziegelsteinwand,	50 cm	10.000 µW/m²
im Keller mit Decke dazwischen,	2,5 m	1000 µW/m²
Hörer beim Telefonat am Kopf		~ 10.000.000 µW/m²
DECT-Babyphone	30 cm	2900-130.000 µW/m²
15 Messungen für Öko-Test	1 m	350-20.000 µW/m²
2002-2012	10 m	8-400 µW/m²
WLAN	20 cm	85.000-200.000 µW/m²
50 Access-Points und Laptops für Öko-Test	30 cm	41.000-100.000 µW/m²
2003-2012	50 cm	14.000-38.000 µW/m²
	1 m	4200-10.000 µW/m²
	2 m	1000-2600 µW/m²
	5 m	150-350 µW/m²
	20 m	10-20 µW/m²
hinter massiver Nachbarwand,	80 cm	1000 µW/m²
Hände auf Notebooktastatur		> ~ 500.000 µW/m²
Notebook auf dem Schoß		> ~ 1.000.000 µW/m²
Mikrowellenherde	neu 5 cm	10.000-5.000.000 µW/m²
24 Messungen für Öko-Test	"Ausreißer" neu 5 cm	80.000.000 µW/m²
1995-2008	im Schnitt neu 1-10 m	1000 µW/m²
	gebraucht 5 cm	17.500.000 µW/m²
	20 m	1000 µW/m²
	defekt, leck 5 cm	120.000.000 µW/m²
zwei Räume weiter im Nachbarhaus	8 m	1000 µW/m²

Messgeräte:
Spektrumanalysator Advantest R3131, Rohde&Schwarz / BRD
Spektrumanalysator R&S FSH3, Rohde&Schwarz / BRD
Messantennen von Rohde&Schwarz, Schwarzbeck, Emco / BRD
HF-Analyser Lambda-Fox RFA3, Merkel Messtechnik / BRD
HF-Analyser HF 59B, Gigahertz Solutions / BRD

Vergleichsmessungen der Baubiologie Maes *Ungepulste* elektromagnetische Funkwellen		Strahlungs- stärke
Luxemburg RTL (Radio, TV)	500 m	850.000 µW/m²
	10 km	3.000 µW/m²
Langenberg (Radio, TV)	250 m	1.150.000 µW/m²
	8 km	1.500 µW/m²
Holzkirchen (Kurz-, Mittelwelle)	300-1000 m	250-250.000 µW/m²
in der Nähe der Sendeanlagen außen		1.000.000 µW/m²
in den oberen Etagen einiger Häuser		2.000.000 µW/m²
San Franzisko Sutra-Tower (Radio, TV)	1-5 km	1500-215.000 µW/m²
Rom Radio Vatikan (Radio, TV)	200-400 m	5000-1.100.000 µW/m²
	500-1000 m	200-190.000 µW/m²
Weißkirchen AFN (Mittelwelle)	1 km	75.000-100.000 µW/m²
	nähere Umgebung	375.000 µW/m²
Schnurlostelefone CT1+	Kopfnähe	> 500.000 µW/m²
20 Messungen für Öko-Test und andere	20 cm	4700-25.000 µW/m²
1996-1999	50 cm	900-4200 µW/m²
	1 m	230-1100 µW/m²
	5 m	10-45 µW/m²
	10 m	2-10 µW/m²
Babyphone	Körpernähe	> 100.000 µW/m²
100 Messungen für Öko-Test	20 cm	2700-31.000 µW/m²
1993-2012	50 cm	500-7000 µW/m²
	1 m	25-350 µW/m²
	5 m	5-70 µW/m²
	10 m	1-15 µW/m²
Handfunkgerät (6 W)	Kopfnähe	55.000.000 µW/m²
	50 cm	2.200.000 µW/m²
	1 m	480.000 µW/m²
	5 m	19.000 µW/m²
	10 m	4500 µW/m²
	50 m	150 µW/m²
	100 m	35 µW/m²
Walkie-Talkie (10 mW)	Kopfnähe	> 100.000 µW/m²
	50 cm	3600 µW/m²
	1 m	750 µW/m²
	5 m	25 µW/m²
	10 m	5 µW/m²
Kinderspielzeug, funkgesteuert	Körpernähe	> 10.000 µW/m²
	50 cm	400 µW/m²
	1 m	100 µW/m²

Messgeräte:
Spektrumanalysator Advantest R3131, Rohde&Schwarz / BRD
Messantennen von Rohde&Schwarz, Schwarzbeck, Emco / BRD
HF-Analyser Lambda-Fox RFA3, Merkel Messtechnik / BRD
HF-Messantenne Typ T, Merkel Messtechnik / BRD

Alles Smart? ... Smart Meter, Smart Home, Smart Grid, Smart Energy

Die Zeit geht dem Ende zu, dass sich der nette Servicemann der Stadtwerke kurz vor Weihnachten oder zum Jahreswechsel im Keller auf die Suche nach dem Stromzähler, der Gas- und Wasseruhr macht und auf allen Vieren durch das Wohn- und Schlafzimmer kriecht, um den Verbrauch an den Heizkörpern abzulesen. Das wird sich ändern.

Sie sollen in alle Häuser einziehen, die **funkgesteuerten** elektronischen Ablesetechniken, die **Smart Meter** für den Strom-, Wärme-, Kälte-, Gas- oder Wasserverbrauch. Für Strom und Gas ab sofort per Gesetz in Neubauten, Umbauten und bei größeren Sanierungen. Dann nach und nach überall. Das nicht allein in Deutschland. In den USA und Kanada sind bereits viele solcher smarten Zähler installiert. Ende 2012 sollen es in Europa und Amerika Millionen sein. Bis 2020 - so will es die EU - sind 80 Prozent der Haushalte auszustatten, bis 2022 100 Prozent. Österreich hat es eilig und sieht die landesweite Einführung bis 2018 vor. In Italien und Schweden sind sie schon flächendeckend installiert. In Holland, England, Norwegen, Frankreich, Australien, Neuseeland... sind sie teilweise bereits Alltag oder ihr Einbau beschlossene Sache. Sinn oder Unsinn? Fortschritt oder Regulierungswut? Einsparung oder Verteuerung? Unbedenklich oder kritisch? Wenig Elektrosmog oder viel?

Smart Meter - was so viel wie "intelligente Verbrauchszähler" heißt - sind Teil einer aktuellen Entwicklung hin zu einer besseren Energiegewinnung, -verteilung und -nutzung namens **Smart Energy**. Zu diesem übergeordneten Konzept Smart Energy gehören z.B. die Solarenergie, die Nutzung der Windkraft und anderer erneuerbarer Energien. Ressourcen werden knapp. Neue Energiequellen müssen her. Die maßlose Energieverschwendung muss gezügelt werden, um dem galoppierenden Klimawandel und der Kohlendioxidproblematik zu begegnen. Man will mit der kostbaren Energie bewusster, sinnvoller, sparsamer, umweltschützender... umgehen. Smart Energy geht uns also alle an, jeden Einzelnen. Das ist wichtig, längst überfällig und gut so.

Hierzu gehört auch **Smart Grid**, das "intelligente Stromnetz", die kommunikative Vernetzung und Steuerung von Stromerzeugern und Stromverbrauchern in unserer aller öffentlichen und privaten Elektrizitätswelt. Smart Grid ermöglicht eine Optimierung und Überwachung der miteinander verflochtenen Teile und Teilnehmer des Stromverbrauchs vom Stromerzeuger bis zum Anwender. Ziel ist eine effiziente und zuverlässige Energieversorgung. Das hört sich auch noch ganz gut an.

Smart Home, das "intelligente Haus", ist der Traum der Industrie, eine Wohnung oder ein Haus von der Heizung über die Beleuchtung bis zum Elektroauto derart zu vernetzen, dass per Fingertip auf modernen Displays der Eierkocher an- und die Klimaanlage ausgeschaltet und darüber hinaus alles zentral gesteuert werden kann, auch von unterwegs mit dem Handy. Das ist neben den Vorteilen eines Verbrauchsmanagements auch richtig was für erwachsene Spielkinder.

Spätestens jetzt - ab Smart Home - wird es baubiologisch haarig, kommen doch zur Verwirklichung all dieser smarten Ideen und speziell dieser im Haus eine Menge von neuen Elektro- und Funktechniken zum Zuge, die mit heftigen **Feldbelastungen** aufwarten können, wenn man nicht ganz scharf aufpasst. Hierzu gehört der Smart Meter, der "intelligente Zähler", die Datenschnittstelle zwischen Haushalt, Netzbetreiber und Energielieferant, eines der Heiligtümer eines Smart Home. Hierzu gehören auch die neuen, für Nicht-Technikfreaks komplizierten Elektrogeräte mit ihren buchdicken Anleitungen, die mit dem smarten Zähler in Kontakt sind und die Hauskommunikation am Laufen halten.

Man macht dem Kunden weis, er könne mit solchen "intelligenten Zählern" und dem gesamten Smart Home **Energie sparen** und die **Umwelt schützen**. Weil sich nun seitens der Verbraucher - aber auch seitens der Versorger! - minutiös nachvollziehen ließe, wie viel Strom, Gas, Wasser, Wärme... man zu welcher Zeit in Anspruch nimmt. Und man statt tagsüber, wenn es in Spitzenzeiten schon Engpässe gibt, nun beispielsweise nachts, wenn noch Kapazitäten frei sind, die Spül- oder Waschmaschine laufen lassen kann. Auf die Weise wird aber keine Energie eingespart. Tagsüber fressen Spül- und Waschmaschinen genau so viel Strom wie nachts. Je nach individueller Tarifgestaltung wird der Verbrauch vielleicht etwas preiswerter, aber leider nicht geringer. Es sei denn, man wird durch die ständige Konfrontation mit den Verbrauchswerten endlich aufmerksamer, sieht wie viel Energie bisher im Haus verschleudert wurde und mäßigt sich entsprechend. Nur wegen neuer Zähler werden nicht plötzlich Millionen Toaster und Heißwasserbereiter, Fernseher und Computer, Küchenherde und Heizkörper... zu besseren Zeiten mit geringerer Energielast eingeschaltet oder - im besten Fall - gar nicht genutzt. Energie sparen? Gepriesener Umweltschutz? Smart? Nicht wirklich. Vielleicht bringen zukünftige Smart-Systeme die Erleichterung für Geldbörsen und Umwelt, vielleicht, Zukunftsmusik.

Wer wahrlich profitiert, sind die **Elektroversorger** und die **Industrie**. Netzbetreiber können nun durch das Erzielen gleichmäßigerer Lastverteilungen kostenträchtige Investitionen in den Netzausbau minimieren. Die Anpassung der Strompreise - teurer in Spitzenzeiten und billiger in den Stunden geringer Nachfrage - bedeutet unter dem Bruchstrich zusätzliche attraktive Gewinne. Einige Stromanbieter erhöhen bereits ihre Tagestarife, tagsüber vierfach deftigere Preise als in der Nacht sind im Gespräch. Andere erwarten neben einer besseren Wirtschaftlichkeit einen riesigen Markt von neuen Dienstleistungen und Produkten. Die Industrie scheffelt Milliarden mit teuren Smart Metern und hunderten anderen Elektroartikeln, die hiermit Hand in Hand gehen; der Verkauf übersteigt in Übersee bereits alle Erwartungen, bei uns hofft man optimistisch ebenso auf den ganz großen Boom.

Das Handwerk sieht sein gewaltiges Zubrot. Mal wieder bläst die Lobby zum Großumsatz. Mal wieder zieht die Politik begeistert mit. Auch wenn Experten jetzt schon wissen und anmahnen, dass ein geringerer Stromverbrauch und die damit verbundenen Umweltvorteile entweder ganz ausbleiben oder lächerlich dürftig sein werden.

Dafür wird es für den **Anwender** statt - wie versprochen - billiger sogar **teurer**: Die neuen Smart Meter und alles weitere, was dazu gehört, muss schließlich der Nutzer bezahlen, auch die ganzen Installationen, auch den Stromverbrauch für die smarten Geräte selbst, ebenfalls die fortlaufenden, höheren Gebühren. Die Anschaffungs-, Einbau- und Betriebskosten der "intelligenten Zähler" sind, auch das wissen Fachleute und weisen Studien schon im Vorfeld nach, offenbar höher als die Einsparung, die man ihnen nachsagt. Kritiker warnen vor Preistreiberei der Unternehmen. Im kanadischen Ontario schnellten die Stromkosten nach dem Einbau von Smart Metern um 55 Prozent in die Höhe. Es werden Benachteiligungen für viele Mitmenschen befürchtet, speziell ärmere, ältere und kranke, aber auch Familien. Denn die meisten von ihnen können ihre Tagesverläufe und Verbrauchsgewohnheiten kaum umstellen, um in günstigere Tarifzeiten zu kommen.

Datenschutz ade. Anhand des dank Smart Meter jederzeit einsehbaren Leistungsprofils eines Haushaltes ist eine Menge über die Lebensgewohnheiten des Kunden zu erfahren, jetzt und rückwirkend für Jahre, so lange werden die Daten bei RWE, E.ON und Co. gespeichert. Wann steht er auf? Wann duscht er? Wann verlässt er das Haus? Wann kocht er? Wann schaut er fern und was? Wann geht er zu Bett? Wann ist er in Urlaub? Wie viele Personen gibt es im Haushalt? Das macht uns für die Versorger und im schlimmsten Fall auch für böse Buben, die sich den Datenzugang verschaffen, noch gläserner als wir es dank Handytechnik bereits sind. Einbrecher, Hacker, Cyberangreifer, Manipulierer, Werbefirmen, Datenklauer und -verkäufer... reiben sich die Hände.

Falls man seinen eigenen **Stromverbrauch erfassen** und analysieren möchte mit dem ernsthaften Bedürfnis, seine Gewohnheiten umzustellen und Energie zu sparen und damit die Umwelt zu schonen, wofür Smart Meter? Einfache Geräte hierfür gibt es im Elektronikhandel für ein paar Euro fuffzig. Hiermit bekomme ich die gewünschte Information, die bleibt diskret bei mir und geht nicht automatisch und detailreich zum Energieversorger. Es klappt also prima ohne Öffentlichkeit. Und der, der sparen will, wäscht und spült mit maschineller Hilfe sowieso schon seit Jahren nachts. Und der, der umweltbewusst sein will, verbraucht den Strom nicht zu günstigeren Zeiten, sondern gar nicht.

Bürgerinitiativen und Internetforen laufen Sturm. Nutzer gehen weltweit auf die Barrikaden. So viele Anfragen bei baubiologischen Beratungsstellen und Verbraucherinitiativen. In den USA verwehrt man den Unternehmen den Zugang zum Haus. In Kanada schützen Hausbesitzer ihre alten analogen Zähler draußen am Haus mit Stacheldraht, damit sie nicht durch neue digitale zwangsersetzt werden. In Kalifornien gab es Straßenblockaden. In San Franzisko und anderen Städten kocht die Wut. Geplante Installationen wurden gestoppt und durchgeführte Installationen wieder auf Eis gelegt. Moratorien werden gefordert.

Erste Messungen und Studien weisen auf ein übermäßiges, kritisches **Strahlenrisiko** hin. Man will sie nicht, die neue Technik. Hat berechtigte Angst vor zusätzlichen Funkbelastungen. Ist erzürnt, dass es auch diesmal - wie immer - keinerlei Grundlagenforschung gibt, was biologische Risiken angeht. Es ziehen neben den so vielen bereits vorhandenen wieder neue Funkquellen in unsere Häuser ein und die reichlich, dank Smart Meter und Smart Home: als Stromzähler, Heizzähler, Wasseruhr, Gasuhr, an Elektrogeräten von der funkenden Lüftungsanlage über die Tiefkühltruhe bis zum funkenden Boiler und den vielen anderen neuen elektronischen Verbindungen und Techniken, die nun mal zum smarten Gesamtsystem gehören. Ein Smart Meter will schließlich mit Daten gefüttert werden. Es hört nicht auf, immer mehr Funk, mehr Strahlung. Die Maßlosigkeit kennt auch hier keine Grenzen. Die Stadtwerke München beteuern im Herbst 2010: "Die Auswirkungen dieser zusätzlichen Strahlenbelastung auf die Gesundheit sind noch nicht absehbar." Was keinen daran hindert, das smarte Zeug zu etablieren und der Bevölkerung zuzumuten. Wieder: Experimentierkaninchen Mensch. Wie beim Mobilfunk, bei Schurlostelefonen, Energiesparlampen... auch.

Smart Meter, Smart Home - technische Merkmale und Elektrosmog

Die "schlauen Zähler" sammeln ihre Daten und übertragen sie in mehr oder minder großen Zeitintervallen - alle paar Sekunden, Minuten, Stunden, Tage oder Wochen - per **Funk und/oder Kabel**, z.B. von der Stromversorgung des Hauses zum Zähler und von da zum Energieunternehmen. Das geschieht mit Mobilfunk (GSM, GPRS...) und anderen modernen Funktechniken (WLAN, WiFi, Wireless M-Bus...) oder ganz neuen (RF-Mesh, ZigBee, Z-Wave...) oder über die schon vorhandenen Elektrokabel (PLC, BPL...). Für den elektrosmogfreien, leitungsgebundenen Datentransfer bieten sich Netzwerkkabel (Ethernet, LAN, DSL...) an, hierbei kann auch das Telefonnetz oder Kabelfernsehen genutzt werden. Oft werden die Systeme kombiniert, z.B. erst mal Funk von der Wohnung zum hausinternen Sammelpunkt und dann weiter per Kabel zum Energieversorgungsunternehmen, oder umgekehrt.

Bei der wichtigen Entscheidung, was bevorzugt wird, hat der **Endkunde** ein Wörtchen mitzureden, auch wenn die Versorger allzu gern zu Funklösungen greifen und die als unausweichlich preisen. Über die Auswahl des Anbieters können Sie mitentscheiden, welche Übertragungstechnik zum Einsatz kommen soll. Smart Meter sind in deutschen Gebäuden noch nicht Pflicht (Stand Juli 2012), von den erwähnten Neu- und Umbauten abgesehen. Zur Not: Protest, weigern.

Der **lange, komplizierte Weg** vom Verbraucher zum Versorger - was folgt, ist nur ein Beispiel, es gibt von Anbieter zu Anbieter diverse Wege und Kombinationsmöglichkeiten auf der smarten Datenautobahn:

Strom-, Wärme-, Gas-, Wasserzähler... schicken ihre Verbrauchsdaten an den **Smart Meter**, den "intelligenten Zähler", der oft im Keller montiert ist, in anderen Ländern auch außen am Haus oder an der Grundstücksgrenze. Er speichert diese und andere Daten und Ereignisse (z.B. Zählermanipulationsversuche). Bei anderen Konfigurationen kann das statt vom Smart Meter von einem **Gateway** erledigt und weitergegeben werden. Die Daten mehrerer Smart Meter werden von einem **Controller** gesammelt, der die Informationen von zig Zählern der Umgebung aufnehmen kann. Es folgen **Modems** sowie Schnitt- und Sammelstellen. Der Verbrauch wird auf einem Bildschirm - genannt **In-Home Display** - angezeigt, der in der Wohnung platziert ist. Das alles kann auch per **Internet**, Smartphone oder Fernseher abgerufen werden. Das Miteinander von Zählern, Gateways, Controllern, In-Home Displays und Haushaltsgeräten heißt **Hauskommunikation**, diese wird oft mit Funktechnologien umgesetzt. Nun verlassen die Daten das Haus und treffen sich mit weiteren anderer Häuser draußen in einem **Konzentrator**, der oft in öffentlichen Trafostationen untergebracht ist. Der Konzentrator sammelt und sortiert die vielen Daten und leitet sie gebündelt über diverse **Server** und andere **Management-Systeme** zum Ziel. Endstation ist die **Leitstelle** des Versorgers. Hier werden gewaltige Datenberge aufwändig registriert, ausgewertet und archiviert.

Da kommt was auf uns zu im Smart Home. Funkende Lichtschalter, Stecker, Jalousien, funkende Küchengeräte, Unterhaltungselektronik, Büroelektronik, funkende Thermostate, funkende Gartenbewässerung..., dazu all die funkenden Zähler, Gateways, Controller, Displays... "Intelligenz im Haus" nennt es das RWE: "Da weiß man nicht mehr, wer schlauer ist, der Herr oder das Haus." Draußen funkende Trafostationen, Server, IT-Systeme, Leitstellen... Ein Meer von funkenden Antennen.

Wenn Sie nicht RWE, E.ON oder Telekom sondern uns Baubiologen fragen: Übertreiben Sie's nicht, seien Sie vorsichtig, halten Sie Ihre persönliche Dosis an Funkbelastungen so niedrig wie eben möglich. Wenn schon die ganze Welt verrückt spielt und der Funk immer unausweichlicher zu werden droht, dann umso mehr: Bewahren Sie sich eine Erholungsmöglichkeit in Ihren wichtigsten Schutzräumen - zu Hause.

Es gibt **verschiedene Funksysteme** im Smart-Dschungel. Mal ist der Elektrosmog moderat, mal heftig, mal wird in größeren Zeitabständen gesendet, mal oft, viel zu oft. Wenn schon Funk, dann ist es gut, die Daten längere Zeit zu sammeln und nur alle paar Tage oder Wochen mit einem kurzen Funksignal weiterzuleiten. Leider ist es oft anders...

Es folgt eine Auswahl von Smart-Techniken, zuerst jene, die von außen unsere Häuser versorgen, dann die, die im Haus eingesetzt werden.

1. Horch was kommt von draußen rein: die öffentliche Versorgung

Die öffentliche Versorgung seitens der Elektrounternehmen stellt die Kommunikation bis zum und ins Haus sicher, also bis zum Schnittpunkt Smart Meter. Hier kommen Kabel oder Funk zum Einsatz: Ethernet, DSL, PLC, Mobilfunk, RF-Mesh, ZigBee.

Ethernet, LAN - kein Elektrosmog, aber...

Es wird seitens der Versorger eine fest eingebaute Ethernet-Leitung von außen nach innen bis zum Zähler - Smart Meter - im Haus (meist in Deutschland) oder am Haus (in anderen Ländern, z.B. Belgien, USA) geführt. Solche Kabelverbindungen werden auch LAN genannt, ohne d oder W davor. Dies ist die baubiologisch unbedenklichste Variante der Kommunikation bis zum Haus: kein Elektrosmog, es wird nicht gefunkt. Ideal wäre zudem der Datentransport über Glasfaserkabel.

Aber Vorsicht: Hierbei ist sicherzustellen, dass dann auch weiterführend die interne Hauskommunikation nicht mit Funk realisiert wird.

DSL - kein Elektrosmog, aber...

Es gibt Anbieter (z.B. EnBW, die EnBW-Tochter YelloStrom, Discovergy), welche die Verbindung auf dem langen Weg von der Energieversorger-Leitstelle draußen bis ins Haus drinnen über die vorhandenen Telefonleitungen per DSL realisieren. Das ist gut, sicher, schnell und feldfrei. Wenn es dann im Gebäude auch nur Kabel gäbe...

Deshalb auch hier Vorsicht: Es ist wichtig, dass es im Haus - etwa vom Zähler zum DSL-Router - nicht per Funk - z.B. mit WLAN - weitergeht. Das passiert schnell, wenn man nicht aufpasst; hiervon später mehr.

Power Line Communication PLC - Elektrosmog schwach bis stark

Bei PLC werden die vorhandenen öffentlichen Elektroleitungen neben dem Stromtransport nun zusätzlich auch für die höherfrequente Datenübermittlung genutzt, sowohl Leitungen in der Erde, wie man sie überall in den Straßen findet, als auch Freileitungen, die von Hausdach zu Hausdach geführt werden. PLC ist in Europa am weitesten verbreitet (CENELEC A-Band 9-95 Kilohertz). Ganz Italien und Teile Schwedens werden so versorgt. Frankreich, Spanien, Österreich, Schweiz, Holland und Belgien sollen auch PLC bekommen. Für Deutschland scheint es derzeit, dass es zumindest nicht flächendeckend eingesetzt wird.

Messungen an einem PLC-Zähler im Keller und einer unterirdischen Zulieferstromleitung ins Haus ergaben in 0,5 Meter Abstand zur stromführenden Wand lediglich schwach auffällige Messwerte. In 1 Meter waren es nur noch ganz dezente Ergebnisse, kaum erwähnenswert. Jedoch: Wir hörten von einem österreichischen Gutachten, welches die elektromagnetische Verträglichkeit von PLC-Signalen feststellen sollte, von wesentlich höheren Werten. Es ging um ein Holzhaus mit Freileitungen. Der Elektrosmog zeigte sich hier nach baubiologischen Maßstäben stark. Bei PLC können die Feldstärken unberechenbar schwanken. Es ist von den jeweiligen Bedingungen, der Umgebungssituation, Bauart und Baumasse, von Leitungsarten und Verlegungen, abhängig, ob man die Technologie als relativ wenig auffällig oder kritisch bewerten muss, deshalb: beim geringsten Zweifel messen lassen.

Der beste Schutz vor den PLC-Feldern sind Netzfilter direkt hinter dem Zähler, bevor es im Haus weitergeht, wobei der Zähler idealerweise, wie bei den Belgiern teilweise üblich, außen auf dem Grundstück platziert ist. Einige PLC-Anbieter haben sogar PLC-Filter im Programm.

Im Erdreich verlegte Kabel strahlen nicht. Innerhalb eines Gebäudes reichen aber wenige Meter Leitung, um ein Feld zu erzeugen, manchmal erstaunlich großflächig. Daher sollte die Länge vom Austritt des Erdkabels bis zum Smart Meter möglichst kurz sein.

Aus Schweden, wo es reichlich PLC-Techniken und viele Freileitungen gibt, was eine ungünstige Kombination ist, wurden Fälle beachtlicher gesundheitlicher Beschwerden bekannt. Nach dem Einbau von Tiefpassfiltern, welche die niederfrequenten Felder des Netzstromes nicht tangieren, die höherfrequenten PLC-Felder aber drastisch reduzieren, verschwanden bei vielen Betroffenen die Gesundheitsprobleme.

In Spanien verwendet man hauptsächlich einen PLC-Standard namens PRIME, bei dem auf 96 Frequenzen (41-89 Kilohertz) gleichzeitig kommuniziert wird. Wir erwarten bei diesem Verfahren hohe Messwerte, haben noch wenig Erfahrung. In Frankreich will man in den nächsten Jahren auf ein ähnliches Protokoll umsteigen. Wir rechnen dann ebenfalls, wie in Spanien, mit heftigen Feldstärken.

PLC hat zudem ein paar technische Nachteile: störender Einfluss auf andere Elektrogeräte, Netzstörung durch Dirty Power, selbst störempfindlich durch den Einfluss elektrischer Geräte wie Dimmer, Leuchtstoffröhren und Energiesparlampen, außerdem oft eine geringe Bandbreite.

Mobilfunk - Elektrosmog schwach bis stark

Ein zweiter in Europa weit verbreiteter Standard für Smart Metering ist Mobilfunk: **GSM, GPRS, UMTS**. Er kommt speziell in ländlichen Gebieten zum Einsatz, wo PLC durch die häufiger benötigten Datenkonzentratoren zu teuer wird. Mobilfunk sorgt auch für die Verbindung vom öffentlichen Konzentrator zur Leitstelle der Versorgungsfirmen.

Die Zähler haben - wie ein Handy - eine integrierte Mobilfunkantenne oder eine externe bei schlechter Empfangsqualität. Sie verschicken ihre Datenpakete per GPRS und UMTS - wie ein Handy die SMS.

Bei der Mobilfunkübertragung gibt es viele Konfigurationsspielarten:

a) Der aus baubiologischer Sicht beste Fall: Der Zähler kommuniziert die allermeiste Zeit nicht, sondern wacht nur ab und zu für kurze Zeit auf, z.B. einmal pro Monat oder pro Tag, um seine Daten zu senden.

b) Im schlechtesten Fall ist der Zähler ständig online und sendet in geregelten Intervallen (z.B. jede Viertelstunde) ein kurzes Signal, um Kontakt zu halten oder den aktuellen Verbrauch zu melden.

c) Der Zähler funkt nicht. Nur wenn eine Kontaktaufnahme gewünscht ist, wird eine SMS zum Zähler geschickt oder seine Nummer gewählt, was er als Kommunikationsaufforderung versteht und die Verbindung aufgebaut wird, bei der die benötigten Daten übermittelt werden.

d) Eine der vielen Möglichkeiten zwischen Konfiguration a und b: Der Zähler sendet einmal nachts seine Daten und kommuniziert ansonsten nicht und ist nur zu Kundendienstöffnungszeiten online.

Bei jeder Konfiguration kann es noch sein, dass je nach Mobilfunkchip bzw. Mobilfunkdienst, die für Handys typische Zellsuche passiert, was heißt, dass alle paar Minuten volle Leistung gefunkt wird. Im Zweifel nachmessen und eventuell durch den Versorger nachkonfigurieren.

RF-Mesh - Elektrosmog stark bis extrem

In Nordamerika kommt zum größten Teil RF-Mesh zum Einsatz, schon seit Jahren. Aber auch in Europa gibt es mittlerweile einige Projekte, die mit dem bei uns recht jungen Funkverfahren betrieben werden.

In den USA, Kanada, Australien und Neuseeland wird mit hohen Leistungen von bis zu 1000 Milliwatt pro Antenne gefunkt, in Europa mit maximal 500 mW, meist 50 mW. Deshalb hört man seitens der Kolleg(inn)en von der anderen Seite der Welt immer wieder von noch höheren Strahlungsmesswerten als bei uns. Hinzu kommt, dass die da zahlreichen Leichtbauweisen viel schlechter vor den Feldeinwirkungen von außen schützen und die Ausbreitung der Feldquellen innen forcieren.

Auch hier gibt es Konzentratoren, die Daten diverser Zähler sammeln und gebündelt über Ethernetkabel oder Mobilfunk zur Versorgerzentrale übertragen. Die Konzentratoren können in einem Zähler enthalten oder als separates Gerät draußen z.B. auf einem Mast montiert sein.

Auch hier gibt es Hersteller- und Konfigurationsspezifika. Viele Varianten funken gerade nach der Neuinstallation der Zähler häufig (z.B. alle 3 Minuten für ca. 3 bis 5 Millisekunden) und suchen die Verbindung zu Ihrem RF-Datenkonzentrator. Diese Anfangsphase kann durchaus einige Monate dauern. Auch später wird dann meistens regelmäßig und unterschiedlich konfigurierbar oft gefunkt (z.B. alle 30 Minuten).

ZigBee - starker Elektrosmog

ZigBee kam 2005 auf den Markt. Es ist eine standardisierte RF-Mesh-Technik. Die ZigBee-Netzwerkteilnehmer, z.B. Zähler, Konzentratoren, In-Home Displays..., können mehrere Funktionen als Endknoten, Router und Verstärker erfüllen. Gemeinsam sind sie ein dynamisches Netzwerk. Die Frequenzen: 868 Megahertz in der EU, 915 MHz in den USA und Australien, sonst 2,4 Gigahertz. In der EU strahlen die Zähler mit um die 10 Milliwatt, in den USA mit bis zu 100 mW Leistung.

Im schwedischen Göteborg ist flächendeckend ZigBee installiert, gerade auch für die Kommunikation draußen bis zum Datenkonzentrator. Die ZigBee-Technologie wird zudem für Smart-Home-Anwendungen drinnen verwendet, so z.B. bei EnergyAustralia, hierüber gleich mehr.

2. Drinnen geht's weiter: In-House - die Hauskommunikation

Die hausinterne Versorgung stellt die Kommunikation innerhalb der eigenen vier Wände sicher, also ab dem Schnittpunkt Smart Meter weiterführend ins Haus hinein. Hier kommt meist Funk zum Einsatz, seltener Kabel: Ethernet, PLC, dLAN, WLAN, Z-Wave, M-Bus, ZigBee.

Mit einer DSL-Telefonleitung kann die erfreulich Elektrosmog-freie Datenübertragung zwar von der Telefonzentrale bis zum DSL-Router im Haus erfolgen (einige - nicht alle - Anbieter realisieren die Kommunikation von draußen nach drinnen über DSL), aber leider von da ab nicht weiterführend die Versorgung im Haus selbst.

Ethernet, LAN - kein Elektrosmog

Das wäre wirklich smart: Drinnen überall nur Kabel für all die notwendigen Verbindungen im Haus. Ist aber kaum vorgesehen. Funk ist in. Für Kabel müssen Sie sich schon ganz schön ins Zeug legen.

Wenn Sie neu bauen, umbauen oder renovieren, denken Sie daran, solche Datenkabelstrecken mit einzuplanen. Praktisch sind Leerrohre, damit man jetzt oder in Zukunft Datenleitungen durch die Hauswände, Böden und Decken ziehen und Kabelverbindungen z.B. vom Zähler zum Display oder andere herstellen kann.

Seien Sie kreativ mit Kabeln, bevorzugen Sie diese immer. Nur Datenkabel garantieren ein Smart Home ohne Elektrosmog.

PLC und dLAN - Elektrosmog von ganz schwach bis stark

Nicht nur draußen gibt es PLC, die Power Line Communication, wie oben beschrieben, es gibt sie auch im Haus, hier meist als dLAN oder PowerLAN bekannt. Draußen wie drinnen werden die vorhandenen Elektroleitungen für die Datenübermittlung genutzt. Es gibt verschiedene Verfahren, die für die Datenweiterleitung z.B. vom Elektrizitätszähler (Smart Meter) zu einer Informationsanzeige (In-Home Displays) oder den jeweiligen Verbrauchern benutzt werden können.

Bei Vattenfall laufen zwei Pilotprojekte mit 10.000 Zählern (Hamburg Hafencity und Berlin Märkisches Viertel), bei denen die Verbindung vom Zähler zu einer TV-Box im CENELEC C-Band (125-140 Kilohertz) erfolgt. Achtung: So eine TV-Box kann allerdings auch drahtloses WLAN für die Übertragung zu iPhone- oder iPod-Apps benutzen.

Andere PLC-ähnliche Technologien, die über die Stromleitungen funktionieren, wären z.B. dLAN (Devolo), DigitalSTROM oder Homeplug.

YelloStrom nutzt dLAN von Devolo. Unsere Messungen des ausgehenden Elektrosmogs ergaben oft niedrige Ergebnisse, aber nicht immer. Wir wissen von Kollegen, dass es bei gleicher Technik je nach Hausinstallation und Situation zu um den Faktor 500 abweichenden Werten kommen kann. Die Feldausdehnung zeigt sich in nennenswerten Größenordnungen häufig nur zenti- bis dezimeterweit um die Kabel und Verbraucher herum. Diese werden also gewissermaßen zu "Sendern", wenn auch längst nicht derart weit abstrahlend wie Funksysteme à la WLAN. In einigen Fällen waren die dLAN-Signale flächendeckend im gesamten hiermit versorgten Haus zu finden, wenn auch schwach.

Je nach Situation, Installation, Kabelart (geschirmt oder nicht), Kabelführung, am Stromnetz angeschlossenen Verbrauchern, Leitfähigkeit der Umgebung, Erdungssituation und/oder Ableit- bzw. Schirmfähigkeit der Baumasse gibt es also ausgeprägte Feldstärkeunterschiede.

Eine Reaktion des Menschen auf dLAN-Streufelder ist durchaus möglich, speziell bei Vorliegen einer Elektrosensibilität. Wir kennen inzwischen eine Handvoll Fälle, die nach Installation von dLAN im Haus eine Reihe von Beschwerden wie Kopfschmerz, Schwindel, Benommenheit, Unwohlsein, Schlafstörung, Ohrgeräusche... bekamen, die nach der dLAN-Beseitigung schnell wieder verschwanden.

dLAN bedient sich der Kurzwellen von zirka 2 bis 30 Megahertz. Die dLAN-Felder zeigen dabei - wie so oft bei modernen digitalen Elektroniktechniken - zahlreiche Oberwellen und gepulste Strukturen. dLAN kann auch zu technischen Störungen, z.B. beim Radioempfang, führen.

Somit Vorsicht: Wir können diese Variante nicht generell empfehlen.

Beim Einsatz jeder Art von PLC bzw. dLAN sollte die Situation seitens eines erfahrenen baubiologischen Messtechnikers überprüft werden. Nochmals besondere Vorsicht: In der schlimmsten Variante funktioniert die Kommunikation zum DSL-Router innerhalb des Hauses über funkendes WLAN, das ins PLC-System integriert wurde, und ist somit die baubiologisch bedenklichste Lösung - nämlich extrem auffällig.

Mehr hierzu siehe auch Kapitel über PLC bzw. dLan ab Seite 473.

WLAN - Elektrosmog extrem

WLAN wird in den letzten Jahren immer bekannter und findet sich inzwischen in Millionen Haushalten, Büros, öffentlichen Gebäuden und Plätzen, um den drahtlosen Eingang zum Internet zu schaffen. WLAN findet auch beim Smart Metering Verwendung, z.B. um die im Zähler oder Gateway vorhandenen Verbrauchsinformationen direkt auf dem eigenen Computer und Smart Phone anzuzeigen. Auch die Verbindung vom DSL-Router zum Zähler kann per WLAN-Funk erfolgen.

Die WLAN-Nachteile sind bekannt: starke Strahlung, Dauerstrahlung, gepulste Signale in sehr niedrigen, unseren menschlichen Hirnströmen und Nervenaktivitäten sehr ähnlichen Frequenzen. Fallbeispiele von Betroffenen, die unter WLAN leiden, gibt es zuhauf. Deshalb ist WLAN zu meiden, an erster und wichtigster Stelle zu Hause.

Zitat von ganz oben, von unserer Bundesregierung: "Die Bundesregierung warnt vor der WLAN-Nutzung. WLAN-Netze in Privathaushalten und an Arbeitsplätzen sollten vermieden werden." Um die persönliche Strahlenbelastung so gering wie möglich zu halten, sei es besser, bei kabelgebundenen Netzwerken zu bleiben. "Nun muss sich jeder selbst entscheiden, ob er das Strahlenrisiko eingeht oder nicht."

Mehr hierzu siehe Kapitel über WLAN ab Seite 455.

Z-Wave - Elektrosmog schwach bis stark

Z-Wave ist ein standardisierter RF-Mesh-Standard, der von der dänischen Firma Zensys und der Z-Wave Alliance für die Heimautomatisierung entwickelt wurde. Mit über 160 Herstellern und mehreren hundert Produkten ist Z-Wave Marktführer fürs Smart Home. Hier kriegen Sie den ganzen strahlenden Firlefanz: Zähler, Gateways, Controller, Monitore, Displays, Module, Schalter, Steckdosen, Zwischenstecker, Adapter, Dimmer, Thermostate, Ventile, Sensoren, Bewegungsmelder, Türschlösser, Fernbedienungen, Überwachungen..., alles per Funk.

Z-Wave nutzt das ISM-Frequenzband: Drüben in den Vereinigten Staaten sind es um die 908 Megahertz mit Leistungen bis 100 Milliwatt, hier in Europa um die 868 MHz mit zumeist 1 bis 5 mW.

Z-Wave kann bei vielen Geräten so konfiguriert werden, dass sie wirklich nur dann kurz funken, wenn es was zu übertragen gibt. Diese Konfiguration wäre dann in Sachen Elektrosmog lediglich schwach auffällig. Falls es aber verwendet wird, um ein In-Home Display im Minutentakt auf dem Laufenden zu halten, wäre es dagegen als stark auffällig zu bewerten, besonders bei höheren Leistungen wie in den USA.

Wireless M-Bus - Elektrosmog schwach bis eventuell stark

M-Bus wird eingesetzt, um Kundendaten unterschiedlicher Zähler auf Gateways zu übertragen, die sie zur Versorgerzentrale weiterleiten. Auch für die Strecke vom Gateway bzw. Zähler zum In-Home Display.

M-Bus funktioniert bei 868 Megahertz. Die Leistung einzelner M-Bus-Sender ist typischerweise 8 Milliwatt und kann bis 25 mW gehen. Dabei passiert eine Übertragung meist nicht so oft, häufig jedoch immerhin einmal pro Stunde. Für den Kontakt vom Gateway zum In-Home Display wird viel häufiger kommuniziert, z.B. alle 20 Sekunden.

Drahtlose M-Bus-Kommunikation zwischen Zählern, die derart konfiguriert wurde, dass nur einmal pro Stunde oder sogar nur einmal täglich gesendet wird, kann bei genügend Abstand baubiologisch akzeptabel sein, zumal die Zähler meistens im Keller, also entfernt von Daueraufenthaltsplätzen, positioniert werden.

Die unbedenklichste Lösung wäre aber - das gibt es bei M-Bus schließlich auch! - eine drahtgebundene Übertragung ganz ohne Funk.

ZigBee - Elektrosmog schwach bis stark

Oft, wenn es im Smart Home funkt und In-Home Displays zum Einsatz kommen, ist ZigBee dabei. Auch ZigBee ist eine standardisierte RF-Mesh-Technik, sie wurde 2002 gegründet, erste Produkte kamen 2005. ZigBee Alliance ist ein Interessenverband von über 400 Unternehmen.

Wie bereits im Kapitel "öffentliche Versorgung" angedeutet, geht es bei ZigBee um Zähler, Konzentratoren, In-Home Displays... Jene übernehmen mehrere Funktionen. Die zahlreichen Einzel- und Endgeräte, Router und Koordinatoren ermöglichen ein so genanntes Wireless Personal Area Network (PAN). Hier wie bei Z-Wave gibt es die ganze Palette von funkenden Spielereien für das perfekte Smart Home, vom Smart Meter über Gateways und allerlei Geräte bis zur Klimaanlage.

Die Frequenzen sind - ähnlich Z-Wave und M-Bus - 868 Megahertz in der EU, 915 MHz in den Nordamerika und Australien, in anderen Ländern 2,4 Gigahertz. In Europa ist die Leistung mit bis zu 10 Milliwatt wieder niedriger als in den Nordamerika, dort bis 100 mW, entsprechend sind auch die Feldintensitäten bei uns geringer als dort.

Smart Meter - Zukunft mit Überraschungen

Bei all dem hier Beschriebenen geht es um Beispiele. Die Smart-Technik ist bei uns noch jung, und ständig gibt es neue Pilot- und Experimentierprojekte, mit denen man Erfahrungen sammelt. In Deutschland waren es bis Ende 2011 bereits über 150 solcher Testprojekte. In Nordamerika kommen - wieder ein neues Beispiel - immer häufiger so genannte Collector Meter zu Einsatz, die an Häusern und Geschäften angebracht werden und die Daten von 5000 Smart Metern sammeln und weiterverteilen können. Wer dann in solchen Gebäuden nahe dieser unscheinbaren Sammelkästen mit deren drei kleinen und gemeinen Funkantennen wohnt oder arbeitet, der kriegt - so die Consulting-Experten der US-Firma Sage Reports - so viel Elektrosmog ab wie in 60 Meter Abstand zu großen Mobilfunkstationen. Es überschlagen sich die neuen Technologien und Ideen. Ein Milliardenmarkt ruft. Wir werden uns noch auf einige Überraschungen einstellen müssen.

Aktuelle Überraschung: US-Verhältnisse drohen Europa. Hersteller sichern sich RF-Mesh-Frequenzbänder, in denen mit **hohen Leistungen** gefunkt wird. So wirbt der dänische Produzent Kamstrup für den europäischen Markt mit "hohen Reichweiten" seiner Smart Meter "selbst in rauen Umgebungen". Mit Frequenzen im Bereich von 433 bis 444 Megahertz "gehen Funksignale leicht durch Gebäude hindurch, wandernd durch Fenster, Wände und Trennwände". So betrüge die Reichweite "in Städten 500 Meter, auf dem Land 10 Kilometer", wegen der hohen Sendeleistung von 500 Milliwatt, ein "Hochleistungs-Netzwerk". Noch eine Überraschung: In Chicago landeten zwei Frauen im **Gefängnis**, weil sie sich weigerten, Smart-Meter in ihrem Haus einbauen zu lassen.

Risiko?

Es gibt bei uns noch wenig Klagen und kaum Erfahrung, woher auch bei einer so jungen und gerade mal erwachten Technik. Aus den USA, Kanada und Schweden häufen sich die Nachrichten von verschiedenen **gesundheitlichen Problemen** nach einer Smart-Meter-Installation, dort sind sie teilweise schon seit Jahren in Betrieb.

Sicherlich: Ein Handytelefonat von wenigen Minuten kann schlimmer sein als einen Monat lang Smart Meter, wenn der nicht allzu oft funkt, aber das ist Äpfel mit Birnen verglichen. Smart Meter und ähnliche Techniken wie Heizkostenzähler strahlen zumeist "nur" kurz, dann folgt eine hoffentlich lange Pause, dann wieder ein Signal, das regelmäßig, Tag, Nacht, Woche für Woche. Handy und Co. strahlen zwar beim Telefonat kontinuierlich und viel stärker, aber es gibt wenigstens Ruhe zwischen den hoffentlich nicht allzu häufigen Gesprächen und - ganz wichtig - nachts in der Schlaf- und Erholungsphase. Wer will wissen, ob das eine oder andere biologisch besser oder schlechter ist? Ich weiß es nicht. Was ich weiß, ist, dass es Sinn macht, vorsichtig zu sein und den letzten Zufluchtsort und Regenerationsplatz in unserem maßlos verfunkten Leben - unser Zuhause - so unbelastet wie möglich zu halten. Keinen Sinn macht es, gegen Smart Meter und Co. zu rebellieren, wenn Sie immer noch mit DECT schnurlos telefonieren, mit WLAN drahtlos ins Internet gehen und sich täglich das Handy ans Ohr halten.

Die Österreichische Ärztekammer meldet sich im Februar 2012 und weist auf das Risiko hin: "Die geplante flächendeckende Einführung von intelligenten Stromzählern, so genannten Smart Metern, kann zu gesundheitlichen Folgen führen." Die Übertragung der Daten sorge für eine signifikant steigende Belastung mit Elektrosmog. Von erhöhtem Krebsrisiko ist die Rede, von Multisystemerkrankungen, Erschöpfungszuständen, Depression, Lernproblemen. In Kalifornien hätten mehrere Gesundheitsbehörden ebenfalls Bedenken geäußert. Selbst Stadtwerken wird es mulmig, weil sie die Auswirkungen nicht absehen können.

Achtung: Wissenschaft, Politik, Industrie und alle, die was zu verkaufen haben, machen Ihnen klar, dass das gar nicht so schlimm ist und präsentieren bei Smart Metern, Heizkostenzählern und anderen in größeren zeitlichen Abständen funkenden Techniken **fragwürdig niedrige Messwerte**. Mal wieder wird das Risiko heruntergespielt und - wie so oft - theoretisiert, gerechnet und gemittelt, bis kaum was von der wahren Strahlung überbleibt. Wenn man ein heftiges, aber kurzes Funksignal mit der darauf folgenden Pause zeitlich mittelt, bleibt vom Funk nicht viel. Das gilt theoretisch-wissenschaftlich als korrekt, ist praktisch-gesundheitlich aber Nonsens. Gesundheitsrelevant ist schließlich weniger die gemittelte Leistung, sondern mehr die Häufigkeit und Höhe von Leistungsspitzen. Sonst dürften zwei Pistolenschüsse im Abstand von 30 Sekunden einen überhaupt nicht verletzten, auch wenn sie Volltreffer waren. Denn ein kurzer Schuss mit langer Pause hat zeitlich gemittelt die Kraft eines Pingpongballs, so gesehen. Beachten Sie hierzu das Kapitel zum Thema "Wissenschaft - wirklich?" ab Seite 648.

Ein Risiko der besonderen Art: Bei all diesen Funktechniken kann etwas zum Problem werden, nämlich **Abschirmungen gegen Elektrosmog**. Wenn Sie mittels Wand-, Boden-, Decken- und Fensterabschirmung mit z.B. Schutzanstrichen, -tapeten, -folien, -platten, -textilien... das Zuhause gegen den Funk dicht machen, dann kann Smart Metering und drahtlose Heizkostenablesung kaum noch oder eventuell gar nicht mehr funktionieren. Wir hörten von ersten Mietverträgen mit Abschirmverbot. Zur Not versprechen Sie den Stadtwerken oder der Hausverwaltung, die Zähler selbst manuell auszulesen...

3. Auch ein bisschen smart: Funkablesung von Heizkostenzählern

Eigentlich heißen sie **Heizkostenverteiler**, jene kleinen Zähler, die an allen Heizungen befestigt sind und visuell per Digitalanzeige oder per Funk abgelesen werden. Die Technik wird seit einigen Jahren anstelle der Verdampferröhrchen eingesetzt, ist nicht vorgeschrieben und zieht zunehmend in Häuser ein, auch ohne das ganze komplexe Smart Home.

Die neuen, elektronischen "Heizkörperröhrchen" sammeln die Wärmedaten eine definierte Zeit, z.B. einen Monat, ein Quartal oder ein Jahr, und speichern sie batteriebetrieben bis zu einem Stichtag. Dann kann man sie vor Ort - Zimmer für Zimmer, Heizkörper für Heizkörper - ablesen. Soweit ist alles in Ordnung. Das ist wie früher, nur statt mit ausgedienter Verdunstertechnik nun mit moderner Elektronik. Da strahlt noch nichts, außer der wohligen Wärme.

Modern und zugegebenermaßen praktisch ist diese Vorgehensweise: Der Verbrauch wird **über Funk** verschickt. Dann braucht der Servicemann nicht mehr zu klingeln und kann alles per pedes oder vom Auto aus mit dem Notebook oder per Internet bzw. Mobilfunk aus der Ferne erfassen; auch das entweder Heizkörper für Heizkörper oder über einen Datensammler außerhalb der Wohnung, welcher die Verbrauchsdaten aller Heizkörper eines Hauses im Laufe der Zeit speichert. Und so eine **Fernablesung** geht mal wieder **nicht ohne Strahlung**.

Nun kommt es bei der Fernablesung mittels Funk wesentlich darauf an, **wie stark** gesendet wird, **wie oft** gesendet wird, **wie viele** Heizkörper senden und **wie nah** und lange Sie an den funkenden Heizkostenzählern verweilen. Es gibt welche, die schicken ihre Botschaft zehnmal so stark wie andere. Und welche, die erledigen das in erfreulich großen Zeitabständen. Und wieder andere, die tun das ganz oft, wahrlich unnötig oft. Es ist schon ein Unterschied, ob die kleinen Heizkostenzähler alle paar Minuten oder nur einmal am Tag oder gar nur einmal im Monat oder Jahr ihre Daten funken. Die Datensammler - kleine elektronische Kästchen - befinden sich zumeist im Keller oder Treppenhaus, in Mehrfamilienhäusern mehrere alle paar Etagen (auch Seite 526).

Die lizenz- und anmeldefreien **Frequenzen** der Heizkostenzähler befinden sich meist - wie bei vielen solcher Funktechniken - im Bereich von 433 Megahertz, 868 MHz oder 902 MHz. Die **Leistungen** der batteriebetriebenen Zähler sind geringer als bei den vielen anderen Smart-Home-Techniken. Sie liegen bei 1 bis maximal 10 Milliwatt, oft 3 bis 5 mW, also in etwa in der Größenordnung vieler Babyphone oder drahtloser Wetterstationen. Entsprechend schwächer fallen die Feldintensitäten aus. Vergleich: Handys dürfen bis 2000 mW, DECT-Schnurlostelefone 250 mW, WLAN-Router 100 mW (und das in unmittelbarer Körpernähe). Dass es bei den Heizzählern nur um geringe Leistungen und kurze Funksignale gehen kann, zeigt schon die Lebensdauer der Batterie, je länger desto besser, bei manchen Geräten wird sie mit 10 Jahren angegeben. Eine Minibatterie, die so lange hält, kann nicht vor Leistung strotzen. Da ist Ihr Handy und Schnurlostelefon viel schneller leer...

Hier zwei der vielen möglichen **Beispiele** funkender Heizkostenzählertechnik mit Fernablesung, wobei der Elektrosmog einmal stark und einmal so schwach ausfällt, dass er kaum der Rede wert ist. Es geht um verschiedene Funktionsprinzipien mit und ohne Datensammler.

a) Techem Funksystem Data III - Elektrosmog stark

Ohne Datensammler, also die direkte Auslesung von jedem Heizkörper: Die Kostenzähler an der Heizung funken alle 30 Sekunden bis 4 Minuten, das ist viel zu oft. Mit Datensammler als Zwischenspeicher: alle 17 Minuten, immer noch reichlich oft. Dabei werden die Halbmonatswerte der letzten 14 Monate für die Dauer von 6,5 bis 14 Millisekunden mit der Leistung von 3 bis 10 Milliwatt bei 868 Megahertz übertragen.

Verstehen Sie das? Die Minizähler ohne Datensammler funken so oft, minütlich, von jeder einzelnen Heizung des Hauses, aber der Ablesemann fährt nur einmal im Jahr vorbei, um so ein Datenpaket zu erhaschen. Alle anderen Funkereien verpuffen im Haus, im Freien, in der Nachbarschaft, in Mensch, Tier, Natur. Kann man bitteschön nicht erst auf Anfrage senden? Könnte man, wenn man wollte. Das wären dann 100.000 Funksignale pro Heizkörper und Jahr weniger, mindestens.

Andere Geräte der führenden Firma Techem funken in anderen Intervallen, z.B. "nur" fünfmal täglich ein paar Millisekunden bei 433 MHz. Die Datensammler im Keller oder Treppenhaus funken je nach Datenmenge in verschiedenen Abständen bis zu viermal in der Stunde. Die Leistung wird vom Datensammler automatisch auf das für eine Kommunikation nötige Maß reduziert und beträgt maximal 250 mW.

b) Brunata Metrona Funksystem Star - nahezu kein Elektrosmog

Es geht auch besser, sogar richtig gut: Entsprechend konfiguriert werden die Werte von den einzelnen Heizkostenzählern auf einem Mikrochip gespeichert und nur einmal monatlich zum Datensammler im Keller oder Treppenhaus gesendet. Ansonsten: ganz lange Sendepause. Der Servicetechniker liest die Daten lediglich einmal jährlich per Funk ab. Sendefrequenz 868 Megahertz, Leistung 1 Milliwatt. Na bitte. Kein Wunder, dass hier eine kleine 3-Volt-Batterie 10 Jahre hält.

In einer erweiterten Version gibt es zu diesem so genannten Slave-Datensammler auch noch einen namens Master. Der überträgt die Daten wiederum per Ethernet-Kabel oder Mobilfunk an die Versorgerzentrale. Wie oft kommuniziert wird ist Konfigurationssache. In den meisten Fällen dürfte das maximal einmal pro Tag sein, eher weniger.

Ähnlich elektrosmogarm wie das Brunata Metrona Funksystem Star zeigen sich zurzeit Geräte von beispielsweise Qvedis, Kalorimeta oder Ista. Egal von wem: Bitte nachfragen und darauf achten, dass sie selten (einmal im Monat) mit geringer Leistung (1 Milliwatt) funken.

Smart Meter, Heizkostenzähler - erste Messungen, erste Ergebnisse

Technik	Leistung Milliwatt	Abstand Zentimeter Meter	Strahlungsstärke Mikrowatt pro Quadratmeter
Handy	1000 mW	am Ohr	100.000.000 µW/m²
		30 cm	1.000.000 µW/m²
		1 m	100.000 µW/m²
DECT-Telefon	250 mW	am Ohr	25.000.000 µW/m²
		30 cm	250.000 µW/m²
		1 m	25.000 µW/m²
WLAN	100 mW	30 cm	100.000 µW/m²
		1 m	10.000 µW/m²
Smart Meter - USA	1000 mW	30 cm	1.000.000 µW/m²
		1 m	100.000 µW/m²
	100 mW	30 cm	100.000 µW/m²
		1 m	10.000 µW/m²
Smart Meter - BRD	50 mW	30 cm	50.000 µW/m²
		1 m	5000 µW/m²
	10 mW	30 cm	10.000 µW/m²
		1 m	1000 µW/m²
Heizkostenzähler	5 mW	30 cm	5000 µW/m²
		1 m	500 µW/m²
	1 mW	30 cm	1000 µW/m²
		1 m	100 µW/m²

Bei den Angaben der Strahlungsstärke geht es um von uns praktisch gemessene oder auch theoretisch berechnete Werte. Die Intensitäten schwanken im Alltag - wie zuvor erwähnt - erheblich, je nach Technik, Gerät, Bauart, Antennenngewinn, Konfiguration, Platzierung, Reflexion und/oder Situation, sie sind nur als Orientierung zu verstehen. So haben wir in 16 Jahren an 100 für Öko-Test überprüften DECT-Telefonen Strahlungswerte von 66.000 bis 440.000 Mikrowatt pro Quadratmeter in 30 Zentimeter Abstand ermittelt, obwohl sie alle mit der gleichen Leistung von 250 Milliwatt funktionieren, eine beachtliche Spannbreite. Bei Smart Metern zeigen sich die Messresultate noch viel schwankungsfreudiger. Deshalb beim geringsten Zweifel: messen lassen.

Sie sehen im Vergleich, dass die Belastung beim Telefonieren mit dem Handy am Ohr mehr als tausendfach stärker ausfallen kann als die, die man in etwa 30 Zentimeter Abstand von Smart Metern, die bei uns in Deutschland zurzeit zur Verwendung kommen, findet.

Wie schon erwähnt, strahlen die leistungsstärkeren Smart Meter, welche z.B. in den USA und Kanada zur Verwendung kommen, deutlich stärker als bei uns, noch. Smart Meter sind dort bereits weit verbreitet, bei uns noch nicht so. Drüben werden vor allem die baubiologisch ungünstigen Smart-Meter-Techniken RF-Mesh und ZigBee verwendet, allerdings bei zehn- bis 20fachen Leistungsstärken, als bei uns in Europa. Aus Nordamerika werden viele Beschwerden und Proteste gemeldet. Aber Geduld: Europa macht es denen ja gern nach...

Nicht vergessen: Handys, DECT und WLAN sind während ihrer Nutzung und auch oft über die Nutzungszeit hinaus Dauerstrahler. Smart Meter und Heizkostenzähler funken ihre Signale dagegen in mehr oder minder kurzen oder längeren Zeitabständen, einige Systeme alle paar Sekunden, andere alle paar Stunden, wieder andere nur alle paar Tage.

Auch nicht vergessen: Es kommen oft mehrere Smart Meter in einem Haus zum Einsatz oder smarte Geräte wie Gateway und Controller haben mehrere funkende Antennen, so summieren sich die Strahlungsbelastungen. Das sollte auch der Nachbar wissen, denn der wirkt mit seiner Datenübermittlung eventuell in die Räume seiner Umgebung ein und trägt nicht nur zu seinem sondern auch zum Risiko anderer bei. Außerdem funken manche nicht nur dann, wenn es Daten zu übertragen gibt, sie können das Funken auch zwischendurch nicht sein lassen, nur um auf sich aufmerksam zu machen, warum auch immer.

Der Kollege Peter Sierck aus Carlsbad hat in Kalifornien an einem Itron Smart Meter - außen an einem Holzhaus montiert - in 30 cm Abstand 21.000 µW/m^2 gemessen, das bei 918 MHz mit 5 Signalen pro Minute und einer Signaldauer von etwa 100 Millisekunden.

Wir hörten von anderen Messungen an Smart Metern in den USA, Kanada und Australien, die in 30 cm 100.000 µW/m^2 auf die Anzeige der Messgeräte brachten, manche fanden solch hohe Werte noch in 1 m Abstand. Wohl dem, der solche feldstarken Smart Meter nicht ungeschützt hinter dem Bett auf der anderen Seite der Hauswand oder im Keller unter dem Schlafraum installiert hat.

Gutachten aus den USA im Auftrag des California Council on Science and Technology (CCST) vom Januar 2011 und ein Moratorium des Santa Cruz County vom Januar 2012 berichten von Signalintensitäten bis 400.000 µW/m^2 in 1 m und 40.000 µW/m^2 in 3 m Entfernung zu Smart Metern. Derart hohe Werte kann ich kaum nachvollziehen. Wenn sie stimmen sollten, verstehe ich den scharfen Protest von dort und unterstreiche die Sorge von Bill Vander Zalm, dem ehemaligen Premierminister im kanadischen British Columbia, der sagte: "Ich hoffe, dass sich die Leute gegen die Smart Meter wehren."

Kollegen konnten in zwei Meter Abstand von einem M-Bus-Zähler mit einem Breitbandmessgerät immer noch gut 90 µW/m^2 nachweisen. Es wird typischerweise nur dann vom Zähler gefunkt, wenn ein In-Home Display installiert wurde. Wir empfehlen auf ein solches zu verzichten.

An einem Heizkostenzähler des Marktführers Techem hat der Baubiologiekollege Dr. Dietrich Moldan bei uns in Deutschland folgende Werte gefunden: in 1 m Distanz 500 µW/m^2, in einem halben Meter sind es aus baubiologischer Sicht schon extreme 2000 µW/m^2, in 30 cm sogar 3300 µW/m^2. Diese Funkimpulse jede halbe Minute, tagein, tagaus. Wir fanden an solchen kleinen Zählern ähnliche, hier und da noch deutlichere Feldstärken: 1 m 100-700 µW/m^2, 30 cm 1000-7000 µW/m^2.

Aber gelten die baubiologischen Richtwerte hier noch? Sie sind eigentlich für Dauerbelastungen gedacht, aber dieser Techem-Heizzähler und andere Mitbewerbergeräte funken im Schnitt "nur" alle 30 Sekunden ein millisekundenkurzes Signal. Auch das ist sicherlich kritisch zu werten und zu meiden, speziell wenn sich eine oder gar mehrere Heizungen in Bettnähe befinden. Aber wie kritisch ist es wirklich? Dank Smart Metering müssen die baubiologischen Karten neu gemischt werden...

Übrigens: Die kleinen Zähler könnten durch den Techniker auf ruhend gestellt und wie gehabt manuell abgelesen werden. Warum nicht?

Und "Smart" geht's weiter

Ganz viel Smart. Gibt es schon oder kommt bald. Smart, das bedeutet intelligent, schlau, aber auch geschäftstüchtig, durchtrieben...

Smart Baby, Funk vom Wickeltisch bis zum Kinderwagen, autsch. Windel nass? Atmung? Körpertemperatur? Baby schreit? Das Töpfchen mit integriertem iPad, echt. **Smart Kid**, das elektronisch gesteuerte, überwachte, funkende Kinderzimmer soll und wird kommen. Früh übt sich. **Smart School**, wir ahnen Ungutes, WLAN ist noch lange nicht genug.

Smart Senior, das beruhigende Komplettpaket der Telekom, eine "intelligente Lösung für ein länger selbstbestimmtes Leben zu Hause". Überwachung von Gesundheit und Alltag alter Menschen: EKG-, Puls-, Gewichts- und Fiebermessung, Bewegungserfassung im Dunkeln, Gerätesteuerung, Menueservice, soziale Vernetzung... Funk aus allen Rohren.

Smart Pills, das sind Tabletten bzw. Kapseln, die mit einem Mikrochip versehen sind und nach der Einnahme aus dem Bauch via Smartphone oder Internet den Arzt anfunken: "Körper an Arzt: Pille genommen". Big Brother im Bauch. Solche Tabletten sollen Ende 2012 in der Schweiz und Großbritannien in den Handel: Alzheimermedikamente, Blutdruckmittel, Hormone, Schmerzpillen... Der Pharmariese Novartis ist dabei.

E-Care, supersmart: Im Bauch die funkende Pille, am Handgelenk die Auswerteelektronik wie eine Armbanduhr. So könne laut US-Berichten "die Therapietreue" von "staatlichen Gesundheitsvollstreckern" kontrolliert werden. Wehe, Sie haben Ihre Psychopharmaka nicht genommen und im Klo versenkt oder Ihr Kind vor der Chemo schützen wollen...

Die Bespitzler träumen von Chips in der Haut, die Ihre Essgewohnheit melden, wissen ob Sie Alkohol trinken... Science Fiction? Leider nicht.

Smart Shoe in Schuhsohlen, Funkkontrolle namens Telemedizin. Der Chip speichert Informationen über den Lebenswandel, jeden Schritt. Waren Sie auf dem Hometrainer oder doch im Sessel? Wie viele Schritte an diesem Tag? Abgenommen? Das schlechte Gewissen läuft mit.

Smart Textile, kluge Kleidung, Signale aus der Hose. Minielektronik in Hemd, T-Shirt, Pullover, Mütze. Pulsfrequenz und den Herzschlag beim Joggen. Sportbekleidung mit Freisprecheinrichtung fürs Handy. Rucksäcke mit integriertem GPS, Jacken mit Navigationssystemen. Powershirts, die sich durch Körperbewegung aufladen und zur Energiequelle werden, z.B. für den leeren Handyakku. Sich selbst erwärmende Unterwäsche. Skischuhe mit Chip für die Liftbenutzung. Firmen wie Adidas, Levi Strauss und Samsonite sind bei der intelligenten, geschäftstüchtigen Kleidung dabei. Gibt es alles schon (Seite 284).

Smart Floor, der Teppich voller Chips zur Steuerung von Staubsauger-Robotern ist serienreif, vorgestellt von Vorwerk auf der CeBIT 2006.

Smart Brain, Intel will das Smartphone mit dem Gehirn verbinden, so kann das Hirn direkt auf das weltweite Netz zugreifen. Intel: "Das ist lediglich der nächste logische Schritt, die unmittelbare Verbindung moderner mobiler Technologien mit dem Körper. Unser biologisches Gehirn lässt sich durch digitale Techniken expotenziell erweitern. Die Grenze zwischen Mensch und Technik verschwindet bald völlig." Was nicht verschwinden wird: verirrte Hirnströme, sich öffnende Blut-Hirn-Schranken, gerädert Nerven und gebrochene DNAs, logisch.

Smartphone, Sie wissen schon: dieser Telefon-SMS-Mail-Internet-Fernseh-Radio-Taschenrechner-Wecker-Minicomputer. Den gibt es seit Mai 2012 auch mit Geigerzähler-Funktion, um die radioaktive Strahlung an japanischen Tees zu testen, man weiß ja nie nach Fukushima. Leider gibt es noch kein Smartphone, was die eigene Strahlung testet. **Smart Watch**, das Mini-Smartphone als Armbanduhr kann alles, zentimeterklein, ganz aktuell: telefonieren, simsen, spielen, Filmchen gucken.

Smart Car. Wie, Sie haben noch kein Auto mit Mobilfunk, WLAN, Bluetooth, Radar, Computer, www? Mercedes hat's und andere auch. Auto gestartet und da ist er, der volle Funk, Hirnstromeffekte garantiert.

Smart Game, wo man zum Puzzeln, Gruseln, Schiffeversenken, Morden, Kriegs- und Schachspielen den echten gegen virtuelle Partner tauscht.

Smart Key, der amerikanische Konzern AT&T ersetzt Türschlüssel mit dem Smartphone. Es überträgt "Schwingungen auf die Hand des Wohnungsinhabers". Die Türklinke erkennt dies wie einen Fingerabdruck.

Smart-BH, das Smartphone wird in einem Geheimfach verstaut, seitlich eingenäht im Büstenhalter. Als hätten wir nicht genug Brustkrebs.

Smart TV: Fernseher, Video, PC, Internet, Skype... alles in einem.

Smart Cat signalisiert, wenn sich die Katze vor der Tür befindet, von einem Halsband mit Sender zu einem Empfänger im Haus, klingeling.

Smart Friends, der Friendsfinder, mit dem können Sie jederzeit den aktuellen Standort der Freunde und Familienmitglieder rauskriegen, dank Funkzellenortung. So macht das die Polizei mit bösen Buben.

Elektronische Fußfessel, weniger smart: Ein Gerät zur Überwachung eines zu dieser Maßnahme verurteilten Verbrechers. Sie funkt via Mobilfunknetz zur Justizbehörde und kann in einem Aufwasch den Standort des Bösewichts feststellen, ganz so als würde man mit dem Handy telefonieren. In den USA bekommen Menschen, die sich dem Wohnort einer anderen Person nicht weiter als soundsoviel Meter nähern dürfen, eine ebensolche. Per Handyfunk und GPS wird rund um die Uhr geprüft, wie nah sich der Verdonnerte an die Tabuzone heranwagt. Eine weitere US-Variante: Ein Sensor mit Hautkontakt ermittelt, ob der Träger Alkohol im Blut hat. So kann man Säufer zur Abstinenz zwingen.

Smart Glasses, die Datenbrille von Google kommt in diesem Jahr 2012, so die 'New York Times' und andere Medien. Google Glasses rückt Informationen aus dem Internet direkt ins Blickfeld des Nutzers. Sie ist mit einem winzigen Monitor, UMTS-Mobilfunkverbindung sowie GPS-, Bewegungs- und anderen Sensoren ausgestattet. Die ebenso winzige Kamera sammelt Bilder und Informationen aus der für sie sichtbaren Umgebung und gleicht sie mit Google-Servern - z.B. Street View - ab. So was wie ein Smart Phone für die Augen. Man sieht in Echtzeit vor Ort, wer den Schiefen Turm von Pisa wann und warum überhaupt gebaut hat oder ob das Restaurant, was ich gerade im Visier habe, billig oder teuer ist. Man kann Freund und Feind aufspüren und Gegenstände identifizieren. Ein Alptraum für Datenschützer und Elektrosensible.

Smart Tag (ab Seite 589), die neue Transparenz: RFID, es geht um minikleine Funkchips, die in Produkte, Menschen oder Tiere unsichtbar eingepflanzt werden und der Datenabfrage und Ortung dienen.

Bei all den und vielen weiteren Smartereien - die Ideen scheinen nicht auszugehen - ist meist reichlich Elektrosmog inbegriffen. Alles smart?

Smart-Hammer

Kein bisschen smart, einfach der Hammer. Der **südkalifornische Elektroversorger** SDG&E (San Diego Gas & Electric) verschickt im Mai 2012 Briefe an alle Kunden mit der Androhung, **75 Dollar Initialstrafe** und

10 Dollar pro Monat so lange zu berechnen, wie man sich **gegen die Smart-Meter-Installation** weigert. Wenn das nicht geschäftstüchtig ist: Haben Sie einen, ist er teuer, haben Sie keinen, ist er auch teuer.

Baubiologie-Kollege Peter Sierck aus Carlsbad in Kalifornien schreibt: "Was für ein Geschäft! Ich berechne 75 Dollar dafür, weil Sie sich weigern, eine baubiologische Untersuchung durchzuführen und 10 Dollar monatlich dafür, dass ich nicht noch mal bei Ihnen anklopfe. Das mache ich mit 10.000 Leuten. Reinverdienst erst mal 750.000 Dollar und 100.000 Dollar monatlich. Ich glaube, ich habe den falschen Beruf."

Katastrophen-Szenario Energy-Box

Als hätten wir nicht schon genug Probleme, dann noch das: HAARP-Angriff über den Stromzähler ... Totalitäre Kontrolle ... Gehirnwäsche ... Programm zur Reduzierung der Bevölkerung ... Zwangsbestrahlung ... Militärattacke ... Reines Waffensystem ... Beeinflussung der Gehirnwellen ... Persönlichkeitsveränderungen ... Furchtbarste Waffe der Welt ... Viele werden durch die dauernde Bestrahlung sterben ...

Das alles geht, wenn man Berichten im Internet glaubt, aufs Konto von Smart Meter, was man hier Energy-Box nennt. Ich glaub's nicht. Nein, HAARP kriecht nicht heimtückisch via Stromzähler in die Schlafzimmer und sorgt so für die totalitäre Kontrolle und Gehirnwäsche. Aber unzweifelhaft ist, dass elektromagnetische Felder die Gehirnwellen verändern und viele andere destruktive Dinge bewirken können. Und irgendwie: Diese smarte Meterei hat schon was Entmündigendes, erinnert an Zwangsbestrahlung, so wie Energiesparlampen an Zwangsbeleuchtung. Mehr über die Probleme von und mit HAARP ab Seite 583.

Der Mediziner Dr. Karl Braun-von Gladiß veröffentlicht hierzu (Auszüge aus seinem Aufsatz "Kritische Stellungnahme zur neuen Stromablesetechnik"): "Die neue Technik und die Art ihres landesweiten Einsatzes greift unzulässig in die Privatsphäre von Menschen ein und verstärkt die Funkbelastung der Bevölkerung erheblich." - "Es ist ein grundsätzliches, ethisches Problem, dass Funktechnik jetzt allen aufgezwungen wird." Er wendet sich trotz berechtigter Sorge gegen die aufkochende Katastrophenmentalität: "Die undifferenzierte Panik von Katastrophenfanatikern erzeugt eine falsche Lächerlichkeit, die bewirkt, dass auch ernst zu nehmende Kritik ins Abseits gestellt wird."

Alles Smart? - Empfehlungen

a) Smart Meter

Behalten Sie Ihren guten alten **Ferraris-Zähler** mit Drehscheibe oder lassen Sie sich einen neuen dieser Art einbauen. Die alten Zähler funken nicht und funktionieren auch.

Bevorzugen Sie immer **Datenkabel**. Kabel auf der Basis von **Ethernet** bzw. **LAN** oder **DSL** ist die baubiologisch einzig sichere Empfehlung. Und zwar am besten vom Versorgungsunternehmen draußen bis ins Haus und drinnen weiter innerhalb des Hauses.

YelloStrom und EnBW geben an, derzeit vor allem Smart Meter anzubieten, die im Haus über Ethernet am DSL-Router angebunden werden. Viele Hersteller haben Smart-Meter mit **Ethernet-Kabelanschluss** im Programm und einige Energieversorger favorisieren sie. Vielleicht lässt sich auch Ihr Energieversorgungsunternehmen überzeugen.

Ein **Kompromiss** draußen wie drinnen ist Power Line **PLC** oder **dLAN**. Die Felder können akzeptabel sein, sind es aber nicht immer. Deshalb: PLC, dLAN, DigitalSTROM, Homeplug... messtechnisch prüfen und bei auffälligen Feldern auf normales Ethernet zurückgreifen. YelloStrom verwendet Zähler, die über PLC oder Ethernet mit dem DSL-Router und über Ihre DSL-Flatrate zur Zentrale kommunizieren.

Meiden Sie oder seien Sie möglichst sparsam mit **Mobilfunk**, **RF-Mesh**, **ZigBee**, **Wireless M-Bus**, **Z-Wave**.

Recht akzeptabel: Z-Wave kann für viele Geräte so konfiguriert werden, dass sie nur dann für einen kurzen Moment senden, wenn sie bedient werden. Unbedenklich: Bei M-Bus gibt es neben dem Funk auch das Angebot einer drahtgebundenen Übertragung, empfehlenswert.

Möglichst **kein In-Home Display**, besser Datenanzeige übers Internet.

Nein zu **WLAN**.

b) Funk-Heizkostenzähler, Gas- und Wasserzähler

Bei den **Heizkostenzählern** ist das Brunata Metrona Funksystem Star zu empfehlen, auch Mitanbieter, die nach gleichem Prinzip funktionieren: **Funksignal selten** - einmal im Monat, **geringe Leistung** - ein Milliwatt.

Bei den **Gas-** und **Wasserzählern** läuft die Kommunikation idealerweise drahtgebunden. Falls das nicht möglich ist, wären derzeit SMS-basierende Zähler zu bevorzugen, welche nur einmal monatlich eine SMS zur Zentrale senden. Ansonsten wie oben: **Funk selten, geringe Leistung**.

Da kommt ganz viel Smartes auf uns zu

Die Smart-Techniken sind noch jung, sie explodieren jetzt und in den kommenden Jahren, ständige Neuentwicklungen. Passen Sie gut auf.

Danke an die Kolleg(inn)en von www.OurEco.net für die fleißige und kompetente Mitgestaltung dieses komplexen Smart-Kapitels.

Kurz vor Redaktionsschluss: Nachlese zum Thema Funkwellen...

Es folgen ein paar **Kurzbeiträge**, die entweder ganz aktuell eingegangen sind oder bisher noch keinen Platz gefunden haben. Dann kommen - wie immer je eine Seite - **Erinnerungen** und **Tipps**, Hinweise auf **ergänzende Beiträge** im Internet, die Stellungnahme zur **Elektrosmogverordnung** und abschließend und abrundend zu diesem langen Kapitel "Funkwellen" mein Vortrag **"Wissenschaft - wirklich?"**.

Eine Frau quasselt im Juni 2012 in einer **Hamburger S-Bahn** lautstark mit dem Handy. Das nervt mehrere Fahrgäste. Einen so, dass er der phonstarken Quasselstrippe kurzerhand das Mobile entreißt und **aus dem Fenster** wirft. Die Bundespolizei suchte die Gleise ab, vergeblich.

Die Presse meldet: "Seit der Einführung des Mobilfunks hat der **Ritalin-Konsum sprunghaft zugenommen.**" Das Medikament wirkt auf die Psyche, stellt Menschen ruhig, wird bei ADHS-Kindern verschrieben.

Vor zwei Jahrzehnten kam das erste digitale Mobilfunknetz mit **800 Sendestationen**. Heute sind es allein bei uns in Deutschland **300.000**, ein Zuwachs von **37.000 Prozent**.

Juni 2012: Apple **iPhone 4S** strahlt **dreimal so stark** wie Samsung **Galaxy S3**. Es gibt nach wie vor große Unterschiede bei den verschiedenen Mobilgeräten. Auf den SAR-Wert achten, siehe ab Seite 263.

Prof. Dr. Heyo Eckel, Radiologe an der Universität Göttingen, Vorstand des Gesundheitsausschusses der Bundesärztekammer, in der 'Schwäbischen Post': "Schädigungen, die von **elektromagnetischen Wellen** ausgehen, sind identisch mit den Auswirkungen **radioaktiver Strahlung**. Sie sind so ähnlich, dass man sie nur schwer unterscheiden kann."

Das Verbraucherschutz- und **Umweltministerium Nordrhein-Westfalen** gibt in seiner 60-seitigen Broschüre "Funktechnologien im privaten Umfeld" im Januar 2012 solide Tipps (kurze Auszüge, siehe auch Seite 461 über WLAN): "Im persönlichen und teilweise auch im beruflichen Umfeld gibt es eine ganze Reihe von Möglichkeiten, elektromagnetische Expositionen zu vermeiden oder zu vermindern. Bevor funktechnische Anlagen installiert oder Geräte in Betrieb genommen werden, sollten Sie prüfen, ob die notwendig und sinnvoll sind und ob es nicht Alternativen gibt. Auf Geräte, die zu hohen Dauerbelastungen führen, verzichten. Schalten Sie nicht benötigte Anlagen und Geräte ab. Halten Sie Abstand. Nutzen Sie Abschirmungen. Führen Sie den Internetzugang oder das lokale Netzwerk mit Kabeln aus. Statt einer Bluetooth-Funkverbindung kann auch ein Kabel genutzt werden. Vorsicht mit Handys. Vorsicht mit DECT-Telefonen. Keine Dauerstrahler bei Babyphonen. Informieren Sie sich. Messungen werden von wissenschaftlichen Instituten, Baubiologen und anderen Institutionen durchgeführt." Tun Sie's!

Habe ich doch glatt vergessen: das Deutsche **Mobilfunk-Forschungsprogramm**, welches gut sechs Jahre dauerte, 50 Projekte umfasste und mit jeweils 8,5 Millionen Euro vom Bundesamt für Strahlenschutz und der Mobilfunkindustrie finanziert wurde. Bundesumweltminister Sigmar Gabriel präsentierte die Resultate im Juni 2008, die Essenz: "Die **Grenzwerte reichen**, um die Bevölkerung vor den bekannten Gefahren der Mobilfunkstrahlung zu schützen." Kein Problem mit Krebs, Hirntumoren und anderen Gesundheitsgefahren. Dennoch rät die Strahlenschutzbehörde zur Vorsorge wegen unerforschter Langzeitrisiken und Wissensdefizite, speziell bei Kindern und Jugendlichen. Wie passen Entwarnung, fehlende Forschung und Wissenslücken zusammen? Die Fachwelt schüttelt den Kopf. Bitte lesen Sie meinen kompletten kritischen Bericht zum Mobilfunk-Forschungsprogramm **"Von Entwarnung kann keine Rede sein..."** in Wohnung+Gesundheit (Heft 128/2008) oder im Internet (www.maes.de). Hier ein Interview mit dem Öko-Test (Heft 8/2008). *Öko-Test: Das Bundesamt für Strahlenschutz gibt Entwarnung und rät beim Mobilfunk gleichzeitig zur Vorsorge. Maes: "Eine Entwarnung ist voreilig und wissenschaftlich nicht haltbar. Hunderte ernst zu nehmende internationale Studien weisen in den vergangenen Jahren bis Jahrzehnten eindeutig und zunehmend auf biologische Probleme hin, und das Forschungsprogramm will keine gefunden haben. Darüber ist die Fachwelt erzürnt, spricht von amtlicher Verharmlosung. Allein in diesem Jahr sind schon wieder zig neue Ergebnisse veröffentlicht worden, die zelluläre, neurologische, immunologische und hormonelle Probleme nachweisen, auch Krebs und Hirntumore, und unsere viel zu hohen Grenzwerte anmahnen." Öko-Test: Können Sie die Widersprüche in der amtlichen Argumentation erklären? Maes: "Das Forschungsprogramm entwarnt bei Krebs und Hirntumoren und beteuert: Wir wissen über Langzeitnutzung eigentlich fast nichts. Ohne Langzeitstudien sind Rückschlüsse auf Krebs aber gar nicht möglich. Man räumt ein, das Risiko für Kinder und Jugendliche sei nicht geklärt und unkt im gleichen Atemzug: Die Grenzwerte berücksichtigen alle Bevölkerungsgruppen. Man gibt Unsicherheit zu und entwarnt trotzdem, obwohl - so die Amtlichen - die Unsicherheiten einen vorsichtigeren Umgang mit den drahtlosen Kommunikationstechniken nahe legen. Das Eis ist mir zu dünn. Außerdem habe ich bei einer derart ausgeprägten Industriebeteiligung immer Bauchschmerzen." Öko-Test: Was müsste man tun, um die biologischen Wirkungen des Mobilfunks und der DECT- und WLAN-Technologie umfassend zu erforschen? Maes: "Es ist doch schon so viel untersucht worden, man müsste die vorliegenden Ergebnisse nur ernst nehmen. Vieles wird allein deshalb nicht akzeptiert, weil ein schlüssiger Wirkmechanismus aussteht. Wir wissen, dass es reichlich Probleme mit dem Funk gibt, wir wissen aber noch nicht ganz genau, warum. Und so lange diese Erkenntnis fehlt, fehlt auch die letztendliche wissenschaftliche Anerkennung. Außerdem muss man sich endlich von der traditionellen und meines Erachtens naiven wissenschaftlichen Vorstellung verabschieden, dass nur Wärmeeffekte als Folge von Funkbelastungen biologisch kritisch sein sollen."*

GPS (Seite 432 und andere) ist zu kurz gekommen, das **Navigationssystem** Global Positioning System, welches vor 20 Jahren noch 2000 Mark gekostet hat und heute in fast jedem Auto (und nicht nur hier) Standard ist. Danach wird häufiger gefragt: Strahlt das? Nein, das System selbst nicht, denn das empfängt lediglich passiv die von mehreren Satelliten abgestrahlten Signale und berechnet hieraus die Position auf der Erde. Aber (es geht mal wieder nicht ohne aber): Einige GPS-Kombigeräte haben Funk-Zusatzfunktionen, z.b. Mobilfunk mit Live-Diensten, WLAN oder Bluetooth, Vorsicht hiermit. Es geht auch ohne Funk: Entscheiden Sie sich im Falle von Zusatzfunktionen für TMC, das heißt Traffic Message Channel, dessen Meldungen kommen über das Radio.

Man hat bei nachbarschaftlichem Interesse ein **Recht** auf Information, so will es das Umweltinformationsgesetz bei umweltrelevanten Daten. Die **Standortbescheinigungen** (Seite 406) und technischen Daten der Mobilfunkanlagen liegen der Bundesnetzagentur vor, auch dem Vermieter (privat, Industrie, Behörde, Kirche...) und den Betreibern. Den lokalen **Gewerbeaufsichtsämtern** müssen die Betreiber die Inbetriebnahme von Basisstationen 14 Tage zuvor anzeigen. Auch hier lässt sich herausfinden, ob schon gesendet wird oder nicht bzw. wann. Das Argument einiger Gemeinden, Bürgermeister oder Behördenvertreter, sie wüssten bei privat vermieteten Anlagen von nichts, ist falsch.

Die **Stadt Aachen** macht sich im Sommer 2003 Sorgen: "Eine abnorme Häufung von Tumorerkrankungen im städtischen Ausgleichsamt." Der Verdacht kam auf, Elektrosmog könnte (mit)verursachend sein, denn auf dem Dach steht die Mobilfunkanlage und neben dem Gebäude verläuft die Hochspannungsleitung, etwas weiter die Eisenbahn. Prof. Jiri Silny, Chef des Institutes für elektromagnetische Umweltverträglichkeit der Uniklinik Aachen (siehe Seiten 105, 219, 317, 340, 415 und 416 ff.), wurde um Stellungnahme gebeten: **"Zufall."** Nein, hiermit könnten die gehäuften Krebserkrankungen nicht zusammenhängen. Deshalb die Reaktion der Stadt: "Kein Handlungsbedarf." Silny präsentierte auf einer öffentlichen Veranstaltung die Messergebnisse aus den krebsverdächtigen Büros (gemessen vom Mobilfunkbetreiber O2): **100-3200 µW/m²** vom Mobilfunk und **200-1000 nT** von der Hochspannung. Das sei nach Silny **"sehr niedrig"**, Werte welche überall vorkämen, alltagstypisch. Zu Prof. Silnys und Aachens Aufklärung: Alltagstypisch oder gar "niedrig" sind nach Sichtung tausender Daten aus unserem Messalltag **1/10 bis 1/500** der Aachener Ergebnisse. Das Europa-Parlament publizierte im März 2001: "An Stellen mit Langzeitbelastung sollten **100 µW/m²** nicht überschritten werden." Die Stadt und das Land Salzburg streben seit 2002 für Innenräume **1 µW/m²** als Zielwert an. Die WHO stellt im Juni 2001 klar: **300 nT** sind "ein mögliches Krebsrisiko für Menschen". Das alles weiß der Mann. Und sagt es nicht. Oder redet es schön.

Tausende geschickt verbrämte, getarnte, **versteckte Mobilfunkantennen**, als Kreuze auf Kirchtürmen und Friedhofskapellen, als Kamine und

Aufzugsschächte auf Hausdächern, in Litfaßsäulen, hinter Verkleidungen, sogar als Bäume (auch Seiten 319 ff. und 403 ff.). Als das Umweltinstitut München hierauf aufmerksam machte und Bilder veröffentlichte, erhob Telekom Einspruch, das würde aus ästhetischen und Denkmalschutzgründen gemacht, die Angst vor Strahlung wäre es nicht.

Der Software-Hersteller SAP meldet im Mai 2012: Es gibt auf der Welt **mehr Mobiltelefone als Zahnbürsten.**

Mobilfunk ersetzt Festnetz. Nur noch 16 Prozent haben ausschließlich einen Festnetzanschluss. Mit 114 Millionen haben wir mehr Handys als Einwohner. Seit 2011 werden mehr Smartphones als andere Mobiltelefone gekauft. Es werden bei uns 55 Milliarden SMS jährlich verschickt.

Streit in **Gaildorf**, Baden-Württemberg: Darf ein Bürgermeister **kritische Mobilfunkliteratur** aus der öffentlichen **Stadtbücherei verbannen**? Er ließ kurzerhand drei Bücher entfernen. Er wolle nur für "Ausgewogenheit im Angebot der Stadtbücherei sorgen". Die Büchereileiterin meint, der solle sich da raushalten: "Die Bücherei ist keine Plattform für Privatmeinungen." Die Bevölkerung wirft ihm Bücherverbrennung vor. Die Kreisrätin: "Der Bürgermeister bestimmt, was für den Bürger noch zur Verfügung stehen darf? Das ist ein Angriff auf die Demokratie!"

Universität Bern: "Studien, die **von der Industrie finanziert** sind, berichten **seltener** über **negative Effekte** der Mobilfunkstrahlung als andere, die von der öffentlichen Hand bezahlt werden." Die meisten Studien werden von der Industrie finanziert, diese hier aus Bern nicht. Diagnose Funk bestätigt: "Die DNA bricht je nach Sponsor. Man braucht kein Statistiker zu sein, um den Zusammenhang zwischen dem Resultat einer Arbeit und dem Auftraggeber zu erkennen. Studien, die nicht von der Industrie finanziert wurden, fanden **zehnmal häufiger** signifikante Effekte als solche von der Industrie bezahlten."

'Die Welt' im April 2012: "Burnout, Depression, Neurose..., **seelische Leiden** erreichen ein **Rekordhoch**, haben den dritten Platz aller Krankmeldungen erreicht. Die Krankenversicherung DAK bringt in diesem Zusammenhang die Handys ins Spiel: "Das geht an keinem vorüber."

"Das Zeug macht süchtig!" Prof. Dr. Manfred Spitzer, Neurowissenschaftler und Direktor der Psychiatrischen Universitätsklinik Ulm, zu den digitalen Techniken. Sein neuestes Buch 2012: "Digitale Demenz".

Erst wird der Mensch süchtig, abhängig gemacht, bei Handys, schnurlosen Techniken (alles muss nur noch schnurlos sein, von heute auf morgen, Kabel sind out, kein Mensch weiß warum), beim Benzin, Rauchen..., und dann - wenn es "unverzichtbar" geworden ist - jagen die **Preise gnadenlos nach oben.** Spritpreise bis 1,80 Euro. Immer und immer wieder der gleiche Mechanismus. Und wir alle spielen fleißig weiter mit, fast alle. Warten Sie mal, wenn der letzte Festnetzanschluss gekündigt wurde, weil die Handynetze billiger geworden sind...

"Mobilfunk macht dick." 46 Wochen Handystrahlung, und die Mäuse wurden viel schwerer, signifikant dicker als die unbestrahlte Kontrollgruppe, das fand die Universität Bremen unter der Leitung von Prof. Alexander Lerchl. Der Gewichtsunterschied zeigte sich schon in den ersten Wochen deutlich. Lerchl kommentiert das unerwartete Resultat: "Wir vermuten, dass die bestrahlten Mäuse eine bessere Energieverwertung haben." Plausibler erscheint mir die auf Menschen bezogene Mechanismenbeschreibung von Dr. Dietrich Klinghardt: "Elektrosmog führt dazu, dass Hormone, die für Übergewichtigkeit zuständig sind, angetörnt werden und die, die für Gewichtsabnahme zuständig sind, reduziert werden. Cortisolspiegel gehen in die Höhe, Melatonin geht runter, je deutlicher, desto dicker werden die Leute und desto gestörter ist der Schlaf. Elektrosmog ist auch ein Riesenbeitrag dazu, dass uns pathogene Keime in unserem Körper mit ihren Neurotoxinfreisetzungen langsam aber sicher dicker werden lassen, weil das Fettgewebe die Gifte speichert und auf diese Weise dafür sorgt, dass unser Nervensystem überlebt, weil sich die meisten giftigen Substanzen ansonsten bevorzugt im Nervengewebe festsetzen und es schädigen würden. Oft ist Dickwerden also ein Reaktion auf bzw. ein Schutz vor Toxinen." Elektrosmog provoziert Erreger wie Bakterien, Viren, Pilze oder Parasiten zur Giftfreisetzung und stört zudem den Schlaf, er reduziert - auch das noch - das schlaffördernde, krebsschützende und entgiftende Melatonin. Wieder ein Teufelskreis (Seiten 32, 132, 139 ff., 236, 246, 375 ff. und 557 ff.). Erinnern Sie sich an die Fallbeispiele, die im Elektrosmog über massive Gewichtszunahme klagten (Seite 544)? Erinnern Sie sich an Dr. Andras Varga, der die Entwicklung von Embryos in Hühnereiern beobachtete (Seite 137): Die Embryos wuchsen unter der Feldbelastung schneller und das Ei wurde schwerer. Aktuell kommt die kalifornische Studie von Prof. De-Kun Li hinzu. Er publiziert 2012, dass Magnetfeldexpositionen während der Schwangerschaft der Mutter zu Fettleibigkeit im Kindesalter führen (Seite 745): "Ein neuer Faktor für die weltweite Epidemie des Übergewichts von Kindern?" Andere Wissenschaftler sehen den Elektrosogzusammenhang mit Wachstumsbeschleunigung und Gewichtszunahme ebenso, sie vermuten, dass die Menschen in zivilisierten Ländern auch deshalb immer größer und dicker werden.

Alle **22 Jugendlichen**, die in den letzten 18 Monaten in dem britischen Ort Bridgend **Selbstmord** begingen, wohnten nah an einer Mobilfunkanlage. Forschungsleiter und Regierungsberater Dr. Roger Coghill: "Es gibt eine Reihe von Studien, die im Funkeinfluss Depression feststellten. Es scheint, die elektrische Energie hat Auswirkungen auf die Chemie des Gehirns und die Hormonabläufe, z.B. beim Serotonin."

"Tiere leiden unter Funk." Hunde, Katzen, Pferde, Meerschweinchen..., der Tierarzt Christian Métraux aus Wabern in der Schweiz hält eine Palette von tierischen Fallbeispielen parat. Ein Hund lahmt seit sechs Monaten an den Vorderbeinen, zeitgleich kam ein DECT-Telefon in die Wohnung. Das DECT kam raus, der Hund regenerierte innerhalb von drei Tagen. Eine Katze konnte immer schlechter laufen und nicht mehr auf Stühle springen, auch hier war es das nahe DECT, nach der Entfernung kam die Beweglichkeit langsam aber sicher zurück. Pferde und Meerschweinchen mit Gelenkproblemen, andere Vierbeiner mit Haut-, Haar- und Darmkrankheiten, Aggressivität und Stubenunreinheit. Mit im Spiel: Elektrosmog. Zudem interessant: Auch Frauchen und Herrchen profitierten von den Sanierungen, es ging ihnen besser.

Ranga Yogeshwar nimmt sich im Juni 2007 in der WDR-Fernsehsendung 'Quarks und Co' des Themas "Krank durch Handystrahlung" an. Das war fragwürdig, einseitig, halbwahr, scheinwissenschaftlich, polemisch - schlechter Journalismus. Die 'Neue Rheinische Zeitung' spricht von "Industriefreundlicher Manipulation". Die Wissenschaftler und Ärzte der Kompetenzinitiative nennen es "Machtmissbrauch". Machtmissbrauch auch beim 'Spiegel' im April 2007: **"Mobilfunk - Der Hamster ist Zeuge"**. Arrogant, süffisant und diffamierend, typisch 'Spiegel'. Hoch lebe das Handy. Spiegel-Chefredakteur Stefan Aust und andere namhafte Redakteure gehören zu einem Expertenbeirat, der "den Vorstand der Deutschen Telekom in medienpolitischen Belangen" berät.

Handyfunk öffnet Blut-Hirn-Schranke. Wissen wir (Seiten 226 bis 231 und andere Stellen). Eine Freundin kann ein Lied davon singen. Wenn sie beim Zahnarzt eine lokale **Betäubungsspritze** bekommt, hat sie fast das Gefühl einer Vollnarkose, fühlt sich stundenlang wie ausgeschossen, schwindelig, wie betrunken. Das Narkosemittel scheint ihr in den Kopf zu steigen, tut es wohl auch. Denn erstaunlich, das passiert immer nur, wenn sie in der Zahnbehandlungszeit oder zuvor mit dem Handy telefoniert. Tut sie's nicht, bleibt die Wirkung des Lokalanästhetikums da, wo sie hingehört, im Zahnbereich mit schwabbeliger Backe, aber ohne all die anderen Folgen. Kann man das nicht auch nutzen? Wenn eine Überwindung der Hirnschranke gewünscht ist? Beispielsweise bei Antibiotika, die üblicherweise nicht liquor- und hirngängig sind, aber genau dort wirken sollten? Ich weiß es nicht, war nur so eine Idee...

Bei einigen **Internetbanken** muss man schon ein Mobiltelefon haben, um Kunde werden und Geld anlegen zu können, sonst gibt es keine Informationen zum Konto und zu den Zinsen.

Was brauchen alle **Basisstationen** Deutschlands an Strom? Einige **Milliarden Watt**, permanent, Tag und Nacht. Na und? Dafür sparen wir schließlich bei der Lichtversorgung mit Energiesparlampen...

Voriges Wochenende war ich auf einer Kindstaufe. Drei der Anwesenden standen vor der Kirche, schauten auf ihr Smartphone. Was macht ihr? **"Wir schauen, was es für ein Wetter ist."** Warum schaut ihr nicht zum Himmel, dann seht ihr doch, dass es bewölkt ist und Regen naht? Keine Antwort, ungläubige Blicke, dann die Aufmerksamkeit wieder auf den kleinen Bildschirm. "Ja, das sagt der Wetterdienst auch."

Wir haben 114 Millionen Mobilfunkteilnehmer und 300.000 Basisstationen. Das macht **380 Telefonierer** und Datenschaufler **pro Station**. Ich sagte doch, Sie sind mitverantwortlich. Mehr Nutzer bedeutet mehr Sendemasten. Mehr Masten bedeutet mehr Mikrowellen in immer enger werdenden Bereichen. Mehr Wellen bedeutet mehr Belastung für Mensch und Umwelt, auch mehr im Funktakt mitschwingende Wassermoleküle in allen Lebewesen, im Erdboden und beim Wetter.

Es wird bei **Handys und Smartphones** immer nur von den Belastungen durch den **hochfrequenten Funk** gesprochen, den Mikrowellen. Der ist schon schlimm genug, Sie wissen: **100 Millionen Mikrowatt pro Quadratmeter**. Es gibt noch andere kritische Belastungen. Wir messen am aktiven Handy - auch im Standby-Modus - zusätzlich heftige **niederfrequente magnetische Felder** (Kapitel 2) von bedenklichen **50.000 Nanotesla** (!) lediglich durch das bisschen Batteriestrom, kleine Ursache, große Wirkung, das zu allem Übel in dem berühmt-berüchtigten Takt von 217 Hertz. Finnische Wissenschaftler unter Prof. K. Jokela warnen vor diesen gepulsten Handymagnetfeldern der Batterieversorgung in der Fachzeitschrift 'Health Physics'. Schweizer Mediziner der Neurologischen Klinik am Universitätsspital Zürich unter Prof. Heinz-Gregor Wieser: "Es gibt deutliche Hinweise, dass die getakteten Magnetfelder von Handys biologische Effekte verursachen." Dann sind da noch mehrere **1000 Nanotesla** (!) während des Telefonats, mit wechselnden Frequenzen - je nach Art und Tonlage des Gesprächs. Nicht genug: Wir finden außerdem **statische Magnetfelder** (Kapitel 5) mit und ohne Nutzung, also auch am ausgeschalteten Mobilen; es geht um **100 Mikrotesla** (!) und mehr, verursacht allein von den magnetischen Bauteilen und den kleinen Permanentmagneten oben im Hörer, die Kompassnadel dreht sich um die eigene Achse (ab Seite 730). Sprechen wir jetzt nicht noch vom Handy als **Bakterienherd** (Seite 243 ff.) und **Suchtfaktor** (Seiten 286 ff. und 465 ff.). Noch ein paar Gründe mehr, wenig zu telefonieren und auch abgeschaltet mindestens 50 Zentimeter Abstand zu halten.

Immer mehr Frauen stecken das **Handy oder Smartphone in den BH**. Extreme (!) Funkwellen ab und zu und extreme (!) magnetische Wechselfelder ganz oft, dazu extreme (!) Magnetfelder vom Lautsprecher andauernd, das alles in einem sehr sensiblen Körperbereich, in direktem Körperkontakt. Wundern Sie sich dann nicht über Brustkrebs, Onkologen tun es auch nicht, Ärzte sehen den Zusammenhang und warnen.

Ja, das stimmt. Wird eine kleine **externe Antenne** per Kabel ans Handy angeschossen, **vermindert sich die Strahlung** ganz deutlich, je größer der Abstand, desto besser. Der Funk kommt jetzt nicht mehr aus der im Handy integrierten Antenne direkt am Kopf, sondern eben aus der externen weiter weg (Seiten 292 und 305). Nun knatscht nicht über das Außenantennchen auf dem Fahrzeugdach, Ihr könnt doch während der Fußball-Europameisterschaft auch Fähnchen am Auto anbringen.

Das Bundesamt für Strahlenschutz weist in einer Pressemitteilung vom November 1997 mal wieder darauf hin, dass Handystrahlung im Körper "hauptsächlich in **Wärme** umgewandelt wird" und ansonsten **nicht schädlich** sei, "nach allem, was man bisher weiß". In den Jahren danach weitere BfS-Mitteilungen, bis heute. Immer wieder geht es um Wärme, das sei nicht so schlimm, denn der Körper hätte schließlich eine Thermoregulation, um zuviel Hitze auszugleichen, außerdem könne er schwitzen, den Elektrosmog ausschwitzen gewissermaßen. Die BfS-Experten sehen schon, dass sich dank Elektrosmog "in biologischem Gewebe Ladungen in Form von Ionen bilden und im Feldeinfluss verschieben", was dazu führt, dass die "Ionen hin und her bewegt werden", sich "Moleküle im permanent wechselnden Feld neu ausrichten" müssen und "im Takt der Frequenzen schwingen". Dennoch: ohne Wärme kein Problem. Also wirklich: Da entstehen im Organismus durch elektromagnetische Felder verursachte Ladungen, verschieben sich Ionen, werden hin und her geschüttelt, Moleküle tanzen Twist im Techniktakt, und das alles soll o.k. sein, solange sich keine Hitze entwickelt? Tschuldigung, liebe Leute vom BfS, aber ich verstehe Ihre Schlüsse wirklich nicht; Jahrzehnte sind vergangen, hunderte Studien liegen vor, und nichts dazugelernt?

Vieltelefonierer Senator **Ted Kennedy** erkrankte und starb an einem besonders bösartigen **Hirntumor**. Die Diagnose zieht erneut eine Debatte über die Sicherheit von Handys in den Medien nach sich. Kennedys Gliom wird seit Jahren im Zusammenhang mit der Nutzung von Mobiltelefonen in Verbindung gebracht. Auch bei ihm wuchs der Tumor an der Kopfseite, genau an der Stelle, wo er immer sein Handy platzierte.

Nanopulse heißt die neue medizinische Wunderwaffe, welche Tumore schrumpfen, Wunden heilen und Fettpolster schmelzen lässt. Die sehr kurzen und sehr starken elektromagnetischen Pulse verändern die inneren Strukturen von Zellen und lösen hier ein **Selbstmordprogramm** aus, so das Wissenschaftsmagazin 'New Scientist' im Februar 2004.

Ex-Bundespräsident Christian Wulff kriegt für seinen fragwürdigen Kurzauftritt von 598 Tagen für den Rest seines Lebens jährlich 199.000 Euro Ehrensold, plus Dienstwagen, plus Büro, plus Sekretärin, das sind 280.000 Euro im Jahr. Der Mann ist 52, wird er 82, dann sind das achteinhalb Millionen für null Leistung, von Ihnen und von mir, von jedem Bundesbürger. Ich habe oft davon geträumt, als braver Steuerzahler mitbestimmen zu können, wohin meine sauer verdienten Gelder fließen. Ich würde mich für die garantiert interessenunabhängige Erforschung der Risiken des Elektrosmogs und für die Entwicklung nebenwirkungsärmerer Techniken entscheiden, unter anderem, ich hätte da noch viele Ideen: 120 auf Autobahnen, 3-Liter-Autos... Träumerei? Nein, geht alles. Ich würde dafür sorgen, dass dies Buch aus öffentlichen Mitteln bezahlt und verschenkt wird, und dass Eltern, die neben ihren Babys telefonieren, Knöllchen kriegen. Ich würde ein paar Euro für Nachhilfestunden locker machen, einmal in Sachen Elektrosmog von Handys bis Hochspannungsleitungen für die Physikerin und Kanzlerin Angela Merkel, die es wissen müsste und uns trotzdem die Verordnung eingebrockt hat, und einmal in Sachen Licht(un)qualität bei Sparlampen für den Lehrer und Umweltminister Sigmar Gabriel, der es ebenso wissen müsste und uns trotzdem das Glühbirnenverbot reingewürgt hat.

In **Solarien** wird man nicht nur künstlich braun, sondern auch heftig mit niederfrequenten (elektrisch bis 3500 Volt pro Meter, Körperspannung bis 75.000 Millivolt, magnetisch bis 30.000 Nanotesla) und hochfrequenten Feldern bestrahlt. Es gibt durch Spannung, Strom, Elektronik und Vorschaltgeräte im Sandwich zwischen den Röhren viele höhere Frequenzen und noch mehr Oberwellen bis in den Kilo- und Megahertzbereich. Solarium ist **Stress pur**, neben den Feldern das schlechte und flimmernde Leuchtstoffröhrenlicht und das krebserregende UV (Seite 973). Das Bundesamt für Strahlenschutz rät davon ab, Solarien zu nutzen und bringt zum 1. August 2012 noch schärfere Regeln heraus. "Wer regelmäßig ins Solarium geht, lebt mit einem **erhöhten Risiko**, an den Folgen übermäßiger UV-Bestrahlung zu erkranken - und zwar nicht nur an einem Sonnenbrand, sondern an **Hautkrebs**. Am besten für die Gesundheit ist es nach wie vor, nicht ins Solarium zu gehen." Die Internationale Agentur für Krebsforschung IARC, eine Abteilung der WHO, stuft Solarien als "genauso gefährlich wie Arsen oder Senfgas" ein. Deren Auswertung von 20 Studien ergibt eine Steigerung des Hautkrebsrisikos von 75 Prozent, wenn Menschen vor dem 30. Lebensjahr mit der regelmäßigen Nutzung der Bräunungsapparate beginnen. Es gibt in Deutschland über 5000 Sonnenstudios. Das Solarienverbot für Jugendliche unter 18 Jahren ist bei uns inzwischen rechtskräftig.

Sendemasten werden überflüssig. "Bio-Handy" nutzt die "Kompressions- und Gravitationskraft im logarithmischen Raum". Die "stehenden Gravitationswellen" ermöglichen eine "neue Art der Telekommunikation". **Global Scaling** heißt das Zauberwort. Das Internet sprudelt zum Thema über von "kosmischen Netzen aus dunkler Materie in zwei Galaxienhaufen" und dem "fraktalen Netz der Supercluster". Was dran ist, ich nix kapito. Bisher habe ich das Wunderhandy noch nicht gesehen.

"Gabriel-Chip" - die österreichische Tragikomödie". Prof. Ulrich Berger, Mathematiker und Wirtschaftswissenschaftler an der Universität Wien, fand heraus, wie der Gabriel-Entstörchip, der die Handystrahlen "neutralisiert", zu seinem ominösen "amtlichen Wirknachweis" kam. Hinter allem steckt der "Gutachter" Dr. Walter Medinger. Er war einmal amtlich, nämlich Leiter der Umweltschutzbehörde von Linz, bevor er sein privates "International Institute for Research on Electromagnetic Compatibility IIREC" gründete. Seitdem ist alles, was er bescheinigt "amtlich". So einfach ist das. Und Medinger bescheinigt viel, an erster Stelle dubiosen Entstörgeräten, dass sie wunderbar funktionieren: "programmierte" Chips, Aluplättchen, Folien, Aufkleber, Anhänger, Harmonizer, Neutralizer, Feldprozessoren, Schutzbetten... Die Stadt Linz fand seine Bescheinigerei nicht gut, und Medinger ist seit 2004 nicht mehr im Amt. Sein Liebling: der entstörende Alleskönner namens Gabriel-Chip, nach wie vor von Medinger, dem inzwischen Nichtamtlichen, beworben mit "amtlich geprüft". Welch Zufall: Medinger ist im Vorstand der "Gabriel-Forschungsgesellschaft". 'Die Zeit' mit kritischem Blick auf solche Produkte und Produktzertifizierer, solche "Abzocker der Ängstlichen": "Mit obskurer Technik gegen den Elektrosmog versuchen Scharlatane Geld zu machen." Die 'FAZ': "Humbug auf hoher Ebene." Ein Hersteller baubiologischer Messgeräte sitzt auch im Gabriel-Entstörboot, als "Gabriel-Kooperationspartner", als - wie er meint - "Pionier der Umweltmesstechnik und Baubiologie", als "führender Experte", als "Professor für Baubiologie, Geobiologie und Elektrosmog". Auch solche Hersteller können mit den eigenen Geräten an den Entstörprodukten nichts nachweisen, und Messgeräte dürften eigentlich überflüssig werden, da dank "Chips" und anderer "Rundum-Sorglos-Pakete" ja sowieso schon alles "harmonisiert" wird. Doch leider: Die schädigenden Felder, Wellen und Strahlen bleiben, deren kritische Intensität, Frequenz, Modulation, Oberwellen auch, alles beim Alten, mit und ohne "Entstörung". Zurück auf den Teppich. Entstörchips und so haben nichts mit solider Baubiologie zu tun. Der Laie kann meist nicht einschätzen, was objektiv ist und was subjektiv, was real und was fragwürdig. Mehr zu Chips, Entstörern und anderem "Humbug" Seiten 177 ff., 271 ff., 471 ff., 864 ff., zu Medinger Seite 275.

Prof. Peter Zwamborn, Physiker der TH Eindhoven, Experte für elektromagnetische Felder, hat **Memon-Entstörer** im Messlabor überprüft und keinerlei Schutz- oder Schirmeffekt festgestellt. Er hat Memon-Geräte aufgebrochen und sich den Inhalt angeschaut: reichlich Sand, ein kleines Stück Folie und eine LED. Memon setzt mit diesen Produkten 3,5 Millionen Euro pro Jahr um. Mehr zu Memon Seiten 181, 241, 276.

Nun benutzen wir hundertmal das Wort **Elektrosmog** und haben nur einmal auf den Seiten 16 bis 18 umschrieben, was es bedeutet. Unter Elektrosmog verstehe ich an erster Stelle die Summe aller **unnötigen** elektromagnetischen Felder. 90 Prozent der Feldbelastungen sind überflüssig und vermeidbar, weil sie nicht der Funktion dienen und Mensch wie Umwelt sinnlos stressen. Beispiele: Ein Handy muss nicht mit 100 Millionen strahlen, wenn ein Bruchteil für eine Verbindung reicht. Die Mobilfunkbasis muss nicht tausendfach stärker sein, als ein Handy zu seiner Funktion braucht. Die DECT-Basis muss nicht nonstop funken, auch wenn gar keiner telefoniert. WLAN muss nicht ständig so tun, als gäbe es Arbeit, wenn es gar keine Daten zu schaufeln gibt. Elektrische und magnetische Felder an Babyphonen sind überflüssig und die Intensität der Funkwellen kann auf ein vertretbares Maß reduziert werden. Mehr als die TCO am Bildschirm gebietet ist vermeidbar. Laminat geht ohne Elektrostatik, Teppiche und Synthetikgardinen auch. Die ungeerdete Nachttischlampe schafft 20-mal mehr Feldstärke als die geerdete, deshalb: erden oder - noch besser - abschirmen. Hochspannungsleitungen und andere Freileitungen: 90 Prozent weniger Feld lediglich durch eine intelligente Leiteranordnung, eine intelligente Stromführung, Verdrillung bzw. Kompensation. Die allermeisten Elektrosmogverursacher sind hausgemacht, falsches Kaufverhalten, schlechte Information, sture Industrie, schlafende Politiker. Elektrosmog ist oft vermeidbar ohne die gewünschte Funktion zu beeinträchtigen, unnötiger Strahlenmüll.

Glasfasernetz in Aschaffenburg und Offenburg: 2012 gehen die Arbeiten für das schnellste Internet los, 30.000 Aschaffenburger und 13.000 Offenburger Haushalte werden versorgt, Zürich folgt (mehr Seite 570).

'Rheinische Post', Juli 2012: **"45 Bienenarten ausgestorben."** Jede dritte Wildbienenart ist akut vom Aussterben bedroht. NRW-Umweltminister Johannes Remmel: Zu viel Nutzung landwirtschaftlicher Flächen, Parasiten, Pflanzenschutzmittel. Vom Funk kein Wort.

"Die Strahlen von **Mobilfunkanlagen bedrohen unsere Vögel**. Die Sperlinge, die in der Nähe von Mobilfunktürmen zu nisten begonnen hatten, waren innerhalb weniger Tage weg. Aus den Eiern der Vögel, die blieben, schlüpften keine Jungen." Dr. Sainudeen Pattazhy, Präsident der Kerala Environmental Research Foundation in Indien im Juni 2009.

Der Freiburger Umweltmediziner Dr. Joachim Mutter: "Wenn Sie gesund werden wollen oder müssen, geht an einer **baubiologischen Sanierung** nichts vorbei. Das gehört dazu - zu jeder Medizin."

Der ehemalige Richter am Verwaltungsgericht Freiburg, Bernd I. Budzinski, im 'Südkurier': "Die **Bestrahlung der Wohnung ist illegal**. Mobilfunkbetreiber haben kein Recht, das Innere von Wohnräumen einer Dauerbestrahlung auszusetzen, dafür fehlen die gesetzlichen Grundlagen, es ist ein Verstoß gegen Freiheits- und Selbstbestimmungsrechte."

Happy Birthday! Der Mobilfunk wird **20 Jahre** alt. Es begann - wie Sie wissen - am 1. Juli 1992 in Düsseldorf mit den D-Netzen. Heute besitzt jeder Deutsche vom Kind bis zum Greis 1 ½ Handys. Allein für 2013 erwartet man bei uns den Verkauf von 18 Millionen neuen Smartphones. Ein Ende der Entwicklung sei nicht abzusehen, so die Fachmedien im Juni 2012, ganz im Gegenteil: "Das Beste kommt noch!"

Nicht vergessen: Überall wo Sie mit dem Handy telefonieren können, per WLAN ins Internet kommen, mit der Antenne Radio oder Fernsehen bekommen, auf dem Berg, im Tal, im Dachgeschoss, im Keller, in der Wüste, am Strand... **empfängt Ihr Körper mit**. Denn auch Ihr Körper ist eine gute Antenne für die technischen Mikrowellen, die es erst seit wenigen Jahrzehnten gibt und die es Millionen Jahre zuvor nicht gab.

Die Zeitschrift 'Technik für Alle' schreibt in Heft 7 vom Oktober 1934, also vor knapp 80 Jahren: "Immer wieder hört man, dass **Funkwellen die Gesundheit beeinflussen**. Das ist denkbar, denn solche Wellen benützen wir ja mit Erfolg in der Elektrotherapie. Man weiß, dass kurzwellige Strahlen Fieber erzeugen und niedrige Organismen töten."

Solange es Produkte gibt, die programmiert nach einer begrenzten Zeit kaputt gehen und Selbstmord machen müssen, um die Wirtschaft anzukurbeln, aber zehnmal so lange funktionieren könnten, stimmt was nicht. Solange Glühbirnen nach Industriekartell nur 1000 Stunden brennen dürfen, obwohl sie 10.000 und mehr könnten, ist die Welt nicht in Ordnung. Wir kommen schon heute mit dem Müll nicht klar, von anderen Umweltbelastungen und Umweltausbeutungen ganz zu schweigen. Bis 2025 soll sich - so die aktuelle Studie des Worldwatch-Instituts - das **Müllaufkommen verdoppeln**, von 1,3 Milliarden Tonnen jährlich auf 2,6 Milliarden. In zehn Jahren eine Milliarde Tonnen mehr Müll! Ein Löwenanteil: **Handys, Telefone, Notebooks, Computer, Elektronik**... Wie sagte der Indianerhäuptling Chief Seattle in seiner Rede an den 14. US-Präsidenten Franklin Pierce vor 150 Jahren: "Was tut der Mensch der Schöpfung an? Was tut er sich selbst an? Wenn Menschen auf die Erde spucken, bespeien sie sich selbst. Die Erde gehört nicht den Menschen, aber der Mensch gehört zur Erde. Was immer Ihr der Erde antut, das tut Ihr Euch selber an. Fahret nur fort, Euer Bett zu verseuchen, und eines Nachts werdet Ihr im eigenen Abfall ersticken."

Worte von Faisal Muqaddam, dem psycho-spirituellen Lehrer und Gründer des Diamond Logos, in einem Retreat im Juni 2010 in Ameno/Norditalien: "Elektromagnetische Felder sind Teil unseres Schicksals. Die Natur, das komplette Universum, funktionieren mit elektromagnetischen Feldern, so auch wir, unsere Körper, das Gehirn, die Nerven, Sinne, Gefühle... Wir müssen sehr vorsichtig sein in der Weise, wie wir technische Felder benutzen, sie verändern, stören unsere natürlichen Signale, das ganze biologische System, unser Menschsein. Alle mobilen Telefone, Fernseher, PCs... machen starke elektromagnetische Felder, stressen den Organismus aufs Äußerste, sie sind gefährlich. Schützt Euch! Manchmal brauchen wir es, aber **bitte seid bewusst: nicht zuviel!**"

"**Effektive Prävention** kann wesentlich dazu beitragen, Krankheiten gar nicht erst entstehen zu lassen." So das Bundesgesundheitsministerium. Baubiologie ist effektive Prävention.

"In einer Welt, wo ein Medikament ohne Prüfung seiner Ungefährlichkeit nicht eingeführt werden kann..., wo die seit frühen ägyptischen Zeiten für alle zugängliche Anwendung von Kräutern und natürlichen Präparaten jetzt in Frage gestellt und deren Unschädlichkeit peinlichst genauen Prüfungen unterworfen wird..., wo ein neues Nahrungsmittel nicht ohne vorherige Zulassung auf den Markt gebracht werden kann..., in einer solchen Welt ist der Gedanke, dass wir ohne jede Einschränkung ein Mobiltelefon samt Sendemasten benutzen und WLAN und Schnurlostelefone um unsere Fünfjährigen herum einsetzen können, nicht nur ein Zeichen von **Doppelmoral**, sondern eine **Verrücktheit**. Ich spreche nicht bloß als Herausgeber und Wissenschaftler, der die gesamte Forschung eingehend studiert hat, sondern auch als Vater, der seine geliebte Tochter durch einen Hirntumor verloren hat." Worte von Chris Woollams, Biochemiker an der Universität Oxford und Herausgeber der Fachzeitschrift 'Integrated Cancer and Oncology News'.

Also, ich kriege immer die Krise, wenn ich eine Mail bekomme: alles **kleingeschrieben**, nicht nur die tuwörter, auch alle hauptwörter, auch den namen (wenn der überhaupt genannt wird), das garniert mit fünf **rechtschraibfehlern** proh satz und zum schluss dies fürchterliche **mfg**. Ich kriege die Krise, wenn einer direkt neben mir in sein Smartphone brüllt, in der Bahn das Abteil zupalavert, beim Abendessen mit Freunden vier Handys auf dem Tisch liegen, bei jedem Klingeling die beste Unterhaltung ein jähes Ende findet und man bei jedem Pups - ohne zu fragen - mit dem Mobilen ein Foto macht, um es dann in soziale Netzwerke zu stellen, die alles andere als sozial sind. Diese Rückschritte von Benimm und Kultur empfinde ich weder als gut erzogen noch als Wertschätzung. Gut, dass es im Buchladen und Internet bereits Knigge für die digitale Etikette bei Handys, Facebook, Mails und so gibt.

Das Bundesamt für Strahlenschutz macht in Sachen "**Gesundheitliche Wirkungen elektrischer, magnetischer und elektromagnetischer Felder**" im Internet noch mal klar: "Es ist richtig, dass niederfrequente und hochfrequente elektromagnetische Felder oberhalb bestimmter Schwellenwerte Gesundheitsschäden hervorrufen können. Um Menschen vor diesen schädlichen Wirkungen zu schützen, wurden mit der 26. Verordnung zur Durchführung des Bundes-Immissionsschutzgesetzes entsprechende Grenzwerte rechtlich festgelegt. Nach wie vor gilt: Der Schutz vor nachgewiesenen gesundheitlichen Risiken ist bei deren Einhaltung gegeben. Insbesondere konnte auch der oftmals behauptete Kausalzusammenhang zwischen unspezifischen und häufig vorkommenden Beschwerden wie Kopfschmerzen, Schlaf- und Konzentrationsstörungen und so weiter, und niederfrequenten oder hochfrequenten elektromagnetischen Feldern bisher wissenschaftlich nicht nachgewiesen werden." Das schauen wir uns ab Seite 639 und ab Seite 648 etwas genauer an.

Das Bundesamt für Strahlenschutz bezieht zum Thema "**Abschirmmatten gegen Elektrosmog**" Stellung. Es geht um jene leitfähigen Matten im Bett, die geerdet werden. Na klar, nötig sind die aus BfS-Sicht nie, da die Grenzwerte immer eingehalten werden. "Niederfrequente magnetische Felder können durch derartige Materialien nicht abgeschirmt werden." Richtig. "Die Matten könnten höchstens niederfrequente elektrische Felder abschirmen, wenn sich die Feldquelle unmittelbar jenseits der Matte befindet." Auch richtig. "Auch bei hochfrequenten elektromagnetischen Feldern (zum Beispiel von Mobilfunksendeanlagen) ist eine Abschirmung prinzipiell nur dann möglich, wenn sich das abschirmende Material zwischen der Feldquelle und der betroffenen Person befindet." Wieder richtig. "Da die Abschirmmatten jedoch als Unterlage verwendet werden, können elektromagnetische Felder, die aus anderen Richtungen auf den Menschen einwirken, keinesfalls abgeschirmt werden." Genau, ganz im Gegenteil, die werden dann nämlich oft noch schlimmer. "Sowohl für den Niederfrequenz- als auch für den Hochfrequenzbereich liegen Hinweise auf mögliche Felderhöhungen bei der Verwendung von Abschirmmatten vor." Ja, wenn Sie falsch eingesetzt werden, und das werden sie leider oft. "Wegen der zweifelhaften Wirksamkeit solcher Abschirmmatten sind diese weder zum Schutz vor Gesundheitsschäden noch als Vorsorgemaßnahme zur Verminderung von Expositionen zu empfehlen." Warum das? Die Wirksamkeit ist doch gar nicht zweifelhaft. Die Sinnhaftigkeit solcher Matten und Decken muss erst messtechnisch überprüft, deren Platzierung sachverständig durchgeführt und der Abschirmeffekt dann kontrolliert werden. Warum nicht Expositionen vermindern? Das kann nie schaden. Amtliche Vorsorge? Wieder nicht. Mehr zu Matten Seiten 51 bis 54, 281 bis 282 und 452.

Die Technische Universität Ilmenau entwickelt ein magnetisches **Pulver**, das **Mikrowellen "schluckt"**, sprich absorbiert.

"Macht Mobilfunk krank?" Eine gute Zusammenfassung, gefestigt mit der langjährigen Erfahrung seiner eigenen Praxis, finden Sie in der 28-Seiten-Broschüre von Dr. med. Karl Braun-von Gladiß.

Lesenswert: Die Broschüren der **Kompetenzinitiative** und von **Diagnose Funk**, z.B. "Mobilfunk - Einwirkungen auf die menschliche Gesundheit", "Die Gefährdung und Schädigung von Kindern durch Mobilfunk", "Warum Grenzwerte schädigen, nicht schützen - aber aufrechterhalten werden", "Folgen der Langzeiteinwirkung von Elektrosmog", "Wie empfindlich reagieren Gene auf Mobilfunkstrahlung?", "Bienen, Vögel und Menschen - Die Zerstörung der Natur durch Elektrosmog", "Strahlenschutz im Widerspruch zur Wissenschaft", "Zellen im Strahlenstress", "Die Fälscher - Mobilfunkpolitik und Forschung", "Mobilfunk - acht Behauptungen, die wir nicht glauben". Und viele weitere Informationen.

"Wenn wir die technischen elektromagnetischen Felder **sehen** könnten, würden wir **in ihrem Nebel versinken**, wenn wir sie **hören** könnten, wären wir **taub vor Lärm**." Prof. Dr. Andras Varga, ehemaliger Wissenschaftler des Hygiene-Institutes an der Universität Heidelberg.

Der Krankenkassenverband: "Wir haben **so viele Ärzte wie noch nie**." 45.000 niedergelassene Ärzte mehr als vor 20 Jahren, das sind über 40 Prozent Zuwachs. Wir sind offenbar nicht gesünder geworden, trotz aller medizinischen Fortschritte und Milliardeninvestitionen.

Das **All** gleicht einer riesigen **Müllhalde**. 370.000 Trümmerstücke fliegen herum, das sind die, die per Radar und Teleskopen detektiert werden können, in Wahrheit sind es noch viel mehr, Millionen. Man denkt über Weltraumfriedhöfe nach, 300 Kilometer über den Satellitenumlaufbahnen. Raumstationen sind zusammengestoßen, viele wurden durch den Schrott beschädigt, die Station ISS hat man wegen Trümmergefahr geräumt, die Fähre Discovery musste mehrfach umgeleitet werden, da ihr Kurs mit Kleintrümmern verhagelt war. Das Raumteleskop Hubble zeigt tausende Einschläge und hunderte Durchschüsse, von Müllgeschossen 15-mal schneller als eine Gewehrkugel. Auch Seite 432.

Jahresbericht 2011: "Dem **Wald in NRW geht es schlecht wie nie**. 33 Prozent der Waldbäume zeigen schwere Schäden." Die Gründe: Raupenfraß, Pilzbefall, Immunschwäche. Kein Wort von Funksmog.

Das Amtsgericht Madrid spricht im September 2011 einem Hochschulprofessor **Invalidität** wegen **Elektrosensibilität** zu (auch Seite 369 ff.).

Neue Besen kehren gut. Bundesumweltminister **Peter Altmaier**, gerade mal drei Monate im Amt, stellt im Sommer 2012 seinen **10-Punkte-Plan** "Mit neuer Energie" vor. Punkt 6 - kaum zu glauben - kümmert sich um Elektrosmog und will den **"Schutz vor elektromagnetischen Feldern verbessern"**. Kritische Wissenschaftler horchen auf, das Herz von Elektrosensiblen schlägt schneller, Bürgerinitiativen, Baubiologen, Umweltmediziner... seufzen berührt: Endlich kümmert sich ein Politiker mal um Elektrosmog, will den Schutz verbessern. Ein Arzt ruft aufgeregt an, in Internetforen erster Jubel: "Ist das nicht klasse, die Grenzwerte werden gesenkt!" Fakt ist: Altmaier will "die bestehenden Regelungen dem aktuellen wissenschaftlichen Stand anpassen". Nach langem Recherchieren die bittere Erkenntnis: Der "wissenschaftliche Stand" kommt von der Strahlenschutzkommission ICNIRP, und die hat die Grenzwerte für Magnetfelder aktuell doch glatt **erhöht**, **verdoppelt**, von absurden 100.000 Nanotesla auf noch absurdere 200.000 nT. Zu früh gefreut. Als wären 100.000 nicht schon viel zu hoch. An Absenkung ist nicht zu denken. Der Schutz gilt der Industrie, mal wieder. Das just in der Zeit, wo dank Energiewende im ganzen Land neue Hoch- und Höchstspannungsleitungstrassen gebaut werden. Grenzwerte werden immer den Industrieinteressen angepasst, nur die werden geschützt. Gesundheit? Egal. Die Erkenntnis der WHO, dass 300 nT ein Krebsrisiko sind? Egal. Hundert wissenschaftliche Arbeiten, die nachweisen, dass bei 200 nT mit Krebs gerechnet werden muss? Egal. Mal schauen, welche Grenzwerte noch angepasst werden. Eigentlich müsste auch dieser Umweltminister Industrieminister heißen. Mehr auf Seiten 92, 99, 632, 647, 661, 775, 900.

Übrigens: Die bei uns rechtlich gültigen **Grenzwertangaben** der Elektrosmogverordnung (26. BImSchV), die uns wegen ihrer schwindelerregenden Höhe nur Kopfschütteln entlocken können, haben - wie ab Seite 339 beschrieben - die Empfehlung der Internationalen Strahlenschutzkommission ICNIRP zur Grundlage. Die Kommission differenziert zwischen **Allgemeinbevölkerung** und **Arbeitsplatz**. Am Arbeitsplatz gelten nach ICNIRP noch höhere Werte, was immer sich die Grenzwertwirrköpfe dabei gedacht haben. Beim Arbeiten sind es - bezogen auf die Netzfrequenz 50 Hertz - bei den **elektrischen** Feldern statt 5000 Volt pro Meter **20.000 V/m**, das Vierfache, bei den **magnetischen** statt 200.000 Nanotesla **eine Million nT**, das Fünffache, bei den **Funkwellen** geht es ebenfalls um das **Fünffache**. Dabei sind die Werte der Frequenz angepasst. Bei den niederfrequenten Feldern von Spannung und Strom werden sie mit zunehmender Frequenz niedriger, bei den hochfrequenten Wellen des Funks ist es umgekehrt, sie gehen mit steigender Frequenz in die Höhe, warum auch immer. Beispiel **Bahnstrom**: Allgemein 300.000 nT, Arbeit 1,5 Millionen nT. Lokführer und Schaffner dürfen fünfmal mehr abkriegen als Fahrgäste. Kann mir das einer der Klugen mal erklären? Für den Gesundheitsschutz müsste es umgekehrt sein, das Fass ist beim Personal doch viel schneller voll als beim Gast.

"**Krebs durch Nacktscanner**". Die Medien sind voll. Mit **Terahertzwellen** (Seiten 476 bis 477) und **Röntgenstrahlen** (Seiten 795 bis 796) wird der Mensch an Flughäfen durchleuchtet und entblättert. "Kontrollwahn", "Fußtritt für die Menschenwürde", "Verlust des letzten Stückchens Intimsphäre", Protest überall. Mediziner warnen: "Krebs!" Über 1000 Geräte sind schon im Einsatz, z.B. in Amsterdam, New York, Moskau. Amtliche Strahlenschützer: "Das Risiko ist überhaupt noch nicht einschätzbar." Dennoch haben wir sie. Die EU gibt Ende 2011 grünes Licht für die kritischen Körperscanner. Unsere Bundesregierung zögert, noch.

Juni 2012, die Diagnose: **Sheryl Crow hat Hirntumor**. Die US-Sängerin geht davon aus, dass ihr "übermäßiger Handy-Konsum für die Erkrankung verantwortlich" ist. "Ich habe Stunden mit Handys verbracht."

WLAN ortet durch Wände. Ingenieure des University College London arbeiten daran. Im Nachbarzimmer funkt der WLAN-Router. Mit speziellen Empfängern gelingt es, durch 30 Zentimeter dicke Ziegelwände hindurch Bewegungen in diesem Raum festzustellen. Auf diese Weise könne man "schutzbedürftige Personen wie Kinder und alte Menschen" überwachen. Das britische Verteidigungsministerium zeigt Interesse.

Jubel im hessischen **Lohra**: Im Sommer 2012 wird der **Vodafone-Mast** neben dem Haus von Ulrich Zoth, mitten im Wohngebiet (Seiten 308 und 322), endlich wieder **abgebaut**: keine Verlängerung des Vertrages. Im Sommer 2001 wurde er von Unbekannten zerstört und gekippt, Sachschaden 40.000 Euro. Das lange Leiden vieler Anwohner hat ein Ende.

Das Handy klingelt nur im Kopf. Viele kennen das: Man hört es klingeln, schaut nach, Fehlanzeige, ein eingebildeter Anruf, "Phantomklingeln". Der australische Wissenschaftler Prof. Alex Blaszczynski von der Universität Sydney glaubt, dass diese missverstandene Sinnesempfindung von der elektromagnetischen Strahlung ausgelöst wird.

Gericht verhindert Mobilfunkantenne. In Suhr/Schweiz siegte der Arzt Marc Antoinette im Sommer 2012 nach drei Jahren Rechtsstreit gegen den Mobilfunkbetreiber Orange. Der Mediziner befürchtete, die Antennen auf dem Dach könnten die empfindlichen medizinischen Geräte in seiner im Haus befindlichen Praxis stören. Außerdem ist unter der geplanten und genehmigten Funkstation eine Dachgeschosswohnung, zu nah. Orange bot eine Abschirmung an. Die müsste vom Hausbesitzer bewilligt werden. Das tat er nicht. Nun wird die Anlage nicht gebaut.

Es fließt **Blut für die Gewinnung seltener Metalle** und Erden, die als Rohstoffe für die Handy- und Elektronikherstellung unverzichtbar sind (auch Seite 541). Die Medien im Sommer 2012: Im Kongo toben Bürgerkriege wegen der kostbaren Stoffe, die sich in Smartphones und iPads verstecken. Fünf Millionen Menschen ließen in wenigen Jahren ihr Leben. Frauen und Kinder werden zum Arbeiten in Bergwerken gezwungen. Hier wird das für Funktelefone unverzichtbare Coltan geschürft. Der Kongo hat das Pech, reich an Bodenschätzen zu sein und ist eines der ärmsten Länder der Welt. "Blood in the Mobile", ein Film in 'Arte'.

Wohin mit dem **Elektronikschrott**? Die Entsorgung ist katastrophal. Die Müllberge wachsen ins Bodenlose. Elektronikschrott besteht aus wertvollen Materialien, die als Rohstoffe zurückgewonnen werden können und sollten, und er enthält toxische Schwermetalle wie Blei, Kadmium, Arsen und Quecksilber oder PVC, Dioxine und andere hochgiftige, umweltkritische und krebserregende Substanzen. Deutschlands Haushalte produzieren allein über eine Millionen Tonnen Elektronikschrott, die USA noch viel mehr. Davon geht ein wesentlicher Teil von den Industrieländern wie Nordamerika und Australien in Entwicklungsländer wie Indien und Afrika. Hier wird der Giftmüll teilweise mit nackten Händen, auch von Kindern, unter größter Belastung von Mensch und Umwelt aussortiert, in Flüsse gekippt und an Stränden gelagert.

Sommer 2012, das Innenministerium bestellt **1800 analoge Funkgeräte**. Warum das, es gibt doch das modernere digitale TETRA? Ab Seite 421.

Sommer 2012, der Psychotherapeut Dr. Werner Erhardt in 'tv14': "Wer täglich mehr als 60 Minuten mit dem Handy telefoniert, erhöht das Risiko für einen **Burnout** um **70 Prozent**. Die Strahlung stört die Produktion von **Alphawellen** im Gehirn." Alphawellen stehen für Wohlbefinden, Entspannung und Heilung, siehe auch Seiten 421, 460 und 461.

Spätsommer 2012: **Siebengebirge frei von Mobilfunkmasten.** Das gesamte Naturschutzgebiet Siebengebirge ist für Mobilfunksender tabu. Die Telekom muss laut richterlichem Beschluss ihren Plan für einen 45 Meter hohen Turm einstampfen. Bürgerinitiativen jubeln. Frank Mehlis, Vorsitzender des Verband Baubiologie, war beim Bürgerprotest jahrelang engagiert beteiligt: "Der Kampf mündiger Bürger lohnt sich doch, auch wenn er bei uns zwölf Jahre gedauert hat." Der General-Anzeiger

Bonn: "Das Gericht wertet den Schutz des Siebengebirges höher als die wirtschaftlichen Interessen des Mobilfunks. Die Richter haben zugleich anerkannt, dass Bürgerinitiativen und Naturschutzverbände nicht eine Ansammlung von weltfremden Spinnern sind."

Spätsommer 2012: **Das arktische Eis ist um die Hälfte geschmolzen!** Sowohl in der Fläche als auch in der Dicke. War es zur Jahrtausendwende 7,5 Millionen Quadratkilometer groß, so groß wie Australien, doppelt so groß wie Indien, ist es nun auf 3,8 Millionen Quadratkilometer geschrumpft. War es einst zwei Meter dick, ist es jetzt nur noch 80 Zentimeter. CO_2? Sicherlich. Aber nicht nur. Ich bleibe bei Funk. Funk lässt Wassermoleküle schwingen, erhitzt sie, trocknet Materie ab. Zu diesem Thema siehe Seiten 425 ff., 526 ff., 555 ff., 583 ff., 624 und 668 ff.

ECO-WLAN. 1&1 und Fritz!Box bringen 2012 erste WLAN-Router mit Eco-Mode, die nach Herstellerangabe nur dann funken, wenn sie "aktiv sind und Daten übertragen". Gute Idee, wenn es eine Abschaltung und nicht nur Reduzierung sein sollte. Wir haben es noch nicht überprüft.

Hörgeräte gibt's inzwischen auch mit Funk, nah am Ohr, nah am Hirn. Nutzer klagen über Beschwerden, kein Wunder. Wir haben und kennen noch keine Messergebnisse. Vorsicht mit Hörgeräten, die funken.

Herbst 2012, erneut der Schock in allen Medien: **Handys machen Hirntumor.** So urteilt das oberste Gericht Italiens und sichert dem erkrankten Kläger die Invalidenrente. Er hat täglich Stunden mobil telefoniert. Anwälte bereiten daraufhin Sammelklagen vor. Gerichtsurteil in Sachen Hirntumor hatten wir auch beim Schnurlostelefon (Seiten 494 bis 495).

Herbst 2012: Die Tierärztin aus dem **Sauerland** hat sich in ein **Grundstück** verliebt. Sichtbar nah: ein **Mobilfunkturm.** Anruf beim Umweltamt der Gemeinde: Risiko? Der Beamte zitiert die Standortbescheinigung: "Nein, in 12,4 Meter ist ja gar keine Strahlung mehr." Wie, da ist keine Strahlung, warum hat man den Turm dann gebaut? Warum kann man in Kilometern Entfernung noch telefonieren? "Hhmm...", Verlegenheit, keine Antwort. Anruf bei der Bundesnetzagentur: "Gar kein Risiko" (will heißen: Sie werden nicht warm), nur ganz nah dran, Bestätigung: 12,4 Meter. Anruf beim TÜV: "Eine Messung kostet 2500 Euro." Wie bitte? So viel Geld für so wenig Messung? Nur um zu hören, dass kein Problem besteht? Da rief sie dann doch lieber bei uns Baubiologen an.

Übrigens: Die frisch gebackenen **EMF-Sachverständigen** der **IHK München** glauben auch an die Grenzwerte, messen für viel Geld, bewerten nach Thermikmanier und beruhigen, wo es nichts zu beruhigen gibt. An ihrer Spitze: Prof. Dr.-Ing. Matthias Wuschek, siehe Seite 388.

So viel kam allein in wenigen Wochen kurz vor Redaktionsschluss (Dezember 2012) hinzu. Der Fortschritt, der so oft keiner ist, rast.

Elektromagnetische Wellen: Erinnern wir uns

Technische elektromagnetische Funkwellen sind inzwischen allgegenwärtig. Sie sind die Folge von **Sendern** (Fernsehen, Radio, Mobilfunk, Richtfunk, Satelliten, Militär, Radar...) und speziellen **Geräten** (Mikrowellenherd, Handys, schnurlose Telefone, WLAN, Babyphone...).

Hochfrequenz, die drahtlose Nachrichten- und Datenübertragung, beginnt bei etwa 30.000 Schwingungen pro Sekunde - **30 Kilohertz** - und endet bei 300 Milliarden Schwingungen - **300 Gigahertz** -, den **Mikrowellen**. Die häufigsten Aktivitäten findet man zwischen etwa 100 kHz und 6 GHz. Zukünftige Techniken drängen in höhere Frequenzbereiche.

Es gibt in Deutschland über **10.000** Rundfunk- und Fernsehsender, **einige hunderttausend** Mobil- und Richtfunksender, **20.000** öffentliche WLAN-Spots, **einige hunderttausend** private Sender und Funkdienste, über **110 Millionen** Handys und **50 Millionen** schnurlose Telefone, dazu Militär und Radar, Amateurfunker und unzählige funkende Geräte.

Bei baubiologischen Untersuchungen wird die hochfrequente **Strahlungsstärke** (Leistungsflussdichte) in **Mikrowatt pro Quadratmeter** ($\mu W/m^2$) erfasst. Neben **Feldintensität** und **Frequenz** wird die Art der **Modulation** und die **Pulsung** bestimmt. Für Messungen geeignet sind Spektrumanalysatoren, Breitbandmessgeräte und Modulationsmeter.

Hochfrequenz wirkt auf Menschen, Fauna und Flora entweder **thermisch**, das heißt durch die Erwärmung des Körpers, und **nichtthermisch** in Form von z.B. Information, Resonanz, Nerven- und Hormonstörung, Krebs oder Missbildung. Thermische Effekte sind nur bei Arbeiten direkt an starken Sendeanlagen zu erwarten, sie treten im Alltag kaum auf, außer beim Telefonieren mit dem Handy. Nichtthermische Effekte sind im Alltag häufig zu beobachten, deren wissenschaftliche Beweisführung steckt in den Ansätzen. Es gibt schon viele und zunehmend mehr Hinweise auf nichtthermische Gesundheitsrisiken. Niederfrequent **gepulste** und **breitbandige** Funkstrahlung provoziert offenbar biologische Effekte schneller und nachhaltiger als ungepulste.

Rechtlich verbindliche **Grenzwerte** wie die 26. BImSchV (Elektrosmogverordnung) sind zur umfassenden Bewertung eines biologischen Risikos **nicht geeignet**, da sie **ausschließlich** den thermischen Effekt zur Grundlage haben. Grenzwerte werden im Alltag nirgendwo erreicht.

Sanierungsmaßnahmen sind z.B. **Abstand** zum Feldverursacher, **Vermeidung** hochfrequenzauffälliger Geräte oder **Abschirmung**.

Zur Erkennung und Vermeidung von Risiken für den Menschen und die Natur bedarf es dringend weiterer **Forschung** und **Aufklärung**. Die wissenschaftliche Auseinandersetzung läuft auf Hochtouren.

Elektromagnetische Wellen: Allgemeine Tipps zur Reduzierung

Beachten Sie die Seiten mit den Sanierungstipps zum Thema Handys (263 ff., 291 ff.), Basisstationen (444 ff.), WLAN (472 ff.), DECT (504 ff., 514 ff.), Babyphone (511 ff.), Bluetooth (517 ff.), Infrarot (520 ff.), Mikrowellenherd (527 ff.), Smart Home, Smart Meter (595 ff.).

Halten Sie Abstand zu Sendeanlagen und Funktürmen. Wie viel, sollte gemessen werden. Vermeiden Sie Sichtkontakt zu Sendern.

Bauen Sie in HF-belasteten Gegenden eher massiv (Stein) und richten Sie den Schlafbereich eher im Erdgeschoss oder Souterrain ein.

Schirmen Sie die von außen eindringende Hochfrequenz ab.

Verzichten Sie auf Dauerstrahler: DECT-Funktelefone, WLAN-Internetzugänge, Bluetooth-Verbindungen und andere Indoor-Techniken. Halten Sie Abstand zu den Funkantennen. Schalten Sie die WLAN-Funktion bei Nichtbenutzung am PC aus.

Wenn unumgänglich, dann bevorzugen Sie Handys mit externen Antennen (Außenantenne im Auto). Telefonieren Sie wenig. Telefonieren Sie bewusst. Fragen Sie nach strahlenärmeren Geräten, es gibt Unterschiede. Handys gehören nicht in Kinderhände.

Vorsicht mit Mikrowellenherden. Halten Sie beim Garen Abstand, verlassen Sie die Küche. Kontrollieren Sie die Leckstrahlung.

Stellen Sie ein Babyphon so ein, dass es nur bei klaren Schallereignissen sendet. 1-2 m Meter Abstand zu allen Bauteilen und Kabeln.

Kaufen Sie nur strahlungsarme Computerbildschirme nach TCO. Halten Sie drei bis vier Meter Mindestabstand zu Fernsehgeräten. Fordern Sie strahlungsarme Fernsehapparate.

Verzichten Sie auf Leuchtstoffröhren und Energiesparlampen in der Wohnung oder halten Sie zwei Meter Mindestabstand.

Vermeiden Sie Metalle in Matratze, Bett und Schlafumfeld.

Vermeiden Sie große reflektierende Flächen (Spiegel) im Schlafbereich. Halten Sie zu Wänden vorsichtshalber 50 cm Abstand.

Informieren Sie sich und andere, auch anhand der Literaturtipps im Anhang und helfen Sie, diese Problematik bewusster zu machen.

Wenden Sie sich an erfahrene, ausgebildete Baubiologen, die nach aktuellem "Standard der baubiologischen Messtechnik" arbeiten.

Funkwellen - ergänzende Beiträge unter www.maes.de

Grenzwerte, Richtwerte, Empfehlungen für elektromagnetische Funkwellen	2012
Mobilfunk - Elektrosmog frei Haus - Vortrag	2001-2012
Elektrosmog - nur Panikmache? - Vortrag	1994-2012
Wissenschaft - wirklich? - Gesundheitsrisiko Mobilfunkstrahlung - Vortrag	2006-2012
Mobilfunk - Massenexperiment gegen jede Vernunft?	2003
Handystrahlung ist ein "mögliches Krebsrisiko" - WHO-Warnung	2011
Übersät mit dunklen Flecken - Schäden an Gehirnen, Öffnung der Hirn-Schranke	2000
Mit dem Mobilfunk geschieht etwas völlig Neues - Rätselhafte Peaks im EEG	1994
Handystrahlung verändert Gehirnaktivität - EEG-Studien	1999
Störung der Hirnströme in 10 Metern Entfernung - Handymessungen Öko-Test	1994
Mehr Krebs durch Handys? - WHO-Studie: Tumorrate bei Mäusen erhöht	1997
Geldrollen im Blut durch Handystrahlung - Jugend forscht	2005
"Wer Sechszehnjährige zum Handykauf ermuntert, handelt verantwortungslos..."	2006
Mobile und schnurlose Telefone in der Kritik - Spiegel-TV	2000
Von Entwarnung kann keine Rede sein - Mobilfunk-Forschungsprogramm	2008
Elektrosmog-Verordnung - Schutz und Schummel: 26. BImSchV	1997-2012
Mobilfunkstrahlung in Wohngebieten - Auswertung unserer Messungen	2002
Freiburger Appell - Niedergelassene Ärzte warnen vor Funk	2002-2012
Unfreiwillige Objekte eines Massenexperimentes - Europaparlament STOA	2002
Funkwellen und ihre destruktiven Begleiter - Europaparlament STOA	2003
Wir müssen Grenzwerte dem Kenntnisstand anpassen - Bundesärztekammer	2000
Zur Verantwortung gerufen - Widersprüchliche Urteile des Bundesgerichtshofes	2005
Pakt mit der Industrie - Selbstverpflichtung der Betreiber	2004
Keine Mobilfunksender mehr auf Wohnhäusern und Kirchen - Bürgerprotest	1999
Rathaus Ratingen: Mobilfunksender versetzt - Fallbeispiel Hausmeisterfamilie	1998
Fallbeispiele aus der baubiologischen Praxis - Mobilfunk, DECT, Feuchte, Pilze...	2001
Waldsterben durch Sender - Mikrowellen und kranke Bäume - Dr. Volkrodt	1997
Tote Küken und deutscher Grenzwert - Prof. Dr. Andras Varga zum Thema Funk	1992
Der Körper als Antenne - Interview mit Prof. Dr. Varga	1991
Mobilfunk-Mogel: Watt ist noch lange nicht Watt - Aus 20 werden 1000 Watt	2005
Radarstrahlen, einige hundert Kilometer weit - Unterschätzter Feldverursacher	2005
Amalgamfüllungen und elektromagnetische Felder - Sechsmal mehr Quecksilber	1992
Baubiologische Kriterien für strahlenreduzierte DECT-Telefone	2008-2012
Baubiologische Kriterien für maximal Elektrosmog-reduzierte Babyphone	2008-2012
"Elektrosmog an Babyphonen kein Grund zur Sorge" - Vorsicht Stiftung Warentest	2011
Neue "strahlenarme" DECT-Schnurlostelefone - DECT, CT1+	2009
Siemens Gigaset: Funkstille? - Nicht wirklich - Sie funken weiter...	2010
Wer sicher sein will, verzichtet auf DECT - Bundesamt für Strahlenschutz	2005
Verbot für schnurlose DECT-Telefone gefordert - Bürgerforum Elektrosmog	1999
Im Gespräch: Schnurlose Telefone - Gepulste Strahlung nonstop: Öko-Test	1996-1998
Schnurlose Telefone - was gibt's Neues? - Ergänzungen, Aktualisierungen...	2006
Strahlend ins Internet: WLAN - Wireless-LAN, das funkbetriebene Netzwerk	2004
Wer's glaubt, wird selig - 22 Entstörgeräte gegen Elektrosmog im Öko-Test	1999
Geschäft mit der Angst - Sechs Jahre Haft für wirkungslose Entstörung	2004
Borreliose und Co. - Elektrosmog: Dünger für Schmarotzer	2012
Die Welt wird zum Mikrowellenherd - Billionen Watt Funkleistung	2013
Neue Dimension der Übergriffigkeit - Wir leben in einer verrückt verfunkten Zeit	2013
Strom und Strahlung - Stress auch bei der Elektroakupunktur - Vortrag	1987-2012
Standard der baubiologischen Messtechnik - SBM 2008, Original	1992-2008
Baubiologische Richtwerte für Schlafbereiche - zum SBM-2008, Original	1992-2012
Messtechnische Randbedingungen und Erläuterungen - zum SBM-2008, Entwurf	2012
Standard der baubiologischen Messtechnik - Vortrag	2003-2012
25 Jahre Baubiologische Messtechnik - Vortrag	2008-2012
Was gibt's Neues beim Standard und den Richtwerten? - Fragen und Antworten	2008
Zitate Mobilfunk-Sender - 350 kritische Zitate und Kommentare zu Basisstationen	2010
Zitate Handys - 300 kritische Zitate und Kommentare zu Handys, Smartphones	2010
Zitate DECT - 100 kritische Zitate und Kommentare zu Schnurlostelefonen	2010
Zitate WLAN - 60 kritische Zitate und Kommentare zum drahtlosen Internet	2009

Elektrosmogverordnung: Schutz und Schummel

Sie ist rechtsgültig, die "26. Verordnung zur Durchführung des Bundesimmissionsschutzgesetzes" (26. BImSchV). Sie gilt für die in Kapitel 1 und 2 besprochenen niederfrequenten elektrischen und magnetischen Wechselfelder und für die hochfrequenten elektromagnetischen Wellen in Kapitel 3. Für Wohnung+Gesundheit (Heft 82/1997) habe ich das neue Regelwerk kommentiert, hier einige leicht aktualisierte Auszüge:

Bundesumweltministerin Dr. Angela Merkel hat sie vorgeschlagen, die Verordnung über elektromagnetische Felder. Die Bundesregierung hat sie am 22. Mai 1996 akzeptiert und an den Bundesrat weitergeleitet. Dieser willigte trotz scharfer Proteste von Wissenschaftlern, Umweltverbänden und Parteien ein. Seit dem 1. Januar 1997 ist sie rechtskräftig, die erste so genannte Elektrosmogverordnung. Die Verordnung soll laut Angela Merkel "mit festgelegten Grenzwerten für Rechtssicherheit sorgen". Ziel sei "Schutz- und Vorsorgemaßnahmen sicherzustellen und zur Verfahrensvereinfachung und Investitionssicherheit bei Sendeanlagen und Stromversorgungen beizutragen, beim Mobilfunk und Bahnstrom, bei Transformatoren und Hochspannungsleitungen."

Schutz für die Industrie

Die Verordnung ist Schutz für die Industrie und Schummel für Mensch und Umwelt. Die festgelegten Grenzwerte sind von der Industrie spielend einzuhalten und liegen beim Vieltausendfachen der Werte, von denen bekannt ist, dass sie biologische Effekte verursachen, die Gesundheit schädigen und Krebs begünstigen.

Die Sachverständigen der Baubiologie Maes haben in 30 Jahren über 10.000 Messungen elektromagnetischer Felder in Wohnräumen und an Arbeitsplätzen durchgeführt und ausgewertet. Das Ergebnis: Diese Grenzwerte der Verordnung werden im Alltag nie und nirgendwo erreicht, selbst nicht unter den größten Hochspannungsleitungen oder direkt neben Trafostationen, auch nicht im Intercity oder Auge in Auge mit dem Mobilfunksendemast. Darüber freut sich die Industrie und genießt die von Merkel zugesagte Rechts- und Investitionssicherheit.

Die ehemalige Umweltministerin und jetzige Kanzlerin weiß das alles und beruhigt die Industrie auch deshalb schon lange vor Inkrafttreten der fragwürdigen Verordnung: "Im Bereich der Hochfrequenzanlagen wird mit zusätzlichen Kosten nicht gerechnet, da die Anforderungen in der Regel jetzt schon eingehalten werden oder ohne größeren Aufwand eingehalten werden können. Bei den Niederfrequenzanlagen rechnet die Stromwirtschaft mit Kosten, die einen zweistelligen Millionenbetrag allenfalls geringfügig überschreiten. Unter Berücksichtigung der Gesamtkosten der Stromerzeugung und Stromverteilung ist jedoch kein messbarer Einfluss auf das Preisniveau zu erwarten."

Der Bund für Umwelt und Naturschutz Deutschland (BUND) bringt es auf den Punkt: "Die Verordnung ist löchriger als ein Schweizer Käse." Auch Dr. Axel Böttger, Experte für Elektrosmog in Angela Merkels eigenem Umweltministerium, gibt zu: "Es gibt noch so viele Lücken."

Die Verordnung gilt ausschließlich für ortsfeste Nieder- und Hochfrequenzanlagen wie Bahntrassen, Hochspannungsleitungen, Freileitungen, Transformatorenstationen und Funktürme, nicht für private Geräte wie Fernseher, Computer, Elektroherde, Handys, Schnurlostelefone oder WLAN. Obwohl private Geräte wie z.B. Handys höhere Feldstärken verursachen als nach Verordnung an ortsfesten Anlagen erlaubt wäre. Die Verordnung gilt nur für gewerbliche Anlagen, nicht für private, z.B. Amateurfunker, deshalb dürfen die stärker strahlen als Mobilfunkbetreiber. Die Verordnung gilt auch nicht für hoheitliche Anlagen, schon gar nicht für das Militär. Sie berücksichtigt nicht die Wirkung auf medizinische Implantate wie z.B. Herzschrittmacher.

Schummel für den Menschen

Der durch Elektrosmog im Alltag gefährdete Mensch bleibt allein gelassen auf der Strecke. Einige hundert Untersuchungen von Wissenschaftlern der ganzen Welt bestätigen, was praktizierende Baubiologen aus Erfahrung schon lange feststellen: Elektromagnetische Feldstärken weit unter der Größenordnung der Verordnung sind ein Risiko für die Gesundheit. Fallbeispiele von kranken Menschen, die nach Reduzierung der meist unnötigen Langzeitfeldeinflüsse am Arbeitsplatz oder im häuslichen Alltag, besonders im Schlafbereich, provozierende gesundheitliche Erfolge erlebten, zeigen, dass wir es hier mit einem mehr als ernst zu nehmenden Risikofaktor zu tun haben.

Dieser Risikofaktor wird durch eine amtliche Verordnung maß- und verantwortungslos heruntergespielt. Computerarbeitsplatznormen, international von Industrie, Anwendern, Behörden und Berufsgenossenschaften akzeptiert, setzen seit Jahren die Grenze auf 10 Volt pro Meter für elektrische und 200 Nanotesla für magnetische Felder (TCO), um Computerbediener vor gesundheitlichem Schaden zu schützen. Dagegen hält die Verordnung 5000 V/m und 100.000 nT selbst bei Dauerbelastung für unschädlich, das Fünfhundertfache der PC-Normen.

"Als Grenzwert müssen 10 V/m und 200 nT angestrebt werden." Zu diesem Ergebnis kommt auch eine groß angelegte wissenschaftliche Studie, die 1996 für den "Nationalen Rat für Strahlenschutz NCRP", ein Beratergremium der US-Regierung, erstellt wurde. Wissenschaftler vieler Länder, speziell aus den USA, Kanada, Australien, Großbritannien und aus Schweden, bestätigen mit Blick auf ihre Forschungsergebnisse diese Forderung nach 10 V/m und 200 nT. Baubiologen empfehlen nach jahrelangen Beobachtungen und aufgrund immer wiederkehrender Sanierungserfolge für die Regenerationszeit, für den Schlafbereich und aus Vorsorge, 1 V/m bzw. 20 nT einzuhalten, die Computernormen also um ein Zehntel zu unterschreiten. Der BUND fordert 0,5 V/m und 10 nT für Ruheplätze. Alle sind sich einig, nicht nur Baubiologen und Umweltverbände, sondern auch Städte, Gemeinden, Politiker, Mediziner und Ärztekammern, dass die Grenzwerte auch beim hochfrequenten Funk - gerade erst verabschiedet - einer drastischen Senkung bedürfen, will man Menschen vor gesundheitlichen Risiken schützen.

Fragen über Fragen

Warum gelten die Verordnungsgrenzwerte nur für ortsfeste und gewerbliche Strom- und Sendeanlagen, warum nicht für bewegliche und private Geräte des Wohnungs- oder Büroalltags? In der Nähe einiger Haushalts- oder Bürogeräte, auf Wärmedecken oder über elektrischen Fußbodenheizungen, gibt es oft noch viel höhere Feldstärken als unter Hochspannungsleitungen oder neben Trafostationen. Mit der Handy- oder Schnurlostelefonantenne am Ohr ist man stärkeren (grenzwertüberschreitenden!) Strahlen ausgesetzt als neben dem Funkturm. Nerven werden von den Feldern des privaten Heizkissens ebenso angegriffen wie von denen gewerblicher Stromanlagen. Warum sind Körperimplantate wie Herzschrittmacher ausgeschlossen? Ein durch Elektrosmog gestörter Schrittmacher kann lebensgefährlich werden.

Warum sollen elektrische Wechselfelder potenzialfrei gemessen werden? Die potenzialfreie Untersuchung wünscht das "reine Feld" in strikter Abwesenheit des Menschen. Die Grenzwerte der Verordnung beziehen sich aber auf den gesundheitlichen Schutz des im Feld anwesenden Menschen. Nun lenkt eine Person die elektrischen Feldlinien auf sich, und dabei entstehen viel höhere Feldstärken, die es zu erkennen gilt. Diese viel höheren und der Praxis entsprechenden Feldstärken werden bei der geforderten potenzialfreien Messung übersehen. Das Resultat: die Unterbewertung der biologischen Gefahr.

Warum gilt als Berechnungs- und Bewertungsgrundlage für die niederfrequenten Grenzwerte das so praxisfremde Körperstromdichtemodell? Die Elektrosmogverordnung geht theoretisch und hypothetisch davon aus, dass eine Körperstromdichte von 2 Milliampere pro Quadratmeter auf Dauer biologisch unriskant ist, sein mag, sein müsste. Die Schulwissenschaft, DIN/VDE, ÖVE und andere halten Körperstromdichten ab 100 mA/m^2 für akut gesundheitsgefährlich, ja sogar für lebensgefährlich, da bereits Herzkammerflimmern ausgelöst werden kann. Zwischen wissenschaftlich anerkannter akuter Gesundheits- bzw. Lebensgefahr und der nach Verordnung angeblich unbedenklichen Langzeiteinwirkung für alle vom Baby bis zum Greis liegt ein Faktor von nur 50!

Die Verordnung orientiert sich an Maßstäben der Weltgesundheitsorganisation. Die WHO kündigte am 16. Januar 1998 in Genf an, ab 1998 Forschungen in Sachen Elektrosmog voranzutreiben, da es "noch viele

Unklarheiten" gäbe. Speziell das Krebsrisiko und Wirkungen auf das Zentralnervensystem sollen bis zum Jahr 2020 erforscht werden. Es gibt, so die WHO, "viele Gründe für eine baldige intensive Forschung". Denn "einige Untersuchungen deuten darauf hin, dass Kinder, die in der Umgebung von Hochspannungsleitungen wohnen, einem 50 Prozent höheren Leukämierisiko ausgesetzt sind". Und "es gibt Hinweise, dass die elektromagnetischen Felder Hormone verändern, Melatonin unterdrücken und Brustkrebs begünstigen". Die Verordnung gilt seit 1997. Warum diese verdächtige Eile? Warum nicht bis 2020 warten? Wie kann man auf der Basis von Unklarheit Grenzwerte festsetzen?

Die Verordnung basiert auf den behördlichen Grundlagen der deutschen Strahlenschutzkommission. Die Strahlenschutzkommission fordert in ihren Veröffentlichungen: "Auf den Neubau von Wohnungen, Krankenhäusern, Kindergärten, Schulen und ähnlichen Einrichtungen direkt unter Hochspannungsleitungen ist zu verzichten." Warum? Direkt unter den größten Hochspannungsleitungen messe ich magnetische Felder um "lediglich" 5000 Nanotesla, die Verordnung macht aber 100.000 nT zum sorgenfreien Grenzwert. Wie kann eine behördliche Kommission heute so und morgen so argumentieren?

Das nordrhein-westfälische Ministerium für Arbeit, Gesundheit und Soziales informiert in einem telefonischen Ansagedienst am 28. Februar 1998: "Das Bundesministerium hat in einer Verordnung spezielle Regelungen zum Schutz vor elektromagnetischer Strahlung getroffen. Unabhängig davon sollte jeder in seinem Umfeld für eine strahlungsarme Umgebung sorgen." Warum? Die Werte der Verordnung schützen uns doch, garantiert, selbst bei lebenslänglicher Dauerbelastung, oder doch nicht? Das NRW-Ministerium gibt Tipps per Telefon: "Ein Babyphon sollte keinesfalls ins Kinderbett gelegt werden. Schalten Sie eine Heizdecke unbedingt vor dem Einschlafen aus. Schalten Sie Fernseher und Radio immer ganz aus, wenn Sie diese nicht mehr benutzen. Trennen Sie Geräte generell vom Netz, wenn sie nicht mehr benötigt werden. Sorgen Sie bei Neuinstallationen dafür, dass Sicherungskästen nicht im Schlaf- oder Kinderzimmer installiert werden. Sparen Sie beim Kauf eines Computers nicht am Monitor, dieser sollte strahlungsarm sein." Mit diesen amtlichen Ratschlägen will das Ministerium vor den Elektrosmogrisiken warnen, die im Privatbereich zu finden sind. Das ist lobenswert. Obwohl die hiervon zu erwartenden Feldstärken weit unter den Werten der Verordnung liegen; warum dann das Palaver?

Warum gilt die Verordnung nur für Anlagen ab 1000 Volt Spannung? Was ist mit Anlagen unter 1000 Volt? Für die Magnetfeldstärke ist nur der Strom verantwortlich und nicht die Spannung; dieser Strom kann auch unter 1000 Volt stark und grenzwertüberschreitend sein.

Warum gelten die Grenzwerte nicht für öffentlich-rechtliche Sender? Gerade die öffentlich-rechtlichen Fernseh- und Rundfunksender (an erster Stelle die Lang-, Mittel- und Kurzwellensender) strahlen mit ungewöhnlich und unnötig starken Leistungen ins Land, die noch aus der Zeit des kalten Krieges stammen. Kein Lebewesen, keine Zelle, kein Nerv, kein Muskel, kein Hormonsystem... kann differenzieren zwischen öffentlich-rechtlichem oder privat-gewerblichem Elektrostress.

Warum werden die leistungsstarken Überwachungs-, Funk- und Radaranlagen des Militärs nicht berücksichtigt? Bundeswehr, Bundesgrenzschutz, Behörden und Polizei haben ohne jede Auflage freie Bahn. Militärische Radarstützpunkte gehören mit zu den schärfsten Strahlenverursachern. Mal wieder: Den Zellen ist egal, wovon sie geschädigt werden, den Blut-Hirn-Schranken egal, wovon sie geöffnet werden.

Warum gelten die Grenzwerte nur für bestimmte Frequenzbereiche? Über 150 Kilohertz hört's plötzlich auf mit den Vorschriften, da besteht eine Grauzone bis 10 Megahertz ohne rechtlichen Schutz, und gerade in dem Frequenzspektrum tummeln sich viele besonders starke Feldverursacher wie Radiosender (Lang-, Mittel-, Kurzwelle), Land-, Flug-, See-, Marine-, Wetter-, Nachrichten-, Amateur- oder Induktionsfunk, Zeitzeichen, Sicherungsanlagen, elektronische Steuerungen... Die riesigen Mittelwellensender gehören zu den feldintensivsten Funkanlagen überhaupt, auch diese sind in der Verordnung nicht zu finden.

Verordnungsmesswerte werden als Effektivwerte - sprich als Mittelwerte - und nicht als Spitzenwerte gefordert. Gemittelte Ergebnisse untertreiben eine Gefahr, speziell bei gepulsten Feldern, z.B. beim Mobilfunk. Die Kraft, die Energie, die Leistung, das Risiko liegt im Puls und nicht in den zwischen den Pulsen eingelegten Pausen. Die Verordnung bezieht die Pausen aber mit in ihre Berechnung ein. Die praktisch gemessenen und biologisch relevanten Spitzenwerte der D- und E-Netze liegen 8-mal höher als die theoretisch berechneten und biologisch irrelevanten Effektivwerte, die der DECT-Schnurlosen 25-mal höher, die von WLAN 200-mal darüber und die einiger Radaranlagen über 1000-mal! Hier wird die thermische Grundlage der Verordnung noch mal besonders deutlich, eine Hitzeentwicklung wird durch die Pausen zwischen den Energieschüben gebremst. Die Energie kann umso stärker werden je länger die abkühlenden Pausen ausfallen. Die Verordnung deckt ausschließlich thermische Schäden ab, keine nichtthermischen, sprich biologischen Schäden. Warum werden Menschen seitens der Verordnung nur vor Wärme bewahrt, nicht vor Krankheit von Alzheimer bis Krebs? Und wenn, warum wird das nicht deutlich gesagt?

Warum sollen die bereits puls-pausen-gemittelten Effektivwerte zudem noch über 6 Minuten gemittelt werden? Was dabei rauskommt führt neben der schon untertreibenden Effektivwertrechnung zu weiterer Unterbewertung. Die für biologische Rückschlüsse wichtige Spitzenbelastung, die schädigende Energie, welche den Körper trifft und in ihn einwirkt, wird überhaupt nicht beachtet.

Was soll die Anmerkung, dass der Spitzenwert gepulster Felder sogar das 32fache der ungepulsten betragen darf? Das entspräche, kaum zu glauben, dem 1024fachen (!) der sowieso schon viel zu hohen Strahlungsstärke. Gerade diese niederfrequent gepulsten Felder gelten als besonders riskant. Aber eben nicht, wenn man stur durch die thermische Brille schaut. Hier wird Thermik auf die Spitze getrieben.

Die Grenzwerte sind berechnet für Ganzkörperbelastungen. Die thermische Sichtweise macht es möglich: Teilkörperbelastungen dürfen noch 25-mal stärker sein, z.B. mit dem Handy am Ohr oder dem Notebook bzw. Tablet auf dem Schoß (wenn sie hierfür überhaupt gelten würden).

Warum wird die spezielle Gefahr der gepulsten Strahlung (Mobilfunknetze, DECT, WLAN, Mikrowelle, Radar...) nicht entsprechend berücksichtigt? Hier laufen weltweite Forschungen auf Hochtouren. Die bisher vorliegenden Ergebnisse der letzten 30 Jahre sind alarmierend. Trotzdem wird weiter aufgerüstet, begünstigt durch die Verordnung.

Das weiß sie alles, unsere Angela Merkel, und die anderen verantwortlichen Politiker, und trotzdem halten sie alle an den Grenzwerten fest, zur "Verfahrensvereinfachung und Investitionssicherheit der Industrie".

Die Verharmlosungsstrategie wird zur Posse: Die Verordnung bedenke schließlich auch nichtthermische Probleme, bei den Grenzwerten würden biologische Effekte außerhalb der Wärmeentwicklung berücksichtigt. Verheimlicht wird, dass alle verantwortlichen Gremien hunderte von hochkarätigen wissenschaftlichen Arbeiten, die nichtthermische Probleme von DNA-Brüchen über EEG-Effekten bis hin zum Krebs fanden, ignorieren oder immer wieder als nicht wissenschaftlich genug abtun. Keine einzige der vorliegenden Studien wird von ihnen akzeptiert. So einfach ist das und so schwer zu durchschauen: Wissenschaftliche Fakten ablehnen, weil der allerletzte Beweis (aus deren Sicht!) angeblich noch aussteht, und unken, man berücksichtige alles. Das nicht enden wollende Spiel des "nach allem, was man bis heute weiß", was "wissenschaftlich anerkannt" ist. Fakt: Alle nichtthermischen Effekte sind bis heute von den Thermiktreuen nicht anerkannt. Auf der Basis von Ignoranz wird behauptet, es würde berücksichtigt.

Warum fehlen in der Verordnung die elektrischen und magnetischen Gleichfelder, die Elektrostatik und Magnetostatik? Sie sind ein wesentlicher Teil des Gesamtkomplexes Elektrosmog. Straßenbahnen, O-Busse, Schwebe- und U-Bahnen werden oft mit Gleichstrom versorgt und verursachen starke magnetische Felder. Sie sind nicht einmal erwähnt.

Verschiedene Länder haben geringere Werte gefordert, z.B. Baden-Württemberg, Niedersachsen, Nordrhein-Westfalen, Hamburg... Warum wurden diese Länder nicht ernst genommen? Die Grünen und die SPD wollten ebenfalls niedrigere Werte und wurden nicht gehört.

Warum werden Summationen verschiedener Felder und Strahlen nicht beachtet? Warum nicht Wechselwirkungen mit Umweltrisiken klimatischer, toxischer oder anderer Art? Warum werden besonders schutzbedürftige Risikogruppen nicht bedacht? Warum nicht Alte, Sensible, Kranke, Kinder, Schwangere, Ungeborene? Warum bleiben Langzeiteinwirkungen unberücksichtigt? Wo ist der wirkliche Vorsorgeaspekt?

Was bedeutet Elektrosmog für unsere Umwelt? Wie werden Tiere, Bäume, Seen, das Wetter, die Atmosphäre geschützt? Radar, Richt- und Mobilfunk, Radio und Fernsehen strahlen das tausend- bis millionenfache des natürlichen Hintergrundes durch den Äther und auf die Erde. Ein Mobilfunkhandy schafft das Milliardenfache in Kopfnähe.

Wenn Sie diese Verordnung aufmerksam lesen, dann werden Sie noch mehr Mogelpackungen und viele weitere "Warum?" finden.

Nicht auf Grenzwerte bauen

Die Bundesregierung übernimmt die Grenzwerte vom Bundesamt für Strahlenschutz BfS und der deutschen Strahlenschutzkommission SSK, die übernehmen sie von der ICNIRP, einer internationalen Strahlenschutzkommission. Die ICNIRP ist ein privater Verein mit Sitz in München, dem Wissenschaftler und Industrieingenieure angehören.

Bei der Bewertung der biologischen Wirkung elektrischer und magnetischer Felder sowie elektromagnetischer Wellen beschränkt man sich also auf zwei sehr theoretische und sehr simple Konzepte:

1. Bei der Niederfrequenz wird angenommen, dass sich als Folge starker elektrischer oder magnetischer Feldeinflüsse von außen im Körperinnern schädliche Reizströme bilden. Werden die Körperströme bedrohlich hoch, gehen sie bereits in Richtung Nervenreiz, Muskelkrampf und Herzkammerflimmern, dann greift der Grenzwert, um akute Schäden zu vermeiden und Leben zu schützen.

2. Bei der Hochfrequenz geht man davon aus, dass sich ein Körper in den elektromagnetischen Funkwellen erwärmt, ähnlich wie es beim Mikrowellenherd der Fall ist, hält nur diesen thermischen Effekt für biologisch relevant. Geht die Erwärmung zu weit, auf Dauer über 1 °C, dann greift der Grenzwert, um das Schlimmste zu vermeiden, um zu verhindern, dass der ganze Körper oder lokale Körperteile fiebrig werden, dass sie akute thermische Schäden erleiden.

Alle anderen Wirkungen werden ignoriert, obwohl es sie gibt und die Wissenschaft immer neue Nachweise erbringt: Störungen der Zellkommunikation, der Hormonabläufe, der Gehirnströme, des Stoffwechsels, des Immun- und Nervensystems, gentoxische Effekte, Beschleunigung des Zell- und Tumorwachstums, Leukämie und andere Krebsarten, Hirntumore, Öffnung der Blut-Hirn-Schranke, Herz- und Kreislaufbeschwerden, Migräne und andere Schmerzen, Suizidtendenz, Depressivität, Aggressivität, Nervosität, Hyperaktivität, chronische Müdigkeit, Allergien, Schlafstörungen, Tinnitus, Demenz, Alzheimer...

Für Ihren persönlichen Schutz in Sachen Elektrosmog ist es nicht ausreichend, auf die Grenzwerte zu bauen. Es reicht nicht der Umstand, dass ein Gerät erlaubt ist, Rauchen ist auch erlaubt. Es reicht nicht, wenn es vom TÜV geprüft wurde oder das CE-Zeichen trägt. Die ärgsten Feldverursacher haben den Segen von TÜV und CE. Telekom, Vodafone, O2, E-Plus, RWE, E.ON, Badenwerk, Stadtwerke, Deutsche Bahn... sind die falschen Ansprechpartner für Vorwürfe und Bürgerproteste. Die Industrie tut nichts Illegales, sie agiert im Rahmen der Möglichkeiten und Gesetze. Der richtige Ansprechpartner sind der Gesetzgeber, die Regierung, die Politiker. Sie decken und fördern die Industrie durch absurd hochgesteckte Grenzwerte. Ansprechpartner wären auch die Verbraucher, denn jedes Handy zieht Basisstationen nach sich wie Autos Straßen, jeder Einzelne trägt Verantwortung.

Bundestagsabgeordneter Dr. Manuel Kiper von den Grünen sorgt sich: "Mit dieser Verordnung wird es zwar mehr Rechtssicherheit in unserem Land geben, dafür aber kein bisschen mehr Vorsorge." Der Abgeordnete Rolf Köhne von der SPD: "Die Regierung vertritt offenbar die Auffassung, dass sich die Menschen gefälligst den Risiken anzupassen haben. Wir fordern dringend, diese verantwortungslosen Grenzwerte zu senken und das Minimierungsgebot aufzunehmen." SPD-Abgeordneter Klaus Lennartz: "Wollen wir es wirklich zulassen, dass sich Millionen Menschen Tag für Tag, Anruf für Anruf Einflüssen aussetzen, deren Auswirkung auf den Körper absolut unstrittig ist?"

Der deutsche Anwaltsverein und die Bundes-Rechtsanwaltskammer geben zu bedenken: "Grenzwerte dienen der akuten Gefahrenabwehr. Sie legen die Gefahrenschwelle abstrakt fest. Angesichts der unsicheren wissenschaftlichen Grundlage stellt sich die Frage, ob überhaupt eine ausreichende Basis für Grenzwertfestlegungen besteht." Das nordrhein-westfälische Umweltministerium reagierte auf die Anfrage eines Düsseldorfer Bürgers zur Verordnung: "Neben den gut abgesicherten Wirkungen, die Grundlage dieser Verordnungsgrenzwerte sind, gibt es eine große Anzahl von Hinweisen auf Langzeitwirkungen und Gesundheitsschäden, z.B. die Entstehung von Kinderleukämien, Gehirntumoren und Krebs, und das unterhalb dieser Grenzwerte."

Trotzdem pochen Gerichtsentscheidungen immer wieder auf die neue Verordnung, z.B. das Verwaltungsgericht Schleswig am 22. August 1997 (AZ 12 A 77/93): "Mit der Einhaltung der in der 26. BImSchV festgelegten Grenzwerte kann eine Gesundheitsgefahr durch elektromagnetische Felder nach aktuellem Stand wissenschaftlicher Erkenntnisse ausgeschlossen werden." Nach allem was man bis heute weiß...

Angela Merkels Bundesumweltministerium und die CDU verteidigen ihre Verordnung und verstecken sich ebenfalls hinter dem Standardsatz: "Die Grenzwerte sind die Folge des aktuellen Wissensstandes." Nur: Dieser "aktuelle, gesicherte Wissensstand" ist miserabel, es gibt mehr Forschungslücken als Forschungswissen, man lässt nur Wärmeeffekte gelten und ignoriert alle anderen biologischen Probleme, will sie nicht wahrhaben oder tut sie voreilig als unwissenschaftlich ab.

Warum? Siehe Vortrag "Wissenschaft - wirklich?" ab der nächsten Seite.

2013 soll die Verordnung erstmals novelliert werden, 16 Jahre nach ihrer Einführung. Endlich zum Schutz der Bevölkerung oder weiter zum Schutz der Industrie? Fakt: Wesentliche Änderungen der Grenzwerte, geschweige ihre längst überfällige und absolut notwendige Reduzierung, sind nicht geplant. Die Industrie fordert: "An den Grenzwerten sollte dringend festgehalten werden." So wird es dann auch gemacht. Über Vorsorge wird viel geredet, wie immer. Wegen der zurzeit laufenden Energiewende und der Installation von Höchstspannungs-Gleichstrom-Übertragungen über tausend Kilometer werden neue Grenzwerte für magnetische Gleichfelder (Magnetostatik) vorgestellt: 500 Mikrotesla, sehr hoch, wie immer. Umweltminister Peter Altmaier nickt zu alledem zustimmend. Als ob es keine neuen Erkenntnisse gäbe.

Grenzwerte der 26. BImSchV 1997 - Elektrosmogverordnung

Niederfrequente elektrische und magnetische Felder

	Elektrische Feldstärke in Volt pro Meter	Magnetische Flussdichte in Nanotesla
50 Hz (Netzstrom)	5.000 V/m	100.000 nT
16,7 Hz (Bahnstrom)	10.000 V/m	300.000 nT

Potenzialfreie Messung des elektrischen Wechselfeldes. Berechnungsgrundlage sind die in menschlichen Körpern induzierten akuten elektrischen Reizströme in Milliampere pro Quadratmeter. Der Körperstromdichtegrenzwert ist 2 mA/m^2.

Hochfrequente elektromagnetische Wellen

	Elektrische Feldstärke in Volt pro Meter	Magnetische Feldstärke in Ampere pro Meter
10 - 400 MHz	27,5 V/m	0,073 A/m
400 - 2000 MHz	1,375√f V/m	0,0037√f A/m
2 - 300 GHz	61 V/m	0,16 A/m

f = Frequenz in MHz

Effektivwerte quadratisch gemittelt über Sechs-Minuten-Intervalle. Berechnungsgrundlage ist die spezifische Absorptionsrate (SAR) in Watt pro Kilogramm Körpermasse, also die Erwärmung des Gewebes. Ganzkörper-SAR-Grenzwert ist 0,08 W/kg, Teilkörper 2 W/kg.

Wissenschaft - wirklich?

Gesundheitsrisiko Mobilfunkstrahlung, und nicht nur die: Wo bleibt die wissenschaftliche Anerkennung? Ein Vortrag, gehalten 2006 auf dem Kongress "Baubiologie-Architektur-Umweltmedizin" des Institut für Baubiologie IBN und Verband Baubiologie VB in Bad Endorf, 2008 auf dem Kongress "Elektrosmog 2008" in Berlin und 2011 auf dem Mobilfunksymposium des Bund für Umwelt- und Naturschutz BUND in Mainz.

Was Wissenschaftler nachgewiesen haben, das gilt noch lange nicht als wissenschaftlich nachgewiesen. Ich brauchte lange, um das zu begreifen.

Der neuseeländische Strahlenexperte Dr. Neil Cherry findet nach Auswertung der weltweiten Forschungsergebnisse die "Beweislage einfach überwältigend". Ich allein kenne über 300 (es gibt noch viel mehr) wissenschaftliche Arbeiten von Universitäten, Ländern, Behörden, Instituten, Experten. Da wird jahrelang geforscht, werden Millionen investiert, unzählige Daten zusammengetragen, und man kommt zu besorgniserregenden Resultaten: Ja, riskant ist er schon, der Mobilfunk, die Handystrahlen, sehr sogar. Und dann kommen die Industrie, Ministerien, Behörden, die Forschungsgemeinschaft Funk... und behaupten: "Alles nicht richtig bewiesen, nicht wirklich schlüssig." Und unsereins versteht: Alles Mist, dumm gelaufen, stimmt ja gar nicht. Die Strahlenschützer setzen noch eins oben drauf: "Alles ungefährlich, alles nur Angst vor der Strahlung." Und Umweltminister Sigmar Gabriel verkündet als Resümee des Mobilfunk-Forschungsprogramms sichtlich zufrieden: "Es gibt keinen Grund die Grenzwerte zu senken." Es scheint, als wollten nicht nur die Industrie, sondern auch der Gesetzgeber und seine amtlichen Strahlenschützer die Strahlen vor den Menschen schützen und nicht die Menschen vor den Strahlen.

Oft kommen unabhängige Wissenschaftler auf unterschiedlichen Wegen zu gleichen Ergebnissen: Dr. von Klitzing findet ungewöhnliche **EEG-Effekte** *im Einfluss der Strahlung von Handys und Funkstationen, die Berliner Bundesanstalt für Arbeitsmedizin ebenfalls ("Kein Zweifel!"), Prof. Ross Adey vom renommierten Loma-Linda-Institut in Kalifornien, Motorola-Ingenieur Robert Kane, das Pro-Science-Institut im Auftrag der Telekom sowie zehn Universitäten von Moskau über München und Zürich bis Louisiana auch.*

Weltklasse-Wissenschaftler aus dem südschwedischen Lund stellen als Nebenwirkung der mobilen Telefonitis mehrfach die **Öffnung der Blut-Hirn-Schranke** *fest. Von den Unis Köln und Münster kommt die Bestätigung, aus ganz Europa und Japan ebenso. US-Forscher beschreiben schon in den 70ern "signifikante Undichtigkeiten der Blut-Hirn-Barriere" im Funkeinfluss. Gifte und kritische Substanzen, Medikamentenrückstände, Erreger und deren Toxine... haben freiere Bahn ins Gehirn.*

Wissenschaft - wirklich?

Der WHO-Beauftragte Dr. Repacholi findet **Krebs** bei Mäusen, Prof. Löscher bei Ratten, andere bei Katzen und Affen, ausgelöst von den Feldern des Mobilfunks. Experten aller Länder warnen und mit ihnen das Deutsche Krebsforschungsinstitut. Das EU-Parlament sorgt sich: "Angesichts der Vielzahl wissenschaftlicher Befunde kann man weder das Krebsrisiko noch diverse andere biologische Effekte einfach abtun."

Prof. Varga bestrahlt Hühnereier mit Funk, die Folge: fast nur **tote Küken** und einige verkrüppelte. Ein Reihe von Wissenschaftlern, der russische Strahlenschutz, die Telekom und Hühnerzüchter, alle kommen zu gleichen Ergebnissen: solche Mikrowellen - wie immer weit unterhalb der Grenzwerte - schädigen und killen Hühnerembryonen.

Berichte von **DNA-Brüchen** und **Genschäden** kommen von amerikanischen, russischen, chinesischen, israelischen, italienischen, britischen und deutschen Universitäten, von Prof. Adlkofer und seinen Reflex-Forschern, der Berliner Charité, vom Ecolog-Institut, der Europäischen Umweltagentur, dem Europäischen Parlament, selbst von Nokia.

Hirntumore und andere Gehirnschäden, **Ohr-** und **Augentumore** werden bei uns entdeckt und vielen anderen Ländern weltweit bestätigt.

Die **kognitiven Fähigkeiten** leiden, die Konzentration lässt nach, die Lern- und Erinnerungsfähigkeit sinkt, Gehirndurchblutung und -stoffwechsel geraten aus dem Lot. Alzheimer ist im Gespräch. Die Hirnforscherin Dr. Lange befürchtet nach Sichtung der internationalen Studienresultate: "In 20 Jahren sind wir ein Volk von Demenz-Kranken."

Mobilfunk stört, reizt, schädigt und tötet **Nervenzellen**, das berichten ein Dutzend Hochschulen aus Frankfurt, Wales, Bristol, Warwick, Verona, Florenz, Lund... Ähnliche Forschungsresultate kommen aus den USA, Australien, Neuseeland, Indien und Japan.

Die **Hörleistung** nimmt durch Mobilfunkstrahlung ab, dafür piept es: **Tinnitus** nimmt zu.

Oxidativer Stress, die Bildung von ungutem Sauerstoffradikalen ist eine Folge des Elektrosmogs der drahtlosen Kommunikation, zu dem Schluss kommen immer mehr Wissenschaftler, immer mehr Experten, bei uns, bei der Europäischen Union, in allen Erdteilen.

Weniger als nur eine Minute Handytelefonat reichen, und die normalerweise im Blut losgelöst und frei schwimmenden roten **Blutkörperchen verklumpen**, ziehen sich wie magnetisch an, bilden Geldrollen. Das finden Dr. Petersohn und andere Umweltmediziner und sorgen sich. Schüler des Spaichinger Gymnasiums bekommen für den mikroskopischen Nachweis dieser Geldrollenbildung im Mobilfunkeinfluss den 1. Preis von 'Jugend forscht'.

Die **Fruchtbarkeit** ist gefährdet, wenn das Handy auf Standby in der Hosentasche getragen wird. Mediziner, Biologen, Hospitäler und Unis aus vier Kontinenten finden: Die Spermienaktivität und -beweglichkeit wird reduziert. Die chinesische Expertin und WHO-Beraterin Prof. Huai Chiang schüttelt den Kopf: "Früher haben wir mit den Mikrowellen Geburtenkontrolle gemacht. Heute telefonieren wir damit. Sehr schön."

Kinder sollten **nicht handytelefonieren**, Jugendliche nur in Notfällen, so das Bundesumweltministerium, der britische Gesundheitsminister, das Heidelberger Krebsforschungszentrum, die Akademie für Kinderheilkunde, Russlands Strahlenschutz, die Wissenschaftler der Kompetenzinitiative, Mediziner und Neurologen. Der Lehrer-Verband Bildung und Erziehung fordert das Handyverbot in Schulen, Ärztekammern und behördliche Strahlenschützer ebenso, aktuell der Europarat. Die französische Regierung will keine auf junge Menschen ausgerichtete Handywerbung mehr. Die WHO sieht ein Krebsrisiko speziell bei Kindern. Prof. Sir William Stewart leitete eine internationale Wissenschaftlerkommission und kam in der bislang weltgrößten Studie über Mobiltelefone zu dem Schluss: "Wer Sechzehnjährige zum Kauf von Handys ermuntert, handelt verantwortungslos."

Tiere leiden. Immer mehr Bauern melden sich und sind verzweifelt über Fehlgeburten, Verkrüppelungen und Augenschäden beim Vieh, über immer weniger Milchleistung, seitdem in der Nähe der Höfe Mobilfunksender errichtet wurden. Wissenschaftler bestätigen den Zusammenhang. Imker sind besorgt: Bienen finden im Funkeinfluss den Weg nicht zurück zu ihren Stöcken oder werden aggressiv oder produzieren kaum noch Honig. Fledermäuse flüchten, Insekten verschwinden. Wo sind die vielen Spatzen in den Städten geblieben?

Der **Wald** krankt. Förster und Forstwissenschaftler schlagen Alarm. Da, wo die Funkfeldstärken am höchsten sind, werden einst grüne Bäume braun, verdursten ohne Wassermangel, wachsen schief, verkrüppeln, sterben. Auch hier sehen Experten den Funk als Auslöser. Laborversuche mit Pflanzen beweisen die destruktiven Wirkungen.

Die **Strahlenschutzkommission** der Bundesregierung kommt um die Erkenntnis nicht herum: "Es gibt eine Fülle von Hinweisen auf Gesundheitsbeeinträchtigungen unterhalb der Grenzwerte." Die **Bundesärztekammer** ermahnt das Bundesamt für Strahlenschutz und fordert die massive Senkung eben dieser viel zu hohen Grenzwerte. Die **Europäische Umweltagentur** EEA, die Fachbehörde für Umweltfragen bei der EU, fasst gut 200 wissenschaftliche Studien zusammen und folgert: "Mobilfunk ist gefährlich!"

Das sind nur ein paar Beispiele aus der großen Palette der inzwischen mannigfaltig vorliegenden unguten biologischen Auswirkungen. Alles **Fehlalarm**? Nein, die Studien sind professionell, schlüssig, aussagestark, wissenschaftlich, entsprechen den Tatsachen, stimmen. Die Küken sind wahrlich mausetot, die Peaks im EEG steil, im Gehirn braune Flecken, die Blut-Hirn-Schranken porös, die DNA gebrochen, die Nerven gereizt, die Blutkörperchen wie Froschlaich, im Ohr zischt's, der Blutdruck steigt, die Konzentration sinkt, die Tiere in Not, die Bäume welk. Das sind Fakten. Die Forscher, die alles das und noch viel mehr fanden, sind fachlich kompetent, weltweit bekannt und anerkannt, sie kommen von renommierten Hochschulen, Instituten, Laboren, Behörden, von der WHO, von der EU, selbst von den Funkbetreibern. Fehlalarm? Kann nicht sein. Wo ist der Haken?

Die verbindliche Verordnung nimmt für sich in Anspruch: "Wir setzen Grenzwerte auf der Basis **nachgewiesener** Effekte fest. Ziel ist es, vor **wissenschaftlich bewiesenen** Risiken zu schützen." Aber das tun sie ja gerade nicht, oder doch? Da wurde schon derart viel nachgewiesen, aber bei der Grenzwertfestlegung ist nichts, aber auch gar nichts davon zu finden. Dennoch haben sie irgendwie Recht, aus ihrer Sicht, die traditionellen Wissenschaftler, jene konservativen Gesetzeshüter. Denn sie haben einzig und allein **Thermik**, einzig Wärme zu ihrer allzu theoretischen und voreiligen Berechnungs- und Bewertungsgrundlage gemacht. Warum? Weil die Umwandlung von elektromagnetischer Strahlung in Wärme nach wie vor der **einzige biologische Wirkmechanismus** ist, der weltweit unwidersprochen wissenschaftlich bewiesen ist und von allen, auch der Industrie, anerkannt wird. Ob das gefällt oder nicht, ob berechtigt oder nicht, veraltet oder nicht, naiv oder nicht, gerissen oder nicht, Politik oder nicht, Geschäft oder nicht, es ist so.

Krebs, Leukämie, Hirntumore, durchlässige Blut-Hirn-Schranken, EEG-Peaks, Nervenreiz, Kopfschmerz, Schlafstörung und andere Sorgenkinder haben mit Thermik aber gar nichts zu tun. Hierbei geht es um andere **nichtthermische Wirkmechanismen**, eben nicht mit simpler Wärmeentwicklung erklärbare Folgen. Eine Erwärmung ist beim Mobilfunk überhaupt nicht das Problem, hierfür sind die Feldstärken zu schwach. Für eine nennenswerte Erhitzung von Körpern oder Körperteilen bedarf es sehr starker Felder, ähnlich jener im Mikrowellenherd, die im Mobilfunkalltag nirgendwo zu finden sind. Thermik ist aber die Basis der Grenzwerte. Es fällt schwer mit den vielen zwar vorhandenen, aber eben nicht auf Hitzeentwicklung basierenden biologischen Effekten und Problemen in das antike Gemäuer der Thermik einzudringen. Diese mehr als fragwürdige Thermikhypothese ist Wissenschaft, auf ihr basieren die Grenzwerte. Wenn man so viel Manschetten hat vor Thermik, warum werden dann Wärmflaschen, Haarföne, Sauna und Sonnenbaden nicht verboten? Die können es doch viel gründlicher.

So argumentieren die Thermikanhänger um die Wette. Amtlicher Strahlenschützer Prof. Bernhardt: "Zweifelsfrei verstanden haben wir beim Funk nur die thermische Wirkung, und nur auf dieser Basis können wir Grenzwerte festlegen." Strahlenschützer Prof. Silny: "Thermische Wirkungen sind eindeutig nachgewiesen, deshalb werden nur sie als relevant für Grenzwerte betrachtet." Und die vielen anderen, die wissen, dass sich die Wirkung von Elektrosmog nicht auf Thermik reduzieren lässt, erheben Einspruch. Dr. Becker: "Mobilfunkwellen zeigen weit unter dem thermischen Niveau bedeutsame Wirkung." Dr. Cherry: "Es ist wissenschaftlich unhaltbar, dass es nur Wärmeauswirkungen geben soll." Prof. Popp: "Wir müssen uns von dieser konventionellen Vorstellung, dass elektromagnetische Felder lediglich thermische Sensationen bewirken, endgültig lösen. Mit diesem einseitigen Konzept der konservativen Schule kommen wir nicht weiter, um die existierenden biologischen Probleme zu erklären." Prof. Kundi: "Zum Schutz der Gesundheit ist die Beschränkung auf das thermische Effektprinzip nicht mehr haltbar." Dr. von Klitzing: "Die thermische Hypothese ist falsch." Resümee von 16 internationalen Wissenschaftlern in Wien: "Nichtthermische biologische Effekte gelten als wissenschaftlich gesichert." Die Bundesanstalt für Arbeitsmedizin: "Handywellen, die noch keinen Thermikeffekt auslösen, können biologisch wirksam werden." Das sollte reichen, tut es aber nicht. Warum?

Was muss man tun für das Prädikat "**wissenschaftlich gesichert, bewiesen**..."? Hierfür muss es doch handfeste Kriterien geben. Wo ist die wissenschaftliche Oberinstanz, jene graue Eminenz, die über allem thront und sagt: "Nun gilt das als perfekt, als objektiv, nun müssen wir Grenzwerte senken." Ich habe herumtelefoniert, von Uni zu Uni, habe Wissenschaftler gefragt, sie wussten es selber nicht genau. "Ja, so lange von irgendwo her geringste Zweifel bestehen..." Von irgendwo her heißt zumeist: von der Industrie. Und von den verordnungstreuen, am alten Wärmekonzept festhaltenden Akademikern bzw. den Politikern, Behörden, Ärzten und Verantwortlichen, die sich auf sie stützen.

Hier die beiden wesentlichsten Kriterien für ein traditionelles, strenges, zweifelloses und endgültiges "wissenschaftlich nachgewiesen, wissenschaftlich bewiesen, gesichert, fundiert":

- Mehrere voneinander **unabhängige Untersuchungen** unter **gleichen Bedingungen**

- Anerkannt **schlüssiger Wirkungsmechanismus**

Als bewiesen gilt nur, was "intersubjektiv replizierbar" und "linear-kausal erklärbar" ist. Das bedeutet: von verschiedenen Universitäten, Instituten oder Fachleuten nachvollziehbar und unter exakt identischen Bedingungen wiederholbar sowie einem absolut geradlinigen Ursache-Wirkungs-Prinzip folgend. So einfach ist das, oder so kompliziert.

Wenn ich zehnmal mit dem Kopf vor die Wand laufe und kriege zehnmal diese blau angelaufene Beule, so ist das eine solide beobachtete, gut reproduzierbare Tatsache. Wenn ich davon besorgt erzähle oder das gar veröffentliche, weil ich möchte, dass die Rennerei aufhört, hält man das für voreilig und unwissenschaftlich, sogar für Panikmache. Nur weil es nicht genug andere vor oder nach mir versucht haben, die Reproduktion nicht stattfand. Oder wenn doch, weil die Beule bei anderen Menschen, Altersklassen, Hautfarben und anderem Schwung nicht so blau, eher grünlich wurde. Zudem fehlt etwas, nämlich die absolut schlüssige Erklärung der Wirkung: Warum entsteht sie überhaupt, die Beule, und warum so und nicht sonst wie, warum die Farbe, der Schmerz, der Schwindel, was läuft da ab? Ohne eindeutige Antworten auf all diese und noch mehr Fragen: wissenschaftlich nicht haltbar, noch lange nicht, trotz Beule, trotz Schmerz und Schwindel.

Tierversuche können nicht ohne weiteres auf Menschen übertragen werden. Wenn sich bei Ratten Flecken im Hirn bilden und bei Mäusen Krebs entsteht, lässt das Böses ahnen, aber es ist noch kein verbindlicher Beweis für die gleiche Wirkung beim Menschen. Wie reagierte ein hochrangiger Industrievertreter auf die Nachricht, dass aktuelle Studien im Einfluss der Handystrahlung schon wieder Krebs bei Mäusen nachgewiesen haben? "Die Konsequenz hieraus ist, dass Mäuse besser nicht mobil telefonieren sollten."

Epidemiologische Studien mit Menschen werden von der Industrie und manchen Behörden nicht als aussagekräftig genug akzeptiert. Es bereitet zwar Sorgen, wenn die eine Bevölkerungsgruppe mit Funkbelastung viel mehr Leukämie, Bluthochdruck oder Tinnitus entwickelt als die andere ohne Belastung, aber ist das der schlüssige Beweis?

Ein festgestellter **biologischer Effekt** muss nicht unbedingt negativ sein, bedeutet nicht zwangsläufig Gesundheitsgefahr. Unser Körper hat schließlich ein Immunsystem und ausgeklügelte Reparaturmechanismen. Ein fremder, unübersehbarer Peak im EEG? Das Hirn öffnet seine Schranken? Die Nerven nerven? Die Lauscher rauschen? Geldrollen im Blut? Nur Schwarzmaler und Verschwörungstheoretiker denken da an Schäden, Krebs oder Hirntumore.

Und dann diese **Kausalität**. Keine Anerkennung ohne einen plausiblen Ursache-Wirkungs-Mechanismus, z.B. von einem ersten Reiz und der Reaktion einer Körperzelle über die folgende Feststellung einer Zellstörung und den daraus entstandenen funktionellen Schaden bis hin zur ausgebrochenen und sauber diagnostizierbaren Erkrankung. Das Detail für Detail, Schritt für Schritt, und jeder muss kausal bestätigt werden. Das kann dauern.

Das ist ein zentrales Problem, was der wissenschaftlichen Anerkennung ganz oft im Wege steht: Es gibt für all die nichtthermischen Effekte, welche vom Funk nachweislich verursacht werden, noch kein allgemein anerkanntes **Wirkungsmodell**. Warum und wie bricht die DNA? Warum und wie die Gehirnreaktion? Durch die Feldstärke oder

Frequenz, die Modulation, Pulsung, Einwirkart, Einwirkdauer oder alles in Wechselwirkung, auch mit anderen Feldern und Störfaktoren? Vielleicht durch biochemische oder enzymatische Folgeprozesse? Wir wissen, die Blut-Hirn-Schranke, das EEG, die Blutzellen, die Hormone... reagieren, nicht der geringste Zweifel. Aber wir wissen so oft noch nicht genau warum, und wo doch, da wollen es die Strahlenschützer und mit ihnen die Politiker und Industriellen nicht wahrhaben.

Manche sehen Mechanismen: Beispielsweise haben die unabhängigen Wissenschaftler der Kompetenzinitiative plausible **Kausalzusammenhänge** *vorgelegt, z.B. für DNA- und Zellschäden. Dr. Warnke berichtet vom Ungleichgewicht freier Radikaler und Antioxidantien, vom oxidativen und nitrosativen Stress. Das würde eine Palette der Folgen erklären. Ärzte liefern einleuchtende Begründungen. Aber auch das reicht oder schmeckt nicht jedem, schon gar nicht den Industrieverbundenen. Deshalb: Nur wegen dieses noch ausstehenden oder nicht von allen nachvollziehbaren bzw. ignorierten Wirkmodells, dieses letzten Verständnisses aller komplexen Abläufe und aller Zusammenhänge: Pech gehabt, keine wissenschaftliche Akzeptanz, noch lange nicht.*

Außerdem soll das unter exakt **gleichen Bedingungen** *von anderen* **wiederholt** *werden können. Optimale Reproduzierbarkeit ist gefragt. Wie soll das gehen? Bei Thermik ist das einfach, warm oder kalt, ein Thermometer reicht. Aber bei biologischen Abläufen? Es gibt bei lebenden Individuen niemals zwei absolut gleiche Bedingungen oder Reaktionen. Ratte ist nicht Hamster, Katze nicht Affe, isolierte Zelle nicht Zellverband, Kunstkopf nicht Gehirn, in vivo nicht in vitro, Rio nicht Köln, heute nicht gestern und Mensch nicht Mensch.*

Zudem ist die **Überprüfung** *einer Studie nicht reizvoll, wenig originell, kaum ein namhafter Wissenschaftler ist dafür zu begeistern. Mit Wiederholungsstudien erntet man wenig Lorbeeren, ergattert keinen Nobelpreis, wird mies bezahlt, kommt kaum in die Presse.*

Die **Presse**. *Ohne Medien läuft nichts. Ein Gradmesser wissenschaftlicher Seriosität ist, wie oft was und wie in welchen internationalen Zeitschriften veröffentlicht wurde. Fachjournale haben ihre ganz speziellen Auswahlkriterien. Die Mäusestudie des WHO-Repräsentanten Dr. Repacholi, die erste, die Krebs im Mobilfunkeinfluss fand, wurde von renommierten Wissenschaftsblättern wie 'Nature' und 'Science' abgelehnt, angeblich aus Angst vor Panik in der Bevölkerung. Dafür durften gefälschte Ergebnisse rein in die Fachblätter. Auch die alltäglichen Medien wie Radio, Fernsehen, Boulevardblätter und Tageszeitungen sind attraktiv, kommt es doch darauf an, wie häufig, überzeugend und aggressiv auf ein Problem aufmerksam gemacht oder es unter dem Deckel gehalten wurde. Wenn man etwas nur oft genug wiederholt, wird es langsam aber sicher zur Wahrheit. Wenn man etwas lange genug verschweigt, werden kritische Fragen gar nicht erst laut.*

Wissenschaft - wirklich?

Zudem: Für alles braucht man **Zeit**. Der Mobilfunk ist jung, gerade mal 20 Jahre, und die massenweise Nutzung nur zehn Jahre. Wie kann ich endgültige Beweise für Krebs erwarten, wenn Krebs eine Latenzzeit von 20, 25, 30... Jahren hat? Jahrzehnte vergehen vom Auslöser bis zur Krebserkennung, das gilt für viele Krebserreger, auch fürs Rauchen. Wie kann man in Anbetracht der Rasanz des Mobilfunkaufbaus in derart kurzer Zeit überhaupt schon mit x-fach bestätigten wissenschaftlichen Forschungsresultaten rechnen, und das zudem begründet mit dem gewünschten Ursache-Wirkungs-Prinzip?

Und das Geld. Das ist knapp. Die meisten **Forschungsgelder** kommen von der **Industrie**. Sie hat bei der Vergabe fast immer ein gewichtiges Wörtchen mitzureden und kein Interesse an teuren Ergebnissen zu ihrem Schaden. Sie zeigt zudem - wenn's dann doch passiert ist - Zurückhaltung bis Abstinenz bei der Veröffentlichung. Dr. Repacholis Mäusekrebsstudie ist vom Auftraggeber zwei Jahre zurückgehalten worden, und das in der Blüte des Mobilfunkaufbaus und der höchsten Handyverkaufszahlen. Sie kostete 1,1 Millionen Dollar, davon zahlte 90 Prozent die Telefongesellschaft. Heute sind es die Resultate anderer groß angelegter Studien, die verdächtig lange auf sich warten lassen. Die Universität Bern nahm 59 Studien unter die Lupe und resümiert: "Von der Industrie finanzierte Forschung findet beim Mobilfunk viel seltener biologische Probleme als von der Industrie unabhängige. Ein Einfluss der Geldgeber sollte ausgeschlossen werden." Dr. von Klitzing gibt zu bedenken: "Man ist auf Forschungsgelder angewiesen, und die Auftraggeber sagen klar, was man zu untersuchen hat. Nach einem Jahr wird ein Zwischenbericht abgegeben und wenn der den Erwartungen nicht entspricht, ist das Geld weg. Es müsste der umgekehrte Weg sein, wie früher: Erst ist das Interesse da, und dann bemüht man sich um einen Geldgeber. Die wirklich unabhängige Forschung gibt es kaum noch, und sie scheint häufig nicht erwünscht zu sein." Dr. von Klitzing zu Studien, die nicht zu einem Resultat führten, was sich die Finanzierer erhofften: "Solche Ergebnisse werden oft verschleiert. Bei der bayerischen Rinderstudie ist die Vorgehensweise der politisch Verantwortlichen schon beängstigend: Die Originalversion - der ursprüngliche Bericht - ist für den Bürger gar nicht mehr zu haben. In diesem steht etwas völlig anderes als in der verkürzten Version, die danach vom Bayerischen Umweltministerium herausgegeben wurde. Die an der Studie beteiligten Wissenschaftler wurden bewusst falsch zitiert. So ein Hinbiegen von Ergebnissen seitens der Politik ist wissenschaftlich nicht zulässig."

Die **Politik** hat keine Eile, Forschung voranzutreiben und die Wahrheit aufzudecken, hat unsere Regierung doch allein für die Vergabe der neuen UMTS-Mobilfunklizenzen satte *50 Milliarden Euro* von der Industrie kassiert, der größte zusammenhängende finanzielle Batzen nach dem 2. Weltkrieg. Von anderen Einnahmen, Steuern und Arbeitsplätzen, die mit dem Mobilfunkaufbau und -betrieb verbunden sind, ganz zu schweigen. 50 Milliarden, das nur für Funklizenzen, nur für einen einzigen Funkstandard. Ständig werden neue Lizenzen versteigert, in Deutschland, überall, der Rubel rollt. Vor kurzem bei uns wieder ein großes UMTS-Paket. Letztes Jahr 4,4 Milliarden für die ganz neuen LTE-Frequenzen der 4. Mobilfunkgeneration. Unmöglich, der Industrie seitens der Politik jetzt das Leben schwer zu machen.

Wirtschaftswachstum kommt vor **Volksgesundheit**. Immer wenn es um die Vermarktung milliardenschwerer Technologien geht, werden Risiken in Kauf genommen. Das steht auf dem Beipackzettel nicht mal unter Nebenwirkungen. Das war bei vielen Risikofaktoren so, die sich erst nach Jahren, Jahrzehnten und tausenden Kranken und Toten als gefährlich herausstellten, warum sollte es beim Elektrosmog anders sein? Wie lange und wohin soll die Wirtschaft eigentlich noch wachsen? Und um welchen Preis? Im Laufe der Entwicklung der Chemie in den letzten Jahrzehnten kamen von der Industrie mit politischer Rückendeckung mehr als 100.000 Einzelsubstanzen und über eine Million Mixturen auf den Markt. Jährlich kommen 5000 Stoffe hinzu, über deren biologische Folgen so gut wie nichts bekannt ist. Dennoch ist all das und viel mehr erlaubt, so lange bis sich offensichtlicher gesundheitlicher Schaden zeigt, überfällige Forschung eingeleitet wird und der schlüssige Beweis vorliegt. Bis dahin bitte viel Geduld, schützen muss man sich schon selbst.

So kann bis zum Nimmerleinstag alles für unwissenschaftlich erklärt werden, sogar das Risiko durchs Rauchen. Warnungen stehen auf jeder Packung. Nun ist es streng wissenschaftlich gesehen immer noch nicht ganz klar, dass es einen kausalen Zusammenhang zwischen Rauchen und Krebs gibt. Und hier wurde so viel investiert, Milliarden, viel geforscht, Jahrzehnte. Manche Statistik spricht sogar dagegen, denn wie wäre es zu erklären, dass der besonders raucherreiche Balkan in der Krebsstatistik nicht ganz oben, sondern ganz weit unten zu finden ist?

Wie ist es zu erklären, dass Wissenschaft und Industrie - mal wieder im Schulterschluss - behaupten, das giftige Pestizid Permethrin sei bei den hiermit behandelten Teppichen fest an die Faser gebunden und ungefährlich, und wir Baubiologen finden es regelmäßig in bedenklichen Konzentrationen in der Zimmerluft und im Hausstaub? Wie kommt es, dass Amalgam in unsere Zähne darf, aber nach der Entfernung auf den Sondermüll muss? Wie, dass Energiesparlampen ökologisch sein sollen und ebenso - dank reichlich Chemie und Quecksilber - Sondermüll sind? Wie jene Aussage, Schimmel sei nur für Immunschwache gefährlich? Wenn wir nach Nässeschäden Schimmelpilze wie Aspergillus oder Stachybotrys im Haus finden, massig Hefepilze in Küchengeräten oder Bakterien im Wasserfilter, dann ist das auch für den Stabilsten gefährlich. Wer kann erklären, warum Politiker, Industrie und Strahlenschutzkommission lange vor der Mobilfunkeinführung wussten und sogar veröffentlichten, dass "Wirkungen auf Zellen und andere biologische Probleme auftreten" und die Technik trotzdem der uninformierten Mensch-

Wissenschaft - wirklich?

heit zugemutet wurde? Wo bleibt die Wissenschaft? Vergeudet Steuergelder, um zu beweisen, dass etwas Schädliches nicht schaden kann?

Es gibt Studien, die nachgewiesene kritische Effekte nicht bestätigen konnten, weil sie nichts fanden. Diese werden von Politik und Industrie hoch gelobt und als **Gegenbeweis** gehandelt. Ich meine, wenn ein Nachweis gelang, ist das glaubwürdiger als wenn man nichts fand. Nichts finden kann jeder. Wenn ich Ostereier verstecke, und Peter findet sie und Fritz nicht, wer hat Recht? Ich kenne keine einzige Studie, welche die Harmlosigkeit des Funks bestätigt hat und von industrieller, politischer oder wissenschaftlicher Seite auch nur dezent in Frage gestellt worden wäre. Nur jene Studien, die ein Risiko entdecken und Finger auf Wunden legen, werden skeptisch beäugt, das Haar in der Suppe gesucht, für nicht haltbar erklärt. Prof. Varga erntete den Vorwurf, seine Studien seien "nicht sauber genug" gewesen, Dr. von Klitzing und andere, die zu unbequemen Ergebnissen kamen, auch. Ob die Vorwürfe berechtigt sind oder nicht, das Wesentliche ist: Die Küken sind tot, töter geht nicht, und die EEG-Peaks sind steil, steiler geht nicht, dank Mobilfunk weit unter allen Grenzwerten.

Wenn's mit den **Beweisen** nicht so richtig klappt, spricht man gern von **Hinweisen**, weil nicht sein kann, was nicht sein darf. Wenn sich mehrere ähnliche Hinweise verschiedener Institute diverser Länder im Laufe von Jahren häufen, dann zieht sich die Schlinge gaaanz langsam zu. Dann räumt man etwas mehr Sicherheit ein, kommt zu einem ersten vorsichtigen Schluss, dass "in Anbetracht der zahlreichen Hinweise" nun **Vorsorgeaspekte** beachtet werden sollten, müssten, könnten, dürften... Das Bundesamt für Strahlenschutz bestätigt beim Elektrosmog so "viele Hinweise" und die Strahlenschutzkommission auch. Der Vertrag von Maastricht will: Maßnahmen sollen zügig ergriffen werden, "wenn hinreichende Belege vorliegen, aber nicht unbedingt 100%ige Beweise". Der Beschluss der Vereinten Nationen fordert: Sofort handeln, "falls Auswirkungen vermutet werden, auch wenn es noch keinen sicheren Beweis gibt". Laut UN dürfe wissenschaftliche Unsicherheit "nicht benutzt werden, um Vorsorge zurückzustellen". Sie wird aber zurückgestellt. Wir haben beim Elektrosmog mehr als genug Belege. Wo bleibt die Aktion? Die Amtlichen sprechen gern von Vorsorge, nur: Ein ernst zu nehmender Vorsorgeaspekt ist nirgendwo zu finden.

Stattdessen wartet man auf die x-te wissenschaftliche Bestätigung und das schlüssige Wirkmodell. Das Strahlenschutzamt: "Viele Forschungsresultate wurden nicht unabhängig bestätigt, es fehlt insbesondere ein **schlüssiger Wirkmechanismus**." Prof. Alexander Lerchl, Oberstrahlenschützer und Forscher im Industrieauftrag, im 'Spiegel': "Es gibt einfach keinen vorstellbaren Wirkmechanismus." Gerd Friedrich, Sprecher der Forschungsgemeinschaft Funk: "Man kennt weder stabile Effekte, die immer wieder gleich auftreten, noch kennt man Wirkmodelle." Deshalb der voreilige Rückschluss: "Es gibt keinerlei Hinweise auf eine Gefahr."

Bitteschön, nicht einmal vorstellbar, nicht einmal Hinweise? Das geht zu weit. Die Forschungslandschaft ist voll von ernst zu nehmenden, unmissverständlichen und verbindlichen Hinweisen. Zu weit geht auch der Siemens-Mitarbeiter Dr. Uwe Kullnik, der "keinerlei Verdacht auf nichtthermische Wirkungen" sieht und Andersdenkende "Berufspessimisten" nennt. Prof. Jürgen Bernhardt, lange Jahre zuständig für Elektrosmog beim Bundesamt für Strahlenschutz, Vorstand und Mitglied von Strahlenschutzkommissionen und mitverantwortlich für die Grenzwerte, im 'Focus': "Ich halte die Grenzwerte für ausreichend. Wir verdächtigen magnetische Felder zwar, Krebs zu erzeugen, aber wir kennen keinen biologischen Auslösemechanismus." Bernhardt im Fernsehen: "Es gibt beim Funk Hinweise auf krebsfördernde Wirkung." Mit Krebs wird gerechnet! Aber warum und wie er entsteht, das hinterlässt Fragezeichen in den Gesichtern der Klugen, und allein deshalb, Wissenschaftslogik nimm deinen Lauf, Sie wissen: keine Anerkennung.

Deutlich wird das noch einmal am Beispiel der oberfränkischen Stadt Naila. Hier fanden acht Ärzte nach zehn Jahren der Beobachtung von 1000 Patienten 3,4-mal mehr Krebs bei Menschen, die näher als 400 Meter und länger als fünf Jahre an Mobilfunkstationen lebten. Die Ärzte: "Dramatisch!" Das Strahlenschutzamt: "Wir bezweifeln, dass Mobilfunk überhaupt Krebs auslösen kann." Warum wohl? Mal wieder: "Es gibt noch keine plausible Erklärung für einen Wirkmechanismus." Das reicht denen voll und ganz. Von Vorsorge keine Spur. Prof. Bernhardt in 3sat: "Ich habe etwas gegen Vorsorge, wenn sie nicht solide wissenschaftlich begründet ist." Bitte nicht, jetzt geht das wieder von vorn los.

Sie lehnt sich weit aus dem Fenster, die selbst ernannte so genannte offizielle Wissenschaft, die sich zum Maßstab erklärt und die Regierung im Rücken weiß, kritisiert andere, die etwas vorzuweisen haben, und hat selbst so wenig dagegen zu setzen. Wenn der wasserfeste Beweis nach deren praxisfremden Kriterien fehlt, wo ist der wasserfeste **Ausschluss** eines Risikos? Wo ist die wichtige **Grundlagenforschung** vor der Einführung neuer Techniken? Das wäre Vorsorge! Wenn es Risikoausschluss und Vorabforschung gäbe, dann bräuchte es keine Forschungsaktivität nachdem das Kind in den Brunnen gefallen ist.

Stattdessen geht man von der Ungefährlichkeit des Funks aus und hält die Grenzwerte ganz blauäugig für sicher. Bequemerweise bezieht man in die unhaltbare Annahme noch alle heftig diskutierten und vehement geleugneten nichtthermischen Effekte von Kopfschmerz und Immunschäden über Schlafstörung bis Krebs mit ein, behauptet frechweg, die Grenzwerte schützten auch vor diesen nicht mit Wärmeentstehung erklärbaren biologischen Folgen. Wie das? Die Grenzwerte wurden doch ausschließlich nach der physikalischen Gesetzmäßigkeit der Wärmeentwicklung im Einfluss elektromagnetischer Strahlung berechnet, stur und streng mathematisch, absolut theoretisch, nichts anderes wurde berücksichtigt, das allein ist wissenschaftlich begründet.

Ohne fiebrige Erhitzung des Menschenfleisches keinen Grenzwert. Bei den vielen gesundheitlichen Problemen ohne Wärmebeteiligung stürzt und stützt man sich nun flink auf den angeblichen Mangel an soliden, mehrfach reproduzierten, kausal begründeten und mit plausiblen Wirkmodellen garnierten Forschungsresultaten und - weil es die nicht gibt, noch gar nicht geben kann - sieht deshalb kein Problem und keinen Handlungsbedarf. Weiter wird nicht gedacht. So was gilt als wissenschaftlich sauber. Wenn man am Anfang steht und nicht genug weiß, argumentiert man eben "auf dem Stand des aktuellen Wissens", und sei er noch so schlecht, und entwarnt, wo es nichts zu entwarnen gibt.

Wo sind **Langzeitstudien**? Ohne praxisorientierte Langzeitforschung sind wissenschaftliche Rückschlüsse überhaupt nicht möglich. Zehn Minuten im Labor sind nicht zehn Jahre zu Hause, und Tag ist nicht Nacht. Prof. Bernhardt: "Langzeitstudien fehlen." Wenn sie fehlen, wie dann derart voreilig Rückschlüsse ziehen und Grenzwerte festlegen? Laut Kullnik seien Langzeitwirkungen nicht zu erwarten, es gäbe ja seit 60 Jahren Studien zum Funk. Er verheimlicht, dass der junge Mobilfunk mit neuen Mikrowellen funktioniert, die es in dieser gepulsten bzw. breitbandigen Form zuvor nie gegeben hat und biologisch völlig anders zu bewerten sind. Die Naila-Ärzte haben Langzeitstudien vorgelegt. Bürgerinitiativen auch, engagiert, auf eigene Kosten. Andere Mediziner und Baubiologen ebenso. Hunderte, bald Tausende lassen ihr Blut untersuchen, vor dem Senderaufbau und danach, und finden bedenkliche Auffälligkeiten. Vom Bundesamt kommt als Dank Kritik und die Forderung nach mehr Wissenschaftlichkeit. Umweltminister Gabriel folgert aus dem Mobilfunk-Forschungsprogramm verdächtig voreilig, es gäbe "keinerlei Krebsrisiko". Aber der Leiter des Mobilfunk-Programms selbst, Prof. Weiss vom Strahlenschutzamt, gibt in den ARD-Nachrichten zu: "Wir wissen über Langzeitwirkung fast nichts." Wenn man nichts weiß, wie kann man dann ein Krebsrisiko ausschließen?

Was ist darüber hinaus mit **Wechselwirkungen** mit anderen Belastungen? Versuchslabor ist nicht Wohnung oder Arbeitsplatz. Zu Hause, im Bett oder auf der Arbeit kommen elektrisch und magnetisch, nieder- und hochfrequent, gepulst und ungepulst, raumklimatisch, toxisch und mikrobiologisch... in bunter Mixtur vor. In der Mathematik ist 1+1=2, in der Biologie kann 1+1=20 sein. Asbest ist schlimm, Radongas auch, Rauchen auch, alles drei zusammen ist nicht dreifach, sondern zigfach so riskant. Ähnliches gilt für Elektrosmog plus Amalgam, Elektrosmog plus Pilze, Elektrosmog plus Krebs. Dr. Scheingraber fragt die Wissenschaftler: "Können Sie eine einzige wissenschaftliche Arbeit nennen, die reale Belastungssituationen simuliert?" Nein, sie können es nicht.

Die Wissenschaft macht klar: Man gehe bei neuen Technologien zunächst immer von einer **Unschädlichkeitsvermutung** aus; nur wenn sich nach (!) der Technikeinführung "offensichtliche Verdachtsmomente für schädliche Auswirkungen" zeigten, erst dann erfolge eine Überprüfung. Wissenschaft und Vermutung, das soll plötzlich zueinander passen? Das ist reine Spekulation, Blauäugigkeit, Glücksspiel. Wo ist der sonst so hohe wissenschaftliche Anspruch hin? Unglaublich: Alles Neue darf auf den Markt, tausend neue Techniken, tausend neue Chemiemixturen..., freie Bahn dank Unschädlichkeitsvermutung. Geforscht wird vielleicht später, wenn's schief gegangen ist. Der arglose Mensch (das sind zur Freude der Industrie die meisten) meint, alles was in den Verkaufsregalen steht, sei geprüft und für gut befunden. Welch Irrtum. Nichts ist auf biologische Verträglichkeit hin überprüft worden, weder Handys, noch Schnurlostelefone, noch WLAN, dLAN, PLC, Babyphon, Energiesparlampe, LED, Mikrowellenherd, Nacktscanner..., noch GSM, UMTS, LTE, TETRA, WiMAX, noch, noch..., weder von den Herstellern, noch von den Behörden, noch vom TÜV, noch, noch... Mal wieder: zuerst der Reibach, dann Experimentierkaninchen Mensch und Natur.

Das RWE gibt schon 1984 zu: "Oft vollziehen sich wissenschaftliche Auseinandersetzungen mit den Begleiterscheinungen der technischen Zivilisation erst, wenn eine Schädigung bereits eingetreten und es für vorbeugende Maßnahmen zu spät ist." Das Strahlenschutzamt bekundet während des UMTS-Aufbaus, man höre und staune: "Die Risiken können noch nicht eingeschätzt werden, da UMTS ja noch nicht gestartet ist." Die EU publiziert zum Handyfunk: "Träfe ein neues Medikament oder ein Lebensmittel auf denselben Mangel an Konsens und gleich starke Bedenken, würde es nie zugelassen."

Erinnern wir uns an **Asbest**. Von ersten Hinweisen auf ein Krebsrisiko um 1900 bis zum Verbot vergingen 90 Jahre. Dann war das Geschäft gemacht, man brauchte den Skandalstoff nicht mehr. Das kostete weltweit einer Million Menschen das Leben. 100.000 sterben jährlich heute noch dank Asbest, und die Statistik nimmt zu, weil die Faser zig Jahre braucht, um zu wirken. Der Wahnsinn hat einen Namen: Asbestose.

Die Europäische Umweltagentur sagt im Herbst 2007, dass sich beim Mobilfunk Parallelen zur Gefahr, Politik und Geschichte von so lebensgefährlichen Stoffen wie Asbest, PCB oder Nikotin zeigten. Hoffen wir, dass es nicht irgendwann mal eine Mobilfunkose oder Smartphonose gibt. Hoffen wir, dass die Unschädlichkeitsvermutung bei der Gentechnik, der Nanotechnologie, dem Tonerstaub, beim im Aufbau befindlichen TETRA und LTE, den Sparlampen, den ins Haus stehenden "intelligenten" Strom-, Gas-, Wasserzählern, dem Smart-Home, der Energiewende... berechtigt sein möge. Beim Waldsterben, der Klimakatastrophe, bei Tschernobyl, Fukushima, Schwermetallen, Amalgam, Pestiziden, Holzschutzmitteln, Magnetfeldern und so vielem war sie es nicht.

Werfen wir einen Blick nach **Tschernobyl** und **Fukushima**. Nach wissenschaftlichen Berechnungen und politischer Überzeugung dürfte so ein Super-GAU nur alle 2,5 Millionen Jahre passieren. Was Tschernobyl und Fukushima angeht, die verheerende Spuren auf der ganzen Welt

Wissenschaft - wirklich?

hinterlassen, gingen die 2,5 Millionen Jahre rasend schnell vorbei, es waren lediglich 25 Jahre. Gründlicher kann sich Wissenschaft nicht mehr irren. Von den unzähligen Atomwaffenversuchen, die unsere Erde - Land, Luft, Meere - verseuchen, ganz zu schweigen. Derweil, so der Mediziner und Psychotherapeut Dr. Rüdiger Dahlke, "wird der Weg zu Atombomben und Kernkraftwerken mit Nobelpreisen gepflastert".

Experten sehen inzwischen auch Parallelen zwischen Mobilfunksmog und **Radioaktivität**. Ein klares Wort von kompetenter Stelle, von der Bundesärztekammer, dem Radiologen Prof. Heyo Eckel, dem Vorsitzenden des Ausschusses für Umwelt und Gesundheit: "Die Schädigungen, die von radioaktiver Strahlung ausgehen, sind den Auswirkungen von elektromagnetischen Wellen so ähnlich, dass man sie nur schwer unterscheiden kann." Umweltmediziner Dr. Joachim Mutter bestätigt: "Es gibt bezüglich der Schäden der Erbsubstanz, also der DNA, keinen Unterschied zwischen radioaktiver Strahlung und Handystrahlung." Auch wenn es Prof. Alexander Lerchl, chronisch entwarnender Elektrosmogkopf der Strahlenschutzkommission und fragwürdiger Berater des Umweltministers, der kürzlich von der Weltgesundheitsorganisation als befangen und wenig qualifiziert abgelehnt wurde, gern anders hätte.

Erinnern wir uns an die **Magnetfelder** des elektrischen Stroms von z.B. Hochspannungsleitungen, Trafos, Geräten... Die WHO macht im Juni 2001 nach Auswertung von weltweiten Studien klar, dass dieser Elektrosmog ab der Feldstärke von 300 Nanotesla ein "mögliches Krebsrisiko für Menschen" ist. Die Einstufung liegt beim 300stel des Grenzwertes von 100.000 nT. Es dauerte 40 Jahre von ersten Erkenntnissen eines Krebsproblems bis zu einem ersten offiziellen Statement. Was nutzt's: Der 300fach höhere Grenzwert bleibt. Die umfassendste Analyse aller Studien kommt von der US-Umweltbehörde EPA. Fazit: "Elektromagnetische Felder können Krebs auslösen." Forderung: 200 nT, noch weniger. Der Grenzwert bleibt. Auch Umweltminister Altmaier setzt sich aktuell im Rahmen der Energiewende nicht für die längst überfällige, rigorose Senkung ein. Warum auch, es ist ja nach wie vor "kein Wirkmechanismus bekannt." Auch hier: Nur weil man nicht weiß, warum der Krebs entsteht, obwohl man weiß, dass er entsteht, wird der Bevölkerung das offensichtliche Krebsrisiko weiterhin zugemutet. Es geht wie beim Funk um Tumore, Kinderleukämie, Kranke, Tote. Es geht um alltägliche Einflüsse, die Millionen angehen. Prof. Hans Schaefer, einst beim Strahlenschutz für die Grenzwerte verantwortlich, reicht die Erkenntnis, dass "die Felder nicht so schlimm sein können, da sie nicht mal mit dem Finger spürbar sind". Wissenschaft made in Germany.

Die gleiche Situation zehn Jahre später bei der **Handystrahlung**. Die WHO erklärt sie im Juni 2011 zum "möglichen Krebsrisiko", speziell im Hinblick auf Hirntumore, mahnt zur Vorsicht und "persönlichen Strahlenreduzierung" und kategorisiert die Mikrowellen von Mobiltelefonen und anderen funkenden Techniken in die Gefahrenklasse krebserregender bzw. -verdächtiger Chemikalien (Pestizide, DDT, Chloroform, Furane...), Schwermetalle (Blei...), Pilzgifte (Aflatoxin...), Bakterien und Viren (HPV-Papillomavirus...), Bitumen oder Auspuffgase ein. Aber an Grenzwerten und Vorsorgeaspekten ändert sich nichts, die Smartphones und Schnurlosen strahlen nach wie vor so intensiv und biologisch kritisch wie immer. Wieder geht es Millionen an, und wieder macht jeder mit.

Erinnern wir uns an **PCP**. Pentachlorphenol war jahrzehntelang in über 90 Prozent aller Holzschutzmittel enthalten. In den 50er bis 70er Jahren wurde das Pestizid in Mengen hergestellt und eingesetzt, drinnen für Möbel und Holzdecken, draußen für Gebäudeverkleidungen und Zäune. Obwohl zu der Zeit den Herstellern und Behörden bereits besorgniserregende Hinweise auf schädliche Wirkungen vorlagen. Man erkannte PCP als krankmachendes Langzeitgift, erbgutschädigend und krebserzeugend. Erst 1989 kam es zum Verbot, in Deutschland. Zigtausende Gebäude zeigen PCP-Belastungen, viele wurden krank, oft schwer, und irreversibel geschädigt. Auch heute noch kann man PCP als Altlast in Häusern - in den einst hiermit gestrichenen Materialien, in der Atemluft oder im Hausstaub - in kritischen Konzentrationen nachweisen.

Erinnern wir uns an **PCB**. Die Gruppe der hochtoxischen polychlorierten Biphenyle wurde tonnenweise im Hausbau eingesetzt, in Betonbauten, Plattenbauten, speziell in öffentlichen Gebäuden wie Kindergärten und Schulen: als Fugen- und Dichtungsmasse, in Türen, Fenstern, Sanitärbereichen. Lacke, Schmieröle, Kunststoffe waren in den 50er bis 70er Jahren PCB-haltig. PCBs sind äußerst stabil, äußerst gefährlich und äußerst schlecht im ökologischen Kreislauf abbaubar. PCBs werden im Fettgewebe, Hirn, Knochen- und Rückenmark gespeichert. Es geht um Leber-, Nieren-, Nerven- und Immunschäden. PCBs wurden 1989 nach einer langen, tragischen Karriere endlich verboten und werden weitere Jahrzehnte schädigen. Denken Sie noch an die Seehunde, die zu Hunderten an den Nordseeküsten angeschwemmt wurden, verendet ohne ersichtlichen Grund? Ursache: PCB. Der tödliche Stoff wurde von der chemischen Industrie mit Zustimmung des Umweltministers in die Nordsee verklappt. Immer mehr Wale stranden, keiner weiß warum. Fest steht: Die Giftmenge in den Walkadavern macht die Tiere zu Sondermüll, die PCB-Werte, die Greenpeace-Wissenschaftler fanden, lagen über dem Grenzwert von Klärschlamm. Das ehemalige Bundesgesundheitsamt versuchte die PCB-Gefahr zu vertuschen. Derweil wuchs Bayer zum größten PCB-Hersteller heran. Erst als der Chemiegigant freiwillig seine Produktion einstellte, kam das Verbot. 1983 meldete das BGA, 300 Nanogramm PCB in der Luft seien gefährlich. 1990 wurden aus 300 plötzlich 3000. In Schulen und Kindergärten fand man 10.000 Nanogramm, Grund genug, den Grenzwert nun auf 10.000 zu erhöhen und wieder zu beteuern: "Es gibt keinen Handlungsbedarf."

Chlorpyrifos musste 2001 in den USA aus den Verkaufsregalen verschwinden, es wurde verboten. Chlorpyrifos ist nervenschädigend und

Wissenschaft - wirklich?

- so die US-Umweltbehörde EPA - "ein übermäßiges Risiko für die Gesundheit". Sind die Menschen dort empfindlicher als bei uns? Bei uns wird es munter weiter verkauft: als Insektenvernichter in Mottenpapieren, Mottenkugeln und Sprays. Bei Kammerjägern ist es beliebt. Wenn solche im Super- oder Drogeriemarkt frei käuflichen Giftpapiere dann im Kleiderschrank neben Pullis, Socken, Hosen oder Hemden hängen, ist der biologische Effekt besonders ausgeprägt, denn die kontaminierten Kleidungsstücke kommen direkt an Ihren Körper.

Wann wird **Permethrin** untersagt? "Mücke tot - Mensch vergiftet", warnen die Verbraucherinitiativen vor dem Gift aus der Gruppe der Pyrethroide in Elektroverdampfern, Mottenkillern oder Insektensprays. Der Toxikologieprofessor Helmuth Müller-Mohnssen sorgt sich: "Es wird die massenweise Vergiftung der Menschen in Kauf genommen. Pyrethroide wirken wie Kampfgase. Nerven- und Bewegungsstörungen, Gedächtnisschwäche und Infektionen sind erste Symptome. Man meint, es müsse jemand verantwortlich sein. Das ist eine Illusion. Man kann der Gefahr nur ausweichen, indem man sich weigert, die Mittel einzusetzen." Seit 20 Jahren wird Permethrin zur Insektenbekämpfung verarbeitet, auch in Naturteppichen. Seien Sie sicher: Ihr Schurwollteppich mit dem 'Woll-Siegel' ist hiermit oder einem ähnlichen Gift ausgerüstet.

Im Herbst 2008 veröffentlichte Öko-Test unsere kritischen Messergebnisse an **Energiesparlampen**. Die Lichter sollen - so Umweltminister Gabriels Traum - das Klima retten und zwangsverordnet werden. Und die Kehrseite des Energiesparens: Die Sparleuchten machen viel mehr Elektrosmog als Glühbirnen, zigfach (!) mehr als an Computerbildschirmen erlaubt ist, die Lichtqualität ist miese, das Lichtspektrum gruselig, sie flimmern heftig, enthalten toxische Substanzen und Schwermetalle wie Quecksilber, einige riechen und gasen krebsverdächtige Schadstoffe aus, sie sind aufwändig in der Herstellung, müssen separat entsorgt werden, zeigen eine fragwürdige Ökobilanz, sparen nicht mal so viel Strom und sind längst nicht so hell wie behauptet wird. Hiervon aufgeschreckt reagieren die Industrie und die Verantwortlichen bei der EU nach altem Muster, nämlich: Für solche Aussagen fehle die wissenschaftliche Grundlage. Aber wo soll sie herkommen? Keiner in Wissenschaft, Gesundheitswesen oder Politik kam auf die Idee zu überprüfen, ob es neben dem Vorteil des Stromsparens nicht auch Nachteile geben könnte, so groß war und ist das Vertrauen in die wissenschaftliche Unbedenklichkeitsvermutung. Das haben wir mit 20 Jahren Verspätung nachgeholt. Auch der Bund Umwelt und Naturschutz und Greenpeace waren zuerst begeistert. "Energiesparlampen - ein Gewinn für die Umwelt", jubelt der BUND. Greenpeace-Aktivisten fuhren vor dem Brandenburger Tor vor den laufenden Kameras der Presse tausende Glühbirnen mit einer Straßenwalze platt und rühmten die bedenklichen Sparlichter, machen sich auf diese Weise zum Industrie-nützlichen Idioten. Später werden auch die Umweltschützer wacher, kritischer und BUND fordert einen Vorsorgewert für die hohen elektromagnetischen

Felder der Sparlampen. Unsere Messergebnisse liegen 35- bis 190 fach (!) über diesem Vorsorgewert. Allein deshalb müssten nach BUND-Kriterien alle Sparlichter vom Markt, von den vielen anderen Negativaspekten ganz zu schweigen. Die Elektroverbände verstecken sich wieder hinter den Grenzwerten, die für Lampen nicht mal gelten, und machen es sich leicht: "Elektromagnetische Felder gehören zum Leben."

Ist es Zufall, dass die **Grenzwerte** für Elektrosmog wieder so gut zu den industriellen Ansprüchen passen? So wie einst die für Radioaktivität, die in acht Jahrzehnten 99,9 Prozent gesunken sind? Wir Baubiologen finden bei den alltäglichen Messungen die Grenzwerte für Elektrosmog nie, auch nach tausenden Untersuchungen nicht. Was brauchen wir Grenzwerte, die es im Alltag nirgendwo gibt? Wer soll geschützt werden? Der Mensch und die Natur oder die Industrie und das Wirtschaftswachstum? Was brauchen wir Wissenschaft, wenn sie nicht dem Leben dient? Werte, die Schutz bieten, kommen oft, wenn das Geschäft gemacht ist. Und falls es mal so weit ist, dann ist keiner mehr Schuld, weil es so lange her ist und es damals erlaubt war. Und wenn Schadensfälle eintreten, ist ein Zusammenhang im wissenschaftlichen Sinne nicht mehr nachvollziehbar. Ich habe Prof. Bernhardts ehrliche Antwort auf die Frage des 3sat-Fernsehreporters noch im Ohr, warum man Grenzwerte ohne ausreichende Kenntnis um die biologische Gefährlichkeit festgelegt hat und sie nicht beim geringsten Anzeichen eines offensichtlichen Risikos vorsorglich senkt: "Wenn man Grenzwerte reduziert, macht man die Wirtschaft kaputt." Öko-Test trifft es, wenn er zum Thema "Grenzwerte - Trügerische Sicherheit" sagt: "Wer seine Gesundheit nicht gefährden will, setzt besser nicht auf Vater Staat."

Die **Elektrosmogverordnung** ist Dr. Angela Merkels Meisterstück. Die Physikerin hat sie als Umweltministerin ins Leben gerufen und heute als Kanzlerin zu verantworten. Die Verordnung soll laut Merkel "mit festgelegten Grenzwerten für Rechtssicherheit sorgen" und "zu einer Verfahrensvereinfachung und Investitionssicherheit bei Sendeanlagen und Stromversorgungen beitragen." Die Industrie jubelt. Und wo bleibt der Mensch? Die WHO macht klar: "Keine Normungsbehörde hat jemals Grenzwerte mit dem Ziel erlassen, vor langfristigen gesundheitlichen Auswirkungen wie einem Krebsrisiko zu schützen."

Versuchen wir das wissenschaftliche Gedankengut, das dank Angela Merkel zur Verordnung wurde, nachzuvollziehen. Wir wissen: Elektromagnetische Strahlung wird aus deren Sicht erst kritisch, wenn sie Gewebe übermäßig erhitzt. Von anderen biologischen Auswirkungen kein Schimmer. Auf die Spitze getrieben wird das durch **Mittelwertberechnungen**. Das bedeutet, wenn in gewissen Zeitabständen immense Feldstärken auf den Körper einwirken, zwischendurch aber feldfreie oder feldärmere Pausen eingelegt werden, dann dürfen die viel zu hohen Grenzwerte noch einmal massiv überschritten werden, weil sich das bestrahlte Körperfleisch in den Pausen schließlich abkühlen kann.

Wissenschaft - wirklich?

Besonders verwerflich wird diese Mittelei beim jungen Mobilfunk, bei Basisstationen, Handy, DECT, WLAN, TETRA und Co. Denn hier geht es um **gepulste Mikrowellen**. Gepulst heißt, es wird in periodischen Takten gefunkt. So wie Licht durch Taktung zu Stroboskoplicht wird und allein deshalb sehr unangenehm werden kann. Es gibt beim Mobilfunk einen Puls mit voller Leistung und eine Pause zwischen den Pulsen, ganz an und ganz aus. Es werden rhythmische Datenpakete durch den Äther gejagt. Und das wird - nur thermisch nachvollziehbar - zeitlich gemittelt, Puls und Pause in einen Topf geworfen, so dass eine massive Unterbewertung der echten biologischen Belastung stattfindet.

Das wäre, als würde man Angela Merkels Arm in kochendes Wasser tauchen, dann wieder raus und ein paar Sekunden Pause einlegen, aber dann wieder voll rein ins kochende Wasser... Wetten, dass die zwischen Kochwasser und kühler Umgebung rechnerisch gemittelte Wärme nur noch 35 Grad Badewannenwohlfühltemperatur beträgt, die Kanzlerin also aus wissenschaftlicher Sicht keine Probleme haben dürfte, keine Verbrühung, keine Brandblase, kein Schmerz, so gesehen. Warum dann den Notarzt rufen und nicht weitermachen? Oder Sie drücken alle fünf Sekunden die Schreckschusspistole neben dem Ohr ab. Betäubender Knall mathematisch gemittelt mit stillen fünf Sekunden ergibt Zimmerlautstärke. Rauschende Ohren, Schwerhörigkeit, Kopfschmerz, geplatztes Trommelfell? Kann nicht sein, so gesehen. Eine Maschinengewehrsalve dürfte nicht töten, denn wenn man die Schüsse und die Pausen zeitlich mittelt, haben die Kugeln die Kraft aufklatschender Tomaten. Prof. Günter Käs, Radarexperte der Bundeswehr-Universität: "Saftige Ohrfeigen werden zu sanften Streicheleinheiten, wenn man aus den Ohrfeigen und den Pausen dazwischen einen rechnerischen Mittelwert bastelt." Für gesundheitliche Bewertungen ist so eine Mittelung nicht zulässig, es gibt hierfür keine wissenschaftliche Grundlage, weder biologisch noch medizinisch, es wird aber trotzdem gemacht.

Der Laie überblickt dies komplexe Spiel nur schwer. Er meint, Grenzwerte hätten was mit biologischem Schutz zu tun. Das ist nicht der Fall. Zwischen thermischen und biologischen Effekten klafft ein Abgrund von 1 zu 10.000. Erst ab einer Strahlungsstärke von 10 Millionen Mikrowatt pro Quadratmeter ist mit einer leichten Aufheizung von Körpern bzw. Körperteilen von 1 Grad zu rechnen. Aber im Bereich von nur 1000 µW/m^2 und noch niedriger wurde bereits eine große Palette von kritischen biologischen Reaktionen nachgewiesen. Neurologische, kognitive, hormonelle, immunologische oder zelluläre Störungen und Schädigungen fand man weit unterhalb der Grenzwerte, wie gesagt: 1 zu 10.000. Von Befindlichkeitsstörung, Schlafproblemen und vielen anderen Beschwerden ganz zu schweigen. Jedes mobile Telefon, jeder drahtlose Internetzugang macht vielfach mehr als diese bereits biologisch effektiven 1000 µW/m^2. Wenn Sie Ämter, die Telekom oder Bitkom fragen, ob es wegen des Sendemastes gegenüber oder des DECT-Telefons bzw. des DECT-Babyphons neben dem Bett oder des WLAN-

Routers auf dem Schreibtisch Gesundheitsrisiken geben könnte und darüber aufgeklärt werden möchten, dann denken Sie an Ihr Kopfweh, den Nachtschweiß und die depressive Verstimmung, an die Hyperaktivität des Sohnes und die Leukämie des Töchterchens oder auch nur an Vorsorge. Und Sie kriegen die Antwort: "Alles in Ordnung, keine Gefahr." Damit ist Ihre Frage aber überhaupt nicht beantwortet, denn gesagt wurde eigentlich nur: "Sie werden nicht warm." Der Laie meint, etwas als "wissenschaftlich nicht haltbar" deklariertes sei schlecht. Das kann es sein, ist es aber oft nicht. Oder etwas "wissenschaftlich Akzeptiertes" sei gut und Schutz vor Gefahr. Das kann es auch sein, ist es aber oft auch nicht. Es gilt zu hinterfragen, wer die Urteile fällt und bezahlt, was und wer dahinter steckt, was das Regelwerk, die Verordnung bezweckt, welche Interessen im Spiel sind.

Prof. Wolfgang Weiss vom Strahlenschutzamt kommentiert das Mobilfunk-Forschungsprogramm: "Auf der Basis dessen, was bei der Etablierung der Grenzwerte angenommen wurde, sind wir sicher, dass wir nichts übersehen haben, was uns dazu bringt, die Grenzwerte zu ändern." Was bei der "Etablierung der Grenzwerte" angenommen wurde, wissen wir zu gut: Thermik. Und wenn man nur durch diese eng gestellten Scheuklappen schaut, gibt es wahrhaft nichts zu ändern. Umweltminister Gabriel plant wenige Wochen nach der Vorstellung des Forschungsprogramms Grenzwerte für Handystrahlung, die nie kamen. Nur Wochen zuvor verkündete er in allen Medien, Handys seien ungefährlich. Warum dann derart plötzlich Grenzwerte? Eine späte Einsicht? Oder ein weiterer Schachzug, die Industrie zu unterstützen?

Dr. Olaf Schulz vom Bundesamt für Strahlenschutz: "Was nachgewiesen ist, decken wir mit Grenzwerten ab. Es gibt aber Unsicherheit. Wir wissen nicht, ob ein Risiko besteht oder nicht." Prof. Jiri Silny von der Strahlenschutzkommission: "Was gefährlich ist, wissen wir zu spät." Aber alle erlauben sich ein Urteil, Strahlenschützer, Ämter, Politiker, Wissenschaftler, Industrie... Sie decken den größten und fragwürdigsten physikalischen Eingriff in die Natur und auf den Menschen - den Elektrosmog - mit absurden Grenzwerten, verstecken sich hinter Paragraphen, haben selbst nur Thermik als Strohhalm, bremsen kritische Aktivitäten, halten Verantwortungsbewusste für Schwarzmaler und Panikmacher, strapazieren die Angst vor den Strahlen, und das, obwohl sie so unsicher sind. Gut zu hören: "Wir wissen nicht genug." Aber die Grenzwerte sind da! Hiervon sind Millionen abhängig! Für Grenzwerte steht sie kerzengerade, die etablierte Wissenschaft, hiernach richten die Richter, die Behörden, die Politiker. Welch Last der Verantwortung.

Das Verwerfliche ist nicht das wissenschaftliche Konzept allein, auch wenn es noch so unsinnig und praxisfremd ist. Das besonders Verwerfliche ist die verantwortungslose Vortäuschung einer Ungefährlichkeit, selbst wenn noch gar keine wissenschaftliche Forschung vorliegt, wenn man noch im Dunkel der Unschädlichkeitsvermutung und fehlender Wirkmechanismen tappt oder solide Forschungsergebnisse nicht in das enge Korsett der Wärmehypothese passen bzw. der hohe, teilweise unerfüllbare Anspruch und die absurde, allzu theoretische Zielvorstellung nicht erreicht wurde, gar nicht erreicht werden konnte, obwohl die Qualität der wissenschaftlichen Arbeiten gegeben war und es so viele gibt, die in der Essenz zu gleichen Ergebnissen kamen. Und wenn genug Hinweise sogar für die Unersättlichen da sind und die Zeit reif für eine Akzeptanz sein sollte, dann ist das Problem nicht mehr rückgängig zu machen, wirtschaftliches Chaos wäre die Folge, Arbeitsplätze stünden auf dem Spiel. Und: Wer wollte nun noch auf die Technik verzichten? Es geht gar nicht um Verzicht, um Rückschritt, es geht darum, dass man von Anfang an hätte vieles besser, klüger machen können, verträglicher, bei gleichem Nutzen, gleicher Attraktivität.

Ich erinnere an Artikel 3 der Bauordnung: "Bauten sollen das Leben und die Gesundheit des Menschen und die natürliche Lebensgrundlage nicht gefährden." Die ungebremste Versorgung bzw. Bestrahlung mit Mobilfunkwellen aus Hunderttausenden Sendern auf Häusern und Türmen allein bei uns in Deutschland und vielen Millionen Handys direkt am Hirn, Millionen nonstop funkenden Schnurlostelefonen, Millionen ständig strahlenden Internetzugängen... ist mehr als nur eine Gefährdung der "natürlichen Lebensgrundlage". Das "Recht auf körperliche Unversehrtheit" wird zur Posse. "Die flächendeckende Mobilfunkeinführung ohne Abschätzung der Risiken ist unverantwortlich", klagte der NRW-Landtag zwei Jahre nachdem die ersten Sender in Betrieb gingen. Die Abschätzung der Risiken ist bis heute nicht erfolgt. Dafür sind Dächer und Kirchtürme vollgespickt mit Funkanlagen, dafür gibt es mehr Handys als es Ohren gibt. Immer mehr Funk, überall in Stadt und Land, immer mehr Handys, mehr DECT, WLAN, mehr Strahlenbelastung.

Die EU publiziert mit besorgtem Blick auf die Anwohner in der Umgebung von Mobilfunkstationen: "Im Endeffekt sind sie unfreiwillige Objekte eines Massenexperimentes." Das Umweltamt Düsseldorf: "Wir befinden uns in einem Großversuch mit uns allen." Dr. Alexandra Obermeier in einem offenen Brief an Umweltminister Trittin: "Als Ärztin ist es mir unbegreiflich, wie man auf Seiten der Politik das fundamentalste Kapital eines Staates, nämlich die körperliche, seelische und geistige Gesundheit der Menschen, in diesem Stil und Ausmaß aufs Spiel setzen kann. Mit dem politischen Kurs bezüglich des Mobilfunks wird kriminelle Profitgier legalisiert zu Lasten des Allgemeinwohls von Millionen Menschen unter Aufgabe jeder Rechtsstaatlichkeit."

Aktuell wundert man sich und drückt seinen Zorn darüber aus, dass der neue Mobilfunkstandard LTE - die vierte Generation - mal wieder ohne jede Grundlagenforschung, ohne jede Kenntnis eines biologischen Risikos, flächendeckend etabliert und der Bevölkerung zugemutet wird. Man hat nichts, gar nichts gelernt. Man ignoriert alle Studien und Hinweise, die zur Gefahr solcher Funkwellen seit zwei Jahrzehnten und länger vorliegen, und strahlt munter weiter, immer wieder mit anderen Techniken, deren gesundheitliche Folgen absolut unbekannt sind. Das gleiche gilt für TETRA, den Polizei-, Behörden- und Industriefunk, welcher zurzeit überall im Land installiert wird und eigentlich jetzt schon längst veraltet ist. Worüber wundern wir uns? Das war immer so, bei den D- und E-Netzen, bei UMTS, WLAN, DECT... Und wird weiter so sein, solange es ein Geschäft ist, bei den kommenden Mobilfunk-, Telefon- und Internettechniken, den Phones, Pads, Pods, Smart-Homes und so weiter. Dieser Wahnsinn hat System, das ist Wissenschaft, das ist Politik. Die Frage ist, wie lange wir - jeder Einzelne von uns - das aushalten, mitmachen und durch unseren eigenen blauäugigen und ungebremsten Konsum unterstützen.

Von der griechischen Universität Ioannina kommt derweil ein provozierendes Studienergebnis, nämlich, dass die meisten wissenschaftlichen Arbeiten falsch sind: Interessenabhängigkeit, schlechte Designs, Befangenheit, voreilige Fazits, umkämpfte Forschungsgebiete, Publikationsdruck, Finanzierungssicherung, Einflussnahme seitens der Industrie und Politik, Bevorzugung positiver und Unterschlagung unangenehmer Resultate... machen es möglich. Das NRW-Ministerium für Wissenschaft und Forschung bestätigt in einer Analyse der nordrheinwestfälischen Forschungsaktivitäten: "Es gibt über 10.000 einschlägige Veröffentlichungen zum Thema Elektrosmog, doch es ergibt sich hieraus nicht annähernd ein geschlossenes Bild." Die nächste Bestätigung kommt von der Universität Oxford: "Bei der Hälfte der über 100 überprüften Studien gab es erhebliche Diskrepanzen." 2004 waren es 52 Nobelpreisträger, die den Einfluss der Lobby und Politik anprangerten. 2006 protestierten 10.000 US-Forscher gegen die Zensur seitens der Politik. 'Spiegel-Online' ernüchterte im Mai 2006, 40 Prozent aller medizinischen Studien seien nachweislich gefälscht oder durch Sponsoring manipuliert. 'Nature' veröffentlichte, dass jeder dritte Wissenschaftler Studienergebnisse unterschlagen, gefälscht oder uminterpretiert hat, um den Auftraggebern - meist der Industrie - zu genügen. Viele Wissenschaftler kritisieren den Druck der Medien: Negativnachrichten lassen sich oft besser vermarkten als Positivnachrichten. Beim Funk ist es in vielen Fällen umgekehrt: Positivnachrichten finden eher Zugang in der Presse, denn Smartphones und iPads sind zu beliebt, und die Werbung lässt die Kassen klingeln. Bestechungsgelder von Wissenschaftlern an Politiker sind auch schon geflossen, mehrfach.

Unsere Wissenschaft. Sie steht doch so auf Thermik, sieht nichts als nur Thermik, und verschläft sie an anderer, sehr entscheidender Stelle. Sie schaut zu, wie die ganze Erde aus Multimillionen neuen Mikrowellenquellen bis zum letzten Quadratmeter technisch bestrahlt wird und wundert sich nicht mal darüber, dass es just in dieser Zeit der maßlosen Verfunkung eine galoppierende Erderwärmung gibt, das Wetter spinnt, das Klima entgleist. Unsere Erde wird seit ein, zwei, drei Jahrzehnten dank immer mehr Mobilfunk, Fernsehen, Radio, Radar, Militär,

Satelliten, HAARP und Co., dank Multibillionen Watt Funkleistung (ich wiederhole: Billionen, das sind eine Million Millionen) zu einem globalen Mikrowellenherd. Das tut der Natur bestimmt nicht gut. Da kann sich schon mal was erwärmen. Rundfunk, Wissenschaft, Militär, Propaganda..., so viele Funktechniken knallen ihre Wellen in den Himmel, durch die Wolken hindurch, gegen die 100 Kilometer entfernte Ionosphäre, die reflektiert sie zurück - wieder durch die Wolken - auf den anvisierten Teil der Erde, das Tag und Nacht, das Jahr für Jahr. Das soll der Atmosphäre nichts ausmachen? Die Wahnsinnigen von HAARP sprengen die letzten Tabus, produzieren am Himmel künstliche Polarlichter mit Milliarden Watt Funk, und nicht nur das. Und die Klimakatastrophen zeigen sich unmissverständlich: Dürren, Hitzewellen, Überschwemmungen, Unwetter. Ich glaube nicht nur an Kohlendioxid, das allein kann es nicht sein. Funkwellen zwingen Wassermoleküle zum Schwingen. So erhitzen sie Materie durch Reibung, so wird Material getrocknet - Früchte, Tee, Kräuter, Holz, feuchte Bausubstanz, Wasserschäden... Prof. Lerchl bestrahlte junge Nadelbäume mit Mikrowellen. Das machte sie krank und ließ sie auffällig häufiger sterben. Die "Austrocknung der Pflanzenerde" sei schuld, so Lerchl, "starke Verdunstungen durch die Feldeinwirkung". Wenn Funkwellen im Labor Wassermoleküle derart ins Schwingen bringen und die Trocknung beschleunigen, was machen sie mit dem Wasser in der Natur, der Erde, dem Waldboden, im Meer, in den Gletschern, in den Wolken? Auch abtrocknen? Was machen sie mit lebenden Organismen, mit Menschen, Tieren, Pflanzen, Bakterien? Nichts? Das glauben Sie doch selber nicht.

Ich erinnere mich an die Worte von Albert Einstein: "Die Wissenschaft ist ein mächtiges Werkzeug. Wie es gebraucht wird, ob zum Heile oder zum Fluche, hängt vom Menschen ab, nicht vom Werkzeug." Er sagte auch: "Wissenschaft ist eine ständige Flucht vor dem Staunen." Als hätte er schon die Elektrosmogverordnung gekannt, meinte Einstein: "Es ist viel schwieriger, eine vorgefasste Meinung zu zertrümmern als ein Atom." Ich erinnere mich an die Worte des indischen Meisters Shree Rajneesh: "Ohne Weisheit ist Wissenschaft gefährlich." Der Bundesgerichtshof macht klar: "Die vom Funk ausgehende Gefahr muss nicht erst durch wissenschaftliche Forschung bewiesen werden. Es reicht die in der Praxis gemachte Erfahrung, um daraus schließen zu können, dass eine Technologie eine Gefahr darstellt." Manche Menschen sind schon derart wissenschaftshörig, dass sie Erfahrung anzweifeln wegen fehlender wissenschaftlicher Bestätigung und Praxis leugnen wegen fehlender Theorie. Wo kommt diese ausgeprägte, fast schon pathologische Wissenschaftsgläubigkeit her, an die sich die Menschheit so klammert, die Sicherheit verspricht und sich oft nur als halbe Wahrheit entpuppt? Der Psychologe Thorwald Dethlefsen sagte: "Die Geschichte der Wissenschaft ist die menschlicher Irrtümer." Und ergänzt: "Die Glaubensstärke an die Wissenschaft übertrifft leicht die an eine religiöse Sekte."

Baubiologie ist an allererster Stelle Praxis und Erfahrung. Wir arbeiten im unabhängigen und verantwortungsvollen Sinne wissenschaftlich. Ich fühle mich der Wissenschaft verpflichtet, der einen Wissenschaft, die Wissen schafft, nicht der anderen. Unsere baubiologische Zukunft, unsere Stärke, Lücke, unsere Originalität, unser Sinn liegt in der Alternative zur kopflastigen und interessenverwickelten Wissenschaft und den von Industrie und Politik abhängigen Instanzen. Wir wollen interessenfrei anpacken, helfen, Probleme bewusst machen und Verbesserungen vorschlagen. Wir schielen nicht danach, der Industrie oder irgendwelchen etablierten Organisationen zu gefallen. Wir streben nicht die Einhaltung menschenunwürdiger Grenzwerte an, sondern die vorsorgliche Risikoreduzierung im machbaren Rahmen. Wir brauchen keine Streicheleinheiten von Universitäten oder Stempel von Behörden. Wir sind nicht DIN-genormt. Wir haben unser eigenes Konzept, unsere Ideen, unsere Erfahrung und stellen sie in den Dienst am Menschen. Wir Baubiologen freuen uns über unsere Erfolge, so viele Menschen, die nach Reduzierung von Elektrostress wieder gesünder und lebensfroher wurden. Wir freuen uns, wenn unsere Erfahrungen, Erkenntnisse und Forderungen immer mehr gehört werden, auch von offizieller, wissenschaftlicher, politischer, selbst gerichtlicher Seite. Auch Richter haben erkannt, dass "Verordnung und Grenzwerte nicht ausreichen sind für eine gesundheitliche Bewertung" und ziehen für ihr Urteil die baubiologischen Richtwerte heran. Wir freuen uns, wenn Menschen kapieren, nicht lange fackeln und konstruktiv umsetzen.

Wir alle sollten die Erde etwas schöner verlassen, als wir sie angetroffen haben. Ich fühle mich dem Leben verpflichtet, der Schöpfung, der Natur, der wir es so schwer machen, die wir nach allen Regeln der Kunst an den Rand des Abgrunds bringen. Es scheint als hätten wir Mutter Erde den Krieg erklärt, einen Umweltkrieg, den keiner gewinnen kann, wo es nur Verlierer gibt. Wann werden wir verstehen, dass es keine Trennung gibt zwischen Mensch und Natur? Wir sind Teil der Natur, sind eins mit ihr, sie ist unsere Lebensgrundlage. Was immer wir der Natur antun, tun wir uns an. Nur der kann in Ordnung sein, der in der Ordnung lebt. Wann erscheint endlich der Homo sapiens, dieser weise Mensch, jene Krone der Schöpfung? Wir sind das! Wir. Du und ich. So viel Vertrauen in uns. Wir stehen in der Evolutionskette auf höchster Stufe, sind die Spitze des Machbaren. Wir haben das gesamte Potenzial. Wir sind im Kern mehr als wir scheinen, viel besser als unser Ruf. Schöpfen wir unsere Möglichkeiten aus, sehen wir die Chance, wachen und stehen wir auf - für das Leben.

Der Mediziner und Physiker Prof. Dietrich Grönemeyer meint in Beckmanns Talkshow, es gäbe gar kein verbindliches Kriterium, was als "wissenschaftlich" gilt oder als "nicht wissenschaftlich". Trotzdem würde man seitens der Politik, Behörden, Industrie und Versicherungen immer so tun und wissenschaftlich anmutende Begründungen aus dem Ärmel schütteln, nur um die eigenen egoistischen Ziele zu untermauern. Die Wissenschaft, so Grönemeyer, sei "zum Erfüllungsgehilfen politischer und wirtschaftlicher Interessen verkommen". Der Arzt und Psychotherapeut Dr. Rüdiger Dahlke: "Wissenschaft wird offensichtlich nur dann ernst genommen, wenn sie den wirtschaftlichen Interessen dient." Ex-Greenpeace-Chef und Foodwatch-Gründer Thilo Bode: "Die Politik trifft keine Entscheidungen mehr gegen die Industrie." Prof. Maria Blettner, Leiterin der Interphone-Studien: "Es muss viel passieren, bis die Wissenschaft Vorurteile ausräumt." Prof. Franz Adlkofer, Leiter der Reflex-Studien: "Ich setze auf die Vernunft der Bürger." Prof. Ronald Herberman, Direktor der Krebsforschungsabteilung an der US-Uni Pittsburgh: "Wir sollten nicht auf die endgültige Studie warten, sondern lieber jetzt auf der sicheren Seite irren als es später bereuen."

Nun ahnen wir vielleicht ein bisschen mehr, was Wissenschaftler (nur die einen, nicht die anderen!), Behörden, Strahlenschützer, Grenzwerterfinder und Industriebosse meinen, wenn sie behaupten: "Alles noch nicht richtig bewiesen." Sie meinen: "Augen zu... und durch..., so lange der Rubel rollt, wird schon gut gehen." Die Grenzwertgläubigen bauen auf Thermik und die Widerstandskräfte von Mensch und Natur. Man hat das Ruhekissen der Unschädlichkeitsvermutung und viel Geduld bis zum Wirkmodell. So ist die wissenschaftliche Lage nun mal, nicht nur bei uns, weltweit. Dabei geht es nicht nur um die Frage, ob eine Studie gut oder mies ist, beruhigend oder aufregend, es geht wesentlich darum, ob sie in das traditionelle Konzept passt, und das kommt aus Anno-Tobak-Zeiten, wo noch kein Mensch an Mobilfunk, Internet und mobile Telefone dachte, wo die moderne Digitaltechnik, Pulsung und Breitbandigkeit mit ihren ganz speziellen Problemen noch überhaupt kein Thema war, und dies Konzept gilt trotzdem nach wie vor. Und wenn's schief geht? Sorry, konnten wir ja nicht wissen, die wissenschaftliche Beweislage sprach dagegen, damals. So gesehen...

Aber gibt es sie nicht doch, diese wissenschaftliche Oberinstanz, jene graue Eminenz, die mit erhobenem Zeigefinger schlussendlich darüber wacht und beurteilt, was denn nun Beweis oder Hinweis ist, Ergebnis oder Fragezeichen, Sinn oder Unsinn, Original oder Fälschung, Wissen oder Vermutung? Beim Elektrosmog vielleicht VDE, TÜV, Strahlenschutzkommission? Oh je. Die Elektrosmogverordnung? Oh je. Sie können lange suchen. Ich habe sie bis heute nicht gefunden. Und wenn Sie sie finden sollten, jene entscheidende wissenschaftliche Instanz, dann geben Sie bitte schnell Bescheid.

Bis dahin: Seien Sie optimistisch, trotz alledem oder gerade deshalb. Der achte deutsche Bundespräsident Johannes Rau sagte: "Wir sollten unseren Kindern nicht vorgaukeln, die Welt sei heil. Das ist sie nicht. Aber wir sollten in ihnen die Zuversicht wecken, dass die Welt heilbar ist." In diesem Sinne: Passen Sie gut auf. Seien Sie intelligent, engagiert und selbstverantwortlich. Bauen Sie auf Vorsorge. Und bitte, schützen Sie sich und die Ihnen Anvertrauten und diese wunderbare Schöpfung, auch ohne schlüssigen wissenschaftlichen Beweis.

A 4 Stress durch ELEKTRISCHE GLEICHFELDER (Elektrostatik)

Elektrische Gleichfelder entstehen durch elektrische **Gleichspannungen** an Kunststoffoberflächen und Synthetikfasern, z.B. Teppiche, Gardinen, Tapeten, beschichtete Möbel, Lacke, Schaumgummi... oder an Bildschirmen, z.B. Fernseher, Computer, Datensichtgeräte. Es wird hier auch von elektrostatischen Ladungen oder kurz von **Elektrostatik** gesprochen.

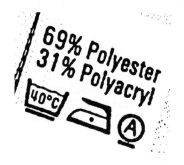

Die **Spannung** der elektrostatisch geladenen Oberflächen wird in **Volt** (V) angegeben, die daraus resultierende **Feldstärke** der Gleichfelder im Raum, auch **Luftelektrizität** genannt, in **Volt pro Meter** (V/m).

Die elektrische Feldstärke nimmt zu oder ab durch z.B.:

- die Höhe der Oberflächenspannung des aufgeladenen Materials
- die Leitfähigkeit und Art der Materialien
- die Beschaffenheit der Umgebung, speziell die Leitfähigkeit von Baumasse (Böden, Wände) und Luft (Feuchte)
- die Anzahl der Luftionen und Staubpartikel
- Reibung und Luftbewegung
- Abstand zur Feldquelle

Im Organismus provoziert Elektrostatik elektrische Ladungsumverteilungen, Ströme und Spannungsabfälle. Der Körper wird unter Spannung gesetzt und entlädt sich an geerdeten Teilen schockartig, teilweise mit schmerzhaften elektrischen **Schlägen** oder sichtbaren Blitzen. Dabei stehen einem die Haare manchmal regelrecht zu Berge. Das gesamte **Raumklima** wird durch Elektrostatik verschlechtert, **Staub** angezogen und verwirbelt, die **Luftionisation** gestört. Kaum ein Faktor hat derart nachteilige Auswirkungen auf das Raumklima wie Elektrostatik.

Die größte und bekannteste Auswirkung statischer Elektrizität ist der **Blitz**. Auf der Welt gibt es ständig und gleichzeitig über **1000 Gewitter**. Blitze jagen mit 100.000 Kilometern pro Sekunde durch die Atmosphäre zur Erde und erhitzen ihre Umgebung bis 30.000 °C. Sie setzen unsere Welt unter Spannung, laden sie elektrisch auf und entladen sie. Bis zu 300 Millionen Volt Spannung sind bei Gewittern und Blitzen im Spiel und bis zu 100.000 Ampere Strom. In der Natur gibt es deshalb eine **Luftelektrizität**, welche je nach Wetter und Umgebung zwischen einigen zehn und einigen hundert Volt pro Meter beträgt. Unsere Umgebungsluft ist elektrisch und unser Körper ständigen Gleichspannungen ausgesetzt. Elektrizität und Spannung sind in der richtigen, sprich natürlich-ausgewogenen Dosis, lebenserhaltende Phänomene.

Es knallt erst ab ein paar tausend Volt

Kennen Sie das Gefühl, wenn Sie bei Berührung von Türklinken, Geländern oder Telefonen einen kurzen elektrischen Schlag empfinden? Viele meinen, sie hätten sich elektrisiert. Das Gegenteil ist meist der Fall: Sie haben sich **entladen**. Die Türklinke hat sich an Ihnen "elektrisiert". **Sie** waren voll des spannenden und verspannenden Übels, Sie waren **geladen**. Die Türklinke, das Geländer oder - beim Küsschengeben - der geliebte Partner hat Ihnen das Potenzial abgenommen, ähnlich einer spontanen Ableitung überschüssiger Energie, ähnlich einem Blitzableiter. Und dies im Körper aufgestaute Potenzial ist riesig: **mehrere tausend Volt**. Weniger würden Sie beim Entladen überhaupt nicht als elektrischen Schlag empfinden. Was hat so viel technisch ausgelöste Gleichspannung an Ihrem Organismus zu suchen?

Elektrostatik gibt's im zivilisierten Alltag auf Schritt und Tritt. Sie ist an vielen Synthetikteppichen zu finden, kunststoffbeschichteten Oberflächen und Schränken, Plastikfolien und -tüten, Schaumstoffen, in modernen Küchen, Autos, an Bildschirmen, sogar an Kleidungsstücken. Sie wird **stärker** durch **trockene Luft** und **Reibung**.

Elektrostatik gibt es manchmal auch an natürlichen Oberflächen: Reine Wolle (besonders Mohair, Angora und Kaschmir) und Katzenhaare laden sich elektrostatisch auf. Die natürlichen Auflädungen sind meist **schwächer** als die zivilisatorischen. Die natürlichen entladen sich viel **schneller** als Kunststoff, der ist hartnäckiger, entlädt viel langsamer oder auch gar nicht. Und, was besonders wichtig ist: Die **natürlichen** Materialien sind, wenn überhaupt, fast immer **positiv**, die **künstlichen** dagegen zusätzlich zu den unnatürlich hohen Potenialen meist (nicht immer) **negativ** aufladbar. Solche Negativladungen hat es, solange die Welt sich dreht, nicht gegeben. Das ist die Folge der Kunststoffindustrie, der synthetischen Stoffe und Materialien und der Bildschirmtechnik.

Diese Art Stress ist erst in den letzten Jahrzehnten in unsere Lebensräume geraten. Synthetikkleidung bringt Haut und Haar zum Knistern, Blitze schlagen aus Pullovern in Köpfe. Beim Gehen auf Synthetikteppichen, Kunststoffböden oder auch mit Plastiksohlen bauen wir durch Reibung starke unnatürliche elektrische Kräfte in der Umgebung und in unseren Körpern auf. Aus Fingerspitzen schießen zentimeterlange Funken. Die Bildschirmspannung vor dem Gesicht zerstört die zuträglichen Luftionen und fördert dafür den abträglichen Feinstaub.

Sanfte **Bewegungen** der **trockenen Raumluft** durch z.B. Zentral- und Nachtstromspeicher- bzw. Fußbodenheizungen reichen bereits, um die elektrostatischen Ladungen an Synthetikteppichen und -gardinen oder anderen Kunststoffen zu provozieren. Kommt dann noch hinzu, dass der Körper durch modernes **Schuhwerk** elektrisch **vom Boden isoliert** ist und sich somit nicht erden kann, was er natürlicherweise auf Schritt und Tritt von seinen Füßen per Erdkontakt in den Boden tun würde, dann kommen schnell jene erwähnten elektrischen Schläge zustande. Je größer die Körperfläche, die entlädt, umso verteilter, dezenter und sanfter der Entladungseffekt. Die große Fußfläche sorgt dafür, dass man nichts spürt. Die Fingerspitzen konzentrieren die Spannung dagegen auf ein Millimeterchen, deshalb der Funke, der Schlag. Außerdem lassen es geerdete Füße gar nicht erst zu, dass sich der gesamte Körper auflädt, jede kleinste überschüssige Spannung verschwindet sofort.

Ruiniertes Raumklima

Zu den direkten Einwirkungen elektrostatischer Ladungen auf Körper fallen **raumklimatische Veränderungen** auf, was aus baubiologischer Sicht das noch größere Risiko sein dürfte. Die **Luftelektrizität** steigt an, die ganze Raumluft lädt sich auf. Die **Luftionisation** wird reduziert und in ihrer natürlichen Harmonie verändert oder komplett zerstört. Es entsteht eine künstliche Gewitteratmosphäre im Zimmer: Reizklima, dicke Luft, Elektro-"Smog", verspannende Spannung.

Messe ich draußen in der **Natur** ein luftelektrisches Gleichgewicht von im Schnitt **10 bis 200 Volt pro Meter** (V/m), so ist in Innenräumen mit großflächigen Synthetikmaterialien durchaus eine Erhöhung auf 2000, 5000 oder sogar 20.000 V/m zu finden. Luftelektrische Feldintensitäten dieser Stärke gibt es im Freien nur wenige Stunden pro Jahr: Wenn es nach langer drückender Schwüle endlich blitzt und donnert, die Atmosphäre ihre aufgestaute Spannung entlädt. Wettersensible können ein Lied davon singen, wie elend sie sich dann fühlen. Auch andere extreme Wetterlagen werden von einer erhöhten Luftelektrizität begleitet, z.B. Föhn oder Hochdruck. Wieder folgen die Gesundheitsbeschwerden. Bei Föhn in München messe ich statt normaler 100 V/m bis zu 2000 V/m und mehr. Bei unangenehmer Hochdruckwetterlage gibt es über 1000 V/m. Synthetikteppiche und andere Kunststoffoberflächen schaffen im Wohnraum und am Arbeitsplatz mehr als Föhn und Gewitter.

Eine der Natur adäquate **schwache** und ausgeglichene **Luftelektrizität** und eine **hohe** harmonische **Luftionisation** machen ein gesundes Erholungsklima aus. Nicht umsonst fahren wir in die Berge und ans Meer. Hier gibt es optimale Bedingungen. Nicht umsonst sehnen wir uns nach einem blauen Himmel, nach Sonne und frischer Luft. Hier stimmt es, und der Mensch blüht auf. Hier stimmt es, weil sich Luftelektrizität und Luftionisation wie im Luftkurort zeigen: eine gemäßigte, "entspannte" luftelektrische Feldstärke von 100 V/m und eine günstig hohe Luftionenzahl von um die 500 bis 1000 pro Kubikzentimeter, natürlich aufgeteilt in etwa 50 % plus- und 50 % minusgeladene Ionen.

Künstliche elektrostatische Ladungen zerstören das natürliche **Raumklima**. Wir atmen kaputte Luft, setzen uns und den Raum unter Hochspannung und freuen uns auf den nächsten Urlaub. Da nutzt der beste

Luftkurort nichts mehr, wenn Synthetik im Haus dominiert, und das bei verschlossenen Fenstern. In den schönsten Kurorten Deutschlands messe ich in synthetikverseuchten Stuben eine Luftqualität, schlimmer als im Ruhrpott: "reizende" 5000 V/m und mangelhafte 100 Ionen, die noch unnatürlich aufgeteilt in 80 Plus- und nur 20 Minus-Ionen. Von dem Krankmachenden zuviel, von dem Gesunderhaltenden zuwenig.

Lüften nützt, aber zu wenig, Synthetik bleibt Sieger. Synthetikgardinen vor den Fenstern zerstören die frische Luft schon beim Eintritt von draußen. Was reinkommt ist nur noch Wind, von natürlicher und physikalisch reiner, ionisierter Luft kann keine Rede mehr sein.

Von derartiger Veränderung des Raumklimas durch Elektrostatik werden besonders **Allergiker, Asthmatiker** und andere Atemwegs- und Lungenkranke betroffen. Allergene und Staub vervielfachen sich durch die Verladung und Depolarisation der Luft und traktieren jene, die es am allerwenigsten brauchen können. Elektrostatik ist ein guter Gastgeber für Feinstaub, für alle Partikel, besonders die winzigen. Der natürliche Reinigungseffekt der Luft funktioniert nicht mehr.

Die Konzentration und Polarität der **Luftionen** steht nach meiner Erfahrung in direkter **Wechselwirkung** mit den elektrischen Gleichfeldern: Je gestörter das Raumklima, je stärker die Elektrostatik und je höher die Luftelektrizität, desto krasser die Abnahme und ungleichgewichtiger die Plus-Minus-Harmonie lebenswichtiger Luftionen.

Kleinionen und Großionen, positive und negative

Ionen sind elektrisch **positiv** oder **negativ geladene Teilchen** der Luft. Spricht man von Luftionen, dann sind immer die **Kleinionen** gemeint; Luft- und Kleinionen bedeuten das gleiche. Sie machen ein gesundes Raumklima, gute Luft aus. Je **mehr** Kleinionen in der Luft, umso **besser**. Jede Reduzierung heißt: schlechtere Luft. Es gibt auch **Großionen**, die sich umgekehrt verhalten: Je **mehr** Großionen in der Atemluft, umso mehr Staub, Rauch, Ruß, Smog, umso **schlechter** das Klima. Kleinionen, sprich Luftionen, sind biologisch zuträglich, Großionen abträglich.

Luftionen **entstehen** natürlicherweise durch das **UV-Licht** der Sonne, durch **kosmische** Strahlung, die **Radioaktivität** der Erde, **Gasentladungen** der Atmosphäre, extreme Coronaentladungen wie **Blitze**, sprühendes Wasser wie die Gischt am **Meer**. In Häusern ist es an erster Stelle die Radioaktivität der **Baumaterialien** und von Einrichtungen, welche die Luftionenzahlen ansteigen lassen, zudem offene **Flammen** (Kaminfeuer, Kerzen...) und das **Feinzerstäuben** von Wasser (Dusche, Ultraschallbefeuchtung der Raumluft, minimal auch plätschernde Brunnen).

Luftionen werden **reduziert**, wie Sie wissen, durch **elektrische Felder**, an erster Stelle Elektrostatik, aber auch Wechselfelder von Installationen und Geräten (siehe Kapitel 1), außerdem besonders als Folge von **Partikelbelastungen, Feinstaub, Ruß, Zigarettenrauch** und **schlechten Lüftungsgewohnheiten, trockener Luft** (je trockener desto mehr Elektrostatik) sowie bei einigen **Klima-** und **Lüftungsanlagen**.

Alarm: Immer weniger Luftionen!

Vor 25 Jahren, als ich mit Messungen von Luftionen anfing, konnte ich draußen im **Freien** normalerweise **600 bis 1200 Ionen pro Kubikzentimeter** Luft messen, im **Schnitt 1000**. Auf solche Werte konnte man sich verlassen, jahrelang. Normalerweise. Besorgt beobachte ich nicht nur den lokalen, sondern offenbar auch globalen **Rückgang der Luftionenzahl**. In meinen ersten Jahren waren draußen im Schnitt eben jene 1000/cm^3 üblich, sie galten als Bezugswert für baubiologische Innenraumuntersuchungen, waren der Maßstab. In der Großstadt sind es erfahrungsgemäß oft etwas weniger, in der ungestörten Natur mehr, an Küsten oder in den Bergen noch mehr. So groß wie erwartet oder befürchtet ist der Unterschied von Stadt zu Land, von City zu Ortsrand, von Industrie zu Natur nicht, er macht etwa 10 bis 30 Prozent aus, es sei denn, man ist mitten drin im Ruhrpott-Dreck rauchender Schlote oder im Auto-Mief auf Hauptstraßenkreuzungen. In den letzten Jahren nehmen die Luftionenzahlen immer mehr ab, ein schlechtes Zeichen: Die früher üblichen **1000** findet man fast **gar nicht mehr**, mit Glück **400** bis **500**, oft nur **300**. Tendenz fallend. Wo sind die Ionen geblieben?

Zuerst dachte ich, meine empfindlichen Ionometer kämen in die Jahre, wären nicht richtig kalibriert. Das war's aber nicht. Die wenigen Kollegen, die auch Ionenmessungen machten, bestätigten meine Beobachtung. Die Fachliteratur von vor über 20 Jahren macht ebenfalls Angaben von typischen 1000 Kleinionen und mehr im Freien. Ältere Veröffentlichungen aus den 60er und 70er Jahren berichten von noch höheren Luftionenzahlen, von typischen Hintergrundkonzentrationen um die 2000 bis 3000. Alarm: Ein Rückgang der Luftionen um mehr als **50 Prozent** in nur **zehn Jahren**? Warum? Mit welcher Konsequenz?

Elektrostatik kann es diesmal kaum sein, zumal ich im Laufe der Zeit keine auffällig veränderten Luftelektrizitätswerte im Freien feststellte. Ist es die stetig zunehmende **Partikelbelastung** der Umgebungsluft, speziell die in den letzten wenigen Jahren aufkeimende **Nanopartikeltechnik** (mehr in Band 2), sind es die **Auto-** und **Industrieabgase**, oder die vielen überdimensionalen **Waldbrände** weltweit, die nicht enden wollenden **Kriege**, die **Vulkanausbrüche**, die den empfindlichen Luftionen zu schaffen machen? Ist es die zunehmende **Elektrifizierung** der Erde? Ist es die ins Unermessliche explodierende **Funktechnik** mit den Multimillionen (!) neuen Sendern, Mobilfunkstationen, Militärradars, Satelliten, HAARPs... weltweit, und das in so wenigen Jahren? Der Funk powert inzwischen viele Milliarden bis Billionen (!) Watt Leistung rund um die Erde. Was muss unsere Welt noch alles aushalten?

Ich weiß es (noch) nicht, leider, habe keine Antwort, nicht einmal eine konkrete Idee, die Wissenschaft auch nicht, die Verantwortlichen noch weniger. Elektrostatik allein kann's eigentlich nicht sein, das ist mehr ein Innenraumproblem. Die weltweite Elektrifizierung und Verfunkung ist eher wahrscheinlich, auch die damit verbundene "Abtrocknung" des Klimas. Ein wesentlicher Aspekt sind sicherlich Partikel, Staub, Rauch, Ruß... Verstaubt die Welt? Fragen über Fragen. Ich weiß nur eins: Wir gehen mit der Welt um, als hätten wir noch eine zweite im Kofferraum.

Wieder ein natürlicher Einfluss, der in die Knie geht, der nächste. Als würden Autoabgase, Industriedreck, Klimaerwärmung, Kohlendioxidvermehrung, UV-Zunahme... nicht reichen. Lasst die Luftionen in Ruhe! Luftionen sind ein wichtiger Teil eines optimal funktionierenden natürlichen Gleichgewichtes. Jeder Eingriff in diese sensiblen klimatischen Abläufe, jede Reduzierung hat Konsequenzen. Wissenschaftliche Veröffentlichungen weisen bereits in den 70er Jahren (Prof. Varga, Uni Heidelberg, Prof. Krueger und Prof. Reed, Uni Berkeley, Prof. Beckett, Uni San Franzisko) darauf hin: "Das Anwachsen der Weltbevölkerung verbunden mit den industriellen Aktivitäten führen zu einer umfassenden Luftverschmutzung und zunehmenden Verarmung der Kleinionen. Die Ionenverarmung verspricht für die Stabilität einer gesunden Ökologie eine echte Bedrohung zu werden."

Ionenspucker

Bei der Luftionisation versucht man - wie so oft auch auf anderen Ebenen - mit moderner Technik das wieder ganz zu machen, was durch moderne Technik, Kunststoff, Bausünden und falsche Lebensweise kaputt gegangen ist. Leider funktioniert das selten bis nie.

Beispiel: **Luftionengeneratoren**, elektrische Luftreiniger, Klimaverbesserer... Sie blasen negative Luftionen in die Zimmer und versprechen das Blaue vom Himmel. Prüft man das nach, bleibt von den Verheißungen außer Nebenwirkungen nicht viel. Solche "Ionenspucker" sorgen für ein unnatürliches Ungleichgewicht, sie emittieren hunderttausende Negativionen, wo es draußen in der Natur im Mittel nur 500 gibt (frei nach dem Motto: viel hilft viel), pfeifen eins auf den Anteil der Positivionen, verschieben das Ionengleichgewicht radikal. Falls es im Raum elektrostatisch geladene Flächen wie Böden, Gardinen, Tagesdecken, Fernseher... gibt, nutzt so ein Spucker sowieso kaum was, die Elektrostatik bleibt Sieger, garantiert. Und wenn er was nutzen sollte, dann nur in unmittelbarer Nähe seiner Austrittsöffnung, schon nach ein, zwei Metern ist von der Ionenanreicherung kaum noch was zu messen, von wegen "die verteilen sich homogen im Raum". Außerdem produzieren solche ionenproduzierenden Geräte reichlich Elektrosmog (was wiederum der Luftionisation schadet) und miefen: viel zu viel Ozon.

Da hilft nur: Die Ursachen des schlechten Raumklimas erkennen und beseitigen, Synthetik raus, keine großflächigen Kunststoffbeschichtungen, Bildschirme ohne knisternde Oberflächenspannung, Staubreduzierung, leistungsstarke und mikrogefilterte Staubsauger (HEPA, ULPA...), nicht Rauchen, zu trockene Luft meiden, lüften, viel Sonne reinlassen... Dann haben Sie sie wieder, die bessere Luftionisation.

Mehr zu den spannenden und wichtigen Themen Luftionen und Luftionenschwund, Staub, speziell Nanopartikel, Schadstoffe, Abgase, Klimaveränderung... in den Kapiteln "Raumklima", "Schadstoffe" und "Partikel" des folgenden Bandes 2: "Stress durch Schadstoffe und Schimmel".

Baumwolle gegen Polyester, Parkett gegen Laminat

In unseren Innenräumen sieht es manchmal schlimm aus. Tauschen wir den elektrostatisch neutralen Baumwollteppich gegen einen aus Synthetik, die Leinengardine gegen eine aus Polyester, die Raufaser gegen Vinyltapeten oder das Parkett gegen ein Laminat, dann gibt es drinnen oft kaum noch **150 Ionen**, hier und da **weniger als 100**. Das raumklimatische Desaster wird perfekt aufgrund der Tatsache, dass zudem der natürliche Polaritätsausgleich gestört wird und die **Plusionen** überhand nehmen, im Gegenzug die **Minusionen** verschwinden. Diese verschobenen Polaritätsverhältnisse sind abträglich, naturfremd, belastend.

Ich demonstriere auf meinen Ausbildungsseminaren gern, dass in gesunden Räumen mit Stein-, Holz- oder Korkfußböden, geputzten Wänden und Naturmöbeln die Luftelektrizität und Luftionenzahl gut im Lot sind. Wenn jetzt ein Seminarteilnehmer nur eine elektrostatisch geladene **Plastikeinkaufstüte** im Raum bewegt oder ein anderer sich den **Synthetikpulli** auszieht, dann kann man noch in einigen Metern Entfernung den Anstieg der Luftelektrizität und den Abschied der Luftionen messen. Kleine Ursache, große Wirkung.

Eine Seminargruppe verblüffte folgendes Experiment: In dem **synthetikfreien Tagungsraum** waren nur meine Messgeräte und ich. Die 40 Teilnehmer warteten vor der Tür. Die Tür ging auf und die Teilnehmer traten einzeln in den Raum. In vier Metern Entfernung beobachtete ich die Anzeigen der Messgeräte. Jedes Mal, wenn die Feldmühlen und Ionometer beim Eintreten der Leute eine deutliche Störung von Luftelektrizität und Luftionisation zeigten, habe ich diese verursachende Person gebeten, zur Seite zu treten. Die anderen durften auf ihre Plätze. 23 saßen auf ihren Stühlen, 17 standen am Rand. Die 17 hatten alle jene populären Gesundheitsschuhe an, die man eher "Ungesundheitsschuhe" nennen müsste. Durch die Reibung beim Gehen provozierten deren isolierende und elektrostatische Plastiksohlen derart starke Felder, dass im gesamten Raum die Ionen und das luftelektrische Gleichgewicht deutlich messbar ins Wanken kamen. Auf Schritt und Tritt, viele Stunden täglich, setzt man den Körper unter unnötige elektrische Gleichspannung, lässt Finger Funken sprühen, nur weil man so was wie den elektrostatisch geladenen "Synthetikteppich" in Form von mangelhaft leitfähigen Schuhsohlen immer unter den eigenen Füßen hat.

Gute Luft, schlechte Luft

Es ist uns zivilisierten Menschen kaum bewusst, unter welchen raumklimatischen Bedingungen wir den Anspruch auf Gesundheit erheben: ein Zimmer mit Synthetikteppich, Styropordecke, Vinyltapete, Nylongardine, Polyestervorhang, Polyamidtagesdecke, kunststoffbeschichtete Möbelflächen, alle Fenster fugendicht verschlossen und die Zentralheizung auf Hochtouren, die Luft knochentrocken, den unverzichtbaren Fernseher nonstop an und ein Zigarettchen zum Abgewöhnen. Das muss ein Körper aushalten können, viele können es nicht.

Von **guter Luft** sind Gesundheit, Vitalität und seelisches Wohlbefinden abhängig. In einem gestörten Raumklima, in dicker Luft, wird Krankheit, Passivität, Depressivität und Nervosität ausgelöst und kultiviert. In **schlechter Luft** halten Bakterien und Pilze Einzug, Allergene und Hausstaub verzigfachen sich, Sauerstoff verabschiedet sich. Die Gewinner: Smog, Staub, Wohngifte, Keime, Radon, Kohlendioxid. Zivilisation und Fortschritt haben Nebenwirkungen. Tabletten und Spritzen zur sinnlosen Symptombekämpfung von Wohnkrankheiten auch.

Unser Maßstab ist auch hier die Umgebung, die Natur oder das, was von ihr übrig geblieben ist. Stimmt's im Raum annähernd mit den natürlichen Gegebenheiten überein, prima, so soll es sein, drinnen bitte nicht schlechter als draußen. Gibt es große Unterschiede, dann empfehle ich nach Erkennung der Übeltäter vorsorglich die Sanierung.

Übrigens: Es wird oft behauptet, die natürliche Luftelektrizität sei im Betonhaus schlechter als im Ziegel- oder Holzhaus. Man untermauert das mit Geschichten vom "Faradayschen Käfig" und vom fehlenden luftelektrischen Gleichgewicht. Das stimmt so nicht. Jeder Raum, auch ein Baumhaus oder ein Pappkarton, reduziert die natürliche Luftelektrizität oder schirmt sie ganz ab und ist hierauf bezogen schon fast so etwas wie ein Faradayscher Käfig. Ich messe in Betonhäusern ähnliche luftelektrische Gegebenheiten und Luftionenzahlen wie in Lehm- oder Blockhäusern. Entscheidender als Baumaterialien sind natürliche Einrichtungen, viel Lüftung, wenig Elektrostatik oder andere elektrische Felder von Installationen und Geräten, ganz wenig Feinstaub und der Verzicht auf zu dichte Häuser. Lasst Häuser atmen.

Computer streiken, der Mensch nicht?

Der Mensch soll Elektrostatik aushalten, empfindliche Instrumente tun es nicht: Computerräume, EDV-Anlagen, Aufnahmestudios, Labore, EKG-, EEG- und EAP-Messplätze oder andere medizinische Diagnose- und Therapiebereiche müssen diesbezüglich absolut unbelastet sein.

Geräte streiken in den Feldern, spinnen, liefern falsche Ergebnisse. Das kann gefährlich, sogar lebensgefährlich werden.

Wäre der Platz für eine Entladung des elektrostatisch unter Hochspannung stehenden Menschen nicht die Türklinke oder das Treppengeländer, sondern der **Computer** oder die **EDV-Anlage**, so würde es keinen Techniker überraschen, wenn als Folge des Schlages der PC abstürzt und PC-Programme zusammenbrechen. Computerfachleute haben vor nichts mehr Manschetten als vor elektrostatischen Ladungen aus der synthetischen Umwelt. Wäre es das **EKG** oder **EEG**, so würde es den Arzt nicht wundern, wenn es auf seinen Schreibern wirre Zacken gäbe, die dem elektrostatisch auffälligen Synthetikteppich zugeordnet werden müssten und nicht dem Patientenherzen oder -hirn. Dieselben Techniker und Ärzte lächeln aber unwissend darüber, dass das auch im Biocomputer Mensch etwas anrichten könnte.

Schauen Sie sich einen Computerraum, den Operationssaal oder die Fertigungsstätten empfindlicher technischer Elektronik einmal genauer an: Die Luftfeuchtigkeit muss perfekt sein, kein elektromagnetisches Feld darf stören, die Lufttemperatur nicht zu warm und nicht zu kalt, elektrostatisch bitte alles bestens. Die Japanerin darf beim Zusammensetzen ihrer Canon-Kamera nicht einmal eine Synthetikbluse oder nur Schuhe mit Kunststoffsohlen anhaben. Sie wird vorsichtshalber mit einem Draht oder Kettchen vom leitfähigen Armband am Handgelenk mit Erde, z.B. dem Heizkörper, verbunden. Arbeit an langer Leine. Hauptsache, die sensiblen Chips und Module kriegen den gefürchteten Elektrodreck nicht ab, der in unseren Körpern wirbelt.

All das sind Voraussetzungen, die für die empfindliche Technik selbstverständlich sind. Es gibt einen Riesenmarkt mit Millionenumsätzen zur Vermeidung von Elektrostatik in der Technik und Medizin. **EMV** ist das inzwischen sogar gesetzlich geregelte Zauberwort, elektromagnetische Verträglichkeit (siehe Seiten 47 und 48). So gibt es ableitende und somit elektrostatisch neutrale Tisch- und Fußbodenbeläge, leitfähige Schuhsohlen und -einlagen, Spezialfolien, -beutel und Spezialverpackungen für sensible elektronische Bauteile, Hand- oder Fußgelenkbänder zur Erdung unserer Körper, leitfähige Möbel und Regale, abschirmende Anstriche, Putze, Vliese, Fliesen, Teppiche, Folien, Gardinen und Stoffe, komplette vor Elektrostatik schützende Arbeitsplatzeinrichtungen. Noch mal die Frage: Warum denn nicht im Wohn- und Schlafbereich? Hier lebt der mit Abstand empfindlichste und schutzbedürftigste Computer der Welt, und der heißt Mensch.

Plastik kontra Natur

Tun Sie das einzig Vernünftige: Schmeißen Sie kritische Synthetiks, die mit Poly... anfangen oder PVC oder ähnlich klingen, dahin, wo sie hingehören, zum Sperrgut oder auf den Sondermüll. Kaufen Sie die verdächtigen Kunststoffe nicht mehr. Es wird immer nur produziert, was konsumiert wird. Ihre Gesundheit wird es Ihnen danken und die Umwelt auch. Die Produktion einiger Synthetiks ist umweltbelastend, die Entsorgung noch umweltbelastender, einige Kunststoffe verrotten nie.

Wenn in tausend Jahren in unsere Epoche zurückgegraben wird, dann werden sich die Nachfahren wundern, wie gut sich Plastik hält. Sie finden bergeweise Zeichen unserer zivilisierten Zeit. Und wenn es bei Ihnen zu Hause mal brennt (ich wünsche Ihnen und der Umwelt, dass das niemals passiert), dann verseuchen manche schmorenden Kunststoffe Sie und die Welt nachhaltiger, als in der Sondermüllverbrennung erlaubt wäre. Die Menschen, die 1996 beim Großbrand im Düsseldorfer Flughafen das Leben ließen, und nicht nur da, starben nicht durch das Feuer, sondern durch den giftigen Qualm verbrannter Plastikbauteile.

Lassen Sie die Natur ins Haus oder versichern Sie sich, dass Kunststoffe zumindest **elektrostatisch** und **toxisch** neutral sind. Das gilt ganz besonders fürs Schlafzimmer. Es reicht, wenn Kunststoffe am Arbeitsplatz nicht immer vermieden werden können.

Ins **gesunde Heim** mit dem Anspruch auf eine möglichst naturnahe Einrichtung und somit ein gutes Raumklima gehören natürliche Tapeten: Papier, Textil, Raufaser..., nicht Vinylschaum, Kunststoff oder Styropor. Natürliche Bodenbeläge: Holz, Kork, Stein, Linoleum, Baumwolle, Schurwolle, Sisal, Kokos, Filz, Ziegenhaar..., nicht Synthetik, synthetisch beschichtetes Laminat oder PVC-versiegeltes Korkparkett. Natürliche Stoffe als Gardinen vor die Fenster: Baumwolle, Leinen, Schurwoll-/Baumwollgemische, Viskose, Glasfaser, Rohseide..., nicht (wenn auch pflegeleicht) Polyester oder Kunstfaser. Natürliche Oberflächen an Möbel und natürliche Kleidung an Körper: Baumwolle, Schurwolle, Leinen, Viskose... Der Markt ist voll von Naturmaterialien. Sie müssen aufpassen, umdenken, fordern, sich durchsetzen.

Bei Teppichen ist prinzipiell darauf zu achten, dass sie **keine Schaumrücken** haben. Nicht nur Kunstschäume, auch Naturschäume wie Latex isolieren optimal, was wieder Elektrostatik forciert. Ein leitfähiger Kleber unter einem isolierenden Teppichschaumrücken oder ebenso isolierenden Laminat nutzt nichts, Elektrostatik kann nicht abgeleitet werden. Bei anderen Flächen ist prinzipiell darauf zu achten, dass sie nicht mit Kunststoffen **oberflächenbehandelt** wurden.

Der **glatte Fußboden** ist dem textilen stets vorzuziehen, besonders auch aus hygienischen Gründen. Vorsicht mit Laminat, davon später mehr, das ist zwar auch glatt, aber sehr oft elektrostatisch hochaktiv. Warum Holz mit einer Plastikschicht vortäuschen, wenn es richtiges Holz gibt? Warum künstlich, wenn es natürlich geht? Holz, Stein, Fliese, Kork oder Linoleum sind bau- und elektrobiologisch ideale Produkte, sofern sie nicht vergewaltigt und mit PVC- oder anderen isolierenden Lacken und Beschichtungen versiegelt wurden.

CE-Zeichen oder Gütesiegel sind kein Garant für geringe Elektrostatik, hierauf wird nicht geachtet, zumindest nicht in Wohnräumen, in empfindlichen Arbeitsbereichen schon. Selbst Schmusetiere haben inzwischen nicht nur den Knopf, sondern auch das CE-Zeichen im Ohr. Dennoch strahlen die Synthetikviecher teilweise mit fünf- bis zehntausend Volt Oberflächenspannung (zehn- bis zwanzigfach stärker als die TCO für Bildschirme gebietet) in die neurodermitisgeschundenen Kindergesichter. Achten Sie auch hier auf Naturmaterialien.

Um Elektrostatik mit allen raumklimatischen Folgen sicher zu vermeiden, sollte ein Material also möglichst **leitfähig sein**, möglichst **natürlich sein** und auf möglichst **leitfähigem Untergrund** verlegt werden.

Leitfähig, Ableitwiderstand

Leitfähige Materialien können sich nicht aufladen und garantieren guten Erdkontakt. Nur **isolierende** Materialien können sich elektrostatisch aufladen und unterbinden den wichtigen Kontakt zur Erde. Leitfähig sind viele Naturprodukte, nicht leitfähig sind viele Kunststoffprodukte. Ausnahmen bestätigen die Regel. So gibt es einige wenige isolierende Naturmaterialien (Gummi, Latex) und eine Reihe leitfähiger Synthetikmaterialien. Synthetik oder Kunststoff ist nicht prinzipiell elektrostatisch bedenklich, ich schätze in etwa 50 Prozent aller Fälle.

Das Maß für die Leitfähigkeit eines Materials (Teppich, Laminat, Beschichtungen, Lacke, Schuhsohlen...) ist sein **Ableitwiderstand**. Je höher der Ableitwiderstand desto isolierender und weniger leitfähig das Material. So kommt es zu mehr Elektrostatik. Unabhängig davon, dass ein hoher Ableitwiderstand, z.B. des Bodens oder des Schuhwerks, zudem ein Garant dafür ist, dass der Mensch den **Kontakt zum Boden** hochprozentig oder ganz verliert, er sich also von der Lebensgrundlage Erde isoliert, abkoppelt, ein weiterer unnatürlicher Umstand. Der Ableitwiderstand wird in der Maßeinheit **Ohm** ermittelt.

Als **gut leitfähig** gilt nach unserer Erfahrung das Material mit einem Ableitwiderstand von **unter 1 GOhm**, je niedriger, desto besser (1 Gigaohm, das sind eine Milliarde Ohm). **Bis 10 GOhm** ist zumeist noch **ausreichend** leitfähig. **Ab 10 GOhm** wird es **schlechter**. 100 GOhm sind **kaum noch** und **1000 GOhm** (1 TOhm, TeraOhm) gar **nicht mehr leitfähig**, sondern nur noch isolierend und somit elektrostatische Ladungen von einigen tausend bis zehntausend Volt aufbauend.

Wenn man sich nicht unnötig elektrostatisch aufladen und zugleich noch von der Lebensgrundlage Erde isolieren will, dann sollte der Ableitwiderstand von Materialien wie Teppichen, Fußböden oder Schuhsohlen in jedem Fall unter 10 GOhm, besser **unter 1 GOhm** liegen. Die

Messung des Ableitwiderstandes ist aufschlussreich und sollte zum baubiologischen Standard für Baumaterialien und Einrichtungen werden, wird aber in den seltensten Fällen beachtet und durchgeführt. Die Überprüfung von Schuhen ist ebenfalls interessant für die Frage: In Kontakt mit der Erde? Elektrostatik auf Schritt und Tritt?

Die US-Norm CECC 0015/1 (1991) gibt zum "Schutz von elektrostatisch gefährdeten Bauelementen" an: **Schuhe** müssen mit **< 35 MOhm** (MegaOhm) ableitfähig sein. DIN-Normen schreiben zum Schutz von empfindlichen elektronischen Bauteilen in der Computerindustrie leitfähige Schuhe mit Ableitwiderständen unter **1 GOhm** vor. Es ist mir keine Norm bekannt, die elektrostatisch gefährdete und empfindliche biologische Bauelemente, sprich Menschen, schützt.

Vorsicht: Teppiche und andere Bodenbeläge dürfen das Prädikat **antistatisch** schon dann führen, wenn keine Entladungen des Körpers mehr **spürbar** sind. Das heißt noch lange nicht, dass sie nicht mehr messbar und deshalb wahrhaft antistatisch wären. Hierfür gibt es mal wieder reichlich Normen, auch DIN-Normen, die akribisch nachweisen wollen, das die Statik weg ist und Antistatik vorliegt, was nachweislich nicht stimmt: Von wegen Anti, sie ist immer noch da, die Elektrostatik, nur etwas weniger. Ein Mensch spürt heftige Entladungen seines Körpers (und er sieht sie im Dunklen sogar als Blitze) erst ab **2000 bis 5000 Volt**. Das Ausbleiben von solchen spürbaren Schlägen und sichtbaren Blitzen aus Finger- und Nasenspitzen kann somit **kein** Gradmesser für die elektrostatische Qualität des Fußbodens oder gar das Urteil antistatisch sein. Schläge und Blitze sind nur die Spitze des Eisbergs.

Die Teppichindustrie bedient sich gern des **"Stroll-Tests"**: Ein Mensch geht über einen Teppich, ein Voltmeter misst die Spannung, die sich dadurch in seinem Körper aufbaut. Liegt die unter **2000 Volt**, gilt der Boden als nicht statisch, basta, weil's eben noch nicht deftig funkt. Die Teppichindustrie: "Elektrostatische Ladung ist störend und kann beim Berühren von Metallgegenständen wie Büroschränken zu unangenehmen Schlägen führen. Schwerwiegender sind jedoch Schäden an elektronischen Bauteilen oder Funktionsstörungen an Computern."

100 Volt Oberflächenspannung sind akzeptabel, nicht ein paar tausend. Ab 100 V werden bereits sensible Elektronikbausteine zerstört. Schauen Sie beim nächsten Einkauf bitte mal auf die rückseitigen Beschreibungen des Teppichs oder in das technische Merkblatt. Beim Polyamid-Teppich 'Mira X Comfort' steht, er sei "permanent antistatisch". Beim näheren Hinsehen finden Sie jedoch den Hinweis "elektrostatisches Verhalten 1500 Volt, Ableitwiderstand 10 Gigaohm". Wie kann ein Material mit einer Oberflächenspannung von 1500 V und einem Ableitwiderstand von 10 GOhm permanent antistatisch sein? Das wäre ja ein physikalisches Wunder. Dennoch, er wird so gehandelt, weil es die praxisfremden DIN-Normen so fordern.

Dr. Reinhold Reiter, Direktor des Institutes für Atmosphärische Umweltforschung der Fraunhofer-Gesellschaft, sorgte sich bereits in den 70er Jahren: "Seit der massiven Verwendung von Kunststoffen als Bodenbeläge, Kleidung, Schuhwerk und so fort, bewegt sich der Mensch im Rauminnern in einem **künstlichen Gewitterfeld**." Er wünscht, dass den Menschen die Elektrostatikproblematik bewusster gemacht und von wissenschaftlicher Seite mehr zu den Folgen geforscht wird und fordert dazu auf, dass "alle Anstrengungen unternommen werden, das raue elektrische Klima der heutigen Innenräume zu mildern".

Hier und da ist auch die Natur elektrostatisch aktiv

Vorsicht ist bei **Wollteppichen** geboten. Sie neigen, obwohl Natur, unter bestimmten Voraussetzungen zu Elektrostatik. Liegen die nämlich elektrisch isoliert im Raum (z.B. auf Holz, Spanplatten oder großflächig verklebt), oder sind sie in einem isolierenden Schaumrücken eingelassen, dann kann es auch hier deutliche elektrostatische Ladungen geben. Hat der Schurwollteppich einen Juterücken, und liegt er auf einem elektrisch ausreichend leitfähigen Boden (Beton, Stein, Estrich, leitfähige Kleber), dann gibt es kein elektrostatisches Problem.

Das gilt für alle Schurwollteppiche, noch mehr für **Flokatis**. Woll- und noch stärker **Kaschmir-**, **Mohair-** oder **Angorapullover** knistern bei trockener Luft beim Ausziehen um die Wette, lassen Funken schlagen.

Leder ist elektrostatisch neutral, zumindest bei normaler Umgebungsluftfeuchte von 50 bis 60 %. Ist die Luft aber trocken, um 20 bis 30 %, dann kippt Leder um und zeigt Elektrostatik wie eine Plastiktüte.

Seide ist empfindlich. Reine, unbehandelte Rohseide ist elektrostatisch neutral. Aber die kleinste chemische Behandlung, Färbung, Ausrüstung... bringt sie aus dem Lot. Aus edler Seide wird, elektrostatisch gesehen, billige Synthetik. Seidengardinen und Bettwäsche sind dann oft mieser als Trevira, Dralon und so. Seidenblusen mit Nyltestfeeling: Der teure Stoff klebt am Körper, Schweißflecken unter den Armen.

Der Körper antwortet zügig und heftig auf den **Elektrostatikstress**, er **schwitzt**, was das Zeug hält, nicht nur in Synthetikklamotten und vermeintlichen Seidenhemden, auch und gerade in **Synthetiksocken**. Ich kenne Leute, die hatten jahrelang geruchsintensive Schweißfüße. Nach Umstellung auf Baumwolle: vorbei. Alles weniger eine Frage fehlender Atmungsaktivität, der Schweiß ist **Stressreaktion** auf die Spannung.

Bernstein macht als einziges natürliches Mineral, pardon Harz, elektrische Felder wie Plastik. Deshalb heißt er so: Electrum im Lateinischen.

Katzen laden sich elektrostatisch auf, wieder eine einmalige Ausnahme. Je mehr sie schnurren, umso heftiger, ich fand bis zu 3000 Volt!

Bildschirme

Einige **Fernsehbildschirme** - speziell die älteren Röhrengeräte - brauchen Stunden, manchmal Tage, um ihre hohe Elektrostatik nach dem Ausschalten abzubauen. Deshalb knistert das Staubtuch auf der Mattscheibe, die Haare stehen zu Berge, und Schmutz lagert sich auf der Oberfläche ab. Solche Monitore, egal ob Computer oder Fernseher, haben im Schlafraum nichts zu suchen, nicht einmal ausgeschaltet.

Bildschirme zeigen verschiedene Polaritäten im ein- und ausgeschalteten Zustand. Wie schon bei den niederfrequenten Feldern beschrieben, lohnt sich die Anschaffung eines **Computermonitors** nach Schwedennorm **TCO**. Die begrenzt die Oberflächenspannung, also die Elektrostatik der Schirmfläche, auf erträgliche **500 Volt**. Sonst muss mit Gleichspannungen auf Fernseh- und in Ausnahmefällen auch Computermonitormattscheiben (ältere Modelle) bis zu **20.000 Volt** gerechnet werden.

Man hört oft, ein **Fernseher** gehöre nicht in ein gesundes Schlafzimmer. Das liegt eben daran, dass einige Röhrengeräte (nicht alle, bitte nachmessen lassen) auch nach dem Ausschalten noch knackige und raumklimaverändernde elektrostatische Ladungen machen. So könnte ein solcher aber dennoch im Schlafraum verbleiben, wenn 1. zwei Meter Abstand zum Gerät eingehalten werden, 2. die Bereitschaftsschaltung gelöscht oder - besser noch - der Stecker gezogen wird (falls nicht schon ein Netzfreischalter eingebaut wurde) und 3. dieser Bildschirm **abgeschirmt** wird. Wie? Pinseln Sie einen Karton von Innen mit leitfähiger Farbe oder bekleben Sie ihn mit leitfähiger Folie. Ein Kabel verbindet den leitfähigen Innenraum des Kartons mit einem Erdpotenzial. Karton über den TV stülpen, fertig. Oder legen Sie ein elektrisch leitfähiges und geerdetes Tuch übers TV. Oder machen Sie es, wie es meine Eltern getan haben: die Glotze in einen Schrank und die Türen zu. Durch Holztüren kann Elektrostatik kaum durch. Wer es perfekt will, der mache den Schrank von innen leitfähig und erde ihn.

Für **Computerbildschirme** gibt es zur Eliminierung elektrischer Felder so genannte Screens, durchsichtige Abschirmfolien, -netze und -gläser, die vor die Mattscheibe montiert werden und keine Elektrostatik durchlassen. Bedenken Sie, dass solche Filter geerdet werden müssen und nur gegen elektrische, nicht gegen magnetische Felder wirken.

Manchmal hat moderne Technik Vorteile: Die neueren **Flachbildschirme**, egal wie groß, egal ob PC oder TV, egal ob LCD, TFT, Plasma oder LED, machen kaum bis gar keine Elektrostatik, sind also diesbezüglich besser als die klobigen Röhren-Vorgänger. Dies Positivmerkmal gilt nur für die Elektrostatik, nicht für die niederfrequenten elektrischen und magnetischen Felder, die sind - je nach Modell - sehr unterschiedlich ausgeprägt, Abstand halten lohnt sich (siehe ab Seite 171). Und was das Licht angeht, da flimmern sie um die Wette (siehe Seite 968).

Fallbeispiele

Die konsequente Eliminierung elektrischer Gleichfelder hat zu vielen gesundheitlichen Erfolgen geführt. Hier nur ein paar markante Fallbeispiele zum Thema Elektrostatik aus unserer Praxis:

Heu und Hafer, Hausstaub und Haare

Thomas Sohn, ein 22-jähriger Student aus **Düsseldorf**, war chronischer Allergiker und litt unter bedrohlichen Asthmaanfällen. Speziell Hausstaub, Katzen- und Pferdehaare machten ihm zu schaffen. Pech, dass seine Freundin leidenschaftliche Reiterin war, mehrere Pferde in den Boxen neben ihrem Haus hielt und täglich mit ihnen im Stall oder auf der Koppel beschäftigt war. Bei jedem Besuch verschlimmerten sich seine Symptome. Mehrfache Behandlungen, Cortisongaben und Desensibilisierungen zeigten kaum oder nur kurzfristige Effekte. Erst als nach der vom Arzt angeordneten baubiologischen Untersuchung der extrem elektrostatisch geladene Synthetikteppich mit über **3000 Volt** Oberflächenspannung auf dem Müll landete und Korrekturen an der Elektrifizierung des Schlafplatzes vorgenommen wurden, verbesserte sich der Gesundheitszustand. Heute, zwei Jahre danach, hilft er fleißig mit im Pferdestall, schleppt Heu und Hafer und ist symptomfrei. Die Medikamente stehen ungenutzt in den Schränken.

Ein Beispiel, wie ständige Reize den Körper mürbe machen und die Widerstandskräfte verschleißen. Symptome sind ein sinnvolles Alarmsignal unseres Körpers und die Aufforderung, uns zu kümmern und uns auf die Suche nach Gründen zu begeben. Normalerweise haben Körper und Seele ein unbändiges Drängen nach Gesundheit und Selbstheilung. Erst wenn unsere Selbstheilungskräfte chronisch gestört werden, kommen Symptome, die verstanden werden wollen. Alles Basteln an Symptomen ist unsinnig, solange die Gründe angeschlagener Widerstandskräfte nicht erkannt und beseitigt worden sind. In dem Fallbeispiel sind die Gründe nicht Staub und Pferdehaar, sondern Stressfaktoren elektrischer Art, die auf den Organismus lange Zeit schädigend eingewirkt und ihn sensibel für andere Reize gemacht haben.

Erholung ohne Alptraum

Gabriele West, die 20 Jahre junge **Kölner** Studentin, verließ instinktiv ihr neues Jugendzimmer, weil sie sich hier nicht konzentrieren konnte, nach kurzer Zeit Kopfschmerzen bekam und über Schwindel, diffuse Beschwerden und schlechte Luft klagte. Nach Entfernung des Synthetikteppichs (4000 V Oberflächenspannung) und der Kunststoffgardine (8000 V), der Plastiktapeten (800 V) und großflächig beschichteten Billigmöbel (1500 V) kehrte die Konzentrationsfähigkeit zurück, die Leistungen wurden besser und der Schlaf wurde wieder zur Erholung ohne Alptraum. In dem Raum gab es einst eine Luftelektrizität von **6000**

Volt pro Meter, eine richtige Gewitterzone, heute, nach der Sanierung, sind es nur noch **50 V/m**, reines Entspannungsklima. Einst lag die Luftionenzahl unter **80**, heute sind es wieder über **500 Ionen/cm^3**. Da sie Medizin studieren wollte, interessierte sie sich für das, was ihr selbst widerfahren war, besorgte sich Fachliteratur und erfuhr, womit ihre Beschwerden in Zusammenhang zu bringen waren. Erschrocken las sie in einer Studie der **Universität München**, dass bei luftelektrischen Belastungen von **6000 V/m** - ihrem Wert - Gehirnwellen verändert werden oder gar ganz ausfallen (Bergersche Wellen). Weiter las sie von Hautausschlägen und Neurodermitis, von Herzschrittmacherstörungen und Herzinfarkt, auch von Allergieverstärkung und Atemwegsdefekten.

Der Kopf ist frei

Das junge **Ehepaar** aus dem hessischen Kurort **Bad Homburg**, bekannt für gute Luft, war gestresst, verspannt und missmutig. Im Haus lag der Synthetikteppich, der **5000 Volt** Oberflächenspannung auf die Anzeige brachte. Innerhalb von Minuten brach hier das Raumklima zusammen, besonders dann, wenn nicht gelüftet wurde, um Heizkosten zu sparen. Nach Entfernung des Übels kam wenige Monate später der Anruf: Statt Frust gibt es jetzt wieder positive Aktivität im Haus, die miese Laune ist nicht mehr Alltag, sondern Ausnahme. Die Raumluft riecht frisch. Die ewig verstopfte Nase ist frei, der Druck im Kopf weg.

Flucht in den Wald

Am Rande des Naturschutzgebietes, zehn Meilen von **Flagstaff** in Arizona entfernt, traf ich **Nancy und Bruce Bess**. Das nette ältere Ehepaar lebte in einem Blockhaus, vor der Türe Wald und Berge so weit das Auge reicht. Die Luft kristallklar, die Ionisation perfekt: über **2000 Luftionen/cm^3**, bestes Kurklima. Im Holzhaus knisterte der offene Kamin, zwei Kerzenleuchter tauchten das Wohnzimmer in romantisches Licht. Trotzdem: Drinnen maß ich nur **300 Ionen/cm^3**. Ich bat darum, Feuer und Kerzen auszumachen. Nach etwa einer halben Stunde: **100 Ionen/cm^3**. Der Grund war ein zentimeterdicker flauschiger Synthetikteppich auf dem ganzen Grundriss des sonst so gesunden Hauses. Nancy und Bruce neigten zu Depressivität und hatten verstopfte Stirn- und Kieferhöhlen. Keine Minute, ohne dass sie ihre Nasen hochzogen, zum Taschentuch griffen. Beide fühlten sich im Haus nicht wohl und suchten in jeder freien Minute Erholung im Wald. Nach Entfernung des Synthetikteppichs kam ein unbehandelter Korkboden ins Blockhaus. Der Effekt war überzeugend: Innerhalb eines halben Jahres verbesserten sich alle Symptome, obwohl die beiden viel seltener ihr Haus verließen, weil sie sich hier nun so wohl fühlten. Besucher rühmten die spürbare raumklimatische Verbesserung, ohne dass sie darauf angesprochen wurden.

Elektrostatische Ladungen habe ich in den USA häufiger als bei uns angetroffen. Die gesunden US-Holzhäuser werden krank durch Synthetik. Die Fußböden zieren kuschelig-künstliche Plüschteppiche. Gesunde Holzdielen liegen darunter. Auch drüben zeigen sich zaghafte Veränderungen: Fachgeschäfte, die Naturmaterialien für Bett und Wohnung anbieten, sind im Kommen, aber rar. Auf manchen Ebenen ist unser großer Bruder auf der anderen Seite der Erde doch etwas langsamer und rückschrittlicher als wir: Nach meinen Recherchen gibt es nur ein baubiologisches Institut (in Europa sind es zahlreiche in verschiedenen Ländern), keine Fachzeitschriften und kaum Fachhändler. Selbst ein Netzfreischalter ist in den USA kaum zu bekommen.

Synthetikperücke

Die 50-jährige **Architektin** aus **Borken** hatte Krebs. Regelmäßig musste sie zur Chemotherapie. In wenigen Wochen verlor sie alle Haare. Sie bekam eine Perücke, die ihr Sicherheit in der Öffentlichkeit gab. Kopfschmerzen, Schweißausbrüche und Schwindelanfälle führte sie auf die Chemotherapie zurück, wunderte sich aber schon bald darüber, dass diese Attacken immer dann auftraten, wenn sie außer Haus war. Zu Hause und nachts beim Schlafen hatte sie kaum Beschwerden. Auch Wochen nach der Chemo immer noch die sägenden Kopfschmerzen, der gleiche Schwindel, der kalte Schweiß auf der Stirn.

Bei der Hausuntersuchung war kaum etwas zu finden, was ihre Symptome erklären könnte. Die Architektin sprach mit mir. Auf dem Kopf hatte sie eine Wollmütze. Sie äußerte noch einmal, dass die Probleme schleichend und unerbittlich anfingen, wenn sie das Haus verließe, aber auch, wenn es zu Hause Besuch gäbe. Sie sah aber keine Zusammenhänge. Auch ich hatte Fragezeichen im Gesicht und bemerkte vorsichtig, dass hier wohl etwas vorliegen müsse, was mit Baubiologie nicht mehr viel zu tun haben könne. Trotzdem bat ich sie um ein Experiment und forderte sie auf, so zu tun, als würde sie das Haus verlassen. Sie spielte mit. Sie wusch sich die Hände, nahm die Mütze ab, zog die Lippen nach, setzte die Perücke auf und fuhr mit der Bürste durchs Haar. Die Perücke stand ihr gut. Keiner konnte sehen, dass es nicht die richtigen Haare waren. "Gehen wir?", fragte sie. "Die Perücke...", schoss es mir durch den Kopf. Die Messung am verblüffend echt aussehenden Kunsthaar ergab knisternde **6000 Volt** Spannung. Klar, sie zog ihre Perücke nur dann an, wenn sie das Haus verließ oder Besuch kam. Zu Hause hatte sie die synthetischen Haare nur selten an, nachts nie.

Das war's. Die Architektin hat die Perücke nie mehr aufgesetzt, ihre Beschwerden sind nie mehr aufgetreten. Sie ist selbstbewusst ohne Haare in die Öffentlichkeit gegangen. Bald wuchsen die eigenen Haare nach. Sie sagte: "Die Schmerzen waren oft unerträglich. Manchmal schneidender Schmerz und Stiche in der Kopfhaut, Hautjucken, Hautkribbeln, Spannung und Druck im Schädel, ein bisschen neblig im Kopf, wie Watte. Selbst starke Medikamente halfen nicht. Ich wäre nie auf den Zusammenhang mit den synthetischen Haaren gekommen."

Schmusetier und Asthma

Steffi ist gerade mal acht Jahre alt und hat Atemwegsallergien und Asthma. Sie lebt mit ihren Eltern in einem baubiologisch guten Haus bei **Bonn**. Ihr Zimmer war synthetikfrei, ein Netzfreischalter im Sicherungskasten, toxisch und raumklimatisch alles im Lot. Trotzdem musste Steffi oft zur Notbehandlung ins nahe Krankenhaus. Die Asthmaanfälle wurden lebensbedrohlich. Die Allergien machten das Leben zur Qual. Cortison und andere harte Medikamente sorgten für Besserung.

Rund um Steffis Kinderbett herum waren 41 (!) verschiedene Schmusetiere postiert. Alf und Pussy, Teddy und Bello, der reinste Zoo. Ein Zoo mit Nebenwirkungen: Die Synthetikviecher schafften zwischen **500** und **16.000 Volt**. Der Favorit unter ihnen war Rakoony, ein amerikanischer Synthetik-Waschbär mit süßen Kulleraugen, made in Taiwan. Er durfte auf dem Kopfkissen direkt neben Steffi liegen. Rakoony war der 16.000-Volt-Kracher. Zur Erinnerung: Elektrostatik auf der Computermattscheibe darf nach PC-Norm 500 Volt nicht übersteigen.

Rakoony war aber unverzichtbar, und allein der Gedanke an die Entfernung ließ Kindertränen kullern. Deshalb bekam Rakoony einen von Muttern handgeschneiderten Overall aus Jeansstoff und durfte nachts zusätzlich in einen eigenen kleinen Baumwollschlafsack. Die anderen Tiere kamen in einen drei Meter entfernten Schrank mit Glastüren. Von hier aus konnten sie Steffi beim Schlafen zuschauen. Vier durften im Bett bleiben, sie waren aus Omas Zeiten, aus Baumwolle oder Wolle, mit Stroh gefüllt. Die Häufigkeit der Allergieschübe und Asthmaanfälle reduzierte sich in nur zwei Wochen auf weniger als ein Drittel.

Kinder sind besonders arm dran

Fallbeispiele in Bezug auf Kinder und Elektrostatik, besonders wenn es um Atemwegserkrankungen und Allergien geht, könnten Seiten füllen. Kleine Menschen kriegen viel ab. Sie sind nah an der Strahlungsquelle. Sie krabbeln auf dem knisternd geladenen Teppich herum, liegen im Plastikkinderwagen oder unter einem Synthetikhimmel, haben ständigen Körperkontakt, sind mit der Nase in nächster Nähe zur ruinierten Atemluft und kuscheln mit geladenen Synthetiktieren.

Von der allerersten Lebenswoche an lernen sie, wo es im modernen Leben langgeht: Kunststoff überall. Auf dem Wickeltisch, auf Böden, an Tapeten, im Kunststoffbett, im Buggy, in Synthetikkleidung, mit Plastikspielzeug. Das erste Gefühl im Mund: der Kunststoffschnuller, das synthetische Nuckeltuch, später der Plastiklöffel. Das erste Gefühl in der Babyhand: die Flasche aus Kunststoff, das Rasselchen aus buntem Korea-Plastik. Das erste Gefühl unter den Füßchen: Plastiksohlen. Im Kinderzimmer das erste eigene Häuschen aus Plastik, können Sie sich vorstellen, wie die Luftelektrizität und die Luftionen in einem solchen

Kunststoff-Kinderhaus ausfallen? Die Rutsche aus Plastik, ssssst, beim Rutschen schlagen die Funken. Würfel zum Bauen, Bälle zum Hüpfen, Auflagen zum Wickeln... alles aus Plastik. Gardinen vor den Fenstern, Moskitonetze über Babybetten... alles aus Synthetik.

Ich messe in manchen Kinderzimmern (und nicht nur da) zehntausende Volt Oberflächenspannung an Synthetikmaterialien und Kunststoffoberflächen und deshalb tausende Volt pro Meter Elektrizität in der Raumluft. Da kommt kein Gewitter mit, dagegen ist Föhn in Bayern Erholung. Drehe ich mich um und messe durchs offene Fenster in die Landschaft, sind es nur noch 100 bis 200 Volt pro Meter Luftelektrizität. Im Raum könnte das Klima auch natürlich und entspannt sein. Gibt es keine Naturstoffe mehr für Wände, Böden, Möbel, Körper? Kein Naturmaterial mehr zum Spielen, Bauen, Erfühlen, Erfahren? Ein paar Schmusetierhersteller haben es endlich kapiert und ihre Produktion umgestellt. Es gibt wieder Teddys und Wauwis aus Baumwolle, Leinen oder Schurwolle. Kinderwagenhersteller haben's noch nicht kapiert.

Bildschirm kontra PVC

Die nette 25-jährige **Sekretärin** aus **Osnabrück** war schwanger. Sie arbeitete jeden Tag stundenlang am Computer. Ihre Idee, den älteren Computer messen zu lassen, war vernünftig. Wissenschaftliche Forschungen der letzten 20 Jahre zeigen deutliche Zusammenhänge zwischen feldintensiven Bildschirmen und Fehlgeburten. Deshalb sollten Schwangere nicht an Bildschirmen arbeiten, um Risiken für das Ungeborene zu vermeiden. Von den Risiken der Mutter ganz zu schweigen. Der Computerbildschirm der Sekretärin war jedoch erfreulich strahlenarm, TCO-genormt. Die Elektrostatik des Monitors konnte ich vor Ort gar nicht messen, da die Oberfläche des PVC-Fußbodens **5000 Volt** verursachte und den verdächtigten Bildschirm weit in den Schatten stellte. Dieser zeigte, im elektrostatisch sauberen Flur auf Steinfliesen gemessen, nur **250 Volt**. Der Plastikboden, so feldintensiv wie 20 Bildschirme, wurde durch einen Baumwollteppich ausgetauscht und zudem elektrisch leitfähig verklebt: Elektrostatik ade.

Stress durch Ehemänner

Ich kenne einen Kunden, der sich eher von seiner **Ehefrau** als von seinem Synthetikteppich und den Polyestergardinen trennen würde. Nach meinem Besuch gab es Krach. Die Frau hatte kranke Bronchien und kämpfte mit dem Atem, reagierte auf Hausstaub und lebte mit **4000 Volt** Elektrostatik in einer zerstörten Luftionisation nebst Mengen an Reizpartikeln und Feinstaub. Synthetik lässt grüßen. War sie außerhalb der Wohnung, ging es ihr besser. Gran Canaria war für sie das Paradies. Hier bekam sie wochenlang Luft, ohne Zwischenfälle. Ich hatte in der Wohnung das Gefühl, mit dem Kopf in einer Plastiktüte zu stecken. Der Ehemann spürte angeblich nichts, sah keinerlei Zusammenhänge mit seiner Migräne, den Verspannungen, der Schlaflosigkeit und Aggressivität und verlangte wissenschaftliche Beweise. Der Wunsch war freilich schwer zu erfüllen. Der Wunsch seiner Frau nach einem gesunden Naturboden offenbar auch nicht. Ich habe die beiden noch draußen schreien hören. Sie könne ja ausziehen, wenn ihr der Teppich und die Gardinen nicht passen. Schließlich sei er der Geldverdiener. Außerdem, so was hätte jeder, das gehöre zum Leben. Und überhaupt, wenn es verkauft würde, könne es nicht schädlich sein, sonst würde es nicht verkauft. Diese "Logik" höre ich bei Kunden bedrückend oft.

Es geschieht bei Hausuntersuchungen und in Gesprächen mit Kunden übrigens häufiger, dass meine männlichen Geschlechtsgenossen nicht soviel wissen wollen "von dem Quatsch". Frauen sind häufig offener, wissbegieriger, experimentierfreudiger und bereiter für Veränderungen und Aufklärung, offensichtlich auch empfindlicher. Es passiert eher, dass eine Frau darum bittet, dann zur baubiologischen Messung zu ihr nach Hause zu kommen, wenn der Mann nicht da ist, als dass ein Mann darum bittet zu kommen, wenn seine Frau nicht da ist. Ausnahmen bestätigen die Regel, erfreulicherweise: Anfangs skeptische Ehemänner lassen sich von technischen Messungen oft richtig überzeugen.

Wenn meine Frau ans Meer will und ich in die Berge, dann fordere ich keine wissenschaftlichen Beweise für die angeblich bessere Seeluft. Ich fahre mit ihr, im Frühjahr. Im Herbst fährt sie mit mir in die Berge.

Lebensqualität

Die Fallbeispiele zeugen von den Zusammenhängen zwischen Wohnumwelt, Wohlbefinden und Krankheit. Vielen Menschen wurde durch baubiologische Beratungen geholfen. Für viele Ärzte, Heilpraktiker und Therapeuten ist die Baubiologie ein unverzichtbarer Teil ihrer ganzheitlichen Ursachenfindung, Therapie und Prophylaxe geworden.

Meine Fallbeispiele sind die Rosinen im Kuchen der inzwischen über 10.000 baubiologischen Haus- und Schlafplatzüberprüfungen. Sie sind nicht der Durchschnitt. Nicht immer sind die Erfolge derart signifikant. Einige Effekte zeigen sich subtiler, nicht gleich durch das Verschwinden von Beschwerden oder gar Krankheiten, sondern eher durch eine spürbare Steigerung der Lebensqualität. Selten passiert gar nichts.

Es geschieht, dass mittelmäßige und unkonzentrierte Schüler nach baubiologischer Stressreduzierung bessere Leistung und Noten bringen, dass Kinder nachts plötzlich nicht mehr ins elterliche Bett gekrabbelt kommen oder während des Schlafs auf ihr gewohntes Licht verzichten können, dass schwere Träume und Nachtschweiß die Ausnahme und nicht mehr die Regel sind, dass Hyperaktivität und ADHS-Probleme sich bessern, dass Kinder und Erwachsene ausgeglichener und liebenswerter, aber auch vitaler und kreativer werden. Ehefrauen berichten, dass ihre Männer nach der Eliminierung von Elektrosmog sofort mit dem lästig-lauten Schnarchen aufhörten. Ärzte berichten, dass die chronische Therapieresistenz von Patienten sich auflöste und Medikamente und andere Behandlungen wieder Erfolg zeigten. Viele sind einfach nur entspannter, schlafen kürzer und trotzdem effektiver, stehen morgens erholter auf. Es gibt, solange ich mich zurückerinnere, nur ganz wenige Kunden, die baubiologische Sanierungen nicht in irgendeiner Form als wohltuend und konstruktiv erlebt hätten.

Das spricht sich rum, und so werden wir heute nicht nur von Ärzten, sondern auch von Gesundheits- und Umweltämtern, Verbraucherberatungsstellen und -initiativen empfohlen. Architekten und Bauherren suchen Rat, lassen Grundstücke untersuchen und Baumaterialien prüfen, um jedes Risiko im Keim zu ersticken. Selbsthilfegruppen wollen Information. Krankenkassen wittern, dass man mit einer gesünderen Wohnumwelt nicht nur Menschen hilft, sondern auch Kosten spart.

Wir investieren Stunden, Tage und Wochen, bevor wir uns ein neues Auto kaufen. Es werden Vor- und Nachteile abgewogen, Kosten, Nutzen und Verbrauch verglichen. Es werden Prospekte gewälzt. Wir investieren Stunden und Tage, bevor wir einen neuen Computer erwerben, lassen uns beraten, bemühen uns, die komplizierte Technik zu verstehen. Wir studieren Tag und Nacht die Anleitungen von Hard- und Software und üben, bis wir es im Griff haben, fluchen, wenn er wieder abstürzt, und fangen mutig wieder von vorne an. Wenn wir nur einen kleinen Teil dieser Zeit und Geduld in unsere eigene Lebens-Gebrauchsanleitung stecken würden, dann sähe einiges besser aus. Dann wüssten wir, welcher "Sprit" der richtige ist für unser menschliches Biosystem. Dann wüssten wir, was uns schadet und was uns aktiv und funktionstüchtig erhält. Wüssten, womit wir uns umgeben sollten, was wir zulassen und meiden können, was sinnvoll und sinnlos ist, was befriedigend und was nur Ersatz ist. Hätten mehr faszinierende Einblicke in diesen Biocomputer Mensch und seine wunderbare Lebensgrundlage namens Natur. Bekämen eine Ahnung davon, was in uns noch alles an Potenzialen brach liegt und auf Verwirklichung hofft.

Amalgam

Der Zahnarzt hat das Problem der Bewertung des Risikos künstlicher Gleichspannungen und -ströme durch **Metalle** in der Mundhöhle des Patienten. Verschiedene Metalle oder Metall-Legierungen können unnatürliche Spannungen aufbauen und für Stromfluss sorgen. Das ist besonders oft an **Amalgamfüllungen** zu messen. Deren Potenziale erreichen manchmal die Werte kräftiger Batterien. Die Bedenklichkeitsgrenze wird von Ärzten auf **100 Millivolt** (mV) für die elektrische Spannung und **3 bis 5 Mikroampere** (µA) für den Stromfluss festgelegt (nach Türk, Schimmel, Kramer, Gasser, Voll). Alles, was über diesen Werten liegt, führt zur Empfehlung einer Zahnsanierung.

Amalgamfüllungen überraschen nicht nur mit erhöhten elektrischen Potenzialen, sondern sind zudem **toxische** Zeitbomben. Durch Spannung, Strom und Abrieb gelangen gefährliche Mengen giftiger Schwermetalle (z.B. Quecksilber) in den Organismus. Zahnärzte müssen Amalgam als Sondermüll entsorgen. Herausgebohrt sind sie **Sondermüll**. Und in den Zähnen? Je mehr Amalgam, umso mehr **Quecksilber** im Gehirn, in Leber und Nieren. WHO und Trinkwasserverordnung lassen pro Liter **1 Mikrogramm** (µg) Quecksilber im **Trinkwasser** zu. Im Speichel amalgamversorgter Münder finden sich im Schnitt 4,9 µg Quecksilber. Laut WHO und TVO dürfte der eigene Speichel nicht mehr geschluckt werden. Beim Zähneputzen werden 62 µg frei, beim Kaugummikauen 50 bis 400 µg und beim Trinken heißer Flüssigkeiten 45 µg.

Der Münchener Arzt und Toxikologe Dr. Max Daunderer und viele andere Ärzte gehen von einer Wechselwirkung zwischen Amalgam und Elektrosmog aus. Elektrosensible seien erst durch ihr giftiges Amalgam elektrosensibel geworden (Seiten 31, 102 ff., 132, 231, 373 ff.). Dazu verändern künstliche elektrische Spannungen im Mund die **Bakterienflora** der Schleimhäute, tragen zur Übersäuerung des Organismus bei und begünstigen das Pilzwachstum im Körper (Seite 375 ff.).

Das ehemalige **Bundesgesundheitsamt** empfiehlt bei nierenschwachen Kindern bis zum 6. Lebensjahr und bei Schwangeren den Skandalstoff Amalgam nicht mehr einzusetzen. Und bei nierenschwachen Siebenjährigen? Bei Menschen, die nicht schwanger sind? Die Staatsanwaltschaft des **Landgerichts Frankfurt** bestätigte 1997, dass "von Amalgam eine nicht unerhebliche Gefahr für die Gesundheit ausgeht."

Schweden und **Norwegen** sind konsequent, sie haben Amalgam **verboten**. In der Sowjetunion wurde es bereits 1975 untersagt. In Japan wird Amalgam seit 1982 nicht mehr eingesetzt. In den USA muss der Patient über das Risiko aufgeklärt werden und eine Einwilligung unterschreiben. In Kalifornien müssen Zahnärzte mit Warnschildern in ihren Praxen darauf hinweisen, dass sie toxisches Amalgam verwenden. Die Deutschen warten auf das Verbot bis heute, es darf bei uns weiter eingesetzt werden und wird es auch, täglich, bei Zahnfüllungen als **Regelversorgung**. So schädigen Spannung, Strom und Quecksilber weiter, jeden, vom Kind bis zum Greis. Die gute Nachricht: Amalgam soll auch bei uns in Deutschland bis 2013 verboten werden, soll...

Quecksilber ist eine der toxischsten Substanzen überhaupt, es wird im Gewebe gelagert, greift das Nervensystem, Stoffwechsel-, Hormon- und Immunsystem an, beschädigt das Entgiftungssystem und kann zu einer Vielzahl von Gesundheitsstörungen führen, besonders in sich gegenseitig ungut unterstützender Wechselwirkung mit anderen Erkrankungen wie chronischen Infektionen (Seiten 104, 230 ff., 373 ff., 557 ff.) und Sensibilitäten, z.B. die Elektrosensibilität (Seiten 102 ff. und 369 ff.) oder die Multiple Chemikalien Sensibilität MCS (folgender Band 2).

Viele Petitionen und Forderungen nach einem Verbot wurden bis heute kaum gehört, viele wissenschaftliche Forschungsresultate nicht beachtet. Für den Toxikologen Dr. Max Daunderer ist Amalgam "das **größte Verbrechen an der Menschheit**". Für den Umweltmediziner Dr. Joachim Mutter können "noch so geringe Quecksilberbelastungen **Menschen zu anderen Personen machen**". Und: "Das Tückische ist, dass 15 Jahre und mehr vergehen, bis sich erste Symptome einer schleichenden Vergiftung zeigen." Der Mediziner und Neurologieexperte Dr. Dietrich Klinghardt weist unermüdlich darauf hin: "Schwermetalle spielen **bei allen chronischen Erkrankungen** eine Rolle, an erster Stelle Quecksilber. Quecksilber reichert sich in den Nervenzellen an. Der Nerv kann Nährstoffe nicht mehr richtig aufnehmen und seine Befehle weiterleiten, das kann ihn letztlich töten. Quecksilber vermag überdies, die den Nerv umhüllenden Myelinscheiden zu zerstören." Der Chemiker und Toxikologe Prof. Dr. Alfred Stock warnte schon 1928: "Das gedankenlose Einführen von Amalgam als Füllstoff für Zähne ist ein **schweres Vergehen**. Wer die tückischen, niederdrückenden Wirkungen des Amalgams an sich selbst erlebt hat, empfindet es nicht nur als sein Recht, sondern als heilige Menschenpflicht, allen, die es angeht, zur Aufklärung und Wiederherstellung zu verhelfen."

'Spiegel-Online' ernüchtert im Mai 2006, 40 Prozent der medizinischen Studien seien nachweislich gefälscht oder durch Sponsoring manipuliert, so auch beim Amalgam. 'Nature' veröffentlicht, dass jeder dritte Wissenschaftler Studienergebnisse unterschlagen, gefälscht oder uminterpretiert hat, um den Auftraggebern - meist die pharmazeutische und chemische Industrie - zu genügen. Das kennen wir, vom Elektrosmog und den vielen anderen Risiken, die ein fettes Geschäft sind.

Bei den Giften ist das Gefahrenpotenzial schon eindeutig, auch wenn es immer noch erlaubt ist. Bei den elektrischen Spannungen und Strömen dank Amalgam oder anderen Metallen stehen noch viel mehr Fragen im Raum. Wenn das RWE bei **15 bis 20 Millivolt** Wechselspannung Nervenreizung bescheinigt, wenn der Zahnarzt bei **100 Millivolt** Gleichspannung das Gebiss saniert, was passiert, wenn ich in Schlafgemächern an Körpern tausend oder gar **zehntausend Millivolt** Wechselspannung messe und an synthetischen Gardinen, Moskitonetzen oder Schmusetieren **einige tausend Volt** Gleichspannung? Tausend Fragen sind noch nicht beantwortet. Viel mehr Fragen nicht einmal gestellt.

Brillengläser

Eine dieser Fragen ist: Was bedeutet es, wenn ich an einigen (nicht allen) Brillengläsern mehr Elektrostatik messe als nach Computernorm an Bildschirmen zulässig ist? Die PC-Norm setzt, wie Sie wissen, ihre Grenze auf **500 Volt** Oberflächenspannung fest. Manche **Brillengläser aus Kunststoff** oder **oberflächenbeschichtetem Glas** sind spielend auf über **5000 Volt** aufladbar. Vor einigen Wochen habe ich eine Brille gemessen, deren Gläser auf **10.000 Volt** kamen, zwanzigmal mehr als am PC erlaubt. Das ist ein kritischer Faktor mit unberechenbaren Folgen.

Brillengläser sitzen direkt vor den empfindlichen Augen, während zum Bildschirm mehr als 30 Zentimeter Abstand eingehalten wird. Brillengläser sitzen hier überdurchschnittlich lange, 15 Stunden pro Tag. Stellen Sie sich vor, so lange so viele Volt nur zwei Zentimeter vor den Augen! Verantwortlich für die ungewöhnlichen Spannungspotenziale auf Brillengläsern ist die Oberfläche der Gläser, z.B. die Beschichtung zur Reflexminderung, Kratzfestigkeit oder den UV-Schutz, nicht oder weniger das Brillenglas selbst. Je isolierender die Oberflächenschichten, desto mehr Elektrostatik ist möglich, je leitfähiger, desto weniger.

Und prompt kommen die Beschwerden: trockene Augen, Brennen und Jucken, Rötung, Entzündung, Kopfschmerz, Schwindel, Verspannung, Konzentrationsschwäche, Sehstörungen, zunehmende Sehschwäche, Lichtempfindlichkeit. Eigentlich sollten Brillen die Sehfähigkeit verbessern, nicht noch verschlechtern. Ich möchte nicht wissen, wie viele Menschen Augenprobleme haben, ohne zu wissen, dass hier eine Ursache zu finden ist. Erstaunlich, dass nach Entfernung der elektrostatisch auffälligen Brillen gegen elektrostatisch neutrale die Beschwerden recht oft verschwinden. Außerdem kann das ständige Putzen der Brillen um mindestens 90 Prozent reduziert werden. Elektrostatik zieht eine Menge Staub an. Der oft mit Schadstoffen und Keimen besiedelte Feinstaub legt sich nicht nur auf Brillengläser, sondern auch auf die nahe Augenschleimhaut. Je häufiger Sie Ihre Brille also putzen müssen, desto größer der Verdacht auf belastende Elektrostatik.

Übrigens: **Kontaktlinsen** machen keine Elektrostatik, weil sie ständig feucht sind.

Die Brillenhersteller kennen das Problem, müssen mit den elektrostatischen Guckern vorsichtig in empfindlichen technischen Räumen sein, es könnte Auge in Auge mit sensiblen Computerbauteilen an diesen (Zer-) Störungen geben (Seiten 47, 48, 680). Zeiss bestätigt die Elektrostatik an Brillen und reagiert auf eine Anfrage von Fielmann im September 2001: "Es geht kein Risiko von den Aufladungen aus." Angeblich. Weil: Die Grenzwerte seien eingehalten. Welche Grenzwerte? Die gelten überhaupt nicht für Brillengläser. Und die, die es gibt, sind absurd hoch. Außerdem handelt es sich, so Zeiss, "um kurzfristige Aufladungen, die zum Teil in wenigen Sekunden abgebaut werden." Stimmt, aber nur zum Teil, oft hält sich einmal aufgebaute Elektrostatik über Minuten und Stunden, besonders in trockenen Räumen und im Winter. "Die einfachste und wirkungsvollste Methode ist immer noch das Anhauchen der Oberflächen." Richtig, damit die Gläser feucht und somit leitfähiger werden. Nur müssten Sie bei einigen Brillengläsern aber mehr hauchen als gucken. Warum nicht gleich leitfähige Oberflächenbeschichtungen verwenden und so kritische Elektrostatik vermeiden?

Schuhe

Gute Schuhe hören nicht beim gesunden Fußbett auf, sondern sollten **leitfähig** sein. Wir brauchen soliden **Erdkontakt**, wie alle Lebewesen, möglichst oft, in allen Lebenslagen, zu Hause oder draußen. Wir sollten ständig im Fluss mit unserer Lebensgrundlage Erde sein. Jeder Überschuss, jede "Verspannung" wird an die Erde **abgeleitet**. Ausnahme: Vorsicht dann, wenn starke technische elektrische Wechselspannungen von Leitungen oder Geräten auf den Körper einwirken, wegen der Bildung entsprechender Körperströme (Seiten 53 und 54).

In Therapiegruppen üben wir, gut geerdet zu sein, stehen mit lockeren Knien und nackten Füßen im feuchten Gras oder auf kühlen Steinböden und atmen tief durch. Warum nicht im Alltag? Hier isolieren wir uns vom Boden durch elektrisch nicht leitfähige - isolierende - Schuhsohlen und Fußbodenbeläge. Der natürliche Fluss wird unterbrochen. Wir stauen ungesunde Energien auf, werden voll und voller, bis wir uns schockartig entladen und Blitze auf dem Umweg über die Fingerspitzen schlagen. Die Erdung über die Füße ist harmonisch, kontinuierlich, natürlich. Erdung will gelernt sein. Die Plastiksohlen-, Turnschuh- und Synthetikteppichgesellschaft macht es einem nicht leicht.

Ich habe für das Umweltmagazin Öko-Test (Heft 9/1992) **20 Gesundheitsschuhe** geprüft und festgestellt: 10 dieser Öko-Treter waren "ungesund". Deren Plastiksohlen zeigten sich stark elektrostatisch aufladbar, manche bis zu einigen tausend Volt, und sie isolierten perfekt, Erdkontakt ade. Das macht doppelten Effekt: Einerseits lade ich meinen Körper auf Schritt und Tritt durch Reibung auf, immer wieder; andererseits kann ich nicht entladen, weil die miesen Sohlen zur Erde isolieren. Deshalb schlagen Funken aus Fingerspitzen, denn der natürliche Entladungsweg direkt am Entstehungsort, nämlich über die Füße, ist dank isolierender Sohlen blockiert. Wegen der Blockade muss die verspannende Spannung durch den ganzen Körper, um irgendwo anders einen Entladungspunkt zur Erde zu finden, sei es die Finger- oder Nasenspitze oder beim Kuss die Lippe des besser geerdeten Partners.

Ende 1996 waren es **40 Gesundheitstreter** von Bama und Birkenstock über Ecco und Linn bis Think und Walkers, die von uns für Öko-Test gemessen wurden. Das Ergebnis: siehe oben. Messwerte von sehr guten unter 20 Volt Aufladung über schlechte 1000 V bis zu ganz miesen 5000 V. Von **10 modischen Damenschuhen** waren sechs extrem aufladbar (Öko-Test-Heft 10/1994). Von all den gemessenen **Alltags-** und **Kinderschuhen** waren gut die Hälfte auffällig (Öko-Test 11/ 1996), sie zeigten viel Elektrostatik und hohe Ableitwiderstände.

Mehrere Überprüfungen in den Jahren danach, die gleichen Ergebnisse, kaum ein Hersteller kümmert sich drum. Ob ein Schuh leitfähig ist oder nicht, bleibt Zufall. Ich habe Schuhsohlen gemessen, die außergewöhnliche **10.000 Volt** auf die Anzeigen der Messgeräte brachten. Mit Ledersohlen und anderem leitfähigen Material passiert das nicht, da kann man reiben soviel man will, die Schuhe bleiben neutral, und der Mensch entspannt im Fluss mit der Erde, fast so als stünde er mit nackten Füßen im Gras. Die vielen Tests haben einige wenige Schuhhersteller doch provoziert. Sie fingen 1996 an, mit leitfähigen Sohlen zu experimentieren, teilweise mit Erfolg. Schuhe ganz ohne Elektrostatik wurden mir zur Überprüfung vorgestellt, sie sollen entsprechend deklariert und beworben immer mehr auf den Markt kommen.

Eine besondere Nummer, die modernen (und pardon: hässlichen) **Crocs**. Plastik pur. Die meisten: Elektrostatik pur. So pur, dass sie in einigen Kliniken schon verboten werden, in den USA, Schweden, England, Österreich, der Schweiz, weil die spannungsgeladenen Träger bei Berührung medizinische Geräte stören, bis zum Absturz bringen, Herzkatheder schockieren, Röntgenfilme verblitzen. Krisen machen kreativ: Pfiffige Geschäftsleute erfanden so genannte Safeclips dagegen, leitfähige Klemmen und selbstklebende Bänder zur Ableitung des Elektrostresses der bunten Plastikschlappen. Nun kann man sie wieder tragen, ohne sich oder andere zu gefährden. Wenn da bei einigen (nicht allen) nicht all die fiesen toxischen Inhalte wären, speziell kritische PAKs, Cadmium, Blei, Chrom, Dibutylzinn... Und dann manchmal dieser strenge Eigengeruch. Von den Schweißfüßen ganz abgesehen.

Fordern Sie leitfähige Sohlen oder wechseln Sie beim Schuster isolierendes Plastik gegen leitfähiges oder gegen Leder. Leider sehen Sie es den Schuhen nicht an: elektrostatisch oder nicht. Der Hersteller oder Verkäufer müsste sich mit der Materie auskennen (das tun sie oft, Sie sollten fragen), technische Merkblätter vorlegen (in denen das elektrostatische Verhalten und/oder der Ableitwiderstand deklariert ist, hierfür gibt es reichlich Normen), oder es müsste mit Elektrostatiksensoren bzw. Feldmühlen gemessen werden. Noch einmal: Auch Kunststoffschuhsohlen können elektrostatisch durchaus in Ordnung sein, wenn sie leitfähig sind, und das sind sie nach meiner Erfahrung in 30 bis 40 Prozent aller Fälle. Nur, Sie sehen es ihnen eben nicht an.

Einige Hersteller machen auf Druck der kritischen Kunden, der empfindlichen Elektronikindustrie und von Ärzten wie Krankenhausmitarbeitern ihre Sohlen nachträglich leitfähig, weil: "Der elektrostatisch geladene Mensch ist die größte Gefahr für elektrostatisch empfindliche Elektronikbauteile und medizinische Geräte." Andere Hersteller werben mit der "besonderen Leitfähigkeit" ihrer speziellen "Antistatik-Schuhe", so Birkenstock, die neben der allerorten angebotenen Standard-Palette isolierender (und elektrostatisch aktiver) Gesundheitsschuhe auch leitfähige Spezialtreter anbieten: "Wenn Sie öfter mal geladen sind... dann Birkenstock-Antistatik! Nutzen Sie die Vorteile für Ihre Sicherheit!" Warum werden die nicht serienmäßig angeboten? Es gibt eine Reihe von Herstellern, die leitfähige und antistatische Schuhe anbieten, speziell für berufliche Zwecke, googeln Sie zu diesen Stichworten im Internet.

Für einige Berufe ist es wichtig bis lebenswichtig, **isolierende** Schuhe zu tragen, z.B. für Elektriker. Würde man nämlich den spannungsführenden "heißen Pol" einer Steckdose anfassen und dabei gut geerdet sein, dann würden hohe Ströme durch den Körper zur Erde abfließen, zu Schlägen führen und lebensgefährliches Unheil anrichten. Es kann im professionellen Umgang mit elektrischem Strom also angezeigt sein, isolierendes Schuhwerk zu tragen. Beruf ist nicht Alltag. Natürlich, erdverbunden, entspannend ist im Alltag der leitfähige Schuh.

Teppiche, Spielteppiche, Laminat und andere Bodenbeläge

Wie erwähnt, kommt dem **Fußbodenbelag** ganz besondere Bedeutung zu, geht es hier doch um raumdominierend große und unausweichliche Flächen mit direktem Körperkontakt, und die sind häufiger elektrostatisch auffällig, auffälliger als es ein PC-Bildschirm sein dürfte. Was sind 17 Zoll Monitoroberfläche im Vergleich zu 30 Quadratmeter Boden?

Nach den Fußböden folgen in Wohnungen die synthetischen **Gardinen** und **Vorhänge** mit oft starken Aufladungen, wieder große Oberflächen.

Kunststofftapeten neigen manchmal zu Elektrostatik, nicht so oft, und wenn, dann nicht derart ausgeprägt wie bei den Böden und Gardinen.

Für Öko-Test werden von uns immer wieder die verschiedensten **Bodenbeläge** gemessen, besonders Synthetikteppiche, Kinderspielteppiche, Naturteppiche, Laminat, Fertigparkett, PVC, Kork und Linoleum.

Bei den **Synthetikteppichen** gibt es, wie bei den Brillen oder Schuhen, große Unterschiede von gut über akzeptabel bis saumäßig. Im Sommer 2000 lagen die Messwerte an 15 Synthetikteppichen zwischen 100 Volt Oberflächenspannung und weniger bis 2000 V und mehr, im Frühjahr 2001 an weiteren 10 ebenso. Einer kam auf über 5000 V, da gibt es keinen Schritt ohne Funkenschlag. Der aktuellste Test im Herbst 2010: 15 synthetische Auslegewaren, zehn überraschend gut mit Oberflächen unter 500 V und nur fünf miese mit Spannungen bis 5000 V.

Am schlimmsten waren einige **Kinderspielteppiche**, mal wieder trifft es die Kleinsten am heftigsten. Von 20 im Februar 2002 geprüften Plastikteppichen und -matten fürs Kinderzimmer, zum Hüpfen, Puzzeln, Lernen, Stadtplan-Spielen, waren vier bis **12.000 Volt** (!) auffällig, 20-mal mehr als TCO, es knisterte. Fünf kamen auf 5000 V, fünf auf 2000 V und drei auf 1000. Kinder unter Spannung, das Raumklima ruiniert. Nur einer lag unter 500 V, nur zwei lagen unter akzeptablen 200 V. Aktuellere Tests im Frühjahr 2011, die gleichen schlechten Resultate: 15 Puzzle-Spielteppiche und nur einer im befriedigenden Bereich um 500 V, alle anderen darüber, schlecht, die meisten diesmal bis 2000 Volt.

Naturfaserteppiche aus Baumwolle, Ziegenhaar, Sisal, Kokos... sind elektrostatisch **neutral**, besser geht's nicht. Reine Schurwolle neigt auf isolierendem Untergrund zu Elektrostatik, deshalb: leitfähig verlegen. Bei Naturmaterialien unbedingt darauf achten, dass sie nicht pestizid gegen Insekten, Pilzbefall oder sonst wie chemisch ausgerüstet sind.

Bei **Laminatböden** gibt es solche und solche, die meisten sind extrem elektrostatikauffällig. Öko-Test ließ 56 Laminate in den Jahren 2000 bis 2012 von uns begutachten. Fünf dieser gepressten Kunststoff-Holzspäne-Abfall-Mixturen übertrafen außergewöhnlich hohe **10.000 Volt**. 25 kamen auf 5000 bis 10.000 Volt, 15 auf 2000 bis 5000, neun auf 1000 bis 2000, nur vier unter 1000. Das hat mit Baubiologie, mit gesundem Wohnen, mit solidem Raumklima nichts mehr zu tun. Nur zwei lagen unter 500 und eines unter 200 V. Zudem gasten einige Formaldehyd aus, am meisten das Laminat mit dem Blauen Engel, welches als "formaldehydarm" deklariert war. Hersteller Pergo hat reagiert, sich von uns helfen lassen, geforscht, experimentiert und es Ende 2004 geschafft: das erste elektrostatikneutrale Laminat, keine Oberflächenspannung, Glückwunsch. 2005 kam das neue Produkt namens "Uniq" auf den Markt.

Da sieht es bei **Linoleumböden** besser aus: Von den zwölf überprüften lagen zehn unter **200 Volt**, das ist erfreulich in Ordnung, nur zwei darüber, aber noch unter 1000 V, offenbar wegen einer PVC-Beschichtung.

Bei **Fertigparketten** ist es nicht das Holz, sondern die Oberflächenversiegelung, die einen Strich durch die Rechnung macht: Von den 47 ab 1998 bis heute untersuchten lag ein Schiffsbodenparkett wahrhaft über **10.000 Volt**, wie das mieseste Laminat. Eines kam auf über 5000 V, 10 auf 2000, 9 auf 1000, 6 auf 500 und erfreuliche 20 auf unter **100 V**.

Bei **Kork** auch, nur die Oberflächenbehandlung ist entscheidend. Naturkork ist **klasse**, nicht nur elektrostatisch. Beschichtet man ihn mit einem Kunststoffüberzug, schade, dann ist es kein Kork mehr: Wir fanden bis **10.000 Volt**, der reinste Plastikkracher.

Bambus, ebenso. Auf die Versiegelung achten. Sonst **prima**.

PVC? Alles drin, zahm oder knisternd, **keine** Elektrostatik oder **5000 Volt**. Wichtig auch hier: Die Verlegung mit leitfähigem Kleber reduziert die Aufladbarkeit der Oberfläche. Manche PVC-Materialien werden bewusst leitend hergestellt, beispielsweise für Krankenhäuser und Arztpraxen, hier findet man keine Elektrostatik, trotz Kunststoff.

Sie sehen, nichts ist pauschalisierbar, man kann Glück oder Pech haben. Informieren Sie sich, fragen Sie hartnäckig, kaufen Sie nichts ohne die verlässliche schriftliche Zusage, dass dies Produkt elektrostatisch in Ordnung ist, kontrollieren Sie die technischen Merkblätter oder lassen Sie den Bodenbelag im Zweifel überprüfen.

Infekte

Mit zunehmender **Lufttrockenheit** nimmt auch Elektrostatik zu. Wenn der Arzt in seiner Praxis ein Luftfeuchtemessgerät hätte, dann wüsste er bald, dass unter 30 % relativer Feuchte der Sturm der Erkältungskranken einsetzt. Normal sind 40 bis 60 % Feuchte. Im Winter, wenn es draußen kalt ist und deshalb drinnen die Zentral- und Fußbodenheizungen für Wärme sorgen, messe ich nur noch 20 bis 30 %. Das forciert Elektrostatik. Die fördert wiederum das Aufkommen und die Verteilung des Feinstaubes. Und mit dem Staub kommen die Reizpartikel, Schimmelpilze, Bakterien, Gifte, Schadstoffe..., die Holzschutzmittel, Pestizide, Insektizide, Schwermetalle, Allergene, Radon... alles "klebt" mit Vorliebe am Feinstaub und wird auf diesem Wege eingeatmet, lagert sich an den Schleimhäuten ab. Die Schleimhäute trocknen aus, können sich nicht mehr wehren und werden genau für diese Schadstoffe gesteigert empfänglich. Der natürliche körperliche Selbstreinigungsmechanismus und die Immunabwehr werden gestört. Durch zuviel Elektrostatik und zuviel luftgetragenen Staub bricht auch die gesund erhaltende Luftionisation zusammen. Ein Teufelskreis. Innerhalb von wenigen Tagen sind Millionen Atemwegskranke geboren. Die Infektanfälligkeit nimmt drastisch zu. Unsere Widerstandskräfte werden überfordert. Und die Ansteckungsgefahr steigt. Was ist die Konsequenz? Keine Elektrostatik im Innenraum, die Luft normalfeucht halten, moderat heizen, lüften.

Elektrostatik: Evolution rückwärts

Der Schweizer Chemie-Gigant **Ciba-Geigy** machte in den Jahren 1990 bis 1992 ganz **überraschende Pflanzen- und Tierversuche**. Getreide, Farne, Pilze und Fische setzte man für eine definierte, recht kurze Zeit elektrostatischen Feldern aus. Das provozierende Ergebnis, so der wissenschaftliche Ciba-Geigy-Mitarbeiter Dr. Heinz Schürch: "Was wir hier machen, ist ein Salto rückwärts in der Evolution." Die Effekte, die als Folge der elektrostatischen Einwirkung auftraten, erinnerten eher an Gentechnik als an elektrophysikalische Einflüsse. Was war geschehen?

Weizen- und **Maiskörner** wurden in den ersten drei Tagen ihrer Keimung den elektrostatischen Ladungen ausgesetzt. Dann wuchsen sie normal im Gewächshaus weiter. Schürch: "Pflanzen scheinen im elektrostatischen Feld eine Information zu erhalten, die sie veranlasst, sich zurück zu einer ursprünglichen Form zu entwickeln. Der Weizen zum Beispiel 'erinnert sich daran', dass er einmal eine Grasart war. In Südamerika gibt es noch Urformen unseres heute hochgezüchteten Weizens. Der bei uns zwischen zwei Plattenelektroden unter elektrostatischer Einwirkung gekeimte Weizen wächst wie die ursprüngliche Grasform, ohne Elektrostatik entwickelt er sich so wie wir normalen Weizen kennen. Dazu wächst der Elektrostatik-Weizen viel schneller und entwickelt andere Eiweißformen. Er ist etwas kleiner, hat aber dafür mehr Ähren pro Pflanze. Man könnte diesen Weizen sehr gut in Gegenden mit kurzem Frühjahr und Sommer anbauen und auf übliche Pestizide verzichten. Er ist weniger krankheitsanfällig und viel keimfreudiger. Im evolutionären Gedächtnis der Natur sind die Wildtypen unserer Kulturpflanzen offenbar gespeichert, es scheint möglich zu sein, sie wieder zum Leben zu erwecken, mit Elektrostatik."

Vergleichbare Experimente führte Ciba-Geigy mit verschiedenen **Farnen** und **Pilzen** durch. Die Elektrostatik machte in wenigen Wochen aus einem Kulturfarn einen Urfarn. Die Wissenschaftler kannten Farnabdrücke aus uralten Steinkohleablagerungen. Die Abdrücke entsprachen denen des Elektrostatik-Farns. Auch Pilze wurden elektrostatisch provoziert, und sie entwickelten dabei Fäden, Sporen und andere Eigenschaften, die Rückschlüsse auf Urformen zuließen. Ciba-Geigy ließ sich das Verfahren der elektrostatischen Behandlung patentieren.

"Wir wollten unser Verfahren nicht nur bei Pflanzen, sondern auch bei Tieren ausprobieren. Deshalb wurden die Eier von **Regenbogenforellen** von der Befruchtung an vier Wochen im elektrostatischen Feld gehalten. Dann setzten wir die Brut in andere Behälter und zogen sie normal groß. Schauen Sie sich an, was daraus geworden ist." Dr. Schürch zeigt Fotos von Fischen, die man kaum als Forelle erkennt. Kopf und Körper sind viel kräftiger, sie haben mehr Zähne und eine andere Farbe. Bei männlichen Exemplaren ist der Unterkiefer wie bei Wildlachsen zu einem mächtigen Haken ausgeprägt. "Die Elektrostatik-Forellen sind wilder und aggressiver, sie springen höher als normale Forellen, und das Fleisch ist fester und schmeckt besser. Wir hatten den Eindruck, hier Minihaie gezüchtet zu haben." Die Fischuntersuchungsstelle der Eidgenossenschaft in Bern identifizierte die Ciba-Geigy-Fische als eine Forellen-Urform, die bereits vor 150 Jahren ausgestorben ist. Es gab noch alte Zeichnungen, auf denen diese Art abgebildet war.

Was sich wie ein Horrorkabinett anhört, ist Realität. Wie weit kann man solche Experimente treiben? Wie wirken die elektrostatischen Felder? Welchen Informationsgehalt haben sie? Was ist das ordnende Prinzip, das dahinter steht? "Auf diese Fragen haben wir noch keine Antwort gefunden", sagte der Ciba-Geigy-Wissenschaftler Dr. Schürch.

Auf die Frage, welche Wirkungen und Nebenwirkungen die Elektrostatik in Wohnräumen, an Arbeitsplätzen, vor Bildschirmen, in Autos oder sonst wo haben könnte, gibt es auch keine Antwort. Was uns nicht davon abhält, elektrostatische Böden, Gardinen, Oberflächen... quadratmeterweise in unseren Lebensräumen einzusetzen oder per Brillenglas vors Auge zu holen, per Sohle unter die Füße, per Pullover an den Körper und per Schmusetier ins Kinderbett. Die bei den Ciba-Geigy-Versuchen eingesetzten elektrischen Intensitäten waren etwa zehn- bis hundertmal so hoch wie die unserer alltäglichen Belastungen namens Teppich, Laminat, Polyester oder PVC. Dafür waren die Versuche des Pharmariesen zeitlich knapp begrenzt, und zu Hause oder auf der Arbeit geht es um jahrelange Dauereinwirkungen und um direkten Körperkontakt. Was passiert mit Menschen in Anbetracht der Phänomene, die bei Pflanzen und Fischen derart eindeutige Folgen zeigten? Sind in unserem evolutionären Gedächtnis auch Wildtypen gespeichert, die im Einfluss von Elektrostatik wieder zum Leben erweckt werden? Katapultiert uns die Synthetikspannung zurück Richtung Neandertaler? Macht auch der Mensch den Salto rückwärts? Also, wenn ich mich so umschaue...

Das ARD-Magazin 'Report' nennt die Elektrostatik-Forschungen von Ciba-Geigy 1992 "eine nobelpreisverdächtige Entdeckung". Der Mikrobiologe und Genetiker Prof. Dr. Werner Arber, Nobelpreisträger für Physiologie und Medizin: "Ich konnte die Versuchsreihen bei Ciba persönlich in Augenschein nehmen, und ich war wirklich beeindruckt. Seither lässt mich der Gedanke daran nicht mehr los." Luc Bürgin hat ein Buch hierüber geschrieben: "Der Urzeit-Code", 240 Seiten, 65 Fotos, lesenswert. Ciba-Geigy-Forscher Dr. Guido Ebner, der als Vorgesetzter von Dr. Schürch an den Experimenten beteiligt war: "Die Natur kümmert sich nicht darum, ob wir sie verstehen, sie tut dennoch, was sie tut."

Andere Wissenschaftler lässt der Gedanke auch nicht mehr los: Wie kann man diese Wachstumssteigerungen durch Elektrostatik vermarkten? Dicke Fische bringen mehr Geld als dünne. Keimfreudiger, resistenter gegen Krankheiten, festeres Fleisch, besserer Geschmack..., das hört sich mehr als reizvoll an, und das lediglich mit simpler elektrischer Spannung. Ciba-Geigy hat weitere Forschungen eingestellt. Hochschulen haben sie weitergeführt, so die Johannes-Gutenberg-Universität in Mainz. Raps, Weizen, Gerste, Hafer... plus Elektrostatik macht bis zu 25 Prozent mehr Keimrate. Die Getreidearten wuchsen deutlich schneller und wurden viel größer. Bei Wasserlinsen, die 24 Tage mit den Feldern konfrontiert wurden, stieg die Teilungsrate um über 400 Prozent.

Wie sich die Bilder gleichen. Sie erinnern sich? Mäuse und Menschen werden im Elektrosmog größer und dicker (Seiten 137, 544 und 622). Die Zellteilungsrate erhöht sich, auch die von Darmpilzen, Krebs- und Leukämiezellen (Seiten 24, 130, 213, 217, 222 und 236). Schüler von 'Jugend forscht' bestrahlten Kresse und Gras mit DECT-Wellen (Seiten 490 und 491), die Pflänzchen waren bereits nach vier Wochen 30 Prozent länger. Junge Nadelbäume wachsen im Elektrosmog erst mal zügiger, bevor sie sterben, letzteres leider viel früher und häufiger (Seiten 425 und 426). Elektrosmogexperte Werner Hengstenberg (Seite 491): "Von mir bestrahlte Pflanzen wuchsen schneller und gingen schneller ein."

Elektrische Reize in der Natur

Prof. Dr. Fritz-Albert Popp von der Universität Saarbrücken: "**Fische reagieren** auf **geringste elektrische Reize** im Bereich weniger Mikro- bis Nanovolt pro Meter, das ist vergleichbar mit dem Feld einer Taschenlampenbatterie in mehreren Kilometern Entfernung."

Haie erkennen auf weite Entfernung die unvorstellbar winzige elektrische Aktivität ihrer Beute, verursacht durch deren Muskelbewegungen und Muskelströme. Die Feldstärken liegen bei **0,1 bis 1 Mikrovolt pro Meter**. Sie reagieren bereits auf Reize von **5 Nanovolt** (Milliardstel Volt) mit Flucht oder Angriff. Sie haben sensible Nervenzellen unter der Haut. In Südafrika und Australien schreckt man Haie in Küstennähe mit elektrischen Feldstärken von **4 Volt pro Meter** ab, emittiert aus Elektrokabeln, die hundert Meter vor den Küsten gespannt werden. Im Einfluss des Feldes verlieren die Tiere die Kontrolle über ihre Muskeln und verlassen zügig den Feldbereich. Seitdem findet man keinen Hai mehr in Küstennähe, der Badegenuss ist garantiert (siehe Seite 24).

Ähnliche Sensibilität bei **Rochen**, sie nutzen das physikalische Prinzip, dass bei Bewegung eines leitfähigen Körpers im Erdmagnetfeld minikleine elektrische Felder entstehen. So orientieren sich die Rochen mit ihren empfindlichen Sinnesorganen. Neueste wissenschaftliche Studien zeigen, dass **Süßwasserfische** noch empfindsamer sind, mindestens um den Faktor 100 niedriger im Vergleich zu Haien und Rochen.

Das andere Extrem ist der **Zitteraal**, der mit groben Spannungen bis **700 Volt** und hohen Strömen bis **2 Ampere** seine Beute fängt und sich verteidigt. Spannbreiten von 1 zu über 1 Milliarde. Wunder Natur.

Wie leicht ist die natürliche Ordnung durch technische Felder aus dem Lot zu bringen? Immer mehr **Wale** kommen in den letzten Jahren zunehmend durch unerklärliche Strandungen ums Leben, 1000 bis 2000 Wale jährlich, aufs Land geworfen als Folge von Fehlorientierung.

Menschliche Zellen funktionieren mit kleinsten elektrischen Spannungen zwischen innerem und äußerem Zellmilieu, das Zellmembranpotenzial bewegt sich, je nach Zellart und Situation, zwischen **10 und 50 Mikrovolt**. Zellen geben messbare Lichtsignale ab, billionenfach niedriger als die durchschnittliche Tageslichtintensität.

Prof. Steven Kaali vom New Yorker Womens Medical Hospital entwickelte 1990 ein millimeterkleines elektronisches Gerät, das in den Gebärmutterhals eingesetzt wird und mit der elektrischen Gleichspannung von nur 2,8 Volt und dem Gleichstrom von nur 50 Mikroampere **Spermien bewegungsunfähig** macht. Die elektronische Verhütung.

Gezielt applizierte 2,8 Volt Gleichspannung lähmen Spermien, was ziehen zufällig einwirkende 10.000 V vom Laminatboden für Wirkungen nach sich? 4 Volt pro Meter Feldstärke bringen Haimuskeln außer Kontrolle, was mögen 5000 V/m über dem Synthetikteppich anrichten? Mit 10 bis 50 Mikrovolt funktionieren menschliche Zellen, und was passiert, wenn 3000 Volt, 100 Millionen Mal mehr, aus Fingerspitzen in Treppengeländer schießen? Ich höre die Strahlenschützer schon antworten: gar nichts. Na klar.

Sanierung - Maßnahmen gegen elektrische Gleichfelder

Für amtliche Strahlenschützer ist Elektrostatik ein Kavaliersdelikt, keine Gefahr. In der Verordnung ist Elektrostatik nicht zu finden. Selbst wenn die Elektronik in Computerfertigungen und EDV-Anlagen ab 100 Volt ge- und zerstört wird, darf der Mensch ein paar zehntausend Volt aushalten. Funktürme lassen sich nicht so leicht absägen. Aber bei der Elektrostatik haben wir es im Griff, viel oder weniger? Es liegt an unseren Ansprüchen, unserer Vor-Sicht, unserer Bewusstheit. Elektrostatische Problemvermeidungen und Sanierungen sind meist simpel.

Sie wissen: Kunststoff und Synthetik raus aus einem gesunden Raum, konsequent nur **Naturmaterialien** rein. Die Natur kann es besser als die Industrie. Es sei denn, Kunstprodukte sind elektrostatisch, raumklimatisch und toxisch einwandfrei. Die gibt es, aber woher wissen ohne vorherige Analyse? Deshalb, prinzipiell und vorsichtshalber, siehe oben. Jeder nicht chemisch behandelte oder beschichtete Naturstoff ist erlaubt, es sei denn, es gibt spezifische Allergien. Schurwolle bitte mit Juterücken und auf leitfähige oder leitfähig gemachte Böden. Teppiche stets ohne jede Schaumrücken und chemische Ausrüstung.

Glatte Flächen aus **Kunststoff**, z.B. beschichtete Schränke, könnten mit natürlichen Materialien behandelt werden: beklebt, überstrichen, furniert, bespannt... mit Korkdekor, Holzfurnier, Tapeten, Stoffen, Biofarben. Das reicht, um Elektrostatik drastisch zu reduzieren oder sogar zu eliminieren, denn es geht hier um Oberflächenspannungen, die zusammenbrechen und keine Wirkung mehr entfalten, wenn man nur neutrale Produkte aufbringt, und sie somit großflächig abdeckt.

Wenn Sie atmungsinaktive **Kunststofftapeten** mit natürlichen Wandfarben überstreichen, dann bedenken Sie, dass die elektrostatischen Ladungen jetzt zwar reduziert oder ganz verschwunden sind, aber ein gewisses "Plastiktütenklima" bleibt, da die wichtige und raumklimatisch ausgleichende **Diffusionsfähigkeit**, sprich Atmungsfähigkeit der Wände nach wie vor behindert wird. Gleiches gilt für elektrostatische **Synthetikteppiche**: Legen Sie einen raumdominierend großen Naturteppich darüber, dann ist die riskante Ladung zwar weg, aber der unerwünschte Aspekt isolierenden Kunststoffes bleibt dennoch, der Erdkontakt ist unterbunden. Besser ist die ursächliche Sanierung, das Entfernen von Stoffen oder das Abtragen von Flächen.

Ein elektrostatisch auch noch nach dem Ausschalten aktiver **Fernseher** (das Staubtuch knistert auf der Mattscheibe, und die Armhärchen werden angezogen und stehen steil) bitte wie beschrieben (Seite 685) mit leitfähigen Stoffen abdecken oder in Schränke einsperren. Neue **Flachbildschirme** sind elektrostatisch besser als die älteren Röhren.

Es ist immer eine gute Idee, isolierende Flächen **leitfähiger** zu machen.

So könnte ein Boden mit leitfähiger Farbe oder leitfähigem Kleber bestrichen und geerdet werden, bevor Teppich, Holz oder Kork zur Verlegung kommen. In Arztpraxen und Computerräumen ist das Standard, um die leidigen elektrostatischen Risiken zu vermeiden. Jede **leitfähige** und **geerdete Fläche** macht einen Raum ein Stück **naturnäher**, klimatisch günstiger, frischer. In der Natur ist die Umgebung der meisten Lebensräume von Tieren und ursprünglich lebenden Menschen leitfähig: die **Höhle** durch die umgebende Erde, das **Nest** durch die mit der Erde verwurzelten Äste. Im Wald, auf der Wiese, in Lehmbauten, unter Grasdächern, im Souterrain, das alles ist erdnah und leitfähig. Erdnah bedeutet: keine Elektrostatik, gute Luftionisation, solides Raumklima.

Vorsicht, es wird oft behauptet, dass man den elektrostatischen Synthetikteppich oder die Kunststoffgardine nur zu erden bräuchte, indem man einen Draht vom Teppich oder der Gardine zum Heizungsrohr führt. Das geht leider nicht, da Teppich und Gardine selbst nicht leitfähig sind. Wären sie leitfähig, wären sie nicht elektrostatisch. Je weniger leitfähig ein Material, umso größer die Möglichkeit der Auflading.

Achten Sie bei **Oberflächenversiegelungen** für z.B. Holz- und Korkparkett oder Laminatböden auf möglichst leitfähige Materialien. Wasserlösliche Lacke sind meist ausreichend leitfähig, Öle und Wachse auch. Vollholz ist die bessere Alternative zu **Kunststoffbeschichtungen**. Bei Oberflächenbehandlungen und -versiegelungen Schadstoffe meiden.

Kindertränen müssen nicht sein. Nach der Erkenntnis, dass Töchterchens **Schmusetier** oder Sohnemanns **Teddy** zu stark elektrostatisch sind, könnte man die für die Nachtstunden in einen festen Baumwollbeutel stecken oder mit einem Handtuch abdecken. Die Kleinen werden verstehen, dass ihr Liebling das braucht, um nicht zu frieren. Kinder müssen nicht allein im Bett sein. Sie dürfen das in Naturstoff komplett eingepackte Synthetiktier weiter im Bett haben. Was sie mit den Synthetiktieren ohne Schutz vorher an sich drückten, hatte die elektrische Feldintensität von drei Computerbildschirmen, mindestens.

Der wichtigste Platz ist gerade auch hier das **Bett**. Keine Synthetik im Bett! Tagsüber können Sie mal entladen, beim Gehen, Händewaschen, Duschen. Nachts liegen Sie weitgehend elektrisch isoliert, keine Möglichkeit der Entladung über Stunden. Ein Synthetikspannbettbezug aus dem Kaufhaus schaffte über **10.000 Volt Spannung**, manche Synthetikzudecke auch. Bettwäsche bitte nur aus reinen Naturmaterialien.

Hersteller werden wach. Es wird bei **Brillengläsern** bereits mit **"antistatisch"** geworden, beispielsweise bei der Purlux-Vierkomponenten-Oberflächenveredelung. Wir haben es geprüft: stimmt, unter 10 Volt.

Laminate ohne sind **selten**. 22 unter der Lupe von Stiftung Warentest: Ein einziges war elektrostatisch unauffällig - Classen Style Megaloc. 56

bei Öko-Test: Wieder nur eines ohne Elektrostatik - Pergo Uniq. Einige wenige waren akzeptabel. Ansonsten: Finger weg von Laminat.

Das **Besprühen** von Fasern und Flächen mit **antistatischen** Mitteln ist mir zu heikel, denn 1. ist der Effekt meist nur kurzfristig, und 2. holt man sich unter Umständen toxische Substanzen ins Haus. Regelmäßiges Besprühen der Teppiche und Stoffe mit Wasser oder Seifenlaugen hilft zwar in diesem Moment, genauso wie das Ölen oder Wachsen von Kunststoffoberflächen, aber leider nur recht kurz, vielleicht ein paar Stunden oder Tage. Es gibt sogar Antistatiksprays für Katzen.

Kontinuierliches **Luftbefeuchten** auf 50 bis 60 Prozent relative Feuchte ist auch ein möglicher Weg, besonders im Winter, wenn die Innenraumluft dank Heizung trockener wird und sich deshalb Elektrostatik verschärft. Es ist darauf zu achten, dass mikrobiologische Überfälle in Form von Bakterien oder Pilzen vermieden werden. Diese Keime verstecken sich gern in Luftbefeuchtern, speziell bei schlechter Wartung. Bei kühlen Wänden besser keine Luftbefeuchtung, Kältebrücken ziehen Wasserdampf an und begünstigen die Schimmelentwicklung.

Fußbodenheizungen verstärken elektrostatische Effekte bei Synthetik und Schurwolle, weil die Böden warm und trocken werden und damit ihr letztes Restchen Leitfähigkeit flöten geht. **Zentralheizungen** erhöhen die Ladungen an Gardinen und Vorhängen aus dem gleichen Grund, und weil die trockene, warme Luft der Heizkörper direkt an den Synthetikgardinenfasern vorbeistreicht.

Die leitfähigen "Schwänzchen", die an **Autokarosserien** befestigt werden und auf dem Asphalt herumtanzen, sind sinnvoll. Denn sie geben Elektrostatik an die Erde, sprich Straße, ab. Im Innenraum des Autos sollten Schaffelle über Synthetiksitze gelegt werden, ein Sisalteppich auf den Boden. Man lädt sich im Auto deshalb auf, weil es oft (nicht immer) vor Synthetik strotzt und der **Fahrtwind** durch Reibung an der Außenfläche für Elektrostatik sorgt, bei Metallic-Lackierungen deutlicher als bei Normal-Lackierungen. Kommt im Winter die trockene Heizungsluft dazu und provoziert Plastikverkleidungen und Synthetikhimmel, dann können Sie sich vorstellen, wie es im Autoinnern knistert. Steigen Sie jetzt elektrostatisch hochgeladen aus und haben noch isolierendes Schuhwerk mit Kunststoffsohlen an (eine Erdung über die Füße ist also nicht möglich), dann gibt es einen funkenden Schlagabtausch zwischen Karosse und Mensch. In diesem Fall weiß man nicht, warum es schmerzt: weil ich mich am Wagen entladen habe (wegen der zur Erde isolierenden Schuhe) oder weil der geladene Wagen sich durch mich zur Erde entladen hat (wegen der leitfähigen Schuhe).

Schläge ins Ohr. Apple weist darauf hin: Bei Kopfhörern für iPhones, iPods und Co. könnten schon mal "elektrostatische Entladungen" in das empfindliche Hörorgan einwirken - keine reizvolle Vorstellung.

Elektrostatik: Messung 707

So werden elektrische Gleichfelder gemessen

Beachten Sie die in Ergänzung zum Standard und den Richtwerten herausgegebenen aktuellen "Messtechnischen Randbedingungen und Erläuterungen". Hier finden Sie verbindliche Angaben, womit und wie messtechnisch-analytisch vorzugehen ist.

Elektrische Gleichfelder entstehen durch elektrische **Gleichspannung**. Die Feldlinien verlaufen - wie bei elektrischen Wechselfeldern - offen vom einem höheren zum niedrigeren Potenzial, im Endeffekt zur Erde. Auch bei der Elektrostatikmessung, der frequenzlosen Auflading und Feldstärke, geht es um **Potenzialdifferenz**, und einige der bei den Wechselfeldern beschriebenen Zusammenhänge und Probleme sind hierauf übertragbar.

Die elektrischen Gleichfelder entstehen als Folge **elektrischer Ladungen** an **isolierenden Materialien** (Kunststoff, Synthetik, Gummi, Latex...), nicht abgeschirmten Bildschirmen und durch mit Gleichspannung betriebenen Anlagen, Leitungen und Geräten (Oberleitung der Straßenbahn, Luftreiniger, Ionisatoren...). Sie verändern die natürliche Luftelektrizität und andere Raumklimaaspekte (Luftionisation, Feinstaubaufkommen...). Das natürliche elektrische Gleichfeld wird im Freien maßgeblich durch das Wetter beeinflusst.

Elektrische Gleichfelder werden bei baubiologischen Untersuchungen direkt **am Material** und ergänzend **im Raum** gemessen. Empfindliche Gleichspannungsmessgeräte, so genannte Elektrofeldmeter, Elektrostatiksensoren oder Feldmühlen, erfassen einerseits die **Oberflächenspannung** des verdächtigen Materials und andererseits die **Feldstärke** im Raum, das heißt die **Luftelektrizität** in der Umgebung des elektrostatischen Materials. Die Oberflächenspannung muss, die Luftelektrizität kann angegeben werden.

Die Maßeinheit für die **elektrostatische Ladung**, also für

| die **Oberflächenspannung** ist **Volt** (V).

Die Maßeinheit für die **elektrische Feldstärke**, also für

| die **Luftelektrizität** ist **Volt pro Meter** (V/m).

Beträgt die Feldstärke in 1 m Entfernung von einem elektrostatisch geladenen Objekt 1000 V/m, dann entspricht das der Oberflächenspannung von 1000 V. Die Umrechnung: Oberflächenspannung (V) = Feldstärke (V/m) x Abstand (m). Es ist bei der Feldmessung anzugeben, in **welchem Abstand** zum Material gemessen wurde. Ohne Abstandsangabe kann man davon ausgehen, dass in Körpernähe ermittelt wurde (z.B. am Bett oder PC).

Entscheidend ist eine **Provokation** und somit Auflading des Materials kurz vor der Messung durch eine alltagstypische Reibung. Es hat sich als praktisch erwiesen, mit dem Handrücken oder mit einem isolierenden Material (z.B. Kunststoffschuhsohle) einmal oder mehrmals über den zu untersuchenden Stoff (Gardine, Teppich, Tapete...) in eine Richtung zu streichen. So wird Elektrostatik aktiviert und das nur, wenn der Stoff aufladbar ist. Die Messung erfolgt etwa 1 bis 2 Sekunden nach der Reibung.

Das Messgerät und/oder die elektrostatisch neutrale Messperson selbst müssen **geerdet** sein. Die Erde ist Bezugspunkt (auch in Kapitel A 1). Wenn Person oder Gerät nicht geerdet sind, kann man davon ausgehen, dass manche Messergebnisse reine Messfehler sind.

Es ist zu beobachten, wie schnell sich ein Objekt **nach Auflading** wieder **entlädt**. Die Entladezeit ist ein ergänzendes baubiologisches Kriterium. Baubiologen empfehlenswerte Materialien sind **kaum aufladbar** und wenn, so **entladen** sie sich in **Sekundenschnelle**. Abzulehnende Materialien sind durch Reibung in Sekundenschnelle **extrem aufladbar** und entladen sich, wenn überhaupt, nur **sehr langsam** über Minuten oder sogar Stunden. Also: je **weniger aufladbar** und je **schneller** die **Entladezeit**, umso besser.

Dazu wird die **Polarität** der Ladung notiert. Ein unnatürliches **Minusfeld**, das eindeutig auf Synthetik hinweist, ist kritischer zu sehen als ein Plusfeld, das in einigen Fällen auch in der Natur vorkommen kann (Schurwolle, Katzenfell, Bernstein...). Manchmal "kippt" die

Polarität während der Messung oder bei mehreren Messungen kurz hintereinander von plus nach minus oder umgekehrt, auch das wäre ein Hinweis auf Kunststoffmaterialien.

Die Messungen von Fläche und Luft sind im Alltag nicht immer optimal reproduzierbar, weil in den Räumen die verschiedensten elektrostatischen Materialien zusammenkommen und Einrichtungen sowie die Messperson selbst das Ergebnis beeinflussen. Es geht in erster Linie um die Erkennung, ob ein Material oder Gerät Elektrostatik zeigt oder nicht, wie stark sie ausgeprägt ist, ob plus oder minus und wie lange sie sich hält. Dabei kann es von Messung zu Messung und von Reibung zu Reibung leichte Messwertunterschiede geben, einmal 800 Volt und danach 950 oder 650. Eine Angabe im Messprotokoll von "1237 Volt Oberflächenspannung" ist unsinnig, "1000-1500 V" wäre sinnvoller.

Hinzu kommt, dass die **Luftfeuchte** und **Luftbewegung**, **Lüftungsrate** und **Temperatur**, **Reibung** am Material und **Leitfähigkeit** der Umgebung, **Luftionenzahl** und andere **Klimaparameter** die Resultate beeinflussen. Die Ergebnisse gelten nur für den Moment in dieser Situation. Für vergleichbare Resultate sollte die **relative Luftfeuchte** bei **40-50 %** liegen. Über 60 % gibt es niedrigere Werte, ab 70 % werden Messungen schwierig, über 80 % kaum möglich, über 90 % unmöglich. Unter 40 % werden die Ergebnisse deutlicher, unter 30 % muss mit mehrfachem, unter 20 % mit zigfachem Anstieg gerechnet werden.

In der Hand erfahrener Baubiologen sind orientierende Elektrostatikmessungen aussagekräftig und unverzichtbar. Sie sind Standard jeder baubiologischen Untersuchung.

Hier die aktuellen **baubiologischen Richtwerte** für **Oberflächenspannung**, **Luftelektrizität** und **Entladezeit**, bezogen wie immer auf Schlafbereiche:

Im Idealfall sollten **keine** elektrostatische Ladung und somit keine unnatürlich erhöhten luftelektrischen Feldstärken vorliegen.

| | **100 V Oberflächenspannung** dürfte **unriskant** sein,
| | **100-500 V** ist **schwach**,
| | **500-2000 V stark** und
| | über **2000 V extrem** auffällig.

| | **100 V/m Luftelektrizität** dürfte **unriskant** sein,
| | **100-500 V/m** ist **schwach**,
| | **500-2000 V/m stark** und
| | über **2000 V/m extrem** auffällig.

Im Idealfall sollte die **Entladezeit** nur **wenige Sekunden** dauern.

| | Bis **10 s** ist noch in Ordnung,
| | **10-30 s** ist schwach,
| | **30-60 s** gilt als **stark** und
| | über **60 s** als **extrem** auffällig.

Liegen unnatürliche **Minuspotenziale** vor, typisch Synthetik, könnten die Angaben eher noch etwas kritischer bewertet werden. Oder es sollte zumindest kritisch darauf hingewiesen werden. Ich mache es so. Andere halten diesen Aspekt für nicht so wichtig.

Die **Oberflächenspannung** elektrostatischer Materialien sollte in zwei bis zehn Zentimetern Abstand vom Material gemessen werden. Denken Sie daran, dass das zu prüfende Material kurz vor der Messung durch eine alltagstypische Reibung provoziert und aufgeladen wird, der Zeitabstand zwischen Provokation und Messung sollte maximal zwei Sekunden betragen. Die Messung der **Raumluftelektrizität** wird im Einflussbereich des Menschen durchgeführt (speziell nach Provokation elektrostatisch aufladbarer Materialien und Bildschirme). Referenz ist die natürliche Außenluftelektrizität.

Messung der **Oberflächenspannung** mit Feldmühle, Statiksensor...: Messbereich bis ± 20.000 V oder mehr, Nachweisempfindlichkeit 10 V oder weniger, Fehlertoleranz ± 10 %. Messung der **Luftelektrizität** mit Feldmühle, Elektrofeldmeter...: Messbereich ± 200 V/m

Elektrostatik: Messung

bis ± 20.000 V/m oder größer, Nachweisempfindlichkeit 10 V/m, Fehlertoleranz ± 10 %.

Ein älterer **Röhrenbildschirm** (PC, TV) sollte einige Minuten eingeschaltet sein, bevor die Spannung seiner Oberfläche gemessen wird, damit die Bildröhre ihre **volle Ladung** aufbaut. Die Elektrostatik verändert sich auch durch die Helligkeit des Bildes. Nach dem Ausschalten des Schirms ist die Entladezeit zu beobachten. Auch hier gilt: je weniger er auflädt und je schneller er entlädt, umso besser. Einige Röhrenbildschirme brauchen viele Stunden, manchmal einige Tage, um sich ganz zu entladen, einige verlieren ihre Elektrostatik in Sekunden bis Minuten. Das ist wichtig zu beachten, weil die Elektrostatikbelastung abends nach dem Ausschalten oder Steckerziehen die ganze Nacht lang wirken kann. Röhrenmonitore zeigen verschiedene Polaritäten im ein- oder ausgeschalteten Zustand. Sie können meterweit in den Raum strahlen und das Raumklima beeinflussen.

Rechnen Sie damit, dass die im **feuchten Sommer** gemessenen und harmlos anmutenden Materialien im **trockenen Winter** zu groben Feldverursachern werden. Wir nehmen an feuchten Tagen ein Muster des Objektes (Teppich, Gardine, Schmusetier...) mit und legen es in die trockenere Luft unserer heizbaren Klimakammer. Oder wir wiederholen die Messung unter günstigeren Voraussetzungen zu anderen Jahreszeiten.

Manchmal leistet der Haarfön gute Dienste: ein paar Minuten warm bis heiß auf das Material gepustet, und es wird zunehmend trockener.

Je **trockener** also die Luft, umso **dramatischer** die Messergebnisse, sofern Elektrostatik im Spiel ist, je **feuchter**, umso **schwächer**. Deshalb sind schwüle Sommertage oder Neubauten mit Restfeuchten in Wänden und Böden für Messungen schlecht geeignet. Deshalb sind die Beschwerden elektrostatisch geplagter Menschen im Winter bei trockener Heizungsluft besonders groß. Vorsicht: Eiskalte Wintertage mit hoch laufenden Heizungen führen ausnahmsweise dazu, dass selbst ein Baumwollhemd Elektrostatik zeigt.

Die **relative Luftfeuchte** und andere Luft- und Klimaparameter sollten mit den Elektrostatikmessergebnissen protokolliert werden. Die zusätzliche Angabe der effektiven Materialfeuchte ist in einigen Fällen angezeigt.

Wer Lust hat auf eine weitere interessante Messmöglichkeit: Mit sehr hochohmigen Voltmetern (Eingangswiderstand > 1 TOhm) kann die **Körperspannung** des Menschen, der sich in elektrischen **Gleichfeldern** befindet, gegen Erde gemessen werden. Dabei liegt der Proband elektrisch isoliert im Bett oder sitzt elektrisch isoliert vor dem Computer und man geht vor wie im 1. Kapitel über 'Elektrische Wechselfelder' beschrieben.

Vorsicht: Elektrostatik **über 2000 Volt** führt zu **Funkenbildung** und kann in gefährdeten Räumen der Industrie, in Tanks, beim Verarbeiten von Lösemitteln (Parkettversiegelung) oder in medizinischen Räumen (Sauerstofftherapie) zu Explosionen führen!

Die ergänzende Messung des **Ableit-** und **Oberflächenwiderstandes** eines Materials ist aufschlussreich auch in Bezug auf die Bewertung des elektrostatischen Verhaltens. Hierfür bedarf es geeigneter **Tera-Ohm-Meter** mit einer Eingangsimpedanz bis zu mehreren hundert Teraohm und dazugehörigen Spezialelektroden für die verschiedenen Aufgabengebiete (Teppiche, Laminate, Schuhe...). Solche Geräte erfassen sowohl den Ableit- bzw. Durchgangswiderstand des gesamten Materials als auch seinen Oberflächenwiderstand. Ein gutes Ohm-Meter sollte von wenigen Kiloohm bis zu einigen Teraohm messen können. Akkubetrieb, PC-Schnittstelle und Schreiberausgang sind hilfreich. Ich halte solche Widerstandsmessungen für sinnvoll, auch bei der Beurteilung von Baumaterialien.

Der Verband Baubiologie **VB** nimmt sich hier wie sonst den Standard der baubiologischen Messtechnik, die dazugehörigen Richtwerte und die in diesem Buch gemachten technischen Angaben zu seiner Arbeitsgrundlage. Die Richtlinien des Berufsverbandes Deutscher Baubiologen **VDB** entsprechen bei der Elektrostatik größtenteils den hier gemachten und in der Baubiologie seit Jahren gelehrten und angewandten Vorschlägen. Der VDB empfiehlt einen Zeitabstand von 3 bis 5 Sekunden zwischen Reibung und Messung (meiner Erfahrung nach zu lang), er erwähnt die Material-Entladezeit und -Polarität nicht (meines Erachtens wichtige Kriterien und zudem Teil des Standards).

Grenzwerte, Zahlen

Wie schon erwähnt, können Sie nach rechtlich relevanten Grenzwerten lange suchen, die Verordnung beachtet Elektrostatik gar nicht.

Die DIN/VDE 0848 lässt **40.000 Volt pro Meter** Feldstärke am **Arbeitsplatz** zu. Die schwedischen Computernormen TCO und MPR setzen den Grenzwert für Bildschirmoberflächenspannungen nach 20 Minuten Betriebsdauer auf **500 Volt** fest. Das entspricht einer Feldstärke von **1000 V/m** in 50 Zentimeter Distanz zum Monitor. An deutschen Arbeitsplätzen ist also im Vergleich zu den international befolgten Computerarbeitsplatzrichtwerten **40-mal** soviel Elektrostatik akzeptiert.

Die gleiche DIN/VDE-Norm meint, der **Allgemeinbevölkerung** seien bei dauernder Einwirkzeit **10.000 V/m** zuzumuten, immer noch zehnmal mehr als nach TCO und MPR auf dem Bildschirm zulässig ist. Die DIN/VDE-Werte werden manchmal von Fernsehern, Gardinen, Schuhsohlen, Laminaten, Einkaufstüten, Schmusetieren oder Brillen erreicht.

Für **Schlafbereiche** wollen Baubiologen unter **100 V Oberflächenspannung** und unter **100 V/m Feldstärke** im Raum. Schwach auffällig sind 100 bis 500 V bzw. V/m, stark 500 bis 2000 V bzw. V/m und extrem auffällig über 2000 V bzw. V/m. Die **Materialentladezeit** sollte unter **10 Sekunden** liegen. Bis 30 Sekunden ist leicht, bis 60 Sekunden stark und über 60 Sekunden extrem auffällig.

Elektrostatik und **Ableitwiderstand** hängen eng zusammen. Je höher der Ableitwiderstand eines Materials, umso höher seine Aufladbarkeit. Die Messung des Ableitwiderstandes von Teppich, Parkett, Kork, Gardine, Tapete, Baumaterial... ist baubiologisch aussagestark, leider wird sie selten durchgeführt. Der leitfähige Raum ist dem isolierenden vorzuziehen. Je leitfähiger die Oberflächen eines Raumes und seiner Einrichtungen, umso besser das Raumklima und die Luftionen. Idealwerte liegen unter **100 MOhm**, gute unter **1 GOhm**. Akzeptable Werte liegen unter 10 GOhm, schlechtere über 100 GOhm und ganz schlechte über 1 TOhm. DIN 4843 fordert für Schuhe 100 kOhm bis 100 MOhm.

Was Menschen zugemutet wird, einige tausend Volt Spannung und einige zehntausend Volt pro Meter Luftelektrizität, das hält kein ungeschützter Computerbaustein aus. Der nimmt schon bei **100 Volt** Schaden oder geht kaputt. Schäden durch Elektrostatik kosten die High-Tech-Industrie jährlich Millionen. Produkte gegen Elektrostatik am Arbeitsplatz füllen dicke Kataloge. Warum nicht Schutz auch am Schlafplatz? Was ist ein Elektronikbauteil gegen einen Menschen?

Wir sehen an den folgenden Vergleichsmessungen, dass es in einigen Räumen aussieht wie in einer Plastiktüte und in manchen Schlafbereichen wie vor der Mattscheibe eines alten, sehr schlechten Computers.

Elektrostatik: Vergleichsmessungen - Oberflächenspannung

Vergleichsmessungen der Baubiologie Maes Elektrische Gleichfelder (Elektrostatik)		Oberflächen- spannung
Baubiologischer Richtwert für Schlafbereiche		100 V
TCO- und MPR-Normen für Computer-Arbeitsplätze		500 V
PC-Bildschirme	nach Schwedennorm TCO	± 10-100 V
30 Messungen für Öko-Test 1995-2010	ältere ohne Norm	± 500-5000 V
	ganz alte ohne Norm	± 1000-35.000 V
Röhren-Fernsehbildschirme	in Betrieb	± 5000-40.000 V
15 Messungen für Öko-Test	1 Minute nach Ausschalten	– 10.000 V
2001-2003	8 Stunden nach Ausschalten	– 5000 V
	24 Stunden nach Ausschalten	– 2000 V
Flachbild-Fernseher	in Betrieb	< 500 V
Schurwollteppiche	mit Juterücken leitfähig verklebt	< + 100 V
	mit Juterücken normal verklebt auf Estrich	< + 500 V
	mit Schaumrücken auf Holz	> + 2500 V
Baumwollteppiche		< + 20 V
Sisal-, Kokos-, Maisstrohteppiche		< + 20 V
Kunststoffteppichböden	40 Synthetikteppiche	± 100-5000 V
75 Messungen für Öko-Test 2000-2011	35 Kinderspielteppiche	– 1000-12.000 V
Holz, Dielen, Fertigparkett	unbehandelt	< + 50 V
100 Messungen für Öko-Test 1995-2009	geölt, gewachst	< ± 200 V
	PVC-versiegelt, Lack-beschichtet	± 100-10.000 V
Kork, Linoleum	unbehandelt	< + 50 V
20 Messungen für Öko-Test 2000-2004	geölt, gewachst	< ± 200 V
	PVC-versiegelt, Lack-beschichtet	± 500-10.000 V
Laminat	10 % aller Laminate	< ± 1000 V
100 Messungen für Öko-Test und andere 2000-2012	10 %	± 1000-2000 V
	20 %	± 2000-5000 V
	40 %	± 5000-10.000 V
	20 %	> ± 10.000 V
PVC-Fußboden, -Folien, -Beschichtungen		– 100-5000 V
Polystyrol (Styropor)		> – 20.000 V
Schaumgummi, -polster, -matten, -verkleidungen		– 1000-15.000 V
Kunstschäume, Kaltschaummatratzen		– 500-5000 V
Latexschaum, Latexmatratzen		– 500-12.000 V
Schaumtapeten, Prägetapeten		– 200-1000 V
Papiertapeten, Raufaser, Glasfaser		< + 20 V
Spanplatten, Melamin- oder Resopal-beschichtet		+ 100-500 V
Baumwoll-, Leinen-, Glasfaser-, Viskosegardinen		< + 20 V
Synthetik-Gardine, -Moskitonetz	70 % Luftfeuchte	> – 500 V
	30 % Luftfeuchte	> – 10.000 V
Leder	70 % Luftfeuchte	+ 20-50 V
	50 % Luftfeuchte	+ 50-100 V
	20 % Luftfeuchte	> – 2000 V
Seide	naturbelassen, unbehandelt	+ 50 V
	behandelt, ausgerüstet, chemisch gefärbt	> – 8000 V

Gesundheitsschuhe	isolierende Kunststoffsohle	± 1000-5000 V
80 Messungen für Öko-Test	leitfähige Kunststoffsohle	± 20-200 V
1992-2012	Ledersohle	+ 5-10 V
Damenschuhe	isolierende Kunststoffsohle	± 1000-8000 V
10 Messungen für Öko-Test	leitfähige Kunststoffsohle	± 10-200 V
1992-2002	Ledersohle	+ 5-50 V
Birkenstock-Schuhe	isolierende Sohle	± 1000-2500 V
	die gleichen Modelle, nur leitfähige Sohle	< ± 10 V
Antistatik-Berufsschuhe	leitfähige Kunststoffsohle	< ± 10 V
Espandrillos	Kordelsohle	< ± 10 V
Hausschuhe, Puschen	latexierte Wollfilzsohle	± 100-1000 V
Badeschuhe, Plastiklatschen, Crocs	Kunststoff	± 500-15.000 V
Turnschuhe	Kunststoffsohle	± 100-4000 V
Brillengläser	die meisten, etwa 70 %	± 1000-10.000 V
	einige, etwa 30 %	± 50-500 V
	Antistatik-Glasbeschichtung	< ± 10 V
Schmusetiere	aus Synthetikfasern	bis ± 16.000 V
	aus Naturstoffen	< + 200 V
Damart Gesundheitsunterwäsche		> – 15.000 V
Rheumawäsche, Nierenschoner, Katzenfell		– 2000-8000 V
Socken, Pullover, Kleidung	Baumwolle, Leinen	< + 20 V
	Viskose, Rayon	< + 20 V
	Schurwolle	+ 50-1000 V
	Angora, Kaschmir, Mohair	+ 100-4000 V
	Synthetik	± 500-10.000 V
Perücken, Synthetikhaar		± 1000-8000 V
Moderne Babywindeln		± 500-2500 V
Kinderspielzeug	aus Plastik	± 100-5000 V
	aus Holz	< + 20 V
Kinderspielhäuser	aus Plastik	– 2000-12.000 V
	aus Holz	< + 50 V
Kinderwagenbezüge, Kinderautositze		± 200-10.000 V
Autobezüge, -himmel, -böden	Winter 20 % Feuchte	± 1000-15.000 V
	Sommer 75 % Feuchte	± 100-1500 V
Auto im trockenen Fahrtwind, außen	normallackiert	bis ± 3000 V
	metalliclackiert	bis ± 8000 V
Wasseradern-Abschirmdecke, blauer Synthetikbezug		– 13.000 V
Synthetikbettwäsche, -bezüge, Plastikduschvorhänge		bis – 10.000 V
Bernstein		– 1000-1500 V
Katze (Haare)	nicht schnurrend	< + 100 V
	schnurrend	> + 1000 V
	bei trockener Luft	> + 5000 V
Durch Elektrostatik aufgeladener Mensch		± 500-20.000 V
Empfindliche Computerbausteine gestört/zerstört		ab 100 V

Messgeräte:
Elektrofeldmeter EFM 022, Kleinwächter / BRD
Static Control Sensor Typ 709, 3M / USA

Vergleichsmessungen der Baubiologie Maes
Elektrische Gleichfelder (Luftelektrizität)

Elektrische Feldstärke

Natürliche Luftelektrizität	im Freien	+ 100 V/m
	im Wald	< + 10 V/m
	im Tal	< + 50 V/m
	auf dem Berg	> + 200 V/m
	bei Hochdruck	+ 1000 V/m
	bei Föhn in den Alpen	+ 2000-5000 V/m
	bei Gewittern	± 10.000 V/m
	bei Blitzen	± 20.000 V/m
Wohnraum mit viel Synthetikmaterialien	80 % r.F.	− 250 V/m
	50 % r.F.	− 7000 V/m
	20 % r.F.	> − 30.000 V/m
Wohnraum mit viel Naturmaterialien	80 % r.F.	< + 20 V/m
	50 % r.F.	< + 50 V/m
	20 % r.F.	> + 1000 V/m
Arbeitsplatz	Acryl-/Plexiglastisch	+ 25.000 V/m
	Holztisch	+ 20 V/m
Röhrenfernseher, eingeschaltet	1 m Abstand	> + 25.000 V/m
	3 m Abstand	+ 1500-2000 V/m
	5 m Abstand	< + 500 V/m
In einigen Autoinnenräumen	Sommer 70 % r.F.	± 6000 V/m
	Winter 20 % r.F.	± 50.000 V/m
In einigen Wohnwagen		± 15.000 V/m
In einigen Kunststoffzelten		− 30.000 V/m
In einigen Kaufhäusern		− 20.000 V/m
In einem Plastikbeutel, einer Mülltüte		− 50.000 V/m
Großflächige Verglasung		± 500-2000 V/m
Bett	unter Synthetikmoskitonetz	− 60.000 V/m
	unter Baumwollmoskitonetz	+ 50 V/m
Mensch geht durch Raum	mit Plastiksohlen	− 5000 V/m
	mit Ledersohlen	+ 100 V/m
	mit Plastiksohlen auf Synthetikteppich	− 15.000 V/m
Mensch zieht Pullover aus	aus Synthetik	− 80.000 V/m
	aus Kaschmirwolle	+ 30.000 V/m
	aus Baumwolle	+ 200 V/m
Kind schmust mit Teddybär	aus Kunstfasern	− 45.000 V/m
	aus Naturfasern	+ 200 V/m
Babywickeltisch mit Kunststoffabdeckung		− 12.000 V/m
Im Babykinderwagen mit Kunststoffverkleidungen		± 10.000 V/m

Ermittelt wurde immer da, wo die Feldstärke den Menschen erreicht.

Messgeräte:
Field Meter EFM-200, Combinova / Schweden
Elektrofeldmeter EFM 251, Kleinwächter / BRD
Elektrofeldmeter EFM 120, Kleinwächter / BRD

Vergleichsmessungen der Baubiologie Maes **Widerstand**
Ableitwiderstand von Materialien

Mensch	< 50 kOhm
Wasser	< 50 kOhm
Aluminiumfolie	< 50 kOhm
Leitfähige Kunststoffe oder Schaumgummis	< 50 kOhm
Abschirmfarbe	< 100 kOhm
Eine Seite dieses Buches	10 MOhm
Raufasertapete	50 MOhm
Baumwolle, Leinen	100 MOhm
Antistatische Synthetikteppiche	> 100 MOhm
Beton, Kalksandstein	> 200 MOhm
Wolle	> 1 GOhm
Holz, Kork, Linoleum	> 10 GOhm
Glas	> 100 GOhm
Spanplatte, Gipskarton	> 500 GOhm
Kunststoffe oder Schaumgummis	> 1 TOhm
Synthetikteppiche	> 1 TOhm
PVC-Folien oder Böden	> 1 TOhm
Vinylschaumtapete	> 10 TOhm
Plexiglas	> 10 TOhm
Plastiktüten	> 10 TOhm
Styropor, Latex, Gummi	> 100 TOhm
Gesundheitsschuhe Geo mit leitfähigen Sohlen	0,2 GOhm
Linn mit Ledersohlen	0,3 GOhm
Linn mit Kautschuksohlen	> 1000 GOhm
Bama mit Ledersohlen	0,5 GOhm
Terra mit Kunststoffsohlen	0,5 GOhm
Ganter mit Kunststoffsohlen	2 GOhm
Earth Shoe mit Kunststoffsohlen	5 GOhm
Birkenstock mit Kunststoffsohlen	> 500 GOhm
Birkenstock mit Antistatiksohlen	< 0,1 GOhm
Berkemann mit Kunststoffsohlen	> 1000 GOhm
Espandrillos mit Kordelsohle	0,006 GOhm
20 Turnschuhe mit Kunststoffsohle	10-5000 GOhm
50 Modeschuhe mit Kunststoffsohle	2-2000 GOhm
20 Modeschuhe mit Ledersohle	0,1-1 GOhm
Barfuß	0,00002 GOhm

1000 kOhm = 1 MOhm / 1000 MOhm = 1 GOhm / 1000 GOhm = 1 TOhm

Messgeräte:
Tera-Ohm-Meter TOM 374, Kleinwächter / BRD
Tera-Ohm-Messadapter für EFM 251, Kleinwächter / BRD
Giga-Ohm Insulation Tester Beha 93406, Euzola / BRD

Elektrische Gleichfelder: Erinnern wir uns

Elektrische Gleichfelder entstehen an **elektrostatisch geladenen Synthetikmaterialien**, **Kunststoffoberflächen** und **Bildschirmen**, auch an einigen Naturfasern wie z.b. Schurwolle, Katzenhaar, Bernstein oder trockenem Leder. Man spricht hier auch von **Elektrostatik**. Diese Felder sind frequenzlos, also statisch.

Elektrische Gleichfelder setzen Körper "**unter Spannung**", und die Entladung eines Körpers ist ab etwa **2000-3000 Volt** durch sichtbare **Blitze** und schmerzhafte **Schläge** aus Fingerspitzen zu sehen und zu spüren. Sie provozieren, soweit man bis heute weiß, im Organismus künstliche Ladungsumverteilungen, Ströme und Spannungsabfälle.

Natürliche Ladungen zeigen, wenn überhaupt, meist **Plus**potenziale und entladen sich **schnell**. **Künstliche** Ladungen zeigen oft **Minus**potenziale und entladen sich nur **langsam** oder fast nie.

Elektrische Gleichfelder laden die Raumluft auf, verursachen eine erhöhte **Luftelektrizität**, zerstören die **Luftionisation** und sorgen für ein schlechtes **Raumklima** mit viel Feinstaubbewegung. Die lebenswichtigen **Luftionen** nehmen Schaden durch die Einwirkungen elektrischer Felder: Die Anzahl der Luftionen im Raum nimmt ab, der Ausgleich positiv und negativ geladener Ionen wird empfindlich gestört.

Die **Feldstärke** der elektrischen Gleichfelder ist **Volt pro Meter** (V/m). Sie wird verursacht durch die **Oberflächenspannung** des aufgeladenen Materials, welche in **Volt** (V) gemessen wird.

Elektrostatik und **Ableitwiderstand** hängen eng zusammen. Je höher der Ableitwiderstand, umso stärker meist die Elektrostatik.

Bei baubiologischen Untersuchungen ist es Standard, die elektrische **Feldstärke** (Luftelektrizität), die **Oberflächenspannung** (elektrostatische Ladung), die **Polarität** der Spannung bzw. des Feldes und die **Entladezeit** des Materials oder Bildschirmes zu messen.

Rechtlich verbindliche Grenzwerte gibt es nicht. Nach DIN/VDE ist die Grenze am Arbeitsplatz **40.000 V/m** und für die Allgemeinbevölkerung **10.000 V/m**. Nach Computernormen MPR und TCO soll die **Oberflächenspannung 500 V** nicht überschreiten. Die Baubiologie fordert für Schlafbereiche **100 V** Oberflächenspannung bzw. **100 V/m** Feldstärke.

Computerbausteine werden ab ca. **100 V** geschädigt oder zerstört, der **Mensch** kann sich durch Synthetik bis zu **20.000 V** und mehr aufladen.

Sanierungsmaßnahmen sind an erster Stelle die **Entfernung** der Verursacher, deren Abdeckung und Abschirmung.

Elektrische Gleichfelder: Tipps zur Reduzierung

Vermeiden Sie Kunststoff und Synthetik, wo immer es geht.

Keine Synthetik im Bett (Bettwäsche, Bezüge, Decken...).

Verzichten Sie vorsichtshalber auf Synthetikteppiche oder überprüfen Sie diese. Die Bewertung "antistatisch" reicht oft nicht.

Synthetische Gardinen machen oft starke Felder, besonders in Kombination mit Zentralheizungen.

Machen Sie isolierende Untergründe und Materialien leitfähig mit speziellen Farben, Klebern, Vliesen, Folien, Stoffen, Bodenbelägen.

Legen Sie Schurwollteppiche nur auf leitfähige Untergründe.

Vermeiden Sie die Kombination Fußbodenheizung und Teppich, es sei denn, es sind Naturmaterialien.

Erhöhen Sie die Luftfeuchtigkeit auf mindestens 50 Prozent.

Wachsen, überstreichen, überkleben oder bedecken Sie auffällige Kunststoffmöbel und -oberflächen mit Naturmaterialien.

Wichtig ist Lüften. Sorgen Sie für einen einmaligen kompletten Luftaustausch je Stunde über Fenster oder Ventilation, mindestens.

Bildschirme nur mit TCO-Siegel.

Achten Sie auf natürliche Kleidung aus Baumwolle, Wolle, Viskose, Leinen, reiner unbehandelter Seide, Leder, Fellen...

Sorgen Sie für Naturschuhwerk mit leitfähigen Sohlen oder lassen Sie die Schuhsohlen nachträglich leitfähig machen.

Achten Sie auf elektrostatisch neutrale Brillengläser.

Tragen Sie ohne vorherige Prüfung keine Synthetikperücken.

Synthetikschmusetiere und Plastikspielzeug fürs Kind, Vorsicht.

Kunststoffe sind nicht immer elektrostatisch, prüfen Sie das nach.

Informieren Sie sich anhand der Literaturtipps im Anhang.

Wenden Sie sich an erfahrene, ausgebildete Baubiologen, die nach aktuellem "Standard der baubiologischen Messtechnik" arbeiten.

Elektrostatik - ergänzende Beiträge unter www.maes.de

Elektrosmog - nur Panikmache? - Vortrag	1994-2012
Amalgamfüllungen und elektromagnetische Felder - Sechsmal mehr Quecksilber	1992
Fogging - plötzliche schwarze Staubablagerungen in Innenräumen - Info	2012
Strom und Strahlung - Stress auch bei der Elektroakupunktur - Vortrag	1987-2012
Standard der baubiologischen Messtechnik - SBM-2008, Original	1992-2008
Baubiologische Richtwerte für Schlafbereiche - zum SBM-2008, Original	1992-2008
Messtechnische Randbedingungen und Erläuterungen - zum SBM-2008, Entwurf	2012

Elektrostatik - Nachlese

Lüften! Bei Elektrostatik, Luftelektrizität und Luftionisation so wichtig. Frische Luft reinlassen. Sonne reinlassen. Verbrauchte Luft rauslassen. Nicht nur deshalb, auch wegen der Schadstoffe, der Wohngifte, wegen Kohlendioxid, Sauerstoff, dem Feuchteabtransport, wegen Pilzen, Bakterien, Gerüchen, Allergenen, Staub... Für die meisten Mitmenschen ist die Forderung nach mehr Luftaustausch ein kaum zu bewältigendes Anliegen. Im miesesten Klima meinen sie - an ihre hausbackene Katastrophe schon gewöhnt, wie Raucher ans Rauchen - es sei alles in Ordnung. Immerhin lüfte man ja morgens nach dem Aufstehen zehn ganze Minuten. Es gibt tausend Argumente dagegen: Die Heizkosten sind zu hoch, ökologisch nicht zu verantworten, dem Wellensittich ist nicht zu trauen, vom einfallenden UV-Licht verbleichen die Teppiche... Wenn ich einem Kranken sage, er läge auf einer Wasserader, dann wird das dankbar entgegengenommen, man sieht Zusammenhänge mit der Erschöpfung oder Krankheit, das Bett wird verstellt, keine Kosten und Mühen gescheut. Fordere ich mit aller Überzeugungskraft und maximal auffälligen Messergebnissen, man solle mehr lüften, weil die Luft derart dick ist, das Raumklima so mies, die Ionisation im Keller, dann ist man pikiert, fast beleidigt, und überhaupt, das kann doch nicht so schlimm sein. Sei's drum, die Luken bleiben dicht, diese Fenster-und-Türen-zu-Sucht bleibt Sieger. Luft wird zum Feindbild, beispielsweise wegen der Auto- und Industrieabgase draußen. Dabei sagen die Statistiken (und meine Erfahrung), dass es in Häusern schlimmer aussieht als auf der Hauptverkehrskreuzung. Die Luft ist selbst im Ruhrpott draußen meist besser als drinnen. Ich möchte nicht wissen, wie viele Menschen morgens zerschlagen, verspannt, unausgeschlafen, mit Kopfschmerz... aufwachen und alles mögliche hierfür verantwortlich machen, Formaldehyd, Strahlung, Sorgen..., nur nicht das einzig Richtige: schlechte Luft.

Mache ich bei Freunden in der Küche ein Fenster auf Kipp, um wieder Luft zu kriegen, dann steht spätestens nach einer Minute der Hausherr im Wohnzimmer auf und macht es wieder zu, der hat ein Radar für offene Fenster, auch durch Wände hindurch. Machen Sie in einer überheizten, schwitzigen, vollen Kneipe mal ein Fenster auf, ich gebe Ihnen fünf Sekunden, dann kommen die ersten Proteste, als würde einen frische Luft umbringen. Und überhaupt: Mit einem nur einen kleinen Schlitz weit geöffneten Fenster zieht es so am Nacken, frische Brisen werden zu gefährlicher Zugluft. Nur, im Cabrio auf der Autobahn, mit dem Mountainbike die Serpentinen runter, auf dem Surfbrett durch den Wind und über die Wellen, da zieht's nicht am Nacken. Ich kenne MCS-Kranke, die rauchen, und Elektrosensible, die mit dem Handy telefonieren. Jedem das Seine. Ich muss nicht alles verstehen.

Natürliche Luftelektrizität, Luftionen, Sauerstoff..., klopfen an Ihre Fenster, von außen. Schlechte, unnatürliche, verbrauchte Luft klopft auch an Ihre Fenster, von innen. Ein einziger Mensch benötigt stündlich 50 Kubikmeter Frischluft, das ist keine Erfindung der Baubiologie, das ist Naturgesetz. 50 Kubikmeter, so groß ist ein normaler Wohn- oder Schlafraum. In einer Stunde wird das Gute in der Luft von einem Menschen weggeatmet, von zwei Menschen in einer halben. Wo soll sie herkommen, die Sauerstoff- und Ionen-reiche und Kohlendioxid-arme Frischluft, wenn alle Fenster zu sind? Ein kompletter Raumluftwechsel pro Stunde ist nötig. Wie soll das dank dampfdichter moderner Bauweise und Wärmeschutzverordnung gehen? Energiesparen an der falschen Stelle ist gesundheitsschädlich. Wenn Kohlendioxid steigt, geht Sauerstoff in den Keller. Kohlendioxid steht für Krankheit und Degeneration, Sauerstoff für Gesundheit und Regeneration. Ein Mensch atmet 10 bis 100 Liter CO_2 pro Stunde aus. Schadstoffverursacher Mensch. In ungelüfteten Zweibettschlafzimmern ist der CO_2-Grenzwert für Arbeitsplätze schon nach drei, vier Stunden überschritten, im Krankenhauszimmer auch, in der Schulklasse bereits nach zehn Minuten. Luftionen schwinden. Übrig bleibt raumklimatische Pampe. Frische und Vitalität ade, willkommen Kopfschmerz, Abgeschlagenheit und Blässe.

Salzkristall-Lampen sind hübsch, halten aber leider nicht die Herstellerversprechen, sie würden Luftionen und Elektrostatik im Raum deutlich verbessern. Unsere Messungen ergeben: stimmt nicht. Dafür machen sie zehnmal mehr elektrische Felder als am PC-Schirm zugelassen ist, nur weil sie nicht geerdet sind, und killen so die Ionen. Es sei denn, Sie kaufen sie im baubiologischen Fachhandel, geschirmt und geerdet.

Fogging, diese hässlichen, rußigen Schlieren an Wänden und Möbeln, das hat auch was mit Elektrostatik zu tun. Aber nicht nur, da müssen schon mehrere ungünstige Einflüsse zusammenkommen. Siehe Band 2.

Null-Energie-Haus? Gut fürs Energiesparen, leider oft schlecht für die Luftionen und das Raumklima. Zwangslüftung durch technische Filter und Luftschächte aus elektrostatischem Kunststoff sind selten genau so gut wie: Fenster auf. Mehr hierzu ebenfalls in Band 2.

Erdung? Leitfähige Flächen, Böden, Wände, Betten, Schuhsohlen. Ja, wichtig. Zur Ableitung und somit Vermeidung von elektrischen Feldern, zur Erhaltung und Verbesserung der Luftionisation und für das natürliche Im-Fluss-sein mit unserer Lebensgrundlage. Aber nicht um jeden Preis. Nur wenn keine technischen Elektrofelder von woher auch immer auf den Körper einwirken.

A 5 Stress durch **MAGNETISCHE GLEICHFELDER** (Magnetostatik)

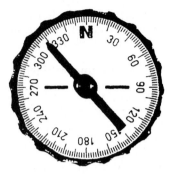

Fließender Strom verursacht magnetische Felder. Wechselstrom hat Wechselfelder zur Folge (siehe Kapitel A 2), und **Gleichstrom** hat **Gleichfelder** zur Folge. Technische magnetische Gleichfelder entstehen auch durch magnetisierte **Metalle** (Stahl in Bett und Baumasse) oder **Permanentmagnete**. Künstliche Magnetfelder verzerren, überlagern das natürliche Erdmagnetfeld. Da die Felder frequenzlos sind, also statisch, spricht man in Analogie zur Elektrostatik auch von **Magnetostatik**. Der bekannteste natürliche magnetische Gleichfeldverursacher - beachtlich intensiv - ist die **Erde**.

Die Feldstärke der magnetischen Gleichfelder ist Ampere pro Meter (A/m), die **Flussdichte** ist Tesla (T); in der Baubiologie wird bevorzugt die Maßeinheit **Mikrotesla** (µT) angegeben. Da man stärkere magnetische Gleichfelder auch mit dem Kompass nachweisen kann, gilt zusätzlich die Maßeinheit der **Kompassabweichung** in **Grad** (°).

Die Feldstärke bzw. Flussdichte nimmt zu oder ab durch z.B.:

- die Stärke des Gleichstromes in Leitungen, Anlagen oder Geräten
- den Magnetisierungsgrad von Metallen oder Dauermagneten
- die Art und Verarbeitung magnetisierbarer Metalle
- Abstand zur Feldquelle

Magnetische Gleichfelder durchströmen Körper ungehindert. Sie wirken depolarisierend auf Zellen und erzeugen im Organismus elektrische Spannungen. Das Erdmagnetfeld, unser natürlicher Eigenmagnetismus und die Orientierungsfähigkeit werden gestört.

Zur einfachen Demonstration von magnetischen Gleichfeldern reicht oft schon der **Kompass**. Die Kompassnadel richtet sich im **Erdmagnetfeld** aus und weist normalerweise überall auf der Welt nach **Norden**. Lasse ich **Gleichstrom** durch ein Kabel fließen und halte dieses an den Kompass, dann weicht die Nadel vom natürlichen Bezugspunkt Norden ab und richtet sich in den Feldlinien des **künstlichen** stromflussproduzierten Magnetfeldes aus. Das passiert schon, wenn ich eine Taschenlampenbatterie mit einem Kabel kurzschließe. Genauso weicht die Kompassnadel von Norden ab und beweist das Vorhandensein künstlicher Magnetfelder, wenn magnetisierter **Stahl** oder ein **Permanentmagnet** in der Nähe ist. Sobald ein technisches Magnetfeld - sei es als Folge von Gleichstrom oder von Stahl oder von Magneten - das natürliche Erdmagnetfeld deutlich **überlagert**, gibt es Irritationen der Kompassnadel. Jede **sichtbare Kompassnadelabweichung** ist ein klarer Hinweis auf technische Magnetfelder in der näheren Umgebung. Zur exakten wissenschaftlichen Intensitäts- und Ausbreitungsbestimmung von natürlichen magnetischen Feldern und ihrer technisch verursachten Anomalien bedarf es geeigneter elektronischer **Magnetometer**.

Das **Erdmagnetfeld** ist unser **Maßstab**, unsere Grundlage, die richtige, weil natürliche Dosis. **Jede** Störung, auch die kleinste, kann biologische Konsequenzen verursachen, speziell bei Langzeiteinwirkung. Das **ungestörte** Magnetfeld unserer Erde ist ein wichtiger Ordnungs- und Orientierungsfaktor für alles Leben. Zugvögel, Wild, Kröten, Schildkröten, Wale, Aale, viele andere Tiere und sogar Bakterien lassen sich vom Erdmagnetfeld lenken. Der Mensch lebt seit Jahrmillionen in dieser natürlichen Kraft, ohne sie direkt empfinden zu können. Jeder biologische Vorgang, jede Zelle, orientiert und ordnet sich im Magnetfeld der Erde.

Die **Stärke** des Erdmagnetfeldes liegt in unseren mitteleuropäischen Breitengraden bei einer magnetischen Flussdichte von etwa **45 bis 50 Mikrotesla**. Zum Äquator wird sie geringer (bis 28 µT) und zu den Polen hin stärker (bis 67 µT). In Südbrasilien beträgt sie teilweise nur 24 µT. Es gibt im Laufe der Zeit schwache natürliche **Schwankungen** der Erdmagnetfeldintensität, die im Schnitt aber nur **0,01 bis 0,1 Mikrotesla** betragen. Diese relativ geringen Abweichungen lassen sich noch nicht per Kompass sichtbar machen. Der ist zu grob, die Kompassnadelirritation läge unter einem Grad und bliebe dem Auge verborgen. Stärkere Schwankungen sind die seltene Ausnahme und die Folge magnetischer Stürme durch Sonneneruptionen. Sie können bis zu und sogar über 1 µT betragen, jetzt bewegt sich die Kompassnadel schon dezent sichtbar. Es gibt auch leichte örtlich bedingte natürliche Schwankungen der Erdmagnetfeldintensität als Folge unterschiedlicher geologischer Strukturen (siehe Kapitel A 7 'Geologische Störungen'), auf die eine Kompassnadel, da zu unsensibel, ebenfalls nicht reagieren kann.

Im 16. Jahrhundert wurde bekannt, dass ein magnetisches Feld von der Erde ausgeht. Heute weiß man, dass unvorstellbar starke **elektrische Ströme** und **magnethaltige Gesteine** sowie **flüssige Metalle** im Erdinnern das Erdmagnetfeld verursachen. Die Kraft des Dynamos Erde entspricht, so aktuelle Forschungen, 300 bis 400 Atomkraftwerken. Heute weiß man auch, dass jedes Lebewesen, jedes Organ und jede Zelle auf kleinste von außen einwirkende Magnetfelder reagiert und selbst winzige magnetische **Felder aussendet**, die man in der Medizin mit hochsensiblen Magnetometern seit kurzem sogar messen kann.

Es ist zur Gewährleistung natürlicher Harmonie und zur Vermeidung biologischer Risiken wichtig, dass das natürliche Erdmagnetfeld **nicht gestört** wird und seine positive Wirkung auf lebende Organismen unverändert entfalten kann. Das gilt wieder besonders für die empfindliche Zeit der Regeneration während des nächtlichen Schlafes.

Achtung - Stahl und Dauermagnete: Kompassnadel spielt verrückt

Ich warne vor **magnetischen Stahlteilen** und anderen Magneten im, am, unter oder in der Nähe des Bettes. Sie geben Magnetfelder ab, die ungehindert den schlafenden Körper erreichen, auf ihn einwirken, in ihn eindringen. Zur einfachen Darstellung der kritischen Felder brauchen wir nicht einmal teure elektronische Magnetfeldmessgeräte. Ein simpler Kompass reicht. Legen Sie ihn auf die Matratze und fahren mit ihm die Liegefläche vom Kopf- bis zum Fußende langsam und ruhig ab. Beobachten Sie dabei die Kompassnadel. Sie werden sich manchmal wundern, dass die Nadel am Kopfende nach Norden zeigt, in der Mitte des Bettes nach Süden, am Fußende nach Osten oder Westen. Und irgendwo dreht sie sich womöglich sogar um die eigene Achse. So sieht ein verzerrtes und völlig gestörtes Erdmagnetfeld aus. Das bedeutet, das natürliche magnetische Gleichgewicht der Erde ist durch künstliche Magnetfelder derart stark überlagert, aus dem Lot, dass ein Kompass seinen Bezugspunkt (Norden) nicht mehr finden kann. Ursache für dieses leicht zu demonstrierende und biologisch riskante Spektakel ist, wie gesagt, ausschließlich Stahl, sofern er magnetisiert ist. Jeder Laie ist sofort überzeugt, dass hier etwas nicht stimmt, wenn er die Kompassnadel auf seinem Bett "tanzen" sieht. Endlich einmal ein preiswertes und überzeugendes "Messgerät", welches jeder versteht.

Achtung - Gleichstrom: Photovoltaik, Straßen-, Schwebe-, U-Bahn

Gleichstrom scheidet im Alltag als Feldverursacher meist aus, da wir in Häusern und an Arbeitsplätzen kaum Gleichstromversorgungen haben. Hätten wir sie, was von "Bio-Leuten" oft angestrebt und bei **Photovoltaikanlagen** (mehr ab Seite 762) realisiert wird, dann müssten wir auch hierdurch mit teilweise starken magnetischen Feldern rechnen. Sie bekommen einen Geschmack, wenn Sie mit einem Kompass unter der Oberleitung einer **Straßenbahn** stehen. Straßenbahnen fahren in Deutschland (nicht überall) mit Gleichstrom, **O-Busse** (Oberleitungsbusse, Trolley), **Schwebebahnen** und **U-Bahnen** auch. Jedes Mal wenn Strom gezogen wird, weil Bahn oder Bus anfahren oder Kraft für die nächste Steigung brauchen, gibt es ein besonders heftiges Feld und entsprechende Abweichungen der Kompassnadel. So kann es in direkter (und manchmal auch weiterer) Wohnnähe zu Bahnen und Busstrecken passieren, dass technische magnetische Gleichfelder in unsere Lebensräume eindringen (siehe Seite 729 und das Fallbeispiel ab Seite 751). Wechselfelder in diversen Frequenzen gesellen sich oft als Nebenwirkung der für die Stromversorgung notwendigen Gleich- oder Wechselrichter hinzu. Die Gleich- und Wechselströme von Bahnen und Busse fließen ab und an als vagabundierende Ströme über leitfähiges Erdreich oder sanitäre Rohre durch die Straßen und verursachen im Umfeld Belastungen in den dortigen Häusern. Umgekehrt "übernimmt" die Straßenbahn via Schienen hier und da auch mal den Wechselstrom der Eisenbahn (ab Seiten 87 und 89) und schleppt den in die Wohngebiete.

Magnetische **Wechsel**felder irritieren die Kompassnadel nicht, da Wechselströme aufgrund ihrer **Frequenz** die Nadel nicht bewegen können, sie ist für 50 und mehr Schwingungen pro Sekunde zu **träge**.

Das magnetische Bett

Magnetfelder sind oft an **Federkernmatratzen** zu finden, die mit ihren Stahlspiralen für das bedenkliche Ungleichgewicht sorgen, aber auch an Stahlbetten und Sprungfederrahmen oder Scharnieren zur Verstellung des Kopfteiles. Oder an Fitnessgeräten, Werkzeugkästen, Nähmaschinen, Staubsaugern, Heimorgeln, Modelleisenbahnen, Geldkassetten, Lautsprecherboxen, Therapiedecken der letzten Kaffeefahrt... im Stauraum des Bettes oder unter der Matratze. Viele Federkernmatratzen zeigen eine sehr starke magnetische Unordnung. Die Kompassnadel weist alle paar Zentimeter in eine andere Richtung, dreht sich von Nord nach Süd, wackelt hin und her, veranstaltet Pirouetten. Jeder Federkern ist unterschiedlich magnetisiert, was in Bezug auf biologische Wirkungen ein besonderes Risiko sein dürfte, da auf der Liegefläche (und im Körper) ein total ungleichmäßiges Feldmuster entsteht.

Im Frühjahr 1998 habe ich für Öko-Test **19 Federkernmatratzen** gemessen. **Alle** waren magnetisch auffällig, acht zeigten Kompassabweichungen von schwachen **10 Grad**, acht andere extreme **100 Grad**, drei lagen dazwischen. Im Dezember-Heft 2003 und im Oktober 2004 unsere Tests von **15 Taschenfederkernmatratzen**. Wieder waren alle auffällig, einige unter 10, einige bis 50, zwei bis 100, eine über 180 Grad, die komplette Nadeldrehung. Taschenfederkerne zeigen sich häufig besser als andere Federkernsysteme, sind aber in Sachen Magnetfeldbelastung immer noch zu heftig. Die Ergebnisse wiederholen sich in hunderten Fällen: Kompassnadelbewegungen von wenigen Grad bis kompletten Drehungen. Es gibt keine Federkernmatratze ganz ohne Magnetostatik, es kommt lediglich darauf an, wie stark sie ausgeprägt ist.

Es kommt darauf an, ob und wie die Stahlfedern der Matratze bei der Fertigung oder danach magnetisiert wurden. Die meisten werden bereits magnetisch gekauft, weil es die Hersteller nicht für nötig halten, darauf zu achten und ihre Produkte z.B. beim **Elektroschweißen** magnetisieren. Beim Schweißen entstehen extreme magnetische Felder, die nimmt das Metall an und wird sie nicht wieder los. Manche sind ziemlich neutral, lassen sich jedoch im Alltag **nachträglich** magnetisieren, beispielsweise durch Kontakt mit Lautsprecherboxen oder Motoren. Ist es passiert, bleiben die Magnetfelder über Jahrzehnte. Einst unmagnetischer Stahl wird zum Magneten durch Kontakt zu anderen Magneten.

Ein Beispiel: Sie kaufen eine Federkernmatratze und achten darauf, dass sie möglichst **unmagnetisch** ist, scheren sich nicht darum, was Verkäufer denken, und fahren im Geschäft zur Kontrolle mit dem Kompass über die Liegefläche. Perfekt, die Nadel weicht nicht aus, sie ist unbedenklich, zumindest im Rahmen dessen, was ein Kompass fähig ist nachzuweisen. Die Matratze kommt in Ihr Bett. Monate später machen Sie Hausputz. Die beiden großen **Lautsprecherboxen** legen Sie fünf Minuten aufs Bett, weil Sie an dieser Stelle staubsaugen wollen. Zack, die Matratze ist **magnetisiert**, die Kompassnadel dreht sich. Warum? Boxen sind Magnetfeldverursacher durch die starken Permanentmagnete, die Teil fast jedes Lautsprechers sind. Das reicht manchmal, um die Matratze für Generationen magnetisch werden zu lassen. Das ist nur eine von vielen Möglichkeiten. Feldstarke Motoren, z.B. von laufenden Staubsaugern, auf das Bett gelegt oder unter dem Bett den Boden gesaugt, schaffen das auch. In einem Fall waren die Federkerne im Geschäft noch akzeptabel gering magnetisch, beim Käufer zu Hause angekommen drehte sich die Kompassnadel aber von links nach rechts. Was war passiert? Der Spediteur lehnte die Matratze gegen eine Trafostation, bevor er zum Kunden aufbrach, das reichte.

Die meisten Federkernmatratzen sind jedoch schon **beim Kauf** magnetisch, weil sie unachtsam produziert worden sind. Heute geht alles übers **Fließband**, es wird mit Maschinen gearbeitet, die Magnetfelder emittieren und so die Magnetisierung im Federkern bewirken. Oder es wird **elektrogeschweißt**, Punkt für Punkt, Federkern an Federkern, 200 Stück und mehr, zur notwendigen Stabilisierung. Früher, zu Omas Zeiten, als die "guten" alten Federkernmatratzen noch dreiteilig waren und quietschten, da gab es keine Magnetfelder, denn früher gab es **Handarbeit**, die Federkerne wurden miteinander verklammert oder vernäht. Wird heute noch nach alter Tradition hergestellt, sinkt die Wahrscheinlichkeit, dass die Matratzen inakzeptabel magnetisiert wurden. Billige Matratzen sind nach unserer Erfahrung häufiger, teurere **Endlos-** oder **Taschenfederkernmatratzen** - wie erwähnt - seltener und etwas geringer magnetisiert. Ausnahmen bestätigen - wie so oft - die Regel.

Einige wenige Hersteller gehören zu solchen Ausnahmen und achten darauf, dass ihre Stahlfederkernmatratzen mit Magnetfeldern geizen und nicht übertreiben. Andere behaupten das zwar vollmundig, halten es aber nicht, warum auch immer. Überprüfen Sie das von Fall zu Fall.

Neben den Federkernmatratzen, die oft wegen der außergewöhnlich starken Magnetisierung und der unmittelbaren Körpernähe das Hauptübel sind, kommen noch andere Stahlteile im Bett in Frage: **Sprungrahmen** und **Federroste** unter der Matratze, Holzlattenroste mit **Stahlumrahmung**, die **Verstellmechanismen** der Lattenroste, verschweißte **Rohrelemente** im Bettaufbau, motorisch verstellbare Betten, hier ist es der **Motorblock** selbst und all das **Gestänge** zur Verstellung. Manchmal ist das ganze **Bett aus Stahl** und mehr oder minder magnetisch; **Messingbetten** sind auch aus Stahl, nur oberflächlich vermessingt.

Bei einem Hirntumorpatienten fand ich bei der vom Arzt angeordneten Schlafplatzuntersuchung nichts, außer der auffälligen Verzerrung des

Erdmagnetfeldes im Kopfbereich. Die Kompassnadel schlug hier mehr als **180 Grad** aus, weg vom natürlichen Nordpol. Der bereits dreimal operierte Kunde machte ein verdutztes Gesicht. Erst nach gutem Zureden war es erlaubt, einen Blick unter die federkernfreie Schaumstoffmatratze zu werfen. Hier stand, kaum 10 Zentimeter vom Kopfkissen entfernt, eine schwere **Geldkassette**. Nach Entfernung des Schatzes, der dort über 15 Jahre deponiert war, blieb die Kompassnadel ungerührt über die gesamte Liegefläche auf Norden stehen. So sieht ein stress- und störfreies natürliches Erdmagnetfeld aus.

Bei einem Kunden in Köln wackelte die Kompassnadel wie auf einer Federkernmatratze. Es war jedoch ein metallfreier japanischer Baumwollfuton. Der Grund: Im Bettkasten direkt unter der dünnen Matratze fand ich 112 dieser billigen **Metallkleiderbügel**, wie man sie in chemischen Reinigungen mitbekommt. Der Junggeselle hatte sie hier praktischerweise verschwinden lassen, und sie verursachten den magnetischen Wirbel. Ab sofort landeten die Kleiderbügel im Müll. Es kann aber auch sein, dass es bald gar keine Stahlkleiderbügel mehr bei ihm gibt, weil der Kunde nach der Schadstoffmessung in seinem Kleiderschrank einsehen musste, dass zu Hause waschen und bügeln meist toxisch unriskanter ist als chemisch reinigen zu lassen.

Das magnetische Bettumfeld

Es ist darauf zu achten, dass das nahe Bettumfeld keine technischen Magnetfelder aufweist. **Abstand** lautet auch hier die Devise. **Ein bis zwei Meter** sind fast immer genug, um magnetisch aktiven Stahlelementen auszuweichen. Das gilt für die erwähnten **Lautsprecherboxen** wie für **Stahlträger** in der Baumasse oder für **Stahlheizkörper** im Zimmer oder auf der anderen Seite der Wand im Nachbarzimmer.

Betonarmierungen aus typischem Baustahl verursachen üblicherweise im Abstand von etwa **20 bis 60 Zentimetern** Magnetfelder, und man könnte durch eine angepasste Liegehöhe auf Distanz gehen. Auch deshalb ist es zu vermeiden, mit der Matratze unmittelbar auf dem stahlarmierten Betonboden zu schlafen. Sind aus statischen Gründen **Mehrfacharmierungen** notwendig, so vergrößert sich die Wahrscheinlichkeit riskanter Magnetfelder. Es gibt Häuser, in denen man mit dem Kompass in Bauchhöhe über den gesamten Grundriss keinen Nordpol mehr findet. Deshalb sollte mit magnetischem Baustahl in Wohnhäusern nicht geklotzt, sondern eher gekleckert und sparsam gearbeitet werden.

Messungen in der **Schweiz** zeigten regelmäßig viel stärkere Magnetfeldanomalien als in Deutschland oder den USA. Die aus Sicherheitsgründen vorgeschriebenen überdimensionierten Stahlarmierungen und die im Haus integrierten **Schutzbunker** sind dafür verantwortlich.

Stahlrohre in Möbeln und Bauteilen sowie **Stahltürzargen**, **Maschinen**,

Heizkörper und **Geräte** verursachen meist Felder von einigen zehn Zentimetern bis zu einem Meter. Das letzte klärende Wort muss auch hier die fachliche baubiologische Messung vor Ort sprechen. Die Magnetfelder sind in ihrer Größenausdehnung kaum berechenbar.

Es ginge ohne

Der typische Baustahl und viele Stahlelemente in Möbeln und Geräten sind magnetisiert, das dauerhaft. Andere Metalle wie **Kupfer** oder **Messing** sind neutral, lassen sich nicht magnetisieren. Viele Probleme wären so leicht zu lösen. Denn es gibt auch **nichtmagnetisierbare Stahlarten**, z.B. **Edelstahl**. Leider werden die fast nie für Stahlträger, Armierungen oder Matratzen, Betten oder andere Einrichtungen eingesetzt. Wir haben nichtmagnetisierbare Stahlträger für Wohnhäuser anfertigen lassen mit dem erfreulichen Ergebnis: viel Stahl im Haus und keine Felder. In einem komfortablen, dreigeschossigen Einfamilienhaus in Essen sind wir auf **Aluminiumträger** ausgewichen, ebenfalls: keine Felder.

Ein baubiologischer Traum geht in Erfüllung: **Armierung ohne Metall**. In Häusern können Betonbewehrungen seit kurzem auch aus glasfaserverstärktem Kunststoff eingebaut werden, die bisher beispielsweise im Tunnel- und Brückenbau zum Einsatz kamen und kommen. Die **Glasfaserarmierung** hat eine Menge Vorteile: Sie ist nicht magnetisch und auch nicht magnetisierbar, erhält ein gesundes Wohnumfeld, weil sie das Erdmagnetfeld nicht verändert, induziert nicht, leitet nicht, ist keine "Antenne" und kein Reflektor für den Funksmog, sie rostet nicht, ist leicht und robust... eine gute Alternative. Die Firma Schöck in Baden-Baden stellt ihre Glasfaserbewehrung ComBAR aktuell vor, sie wurde nun auch für den Häuslebau zugelassen. Ebenfalls ohne Felder: **Textilbeton**, hier werden zementgebundene Gewebe und Matten aus Glas- oder Carbonfasern als Bewehrungsmaterial eingesetzt.

Entmagnetisierung?

Es gibt physikalische Möglichkeiten der **Entmagnetisierung** mit äußerst **starken elektrischen Strömen**. Baubiologiekollege Dipl.-Ing. Helmut Merkel hat sich auf Entmagnetisierungen spezialisiert, setzt zentnerschwere Maschinen und Induktionsspulen ein. In einigen Häusern war die nachträgliche Entmagnetisierung bereits verbauter großflächiger Stahlarmierungen mit einer Reduzierung der Feldintensität von gut 90 Prozent erfolgreich, in anderen Fällen eher weniger. In einem Neusser Einfamilienhausanbau kamen wir an heftig magnetisierten Armierungen und Stahlträgern von Kompassnadelabweichungen über 100 Grad auf unter 10 Grad. Es kommt sehr auf die Situation an, auf den Abstand und die Erreichbarkeit der magnetfeldverändernden Quellen.

Sinnvoll sind Entmagnetisierungen von Stahlarmierungen, Stahlträgern und anderen Bauteilen **vor dem Einsatz** im neuen Haus. Am sinnvollsten: gar kein Stahl zur Armierung, siehe oben. Merkel hat Entmagnetisierungsmaschinen an den süddeutschen Ökohaushersteller Bau-Fritz geliefert. Der sorgt dafür, dass den im Bau unvermeidbaren Stahlträgern vorab die Magnetfelder ausgetrieben werden, klasse Idee.

Relativ einfach ist die Entmagnetisierung kleinerer Stahl- und Bauelemente, Möbelstücke oder Geräte, Federkernmatratzen oder Sprungrahmen, wenn man die Maschinen hierfür hat, und die haben nur wenige. An die Gefahr erneuter Magnetisierung muss gedacht werden, denn es lässt sich nur das Material entmagnetisieren, das auch magnetisierbar ist, z.B. durch Kontakt zu feldstarken Magneten oder Motoren.

Recht einfach ist auch das Vertreiben von Magnetfeldern aus **Autoreifen**. Stahlgürtelreifen sind ein wesentlicher Verursacher - wenn auch nicht der einzige - von magnetischen Belastungen im Fahrzeug. Dieser Stahlgürtel im Gummi kommt beim Fahren - so Merkel - auf 15 bis 20 Mikrotesla bei den in der Nähe der Reifen sitzenden Menschen, nach der Entmagnetisierung bleiben noch 0,3 µT, 98 Prozent weniger. Dabei geht es um Wechselfelder, der Frequenz der Umdrehung entsprechend (Seiten 165, 771). Solche Entmagnetisierdienstleistungen werden in der Schweiz inzwischen von einigen Werkstätten und Garagen angeboten.

Das Bild von **Röhrenfernsehern** und **PC-Monitoren** steht schief, verfärbt sich, spinnt. Andere Geräte - besonders in Laboren oder in der Medizin - reagieren ebenfalls mit Störungen und Fehlfunktionen. Warum? Die Magnetfelder der Baumasse seitens Armierungen oder Trägern machen es möglich. Sind sie zu stark, meckert die empfindliche Elektronik. Dann vergeht oft viel Zeit, und zahlreiche Servicetechniker und Umweltämter beißen sich die Zähne aus und haben nichts als Fragezeichen im Gesicht, bis solche Zusammenhänge endlich erkannt werden. In München entmagnetisierte Helmut Merkel die stahlarmierten Betonwände mehrerer Räume und sorgte so wieder für die reibungslose Funktion beruflich wichtiger Bildschirme. In Meerbusch machte ein privater Riesenfernseher Probleme, der Fußballrasen wurde pink, das Nachrichtensprechergesicht bläulich, das Bild krisselig. Monatelanges Rätselraten, Geräteaustausch, mehrfach in die Werkstatt... Wir fanden des Rätsels Lösung, Sie wissen schon. Hier wurde nicht entmagnetisiert. Der Fernseher kam in eine andere Raumecke, dahin, wo das Bett stand. Hier waren es 98 Prozent weniger Magnetfeld, und hier klappte der übergroße Apparat wieder, keinerlei Störung mehr. Aber: Wohin mit dem Bett? Nein, Einspruch, bitte nicht dahin, wo bisher die Flimmerkiste stand. Ist der Mensch weniger wert als die Glotze?

Durch Wände

Magnetfelder sind praktisch **kaum abzuschirmen**, gehen ungehindert durch Stein, Holz, menschliche Körper, alles. Wie schon bei den magnetischen Wechselfeldern besprochen (Seiten 96 bis 97 und 144), könnten spezielle Metall-Legierungen wie **MU-Metall** zur Teilabschirmung statischer Magnetfelder herangezogen werden, so zur Ummantelung des Motorblocks elektrisch verstellbarer Betten. Dabei muss das magnetfeldverursachende Objekt von dem abschirmenden Material komplett umgeben sein, und die Dicke des Materials bedarf von Fall zu Fall neuer Berechnungen, um akzeptable Effektivität zu erreichen.

Liegen künstliche Magnetfelder vor, dann hilft meist nur das **Entfernen störender Metallteile** oder - falls nicht möglich - das **Ausweichen** auf einen magnetisch ungestörten Platz. Nur durch allzu nahen Körperkontakt entsteht ein fast immer vermeidbares Risiko. Magnetfelder gehen - Sie wissen - spielend durch dicke **Wände**. Vorsicht ist geboten, wenn das Bett im Wirkungsbereich des Nachbarraum-Heizkörpers aus magnetischem Stahl steht, weil es in nur 40 Zentimeter Abstand davon auf der anderen Seite der trennenden Wand platziert wurde.

Gleiches gilt für Schlafräume über **Garagen**. Die darin geparkten Autos geben dank Stahlblech teilweise beachtliche Magnetfelder ab. Beobachtet man im Schlafraum die Kompassnadel, während ein Auto darunter in die Garage fährt, dann kann man manchmal (nicht immer) erleben, dass die Nadel mehr und mehr abweicht, je näher der Wagen kommt. Steht man am Rand einer Straße, den Kompass vor dem Bauch, dann sieht man, wie unterschiedlich Autos magnetisiert sind. Ein PKW kommt vorbei, die Kompassnadel weicht 40 Grad ab. Ein Sportcoupe, die Nadel geht 80 Grad zur Seite. Ein Omnibus, nur 15 Grad. Dann ein LKW: 180 Grad. Zu guter Letzt ein Fahrrad: auch das 20 Grad. Von Fahrzeug zu Fahrzeug völlig unterschiedliche Intensitäten.

Der **Stahltank** fürs Heizöl gehört nicht direkt unter den Schlafbereich. Abstand heißt die Devise. Ein bis drei Meter reichen oft. Das gilt auch für die **Stahlträger** in Decken, Fußböden und Wänden und für **Stahltürzargen**. Das Bett muss nicht auf oder neben einem der wenigen Stahlträger und Türzargen des Hauses stehen. **Stahlbadewannen** und Küchengeräte wie **Kühlschränke** und Tiefkühltruhen wirken mit ihren Magnetfeldern ebenso durch Wände, deshalb bitte etwas Abstand mit dem Bett auf der anderen Seite der Bad- oder Küchenwand halten.

Magnetfelder im Alltag

In Kinderbetten finde ich diese kleinen tragbaren **Kassettenrekorder**, die kurz vor dem Schlafen noch Geschichten von Benjamin Blümchen und Bibi Blocksberg erzählen, nach dem Einschlafen aber nicht entfernt werden und eine Nacht lang dreifaches Unwesen treiben: Die **ungeerdeten Zuleitungskabel** verursachen starke **elektrische Wechselfelder**; die in den Geräten integrierten **Trafos** machen starke **magnetische Wechselfelder** und verbrauchen selbst ausgeschaltet weiter Strom; die beiden **Lautsprecher** emittieren zusätzlich heftige **magnetische Gleichfelder** in ihrer näheren Umgebung durch die in ihnen befindlichen Permanentmagnete. Wenn so ein Ding stundenlang, die ganze Nacht, in 20 oder 30 Zentimetern Entfernung vom Kopf steht, dann würde ich mich über handfeste Reaktionen des Kindes nicht wundern. Wieder einmal kleine Ursachen mit großen Wirkungen. Wieder Stressfaktoren, die mit einem Handstreich beseitigt werden können.

Am Arbeitsplatz zeigen die allerorten vorhandenen **Bürostühle** mit ihren vielseitigen Verstellmechanismen recht oft beachtliche magnetische Felder. Mediziner vermuten einen Zusammenhang mit den häufiger auftretenden Krankheiten an Gebärmutter, Eierstock, Prostata und Blase, also Körperregionen, die dauerhaft und intensiv von den technischen Magnetfeldern erreicht werden. Der Kompass zeigt Ihnen auf der Sitz- und Rückenfläche der Stühle einen ersten Eindruck.

Ich erinnere mich an den Prokuristen, der lange unter Herzrhythmusstörungen litt und keine Hilfe fand. Erst als er seinen **Lieblingskugelschreiber** aus Stahl aus der linken Innentasche seiner Anzugjacke verschwinden ließ, gehörten die beängstigenden Erscheinungen der Vergangenheit an. Das starke Magnetfeld des kleinen Stiftes im Jackett schaffte eine Kompassnadeldrehung und konnte mit Magnetometern noch hinter dem linken Schulterblatt nachgewiesen werden. Noch intensiver: **Diktiergeräte** in der Jackentasche und **Handys** am Gürtel.

Müssen **Kinderwagen** derart stark magnetisiert sein, dass sich in ihnen, da wo's Baby in seinen empfindlichsten Entwicklungsjahren liegt, die Kompassnadel einmal um die eigene Achse dreht? 15 Kinderwagen habe ich überprüft, **9** waren **extrem** magnetisiert, **3 stark**, **3 gar nicht**. Von den knisternden elektrostatischen Ladungen der Plastikbezüge ganz zu schweigen. Gehören Kleinkinder in **Autokindersitze**, in deren Kopfteil Stereolautsprecher bereits serienmäßig integriert sind, links und rechts so nah neben den Ohren, damit Mamis Liebling während der Fahrt mit Benjamin Blümchens "Törööööh" akustisch gefüttert werden kann? Die Magnetfelder bringen Kompassnadeln ebenfalls in Schwung und wirken auch dann noch auf und in das Kinderköpfchen ein, wenn Benjamin Blümchen überhaupt nicht töröht, immerzu, ohne Nutzen, dank der Permanentmagnete in den Lautsprechern des Audio-Sound-Kindersitz-Systems. Zudem: Die Elektrostatik der synthetischen Sitzbezüge lässt Kinderhaare zu Berge stehen.

Mit Batteriestrom betriebene analoge **Armbanduhren** oder **Wecker** verblüffen in nächster Nähe manchmal, wie schon erwähnt (Seite 172), mit magnetischen Impulsen als Folge ihrer elektronisch gesteuerten Taktgeber. Ich messe an jeder zweiten Armbanduhr, besonders an den poppig-modernen Jugenduhren, sekündliche Impulse von **1 bis 15 Mikrotesla**. Sitzt die Uhr am Handgelenk, dann sind die Felder noch auf der anderen Seite des Armes nachweisbar. Kritische periodische Impulse am Puls. Die Baubiologie-Kolleg(inn)en Rosmarie und Dr. Herbert Tobischek berichteten von einem Fallbeispiel, wo Herzrhythmusstörungen nachließen nur durch Vergrößerung des Kopfabstandes zu einer batteriebetriebenen Küchenuhr mit feldstarkem Sekundentaktgeber. Ich halte ihre Empfehlung, zu batteriebetriebenen Weckern und Uhren vorsorglich **30 Zentimeter** Mindestabstand zu halten, für richtig.

An **Industriearbeitsplätzen** muss teilweise mit extremen Feldern gerechnet werden: bei der Aluminiumelektrolyse, an Lichtbogen- und Plasmaschmelzöfen, an Gleichstrommotoren (z.B. in Walzwerken) und beim Arbeiten mit Permanentmagneten. Die hier zur Wirkung kommenden Felder sind außergewöhnlich, liegen mit bis zu **100.000 Mikrotesla** beim 2000fachen des Erdmagnetfeldes.

In **Magnetschwebebahnen** kriegen wir bis zu tausendmal mehr als das irdische Magnetfeld ab. Die Gleichstromversorgung z.B. der Wuppertaler Schwebebahn ist so feldintensiv. Das gilt auch für einige **U-Bahnen**. In einem Haus nahe der Kölner U-Bahn gab es in 40 Meter Entfernung auf der zweiten Etage noch **20 Mikrotesla**. Die Fahrt mit der U-Bahn in Los Angeles: 90 µT, in Boston 30 µT, in San Franzisko: 350 µT. Eine **Straßenbahn** brachte es dank Gleichstrom in der Aachener Straße von Köln auf extreme **150 µT** in einer zwanzig Meter von den Gleisen entfernten Souterrainwohnung. Hier standen wieder die Fernsehbilder schief, und der grüne Fußballrasen verfärbte sich auf der Mattscheibe rosa. Der Grund waren vagabundierende Ströme und deren Magnetfelder, die von der Bahn über sanitäre Erdversorgungsleitungen in der Straße und im Bürgersteig bis in die Häuser hinein einwirkten. Davon später mehr, siehe unter Fallbeispiele (ab Seite 751).

Brillen: Magnetfelder auf der Nase

Selbst die Metallteile von **Brillengestellen** können derart stark "strahlen", dass man deren Magnetfelder noch in zehn Zentimetern Abstand vor und neben dem Kopf per Kompassnadelausschlag darstellen kann. Die Magnetometer zeigten Intensitäten bis zu **100 Mikrotesla**, vorne an den Nasenbügeln, seitlich an den Gelenken neben den Schläfen oder an den Enden der Brillenbügel hinter den Ohren. Ein lokal begrenzter, kritischer technischer Einfluss auf einen empfindlichen Körperteil.

Ein großer Brillenhersteller wurde nach meinen Messungen bei einigen Kunden von denen und deren Brillenfachgeschäften auf das Phänomen aufmerksam gemacht. Sie klagten mit Brillengestell auf der Nase über Kopfschmerzen, Schwindel, Konzentrations- und Merkschwäche, Wortfindungsstörungen und andere Symptome, ohne jedoch nicht. Die Kontrolle der Brillen ergab, dass immer nur dann jene Beschwerden auftraten, wenn die Sehhilfe wahrhaft magnetisch war. Wurde auf Ersatzbrillen ausgewichen, blieben die Beschwerden aus und siehe da, die Kontrolle zeigte, diese waren magnetisch neutral.

Die Münchner Werksleitung bat mich darzustellen, was und wie ich gemessen hatte. Ein mehrfacher Schriftwechsel folgte. Der Hersteller konnte verwundert meine Aussagen bestätigen und beauftragte die Forschungsabteilung mit den notwendigen Recherchen zur Bewältigung des bisher nicht bewusst gewordenen, aber jetzt erkannten und akzeptierten Problems. Es gelang den Brillenfachleuten herauszufinden, warum die Metalle ihrer Brillengestelle derart deutliche Magnetfelder aufbauten und die der zahlreichen Konkurrenzhersteller nicht. Ich wurde vom Hersteller schriftlich über den Lauf der Dinge in Kenntnis gehalten. Einer Einladung des Werkes folgend, informierte ich mich vor Ort über den Stand der Forschungen.

Das Problem wurde gelöst, neue unmagnetische Metall-Legierungen gefunden. Seit über zwei Jahrzehnten produziert die Fabrik nun Brillen ohne Magnetfelder. Eine zufällige baubiologische Entdeckung und die Bereitschaft des Konzerns, das Problem anzunehmen, führten zu der positiven Entwicklung. Nicht immer wird auf so saubere Weise von Verantwortlichen reagiert. Heute dürfte es dank dieser konstruktiven Zusammenarbeit kaum noch magnetische Brillen zu kaufen geben.

Telefone und Kopfhörer: Magnetfelder am Ohr

Erstaunlich kräftige Magnetfelder erzeugen auch **Telefon-** und **Kopfhörer**. Kleine und gemeine integrierte **Permanentmagnete** machen es möglich, ähnlich wie bei den großen Brüdern, den Lautsprecherboxen. Wer stundenlang telefoniert oder Musik per Kopfhörer konsumiert, der kriegt eine Menge ab. Wenn ich manch einen Telefonhörer ans rechte Ohr halte, dann weise ich am linken Ohr per Kompass immer noch Nadelabweichungen und per Magnetometer immer noch Vollausschläge nach. Die magnetischen Gleichfelder kommen im Schnitt auf Intensitäten von bedenklichen **500 Mikrotesla** (!), die stärksten, die ich fand, lagen bei **1500 µT**. Magnetwirbel am und im sensiblen Kopf. Magnetische Wechselfelder (Kapitel 2 ab Seite 84) bis 2000 Nanotesla gesellen sich hinzu, je nach Schallereignis und Lautstärke. Das gilt für Telefone, Schnurlose, Handys, große und kleine Kopfhörer gleichermaßen, auch für Headsets und die Mini-Ohrstöpsel des tragbaren iPod, auch für die zwei Seiten zuvor erwähnten Lautsprecher-bestückten Kindersitze.

Dabei gibt es **magnetfeldfreie Telefone** und Kopfhörer, wenn auch nur ausnahmsweise, einiges Suchen danach ist notwendig. Wir haben zu Hause und im Büro fünf verschiedene Telefone, alle ohne Feld. Gehen Sie, wie wir, in den nächsten Telefonladen und prüfen Sie das mit dem Kompass nach: Wenn die Kompassnadel in ein bis zwei Zentimeter Entfernung von der **Hörermuschel** ungerührt auf Norden stehen bleibt und nicht abweicht, na bitte, dann haben Sie es, das feldfreie Telefon. In den Minilautsprechern dieser feldfreien Hörer gibt es keine Spulen und Permanentmagnete, sie arbeiten magnetfrei über z.B. **elektrostatische Entladung** bzw. **Piezotechnik**. Der zweite Vorteil: Magnetische Wechselfelder, die sich zusätzlich als Folge der verschiedenen Tonfrequenzen beim Sprechen (oder bei der Musik) bilden, verschwinden ebenso wie die Magnetostatik. Zwei Fliegen mit einer Klappe.

Vorsicht: Unser erstes posteigenes Signo-Telefon war frei von kritischen Magnetfeldern. Deshalb kauften wir ungeprüft drei weitere. Die machten zu unserer großen Verblüffung Felder, die noch in 30 cm Abstand mit dem simplen Kompass nachweisbar waren. Was war passiert, warum das eine und das andere nicht? Unsere Recherchen ergaben, dass mehrere Hersteller das gleiche Gehäuse bestückten, einmal mit und einmal ohne Magnet. Man muss aufpassen und immer gezielt nachprüfen. Unsere älteren Dallas-Telefone sind frei von Magnetostatik, das Strega und Digitel auch, das Siemens Typ 810 ebenso.

Warum stellt die Industrie heute immer weniger **magnetfeldfreie Telefone** her? Es wäre mal wieder so einfach, es würde nicht einmal teurer, und die Sprachqualität ist genauso gut, mindestens. Der Notstand beflügelt: Einige Firmen haben das Problem und die Marktlücke erkannt, sie bieten nur magnetisch unbedenkliche Telefongeräte an oder rüsten andere sogar auf Piezotechnik um. Gute Idee. Interesse? Bitte im Internet unter www: telefonmanufaktur.de, manufactum.de, biosol.de, umweltanalytik.com, purenature.de. Wann kommen feldfreie **Kopfhörer**, wie es sie früher gab? Es gibt sie, aber immer seltener, Sie müssen mal wieder danach suchen. Wie? Hartnäckig nach Piezotechnik fragen und immer den Kompass zum Einkauf mitnehmen, besser ist besser. Einige wenige Produzenten bauen zwar weiterhin Magnete in ihre Kopfhörer und Headsets, schirmen die aber mit MU-Metall ab mit dem erfreulichen Erfolg: bis zu 98 Prozent Magnetfeldreduzierung.

Sie erinnern sich (Seite 624): Wir fanden bei **Handys** neben den hochfrequenten Funkmikrowellen erstaunliche und unerwartet starke **statische Magnetfelder**, und zwar hart getaktet in dieser handytypischen Frequenz von 217 Hz. Dabei ging es beim Telefonieren (sonst nicht) als Folge der Batterieversorgung um Flussdichten von **50 Mikrotesla**.

Bügel-BHs: Magnetfelder am Busen

Der Bügel-BH setzt sich durch, wird zum Marktführer. Der **Bügel im BH** besteht aus festem **Stahldraht**. Und der macht ab und zu (mal wieder: nicht immer) bedenklich **starke Magnetfelder**. Ja, muss das denn sein? Kann man nicht magnetfeldfreie Metalle für diesen Zweck einsetzen oder Kunststoffbügel oder welche aus Horn?

Manche Bügel-BHs kommen auf "nur" 10 µT, immer noch neun Komma fünf zu viel, einige schaffen wahrhaft **100 Mikrotesla** und einige seltene Ausrutscher bis zu **500 µT**. Da dreht eine Kompassnadel Pirouetten. Und das in direktem Brustkontakt. Zehn Zentimeter weiter Richtung Herz und Lunge sind es bei den stärkeren Modellen immer noch 10 µT. Die Magnetfelder sind durch den Oberkörper hindurch am Rücken noch mit 1 bis 5 µT nachzuweisen, ausgelöst von einem simplen Draht, der es sich nicht abgewöhnen kann, kräftig magnetisch zu sein.

Das darf und sollte nicht sein, das kann zum Risiko werden, speziell in Anbetracht des Dauereinflusses. Pardon: **Brustkrebs** bei Frauen ist aktuell zur **Todesursache Nr. 1** aufgestiegen, wodurch auch immer ausgelöst, keiner weiß es, auch der klügste Schulmediziner nicht. Solche Magnetfelder sind biologisch wirksam, und sie sind rund um den Busen sicher nicht die richtige Prophylaxe oder gar Therapie bei Krebs, schon gar nicht 15 Stunden täglich und das über Jahre. Also bitte: Auf Bügel im BH verzichten, auch ohne Krebs. Sie haben auch ohne Bügel eine gute Figur. Oder mit dem Kompass einkaufen, für neugierige Verkäufergesichter sorgen, und wehe die Nadel dreht sich in der Nähe des Drahtes. Bitte keine solch starken Magnetfelder an Ihren Busen!

Übrigens: **Kupferspiralen** zur Empfängnisverhütung sind nicht magnetisch, die meisten **Ringe**, **Ohrringe**, **Halsketten** und **Armbänder** ebenfalls nicht, medizinische **Implantate** wie künstliche Hüftgelenke auch nicht. Dafür sind sie, wie die Bügel im BH, aufgrund ihrer Größe, gute Antennen für Mikrowellen z.B. des Handyfunks (Seiten 452 und 579).

Geldmünzen von Euro bis Cent lassen sich magnetisieren, der **Schlüsselbund** ebenso, wenn auch nicht ganz so stark, nach meiner Erfahrung bis zu 20 Mikrotesla und kaum weiter als 10 Zentimeter wirkend.

Magnetfelder zwischen Heilung und Kaffeefahrt

Was die vielen rezeptfreien **Pflaster**, in die kleine aber starke Magnete eingebettet sind, bewirken, wenn sie ohne ärztlichen Rat einfach so auf irgendeine Körperstelle aufgebracht werden, weil Frau Olga in der Boulevardzeitung Heilerfolge verspricht, kann ich nur ahnen. Die Intensitäten solcher Minimagnete mit Maxiwirkung können durchaus bis **100.000 µT** (!) betragen, in Ausnahmefällen noch mehr. Dubiose Firmen und Vertriebe verdienen sich eine goldene Nase mit den unterschiedlichsten magnetischen **"Heilprodukten"** von **Umhängern** über **Armbänder** und unzähligen **Wellnessprodukten** bis hin zum kompletten **Bett**. Vorsicht! Magnete sind kein nebenwirkungsfreier Hokuspokus, an den man glauben oder es sein lassen kann. Magnetfelder wirken kraftvoll, zweifellos. In der richtigen Dosis zur richtigen Zeit am richtigen Platz können sie durchaus symptomlindernde oder heilende Effekte bewirken, in der falschen Dosis zur falschen Zeit am falschen Platz können sie genauso schädigen. Wie immer: Die Dosis macht das Gift.

Mit den auf Kaffeefahrten angepriesenen **Magnetdecken** für und gegen alles strapazieren Sie nicht nur den Geldbeutel, sondern vielleicht auch Ihre Gesundheit. In jedem Fall greifen Sie massiv in natürliche Abläufe ein. Solche Matten emittieren starke Magnetfelder mit uneinschätzbaren Konsequenzen, speziell bei Dauereinwirkungen, speziell in der Regenerationszeit. Ich fand Werte von außergewöhnlichen **100 bis 10.000 µT**. Wenn Magnetdecken oder Magnettherapien, dann bitte nur, wie Mikrowellen- oder radioaktive Bestrahlung auch, unter ärztlicher Aufsicht. Was Ihnen der Arzt zweimal wöchentlich zehn Minuten gezielt zur lokalen Förderung des Knochenwachstums nach einem Beinbruch, zur Behandlung des Tennisarms, zur beschleunigten Wundheilung nach Zahnextraktionen oder zur Schmerzlinderung bei Rheuma appliziert, das gehört nicht jede Nacht acht Stunden in Ihr Bett. Magnete gehören grundsätzlich unter fachkundige medizinische Obhut.

Vorsicht auch mit den düsteren Prophezeiungen unseriöser Geschäftemacher, das **Erdmagnetfeld** gehe langsam aber sicher den Bach runter, würde immer schwächer, und man müsse es schleunigst auffrischen: mit teuren Magnetfeldprodukten, zur Vorbeugung. Die Angstmacher erfinden schon wieder eine neue Krankheit und fabeln vom **"Magnetfeld-Mangelsyndrom"** mit "kaum absehbaren Folgen", um mit der Angst richtig Geld zu scheffeln. Und manche Ärzte und Heilpraktiker machen mit, lassen sich mit fetten Provisionen locken.

Mein Mitarbeiter Dr. Manfred Mierau fand bei einer Kundin in Düsseldorf ein unscheinbares **Halskettchen** einer solchen geschäftstüchtigen Panikfirma, auf Empfehlung des Arztes. Das Magnetometer zeigte extreme **500 Mikrotesla**, teilweise noch mehr, das direkt am Hals, an der Nackenwirbelsäule, an der Schilddrüse. Dagegen sieht die Erdmagnetfeldintensität ziemlich blass aus. Meine Messung an einem winzigen Schmuckmagneten, der an einer Kette im Ausschnitt vor dem Brustkorb baumelte: selten hohe **25.000 µT**! Ich wiederhole: uneinschätzbare biologische Folgen bei Dauereinwirkung! Solche frei verkäuflichen Magnetprodukte zur Eigentherapie sollen nach Herstellerangabe sogar in schwindelerregende Dimensionen von **500.000 µT** kommen. Eine Firma preist **Armreifen** mit **250.000 µT** an, eine andere **Einlegesohlen** für Kinderschuhe (!) mit **30.000 µT**. Ich fand **Kopfkissen, Nackenstützkissen, Bettbezüge** und ganze **Matratzen** mit eingearbeiteten, sehr starken Magneten, **Ringe, Bandagen, Hüte, Ohrclips** (gegen das Rauchen) und Magnete für die **Hosentasche**, zur Potenzsteigerung und Penisvergrößerung: "Eine Stunde vor der Verabredung in die Tasche, freuen Sie sich!" Oder die Magnetringe zum Einführen in die Scheide: "Wenn mal mehr Energie notwendig ist." Viele Firmen verkaufen solche und andere Magnetprodukte, ihnen gehen die Versprechungen und Ideen nicht aus, die Provisionen für ihre Verkäufer auch nicht.

So ein kleiner Kenko-Magnet von Nikken, ein silbernes Magnetmetallscheibchen von vier Zentimetern Durchmesser, bringt noch in 10 bis 20 Zentimetern Entfernung eine Kompassnadel ins Schleudern. Das sind einige 100 bis über 1000 Mikrotesla, in direktem Kontakt auf der Haut oder in der Hosentasche noch viel mehr: einige 10.000 bis **über 100.000 Mikrotesla**. Nikken palavert von einem "bemerkenswerten neuen EQL-Konzept" eines "equilateralen Magnetfeldes" mit "innovativerFerninfrarot-Technologie". Laut Nikken würden wir uns "in Gebäuden vom natürlichen Magnetfeld isolieren", was Unsinn ist. Auf der obersten Etage des Empire-State-Buildings messen Sie das Erdmagnetfeld in voller Blüte. Vielmehr überlagern, stören und verzerren technische Magnetfelder in Häusern (Betonarmierungen, Stahlträger, Federkernmatratzen, Lautsprecherboxen...) in ihrer Nähe das so wichtige, lebenserhaltende, natürliche Erdmagnetfeld, wie es aber Nikken noch viel - tausendfach - gründlicher tut. Aus baubiologischer Sicht ist jede stärkere technische Veränderung des natürlichen Erdmagnetfeldes auf Dauer kritisch. Bei solchen Produkten ist sie besonders heftig und deshalb - wie gesagt: ohne medizinische Indikation und Aufsicht - baubiologisch tabu.

Erdmagnetfeld rückwärts

Die 'Bild-Zeitung' schreit im Dezember 2005 auf: **"Magnetchaos! Weltuntergang! Leben wir bald im Dunklen?"** In dem Film 'The Core' fallen Herzschrittmacherträger tot um, Tauben flattern wirr umher, Autofahrer verschmoren bei lebendigem Leib. Die Welt gerät aus den Fugen, dank Magnetfeldschwund. Wenn auch nur in den Studios von Hollywood. Jedes Jahr im Sommerloch kommt das Thema in die Medien.

Das **Erdmagnetfeld verändert sich** über die Zeit wahrhaftig in seiner Intensität, jedoch nur im Laufe von Jahrtausenden. Das führt langsam aber sicher bis zum magnetischen Minimum und anschließender Umkehr der Pole. Einige geophysikalische Erkenntnisse gehen davon aus, dass alle 20.000 bis 50.000 Jahre eine solche komplette Umpolung stattfindet, die letzte sei um die 40.000 Jahre her. Andere Experten sehen noch größere Zeiträume, so Prof. Dr. Helmut Wilhelm von der Universität Karlsruhe: "Zuletzt gab es das vor 780.000 Jahren." Die Zeit scheint in den kommenden paartausend Jahren reif zu werden für die nächste, dann wird der Nordpol wieder zum Südpol und umgekehrt.

Seit Evolutionsgedenken ist das ein elementarer, natürlicher Vorgang und nicht durch Halskettchen oder Bettdecken aufzuhalten, geschweige denn zu kompensieren. Vor 1000 Jahren, da war das Erdmagnetfeld stärker als heute, in 1000 Jahren wird es schwächer sein. Natürlicher Hintergrund sind bei uns in Mitteleuropa heute, wie erwähnt, **45 bis 50 Mikrotesla**. Zum Äquator hin wird es weniger bis runter auf 28, in Südamerika sogar bis 24 µT. Zu den Polen hin wird es mehr, Richtung Nordpol bis 60 und am Südpol bis 67 µT. Stockholm bietet etwa 50 µT, Hamburg und Berlin 49, Düsseldorf und Frankfurt 48, Schwarzwald und die Nordalpen 47, Genua 46 und Rom 45 µT. **Jährlich** nimmt die magnetische Flussdichte von Mutter Erde allerorten um etwa **0,05 Prozent** ab, das sind in unseren Breitengraden um die **0,02 µT**. Das macht in zehn Jahren 0,2 µT und in 100 Jahren 2 µT. Das wäre vergleichsweise so, als würden Sie in 100 Jahren gemächlich und zentimeterweise von Hamburg weiter südlich nach Stuttgart ziehen, denn hierbei passiert die gleiche, diesmal räumlich bedingte Magnetfeldreduzierung. Würden Sie von Düsseldorf nach Kapstadt ziehen, wäre das ein Erdmagnetfeldrutsch nach unten, auf den Sie hier 1000 Jahre warten müssten.

Solange ich messe, seit 30 Jahren, ist das Erdmagnetfeld vertrauenserweckend stabil, versprochen: keinerlei Abweichungen außerhalb des naturgegebenen Rahmens von 0,02 Mikrotesla pro Jahr. Stellen Sie sich vor: Die Feilbieter von Magneten wollen jene 0,02 µT, um die sich das Erdmagnetfeld dezent und fließend über ein Jahr hinweg üblicherweise verändert, wahrhaftig aufpäppeln mit einem schockartigen magnetischen Donnerschlag von 100.000 µT, 5 Millionen mal so viel, und das zudem nicht homogen verteilt über den gesamten Globus, sondern nur punktuell begrenzt auf bestimmte Körperteile, mit der Kette am Hals, der Bandage am Handgelenk oder der Einlage im Schuh. Solche Ideen haben nur Wirrköpfe oder gerissene Geschäftemacher. In diese schöpfungsgegebenen, natürlichen magnetischen Abläufe derart plump mit technischen Magneten eingreifen zu wollen, hieße der globalen Erwärmung mit einem Eiswürfel zu begegnen oder der Eiszeit mit der Wärmflasche, wobei Eiswürfel und Wärmflaschen nicht derart fragwürdige Wirkungen und Nebenwirkungen nach sich ziehen können. Seien Sie vorsichtig, glauben Sie nicht jeden Mist, die Magneteverkäufer erzählen das Blaue vom Himmel und wollen nur eins: an Ihre Geldbörse.

Und wenn Magnete verscherbeln, warum dann gerade bei uns? Wir sind doch noch in der glücklichen Situation, satte 50 Mikrotesla Erdmagnetfeld genießen zu dürfen, wir schöpfen im Vergleich zu vielen anderen auf der Welt aus dem Vollen. Konsequenter wäre der Verkauf nach Mexiko und Indien, die haben weniger als wir, nämlich 40 µT, nach Timbuktu und Uruguay, die haben noch weniger, gerade mal 30, oder nach Kapstadt und Rio, da gibt es nur noch 28 µT. In Brasilien findet man mit 24 µT die niedrigsten Erdmagnetfelder weltweit. Warum dann gerade hier und nicht in Kapstadt und Rio die Werbetrommel zur Therapie des Magnet-Mangelsyndroms rühren? Wenn's richtig deftig mangelt, dann dort, doch nicht bei uns oder in den USA. Multimillionen Südamerikaner und Südafrikaner leben mit halb so viel Erdmagnetfeld wie ich im Rheinland. Bis wir in Deutschland soweit sind wie die Mitmenschen dort, von unseren 50 µT runtergerutscht auf ärmliche 25, dauert es noch weit über 1000 Jahre. Bis dahin: Magnete ab nach Südamerika und Südafrika, hier ließen sich Geschäfte machen. Mal wieder (siehe auch Seite 279): Ich hätte das Zeug zum Millionär.

Magnetfelder in der Medizin

Der stärkste Magnetfeldverursacher ist ein **Kernspin-Tomograph**, auch Magnetresonanz-Tomograph (MRT) genannt. Er liefert in der medizinischen Diagnostik hervorragende Bilder vom Innenleben des Menschen, besser als es das beste Röntgenbild könnte. Deshalb ist dies Diagnoseverfahren unverzichtbar geworden. Hier wird der Körper in der Röhre mit Magnetfeldern der Intensität von im Schnitt **2 bis 4 Tesla** (2 bis 4

Millionen Mikrotesla) belastet. Im Forschungszentrum Jülich und im Max-Planck-Institut Tübingen stehen zwei solcher Magnetresonanz-Tomographen für die Hirnforschung mit einer Feldstärke von **9,4 Tesla**, derzeit die stärksten Europas. Es gibt in Deutschland 7-Tesla-Geräte in Duisburg, Essen, Magdeburg, Leipzig, Heidelberg und Berlin. Der zu untersuchende Patient (und schwächer auch das medizinische Bedienpersonal) sind beim Kernspin hohen Magnetfeldern ausgesetzt. Ich habe bei einem Röntgenlabor in Düsseldorf angerufen und um eine Aufklärung in Sachen Nebenwirkungen und Risiken bei Kernspindiagnosen gebeten. Immerhin sind die Teslas des Kernspintomographen billionenfach stärker als die natürlichen Magnetfelder von Hirn und Herz, die es auf wenige Picotesla bringen, und vierzigtausendfach stärker als das Erdmagnetfeld. Nein, war die Antwort der radiologischen Experten, alles ungefährlich und nebenwirkungsfrei. Ein Facharzt aus Essen erzählte mir vertraulich, dass zwei Stunden lang nach der Kernspintomographie nur noch wenige und chaotische EEG-Signale vom Gehirn empfangen werden können, andere können das nicht bestätigen.

Inzwischen ist es Wissenschaftlern gelungen, auf eine ganz andere und garantiert nebenwirkungsfreie Weise Magnetfelder für Diagnosen zu nutzen: Sie empfangen die winzigen biologischen Magnetfeldintensitäten des Körpers. **Squid-Magnetometer** heißt das einige Millionen Euro teure Wundergerät. Es steht bereits in deutschen Universitätskliniken und ortet berührungslos die ultraschwachen biomagnetischen Signale des Auges (0,1 Picotesla, das sind 0,000.000.1 Mikrotesla), des Gehirns (1 pT = 0,000.001 µT), des Herzens (50 pT = 0,000.05 µT) oder anderer Körperteile. 19 auf minus 269 Grad Celsius gekühlte Sonden horchen passiv und unbelastend in den Körper hinein und empfangen die unvorstellbar feinen Magnetfelder der körpereigenen Ströme, die **milliardenfach schwächer** als die des Erdmagnetfeldes sind. Krankhafte Veränderungen werden anhand entsprechender Magnetfeldanomalien im Organismus festgestellt. Tonnenschwere Abschirmungen des Messplatzes garantieren, dass die Felder der Erde, des Aufzuges, der Betonarmierung oder eines Gerätes die Messung nicht stören.

Welch gewaltige Spannbreite von den höchsten in der Medizin eingesetzten Magnetfeldern (Kernspin 4 Tesla) zu den schwächsten (Squid 0,01 Picotesla), ein Unterschied von 1 zu 100 Billionen! Magnetfeldtherapiegeräte im Krankenhaus oder in der Arztpraxis arbeiten mit unterschiedlichsten Intensitäten, Frequenzen und Modulationen im Bereich von wenigen bis mehreren 1000 Mikrotesla. Die stärksten magnetischen Felder weltweit werden von supraleitenden Elektromagneten produziert, in deren Luftspalt findet man 50 Tesla. Die Nachweisgrenze der empfindlichsten Messgeräte liegt bei 0,01 Picotesla.

Jeder Körper sendet **milliardenfach** feinste magnetische Signale aus. Nur wer in der unerklärbaren Mannigfaltigkeit der natürlichen magnetischen Ordnung funktioniert, ist in Ordnung. Die körpereigenen Felder sind so unvorstellbar winzig, dass nur ein symbolischer Vergleich hilft: Eine Federkernmatratze mit ihren typischen Magnetfeldstärken wäre in der Größenordnung menschlicher Hirnströme in Deutschland immer noch messbar, wenn sie in einem Bett in Italien läge!

Der Medizin-Physiker Dr. Lebrecht von Klitzing von der Universität zu Lübeck sagte: "Magnetfelder sind biologisch wirksam, sie durchdringen den Körper. Magnetfelder, die sich zeitlich nicht verändern, also statische Magnetfelder, verändern die Hirnströme des Menschen auch. Bisher war man immer davon ausgegangen, dass biologische Einflüsse durch Magnetfelder nur über eine Induktion erfolgen können. Induktionen sind aber nur bei Wechselfeldern möglich. Bei **Gleichfeldern** gibt es jedoch auch **nachweisbare biologische Effekte**. Hier muss also eine dringende Korrektur dahingehend erfolgen, dass zumindest eine andersartige Schnittstelle, ein andersartiger Wirkmechanismus vorliegt."

Mediziner sehen einen engen Zusammenhang zwischen einem **lokal auftretenden künstlichen Magnetfeld**, welches von außen langzeitig und regelmäßig in den Körper einwirkt, und entsprechend **lokal entstehenden Gesundheitsbeschwerden**. Genau das entspricht auch unserer Erfahrung. Dauermagnetische Wirkungen sind speziell da kritisch, wo sich der Körper lange aufhält und am empfindlichsten ist: während der Erholungsphase in den zwei Quadratmetern Bett. Halten Sie Ihr Bett und die nahe Umgebung metall- und magnetfeldfrei.

Biologischer Kompass, Orientierung

Das Magnetfeld der Erde ist für Zugvögel eine wichtige **Orientierungshilfe**, so auch für Delphine, Aale, Lachse, Bienen und andere Insekten. Die Orientierungsforscher der Uni Frankfurt am Main fanden, dass der **australische Brillenvogel** sich bei seinen Wanderungen am Erdmagnetfeld orientiert. Dabei ist die Wahrnehmung des Erdmagnetfeldes lichtabhängig. Bei weißem, blauem und grünem Licht flogen sie in die artgerechte Zugrichtung. Bei rotem Licht mit der Wellenlänge von 633 Nanometern konnten sie dagegen mit dem Magnetfeld nichts mehr anfangen. US-Forscher zeigten, dass auch bei **Fruchtfliegen** und **Molchen** der Magnetsinn durch unterschiedliche Lichtarten steuerbar ist.

Die Zeitschrift 'Bild der Wissenschaft' berichtete 1980, dass eine größere Gruppe von **Studenten** mit **verbundenen Augen** kilometerweit ins Land gefahren wurde. Am Ziel konnten sie, immer noch mit verbundenen Augen, die Himmelsrichtung angeben. Befestigte man ihnen einen **kleinen Magneten** am Kopf, konnten sie das nicht mehr. Unter magnetischer Belastung verliert auch ein Mensch die Orientierung.

Ähnliches machte man mit **Brieftauben**. Einer Gruppe wurde ein **millimeterkleiner Magnet** am Kopf befestigt, der anderen ein gleich großes Stück **unmagnetisches Messing**. Die magnetisch belastete Gruppe zeigte Orientierungsstörungen, die unbelastete fand ihr Ziel ohne Probleme. In einem anderen Experiment befestigte man ebensolche Magnete (50 µT) am Kopf der Tauben. Die derart präparierten Vögel flogen in alle Richtungen und irrten umher. Sie fanden zielstrebig zu ihrem Schlag zurück, nachdem die Magnete entfernt wurden. Neurobiologe Prof. Dr. Peter Semm von der Universität Frankfurt bestätigte, dass die **Augen** und das **Pinealorgan** von Tauben (lichtempfindliches Organ an der Zirbeldrüse im Kopf, die das Hormon Melatonin bildet) auf Magnetfelder der Größenordnung um nur **50 Mikrotesla** reagieren. Im Frühjahr 2012 eine weitere Bestätigung seitens der Universität Houston/Texas: Das "GPS-Navi" bei Tauben sitzt im **Kopf** und reagiert auf kleinste Veränderungen der magnetischen Feldstärke der Erde. 60.000 Brieftaubenzüchter in Deutschland beklagen immer mehr Verluste ihrer Tiere. Deren Verbandsprecher Klaus Kühntopp im Oktober 2008 in den Medien: "Radar und Funksender leiten die Tiere in die Irre."

Ornithologen der Frankfurter Universität experimentierten mit **Gartengrasmücken**, einer Singvogelart, die bei uns brütet und zum Überwintern nach Zentralafrika fliegt. Die Forscher Dr. Peter Weindler und Dr. Wolfgang Wiltschko zogen diese Vögel im Labor auf. Es ist bekannt, dass sie zuerst nach Südwesten über Frankreich und Spanien bis Marokko fliegen und hier plötzlich ihre Richtung nach Südosten ändern, um über die Sahara nach Zentralafrika zu gelangen. Eine Gruppe wurde unter natürlichen Bedingungen großgezogen, sie konnten sich die Gestirne und das Erdmagnetfeld gut einprägen. Die anderen Nestlinge konnten zwar auch die Gestirne sehen, aber der Unterschied: Sie wurden während ihres Wachstums vom **Erdmagnetfeld abgeschirmt**. Als die Zugzeit kam, wurden die beiden Gruppen freigelassen. Die erste flog unbeirrt nach Südwesten. Die zweite Gruppe, die während der Entwicklung vom Erdmagnetfeld abgeschirmt war, steuerte in die falsche Richtung, ihr magnetischer Sinn war verloren gegangen.

Drei Experten unter Federführung von Dr. Henrik Mouritsen (Universität Oldenburg) berichten im April 2004 in 'Science': Nordamerikanische **Catharus-Drosseln** bedienen sich im Flug eines magnetischen Kompasses und eichen ihn anhand der **untergehenden Sonne**. Das Forscherteam fand im September 2004, dass **Zugvögel** das Magnetfeld der Erde wie ein visuelles Raster erkennen, ein Molekül in der **Augennetzhaut** der Tiere macht's möglich. Im November 2004 die Erkenntnis bei **Gartengrasmücken**: Die Vögel scannen das Magnetfeld der Erde wie mit einem Magnetsensor ab, dabei ständig mit dem Kopf wackelnd. Im Juni 2006 war es wieder Mouritsen, der bei **Rotkehlchen** im rechten Auge einen biologischen "Kompass" aus Proteinen entdeckte, welcher es den Tieren sogar ermöglicht, das irdische Magnetfeld zu sehen. Im Juli 2007 die wissenschaftliche Erkenntnis, dass auch **Hühnerküken** vom ersten Tag an das Erdmagnetfeld nutzen. Im März 2012 findet eine Forschergruppe um Henrik Mouritsen, dass ein Teil des **Sehzentrums im Gehirn** für die Orientierung mitverantwortlich ist. Mouritsen und seine

Magnetostatik: Biologischer Kompass, Orientierung 739

Kollegen von der neuseeländischen University of Auckland, die an den Studien beteiligt waren, halten diese Erkenntnisse auch für Menschen für wertvoll, die täglich großen Mengen elektromagnetischer Strahlung beispielsweise durch Mobiltelefone oder medizinische Bildgebungsverfahren wie der Kernspintomographie ausgesetzt sind. Man müsse sehen, dass Magnetfelder wesentliche Wirkungen auf Moleküle, Proteine, Nerven und Zellen im Organismus ausüben, nicht nur bei Tieren.

Ein **biologischer Kompass** zur Orientierung im Erdmagnetfeld wurde bei vielen Vogelarten festgestellt und auch bei Reptilien nachgewiesen. **Mississipi-Alligatoren** fanden, 12 bis 34 Kilometer von ihrem Heimatareal verschleppt, zielsicher zurück. Das Orientierungsvermögen von **Landschildkröten** wurde beeinträchtigt bis aufgehoben durch einen kleinen Magneten auf dem Panzer, der mit 61 Mikrotesla kaum stärker war als das Magnetfeld der Erde. **Meeresschildkröten** wandern weite Strecken, zweimal jährlich bis 10.000 Kilometer durch die Weltmeere, unbeirrt zu den Stränden ihrer Eiablage. Jahrzehnte nach dem Schlüpfen kehren die herangewachsenen Schildkröten metergenau an ihren Geburtsort zurück. Der "Routenplaner": das Erdmagnetfeld. Die Schildkröten erinnern sich an jedes Detail, unter anderem die Intensität und Charakteristik der natürlichen Magnetfelder.

Tausende Kilometer legen **Wale** zurück, geleitet von geologischen Magnetfeldstärken. Sie scheinen, wie Schildkröten und andere Tiere, empfindlich auf Störungen durch menschgemachte Magnetfelder zu reagieren. Jährlich verirren sich 1000 bis 2000 Wale, sie stranden und sterben. Bei **Hammerhaien** empfangen sensible Magnetsensoren im Kopf die Felder des Lavagesteins im Meer. Seit 2003 wissen wir: Auch **Langusten** orientieren sich auf dem Ozeanboden im Erdmagnetfeld.

Europäische **Aale** schwimmen 7000 Kilometer weit vom Süßwasser ins Salzwasser zu den Laichplätzen in die Sargasso-See im westlichen Atlantik in Höhe Florida und Kuba. Hier in 1000 Meter Tiefe geben die Weibchen ihre Eier ab und die Männchen ihre Samenflüssigkeit. Danach sterben sie. Die geschlüpften Larven wandern zurück, drei Jahre ostwärts Richtung Europas Küsten. Von hier aus geht es flussaufwärts ins Land, dorthin, wo ihre Ahnen weilten. Selbst Wiesen werden genutzt, und Bauwerke sind kein unüberwindbares Hindernis, man hat Aale schon in Dachrinnen gefunden. Nach etwa 10 Jahren werden die Heimkehrer geschlechtsreif und wandern wieder, wie die Eltern, den weiten Weg zielgenau zur Sargasso-See. Wie die Aal-Eltern den Weg Richtung Karibik und der Nachwuchs den Weg in die Heimatgewässer ihrer Eltern finden, ist noch immer ein großes Geheimnis, aber eines steht fest, die Orientierung im Erdmagnetfeld ist zumindest beteiligt.

Bei den **Säugetieren** sind Nager gut untersucht. **Waldmäuse** wurden 40 Meter vom Nest weg verschleppt, dabei setzte man eine Gruppe beim Transport einem technischen Magnetfeld aus, die andere nicht.

Die unbelasteten Mäuse fanden den direkten Weg zurück, die belasteten liefen in die falsche Richtung. **Pferde** nutzen das Magnetfeld, um zu ihren Stallungen zurückzufinden. Sie wurden 25 Kilometer entfernt in unbekannter Umgebung ausgesetzt. Die einen hatten kleine Magnete am Kopf, die anderen Attrappen. Von den Magneten gestört fanden die einen den Weg nicht mehr, die anderen liefen zielstrebig nach Hause. Vergleichbares gilt für Hirsche und Rehe beim **Wildwechsel**. Auch **Fledermäuse** fanden ihre Schlafplätze sofort wieder, nachdem Wissenschaftler sie fingen und 20 Kilometer weit weg wieder aussetzten.

Von **Katzen, Fröschen** oder **Kröten** ist solches Verhalten ebenfalls bekannt. Wie sonst findet eine 100 Kilometer entfernt ausgesetzte Katze ihre alte Heimat wieder? Wie sonst finden Frösche nach jahrelangen und ausgiebigen Wanderungen punktgenau die Tümpel wieder, in denen sie sich einst von der Kaulquappe zum Frosch verwandelt haben, um sich hier erneut fortzupflanzen? Wie sonst orten Kröten ihre Laichgewässer, selbst dann, wenn die Landschaft durch Straßen, Parkplätze, Industriegebiete und Wohnsiedlungen umgekrempelt wurde?

Liebe verspielte Wissenschaftler, hört endlich auf, die armen Krokodile, Riesenschlangen, Kreuzottern, Schildkröten, Wildgänse, Löwen, Rehe, Erdmännchen, Haie, Delphine... mit Sendern auszustatten, um auf diese Weise deren Wanderwege und Verhalten zu erforschen (Seite 283). Es gibt kaum noch ein Tier, das nicht mit solchen Sendern am Kopf, um den Hals, im Geweih, unter den Schuppen, im Bauchfell, Gefieder, Magen... ausgestattet worden wäre. Nur: Der Einfluss der Funk- und Magnetfelder schadet dem Orientierungssinn und Verhalten der Tiere, er stört massiv. Haie kann man mit einem einfachen Permanentmagneten in Sekundenschnelle in die Flucht schlagen! Wissenschaftler finden einerseits heraus, dass technische Magnetfelder die natürliche Orientierung beeinflussen, sogar blockieren, und beballern andererseits Gehirne genau mit diesen technischen Feldern, um die natürliche Orientierung zu erforschen. Zum Kopfschütteln, Wissenschaftler sind schon ein Völkchen für sich. Wie will man die wundersamen Geheimnisse, die mit minimalsten natürlichen Feldaktivitäten funktionieren, aufdecken, wenn die hierfür eingesetzte Technik millionenfach stärker zuschlägt?

Magnetsinn, Magnetit

In den **Gehirnen** von Tieren wurden mikroskopisch kleine Kristalle des magnetischen **Eisenoxids Magnetit** gefunden. Sie haben also ihre "eingebauten Kompassnadeln" im Kopf. Wissenschaftler des California Institute of Technology haben 1994 solche Magnetitpartikel auch in **menschlichen Gehirnen** nachgewiesen (siehe auch Seiten 134 und 579). Sie sind einige Mikrometer klein und bilden Aggregate von 50 bis 100 Partikeln. Ein Gramm Gehirn enthält im Mittel vier Nanogramm Magnetit, die höchste Konzentration fand man in der Hirnhaut: 70 Nanogramm. Man stellte in den meisten Regionen des menschlichen Gehirns fünf

Millionen solcher Magnetitkristalle pro Gramm fest und in der schützenden Gehirnmembran sogar 100 Millionen. Die Forscher: "Magnetit reagiert eine Million mal stärker auf äußere Magnetfelder als jedes andere biologische Material. Wenn nur eine einzige von einer Million Zellen Magnetit enthält, dann kann das Erdmagnetfeld bereits unser Gehirn direkt beeinflussen. Vielleicht kann man jetzt ahnen, was die viel stärkeren technischen Felder im Gehirn fähig sind anzurichten."

Derweil gelang der **Navigationsforschung** die erneute Entdeckung eines **Magnetsinnesorgans**. Das neuseeländische Wissenschaftlerteam unter Prof. Michael Walker fand im Jahr 2000 in den Zellen von Kopf, Nasenschleimhaut und Trigeminusnerv von Tieren Eisenoxidpartikel. Das hochauflösende Magnetkraft-Mikroskop brachte winzige, nur einen Mikrometer lange Ketten aus Magnetitkristallen zu Tage, die sich in äußeren Magnetfeldern wie dem der Erde, aber auch in künstlichen, wie **Mini-Kompassnadeln ausrichteten**.

Im Mai 2004 war es ein kalifornisch-deutsches Forscherteam, das bei Vögeln neben den physikalischen auch **chemische Reaktionen** als Folge von Magnetfeldveränderungen fand ('nature' 429/2004).

Prof. Dr. Andras Varga beschrieb 1973 in seiner Doktorarbeit und Prof. Dr. R.B. Frankel bestätigte 1982, dass Bakterien "eine Kette aus etwa 20 magnetischen Partikeln zur Orientierung" haben, von ihnen **"Magnetosome"** genannt. Die Magnetitpartikel waren bereits vor 30 Jahren im Mikroskop bei 50.000 facher Vergrößerung gut darzustellen. Auch Varga fand die Ausrichtung der Magnetosome im natürlichen Erdmagnetfeld und deren Reaktion auf technische Magnetfelder. Dr. Varga berichtete von seinem Wissenschaftskollegen Priroda (1966) und **russischen Raumfahrtforschern**, welche bei Astronauten nach zwei Wochen den Anstieg der **Leukozyten-** und **Erythrozytenzahlen** im Einfluss von Magnetfeldern ab **130 µT** (das ist weniger als unter Kopfhörern, ähnlich wie über Federkernmatratzen oder an modernen, verstellbaren Bürostühlen) fanden. Zudem wurde nach Buntenkötter und Löscher (1993) das **Krebswachstum** bei Ratten angeregt. Nach 91 Tagen unter **15.000 µT** (weniger als Schmuckmagnete, Einlegesohlen, Armreifen) wuchsen **Krebstumore schneller**, wurden **3,6-mal so schwer**.

Alle bisher gewonnenen wissenschaftlichen Erkenntnisse deuten auf das große **Wunder** hin, dass Tiere auf ihren Reisen um die Welt stets genau wissen, wo sie sich gerade befinden, Tag und Nacht, bei Frost und Hitze, bei Regen und Sturm, bei Sonne und Wolken. Sie haben das sensibelste und präziseste **Navigationssystem**, ihr biologisches GPS, im Kopf. Dies nimmt die geringsten Variationen des Erdmagnetfeldes von unvorstellbar geringen **0,001 Mikrotesla** wahr. Der Mensch hat die hierfür notwendigen Eisenoxidsubstanzen ebenso. Unnütz? Sinnlos? Statt sich um solche spannenden und wegweisenden Fragen zu kümmern, um sich selbst und die Umwelt besser verstehen zu lernen, statt die vielleicht sogar lebensentscheidenden Fragen der Krebsentstehung und Krebsbeschleunigung zu ergründen, halten wir uns das Smartphone und Schnurlose ans Ohr, legen uns weiter auf magnetische Matratzen, lamentieren weiter über schöpfungsverachtende Grenzwerte. Umweltschutz ist auch **Magnetfeldschutz**! Lasst die Natur in Ruhe! Wirklich: Sie ist durch uns Menschen nicht zu verbessern.

Über das Bekannte hinaus gibt es gerade bei den magnetischen Feldern noch so viele **ungelöste Rätsel**. Wenn das Magnetfeld der Erde unsere Lebens- und Orientierungsgrundlage ist, warum haben andere Planeten kein Magnetfeld? Venus und Mars beispielsweise sind magnetfeldfrei. Ist das der Beweis, dass es dort kein Leben geben kann, der Marsmensch nicht existiert? Warum besitzen andere Himmelskörper und die Milchstraße ein Magnetfeld? Warum gibt es alle elf Jahre viel mehr Sonnenflecken mit entsprechenden magnetischen Aktivitäten als sonst? Warum kehrt sich das Erdmagnetfeld alle paartausend Jahre um, von Nord nach Süd und von Süd nach Nord? Weil alles im Leben Polarität ist? Weil alles sein Gegenteil einbezieht? Leben und Tod? Tag und Nacht? Ein- und Ausatmen? "Atmet" unsere Erde auch?

Aus Wissenschaft und Forschung

Was die Erde im Großen, ist der Permanentmagnet aus dem Physikunterricht, der Knopf im Ohr vom Handy-Headset, der Walkman-Kopfhörer oder das Magnetpflaster im Kleinen: Die magnetischen **Feldlinien** verlassen den einen Pol und treten in den anderen ein, sie bilden immer einen **geschlossenen Kreis**. Die Feldlinien können abgelenkt, verdrängt, verzerrt, verbogen werden, aber nie unterbrochen. Die Flussdichte eines Magneten ist am Süd- und Nordpol stets gleich. Ein Magnet hat immer zwei Pole, auch wenn man ihn immer wieder teilt. Im Gegensatz zu den elektrischen Feldern durchdringen die magnetischen die meisten Materialien, so auch alle biologischen, ungehindert.

Die wenigen Wissenschaftler, die sich mit den biologischen Auswirkungen von Magnetfeldern beschäftigen, mahnen vor **Langzeitbelastungen** und scheuen den symbolischen Vergleich mit Radioaktivität nicht. Je mehr bekannt wird, mit welchen magnetischen Mikrogrößenordnungen das Wunder allen Lebens abläuft, umso drängender werden die Fragen nach den Konsequenzen der **millionenfach stärkeren** von außen in unsere Körper einwirkenden technischen Felder. Man kommt mit zunehmender Forschungsaktivität mehr und mehr zu der Erkenntnis, dass Magnetfelder bisher zu wenig beachtet und zu sehr unterschätzt wurden. Es wird immer klarer, dass die Störung von Erdmagnetfeld und biologischen Magnetfeldern in Organismen gesundheitliche Konsequenzen nach sich ziehen. Immer deutlicher wird der Anspruch auf Erhaltung der sensiblen natürlichen Abläufe. Es sieht zurzeit wahrhaft nicht so aus, als hätten Industrie und Gesetzgeber ein Ohr für solche gesundheits- und lebenserhaltenden Forderungen.

Bei **Raumfahrten** muss in den Kapseln der Astronauten ein der Erde adäquates Magnetfeld hergestellt werden, da das Erdmagnetfeld von der Rakete mehr und mehr verlassen wird und die Raumfahrer ohne nicht optimal orientierungs- und funktionsfähig sind. Wie können wir Menschen hier unten auf der Erde optimal funktionsfähig sein, wenn das Erdmagnetfeld von tausendundeinem technischen Magnetfeld vergewaltigt, verzerrt, verbeult, aus dem Lot gebracht, überlagert wird?

Bei Raumfahrten wird zudem die **Schumann-Resonanz** (auch Seiten 61 und 187) nachgebildet, um annähernde irdische Verhältnisse zu simulieren. Es geht hierbei um Magnetwellen der dominierenden Frequenz von 7,8 Hertz, unseren Hirnstromfrequenzen ähnlich und nach ersten Erkenntnissen auf diese einwirkend, höhere Frequenzen gehen bis über 40 Hz. Die Schumann-Wellen liegen mit ihren Intensitäten unter einem Picotesla, 50 Millionen mal geringer als das Erdmagnetfeld und sich offenbar trotzdem auf alles Leben auswirkend. Sie sind die Folge von Blitz- und Gewitteraktivitäten, die im Zwischenraum zwischen Erde und Ionosphäre (äußerste Hülle der Erdatmosphäre in 80 bis 800 Kilometern Höhe) auftreten. Die Schumann-Wellen sind nur einer kleiner Teil des noch wenig erforschten großen Spektrums von zahlreichen atmosphärischen elektrischen und magnetischen Feldern und Signalen, welche **Sferics** genannt werden, abgeleitet von **Atmosferics** (auch Seiten 61, 187 und 578). Jene natürlichen elektromagnetischen Einflüsse decken einen weiten Frequenzbereich von einigen Hertz bis hinauf zu den Mikrowellen ab. Sie scheinen lebenssteuernd zu sein, ein Teil der "Software" der Natur. Gesundheitliche Beschwerden wie Kopfschmerz bei Wetterwechsel, Blutdruckschwankung, Hormonentgleisungen und psychologische wie auch neurologische Probleme werden mit den Aktivitäten der Schumann-Resonanzen und Sferics in Verbindung gebracht. An den Tagen, an denen uns ausgeprägte Sferics z.B. als Folge von Luftdruck- oder Klimaveränderungen erwischen, steigt laut Statistik die Sterberate um 25 %, es passieren 30 % mehr Verkehrs- und Arbeitsunfälle, Epileptiker erleiden häufiger Anfälle, es werden mehr Babys geboren. So geringe Feldstärken mit so gewaltigen Wirkungen!

Noch ein interessantes biophysikalisches Phänomen: Wissenschaftler fanden heraus, dass ein sich **in magnetischen Feldern bewegender** menschlicher (oder tierischer) Körper **elektrische Spannungen** in seinem Organismus erzeugt. Je heftiger, je mehr und je schneller er sich bewegt und je stärker das ihn umgebende Magnetfeld, umso größer die resultierenden körperinneren Spannungen. Experten gehen davon aus, dass Menschen, die in magnetisch auffälligen Betten schlafen, allein durch leichte körperliche Bewegung, z.B. beim Atmen, bereits überdurchschnittliche elektrische Spannungen verursachen. Das Herz sei besonders gefährdet, denn es bewegt sich bei jedem Schlag schnell und kräftig, was maximale elektrische Spannung zur Folge hat. Nicht nur deshalb die Konsequenz für uns Baubiologen: Keine fremden Magnetfelder in Schlafbereichen und möglichst wenige sonst.

Prof. Dr.-Ing. Heinz Weiß schreibt in seinem Buch 'Umwelt und Magnetismus': "Das Magnetfeld der Erde ist ein informationsreiches physikalisches **Kraftfeld für alle Organismen.**" Er bedauert, dass es so wenig Forschung in Bezug auf die Wirkung dieser Felder gibt.

An der Universitäts-Augenklinik in Münster wurde 1984 nachgewiesen, dass die **Dämmerungssehschärfe** selbst bei schwachen künstlichen Magnetfeldern deutlich abnimmt. An der **TH Aachen** fand man, dass bei starken Magnetfeldern **Augenflimmern** auftritt.

Am Institut der Kernforschungsanlage Jülich entdeckten die Wissenschaftler Prof. Dr. Ludwig Feinendegen und Prof. Dr. Bernd Mühlensiepen, dass starke statische Magnetfelder ähnliche Wirkungen auf Enzyme und Moleküle ausüben wie schwache **Gammastrahlung**.

Dr. S.R.C. Malin und Dr. B.I. Srivata vom Institut für Geologie in Edinburgh wiesen auf einen merkwürdigen Zusammenhang zwischen Veränderungen des Erdmagnetfeldes und **Herzanfällen** hin. Sie verglichen sechs Jahre lang (1966-1972) die registrierten Veränderungen im Magnetfeld der Erde mit der Anzahl von Herzanfällen, die in indischen Krankenhäusern in dieser Zeit behandelt wurden. Das interessante Ergebnis: Sie stellten in 62 von 72 Fällen Korrelationen fest.

In den **USA** wurde 1982 - in **Kanada** 1981 - anhand zahlreicher klinischer Untersuchungen und Auswertung mehrerer wissenschaftlicher Arbeiten festgestellt, dass ein Zusammenhang zwischen ortsabhängigen Anomalien des Erdmagnetfeldes, verursacht durch natürliche und künstliche Einwirkungen, und vermehrt registrierten **Krebserkrankungen**, Missbildungen und Säuglingssterblichkeitsraten vorliegt.

Eine Forschergruppe um Prof. Frank Barnes und Prof. C.F. Martino von der Boulder University in Colorado wies im September 2010 nach, dass bereits **kleine Veränderungen** des Erdmagnetfeldes **chemische Reaktionen** in Zellen bewirken. "Schwache statische Magnetfelder zeigen signifikante Wirkungen auf Zellsysteme." Das bedeute, dass bei Laborexperimenten der Einfluss von Magnetfeldern genau so wichtig genommen werden und Beachtung finden müsse, wie z.B. die Luftfeuchte, Temperatur und Kohlendioxid. Nicht nur bei Laborversuchen.

Einige Wissenschaftler und Mediziner erinnern daran, dass der Mensch **Eisen im Blut** habe und deshalb stör- und magnetisierbar sein könnte. Die Eisenpartikel sollen sich im Körper wie Millionen kleine Kompassnadeln ausrichten. Jedes unnatürliche Magnetfeld würde die Ausrichtung verändern und könnte somit der Anlass für Fehlfunktionen sein.

Prof. Michael Winklhofer von der Münchner Ludwig Maximilians Universität im Juli 2007: Tiere kämen durch die vielen menschengemachten Magnetquellen durcheinander, so auch wandernde Fische durch die

Unterwasserleitungen von Hochsee-Windparks. "All die Erkenntnisse könnten auch wichtig sein im Zusammenhang mit Elektrosmog und Menschen." Sie könnten das Leiden einzelner Menschen erklären.

Im Januar 2001 berichtete der 'New Scientist' von britischen Marine-Wissenschaftlern der University of Newcastle unter Prof. Jill Shaw. Sie schafften es, Schiffe und Bohrtürme von lästigen **Algen, Muscheln** und von **Seetang** freizuhalten. Bisher gelang das nur mit giftigen Anstrichen, was dem Wasser und anderen Meeresbewohnern schadete. Nun waren es **Magnete**. Im Innern der Schiffe angebracht, bremsten sie das Wachstum außen ab und vereitelten eine Neubesiedlung.

Bäume an Autobahnen und Straßen sammeln eine Menge Dreck, Abgase und Partikel an. Pflückt und trocknet man deren **Blätter** und **magnetisiert** sie, dann werden die schmutzigen Blätter **zehnmal so magnetisch** wie saubere aus unbelasteten Gebieten, so viele magnetisierbare Partikel haben sie unter anderem angezogen. Prof. Bernhard Housen und Prof. Luigi Jovane von der Western Washington University im Oktober 2009: "Magnetfelder sind ein Indikator für Luftverschmutzung."

Magnetfelder beschleunigen Pflanzenwachstum. Erbsensamen keimten besser und wuchsen kräftiger, wenn das Gießwasser magnetischen Feldern über 3500 Mikrotesla ausgesetzt war. Wurden die Samen direkt mit den Magnetfeldern konfrontiert, erhöhte sich die Wirkung. Wasser plus Samen plus Feld steigerte das Wachstum um **43 bis 83 Prozent**. Prof. Harsharn Singh Grewal und Prof. Basant L. Maheshwari von der australischen University of Western Sydney veröffentlichten Anfang 2011 in der Fachzeitschrift 'Bioelectromagnetics'.

Magnetfelder in der Schwangerschaft, Übergewicht beim Kind. Auch dieser Zusammenhang erstaunt die Wissenschaft. Alltägliche magnetische Felder bei der werdenden Mutter führten zu kräftigeren, übergewichtigen Kindern. Bei den Wechselfeldern, so Prof. De-Kun Li und seine Wissenschaftler vom Kaiser Foundation Research Institut im kalifornischen Oakland, reichen bereits 150 Nanotesla (Seite 622). Bei magnetischen Feldern also ähnlich wie bei den elektrischen? Dickere, größere Menschen, schnelleres Wachstum bei Mensch, Tier und Pflanze (Seiten 137, 425 bis 426, 490 bis 491, 544, 622, 700 bis 702 und 878).

"Statische Magnetfelder, wie sie von starken Magneten erzeugt werden, können aktive elektronische **Implantate** wie **Herzschrittmacher** oder **Defibrillatoren** in ihrem Betrieb stören und Patienten gefährden." So das Schweizer Bundesamt für Gesundheit BAG im Juni 2008. Zu den "starken Magnetfeldern" gehören, so das Beth Israel Medical Center in Boston, unter anderem Kopfhörer von MP3-Playern. Kopfhörer kommen auf 20.000 Mikrotesla magnetischer Intensität in ihrer Nähe (Ohr, Kopf, Gehirn oder - falls in der Brusttasche in Hemd und Jacke - Herz), 1000 Mikrotesla reichen, um Schrittmacher aus dem Takt zu bringen.

Einen besonderen magnetischen Sinn schreibt man **Indianern** zu, die wochenlange Märsche zu benachbarten Stämmen durch Wüsten und Wälder ohne Hilfsmittel zielgenau absolvierten. **Eingeborene** aus Tahiti bewältigten in 31 Tagen ohne nautische Kenntnisse oder Kompasse in einem Holzboot die 6600 Kilometer nach Hawaii und zurück.

Aschoff: Ordnung, Spin, Polarität

Der Wuppertaler Arzt Dr. Dieter Aschoff mahnte am 4. Mai 1991 in seinem Vortrag über 'Magnetismus in Natur, Biologie und Medizin' auf dem Symposium der Internationalen Ärztegesellschaft für biokybernetische Medizin: "Es erübrigt sich eine Diskussion darüber, in welchen Größenordnungen Magnetfeld-Störungen wirksam werden. Man sollte grundsätzlich davon ausgehen, dass **jede Störung** des Erdmagnetfeldes auf Dauer **biologisch wirksam** werden kann, weil unser menschliches Magnetfeld 100 Millionen Mal schwächer ist als das der Erde."

Aschoff erklärt: "Der gesamte Magnetismus ist in erster Linie von der Drehung der Elektronen, Protonen und Neutronen und ihrer Drehrichtung abhängig. Die Drehbewegungen der Elementarteilchen werden in der Wissenschaft als **Spin** bezeichnet. Jede Drehung erzeugt ein elektromagnetisches Feld und lässt Mikroströme im atomaren und molekularen Bereich entstehen. Folge ist eine Frequenz (Drehung pro Sekunde) und eine Wellenlänge. Hierdurch entsteht ein für die betreffende Materie derart charakteristisches elektromagnetisches Spektrum, dass man hiermit jede Substanz, gleich einem Fingerabdruck, identifizieren kann. Grundlage für allen Magnetismus ist die Ausrichtung der Spinsysteme. Die Ausrichtung bedingt eine Polarisation, die offenbar von verschiedenen äußeren Einwirkungen, wie Strahlungen oder Magnetfeldern, verändert oder aufgehoben werden kann." Die Erde dreht sich auch in einer definierten Frequenz um ihre Achse und besitzt deshalb Magnetismus und Polarisation. Mikrokosmos gleich Makrokosmos?

Nach Aschoff ist der Erdmagnetismus derart wirksam, dass organische und anorganische irdische Materie mehr oder weniger eine gewisse magnetische **Ordnung** und **Polarität** mitbekommt.

Interessant ist in diesem Zusammenhang, dass die wegen Kriegsschäden im **Dom** zu **Münster** 1946 **neu** eingesetzten Steine heute schon wieder **verwittert** sind, obwohl die **uralten** Steine, die aus demselben Steinbruch stammen, nur **geringfügig** verändert sind. Dombaumeister und Steinbruchbesitzer erklärten übereinstimmend: Alte Baumeister verarbeiteten die Steine grundsätzlich so, wie sie im Naturfels gewachsen waren, das heißt die im Fels vorliegende Ausrichtung wurde beim Bau mit berücksichtigt, die Steine also in ihrer ursprünglichen Nord-Süd-Richtung belassen. 1946 wurden die Steine jedoch ohne Berücksichtigung der ursprünglichen Lage eingebaut. Das führte nach Auffassung der Baumeister zu der erhöhten Korrosionsanfälligkeit.

Kann ein Stein, so wie jeder Organismus, durch Verlust der magnetischen Ausrichtung seine Stabilität verlieren? Im geologischen Institut der Uni Münster werden laufend magnetometrische Messungen an Gesteinen vorgenommen und siehe da: **Steine haben eine Polarität.**

Dr. Aschoff hat schon 1953 in seiner medizinischen Praxis die magnetische Eigenschaft des menschlichen Blutes nachgewiesen und erkannt, dass **"magnetisches Blut"** (der Spin ist gleichmäßig ausgerichtet) ein Zeichen für **Gesundheit** und biologische Harmonie ist. Künstliche Magnetfelder und Strahlungen stören die gleichmäßige Ausrichtung und die wünschenswerten magnetischen Eigenschaften des Blutes. Das Blut wird, wie Aschoff es nennt, "elektrisch". 1954 veröffentlichte er, dass "elektrisches" Blut in direkter Beziehung zu Krankheit, hier besonders Krebs, steht und erntete voreilige Ablehnung.

1966 bestätigten Wissenschaftler in der 'Medical Tribune', dass sich Krebs- und Leukämiezellen von gesunden Normalzellen durch ihr auffälliges **Verhalten im Magnetfeld** unterscheiden. 1970 wurde von Dr. L. Cone, dem Leiter der amerikanischen Krebsgesellschaft, die **Depolarisation der Zelle** als ein wichtiger Faktor des Tumorwachstums bezeichnet. Prof. Dr. E. Zeidler vom radiologischen Zentrum am Klinikum Nürnberg veröffentlichte 1981, dass sich Tumorgewebe von gesundem Gewebe durch seinen **Spin** unterscheidet. Der deutsche Physiker Dr. F.A. Popp erkannte, dass die magnetischen Funktionen im Organismus ohne Energieaufwand vonstatten gehen und magnetisch ausgerichtete Körperzellen **kleinste Lichtsignale** abgeben. Die Lichtsignale werden bei Krankheit, Störung und Energieverlust immer schwächer.

Aschoff: "Der **ausgerichtete Spin** ist nicht nur Voraussetzung für Gesundheit, sondern des Lebens an sich, denn mit dem Tod tritt völlige Depolarisation, das heißt Verlust der magnetischen Ordnung ein." Er mahnt an, dass der Mensch zur Gewährleistung seiner magnetischen Ordnung keine langfristigen umweltbedingten Störungen haben und auf natürliche, industriell unbehandelte Nahrung achten sollte.

Was gibt es da zu debattieren?

Es gibt in Wissenschaft und Forschung viele Hinweise, aber noch viel zu wenig Beweise. Es stehen Tür und Tor offen für Spekulation und Vermutung. Eines steht mit Sicherheit fest: Jeder Körper braucht das natürliche Erdmagnetfeld. Es darf niemals gestört werden. Wichtige biologische Funktionen hängen hiervon ab. Seien wir vorsichtig, und orientieren wir uns an der Natur. Künstliche Magnetfelder haben im und am Körper nichts verloren. Es sei denn, man will einen gezielten und kontrollierten therapeutischen Effekt damit erreichen.

Stellen Sie sich vor, wir würden gemeinsam über die Welt wandern. Kreuz und quer durch alle Kontinente. Ins kalte Grönland und durch die heiße Sahara. Per Schiff über die Meere und im Flugzeug durch die Wolken. Wir stünden auf den höchsten Häusern Amerikas und in den tiefsten Höhlen Asiens. **Überall** würde unser Kompass in die gleiche Richtung zeigen, nach **Norden**. Überall, nur auf Ihrem Bett nicht. Hier zeigt der Kompass nach Süden, Westen oder Osten. Hier wird das Unmögliche möglich: Ein Feldmuster, das es nirgendwo auf der Erde gibt, niemals gegeben hat, niemals geben wird. Und das alles nur wegen einer Federkernmatratze, die es nicht sein lassen kann, Magnetfelder zu emittieren. Was gibt es da noch zu debattieren? Unnatürlicher geht es wirklich nicht. Deshalb: raus damit. Besser ist besser. Meine nächste Umwelt kann ich ändern, oft nur durch einen Handgriff. Ein wenig mehr Bewusstheit. Ein paar Ideen und Experimentierfreude. Ein bisschen Mut zum eigenen Weg, der sich durchaus von den eingefahrenen und abgetretenen Mustern der Mitmenschen und den Vorstellungen geschulter Werbepsychologen unterscheiden darf.

Johann Wolfgang von Goethe sagte: "Der Magnetismus ist eine allgemein wirkende Kraft und seine Wirkungen erstrecken sich auf alles und alle Fälle. Sie erstrecken sich auf Mensch, Tier und Pflanze." Und Carl Friedrich von Weizsäcker: "Das physikalische Weltbild hat nicht unrecht mit dem, was es behauptet, sondern mit dem, was es verschweigt." Sokrates wandte sich an die Heiler: "Wenn jemand Gesundheit sucht, frage ihn erst, ob er bereit ist, künftig die Ursachen der Krankheit zu meiden. Erst dann darfst Du ihm helfen."

Fallbeispiele

Nach meiner bisherigen Erfahrung habe ich den Eindruck, dass **spontane** Effekte nach Sanierung **magnetischer** Gleichfelder seltener als bei **elektrischen** Feldern sind. Es gibt zwar Menschen, die auf Magnetostatik spontan reagieren und Veränderungen mit unmittelbaren Reaktionen beantworten, aber sie sind die Ausnahme und nicht - wie bei den elektrischen Feldern - die Regel. Handelt es sich hier eher um ein **Langzeitrisiko**? Machen auch hier Dosis und Wechselwirkung mit anderen Stressfaktoren das Gift? Können Magnetfelder bei Langzeiteinwirkung schleichende Veränderungen bewirken, so wie Radioaktivität, Radon, Asbest oder Mikrowellen? Einige Forschungen weisen darauf hin. Hier acht meiner spannendsten Fallbeispiele der letzten Jahre:

Glücklich auf Luftmatratze

Karsten, der junge Student aus **Münster**, hatte in seiner Studentenbude immer heftige Rückenschmerzen und konnte deshalb nachts kaum schlafen. Schlief er zu Hause bei den Eltern in Essen, waren die Beschwerden wie weggeblasen. Die baubiologische Untersuchung verlief gut, nur eine Federkernmatratze mit **150 Grad Kompassnadelabweichung** fiel auf. Da Karsten nicht nur Schmerzpatient, sondern auch chronisch pleite war, legte er sich kein neues teures Bett zu. Er holte sich die alte Campingluftmatratze aus dem Keller. Im Nu waren, wie zu Hause, die Beschwerden weg. Karsten, immer noch pleite, schläft inzwischen seit fünf Jahren auf der Luftmatratze. Er meckert, weil ihm ab und zu nachts die Luft rausgeht und er, statt zu schlafen, pusten muss. Dennoch, er möchte mit seiner alten Matratze nicht mehr tauschen. Er meint: "Besser pusten als leiden". Ideen muss man haben.

Orthopäde mit Rückenschmerzen

Fünf der **Ärzte**, für die wir seit Jahren arbeiten, sind Orthopäden. Sie stellen immer wieder fest, dass mit der Reduzierung von magnetischen Feldern auch orthopädische Probleme bei ihren Patienten verbessert werden und sich Verspannungen auflösen.

Einer dieser Orthopäden praktiziert in meiner Nähe. Er selbst war jahrelang, wie er sagt "sein bester Kunde", hatte elende Verspannungen und Rückenschmerzen und kam zudem mit den ständig schmerzhaft geschwollenen Kniegelenken und den dumpfen Kopfschmerzen seiner Frau nicht klar. Erst als die stark magnetisierten **Federkernmatratzen** entfernt und die Betten um 20 Zentimeter höher gesetzt wurden, weil ein **Stahlträger** in der Zimmerdecke zusätzlichen Wirbel machte, dazu je eine große 200-Watt-**Lautsprecherbox** aus beiden Bettkästen unter den Matratzen verschwand ("Die Bässe vibrierten immer so schön!"), wurden alle Beschwerden besser, seine und die seiner Frau.

Geht es bei den Patienten der Orthopäden um Therapieresistenz, obwohl kein offensichtlicher Grund, z.B. Verschleiß und Bandscheibenvorfälle, dafür spricht, dann denken sie inzwischen regelmäßig daran, Baubiologen zu empfehlen. Denn, so einer der Fachärzte: "Was nutzen mir und dem Patienten Spritzen, Massagen und **Ent**spannungsübungen, wenn der Körper jede Nacht acht Stunden **ver**spannt?"

Magnetfelder immer dabei

Der 59-jährige **Personalchef** aus dem kalifornischen **Mill Valley** hatte arge Schmerzen an der linken Hüfte. Er dachte, die Zeit sei reif fürs künstliche Hüftgelenk. Alle medizinischen Untersuchungen sprachen dagegen. Seine chronischen Beschwerden lösten sich auf, als er sein kleines und außergewöhnlich magnetisches **Diktiergerät** aus der linken Jackentasche entfernte. Er hatte es seit acht Jahren immer dabei.

Zufall?

Die kleine **Deborah Dierhoff** aus **Düsseldorf**, neun Jahre jung, litt seit vier Jahren unter Krämpfen und Magenbluten. Alle paar Wochen kam ein neuer Anfall. Die Kompassnadel drehte sich bei ihr mehr als einmal um die eigene Achse: **Lautsprecherbox** auf der anderen Seite der Wand, ein paar ungenutzte **Kassettenrekorder** und Radios unter dem

Bett, ein Kassettenrekorder mit zwei integrierten Boxen direkt neben dem Körper und die **Garage** unterm Schlafraum. Der Schlafplatzwechsel nebst Entfernung der Geräte ist jetzt gut fünf Jahre her. Die Mutter bestätigte mir, dass die Krämpfe zu 80 Prozent nachgelassen und die Blutungen aufgehört haben. Zufall? Vielleicht. Vielleicht auch nicht.

Magnetisiertes Solarium - Nur eine Frage des Abstands

Ein 26-jähriges **Fotomodell** aus **Düsseldorf** hatte morgens oft schlimmes Kopfweh und musste Termine absagen, da sie sich so nicht vor die Kamera traute. Das Bett selbst war unmagnetisch, aber im Kopfbereich drehte sich die Kompassnadel um **180 Grad**. Der Grund: Auf der anderen Seite der Wand, in ihrem Fitnessraum, stand 50 Zentimeter Luftlinie vom Kopf entfernt ein großes und stark magnetisiertes Solarium.

Während das Mannequin die Kompassnadel auf ihrem Kopfkissen im Schlafraum beobachtete, schob ich im Zimmer daneben das Solarium langsam von der Wand weg. Mit lautem "Hallo" und "Juchu" wurde von nebenan bestätigt, dass die Kompassnadel immer mehr zum natürlichen Bezugspunkt Norden zurückwanderte, je mehr ich schob. Gut ein Meter reichte, und das künstliche Feld war nicht mehr nachweisbar. Das Solarium kam an die entferntere gegenüberliegende Wand.

Das hübsche Model bekam ab sofort keine Kopfschmerzen mehr und konnte sich morgens nach dem Aufstehen wieder im Spiegel sehen ohne zu erschrecken. "Vorher musste ich die Blässe und Falten meines Gesichtes dick zuschminken, um überhaupt vor die Kameras treten zu können. Heute reicht nur ganz wenig Kosmetik. Schlimm waren die Kopfschmerzen. Toll, die sind jetzt weg."

Warum schlafe ich schlechter? - Nur eine Leiter

Bei einer **Ärztin** in Düsseldorf verschlechterte sich der Schlaf, sie wurde nachts wach, war morgens nicht fit, das war neu, das kannte sie von den Jahren zuvor nicht. Nichts richtig Schlimmes, aber nervig. Neu war auch die **Stahlleiter** in der Besenkammer direkt auf der anderen Seite der Schlafraumwand, sie war an dieser angelehnt, 30 Zentimeter vom Kopf entfernt. Die Leiter wurde zwei Meter weiter platziert. Die Schlafstörungen waren von Stund an vorbei.

Umzug mit der Störquelle - Nur eine Matratze

Keinen richtigen Schlaf, immer verspannt, das hält keiner lange aus. Eine **Hausverwalterin** aus **Düsseldorf** hielt es Jahre aus. Sie liebte ihre schöne Wohnung, trotzdem zog sie wegen der nicht enden wollenden Beschwerden um, der Standort konnte nicht gut sein... Im neuen Domizil die gleichen Probleme. So viel Pech hat man nicht oft, von einer Wasserader auf die nächste? Hier wieder: mehrmalige Bettumstellungen, mehrfache Raumwechsel, keine Besserung. Nun musste der Baubiologe her. Der fand kaum was, nur eine - mal wieder, wie so oft - maximal magnetisierte Federkernmatratze, Kompassnadeldrehungen über die ganze Liegefläche. Die junge Frau hatte ihr Übel mitgenommen, von einer Wohnung zur anderen, sie hätte gar nicht umzuziehen brauchen.

Eine kranke Frau und ein defekter Fernseher

Unter diesem Titel beschrieb ich in Wohnung+Gesundheit (Heft 73/1994) das Fallbeispiel **Edith Escher** aus **Köln**. Die Rentnerin lebt seit 17 Jahren in einer Kölner Souterrainwohnung an der Aachener Straße und hatte keine besonderen gesundheitlichen Beschwerden. Vor zwei Jahren arbeiteten die Kölner Verkehrsbetriebe an der **Straßenbahnhaltestelle**, modernisierten die Bahnstrecke und verlegten neue Erdversorgungsleitungen. Danach ging es los: Edith Escher bekam Magen- und Kopfschmerzen, Übelkeit und Atemnot. Keiner ahnte warum. Die Symptome wurden schlimmer. Aus den Magenschmerzen wurden Krämpfe, aus Kopfschmerzen Migräne, aus Übelkeit Erbrechen und aus Atemnot Erstickungsanfälle. Ein Dutzend Ärzte waren ratlos. Die Befunde, Blutbilder, EEG und EKG... alles in Ordnung, keine Allergien, kein Asthma.

Es kam noch schlimmer: Frau Escher spuckte Blut, die Atemnot wurde lebensgefährlich. Mehrmals ab ins Krankenhaus. Da ging es ihr regelmäßig ohne Behandlung besser und zu Hause wieder schlechter. Edith Escher fiel auf, dass immer dann, wenn es ihr besonders dreckig ging, zeitgleich ihr Fernsehbild schräg stand, flackerte und sich der grüne Fußballrasen rosa verfärbte. Ein Fernsehtechniker wies sie darauf hin, dass von außen einwirkende starke Magnetfelder so etwas verursachen könnten. Sie beobachtete das Wochen. Es stimmte, je schlechter es ihr ging, umso stärker wurden die Bildstörungen. Sie nahm Kontakt zum Hersteller auf, zum Kundendienst, zur Telekom. Sie wurde mitleidig belächelt. Dann ging sie in ihrer Verzweiflung zum Fernsehsender RTL, der sich auf ihrer Straße befindet. Hier fand sie offene Ohren.

RTL kontaktierte mich. Wir wurden neugierig. Der Fall schien interessant, eine journalistische und baubiologische Recherche wert. Ein Fernsehteam und ich inspizierten die Wohnung. Meine Magnetometer waren an Schreiber und Computer angeschlossen, und der Kompass lag auf dem Wohnzimmertisch. Die RTL-Kameraleute trauten ihren Augen nicht: Die Magnetometer kritzelten wilde Kurven, und die Kompassnadel drehte sich in unregelmäßigen Intervallen mehrmals um die eigene Achse, dann wieder träge nach links, danach kräftig nach rechts. Der RTL-Teamchef: "Ist hier irgendwo Uri Geller in der Nähe?"

Der Grund: Die **Straßenbahn** erreichte mit ihren starken Gleichströmen die Wohnung und verursachte hier Feldintensitäten von schwankenden um die **150 Mikrotesla**, manchmal noch mehr, einige Spitzen noch viel höher! Größtenteils vagabundierten diese Straßenbahnströme von der in Straßenmitte gelegenen Bahntrasse über das Erdreich und die hier im nahen Bürgersteig direkt neben und auf Höhe der Wohnung verlegten Erdversorgungsleitungen (Gas, Wasser, Fernwärme, Elektrizität). Immer wenn die Straßenbahn draußen viel Strom zog, z.B. beim Anfahren, das Magnetometer deshalb über 50, 100, 150... µT anzeigte und die Kompassnadel ihre "magischen" Runden drehte, dann wurde auch die Rentnerin blass, fasste sich schmerzgekrümmt an ihren Oberkörper, und prompt: das Fernsehbild stand schief, verfärbte sich.

Edith Escher nahm Kontakt zu den Kölner Verkehrsbetrieben auf und verstand die Welt nicht mehr: "Die meinten, ich solle froh über die Felder sein, denn manch einer würde viel Geld für magnetische Armbänder oder Schuheinlagen bezahlen, und ich bekäme das immerhin frei Haus." Hilfe war von dieser Stelle offenbar nicht zu erwarten.

Sohn Hans wohnt mit im Haus, auf der ersten Etage. Er kümmert sich um die Mutter. Seine eigenen Beschwerden nehmen ebenfalls zu. Die Nachbarn Johannes (34) und Elke (24) Liedgens klagen über Schlaflosigkeit, Schmerzen und Atemnot. Deren Katzen drehen durch und rasen durch die Wohnung, speziell dann, wenn das Fernsehbild spinnt. Einige Topfpflanzen blühen statt einmal ganze fünfmal im Jahr.

Frau Escher: "Ausziehen kann ich nicht, denn ich bekomme nur wenig Rente und kann mir keine andere Wohnung, geschweige denn einen Umzug, leisten. Eigentlich bin ich eine richtige rheinische Frohnatur. Jetzt denke ich manchmal an Selbstmord, weil es mir in den letzten Jahren so schlecht geht. Aber es siegt dann immer wieder der Glaube an das Gute und die Hoffnung auf irgendeine baldige Besserung."

Nach der Ausstrahlung des RTL-Streifens riefen viele betroffene Zuschauer an und wollten helfen. Nur wie? Die Verantwortlichen, die helfen könnten, haben sich bis heute nicht eingeschaltet. Frau Escher ist derweil so oft außer Haus und bei Freunden, wie es nur eben geht. Und zumindest in den wenigen Nachtstunden zwischen ein und gut fünf Uhr geht es besser, weil dann keine Straßenbahnen fahren.

Der letzte Tropfen

Ein Fallbeispiel des Baubiologiekollegen Helmut Merkel. Es geht um eine **Unternehmerin** aus dem hessischen **Obertshausen**. Ihre Probleme: massive Ein- und Durchschlafstörungen, Nachtschweiß. Ein paar Monate nach den Messungen rief sie erfreut an, es ginge viel besser. Kein Wunder, wenn man elektrische Felder, Mobilfunk, DECT, WLAN, die Elektrostatik der Gardine und die Magnetostatik des Metallbettes saniert... Hat sie aber nicht. Sie hat nur ihr **magnetisches Bett** entfernt und eines aus Holz gekauft, die anderen Faktoren blieben unverändert. Trotzdem der Erfolg. Es ist der letzte Tropfen, der das Fass überlaufen lässt, dieser eine Auslöser... Und wir wissen oft nicht welcher.

Magnetostatik: Messung 75

So werden magnetische Gleichfelder gemessen

Beachten Sie die in Ergänzung zum Standard und den Richtwerten herausgegebenen aktuellen "Messtechnischen Randbedingungen und Erläuterungen". Hier finden Sie verbindliche Angaben, womit und wie messtechnisch-analytisch vorzugehen ist.

Technische magnetische Gleichfelder entstehen als Folge von **ferromagnetischen Metallen** (Stahl in Baumasse, Möbeln, Einrichtungen...) oder durch **Gleichstrom** (Straßenbahn, Photovoltaik...). Natürliche magnetische Gleichfelder sind die Folge des Erdmagnetfeldes, in welchem sich eine Kompassnadel nach Norden ausrichtet. Der Begriff Erdmagnetfeldverzerrung bezeichnet eine Beeinflussung bzw. Überlagerung des natürlichen Hintergrundes. Jedes Magnetfeld - technisch oder natürlich - hat einen Nord- und Südpol (einen "Plus- und Minuspol"). Die Feldlinien verlaufen geschlossen vom Nord- zum Südpol.

Magnetische Gleichfelder werden bei baubiologischen Untersuchungen im Einflussbereich des Menschen (Bett, Arbeitsplatz...) mit einem **Kompass** ermittelt oder mit **Magnetometern** gemessen. Es geht um den Betrag und die Richtung technisch bedingter Magnetfelder. Referenz ist das ungestörte, gleichmäßige Erdmagnetfeld.

Magnetostatik kann bei baubiologischen Untersuchungen schon recht solide mit einem **flüssigkeitsgedämpften Präzisionskompass** dargestellt werden. Der Kompass ist ausreichend genau, um gröbere Risiken erkennen zu können, wenn nur jede Kompassnadelirritation - auch die kleinste - ernst genommen wird. Der Kompass funktioniert zweidimensional und richtet sich hauptsächlich in den **horizontalen Feldlinien** aus. Er ist kein wirkliches Messgerät, sondern ein Indikator, und zeigt keine Feldintensitäten an, sondern nur Richtungen. Seine Nadel lässt sich durch fremde Magnetfelder ablenken.

Um zu verhindern, dass Ungenauigkeiten, z.B. durch Wackeln, entstehen, sollte der Kompass **langsam** und **ruhig** geführt werden. Bewährt hat sich dabei als Hilfsmittel eine gehobelte Holzlatte oder Aluminiumschiene (keine magnetische Metallschiene) von ungefähr zwei Metern Länge. Diese wird auf das Bett gelegt, und nun kann der Kompass verwackelungsfrei an den Rändern entlang geführt werden. Die Enden von Schiene oder Latte können auf zwei Holzstühle oder -böcke gelegt werden, um Kontrollmessungen im gesamten Raum durchzuführen. In jedem Fall sollte der Kompass immer da eingesetzt werden, wo mit Langzeitaufenthalt und Körpernähe zum Feldverursacher zu rechnen ist. In einem Schlafraum ist es beispielsweise zu vermeiden, den Kompass über den stahlarmierten Boden zu führen und Nadelabweichungen als schlechten Platz zu interpretieren, weil das Bild schon in zehn Zentimetern Abstand vom Boden völlig anders aussehen wird. Die Kompassmessung wird also immer da durchgeführt, wo der Körper jetzt oder in Zukunft liegt oder sitzt: in 30 bis 60 cm Abstand vom Boden oder direkt auf der Stuhl- bzw. Liegefläche, an erster Stelle auf der Matratze.

Von Bettplätzen oder ganzen Räumen kann ein **Grundrissraster** gezeichnet werden, in welche man die einzelnen Kompassnadelabweichungen einträgt, damit so ein zweidimensionaler Überblick der magnetischen Situation entsteht. Es sollten mindestens drei Messwege über eine Matratzenfläche durchgeführt werden: 1. parallel zum **linken Längsrand**, 2. in der **Mitte** und 3. parallel zum **rechten Rand**. Auf jeden Weg von oben nach unten, vom Kopf- zum Fußende, sollten mindestens **zehn Messpunkte** im Abstand von etwa 10 bis 20 Zentimetern erfasst und in die Rasterzeichnung eingetragen werden. So erhalten wir, systematisch aufgeteilt über die zwei Quadratmeter einer Liegefläche, mindestens drei parallel verlaufende Messstrecken zu mindestens je zehn Messpunkten. Anhand der sich dadurch ergebenden Zeichnung kann man eindrucksvoll nachweisen, ob magnetische Störungen vorliegen und wenn ja, wo die stärksten und schwächsten Anomalien sind und ob die Kompassnadel Minus- oder Plusabweichungen zeigt. So ist auf einigen Federkernmatratzen damit zu rechnen, dass oben links -60° Kompassnadelabweichung, unten links +120°, in der Mitte +10° oder -80° und am rechten Matratzenrand entlang oben -50° und unten +20° aufgezeichnet werden können. Ist das Bett selbst nicht magnetisch, steht aber mit dem oberen Teil in direkter Nähe zu einem Stahlheizkörper oder neben einer Stahltürzarge, dann wird die Kompassnadel im unteren Drittel des Bettes immer auf Norden verharren, und wir würden in der Zeichnung 0° eintragen. Im oberen Teil weicht die Nadel umso mehr von 0°, sprich Norden ab, je näher wir den

Kompass ins technische Magnetfeld schieben. Haben wir im Kopf- und Fußbereich 0° und nur in der Bettmitte 30°, dann gibt es den Verdacht, dass in der Baumasse unter dem Bett ein Stahlträger verläuft, im Stauraum eine Hantel liegt oder der Motorblock des elektrisch verstellbaren Bettrahmens zu Buche schlägt. Haben wir nur im obersten Kopfbereich Kompassnadelirritationen und sonst nirgendwo, so kann es sein, dass auf der anderen Seite der Wand beim Nachbarn eine Lautsprecherbox steht, ein Stahlheizkörper befestigt oder ein anderes magnetisches Möbelstück zu finden ist.

Die Ermittlung mit einem flüssigkeitsgedämpften **Kompass** gehört zum Standard jeder ganzheitlichen baubiologischen Untersuchung. Sie ist einfach, praktisch, verständlich und - richtig eingesetzt - durchaus zuverlässig. Jeder kann die Ergebnisse reproduzieren. Jeder Laie, Kunde und Patient begreift bei Nadelabweichungen, dass hier etwas Wesentliches passiert und unnatürliche Einflüsse vorhanden sein müssen. **Jedes Grad** Nadelabweichung ist **ein Grad zuviel**. Die Liegefläche eines Bettes sollte im natürlichen magnetischen Gleichgewicht sein und keine Auffälligkeiten zeigen.

Statt eines normalen Präzisionskompasses kann ein elektronischer **Fluxgate-Kompass** eingesetzt werden. Dieser bietet anstelle der Nadel eine digitale Zahlenanzeige der Abweichungen in plus oder minus Grad und praktische Details, z.B. die Speicherfähigkeit der Werte. Fluxgate-Kompasse werden z.B. beim Segeln benutzt.

Der empfindlichere, aber auch kompliziertere und teurere "elektronische Kompass" namens **Magnetometer** ersetzt den normalen Kompass nicht, er ergänzt ihn ideal und sichert die ersten Kompasseindrücke. Ein **Magnetfeld-Indikator**, der kleinere Bruder des Magnetometers, ist ein preiswerteres und handliches elektronisches Gerät, welches Magnetfeldstörungen einfach und zuverlässig mit farbigen Leuchtdioden und akustischem Schnarren anzeigt und sicht- wie hörbar vor kritischen Werten warnt.

Das Magnetometer misst, je nach Messsonde, **eindimensional** die **horizontalen** oder die **vertikalen** Feldlinien oder, als **3D-Gerät, alle Vektoren** gleichzeitig. Es bringt kleinste Verzerrungen des Erdmagnetfeldes auf analoge oder digitale Anzeigen, meist begleitet von akustischen Signalen. Es lässt sich an Schreiber oder Computer anschließen und erlaubt ein-, zwei- oder dreidimensionale Darstellungen von Magnetfeldschwankungen. Magnetometer sind auf verschiedene Empfindlichkeitsbereiche einstellbar. Die bekannten deutschen Geräte messen Magnetfeldschwankungen herunter bis 0,1 Mikrotesla (100 Nanotesla). Das reicht für den baubiologischen Alltag. Meine amerikanischen 3D-Magnetometer hören "die Flöhe husten" und gehen bis 1 nT. Empfindlichkeiten dieser Art werden eher nur für wissenschaftliche Experimente und geologische Untersuchungen (hiervon später mehr beim Thema Erdstrahlung) benötigt, sie sind in der alltäglichen Baubiologie zur Auffindung magnetisierter Stahlelemente ohne wesentlichen Nutzen.

Je **empfindlicher** das **eindimensionale** Magnetometer, umso **schwieriger** seine Bedienung und die Interpretation der Messwertanzeigen. Geringste Bewegungen der Messsonde führen zu Fehlergebnissen. Kleinste Biegungen im zuleitenden Sondenkabel verschieben die Messachse so ungünstig, dass allein deshalb mit falschen Werten gerechnet werden muss. Selbst mit ruhiger Hand ist man nicht vor Schwankungen gefeit, die nichts mit dem Erdmagnetfeld, sondern mit den kaum merklichen Bewegungen des messenden Menschen zu tun haben. Um das zu vermeiden, gibt es spezielle Messaufbauten, Trage- und Messgestelle zur sicheren Führung der Magnetometersonden. Die Messung mit 1D-Magnetometer oder Magnetfeldindikator erfasst also nur eine Achse der Feldlinienausbreitung; der eindimensionale Messwert ist richtungsabhängig.

Bei **dreidimensional** aufzeichnenden Geräten, den **3D-Magnetometern**, ist die Genauigkeit noch besser und die erwähnte nervende Fehleranfälligkeit als Folge minimaler Bewegungen oder Asymmetrien beim Messen kaum noch vorhanden, dafür sind sie teurer. Man kann mit 3D-Geräten in sehr empfindlichen Messbereichen arbeiten, ohne durch Verwackelung das Ergebnis zu gefährden. Außerdem zeichnen die 3D-Sonden alle vertikalen und horizontalen Feldlinien in einem Messgang auf, was praktisch ist, viel Zeit spart, zur Sicherheit beiträgt und speziell bei geologischen Untersuchungen geschätzt wird. Ergänzend lassen sie sich auch eindimensional einstellen, z.B. zur Zuordnung bestimmter Feldlinienverläufe, der Inklination und Deklination. 3D-Magnetometer

Magnetostatik: Messung

bieten meist verschiedene Anzeige- und Speichermöglichkeiten und diverse Weiterverarbeitungs- und Wiedergabemöglichkeiten über Computer. Eine Messung mit einem 3D-Magnetometer erfasst also - wie bei den magnetischen Wechselfeldern auch - die magnetische Flussdichte an einem Messpunkt unter Berücksichtigung aller Feldlinienausbreitungen dreidimensional, sprich isotrop; der Messwert ist nicht abhängig von der räumlichen Ausrichtung der Sonde.

Die Messung mit einem **Magnetometer** gehört ebenfalls zum Standard jeder ganzheitlichen baubiologischen Untersuchung. Sie ist präzise, wissenschaftlich, reproduzierbar.

Kompass wie Magnetometer ergänzen sich gegenseitig, sie ersetzen sich nicht. Kompass und Magnetometer können sowohl die **räumlichen Flussdichteabweichungen** durch **Metall** bzw. **Permanentmagnete** als auch die **zeitlichen Flussdichteschwankungen** durch **Gleichstrom** anzeigen. Je nach Feldlinienverlauf sind Magnetometer für Untersuchungen von Gleichstromverursachern (Bahn, Photovoltaik) besser bis ausschließlich geeignet.

Die Maßeinheit für jede Art von **Erdmagnetfeldverzerrungen** (Metall, Gleichstrom) ist

- die **Kompassabweichung** vom natürlichen Nordpol in **Grad** (°)
- die **Magnetometerabweichung** von der natürlichen Flussdichte (Erdmagnetfeld) in **Tesla** (T) bzw. der millionste Teil **Mikrotesla** (µT)

Hier die baubiologischen Richtwerte für die Überprüfung **magnetischer Gleichfelder** mittels **Kompass** und die Messung von Erdmagnetfeldstörungen mit **Magnetometern**, wie immer bezogen auf Schlafbereiche und somit die empfindliche Regenerationszeit:

Im Idealfall sollte über die ganze Liegefläche des Bettes **0 Grad** vorliegen, also gar keine **Kompassnadelabweichung** vom natürlichen Bezugspunkt Norden sichtbar sein.

- **2 °** dürfte noch **zu akzeptieren** sein,
- **2-10 °** ist **schwach**,
- **10-100 °** **stark** und
- über **100 °** **extrem** auffällig.

Beachten: Wenn ein technisches Magnetfeld mit der **gleichen Polarisation** wie das Erdmagnetfeld aus Nordsüdrichtung auf den Kompass einwirkt, wird sich die Nadel kaum oder gar nicht bewegen, wie sie es sehr deutlich tut, wenn die Felder von der Seite kommen. Auch auf Ablenkungen der Nadel nach **oben oder unten** achten.

Im Idealfall sollte über die gesamte Liegefläche das mit dem **Magnetometer** gemessene **Erdmagnetfeld** natürlichen Maßstäben entsprechen, eine <u>räumliche</u> Abweichung durch **magnetisierte Metalle** unter **1 µT** liegen.

- **1 µT** dürfte noch **zu akzeptieren** sein,
- **1-5 µT** ist **schwach**,
- **5-20 µT** **stark** und
- über **20 µT** **extrem** auffällig.

Punktuelle lokale Feldauffälligkeiten mit **ausgeprägten Gradienten** sollten prinzipiell **kritischer** bewertet werden als ausgedehnte mit weniger ausgeprägten Gradienten.

Im Idealfall sollten die mit **Magnetometern** gemessenen <u>zeitlichen</u> Abweichungen durch **Gleichstrom** unter **1 µT** liegen.

- **1 µT** dürfte noch **zu akzeptieren** sein,
- **1-2 µT** ist **schwach**,
- **2-10 µT** **stark** und
- über **10 µT** **extrem** auffällig.

Angegeben wird der **3D-Wert**, die Summe aller drei Feldkomponenten (x-, y- und z-Achse), also Betragsdifferenzwerte. Die Fehlertoleranz der Geräte (Magnetometer, Magnetostatiksensor, Magnetfeldindikator...) sollte unter ± 10 % liegen, deren Messbereich ± 100 µT (besser mehr), die Nachweisempfindlichkeit wenigstens 0,1 µT (besser weniger).

Zum sichereren, schnelleren, einfacheren und praktischeren Arbeiten wird der 3D-Magnetometer dem (preiswerteren) 1D-Magnetometer vorgezogen. Mit dem 1D-Magnetometer oder eindimensionalen Magnetfeld-Indikator müssten, wollte man exakte und mit baubiologischen Richtwerten vergleichbare Ergebnisse erreichen, alle drei magnetischen Feldlinienkomponenten (x-, y- und z-Achsen) getrennt erfasst und, wie bei den magnetischen Wechselfeldern (Kapitel 2) auch, wie folgt quadratisch aufsummiert werden: **Wurzel aus $x^2+y^2+z^2$**. 3D-Magnetometer führen diese Berechnung automatisch durch.

Meist reicht es, **Kurzzeitmessungen** durchzuführen, speziell wenn es um Magnetfeldauffälligkeiten in der Nähe von **Metallen** (Federkernmatratze, Betonarmierung, Stahlträger, Geräte...) oder **Permanentmagneten** (Lautsprecherboxen, Kopfhörer, Telefonhörer, Magnetdecken...) geht. Diese sind stabil, verändern sich nicht.

Manchmal sind **Langzeitaufzeichnungen** unverzichtbar, speziell wenn es um hausnahe Straßenbahnen oder Photovoltaikanlagen geht. Die strombedingten Gleichfelder schwanken sehr stark und müssen über einige Stunden, oft 24 Stunden, oder sogar mehrere Tage und Nächte beobachtet werden. Straßenbahnen fahren tagsüber, selten nachts, entsprechend sind die Felder nur tagsüber vorhanden. Photovoltaikanlagen sind im Sommer tagsüber hochaktiv und im Winter und nachts nicht. Beim geringsten Verdacht auf Feldschwankungen an Langzeitaufzeichnung denken. Dabei das Messgerät an einem magnetfeldneutralen Ort positionieren. 1D-Sonden während der Messzeit nicht bewegen.

Wichtig: **Straßenbahn, U-Bahn, O-Bus, Schwebebahn**... emittieren neben den Gleichfeldern manchmal auch aufgelagerte **Wechselfelder**, unbedingt miterfassen!

Beliebt zur Darstellung ist eine dreidimensionale **Computergrafik** der Erdmagnetfeldstörung. Sie zeigt auf dem Ausdruck Zacken und Kurven mit physikalischen Angaben. Gibt es starke Felder, entsteht ein bizarrer Eindruck, gibt es keine oder kaum Störungen, ist die Abbildung entsprechend ausgeglichen. Vorteil solcher 3D-Bilder ist die wissenschaftlich exakte und grafisch attraktive Darstellung. Nachteil ist, neben Preis und Zeitaufwand, dass nur wenige Laien fähig sind, die Bilder zu verstehen und zu bewerten.

Maßstab bei allen Messungen statischer Magnetfelder ist das **Erdmagnetfeld**, dies soll in seiner Art und Intensität möglichst optimal erhalten bleiben und von technischen Feldern nicht oder nur wenig tangiert, überlagert, verzerrt, reduziert... werden. Jede **Kompassabweichung** vom natürlichen Nordpol ist eine solche Störung, jede auffällige **Magnetometerabweichung** vom ungestörten Erdmagnetfeld ebenso. Manchmal ist es nötig, den natürlichen Bezug draußen im Freien, z.B. im Garten oder auf einer Wiese fernab von Metallen, Maschinen, Autos, Zäunen oder dem Gleichstrom der Straßenbahn zu ermitteln, weil drinnen kaum noch natürliche Gegebenheiten zu finden sind: Armierung, Stahlträger, Blechdächer, Türzargen, Lautsprecher, Heizkörper, Betten, Bürostühle, Stahlrahmentische, Möbel, Geräte... verändern die magnetische Intensität mehr oder minder auf Schritt und Tritt. Bei vielen Magnetfeld-Indikatoren oder 1D- bzw. 3D-Magnetometern ist es möglich, die Erdmagnetfeldintensität (in unseren Breiten 45-50 µT) zu kompensieren, sprich auf null zu setzen, damit nur die Abweichung angezeigt und der magnetische Hintergrund der Einfachheit halber ausgeklammert wird.

Metallbedingte Magnetfelder können **räumlich sehr unterschiedlich** ausfallen, kleinflächig heftig mit extrem wechselnden Intensitäten alle paar Zentimeter (steiler Gradient), z.B. über Federkernmatratzen in direkter Körpernähe, oder größerflächig gemäßigter im Verlauf mehrerer Dezimeter oder Meter (flacher Gradient), z.B. über Stahlträgern oder Betonarmierungen. Auch deshalb am besten rasterförmige Aufzeichnung einer Fläche. Auf solche **Abweichungen** in einem lokal begrenzten Bereich kommt es uns hauptsächlich an, weniger auf die Verringerung oder Erhöhung der Absolutfeldstärke in einem großflächigeren Areal. Da die baubiologischen Richtwerte - wie immer - für **Schlafbereiche** gelten, beziehen sich die Messungen an erster Stelle auf jene zwei Quadratmeter **Bettfläche** oder, wenn nicht Bett, dann auf Daueraufenthaltsbereiche und die unmittelbare Körperumgebung. Dabei sollte es - wie bereits erwähnt - kritischer bewertet werden, wenn punktuell eng begrenzte Magnetfeldaktivitäten auf den Körper einwirken. Nehmen wir das Beispiel Bettfläche: Die einzelnen Federkerne der gleichnamigen Matratzen können hundert kleinflächige, brennpunktartige und in der Intensität völlig unterschiedliche Magnetfeldanomalien aufweisen, die den Körper an zig Stellen erreichen und für völlige Disharmonie sorgen. Das ist bei vergleichbarer Stärke sicherlich biologisch kritischer als ein einziger großflächiger Emittent, z.B. ein Stahlträger im Boden oder der große Heizkörper im Nachbarraum, der von Kopf bis Fuß über die gesamte Körperlänge eine fließend zu- oder abnehmende Magnetfeldintensität zeigt. Solche Umstände sollten in die Bewertung einer Situation mit einfließen, Erfahrung und ein bisschen Gefühl darf mitspielen. Je heftiger und punktueller ein Magnetfeld auf den Körper einwirkt, speziell in empfindliche Körperbereiche, umso kritischer. Je zahlreicher kleinflächige Magnetfelder einen Körper erreichen, umso bedenklicher. Je schwächer und ausgedehnter das Feld, umso vergleichsweise unkritischer. So dürften eng begrenzte 50 µT in der Kopfregion schärfer zu bewerten sein als 50 µT in den Füßen oder 50 µT homogen(er) und fließend(er) verteilt über die zwei Meter Liegefläche. Nach allem, was wir bis heute wissen, und das ist noch nicht viel. Es gibt nicht genug Erfahrung, die zu einer konkreten biologischen Bewertung der unterschiedlichen Magnetfeldeinflüsse und derer Gradienten führen könnte, wissenschaftliche Ergebnisse gibt es fast keine. Sammeln wir weiter Erfahrung, und orientieren wir uns derweil vorsorglich am Minimierungsgebot.

Früher wurde häufiger die Maßeinheit Gauß (G) benutzt, in den USA heute noch, deshalb geben amerikanische Messgeräte ihre Werte in Gauß an. Die Umrechnung ist einfach: 1 Tesla sind 10.000 Gauß oder **1 Mikrotesla** (µT) sind **10 Milligauß** (mG). Das gilt für Gleich- und Wechselfelder (Kapitel 2). Seltener findet man die Maßeinheit der magnetischen Feldstärke: Ampere pro Meter (A/m). Die Umrechnung in Luft, ebenfalls bei Gleich- und Wechselfeldern: 1 A/m = 1,257 µT = 12,57 mG.

Die magnetische Flussdichte nimmt mit der Entfernung zur Feldquelle linear ab, mit doppeltem Abstand halbiert sie sich. Das gilt für homogene Bedingungen, wie es sie z.B. beim Erdmagnetfeld gibt, nicht (oder nur sehr begrenzt) für kleinflächige Emittenten mit ungleichmäßiger Feldverteilung wie Lautsprecher, Federkerne oder Magnetkettchen. Ein "homogenes" Beispiel: In einer Leitung fließt ein Strom von 1 A, das führt in 20 cm Abstand zu einer Flussdichte von 1 µT. In 10 cm sind es 2 µT, in 5 cm 4 und in 2 cm 10 µT.

Umrechungen von Magnetometerwerten zu Kompassabweichungen sind kaum, und falls, nur grob möglich. Ganz grob, nicht weitersagen: **1 µT** entsprechen gut **2°** - oft, nicht immer.

Für die Abschirmeffektivität ist die **Permeabilität** eines Materials entscheidend. Je höher der Permeabilitätswert (µr) desto besser seine Abschirmungswirkung. Luft hat einen Permeabilitätswert von 1, ganz viele Materialien und menschliche Körper in etwa auch, sie lassen magnetische Felder somit optimal durch. Gusseisen kommt auf 800, Stahl auf 4000, Trafoblech auf 8000 und MU-Metall auf 80.000, solche Materialien schirmen, je nach Dicke, Magnetfelder mehr oder minder gut ab. Eisen liegt zwischen etwa 10 und 100.000, je nach Art und vorliegender Feldstärke. MU-Metall ist nur für kleinflächige Abschirmungen interessant, allein wegen des hohen Preises. Außerdem Vorsicht: Großflächige **magnetische Abschirmungen**, z.B. unter einer Liegefläche, beeinflussen das Erdmagnetfeld massiv, was es dringend zu vermeiden gilt. In das Magnetfeld der Erde sollte nie eingegriffen werden. Abschirmung gehört in die Hände von Fachleuten.

Am Rande sei bemerkt, dass die Kompassnadel mit ihrer Spitze nicht optimal zum erdmagnetischen Nordpol zeigt, sie "schielt" in unseren Breiten um die 4° daneben. Eine Missweisung als Folge der Neigung der Erdmagnetfeldachse zur Drehachse der Erde.

Der Verband Baubiologie **VB** nimmt sich auch hier des baubiologischen Standard, seine Richtwerte und die in diesem Buch gemachten Angaben zu seiner Arbeitsgrundlage. Die Richtlinien des Berufsverbandes Deutscher Baubiologen **VDB** entsprechen auch bei der Magnetostatik den hier gemachten und in der Baubiologie seit Jahren gelehrten und angewandten Vorschlägen. Der VDB beschreibt Absolut- und Relativmessungen, das heißt den Gesamtbetrag des Magnetfeldes am Messplatz (absolut) oder nur die Abweichungen vom Erdmagnetfeld, die Verzerrungen, Störungen, Überlagerungen (relativ).

Offizielle Grenzwerte

Kaum zu glauben, aber wahr: Es gab in Deutschland einmal einen Grenzwert für magnetische Gleichfelder. Der **DIN/VDE**-Entwurf aus dem Jahr 1990 wurde im April des folgenden Jahres 1991 wieder zurückgezogen. Dann kam er in Form eines verbindlichen Vorschlages 1995 erneut durch die Hintertür. Demnach liegt die Grenze am Arbeitsplatz bei 67,9 mT, das sind **67.900 µT** (in Worten: siebenundsechzig Tausend Mikrotesla), für die Allgemeinbevölkerung **21.200 µT**. Später ging es dann noch einmal hoch auf **75.000 µT**, 1500-mal stärker als das Erdmagnetfeld. Man fragt sich in Anbetracht dieser schwindelerregenden Höhe, ob die Strahlenschutzwütigen noch ernst genommen werden wollen, sich selbst noch ernst nehmen.

Solche DIN/VDE-Werte sind absurd genug, was Strahlenschützer nicht davon abhält, noch mehr grenzenlosen Strahlenschutz zu betreiben, den Menschenschutz völlig aus den Augen zu verlieren und eine weitere Steigerung zu bieten: "Gefährdungen des Wohlbefindens, der Arbeitsfähigkeit oder Lebenserwartung sind zurzeit bis **5 Tesla** nicht bekannt." 5 Tesla, das sind mehr als **doppelt** und dreifach soviel wie in den meisten Kernspintomographen (!), das sind **5 Millionen Mikrotesla**, das Hunderttausendfache des Erdmagnetfeldes, das Billiardenfache unserer körpereigenen Magnetfelder, das Millionenfache der Intensitäten, die zu signifikanten Fallbeispielen mit besorgniserregenden biologischen Folgen nach Magnetfeldbelastung und erfreulichen Erfolgen nach Beseitigung der Emittenten führte. Legen wir unsere neunmalklugen Strahlenschützer doch jede Nacht acht Stunden in einen eingeschalteten Kernspintomographen, und warten wir ab, was passiert...

In anderen Ländern, so in Österreich und in den Vereinigten Staaten, werden Richtwerte zwischen **5** und **200 Millitesla** (5000 bis 200.000 Mikrotesla, 100- bis 4000-mal stärker als das Erdmagnetfeld, 5 bis 200 Milliarden mal stärker als die Magnetfelder des Gehirns) vorgeschlagen. Vergessen Sie's. Wer in den Normenkommissionen das Sagen hat und sich solche Werte ausdenkt, das wissen Sie inzwischen.

Die Internationale Strahlenschutzkommission **ICNIRP** gebietet für die **allgemeine Bevölkerung 400 mT** (400.000 µT) und für **Arbeitsplätze 2 T** (2 Millionen µT) für den Kopf und Rumpf und **8 T** (8 Millionen µT) für die Gliedmaßen. Ernst zu nehmender Schutz? Kein bisschen. Für elektronische Implantate wie **Herzschrittmacher** gelten **0,5 mT** (500 µT).

Gut, dass es **baubiologische Richtwerte** für Schlafbereiche mit Rücksicht auf Sensible und mit Anspruch auf Vorsorge gibt: In einem gesunden Schlafbereich hat die Kompassnadel nicht zu wackeln! Überall auf der Welt, überall in der Natur zeigt sie nach Norden, in Ihrem Bett sollte sie das auch tun. **1 Mikrotesla** ist noch akzeptabel, bis **5 µT** ist **schwach**, bis **20 µT stark** und über **20 µT extrem** auffällig.

Sanierung - Maßnahmen gegen magnetische Gleichfelder

Die Alternative zu magnetisch gestörten Betten sind **stahlfreie** Betten.

In keinem Fall Metallbetten, nur **Holzbetten**. Metallbetten sind nicht nur oft magnetisch, sie leiten und verbreiten auch die **elektrischen Felder** und **Funkwellen** der Umgebung über die gesamte Liegefläche.

Kaufen Sie **Matratzen** nur aus Naturlatex oder anderen von Schadstoffen freien und atmungsaktiven Schaumstoffen und Kaltschäumen, aus natürlichen Materialien wie Rosshaar, Kokos oder Baumwolle. Kein Federkern. Unter die Matratze gehören keine Sprungrahmen aus Metallfedern oder Federroste, Stahlrahmen oder Gestänge zur Lattenrostverstellung, geschweige denn Motorblöcke mit all den dazugehörigen Gelenken und Mechanismen, sondern reine **Holzlattenroste**. Es gibt verstellbare Lattenroste ohne jedes Metall. Es gibt funktionale und orthopädisch gute Systeme auch aus Kunststoff. Federkerne in Matratzen und Verstellmechanismen in Lattenrosten könnten genauso gut aus nicht magnetisierbarem Metall gebaut werden. Fordern Sie!

Vorsicht vor Geldkassetten, allen möglichen Metallgegenständen, Geräten, Maschinen, Leitern, Bügelbrettern, Hanteln, Stahlkleiderbügeln, Lautsprechern... unter der Matratze im **Bettkasten**. Der Bettkasten ist kein Ersatz für den Keller. Vorsicht vor Pistolen unter dem Kopfkissen.

Ins Bett gehören keine **Kassettenrekorder** mit **Lautsprechern** oder andere **HiFi-Geräte**, neben das Bett keine **Boxen**. Mindestabstand zu Boxen: zwei Meter. 30 Zentimeter Abstand zu batteriebetriebenen **Weckern**, falls der Sekundenzeiger rhythmisch mitläuft (Taktgeber).

Keine magnetischen **Brillen**, Bügel-**BHs**, Diktiergeräte, Kugelschreiber, Gürtelschnallen... direkt am Körper. Überprüfen Sie das mit dem Kompass. Dreht sich die Nadel bereits einige Zentimeter entfernt? Vorsicht!

Ins Bett gehören keine **Magnettherapiedecken**, -matten, -kissen, -matratzen..., es sei denn zu therapeutischen Zwecken auf Anordnung des Arztes. Nicht vergessen: Therapien dauern nur eine begrenzte Zeit bis zur Erzielung des erwünschten Heileffektes, nicht ewig, und was Wirkung macht, macht Nebenwirkung, die Dosis macht das Gift.

An den Körper gehören ohne ärztliche Empfehlung und Kontrolle keine "heilenden" **Armreifen**, **Schmuckmagnete**, **Halskettchen**, Schuheinlagen, Bandagen (kriegen Sie sogar bei Tchibo), Pflaster...

Nein, falls es mal schlecht geht, Sie leiden wirklich nicht am **"Magnetfeld-Mangelsyndrom"**, es mangelt ja gar nicht, das natürliche Magnetfeld. Es wird dafür demoliert, reduziert und überlagert von künstlichen Magneten, auch von denen gegen das Magnetfeld-Mangelsyndrom.

Vorsicht bei der allzu langen Nutzung von **Telefon-** oder **Kopfhörern**, es sei denn, es sind unmagnetische, was leider (und mal wieder unnötigerweise), die Ausnahme ist. Bitte ebenfalls überprüfen und bei Bedarf in entsprechenden Fachhandlungen kaufen.

Es gibt vielfältige Möglichkeiten des **Ausweichens** und Abstandhaltens. Wenn es in 30 Zentimeter vom Fußboden dank magnetischer **Armierung** nicht klappt, warum das Bett nicht auf 60 Zentimeter erhöhen? Warum nicht mit einem Blumenstrauß in der Hand den Nachbarn bitten, seine **Lautsprecherbox** einen Meter nach rechts zu schieben? Warum nicht mehr Abstand zum einzigen **Stahlträger** im Haus, muss gerade hier das Bett stehen? Mehr Abstand zu **Türzargen** und **Heizkörpern**, ein Meter reicht oft. Warum Stahltreppen und Stahlfenstergitter? Es gibt doch Holz und Alu. Holz und Aluminium bauen keine Magnetfelder auf, Messing auch nicht. Es gibt Zentralheizkörper aus Aluminium, bitte bevorzugen. Wenn Stahl, dann bitte **nicht magnetisierbare** Stahlarten wie **Edelstahl**, beflügeln Sie die Industrie.

Schauen Sie auch **hinter Wände**, denn Sie wissen, Magnetfelder gehen durch: Heizkörper hinter dem Kopf auf der anderen Seite der gleichen Wand, Stahlbadewanne, Kühlschrank, Tiefkühltruhe, Solarium, Stahlrahmen- und Stahlrohrmöbel... Ein wenig Abstand ist oft genug.

Unter dem Schlafraum möglichst keine **Autos** in der Garage und keinen **Stahltank** fürs Heizöl. Es sei denn, die Magnetfelder sind nachgewiesenermaßen erträglich niedrig, auch das gibt's, bitte nachprüfen.

Die Kleinsten trifft's am Schlimmsten: Magnetische **Kinderwagen** als Folge der Stahlkonstruktionen, Stahlrohr- und Gestängemechanismen. Man muss nicht jede Mode mitmachen: Lautsprecher in **Autokindersitzen**. Die meisten **Kinderbetten**, die ich geprüft habe, waren erfreulich magnetfeldfrei: aus Holz und die Matratzen ohne Federkern. Dafür sind die Liegeflächen von Gitterbett und Co. meist zu niedrig am Fußboden und zu nah an der Betonarmierung. Die höhere Liegefläche reduziert Magnetfelder oft um 90 Prozent. Außerdem ist das Raumklima oben besser: weniger Staub, mehr Luftionen, weniger Luftbewegung.

Experimentieren Sie unter fachlicher Anleitung durchaus einmal mit kleinflächigen **Abschirmungen**, bei großflächigeren: Finger weg, Gefahr fürs Erdmagnetfeld, solche Materialien schirmen nicht nur ab, sie sind in ihrer Nähe auch selbst magnetisch. Die allermeisten Materialien und menschliche Körper lassen magnetische Felder unverändert rein und durch. Stahl, Eisen, Trafobleche und MU-Metall schirmen recht gut - je nach Situation, Feldstärke und Materialdicke.

Experimentieren Sie mit **Entmagnetisierungen**, hierfür brauchen Sie Experten mit speziellen Maschinen, Geräten und viel Erfahrung. Oft gibt es Erfolge, aber nicht immer. Es sollte mehr Entmagnetisierungs-

Fachfirmen geben, sie hätten alle Hände voll zu tun. Es gibt inzwischen **entmagnetisierten Bewehrungsstahl**, gute Idee: www.magex.ch.

Denken Sie beim Neubau an **metallfreie Armierungen** aus Glasfaser.

Ein Problem der speziellen Art: Magnetische **Bürostühle** mit ihren vielen Stahlrohren, -streben und -verstellmechanismen unmittelbar unter der Sitz- und hinter der Rückenfläche. Fahren Sie mit dem Kompass über die Sitzoberfläche und über die Rückenlehne, und verschaffen Sie sich einen Eindruck. Es gibt solche und solche, außergewöhnlich magnetisiert oder nur kaum. Kaufen Sie nur die unauffälligsten. Das gilt für Bürostühle genauso wie für Matratzen oder andere Materialien.

Führen Sie die **Kompassüberprüfung** bitte immer nur dort durch, wo das Magnetfeld auch wirklich den Körper erreicht, nicht unten an den Rädern des Stuhls, wenn oben am Podex dank Abstand nichts mehr davon ankommt, nicht auf dem Fußboden direkt über der Betonarmierung, wenn in 50 Zentimeter Betthöhe nichts mehr davon zu finden ist.

Denken Sie daran, dass Stahl nicht nur magnetisch sein kann, sondern auch **leitfähig** ist. Alle Metalle ziehen **elektrische Felder** und **Funkwellen** ungünstig an, leiten und verbreiten sie. So nimmt ein Streckmetall in der Wand, die Alufolie im Dach oder die oft kritisierte Federkernmatratze elektrische Spannungen der Elektroinstallation auf und vergrößert so das einst kleine, lokal begrenzte elektrische Risiko über mehrere Quadratmeter. Federkerne und andere Metallelemente können sich zudem ungünstig auswirken, weil sie die hochfrequenten Funkwellen von Sendern wie Antennen anziehen. Metalle, auch wenn sie selbst gar nicht magnetisch sind, können also durch die vorhandenen elektromagnetischen Umweltgegebenheiten kritisch werden. Deshalb, ohne Kenntnis der elektrischen und elektromagnetischen Umgebungsbedingungen am besten gar keine Metalle in Bettnähe.

Eine pfiffige Idee mit gefährlichen Folgen beschrieb das 'PM-Magazin' im Oktober 1999: "**Magnetteppich** hält ohne Kleber." Die Teppiche von morgen bleiben mit magnetischer Anziehungskraft haften. Der Fußboden muss mit einer eisenhaltigen Masse beschichtet werden. Im Teppich selbst sind kräftige Magnete eingearbeitet. "Verrutschen ist Vergangenheit." Das Erdmagnetfeld auch.

Vorsicht mit **Magnetwänden** und **Magnettafeln** neben dem Bett oder auf der anderen Seite der Wand, ganz starke Felder.

Magnetfelder nehmen mit der **Entfernung** zur Feldquelle **linear** ab, zumindest gilt das fürs Erdmagnetfeld, in etwa auch für andere großflächige homogene Felder und für Leitungsführungen. Bei kleinflächigen Emittenten und ungleichmäßiger Feldverteilung (Lautsprecher, Federkerne...) gilt das weniger bis gar nicht, da geht es oft noch schneller.

Strom von der Sonne - Photovoltaikanlagen

Die Energie der Sonne wird zur Stromerzeugung genutzt. Solarzellen auf dem Dach oder im Garten wandeln Sonnenkraft in Gleichstrom um. Gleichstrom macht Gleichfelder: Magnetostatik. Bei Photovoltaikanlagen haben wir es nicht nur mit Gleichstrom zu tun, denn der wird auf seinem Weg vom Dach zum Stromnetz in Wechselstrom umgewandelt. Kritisch? Wie viel Abstand? Baubiologiekollege Dipl.-Ing. Joachim Gertenbach aus Wuppertal hat sich auf Messungen an solchen Anlagen spezialisiert und einen Bericht geschrieben (leicht gekürzt):

Zur Förderung von Solaranlagen wurde ein Stromeinspeisungsgesetz beschlossen. Es garantiert denen eine Vergütung je Kilowattstunde, die Strom gewinnen und in das öffentliche Netz einspeisen. Die Vergütung soll ein Anreiz sein, die Energie der Sonne besser zu nutzen.

*Die private Stromerzeugung ist durch den modularen Aufbau übersichtlich und ihre Funktionsweise einfach. Die Energie der **Sonne** erzeugt in den beschienenen **Solarzellen** (Photovoltaikmodule, Solarmodule, Solargeneratoren) einen **Gleichstrom**. Der wird von **Leitungen** zu einem **Wechselrichter** transportiert, zu 230 Volt **Wechselstrom** umgewandelt und über einen **Zähler** meist in das öffentliche **Versorgungsnetz** geleitet, so wie ein Kraftwerk im Kleinen. Den eigenen Strombedarf deckt man normalerweise über das allgemeine Stromnetz. Der Solarstrom kann auch in Akkumulatoren gesammelt und für Elektrogeräte in Niedervolttechnik (12-24 Volt) nutzbar gemacht oder in manchen Fällen - in Wechselstrom umgewandelt - auch direkt genutzt werden.*

Je nach Verschaltung werden von Photovoltaikmodulen Gleichspannungen von etwa 120 bis 500 Volt erzeugt. In den von diesen Modulen abgehenden Leitungen fließen Gleichströme, die je nach Anlage und Intensität der Sonneneinstrahlung 10 Ampere groß sein können. Im Wechselrichter wird aus dem Gleichstrom ein höherfrequenter Zwischenkreislauf von rund 10 bis 20 Kilohertz erzeugt, aus dem wiederum die 230 Volt Netzspannung mit einer Frequenz von 50 Hertz entsteht. Die notwendige Umwandlung ist so effizient, dass ein Wirkungsgrad von bis zu 96 Prozent erreicht wird. Bei den heute auf dem Markt befindlichen Herstellern erfolgt die Umwandlung von Gleich- in Wechselstrom mit oder ohne Transformatoren. Die neueren Wechselrichter ohne Trafo haben einen höheren Wirkungsgrad als ältere Geräte.

*Ströme und Spannungen sind Ursache elektrischer, magnetischer und elektromagnetischer Felder. Dabei geht es bei Solaranlagen um **statische magnetische Felder** im Gleichstromkreis, **niederfrequente elektrische und magnetische Felder** im 230 Volt Wechselstromkreis nebst Wechselrichtern und um **höherfrequente elektromagnetische Felder** in den Wechselrichtern und daran angeschlossenen Leitungen. Wichtig ist, dass alle Emissionen immer nur **tagsüber** auftreten, wenn die Son-*

ne scheint, die Anlage also in Betrieb ist. Bei Dunkelheit und nachts, während der Regenerationsphasen, wird kein Strom produziert, schalten die Wechselrichter ab, und es sind keine Felder mehr messbar.

Die durch den Gleichstrom um die Leitungen zwischen Solarmodulen und Wechselrichter entstehenden **statischen Magnetfelder** lassen in ihrer Nähe Kompassnadeln tanzen. Die Höhe dieser von der Intensität der Sonneneinstrahlung abhängigen Felder entspricht denen, die auch an anderen alltäglichen Magnetfeldemittenten zu finden sind (magnetisierter Stahl, Gleichstrom der Straßenbahn...). Entscheidend für die Intensität ist, ob und wie nah die Hin- und Rückleiter beieinander liegen, da sich die Einzelfelder eng nebeneinander verlegter Leiter gegenseitig gut kompensieren, aber getrennt stärker werden. Zusätzlich gilt das Abstandsprinzip. In einer Versuchsinstallation wurde bei einem Gleichstrom von 3 A in 50 cm Abstand kein relevantes Feld mehr gemessen, bei 5 A war in 1 m keine Auffälligkeit mehr festzustellen und bei 10 A in 2 m Abstand, ein guter **Kompensationseffekt** durch **nah** zueinander verlegte Hin- und Rückleiter vorausgesetzt. Sonst, mit zu viel Leiterabstand und ohne Kompensation, können sich die Magnetfeldstärken ausdehnen und bei 10 A noch über 5 m weit nachweisbar sein.

*Die **elektrischen Wechselfelder*** *entsprechen denen, die man von anderen Elektroinstallationskabeln kennt. Sie sind vom Kabeltyp, der Verlegetiefe und dem Wandaufbau abhängig. An den Leitungen können sehr starke Felder bis 200 Volt pro Meter entstehen. Sie sind, im Gegensatz zu den magnetischen, durch entsprechende Abschirmmaßnahmen (Anstriche, Ummantelungen...) jedoch leicht zu beherrschen.*

*Die Intensität der **magnetischen Wechselfelder*** *ist von der Art des Wechselrichters abhängig. Nach meiner Erfahrung verursachen Wechselrichter mit Trafo höhere Felder als trafolose. Während in unmittelbarer Nähe eines trafolosen Wechselrichters 6000 Nanotesla auf dem Messgerät angezeigt wurden, waren beim dem mit Ringkerntransformator rund 40.000 nT vorhanden. Dies ist mit den Feldern von mehreren Hochspannungsleitungen vergleichbar. Da magnetische Wechselfelder kaum abgeschirmt werden können, ist Abstand halten die wichtigste Devise. In 2 Meter Entfernung konnte keine nennenswerte Erhöhung gegenüber den allgemein vorhandenen, durchschnittlichen Feldern in Wohnungen mehr nachgewiesen werden.*

*Mit den **höherfrequenten Emissionen** verhält es sich umgekehrt wie bei den magnetischen Feldern. Hier haben Wechselrichter mit Trafo kaum messbare, trafolose Wechselrichter jedoch hohe Oberwellenanteile, produzieren also als Folge ihrer Elektronik reichlich **"Dirty Power"** (Seite 70). In einem untersuchten Fall waren die Emissionen etwa 15-mal höher als von einem Computerbildschirm mit TCO-Norm. Problematisch ist dabei besonders, dass sich diese Oberwellen entlang aller Kabel auf dem gesamten Stromkreis ausbreiten. Vergleichbare Ergeb-*

nisse zeigen Prüfprotokolle eines Wechselrichters über die vorhandenen Störaussendungen. Sie zeigen an einem trafolosen elektronischen Wechselrichter und auf allen Leitungen Funkstörspannungen im weiten Frequenzbereich von Radio-, TV- oder Mobilfunksendern im Kilohertz- über den Megahertz- bis in den Gigahertzbereich.

Die Folgen dieser Emissionen äußerten sich bei einer Kundin in Fröndenberg mit einem "wahnsinnigen Druck im Kopf, mit Gereiztheit und mit Atembeschwerden". Die Mutter zweier Kleinkinder lebt im Dachgeschoss direkt unter den Solarzellen. Ihre Probleme hörten auf, als die trafolosen Wechselrichter gegen neue Geräte mit Trafo ausgetauscht und zudem in den Keller verlegt wurden. Viele Menschen reagieren auf jene Oberwellen seitens der Elektronik besonders empfindlich.

Noch ein weiterer Aspekt ist wichtig. Im Rahmen der allumfassenden Kommunikation sollen die Wechselrichter über die **DECT**- oder **WLAN**-Schnurlostechnik oder auch übers Handy steuerbar sein. So würde der Wechselrichter als Indoor-"Nebenstelle" an die Haustelefon- oder Computeranlage angekoppelt und damit ein weiterer Verursacher biologisch relevanter, ständig gepulster Funkwellen sein. Das gilt es dringend zu vermeiden.

Fazit: Photovoltaikanlagen stehen für eine Technik der Zukunft, welche die kostenlose Energie der Sonne effektiv nutzen und in einfacher Weise in Haushaltsstrom umwandeln können. Sie sind unter ökologischen Gesichtspunkten zu fördern. Doch sollten die Installationen derart durchgeführt werden, dass die von ihnen ausgehenden elektromagnetischen Emissionen so niedrig wie eben möglich gehalten werden. Wie bei anderen elektrischen Systemen auch, können die Auswirkungen des Elektrosmogs den unter den Anlagen oder neben den Leitungen bzw. Wechselrichtern lebenden Menschen die uneingeschränkte Freude an der eigenen Stromproduktion vermiesen.

Daher beim Einbau bitte folgende Gesichtspunkte berücksichtigen:

Die Installation des Wechselrichters in der Nähe zum Schlafplatz ist zu vermeiden. Halten Sie einen **Sicherheitsabstand** von mindestens **2 Meter** zu allen **Leitungen** und zum **Wechselrichter** selbst ein. Bevorzugen Sie Wechselrichter, die wenig Oberwellen verursachen, das sind in der Regel solche mit Trafos und ohne Elektronik. Denn das oberwellenreiche "Dirty Power" wird in alle Stromkabel und Photovoltaik-Module weitergeleitet. Vermeiden Sie zur Kommunikation drahtlose **DECT**- oder **WLAN**-Module in Wechselrichtern. Achten Sie auf **kurze Leitungsführungen** und ganz **dicht beieinander liegende Kabel**. Lassen Sie die Anlage im Zweifelsfall von einem qualifizierten Baubiologen konzipieren und überprüfen. Zur Vermeidung störender Geräusche sollten die Wechselrichter nicht auf Resonanzkörpern, z.B. dünnen Holzwänden oder Dachsparren, montiert werden.

Vergleichsmessungen der Baubiologie Maes **Magnetische Gleichfelder** (Magnetostatik)		**Magnetometer- abweichung**
Baubiologischer Richtwert für Schlafbereiche		*1 µT*
Erdmagnetfeld	in unseren Breiten, Mitteleuropa	45-50 µT
(Absolutwert)	an den Polen	60-67 µT
	am Äquator, Thailand, Philippinen	40-42 µT
	am Äquator, Südamerika, Afrika	28-34 µT
	in Mittelbrasilien	24 µT
Zeitliche Schwankungen im Erdmagnetfeld		0,01-0,1 µT
	bei Sonneneruptionen und Magnetstürmen	0,5-5 µT
Örtliche Schwankungen im Erdmagnetfeld		< 1 µT
	über geologischen Störzonen (Wasser, Verwerfung)	0,1-1 µT
	Umgebung von Sedona/Arizona (Magnetitgebirge)	1-5 µT
Reduzierung der Intensität des Erdmagnetfeldes pro Jahr		~ 0,02 µT
Magnetit-Eisenstein aus der Natur		> 2-5 µT
Federkernmatratzen	Liegefläche	5-150 µT
100 Messungen für Öko-Test und andere 1996-2012	5 cm	2-80 µT
	10 cm	1-35 µT
Taschenfederkernmatratzen	Liegefläche	2-70 µT
40 Messungen für Öko-Test und andere 1998-2003	5 cm	1-40 µT
	10 cm	0,5-15 µT
Stahlrost unter der Matratze	Liegefläche	5-10 µT
Stahlrahmen um Lattenrost herum	Liegefläche	2-10 µT
Gestänge, Verstellmechanismen	Liegefläche	5-15 µT
Betonarmierungen	5 cm über Boden	20-50 µT
	10 cm	10-30 µT
	30 cm	3-10 µT
	60 cm	1-2 µT
Stahlheizkörper	10 cm	20-100 µT
	50 cm	2-10 µT
	1 m	< 2 µT
Bürostühle (Stahlmechanismen)	Sitzfläche, Rückenlehne	bis 100 µT
Lautsprecherboxen	10 cm	300-1000 µT
	30 cm	100-300 µT
	1 m	10-30 µT
	2 m	1-2 µT
Lautsprecher in tragbaren Kassettenrekordern	10 cm	> 100 µT
	30 cm	10 µT
	1 m	< 1 µT
Kopfhörer, Headset, Knopf im Ohr (Walkman, iPod)	1 cm	100-1000 µT
Telefonhörer (Lautsprechermuschel), Handy	1 cm	100-1500 µT
	5 cm	20-300 µT
	10 cm	5-70 µT
	20 cm	1-10 µT
	30 cm	0,5-5 µT
Geldmünzen, Schlüsselbund	1 cm	1-20 µT

Diktiergerät (Lautsprecher)		2-5 cm	200-500 µT
		10 cm	20-50 µT
		20 cm	2-5 µT
Brillengestelle	> 95 % aller Messungen	1 cm	0-2 µT
	< 5 %		2-100 µT
Bügel-BHs	> 80 %	Körperkontakt	2-50 µT
	< 20 %		50-500 µT
Kinderwagen	> 70 %	Liegebereich	20-100 µT
	< 30 %		< 20 µT
Armbanduhr / Wecker	Sekundenimpuls	1 cm	10-20 µT
		30 cm	< 1 µT
Photovoltaikanlage	Kompensation	20 cm	5-10 µT
	der Leitungen	50 cm	2-5 µT
		1 m	1-2 µT
		2 m	< 1 µT
	ohne Kompensation	20 cm	10-20 µT
	der Leitungen	50 cm	5-10 µT
		1 m	2-5 µT
		2 m	1-2 µT
		5 m	< 1 µT
In Autos (Stahlblech)			10-100 µT
Straßenbahnfahrt (Gleichstrom)		Düsseldorf	~ 150 µT
Straßenbahn 20 m entfernt		Köln	~ 100 µT
		Düsseldorf	~ 15 µT
U-Bahn-Fahrt (Gleichstrom)		San Franzisko	~ 350 µT
U-Bahn 40 m entfernt		Köln	~ 20 µT
Magnetschwebebahn (Gleichstrom)			100-10.000 µT
Permanent-, Hufeisenmagnete (Physikunterricht)			100.000-2.000.000 µT
Magnet in Lautsprecherbox, Direktkontakt			10.000-500.000 µT
"Heilsmagnete", Schmuckmagnete, Armreifen			1000-500.000 µT
Magnete in Betten und Bettdecken			100-10.000 µT
Magnetpflaster			70.000 µT
Einlegesohlen für Kinderschuhe			30.000 µT
Medizinische Therapien			mehrere 1000 µT
Kernspintomographie, Bedienpersonal			> 10.000 µT
Kernspintomographie, Patient			500.000-5.000.000 µT
Blitz (einige 1000-10.000 A) in der Nähe des Einschlags			400 µT
Magnetfeld Auge		0,1 pT	0,000.000.1 µT
Gehirn		1 pT	0,000.001 µT
Herz		50 pT	0,000.05 µT
Natürliche Schumann-Wellen		< 1 pT	< 0,000.001 µT
Nachweisgrenze von Magnetfeldern		0,01 pT	0,000.000.01 µT

Messgeräte:
Fluxgate Vector 3D-Magnetometer FVM 400, Meda Macintyre / USA
Geo-Magnetometer BPM 2001, Bio-Physik Mersmann / BRD
Emco DC-Magnetometer Model 6701, Emco / USA

Magnetostatik: Vergleichsmessungen - Kompass

Vergleichsmessungen der Baubiologie Maes
Magnetische Gleichfelder (Magnetostatik)

Kompassnadel-abweichung

Baubiologischer Richtwert für Schlafbereiche		2 °
Erdmagnetfeld		0 °
Preiswert-Federkernmatratzen	Liegefläche	10-360 °
60 Messungen für Öko-Test und andere 1998-2012	5 cm	5-180 °
	10 cm	2-50 °
Taschenfederkernmatratzen	Liegefläche	5-100 °
50 Messungen für Öko-Test und andere 1998-2003	5 cm	2-50 °
	10 cm	1-15 °
Heizkörper auf der anderen Seite der Wand	50 cm	10-90 °
Stahlträger in der Zimmerdecke unter dem Bett	50 cm	5-60 °
Betonarmierungen	5 cm	50-150 °
	30 cm	5-25 °
	60 cm	1-5 °
Body-Building-Geräte unter dem Bett	Liegefläche	5-20 °
Auto in Garage unter Schlafraum	2 m	10-60 °
Stahltank im Kellerraum darunter	2 m	5-40 °
"Gesundheits"-Magnetdecke fürs Bett	Liegefläche	360 °
	20 cm	> 180 °
Magnet-Halskette, -Armband, -Einlage	Körperkontakt	360 °
	30 cm	> 180 °
Telefonhörer	1 cm	360 °
	10 cm	30 °
Kopfhörer, Headset	1 cm	360 °
	10 cm	60 °
Lautsprecherboxen	30 cm	50-360 °
	2 m	1-5 °
Tragbarer Kassettenrekorder	10 cm	50-180 °
Verstellbare Bürostühle	Sitzfläche	20-360 °
In Kinderwagen	Liegefläche	10-360 °
Fahrt auf Fahrrad (Stahlrohre, Sattel)	Unterleib	10-150 °
Fahrt im Auto (Stahlblech)		10-180 °
Fahrt in der Straßenbahn (Gleichstrom)		20-360 °
Felder der Straßenbahn in Haus (Gleichstrom)	20 m	10-360 °
Photovoltaikanlage, Leitungen (Gleichstrom)	50 cm	10-100 °
	1 m	3-30 °
	2 m	1-10 °
Bügel-BHs	Körperkontakt	2-360 °
Brillengestelle	1 cm	2-100 °

Ermittelt wurde immer da, wo das Magnetfeld den Menschen erreicht.

Messgeräte:
Präzisionskompass, Merkel-Messtechnik / BRD
Elektronischer Fluxgate Kompass, Autohelm / UK

Auch bei diesen Vergleichsmessungen sehen Sie die große Schwankungsbreite der magnetischen Intensitäten, je nach Produkt, Situation und Abstand. Nehmen Sie die angegebenen Messwerte nur als Orientierung. Es gibt keine zwei gleiche Federkernmatratzen, zwei gleiche Betonarmierungen, Heizkörper, Bürostühle, Lautsprecherboxen, Autos, Straßenbahnen, Kinderwagen, Brillengestelle oder Bügel-BHs. Es gibt nicht einmal zwei gleiche Erdmagnetfelder, auf jedem Breitengrad unterschiedlich, in jedem Erdteil, Land und Ort anders, auf jedem Berg, in jedem Tal, im Meer, in der Wüste, heute, morgen, in 1000 Jahren.

Milliarden von Geschöpfen dient es zur Orientierung, es erhält alles Leben, sorgt für Gleichgewicht, schützt wie eine Rüstung die gesamte Erde und all seine Kreaturen vor den harten radioaktiven Strahlen aus dem Kosmos und den gefährlichen Sonnenwinden. "Die magnetische ist die elementarste Energie, von der alles Leben abhängt", formuliert der Physiker und Nobelpreisträger Prof. Werner Heisenberg. Wenn Sie etwas Gutes tun wollen, dann zeigen Sie Respekt vor der Natur, der ganzen Schöpfung, verneigen Sie sich vor dem Erdmagnetfeld, und lassen Sie es in Ruhe, erhalten Sie es, pflegen Sie es, es ist wichtiger Teil unserer aller Lebensgrundlage, auch Ihrer.

Im Gleichgewicht mit dem Erdmagnetfeld: Kopf nach Norden?

Bauernregeln sagen, man solle mit dem **Kopf** möglichst nach **Norden** schlafen. Östliche Religionen und Weisheitslehren meinen, die gute Schlafrichtung sei mit dem Kopf nach **Osten**. Indische Ayurveda-Ärzte empfehlen die Kopfrichtung nach **Süden**. Indianer schwören auf den nach **Westen** platzierten Körper. Wer liegt richtig? Ich weiß es nicht. Inzwischen gibt es wissenschaftliche Beweise, dass die Empfehlung der Kopfrichtung nach **Norden** ihre Richtigkeit hat, zumindest in unseren Breiten. Forscher, so auch das Münchener Max-Planck-Institut für Biochemie im Februar 1991, sehen Zusammenhänge mit der **Schlafrichtung** und **Schlafqualität**. Offenbar ist es gut, wenn der Mikromagnet Mensch in Harmonie mit dem Makromagneten Erde liegt. Denn der Mensch hat, wie die Erde, magnetische Pole. Besser, man ist im Fluss miteinander. So haben die Münchener Wissenschaftler im Schlaflabor herausgefunden: Bei der Kopflage nach Norden verlängerte sich die erste Tiefschlafphase und die Testpersonen waren erholter.

Ich habe bis jetzt noch kein offensichtliches Fallbeispiel registrieren können, wo nach einer Korrektur des Schlafplatzes zum Nordpol hin gesundheitliche Beschwerden verschwunden wären. Trotzdem denken wir bei unseren Hausuntersuchungen an diese Möglichkeit einer zusätzlichen Schlafplatzoptimierung, weisen den Kunden darauf hin, streben die Nord-Position an, ziehen aber in jedem Fall die Sanierung künstlicher Einflüsse vor. So müssen bei baubiologischen Dienstleistungen Prioritäten gesetzt werden. Wir würden einen Menschen, der mit dem Kopf am feldstarken Sicherungskasten oder direkt neben der magnetisierten Stahltürzarge schläft, nicht so liegen lassen, nur weil sein Kopf günstig nach Norden zeigt; wir würden ihn an erster Stelle aus dem technisch bedingten magnetischen Spektakel herausholen.

Metalle im Bett können sich negativ auf den Schläfer auswirken

Da behauptete der Kölner Bio-Möbel-Händler **Johannes Genske** in den 80er Jahren: "Metalle im Bett verändern das natürliche Erdmagnetfeld und können sich negativ auf den Schläfer auswirken." Das ließ die Bettenindustrie nicht ruhen, damit heimste er sich eine Klage und einen dreijährigen Gerichtsprozess ein. Das Urteil des Kammergerichtes Berlin vom 26. April 1989 (AZ 5 U 1495/89): Ja, es stimmt, "Metallgegenstände, die sich in einem Bett befinden, verändern das Erdmagnetfeld, es ist inzwischen wissenschaftlich erwiesen, dass Magnetfelder den Schlaf beeinflussen." Genske darf die Behauptung weiter publizieren.

Der Möbelhändler legte 20 internationale wissenschaftliche Arbeiten vor. Forschungsinstitute und Krebsärzte weisen darin auf die biologische Wirkung von Magnetfeldabweichungen hin: von Schlaf- und Zellstörungen über Herz- und Kreislauferkrankungen bis zum Krebs. Bei einer Untersuchung wurden Mäuse schwachen Magnetfeldern ausgesetzt mit dem Effekt: Die Tierchen entwickelten sich zu Kannibalen, fraßen sich gegenseitig auf. Die Kläger wehrten sich dagegen, Ergebnisse von Tieren auf Menschen zu übertragen, schließlich sei ein derartiger Effekt bei Menschen noch nicht festgestellt worden, bisher.

Genske nach dem Sieg: "Fatal ist dies Urteil vor allem für die Hersteller von Bettwaren mit Metallen in Bettgestellen, Lattenrosten und Matratzen. Wenn eine gesundheitliche Beeinträchtigung nicht ausgeschlossen werden darf, dann führt dies sicher zur Verunsicherung der Verbraucher und zu verändertem Kaufverhalten." Sei's drum: Federkernmatratzen sind 20 Jahre später immer noch des Deutschen liebstes Kind, Lattenroste strotzen vor Metall, Metallbetten sind in Mode. Die Industrie kümmert sich kaum um richterliche Urteile und gestörte Erdmagnetfelder, sie fertigt Federkerne nach wie vor aus magnetischem oder magnetisierbarem Stahl. Obwohl es einfach wäre, nicht magnetisierbare Stahlarten einzusetzen und auf Nummer sicher zu gehen.

Magnetfelder zum Wasserentkalken?

Kalkschutz dank Magnetkraft. Es gibt Geräte, die kommen auf Wasserrohre und wirken in diese mit starken Magnetfeldern ein, oft geht es um statische, manchmal um getaktete von einigen Hertz bis Kilohertz. Es gibt **Magnetvorsätze** für die Dusche oder **Magnetringe** und -kugeln für die Spül- und Waschmaschine. Sie versprechen das Ende der Kalkprobleme in Rohren und Geräten, die dauerhafte Wasserleitungspflege, eine "Wasserenergetisierung" und das Duschvergnügen ohne Hautjucken danach, trotz Kalk. Ich hab's probiert, die Haut juckt immer noch.

Einige Experten meinen: "Quatsch." Andere erklären den biophysikalischen Prozess: Magnetfelder verhindern nicht den Kalk an sich, aber die Kalkablagerung an Leitungen, Kochtöpfen, Duschköpfen. Sie sollen sogar jahrelang festgebackenen Kalk lösen und Rohre wieder freipusten. Immer wieder die Anfrage: Was ist mit kritischen **Feldern** in der Umgebung solcher Geräte? Die Felder sind **gering**, sie wirken gezielt ins Wasserrohr ein, wenig ins Umfeld, ein Abstand von etwa einem Meter reicht. Schädigen Magnetfelder das Wasser, energetisch gesehen? Weiß ich nicht. Verbreiten sich die Felder übers sanitäre System, sind Wasserrohre **magnetisierbar**? Nein, Kunststoff, Kupfer oder Edelstahl ist nicht magnetisierbar, es bleibt ein lokales Geschehen. Rohrleitungsschutz? Vielleicht, ausprobieren. Wo bleibt der Kalk? Er ist im Wasser, immer noch, er soll sich ja nur nicht mehr an den Rohrwänden festsetzen können, aber Sie trinken ihn, er ist da, in Ihrem Bauch, auch der nun losgelöste der letzten Jahre. Gesund? Wer weiß. Viele wollen nicht so viel Kalk im Trinkwasser, bevorzugen kalkarmes, ich möchte auch nicht so viel, schon gar nicht den alten gelösten Kram von früher.

Magnetfeldanomalien zur Flugzeug- und Fahrzeugortung

Jedes fremde Magnetfeld verändert das Erdmagnetfeld, auch Flugzeuge und Autos. Das machen sich Wissenschaftler der Universität des Saarlandes zu Nutze und stellen im März 2004 im Rahmen eines EU-Projektes eine neue physikalische Delikatesse vor: ISMAEL. Es geht um sensible **Magnetfeldsensoren**, die in einem begrenzten Areal ständig die Erdmagnetfeldintensität messen und überwachen. Sie reagieren blitzschnell auf kleinste Schwankungen, z.B. wenn ein Flugzeug oder Auto mit seinem typischen Eigenmagnetismus dieses Erdmagnetfeld durchkreuzt und somit deformiert und verändert. So entsteht ein **Bodenüberwachungssystem** für Flughäfen, das hochpräzise jede Flug- und Fahrzeugbewegung auf jedem einzelnen Meter registriert und nachvollzieht, auch wenn sich ein Bus oder nur ein Fahrrad auf der Rollbahn zur falschen Zeit verirrt. An mehreren Flughäfen wird bereits mit ISMAEL experimentiert, so in Frankfurt und Thessaloniki. Auf diese Weise will man für reibungslosere Starts und Landungen sorgen, Unfälle reduzieren und Bereiche überwachen, die für Radar kaum zugänglich sind. Das System erfasst kleinste Magnetfeldschwankungen im Bereich eines Tausendstels des Erdmagnetfeldes und funktioniert, im Gegensatz zum traditionellen Radar, auch bei den miesesten Wetterbedingungen und zudem völlig passiv, ganz ohne Strahlung.

ISMAEL wäre ideal für die Straßenverkehrsüberwachung. Autos könnten metergenau geortet und geleitet werden. Verkehrsströme könnten quantifiziert, Signalanlagen gesteuert, Parkplätze gemanagt werden. Geisterfahrer wären Vergangenheit, würden die Sensoren die falsche Fahrtrichtung erkennen und sofort reagieren. Big Brother is watching you: Jeder Autotyp hat sein eigenes Magnetfeld, seinen individuellen magnetischen Fingerabdruck, günstig zur Verfolgung böser Buben.

Im April 2010 haben Forscher der Universität Saarbrücken ähnliche Magnetfeldsensoren entwickelt, sie sind einfach zu montieren und sollen an Parkplätzen eingesetzt werden, um freie Parklücken anzuzeigen.

Autos sind magnetisch

Die meisten Fahrzeuge sind magnetisch, weil sie aus Stahl gefertigt sind: PKW, LKW, Motorrad, Fahrrad (ab Seite 163). Deshalb können sie von Magnetsensoren erfasst und angezeigt werden. Die Magnetfelder kriegen besonders der Fahrer und die Insassen ab, das nicht zu knapp, nicht nur von der Karosserie, auch von allen Stahlbauteilen, Kardanwellen, Gürtelreifen, Lautsprecherboxen, den Strömen seitens der Batterie und gesamten Elektrifizierung, nicht nur die statischen, auch niederfrequente und hochfrequente, ein Gewitter von elektrischen, magnetischen und elektromagnetischen Feldern. Wenn das Auto (oder Motorrad) fährt, nimmt der Stress mit der Geschwindigkeit zu, weil die sich im nun Erdmagnetfeld bewegenden, drehenden, rotierenden Stahlteile zusätzliche Magnetfelder induzieren.

Es gibt gewaltige Unterschiede bei den Feldarten und Feldintensitäten. Manche Autos sind die reinsten Kracher, fahrende Trafohäuser, manche sind zahmer. Kein Wunder, dass es manchen Leuten in dem einen Auto schlecht wird und in dem anderen nicht. Wenn wir Autos messen, dann an verschiedenen Stellen im Innenraum (Kopfhöhe, Sitzhöhe, Füße, Vordersitze, Rücksitze...) und in verschiedenen Betriebszuständen (Motor aus, Motor an, langsame Fahrt, schnellere Fahrt, bremsen, kuppeln, Klimaanlage an und aus...). Da kommen einige **10 bis über 100 Mikrotesla Magnetostatik** und einige **100 bis über 10.000 Nanotesla magnetische Wechselfelder** zusammen, von den elektrischen und elektrostatischen, den vielen Frequenzen und "Dirty Power" Oberwellen sowie dem ganzen Funk (Handy, WLAN, Bluetooth...) ganz zu schweigen. Autofahren ist Elektro- und Magnetostress, mehr oder weniger.

Erstaunlich, dass es oft die **Stahlgürtelreifen** sind, die magnetisch so heftig zu Buche schlagen (Seite 165). Wer nahe den Radkästen sitzt, kriegt eine Menge ab. Die Erfahrung machen nicht nur wir, auch die Fachhochschule Bern kommt im Auftrag des Schweizer Bundesamtes für Gesundheit BAG zu dem Schluss, dass bei Gürtelreifen "erhebliche Magnetfelder auftreten können" und dass die "mit einfachen Mitteln wie Entmagnetisierungsspulen" reduziert werden könnten (Seite 726).

Ich habe - wie erwähnt, Seite 167 - noch wenig Erfahrung mit **Elektroautos**. Der Verdacht ist berechtigt, dass wir es hier mit noch stärkerem Elektrosmog zu tun haben. Überprüfen Sie das, bevor Sie ein solches Risiko eingehen. Die wenigen, die ich bisher gemessen habe, zeigten erstaunlicherweise zumindest keine wesentlich bedenklicheren Feldbelastungen wie die der anderen Fahrzeuge auch. Dafür fanden Kollegen hohe Magnetfelder, noch viel höher als bei den üblichen Autos.

Magnetische Gleichfelder: Erinnern wir uns

Magnetische Gleichfelder, auch **Magnetostatik** oder **statische Magnetfelder** genannt, sind die Folge des natürlichen **Erdmagnetfeldes**, von künstlich magnetisiertem **Stahl** oder von **Gleichstrom**.

Magnetische Gleichfelder bewirken im Menschen **elektrische Spannungen**. Sie beeinflussen die **Orientierungsfähigkeit** von Lebewesen. Sie wirken **depolarisierend** auf Zellen. Der **Eigenmagnetismus** (Spinausrichtung) wird gestört. Raumklimatische Folgen, wie sie bei den elektrischen Feldern auftreten, sind nicht bekannt.

Die **Flussdichte** wird in **Tesla (T)** bzw. **Mikrotesla** (µT, millionstel Tesla) angegeben, die **Kompassabweichung** in **Grad** (°).

Eine **Kompassnadel** richtet sich in den horizontalen Feldlinien aus. **Magnetometer** messen, je nach Sensor, die horizontalen oder vertikalen Komponenten bzw. alle Richtungen gleichzeitig (3D).

Die Erde hat ähnliche Feldlinien wie ein Stabmagnet. Die Flussdichte des Erdmagnetfeldes liegt bei uns in Mitteleuropa zwischen etwa **45 und 50 Mikrotesla**. Sie nimmt zu den Nord- und Südpolen hin zu (60-67 µT) und zum Äquator hin ab (28-42 µT). Schwankungen des Erdmagnetfeldes hängen unter anderem mit der Sonnenaktivität zusammen.

Es gibt praktisch **keine Abschirmung** gegen statische Magnetfelder. Ausnahme: spezielle Metall-Legierungen, z.B. MU-Metall, die in Computern und HiFi-Geräten (Tonköpfe) eingesetzt werden. Sie sind teuer, und das abzuschirmende oder zu schützende Objekt müsste völlig davon umgeben sein, was im praktischen Alltag selten möglich ist.

Bei baubiologischen Untersuchungen ist es Standard, die Magnetostatik im Raum bzw. im Bettbereich mit einem **flüssigkeitsgedämpften Präzisionskompass** oder mit einem elektronischen Fluxgate-Kompass zu überprüfen und Messungen mit **Magnetometern** durchzuführen.

Technische Magnetfelder können **milliardenfach** stärker (Millitesla) sein als unsere biologischen körpereigenen Magnetfelder (Picotesla).

Rechtlich verbindliche Grenzwerte gibt es nicht. Es gibt nur unbrauchbare Vorschläge nach DIN/VDE 0848 oder ICNIRP: für die Bevölkerung bis **400 mT**. Baubiologische Empfehlungen für Schlafbereiche: **1-5 µT** Abweichung vom Erdmagnetfeld ist schwach, **5-20 µT** stark und darüber extrem auffällig. Bildschirme und andere empfindliche Geräte reagieren mit technischen Störungen ab etwa **50 µT**.

Sanierungsmaßnahmen sind an erster Stelle die **Entfernung** der Verursacher oder, falls nicht möglich, das **Abstandhalten**.

Magnetische Gleichfelder: Tipps zur Reduzierung

Vermeiden Sie Metalle, besonders magnetischen Stahl, wo es geht.

Achten Sie besonders auf ein metallfreies Bett. Verzichten Sie auf magnetisierte Federkernmatratzen und Stahlroste unter der Matratze sowie Lattenroste mit Stahlrahmen und -verstellmechanismen.

In den Bettkasten gehören keine Metallgegenstände.

Vermeiden Sie Autos in Garagen oder Stahlheizungstanks direkt unter oder neben Schlafräumen.

Halten Sie Abstand: Lautsprecherboxen, Stahlträger, Türzargen, Heizkörper, Boiler, Badewannen, Fenstergitter, Küchenzeilen..., ein bis zwei Meter sind meistens genug.

Halten Sie Abstand zu Betonarmierungen, Stahlbauteilen in Wänden wie Stahlblechen und Streckmetallen, zu Rohrleitungen in den Wänden..., 50 Zentimeter sind oft (nicht immer) genug.

Verzichten Sie auf Tische, Stühle und andere Möbel aus Stahlrohren und -elementen, oder halten Sie auch hier etwa 50 cm Abstand.

Bevorzugen Sie Edelstahl, Aluminium, Messing, Kupfer... Es gibt sogar Betonbewehrungen aus glasfaserverstärktem Kunststoff.

Kaufen Sie keine Kinderwagen mit starken Magnetfeldern.

Halten Sie möglichst 50 Meter Mindestabstand zu Straßenbahnen und U-Bahnen sowie Magnetschwebebahnen.

Lassen Sie ohne ärztliche Anweisung und Kontrolle keine Magnetpflaster und Kettchen an und Magnetdecken unter Ihren Körper.

Halten Sie 30 Zentimeter Abstand zu batteriebetriebenen Uhren.

Achten Sie auf magnetisch intensive Gegenstände in direktem Körperkontakt wie Stahlkugelschreiber oder Diktiergeräte.

Knapper telefonieren reduziert Magnetfelder im Kopf. Nutzen Sie die Freisprecheinrichtung. Fordern Sie Telefone ohne Magnetfelder (nachkontrollieren). Benutzen Sie magnetische Kopfhörer eher kurz.

Informieren Sie sich anhand der Literaturtipps im Anhang.

Wenden Sie sich an erfahrene, ausgebildete Baubiologen, die nach aktuellem "Standard der baubiologischen Messtechnik" arbeiten.

Magnetostatik - ergänzende Beiträge unter www.maes.de

Elektrosmog - nur Panikmache? - Vortrag 1994-2012
Von wegen Umwelt, Herr Minister! - Grenzwerte werden wieder nicht gesenkt 2013
Eine kranke Frau und ein defekter Fernseher - Fallbeispiel Edith Escher aus Köln 1994
Federkern: Auch nachts auf Draht - 19 Matratzen im Öko-Test 1998
Strom und Strahlung - Stress auch bei der Elektroakupunktur - Vortrag 1987-2012
Standard der baubiologischen Messtechnik - SBM-2008, Original 1992-2008
Baubiologische Richtwerte für Schlafbereiche - zum SBM-2008, Original 1992-2008
Messtechnische Randbedingungen und Erläuterungen - zum SBM-2008, Entwurf 2012

Magnetostatik - Nachlese

Bombensuche mit Magnetfeldern. Bevor die neue Gas-Pipeline verlegt wird, wird nach Bomben und anderen Relikten des 2. Weltkrieges im Boden gesucht. Zum Einsatz kommen Differenz-Magnetometer, welche feinste Magnetfeldanomalien im Erdboden metertief aufspüren und auf diese Weise Granaten, Waffen und andere Metallgegenstände finden.

Windkraftanlagen, Windräder? Sie wachsen wie Spargel aus dem Boden. Sie machen aus Wind Strom, Gleichstrom, der in Wechselstrom umgewandelt und - ähnlich wie bei Photovoltaikanlagen - ins Netz eingespeist wird. Verzeihung, ich kann nicht viel sagen, zu wenig Erfahrung. Nur so viel: Es gibt Klagen über **Brummen** und **Vibrationen** in ihrer Umgebung (Seite 907). Manche nervt das zerhackte Licht, der periodische **Schattenwurf**, wenn der Rotor das Sonnenlicht zerschneidet. Andere nervt die **Optik**. Ein Problem in Sachen Elektrosmog können **Mobilfunkanlagen** an den Masten werden oder in der nahen Umgebung auch **magnetische Felder** seitens des Gleich- und Wechselstromes der Generatoren und Leitungen der Anlage. Ein **Schweinezüchter** aus dem Münsterland war verzweifelt. Seit der Installation eines Windrades 25 Meter neben einem seiner Ställe gab es nicht enden wollende Probleme beim Vieh: Aggressivität und Verhaltensauffälligkeiten, Fehlgeburten, viel häufigere Krankheiten, auffällige Infektionsanfälligkeit. Mehrmalige Stallwechsel - weiter weg vom Windrad - zeigten zügig Erfolg, die Probleme verschwanden. Eine **Journalistin** aus dem Kreis Neuss lebte in einem kleinen Bauernanwesen recht nah neben einem zig Meter hohen Windrad. Sie machte nachts kein Auge zu, war gerädert, aufgedreht, immer wenn sich die Rotoren drehten, sonst nicht. Sie hielt es nicht mehr aus und verließ ihr geliebtes Domizil. Bei einem Teil der Windräder, speziell der neueren, werden in deren Generatoren **Neodym-Permanentmagnete** eingesetzt, um die sonst so wartungsanfälligen Getriebe zu ersetzen. Neodym (Nd) gehört zu den Seltenen Erden. Es wird hauptsächlich in China unter erheblichen Belastungen für die Umwelt und die Gesundheit der Arbeiter und Anwohner abgebaut und aufbereitet. Einige Hersteller weisen ausdrücklich darauf hin, dass in ihren Generatoren kein Neodym eingesetzt wird. Beim Abbau entstehen giftige Abfälle, und es wird radioaktives Uran und Thorium frei. Die Stoffe gelangen ins Grundwasser, kontaminieren Fauna und Flora und sind für Menschen als gesundheitsschädlich eingestuft.

Magnetostatik: Ergänzende Beiträge und Nachlese 775

Neue Hochspannungsleitungen mit Gleichstrom. Wechselstrom lässt sich ohne Verluste nicht so weit transportieren wie Gleichstrom. Bis gut 100 Kilometer Strecke fließt Wechselstrom ohne Probleme über ein herkömmliches Hochspannungsleitungsnetz, dann wird es schwierig. Neue Stromquellen sind Wasserkraft- und Windenergieanlagen, unter anderem auf hoher See. Der Strom muss über weite Strecken transportiert werden. Das geht mit der Hochspannungs-Gleichstrom-Übertragung (HGÜ), zuerst per Kabel im Meer, dann per Freileitung oder Erdleitung übers Festland. Es gibt bereits einige solcher Gleichstromstrecken, z.B. von der Nordsee und Norwegen nach Deutschland und Dänemark, von England nach Holland und Frankreich, von Schweden nach Polen, von Norditalien nach Korsika und Sardinien und zwischen Süditalien und Griechenland. Die meisten und stärksten gibt es in China und Indien. In Mitteleuropa zählt man zurzeit um die drei Dutzend. In Deutschland sind weitere Gleichstromtrassen geplant. 2100 Kilometer HGÜ-Kabel wollen die deutschen Netzbetreiber bis Ende dieses Jahrzehnts bauen. Elektrosmog? Ja klar. Statt Wechselfelder nun Gleichfelder, elektrische und magnetische, den hohen Spannungen (bis 1000 Kilovolt, eine Million Volt) und Leistungen (bis 5000 Megawatt, fünf Milliarden Watt) entsprechend stark. Forschung zu den Risiken? Fehlanzeige. Es gibt besorgniserregende Hinweise, dass Vögel über den Freileitungen irritiert werden und Fische im Meer die Orientierung verlieren, den Windparks und ihren Kabeln ausweichen, vor ihnen zurückschrecken, weil das Erdmagnetfeld vollends aus dem Lot ist, bis zur Unkenntlichkeit unterdrückt von den technischen Magnetfeldern. Der HGÜ-Elektrosmog wird besonders intensiv, wenn die Leitungen einphasig verlegt werden, und das werden sie oft, speziell im Meer, manchmal auch an Land. Es gibt dann nur Hinleiter, als Rückleiter wird der Meeresboden, das Meerwasser oder die Erde missbraucht. Stellen Sie sich vor: Die gleichen Strommengen, Millionen bis Milliarden Watt, welche durch die Hochspannungsleitungen zum gewünschten Ziel fließen, fließen über die Natur zurück! Das ist praktisch, da hat man sich die Kosten für teure Kabel gespart. Das hat hohe, großflächige vagabundierende Ströme zur Folge und außergewöhnlich starke, über weite Flächen im Wasser bzw. Bodengrund verschleppte Magnetfelder.

Verstehen Sie jetzt besser, warum der frisch gebackene Bundesumweltminister Peter Altmaier nun endlich rechtlich verbindliche **Grenzwerte für Magnetostatik** in die Elektrosmogverordnung aufnehmen will? Die gab es bisher nämlich gar nicht, weil es noch keine Gleichstrom-Hochspannungsleitungen mit derart hohen Magnetfeldern gab. Altmaier hat ja in seinem 10-Punkte-Plan im August 2012 angekündigt, den "Schutz vor elektromagnetischen Feldern zu verbessern", dem "wissenschaftlichen Kenntnisstand anzupassen" (Seiten 92, 99, 632, 647, 661, 775, 900). Der "Wissensstand" kommt von der Strahlenschutzkommission ICNIRP. Und die will aktuell 400 Millitesla, das sind 400.000 Mikrotesla für magnetische Gleichfelder, 10.000-mal (!) so stark wie das für alles Leben so wichtige Erdmagnetfeld. Passen Sie auf Ihren Kompass auf, wenn der

der mit dem ICNIRP-Wert konfrontiert wird, ist er kaputt. Herzschrittmacherträger Vorsicht: Fehlfunktion. 400.000 µT findet man praktisch nirgendwo, außer in wirren Gedanken von Strahlenschützern. Die Bundesregierung lässt sich hierauf gottlob nicht ein und will 500 Mikrotesla, immer noch sehr hoch, das schafft die höchste Höchstspannungsleitung nicht zu einem Bruchteil. Altmaier: "Die neuen Grenzwerte werden für die beim Stromnetzausbau zum Einsatz kommende Hochspannungs-Gleichstrom-Übertragung festgelegt. Sie werden so gewählt, dass sie eine Verbesserung der Rechtslage darstellen, ohne den derzeit stattfindenden Netzausbau mit übermäßigen Kosten zu belasten." So vermeidet man Ärger mit der Industrie. Was meinen Sie? Schützt der Umweltminister die Umwelt oder den Strom? Und warum heißt er dann so? Und warum und wofür bezahlen wir ihn, Sie und ich, wir alle?

Was macht diese neue Elektrosmogbelastung mit den Lebewesen, mit den Menschen, der Meeresfauna und -flora, dem Erdboden, den Mikroorganismen, dem pH-Wert? Fischer in der Nord- und Ostsee bekommen das hautnah zu spüren: Im Umfeld der Anlagen ist die **Fischausbeute so gering**, dass sie - wie die Fische - einen weiten Bogen hierum machen, warum auch immer, Elektrosmog, Lärm, Vibration... Die wissenschaftliche Fachliteratur gibt als eine der wesentlichsten Ursachen für **Walstrandungen** die "Störung des magnetischen Sinnes durch Anomalien im Magnetfeld der Erde" an. Gründlicher als durch den Hochspannungs-Gleichstrom kann das Magnetfeld der Erde gar nicht mehr gestört werden! Experten befürchten das Schlimmste für Algen, Fische, Delphine, Wale und die weitere Übersäuerung der Böden und Meere. Wenn ich die Erde wäre, wäre ich auch sauer. Danke Energiewende.

Energiewende bedeutet für mich nicht: Wo und wie kann man die Welt noch mehr ausbeuten und schädigen, um unsere maßlosen Ansprüche und den ungebrochenen Energiehunger zu stillen? Sind die einen Ressourcen ausgelaugt, nehmen wir die nächsten. Energiewende fängt für mich im Bewusstsein an: Was kann ich persönlich Sinnvolles tun, um meine Maßlosigkeit zu mäßigen und weniger Energie zu verpulvern? Nein, Energiesparlampen sind nicht die Lösung, siehe ab Seite 927.

Sie wissen, das **Erdmagnetfeld schwächelt** (ab Seite 734), und irgendwann polt es sich um, wird Nord zu Süd. Ein schleichender Prozess, der im Laufe von Jahrtausenden immer wieder passiert. Der Rhythmus des Lebens, so wie Ein- und Ausatmen, Plus und Minus, Sommer und Winter, Leben und Tod. Nun stellen Geophysiker der britischen Universität Leeds im Herbst 2012 fest, dass es zurzeit offenbar etwas schneller geht als sonst üblich. Die Erde scheint ungeduldig, hat es mit der Umpolung eiliger, sie soll doch schon in den nächsten zwei Jahrtausenden stattfinden, wenn die Prophezeiung der Wissenschaftler zutreffend ist. Trotzdem kein Grund, sich Magnete um den Hals zu hängen, in die Tasche zu stecken oder unters Bett zu legen, in der drolligen Illusion, das Unausweichliche auf diese Weise kompensieren zu können.

A 6 Stress durch RADIOAKTIVITÄT und RADON

Ähnlich wie bei den Magnetfeldern ist **Radioaktivität** ein natürliches Phänomen, und hier ist es wieder die **Erde**, welche relativ starke radioaktive Strahlung verursacht. Radioaktivität kommt auch aus dem Kosmos, aus Luft, Wasser und Nahrung, aus medizinischen Anwendungen und der Industrie, aus Geräten und den verschiedensten Baustoffen. Letztere stehen bei baubiologischen Arbeiten im Mittelpunkt.

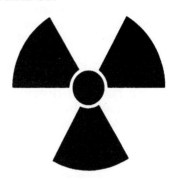

Radon ist ein natürliches radioaktives Edelgas. Es reichert sich in der Raumluft durch die Ausgasung aus der Erde oder aus radioaktiv auffälligen Baustoffen und Einrichtungen an. Gefährlich sind neben dem Gas auch die Radonfolgeprodukte, die sich in der Raumluft über z.B. kontaminierte Staubpartikel verbreiten. Experten sehen im Radon das noch größere Risiko als das anderer radioaktiver Strahlungsarten. Das Bundesamt für Strahlenschutz: "50 Prozent der natürlichen Strahlenbelastung wird vom Radon und seinen Zerfallsprodukten verursacht."

Radioaktivität wird bei baubiologischen Untersuchungen in Bezug auf die Gammastrahlung in der Maßeinheit der Äquivalentdosisleistung **Nanosievert pro Stunde** (nSv/h) und Radon in der Maßeinheit der Aktivitätskonzentration **Becquerel pro Kubikmeter** Luft (Bq/m^3) ermittelt.

Radioaktive Strahlen sind unsere unspürbaren Lebensbegleiter, so wie die Luftelektrizität oder das Erdmagnetfeld auch. Die natürliche Dosis sollte langfristig nicht überschritten werden. Die Natur ist hier, wie auch sonst, der Maßstab für baubiologische Bewertungen.

Man spricht von **ionisierender Strahlung**, weil Radioaktivität so energiereich ist, dass sie Körpermoleküle ionisieren, sprich verändern kann. Deshalb können schon kleinste Strahlungsmengen schlimmste Schäden wie Mutationen und Krebs auslösen. Elektrische und magnetische Felder gehören dagegen zu den **nichtionisierenden Strahlen**.

Hier gilt noch mehr als bei den vorher besprochenen Stressfaktoren: Die Dosis macht das Gift. **Jede erhöhte radioaktive Dosis**, jede, auch die kleinste, könnte das entscheidende zellschädigende Zünglein an der Waage sein. Deshalb sollte die Summe aller radioaktiven Belastungen so gering wie nur eben möglich gehalten werden.

Je mehr Strahlung wir vermeiden, umso besser. Je weniger Langzeiteinflüsse zu Hause und am Arbeitsplatz, umso größer die Pufferzone für die eventuell notwendigen und unvermeidbaren Strahlenbelastungen durch Umweltkatastrophen und medizinische Anwendungen. Biologische Risiken entstehen durch **Summation** über **lange Zeit**. Es ist bekannt, dass kurze, aber hohe Intensitäten vom Körper besser kompensiert werden als langfristige, dafür schwache Strahlendosen.

Gottlob sind kritisch erhöhte radioaktive Strahlendosen in der Baubiologie nicht Regel, sondern **Ausnahme**. Elektromagnetische Felder finde ich bei jeder dritten Haus- und Schlafplatzuntersuchung in unerfreulich hoher Intensität. Radioaktivität in relativ schwacher Form nur bei jeder zwanzigsten, in stärkerer vielleicht nur bei jeder fünfzigsten.

Deshalb werde ich mich mit dem theoretischen Teil der Radioaktivität kurz fassen, auch deshalb, weil der kompliziert ist und ich Ihnen dafür Fachbücher empfehlen muss. Oder sollte ich (was ich nicht mal könnte) jetzt loslegen und Ihnen auseinanderklamüsern, was Gray, Sievert, Millirem, Mikrocurie, Rad, EEC, PAEC, Becquerel und Coulomb pro Kilogramm ist? Wie wäre es mit Photonen, Neutronen, Neutrinos, Positronen? Mit Alpha, Beta, Gamma oder Röntgen? Mit Dosis, Dosisleistung, Äquivalentdosis, Ionendosis, Energiedosis, Aktivität? Oder Atomkern, Isotop, Radionuklid, Halbwertszeit, Ladungsmenge und Elektronenvolt? Oder Primär- und Sekundärstrahlung, Thorium, Kalium, Strontium, Polonium, Helium, Radiolyse, Submersion, Emanation, Migration, Absorption, Ingestion, Inhalation, Inkorporation, Transferfaktor? Mit Geigerzähler, Dosimeter, Kontaminationsmonitor, Szintillationszähler, Halbleiterdetektor, Neutronensonde, Dosisleistungsmessgerät, Gasionisations- und Großflächenproportionaldetektor? Ich passe.

Ich kenne Fachleute, die es geschafft haben, die komplizierte Theorie in Bezug auf Radioaktivität in ihren Büchern und Broschüren einfach, gut, spannend und manchmal sogar humorvoll rüberzubringen:

1. Dr. Rupprecht Maushart:
   "Man nehme einen Geigerzähler"
   GIT-Verlag, Darmstadt
2. Dipl.-Ing. Heinz Kirsch:
   "Das Dosis-Konzept" und "Das Umwelt-Konzept"
   RWE Essen, Abteilung Öffentlichkeitsarbeit und Information
3. "Strahlung und Strahlenschutz"
   eine Information des Bundesamtes für Strahlenschutz, Salzgitter
4. "Radioaktivität" aus der Schriftenreihe 'Gesundes Wohnen' des IBN

Wenden wir uns dem praktischen baubiologischen Teil zu.

Hilfe, ich habe italienische Fliesen

Recht oft ist irgendein Hilfesuchender am Telefon mit dem gleichen Problem: "Ich habe Fliesen bei mir zu Hause!". Wenn mir dann nicht gleich vor Schreck der Hörer aus der Hand fällt, kommt die drohende Zugabe: "Italienische!". Die Presse hat wieder zugeschlagen. **Fliesen** haben **radioaktiv** zu sein und speziell **italienische**. Irgendwann vor einigen Jahrzehnten gab es ein ernst zu nehmendes Problem. Da haben die feurigen Südländer in die Glasuren ihrer Fliesen wahrhaft reines Uran hineingemischt, damit's farbenfroher wird. Die bedenkliche Folge war radioaktive Strahlung der Größenordnung nach Tschernobyl. Heute passiert das so oft wie ein Fünfer im Lotto. Ich habe nach tausenden Untersuchungen neunmal erlebt, dass ein solcher Kracher dabei war.

Der alte **Röhren-Fernsehapparat** soll strahlen wie ein Röntgengerät, ich habe in 30 Jahren gerade mal zwei erwischt. Und überhaupt: **Beton**, der soll gefährlich radioaktiv sein. Stimmt nicht, ich habe viele Betonarten und -mischungen gemessen, 99 Prozent machen weniger Strahlung als normale Ziegel- oder Porotonsteine. Das gilt für Untersuchungen bei uns in Deutschland, in den USA kamen mir häufiger radioaktiv auffällige Betonmischungen unter die Messgeräte. Auch **Gipsplatten** stehen in der Käferangst auf der Hitliste. Nach meiner Erfahrung machen höchstens zwei, eher nur eine von hundert Gipsplatten radioaktive Erhöhungen und das nur dann, wenn sie nicht aus Naturgips, sondern aus Chemie- bzw. Industriegips (nicht REA-Gips) bestehen.

Auch Angst kann krank machen. Die 30-jährige brustkrebskranke Mutter aus meinem näheren Freundeskreis rief aufgelöst an. Sie weinte. Ob sie die Fliesen aus dem Bad wieder rausreißen sollte. Sie wäre dort immerhin 15 Minuten täglich und ein guter Freund hätte ihr gesagt, von der Strahlung dieser bunten portugiesischen Kacheln hätte sie bestimmt ihren Krebs. Die Messung vor Ort ergab nach einigen Minuten: keine erhöhte Radioaktivität und eine entspannt seufzende Mutter.

Das nicht zur Verharmlosung, sondern zur Relativierung eines in der Öffentlichkeit meist arg übertriebenen baubiologischen Problems. Radioaktive Strahlung ist schlimm, und jedem Verdacht muss konsequent nachgegangen werden, auch dem kleinsten. Um jede Spekulation und Unsicherheit zu vermeiden, hilft nur qualifiziertes Messen. Die Treffer sind recht selten. Dennoch ist ein stark radioaktiv strahlender Baustoff einer zuviel und ein schwach strahlender ebenfalls. Sprechen wir über die seltenen starken Treffer und danach über die häufigeren schwächeren Strahler des Alltags.

Starke Strahlung: Glasuren, Leuchtziffern, Antiquitäten

Die schlimmsten radioaktiven Strahler meiner bisherigen Praxis: der **Uranstein**, ein Souvenir aus Mexiko, im Setzkasten eines Mineraliensammlers; diverse **Mineralien** und **Steine** aus verschiedenen Ländern; mehrere **Wecker** aus alten Zeiten mit radioaktiv strahlenden Leuchtziffern; eine Reihe von uralten und heftig strahlenden **Armbanduhren**; hübsche mattgrüne und lachsrote **Jugendstillampen** mit radioaktiver

Glasur; alte **Vasen**, **Keramikplastiken** und **Kunstwerke**; knallrot und giftgrün glasierte **Aschenbecher** aus der Zeit der Jahrhundertwende; alte **Kacheln** und ein grün glasiertes **Ikonenrelief**; **Schiffskompasse** in der Antiquitätensammlung. Diese und ähnliche Produkte machten alle zigmal **mehr Strahlung** als die Spitzenwerte, die in Deutschland nach dem Super-GAU in Tschernobyl zu messen waren. Sie war derart stark, dass in einem Kernkraftwerk Alarm ausgelöst worden wäre. Da half nur die rigorose Entfernung der gefährlichen radioaktiven Quellen.

Die beiden radioaktiven Aschenbecher fand ich in 20 Zentimeter Entfernung vom Kopf einer 29 Jahre jungen **Hirntumorpatientin** im kalifornischen Sausalito. Ich weiß nicht, ob die sehr hohe radioaktive Dauerdosis über Jahre den Hirntumor verursacht hat, aber ich weiß, dass es in Anbetracht eines Hirntumors Irrsinn ist, diese unnötige Mammutbelastung in Kopfnähe zu ertragen. Besonders wenn man, wie meine Kundin, Nichtraucherin ist und die Aschenbecher nur Zierde waren.

Auch die Uraltwecker mit ihren heftig strahlenden Ziffern standen jahrelang direkt am Kopf der Schläfer. Der Setzkasten mit dem erdnussgroßen Uranstein, die Jugendstillampe, das Relief, alles war in unmittelbarer Nähe der Betten zumeist an der Kopfwand platziert. Die radioaktive Dosis, die den Kopf erreichte, war nach Aussage eines Radiologen mit **mehr als einer Röntgenaufnahme pro Nacht** zu vergleichen.

Einige Ziffern von **Armbanduhren** leuchten durch ihr radioaktives Tritium (ganz früher auch Radium). Die österreichische Behörde für Strahlenschutz und das Institut für Medizinphysik der Uni Innsbruck untersuchten 108 Personen, die solche Uhren tragen. Man fand im Urin erschreckend hohe Konzentrationen des Tritiums. Die meisten Armbanduhren und auch Wecker leuchten heute jedoch nicht mit radioaktiven Substanzen, sondern mit ungefährlichen phosphoreszierenden Stoffen.

Radioaktive Leuchtziffern bei Armbanduhren gehören der Vergangenheit an und sind nur noch bei Antiquitäten und Sammlern zu finden. Sollte man meinen. Die Citizen "Pro Master", eine moderne Taucheruhr für 400 Euro, kann es heute noch: erhöhte Strahlung am Handgelenk.

Starke Strahlung: Tschernobyl

Eine starke Strahlenbelastung in der Zeit meiner Erfahrung als Baubiologe war der **Reaktorunfall** in **Tschernobyl**. Am 26. April 1986 ereignete sich der bislang folgenschwerste GAU in der Geschichte der nichtmilitärischen Nutzung der Kernenergie. Es kam zu einer Überhitzung der Brennstäbe, zu gewaltigen Explosionen und Bränden. Der Reaktor wurde völlig zerstört, radioaktives Caesium freigesetzt. Ein Areal von 25.000 Quadratkilometern war maximal kontaminiert. 135.000 Personen wurden aus der nahen Umgebung einer 35-Kilometer-Zone evakuiert, 600.000 Menschen in hohem Maße strahlenbelastet.

Radioaktive **Niederschläge** führten auch bei uns und in weiten Teilen Europas zu hohen radioaktiven Gammastrahlenwerten. Lebensmittel wurden kontaminiert, sie wurden seitens der Regierung stichprobenartig überprüft und bei Auffälligkeit vom Markt genommen. Güterwagen voll von strahlendem **Milchpulver** rollten wochenlang die Schienen der Republik rauf und runter, keiner traute sich ran, keiner wollte sie haben. Die **Geigerzähler** waren im Nu ausverkauft, jeder wollte seine eigenen Messungen von Salat, Kräutern und Pilzen machen.

Ich wurde rund um die Uhr zum Messen eingesetzt, weil Feuerwehren und Verwaltungen teilweise keine, und wenn, zu wenige Radioaktivitätsmessgeräte besaßen. Wir hatten im Rheinland noch Glück im Unglück, die Dosis war in Düsseldorf, Köln, Bonn oder Aachen relativ gering, wenn auch nicht ungefährlich. In den Medien wurde mehrmals täglich nachhaltig gewarnt, man übermittelte Schutzmaßnahmen und Verhaltensregeln. Man solle bei Regen nicht Spazierengehen, die Straßenschuhe vor Betreten des Hauses gründlich abwaschen. Es wurden Schwimmbäder und Kinderspielplätze geschlossen, Badewasser und Spielsand gewechselt, Kleingärtner vor dem Verzehr ihrer kontaminierten Gemüse gewarnt, die radioaktive Dosis war hier wie dort zu hoch.

Vier Wochen nach dem Super-GAU war ich in Süddeutschland, Österreich und der Schweiz. Hier lagen die Radioaktivitätswerte viel höher als bei uns, von Landstrich zu Landstrich, von Berg zu Tal völlig unterschiedlich, je nachdem wie viel radioaktiv verseuchter Niederschlag in den Tagen nach Tschernobyl aufs Land abregnete und wie viel unverseuchter Regen in der Zeit danach die radioaktiv kontaminierten Flächen ein Stück weit reinigte und den gefährlichen Staub wieder wegwusch oder reduzierte. In München, Gauting, Berchtesgaden, im Allgäu, in Teilen der Alpen und am Alpenrand waren die Werte hoch, am Starnberger See deutlich niedriger. In Davos war kaum was, hier sind die Tschernobyl-Wolken fast folgenlos vorbeigezogen.

Die höchsten Radioaktivitätswerte fand ich im Schweizer **Tessin**. Auf Wiesen und Dächern, auf den Straßen und am Ufer des Lago Maggiore, auf den Felsen und Geröllhalden der Berge, den Steinen in der Maggia und den Weinreben in den Gärten: Meine Messgeräte zeigten teilweise **zwanzigfach höhere Werte** als bei uns am Rhein, ein radioaktiv strahlendes Land. Hier hielt sich der radioaktive Fallout lange, steckten die strahlenden Regenwolken doch tagelang in den Tälern und am Bergrand fest, es schüttete nonstop. Die Strahlungsstärke entsprach vergleichsweise mehreren Brustkorb-Röntgenaufnahmen. Dafür wurde in der Schweiz zwanzigmal weniger aufgeklärt als bei uns. Bei uns ließ der Staat die Menschen schon genug im Dunklen und entwarnte, wo es nichts zu entwarnen gab. In der Schweiz war es viel schlimmer. ganz viel Schweigen, manchmal Informationen, die sich als Fehlinformationen entpuppten, Leugnung von Gesundheitsgefahren und unzureichende Handlungsempfehlungen durch die Behörden waren an der

Tagesordnung. Ich habe dort seinerzeit pausenlos Radio gehört und ferngesehen und war erschrocken: So wenig Nachrichten, kaum Warnungen. Aus dem benachbarten Frankreich kam noch weniger; Tschernobyl, so schien es, hat für die Franzosen am Rhein Halt gemacht.

Die Behörden der **Ukraine** zählten in ihrem eigenen besonders betroffenen Land in den ersten Jahren nach dem Tschernobyl-Unfall bereits **430.000 Strahlenkranke** und **125.000 Strahlentote**. Wie viele Hunderttausend es noch als Folge von Langzeitschäden, Missbildungen, Totgeburten und Krebs treffen wird, das ist ungewiss. In **Bayern** hat sich die Zahl der **Fehl- und Totgeburten** in dem Jahr danach verdoppelt, und zwar genau in den überdurchschnittlich belasteten Gebieten.

Jahre später fanden wir in einem Meerbuscher Kinderbett eine neue **Strohkernmatratze** mit hohen Gammastrahlenwerten. Das Stroh kam aus der Ukraine nahe Tschernobyl. Die Strahlenbelastung für das Kind entsprach etwa zwei Ganzkörper-Röntgenaufnahmen pro Woche. In der Nähe von Köln das neue **Holzblockhaus**, das Haus strahlte, das Holz wurde in den von Tschernobyl kritisch belasteten Wäldern Finnlands geschlagen. In Düsseldorf zeigte ein **Dachgeschoss** hohe Gammawerte, der Grund: die Dämmung aus Holzfasern, geliefert aus der Ukraine. Der Sportarzt aus Düsseldorf hatte Krebs, er bekam von einem Naturheilkundler die Empfehlung, täglich einen Esslöffel finnische **Birkenasche** einzunehmen. Die Asche war und ist kritisch radioaktiv, in Finnland gewonnen Jahre nach Tschernobyl. Ich habe eine große Dose voll mit dieser Asche im Keller, sie strahlt stark und ist in Blei eingepackt.

Ende 2011 war Tschernobyl noch lange nicht gegessen. In Bayern fand man nach wie vor hoch belastete Maronenröhrlinge und andere **Waldpilze**, sie nehmen das Tschernobyl-Cäsium besonders gut auf. Norwegen, Schweden und Finnland melden heute noch verstrahlte **Schafe**, weil die zu viele kontaminierte Pilze fressen. Rentiere und **Wild** zeigen aktuell ebenfalls hohe radioaktive Messwerte. In Jahren, in denen es viel regnet, nimmt die Problematik zu. Wissenschaftler sind verblüfft, wie hoch die Belastung auch nach 25 Jahren immer noch ist.

Unsere Politiker versprachen vor dem Unfall von Tschernobyl, ein solcher Super-GAU könnte selbst bei kritischster Betrachtungsweise nur alle **2,5 Millionen Jahre** geschehen. Was Tschernobyl angeht, waren die 2,5 Millionen Jahre schnell vorbei. Solch ein Super-GAU hat weltweit verheerende Folgen. Mehr oder minder große Unfälle passieren in Kernkraftwerken inzwischen alle Nase lang, man liest kaum noch was in den Medien. Die Konsequenzen sind fatal. Dennoch wird Atomkraft weiter propagiert. USA, Frankreich und Japan stehen an erster Stelle.

Allein in **Japan** haben Inspektoren an 13 Atomreaktoren Risse festgestellt, das vor 25 Jahren, und die Nachricht ist erst Jahre später an die Öffentlichkeit gedrungen. Die Regierung behauptete, ihre Kernreaktoren seien die sichersten der Welt. Sie verbreiteten das auch noch nach einem der größten Atomunfälle, als 1999 zwei Arbeiter im AKW Tsuruga umkamen und **600 Menschen** lebensgefährlich **verstrahlt** wurden.

Starke Strahlung: Fukushima

Dann passierte es: Am 11. März 2011 gab es an der japanischen Pazifikküste einen **Super-GAU** im japanischen Kernkraftwerk **Fukushima** als Folge eines Erdbebens und eines Tsunamis. Es kam auch hier, wie in Tschernobyl, nach zahlreichen Explosionen zu einer Kernschmelze in mehreren Reaktorgebäuden. Es wurde eine mit Tschernobyl vergleichbare Menge an gefährlicher Radioaktivität freigesetzt. Ein großer Teil des hochradioaktiven Materials wurde direkt in den nahen Pazifik geleitet oder durch Westwinde über das Meer getragen. Wie bei Tschernobyl wurde auch das Festland stark kontaminiert. Besonders betroffen war und ist das Gebiet in nordöstlicher Richtung zu Fukushima-Stadt hin. Hier werden in der umgebenden Präfektur noch ein Jahr nach dem Unfall in 15 Kilometer Abstand zum Unfallreaktor um **1000fach** erhöhte Strahlungswerte gefunden. Ein weites Gebiet um den Reaktor ist heute Sperrzone und wird für lange Zeit unbewohnbar sein.

Nach wenigen Tagen haben alle Messstellen weltweit mit extrem empfindlichen Messgeräten die radioaktiven Teilchen in der Luft (insbesondere Jod-131 und Cäsium-137 sowie radioaktive Edelgase) in erhöhten Konzentrationen nachweisen können. In USA und Europa wurden zwar ebenfalls etwa zwei Monate lang leicht erhöhte Werte gemessen, eine kritische Belastung in der Luft lag aber bei uns zu keiner Zeit vor.

Wir von der Baubiologie Maes haben in Neuss, Essen und Aachen monatelang täglich mehrere stichprobenartige Radioaktivitätsmessungen im Freien, speziell nach Regenfällen, durchgeführt und die Ergebnisse ins Internet gestellt. Ein paar Baubiologiekollegen aus ganz Deutschland unterstützten uns mit ihren Untersuchungen. Erfreulicherweise war **keine einzige Messung auffällig**. Fukushima hat uns bis heute verschont, zumindest was die Luftbelastung und Niederschläge angeht.

Damals nach Tschernobyl lagen die Werte bei uns bei einigen 100 Nanosievert pro Stunde, im Rheinland um die 200 bis 300, in Süddeutschland teilweise bis zu 800 oder gar 1000 nSv/h. Es wurde sich berechtigterweise gesorgt, es wurde gewarnt und gehandelt. In den Tagen und Wochen nach dem Japan-GAU liegen die Messwerte in den Fukushima-Anlagen nach offiziellen Messungen und weiteren von Greenpeace bei über 1 Million Nanosievert pro Stunde, im näheren Umfeld teilweise bis zu 500.000 nSv/h und noch Kilometer außerhalb der 30-Kilometer-Evakuierungszone bei 10.000, in einigen bewohnten Orten sogar bis 100.000 nSv/h. Und Japans Betreiber wie Politiker beruhigten und beruhigen: Es gibt keine Gefahr für die Bevölkerung. Prof. Dr. Edmund Lengfelder vom Münchener Otto-Hug-Strahleninstitut: "Nicht mal die

Sowjets haben ihre Bevölkerung nach Tschernobyl derartig belogen."

Ende April 2011 legt Japan einen neuen Grenzwert für **Grundschulen** fest. Hiermit sind ab sofort bei üblichen Aufenthaltszeiten in Schulen umgerechnet über 10.000 nSv/h erlaubt. Grund genug für einen führenden Atomberater der japanischen Regierung seinen Rücktritt mit Wut, Entrüstung und Tränen in den Augen bekannt zu geben.

Im Juni, Juli und August 2011 steigt die Strahlung im zerstörten Atomkraftwerk Fukushima nach drei inzwischen und endlich zugegebenen Kernschmelzen auf Rekordwerte, sie ist so hoch wie nie zuvor. Es werden bis zu 10 Sievert pro Stunde (Sv/h) gemessen, das sind **10 Milliarden** (!) Nanosievert pro Stunde (nSv/h). Radioaktiver Dampf tritt aus. Es stehen enorme Mengen hochradioaktiv verseuchten Wassers in der Atomruine und schwappen ins **Meer**. Das Meerwasser und die Fische im Pazifik sind radioaktiv verseucht. Es wird gefährliches Strontium im **Grundwasser** gefunden, teilweise viele Kilometer entfernt.

In der 34 Kilometer entfernten Stadt Iitate sind es im August 2011 immer noch kritische 12.000 nSv/h. Die 250 Kilometer entfernte Millionenmetropole **Tokio** zeigt am Boden hier und da hohe Messwerte bis und über **6000 nSv/h**, zehnmal höher als bei uns nach Tschernobyl. Dafür fallen deren Reaktionen und Sorgen zehnmal niedriger aus als bei uns.

Im Frühjahr 2012 steigen die Strahlungswerte noch mal. Ein desolater Reaktor hat fast **kein Kühlwasser** mehr. Die Schäden sind schlimmer als befürchtet. Die WHO, die am 4. Tag der Katastrophe das gesundheitliche Risiko für minimal erklärte, warnt jetzt erneut vor **Krebs**. Die Atomruine setzt weiter hohe Mengen an Radioaktivität frei. Die Internationale Atomenergiebehörde IAEA: "Japan muss sich auf ein Leben mit erhöhter Radioaktivität einstellen." Sie rät den japanischen Behörden, "nicht übervorsichtig zu sein". Die Dosis, die **Kindern** zugemutet wird, liegt inzwischen höher als jene, die bei uns für strahlenexponierte Personen beruflich gilt. Immer mehr Japaner werden misstrauisch, kaufen Messgeräte, messen selbst. Kraftwerksbetreiber Tepco meldet tausende Tonnen **hochverseuchtes Wasser**. Das Chaos hört nicht auf. Die Welt wird wach: Wenn so was in Japan möglich ist, einem der höchstentwickelten Industrieländer, dann ist es überall möglich.

Noch nie hat es in der Geschichte eine so hohe spontane radioaktive Kontamination des **Meerwassers** gegeben wie jetzt durch Fukushima. Es bleibt abzuwarten und zu beobachten, wie die mittel- und langfristigen Folgen für die Umwelt sein werden. Der US-Kongress hat bereits kurz nach dem Unfall vor einer Kontamination an den Stränden der **US-Westküste** durch z.B. angeschwemmtes Material aus Japan gewarnt.

Der 370 Kilometer südwestlich von Fukushima angebaute grüne **Tee** ist stark **Cäsium**-auffällig, über den offiziellen Grenzwerten. Fischöle und Gewürze zeigen ebenfalls kritische Werte. Flink **erhöht** die EU im März 2011 die **Grenzwerte für Lebensmittel** aus Japan auf um das bis zu **20fache**. EU-Begründung: Bei einem "nuklearen Notstand" könnten Grenzwerte angehoben werden, um einer drohenden "Nahrungsmittelknappheit vorzubeugen". Ich kann mich beim Einkaufen im Bioladen, bei Edeka und Aldi anstrengen wie ich will, ich sehe keine Nahrungsmittelknappheit, ganz im Gegenteil, und nuklearer Notstand, wo versteckt sich der? Da kommen die ersten schon wieder auf die Idee ihre seit Tschernobyl verstaubten Geigerzähler auszupacken. Kann ich verstehen. Uns schicken die Leute sogar Smartphones und iPads aus Japan zur Kontrolle auf Radioaktivität. Das muss wirklich nicht sein.

Starke Strahlung: Atomkraft, Atomtests, Atommüll

Die Bundesregierung hat recht bald nach der Katastrophe in Japan ihren **Atomausstieg** für Deutschland endgültig beschlossen. In Deutschland waren im Jahr 2005 18 Kernkraftwerke Betrieb. Jetzt sind es noch 9 und im Jahr 2022 ist Schluss. Anfang 2012 gibt es 434 Atomkraftwerke weltweit. Trotz unseres Ausstiegs nimmt die Zahl der Reaktoren international zu. USA sind mit 104 und Frankreich mit 58 AKW neben Japan mit 51 Spitzenreiter. China hat 14 und will in den nächsten 50 Jahren verdreifachen, 27 sind bereits im Bau. Das traumatisierte Japan will 2040 aussteigen, die neue Regierung kommt Ende 2012, sie will's nicht.

Das erste Atomkraftwerk wurde 1957 im englischen Sellafield in Betrieb genommen. Den ersten heftigen Reaktorunfall gab es in Sellafield bereits im gleichen Jahr, Stufe 5 von 7. Dann folgte kurze Zeit später der Kyschtym-Unfall in der Anlage Majak in Russland. Weitere wichtige Unfälle der Stufe 5 gab es 1979 in den USA in Harrisburg (Three Mile Island) und auch schon 1982 in Tschernobyl, bereits 4 Jahre vor der ganz großen Reaktorkatastrophe 1986. Es folgt eine traurige Bilanz von hunderten "kleineren" Katastrophen und Pannen mit freigesetzter Radioaktivität, partiellen Kernschmelzen, Feuern, Explosionen, Verstrahlten, Verletzten und Toten: Simi Valley (USA), Chalk River (Kanada), Los Alamos (USA), Idaho Falls (USA), Knoxville (USA), Leningrad (Sowjetunion), Rocky Flats (USA), Rhode Islands (USA), Belojersk (Sowjetunion), Gore (USA), Melekes (Sowjetunion), Sewersk (Russland), Hamm-Uentrop (Deutschland), Fleurus (Belgien), Saint-Laurent (Frankreich), La Hague (Frankreich), Lucens (Schweiz), Neckarwestheim (Deutschland), Brunsbüttel (Deutschland)... Bei einem Reaktorunfall im schwedischen Forsmark im Sommer 2006 ist man offenbar dem ganz großen GAU nur ganz knapp entkommen, es ging um Minuten. Im Sommer 2009 zwei bedrohliche Pannen in den Kraftwerken Krümmel und Emsland. Das sind nur wenige Beispiele, es hört nicht auf.

Der Fukushima-GAU in Japan wurde, wie auch der Unfall in Tschernobyl 1986, in die höchste INES-Bewertungsstufe 7 eingestuft. Das ist der **Super-GAU** mit der schwersten Freisetzung radioaktiven Materials, der

Auswirkungen auf die Gesundheit und Umwelt in einem weiten Umfeld und gesundheitliche Spätschäden der Bevölkerung über große Gebiete nach sich zieht, und der eigentlich aus wissenschaftlicher Sicht nur alle 2,5 Millionen Jahre passieren dürfte. Er passierte aber gleich zweimal in 25 Jahren...

Die Wahnsinnigen dieser Welt haben bisher mit über **2000 Atomtests** die Erde erschüttert. Seit Kriegsende ist im Schnitt alle **neun Tage** eine Atombombe explodiert. Die stärkste hatte die Zerstörungskraft von **3000 Hiroshima-Bomben** und stellte das Potenzial aller Waffen des 2. Weltkrieges in den Schatten. In den 70er Jahren warfen **Amerikaner** radioaktives Material über den **Wohngebieten** ihrer eigenen Landsleute in New Mexico und Utah ab, um die fatale Wirkung auf die hier lebenden Menschen zu beobachten. Tausende **US-Soldaten** "durften" ungeschützt an US-Atomtests teilnehmen; deren Dahinsiechen bis zum bitteren Tod wurde akribisch wissenschaftlich mitverfolgt und ausgeschlachtet. Tausende **Insel-Ureinwohner** nebst deren Kindern wurden nach US-Atomtests zu Krüppeln oder starben. **Stalin** schickte 45.000 Soldaten nach der Zündung einer Atombombe in das verseuchte Gebiet im Ural, wieder völlig ungeschützt. In der Wüste von **Kasachstan** wurden in den 60er bis 80er Jahren hunderte Atombomben gezündet; 500.000 Menschen lebten in der Nähe, unfreiwillige Versuchsobjekte.

Die **Franzosen** verachten die Schöpfung auf ihre Weise, zeigen Großmacht-Allüren in Mururoa und zünden 1996 erneut mehrere **Atombomben**, die letzten von insgesamt 210 Tests in 35 Jahren. In den 60ern haben sie hunderte Soldaten bei oberirdischen atomaren Explosionen in Algerien vorsätzlich hoher Strahlung ausgesetzt, um "die körperliche und psychologische Wirkung auf den Menschen zu untersuchen".

Amerika hat um die 9000 **atomare Sprengköpfe**, Russland gut 13.000, China 400, Frankreich 350, Großbritannien 200, Israel 200, Pakistan 60, Indien 60. Südafrika hat mit dem Ende der Apartheid alle Atomwaffen vernichtet. Das Internationale Stockholmer Friedensforschungsinstitut SIPRI im Jahr 2009: "Weltweit befinden sich mehr als 23.000 atomare Sprengköpfe im Besitz von acht Staaten. Davon sind 2000 ständig in höchstem Alarmzustand, das heißt, sie sind jederzeit einsatzbereit." Als ob nicht einer schon einer zu viel wäre...

Man schätzt, dass ein Fünftel der ehemaligen **UdSSR** radioaktiv belastet ist. Das soll ab sofort noch schlimmer werden. Denn seit einem halben Jahrhundert, so schreibt 'Natur&Kosmos' im Februar 2001, "suchen 30 Länder der Welt ein Klo für die strahlende Hinterlassenschaft ihrer Atomspaltereien". Kein Land weiß, wohin mit dem Jahrtausende strahlenden und lebensvernichtenden Zeug. Kein Platz ist sicher. Zuerst plante man, den **Atommüll** per Rakete ins Weltall zu hieven, dann in der Antarktis oder der Wüste Gobi zu verbuddeln. "Die Siemens-Schuckert-Werke rieten 1959 zur Lagerung in offenen Gräben." Bis 1982 wurden allein vom Westen 140.000 Tonnen (!) radioaktiver Abfälle im Meer versenkt. "Da strahlt der Kabeljau. Atommüllmisere XY ungelöst. Kinder haften für ihre Eltern. Das Christentum ist 2000 Jahre alt, die letzte Eiszeit liegt 10.000 Jahre zurück, die Halbwertszeit von Plutonium beträgt 24.400 Jahre." In dieser prekären Situation kommt Hilfe aus dem Osten. "Mütterchen **Russland** hat ein Herz für den heimatlosen Atomabfall aus aller Herren Länder. Das russische Parlament stimmte für die Einfuhr von 20.000 Tonnen Atommüll." Der Atomminister drängt seit langem darauf, hiermit Geschäfte zu machen. "Ausgerechnet Russland wird zur radioaktiven Müllhalde der Welt. Ein Land mit einer langen nuklearen Katastrophengeschichte. Ein Land, das selbst bis zur Halskrause im eigenen Strahlenmüll steckt. Hier werden atomare Abfälle im Ural ungesichert unter freiem Himmel gelagert, und atomare U-Boote rosten in den Häfen vor sich hin. Hier fehlt es an Fachkräften, an Infrastruktur, an Organisation und an Geld. Es ist zu befürchten, dass die Milliarden aus dem Mülldeal direkt in die allzu abenteuerlichen Atomprogramme der Russen fließen. 30 neue Atommeiler sollen bis 2020 ans Netz gehen." Jeder trägt Mitverantwortung, auch die, die froh sind, den lebensgefährlichen Dreck losgeworden zu sein.

Dieser radioaktive Dreck wird in Deutschland in Endlagern wie **Asse**, **Morsleben** oder **Konrad** untergebracht. Man sucht nach Standorten, der Atommüll wächst uns über den Kopf. Jedes Jahr kommen allein in deutschen Atomkraftwerken 400 Tonnen ausgediente Brennelemente zusammen. Der Abfall strahlt Jahrtausende. Wohin damit? Genau weiß das niemand. Auch Angela Merkel nicht, die in ihrer Zeit als Umweltministerin in Sachen Atompolitik die schlechteste aller Figuren machte. Bis dahin: Zwischenlagerung, z.B. in **Gorleben**, **Ahaus** und anderen den Kraftwerken angegliederten Lagern. Und die radioaktive Strahlung - so 'n-tv' im April 2011 - steigt in dem maroden Asse-Endlager ständig, keiner weiß warum. In dem früheren Bergwerk lagern über 130.000 Behälter mit strahlendem Atommüll. Die Zeitbombe tickt. Nicht nur in 750 Meter Tiefe, auch draußen im Freien werden erhöhte Werte gemessen. Dem verantwortlichen Bundesamt für Strahlenschutz wirft der Wissenschaftsrat im Mai 2006 **"Inkompetenz"** vor, ein vernichtendes Urteil von höchster Stelle. Die Behörde könne "nicht mehr garantieren, dass es die ihm gesetzlich zugewiesenen Aufgaben nach dem aktuellen und internationalen Stand von Wissenschaft und Technik erledigt". Der Wissenschaftsrat sollte auch einmal genauer überprüfen und hinterfragen, wie das Strahlenschutzamt mit dem Elektrosmog umgeht...

Die **Amerikaner** veranstalten im Oktober 1997 ein gefährliches Feuerwerk für drei Milliarden Dollar: Die Raumsonde **Cassini** wird von Cape Canaveral mit Ziel Saturn ins All gejagt. An Bord: 33 Kilo **Plutonium**! Sollte die Rakete verunglücken, das berichten die Nachrichten, so wird mit dem Strahlentod von mindestens 10 Millionen Menschen gerechnet, und große Teile dieser Welt würden radioaktiv verseucht. Cassini flog im Sommer 1999 noch ein letztes Mal ganz nah an der Erde vorbei, gut gegangen, und will bald den Saturn umkreisen, erforschen und erreichen. Das geplante Ende der Mission ist der kontrollierte Absturz in den Saturn. Der Mensch hat für den ersten Besuch auf dem Planeten ein Gastgeschenk mit Dauerwirkung dabei: Atommüll. Plutonium mit der Halbwertszeit von 24.400 Jahren; das heißt, nach 24.400 Jahren wird die Strahlendosis auf die Hälfte abgesunken sein, die anderen Hälften brauchen dann ein paar weitere 100.000 Jahre, um mehr und mehr und endgültig zu verschwinden.

Starke Strahlung: Risiko Kinderkrebs

Die Erkenntnisse über Risiken nehmen zu. 1996 wurde von Prof. Dimitrios Trichopoulos, Wissenschaftler des Harvard-Zentrums für Krebsvorsorge an der Universität in Boston, erstmals eine Mammutstudie mit **1,3 Millionen Kindern** ausgewertet. Sein Forscherteam stellte fest, dass griechische Kinder, deren Mütter während ihrer Schwangerschaft den Niederschlägen von Tschernobyl ausgesetzt waren, mehr als doppelt so häufig an Leukämie erkrankten als andere.

Studien aus England bestätigen das hohe Leukämierisiko für Arbeiter in Kernkraftwerken und Anwohner in der Nähe der Anlagen. Das britische Gesundheitsministerium veröffentlichte im August 1997: "Spuren radioaktiver Verschmutzungen aus der Wiederaufbereitungsanlage in Sellafield sind in den **Zähnen** von **3300 Kindern** nachgewiesen worden. Die Konzentration des gefährlichen Plutoniums in den Kinderzähnen stieg kontinuierlich mit der Wohnnähe zur Atomanlage an." Das hat sich bis Japan nicht herumgesprochen, denn hier am Crystal Beach der Südwestküste des Landes erheben sich drei Reaktorblöcke des Mihama-Atomkraftwerkes, aus deren Kühltürmen warmes Abwasser in die Badebucht fließt, 70 Tonnen pro Sekunde. Die Menschen lassen sich die Badefreude nicht vermiesen, der Strand ist voll, das Meer auch.

Wissenschaftliche Untersuchungen aus den USA zeigten, dass allein durch die Radioaktivität der weltweiten **Atombombentests** die **Säuglingssterblichkeit** enorm zugenommen hat, nämlich um **30 Prozent**. Für die Zeit von 1945 bis 1995 bedeutet das, dass durch das Risiko der zusätzlichen radioaktiven Strahlenbelastung die Säuglingssterblichkeit allein in USA zu insgesamt etwa **900.000 Todesfällen** geführt hat.

"Krebs und Atomtests stehen in Zusammenhang - kein Zweifel". Aufgrund aktueller Studien gibt Frankreich endlich zu, dass die signifikant angestiegene Zahl der Schilddrüsenkrebserkrankungen nach den Atomversuchen in der Südsee bei den Menschen in Polynesien hiermit zu begründen ist. Nach Tschernobyl gab es ebenfalls einen rapiden Anstieg von Schilddrüsenkrebs bei Kindern.

"Kinderkrebs und Kernkraftwerke - eindeutig". Die Medien sind voll. Ärzteorganisationen, Wissenschaftler, BUND, Umweltinstitute, Bürgerinitiativen... wenden sich in dringenden Appellen an die Bundesregierung. Eine im Dezember 2007 vorgestellte Studie des Deutschen Kinderkrebsregisters in Mainz: "Im Umfeld von Atomkraftwerken gibt es eine **signifikant erhöhte Zahl von Kinderkrebserkrankungen** wie Leukämie." Je näher die Kinder am Kraftwerk wohnen, desto deutlicher.

Die Wissenschaftlerin Prof. Dr. Inge Schmitz-Feuerhake untersuchte die auffälligen Leukämiehäufungen bei Kindern in der Umgebung des **Kernkraftwerks Krümmel** südlich von Hamburg. "Die Gemeinde Elbmarsch ist durch das Kraftwerk radioaktiv belastet." Hier wurden in gut 20 Jahren 19 Fälle von Kinderleukämie festgestellt, viel zu viel. Sie entdeckte Plutonium im Staub der Häuser, welches "nur aus Nuklearanlagen kommen kann", was von anderen Experten - speziell der Atomlobby - bezweifelt wird. Sie und andere Wissenschaftler fanden in Bodenproben und auf Hausdächern radioaktive PAC-Kügelchen, das sind kleine Kernbrennstoffteile. Mitte 2010 wurden von unabhängigen Experten Schlammproben der Unterelbe untersucht und erhebliche Mengen von radioaktiven Transuranen festgestellt, die es in der Natur so nicht gibt. Transurane haben Halbwertszeiten von Jahrhunderten bis Jahrmillionen. Sie entstehen in Kernreaktoren und machen einen wesentlichen Teil der langlebigen radioaktiven Abfälle aus.

Im Juni 2007 musste das von Vattenfall und E.ON betriebene Kernkraftwerk Krümmel **nach einem Feuer abgeschaltet** werden. Nach mehreren Zwischenfällen innerhalb von nur zwei Wochen kam es im Juli 2009 zur Reaktorschnellabschaltung. Das AKW ist danach nicht mehr ans Netz gegangen. Es wurde 1983 in Betrieb genommen. Seitdem gab es **313 meldepflichtige Pannen**, praktisch jeden Monat eine.

Im September 1986 wurde im AKW Krümmel und im Umfeld eine **alarmierend erhöhte Radioaktivität** gemessen. Im Pannenkraftwerk löste der automatische Alarm aus. Verursacher war aber diesmal nicht das AKW selbst, sondern das benachbarte **Nukleare Forschungszentrum GKSS**, der Forschungsreaktor Geesthacht. Die staatliche Einrichtung arbeitet mit Radioaktivität, Neutronenstrahlung, Kerntechnik, Uran. Augenzeugen sahen einen Brand mit gelbblauen Feuersäulen. Arbeiter in Vollschutzanzügen liefen umher, was für eine bedrohlich erhöhte Strahlung spricht. Drei Jahre zuvor im Herbst 1983 wurde bei der GKSS radioaktives Jod freigesetzt. Auch im September 1986 ist bei dem Brand wohl Radioaktivität ausgetreten. Warum sonst der Alarm und die hohen Messwerte? Nach 1986 begann der abrupte Anstieg der Kinderleukämiefälle. Somit könnte das GKSS-Forschungszentrum (mit)verantwortlich sein. Aber es kam bis heute nie richtig heraus, was wirklich passiert war. Landesregierung und Aufsichtsbehörden dementierten sogar, es sei gar kein Unfall geschehen. Und die Einsatzprotokolle der Feuerwehr wurden durch ein Feuer bei der Feuerwehr vernichtet.

Erschreckende Zahlen: Rund **65 Millionen Menschen** soll die allein bis

1989 weltweit freigesetzte atomare Alpha-, Beta- und Gammastrahlung umbringen, verursacht durch Kernkraftwerke, Atomunfälle, Atommüll sowie die Produktion und ständigen Tests von Nuklearwaffen. Das errechneten 30 internationale Atomwissenschaftler des ECRR (European Committee of Radiation Risk) im Mai 2003. Millionen Krebskranke kämen hinzu. Quo vadis, Homo sapiens, du Krone der Schöpfung?

Starke Strahlung: Bundeswehr

"**Radar verursacht Krebs** bei Soldaten", so die Berichte in allen Zeitungen, im Fernsehen und Radio im Januar 2001 und danach (siehe auch Seiten 437 und 438). Jahrzehnte waren Bundeswehrsoldaten an radioaktiv und elektromagnetisch strahlenden Radargeräten krankmachenden bis tödlichen Risiken ausgesetzt. **58 Strahlentote** wurden zugegeben, Experten schätzen, dass es um mehrere hundert Tote und noch mehr Schwerkranke geht. Das durchschnittliche Sterbealter der Radarbediener lag bei 40 Jahren. Verteidigungsminister Rudolf Scharping sagte Mitte 2001 "großzügige Hilfe" in Anbetracht "der erschreckend hohen Opferzahl" zu, offenbar sei das Problem "auf Röntgenstrahlung als Nebenprodukt der Radartechnik" zurückzuführen. Er nahm Ende 2001 alles wieder zurück, die Radaropfer gingen leer aus. Seitdem klagen die Geschädigten oder deren Nachfahren gegen Scharpings Verteidigungsministerium, über 1000 Klagen liegen vor. **171 Soldaten** seien inzwischen, so Rechtsanwalt Reiner Geulen, der die meisten Opfer vertritt, **an Krebs verstorben**, die Zahl nimmt zu. Der Anwalt wirft dem Minister vor, er gehe mit den Betroffenen schäbig um. Einige Betroffene: "Wir wähnten uns in Sicherheit, sind nie gewarnt worden." Derweil planscht Scharping mit seiner Geliebten in südlichen Poolen.

In Sicherheit wähnten sich auch **Wartungselektroniker** von **Starfightern**, die jahrelang ohne die geringste Ahnung verstrahlt wurden, das berichtet 'Report' am 6. August 2001 im ARD-Fernsehen. Genauso wie die Wartungssoldaten von **US-Atomraketen** vom Typ Nike-Herkules mit der Vernichtungskraft einer Hiroshimabombe. Offizielle Messungen wurden nie durchgeführt, höchste Geheimhaltungsstufe.

Es ist schon unglaublich, da hantieren hunderte bis tausende Menschen jahrzehntelang mit bloßen Händen täglich mehrere Stunden an hochradioaktiven Waffen herum, haben zuvor monatelange Lehrgänge hierfür absolviert, kennen die destruktiven Geschosse in- und auswendig, und keiner, weder Betroffener noch Verantwortlicher, hat jemals herausfinden wollen, wie hoch die Strahlenbelastung der radioaktiven Fracht ist. Kleine Geigerzähler für 99 Euro hätten gereicht, um die Augen zu öffnen, die Gefahr zu erkennen. Bis auf den Strahlenschutzbeauftragten Franz Sauer, der schmuggelte im Februar 1980 ein Messgerät ein und wurde dafür von amerikanischen Wachposten mit der gezückten MP bedroht. Sein Messwert: weit über dem Grenzwert der Strahlenschutzverordnung. Seine Strafe: drei Wochen Arrest und die

Verdonnerung seitens der Bundeswehr zum absoluten Stillschweigen.

Starke Strahlung: Krieg, Irak, Kosovo

Die Nachrichten verkünden: Beim **1. Irak-Krieg** im Jahr 1991 ist von den Amerikanern tonnenweise hochradioaktives abgereichertes **Uran verschossen** worden! Dabei ging es um über eine Million uranhaltiger Geschosse während der "Operation Wüstensturm", speziell im Bereich der Grenze zu Kuwait. Sie hinterließen ein Schlachtfeld mit 1400 zerstörten und radioaktiv verseuchten Panzern und mindestens 350 Tonnen verseuchter Waffen- und Munitionsfragmente. Seit der Zeit steigt das Krebsaufkommen im Irak, besonders unter Kindern. Die spielen mit den lebensgefährlichen Überbleibseln. Wissenschaftliche Untersuchungen wiesen nach, dass mit abgereichertem Uran versehene panzerbrechende Munition bei Lebewesen Chromosomenschäden verursacht. Deshalb wird weltweit ein Verbot dieser Waffen gefordert.

Nicht nur damals, auch beim **2. Irak-Krieg** des Jahres 2003 verballern die Amerikaner mit Unterstützung der Briten wieder Uran, trotzdem, alle Warnungen in den Wind schlagend. Diesmal rollen die Panzer und Kanonen nicht nur an der meist einsamen kuwaitischen Grenze, sondern auch in Groß- und Kleinstädten bis hinein in die 4-Millionen-Metropole Bagdad, unterstützt durch Bomben und Raketen aus der Luft. Viele unschuldige Menschen sind betroffen. Tote, Krebs, Missbildung, Nierenschädigung werden auf Jahre hinweg in Kauf genommen. US-Militärsprecher James Naughton erklärte am 14. März 2003, die USA hätten keine Bedenken, uranhaltige Munition im Irak einzusetzen. Die Briten prophezeien in der Zeitung 'Herald' am 22. Januar 2003 ebenso: "Wir setzen bei Bodenoffensiven Uran gegen die irakische Armee ein."

Prof. Dr. med. Ulrich Gottstein von den "Internationalen Ärzten für die Verhütung des Atomkrieges" (IPPNW) weist im 'Hessischen Ärzteblatt' 1995 darauf hin, dass Uran vorwiegend Alphastrahlung entsendet. Die gefährde den Körper zwar nicht von außen, sei aber umso gefährlicher beim Einatmen oder Verschlucken, speziell der kontaminierten Stäube. "Alle gewissenhaften Nuklearmediziner und -physiker vertreten heute die Auffassung, dass es die ungefährliche Niedrigstrahlung nicht gibt, sondern jede Dosis gefährdet, insbesondere kindliches Gewebe." Er mahnt an: "Im Golfkrieg haben die alliierten Streitkräfte **hunderte von Tonnen uranhaltiger Munition** verschossen. Etwa 40 bis 50 Tonnen Uran liegen noch in der Wüste und entlang der großen Straßen, in den Dörfern und Städten des Südens." Viele Geschosse trafen ihre Ziele nicht. Einige wurden zum Eigentor: 15 US-Kampffahrzeuge und 14 US-Panzer gingen von eigener Uran-Munition getroffen in Flammen auf. "Ich sah, wie irakische Kinder mit herumliegenden Geschossen und Hülsen spielten, in Basrah malten sie Projektile als Puppen an. Die Zahl schwerster Anämien und Leukämien hat im Irak stark zugenommen, auch die Zahl maligner Lymphome und von Fehl- und Missbildungen.

Auch unter den in Kriegsgebieten neu geborenen Lämmern finden sich massenweise Missbildungen an Köpfen und Läufen."

US-Soldaten, die im Golfkrieg von der **eigenen Munition getroffen** wurden und sich aus den brennenden Panzern befreien konnten, wurden offenbar auch geschädigt. US-Atomwissenschaftler Prof. A. Dietz veröffentlichte, von den in 251 Golfkriegsveteranenfamilien nach Kriegsende gezeugten und geborenen Kindern zeigten **67 Prozent** Körperschwächen und **schwerste Missbildungen** wie fehlende Augen und Ohren, zusammengewachsene Gliedmaßen oder große Geschwulste.

Im **Kosovo-Krieg** kam ebenfalls **Uran-Munition** zum Einsatz. Um den Soldaten die Harmlosigkeit zu demonstrieren, nahm Verteidigungsminister Rudolf Scharping ein Uran-Geschoss als medienwirksame Heldentat in die Hand und unkte: Die im Kosovo-Krieg eingesetzte Uran-Munition verursache "nicht mehr radioaktive Strahlung als ein **Vollbad in Badgastein**". Die UN-Umweltorganisation UNEP wies im März 2003 nach, dass die Uran-Waffeneinsätze auf dem Balkan das Trinkwasser verseuchten, zudem wurden uranhaltige Stäube festgestellt. UNEP-Direktor Dr. Klaus Töpfer empfiehlt, über mehrere Jahre Wasserproben zu nehmen und in der Zwischenzeit auf andere Wasserquellen auszuweichen. Jahre nach dem Kosovo-Krieg sind mehrere Regionen in Serbien und Montenegro immer noch mit abgereichertem Uran kontaminiert, so der am 28. März 2002 in Genf veröffentlichte Bericht der UNEP. Töpfer: "Vorsichtsmaßnahmen sind dringend angeraten."

In **Remscheid** krachte am 8. Dezember 1988 ein **US-Kampfflugzeug** des Typs A-10 in die Stockder Straße nahe dem Stadtzentrum. In Bruchteilen von Sekunden wurde das Wohngebiet in ein **Trümmerfeld** verwandelt. Sieben Menschen starben, es gab viele Verletzte, über 100 wurden obdachlos. Bomber dieser Art wurden im Golf- und Kosovo-Krieg eingesetzt, mit uranhaltiger Munition. Auch in Remscheid? Nach dem Absturz riegelten die US-Militärs die Unfallstelle hermetisch ab, warnten mit Schildern vor Radioaktivität. Augenzeugen beteuerten und der 'Spiegel' berichtete im Januar 2001, am Katastrophenort wäre scharfe Munition identifiziert worden. Wenige Monate nach dem Unfall kamen die ersten Leukämiefälle bei den Familien, die am Unglücksort wohnten, weitere sechs folgten, danach noch mehr, es gab den ersten Leukämietoten: ein Junge. Weitere Krebsformen traten auf, auffällig viele Anwohner klagen über Nierenprobleme. Zufall?

Im Atlantik sind Anfang 2009 zwei französische und britische **Atom-U-Boote kollidiert**. Trotz ihrer hochmodernen Sonar- und Radarortungsgeräte haben sie sich gegenseitig übersehen. Bei beiden an Bord: je 16 Atomraketen. Es sei nicht viel passiert, sagen die Militärs.

Ein nukleares Desaster der besonderen Art schildert Greenpeace im Oktober 2003: Nach dem Sturz von Saddam Hussein wurden von den siegreichen Amerikanern nur die **Ölraffinerien vor Plünderungen geschützt**, die **Atomkraftwerke nicht**. Ungehindert holten Frauen, Männer und Kinder alles nicht Niet- und Nagelfeste z.b. aus dem Atomkomplex Tuwaitha 18 km südlich von Bagdad heraus. Fässer mit einst hochradioaktivem Inhalt, der irgendwo weggeschüttet wurde, nutzen die Ahnungslosen nun für die Lagerung von Mehl, Zucker, Essiggurken oder Trinkwasser. Greenpeace fand bei einer Familie ein faustgroßes Metallstück als "Souvenir", es strahlte seit zwei Monaten in deren Wohnung mit einer 10.000fach höheren Dosis als normal. Auf einem Getreidefeld stand ein Container mit zwei Kilo Urangemisch. Auf dem Schwarzmarkt kann man irakisches Nuklearmaterial billig kaufen.

Starke Strahlung: Medizin

Mit starker Radioaktivität muss bei **medizinischen Diagnosen** (Röntgen, Szintigramm) oder **Therapien** (Bestrahlung) gerechnet werden.

Es ist barer Unsinn, wenn der Radiologe bagatellisiert, seine **Röntgenaufnahme** sei nicht belastender als drei Wochen Urlaub in den Bergen. Er spielt damit auf die dortige Höhenstrahlung an, je höher nach oben, desto mehr Strahlung aus dem Kosmos. Mit solchen Aussagen disqualifizieren sich Ärzte als Sprücheklopfer. In den Bergen gibt es nirgendwo eine derart hohe radioaktive Dosis in einer derart kurzen Zeit, und schon gar keine technische Röntgenstrahlung, das noch gezielt nur auf einen kleinen begrenzten Bereich des Körpers. Das hinkt so, als würde man die Lichtenergie von drei Wochen südlicher Mittagssommersonne sammeln und Ihnen in einer einzigen Schrecksekunde aus einem riesigen Scheinwerfer gebündelt und geballt ins Gesicht knallen und sagen: Das war wie drei Wochen Gran Canaria. Stellen Sie sich mal vor, man schüttete die gesamte Menge Flüssigkeit, die Sie üblicherweise in drei Wochen zu sich nehmen (das sind 50 Liter Säfte, Mineralwasser, Bier, Tee, Kaffee, Suppe..., mindestens) in einer einzigen Sekunde in Sie hinein, es würde Ihnen mehr als übel, es käme Ihnen aus den Ohren raus, Sie würden platzen. Warum reduzieren sich Wissenschaftler und Strahlenschützer, die von anderen saubere und wasserfeste Vorgehensweisen und Interpretationen erwarten, auf ein solch unwissenschaftliches Niveau? Dosis ist nicht gleich Dosis, ein Liter Tinte nicht ein Liter Quellwasser, und 25 Kilo Fast-Food in einem kurzen Moment nicht 25 Kilo Bio-Kost über drei Wochen auf täglich vier Mahlzeiten verteilt.

Ein kleines Zahlenspiel, den Maßstab Natur nicht aus den Augen verlierend, schließlich relativieren die Wissenschaftler auch mit Urlaub in der Natur: Die **natürliche Hintergrundstrahlung** liegt im Schnitt bei **100 Nanosievert pro Stunde**, das heißt es erreichen den Menschen und alle Lebewesen 100 Nanosievert im Laufe einer Stunde (im Hochgebirge sind es auch schon mal 150-200 nSv/h). Das wären runtergerechnet 0,03 Nanosievert Naturstrahlung pro Sekunde. Ein **Röntgenbild** des Bauchraumes belastet mit **1 Millisievert** in der einen Sekunde der Aufnahme; 1 Millisievert entspricht 1 Million Nanosievert. Ein Unterschied von 0,03 (Natur) zu 1 Million (Bauchröntgen). Bis die Natur auf diese 1 Million Nanosievert Röntgenknaller kommt, vergeht ein Jahr, mindestens, oft mehr, bei einigen Röntgenbildern viele Jahrzehnte.

Was kriegen wir beim **Röntgen** ab? Zähne 0,01 bis 0,1 mSv, Brust und Lunge 0,05 bis 0,5, Ellbogen oder Handgelenk 0,1 bis 0,5, Schädel 0,1 bis 1, Mammografie 0,2 bis 1, Bauch 1, Wirbelsäule 1 bis 2, Galle 4, Nieren und Harntrakt 5, Magen 10, Darm 15, Herzkatheder 10-30 mSv. Die Werte können stark schwanken. Bei Computertomographien (CT) ist die Belastung größer, bis und über 20 mSv, bei älteren Röntgengeräten auch, bei technischen Mängeln und Bedienungsfehlern ebenso, bei neuen Geräten etwas geringer, bei ganz modernen digitalen Röntgenbildern und CTs noch geringer. Der gesetzliche **Grenzwert** für die Bevölkerung ist **1 Millisievert** für ein ganzes Jahr. Mit ein, zwei, drei... Röntgenbildern ist 1 mSv schnell erreicht bis zigfach überschritten.

Vor 50 Jahren wurden mehrmals jährlich meine Füße geröntgt. Immer wenn es neue Schuhe gab kamen sie in die Durchleuchtungskiste bei Deichmann und Co. So konnte Mami sehen, ob die Treter passen, und ich fand's spaßig meine Fußknochen zu sehen. Noch vor 40 Jahren war das Alltag im Schuhgeschäft, keiner dachte sich was dabei, und das bei Kindern. Kinder reagieren empfindlich auf Radioaktivität, das Risiko ist höher, die Zellteilungsrate schneller und mit ihr die Wahrscheinlichkeit der Zellentartung. Eine Röntgenaufnahme galt damals als so harmlos wie ein Passfoto. Geröntgt wurde bei jeder Gelegenheit und beim kleinsten Anlass, das oft doppelt und dreifach. Obwohl der eine Arzt gerade vor zwei Wochen den Oberkörper durchleuchtete, interessierte das den anderen nicht, der legte wieder von vorne los. Heute ist man beim Röntgen vorsichtiger, meistens. Bei den anderen modernen Strahlenquellen, z.B. den elektromagnetischen von Strom und Funk, ist man heute genauso blauäugig und gutgläubig wie früher Mami.

Oft reicht die kleinste Dosis Radioaktivität, um Zellen entarten zu lassen, der Grundstein für Krebs. Aber wer will das nachvollziehen, wer könnte rückwirkend den konkreten Zusammenhang zwischen Röntgen und Krebs herstellen in Anbetracht der Tatsache, dass **Strahlenkrebs** erst nach 20 bis 30 Jahren zum Ausbruch kommt, bei Leukämie nach fünf bis zehn Jahren? Wie ausschließen, dass andere Risikofaktoren mitbeteiligt waren, das Fass haben überlaufen lassen?

Rund **13.000 Menschen sterben** jedes Jahr allein in den alten Bundesländern an einem Krebsleiden, das durch Röntgenstrahlen ausgelöst wurde. Das veröffentlichte Prof. Dr. Inge Schmitz-Feuerhake von der Gesellschaft für Strahlenschutz im Frühjahr 1991. "Allein aufgrund medizinischer Strahlenbelastung sterben in Deutschland jährlich **20.000 Menschen** an Krebs." So Prof. Dr. Edmund Lengfelder vom Strahlenbiologischen Institut der Universität München im Sommer 1992. In den

Jahren danach wird noch mehr geröntgt, wenn auch teilweise mit geringeren Strahlenintensitäten. Besonders problematisch ist das bei **Schwangeren**. Seit 1970 ist bekannt, dass zwei Beckenuntersuchungen im ersten Drittel der Schwangerschaft das Risiko des Kindes, später an Krebs zu erkranken, nahezu verdoppeln. Seitdem fragt der Radiologe genau nach, ob die Patientin schwanger ist, macht lieber den Rückzieher. Die britische Epidemiologin Alice Stewart bestätigt aktuell: Eine einzige Röntgenaufnahme schafft für das Neugeborene ein **signifikant erhöhtes Leukämierisiko** noch bevor es zehn Jahre alt ist.

Der Blick in den Körper ist zur Diagnose von Krankheiten oft unersetzlich und lebensrettend. Aber: Reduzieren Sie das Röntgen auf ein unvermeidbares Minimum. Das Bundesamt für Strahlenschutz und die Gesundheitsministerien: Wer sich um Strahlenbelastung sorgt, sollte vor allem viele Röntgenuntersuchungen vermeiden, denn ungesunde Strahlen kämen an erster Stelle vom Röntgenarzt, viel mehr als von Atommeilern. Wir Deutschen sind Weltmeister, die Briten, Schweden und Dänen legen sich nur halb so oft auf den Röntgentisch, die Amerikaner auch. Dabei schlagen, so die 'taz' am 3. August 2000, die Computertomographien besonders zu Buche, tausendmal mehr als eine Zahnaufnahme, mehr als die traditionelle Darstellung der Brust oder des Bauches. Es sollte, so die Amtlichen, sorgfältiger abgewägt werden, ob Röntgen oder gar CT wirklich nötig sind. Wenn möglich sollte auf strahlenärmere Diagnosen ausgewichen werden, wie z.B. Kernspintomographien, Ultraschall oder Endoskopien.

Überraschend das Ergebnis der Studie der Universitätsklinik des Saarlandes vom April 2003: Selbst **niedrig dosierte** Röntgenstrahlen sind **weitaus gefährlicher** als bisher angenommen. Zwar greifen niedrigere Strahlendosen das Erbgut nicht derart massiv an und schädigen Zellen nicht so gründlich wie stärkere, dafür regenerieren leicht beschädigte Zellen schlechter als stark geschädigte. Die heftig geschädigten reparieren DNA-Doppelstrangbrüche schneller und effektiver, die schwach beschädigten langsamer oder gar nicht. Demnach ist die Annahme, je niedriger die Strahlendosis, desto besser, nicht mehr haltbar.

Prof. Dr. Bernd Hamm, Präsident der Deutschen Röntgengesellschaft und Chefarzt der Berliner Charité, äußerte in 'ZDF-Heute' Zweifel an der Aussagekraft der Studie und forderte weitere Forschung, mahnte aber an: "Jede Röntgenuntersuchung ist unabhängig von ihrer Strahlenintensität wie eine **Körperverletzung** einzuschätzen." Pro Jahr werden allein in Deutschland **140 Millionen Röntgenuntersuchungen** mit den Krankenversicherungen abgerechnet, wie gesagt: Weltmeister.

Wenn jede Röntgenaufnahme einer Körperverletzung gleichkommt, was ist mit **Nacktscannern** an Flughäfen? Die **röntgen** teilweise auch, und zwar den ganzen Körper, wenn auch mit niedrigerer Dosis als in der Medizin. Dafür werden sie bei Vielfliegern und beim Flugpersonal zigfach häufiger eingesetzt. Mediziner warnen vor Krebs. Über 1000 Geräte sind an Flughäfen bereits installiert, obwohl, so amtliche Strahlenschützer, "das Risiko nicht einschätzbar ist". Ende 2011 gibt die EU grünes Licht für die kritischen Körperscanner. Deutschland zögert, noch.

Auch **Szintigramme** sind, wie viele andere nuklearmedizinische Anwendungen, mit heftigen Strahlenbelastungen verbunden. Dem Patienten werden radioaktive Substanzen gespritzt, die sich im Blut, Gewebe oder in Organen anreichern und für diagnostische Rückschlüsse wichtig sind. Nebenwirkung: Der Mensch selbst wird zum Strahler.

Bei einem 30-jährigen Hodenkrebspatienten aus Köln wurde ein **Knochenszintigramm** durchgeführt. Ich konnte noch nach Tagen in mehreren Metern Entfernung die Strahlung messen, die er als Folge der Behandlung abgab, sogar durch Wände hindurch. Am Untersuchungstag, acht Stunden nach Injektion der radioaktiven Substanz, waren es **60.000 Nanosievert pro Stunde** am Körper des Patienten, wahrhaft ein GAU, viel mehr als nach Tschernobyl in den am schlimmsten belasteten Regionen Mitteleuropas, soviel wie nach Fukushima innerhalb der Evakuierungszone. Am Tag darauf waren noch 10.000 nSv/h messbar, soviel wie am Rand des Evakuierungsbereichs in Japan, hundertmal stärker als der natürliche Hintergrund, reichlich mehr als in den regenreichsten Tessiner Tälern direkt nach Tschernobyl. Ein Tag danach 2000, soviel wie beim Fliegen in elf Kilometern Höhe und am 4. Tag 400 nSv/h. Am 6. Tag war keine erhöhte Strahlendosis mehr messbar.

Bei einer 24-jährigen Sekretärin aus Düsseldorf wurde ein **Schilddrüsenszintigramm** gemacht. Keiner klärte sie über Strahlenbelastungen und Nebenwirkungen auf, auch nicht über Gefahren, die sie als Strahlenverursacher für andere sein könnte, z.B. für ihr zweijähriges Kind. Sechs Stunden nach dem Szintigramm habe ich in Schilddrüsennähe **40.000 Nanosievert pro Stunde** und in einem Meter 4000 nSv/h gemessen. Nach 24 Stunden waren es 5000 nSv/h. Nach einer Woche zeigten meine Strahlenmessgeräte endlich nichts mehr an.

Ich frage mich, ob es nicht wichtig wäre, solchen Patienten zu raten, sie sollten wenigstens in den ersten Stunden bis Tagen nach derartigen Eingriffen Abstand zu Familienmitgliedern und Freunden halten, besonders zu Babys und Kindern, um Strahlenbelastungen anderer zu vermeiden, weniger schadet nicht. Der Kölner Familienvater nahm in den ersten Nächten sein Baby mit ins Elternbett, schlief nah neben dem Töchterchen. Für die Kleine bedeutete das: höhere Strahlung als die schlimmste Dosis nach Tschernobyl und Fukushima, und das tagelang. Die Düsseldorfer Mutter trug ihren Jungen nach der Radioaktivitätsspritze stundenlang auf dem Arm. Noch vor 40 Jahren wurden derart nuklearmedizinisch behandelte Patienten einige Tage in Quarantäne gehalten, in bleiabgeschirmten Räumen, bis die Dosis auf ein erträgliches Maß zurückging. Heute treffen Sie die strahlenden Mitmen-

schen direkt nach dem Arztbesuch beim Einkaufen.
Bei radioaktiven **Implantaten** im Körper sieht das ähnlich aus. Der **Hirntumorpatient** aus Bonn bekam ein kastaniengroßes Implantat aus radioaktiven Substanzen zur Zerstörung der Krebszellen in den Kopf. In Kopfnähe waren es **100.000 Nanosievert pro Stunde**, in drei Metern Entfernung über **5000 nSv/h**. Solche Implantate strahlen viel länger, sie sind Dauertherapie über Wochen und nicht kurzfristige Diagnostik. Auch er schmuste und spielte ausgiebig, ohne darüber nachzudenken und von den Ärzten nicht aufgeklärt, mit seinen beiden Kleinkindern.

Starke Strahlung und mehr: Fliegen

Eine starke Belastung ist auch: **Fliegen**. Was ich in luftigen elf Kilometer Höhe im Jumbo an harter Gammastrahlung messe, davon kann die schlimmste Kachel nur träumen, das erreicht und übertrifft die höchsten mitteleuropäischen Messwerte direkt nach Tschernobyl. Im Frühjahr 1989 habe ich eine ungewöhnliche Arbeitsplatzuntersuchung im Cockpit eines Boeing-Düsenjets im Auftrag des Piloten durchgeführt und hierüber in Wohnung+Gesundheit (Heft 54/1990) berichtet: "Radioaktiv bestrahlt nach Mallorca und zurück". Der Pilot machte sich Sorgen, hörte er doch immer mal wieder hinter vorgehaltener Hand von eventuellen Strahlenschäden. Sein Wunsch nach Überprüfung während eines Fluges wurde ihm von seiner Fluggesellschaft verwehrt, also beauftragte er die Untersuchung auf eigene Faust. Hier ging es um eine Premiere. Zuvor ist die Strahlenbelastung im Flugzeug zwar schon mal gemessen worden, speziell in den 50er und 70er Jahren, aber es gab kaum allgemein zugängliche Veröffentlichungen der Resultate. Nach dem W+G-Bericht kam Schwung in die Sache, es ging wie ein Lauffeuer durch alle Medien, dutzende Zeitungen, Zeitschriften, Rundfunk und Fernsehen berichteten in den Monaten danach, Gewerkschaften schalteten sich ein, Kontrollmessungen von Universitäten und Behörden wurden durchgeführt: Ja, es stimmt wirklich, Fliegen ist ein ernst zu nehmendes radioaktives Strahlenrisiko.

Die natürliche **Höhenstrahlung**, eine Mischung aus Gamma und Neutronen, ist dafür verantwortlich. Die Höhenstrahlung, auch kosmische Strahlung genannt, dringt von oben aus dem Weltraum in unsere Erdatmosphäre ein. Noch mehr als Gamma gelten die energiereichen Neutronen als gefährlich, nach Lehrmeinung 20fach gefährlicher. Neuere Studien geben ein bis 300fach ausgeprägteres Schädigungspotenzial an. Neutronen können Zellen zerstören und das Erbgut verändern. Die harte Höhenstrahlung nimmt mit dem Abstand zur Erde immer mehr zu, je höher desto kritischer. Kein Wunder, denn erstens kommt man ihr näher, zweitens wird der für alle Erdenbewohner überlebenswichtige Schutzpanzer namens Erdmagnetfeld, der die hochenergetischen und gefährlichen radioaktiven Gamma- und Neutronenstrahlen aus dem

Kosmos zurückhält, nach oben hin von Kilometer zu Kilometer schwächer, drittens gibt es da oben viel weniger absorbierende Teilchen.

Im Flugzeug gibt es hoch oben weit mehr Strahlung als die, die in einem Kernkraftwerk zum Alarm führen würde. Wissenschaftler sprechen vom **GAU über den Wolken**. Findet man vor dem Start vom Düsseldorfer Flughafen am Erdboden die Hintergrunddosis von typisch irdischen knapp **100 Nanosievert pro Stunde**, so waren es bei meinen Messungen auf dem Flug nach Mallorca in der Luft bis zu **2500 nSv/h**, langsam ansteigend auf 150 nSv/h in 3000 Meter, 300 in 5000 m, 500 in 6000 m, 800 in 7000 m, 1200 in 8000 m, 1500 in 9000 m, 2000 in 10 Kilometer und 2500 nSv/h in 11 km Reiseflughöhe. Auf Flügen in die USA lagen die Werte noch 50 bis 100 Prozent höher, ganz oben **5000 nSv/h**. Auf anderen Flügen nahe dem Nordpol stiegen sie um weitere 50 Prozent an. Im Einfluss solarer Eruptionen und Sonnenstürme können die Strahlungswerte sogar noch mal um ein Vielfaches heftiger sein.

Das hat meine Einstellung zum Fliegen verändert. Von den anderen biologischen Risiken im Flugzeug (dicke Luft, schlechte Klimatisierung, außergewöhnliche Lufttrockenheit, reichlich Kohlendioxid, chemische und mikrobiologische Begleiter, direkte Begasung der Passagierkabine mit Pestiziden...) und ökologischen Folgen für die Umwelt (massenweise Sprit und Abgase, Erderwärmung...) ganz zu schweigen (siehe Seite 588). Wäre meine Frau schwanger, sie würde garantiert nicht fliegen, allein schon wegen der Strahlung. Da kommen die Leute nach 15 Stunden Flug gründlich radioaktiv bestrahlt endlich auf der anderen Seite der Welt an, da geht die Strahlerei am Flughafen weiter: Nacktscanner (siehe Seiten 633 und 795 bis 796). Fliegen ist eine große **biologische Belastung** für den **Nutzer** und eine große **ökologische** für die **Natur**.

Auf meinem Rückflug von Kapstadt nach Düsseldorf sprühten die Stewardessen mehrere Sprayflaschen **giftige Pestizide** über den Köpfen der Passiere leer, die Kabine lag im Pestizidnebel. Auch für Flüge in andere afrikanische, asiatische oder süd- und mittelamerikanische Länder ist das obligatorisch. Auf einigen wird sogar zweimal gesprüht, z.B. Australien und Neuseeland. Es kommen Permethrin, d-Phenothrin und andere neurotoxisch wirkende Pyrethroide zum Einsatz. Schützen Sie sich, Experten empfehlen: Schutzmaske mitnehmen, während und bis etwa 30 Minuten nach der Sprühaktion tragen; Sauerstoffversorgung bei der Airlines anfordern; lange Kleidung tragen, so wenig Hautkontakt wie möglich; Ersatzbekleidung in geschlossenen Plastiktüten im Handgepäck mitnehmen, die rasch nach der Ankunft wechseln; so bald wie möglich Duschen und Haarewaschen; vor Beginn des Sprayens auf die Toilette flüchten; nach Alternativen fragen; auf unproblematische Ziele ausweichen, für die nicht gesprüht werden muss.

Im schönen Südafrika selbst: Hotelzimmer, Übernachtungen, Restaurants, Toiletten, Wohnungen, Küchen, Kleiderschränke..., so oft Insektenvernichter aus diversen Dosen, Elektroverdampfern, Zerstäuberautomaten, Pulvern. Die Südafrikaner nennen es Duftsprays. Schaue ich auf die Inhaltsangaben der "Duftsprays" und Verdampfer, dann sind es häufig kritische pestizide Wirkstoffe wie Pyrethroide (Permethrin, Cypermethrin, Fenvalerat, Transfluthrin...), Chlorpyrifos, Dichlorvos, Lindan oder quartäre Ammoniumverbindungen (Benzalkoniumchlorid...). Manche sind in den USA oder bei uns verboten oder als gesundheitsgefährlich eingestuft, in der Dritten Welt werden sie verkauft und eingesetzt. Kapstadt und "Dritte Welt"? So viel Gift muss man aushalten können. Meine Leber konnte es nicht. Meine Leberwerte waren nach dem Aufenthalt und der Sprühaktion im Flieger erhöht, sie brauchten neun lange Monate, um wieder auf normale Werte abzufallen.

Sei's drum. Der Flugverkehr nimmt zu, verzehnfacht sich in wenigen Jahren. Allein in Frankfurt starten und landen an einem einzigen Tag um die 1000 Verkehrsflugzeuge. In Deutschland fliegen täglich ungefähr 10.000 Flugzeuge. Weltweit sind es jeden Tag 100.000 Flüge. Zigmillionen Menschen werden von einem Ort zum anderen verfrachtet. Sie wissen (Seite 588), man lebt nur einmal: Afrika lockt zum Safarifotografieren, New York zum Shoppen, Indien zur Ayurveda-Wellness, Dubai zum Golfen, St. Barth zum Angeben... Fünf Tonnen Kerosin braucht ein Ferienflieger nur für die ersten Minuten, um über die Wolken zu kommen, dann pro Flugstunde 10 bis 20 Tonnen. Es werden von den Klimakillern tonnenweise Kohlendioxid emittiert und reichlich Stickoxide, Ozon, Kohlenwasserstoffe, andere Abgase, Partikel und Dampf.

Kurz zurück zum Röntgen, Sie erinnern sich: so harmlos wie Urlaub in den Bergen. Welche Berge? Die Alpen können nicht gemeint sein. Denn wenn Sie sich meine Messwerte im Flieger anschauen, dann sehen Sie, dass die Hintergrundradioaktivität erst ab 3000 Meter dezent ansteigt, nicht der Rede wert, und ab 5000 Meter etwas interessanter wird. Wenn man überhaupt derart vergleichen will, so gilt das nur für Reinhard Messners Altenwohnsitz auf dem Gipfel des Mount Everest.

Astronauten gehen höher hinaus, noch mehr harte kosmische Strahlen. Deshalb werden sie nach der Rückkehr auf **Chromosomenschäden** untersucht. Das Ergebnis, so der Genetiker Prof. Dr. Christian Johannes von der Biotechnologie der Universität Duisburg-Essen: "Signifikante Veränderungen des Erbgutes." Das könne Krebs auslösen. Das werfe ein neues Licht auf geplante Langzeitmissionen auf Mond und Mars.

Der fliegerärztliche Dienst der **Lufthansa** verwies im Juli 1994 auf die Gefahr: "**Schwangere** sollten in den ersten drei Monaten auf das Fliegen verzichten. In dieser Zeit besteht eine hohe Gefahr, dass sich bei Ungeborenen durch die zu große Strahlenbelastung das **Erbgut** verändert." Das Risiko steige, so die Lufthansa und andere Fluggesellschaften, mit der zunehmenden Flughöhe und mit der Annäherung an die Pole, z.B. bei USA-Flügen. Das **US-Transportministerium** rät schwangeren Frauen, und zwar dem Flugpersonal wie den Passagieren, wenigstens die besonders riskanten **Langstreckenflüge** zu unterlassen. Ich erinnere mich an meine Kindheit: Unser Hausarzt untersagte jeder Schwangeren nicht nur das Röntgen, sondern auch mit erhobenem Zeigefinder das Fliegen, auch das kurzfristige. Heute redet kaum einer drüber, man hat als gestresste werdende Mutter schließlich das Recht auf zwei Wöchelchen Erholung hinter dem Äquator, auf der anderen Seite der Welt, 10 Flugstunden und mehr entfernt. Und als Mami mit dem Baby auf dem Arm schließlich auch, leider.

'Die Welt am Sonntag' schrieb am 28. Juli 1996: "Bei einem Flug über den Atlantik ist der Passagier einer Strahlungsbelastung ausgesetzt, die viel **mehr als einer Röntgenaufnahme** des Körpers entspricht." Der Erschöpfungszustand nach Langstreckenflügen sei weniger eine Folge der Zeitverschiebung, des Jetlags, sondern eher der Versuch des Körpers, mit den **Strahlenschäden** fertig zu werden. "In größeren Höhen sind Passagier und Personal einem Trommelfeuer von radioaktiven Teilchen ausgesetzt. Gegen diese energiereiche kosmische Strahlung aus Protonen, Heliumkernen, schnellen Atomkernen, Neutronen und Röntgenstrahlen bietet die Aluminiumhaut des Flugzeuges keinen Schutz. Auf der Erde kommt nur ein Bruchteil dieser Höhenstrahlung an, weil die Atmosphäre und das Erdmagnetfeld sie wie ein Schirm abhält."

Eine **US-Studie** errechnete, dass mindestens einer von 100 Flugpassagieren als Folge der Höhenstrahlen an **Krebs** stirbt, wenn er in 20 Jahren 100-mal in 11 km Höhe fliegt. Prof. Dr. Ludwig Feinendegen, Direktor der Nuklearmedizinischen Klinik an der Uni Düsseldorf, fand heraus: Ein einziger Flug nach Amerika und zurück belastet uns mehr als es in unseren Breiten die erste hohe Jahresdosis nach Tschernobyl getan hat. Prof. Dr. Horst Kuni vom Radiologiezentrum der Uni Marburg mahnt mit Blick auf das Flugpersonal: "Es ist mit erhöhten Krebsrisiken zu rechnen." Kuni schätzt das Risiko der Vielflieger an Krebs zu erkranken 22-mal so hoch ein wie das in anderen Berufen.

Finnische Wissenschaftler entdeckten, dass **Stewardessen** doppelt so oft an **Brustkrebs** erkranken als andere Frauen gleichen Alters. Das Risiko, **Knochenkrebs** zu bekommen, liegt sogar 15-mal höher. Isländische Wissenschaftler vom Institut für Präventivmedizin der Universität Reykjavik fanden das **fünffach** höhere Brustkrebsrisiko für Stewardessen, die mehr als fünf Jahre ihren Beruf ausübten, so das 'Deutsche Ärzteblatt'. Forscher der Universität Münster errechneten, dass Flugbedienstete fünfmal stärker radioaktiv bestrahlt werden als Arbeiter in **Kernkraftwerken**. Italienische Experten diagnostizierten beim Flugpersonal eine doppelt so hohe Schädigung des **Erbgutes**. Aus den USA, Kanada und Großbritannien kommen Studienergebnisse, die beim häufigen Verweilen über den Wolken überdurchschnittlich oft **Hautkrebs** und **Hirntumore** nachwiesen. Vielleicht hat sich der liebe Gott was dabei gedacht, dass er uns Beine für den Erdkontakt hat wachsen lassen und nicht Flügel für luftige 11 Kilometer Höhe...

Bei diesen Studien ging es um die naturgegebene radioaktive Hintergrundstrahlung. Aber: Nicht nur bei Castor-Transporten ist Aufmerksamkeit geboten, auch bei fliegender **Nuklearfracht**. Der ahnungslose Reisende teilt den Flieger all zu oft mit radioaktiv strahlendem Material, sei es medizinisches, industrielles oder einfach Abfälle. Alljährlich protokollieren Experten 50 bis 100 Zwischenfälle mit hoher radioaktiver Belastung, so die 'Frankfurter Rundschau' im Januar 2002. Mit der Überwachung würde zu schlampig umgegangen, speziell in Entwicklungsländern. Ein "ernsthafter Strahlenzwischenfall" passierte Anfang 2002 nicht in Entwicklungsländern, sondern auf dem Flug von Stockholm via Paris nach Memphis. Ein Container mit radioaktivem Iridium schlug Leck, das hatte "akute Strahlenschäden" des Transportpersonals zur Folge, die Messwerte lagen haushoch über den Grenzwerten.

Keine erfreulichen Nachrichten für Piloten, Stewardessen und Flugpersonal, ebenso wenig für Vielflieger, am wenigsten für werdende Mamis. Für Schwangere ist das Risiko deshalb besonders groß, da alle Zellen des Ungeborenen in maximaler Aktivität sind, die Zellteilungsrate hoch ist und die Gefahr einer Schädigung entsprechend. Absurd: Es gibt kein Gesetz gegen die natürliche Strahlenbelastung beim Fliegen. Die Grenzwerte gelten nur für künstlich erzeugte Radioaktivität.

Die **Pilotengewerkschaft** 'Cockpit' klagte und forderte mehr Geld, da es sich um einen besonders gefährlichen Beruf handele. Man wünschte so behandelt zu werden wie alle anderen strahlenexponierten Berufe auch, z.B. Arbeiter in Kernkraftwerken oder Röntgenassistentinnen. 'Cockpit' im April 2000: "Die radioaktive Belastung für Piloten und Stewardessen liegt zwei bis viermal höher als der Durchschnitt bei anderen bodengebundenen Strahlenberufen, z.B. in Atomkraftwerken. Die Dosis entspricht 150 bis 300 Thorax-Röntgenaufnahmen pro Jahr." Verklagt wurden das Verkehrsministerium, das Luftfahrtbundesamt und die Physikalisch-Technische Bundesanstalt. Maßlos und unkontrolliert, so deren Vorwurf, werde das fliegende Personal radioaktiver Strahlung ausgesetzt. Alles kein Grund für die Behörden, aktiv zu werden. Höhenstrahlung gebe es schließlich schon immer, Grenzwerte würden eingehalten und überhaupt: der Urlaub in den Bergen, das kennen wir ja schon. Mal wieder, wie beim Elektrosmog: Es werden die Strahlen geschützt, nicht die Menschen.

Das BMU (Bundesministerium für Umwelt, Naturschutz und Reaktorsicherheit) bemerkt in seiner Novellierung vom 3. April 2000, das Flugpersonal unterliege zwar einer "beruflichen Strahlenbelastung", gelte deshalb jedoch keineswegs als "beruflich strahlenbelastet". Hhmm.

Man könnte die Strahlenbelastung drastisch reduzieren. Wie? So einfach: weniger Fliegen, statt Fidschi mal Spessart, statt Düser mal Zug, und wenn, dann niedriger fliegen. In 11 km sind es auf dem Flug nach Mallorca 2500 nSv/h, in 8 km 1200 nSv/h, weniger als die Hälfte, in 6 km 500 nSv/h, nur noch ein Fünftel. Nachteil: Die Flugzeit wird etwas länger, der Treibstoffverbrauch steigt und somit die Kosten. Ich meine, ein Flug von Düsseldorf nach Hamburg, London, Wien, Paris... muss auch nicht nur 29 Euro kosten, billiger als das Taxi zum Flughafen.

Starke Strahlung: Rauchen

Wer viel raucht, kriegt viel ab, nicht nur harte sowie garantiert krebserregende Chemie und Schwermetalle (mehrere Tausend verschiedene Einzelstoffe!), sondern auch, das wissen die wenigsten: **Radioaktivität**. Dabei geht es hauptsächlich um den gefährlichen **Alpha-Strahler Polonium**, auch um Blei, Kalium, Plutonium, Radium, Thorium.

Warum? **Tabakpflanzen** nehmen viel mehr Radioaktivität als jede andere Kulturpflanze aus ihrer Umwelt auf, sowohl die natürlichen Strahlen als auch die zivilisatorischen als Folge von z.B. Kernkraftwerken, Atomunfällen, Nuklearabfällen, Bombenversuchen oder auch Düngemitteln. Die Blätter und Blatthaare des Tabaks filtern radioaktive Isotope besonders gründlich aus der Luft heraus und speichern sie, die feinen Wurzeln nehmen sie aus der Erde auf. Getreide, Reis und Hülsenfrüchte nehmen dagegen nur wenig Umgebungsstrahlung an, lassen sich kaum kontaminieren, **Pilze** dagegen wieder mehr, sie saugen sich voll, deshalb war der Pilzgenuss in den Jahren nach Tschernobyl so verpönt, sind gut 25 Jahre danach einige Pilze immer noch auffällig. Was kaum einer weiß: Auch **Tee-** und **Kaffeepflanzen** oder **Kakaobäume** neigen, ähnlich, wenn auch geringer als Tabak, zur höheren radioaktiven Aufnahme, weshalb fast alle Tee-, Kaffee- und Kakaosorten, die ich zigfach und jahrelang überprüfte, auch die biologisch angebauten, mit mehr oder minder ausgeprägter Radioaktivität zu Buche schlugen. **Gewürzkräuter** gehören ebenso zu den eher anfälligen Pflanzen. Mein größter Kracher war **Asche** von finnischen Birken, 1991 gemessen, Jahre nach Tschernobyl in belasteten Gegenden gefällt, von Heilpraktikern und Alternativärzten zu der Zeit und heute noch gegen alles und nichts empfohlen (Seite 782), 3 x täglich ein Teelöffel, ein GAU im Bauch, mehr als ein paar Päckchen Zigaretten pro Tag. Die Radioaktivitätswerte sind bei jeder Pflanze, jedem Tier, jedem Organismus, jedem Organ anders. Es kommt maßgeblich darauf an, wo und wann z.B. die Tabakpflanze vor ihrer Ernte angebaut wurde. In stärker radioaktivem Umfeld? In der Nähe von Kraftwerken? In Gegenden mit relativ viel Radon? Häufig Kali- oder Phosphat-gedüngt? Nach Tschernobyl? Nahe Fukushima?

Der Rauch einer Zigarette belastet laut wissenschaftlichem Chemie-Lexikon Römpp die Lunge mit der radioaktiven Dosis von **0,07 Millisievert** (mSv). Das sind bei einem Päckchen **pro Tag** über **1 mSv** und in **einem Jahr** gut **360 mSv**. Starker Tobak. Was brauchen wir da noch den Grenzwert der Strahlenschutzverordnung für die Allgemeinbevölkerung: 1 mSv pro Jahr. Nur einen einzigen Tag Rauchen, ein Päckchen, und der Grenzwert für das ganze Jahr ist schon überschritten. Römpp bezieht sich auf Studien aus dem Jahr 1987, kurz nach dem Reaktorunfall von Tschernobyl, deshalb die erstaunlich hohen Werte? Scheint so zu sein, denn im Laufe der Jahre korrigiert Römpp die Werte nach unten. Der amerikanische Rat für Strahlenschutz kommt 1987 in eigenen Studien auf ähnliche Ergebnisse, nämlich eine bedenklich hohe Lungendosis von **160 mSv/a** bei 30 Zigaretten täglich. Später folgende Forschungen geben geringere 0,16 bis 1,31 mSv/a an. Das Deutsche Atomforum geht im März 2012 bei einer Zigarette pro Tag von 0,02 mSv/a aus, das wären bei 30 Zigaretten **0,6 mSv/a**.

Prof. Dr. Matthias Risch von der Uni Augsburg gibt Anfang 2004 besorgniserregend hohe Konzentrationen an: "Raucher strahlen von innen. Ein starker Raucher, 20 bis 40 Zigaretten täglich, verpasst seinen Bronchien pro Jahr die gleiche Strahlenmenge, die bei **250 Röntgenbildern** entstehen würde. Die strahlenden Teilchen setzen sich in den äußeren Lungengeweben fest, vor allem in den Schleimhäuten der Bronchien. Bei Rauchern ist die dortige Radioaktivität bis zu hundertmal höher als im Rest der Lunge." Passivraucher seien auch gefährdet, da die meiste Radioaktivität in den Nebenstromrauch und die Asche geht.

Prof. Constantin Papastefanou von der griechischen Aristoteles-Universität in Thessaloniki vergleicht aufgrund seiner Entdeckung im Jahr 2007: "Die Radioaktivität im Tabak ist tausend Mal höher als in Blättern aus der Umgebung von Tschernobyl. Viele Wissenschaftler gehen davon aus, dass der **Krebstod bei Rauchern** durch die **Radioaktivität** hervorgerufen wird - nicht durch Nikotin und Teer."

Das Schweizer Gesundheitsmagazin 'PulsTipp' zitiert im Februar 2004 den Strahlenschutz-Chef des Bundesamtes für Gesundheit, Prof. Dr. Hans-Rudolf Völkle: "Zigaretten enthalten radioaktives Polonium und Blei. Beim Rauchen wird die Radioaktivität freigesetzt." Lungenspezialist Dr. Karl Klingler zur Strahlung, die auf die Lunge eines Rauchers trifft: Eine Packung pro Tag, und die Jahresgrenzwerte sind haushoch überschritten. 'PulsTipp': "Wer raucht, tötet nicht nur sich selbst auf Raten. Er setzt auch die, die er vollqualmt, massiven Gesundheitsrisiken aus." Jährlich gäbe es 13-mal mehr Glimmstängeltote als Verkehrstote.

Die österreichischen Seibersdorf-Forscher Anfang 2004: "Atombombenversuche, Reaktorkatastrophen und Radon spielen die Hauptrolle bei der Kontamination der heranwachsenden Tabakpflanzen." Bereits 1965 entdeckten britische und amerikanische Wissenschaftler den aggressiven Alpha-Strahler **Polonium** im Tabakqualm. 1985 gelang es finnischen Forschern **Plutonium** in Zigaretten nachzuweisen, offensichtliche Folge der weltweiten Atomtests, ein gefährlicher Cocktail.

Neben der Radioaktivität: reichlich Chemie, Nikotin, Teer, Kohlenmonoxid; Alkaloide und Stickstoffe (etwa 100), Alkane, Alkene und Alkine (80), Alkohole (25), aromatische Kohlenwasserstoffe (100), Carbonyle (45), Ester (270), Phenole und Phenolether (55), Säuren (55)... und viel mehr. Dazu die vielen Pestizide, Pflanzenschutzmittel, sogar Formaldehyd, Anilin, Benzol, Nitrosamine und PAK, sogar Schwermetalle, besonders Cadmium, auch andere. Die Tabakindustrie nennt 12.000 Stoffe. Neben der ganzen Chemie: bergeweise lungengängige Feinstpartikel, Stäube, Allergene, bakterielle Endotoxine, Reizstoffe, die Erhöhung von Radon in der Atemluft, die Zerstörung der Luftionisation, Gestank, gelbe Zähne und Fingernägel, gelbe Gardinen und Tapeten.

Das macht **140.000 Tabaktote pro Jahr**, allein in Deutschland, weltweit sind es sechs Millionen. Die WHO nennt die Tabak-Epidemie "eine der größten Gesundheitskatastrophen der Menschheitsgeschichte". An ihren Folgen stirbt alle sechs Sekunden ein Mensch. Was tun Sie sich an? Was habe ich meinem Körper 15 Jahre meines Lebens angetan, damals, vor über 25 Jahren? Liebe Raucher, hören Sie einfach auf. Ich hab's auch geschafft. Es ist gar nicht so schwer. Wirklich.

Schwache Strahler

Wir haben es bei baubiologischen Hausuntersuchungen mit einer Reihe von relativ schwach radioaktiv strahlenden und meist großflächig eingesetzten **Baustoffen** zu tun, die, wann immer es geht, vermieden werden sollten, um Langzeiteinflüsse und unerwünschte Wechselwirkungen mit anderen unvermeidbaren zivilisatorischen Stressfaktoren auszuschließen. Längst geht es bei der Vielzahl unterschiedlicher Einwirkungen nicht mehr um Addition von gesundheits- und lebensgefährdenden Risiken, sondern um unüberschaubare Multiplikation. Bei Baustoffen sollte stets gewährleistet sein, dass sie strahlungsarm sind und im Wohnbereich keinerlei Risiko verursachen. Denn gerade Baustoffe zu Hause und speziell im Schlafbereich sorgen für den Anstieg der Dosis, da wir uns hier besonders lange aufhalten und somit im Jahresmittel besonders viel Strahlung aufnehmen. Baumaterialien mit den vergleichsweise niedrigsten Werten sind stets zu bevorzugen.

Wissenschaftler und Mediziner der ganzen Welt sind sich einig (endlich einmal), dass es bei Radioaktivität **keine ungefährliche Minimaldosis** gibt, risikolos kann immer nur **null** sein. Hierzu noch mal Prof. Dr. Lengfelder, 2011 in der TV-Sendung 'Markt': "Nur durch die natürliche Hintergrundstrahlung sterben allein in Deutschland 10.000 bis 20.000 Menschen pro Jahr an Krebs. Es gibt keine ungefährliche Strahlendosis, jede vermeidbare Strahlung sollte auch vermieden werden."

Wenn wir über die Radioaktivität der vielen verschiedenen **Baumaterialien** sprechen, ist es schwer, Pauschalaussagen zu machen, da es große und unberechenbare produktbedingte Unterschiede gibt. Deshalb gilt hier noch mehr als bei den anderen besprochenen Einflüssen:

messen. Nur die fachliche Kontrolle der Baustoffe durch gezielte Messung schließt Risiken aus oder stellt sie fest.

Schwache Strahler: Baustoffe

Es geht hauptsächlich um **Bausteine, Fliesen, Putze, Gipsplatten** und andere **Rohstoffe**, manchmal um **Einrichtungsgegenstände**. Es geht auch um die unterschiedlich strahlende Erde, den geologischen Untergrund, davon mehr im nächsten Kapitel: Geologische Störungen.

Sand, Kies und **Kalk** sind **ideale** unbedenkliche Baustoffe. **Kalksandstein, Naturgips,** reiner **Zement** und **Beton, Gasbeton, Holz** und die meisten **Putzmaterialien** auch.

Ziegelsteine, Ziegelprodukte und andere **Natursteine** wie z.B. Granit, aber auch **Klinker** und **Fliesen** können in Ausnahmefällen **schwach** auffällig sein und sollten deshalb vorsichtshalber kontrolliert werden.

Bims-, Hütten- oder **Schlackensteine, Chemiegips,** viele **Industrieendprodukte** (sprich: Industrieabfälle), **Aschen, Schüttungen, Basalt** und bestimmte **Tuffmaterialien** sind **prinzipiell** zu **prüfen,** da die Möglichkeit **deutlich** erhöhter radioaktiver Strahlung gegeben ist.

Nimmt man die Umgebungsstrahlung der Natur zum Maßstab, so gibt es nach meinen Messungen in Häusern folgende prozentual erhöhte radioaktive Belastungen (oder sogar leichte Abschirmungen):

Holz, Kalk	– 50 % bis	0 %
Sand, Kies, Kalksandstein, Naturgips	– 30 % bis	0 %
Beton, Gasbeton, Zement, Putze	– 20 % bis	+ 10 %
Ziegelsteine, -decken, -dachpfannen	+ 10 % bis	+ 100 %
Klinker, Fliesen (einige, nicht alle)	+ 10 % bis	+ 150 %
Chemiegips, Schüttungen	+ 30 % bis	+ 200 %
Granit, Schiefer (nicht alle Arten)	+ 30 % bis	+ 250 %
Bimssteine, Schlackensteine, Hüttensteine	+ 50 % bis	+ 300 %
Basalt, Tuff (Lithoid)	+ 50 % bis	+ 400 %
Industrieabfälle, Aschen, Schlacken	+ 100 % bis	+ 500 %
alte Glasuren, Leuchtziffern, Antiquitäten	+ 500 % bis	+ 50.000 %

Ausnahmen bestätigen auch hier die Regel. Holz ist normalerweise ein guter Baustoff, da er überhaupt nicht strahlt, ganz im Gegenteil, er schirmt sogar - wie Kalk, Gips und Beton - die Umgebungsstrahlung eher leicht ab. In einem biologischen **Holzblockhaus** habe ich jedoch einmal bedenklich erhöhte radioaktive Werte gemessen. Der Grund: Die Bäume, nordische Kiefern, sind in den Tagen nach Tschernobyl in Finnland gefällt worden. Sie waren durch die radioaktiven Regenfälle nach dem Super-GAU kontaminiert. Im Haus war fünfmal soviel Strahlung wie in der Umgebung zu messen. In Meerbusch fand ich zweimal erhöhte Gammastrahlung: in einem **Kinderbett** und im ganzen **Dachgeschoss**, soviel wie beim Fliegen in 6000 Metern. Grund: eine **Strohkernmatratze** (auch Seite 782) und die **Dachdämmung** aus Stroh. Nun ist Stroh normalerweise unauffällig. Recherchen ergaben: Es kam aus einer nach Tschernobyl belasteten Gegend, nahm viel vom Fallout auf.

In Solingen gab es einen großzügigen **Neubau**. Der Hausherr bat mich vor dem Einzug zu bestimmen, ob geologische Störungen durch Wasseradern oder Verwerfungen vorliegen, weil man sich mit der Schlafplatzwahl danach richten wollte. Im Haus habe ich **viermal** soviel radioaktive Strahlung gemessen wie draußen im Freien. Sie kam aus den Wänden. Aber die sahen aus wie Kalksandstein. Der Polier und seine Männer waren dabei, die Garage zu mauern, einige Paletten voller Steine lagen vor dem Haus. Hier die gleiche radioaktive Auffälligkeit. Was war der Grund? Der Polier klärte mich auf: "Das ist kein Kalksandstein. Das sind **Hüttensteine**." Stimmt, bei genauerem Hinsehen waren sie nicht typisch kalksandsteinweiß, sondern etwas grauer. Wo ist der Vorteil? Der Polier: "Die sind 15 Prozent billiger." Wissen Sie nicht, dass die radioaktiv strahlen? Der Polier: "Doch, aber das kann doch nicht so schlimm sein, sonst wären sie ja schließlich verboten." Dass ich in dem Neubau nach Wasseradern und Verwerfungen suchen sollte, das fand der Polier toll: "Man hört ja soviel davon." Nicht so toll fand er dagegen, dass man Wasseradern und Verwerfungen im Haus gar nicht mehr messen konnte, da der Bau selbst wegen der Hüttensteine viel stärker strahlte als es die schlimmste Verwerfung jemals könnte.

Ein Baubiologie-Kollege aus dem Allgäu fand vier- bis fünfmal so hohe radioaktive Werte im **Pfarrhaus** von Oberhausen, einem kleinen Ort zwischen Augsburg und Garmisch. Der Grund: **Industrieschlacke** aus der Nachkriegszeit als Isolation in allen **Holzbalkendecken**. Die Messwerte waren drinnen im Raum mehr als doppelt so hoch wie draußen, direkt an den Schlacken sogar viermal so hoch. Das Umweltlabor der Stadt Augsburg bestätigte die baubiologischen Ergebnisse. Der neue Pfarrer wusste, dass seine beiden Vorgänger in relativ jungen Jahren an Lungenkrebs gestorben waren und veranlasste die Generalsanierung, die von der Diözese mit 15.000 Euro bezahlt wurde. Der Leiter des Augsburger Bauordnungsamtes, Gerhard Witte: "Die Verwendung von Schlacken ist früher durchaus üblich gewesen. Damals wurden sie aber nicht auf Radioaktivität überprüft." Der Leiter des Augsburger Umweltlabors, Thomas Gratze: "Durch die großflächige Radioaktivität gelangte Radongas in die Pfarrhausluft. Radon kann die Lungen belasten und Krebs verursachen." Der Leiter des Augsburger Gesundheitsamtes, Prof. Johannes Gosomczyk: "Es besteht kein Grund zur Panik. Es sollte jedoch prinzipiell jede zusätzliche und unnötige Strahlenbelastung vermieden werden." Der Medizinphysiker und Radioaktivitätsexperte vom Augsburger Klinikum, Dr. Jürgen Kopp: "Es ist sinnvoll, wenn das Pfarrhaus saniert wird." Siehe auch mein Bericht "Radioaktivität im Pfarrhaus" in Wohnung+Gesundheit, Heft 68/1993.

Ein Düsseldorfer Kunde von uns wollte sich eine chice Wohnung in einem **Mehrfamilienhaus** in München-Bogenhausen kaufen. Auch hier: dreimal so viel Radioaktivität in allen Zimmern im Vergleich zu außen. Auch hier: **Holzbalkendecken** mit strahlenden **Aschen** in den Hohlräumen unter dem Parkett. Die Radonmessungen: kritisch erhöhte Werte. Ähnlich in einem ältern **Bauernhof** in Solingen: alle Fußböden voll mit leicht strahlenden **Industrieabfällen**.

Naturgips ist fast immer o.k., **Chemiegips** dagegen mit größter Vorsicht zu genießen, er zeigt teilweise bedenklich erhöhte Radioaktivitätsmesswerte. An **REA-Gips**, der bei Rauchgasentschwefelungsanlagen abfällt, habe ich nie auffällige radioaktive Werte gemessen.

Die allermeisten Sand-, Beton-, Gasbeton- und Zementbaustoffe sind erfreulich **strahlungsarm**. Man sollte aber darauf achten, dass keine künstlichen Industrieprodukte, -abfälle und -zuschläge untergemischt wurden, um Strahlungserhöhungen zu vermeiden.

Die meisten (nicht alle) **Bimssteine** schlagen mit höheren Radioaktivitätswerten zu Buche, bitte vor dem Einbau überprüfen lassen. Bei **Ziegelprodukten** (Backstein, Poroton, Unipor...) gibt es erstaunliche Unterschiede, nicht jeder Ziegel strahlt gleichermaßen. Auch das bitte vor der Verarbeitung prüfen und den strahlenärmeren Baustein bevorzugen. Vergleichbares gilt für **Fliesen** und Klinker.

Mineraliensammler, Sammler **alter Uhren** und **Kompasse** oder alter glasierter **Keramikgegenstände** sollten mit ihrem Hobby vorsichtig umgehen und die Strahlung messen lassen. Sie wissen, einige könnten radioaktiv sein, und das sehr stark. Ein Bio-Bäcker aus Düsseldorf lässt seine glasierten Keramikbackformen auf Radioaktivität und Blei prüfen (Glasuren können Blei enthalten), bevor er sie im Bäckerei-Alltag einsetzt. Das nenne ich Vorsorge zum Schutz der Kunden.

Strahlung ist nicht gleich Strahlung

Radioaktivität ist Bestandteil unseres natürlichen Lebens. Sie wurde 1896 von dem französischen Physiker **Becquerel** entdeckt. Radioaktivität ist überall anzutreffen, auf der ganzen Welt, auf jedem Quadratmeter. Wann und ob die Strahlung gefährlich wird, das kommt auf die **Art**, die **Menge**, die **Einwirkzeit** und den **Einwirkort** an.

An eine **ausgeglichene** natürliche Strahlung von Erde, Kosmos, Luft und Nahrung dürften sich der Mensch, das Tier und alles Leben während der Entwicklung über Jahrmillionen eher angepasst haben. Durch natürliche Strahlung konnten im Vergleich zur menschengemachten Strahlung bisher weniger Schäden nachgewiesen werden, weder direkt an Menschen noch durch Veränderungen des Erbgutes in der Folge vieler Generationen. Das gilt für die **niedrigeren** Werte der **Bundes-**

republik genauso wie für die höheren Werte im dicht besiedelten indischen **Kerala** oder in Teilen der südamerikanischen **Anden**. In den europäischen Alpen, z.B. oberhalb von Badgastein, habe ich relativ hohe natürliche Strahlenintensitäten gefunden, und Flora wie Fauna zeigen keine offensichtliche Veränderung. Einige Studien weisen jedoch darauf hin, dass auch vergleichsweise **höhere natürliche Umgebungsstrahlen**, z.B. im Hochgebirge, Vulkanlandschaften oder geologisch auffälligen Gebieten, auf die Gesundheit einwirken können.

Wissenschaftliche Forschungen halten den Zusammenhang von überdurchschnittlich hoher terrestrischer Strahlung und Mongolismus für möglich. Der britische Medizinstatistiker Prof. Stuart Neilson von der Londoner Brunel-Universität verglich bei Bewohnern englischer Grafschaften mit hoher und niedriger radioaktiver Hintergrundstrahlung die **Lebensdauer** und die Häufigkeit bestimmter **Krankheiten**. In den Gegenden mit stärkerer natürlicher Radioaktivität war die Lebenserwartung niedriger, und Anämie, Lungen- und Nervenerkrankungen traten häufiger auf. Der Wissenschaftler meint, dass pro Jahr 19.000 Briten an relativ hoher **natürlicher Strahlung** sterben.

Es gibt **Schwankungen** von Landschaft zu Landschaft. In der Lüneburger Heide, an der Nordseeküste, auf Sylt, an den Ufern des Bodensees und anderen sand- oder kalkreichen Landstrichen messe ich mit 30 bis 40 Nanosievert pro Stunde nur ein Drittel der durchschnittlichen Umgebungsstrahlung von 100 nSv/h. Über den Meeren, beim Rudern auf Seen und im Hausboot finde ich kaum noch was von der strahlenden Erde, Werte unter 20 nSv/h; Wasser schirmt Erdstrahlen ab. In den höheren Bergen über 2000 Meter messe ich manchmal höhenabhängig leicht ansteigende radioaktive Werte bis 150 nSv/h, oft, nicht immer: In 2700 Metern Höhe gibt es in den kalkreichen Dolomiten erstaunlicherweise 50 Prozent weniger Strahlung als im Tal; Kalk schirmt die Erde eben auch gut ab, und die Höhenstrahlung schlägt noch nicht zu Buche. In anderen Berggegenden wie den Karawanken dafür 50 Prozent mehr Strahlung, nicht nur wegen der zunehmenden Höhe, sondern speziell wegen den geologischen Gegebenheiten, der Boden- und Gesteinsarten. Der Boden ist es, der in einigen Gebieten die Dosis ausnahmsweise stärker nach oben treibt: Vulkanlandschaften, Uranabbaugebiete... In lokal eng begrenzten Landstrichen des Schwarzwaldes, in Bayern, Thüringen und Sachsen: Werte bis 250 nSv/h und noch mehr. Auf Hawaii fand ich 400 nSv/h, typisch Vulkaninsel. Die höchsten geologisch verursachten Radioaktivitätsergebnisse überraschten mich auf dem Hochplateau über dem größten österreichischen Heilbad Badgastein mit seinen vielen radonhaltigen Thermalquellen: 2400 nSv/h, eine Naturdosis wie nach Tschernobyl, wie in 11 Kilometern Flughöhe.

Natürliche Umgebungsradioaktivität kommt auf der Erde zum größten Teil aus den Gesteinsschichten des **geologischen Untergrundes**, zum kleineren Teil aus dem Kosmos, zudem aus Nahrung, Wasser und Luft.

Natürliche Radioaktivität setzt sich zusammen aus vielen verschiedenen Elementen wie Radium, Kalium, Uran und Thorium, aber auch aus diversen Strahlenarten wie Alpha-, Beta-, Gamma- und Neutronenstrahlung. Die Vielfalt natürlicher Strahlenarten macht ein **harmonisches Ganzes**, ein Mosaikbild aus vielen einzelnen Steinchen, ein Orchester mit zig Instrumenten. Alles zusammengenommen ergibt die natürliche Strahlendosis, die mit Messgeräten als Summe erfasst wird.

Den **technisch erzeugten** oder **außerirdischen Strahlungen** fehlt diese uns vertraute und einzigartige natürliche **Harmonie**, an die alle Lebewesen auf der Erde adaptiert sind, die zu unserer Lebensgrundlage gehört, auch wenn die Dosis, sprich die Intensität, die gleiche ist. Nach Tschernobyl regierten Caesium und Jod in sehr unnatürlicher und absolut einseitiger Form die Welt. Beim Fliegen gibt es eine Mixtur aus schnellen Neutronen, Protonen und Gammastrahlen, die es in dieser Art und Größenordnung nirgendwo auf der Erde gibt, eben nur in der Troposphäre und Stratosphäre in über elf Kilometern Höhe, Bereiche, die von der Schöpfung nicht für Lebewesen vorgesehen sind. Bei medizinischen Anwendungen werden radioaktive Strahlenarten und Substanzen eingesetzt, die man nirgendwo in der Natur findet, jemals gefunden hat. Durch radioaktiv belastete Baustoffe erhöht man nicht nur die allgemeine Dosis, sondern greift auch in die Strahlungsqualität ein durch Veränderung der natürlichen Verhältnismäßigkeit.

Strahlung ist nicht gleich Strahlung und Dosis ist nicht gleich Dosis. So wie ein Liter biologisch zuträgliche Suppe aus einer harmonischen Mischung von Brühe, Reis, Gemüsen, Kräutern, Karotten, Lauch, Sellerie, Zwiebeln, Knoblauch, Gewürzen und einer Prise Salz besteht und nicht aus einem Liter Wasser mit zehn Esslöffeln Salz. Wenn über Dosis gesprochen wird, dann vergessen Sie nicht, nach dem Inhalt zu fragen. Ein Pfund Salat ist etwas anderes als ein Pfund Kuhmist, auch wenn beide das gleiche Gewicht haben und beides garantiert organisch ist. Ich erinnere mich an den Orangensaft aus dem Supermarkt: "Der Inhalt entspricht sechs frisch gepressten, zuckersüßen, sonnengereiften kalifornischen Orangen." Entspricht..., quantitativ gesehen! Orangen sind an dem Saft spurlos vorübergegangen. Dafür das Kleingedruckte: naturidentische Fruchtkonzentrate, raffinierter Zucker, Geschmacksstoffe, Farbstoffe, eine Palette von E 100, E 200, E 300... Selbst "naturidentisch" hat garantiert nichts mit Natur zu tun, sondern meint künstlich, chemisch, nachgeäfft. Warum nennt man die Dinge nicht beim Namen und lässt den erwachsenen, sachlich informierten Verbraucher entscheiden? Welche Vortäuschungen und Verharmlosereien kommen bei anderen Risiken noch auf uns zu, z.B. bei der Gentechnik?

Der Biokybernetiker Frederic Vester sagte einmal: "Für Messgeräte ist **Strahlung gleich Strahlung**, aber **nicht für Lebewesen**." Er informierte in diversen Veröffentlichungen: "Die natürliche radioaktive Strahlung, an die sich unser biologischer Reparaturmechanismus angepasst hat, besteht hauptsächlich aus immaterieller Strahlung, die von außen auf den Körper trifft, zum großen Teil gar nicht erst durch die Haut dringt. Unser Organismus kommt mit der Strahlenquelle selber niemals in Berührung. Aus Kernkraftwerken entwichene Radioaktivität, auch wenn sie nur wenig über dem natürlichen Strahlenpegel liegt, hat auf den Menschen prinzipiell ganz andere Wirkungen, denn sie ist nicht immateriell, sie besteht aus radioaktiven Atomen, der strahlenden Materie selber. Sie dringt in den Körper ein, strahlt von innen. Für die üblichen Messgeräte ist es jedoch dasselbe, ob die Strahlung von einer natürlichen Quelle aus der Erde oder dem Kosmos kommt oder ob sich radioaktive Atome menschgemachter Ursachen unmittelbar vor dem Messfenster befinden. Für Lebewesen ist das anders. Die natürliche Strahlung kann sich, von geringfügigen Ausnahmen abgesehen, nicht im Körper festsetzen, noch in den Knochen, Weichteilen oder in der Schilddrüse anreichern. Strahlende Materie kann dagegen vom Organismus aufgenommen werden, womit die Strahlenquelle dann selber im Körper sitzt und dort weiter strahlt. Die Strahlung kann sich allmählich auf einen mehrtausendfachen Wert anreichern, falls die derartige radioaktive Verseuchung der Welt anhält."

Jede ionisierende Strahlung ist lebensfeindlich

Laut offizieller wissenschaftlicher Lehrmeinung sind **alle** ionisierenden Strahlen schädlich, natürliche **und** künstliche. Das gilt für **Radioaktivität** genauso wie für das ebenso ionisierende **UV-Licht**. Es wird jedoch für möglich gehalten, dass geringe Strahlung die Lebensvorgänge auch positiv beeinflussen könnte, was mich persönlich tröstet, weil ich mir meine knapp bemessenen Sonnenbäder zur Erholung von Körper und Seele trotz UV-Strahlen und Ozonloch nicht nehmen lasse.

Es ist bei baubiologischen Untersuchungen wichtig und richtig, an erster Stelle alle **künstlichen**, aber vorsichtshalber auch eine **natürliche** Strahlungserhöhung zu reduzieren, auch die geringste, wann und wo immer es geht. Der beste Platz in einem Raum ist stets der **strahlungsärmste**. Maßstab ist niemals ein Richtwert oder eine Verordnung, sondern immer das **niedrigste Messergebnis**. Die natürliche radioaktive Umgebungsstrahlung und der Bezug des allgemein typischen Hintergrundes von im Schnitt **100 Nanosievert pro Stunde** sind dabei die Bewertungsgrundlage. Jede Veränderung natürlicher Gegebenheiten kann sich auf Dauer, speziell bei vorgeschädigten Menschen, kritisch auswirken, besonders wenn es um ionisierende Strahlung geht.

Grenzwerte

Grenzwerte haben es an sich, rasant in den Keller zu purzeln (außer beim Elektrosmog!). Die amtliche Röntgenverordnung hielt Anfang des 20. Jahrhunderts **25.000 Millisievert pro Jahr** noch für unbedenklich. Nach dem 2. Weltkrieg waren es dann nur **250 mSv/a** und Anfang der

Radioaktivität: Grenzwerte 811

60er Jahre noch weniger: **50 mSv/a**. Heute sind es fürs medizinische Personal, Ärzte und Helfer, **20 mSv/a**. Welch ein tausendfacher Abstieg von **25.000** auf **20** in nur 80 Jahren. Das Risiko, das Schädigungspotenzial für die Menschen, ist in all der Zeit aber gleich geblieben.

Das ehemalige Bundesgesundheitsamt empfahl der **Allgemeinbevölkerung**, die Dosis für zusätzliche Ganzkörperbelastungen (neben der typischen Hintergrundstrahlung) von **1,67 Millisievert pro Jahr** nicht zu überschreiten. Gehe ich davon aus, dass ein Mensch zu 70 Prozent im Haus ist, dann wäre das Leben in vielen Hütten- und Bimssteinhäusern schon eine Überschreitung dieser Empfehlung.

Die aktuelle **Strahlenschutzverordnung** fordert für die **Bevölkerung**, dass neben der natürlichen Umgebungsstrahlung die zivilisatorische Zusatzbelastung höchstens **1 Millisievert im Jahr** ausmachen darf. Das ist der rechtlich verbindliche Grenzwert. Für den **Arbeitsplatz** sind es nach Verordnung bis **20 mSv/a**. Die Grenzwertfestlegungen sagen darüber hinaus, dass **alle** radioaktiven Strahlen völlig unabhängig von den Grenzwerten so **niedrig** wie möglich zu halten sind.

Mein Mitarbeiter Dr. Thomas Haumann hat sich auf Radioaktivität und Radon spezialisiert, er erinnert in seinen Veröffentlichungen zum Thema Grenzwerte an das Zitat von Prof. Dr. Roland Scholz: "Grenzwerte sind dazu geschaffen, um das Gesundheitsrisiko der Bevölkerung **im Sinne einer wirtschaftlichen Verträglichkeit** in angemessenen Grenzen zu halten, wobei ein **Verlust an Lebenstagen oder -jahren** in Kauf genommen werden muss." Haumann: "Aus der Vielseitigkeit der heutzutage anfallenden Risiken, sei es Elektrosmog, Radioaktivität oder die Belastung durch Schadstoffe, ist es aufgrund von mangelnden Untersuchungsergebnissen praktisch unmöglich, eindeutige Ursache-Dosis-Wirkungsbeziehungen aufzustellen. Bei Einhaltung von Grenzwerten kann von keiner Stelle ein Schutz der Gesundheit garantiert werden. In der Baubiologie gilt glücklicherweise: **Jede machbare Reduzierung ist prinzipiell anzustreben**, Maßstab ist stets die Natur."

Das bedenkliche **Jahresmaximum** ist **schnell** erreicht, langsam aber sicher, Tropfen für Tropfen: Im günstigsten Fall eines gesunden Biohauses schlägt Erdstrahlung schon mit etwa **0,5 mSv** und kosmische Strahlung mit **0,3 mSv** zu Buche, die innere Strahlung durch Radon, Atmung, Speisen und Getränke noch gar nicht mitgerechnet. Macht eine Zwischensumme von unausweichlichen **0,8 mSv**. Zweimal jährlich in Urlaub fliegen? Einmal Urlaub in Badgastein? Noch mal **0,2** bis **0,3** oben drauf. Bestrahlung und Röntgen beim Doktor? Noch mal **0,2** bis **1**, mindestens. Rauchen? Eine Prise Tschernobylnachwehen, Castortransporte und Kernwaffenversuche? Die nächste Zwischensumme: schon längst über **1 mSv**. Das Fass ist schnell voll und läuft bald über.

Ahnen Sie, wie wichtig es ist, die zusätzlichen **0,5** durch miese **Bau-**

stoffe, weitere **0,3** wegen strahlender **Geräte** oder Gegenstände, vermeidbare **0,05 mSv** wegen **geologisch** auffälliger Schlafplätze (mehr im nächsten Kapitel), und zusätzliche Belastungen durch die Nahrung und das Rauchen zu meiden? Schaffen wir eine solide Pufferzone für die Eventualitäten des Lebens. Je mehr Belastung und Stress wir reduzieren, speziell die hoch anzurechnenden Dauereinwirkungen, umso vitaler sind wir im Alltag und umso belastbarer in Krisensituationen.

Alpha, Beta, Gamma..., Aktivität, Dosis, Kontamination...

Radioaktive Strahlung entsteht bei der Umwandlung - bei Zerfällen - von Atomkernen. Die wichtigsten ionisierenden Strahlenarten:

1. **Alpha-Strahlung** besteht aus positiv geladenen Heliumkernen, die beim Zerfall mit 15.000 Kilometern pro Sekunde ausgesandt werden.

   Alpha-Strahlung ist schon mit einem Blatt Papier abschirmbar und meist dann ein Gesundheitsrisiko, wenn sie Schleimhäute erreicht, mit der Nahrung aufgenommen oder per Staub eingeatmet wird.

   Alpha-Strahlung hat eine Reichweite von nur wenigen Zentimetern und dringt nur Bruchteile von Millimetern in Haut und Gewebe ein.

   Bei dieser Teilchenstrahlung wird eine 20fach stärkere biologische Wirksamkeit als bei Beta- und Gammastrahlung angesetzt.

2. **Beta-Strahlung** besteht aus negativ geladenen Elektronen, die fast mit Lichtgeschwindigkeit aus zerfallenden Atomkernen austreten.

   Beta-Strahlung ist, je nach Energie, mit Plexiglas oder Blechen von 1 Millimeter bis 1 Zentimeter Dicke gut und sicher abschirmbar.

   Beta-Strahlung hat in der Luft eine maximale Reichweite von wenigen Metern und dringt in Gewebe wenige Zentimeter tief ein.

3. **Gamma-Strahlung** ist elektromagnetische Strahlung, wie auch Licht und Mikrowellen, nur mit kürzeren energiereicheren Wellenlängen.

   Gamma-Strahlung ist, je nach Energie, nur mit milli- bis zentimeterdickem Blei, massivem Material und dickem Beton reduzierbar.

   Gamma-Strahlung hat in der Luft eine Reichweite von einigen hundert Metern und dringt in Gewebe bis zu 25 cm tief ein.

4. **Röntgen-Strahlung** ist ebenfalls, wie Gamma, eine elektromagnetische Strahlung, nur etwas langwelliger und weicher.

   Röntgen-Strahlung, die fast nur technisch erzeugt und medizinisch genutzt wird, ist mit Bleiblechen und -folien abschirmbar.

Röntgen-Strahlung hat - ungebremst in Luft - eine Reichweite von über hundert Metern und durchdringt Gewebe.

Das biologische Risiko dürfte der Gammastrahlung ähnlich sein.

5. **Neutronen-Strahlung** besteht aus ungeladenen Elementarteilchen. Aussendung bei Kernspaltung mit 10.000 Kilometern pro Sekunde.

Hochenergiereiche Neutronen-Strahlung (schnelle Neutronen) ist kaum abschirmbar, durchdringt Materie ungehindert. Sie lässt sich von einigen Materialien (Wasser, Graphit) lediglich abbremsen, es entsteht gebremste Neutronen-Strahlung (langsame Neutronen).

Neutronen haben eine Reichweite von vielen Kilometern.

Das Risiko der Neutronen-Strahlen ist hoch, speziell der langsamen, höher als bei allen anderen Strahlenarten, nach neuen Erkenntnissen noch mehrhundertfach höher als bei Gammastrahlung.

6. **Radon** spielt eine besondere Rolle bei den natürlichen Zerfallsprozessen. Es ist ein radioaktives Edelgas.

Radongas entweicht aus radiumreichem Material (einige Baustoffe, strahlende Gegenstände, diesbezüglich auffälliger Bodengrund) und reichert sich in der Atemluft mäßig gelüfteter Innenräume an.

Beim Zerfall von Radon entstehen eine Reihe kurzlebiger radioaktiver Teilchen, die starke Alpha-, Beta- und Gammastrahler sind.

In der Baubiologie geht es zumeist um **Gammastrahlung** und **Radon**.

Aktivität nennt man das, was ein Strahler, sagen wir ein Hüttenstein, an Strahlung abgibt. **Dosis** ist das, was an einem Objekt, sagen wir am Menschen, an Strahlung ankommt, wie stark er bestrahlt wird. Von **Kontamination** spricht man, wenn ein Objekt durch radioaktive Stoffe verunreinigt und somit selbst zum Strahler wird. Das passiert häufig bei **Staub**. Nach Tschernobyl und Fukushima war es an erster Stelle der radioaktiv kontaminierte Staub, der durch Regenfälle auf die Erde geschwemmt wurde. Deshalb war die schnelle Reinigung der belasteten Flächen durch Abwaschen oder Abspritzen sinnvoll und nicht nur ein Tropfen auf den heißen Stein. Bedenken Sie, dass beim **Röntgen** der Mensch **bestrahlt** wird und nicht kontaminiert. Das gleiche gilt für die Lebensmittelbestrahlung oder die Überwachung der Gepäckstücke am Flughafen. Der geröntgte Mensch, das bestrahlte Obst oder die durchleuchtete Handtasche strahlen hinterher nicht. Was nicht heißen soll, dass durch die heftige Bestrahlung kein Schaden entstanden ist.

So wird Radioaktivität gemessen

Beachten Sie die in Ergänzung zum Standard und den Richtwerten herausgegebenen aktuellen "Messtechnischen Randbedingungen und Erläuterungen". Hier finden Sie verbindliche Angaben, womit und wie messtechnisch-analytisch vorzugehen ist.

Das Wort Radioaktivität (lateinisch radius = Strahl), wurde 1898 von Marie Curie geprägt. Ein radioaktiver Zerfall oder Kernzerfall ist die Eigenschaft instabiler Atomkerne, sich unter Energieabgabe - sprich Aussendung ionisierender Strahlung - umzuwandeln.

In der Baubiologie haben wir es meist mit **Gammastrahlung** zu tun, manchmal mit **Alpha-** und **Betastrahlen**. Wir messen die Aktivitäten in **Impulsen pro Sekunde** und die Äquivalentdosisleistung in **Nanosievert pro Stunde**.

Fast alle Strahlenmessgeräte erfassen ionisierende Strahlung, indem sie die **radioaktiven Zerfälle** in einer **definierten Zeit**, zumeist in einer Sekunde, in einer oder zehn Minuten (je nach Geräteempfindlichkeit) **zählen**. Das Messergebnis, z.B. 25 Impulse pro Sekunde oder 95 Impulse pro Minute, kann vom Gerät automatisch oder von der Messperson nachträglich in die **Äquivalentdosis** oder andere Einheiten umgerechnet werden. Die Äquivalentdosis ist das Maß für die **Wirkung** radioaktiver Strahlung **auf Lebewesen**. Die Maßeinheit ist **Sievert** (Sv), in der Baubiologie bevorzugt **Nanosievert** (nSv). Die alte Maßeinheit war Rem, hier besonders Millirem. Die Umrechnung ist einfach: 1 Sv sind 100 Rem. Bezieht man die Dosis auf eine Zeiteinheit, so sprechen wir von der **Äquivalentdosisleistung**. Die Maßeinheit heißt dann **Nanosievert pro Stunde** (nSv/h).

Da in der Baubiologie hauptsächlich **vergleichende Messungen** durchgeführt werden, machen wir es uns einfach: Wir stellen die **Relation** zwischen der natürlichen radioaktiven Umgebung und der Strahlung im Haus fest und drücken dies in **Prozenten** aus.

Beispiel: Das Strahlenmessgerät empfängt in der Natur an **verschiedenen Messpunkten** im Schnitt **25 Impulse pro Sekunde**, kurz ausgedrückt mit **ips** oder ipm bei Impulsen pro Minute. Das wäre die normale Hintergrundstrahlung dieser Umgebung. Werden jetzt im Schlafbereich des Kunden **40 ips** gemessen, dann gibt es drinnen in Relation zum natürlichen Maßstab eben **60 %** mehr Strahlung, eine leichte Auffälligkeit.

Diese **Prozentzahl** sollte mit dem natürlichen **Bezugswert** und der Bezeichnung des eingesetzten **Messgerätes** im Protokoll an den Kunden angegeben werden. Es steht offen, bei Bedarf und zum besseren Vergleich mit offiziellen Richtwerten, die errechnete Äquivalentdosisleistung zusätzlich anzugeben. Je nach Messgerät und Zählrohr gibt es hierfür unterschiedliche Umrechnungsfaktoren, die der Hersteller mitliefert.

Das könnte im Protokoll z.B. so aussehen:

Messung der natürlichen Umgebungsstrahlung	25 ips
entspricht der Äquivalentdosisleistung	100 nSv/h
Messung am Schlafplatz (Kopfende)	40 ips
entspricht der Äquivalentdosisleistung	160 nSv/h
Prozentuale Strahlungserhöhung	60 %
Baubiologische Bewertung	**schwach auffällig**

Jetzt sollten die **Ursache** der erhöhten Strahlung - z.B. **Bimswand** - und die **Sanierungsempfehlung** - z.B. **80 cm Bettabstand** zur Kopfwand einhalten - angegeben werden.

Zur Ermittlung des **Bezugswertes** empfiehlt es sich, **mehrere** Messungen an verschiedenen Punkten im Freien durchzuführen und dabei verdächtige Straßenbeläge, Bürgersteigplatten, Wände und Mauern großzügig zu umgehen, damit die davon eventuell ausgehende Strahlung nicht aus Versehen mitgemessen und zur Bewertungsgrundlage gemacht wird. Man könnte im näheren Umfeld des Hauses durchaus auch spazieren gehen und somit in Bewegung bleiben, um standortbedingte Strahlungserhöhungen auszuschließen; dabei wird die Anzeige des Messgerätes regelmäßig beobachtet oder ein Mittelwert gebildet. Vorsicht auch mit frisch gedüngten Wiesen und Feldern, der hier einge-

Radioaktivität: Messung

setzte Kalidünger könnte mit erhöhten Radioaktivitätswerten zu Buche schlagen. Im eigenen lokalen Umfeld weiß ich nach mehreren Vergleichsmessungen und mit etwas Erfahrung, mit welchen Werten ich normalerweise rechnen muss. Nach Tschernobyl gab es für Baubiologen richtige Probleme, die Umgebungsstrahlung war viel zu hoch.

Bei **Schlafplatz-** oder **Arbeitsplatzuntersuchungen** bitte bedenken: Uns geht es um die radioaktive Dosis, die den Menschen erreicht. Deshalb im Bettbereich oder am Schreibtisch messen, nicht unmittelbar an der Strahlenquelle selbst. Ein bisschen Radioaktivität an einer Wand oder den Kacheln des zwei Meter entfernten Kamins sind in Ordnung, wenn die Strahlung am Daueraufenthaltsplatz nicht ankommt und somit nicht schädigen kann. Die baubiologischen Richtwerte gelten nicht für die Bewertung der Oberfläche einer Fliese oder der Granitplatte, also der **Aktivität** des Materials, sondern ausschließlich zur Bewertung der **Dosis**, der Frage wie intensiv der Mensch hiervon bestrahlt wird. Mit Abstand zur Quelle nimmt die Strahlenintensität schnell ab.

In den Randbedingungen zum Standard empfehlen wir bei **Schlafplatzuntersuchungen** mindestens **zwei Messpunkte** zu erfassen, vorzugsweise am **Kopf- und Fußende**.

Geht es um **Baustoffanalysen**, um Messungen von Fliesen, Kacheln, Bausteinen..., um die strahlenärmeren Produkte ausfindig zu machen, dann würde ich den **strahlungsärmsten** Platz im Haus oder Garten als Messplatz auswählen, in jedem Fall einen, der deutlich unter 100 nSv/h liegt. Besser noch wäre ein fest eingerichteter Messplatz, der gut gegen die Umgebungsstrahlung **abgeschirmt** wird, z.B. mit **Blei**. Noch professioneller: die Ermittlung der Baustoffstrahlung mittels Gammaspektrometrie im Fachlabor.

Zur Messung von Radioaktivität gibt es verschiedene Geräte, z.B. Geigerzähler mit sehr unterschiedlich empfindlichen Geiger-Müller-Zählrohren oder Dosisleistungsmessgeräte. Jedes Gerät empfängt nur ein **definiertes Spektrum** radioaktiver Strahlung, bestimmte **Energiebereiche** (angegeben in eV = Elektronenvolt), und reagiert bevorzugt auf spezielle **Nuklide** (Atomarten, z.B. Caesium-137, Jod-131 oder Plutonium-239; es gibt 2600 Nuklide). **Ein einziges Messgerät kann niemals alles.** Deshalb halte ich es für wichtig, die Geräteinformationen aufmerksam zu studieren und zu vergleichen, um herauszufinden, was das Gerät leistet und - das ist genauso wichtig - was nicht.

Für baubiologische Messungen werden bevorzugt hochempfindliche **Szintillationszähler**, mittelempfindliche **Dosisleistungsmessgeräte** und **Kontaminationsmonitore** eingesetzt, für bestimmte Zwecke auch die unempfindlicheren **Geiger-Müller-Zähler**. Alle Geräte sollten fähig sein Gammaenergien im umweltrelevanten Bereich von etwa **50 keV** bis über **1,3 MeV** zu erfassen. Sie müssen die allgemeine Hintergrundstrahlung von 100 nSv/h sicher anzeigen, auch niedrigere Werte unter 100, selten unter 20 nSv/h in bestimmten radioaktiv weniger auffälligen Landstrichen (Sand, Kalk, über Wasser...).

In speziellen Fällen ist schon vor Ort die Zuordnung der Nuklide interessant. Hierfür gibt es die Möglichkeit der mobilen **Gammaspektrometrie**, die bei professionellen Szintillationszählern entweder vorhanden oder optional erhältlich ist. **Neutronenstrahlung** kann mit speziellen (und teuren) Neutronendetektoren ermittelt werden.

Für Messungen in Flüssigkeiten und Lebensmitteln sind dünne **wasserdichte Zählrohre**, zumeist unempfindlichere Geiger-Müller-Zählrohre, auf dem Markt. Diese können auch in Baustoffe wie Sand, Gips, Kalk, Zement, Asche, Schlamm... eingeführt oder im Innern von Ziegel- und Bimssteinen oder massivem Holz eingesetzt werden, nachdem ein für diesen Zweck passendes Loch gebohrt wurde. Nach Tschernobyl und Fukushima habe ich mit solchen Eintauchzählrohren viele Kontaminationsmessungen von Lebensmitteln, Milch, Tee, Kaffee, Flüssigkeiten... oder von Staub- und Erdproben gemacht.

Es gibt **viele Messgeräte** mit großen **Preisunterschieden**. Es gilt hier wie bei den anderen Messmethoden, dass es in erster Linie darauf ankommt, wie gewissenhaft ein Baubiologe mit den Geräten und Messergebnissen umgeht, welche Erfahrung und Fachkenntnis er mitbringt. Zweitrangig ist erst einmal, wie viel die Geräte kosten. Die höheren Preisklassen sind im Endergebnis nicht unbedingt genauer, sie bieten aber mehr Komfort, Empfindlichkeit und Schnelligkeit, was an erster Stelle Zeit spart. Manchmal ist es angezeigt in Häusern rasterartig 10, 20 oder 30 Messpunkte zu erfassen, um die Verteilung der Radioaktivität zu prüfen und keine Quellen zu übersehen. Das kann mit einem unempfindlichen Geigerzähler Stunden dauern (da spart man sich schon mal gerne ein paar Messpunkte und übersieht dann womöglich wesentliches) und mit empfindlichen Szintillationszählern nur Minuten (da macht man gerne mal ein paar Messungen mehr). Zudem bieten die teureren Geräte interessante technische Details nebst Computeranschluss und mannigfaltigen Speicher- und Auswertemöglichkeiten.

Bei der Messung **niedriger Impulsraten** im Bereich der natürlichen Hintergrundstrahlung oder etwas darüber macht sich der Zufallscharakter der atomaren Zerfallsprozesse deutlich bemerkbar. Die radioaktiven Impulse kommen nicht regelmäßig. Entsprechend ist mit einer mehr oder minder ausgeprägten Schwankungsbreite zu rechnen und möglichst lange zu messen, um diese Standardabweichung möglichst niedrig zu halten. Je unempfindlicher ein Messgerät ist und je weniger Impulse es in einer definierten Zeit schafft, umso **länger** muss die **Messdauer** ausfallen. Nach meiner Erfahrung ist es für vergleichende Radioaktivitätsmessungen ausreichend, wenn an einem Messpunkt **1000 Impulse** gezählt und aufsummiert werden. Dann kommt man auf eine erträgliche Abweichung von ± 15 Prozent. Das heißt, es ist in Bezug auf die Messgenauigkeit bzw. -ungenauigkeit egal, ob man mit einem empfindlichen Szintillationszähler die 1000 Zerfälle in nur zwei Sekunden schafft, oder ob man für die gleiche Impulsausbeute mit dem unempfindlicheren Geigerzähler mehr Geduld aufbringen muss und 30 Minuten braucht. In beiden Fällen ist die Reproduzierbarkeit mit der typischen Abweichung gegeben. Ich würde, um Messungenauigkeiten niedrig zu halten, dieses **1000-Impuls-Minimum niemals** unterschreiten. Jede Steigerung der Impulsrate macht das Ergebnis genauer, so ist bei 5000 erfassten Impulsen bereits eine ± 5%ige statistische Sicherheit erreicht. Würde man sich mit nur 200 Impulsen begnügen, dann ginge es um ± 25 %, zu ungenau. Hier sind nur die typischen Schwankungen der radioaktiven Strahlung angesprochen, noch nicht die Messfehler der Geräte, die kämen noch hinzu.

Es empfiehlt sich in jedem Fall eine **vergleichende Messung** mit dem eigenen Strahlenmessgerät und einem **geeichten Dosisleistungsmessgerät**, an erster Stelle im Niedrigdosisbereich der natürlichen Hintergrundstrahlung um 100 nSv/h. So sichere ich mich für die Zukunft gegen Messfehler ab oder kann sie mit in Berechnungen integrieren.

Im Haus oder an verdächtigen Baustoffen wird **Gammastrahlung** gemessen, eventuell Betastrahlung. Die Messung von Alphastrahlung ist nur in speziellen Fällen interessant, z.B. an Nahrungsmitteln und Stäuben oder bei Verdacht auf Radon, für den allgemeinen baubiologischen Alltag ist sie jedoch selten erforderlich.

Es gehört zum Standard jeder baubiologischen Untersuchung, die radioaktive Situation im Haus oder auf dem Grundstück zu erfassen und zumindest Gammastrahlung zu messen.

Hier die **baubiologischen Richtwerte** für **prozentuale Abweichungen** von der lokalen radioaktiven Umgebungsstrahlung, wie immer bezogen auf Schlafbereiche und somit auf die Dauerbelastung in der besonders empfindlichen Regenerationszeit:

Im Idealfall sollte die radioaktive **Gammastrahlung** im Haus **nicht** nennenswert **höher** als die der **natürlichen Umgebung** sein. Eine hausinterne **Strahlungserhöhung**

| | bis **50 %** könnte noch als **akzeptabel** bewertet werden,
| | **50-70 %** sind **schwach**,
| | **70-100 %** sind **stark** und
| | über **100 %** sind **extrem** auffällig.

Die Angaben sind bezogen auf die mittlere Umgebungsstrahlung von 100 nSv/h. Bei stärkerer Abweichung von dieser muss der Rahmen der prozentualen Erhöhung enger gesteckt werden, z.B. in den wenigen Landstrichen mit höherer Strahlung. Sind es draußen schon 150 oder gar 200 nSv/h (Vulkangebiete, Uranabbau...), dann sollte drinnen möglichst nicht noch mehr hinzukommen. Sind es draußen nur 50 nSv/h (Lüneburger Heide, Nordsee...), dann kann zwar von 100 nSv/h ausgegangen werden, aber bitte: nicht ganz so tolerant nach oben sein. Hier wie so oft: Fingerspitzengefühl gehört dazu.

Radioaktivität: Messung 817

Nicht vergessen: Trotz aller Richtwerte gilt immer die **niedrigste erreichbare Dosis**. Zur Erinnerung: Es ist bei der Radioaktivität wie bei allen baubiologischen Analysen stets dort zu messen, wo sich der Mensch **regelmäßig aufhält**. Es ist nicht so interessant, wie stark eine Bimssteinwand strahlt, wenn die Strahlen den Körper des im Bett liegenden Menschen nicht erreichen. Genauso wenig interessant wie die Kompassnadel, die auf dem stahlarmierten Boden ausschlägt, aber nicht mehr 50 Zentimeter höher im Bett. Oder der zwei Meter entfernte Radiowecker, der in nächster Nähe Elektrosmog wie eine Hochspannungsleitung verbreitet, aber - dank Abstand - nicht mehr beim Schläfer.

Neben der Zählung von **Impulsen** pro Sekunde (ips) bzw. Impulsen pro Minute (ipm) und der Umrechnung auf die für biologische Wirkungen zuständige **Äquivalentdosisleistung** in Nanosievert pro Stunde (nSv/h) erlauben die meisten Strahlenmessgeräte weitere Berechnungen, z.b. die der **Aktivität** der radioaktiven Strahlenquelle in **Becquerel** (Bq). Die Aktivität wird direkt am oder im radioaktiven Material gemessen.

Die Fehlertoleranz der eingesetzten Messgeräte sollte bei ± 25 % liegen, die empfohlene Grundempfindlichkeit ist 40 Impulse pro Minute bei 100 nSv/h.

Ein paar ergänzende Auszüge aus den **baubiologischen Randbedingungen**:

Bei Schlafplatzuntersuchungen sind mindestens zwei Messpunkte empfehlenswert, z.B. am Kopf- und am Fußende. Deutliche Unterschiede zwischen Kopf- und Fußmessung deuten auf erhöhte Eigenstrahlung der Baumasse hin (z.B. Kopfwand). Zur Bewertung gilt das höhere Messergebnis. Weiterführende Messungen an Wänden, Böden, Ecken... ermöglichen die Quellensuche und Erarbeitung von Sanierungsvorschlägen. Die meisten Preiswertgeräte sind üblicherweise nicht für die Bestimmung kleiner Abweichungen im Bereich der Hintergrundstrahlung um 100 nSv/h gemacht. Trotzdem ist es möglich, mit Geräten, die den oben genannten Anforderungen entsprechen, eine recht zuverlässige Bewertung im Niedrigdosisbereich vorzunehmen; hierbei sind in erster Linie die **Impulsausbeute** (Zählstatistik) und der **Nulleffekt** (Detektoreigenrauschen) zu beachten. Auch aufgrund dieser Problematik sollten vergleichende Messungen bevorzugt werden.

Der Nulleffekt, d.h. das Eigenrauschen des Detektors, schlägt im Bereich der allgemeinen, niedrigen Hintergrundstrahlung von etwa 100 nSv/h oder oft noch weniger bereits deutlich zu Buche - zum Teil bis zu 50 % vom Messwert, je unempfindlicher (und preiswerter) das Messgerät ist, desto stärker. Beim Szintillationszähler (NaJ 2" oder 3" Kristall) ist der Nulleffekt aufgrund der hohen Impulsausbeute praktisch nicht relevant.

Radioaktivität gibt es in geringen Mengen überall. In der Erde, im Körper und in der Luft finden sich überwiegend natürlichen radioaktive Elemente (Radionuklide) aus der Thorium- (Th-232) und der Uran-Radium-Reihe (Ra-226) sowie das Kalium (K-40). Bei der Messung der radioaktiven Strahlung wird die Anzahl der radioaktiven Zerfälle innerhalb einer bestimmten Zeit in Form von Impulsen ermittelt. Messgeräte wandeln die einfallende Strahlung in elektrische Impulse um. Die für baubiologische Zwecke besonders gut geeignete Methode der vergleichenden Messung stellt die Relation zwischen natürlicher Umgebungsstrahlung und der Strahlung im Haus, am Baustoff, am Schlafplatz usw. her und wird als prozentuale Abweichung angegeben. Es empfiehlt sich stets die Angabe aller gemessenen Bezugswerte. Besonders wichtig ist die Bestimmung der **Ortsdosisleistung** bzw. **Äquivalentdosisleistung** durch Gammastrahlung.

Neben der Gammastrahlung sollte auch die **Betastrahlung** beachtet werden. **Alphastrahlung** spielt bei baubiologischen Untersuchungen aufgrund des seltenen Vorkommens und der geringen Reichweite eher eine untergeordnete Rolle. In Bezug auf die innere Aufnahme über Radon und die Zerfallsnuklide in der Luft können Messungen der Alphastrahlung sinnvoll und wichtig werden. Ergeben sich Hinweise auf eine besondere Alpha-Belastungssituation durch z.B. Radium in der Baumasse, oft sind es Schlacken, sollten prinzipiell ergänzende **Radonmessungen** durchgeführt werden.

Der Verband Baubiologie **VB** und der Berufsverband Deutscher Baubiologen **VDB** messen nach den hier beschriebenen Vorgehensweisen. Der VDB bietet in seinen Richtlinien sinnvolle Ergänzungen, federführend bearbeitet vom Kollegen Dr. Thomas Haumann.

Vergleichsmessungen der Baubiologie Maes Radioaktivität (Gammastrahlung)		Äquivalent- dosisleistung
Baubiologischer Richtwert für Schlafbereiche		< 50 % Erhöhung
Umgebungsstrahlung	Sylt, Lüneburger Heide	30-50 nSv/h
	Rheinland	70-90 nSv/h
	Hunsrück, Taunus	90-100 nSv/h
	Eifel, Odenwald, Saarland	100-150 nSv/h
	Fichtelgebirge, Schwarzwald (lokal begrenzt)	130-200 nSv/h
	San Franzisko	40-50 nSv/h
	Hawaii	150-400 nSv/h
Nach Tschernobyl	Rheinland	250-400 nSv/h
	Bayern	600-1200 nSv/h
	Kärnten	1000-1300 nSv/h
	Tessin	1500-2500 nSv/h
	Davos	150 nSv/h
In den Bergen	Dolomiten 2400 m (Kalk)	40-50 nSv/h
	Karawanken 2000 m	200-350 nSv/h
	Hochplateau Badgastein	1800-2400 nSv/h
Im Flugzeug	Flughöhe 1 km	< 100 nSv/h
	3 km	150 nSv/h
	5 km	300 nSv/h
	8 km	1200-2500 nSv/h
	11 km	2500-5000 nSv/h
Blockhaus		80 nSv/h
Kalksandstein-, Betonhaus		90 nSv/h
Ziegelsteinhaus		100-200 nSv/h
Bimssteinhaus		150-300 nSv/h
Hüttensteinhaus		300-600 nSv/h
	abgeschirmt mit 1 mm Blei	< 150 nSv/h
Grundstücksmessung	Sauerland vor Regen	100-125 nSv/h
	nach Regen	165-200 nSv/h
20 Badezimmerfliesen	1 cm	100-250 nSv/h
Uranglasierte Fliesen	1 cm	> 10.000 nSv/h
	30 cm	> 1000 nSv/h
Uranglasierter Aschenbecher	1 cm	> 50.000 nSv/h
	30 cm	> 5000 nSv/h
Leuchtziffern alter Uhren	1 cm	> 100.000 nSv/h
	abgeschirmt mit 5 mm Blei	> 1000 nSv/h
Finnische Birkenasche, Naturheilmittel		> 1200 nSv/h
Bootsfahrt auf dem Rhein		< 50 nSv/h
Ruderpartie auf dem Starnberger See		< 20 nSv/h

Messgeräte:
MicroCont mit Xenon-Großflächendetektor HXE 260, Rados / BRD
MicroCont mit Szintillationssonde Norm1, Rados / BRD
Geiger Counter TBM 3, Technical Associates / USA

Radioaktivität: Sanierung

Sanierung - Maßnahmen für weniger Radioaktivität

Ist ein Schlaf- oder Daueraufenthaltsplatz nach baubiologischen Kriterien durch die Bausubstanz auffällig, sollte zunächst geprüft werden, welche Materialien hierfür großflächig verantwortlich sind oder ob es nur lokal problematisch ist. Oft kann bereits durch einfaches **Ausweichen** um ein paar Dezimeter bis Meter Abhilfe geschaffen werden (z.B. Schlafplatzwechsel, ausreichenden Abstand einhalten, Raumwechsel).

In einigen Fällen wird über **Abschirmungen** eine deutliche Reduzierung der Strahlungsintensität erreicht. Nuklidarme Baumaterialien wie Kalksandstein, die man vor eine auffällige Wand setzt, helfen oft. Manche waren glücklich über eine derartige Vormauer, weil sie auch die Schallbelästigungen seitens des Nachbarn reduzierte. Hilfreich ist spezieller Baryt-Abschirmputz, er absorbiert und dämpft Gammastrahlung.

Das bekannteste und potenteste Abschirmmaterial gegen Radioaktivität ist **Blei**. Wir halten Bleiabschirmungen im Innenraum aus schadstofftechnischer Sicht eher für ungeeignet. Es sei denn, das toxische Schwermetall ist sicher und unerreichbar im Baustoff "verpackt". Spezielle Gipsplatten sind im Innern mit Bleischichten versehen, sie kommen häufig in Röntgenräumen (Radiologe, Zahnarzt, Krankenhaus...) zum Einsatz, um Nachbarräume vor Strahlung zu schützen.

Das Sicherste ist immer: **Entfernung** der Quelle. Manche Innenwände (Bims) oder Schüttungen in Böden (Schlacke) sollten und können recht einfach entfernt werden. Auffällige alte Fliesen: konsequent raus. Verdächtige Antiquitäten, Steine (Uran...), Mineralien, Glasuren, Uralt-Wecker und -Uhren sowie -Kompasse mit Leuchtziffern, Jugendstillampen, -keramik, -vasen, Ikonen, Kunstwerke... alles Verdächtige **messen** lassen, um sicher zu gehen. Auch Baustoffe, besonders Fliesen, Klinker, Ziegelprodukte, Lehm, Bims, Chemiegips, Schüttungen, Granit, Basalt, Tuff, Porphyr, Hüttensteine... stets **vor der Verarbeitung**, vor dem endgültigen Einbau, vor der Einrichtung messen. So vermeidet man unnötige Risiken. Das beste Material ist das strahlungsärmste.

Röntgen so wenig wie eben möglich, Szintigramme und Bestrahlungen ebenfalls. Solche **medizinischen Maßnahmen** können wichtig und sogar lebensrettend sein, werden jedoch - besonders bei uns in Deutschland - manchmal auch voreilig und somit zu oft eingesetzt.

Nacktscanner an Flughäfen, die mit Röntgenstrahlung funktionieren? Nein! Fragen Sie, es gibt unterschiedliche Systeme. Und man kann Sie nicht zwingen. **Fliegen?** Jede Flugstunde weniger ist konstruktiv.

Rauchen? Radioaktive Strahlung, Schadstoffe, Partikel...: Hören Sie auf.

Krieg? Super-GAU? Bitte nicht.

Alles in einen Topf

Prof. Dr. Wolfgang Köhnlein, Gründungsmitglied und früherer Präsident der Gesellschaft für Strahlenschutz, bis 2004 stellvertretender Vorsitzender der Strahlenschutzkommission, untersucht seit über 35 Jahren die Auswirkung von Radioaktivität auf den Menschen. Seine und andere Forschungsergebnisse zeigen, dass selbst schon **kleine unnatürliche Strahlendosen** ein **größeres Risiko für Krebs- und Genschäden** bedeuten als bisher angenommen. In den 'RTL-Nachrichten' fordert er im Juli 1998, die Strahlenschutzverordnung zu korrigieren, denn die zulässigen Grenzwerte seien zu hoch, ein Zehntel sei anzustreben. Er berichtet von auffällig vielen Leukämiekindern in der Nähe von Kernkraftwerken. Die zuständigen Behörden in Bonn wiegeln ab.

Die Physikerin Dr. **Angela Merkel** machte sich schon als Bundesumweltministerin (1994 bis 1998) das Leben allzu leicht und vergleicht damals wie heute als Kanzlerin die **natürliche** radioaktive Strahlendosis mit der **menschengemachten** Strahlendosis beispielsweise seitens der Kernkraft. Ein Liter ist ein Liter, ein Pfund ein Pfund, Sonne ist gleich Solarium, Röntgentisch gleich Bergurlaub, Atomkraftwerk gleich Gottes Schöpfung, nur Fliegen ist schöner, und unsere Grenzwerte sind ausreichend, wir kennen das schon vom Elektrosmog. So was wird dann zur Verordnung, und der unbedarfte Wähler fühlt sich geschützt. Dazu Köhnlein: "Die Umweltministerin wirft Dinge, die man überhaupt nicht vergleichen kann, in einen Topf. Gesetze haben mit natürlicher Strahlung gar nichts zu tun. Es geht hier nur um industrielle, menschengemachte Strahlung, vor der geschützt werden soll. Die natürliche Umweltstrahlung ist ungefährlich, es gibt sie seit Jahrmillionen, sie ist Teil der Schöpfung, wir haben uns ihr angepasst. Es geht bei biologischen Bewertungen nur um zusätzliche, künstliche Strahlenbelastungen, die zusätzliche biologische Wirkungen nach sich ziehen." Das sollte eine promovierte Physikerin, die Umweltministerin war und sogar Kanzlerin wurde, eigentlich wissen. Da wird mir angst und bange.

"Saubere" Atomkraft

Kurz **vor** Fukushima: Atomkraft ist sauber, Atomkraft muss weiter ausgebaut werden, ohne Atomkraft können wir nicht leben, und die deutschen Kernkraftwerke sind sicher. Obwohl anders versprochen, soll die Laufzeit der AKWs ohne jede Lösung zur Endlagerung des Mülls und mit riskanten veralteten Reaktoren wie Krümmel und Brunsbüttel zur Freude und auf Druck der Atomlobby verlängert werden. Merkel nannte das "Energie-Revolution". Ich nenne es verantwortungslos. Kurz **nach** Fukushima der Schock, nicht nur für Merkel: Kernkraft ist wirklich richtig gefährlich. Deshalb: Ausstieg, das ganz schnell. Die Energiewende wird eingeläutet. Toll, aber: Es musste erstmal wieder was passieren, Tote, Verletzte, Krebs, Leid, Umwelt- und Milliardenschäden. Von welchen Leuten sind unser Land und unser aller Leben nur abhängig?

Radongas und Radonfolgeprodukte

Radon, ein natürliches **radioaktives Edelgas**, dringt aus dem **Erdreich** in unsere Häuser ein oder entsteht im Haus selbst durch radioaktive **Baustoffe**, Einrichtungen und Gegenstände. Radon und seine radioaktiven Zerfallsprodukte werden vom Menschen eingeatmet und verursachen Lungenkrebs. Es geht keine chemischen Verbindungen ein und ist farb-, geruch- und geschmacklos. Gelangen Radon bzw. dessen Zerfallsprodukte in die Atemluft, dann kann es sich unmittelbar im Körper in Bronchien und Lungen ablagern und von innen heraus strahlen. Dies ist biologisch wesentlich kritischer zu bewerten als radioaktive Gammastrahlung, die von außen auf den Organismus einwirkt. Radon gilt in den USA als das **gefährlichste Umweltgift** überhaupt, es wird neben dem Rauchen als der Hauptverursacher von **Lungenkrebs** sowie anderen Atemwegskrebsarten (Bronchien) eingestuft.

Mit zunehmender Höhe terrestrischer oder baustoffbedingter Strahlung kann (muss nicht) sich auch Radon in überhöhter Form bilden. Wichtigste Einflussgröße für Radonkonzentrationen in Innenräumen ist der Radongehalt des **geologischen Bodengrundes**, zusätzlich können die im Haus verwendeten **Materialien** zu Buche schlagen. Je mehr Radon im Boden, je durchlässiger die Erdreich-berührende Baumasse und je schlechter die Lüftung, umso deutlicher die Belastung im Haus.

Es gibt lokale **Schwankungen** der Radonbelastung aus dem Erdreich. Sie liegen an den geologischen Gegebenheiten und hängen an erster Stelle von dem **Radiumgehalt**, aber auch von der Durchlässigkeit und dem Wassergehalt des Bodens ab. Geologische Verwerfungen und Risse geben das geruch- und geschmacklose Gas frei, gefrorener Boden lässt Radon schlechter durch, feuchter Boden viel weniger als trockener, Regen und Schnee waschen es in der Luft aus. Überdurchschnittliche **Radongasgegenden** finden wir bei uns z.B. in den Mittelgebirgen des Schwarzwaldes, der Eifel, des Hunsrücks, in der Umgebung von Koblenz, im Oberpfälzer und Bayerischen Wald sowie im Fichtel- und Erzgebirge. In den Hochgebirgsstollen im österreichischen Badgastein, in der Umgebung des Kurortes und auf seinen Hochebenen habe ich die bisher höchsten Radioaktivitäts- und Radongaswerte gemessen.

Das Edelgas sammelt sich **unter dem Haus** und dringt durch verschiedene **Schwachstellen** ein: Risse in Mauerwerk und Bodenplatte, Kabelkanäle und Rohrführungen, Lüftungs- und Lichtschächte. Vom Keller, wo die Konzentrationen meist am höchsten sind, geht der Weg über Treppenaufgänge, Kamine und Zwischenböden in das Haus. Zusätzlich (manchmal auch ausschließlich) sammelt und verteilt es sich als Folge radioaktiv auffälliger Baustoffe, Einrichtungen oder Gegenstände an. Ich fand in Wohnungen allein durch das Vorhandensein kleiner, aber hoch radioaktiver Jugendstilväschen, glasierter russischer Ikonen und antiker Kunstgegenstände bedenklich hohe Radonkonzentrationen in der Atemluft. Atmungsinaktive Wände, Kunststofftapeten, doppelte und dreifache Isolierverglasungen, rundum abgedichtete Fensterrahmen, übertriebene Dampfsperren und - mangelhafte Lüftung halten das Gas ungünstig in den eigenen vier Wänden fest. Im Winter gibt es bei geschlossenen Fenstern höhere Messwerte als im luftigeren Sommer.

Im "Radon-Handbuch Deutschland", herausgegeben vom Bundesministerium für Umwelt, Naturschutz und Reaktorsicherheit, wird darauf hingewiesen, dass insbesondere auch in Häusern mit feuchten Kellerbereichen höhere Radonwerte auftauchen können. Eine fachgerechte Feuchteisolation reduziert neben den mikrobiellen Folgerisiken (Pilze, Bakterien) speziell in älteren Gebäuden auch das Radonproblem.

Eingeatmetes Radon wird zum größeren Teil wieder ausgeatmet, zum geringeren Teil von etwa 25 Prozent verteilt es sich im Organismus. Man geht davon aus, dass es auch ein Auslöser für **Leukämie** ist.

Bei der Umwandlung des Edelgases Radon entstehen **radioaktive Radonfolgepartikel**, die nicht gasförmig sind. Die Ministrahler mit Maxiwirkung lagern sich auf Fußböden und an Wänden, auf Einrichtungen und Möbeln und ganz speziell an feinsten Luftpartikeln und am **Staub** an. Der eingeatmete radioaktiv strahlende Staub, der sich in Atemwegen und Lungen anreichert, ist die **größte** von Radon ausgehende **Krebsgefahr**. Sehr kritisch: Die krebsauslösenden Effekte von **Radon** und **Rauchen** verstärken sich gegenseitig. Denn Tabakrauch enthält neben den unzähligen Giften und Millionen feinen Partikeln auch noch Radioaktivität: Polonium, Radium, Thorium, Kalium, Plutonium (Seiten 802 bis 804). Das macht zehn- bis hundertfach mehr Krebsrisiko.

Lüften, die effektivste Reduzierung, nicht nur für Radon

Erst durch menschliches Eingreifen in natürliche Abläufe wird Radon zur Gefahr. Jeder ist selbst dafür verantwortlich, wie viel Radon er einatmen will. Wenig? Dann lassen Sie Ihr Haus atmen. Wählen Sie radioaktiv unbedenkliche und atmungsaktive Baustoffe. Verzichten Sie, wo immer es geht, auf Dampfsperren. Rauchen Sie nicht. Öffnen Sie die Fenster. Vermeiden Sie Staub. Verlangen Sie beim Kauf eines Hauses den Radongasnachweis vom Verkäufer und sichern Sie sich ab.

Die einfachste, so preiswerte und effektivste Radongasreduzierung ist **Lüften**. Ich habe in Häusern mit Radonkonzentrationen von kritischen 250 Becquerel pro Kubikmeter den Idealwert von 10 Bq/m^3 schon nach Minuten gründlicher Lüftung erreicht. Gifte, Gase, schlechte Ionenwerte, Staub, Kohlendioxid, Feuchte, Pilzsporen, Radon... verschwinden mit dem Öffnen von Fenstern oder dem Einbau von Be- und Entlüftungen in Form von Ventilatoren, Lüftungsschlitzen oder anderen Belüftungsmaßnahmen. Denken Sie daran, dass die Atemluft in den eigenen vier Wänden nach unserer Erfahrung nahezu immer schlechter ist als die im Freien, auch in Großstädten, auch im Ruhrpott. Ich kenne Leute, die öffnen ihre Fenster fast nie, nur weil sich in gut hundert Metern Entfernung eine chemische Reinigung, der Industrieschornstein oder die Hauptverkehrsstraße befindet. Dabei messe ich zehn Meter von der Reinigung, dem Schornstein oder der Straße entfernt bessere Werte als in vielen schlecht gelüfteten Durchschnittsstuben.

Ein einmaliger **kompletter Luftaustausch pro Stunde** ist die Mindestanforderung, nicht nur zum Abtransport von Radon, zur Aufrechterhaltung des gesamten Raumklimas, zur Gewährleistung frischer Atemluft. In modernen Wohnungen und renovierten, einst gesunden Altbauten, erlebe ich schon nach wenigen ungelüfteten Stunden den Zusammenbruch der Luftqualität. Der Grund: perfekte Fensterdämmung, dampfdichte Baustoffe, Tapeten und Oberflächenbehandlungen, eine lebensfeindliche Wärmeschutzverordnung und dann noch die schlechten Lüftungsgewohnheiten. Luft wird zum Feindbild: die Autoabgase. Die falsche Angst vor den Schadstoffen der Umwelt und übertriebenes Energiesparen sind fehl am Platze. Nichts ist so schwierig, wie Leute zum Lüften zu bringen. Unbedingt noch mal lesen: Seiten 717 bis 718.

Steht Ihr Haus in **radongasreichen Gegenden**, was Ausnahme ist und nicht Regel, dann hilft schon der simple Einbau von **Abluftventilatoren** im Kellergeschoss sehr nachhaltig. Ventilatoren transportieren bereits am Entstehungsort das radioaktive Gas nach draußen, sorgen zudem mit für einen dezenten Luftaustausch im ganzen Haus. US-Forscher haben herausgefunden, dass Radon selbst poröse Hohlblocksteine und andere Baustoffe mit Leichtigkeit durchdringt. Dicker **Beton**, schwere Folien oder Bitumen halten Radon sicher ab. Entsprechend sollten **Bodenplatten** und **Kellerwände** von Häusern speziell in radonbelasteten Umgebungen aus solchen Materialien bestehen.

Kostspielige Spezialsanierungen durch Drainagen, Rohrverlegungen im Erdreich, Absaugvorrichtungen im oder unter dem Kellerboden und nachträgliches Abdichten der Baumasse sind seltener notwendig und oft weniger effektiv als einfaches, gezieltes und gründliches Lüften.

Baustoffe und Einrichtungen sollen strahlenarm sein

Baustoffe verdienen, wie schon angedeutet, Beachtung. Ich habe in Häusern, die einen hohen Anteil an **Naturgips** hatten, ideale Radongaswerte von **10-20 Bq/m³** gemessen und in anderen Häusern mit viel **Chemiegips** kritische **200 Bq/m³**. Kalksandstein ist ideal, Hüttenstein mit Vorsicht zu genießen. **Schlackenstoffe**, **Schüttungen** und **Aschen** als Isolation in älteren Böden und Decken sind manchmal kritisch, manchmal sogar sehr (siehe auch Kapitel "Radioaktivität" ab Seite 777).

Alle Baustoffe, die als **radioaktiv auffällig** abgehandelt wurden, sind in gleichem Maße ein mögliches **Radongasrisiko**, speziell wenn es um radiumhaltige Baustoffe geht. Das gilt auch für natürliche **Steine** wie Bims, Granit oder den baubiologisch so beliebten **Lehm**. In Ausnahmefällen, je nach Abbaugebiet, kann Lehm wie Bims erhöhte Radioaktivität zeigen. Vor dem Einsatz ist also die radioaktive Überprüfung wünschenswert. **Beton** kann auch zum Radongasrisiko werden, wenn zu viel radiumhaltige Schlacke beigemischt wurde. Das passiert nach unserer Erfahrung in Deutschland sehr selten, in den USA schon häufiger.

'Spiegel-Online' verunsicherte im April 2012 die baubiologische Welt: "Forscher warnen vor **Strahlung in Lehmhäusern**". Der Bericht basiert auf Messergebnissen einer Pilotstudie aus einem älteren Fachwerkhaus mit hohem Lehmanteil in Franken. Experten vom Helmholtz-Zentrum München fanden bei einer Kurzzeitmessung einen merklichen Beitrag von Thoron-Zerfallsprodukten in der Raumluft. Thoron ist ein radioaktives Gas mit sehr kurzer Lebensdauer, es geht bei der Studie um das Radon-Isotop Rn-220, das aus der Thorium-Zerfallsreihe stammt. Wenn wir von Radon sprechen, ist das langlebigere Radon-Isotop Rn-222 gemeint, das aus der Uran-Radium-Reihe kommt. Die in der Helmholtz-Studie ermittelte und hochgerechnete effektive Jahresdosis liegt noch im Bereich der von Radon verursachten mittleren radioaktiven Belastung in Häusern. Ob vor dem Baustoff Lehm hier aufgrund der Pilotstudie bereits gewarnt werden muss, ist fraglich. Zahlreiche Baumaterialien, an erster Stelle mineralische, offenporige und unbeschichtete Baustoffe sowie nuklidreiche Natursteine (Granitarten...) dürften solche Ergebnisse nach sich ziehen, nicht nur Lehm. Sicherlich ist es von wissenschaftlicher Seite her interessant, dieser Frage weiter nachzugehen und das Thema Thoron - neben Radon - gründlicher zu beleuchten.

Vorsicht mit radioaktiven **Gegenständen** und **Einrichtungen**, sie können - kleine Ursache, große Wirkung - mit hohen Radonkonzentrationen in der schlecht gelüfteten Raumluft aufwarten. Erinnern Sie sich an das Uransteinchen des Mineraliensammlers, die Uhren mit strahlenden Leuchtziffern, die bunt glasierten alten Lampen, Kacheln, Vasen, Aschenbecher, Ikonen und Kunstwerke... (Seiten 779 bis 780)? Sie verursachten neben ihrer extremen Radioaktivität selten viel Radon von 1000 bis zu einmaligen **4500 Bq/m³**. Am Kopfende des Bettes eines Düsseldorfer Maklers war es ein Setzkasten voll mit 100 Steinen, Souvenirs aus aller Herren Länder. Vier davon, lediglich erbsen- bis bohnengroß, waren so radioaktiv, dass sie zu **2800 Bq/m³** Radon in der Schlafraumluft führten. Auf dem Nachttisch eines Düsseldorfer Künstlers und leidenschaftlichen Antiquitätensammlers war es ein kleines glasiertes Porzellanengelchen, nur zehn Zentimeter groß, das seine Schlafzimmerluft mit **4500 Bq/m³** anreicherte. Ich fand in der Wohnung neben den über 600 unauffälligen Vasen, Gefäßen, Ikonen, Figuren, Plastiken und glasierten Krügen knapp 50 schwach bis teilweise extrem radioaktiv auffällige Antiquitäten mit Messwerten bis **50.000 nSv/h**.

Kaum zu glauben, dass derart kleine, aber sehr strahlungsintensive radioaktive Emittenten zu so krassen Radongasfolgen führen können. Da kann sich der Bodengrund unter dem Haus anstrengen wie er will, auf solch hohe Konzentrationen kommt das von außen in Gebäude einwirkende natürliche Radon nur äußerst selten, nur in Extremlagen. Zufall oder nicht, aber traurig: Drei unserer Kunden mit diesen hohen Radonwerten als Folge derart unscheinbarer und unterschätzter Gegenstände sind - teilweise in recht jungen Jahren - an Lungenkrebs gestorben.

Krebs durch Radon

Wissenschaftler und Behörden schätzen, dass in Deutschland jährlich **2000 bis 10.000 Menschen** an Lungenkrebs durch Radongas und seine Folgeprodukte sterben. Das muss nicht sein, denn ein hoher Prozentsatz könnte gerettet werden durch Information und richtiges Verhalten: Lüften, Abschotten, Baustoffauswahl, Standortwahl, keine auffällig radioaktiven Einrichtungen, Geräte oder Gegenstände. Weit mehr als 90 Prozent aller Radonprobleme könnten recht leicht gelöst werden.

Ganz selten gibt es nur schlecht oder nur teilweise sanierbare **Extremkonzentrationen** aus der Umwelt wie sie beispielsweise in Döttlingen/Eifel (bis 2000 Bq/m^3), Neunburg/Oberpfalz (bis 4000 Bq/m^3), Ellweiler/Hunsrück (bis 8000 Bq/m^3), Umhausen/Tirol und Freital/Sachsen (bis 10.000 Bq/m^3) oder Schneeberg/Erzgebirge (80.000 Bq/m^3) vorliegen.

Je **100 Becquerel** pro Kubikmeter **Radon** erhöht sich das Krebsrisiko nach neuesten Erkenntnissen um rund **10 Prozent**. Medizinprofessor Edmund Lengfelder von der Uni Münster: "Radon muss in der Raumluft **um jeden Preis reduziert** werden, wann immer es geht. Wer täglich zwei Zigaretten raucht, verdoppelt das von Radon ausgehende Karzinomrisiko." Durch den hohen Feinstaubgehalt in der Raucherzimmerluft finden die dort angelagerten radioaktiven Folgeprodukte von Radon viel besser den Weg in die Atemwege, Bronchien, Lungen.

Das Umweltministerium schätzt, dass bei uns über **200.000 Wohnungen** über dem Richtwert von **250** liegen, das sind **1 bis 2 Prozent**. Hier fände man **250 bis 500 Bq/m^3**. "Das Strahlenrisiko durch Radon ist in belasteten Häusern hundertmal höher als nach der Katastrophe von Tschernobyl." So die Experten vom Münchner Forschungszentrum für Umwelt und Gesundheit auf der Tagung 'Umwelt und Krebs'. "In **einem Prozent** der Häuser wird der krebsverdächtige Radongaswert von **250 Bq/m^3** erreicht." So der Innsbrucker Physikprofessor Ferdinand Cap.

Die Strahlenschutzkommission SSK bezieht im Mai 2001 zur Gefährlichkeit von Radon Stellung: "Die Inhalation des Edelgases Radon liefert in Deutschland den Hauptbeitrag zur natürlichen Strahlenexposition des Menschen. Daher ist der Schutz vor Radon und die Verminderung der Belastung im Innenraum ein Schwerpunkt der Umweltpolitik." Nach Auswertungen der weltweiten Forschungslandschaft steht fest:

Es gibt einen klaren **Zusammenhang zwischen Radon und Lungenkrebs**, ab **250 Bq/m³** "statistisch signifikant". Der Mittelwert läge in bundesdeutschen Häusern bei **50 Bq/m³**. "Die Inhalation von Radongas ist nach dem Rauchen die zweithäufigste Ursache für Lungenkrebs." In Gebieten mit erhöhten Radonvorkommen empfiehlt die SSK, neue Häuser radongeschützt zu bauen. Auf der Basis neuerer Erkenntnisse (Radonstudie 2004, Entwurf Radonschutzgesetz) besagt eine Stellungnahme der SSK: "Angesichts der statistisch gut abgesicherten Ergebnisse der europäischen Studie ist bei Entscheidungen über konkrete Maßnahmen zur Reduzierung von Radonkonzentrationen in Wohnungen auch der Bereich **unterhalb** von **250 Bq/m³** zu berücksichtigen."

Auch das Bundesamt für Strahlenschutz BfS hat auf Basis der jüngeren wissenschaftlichen Erkenntnisse ein Konzept für Strahlenschutzmaßnahmen zur Verminderung der Strahlenexposition durch Radon in Aufenthaltsräumen entwickelt. Ab einer Belastung von **100 Bq/m³** in der Innenraumluft sollen **Sanierungsmaßnahmen** bei bereits bestehenden Gebäuden durchgeführt werden. Neu zu errichtende Häuser sollen so geplant und gebaut werden, dass Radonkonzentrationen von mehr als 100 Bq/m³ im Jahresmittel vermieden werden.

Mitarbeiter Dr. Thomas Haumann, auf Radon spezialisiert: "Der Mittelwert von 50 Bq/m³ in der Innenraumluft führt zu einer effektiven radioaktiven Dosis von etwa **1,1 Millisievert pro Jahr**, mit welcher der Körper belastet wird. Das ist bereits mehr als ein Viertel der Gesamtbelastung mit welcher der Körper konfrontiert wird." Mehr als Erdstrahlung, kosmische Strahlung, Nahrung und Kerntechnik zusammengenommen, lediglich von den medizinischen Anwendungen übertroffen. Die mittlere radioaktive Gesamtbelastung in Deutschland: **49 % Medizin** (Röntgen, Szintigramme...), **27 % Radon**, **10 % Erde**, **7 % Kosmos**, **7 % Nahrung**, **< 1 % Kerntechnik**. "In 1 bis 2 % der Wohnungen werden Radonkonzentrationen über 250 Bq/m³ gefunden, das entspricht einer Dosis von 5-6 mSv/a. Die Freisetzung aus dem Bodengrund ist die häufigste Ursache für Radon in Häusern, seltener sind Baustoffe und Einrichtungen beteiligt. Generell ist die Gammastrahlendosis in solchen Radonhäusern ebenfalls auffällig. Durch die zudem beteiligte Alphastrahlung ist das Gesundheitsrisiko, insbesondere für Lungenkrebs, sehr hoch."

Mit Radonfolgen ist auch an unter Spannung stehenden Geräten und **Hochspannungsleitungen** zu rechnen. Warum? Weil elektrische Felder nach Erkenntnis von Wissenschaftlern, unter anderem britischer Forscher der Universität Bristol, **Alphateilchen und Radonzerfallsprodukte anziehen**. Prof. Denis Henshaw: "Radonzerfallsprodukte sind an Aerosole gebunden, die wir mit der Luft einatmen. Aerosole werden von der Elektrizität aufgeladen und angezogen, so wie Elektrostatik Staub anzieht. Die geladenen Teilchen gelangen über die Atmung in unsere Lungen und Körper. Vielleicht ist das eine Erklärung dafür, dass elektrische Felder fähig sind, Krebs zu verursachen."

Interessanter Aspekt. Wir wissen, elektrische Felder ziehen eine Menge Unheil nach sich, wir wissen aber oft nicht warum (siehe auch Seiten 44 bis 47). Ist es das auf den Körper einwirkende Feld, was ihn unter Spannung setzt? Sind es die sich im Körper bildenden Ströme und Ladungsumkehrungen, die Frequenzen, ihre Periodizität, die Oberwellen, Spannungsspitzen, Feldstärkeschwankungen? Ist es der Gradient, die Körperlage im Feld, die Isolierung des Körpers von Erde? Sind es die durcheinander gebrachten Luftionen, das ramponierte Raumklima, angezogene Partikel und Schadstoffe oder eben diese Radonfolgeprodukte? Oder alles zusammen?

Umweltbewusst?

Die Deutschen gelten als umweltbewusst. Das trifft erstaunlicherweise für das krebserregende Radongas und seine strahlenden Zerfallsprodukte nicht zu. Radon ist hier bei den meisten noch weitgehend unbekannt. In den USA ist es seit Jahrzehnten viel bekannter, eines der berüchtigtsten Umweltgifte überhaupt, und es ist dort Alltag, dass beispielsweise Makler bei Grundstücks- und Hausverkäufen ein Radongaszeugnis mit Messwerten zum Projekt vorlegen.

Kurios: Zigtausende pilgern jedes Jahr in Heilbäder wie Bad Kreuznach oder Badgastein, um dort in die **Radongasstollen** zu kriechen und auf Linderung ihrer Beschwerden zu hoffen. Ich war drin, aus Neugierde. Hier sind bis zu **100.000 Bq/m³** des radioaktiven Gases messbar.

Es sei nochmals angemerkt, dass Radon und eine ganze Reihe weiterer raumklimatischer, toxischer und mikrobiologischer Negativaspekte durch allzu umweltbewusstes **Energiesparen** verschärft werden. Ich kenne das **Null-Energie-Haus** ohne Radon-, Wohngift-, Pilz- und sonstige Risiken noch nicht. Mit der Einhaltung der **Wärmeschutzverordnung** wird im Winter sicherlich Heizenergie gespart. Die Raumluft, das gesamte Klima wird jedoch, je mehr abgedichtet und je weniger Luftwechsel per Fenster oder Lüftungsanlage, immer schlechter.

Messwerte, Grenzwerte, Empfehlungen

Im Freien messen wir im Schnitt Radongaskonzentrationen von maximal **20 Becquerel pro Kubikmeter Luft** (Bq/m³), meist sind es unter 10 Bq/m³. **In Wohnungen** finden wir im Schnitt **20 bis 50 Bq/m³**, seltener bis **100**, ganz selten mal **1000**, nur einmal **12.000 Bq/m³**.

Die unschädliche Minimaldosis gibt es auch hier nicht. Die **Strahlenschutzkommission** der Bundesregierung empfiehlt Gegenmaßnahmen ab **250 Bq/m³**. In den USA ist man, wie so oft, vorsichtiger: Die amerikanische Umweltbehörde **EPA** fordert **150 Bq/m³** nicht zu überschreiten. Die **WHO** hat einen Richtwert von **100**, die **EU** empfiehlt Jahresmittelwerte von **200** für **Neu-** und **400 Bq/m³** für **Altbauten**.

In Schweden, Großbritannien, Polen, Tschechien, Finnland und Frankreich liegt bereits ein verbindlicher Grenzwert für Neubauten von **200 Bq/m³** vor. In der **Schweiz** gibt es einen Richtwert von **400** und den rechtlich verbindlichen Grenzwert von **1000 Bq/m³**.

Der Entwurf unseres **Umweltministeriums** aus dem Jahr 2004 zum **Radonschutzgesetz** legte einen Zielwert für Häuser auf **100 Bq/m³** fest. Das Gesetz sollte Ende 2005 verabschiedet werden, es kam jedoch nicht durch den Bundesrat und Bundestag. Dafür tut sich jetzt einiges auf internationaler Ebene.

Im Zusammenhang mit der **Euratom-Neufassung** der EU-Basic-Safety-Standards (EU-BSS) wird das Thema Radon EU-weit wichtiger. Für die nationalen Regelungen im Strahlenschutz könnten sich hieraus wesentliche Änderungen ergeben. Geplant sind Werte zum Schutz der Bevölkerung vor Radon in Wohnungen von **200 Bq/m³** für neue und **300 Bq/m³** für bestehende Häuser. Die Mitgliedstaaten sollen Gebäuderichtlinien einführen, um den Zutritt von Radon aus dem Boden und aus Baumaterialien zu verhindern. Die Messvorschriften für Luftmessungen und Materialprüfungen sollen noch erarbeitet bzw. vereinheitlicht werden. Die bisherigen EU-Richtwerte waren Empfehlungen, die Referenzwerte wären jedoch verbindlicher und böten mehr juristische Relevanz. Mit einer Einführung ist jedoch erst im Jahr 2017 zu rechnen.

Buddeln wir einen Meter tief in den **Erdboden**, messen wir dort Radonkonzentrationen von **wenigen 1000 bis zu einigen 100.000 Becquerel pro Kubikmeter Luft**, je tiefer desto mehr, das ist typisch für Bodenemissionen. Es gibt - geologisch bedingt - starke Unterschiede. Jahreszeitliche Schwankungen zeigen einen Trend zu höheren Werten im Winter bei kühlem und feuchtem Boden im Vergleich zum Sommer bei höheren Temperaturen und Trockenheit.

Im **Keller** eines Gebäudes sind in der Regel die höchsten Werte zu finden, kein Wunder bei den oben erwähnten Werten im Erdboden, da sich das Radon meist vom geologischen Untergrund ausgehend über Undichtigkeiten im Keller ins Haus hinein verbreitet. Hier sind tages- und jahreszeitliche Schwankungen sehr deutlich: In den frühen Morgenstunden liegen die Messwerte im Tagesverlauf am höchsten, und im Winter zeigen sich ebenfalls durchweg höhere Konzentrationen im Haus als im Sommer. Hier wirken sich die vorhandenen Bodengaskonzentrationen und die aktuellen Klimawerte merklich aus. Hinzu kommt, dass im Winter weniger gelüftet wird.

Radon reagiert besonders auf **Temperatur- und Druckschwankungen**. Daher werden zur Bewertung und Beurteilung der Sanierungsdringlichkeit **Raumluft-Langzeitmessungen** empfohlen. Eine Kurzzeitmessung macht bei Radon wenig Sinn, erst die Langzeitmessung über möglichst einige Tage und Nächte bringt die notwendige Sicherheit.

Vergleichsmessungen der Baubiologie Maes **Radon**	**Aktivitäts- konzentration**
Baubiologischer Richtwert für Schlafbereiche	*30 Bq/m³*
Außenluftmessungen	
Neuss, Essen, Aachen, Rheinland	5-10 Bq/m³
Fichtelgebirge, Erzgebirge	10-30 Bq/m³
Marienberg, Erzgebirge Eingang vor Silbermine	50-100 Bq/m³
Badgastein Hochplateau über dem Ort	bis 1000 Bq/m³
im Radonstollen	bis 100.000 Bq/m³
Raumluftmessungen	
Altes Haus im Erzgebirge Bruchsteinkeller feucht	> 5000 Bq/m³
Neues Haus im Erzgebirge Betonkeller trocken	250 Bq/m³
Haus mit Chemiegipswänden Schwarzwald	500 Bq/m³
Stadtvilla in Essen Keller im Sommer / Winter	250 / 1000 Bq/m³
EG im Sommer / Winter	40 / 180 Bq/m³
Jugendstilhaus in Neuss Keller ungelüftet	230-280 Bq/m³
gleicher Keller mit Abluftventilator	30-60 Bq/m³
Wohnraum in Bimssteinhaus ungelüftet / gelüftet	250 / 10 Bq/m³
Wohnung mit radioaktiven Antiquitäten, Vasen, Mineralien, Glasuren, Ikonen, Lampenschirmen, Leuchtziffern...	1000-4500 Bq/m³
Bodengasmessungen in 1 Meter Tiefe	
Waldstück bei Schneeberg in Sachsen	100.000-250.000 Bq/m³
Mehrere Grundstücke in Essen	20.000-50.000 Bq/m³
Grundstück in Velbert im Winter bei Schnee	100.000 Bq/m³
im Sommer trocken	50.000 Bq/m³
Offizielle Angaben von WHO, BfS, SSK	
Raumluft (Mittelwerte) Wohnungen BRD Keller	91 Bq/m³
Erdgeschoss / höhere Etagen	53 / 36-43 Bq/m³
62 %	< 50 Bq/m³
27 %	50-100 Bq/m³
9 %	100-200 Bq/m³
2 %	200-400 Bq/m³
0,04 %	> 1000 Bq/m³
Raumluft (Mittelwerte) Wohnungen BRD, USA	45-50 Bq/m³
Belgien, Österreich, Schweiz, Spanien, Finnland	50-140 Bq/m³
Niederlande, Island, Australien, Japan	10-25 Bq/m³
Bodenluft (Mittelwerte) in Deutschland 52 %	< 25.000 Bq/m³
41 %	25.000-100.000 Bq/m³
7 %	100.000-250.000 Bq/m³
1 %	> 250.000 Bq/m³

Messgeräte:
DOSEman und DOSEman-PRO, Sarad / BRD
ILMA-RADON Radongas-Monitor, Ilmasti Oy / Finnland
Aktivkohle- und Kernspurdetektorverfahren

So wird Radon gemessen

Beachten Sie die in Ergänzung zum Standard und den Richtwerten herausgegebenen aktuellen "Messtechnischen Randbedingungen und Erläuterungen". Hier finden Sie verbindliche Angaben, womit und wie messtechnisch-analytisch vorzugehen ist.

Das radioaktive Edelgas Radon (Rn) wurde 1900 von dem Physiker Friedrich Ernst Dorn entdeckt. Dorn nannte es anfangs Radium-Emanation ("aus dem Radium Herausgehendes"). Die beiden Worte wurden zusammengefasst und Radon entstand.

Die Radonkonzentrationen der Innenraumluft unterliegen ausgeprägten Schwankungen. Bei baubiologischen Untersuchungen sollten **mehrere Messungen** an unterschiedlichen Stellen des Hauses und möglichst auch **Langzeitaufzeichnungen** durchgeführt werden. Folgende Messgeräte und Methoden kommen üblicherweise in Frage: direktanzeigende Radonmonitore, Personendosimeter, Aktivkohle-Passivsammler, Vortests nach Elektrostatik-Prinzip oder Partikelsammlung auf Filter sowie Luftionenmessung mit Ionometer.

Ich messe unter anderem mit direktanzeigenden **Radongasmonitoren**. Es handelt sich um elektronische Präzisionspumpen, die wie Staubsauger Luft ziehen und den Radongasgehalt bzw. die durch Radon veränderte Luftionisation sofort vor Ort anzeigen. Das ist praktisch, speziell zur Quellensuche, weil man in kürzester Zeit die Austrittsstellen des gefährlichen Gases ausmachen und Sanierungskonzepte erarbeiten kann. Ein angeschlossener Schreiber oder Rechner zeichnet die Konzentrationen und deren Schwankungen über eine längere Zeit kontinuierlich auf und dokumentiert die Ergebnisse.

Personendosimeter, z.B. das alphaspektroskopisch arbeitende Gerät DOSEman, zeichnen die Radonkonzentration in der Luft über eine beliebig lange Zeit auf: Stunden oder mehrere Tage. Sie werden in einem Raum platziert oder am Körper getragen. Zwei simultan aufgestellte Geräte, z.B. im Keller und im Schlafraum der 1. Etage, liefern einen guten Eindruck der Verteilung des Gases im Haus. Solche Personendosimeter werden in der Baubiologie bevorzugt eingesetzt. Sie sind nicht so groß und teuer wie direkt anzeigende Monitore, ihre Nachweisempfindlichkeit ist solide, natürlich in Abhängigkeit von der Messdauer. So muss für eine akzeptable Genauigkeit im Bereich des Hintergrundes von 20-50 Bq/m² einige Tage, für erhöhte Konzentrationen um 100-200 Bq/m³ mindestens 24 Stunden gemessen werden. Bei sehr hohen Intensitäten um 1000 Bq/m³ reichen einige Stunden. Während der Messungen können die Werte auf einem Display abgelesen werden, nach der Aufzeichnung folgt die umfassende Auswertung mit dem PC. Die Ergebnisse werden über Kurven und Tabellen dokumentiert.

Eine weitere recht preiswerte Möglichkeit ist das Aufstellen von **Aktivkohle-Passivsammlern** im verdächtigen Raum. Die mit Aktivkohle gefüllten Metalldosen werden nach Gebrauchsanleitung einige Tage offen im nicht gelüfteten Zimmer aufgestellt und danach in ein Fachlabor zur gammaspektrometrischen Analyse geschickt. Mit solchen Passivsammler-Dosen kann auch die Radonausgasung auf **Grundstücken** ermittelt werden; dafür sind sie nach spezieller Anleitung für einige Tage im Boden zu vergraben.

Für Langzeit-Raumluftüberwachungen werden **Radongas-Detektoren** nach dem Kernspur-Messverfahren ausgewertet. Diese kleinen Clips messen und mitteln über einen langen Zeitraum. Sie werden einen Monat oder mehrere Monate lang im Raum platziert und zur Analyse ins Strahlenlabor geschickt. Offiziellere, sichere Messungen zur Bewertung und Sanierungsplanung werden immer über lange Zeit durchgeführt. Kurzzeitmessungen liefern, wie bei der Aktivkohle, lediglich einen Hinweis auf eine Radonbelastung.

Eine aufschlussreiche Möglichkeit für den indirekten Hinweis auf Radon, ähnlich eines Vortests, ist **Feinstaub** aus der Luft zu sammeln. Das passiert beispielsweise über eine Stunde mit hierfür geeigneten Pumpen und Filtern, die insgesamt 1800 Liter Luft ansaugen. Hierbei werden die Radon-Zerfallsprodukte (Po-218, Pb-214, Bi-214 und Po-214) auf dem Filterpapier abgeschieden. Anschließend wird das mit Staub beladene Filterpapier möglichst bald, spätestens innerhalb von 5 Minuten, mit simplen Geigerzählern oder empfindlicheren Dosisleistungsmessgeräten bzw. Flächendetektoren gemessen und ausgezählt. Die Messgeräte sollten für Alpha-, Beta- und Gammastrahlung empfindlich sein,

Radon: Messung

sie werden mit dem Messfenster ohne Schutzhülle direkt auf das Filterpapier gelegt. Vor der Messung sollte der Raum möglichst nicht gelüftet werden. Dann lässt ein radioaktiv auffälliger Staubwert Rückschlüsse auf ein Radonvorkommen in der Luft zu. Die Impulsausbeute ist selbst bei einfachen Geigerzählern wie dem Inspector aufgrund der hohen Beta- und Alpha-Empfindlichkeit des Messfensters relativ hoch. Ganz einfach, aber auch gröber und nicht immer zuverlässig genug: Das Staubsammeln mit einem haushaltsüblichen Staubsauger. In diesem Fall: Nicht nur Staub, auch Erfahrung sammeln und die Ergebnisse mit professionelleren Methoden vergleichen.

Ein weiterer simpler Vortest: das **Elektrostatik-Verfahren**. Elektrostatik zieht Staub an und das gründlich. Elektrostatisch auf **ein paar tausend Minusvolt** geladene Flächen sind deshalb geeignet für den indirekten Radontest, z.B. kräftig angeriebenes Styropor oder aus dem Stromnetz aufladbare Flächenelektroden. Ich benutze eine Teppichflächenelektrode der Firma Opitz aus Mils in Tirol mit 20 Zentimeter Durchmesser, definiert elektrisch ladbar auf - 10.000 Volt Gleichspannung. Hier oder auf der durch Reibung provozierten Styroporplatte (Aufladung bis über - 10.000 V) sammeln sich in wenigen Minuten genug positiv geladene radioaktive Partikel und Folgeprodukte aus der Luft an, dass über die direkt anschließende Radioaktivitätsmessung mit alpha- und betasensiblen Geigerzählern, Dosisleistungsmessern oder Flächendetektoren der Rückschluss auf das Edelgas gewagt werden kann. Szintillationszähler sind hierfür weniger geeignet.

Zur Vorgehensweise bei **Styropor**: Ein handelsübliches Stück Styropor (etwa 1 Zentimeter dick, etwa so groß wie eine Postkarte) wird kräftig mit einem Naturstoff beidseitig angerieben. Hierdurch lädt sie sich elektrostatisch auf mindestens 5000 bis über 10.000 Volt für ein paar Minuten negativ auf (bitte mit Feldmühle oder Elektrostatiksensor überprüfen). Dann ist der aufgeladene "Sammler" möglichst elektrisch isoliert für 10 bis 20 Minuten im Raum aufzustellen oder aufzuhängen. Unmittelbar danach wird die nun mit Partikeln beladene Oberfläche gemessen, das Messfenster direkt auf die Styporoberfläche aufgesetzt. Die Luftfeuchte darf dabei nicht über 70 % r.F. liegen, lieber deutlich darunter. Vor der Untersuchung nicht lüften. Die Auswertung der Ergebnisse bedarf Erfahrung, Vergleichsmessungen vorher...nachher sind notwendig. Mit professionellen Radonmessgeräten sollten die Resultate von Zeit zu Zeit verglichen werden. Grobe Faustregel für alpha- und betaempfindliche Messgeräte: Liegt der Messwert nur unwesentlich höher als in unauffälligen Räumen, dann dürfte noch kein nennenswertes Risiko vorliegen, das heißt die Radonwerte würden erfahrungsgemäß etwa unter 50 Bq/m^3 angesiedelt sein. Liegt der Messwert etwa doppelt so hoch oder gar noch höher beim drei- oder mehrfachen, dann geht es um eine entsprechende Auffälligkeit, und jetzt sollte eine professionelle Radonmessung durchgeführt werden. Ein eindeutiger Hinweis, wenn im Keller die Ergebnisse dreifach höher ausfallen als im Kinderzimmer der 1. Etage.

Eine weitere Einschätzung, ob Radon in erhöhten Konzentrationen vorliegt oder nicht, ist die **Luftionenmessung**. Je mehr Radon, desto höher die Luftionenkonzentration; Radioaktivität ionisiert. So sind vergleichsweise auffällig erhöhte Luftionenwerte in Innenräumen immer auch ein Hinweis auf Radioaktivität und/oder Radongas.

Mein ehemaliger Mitarbeiter Uwe Münzenberg hat Vergleichsmessungen vorgelegt, die er in radonbelasteten Häusern anfertigte: Die Aufzeichnungen von **Radongas** und **Luftionen** deckten sich; jede kleinste Schwankung der Radonintensität bewirkte die nahezu deckungsgleiche Schwankung der Luftionenintensität. Als nach Stunden das Fenster geöffnet wurde, da rutschten die hohen Radonwerte in wenigen Minuten nach unten und gleichzeitig reduzierten sich die hohen Ionenzahlen. Ich setze Ionometer gern für diesen Zweck ein: Gibt es Hinweise auf ein Radonproblem oder nicht?

Noch ein einfacher, in der Tendenz recht zuverlässiger und brauchbarer Indikator: **Selbstkontrolle** der Radonkonzentration in der Zimmerluft mit **elektronischen Detektoren** für die Steckdose. Die gibt es im Fachhandel schon für 200 Euro, z.B. Radon-Monitor Ramon. Nach 48 Stunden kommt ein erstes Ergebnis, das dann stündlich aktualisiert wird.

Neben den Prüfungen der Raumluft sollten Radonmessungen auch der Bodenluft durchgeführt werden, um den Radongehalt direkt im geologischen Untergrund zu bestimmen. Hierbei werden **Bodengassonden** verwendet. Es wird ein Metallrohr bis in etwa ein Meter Tiefe ins Erdreich geschlagen und die Bodenluft direkt in eine kleine Prüfkammer abgesaugt, in der sich ein Radon-Dosimeter befindet. Die Messung der Bodenluft ist schon nach etwa einer Stunde abgeschlossen, da die Konzentrationen im Erdreich wesentlich höher ausfallen als in der Raumluft, aus unserer Erfahrung etwa um den Faktor 1000.

Da Baustoffe **Radium** enthalten und Radon abgeben können, ist es sinnvoll, auch Untersuchungen der **Radon-Exhalation** in einer Prüfkammer eines Fachlabors durchzuführen, am besten in der Planungsphase vor dem Einbau der Materialien in die Häuser. Unter Exhalation versteht man die Ausströmung aus einem Material oder dem Boden.

Hier die **baubiologischen Richtwerte** für **Radongas** in der Raumluft, wie immer bezogen auf die Dauerbelastung in sensiblen Schlafbereichen:

Idealwerte liegen unter **10 Bq/m³**, bis **30 Bq/m³** ist noch in Ordnung.

	30-60 Bq/m³ sind auf Dauer **schwach**,
	60-200 Bq/m³ stark und
	über **200 Bq/m³ extrem** auffällig.

Ein paar ergänzende Auszüge aus den **baubiologischen Randbedingungen**:

In den Randbedingungen zum Standard empfehlen wir bei Schlafplatzuntersuchungen Radon in der Raumluft mit einer Expositionsdauer von in der Regel **3 Tagen** zu erfassen, für die sichere baubiologische Bewertung besser noch über 1 Woche oder länger. Die baubiologischen Richtwerte beziehen sich auf eine Messung über mindestens 3 Tage, und das möglichst in der Heizperiode unter normalen Nutzungsbedingungen.

Beachten: Messungen mit direkt anzeigenden Geräten wie **Radonmonitore** liefern lediglich erste Hinweise auf eine Radonproblematik. Sie sind zur direkten Quellensuche gut geeignet. Zur Quellensuche werden vor allem auch die schnelleren, direkt anzeigenden Verfahren mit Pumpen (Tochternuklid-Spektrometer) eingesetzt.

Ionometer sind für die Detektion von Radon-Auffälligkeiten ebenfalls empfindlich und geeignet: Hohe Kleinionenzahlen in der Raumluft korrelieren oft mit radioaktiver Strahlung und vor allem mit der Radonkonzentration und der Anzahl der Zerfallsnuklide.

Gebäude mit **erhöhter Radioaktivität** in der Baumasse oder von Einrichtungen und Gegenständen zeigen häufiger Radonprobleme, da die Wahrscheinlichkeit für eine auffällige Radon-Exhalation aus der nuklidreichen Baubsubstanz bzw. den Antiquitäten und anderen Gegenständen erhöht ist. Deshalb ist es prinzipiell richtig, bei radioaktiven Auffälligkeiten immer auch an Radon zu denken. Umgekehrt ist keine konkrete Aussage möglich, da Gammastrahlen-unauffällige Häuser unerwartet erhöhte Radonkonzentrationen aufweisen können, wenn der Eintrag über das Erdreich - wie so oft - erfolgt.

Radonprobleme im Haus entstehen durch Radon im Erdreich, Undichtigkeiten zum Erdreich hin, radioaktiv auffällige Baustoffe und Gegenstände und mangelnde Lüftung. Speziell in älteren Häusern mit feuchtem Keller findet sich Radon, da es gut wasserlöslich ist.

Ab ca. **20.000 Bq/m³ Bodenkonzentration** kann bei ungünstiger Bauweise schon mit Radonauffälligkeiten in Häusern gerechnet werden.

Das sehr kurzlebige **Thoron** (Radon Rn-220) spielt bei baubiologischen Messungen eine geringere Rolle. Es können aber Probleme durch offene und nuklidreiche Baumaterialien entstehen. Über Aktivkohle ist Thoron nicht zu erfassen. Hier eignen sich elektronische Verfahren nach dem HL-Prinzip und Alpha-Spektrometrie. Thoron ist ebenfalls kritisch zu betrachten. Es kann z.B. bei radioaktiv auffälligem Granit in die Raumluft gelangen, auch stark Thorium-auffällige Baustoffe, Schlacken und eventuell Lehmputze können radioaktives Thoron zu einem Problem für das Haus werden lassen.

Der **VDB** bietet in seinen aktuellen Richtlinien sinnvolle Ergänzungen zum Thema Radonmessungen und -bewertungen, aktualisiert vom Kollegen Dr. Thomas Haumann.

Radioaktivität und Radon: Erinnern wir uns

Radioaktivität gibt es überall in der Natur. Die Erde verursacht einen großen Teil der natürlichen **ionisierenden Strahlung**. Hinzu kommen Kosmos, Luft, Wasser, Nahrung, Medizin, Rauchen, Industrie, Kernkraftwerke und -unfälle, Fliegen in großen Höhen, Baustoffe, Geräte.

Jede radioaktive Strahlung ist **lebensfeindlich**, egal ob es sich um natürliche oder zivilisatorische Einflüsse handelt. Unnötige Strahlungserhöhungen sind wo und wann immer es geht zu vermeiden, speziell bei Langzeiteinflüssen, z.b. im Schlaf- und Arbeitsbereich. Radioaktivität ist **krebserregend, erbgutverändernd** und **zellschädigend**. Die Strahlen sind äußerst energiereich, durchdringend und somit ionisierend.

Massive radioaktive Risiken sind in der Baubiologie eher die Ausnahme und wenn, so hauptsächlich durch **Radon** und **Baustoffe**. Fliesen, Steine, Chemiegips, Bims-, Schlacken- und Hüttenprodukte, Industrieabfälle, aber auch Basalt, Granit, Schiefer und Tuff sowie Einrichtungen und Antiquitäten können erhöhte Werte zeigen.

In der Baubiologie werden bevorzugt die radioaktiven **Zerfälle pro Zeiteinheit**, z.B. **Impulse pro Sekunde** (ips) und **Impulse pro Minute** (ipm) gemessen und in die **Äquivalentdosisleistung** in **Nanosievert pro Stunde** (nSv/h) umgerechnet. Die **Aktivität** einer radioaktiven Quelle wird in **Becquerel** (Bq) angegeben, die **Dosis** in **Sievert** (Sv).

Zum Nachweis von Alpha-, Beta- oder Gammastrahlung sind empfindliche **Strahlenmessgeräte** wie z.B. Geigerzähler, Dosisleistungsmessgeräte, Kontaminationsmonitore oder Szintillationszähler geeignet.

Der offizielle **Grenzwert** für die **Allgemeinbevölkerung** (Äquivalentdosisleistung für Ganzkörperbelastungen) ist **1 Millisievert pro Jahr** (mSv/a), das entspricht 114 Nanosievert pro Stunde (nSv/h), für den **Arbeitsplatz 20 mSv/a**, entspricht 2300 nSv/h. Grenzwerte beziehen sich nur auf zusätzliche Belastungen durch technische Anlagen.

Baubiologische Empfehlungen wollen im Bettbereich nicht viel mehr **Radioaktivität** als in der natürlichen Umgebung: bis **50 %** mehr gilt noch als **unauffällig**, bis **70 %** ist **schwach**, bis **100 %** **stark** und **darüber extrem** auffällig. Bei **Radon** gilt 30 Bq/m³ als noch **unauffällig**, bis **60** ist **schwach**, bis **200 Bq/m³ stark** und **darüber extrem** auffällig.

Der **strahlen-** und **radonärmste** Platz oder Raum ist stets der beste.

Radon ist ein radioaktives Edelgas, ein Luftschadstoff, es bildet sich im **Erdboden**, in **Baustoffen** und **Einrichtungen**. Radon und seine zahlreichen radioaktiven Zerfallsprodukte verursachen Lungenkrebs. Mehr über Radon im Band 2 "Stress durch Schadstoffe und Schimmel".

Radioaktivität und Radon: Tipps zur Reduzierung

Vermeiden Sie alle radioaktiven Belastungen, auch die geringsten. Mediziner, Wissenschaftler und Behörden sind sich einig: Jede radioaktive Dosis, egal ob natürlich oder künstlich, kann schädigen. Das gilt ganz besonders für radioaktive Dauerbelastungen im Schlaf- und Wohnbereich oder am Arbeitsplatz.

Prüfen Sie die Radioaktivität von Baustoffen (Fliesen, Steine, Putze, Schlacken, Aschen, Glasuren...) und die von verdächtigen Gegenständen und Geräten durch Messungen. Bevorzugen Sie immer die strahlungsärmsten Baustoffe, Gegenstände und Einrichtungen.

Sand, Kies, Kalk, Holz, Naturgips, Beton ohne Zuschläge, Gasbeton, Zement... sind fast immer unauffällig. Bims-, Hütten- und Schlackensteine, Aschen, Basalt, Tuff, Chemiegips, Porphyr... sind oft auffällig.

Auffällige Quellen entfernen, abschirmen oder ausweichen. Abstand halten, Radioaktivität verliert sich mit Abstand.

Bauen Sie nicht auf radioaktiv belastetem Grund oder in radioaktiv belasteter Umwelt (z.B. in der Nähe von Kernkraftwerken).

Planen Sie Ihr Haus radondicht, und schützen Sie die Wohnräume vor Radon aus dem Bodengrund oder von Baustoffen.

Lüften Sie beim geringsten Radongasverdacht reichlich und regelmäßig, eventuell unter Zuhilfenahme von Abluftventilatoren.

Seien Sie vorsichtig mit alten Uhren mit Leuchtziffern, Antiquitäten und Mineralien, besonders wenn sie glasiert sind.

Reduzieren Sie medizinische Röntgenaufnahmen, CTs, Szintigramme und Bestrahlungen auf ein unvermeidbares Maß. Führen Sie Buch (Röntgenpass) und legen Sie dies dem Arzt vor.

Reduzieren Sie Langstreckenflüge auf ein notwendiges Mindestmaß. Falls Sie schwanger sind, dann fliegen Sie bitte gar nicht.

Messen Sie auch mal selbst, zu Hause und auf Flügen. Es gibt preiswerte Geigerzähler und Radon-Monitore für die Steckdose.

Rauchen Sie nicht.

Informieren Sie sich anhand der Literaturtipps im Anhang.

Wenden Sie sich an erfahrene, ausgebildete Baubiologen, die nach aktuellem "Standard der baubiologischen Messtechnik" arbeiten.

Radioaktivität und Radon: Ergänzende Beiträge und Nachlese   835

Radioaktivität und Radon - ergänzende Beiträge unter www.maes.de

Umweltradioaktivität - Strahlenbiologie und Strahlenschutz - Messtechnik   2012
Radioaktive Strahlung im Pfarrhaus - Industrieschlacken in Böden und Decken   1993
Radioaktiv bestrahlt nach Mallorca und zurück - Arbeitsplatz Flugzeug   1990
Radioaktivität und Wasseradern - Szintillationsmessungen in der Geologie   1990-1992
Standard der baubiologischen Messtechnik - SBM-2008, Original   1992-2008
Baubiologische Richtwerte für Schlafbereiche - zum SBM-2008, Original   1992-2008
Messtechnische Randbedingungen und Erläuterungen - zum SBM-2008, Entwurf   2012

Radioaktivität und Radon - Nachlese

Dr. Peter Brunner, Chef der Abteilung Strahlenschutz an der Uni Innsbruck, untersuchte die Auswirkung von **radioaktiven Leuchtziffern** in Uhren auf den menschlichen Körper (Seite 780). Er fand, "beträchtliche Mengen an radioaktiver Substanz", die in den Körper gelangen. Im Urin von Trägern solcher Uhren kann schon nach wenigen Tagen das radioaktive Tritium nachgewiesen werden. Er plädiert für die Kennzeichnungspflicht, damit "der Konsument selbst entscheiden kann, ob er die Radioaktivität an seinem Handgelenk wünscht oder nicht."

Radon reichert die Luft mit mehr **Luftionen** an. Das ist ein positiver Effekt mit Nebenwirkungen. Wegen der Nebenwirkungen: besser nicht.

Bei **Uran-Bergarbeitern** ist Lungenkrebs durch Radon eine anerkannte **Berufskrankheit**. Beim Bergbau heißt sie Schneeberger Krankheit, sie hat fast alle Bergleute im Umfeld von Schneeberg (Erzgebirge) getötet.

Im **Wasser** findet sich Radon, auch im Mineral- und Quellwasser. Beim **Duschen** kann Radon in der Luft auf 3000 Bq/m^3 ansteigen.

'Arte' berichtete im März 2012 zum Thema **"Der Super-GAU, der keiner sein darf"**. Obwohl der Super-GAU längst stattgefunden hat, erklärte Japans Premierminister Kan Naoto im Schulterschluss mit dem Kraftwerksbetreiber Tepco: "Die Lage in den Kernkraftwerken ist normal. Es ist alles in Ordnung." Zwei Stunden später wird der Notstand ausgerufen. Radioaktiv kontaminiertes Rinderfutter und Milchpulver, verstrahlter Reis und Tee werden im weiten Umfeld von Fukushima gefunden. In Luftfiltern von Autos aus der Millionenstadt Tokio und aus dem 200 Kilometer entfernten Norden: erhebliche Mengen von Cäsium 134 und hochgefährliches Cäsium 137. Cäsium 137 strahlt Jahrhunderte. 45 Kilometer vor Fukushima wird Plutonium entdeckt. Plutonium hält sich 250.000 Jahre. Bei Kindern findet man hohe Radioaktivitätswerte in der Schilddrüse. Die Öffentlichkeit erfährt nichts, Regierung und Betreiber schweigen, die Medien wollen die Bevölkerung nicht beunruhigen. Man streitet ernsthaft öffentlich darüber, ob überhaupt Radioaktivität freigesetzt wurde, obwohl eine Reihe von Arbeitern und Feuerwehrleuten bereits an Leukämie erkrankt und verstorben sind. Experten schätzen, dass es in den kommenden 10 bis 20 Jahren weit mehr als eine Million neuer, tödlicher Krebsfälle gibt, allein wegen Fukushima.

Ein Jahr nach der Katastrophe diskutiert der bekannte deutsche **Astronaut** und Physiker Dr. Ulrich Walter im März 2012 in der RTL-Fernseh-Talkshow **"Günther Jauch"** über **Atomkraft** und **Fukushima**. Er zieht die Strahlen ins Lächerliche und lässt seinen Geigerzähler im Fernsehstudio piepsen, misst die allerorten zu messende Hintergrundstrahlung: "Sehen Sie, es gibt überall Radioaktivität, die ist natürlich, und jeder Pieps ist so was wie eine kleine Handgranate." Er misst die Radioaktivität an unauffälligem Backpulver und am (ebenfalls unauffälligen) Moderator Günther Jauch, um zu demonstrieren, dass "alles strahlt". Dann an sich selbst: "Sehen Sie, durch meine Mission im Weltraum hat sich an meiner Radioaktivität nichts geändert." Seine Mission ist 20 Jahre her. Zu den Menschen in der 30-Kilometer-Evakuierungszone von Fukushima: "Die Radioaktivität ist da noch normal, da spielt Krebs keine Rolle." Zu den Arbeitern und Feuerwehrleuten in den verwüsteten und verstrahlten Kraftwerksruinen: Krebs sei auch hier sehr niedrig, "nur ein bis zwei Prozent". Sein peinliches Finale: Walter misst ein kleines Nuss-Schälchen, da piepst sein Gerät richtig los, denn das ist hochradioaktiv. "Solche Schälchen haben wir doch alle zu Hause." Er wird beim Lügen nicht mal rot. Solche Schalen, Tassen, Becher... sind uralte uranglasierte Antiquitäten, ganz selten, Raritäten, Sammlerstücke. Keine einzige Schale, Tasse... in unseren Küchen macht eine derart hohe und kritische Radioaktivität. Was Sie jederzeit überprüfen können, mit seinem Geigerzähler. Zu guter Letzt wagte Walter gar den strahlenmedizinischen Umkehrschluss, dass "ein bisschen Radioaktivität ganz gut tut". Mir wurde von dem unqualifizierten und verantwortungslosen paraphysikalischen Brei fast schlecht. Verharmloser gibt es nicht nur in Japan.

4. August 2011, die Presseagenturen melden: **"Kinderkrebs um Atomkraftwerke in Deutschland, Großbritannien und der Schweiz"**. Kleinkinder im Fünf-Kilometer-Nahbereich von AKWs haben ein um **44 Prozent** höheres Leukämie-Risiko. Eine erneute Bestätigung des Physikers Dr. Alfred Körblein, der aktuelle Studien als Meta-Analyse auswertete.

Die Abteilung Strahlenschutz der Europäischen Kommission hat einen **Activity Concentration Index** (ACI) für **Baustoffe** vorgeschlagen. Der ACI-Wert wird mit einer Summenformel berechnet, welche ein Dosiskriterium von 1 Millisievert pro Jahr zugrunde legt. Empfehlung Europäische Kommission ACI 1,00 und Umweltinstitut München ACI 0,50.

Jährlich fliegen **60 bis 70 Tonnen Weltraumschrott** zurück auf die Erde, gibt das Deutsche Zentrum für Luft- und Raumfahrt (DLR) an. Radioaktivität ist manchmal mit im Spiel. Heiligabend 2011 war der helle Lichtschweif am Himmel der verglühende Teil einer Sojus-Rakete.

Der im November 2006 gestorbene russische **KGB-Agent** und **Putin-Kritiker** Alexander Litwinenko wurde mit radioaktivem **Polonium-210 vergiftet**, so Scotland Yard. Kurz vor seinem Tod beschuldigt er den russischen Präsidenten der Tat. Er soll nicht der Einzige gewesen sein.

A 7 Stress durch GEOLOGISCHE STÖRUNGEN (Erdstrahlung)

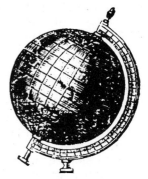

Erdstrahlung ist überall. Es gibt auf dem ganzen Globus keinen Quadratmeter ohne radioaktive Strahlungen aus dem Bodengrund. Das **Erdmagnetfeld** gib es ebenfalls überall. Allerorten zeugt eine simple Kompassnadel von der magnetischen Kraft unserer Erde. Viele weitere physikalische Einflüsse, die das Leben tangieren, gehen vom Erdball aus. Erdstrahlung und Erdmagnetfeld sind eine flächendeckende und physikalisch messbare Realität.

Irdische Strahlung ist, wie der Erdmagnetismus, in der richtigen Dosis natürlich, wichtig und lebenserhaltend. Genau wie Sonnenstrahlung. Hier wie da ist ein Zuviel oder ein Zuwenig zu vermeiden.

So genannte **geologische Störungen** sind Zonen veränderter Erdaktivitäten. Hier sind im Vergleich zum Durchschnitt auffällige Anomalien messbar: Die radioaktive **Erdstrahlung** ist **verändert** und die Flussdichte des **Erdmagnetfeldes** nimmt unharmonisch **zu** oder **ab**. Auch andere physikalische Einflüsse zeigen sich hier auffälliger, penetranter oder reduzierter als in der diesbezüglich ungestörten Umgebung.

Geologische Störungen, das sind die Folgen von z.B. unterirdisch fließendem Wasser, den so genannten **Wasseradern** und Quellführungen, oder anderen terrestrischen Auffälligkeiten wie z.B. **Verwerfungen**, Spalten, Klüften oder Brüchen. Nicht nur die Baubiologie, auch die Geologie als Wissenschaft bedient sich dieser Terminologie.

Spätestens wenn es um die strahlende Erde geht, um geologische Störungen durch Wasseradern und Verwerfungen, denkt der uninformierte Laie an mysteriösen Hokuspokus, denkt an rauschebärtige Rutengänger und ein Lächeln will zeigen: Ich glaube nicht daran. Schuld daran sind nicht nur Vorurteile, sondern auch die Tatsache, dass auf kaum einer anderen Ebene soviel Scharlatanerie betrieben wird und soviel Ungereimtes geschieht wie hier. Da ermitteln zehn angeblich qualifizierte Rutengänger in der gleichen Wohnung zehn verschiedene Ergebnisse, da werden teure Entstörgeräte feilgeboten, von denen lediglich der Hersteller profitiert, da werden biologische Wirkungen haarsträubend unterschiedlich interpretiert, und da entwerfen selbst Wissenschaftler und Ärzte täglich neue Theorien. Ein wirrer Markt.

Das **Rutengehen** zum Zweck des subjektiven Aufspürens solcher Störungen hat eine Jahrhunderte alte Tradition. Messtechnische Versuche, das Subjektive mit Geräten zu objektivieren, sind dagegen jung. Es gibt Holzschnitte aus dem 15. Jahrhundert, die Rutengänger bei der

Arbeit zeigen, und es gibt 2000 Jahre alte Hinweise auf Rutengängeraktivitäten in China. In vielen Kulturen ist Rutengehen geübt und als Kunst gepflegt worden. Viele Menschen haben sich dabei bekannte Namen gemacht und bewiesen, dass mit der Rute Aussagen in Bezug auf Standortstörungen, Bodenschätze, Wasser, verloren gegangene Gegenstände oder - in Kriegszeiten - auch feindliche Gräben prinzipiell möglich sind. Ohne die Vorarbeit von qualifizierten Rutengängern gäbe es heute keine Wissenschaftler, Ärzte und Baubiologen, die unermüdlich forschen, um Rutenausschläge mit Zeigerausschlägen zu vergleichen und um wissenschaftlicheres Licht ins mysteriöse Dunkel zu bringen. Dass beim Rutengehen so viel Widersprüchliches und Unreproduzierbares an den Tag kommt, sollte nicht dazu führen, das Rutenphänomen an sich zu bezweifeln oder zu verdammen, sondern klarmachen, dass es nur auserwählt wenige Menschen gibt, die makellos und zuverlässig fühlig sind und deren Aussagen wirklich stimmen.

Seit Anfang des letzten Jahrhunderts gibt es diverse **messtechnische** Belege für geologische Störungen. Mit technischen Mitteln experimentierte man auf vielen physikalischen Ebenen. Schon 1933 gelangen erste messtechnische Beweise. In den fünfziger Jahren waren bereits über zehn physikalische Gründe für geologische Anomalien bekannt.

Die Erde strahlt unterschiedlich

Baubiologen sind keine Radiästheten (wie man die Rutengänger auch nennt), Baubiologen sind **Messtechniker** und arbeiten **objektiv**. Uns interessieren an erster Stelle die physikalischen Messmöglichkeiten (und Grenzen), wenn es um Erdstrahlung geht.

Wir wissen, dass alles im Leben strahlt. Da gibt es Licht, Wärme, luft- und bodenelektrische Felder, Mikrowellen, Magnetfelder, Radioaktivität und mehr. In diese vielfältigen Phänomene sind wir seit Urzeiten hineingeboren. Sie dienen dem Leben, fördern es, erhalten es, machen es erst möglich. Ein solcher "Strahler", sogar heftig, ist auch die Erde.

Auf der Erde gibt es neben der überall vorhandenen und physikalisch gut darstellbaren Strahlung manchmal aber auch **auffällige Zonen** mit Strahlungsintensitäten, die sich vom Durchschnitt abheben. Messe ich auf einer längeren Strecke immer gleich bleibende Werte, dann verändern sich diese plötzlich in einem lokal eng begrenzten Bereich, und es werden stärkere oder schwächere Messwerte angezeigt. Diese Zonen sind **mehrere Dezimeter** bis **einige Meter breit**. Dann lässt die auffällige Strahlungsanomalie wieder nach, und es werden wieder normale Werte empfangen. Bis sich das Spiel irgendwann und irgendwo wiederholt. Manchmal sind diese Zonen **häufig** und **alle paar Meter** zu entdecken. Oft findet man diese nur nach längerem Suchen und in **größeren Abständen**. Manchmal auf weiten Strecken gar nicht. Das fällt lokal sehr unterschiedlich aus.

Geologische Störungen: Wie misst die Wissenschaft? 839

Ich warne davor, jeden Rutenausschlag eines sensitiv mutenden Menschen oder jeden Zeigerausschlag eines objektiv messenden Gerätes voreilig als Wasserader oder als Verwerfung zu interpretieren. Schließlich haben wir alle zu selten in der Tiefe des Bodens gegraben, um zu finden, was wir über der Erde so sicher vermuteten. Die bisherigen aus der Praxis gewonnenen Erkenntnisse sind zahlreich, es gibt eine Menge interessanter **Hin**weise, aber nur wenige **Be**weise. Es gilt, sehr kritisch weiter zu forschen und Daten zu sammeln, um im Laufe der Zeit immer mehr Klarheit ins immer noch recht Diffuse zu bringen. Mir reicht erst einmal die **praktische Erfahrung**, dass es **messbare** Erdstrahlungsauffälligkeiten gibt, die sich eindeutig von der Umgebung abheben, und dass sie in Bezug zu bringen sind mit unterirdischen Wasservorkommen und anderen geologisch bedingten Auffälligkeiten, von Rutengängern, Baubiologen oder Ärzten auch **Störzonen** genannt. Es besteht kein Zweifel, dass dies ein Teil der irdischen Realität ist.

Wie misst die Wissenschaft?

Die Wissenschaft kennt geologische Störungen, Verwerfungen, Quellen, Wasserführungen, Auf- und Unterschiebungen, Schichtfugen, Füllungen, Blattverschiebungen, Gräben, Schüttungen, Lagerstätten, Ölvorkommen, Höhlen, Stollen, Bodenschätze... Geologen messen diese und andere unterirdischen Strukturen mit verschiedenen Verfahren.

Mit **Gravimetern** werden die Anomalien des **Schwerefeldes** der Erde (Gravitationsfeld, Anziehungskraft) dargestellt. Auf diese Weise werden messtechnisch z.b. Hohlräume und Bergwerkstollen aufgedeckt.

Mit **Magnetometern** geht es auf die Suche nach Veränderungen des **Erdmagnetfeldes**, um z.B. Bodenschätze oder unterirdische Bauwerke zu orten, auch Fässer oder Bomben. Archäologische Untersuchungen werden ebenfalls mit Magnetometern durchgeführt. Für Feld- und Gradientenmessungen von der Erde werden sie in Flugzeugen eingesetzt. Selbst der Meeresgrund wird von Geophysikern von Schiffen aus mit Magnetometersonden abgescannt, um so Ölvorkommen aufzudecken.

Mit **Digitalvoltmetern** und Spezialelektroden misst man das **elektrische Potenzial** der Erde und geht so auf Lagerstättenerkundung.

Die **Geoelektrik** erfasst die **elektrische Leitfähigkeit** der Erde und erlaubt den Eindruck der physikalischen Eigenschaft des Untergrundes. Die geoelektrische **Tomographie** (ERT) stellt die Erdschichten anhand von Schnittbildern dar, ähnlich wie ein Kernspinbild vom Menschen.

Elektromagnetische Messungen bedienen sich niederfrequenter magnetischer Felder mit berührungslosen Sende- und Empfangsspulen für die Aufdeckung der **geologischen Struktur** bis etwa 50 Meter Tiefe. Das **Georadar** erledigt das mittels hochfrequenter Funkwellen.

Seismographen und Geophone finden grundwasserleitende Schichten mit **Erschütterungswellen** bis in mehrere hundert Meter Tiefe.

Radiometrische Messverfahren weisen mit Geiger-Müller-Zählrohren, Dosimetern und Szintillationszählern radioaktive Auffälligkeiten über Altlasten, Uranlagerstätten und anderen Formationen oder von Radongas nach. Der Strahlenhintergrund der Erde wird regelmäßig dokumentiert. Die kontinuierliche Überwachung der Erdstrahlung mit Neutronendetektoren wird von Wissenschaftlern zur **Erdbebenfrüherkennung** eingesetzt. Risse im Bodengrund geben mehr Strahlung frei.

Wie misst die Baubiologie?

Was wird bei baubiologischen Untersuchungen mit elektronischen Geräten **physikalisch gemessen**, wenn es um Erdstrahlung und geologische Störzonen geht? Ich beziehe mich auf eigene Erfahrung mit den Messmethoden und erhebe keinen Anspruch auf Vollständigkeit.

Erdmagnetfeldverzerrungen

Über den geologischen Störzonen ist eine leichte **Verzerrung** des **Erdmagnetfeldes** festzustellen. Diese Magnetfeldanomalie ist vergleichbar mit der bei magnetischem Stahl, nur sehr viel geringer.

Der **Kompass** ist **nicht** das richtige Gerät, da die Nadelabweichung so gering wäre, dass man sie noch nicht als Bewegung beobachten könnte. Die Magnetfeldanomalien der Erde liegen **unter 2 Grad** Kompassabweichung. Alles was über 2 Grad liegt und somit bereits sichtbar wird, ist (von seltenen Ausnahmen abgesehen) eben nicht die geologische Störzone, sondern die Nadelreaktion auf **magnetisiertes Metall**.

Mit einem empfindlichen **Magnetometer** wird die Verzerrung des Erdmagnetfeldes über geologisch gestörtem Grund gut sichtbar, eine interessante Methode zur Ortung von Störzonen. Dieser "elektronische Kompass" reagiert per Zeigerausschlag oder Digitalanzeige auf einige (nicht alle) geologische Anomalien. Deshalb gehört die aufschlussreiche und zuverlässige Messung mit sensiblen Magnetometern zum baubiologischen Standard bei geologischen Untersuchungen.

Man geht beim Magnetometereinsatz nach bisheriger Erfahrung davon aus, dass bei unterirdisch **fließendem Wasser** eher eine leichte Messwert**absenkung** zu erwarten ist und bei geologischen **Verwerfungen**, Spalten und Brüchen eher eine Messwert**erhöhung**.

Erinnern wir uns daran, dass das **Magnetfeld** der **Erde** in unseren Breitengraden eine Flussdichte von um die **48.000 Nanotesla** zeigt. Diese durchschnittliche Magnetfeldintensität findet man auf Schritt und Tritt, im Wald, auf dem Feld, im Stadtpark..., auf sie wird das Magnetometer bei baubiologischen Messungen vor Ort eingestellt, sprich auf diesen Referenzwert **genullt**. Die natürliche Umgebungssituation ist der Maßstab. Jede **hiervon abweichende Flussdichte** nach oben oder unten, auch die kleinste, wird bei Begehungen auf einer definierten Strecke registriert und aufgezeichnet, z.b. zwei Meter auf dem Bett, fünf Meter in einem Raum oder 20 Meter auf einem Grundstück.

Langsam und aufmerksam wird die Magnetometersonde über die zu untersuchende Strecke geführt und neugierig beobachtet, ob das Erdmagnetfeld homogen und unauffällig bleibt oder ob es in bestimmten Bereichen auf Störzonen hindeutende Ausrutscher gibt. Dabei fallen Areale auf, die heftigere Messwertschwankungen auf kurzen Strecken von wenigen Dezimetern zeigen oder dezentere Schwankungen über einen längeren Weg von mehreren Metern oder umgekehrt. Manchmal präsentieren sich auffällige Zonen über mehrere hundert Meter. Und oft findet man sie ein paar hundert Meter gar nicht. Das Messgerät erlaubt es, die Werte vor Ort Punkt für Punkt abzuspeichern. Die nachträgliche Auswertung auf dem Computer macht den ersten Eindruck noch deutlicher: Tabellen, Kurven oder dreidimensionale Grafiken dokumentieren eindrucksvoll, was normal ist und was gestört.

Magnetometer-Abweichungen als Folge **geologischer Störzonen** spielen sich hauptsächlich im Bereich **weniger hundert Nanotesla** ab. Sind hier 350 nT auffällig, dann sind es dort 150 nT oder über stark gestörtem Bodengrund seltener auch schon mal 800 oder sogar 1000 nT. Kollege Helmut Merkel, Mitarbeiter Dr. Manfred Mierau und ich haben inzwischen viele Magnetometermessungen über geologisch gestörtem Boden durchgeführt und immer wieder festgestellt, dass es spannende Zusammenhänge gibt. Nach unserer bisherigen Erfahrung bewegen sich die Auffälligkeiten zumeist zwischen 100 und 1000 nT, mitunter auch weniger, selten mehr. Manchmal habe ich den Eindruck, dass man auch Werte unter 100 nT ernst(er) nehmen müsste, dass auch sie noch auf Störzonen hinweisen. Wir alle sind aufgerufen, hier weitere Erfahrungen zusammenzutragen, aufzupassen. Meine ersten Erdmagnetfelduntersuchungen liegen gut 25 Jahre zurück, damals mit schwergewichtigem "Oldtimer"-Magnetometer und angeschlossenem Schreiber, heute mit modernen Leichtgewichten und PC-Anschluss. Die Ergebnisse und Erkenntnisse decken sich über den gesamten Zeitraum.

Schon vor 25 Jahren habe ich im Neusser Stadtgarten, am Rhein und in der Landschaft des Umfeldes Störzonen mit Magnetometerabweichungen von 100 bis 700 nT protokolliert. Heute finde ich den Großteil dieser Störungen - nicht alle - an den gleichen Stellen wieder. Jene, die damals einen Abfall des Messwertes zeigten (Wasser...), tun das auch heute, und jene mit einem Anstieg (Verwerfung...) ebenso. Auf einer Strecke von insgesamt 200 Metern fand ich damals auf den ersten 40 Metern deutlich auffällige, alle paar Meter auf und ab zappelnde Messwerte mit Spitzen bis zu 900 nT, und auf den daran anschließenden

160 Metern keine einzige Auffälligkeit mit ausgeglichenen Ergebnissen unter 50 nT. Die Kontrolle heute: kein Unterschied zu damals.

Nicht alle geologischen Auffälligkeiten findet man im Laufe längerer Zeit wieder, auch die Erde lebt, ist im Fluss, verändert sich. Das gilt besonders für Wasserläufe, speziell in wasserreichen Gebieten nahe großer Flüsse, z.B. bei uns am Rhein. Düsseldorf-Oberkassel liegt direkt am Rhein, Niederkassel, Kaiserswerth und Urdenbach auch. Hier kann man manchmal alle paar Wochen neue Wasser-bedingte Auffälligkeiten feststellen, mal hier mal dort, je nach Pegelstand des Flusses und seiner Zuflüsse, Hochwasser oder nicht, je nach Grundwasserstand, regenreiche Zeit oder nicht. Verwerfungen und Brüche zeigen sich meistens über Jahre hinweg stabil(er). Ausnahmen bestätigen die Regel: Am Baldeney-See in Essen haben ich jahrelang immer die gleiche Verwerfung messen können, und plötzlich war sie nicht mehr nachweisbar, nach dem heftigen Erdbeben im Jahr 1995. Die Untersuchung bei einem Kunden in Mettmann zeigte: eine meterbreite Störzone im Garten; zwei Jahre später war sie nicht mehr zu finden, nebenan wurden neue Tiefgaragen gebaut, tiefe Aushub- und Baggerarbeiten, und das Erdbeben fiel auch in diese Zeit. An der niederländischen Grenze das gleiche Spiel, 1991 unsere Feststellung und 1994 die Bestätigung einer geologischen Störzone im Schlafgemach, 2004 war sie weg, 2012 auch.

Magnetometerabweichungen durch **technische Magnetfelder** (Stahl...) sind viel stärker und schaffen Werte von einigen **1000 bis 100.000 nT**. Sie wissen: Federkernmatratze, Stahlträger, Türzarge, Heizkörper, Badewannen, Lautsprecherbox... zeigen typische 5000 bis 50.000 nT. Wären über Wasseradern oder Verwerfungen wirklich diese 5000 nT oder noch mehr zu messen, wie es einige Magnetometerhersteller unsinnigerweise beschreiben, dann würde sich ein Magnetometer erübrigen, denn dann gäbe es über geologischen Störungen schon einen heftigen Ausschlag der Kompassnadel. Das tut sie aber nicht. Ich kenne ganz wenige Gegenden, z.B. in Frankreich und Arizona, wo sogar natürliche Messwertschwankungen bis **2000 nT** vorkommen. Der Grund sind eisenhaltige Gesteine. Gebirge in Arizona sind derart eisenreich, dass sie ziegelrot wurden, verrostet durch Luftfeuchte und Niederschlag.

Für **Haus-** und **Schlafplatzuntersuchungen** ist dieses sonst so viel versprechende Magnetometer-Messverfahren leider meist **verwirrend**, da die technischen Überlagerungen des Erdmagnetfeldes durch Stahl in Baumasse und Einrichtung sowie des Bettes selbst um ein zig- bis tausendfaches stärker zu Buche schlagen und so geologische Rückschlüsse erschweren oder unmöglich machen. Rutengänger bedienen sich gern der Magnetometermethode in der Hoffnung, ihre Rutenausschläge technisch bestätigen zu können. Die Hoffnung erfüllt sich sehr oft nicht. Fehlinterpretationen sind an der Tagesordnung. Betonarmierungen, Stahlfederroste und andere Metallgegenstände müssen dann für die voreilige Deutung der erwünsch(el)ten Wasserader herhalten.

Ich habe erlebt, dass der Präsident eines internationalen Rutengängerarbeitskreises, ein Ingenieur mit Professorentitel, bei todkranken Kunden sogar die **Federkernmatratzen** nach seiner Magnetometermessung als **Wasseradern** fehldeutete und deshalb einen Wohnungswechsel nahe legte. Wissenschaftlich anmutende Aufzeichnungen täuschten über die Fehlbewertung hinweg. Die Matratzen schafften nach meiner Kontrolle Kompassabweichungen über 180 Grad, die Nadel drehte sich um die eigene Achse (siehe mein Bericht in Wohnung+Gesundheit, Heft 62/ 1992: "Eine Wasserader wird zur Federkernmatratze").

In einem anderen Fall in Wuppertal war es der **Stahlträger** im Balkonfußboden, der die Magnetometeranzeige bewirkte und über **20.000 nT** auf die Computeraufzeichnungen übertrug. Der Gerätehersteller persönlich fehlinterpretierte mit Wasserader und sah sich in der Vermutung bestätigt durch einen Riss im Betonfußboden, genau dort, wo der zur Wasserader gemachte unsichtbare Stahlträger verlief. Nicht nur seitdem gelten Risse in der Baumasse als Zeichen für Wasseradern. Die Kompassprüfung ergab über dem Träger eine Nadeldrehung.

Jede Magnetometermessung sollte auf **verschiedenen Höhen** durchgeführt werden. Gibt es in 10 Zentimeter Distanz zum Boden an einigen Stellen Messwertanomalien, aber in 80 Zentimeter Abstand nicht mehr, dann kann es keine geologische, sondern nur eine technische Störung durch Stahl sein. Denn technische Felder verlieren sich flink mit dem Abstand zur Quelle, die geologischen Felder bleiben dagegen über große Höhenunterschiede konstant. Es empfiehlt sich bei Messauffälligkeiten, die Sonde nach oben und unten zu führen oder auf verschiedenen Etagen des Hauses zu prüfen, um Fehlinterpretationen zu vermeiden. Von der richtigen Deutung hängt es ab, die **richtige Sanierungsempfehlung** geben zu können. Es ist ein Unterschied, ob man einen Schlafraum für geologisch gestört erklärt und bei Kunden für Unruhe sorgt oder die Betonarmierung des Fußbodens als Grund für die Störung erkennt und das Bett einfach 20 Zentimeter höher legt, somit den Feldern ausweicht und den gesunden Schlafplatz präsentiert.

Wir führen unsere Messungen draußen im Freien oder drinnen im Haus immer in **drei** oder **mehr Ebenen** durch: direkt über dem Boden und die gleiche Strecke in ein, zwei oder drei Metern Höhe. Für letzteren Zweck ist der kleine Magnetometersensor bei Grundstücksuntersuchungen an der Spitze einer entsprechend langen Holzlatte montiert. Erst wenn wir über der vermeintlichen geologischen Störzone auf diesen mindestens drei Ebenen die gleichen Werte erhalten, sind wir sicher. Ansonsten, mal wieder, wie so oft: Irrtum, Fehlinterpretation, Metall.

Wenn Magnetometer, dann **dreidimensional** messend, denn so werden praktischerweise alle Feldlinienrichtungen aufgezeichnet. 3D-Sonden sind sensibler, sicherer, fehlerunanfälliger, schneller und genauer als die eindimensionalen Vertreter. Die eindimensionalen Geräte nehmen kleinste Lageveränderungen und minimale Bewegungen der Sonde übel, selbst schon dezente Biegungen im Kabel zwischen Anzeigegerät und Messkopf. Teurere dreidimensionale Sonden haben dieses Problem nicht. Ein Magnetometer sollte für den Zweck geologischer Untersuchungen **empfindlich** genug sein. Meines aus den USA misst herunter bis **1 nT**, das ist ideal für geologische Zwecke, **10 nT** dürften noch reichen, gröbere Geräte sind hierfür nicht geeignet.

Fazit: Es sind per 3D-Magnetometer zwar eindeutige Auffälligkeiten über geologisch gestörtem Boden schnell und zuverlässig zu messen, die Anwendung **im Haus** ist jedoch durch die fast immer stattfindende Überlagerung technischer Magnetfelder von Baumasse und Einrichtung leider selten sicher. Es sei denn, Sie haben ein Stein- oder Holzblockhaus ohne Betondecken, ohne Stahlträger, ohne Stahlheizkörper, ohne, ohne... und nur ganz wenig metallische Einrichtungen.

Für geologische **Grundstücksuntersuchungen** ist der 3D-Magnetometer, richtige Anwendung und Erfahrung vorausgesetzt, gut geeignet und unverzichtbar. Hier werden die magnetisch zu Buche schlagenden Störzonen schnell und deutlich sichtbar. Auch hier heißt es bei der Messung: Abstand zu magnetisierten Stahlteilen, parkenden Fahrzeugen, Maschinen, Maschendrahtzäunen, Wellblechschuppen und Rohren im Boden. Selbst ein Stacheldrahtzaun bringt noch in zwei Metern Entfernung höhere Messwerte als die geologische Störung.

3D-Magnetometer werden, wie erwähnt, in der geologischen Wissenschaft weltweit für Bodenuntersuchungen und die Ortung von Mineralien, unterirdischen Schätzen und antiken Ruinen eingesetzt. Es gibt wasserfeste Spezialausführungen für Schiffe, die auf den Weltmeeren solche 3D-Magnetometersonden an langen Kabeln hinter sich herziehen und anhand der Messwertschwankungen Erdölvorkommen und andere geologische Besonderheiten auf dem Meeresgrund erkennen.

Leichte **Erdmagnetfeldverzerrungen** der Größenordnung, wie sie von Magnetometern über geologisch gestörtem Grund geortet werden, also wenige hundert Nanotesla, interpretieren einige Wissenschaftler schon als **biologisch relevant**. Es gibt Forschungen aus den USA und Kanada, welche Zusammenhänge zwischen den natürlichen magnetischen Standortstörungen und Krankheiten wie **Krebs**, **Missbildungen** und erhöhte **Säuglingssterblichkeit** nachwiesen, siehe Seiten 742 und folgende: Magnetfelder in Wissenschaft, Forschung und Natur. Schottische Wissenschaftler vom Institut für Geologie in Edinburgh fanden einen Zusammenhang mit **Herzanfällen**. Mediziner vermuten hier eine Ursache für **Schlafstörungen**. Frage: Was ist im Vergleich mit den Schmalspurintensitäten über geologisch bedingten Störzonen mit den viel stärkeren technischen Magnetfeldern von Federkernmatratzen und Stahlelementen in Bett oder Baumasse? Sie entsprächen - magnetisch gesehen - hundert Wasseradern und Verwerfungen, mindestens.

Geologische Störungen: Wie misst die Baubiologie? - Luftionen

Für **Erdmagnetfeldmessungen** von geologischen Störzonen in Schlafbereichen mit dem **Magnetometer** gelten nach baubiologischen Maßstäben folgende **Richtwerte**: Mit lokal begrenzten Schwankungen bis **100 Nanotesla** ist immer und überall zu rechnen. **100 bis 200 nT** deuten auf **schwache**, **200 bis 1000 nT** auf **starke** und über **1000 nT** auf **extreme** geologisch bedingte Auffälligkeiten hin.

Luftionen

Eine zweite Messmöglichkeit, wenn es um Erdstrahlung geht: Das **Luftionenmilieu** ist **verändert**. Mit speziellen **Ionometern** (das sind elektronische Geräte zur Messung der Kleinionenanzahl in der Luft, ab Seite 674) zeigen sich über geologischen Störungen **leichte Messwertveränderungen**, besonders im Bereich der **positiven** Luftionen.

Auch diese Messung ist im Raum schwierig, da zu **viele Einflüsse** in unseren Häusern die Luftionen **noch gründlicher** durcheinander bringen als es Erdstrahlung jemals könnte. Dazu gehören speziell **elektrische Felder**. Im Einfluss einer elektrisch strahlenden Wand oder einer elektrostatisch geladenen Gardine ist diese Messung unmöglich. Wir müssen damit rechnen, dass eine Synthetikbluse in fünf Metern Abstand das Luftionenmilieu nachhaltiger verändert als eine geologische Störung. Ein Schuh mit elektrostatisch geladener Kunststoffsohle verursacht beim Gehen eine Luftionenveränderung, die selbst ein Dutzend Wasseradern nicht schafft. Von Bildschirmen, ungeerdeten Lampen und anderen feldintensiven Elektrogeräten ganz zu schweigen. Um zu einigermaßen aussagestarken Ergebnissen zu kommen, muss der zu prüfende Raum **völlig** synthetik- und elektrostatikfrei sein und darf auch sonst **keine** oder nur geringe elektrischen Wechselfelder zeigen.

Wichtig ist auch eine staubarme Raumluft. Die geringste **Staubbewegung** schlägt als Messfehler zu Buche. Ich habe während der Luftionenmessungen stets den Raum verlassen und die Ergebnisse auf den im Nebenraum per Verlängerungskabel angeschlossenen Schreibern beobachtet, um Staubaufwirbelungen zu vermeiden. Teilweise mussten Räume ganz leer geräumt, gewischt und vor den Messungen mit Luftfiltern gereinigt werden, um einigermaßen verfälschungsfreie Ergebnisse zu bekommen. Radioaktive Einflüsse von **Baustoffen**, geringste Spuren von **Radongas** und **UV-Licht** sind ebenfalls zu meiden, da sie die Luft ionisieren und somit das Ergebnis beeinflussen. Sind diese Voraussetzungen erfüllt, lohnt sich die Messung.

Fazit: Es sind offensichtlich über geologischen Störungen leichte Luftionenverschiebungen zu messen. Die praktische Arbeit im Wohnraum wird jedoch maßgeblich durch elektrische Gleich- und Wechselfelder behindert oder durch Staub, Luftbewegung, Radioaktivität, Radon, UV-Licht und womöglich noch anderen Faktoren verfälscht. Unter Laborbedingungen und draußen könnten Studien jedoch interessant sein.

UKW-Feldstärke

UKW-Feldstärke-Messungen zeigen manchmal **Veränderungen** im Bereich geologischer Störungen. Einige Rutengänger und Baubiologen bedienen sich dieser Methode. Sie empfangen UKW-Funksignale alltäglicher Radiosender und vergleichen die Stärke der ankommenden hochfrequenten Pegel in definierten Messabständen.

Auch hier sind die Messungen im umbauten Raum verfänglich und die Interpretationen mehr als schwierig, weil **Feldstärkeanomalien** durch Baumasse und Einrichtungsgegenstände, durch Pflanzen, Wände, Regale und Tische, durch reflektierende Flächen, Spiegel und Metalle, aber auch durch die Messperson selbst **auf Schritt und Tritt** anzutreffen sind. Man muss sehr kritisch sein und aufpassen, um nicht auf voreilige Fehlinterpretationen hereinzufallen. Die Messmethode ist dazu zeitaufwändig und verlangt Erfahrung. In einigen Veröffentlichungen wird beschrieben, dass die Ortung geologischer Störungen durch UKW-Feldstärke-Messungen nur ein Kinderspiel sei. Das Ergebnis solcher unqualifizierten Aussagen sind gutgläubige Laien, die mit einem 25-Euro-**Kofferradio** durchs Schlafzimmer ziehen und da, wo Südwestfunk oder WDR Störungen im Empfang zeigen oder die Musik von Elvis und den Beatles zu rauschen anfängt, auf Wasseradern, Brüche und sonstige Erdstrahlungsphänomene tippen. Schön, wenn das so einfach ginge.

Dass es gehen kann, hat der Wuppertaler Arzt Dr. Dieter Aschoff 1966 veröffentlicht. Er hat damals 130 Patientenbetten nach kompletter Räumung der Schlafzimmer auf verschiedenen Frequenzen ausgemessen und Zusammenhänge zwischen UKW-Störungen, geologischen Anomalien und Krankheit aufgedeckt. Schon 1934 arbeitete der Marburger Arzt Dr. Victor Rambeau nach dieser UKW-Methode. Er setzte einen großen tragbaren Empfänger nebst integriertem Sender ein, der von zwei Leuten transportiert werden musste, war auf diese Weise von den Sendern der Umgebung unabhängig, was zu viel genaueren Ergebnissen führte. Auch Rambeau sah, wie Aschoff, Zusammenhänge zwischen geologischen Störzonen und UKW-Feldstärkeanomalien. Solch ein definierter Sender und Empfänger in einer einzigen Messeinheit dürfte die einzig solide Art sein, einen Zusammenhang zwischen UKW-Feldschwankungen und geologischen Störzonen darzustellen. Einen derartigen serienreifen Messaufbau gibt es jedoch (noch?) nicht auf dem Markt.

Ich habe im Laufe der Jahre immer mal wieder mit der UKW-Messung experimentiert, habe vergleichende Messungen mit anderen Methoden durchgeführt und zu verschiedenen Tages- und Jahreszeiten kontrolliert. Ich habe wenig Reproduzierbarkeit der Messergebnisse untereinander und im Vergleich zu den anderen Methoden festgestellt. Manchmal gab es Hinweise auf Zusammenhänge, meist nicht.

Mein Fazit: Die Messung der UKW-Feldstärke bringt unter idealen Bedingungen mögliche Zusammenhänge zwischen Messwertauffälligkeiten und geologischen Störungen, ist im praktischen Alltag bei Hausuntersuchungen aber selten reproduzierbar und mit Vorsicht zu genießen. Wenn, dann nur mit Sender und Empfänger in einer Messeinheit.

Hautwiderstand

Über geologischen Störungen soll sich der **Hautwiderstand** des Menschen verändern. Die Messungen sind als **Georhythmogramm** oder als **Elektrogeobioskopie** bekannt. Beim Georhythmogramm wird der Hautwiderstand von Hand zu Hand mit Handelektroden und einem Ohm-Meter gemessen. Die Elektrogeobioskopie misst zwischen einer Hand und den Akupunkturpunkten der anderen. Mit Elektroden und Geräten, die auch aus der Elektroakupunktur bekannt sind, wird hier gearbeitet. Ich experimentierte mit den in der Medizin bewährten Geräten elektrogeobioskopisch nach Aschoff, Voll und Vega.

Liegt der Hautwiderstand eines Menschen normalerweise bei etwa **40 Kiloohm** (nach Aschoff), dann verändern sich die Werte über geologischen Störungen eventuell auf **100, 200** und mehr. Das hört sich einfach an, ist es in der Praxis aber nicht. Selbst der routinierte Fachmann hat mit einer Vielzahl von Schwierigkeiten zu rechnen.

Die Messungen erfordern reichlich Übung und sind **von vielen Faktoren** abhängig, um reproduzierbar zu sein: von der Hautbeschaffenheit des Probanden, der Hautfeuchtigkeit, vom Druck der Messelektroden auf die Haut, vom korrekten und sicheren Auffinden der Akupunkturpunkte, von der Qualität der Geräte, vom Grad der Messpunkte-Traumatisierung, von der Gesamtverfassung, von der Umgebungssituation, von der Tages- und Jahreszeit, von Temperatur und Luftdruck...

Sind alle Voraussetzungen bekannt und erfüllt, bleiben dennoch Konflikte: **Jeder** Reiz auf den Probanden geht mit in die Messung ein. Jeder, sei es sein Synthetikhemd, strahlende Baustoffe, Abgeschlagenheit, ein elektromagnetisches Feld, vor dem Test schweres Essen oder die Zigarette, der düstere Gedanke an die Schwiegermutter, ein schrillendes Telefon, der magnetisierte Stahlträger im Messraum, Nackenverspannungen, Luftschadstoffe, Gerüche, Wünsche, Ängste... jeder.

Das heißt: Der Mensch reagiert auf **alle Reize**. Und diese mannigfaltig möglichen Reaktionen werden deutlich durch eine messbare **Veränderung** des **Hautwiderstandes**. Nach dem gleichen Prinzip arbeitet ein Lügendetektor. Der Kopf will die Unwahrheit sagen, aber der Körper rebelliert messbar dagegen. Der Körper lügt nicht.

Nur mit Erfahrung und kritischer Einstellung könnte man die Hautwiderstandsanomalien auf geologische Reize beziehen und sicher ausschließen, dass sie eben nicht vom Radiowecker, von der Federkernmatratze, vom Synthetikteppich, vom Ärger mit dem Chef, vom Tabak, dem Stückchen Zucker, von der kürzlich heiß und fettig verspeisten Schweinehaxe oder vom Wunschdenken verursacht worden sind.

Zu bedenken ist zusätzlich, dass **jede** Reaktion des Menschen auf Reize seiner Umwelt **nur für diesen Menschen** typisch ist und **nicht auf andere** übertragen werden kann. Körperwiderstandsmessungen sind individuell und lassen nur typenspezifische Rückschlüsse zu.

Einige Baubiologen und Rutengänger investieren viel Geld in Körperwiderstandsmessgeräte und laufen hiermit akupunkturpunktdrückenderweise durch Häuser und über Grundstücke. Andere investieren weniger als fünfzig Euro für simple Ohm-Meter und rücken sich handelektrodendrückenderweise auf Stühlen durch Zimmer, von Platz zu Platz. Wieder andere bemühen komplizierte Computer mit speziellen Messprogrammen. Jeder auffällige Zeigerausschlag muss dann zu oft und zu voreilig für die Interpretation Wasserader herhalten.

Fazit: Die Messung des Hautwiderstandes ist unter selten günstigen Bedingungen interessant und offenbar geeignet, Reaktionen bestimmter Menschen auf Störungen zu erfassen, ist aber bei Hausuntersuchungen äußerst fehleranfällig und registriert neben den geologisch bedingten Störzonen auch alle anderen stressartigen (Umwelt-) Reize.

Bodenwiderstand, Bodenleitfähigkeit

Ärzte, Baubiologen und Rutengänger experimentierten, wie die wissenschaftlichen Geologen, immer wieder mit der Messung des **Bodenwiderstandes**. Manche kamen zu interessanten Ergebnissen, z.B. Dr. J. Wüst und Dr. H. Petschke. Sie fanden in zahlreichen Untersuchungen bereits vor 1954 über Reizstreifen eine Absenkung des Widerstandes und die Erhöhung der **Bodenleitfähigkeit**. Ich selbst habe mit der Methode keine Erfahrung, erste Versuche waren nicht aussagestark.

Radioaktivität

Es gibt über geologischen Störungen **Veränderungen** der **natürlichen Radioaktivität**. Das heißt: Empfange ich mit empfindlichen Strahlenmessgeräten die allerorten vorhandene radioaktive Erdstrahlung, dann gibt es über diesen so genannten Stör- oder Reizzonen im Schnitt **10 bis 30 Prozent höhere** oder **niedrigere** Messwerte. In einigen Fällen sind die Messwertauffälligkeiten noch deutlicher, manchmal bis 100 %.

Die allgemeine Grundradioaktivität der Erde unterliegt zwar lokalen Schwankungen, sie ist, wie Sie inzwischen wissen, in der Lüneburger Heide niedriger als im Saarland, und sie fällt auch klima- und höhenabhängig leicht unterschiedlich aus, aber die Relativität der auffälligen Veränderungen über Störzonen bleibt. Es geht hier um harte **Gamma-**

strahlung, und einige Experten meinen, dass bei geologischen Störzonen auch kritische **Neutronenstrahlung** mit im Spiel ist.

Die radioaktive Auffälligkeit über solchen geologischen Störungen ist, ähnlich den Magnetometermessungen, eine messtechnisch sichere Sache und, wie die Erdmagnetfeldverzerrungen auch, ein mögliches biologisches Risiko, gerade durch die regelmäßige Langzeiteinwirkung in Schlafbereichen. Noch einmal gilt: Die Dosis macht das Gift. Jede Art Strahlung kann gesund oder riskant sein. Das gilt für die Erde genauso wie für die Sonne. Zuviel oder zuwenig Sonne ist kritisch. Mehr oder weniger Erde auch? Die veränderte Dosis im Bereich von Störzonen ist recht gering, eine biologische Bewertung deshalb schwierig. Ich halte es für hemmungslos überspitzt von "geopathogenen Zonen" oder gar "Krebszonen" zu sprechen und Panik zu verbreiten, wenn es um Erdstrahlung und die diesbezüglichen Auffälligkeiten geht. Ich halte es aber auch für ignorant, so zu tun, als wäre da gar nichts.

Die Radioaktivitätsmessung der Erdstrahlung ist wie die Magnetfeldmessung des Erdmagnetismus ein Indikator für die Existenz von geologischen Störungen. Beide sind meine Lieblingsmessungen. Die Radioaktivitätsmessung lässt sich nicht so schnell durch andere Felder und Einflüsse ablenken. Sie kümmert sich nicht um Federkern und Betonarmierung, um Hochspannung und Synthetikteppiche, um Wunsch und Wille. Sie ist im Haus aber nur dann einzusetzen, wenn es hier garantiert keine radioaktiven Auffälligkeiten durch z.B. Baustoffe, Einrichtungen oder Gegenstände gibt. Leider stören die radioaktiven Innenraumstrahler (die gottlob nicht oft vorkommen), die Erdstrahlungsmessung massiv oder machen sie ganz unmöglich.

Mit Erfahrung, Aufmerksamkeit sowie geeigneten Messgeräten kann man die **natürliche Erdstrahlung** von der **Radioaktivität** durch Baustoffe und Einrichtungsgegenstände oft gut unterscheiden und Interpretationsfehlern vorbeugen. In manchen Fällen kann es Schwierigkeiten bei der Differenzierung zwischen Baumaterialien und dem geologischen Untergrund geben. Dann wäre es vonnöten, auf **verschiedenen Etagen** des Hauses oder **draußen** im Freien Kontrollmessungen durchzuführen, um sicherzugehen. Sollte es nicht möglich sein, das eine vom anderen unterscheiden zu können, dann sage ich das meinen Kunden. Wichtig ist mir das Vermeiden jeder Störung und weniger die Interpretation der Ursache um jeden Preis.

Diese Erdstrahlung geht durch Eisen, Kunststoff, Glas, ganze Häuser... alles. Während einer Tagung habe ich das im amerikanischen Seattle in einem 22-geschossigen Hotel auf sechs verschiedenen Ebenen präsentiert: in der Tiefgarage, im Erdgeschoss nahe der Rezeption, in den Konferenzräumen der 1. Etage, in den Zimmern der 8. und 19. Etage und auf dem Dach über der 22. Etage. Überall recht gut vergleichbar auffällige Werte, oben wie unten, in den gleichen Bereichen.

Die Erfahrung mache ich auch bei Hausuntersuchungen: Die messbare Strahlungsauffälligkeit über geologisch bedingten Störzonen ist unter günstigen Bedingungen, das heißt ohne Störung seitens der Baumasse und Einrichtung, oft auf allen Etagen zu finden. Im Keller die gleichen Veränderungen wie im Dachgeschoss. Ist dem nicht so, dann handelt es sich eben nicht um geologisch bedingte Störungen.

Nach meiner bisherigen Erfahrung (und der von erfahrenen Kollegen) ist über **Wasser** eher mit einer Strahlen**reduzierung** zu rechnen. **Verwerfungen** haben dagegen eher eine Strahlen**erhöhung** zur Folge. Verwerfungen, Brüche und Spalten, die Wasser führen, zeigen beides: die Strahlen**erhöhung** zumeist an den **Rändern** einer Störzone, die Strahlen**reduzierung** im **zentralen Bereich** einer Störung, also ein Tal zwischen zwei Bergen, von Aschoff auch "Einbruch im Gipfel" genannt. Das deckt sich gut mit den Erfahrungen, die mit Magnetometermessungen des Erdmagnetfeldes gemacht wurden, auch hier gingen die Werte über Wasser meistens runter und über Verwerfungen und Brüchen meist hoch. Es gibt auch Ausnahmen.

Für **Radioaktivitätsmessungen** von geologischen Störzonen in Schlafbereichen mit dem **Szintillationszähler** gelten nach baubiologischen Maßstäben folgende **Richtwerte**: Mit lokal begrenzten Abweichungen bis **10 Prozent** (Referenz: ungestörter Hintergrund) ist immer und überall zu rechnen. **10 bis 20 %** deuten auf **schwache**, **20 bis 50 %** auf **starke** und über **50 %** auf **extreme** geologisch bedingte Auffälligkeiten hin.

Diese Empfehlungen beziehen sich ausschließlich auf den Einsatz von **Szintillationszählern** mit **geeigneten Kristallen** (Natrium-Jodid oder Lithium-Jodid, möglichst Thallium-verstärkt) und Neutronen-bremsenden **Moderatoren** bei einer radioaktiven **Impulsausbeute** von mindestens **5000** pro Messpunkt, davon mehr im folgenden Abschnitt.

Der Szintillationszähler

Für die Messung ionisierender Strahlung über geologischen Störungen bedarf es empfindlicher und kostspieliger Geräte, einer entsprechenden Ausbildung und viel Erfahrung im Umgang mit ihnen. Mit einem 200-Euro-Volksgeigerzähler und einem Wochenendkurzlehrgang geht es nicht. Ich setze für meine Erdstrahlungsmessungen **Szintillationszähler** ein. Szintillationszähler sind Messgeräte für Radioaktivität. Sie werden für anspruchsvolle Strahlenmessungen gebraucht, z.B. in der Kernphysik und in der Medizin. Szintillationszähler sind auch in der geologischen Wissenschaft und beim Untertagebau bevorzugte Geräte. Ein Szintillationszähler für geologische Messungen empfängt über einen Kristall Gammastrahlen, die in Lichtblitze umgewandelt, verstärkt, gezählt und angezeigt werden. Der Szintillationszähler hat neben der hohen Messgenauigkeit den Vorteil außergewöhnlicher **Gammastrahlen-Empfindlichkeit**, und er wartet zudem mit einer mehr oder minder ausgeprägten **Neutronen-Sensibilität** auf. Diese Gamma- und Neutronensensibilität scheint wichtig und mitentscheidend zu sein, speziell für Untersuchungen von geologischen Störungen.

Der Szintillationszähler sollte gegen **kosmische Umgebungsstrahlung** weitgehend **abgeschirmt** sein, um möglichst unbeeinflusst die Strahlung der Erde zu empfangen. Die aus der Erde einfallende Strahlung sollte einen **Moderator** passieren, bevor sie vom Kristall empfangen wird. Für technisch Interessierte: Die Kristalle meiner Geräte bestehen aus thalliumverstärktem Natrium-Jodid und aus Lithium-Jodid und haben einen Durchmesser von 75 mm bei einer Höhe von 30 mm. Meine vorgeschalteten Moderatoren bestehen aus neutronenbremsenden und neutronenmultiplizierenden Stoffen wie unter anderem Paraffin, Graphit, Bor, Gadolinium, Cadmium, Blei, Lithium, Kochsalzlösung, Mineralien, teilweise in Mischung miteinander. Gut geeignet sind Materialien mit hohem Wasserstoffatomgehalt. Um optimale Moderatoren für die unterschiedlichen Szintillationszähler, Messaufgaben und geologischen Bedingungen zu finden, bedarf es eingehender Experimente. Meine Erfahrung mit Radioaktivitätsmessungen führte vor gut 25 Jahren dazu, ein erstes für **bau- und geobiologisches** Arbeiten gut geeignetes Messgerät nach eigenen Plänen anfertigen zu lassen. Dieser tragbare Prototyp überzeugte mit hoher Empfindlichkeit und geobiologischer Tauglichkeit. Hiermit und mit anderen habe ich in den folgenden Jahren experimentiert und gearbeitet. Ich habe in Wohnung+Gesundheit über meine Szintillationsmessungen geschrieben ("Radioaktivität und Wasseradern", Heft 55/1990 und 56/1990, und "Der Szintillationszähler", Heft 63/1992) und für die Einführung dieser Messmethode in der Baubiologie gesorgt. Bald gab es Hersteller, die Kleinserien geeigneter Szintillationszähler fertigten, und Ärzte, die sich mit den biologischen Folgen der Erkenntnisse beschäftigten. Heute gibt es solide Szintillationszähler diverser Hersteller, die für baubiologische und geologische Messungen tauglich sind (Vorsicht: auch einige untaugliche).

Der Physiker Dr. Joseph Wüst berichtete schon 1956 von Gammastrahlenmessungen über "geopathischen Zonen". Er benutzte derzeit spezielle Geiger-Müller-Zählrohrsysteme, zur Erhöhung der Empfindlichkeit kombinierte er viele Zählrohre miteinander. Die Wissenschaftler, Physiker und Ärzte Williams, Weber, Cody und Lorenz experimentierten ähnlich erfolgreich mit der irdischen Radioaktivität. Dr. Ernst Hartmann vom Forschungskreis für Geobiologie sprach 1967 von Radioaktivitätsmessungen über Reizzonen und stellte, wie Dr. Aschoff, den Zusammenhang mit gebremster Neutronenstrahlung her.

Mit Sicherheit Wasser: Jakob Stängle

Das Bild wurde komplett, als ich Jakob Stängle kennenlernte. Er hat in Deutschland wie kein Zweiter bewiesen, dass es den Zusammenhang zwischen unterirdischen Quellführungen, Wasseradern und Verwerfungen und der radioaktiven Erdstrahlung gibt. **Hunderte** von **gelungenen Bohrungen** sind die Folge seiner Szintillationsmessungen. Er hat Thermalquellen in Kurorten erschlossen. Einige namhafte Mineralwässer gibt es, weil er deren Ursprung im tiefen Boden fand. Gemeinden und Industriebetriebe hat er mit kostbarem Wasser versorgt. Er zeigte mit seinem empfindlichen Messgerät mit Sicherheit überirdisch an, was unterirdisch zu finden war: Wasser.

35 Jahre Erfahrung machten es möglich: Stängle bestimmte die Tiefe, die Ergiebigkeit bis auf den Liter, die Mineralisation und die Temperatur des mit Szintillationszählern lokalisierten Wassers. Jakob Stängle war professioneller Wassersucher, nicht Baubiologe. Er lebte vom Erfolg seiner Wasserbestimmungen. Deshalb war sein Anliegen weniger der ungestörte Schlafbereich oder das Definieren biologischer Risiken, sondern das zuverlässige zu Tage bringen von lebenswichtigen Wasservorkommen für die Industrie, Geologie, Medizin und Wissenschaft. Er bediente sich eines nach seinen eigenen Ideen von Prof. Berthold gebauten Szintillationszählers, der so groß und schwer war, dass er nur auf einem rollstuhlähnlichen Wagen durchs Gelände geschoben werden konnte. Für Hausuntersuchungen war dieses Gerät kaum einsatzfähig, weil man es nur schwer eine Treppe hochbekam.

Daimler-Benz hatte fünf kostspielige Fehlbohrungen hinter sich, als man Jakob Stängle mit seinem Szintillationszähler rief. Er wurde nach tagelangen Messungen endlich fündig. Die sechste Bohrung war die letzte. Daimler-Benz bekam das versprochene Nass. Das ans Tageslicht geholte Wasser hatte die prophezeiten 17 Härtegrade und floss in Strömen. Bei **IBM** war es ähnlich. Bei anderen Großunternehmen, die zur Kühlung ihrer Maschinen riesige Mengen Wasser brauchten, auch.

Vor 50 Jahren wurde **Bad Zurzach** zum Kurort. Alle Glocken läuteten, als der Bohrer in 429,6 Meter Tiefe die Granitspalte angeschnitten hatte, aus der das Heilwasser nach oben ans Licht sprudelte. Jakob Stängle versprach 420 bis 440 Meter. Er und seine Messgeräte sollten Recht behalten. Die Zukunft des Schweizer Städtchens war gesichert.

Ich beobachtete Jakob Stängle bei seiner erfolgreichen Arbeit, beim Einsatz des Messwagens im Gelände, beim Justieren der kiloschweren Szintillationskristalle, beim Montieren der Moderatoren, bei der Auswertung seiner meterlangen Schreiberaufzeichnungen. Mehr über meine Kontakte zu Jakob Stängle und die gemeinsamen Erfahrungen in Wohnung+Gesundheit, Hefte 55 und 56 aus dem Jahr 1990.

Vor über 60 Jahren mutete **Freiherr von Pohl** im bayerischen **Vilsbiburg** mit der Rute alle unterirdischen Wasserläufe und trug sie unter amtlicher Aufsicht in die Karte der Stadt ein. 1972 zog Jakob Stängle mit seinem Szintillationszähler durch Vilsbiburg und bestätigte die Arbeit seines sensitiven Vorgängers auf messtechnische Weise.

Der Ingenieur Stängle erfüllte den Traum vieler Rutengänger, nämlich ein Gerät, mit dem unterirdische Wasserquellen nachgewiesen werden konnten. Er sagte: "Die Zuverlässigkeit der Szintillationszähler ist durch hunderte von Brunnenbohrungen bestätigt worden. Man wird in Zukunft unterirdische Wasseradern exakt bestimmen können."

Im Dschungel und in der Wüste: Dr. Armin Bickel

Im kalifornischen Lompoc traf ich Dr. Armin Bickel. Er arbeitete früher bei der NASA, war an der Entwicklung der V2-Rakete beteiligt und entwickelte Szintillationszähler für die Wasser-, Mineralien-, Erdöl- und Bodenschatzsuche, für geologische Untersuchungen der Bodenstrukturen bei Hoch- und Straßenbaugroßprojekten oder zur Erfassung geologischer Anomalien und Verwerfungen.

Bickel war mit seinen Szintillationszählern im Dschungel des Amazonas, in den Wäldern Kanadas, im ewigen Schnee Alaskas und in den Wüsten Mexikos unterwegs. Er erzählt: "Hunderte von Wasser- und Ölquellen habe ich erschlossen. In den Wüsten ist Wasser kostbarer als Öl, hier gibt es genug Wüsten. Ich überfliege sie mit einem Sportflugzeug, und die Szintillationszähler zeichnen die Erdstrahlungsanomalien auf. Bei Auffälligkeiten werfe ich kalkgefüllte Tüten ab, die auf dem Boden zerplatzen. Später fahre ich mit dem Jeep an diese Stellen und messe nach. Dann wird gebohrt. Der Erfolg ist neunzigprozentig."

Mitten in der Wüste war **California City** geplant, aber es gab nach 20 Probebohrungen immer noch kein Wasser. Bickel löste das Problem mit seinen Szintillationszählern und wurde fündig. Heute gibt es in der jungen Wüstenstadt soviel Wasser, dass noch zusätzlich ein See angelegt werden konnte. Eine riesige **mexikanische Orangenplantage** hatte alle Brunnen trocken und stand vor dem Ruin. Bickel fand mit seinen Geräten das kostbare Nass und sicherte deren Existenz.

Ich habe Dr. Bickel in Kalifornien besucht und mit ihm Erfahrung ausgetauscht. Er sagte: "Keiner weiß bis heute genau, was die veränderte ionisierende Strahlung biologisch bewirken kann. Menschen reagieren unterschiedlich. Vorsichtshalber sollte eine auffällige geologische Zone kein Daueraufenthaltsplatz sein." Hierzu mein Bericht über Dr. Bickel in Wohnung+Gesundheit, Heft 60/1991: "Baubiologie in Amerika".

Wie konnten diese beiden Fachleute mit Szintillationszählern die Tiefe und Schüttung des Wassers im Bodengrund oder die Art der Ölvorkommen und Bodenschätze bestimmen? Stängle machte von seinen Messungen lange, nicht enden wollende **Schreiberaufzeichnungen**. **Messwerterhöhungen** konnte man über **Verwerfungen** feststellen. Bei unterirdischen **Quellführungen** kam noch ein zweites Phänomen hinzu: Im Bereich der Messwerterhöhung - im so genannten **Messgipfel** - gab es wieder **Messwertabsenkungen**. Die nur über Wasseradern auftretenden Einbrüche im Gipfel lassen Rückschlüsse auf die Wassermenge zu, die Steilheit des Kurvenanstiegs gibt Aufschluss über die Tiefe. Stängle hat Störungen bis zu **1200 Metern Tiefe** bestimmt, und seine Voraussagungen wurden durch Bohrungen bestätigt. Der Zusammenhang von unterirdischen Wasserläufen und Radioaktivität ist durch seine Arbeiten gesichert worden. Bickel hat mit verschiedenen **Moderatoren** und **Szintillatoren** Wasser von Erdöl und Bodenschätze von Mineralien so sicher unterscheiden können, dass auch er in hunderten von Fällen durch Bohrungen und Grabungen bestätigt wurde.

Amtlich kartografiert und bestätigt

Ein Architekt beabsichtigte den Kauf und Umbau einer Villa am Baldeneysee in Essen. Meine Radioaktivitätsmessungen per Szintillationszähler zeigten eine etwa **zehn Meter breite Störung**, die im ganzen Haus auf fast voller Fläche und auch außerhalb des Hauses in der weiteren Umgebung nachweisbar war. Der Skeptiker ging zum Geologischen Landesamt nach Krefeld und bekam die Bestätigung der Wissenschaftler. Genau unter dem Haus gibt es diese **wasserführende Verwerfung**, die in Richtung Baldeneysee verläuft und in **geologischen Karten** aus den Jahren 1911 und 1980 eingetragen ist. Hiermit habe selbst ich nicht gerechnet. Die Leiterin einer Musikdirektion wurde vom Arzt zur Hausuntersuchung an mich empfohlen. Sie wohnte im Süden des Baldeneysees. Hier gab es das gleiche seltene Ergebnis: Anomalien auf der **gesamten Grundfläche** des Hauses. Auch sie nahm Einblick in die geologischen Karten und siehe da: die zweite Störung, fünf Kilometer weiter, die im Krefelder Landesamt kartografiert war.

Nach diesen Ereignissen habe ich mir geologische Karten von Nordrhein-Westfalen besorgt und **zehn eingetragene geologische Störungen** in der Umgebung von Essen, in Velbert, Duisburg, Moers und in Mülheim an der Ruhr mit meinen Messgeräten überprüft. Danach weitere Kontrollen in anderen Gegenden. Bei fast allen zeigten die Szintillationszähler auffällige Werte. Die Übereinstimmungen zwischen den Messungen und den amtlichen Eintragungen waren signifikant.

Lassen Sie mich beiläufig anmerken, dass der Begriff **"geologische Störung"** ein in der geologischen Wissenschaft gebräuchlicher, anerkannter und definierter ist. Ich mag es persönlich nicht, wenn hinter dem "Geo..." direkt ein "...pathie" oder gar ein "...pathogen" kommt. Das deutet mir allzu reißerisch auf Gesundheitsgefahr hin, die es nach Ansicht einiger Ärzte und Wissenschaftler durchaus geben mag, die man aber nicht zum Prinzip hochstilisieren sollte. Ich kenne zu viele Patienten, die seit Jahrzehnten in geologisch gestörten Betten nächtigen und nichts anderes beklagen, als dass sie das Kleingedruckte in der Zeitung nicht mehr lesen können. Ich kenne auch einige, denen es nach Schlafplatzkorrekturen in geologisch ungestörte Zonen gesundheitlich besser ging. Es wird oft behauptet, dass Krebskranke prinzipiell "geopathisch" gestört schlafen. Ich habe einige hundert Betten von Krebspatienten vermessen und festgestellt, dass manche lange Zeit geologisch gestört lagen, viele andere aber auch nicht.

Geologische Störung ist wissenschaftlich definiert als: "Zone im Dezimeter- bis Meterbereich, in der die normalen Gegebenheiten des geologischen Untergrundes durch aufeinander stoßende Gesteinsschichten aufgehoben werden. Durch z.B. Dehnung, Pressung und Zerreibung des Gesteins entstehen hier Spalten, Hohlräume, Verwerfungen und Schwächezonen, die für die Zirkulation von Wässern und Gasen prädestiniert sind." Die Geologen definieren auf ihre Weise, was auch wir meinen. Die Baubiologie orientiert sich an der Wissenschaft und übernimmt den akzeptierten, wertfreien und dennoch viel sagenden Begriff "geologische Störung" bzw. "geologische Störzone".

Krank durch Gamma und Neutronen?

Der Wuppertaler Arzt Dr. Dieter Aschoff, seit Jahrzehnten aktiv in Sachen Erdstrahlung und hierauf zurückzuführende Krankheitsgeschehen, bescheinigt, dass die **Szintillationsmessung** den **Primärfaktor** für die **krankmachende Wirkung** von **geologischen Störungen** aufdeckt: **Radioaktivität**. Er sieht Zusammenhänge zwischen den Messungen und der im Boden durch Wasser **gebremsten Neutronenstrahlung**. Die soll es sein, die der Kristall im Messgerät empfängt. Das würde einiges erklären, z.B. warum die Auffälligkeit auch unvermindert auf der letzten Etage eines Hochhauses messbar ist. Neutronen gehen durch alle **Baustoffe** fast **ungehindert** hindurch, meterweit, kilometerweit. Nur Wasser und andere spezifische Stoffe **bremsen** sie ab. Durch die Abbremsung wird die Strahlung erst messbar, weil sie eben nicht **unregistriert** durch Materie und Messgerät hindurchgeht, sondern **früher als normal** im Messkopf **zerfällt** und so den Impuls auslöst. Diese ionisierende Strahlung zerfällt aber nicht nur im Messkopf des Gerätes, sondern auch im **Körper**. Dr. Aschoff weiß, wie alle Mediziner und Experten, dass Neutronenstrahlung Mutationen auslösen kann, und dass sie in der Bewertung aller radioaktiven Risiken an erster Stelle stehen.

Der Wissenschaftler und Baubiologe Prof. Dr. Anton Schneider vom Institut für Baubiologie+Ökologie in Neubeuern schenkt den Neutronen ebenfalls besondere Beachtung. Der Pionier, Motor und Maßstab der weltweit wachsenden baubiologischen Bewegung beschreibt in der Schriftenreihe "Gesundes Wohnen" über natürliche Radioaktivität und Gesundheit: "Die biologische Wirkung der Neutronen auf Lebewesen ist viel größer als die energetisch gleiche Gammastrahlung. Neutronen sind ungeladene Kernteilchen, die aus Erde und Kosmos in unseren Lebensraum einstrahlen. Sie reagieren relativ leicht mit den Atomkernen der Materie. Dabei entstehen durch Streuungen, Reflexionen und Moderierung **gebremste Neutronen** und **Gammastrahlen**. Neutronenstrahlung ist mit Gammastrahlung verbunden. Wasser und feuchter

Erdboden sind sehr gute Moderatoren. Dass die natürliche radioaktive Strahlung und hierbei besonders die terrestrische Gammastrahlung zu genetischen Krankheiten führt, bestätigen Forschung und Erfahrung."

Schneider warnt vor erhöhter und veränderter natürlicher Radioaktivität und den biologischen **Langzeitwirkungen**. Diese seien stärker als früher, weil der Zivilisationsmensch vorbelastet wäre durch **tausende Schadstoffe** in Nahrungsmitteln, Luft, Wasser und Baustoffen, durch die Elektroverseuchung der Umwelt und durch Lärm. Alle diese Effekte multiplizieren sich in ihren lebensgefährdenden Auswirkungen.

Dazu passt der Bericht **"Negative Einflüsse durch Strahlen"** aus 'Der Naturarzt', Heft 5/1985: "Wenn unsere Wohngebiete nicht über jedes Maß hinaus mit elektromagnetischem Smog von Rundfunk- und Fernsehwellen, Hochspannungen und Trafos so sehr belastet worden wären, dann wäre der Großteil der geopathischen Reizstreifen und Störzonen harmlos wie vorher geblieben."

Der Arzt Dr. Ernst Hartmann, unermüdlicher Erdstrahlenforscher und ehemaliger Vorsitzender des Forschungskreises für Geobiologie, hält im 'Naturarzt' in Heft 10/1985 fest, dass unterirdische Wasserläufe in Dörfern jahrzehntelang beobachtet und hier keine Krebsfälle festgestellt worden sind. Erst mit der Errichtung von **Starkstromleitungen** in der Nähe traten plötzlich gehäuft Krebserkrankungen über den Wasserzonen auf. Hartmann hat schon in den fünfziger Jahren, wie auch Wüst und Petschke, Gammastrahlenmessungen über und neben Störzonen durchgeführt und gefunden, dass es veränderte Werte gibt.

Eine Untersuchung des **US-Staates New York**, die sich auf über eine Million Geburten der Jahrgänge 1949 bis 1955 bezog, brachte folgendes Ergebnis: Je **höher** die Bodenstrahlung, desto **größer** die Häufigkeit von Missbildungen; sie lag in den auffälligeren Gebieten bis zu **50 Prozent** über dem Durchschnitt. Einige **Radiologen** meinen, dass den Umgebungsstrahlen wegen ihrer andauernden Einwirkung eine nicht zu vernachlässigende Rolle zuzuschreiben sei. Mutationshäufigkeit, Lebensverkürzung und Krebssterblichkeit werden abgeleitet. Neun verschiedene **Forschungsinstitute** fanden bei Tierversuchen, dass kleinste Mengen Radioaktivität über eine längere Zeit zugeführt für die Zerstörung der Zellmembranen des Körpers gefährlicher sind als größere Mengen bei kurzer Belastungszeit. Nach Prof. Ernest Sternglass führt gerade die Dauerberieselung zu den verheerenden Folgen wie Krebs, Leukämie und Kindersterblichkeit. Ähnlich sieht es der weltbekannte Experte Prof. Otto Hug: "Sehr niedrige Strahlendosen können Strahlenkrebs hervorrufen oder zu einer Verstärkung der Krebsbildung führen."

Der Wissenschaftler und Radioaktivitätsfachmann Dr. Rupprecht Maushart gibt zu bedenken, dass aus der Erde gar keine Neutronenstrahlung austreten würde, es gäbe im Boden keine Neutronenquellen. Au-

Geologische Störungen: Krank durch Gamma und Neutronen?

ßerdem könnte man Gammastrahlung nur aus den ersten Dezimetern der Erdkruste empfangen, nicht aus tieferen Schichten Erde. Auch andere Strahlenexperten sind dieser Ansicht. Dagegen hat Prof. Jean Perrin, Nobelpreisträger für Physik, bereits 1920 die Existenz von Neutronen auf Prozesse im Innern der Erde zurückgeführt. 1955 war es Prof. Jakob Eugster, der Neutronenstrahlen sowohl an der Erdoberfläche als auch im Simplon-Tunnel gemessen hat.

In dem vom Direktor des Max-Planck-Institutes, Prof. Dr. med. Boris Rajewsky, 1954 herausgegebenen Buch "Zählrohre und Szintillationszähler" schreiben Dr. Ewald Fünfer von der TH München und Prof. Dr. Hugo Neuert vom physikalischen Staatsinstitut Hamburg: "Natrium-Jodid-Kristalle mit Thalliumzusatz haben besonders günstige Szintillationseigenschaften, sie fangen mit beträchtlicher Wahrscheinlichkeit Neutronen ein." Sie weisen darauf hin, dass Szintillationszähler Gammastrahlung mit weit größerer Ausbeute als normale Strahlenmessgeräte erfassen und man auch "eine verhältnismäßig empfindliche und zuverlässige Nachweismethode für Neutronen" hat.

Der Szintillationszähler-Hersteller Robert Mayr erklärt: "Der Erdball ist im Innern flüssig. Das flüssige Magma besteht aus Metallen und radioaktiven Stoffen. Es gibt hier auch Lagerstätten, die spaltbares Uran enthalten. Hier finden, ähnlich einem Kernreaktor, Kettenreaktionen statt, wobei Neutronen freigesetzt werden. Die Neutronen passieren den Weg zur Erdoberfläche fast ungehindert. Unterirdische Wasserläufe und geologische Schichten können auf schnelle Neutronen bremsend wirken. Deshalb wird Wasser in Kernkraftwerken zur Moderierung des Neutronenflusses eingesetzt. An der Erdoberfläche kann man mit empfindlichen Detektoren auf Neutronensuche gehen. Abgebremste Neutronen, so genannte thermische Neutronen, lagern sich an andere Atome an und machen sie radioaktiv, was dann gemessen werden kann. Neutronenmodifizierende Stoffe, wie Natrium-Jodid-Kristall oder Moderatoren im Szintillationszähler, verbessern die Trefferquote."

Im Februar 1994 war in den Tageszeitungen und wissenschaftlichen Fachzeitschriften zu lesen, dass man in Japan mit Hilfe von kontinuierlichen Neutronenmessungen der Erdoberfläche **Erdbeben frühzeitig erkennen** könne. Der Geophysiker Prof. Riken Denshi aus Kawasaki hat Geräte zur Serienreife entwickelt. Er sagt: "Es ist ein geophysikalisches Gesetz, dass im Erdinnern ständig radioaktive Zerfallsprozesse ablaufen, wobei Neutronen freigesetzt werden. Da sich in der Erdkruste bereits vor den Beben feinste Spalten und Brüche bilden, die einen messbaren Einfluss auf den Neutronenfluss haben, kann man entsprechend früh messen und somit auch warnen." Das System sei in erdbebengefährdeten Gebieten Japans erfolgreich getestet worden. Leider hat es offensichtlich bei den verheerenden japanischen Beben im Januar 1995 und Mai 2011 versagt, denn hier kamen zehntausende Menschen zu Tode und ganze Städte wurden verwüstet, ohne Vorwarnung.

Bis heute gilt es als **nicht wissenschaftlich** gesichert, dass es sich bei Erdstrahlungsmessungen um Neutronen handelt. Einiges weist darauf hin. Neutronen hin, Neutronen her. Tatsache für mich ist, dass über geologischen Störzonen veränderte radioaktive Strahlungen mit geeigneten Szintillationszählern zu messen sind, und dass zusätzliche neutronenmodifizierende Moderatoren die Messergebnisse verdeutlichen.

Störungen im Körper: Bluttests

Man soll Strahlungseinflüsse nicht nur vor Ort messen, sondern auch am **Blut** des geologisch oder elektromagnetisch belasteten Menschen nachweisen können, wie schon im Kapitel über magnetische Gleichfelder angedeutet (ab Seite 746). Vor über 35 Jahren stellte der Wuppertaler Arzt Dr. Dieter Aschoff den nach ihm benannten **elektromagnetischen Bluttest** der medizinischen Fachwelt vor. Er und weitere von ihm ausgebildete Ärzte weisen in ihrer täglichen Praxisarbeit anhand einer Blutprobe nach, ob der Patient diesbezüglich belastet ist.

Gefunden werden soll im Blut, was dem Patienten in Daueraufenthaltsbereichen wie z.b. Schlafplätzen zu schaffen macht: Strahlung als Folge von geologischen Störzonen oder technischen Einflüssen. Über 30.000 Tests wurden allein in der Wuppertaler Aschoff-Praxis durchgeführt. Das Blut verliere, so Dr. Aschoff, als Folge von physikalischem Umweltstress seine einst natürliche **magnetische Grundordnung** und werde "elektrisch", es kippe um, es depolarisiere ins Gegenteil. Andere Mediziner und Heilpraktiker bedienen sich - mehr oder minder erfolgreich, mehr oder minder zuverlässig - der Mora- oder Bicom-Verfahren, der bioelektronischen Funktionsdiagnostik (BFD), der Elektroakupunktur (EAV) oder praktizieren Prognos oder den Vegatest, mit dem Ziel, die Reaktion auf Stresseinflüsse am Patienten aufzudecken.

Ergebnis unserer Erfahrung mit dem Aschoff-Bluttest: Wir suchten **350 Patienten** aus, die einen auffälligen Bluttest zeigten und bei denen der **Schlafplatz** gestört war. Nach den baubiologischen Schlafplatzsanierungen veränderte sich im Zeitraum von drei bis acht Wochen bei **240 Patienten** der auffällige Befund, sprich es lag wieder das gute Blutergebnis vor. Es liegt wohl an erster Stelle am **Schlafplatz**, wenn ein Bluttest auffällig wird. Seltener ist es der belastete **Arbeitsplatz**. Ich erinnere mich an einen Arbeiter im Stellwerk der Deutschen Bahn, der trotz des guten Schlafplatzes "elektrisch" war; in greifbarer Nähe des Arbeitsplatzes waren die Hochspannungsleitungen der Züge mit starken Magnetfeldern. In einem anderen Fall war es eine Röntgenassistentin. Piloten und Stewardessen müssen durch die hohe Radioaktivität beim Fliegen ebenso mit "elektrischen" Testergebnissen rechnen.

Derweil nimmt die Zahl der auffällig "Elektrischen" durchs häufige **Handy-** und **DECT-Telefonieren** drastisch zu. Vor zehn Jahren waren Computer kaum ein Problem, dafür heute: **PCs, Notebooks, Tablets**... schlagen an erster Stelle durch das integrierte, pausenlos in nächster Körpernähe funkende **Wireless-LAN** und andere Funktechniken zu Buche.

Der Zusammenhang ist häufiger zu finden: gestörtes Blut, gestörter Schlafplatz. Aber nicht immer. Es gibt auch arg belastete Bettbereiche und handytelefonierende Quasselstrippen ohne schlechtes Bluttestergebnis. Warum auch immer. Der unauffällige Bluttest weise darauf hin, so die Ärzte, dass wohl keine umweltbedingte Gefahr besteht oder der Körper auf vorhandene Risiken (noch) nicht reagiert. Der auffällige Test signalisiere, dass der Mensch auf Dauerstressfaktoren reagiert, die von Baubiologen vor Ort erkannt und reduziert werden sollten. Solche Testaussagen wie "elektrisch" und "magnetisch" (was "linksdrehend" oder "rechtsdrehend" entspricht) bezögen sich auf physikalische und nicht auf toxische, raumklimatische oder mikrobiologische Einflüsse.

Der **Messplatz** für Blut- und Drehungstests nach Aschoff, Bicom, Mora, Vega, EAV, Prognos... und für alle anderen **Elektroakupunktur**verfahren muss in allerbestem baubiologischem Gleichgewicht sein. Jeder Umweltreiz, jedes elektromagnetische Feld, jeder Synthetikteppich, jede geologische Zone... kann ungünstig in die Diagnose einfließen und die Resultate verfälschen. Der Federkern im Patientenstuhl, elektromagnetische Felder der Leuchtstoffröhren, ein Polyesterpullover, die Kunststoffgardine, ein naher Sicherungskasten, das DECT-Schnurlose, der nonstop strahlende Internetzugang WLAN, medizinische Diagnose- und Therapiegeräte... stören. Was für einen EEG- oder EDV-Raum gilt, das gilt für solche feinstenergetischen Diagnosemethoden umso mehr: grobe Technik stört sensible Technik. Manchmal stören die netzbetriebenen Elektroakupunkturgeräte sogar selbst, sich selbst und andere, strahlen was das Zeug hält, nur weil sie nicht abgeschirmt sind oder integrierte Trafos aufweisen. Wie will man ganz feine Energien diagnostizieren, wenn sie von ganz groben Energien überlagert werden? Wie die zirpende Grille im Rockkonzert finden? Viele Ärzte und Heilpraktiker, da bin ich mir sicher, verlieren die Lust an der Elektroakupunktur, den Blut- und Drehungstests, nur deshalb, weil ihre Misserfolge und rätselhaften Fehlergebnisse am gestörten Messplatz liegen, was sie nicht wissen und worauf die Hersteller leider viel zu wenig aufmerksam machen. Jeder Messplatz müsste baubiologisch überprüft werden, am besten bevor man sich die Gerätschaften kauft, um Probleme erkennen und ausschalten zu können. Mehr zu diesem interessanten Thema in meinem Artikel "Wie sich die Bilder gleichen" in Wohnung+Gesundheit (Heft 44, Februar 1988) und auch in meinem Vortrag: "Strom und Strahlung - Stress auch bei der Elektroakupunktur".

Fallbeispiele

Es gibt viel von gesundheitlichen Reaktionen auf **Standortumstellungen** zu berichten. Menschen verlieren Symptome nur durch Bettverstellungen. Die Schlafqualität wird besser durch den Wechsel in einen anderen Raum. Trotzdem bin ich mit Rückschlüssen auf ausschließliche Zusammenhänge mit geologischen Auffälligkeiten vorsichtig. In den seltensten Fällen findet man das **nur** geologisch belastete Bett.

Fast immer sind **mehrere Faktoren** am gestörten Schlafplatz beteiligt, sehr oft elektromagnetische Felder oder Schadstoffe. Es ist mir nach mehreren tausend Schlafplatzuntersuchungen nur fünfmal gelungen, den Sanierungseffekt mit ziemlicher Sicherheit auf geologische Reize allein zu beziehen. Denn es war in diesen Fällen ausgeschlossen, dass elektrische Felder in der Wand, Magnetostatik durch den Bettaufbau, hochfrequente Strahlung durch ungünstig einfallende Sender, magnetische Wechselfelder durch Stromverbraucher, Elektrostatik von synthetischen Flächen oder Formaldehyd durch Spanplatten vorlagen. Mit **jeder Platzveränderung** verändert man auch eine Vielzahl verschiedener standortabhängiger Umwelteinflüsse durch Felder, Wellen, Strahlen, Gase, Schadstoffe und Störungen. Es wäre zu einfach, den Erfolg des Schlafplatzwechsels nur auf Wasseradern zu beziehen, wenn die vielen anderen Umwelteinflüsse nicht exakt miterfasst worden sind.

Darmbluten und kein Ende

Eine 55-jährige **Witwe** aus **Düsseldorf** magerte in zwei Jahren von 70 auf 44 Kilo ab. Die Durchfälle wurden immer schlimmer. Medikamente und Diäten halfen nicht. Sie konnte sich kaum noch auf den Beinen halten. Bei der baubiologischen Überprüfung war nichts auffällig, außer einer geologischen Störung. Die Schlafplatzkorrektur um zwei Meter war simpel, wurde noch während meines Besuches vorgenommen. Ich glaube nicht an einen nennenswerten Effekt, wurde aber eines Besseren belehrt: Nach gut einer Woche verschwanden die Durchfälle, nach vier Wochen die Schmerzen, nach drei Monaten die Medikamente. Innerhalb eines Jahres hat die Kundin wieder 12 Kilo zugenommen.

Alpträume

Sarah, das Töchterchen eines Naturheilarztes aus dem **Ruhrgebiet**, schlief unruhig, wurde ständig wach, hatte Alpträume. Die Messungen ergaben starke elektrische Wechselfelder im Schlafraum mit einer Körperspannung von über einem Volt und eine auffällige geologische Störung. Das Bett wurde nur um einen guten Meter verstellt. Sarah schlief ab der ersten Nacht ruhig und alptraumfrei durch, obwohl die stressigen elektrischen Felder erst Wochen später saniert wurden.

Arbeitssüchtig?

Der 40-jährige **Unternehmer** aus **Duisburg** lief mit seinen bedrohlichen Herz-Kreislaufbeschwerden von Arzt zu Arzt. Einer ordnete die Schlafraumuntersuchung an. Das Ergebnis: eine geologische Störung und ein elektrostatischer Synthetikteppich. Das Bett wurde auf einen geologisch ungestörten Platz gestellt, der Synthetikteppich blieb erst einmal. Herzkrämpfe, Kreislaufstörungen und Ängste wurden von Tag zu Tag besser. Bisher wurde die Arbeit für seine Krankheit verantwortlich gemacht. Jeden Tag 14 Stunden bis in die Nacht und das auch am Wochenende, das musste ja schief gehen. Alle Beteuerungen, dass er gerne arbeite, nutzten nichts. Workaholic bleibt Workaholic. Nach dem Schlafplatzwechsel fiel dem Unternehmer auf, dass er zuvor nie gern ins Bett ging, nachts fit war, nicht einschlafen konnte und unbewusst die Zeit zum Schlafengehen hinauszögerte; jetzt freut er sich auf sein Bett, ist abends müde und dafür morgens fit.

Erholung zu Hause

Mehrmals im Jahr ging die Fahrt eines jungen **Ehepaares** aus **Aachen** ins Ferienhaus an die französische Küste. Die Erholung blieb aus, das Gegenteil trat ein: Schlaf schlecht, Kopfschmerz, zerschlagen. Zu Hause erholte man sich vom Urlaub. Der offenbare Grund: Die Betten standen im baubiologisch unauffälligen Ferienhaus geologisch gestört. Der Platz wurde gewechselt. Seitdem ist Erholung auch im Urlaub möglich.

Rutengänger

Einen guten Rutengänger zu finden ist Glücksache. Sicherlich gibt es Könner. Die sind selten. Ich kenne zwei Rutengänger, die es mit Zuverlässigkeit schaffen, Wasser zu finden. Ich habe im Laufe der Jahre ein paar hundert Rutengänger und Pendler direkt oder indirekt über meine Kunden und Ärzte kennen gelernt, mit vielen gearbeitet, aufgepasst, verglichen und erfahren müssen, dass sie meist nicht zuverlässig sind, ihre Resultate sich gründlich widersprechen. Darunter mögen Scharlatane und Geschäftemacher gewesen sein, die von der Unwissenheit und Not anderer profitieren wollten. Die meisten schienen mir jedoch aufrichtig bemüht, gute Arbeit zu tun und ihr Bestes zu geben.

In Amerika, Australien, Schweden und Deutschland sind in den letzten Jahren **einige tausend Profi-Rutengänger** in diversen Versuchen wissenschaftlich auf Herz und Nieren **getestet** worden. Können sie es nun oder können sie es nicht? **98 Prozent** konnten es nicht. Das wollte ich nicht glauben und schritt zur Tat, testete meinerseits.

Für Wohnung+Gesundheit (Heft 58, Frühjahr 1991) habe ich **sechs Radiästheten**, die mir von vier Rutengängerverbänden als Spitzenleute empfohlen wurden, einzeln und ohne voneinander zu wissen, in einen Raum meiner Wohnung gebeten. Deren Ergebnisse fielen grundunterschiedlich aus: einmal vier Wasseradern, dann nur eine Verwerfung, einmal gar nichts, dann alles voll Reizzonen, einmal die Störung links im Raum und dann rechts. Es gab unseriöse Entstörangebote, gepfefferte Preise. Mein Bericht löste in Fachkreisen einen Sturm der Entrüstung aus. Einige Rutengänger, darunter Akademiker und Ärzte, hielten sich für zuverlässiger als die zuvor überprüften Kollegen und forderten einen **weiteren Test**, um zu beweisen, dass es doch geht.

So reisten im Juni 1991 **acht** weitere bekannte und von sich überzeugte deutsche und österreichische **Rutengänger** an, sie ruteten, muteten und pendelten den gleichen Raum aus. Sechs von diesen acht Radiästheten waren internationale Größen, bekannt von Veröffentlichungen, Seminaren, aus der Presse, sind Fachbuchautoren oder Verbandsvorsitzende. Diese acht Selbstsicheren haben freiwillig und in Kenntnis voneinander, jedoch nacheinander und ohne Kenntnis von den Ergebnissen der anderen, im Blindversuch ihr Können unter Beweis gestellt. Resultat: Acht neue unterschiedliche Ergebnisse, keines war dem anderen nur annähernd ähnlich, dazu vier neue Entstörer, die gleiche Erfahrung wie ein halbes Jahr zuvor (siehe Wohnung+Gesundheit, Heft 60 im Herbst 1991, und mein aktualisierter sechsseitiger Sonderdruck "Zuckende Ruten und kreisende Pendel: Radiästheten im Test").

Noch nicht am Ende: Zehn Jahre später, im Sommer 2001, der nächste Anlauf im gleichen Raum. Diesmal waren es **fünf Profi-Radiästheten** mit bekannten Namen. Das Ergebnis: siehe oben.

Und noch einmal: Im Frühjahr 2004 kamen die nächsten **fünf Rutengänger**, wieder der gleiche Raum, wieder Blindversuche, wieder Vollprofis, wieder Experten mit wohlklingenden und in der Presse gelobten Namen: Vorsitzende, Ausgezeichnete, Ehrenmitglieder, nicht irgendwer von nebenan. Sie blicken teilweise auf 30 Jahre Erfahrung zurück und schreiben seit Jahren für Fachzeitschriften. Sie kamen, waren voll des guten Willens. Aber leider: Chaos, Widerspruch, siehe oben.

Ein letztes Mal: **Drei Rutengänger** trafen sich bei mir im Dezember 2011. Alle drei zutiefst überzeugt, dass Rutengehen reproduzierbar ist. Diesmal arbeiteten sie zwei, drei Stunden gemeinsam, sahen also was der andere tat, beobachteten sich höflich aber skeptisch und korrigierten sich ständig gegenseitig. Zwei Ergebnisse ähnelten sich, aber nur bei großzügigster Betrachtungsweise, das dritte: ganz anders.

Das macht insgesamt **27 Rutengänger** im Zeitraum von **21 Jahren**. Immer der gleiche Raum, immer der gleiche Grundriss, 27 verschiedene Eintragungen: mal Wasserader, mal Verwerfung, mal Bruch, mal Hohlraum, mal Schlot, mal Leyline, mal hier, mal da, mal Kopf, mal Knie, mal breit, mal schmal, mal ganz viel, mal gar nichts, hier Krebsbett, dort kalte Füße, hier "das ist gefährlich", dort "alles im Lot", hier Buntstiftgekritzel, dort Computerausdruck, bei dem Einen 100 Euro und bei dem Anderen 500 Euro, sieben kostenlos ("Danke!"). Die unterschiedlichsten Bewertungen, Vorschläge, Entstörmaßnahmen. Was fange ich mit den Resultaten an? Was fängt ein Kunde damit an? Was fangen kranke Menschen damit an? Von all den Gitternetzen ganz zu schweigen, von all den Kosten - auch für Entstörgeräte - ebenso.

Liebe Rutengänger, meine ganz persönliche Meinung, in aller Kollegialität. Die Baubiologie sollte offen sein für alles zwischen Himmel und Erde, solange es dem Leben dient. Baubiologen sollten nicht Messgeräte-abhängig, Zahlen-gläubig oder Zeigerausschlag-hörig sein, bitte nicht. Baubiologen sollten mit Herz und Verstand vorgehen. Aber ein Anspruch ist mir, wenn es um Dienstleistungen geht, wichtig: Reproduzierbarkeit. Wie man Reproduzierbarkeit erreicht, ist mir gleichgültig: technisch und somit objektiv oder fühlig und subjektiv. Eine solide Dienstleistung sollte nachvollziehbar sein, wiederholbar, transparent, bei verschiedenen Fachleuten zu gleichen oder zumindest sehr ähnlichen Ergebnissen führen, wie auch immer, speziell wenn es um Gesundheit und Krankheit anderer geht. So träume ich seit 30 Jahren von einer sich konstruktiv ergänzenden Zusammenarbeit zwischen messenden Baubiologen und mutenden Rutengängern, dem Schulterschluss von moderner präziser Technik und der alten Kunst der Radiästhesie. Nur sorry: Bis heute habe ich mehr radiästhetische Ver-Mutung als Mutung erfahren, mehr Un-Sinn als Sinn. Ich für meinen Teil habe mich für einen der 27 Fühligen entschieden, einen ganz netten älteren Herrn vom Bodensee, mein Bett steht auf einem von ihm als ungestört ausgewiesenen und von mir messtechnisch überprüften Platz. Auch wenn ich dafür auf mehreren von den anderen sensitiven Kollegen gefundenen angeblich schlimmen Reizzonen liege, sei's drum.

Zwanzig der bekanntesten **Radiästhetenprofis Australiens**, von sich selbst überzeugt in 100 Prozent aller Fälle bei der Wassersuche erfolgreich zu sein, wurden 1980 überprüft. Die Testbedingungen hatten die Fühligen kontrolliert, akzeptiert und als fair bezeichnet. Als Anreiz wurden Preise im Wert von 40.000 Dollar für die erfolgreichsten Rutengänger ausgesetzt. Das Ergebnis versank im Zufall, weniger als 5 Prozent der Aussagen schienen real. Die wissenschaftlichen Tester und kontrollierenden Amtspersonen frustriert: "Erraten ist signifikanter."

Die Zeitschrift 'Chancen' testete im Juni 1989 fünf **Profi-Rutengänger** auf einem Grundstück. Die Bewertungen fielen auch hier von "Ein völlig ungestörtes Grundstück, herzlichen Glückwunsch!" bis zu "Um Gottes Willen, das ist ja total gestört, bloß nicht kaufen!" aus. Kein Ergebnis deckte sich auch nur ein kleines bisschen mit den anderen.

Einen ähnlichen Test machte die Bio-Zeitschrift 'Kraut&Rüben' (Heft 3/1996). Fünf **hauptberufliche Rutengänger** untersuchten ein 600 Quadratmeter großes Grundstück 30 Kilometer östlich von München. Der schnellste Radiästhet schaffte seine Arbeit in einer Stunde, der langsamste in drei. Deren Stundenlöhne lagen zwischen 60 und 180 Euro. 'Kraut&Rüben': "Ein Blick auf die von den Wünschelrutengehern erstellten Karten zeigt nicht nur ein breites Spektrum zeichnerischer Talente vom amateurhaften Strichbild bis zum professionellen Bauplan, sondern auch erschreckende Unterschiede in der Bewertung. Die Aussagen schwanken von zwei bis 16 Wasseradern mit bis zu 60 Kreuzungspunkten. Der Verlauf der Störzonen ist so unterschiedlich wie Tag und Nacht." Von "guter Platz" bis "schleunigst verkaufen" war alles drin.

Im Jahr 1988 testeten die beiden Physiker Prof. Dr. Hans-Dieter Betz, Prof. Dr. Herbert König und 18 weitere Wissenschaftler **500 Rutengänger** in einem vom **Bundeswissenschaftsministerium** mit **250.000 Euro** unterstützten Großversuch. 10.000 Einzelexperimente auf 50 Versuchsstrecken an insgesamt 160 Tagen wurden durchgeführt. Das Ergebnis: "Rutengeher **überschätzen ihr Können** meist erheblich. Die Treffsicherheit war in den durchgeführten Testreihen schlecht und in den meisten Fällen kaum oder gar nicht vom Zufall zu unterscheiden." Von den 500 geprüften Radiästheten zeigten sich fünf "mit hoher Wahrscheinlichkeit sicher". 99 Prozent waren es nicht. Dennoch, bezogen auf dies eine Restprozent: "Einige Rutengänger wiesen eine außerordentlich hohe Treffsicherheit auf, welche kaum oder nicht durch den Zufall erklärt werden kann." Prof. König, der im Forschungskreis für Geobiologie aktiv mitarbeitete und hier Rutengänger fortgebildet hat, forderte: "Es ist unbedingt erstrebenswert, von Rutenausschlägen und somit von der subjektiven Selbsteinschätzung loszukommen. Es sollte direkt messtechnisch und somit objektiv erfasst und bewertet werden."

Im Oktober 2004 mehrere Wissenschafts-Fernsehsendungen mit wieder **neuen Rutengängertests** (WDR 'Quarks&Co', ARD 'W wie Wissen'): Die Fühligen gingen selbstbewusst ans Werk, waren sicher, **Wasser**, strahlende **Handys** und versteckte **Gegenstände** orten zu können und scheiterten bei allen Aufgaben, nicht ein Treffer. Selbst das für den Beweis ihres Könnens ausgesetzte Preisgeld des Amerikaners James Randi von einer Million Dollar nutzte nichts. Die wissenschaftlichen Tester: "Die Quote bei den 13 Kandidaten lag sogar unter dem Zufallsprinzip."

Tipp zu Ihrer Sicherheit: Wenn Sie mit Rutengängern und Pendlern arbeiten wollen, dann bestellen Sie mindestens **drei** und **vergleichen** die Ergebnisse. Bevorzugen Sie jene, die neben geologischen Störungen auch andere Stressfaktoren **messtechnisch** erfassen. Seien Sie vorsichtig mit Radiästheten, die in Boulevardblättern inserieren und Demonstrationsveranstaltungen durchführen. Die Tatsache, dass ein Rutengänger einem Verband angehört, ist kein Qualitätsmerkmal, es gibt reichlich unprofessionelle, schlitzohrige Verbände. Bedenken Sie, dass Rutengänger subjektiv reagieren und deren Reaktion lange nicht Ihr Problem sein muss. Meiden Sie Rutengänger, die Entstörgeräte anbieten.

Entstörgeräte

Ich habe im Laufe der Zeit über **200 verschiedene Entstörgeräte** gegen Geopathie in Kundenbetten und -schlafzimmern gefunden. 50 davon habe ich zu Hause, fast schon ein kleines Entstörgerätemuseum. **Keines** der Produkte hält, was es verspricht. Wie auch? Wie will man ein gestörtes Erdmagnetfeld oder die veränderte Radioaktivität der

Erde entstören? Megatonnen Stahlbeton, Glas, Baumasse und Einrichtungsgegenstände schaffen nicht, was ein buntbedrucktes Baumwolltuch oder ein Antennchen im Keller schaffen will? Rutengänger und Baubiologen, die geologische Störungen entstören wollen, disqualifizieren sich selbst und bewegen sich auf Kaffeefahrtenniveau. Die einzig sichere Entstörung ist das **Ausweichen** auf **neutrale** Plätze.

Entstör- und Abschirmmaßnahmen können auch zu **rechtlichen Konsequenzen** führen. Ich wurde von Gerichten als Sachverständiger bestellt und mit den verrücktesten Produkten konfrontiert. Am 3. August 1992 war es das Amtsgericht in Ratingen, das den Rutengänger Utz V. für den Verkauf einer Abschirmdecke gegen Wasseradern wegen Betruges zu einem **halben Jahr Freiheitsstrafe** verurteilte. Utz V. gibt sich als Geobiologe, als ausgebildeter und geprüfter Rutengänger und wissenschaftlicher Leiter der Sektion Erdstrahlung der Deutschen Gesellschaft zur Förderung von Naturheiltherapien e.V. DGFN aus. Er hielt in einer Ratinger Gaststätte einen Vortrag über die strahlende Erde und sammelte hierbei Kunden für seine 65 Euro kostende radiästhetische Dienstleistung. Die krebskranke Rentnerin Elisabeth K. und der Ehemann der ebenfalls krebskranken Luise W. buchten den Rutengänger. Der fand "gefährliche Wasseradern" und verkaufte für 330 Euro Sonderpreis eine **Abschirmdecke**. Diese wurde geöffnet und offenbarte ihren Inhalt: ein billiges Stück **Schaumgummi**, zwei Meter handelsübliches **Antennenkabel**, ein paar Hände voll **Sägespäne** und ein Fetzen **Sackleinen**. Auf der Matte das Prüfsiegel einer **Rutengängervereinigung**. Richter und Staatsanwalt: "Der Angeklagte hat schamlos betrogen. Er hat mit der Krankheit von Menschen gespielt. Sechs Monate Freiheitsentzug sind angemessen." AZ 22Ds 910Js 1400/91. Mein Beitrag über diesen Fall in Wohnung+Gesundheit: Heft 67, Sommer 1993.

Einem **Göttinger Bettenfachgeschäft** untersagte man gerichtlich, ein Unterbett als "wirksamen Schutz gegen Erdstrahlen" anzupreisen. Das **Landgericht Stuttgart** hat die Werbung, dass Strahlenschutzdecken gegen krankmachende Erdstrahlung schützen könnten, ebenfalls **verboten**. Rutentests an Körpern und das Entstören von Menschen durch Handauflegen werden als **Bruch des Heilpraktikergesetzes** bewertet und **bestraft**. Heilpraktikergesetz hin oder her, es wird minütlich gebrochen, so auch in einem **Düsseldorfer Bettenfachgeschäft**. Der pfiffige Besitzer "untersucht" seine Kunden ungebeten per Rute und Pendel, "stellt fest" ob sie "gestört" sind oder nicht und verkauft dann die "richtigen" Matratzen und Abschirmdecken. Seine Meisterleistung: Einer Düsseldorfer Amtsrichterin verkaufte er eine magnetisierte Federkernmatratze. Als die Kompassnadel auf dieser Matratze bedrohliche Runden drehte, beschwerte sich die Richterin. Ihr wurde daraufhin eine Abschirmdecke gegen die Magnetfelder der Matratze angeboten. In Österreich war ein Trio unterwegs, das **Schutzdecken** und Bettwäsche für 900 Euro verscherbelt. 30 Fälle sind bekannt. 2009 stehen die drei wegen "Betrug an zahlreichen Senioren" vor Gericht.

Das Repertoire der abschirm- und entstörwütigen Geschäftemacher ist endlos. Man findet bei Hausuntersuchungen Kästchen, Matten, Platten, Decken, Drähte, Hufeisen, Kupferschlingen, -stangen und -netze; kiesgefüllte Blumentöpfe, systematisch verlegte Münzen und Steine, futuristisch anmutende Antennensysteme, geheimnisvolle Interferenzsender und Pyramidenkonstruktionen; weihwassergefüllte Bierpullen im Nachtkästchen, salatölgefüllte Coladosen unter der Schlafstatt und verbuddelte Weinflaschen mit undefinierbarem Inhalt im Garten; Kork als Platten, Matten und Tapeten unter, neben und über dem Bett; bunte Zeichnungen mit den tollsten Symbolen aller Kulturen und Religionen; an die Wand genagelte Ampullen mit eigenartig riechenden Flüssigkeiten; versiegelte Büchsen und Röhren mit fragwürdigen Innereien; billige Glasmurmeln und teure Kristallgläser; alle möglichen und unmöglichen bioplasmatischen Produkte aus der Außenseiterforschung; Torfdecken aus Natur-Versandhäusern und Dinkelstrohballen vom Bio-Bauern; Resonatoren, Kompensatoren, Neutralisatoren, Harmonisierer, Protectoren, Emitter und Absorber; elektronische Magnetwellenspender, Stabmagnete und Magnetdecken; Kohletabletten unter der Matratze, Weihwasser auf dem Nachttisch, Schwingkreise im Keller, IT-Stecker "nach dem Umkehrprinzip der Systeminformation" und Duplex-Entstörer in der Steckdose; Aluminiumfolien in allen Versionen unter dem Lattenrost und als Streifen auf Fußleisten; Spiegel in allen Ausführungen; Lautsprecherboxen mit unhörbaren Sphärenklängen; Nuklearrezeptoren, Feldausgleicher, Zellglasplatten, Plasmaausleiter, Energieglocken, Abschirmspezialfolien; Photoneneinlagen fürs Bett, für Bürostühle, Viehställe, als Schuheinlage und Blumentopfuntersetzer, sogar für Autos, "wenn man mal auf einer Wasserader parkt".

Interessant auch der **Hochschulprofessor** der Uni Bochum, der ganze Häuser durch **Handauflegen** mental entstört, und jene **Apotheker**, die Pillen, Tropfen und Salben gegen Erdstrahlung und Elektrosmog verkaufen. Ein Baubiologe aus dem Rheinland empfiehlt die Verlegung von **Speckschwarten** zur Eliminierung von geopathischem Stress und ein Rutengänger aus der Lüneburger Heide hämmert kraftvoll gegen die von ihm in den Boden getriebenen **Brechstangen**. Eine Fachzeitschrift verkauft das mit Goldkreuzen bedruckte **Baumwollbettuch** und ein anderer Verlag die mit duftenden **Kräutermixturen** gefüllten Wollsäckchen und -kissen. In Süddeutschland werden teure und nebenwirkungsträchtige **MU-Metalle** gegen die Geopathie feilgeboten, in Norddeutschland **Mantras** und Meditationstechniken einstudiert. Positives Denken kontra negative Strahlung ist so beliebt wie gezielte **Gebete**.

"Menschen einen gesunden Schlafplatz zu schaffen ist Gottesdienst." Halleluja. Zum Gottesdienst gehören gedrechselte **hölzerne Entstörkugeln** zur "frequenzangepassten Strahlungsneutralisation" mit Sand und Asche im Innern und einem Jesusbildchen, inklusive gezielter "Gegenschwingungsanpassung", das alles für richtig viel Geld. Wenn man zu weit weg wohnt, kein Problem, das geht auch per **Fernanalyse** mittels

Geologische Störungen: Entstörgeräte

eingeschicktem Blut, Haar und dem Grundriss der Wohnung. Wenn das nicht hilft, dann vielleicht die **Informations-Polarisations-Interferenz-Chip-Technologie** von Memon? Oder der **RS-QS-EGV-Hochleistungs-Informationsspeicher** aus der Radionik? Oder Sie lassen die Erde akupunktieren, wirklich, das gibt's: mit riesigen **"Akupunkturnadeln"** aus Eisenstangen, die Wasseradern, Verwerfungen und Gitternetze "umlenken", am besten zum ungeliebten Nachbarn... Ich hörte von 9000 Euro für 41 solcher Akupunkturstangen rund ums Haus.

Ein bekannter Matratzenhersteller verspricht Abschirmung mit **Latexmatratzen**, eine Wolldeckenfabrik mit **Wolldecken**. Simple **Adressaufkleber** aus dem Schreibwarengeschäft werden als Bio-Aktiv-Plättchen gegen die Auswirkungen von Erdstrahlung angeboten. Mit der Kirlian-Fotografie will man die Wirkung von Magnet-Decken gegen alles und gar nichts bewiesen haben. Mit teurem **Bergkristall-Granulat**, eingegossen in billige Plastikröhren, soll nicht nur die Erdstrahlung vertrieben, sondern auch radioaktiv verstrahlten Tschernobyl- und Fukushima-Opfern geholfen werden. Eine **Feng-Shui-Meisterin** verkauft hübsche Plastikaufkleber gegen böse Erdstrahlen und hängt bunte Bilder von Delphinen in die Zimmer. Ein gezielt angepflanztes **Buchsbäumchen**, "individuell eingemessen" mit Rute, Pendel, Tensor oder Lecher-Antenne, saugt alle geopathischen Plagegeister quasi auf.

Ein Erdstrahlenschützer aus der Pfalz verkauft **Keile** und **Trapeze** aus Blech. Er hat, so ist in seinen Büchern zu lesen, "am Sonntag zwischen 12 und 14 Uhr alle Erdstrahlen 200 Kilometer weit verdrängt und noch 60 km tief ins Erdinnere weggeschossen." Tiefer ging es leider nicht, denn "sonst hätte es vielleicht ein Erdbeben gegeben." Er verkauft **Abschirmdrähte** für Tennisschläger: "Die durch den Schlagimpuls angezogenen Erdstrahlen werden über die Drahtenden an die Gestirne abgeführt, so wird eine schmerzhafte Auflagerung des Arms vermieden."

Ein Radiästhet aus dem Rheinland bietet für 5000 Euro die spezielle **Gartengestaltung** an, die "alle Strahlen im Haus wegnimmt". Vorsicht mit selbst ernannten Fachleuten, die Angst machen, weil "das Erdmagnetfeld immer mehr verloren geht", und zum Ausgleich Decken anbieten, die mit starken **Magnetfeldern** diesen nicht nachzuweisenden Verlust wettmachen wollen (ab Seite 734). Die angebliche Baubiologin aus Wiesbaden will in einer anthroposophischen Düsseldorfer Schule die Elektrostatik der Teppiche und in einem Aufwasch die Reizzonen mit **Edelsteinen** eliminieren. Wenn das nicht reicht, kein Problem, bitte "drei **Glöckchen** oder einen **Triangel** anschlagen"; je länger man anschlägt, desto länger die antistatische und entstörende Wirkung. Eine Personenwaage im Zimmer schaffe schädigende Gitternetzpunkte, sie solle entfernt werden. Außerdem müsse eine **Trägerfrequenzsperre** gegen die von draußen einwirkenden Mikrowellen eingebaut werden (wie auch immer das geht), obwohl: "Die richtigen Pflanzen auf dem Fensterbrett entstören diese Wellen auch". Das Verdunsten von **Pflanzenölen**

ist prinzipiell "für alles gut, schädliche Strahlung geht davon weg".
Einige Fühlige kommen gar nicht erst in Ihr Haus. Sie pendeln über Grundrissen. **Fernmutung** nennt man so was unter Gleichgesinnten. Auch sie haben die Entstörung parat. Ein Fernmuter aus Düsseldorf verschickt handgekritzelte **Bleistiftzeichnungen**, die unters Bett gelegt "alles abschirmen". Die Erklärung: "Meine heilenden und entstörenden Kräfte sind beim Zeichnen über den Bleistift aufs Papier übertragen worden." Eine Fernmuterin aus Dreieich weiß per Telefon, was beim 500 Kilometer entfernten Anrufer vorliegt. Sie schickt die Fotokopie einer Zeichnung des ägyptischen **ANKH-Henkelkreuzes**, die alles entstöre, von der Wasserader bis zum Fernsehapparat.

Da sind **Environtologen**, die verheißen, Strahlen würden "kreisförmig stehende Magnetwellen mit einem zirkularen Durchmesser von bis zu neun Metern erzeugen", die wiederum durch eine Armbanduhr, nämlich die **Tesla-Uhr**, mit "nichthertzschen Skalarwellen über einen Tesla-Chip, der wie ein Schild wirkt" und "sich wie eine flachgedrückte Möbius-Schleife verhält" und "den Körper mit einer Art Blase, Kokon oder Polster umgibt" neutralisiert werden könnten. Eine gute Neutralisierung sei auch vom Erdresonanz-Generator zu erwarten, der "durch seine hohe Ausgangsleistung alle Signale aus der Umgebung übertönt". Oder diese **Radionik-Maschine**, die als Energiequelle die Sinne, den Geist und die Seele anzapfe und so "psychobiophysikalisch wirkt".

Metallplatten, wachsbeschichtete Kartons und eine Lage **Stearinkerzen** bezwingen "Erdspalten, die von Jahr zu Jahr bösartiger werden", aber leider: Das funktioniert am Abend nur um 21 Uhr, dann ab 23 Uhr nicht mehr, denn, "die abzuschirmende Stelle hat sich verschoben". Sie müssen ihr mit den Platten und Kerzen schon hinterher jagen. Dipole und **Resonanz-Schwingkreise** bändigen außer Rand und Band geratene Delta-Strahlen, auch geologische Schächte, Schlote und Kamine, zumindest zeitweise, nur "wenn Resonanz besteht". **Cap-Kompensatoren** verscheuchen zwar Wasseradern, aber - das muss man zweimal lesen - nicht wenn sie Wasser führen, also nur wasserlose Wasseradern.

Kommen Sie noch mit? Ich nicht. Derweil misstrauen sich die Entstörgerätehersteller und Anbieter gegenseitig und (kaum zu glauben) fertigen Entstörgeräte gegen die Störung von Entstörgeräten.

Eine Entstörwirkung ist, wenn man physikalisch nachprüft, in **keinem** Fall gegeben. Dafür gibt es manchmal **Nebenwirkungen**: Folien ziehen elektrische Felder an, Magnetwellensender verursachen tausende Nanotesla Elektrosmog, einige Geräte strahlen mit Hochfrequenz, wieder andere Matten und Decken emittieren stärkere technische Magnetfelder in die Körper als unter zehn Hochspannungsleitungen. Auch eine Nebenwirkung: Der ganze Kram kostet viel Geld. Mehr über Entstörung Seiten 177 bis 182, 271 bis 281, 471 bis 472 und 626 bis 627.

Gitternetze

Baubiologen sind Messtechniker. Es soll neben den physikalisch erfassbaren geologischen Einflüssen auch so genannte **Gitternetze** kosmischen Ursprungs geben, die sich rasterförmig über die Erde spannen und alle paar Meter für zenti- bis dezimeterbreite Streifen und Kreuzungspunkte sorgen. Sie entziehen sich hartnäckig allen Messmethoden, kein technisches Gerät erwischt sie. Der Baubiologe ist hilflos, will er nicht subjektiv zu Rute oder Pendel greifen. Einige Ärzte sind überzeugt, dass die Kreuzungspunkte dieser Gitternetz-Energiephänomene aufladende oder abladende biologische Wirkungen entfalten.

Nun gibt es so viele Gitternetze wie es Rutengängerschulen gibt, und derer gibt es reichlich, entsprechend zahlreiche Gitter. Jeder ist überzeugt, dass **sein** Netz das biologisch riskanteste ist. Ich erlaube mir als Nichtfachmann und Uneingeweihter keine Meinung, gebe aber Verunsicherung zu. Denn würde ich **alle** bekannten und befürchteten Gitternetzsysteme ernst nehmen, wie es deren Schulen wünschen, dann gäbe es heute auf der wunderschönen Erde nur wegen dieser Netzstrukturen wahrhaft **keinen einzigen Quadratmeter** mehr, welcher ungestört wäre. Soweit ich kapiert habe, soll es bisher folgende Gitternetz-, Kosmos- und sonstige energetische Phänomene geben (Ende offen):

Globale und diagonale Netz- und Gitterzonen, Strahlenpyramiden, atomare Kubensysteme, Grob- und Doppelzonen, ubiquitäre polare Reizfeldsysteme, kosmo-tellurische Schlote und Quantenstrahlen, Kohlenstoffgitter, kosmische Energieschatten und horizontale PWL-Strahlen, VNL (variable Negativlinien), Vermessungs-, Reflexions- und Raumgitter, Stern- und Polpunkte. Dazu Fein- und Grobgitter mit A-, B- und C-Kreuzungen, Schichten- und Flächenstrahlung, Wachstumslaser und Tachyonen. Ein Duisburger Heilpraktiker fürchtet Schumann-, Sonnenflecken-, Himmelskörper- und Höhenspannungsstrahlung, verschreibt Tröpfchen dagegen. Die Heilpraktikerin aus Dinslaken warnt vor Multi-Wellen-Zonen. Der Zahnarzt aus Essen beruhigt: Gitternetze gibt es nur im Winter, im Sommer nicht, Sommerpause sozusagen. Manche Gitter werden differenziert in Yin und Yang und in 1., 2., 3., 4. und 5. zuverlässig standorttreue oder unberechenbar wandernde Rangordnungen. Anfang 2004 kommt was Neues: die Pulser, "kleine pulsierende Felder von vier Zentimetern Durchmesser mit äußerst schmaler Verbindung".

Ständig kommen neue Gitternetz- oder Erdstrahlungsphänomene hinzu. 1997 war es unter anderem der Schacht, eine laut Bericht in 'Wetter-Boden-Mensch' (Heft 4/1997) "sehr wichtige Störzone, die von Rutengängern meist übersehen wird". Schächte seien "kreisrunde Störzonen von hoher Intensität, derart stark biologisch wirksam, dass sie alle Reizstreifen weit übertreffen." Tröstlich: "Schächte sind nur in Häusern oder in ihrer unmittelbaren Nähe zu finden. Wenn die Sicherung abgeschaltet wird, ist kein Schacht mehr zu muten. Nach dem Einschalten baut er sich in 2 bis 3 Minuten von innen her wieder auf." Schade: "Einen naturwissenschaftlichen Beweis wird es so bald nicht geben."

Im Jahr 2003 wurde "ein neues Gitternetz über die Erde gelegt" ('Wetter-Boden-Mensch' Heft 1/2006), es wurden "10.300 Bovis-Einheiten gemessen", obwohl man Bovis-Einheiten gar nicht messen kann. Dann das Lichtgitter, das ist "krumm, wellig und wandert". Im Jahr 2008 hat sich zum bekannten Globalnetzgitter "offenbar ein weiteres Gitter" gesellt (Heft 5/2008), das zeigt sich manchmal parallel und manchmal diagonal, baut sich mal auf und mal ab. Anfang 2010 kommt die Hartmann-Energie-Kugel (Heft 1/2010). "H-Kreuzungspunkte" sind "die direkte Verbindung zwischen Erde, Himmel, Wüste, Lebewesen und Natur". Granitblöcke werden zu "Todesfindlingen", weil sie "Erdstrahlen reflektieren". Ägyptische Vermessungsgitter, Möller-Linien, Planetenlinien, Sonne-Mond- und Venus-Kubensysteme, Schwingungsschichten...

Die Ruten und Lecher-Antennen in den Händen der Superfühligen finden noch mehr: Strömungsströme und Strahlungsstrahlen, untere und obere Ionenströme und Ionensäulen, Zerfallsstrahlen, kosmische Reizstreifen, Nord-Süd-Gitter, planetarische Netze, G-Zonen, Breitbandzonen, Gravitationslinien, Pulsationen, atmosphärische Primär- und Sekundärkomponenten, vitalenergetische sowie bipolare Systeme, sogar Astralabdrücke, Sakralnetze, Zirkusnetze, Henkersnetze und Friedhoflinien. Da sind noch die Ley-Linien, die "entweder gerade oder im Zickzack dem Verlauf eines Tales folgen", entweder als Kraft- oder als Verbindungs-Leylinien. Solche Leys gibt es als Gebetslinien, die Kirchen, Klöster, Orte der Kraft und geomantische Zonen über hunderte Kilometer hinweg parallel senkrecht nach oben gerichtet energetisch miteinander verknüpfen, ein regelrechtes Gebetsnetz und große Gebetskraft-Poole bilden und mit tausenden von Bovis-Einheiten aufwarten.

Und überhaupt: Die Wasserader ist nicht nur eine Wasserader, sie besteht aus acht bis zehn Nebenzonen ('Wetter-Boden-Mensch', Heft 1/2001). Und das Globalgitternetz ist nicht nur ein zweidimensionales, sondern ein dreidimensionales (Heft 1/2002). So entstünden "aus den Gitternetzmaschen Kanäle", durch die "UFOs in unseren irdischen Luftraum eindringen" können. Einwandfrei darzustellen seien "wirbelförmige Energiestrukturen feinstofflicher Natur".

Die Entdecker bzw. Erfinder dieser Phänomene, welche den Globus von Nord nach Süd, von Ost nach West, von links nach rechts und von oben nach unten meter- und scheibchenweise in Gut und Böse aufteilen, heißen Hartmann, Curry, Behnfeld, Benker, Berschneider, Hürlimann, Mettler, Peyre, Oberbach, Schneider, Schweitzer, Wilk, Wittmann und noch eine Reihe anderer; das gilt für Europa, aus den USA sind mir noch zwei Dutzend weitere Gitternetzexperten bekannt. Die bei uns bekanntesten kosmischen Netze dürften das **Globalgitternetz**, auch Hartmann-Gitter genannt, und das **Curry-Netz** sein. Aber auch bei denen gibt es Ungereimtheiten, denn einmal heißt es, die Störstreifen wären stabil und standorttreu, woanders heißt es, sie würden je nach Mondstellung wandern; einige Experten behaupten, sie würden in Räumen ihre Lage beträchtlich verändern, andere können das nicht bestätigen; einmal wird versichert, die Abstände von zwei Metern wären überall gleich, und dann hört man, nein, die Abstände variieren von Platz zu Platz, von Land zu Land, von Breitengrad zu Breitengrad, von Berg zu Tal, von Sonne zu Regen, von Hoch- zu Tiefdruck.

Die Hauszeitschrift des Hartmannschen Forschungskreises für Geobiologie 'Wetter-Boden-Mensch' schreibt in Heft 2/1990: "In Innenräumen finden sich **nach Stromabschaltungen keine pathogenen Gitternetze** mehr." Auch danach kam mehrmals zur Sprache, dass Gitternetze kein Problem mehr darstellen, wenn es im Haus keine zusätzlichen elektromagnetischen Belastungen gibt. Sehr gut: Damit wären die nicht mess- und nur vermutbaren Gitternetze für uns Baubiologen vom Tisch, weil Baubiologen prinzipiell für strom- und spannungsfreie Räume sorgen.

Kosmische Gitternetze bleiben, solange sie nicht physikalisch messbar sind, bei Baubiologen auf der Strecke. Einmal sei der **messtechnische Beweis** gelungen. In einem Hotel in Oberursel wurden im April 1985 während der Tagung des "Internationalen Arbeitskreises für Geobiologie" die von Rutengängern **gemuteten Gitternetze** mit **Magnetometern** überprüft. Man fand angebliche Übereinstimmung, das wurde in Fachzeitschriften veröffentlicht. Dabei handelte es sich um Messfehler und voreilige Interpretation. Ich habe in dem Hotel die Messungen im Mai 1992 wiederholt. Die Magnetometer zeigten **2000 bis 20.000 nT** Abweichung, was auf tonnenweise magnetisierten **Stahl** in Baumasse und Einrichtung zurückzuführen war: mehrere Stahlträger in Böden und Wänden, Heizkörper und die Rohrelemente der Tische und Stühle. Die Kompassnadel drehte sich **20 bis 180 Grad** vom Bezug Norden weg. Unter solchen magnetisch überlagerten Bedingungen sind Gitternetzmessungen gar nicht möglich, die Ergebnisse Wunschdenken.

Gitternetze, ein Risiko? Ich weiß es nicht. Ich erinnere mich an einen **Fall** aus **Düsseldorf**, der mich provozierte: Eine Dame mittleren Alters war krank, der Arzt ordnete die Schlafplatzuntersuchung an. Es wurde saniert, was baubiologisch auffiel. Ihr ging es danach viel besser, aber immer noch nicht richtig gut. Das Bett wurde auf Verdacht einfach um 50 Zentimeter verschoben, danach ging es mit ihr schlagartig aufwärts. Ein zweiter **Fall** kommt aus **Mönchengladbach**. Ein zweijähriges Mädchen wimmerte, weinte und schwitzte nachts viel, wurde häufig wach. Wir machten alles, was die baubiologische Palette zu bieten hatte. Es ging nach den Sanierungen auch hier besser, aber das allein konnte es noch nicht gewesen sein, es gab immer wieder mal Rückfälle, die Kleine schlief nie durch, war nicht wirklich entspannt. Das Bettchen kam auf die andere Seite des Zimmers, und von Stunde an hörten die Beschwerden auf. Gitternetze? Zufall? Wer weiß.

Und wenn kosmische Gitternetze, wie dann damit umgehen, wenn es alle paar Dezimeter andere gibt? Für welches entscheiden? Wie wissen, wie das eine oder das andere Phänomen sich auswirkt? Wie wissen, wer auf was wie reagiert? Es gibt dank der vielen Gitternetzaufspürer keinen Schritt mehr ohne, überall die verschiedensten Netzstrukturen und anderen über- und unterirdischen Energien. Wir können demnach gar nicht mehr frei leben, könnten uns lediglich für das eine oder das andere Netz entscheiden: vielleicht etwas mehr Hartmann oder etwas mehr Benker, etwas mehr von dem einen Schacht oder dem anderen Schlot, oder doch lieber eine Prise Curry?

Trotzdem: Warum nicht mit einer Schlafplatzkorrektur experimentieren? Jeder reagiert individuell. Wer heilt, hat Recht.

Geologisch ungestört

Wir sehen, es gibt noch reichlich Widersprüche und Ungereimtheiten in Sachen Geobiologie und Erdstrahlen. Einige Forschungen sind noch nicht abgeschlossen, andere noch gar nicht angefangen. Es gibt so viele Theorien, wie es Leute gibt, die sich hiermit beschäftigen. Ich werde skeptisch, wenn ich von einem selbst ernannten Fachmann höre, dass er den Überblick hat. Den gibt es nicht. Dafür gibt es neben den bereits gelösten immer noch eine Menge ungelöster Rätsel, auch und besonders wenn es um solche geologischen Störzonen geht.

Ich beschränke mich auf die Darstellung der **messbaren** Auffälligkeiten. Auf weitere **Vermutungen** zur Existenz oder biologischen Wirkungen geologischer und sonstiger Störungen reagiere ich mit Vorsicht. Was nicht vortäuschen soll, dass alles, was Erdstrahlung angeht, bereits messbar ist, nein, aber einiges. Das sollte man nutzen, darauf aufbauen, man sollte weiter Erfahrungen sammeln und forschen, immer mehr Licht ins Dunkel bringen, den Kunden immer mehr Sicherheit bieten.

Ich erkläre einen **Raum** oder ein **Grundstück** erst dann für **geologisch ungestört**, wenn mindestens diese Messparameter unauffällig sind:

a) die per **Szintillationszähler** erfasste **radioaktive Erdstrahlung**,
b) das per **3D-Magnetometer** gemessene **Erdmagnetfeld**.

Gibt es eindeutige messtechnische Hinweise auf geologische Störzonen, dann empfehle ich **stets** und **vorsichtshalber** den **Schlafplatzwechsel** in diesbezüglich unauffällige Bereiche. Das ist oft schon gut machbar durch eine geringe Korrektur des Bettes um nicht mal einen Meter nach links oder rechts, manchmal durch einen Raumwechsel.

Jede **Entstörung** oder **Abschirmung** von geologischen Reizzonen halte ich für **nicht möglich**, was physikalische Messungen von mir und von Kollegen, aber auch medizinische Tests bestätigen.

Geologische Störungen: Messung 873

So werden geologische Störungen gemessen

Beachten Sie die in Ergänzung zum Standard und den Richtwerten herausgegebenen aktuellen "Messtechnischen Randbedingungen und Erläuterungen". Hier finden Sie verbindliche Angaben, womit und wie messtechnisch-analytisch vorzugehen ist.

Erdstrahlung ist überall, kein Quadratmeter ohne. Es gibt allerorten ein Erdmagnetfeld und radioaktive Strahlung aus dem Bodengrund. Die Kompassnadel zeugt von der magnetischen Kraft der Erde und der Geigerzähler von der Gammastrahlung. Viele andere physikalische Kräfte gehen von der Erde aus. So genannte geologische Störungen sind Zonen veränderter Erdaktivitäten. Hier sind im Vergleich zum Durchschnitt auffällige Anomalien messbar: Die Flussdichte des Erdmagnetfeldes nimmt lokal begrenzt zu oder ab und die radioaktive Erdstrahlung ist verändert. Weitere physikalische Einflüsse zeigen sich hier ebenfalls auffälliger, penetranter oder reduzierter als in der vergleichsweise ungestörten Umgebung. Geologische Störungen sind die Folge von z.B. unterirdisch fließendem Wasser - so genannten Wasseradern und Quellführungen - oder anderen terrestrischen Auffälligkeiten wie z.b. Verwerfungen, Spalten, Klüften oder Brüchen.

Die Kräfte der Erde und ihre von dem üblichen Umgebungshintergrund abweichenden Auffälligkeiten namens "Störzonen" werden in der Baubiologie bisher bevorzugt mit dem **Magnetometer** (Magnetfeld der Erde, siehe auch Seiten 840 bis 845 und im Kapitel A 5 über Magnetostatik) und dem **Szintillationszähler** (radioaktive Strahlung der Erde, siehe auch Seiten 848 bis 854 und im Kapitel A 6 über Radioaktivität) gemessen. Die Maßeinheit für das Magnetfeld und seine Anomalien ist die magnetische Flussdichte in Nanotesla (nT). Bei der Messung der Strahlung werden die radioaktiven Impulse pro Sekunde (ips) und - falls auffällig - die Abweichung in Prozent (%) angegeben.

Die auffälligen **Abweichungen** im **Erdmagnetfeld** werden mit einem empfindlichen 3D-Magnetometer gemessen: Messbereich bis ± 100.000 nT, Nachweisempfindlichkeit 10 nT (besser weniger), Fehlertoleranz ± 10 % (besser weniger).

Beachten: Die Messungen sollten zur Übersicht rasterförmig angelegt sein, z.B. alle 50 cm ein Messpunkt. Magnetische Baustoffe oder Materialien (auch nur leicht auffällige) können die Messung und das Ergebnis - besonders im Haus, manchmal auch draußen - verwirren bis unmöglich machen. So ist in einem konventionell gebauten und eingerichteten Gebäude eine geologische Magnetometermessung wegen der zahlreichen technischen Störungen sehr oft gar nicht möglich.

Die auffälligen **Abweichungen** der **radioaktiven Erdstrahlung** werden mit einem empfindlichen Szintillationszähler gemessen: Messempfindlichkeit mindestens 20 ips (besser 200 ips oder mehr), Fehlertoleranz ± 10 % (besser weniger). Bewährt hat sich Natrium-Jodid- und Lithium-Jodid-Kristall als Sensor, Mindestgröße 2" (besser 3"), Kristalle am besten mit Thalliumzusatz, eventuell gegen nicht-terrestrische Umgebungsstrahlung mit isotopenfreiem Blei geschirmt, eventuell - je nach Situation und geologischer Gegebenheit - mit Neutronen-bremsenden Moderatoren versehen.

Beachten: Auch diese Messungen sollten zur Übersicht rasterförmig angelegt sein, z.B. alle 50 cm ein Messpunkt. Pro Messpunkt bedarf es einer Impulsausbeute von mindestens 1000, in vielen Fällen sind 5000 oder mehr notwendig, um den Messfehler niedrig zu halten. Im Zweifel: Zeit nehmen, der unsensiblere Szintillationszähler braucht eine längere Messzeit als der sensiblere, ist dann aber für diesen Zweck durchaus geeignet. Der gegen nicht-terrestrische Umgebungsstrahlung mit Blei geschirmte braucht noch länger. Radioaktive Baustoffe, Einrichtungen oder Materialien (auch nur leicht auffällige) können die Messung und das Ergebnis - besonders im Haus, manchmal auch draußen - durch eine radioaktiv erhöhte Umgebung - verwirren bis unmöglich machen.

Man geht beim Magnetometer- und Szintillationszählereinsatz nach bisheriger Erfahrung davon aus, dass bei unterirdischem **Wasser** eher eine **Messwertabsenkung** zu erwarten ist und bei geologischen **Verwerfungen**, Spalten und Brüchen eher eine **Messwerterhöhung**. Fließt in Spalten und Brüchen Wasser, kann beides auftreten: die Erhöhung eher an den Rändern der Zonen und die Absenkung eher im Zentrum.

Zur wichtigen Differenzierung geologisch und/oder technisch bedingter Magnetfelder die **Sonde** stets **räumlich verändern**: Magnetometermessungen sollten in verschiedenen Höhen durchgeführt werden. Gibt es nah am Boden Messwertanomalien, aber weiter weg kaum noch oder gar nicht mehr, dann geht es nicht um geologische, sondern um technische oder bauliche Einflüsse. Technische oder bauliche Felder reduzieren sich schnell mit Abstand zur Quelle, geologisch bedingte Feldauffälligkeiten bleiben über große Höhenunterschiede konstant. Ein Maschendrahtzaun, ein parkendes Auto oder Baumaschinen in 10 m Entfernung können bei Grundstücksuntersuchungen schon zu ähnlichen Magnetfeldauffälligkeiten führen wie geologische Störungen. Deshalb: Für mehr Sicherheit die Messungen in mindestens zwei bis drei Ebenen durchführen: z.B. über dem Boden und die gleiche Strecke in 1 m und 2 m Höhe noch mal. Erst wenn über vermuteten geologischen Störzonen auf allen Ebenen die gleichen Werte zu messen sind, kann man sicher(er) sein. Vergleichbar mit Szintillationszählermessungen umgehen: drinnen Abstände zum Boden, zur Baumasse und zu verdächtigen Materialien und Einrichtungen verändern, draußen großzügiger Abstand zu z.B. verdächtigen Gebäuden, Mauern, Straßenbelägen oder kürzlich gedüngten Wiesen und Feldern halten.

Die zurzeit handelsüblichen 3D-Magnetometer, welche Betragsberechnungen im Relativmessmodus ohne Einbeziehung der Vektorrichtung durchführen, sind für die Messungen geologischer Störungen geeignet. Bei Radioaktivitätsmessungen über geologisch gestörtem Grund scheint neben der Gamma- auch Neutronenstrahlung beteiligt zu sein, die der (Tl-verstärkte und moderierte) NaJ- bzw. LiJ-Kristall des Szintillationszählers ebenfalls indiziert.

Die eine Messung - des Erdmagnetfeldes - ersetzt die andere Messung - der radioaktiven Erdstrahlung - nicht. **Beide Messmethoden** ergänzen sich und erlauben in Kombination sicherere Rückschlüsse. Manche geologisch bedingte Auffälligkeit ist nur mit der einen oder der anderen Vorgehensweise zu erfassen, nicht mit beiden gleich gut.

Hier die **baubiologischen Richtwerte** für **geologische Störungen**, wie immer bezogen auf die Dauerbelastung in sensiblen Schlafbereichen:

a) **Magnetometer (Erdmagnetfeld)**

Mit lokal begrenzten Messwertschwankungen bis **100 Nanotesla** ist immer zu rechnen.

| | **100-200 nT** deuten auf **schwache**,
| | **200-1000 nT** auf **starke** und
| | über **1000 nT** auf **extreme** geologisch bedingte Auffälligkeiten hin.

Diese Empfehlungen beziehen sich auf den Einsatz von **3D-Magnetomtern**, die alle drei Vektoren als Summe gleichzeitig angeben. Mit empfindlichen 1D-Magnetometern ist die Feststellung geologischer Auffälligkeiten auch möglich, aber komplizierter und fehleranfälliger, allein schon durch die Führung und Bewegung der Sonde. Der 3D-Wert kann mit 1D-Geräten berechnet werden, siehe Text ab Seite 753 "Messung Magnetostatik".

b) **Szintillationszähler (Erdstrahlung)**

Mit lokal begrenzten Messwertschwankungen bis **10 Prozent** ist immer zu rechnen.

| | **10-20 %** Schwankung ist ein Hinweis auf eine **schwache**,
| | **20-50 %** eine **starke** und
| | über **50 %** eine **extreme** geologische Auffälligkeit.

Diese Empfehlungen beziehen sich auf den Einsatz von **Szintillationszählern** mit **geeigneten Kristallen** (z.B. Natrium-Jodid oder Lithium-Jodid, möglichst Thallium-verstärkt) und **Moderatoren** bei einer **Impulsausbeute** pro Messpunkt von mindestens **5000**.

Der Verband Baubiologie **VB** nimmt sich hier wie bei den anderen Standardpunkten die Angaben dieses Buches zu seiner Arbeitsgrundlage. Für den Standardpunkt Erdstrahlung hat der Berufsverband Deutscher Baubiologen **VDB** keine Richtlinie formuliert.

Erdstrahlung: Erinnern wir uns

Erdstrahlung ist flächendeckend überall. Es gibt keinen Quadratmeter ohne z.B. terrestrische Radioaktivität und das Erdmagnetfeld

Geologische Störungen entstehen durch z.B. Wasseradern oder Verwerfungen im Bodengrund. Diese sind als veränderte radioaktive Erdstrahlung (Gamma, Neutronen...) und als verändertes Erdmagnetfeld oberirdisch messbar: Die Radioaktivität und das magnetische Feld der Erde sind in lokal begrenzten Zonen reduziert (meist bei Wasserläufen) oder erhöht (meist bei Verwerfungen, Spalten, Brüchen). Wasserführende Verwerfungen zeigen einen Einbruch im Messgipfel.

Geologische Störungen werden mit empfindlichen **Szintillationszählern** (für die veränderte radioaktive Strahlung) und mit **3D-Magnetometern** (für das veränderte Erdmagnetfeld) gemessen.

Die Untersuchungen von Luftionisation, UKW-Feldstärke, Hautwiderstand oder Bodenleitfähigkeit könnten ergänzend für Experimente und Forschungen eingesetzt werden, sind bei Hausuntersuchungen jedoch oft zu ungenau und fehleranfällig. Physikalische Messmethoden sollten weiter kultiviert werden, z.B. gezielte Neutronenmessungen.

Die durch geologische Störzonen veränderte Radioaktivität sollte nach bisherigen baubiologischen Erfahrungen ab etwa **10 Prozent** Messwertanomalie beachtet werden, die Erdmagnetfeldstörung ab **100 Nanotesla**. Eine schwache Auffälligkeit dürfte bei 10 bis 20 % veränderter Radioaktivität liegen, eine starke bei 20 bis 50 %, die extreme über 50 %. Beim Erdmagnetfeld gelten 100 bis 200 nT als schwach, bis 1000 nT als stark und darüber als extrem auffällig.

Entstörgeräte können keine Gamma- und Neutronenstrahlung abhalten oder Erdmagnetfeldanomalien beseitigen. Deshalb ist die **Abschirmung** geologischer Störungen **nicht** angezeigt und das Aufsuchen ungestörter Plätze die einzige sichere Maßnahme.

Biologische **Risiken** durch Störzonen sind wissenschaftlich nicht akzeptiert, empirisch jedoch feststellbar. Man weiß noch viel zu wenig über **Wechselwirkungen** mit anderen **künstlichen** Stressfaktoren.

Standortbedingte Störungen sind wohl sensitiv durch **Rutenausschläge** anzeigbar, hierauf deuten auch wissenschaftliche Studien hin. Jedoch dürften nur **ein bis zwei Prozent** der Pendler und Rutengänger zuverlässige und reproduzierbare Ergebnisse zu Tage bringen.

Kosmische **Gitternetze** sind physikalisch nicht messbar. Nach Eliminierung technischer elektromagnetischer Felder sollen sie jedoch in Innenräumen radiästhetisch nicht mehr nachweisbar sein.

Erdstrahlung: Tipps zur Reduzierung

Meiden Sie geologisch verursachte Störungen vorsichtshalber und besonders dann, wenn es sich um Langzeiteinwirkungen, an erster Stelle um Schlafplätze, handelt.

Bauen Sie möglichst nicht auf geologisch gestörtem Grund. Lassen Sie Ihr Grundstück geologisch messen, am besten vor dem Kauf. Planen Sie die Raumaufteilung Ihres Hauses entsprechend.

Informieren Sie sich bei einem Geologischen Landesamt, ob es kartografierte Störungen in Ihrem Lebensraum gibt.

Führen Sie gesundheitliche Beschwerden nicht zu voreilig nur auf geologische Störungen zurück, wenn Sie noch nicht viel über die baubiologische Gesamtsituation wissen. Recherchieren Sie immer ganzheitlich, reduzieren Sie alle Risiken elektrischer, magnetischer, raumklimatischer, toxischer und mikrobiologischer Art.

Wagen Sie das Experiment prophylaktischer Schlafplatzwechsel und achten Sie darauf, wie Sie sich fühlen. Nehmen Sie sich Zeit, denn eine Reaktion auf Ortswechsel kann einige Wochen dauern.

Fragen Sie zu Ihrer Sicherheit Ihren Hausuntersucher, mit welchen Messgeräten er arbeitet, und lassen Sie sich prinzipiell alles, besonders die Messresultate, schriftlich protokollieren.

Wenn Sie mit Rutengängern arbeiten wollen, bestellen Sie drei oder mehr und vergleichen die Ergebnisse. Bevorzugen Sie solche, die auch physikalische Messungen der in diesem Buch beschriebenen Stressfaktoren machen. Räumen Sie vor der Untersuchung das Schlafzimmer leer. Vorsicht mit Verkäufern von Entstörgeräten.

Schirmen Sie geologische Störungen nicht ab, weichen Sie aus. Der Markt ist voll von unseriösen Abschirm- und Entstörgeräten. Die einzig sichere Sanierung ist der ungestörte (Schlaf-) Platz.

Bedenken Sie, dass sich die Lage geologischer Störungen, speziell von Wasserläufen, durch Veränderungen der Landschaft, bauliche Eingriffe, Erdbeben, Regenfälle, Hochwasser... verändern kann.

Gitternetze sollen nach Eliminierung von Elektrosmog nicht mehr nachweisbar sein. Auch deshalb: Elektrosmog eliminieren.

Informieren Sie sich anhand der Literaturtipps im Anhang.

Wenden Sie sich an erfahrene, ausgebildete Baubiologen, die nach aktuellem "Standard der baubiologischen Messtechnik" arbeiten.

Geologische Störungen - ergänzende Beiträge unter www.maes.de

Radioaktivität und Wasseradern - Szintillationsmessungen in der Geologie 1990-1992
Geschäft mit der Angst: Sechs Jahre Haft - Wirkungslose Entstörung 2004
"Die intensiven Strahlen bändigen..." - Wer's glaubt, wird selig - Entstörgerätetest 1999
Sechs Monate Gefängnis für Rutengänger - Verkauf einer Abschirmdecke 1993
Wasserader wird zur Federkernmatratze - "An Umzug denken wir nicht mehr!" 1992
Zuckende Ruten und kreisende Pendel - Radiästheten im Test 1991
Baubiologie - Umwelt fängt zu Hause an - Vortrag 1992-2012
Standard der baubiologischen Messtechnik - SBM-2008, Original 1992-2008
Baubiologische Richtwerte für Schlafbereiche - zum SBM-2008, Original 1992-2008
Messtechnische Randbedingungen und Erläuterungen - zum SBM-2008, Entwurf 2012

Geologische Störungen - Nachlese

Humor ist, wenn man trotzdem lacht: Der Ingenieur und Rutengänger Hanns Zürn aus Überlingen publizierte in 'Radiästhesie' (Heft Nr. 203, 1993) nach dem x-sten bekannten jetzt die Aufzeichnung von einem ganz neuen, bisher völlig unbekannten Gitternetz, einem ganz mysteriösen: das **99. Gitter**, auch das **Zürn-Gitter** genannt. Das sah wirklich beeindruckend aus, ein Grundriss mit vielen wilden und bunten Linien, Kurven, Kreuzungspunkten, Zacken, Pfeilen, Zahlen und Zeichen, auf und ab, hin und her. Erste Radiästheten bestätigten prompt, dass sie so etwas auch schon gemutet hätten, waren ganz aufgeregt, jetzt wüssten sie endlich, was es wäre. Bei genauem Hinsehen die Erkenntnis seines Scherzes: ein Schnittmuster aus der 'Brigitte'. April, April.

April, April auch bei Baubiologen, Vorsicht mit voreiligen Interpretationen. Bei einer **Grundstücksuntersuchung** mit dem **Szintillationszähler** war ein gut anderthalb Meter breiter Streifen auffällig, der den gesamten Grundriss durchschnitt, und genau hier sollte im zukünftigen Haus das Schlafzimmer hin. Der Bauherr war bekümmert, an eine Umplanung des Hauses war nicht zu denken. Die Erklärung kam, als man an dieser Stelle Laub, Erde und Gras zur Seite scharrte, und: Genau hier verlief ein verdeckter asphaltierter Weg, und der **Asphalt** war **leicht radioaktiv**, deshalb die auffälligen Messwerte. Wie hätte man den Irrtum bemerken können? Richtig: In mehreren Abständen zum Boden messen, bleibt die Anomalie trotz höherer Distanz, weist das auf eine geologische Störzone hin, verliert der Messwert mit zunehmendem Abstand schnell an Intensität, muss es eine andere Ursache in der Nähe geben.

Bei Seminaren führte ich die Teilnehmer gern auf zwei große **Wiesen** hier in Neuss. Mit dem **Geomagnetometer** gibt es auf der einen Wiese über lange Strecken keine Auffälligkeit, nicht die geringste, auf der anderen dagegen für geologische Störzonen typische Messwertanomalien auf Schritt und Tritt. Alle Teilnehmer waren sich sicher: So sieht eine gestörte Geologie aus, Erdstrahlung, Wasserader, Verwerfung..., toll. Die Ernüchterung auch hier: Im Boden unter der auffälligen Wiese versteckt sich ein riesiger unterirdischer Bunker, und gemessen wurden seine **magnetischen Betonarmierungen**, nicht die strahlende Erde.

Es gibt inzwischen einige Kollegen, die sich der von mir für die Baubiologie weiterentwickelten **Szintillationsmessmethode** für die Untersuchung von geologischen Störungen bedienen, einer ist Edgar Gummerum aus Seßlach. Er weist hiermit Wasservorkommen, tektonische Verwerfungen, Lagerstätten von Mineralien und Edelmetallen, Altlasten und andere geologische Phänomene nach. Sein Lehrer war Dr. Armin Bickel aus Kalifornien (Seiten 853 bis 854). Je nach Größe der zu analysierenden Fläche erfolgen seine Untersuchungen zu Fuß mit einem Messkarren, in dem neben dem Szintillationszähler die gesamte Elektronik und Computerauswertung integriert ist, per Allradfahrzeug oder mit dem Hubschrauber, so wie es vor ihm Armin Bickel und Jakob Stängle (Seiten 851 bis 853) erfolgreich taten. Für bestimmte Aufgaben setzt Gummerum zwei oder mehrere "Szintis" simultan ein.

Am Rande, auch wenn es nicht zur Geologie gehört: Dr. Bickel führte nicht nur Bodenmessungen durch, in einem wissenschaftlichen Projekt beschallte er **Wurzeln** von **Pflanzen** mit einer **Ultraschallfrequenz** und erzielte damit überdimensionales Wachstum. Bei Zitronenbäumen wurden die Früchte im Schalleinfluss drei- bis viermal so groß. Der Pflanzenstamm passte sich dabei der Fruchtgröße an. Auch Sonnenblumen wuchsen höher und kräftiger. Erinnern Sie sich: Lebewesen wuchsen im Einfluss elektromagnetischer Felder schneller und wurden größer, kräftiger, dicker, urförmiger (Seiten 137, 425 ff., 490 ff., 544, 622, 700 ff. und 745). Diesmal ist es Ultraschall. Es scheint offenbar zweitrangig zu sein, wie die wachstumsfördernden und dickermachenden Frequenzen übertragen werden, per Feld, per Schall, auch per Licht?

Es gibt weitere **physikalische Messmethoden** für geologische Störzonen auf dem Markt, beispielsweise das "E-Feldmeter" als "elektronische Rute" oder das "Präzisions-Teslameter". Das E-Feldmeter erfasst minimalste Veränderungen des elektrischen Gleichfeldes in einem definierten Abstand der beiden zum Einsatz kommenden hochohmigen Kugelfeldsonden. Schon früher wurde mit ähnlichen Elektrofeldmetern, wie sie auch zur Luftelektrizitäts- und Elektrostatikmessung eingesetzt werden, über geologisch gestörtem Bodengrund experimentiert. Das Teslameter misst sehr niederfrequente Magnetfelder bis 18 Hertz. Mit beiden haben wir noch keine ausreichende Erfahrung, können nichts Konkretes sagen. Außer, dass mit dem Teslameter ständig "begutachtet" wird, dass Entstörplaketten und -aufkleber wunderbar wirken...

Es gibt unzählige verschiedene **Wünschelruten**, eine davon ist die Lecher-Antenne. Rutengänger sprechen gern von "messen" oder gar von "wissenschaftlicher Radiästhesie". Aber Rutengehen ist und bleibt weder objektives Messen noch wissenschaftlich, Rutengehen ist subjektives **Muten** ("muten" kommt vom altdeutschen, aus dem Bergbau, und bedeutet so viel wie "begehren, ersehen, einschätzen, verlangen, haben wollen). Leider wird die Mutung von Wasseradern, Verwerfungen und anderen geologischen Auffälligkeiten allzu oft zur Ver-Mutung.

Fast am Ende

Eigentlich ist das zentrale Thema des Buches "Stress durch Strom und Strahlung" an dieser Stelle beendet. Es wurden elektrische und magnetische Wechsel- und Gleichfelder besprochen, hochfrequente elektromagnetische Funkwellen, Radioaktivität und Erdstrahlung, alles physikalische Einflüsse. Zwei weitere physikalische Faktoren sind **Schall** und **Licht**. Diese sollen gleich ergänzend angesprochen werden. Schall gehört bereits zum baubiologischen Standard (Punkt A 8) und Licht wird bei der nächsten Standard-Aktualisierung als Punkt A 9 hinzukommen.

Im folgenden **Band 2** geht es um die weiteren Aspekte des baubiologischen Standards: **Wohngifte** und **Schadstoffe**, **Partikel** und **Fasern**, **Schimmel-** und **Hefepilze**, **Bakterien** und **Allergene** sowie das **Raumklima**. Ohne sie ist eine Hausuntersuchung nicht komplett, ohne sie wäre der Anspruch auf Ganzheitlichkeit nicht erfüllt, ließe sich ein Haus mit all seinen möglichen Auswirkungen und Wechselwirkungen nicht umfassend begutachten. Das Grundgerüst der **Ganzheitlichkeit** liegt mir in der Baubiologie am Herzen. Deshalb, als Zugabe für diesen und Einstimmung auf den nächsten Band, finden Sie im Anschluss zwei Vorträge zu den wichtigen Themen **Wohngifte** und **Pilze**.

Die Risikofaktoren summieren sich nicht, sie potenzieren sich. Keiner weiß, welcher Tropfen das Fass zum Überlaufen bringt. Dr. med. Gottfried Cornelissen schreibt in der 'Erfahrungsheilkunde', Heft 5/1997: "Das wesentliche Gesundheitsrisiko besteht vor allem darin, dass ein **kumulativer Synergismus von toxischer Chemie und Elektrizität** besteht. Die Chemisierung nimmt in erschreckendem Maß zu, ebenso die Belastung durch elektromagnetische Felder. Auf den zivilisierten Menschen wirken täglich 50.000 chemische Produkte ein, und sie sind einer millionenfach stärkeren Belastung durch elektromagnetische Felder ausgesetzt als noch vor hundert Jahren. Das ist umso folgenreicher, weil es sich in der Regel um chronische Einwirkungen handelt."

"**Mit der Gesundheit der Erde geht es bergab!**", so Studien des Worldwatch-Institutes. Das Wasser wird weltweit knapp, Ernteerträge geringer, Kohlendioxid in der Luft höher; 20 Prozent der noch übrig gebliebenen Säugetiere sind in Gefahr, 50 Prozent der Wälder abgeholzt, 30 Prozent der Menschen chronisch krank. Alles wegen Umweltkonflikten.

"Ein Viertel aller Erkrankungen wird durch **schlechte Umweltbedingungen** verursacht." Das veröffentlichte die Weltgesundheitsorganisation. "Jedes fünfte Kind geht mit **Allergien** zum Kinderarzt." So der Bundesverband der Betriebskrankenkassen. Der Grund: die kranke Umwelt. "Nur noch ein Drittel der Männer verfügt über eine normale Spermienzahl und -funktion. Die **Fruchtbarkeit** nimmt rapide ab." So Forscher aus Finnland und den USA schon 1997 und mehrmals danach bis heute. Die Ursache? Umweltbelastungen. Umwelt fängt zu Hause an.

A 8 Stress durch **SCHALLWELLEN** (Hörschall, Infra- und Ultraschall)

Im Kapitel Schall sprechen wir über Lärm, Ultra- und Infraschall, Luft- und Körperschall, Schwingung und Vibration. **Schall ist Bestandteil unseres Alltags.** Er ist oft angenehm (z.B. Musik, Vogelgezwitscher) und lebenswichtig (z.B. Sprache, Gefahrenerkennung). **Lärm** aber, das ist unerwünschter, störender oder sogar gesundheitsschädlicher Schall. **Ultra-** und **Infraschall**, das ist nicht hörbarer Lärm im Bereich ober- oder unterhalb der für menschliche Ohren wahrnehmbaren Frequenzbereiche. Infraschall und mechanische **Schwingungen** können nervzehrende **Vibrationen** bewirken, hier geht es um den so genannten **Körperschall** von Häusern, Bauteilen und Materialien, um Erschütterungen.

Der Schall ist ein **Sonderpunkt** in der gesamten Säule A des Standard der baubiologischen Messtechnik. Anders als alle bisher behandelten Felder, Wellen und Strahlen elektromagnetischer Art ist er zumindest in gewissen Frequenz- und Intensitätsbereichen (die hier meist Schallpegel genannt werden) für uns Menschen **wahrnehmbar**, wir brauchen deshalb nicht immer Messgeräte, schon gar nicht bei hörbaren Schallereignissen, um Einschätzungen vornehmen zu können. Zumindest ein Großteil der Belastungen und gesundheitlichen Risiken wird über diese Wahrnehmungen hervorgerufen, über die dadurch im Körper ausgelösten Stress- und Schreckreaktionen. Schließlich zeigten gerade ungewöhnliche oder abrupt erhöhte Schallpegel in Urzeiten fast immer Gefahr an, der Mensch musste schnell auf den Beinen sein und reagieren.

Wichtig allerdings: Nicht nur die eindeutig hör- oder spürbaren Schallereignisse können belasten, auch und gerade solche, die kaum oder gar nicht offensichtlich bemerkt werden. Dies sind vor allem Luft- und Körperschallereignisse in sehr **tiefen Frequenzbereichen**, wo das Ohr nur sehr gering oder überhaupt nicht mehr angesprochen wird. Hier wird die **Messtechnik** wichtig, um Risiken erkennen zu können.

Sie sehen schon bei diesen ersten Absätzen, es kommen nun einige neue Begrifflichkeiten ins Spiel, wir müssen uns etwas umstellen. Wie beim Elektrosmog geht es auch beim Schall um **Wellen** und **Frequenzen**, die ebenso in Hertz (also in Ereignissen pro Sekunde) angegeben werden. Diesmal sind es aber nicht elektromagnetische Schwingungen (also Energieteilchen oder -wellen), sondern, und das ist ja eigentlich noch leichter vorstellbar, Bewegungen von Materieteilchen in der Luft, in Flüssigkeiten oder festen Gegenständen wie z.B. Bauteilen. Die jeweiligen Teilchen üben dabei einen - im wahrsten Sinne des Wortes -

Druck aus, stoßen sich gegenseitig an und schwingen zurück, führen zu minimalen Dichteänderungen. Dabei entstehen eben diese sich ausbreitenden Wellen, ähnlich wie die auf einem einst ruhigen See, in den man einen Stein hinein geworfen hat. Jede Art von Druckänderung in Luft, Wasser oder einem anderen Medium ist Schall im weitesten Sinne, Hörschall, wenn das menschliche Ohr ihn hören kann.

Die **Ausbreitung** von Schallwellen ist viel langsamer als die von elektromagnetischen Wellen: In Luft sind es 343 Meter pro Sekunde (m/s), das sind 1235 Kilometer pro Stunde (km/h), schneller als ein Jumbojet, aber nur ein Millionstel der Geschwindigkeit von Licht oder Funk.

Grundlegendes über Schall und Schallbewertung

Töne, Klänge oder Geräusche sind der für uns hörbare **Luftschall**, auch **Hörschall** genannt. Wir Menschen können ihn gezielt zur Kommunikation erzeugen, können sprechen und singen, indem wir mit den Stimmbändern die Teilchen der Luft anstoßen, so wie dies eine gezupfte Gitarrensaite ebenso tut. Durch langsameres oder schnelleres Schwingen der Stimmbänder erzeugen wir tiefere oder höhere Töne, das entspricht niedrigeren oder höheren Frequenzen. Beim Sprechen benutzen wir einen Frequenzbereich etwa von 70 bis 10.000 Hertz. Im Optimalfall hören gesunde Menschen ungefähr von **20 bis 20.000 Hz**, was mit dem Alter vor allem im höheren Bereich meist deutlich abnimmt.

Das ist praktisch eingerichtet (wenn auch manchmal nervig), dass wir alles, was andere Mitmenschen so von sich geben, gut hören können. Wir Menschen allein sind aber nicht der Maßstab: Es gibt in der Natur ein Konzert von Schallereignissen und Frequenzen, für die wir nicht sensibel sind, die wir überhaupt nicht akustisch mitbekommen. Zahlreiche Tiere nehmen höhere oder auch niedrigere Frequenzen wahr, kommunizieren hiermit. Leider gibt es auch durch die Technisierung unserer Zivilisation eine ganze Palette von Schalleinflüssen, Infraschall und Ultraschall, die wir nicht direkt hören, sie aber doch wahrnehmen und darauf bewusst oder unterschwellig reagieren.

Nun ist es nicht so, dass wir alle Frequenzen, also tiefe wie hohe Töne, gleich gut empfangen könnten. Am empfindlichsten ist das Gehör bei etwa **500 bis 5000 Hertz**, also eher bei mittleren und höheren Tonlagen. Ein Grund ist vermutlich, dass man so besonders gut schreiende Babys hören kann, die sich dieses Frequenzbereiches weniger tausend Hertz bedienen, um auf sich aufmerksam zu machen. Frauen hören im Übrigen gerade bei diesen Frequenzen meist besser als Männer.

Je **niedriger** und auch je **höher** die Frequenzen, desto **unempfindlicher** unser Gehör. Gehen wir von einer mittleren, solide hörbaren Frequenz von 1000 Hertz (Stimmen) aus, dann muss bei z.B. 100 Hz (tiefe Töne, Bässe) der Schall schon etwa 10 fach stärker sein, damit wir ihn in ähnlicher Lautstärke empfinden können, bei 30 Hz mehr als 100 fach stärker. Dies wird bei Messungen von Luftschallpegeln meist automatisch berücksichtigt, denn die dabei angegebenen Werte in der Einheit **Dezibel** (dB) werden mit dem durchschnittlichen menschlichen Hörvermögen verrechnet, und zwar mit der so genannten **A-Frequenzbewertungskurve**. Deshalb die übliche Messwertangabe: **dB(A)**. Ein solcher dB(A)-Wert stellt also nicht die objektiv vorliegenden Schallintensitäten dar, sondern die dem "normalen" Menschen subjektiv angepassten. Außerdem erfasst die A-Bewertung nur bestimmte, für Menschen gut hörbare Frequenzen und die darunter und darüber kaum bis gar nicht. Hinter dieser recht theoretischen Vorgehensweise (mal wieder, wie beim Elektrosmog und sonst auch) steckt die Idee, dass Schall nur dann einer Erwähnung wert ist, stört oder gar krank macht, wenn man ihn gut hören kann. Was praktisch leider oft nicht stimmt.

Es gibt neben dieser international eingebürgerten und bevorzugten A-Bewertung, die jedes handelsübliche Messgerät anzeigt, auch andere: B-, C- und D-Bewertungen für bestimmte Zwecke, B beispielsweise für Fahrzeuginnenräume und D für Flugzeuglärm. C erfasst niedrigere Frequenzen (Infraschall) besser als A. Interessant speziell für die Baubiologie ist die ergänzende Messung des realen, **ungefilterten Schallereignisses**, also ohne jede Bewertung, man nennt sie **linear** (lin). Ein Messgerät sollte diese Möglichkeit bieten, speziell auch für die niedrigen und hohen, unhörbaren Bereiche. Ein Messgerät sollte zudem einen möglichst weiten Frequenzbereich erfassen, vom Infra- über den Hör- bis zum Ultraschall, möglichst aufteilbar in diverse Frequenzbänder. Der Frequenzbereich der meisten Preiswertmessgeräte ist für baubiologische Fragestellungen viel zu eng gesteckt. Wir wollen besonders auch das messen, was wir nicht gut oder gar nicht hören können, weil wir wissen, dass Menschen hierunter leiden.

Für dieses Kapitel "Schall" gilt: Wenn nicht anders angegeben, geht es bei den Messwertangaben in dB um A-Bewertungen.

Jeder hört und empfindet anders

Menschen sind individuell sehr unterschiedlich empfindlich für Schall. Jeder hat sicherlich Bekannte, die sehr gut hören, die bereits das leiseste Brummen einer Heizung oder das hohe Pfeifen eines elektronischen Bauteils, der Leuchtstoffröhre oder des Fernsehers, das viele gar nicht wahrnehmen, wahnsinnig macht, während andere nur mit der Schulter zucken und nichts hören. Oft leiden Leute, die gerade bei tiefen Frequenzen noch sehr empfindsam sind, ganz besonders, und gerade hier gibt es so viele Verursacher in Häusern oder generell in unserer Umwelt. Unverständnis bei den vielen unsensibleren Personen im Familien- und Freundeskreis ist häufig die Folge.

Bestimmte Töne finden die meisten Menschen schlimm. Originell eine diesbezügliche Umfrage des Akustikwissenschaftlers Prof. Trevor Cox von der Universität Salford. Er hat Ende 2010 die 34 **fürchterlichsten Geräusche** zur Abstimmung gestellt. Dabei waren beispielsweise Fingernägel auf Tafeln (mein persönlicher "Favorit") oder Zahnarztbohrer, die kamen aber lediglich auf Platz 16 und 20. Es "siegte" dies fiese Geräusch des Sich-Übergebens, selbst wenn das relativ leise verläuft, gefolgt von der Rückkopplung von Mikrofonen und Babygeschrei.

Ein weiteres individuell mehr oder weniger ausgeprägtes Phänomen: Man kann sich für bestimmte Töne regelrecht sensibilisieren, diese unter allen anderen Geräuschen heraus **besonders deutlich** wahrnehmen, darüber fast verrückt werden, gerade wenn sie sehr tief oder hoch sind.

Wie schon erwähnt bleibt das gute Hörvermögen nicht ein Leben lang gleich. Speziell bei den höheren Frequenzen werden von Jahr zu Jahr **weniger Töne** wahrgenommen. Die oben beschriebenen 20.000 Hertz sind der Optimalfall, schon im Kindes- und Jugendalter sinkt der Wert langsam und kontinuierlich, in mittlerem Alter ist im Normalfall eher von 50 bis 15.000 Hz auszugehen, im Alter von über 60 Jahren von 100 bis 10.000 Hz und über 80 Jahren von etwa 200 bis 5000 Hz.

Schlaue - und skrupellose - Geschäftemacher aus Großbritannien haben sich die Fähigkeit junger Leute, hohe Frequenzen hören zu können, zu Nutze gemacht und einen **Störgeräuschsender** hergestellt, einen lärmenden Piepser namens Mosquito, der zum Verjagen von unerwünscht herumlungernden Kindern und Jugendlichen von öffentlichen Plätzen gedacht ist. Extrem umstritten, aber anscheinend rechtlich noch im Rahmen, wenn mit schrillen 100 dB Frequenzen über 17.000 Hz ausgesendet werden, welche die meisten Menschen über 20 bis 25 Jahren nicht mehr hören. Gesundheitliche Risiken werden von der Bundesanstalt für Arbeitsschutz und Arbeitsmedizin nicht ausgeschlossen, Störungen des Gleichgewichtssinns, Schwindel und Kopfschmerzen seien möglich - da fragt man sich schon, warum so etwas zugelassen ist. Offenbar wartet man wieder mal - wie beim Elektrosmog - auf den endgültigen wissenschaftlichen Risikobeweis. Einige Rechtswissenschaftler gehen je nach Nutzung von strafbarer Körperverletzung aus.

Frauen hören übrigens in der Regel tatsächlich etwas besser als Männer, und auch die altersbedingte Verschlechterung verläuft langsamer. So wie Frauen allgemein auf Umweltbelastungen deutlicher reagieren, speziell auch auf Elektrosmog, allgemein auf Felder und Wellen.

Tiere hören noch besser, zumindest manche: Fledermaus bis 400 Kilohertz (kHz = 1000 Hertz, also 400.000 Hertz), Delphin 300 kHz, Nachtfalter 250 kHz, Wal 150 kHz, Hund 100 kHz, Maus 100 kHz, Katze 60 kHz, Affe 30 kHz. Die Stimmbänder von Fledermäusen schaffen zum Orten und zur Verständigung laute Ultraschalltöne bis 200 kHz, die man mit speziellen Fledermausdetektoren für uns hörbar machen kann.

Wunderwerk Ohr

Das Gehör ist ein hochsensibles Sinnesorgan. Es ist für die akustische Wahrnehmung der Umwelt zuständig, für die räumliche Orientierung und das Gleichgewicht. Über das Trommelfell und die feinen Sinneszellen des Innenohres ist das Gehör mit unserem Hörzentrum im Gehirn und dem ganzen Nervensystem verbunden. Das Gehör ist ständig aktiv, auch im Tiefschlaf, im Gegensatz zu den Augen, die wenigstens nachts Erholung haben. Das Gehör schaltet selbst im Koma nicht ab.

Unser Ohr bzw. das gesamte Gehörorgan ist ein Wunderwerk, bitte geben Sie gut Acht darauf. Es besteht im Wesentlichen aus drei Teilen, dem Außenohr, dem Mittel- und Innenohr. Das Außenohr besteht aus Ohrmuschel und Gehörgang. Hier werden die Schallwellen gesammelt und an das Trommelfell - der Schnittstelle zum Mittelohr - weitergeleitet, das Trommelfell wird in Schwingungen versetzt. Weiter geht es über ein kleines, nimmermüdes "Hebelwerk", den drei Gehörknöchelchen, zum Innenohr. Im Innenohr befinden sich eine flüssigkeitsgefüllte, schneckenförmige Röhre, das Hörorgan, und das Gleichgewichtsorgan. Die Flüssigkeit im Hörorgan wird angeregt, sie "schlägt Wellen", was von unzähligen winzigen Haarzellen registriert, in Nervenimpulse umgewandelt und an das Gehirn zur Verarbeitung weitergeleitet wird. Mit seinem hauchdünnen Trommelfell, den minikleinen Knöchelchen, feinsten Härchen und empfindlichsten Nerven kann das Gehör einen unfassbar großen akustischen Dynamikbereich wahrnehmen: Vom leisesten noch hörbaren Schalldruckpegel bis zum lautesten kaum noch ertragbaren liegt eine etwa zehnmillionenfache Spannbreite! Dabei empfängt nicht nur das Ohr den Schall, der ganze Körper und speziell die Knochen sind dabei und registrieren selbst feinste Druckschwankungen und Wellen, besonders als Schwingungen und Vibrationen.

Unsere Schallwahrnehmung ist in gewisser Weise logarithmisch aufgebaut: Eine zehnfache Erhöhung des Schalldruckes bzw. 20 dB mehr beim Schallpegel wird als etwa vierfach so hohe Lautstärke empfunden, 10 dB als doppelt so laut. Schallpegel ab rund 120 dB verursachen Schmerzen, als Unbehaglichkeitsschwelle sind bereits 90 bis 100 dB anzusehen, bei nur kurzfristig auftretenden rund 140 dB kommt es schon zu akuten und nicht reversiblen Schädigungen.

Nochmals: Bitte beschädigen Sie Ihren Hörapparat nicht, muten Sie ihm nicht so oft zu hohe Schallpegel zu, speziell die Haarzellen reagieren darauf sehr empfindlich. Einmal beschädigt, kann das Hörvermögen dauerhaft beeinträchtigt sein, können Tinnitus und Schwerhörigkeit folgen. Schon ein lauter Knall kann die Sinneszellen im Ohr irreparabel schädigen. Die feinen Haarzellen wachsen nicht nach. Auch zu viele lange, dauerhafte Schallbelastungen führen zu bleibenden Schädigungen. Und last not least: Heftige elektromagnetische Strahlung macht das empfindliche Gehör krank, von Ohrenrauschen über Nervenreiz und Durchblutungsstörung bis hin zu bösartigen Tumoren. Heftig sind bereits mobile Telefonate mit Handys und Schnurlosen.

Lärm

Das Bürgerliche Gesetzbuch: "Lärm ist unerwünschter Schall, der stören, gefährden, krank machen, benachteiligen oder belästigen kann." **Lärm muss nicht laut sein**, um zu stören: Knarrende Fußböden, Piepsen aus elektrischen Geräten, Klappern beim Nachbarn, der tropfende Wasserhahn können belästigen wie Presslufthämmer und Kreissägen. Lärm ist subjektiv: Was für den Rockmusiker Wohltat ist, ist für den Klassikfan Qual. Tiefflieger machen das Militär glücklich, die Bevölkerung aggressiv. Der kläffende Köter stört den Nachbarn, nicht den Besitzer. Schon Kurt Tucholsky wusste: "Der eigene Hund macht keinen Lärm, er bellt nur." Tagsüber werden Schallereignisse ganz anders empfunden als nachts bzw. in Entspannungs- und Ruhephasen.

Lärmen ist unzulässig, hierzu das Ordnungswidrigkeitengesetz: "Ordnungswidrig handelt, wer ohne berechtigten Anlass oder in einem unzulässigem oder nach den Umständen vermeidbaren Ausmaß Lärm erregt, der geeignet ist, die Allgemeinheit oder die Nachbarschaft erheblich zu belästigen oder sogar die Gesundheit eines anderen zu schädigen." Lärm wird nicht nur mit den **Ohren** gehört, sondern vom gesamten **Körper**, den Nerven und der **Psyche** empfangen und verarbeitet. Nobelpreisträger Robert Koch vor 100 Jahren: "Eines Tages wird der Mensch den Lärm bekämpfen müssen wie die Cholera und die Pest."

20 Prozent der Bundesbürger sind **lärmkrank**. Jeder vierte Fabrikarbeiter leidet nach zehnjähriger Berufstätigkeit an lärmbedingter Schwerhörigkeit. Jedes 10. Gehör zeigt durch Lärmeinwirkung abgestorbene Sinneszellen. Folge des Lärms sind Magen- und Darmgeschwüre, Herz- und Kreislaufkrankheiten, vegetative Dystonie und Nervenstörungen, Schlaf- und Konzentrationsstörungen, Stresssymptome und Bluthochdruck, Ohrenrauschen und Taubheit, Kopfschmerzen und Übelkeit, Depressionen und Verhaltensstörungen, Verengung der Blutgefäße und Verdauungsprobleme, Schlafstörungen und erhöhte Krebsanfälligkeit.

Lärmgewöhnung ist ein **Trugschluss**. Lärm wirkt Tag und Nacht auf das Ohr und den ganzen Menschen und schädigt auch, wenn wir meinen, wir würden ihn gut ertragen. Untersuchungen in Schlaflaboren belegen: Selbst wenn Betroffene glauben, der nächtliche Lärm würde sie nicht stören oder sie davon nicht aufwachen, ändern sich Herzfrequenz und Blutdruck, verschieben sich die Schlafphasen und Hormone.

Lärm führt im Körper zur ständigen Ausschüttung von **Stresshormonen** wie Adrenalin, Noradrenalin und Cortisol, diese treiben wiederum die Blutfett-, Blutzucker- und Blutdruckwerte hoch, bringen den gesamten Hormonhaushalt durcheinander. Ein Körper in Aufruhr.

Alltagslärm

Mediziner schätzen die Zahl derer, die bei uns in Deutschland wegen Alltagslärm das Zeitliche segnen, auf über **3000 pro Jahr**. Die Dunkelziffer dürfte viel höher liegen. "Lärm ist nach dem Rauchen das **Herzinfarktrisiko Nr. 2**! Anwohner von stark befahrenen Straßen haben 30 Prozent mehr Infarkte, so das Umweltbundesamt. Das Risiko an einem verkehrslärmbedingten Herzinfarkt zu sterben, ist heute bereits größer als durch krebserregende Abgase zu Tode zu kommen. Lärmbelastete Arbeiter leiden dreimal häufiger unter Bluthochdruck, und das Herzinfarktrisiko ist viermal höher als bei Menschen die in ruhigerer Umgebung arbeiten." Durch Krankheit und Todesfälle verursacht alleine der Verkehrslärm in Deutschland Kosten von zwei Milliarden Euro pro Jahr. "Lärm ist **Umweltverschmutzung Nr. 1**", so die Deutsche Gesellschaft für Akustik im Jahr 2000. Genauso urteilt Dr. Heidemarie Wende vom Umweltbundesamt, Lärm sei bei uns inzwischen das Umweltproblem Nr. 1. Der Präsident des Umweltbundesamtes, Jochen Flasbarth: "Lärm ist das am stärksten unterschätzte Umweltthema unserer Zeit."

Lärm betrifft überaus viele Personen, wir leben in einer sehr lauten Zeit: 55 % der Deutschen geben an, sich durch Straßenverkehrslärm in ihrem Wohnumfeld gestört oder belästigt zu fühlen (11 % sogar äußerst oder stark belästigt). Beim Luftverkehr ist es fast jeder Dritte, der es kaum noch aushält, beim Schienenverkehr mehr als jeder Fünfte, Industrie und Gewerbe stören fast 30 %, Nachbarn sogar fast 40 %.

Ab **35 Dezibel** (der erwähnten Maßeinheit für Schall, kurz dB) werden im Schlaf **Stresshormone** ausgeschüttet, ab **55 dB** steigt der **Blutdruck**. 55 dB entstehen, wenn ein LKW 40 Meter entfernt bei geschlossenem Fenster vorbeifährt. **30 dB** können reichen, um den Schlaf zu stören und **aufzuwachen**. Ein kurzer Eindruck der Schallpegel im Alltag in dB(A):

0-10 dB	Hörschwelle, Atmen, Blätterrauschen
10-20 dB	ruhiger Schlafraum, Flüstern, Windbewegung
20-30 dB	Bibliothek, tropfender Wasserhahn, Uhrticken, Regen
30-40 dB	ruhiger Wohnraum, leise Unterhaltung, "Zimmerlautstärke"
40-50 dB	belebter Wohnraum, angeregte Unterhaltung, Radio, TV
50-60 dB	Büro, laute Unterhaltung, Türenschlagen, Stressgrenze
60-70 dB	Alltagslärm, Straßenverkehr, Rufen, lautere Musik
70-80 dB	Staubsauger, Küchenmaschine, lauter Straßenverkehr
80-90 dB	Industrielärm, lauter Eisenbahnverkehr, Kirchenglocken
90-100 dB	Presslufthammer, Bohrmaschine, Kreissäge, Autohupe
100-110 dB	Disco, Rockkonzert, Fluglärm, Autorennen, Schüsse
110-120 dB	Tiefflieger, Flugzeuglandebahn, Martinshorn, Explosionen
130 dB	Schmerzgrenze, Start Düsenmaschine in 50 m Entfernung
140 dB	Gewehrschuss in Ohrnähe, Düsentriebwerk in 10 m Nähe
160 dB	Spielzeugpistole in Ohrnähe, Risiko Trommelfellplatzen
bis 250 dB	Militärische Schiffssonare (unter Wasser)

0 dB ist akustisch nicht mehr wahrnehmbar, ab 60 dB wird Schall als laut empfunden, ab 90 dB als unerträglich, ab 110 dB als schmerzhaft, 130 dB ist ohrenbetäubender Krach. Eine Schallpegelerhöhung von 10 dB wird ungefähr als eine Verdopplung der Lautstärke erlebt.

Die häufigsten Lärmverursacher sind Straßenverkehr, Luftfahrt, Bahn, Arbeitsbereiche in Industrie und Gewerbe, Baustellen, Sportanlagen, laute Musik (Discos), Technik in Garten und Freizeit (Mähen, Häckseln, Sägen), Haustiere und Nachbarn (auch Sie sind ein Nachbar). Je nach Großstadt, in der man lebt, muss man mit mehr oder weniger Alltagslärm durch Straßen-, Schienen-, Flug-, Industrie- und/oder Gewerbelärm rechnen: In Hannover z.b. sind nach Untersuchungen des Fraunhofer-Institutes für Bauphysik mehr als 70 % der Stadtfläche von durchschnittlich mehr als 55 dB beschallt, in Münster nur rund 17 %.

Fluglärm ist nach neueren Studien des Bremer Epidemiologen Prof. Eberhard Greiser kritischer als bislang gedacht. Er fand fast doppelt so hohe Risiken bei Herz-Kreislauf-Erkrankungen, auch höhere für Brustkrebs und Leukämie. Besonders stark wirke der Fluglärm zwischen drei und fünf Uhr nachts, wo sich die meisten Menschen in der für die Regeneration wichtigen Traumphase befinden. Pegelbegrenzungen und Nachtflugverbote sind nötig. Auch tagsüber besteht Handlungsbedarf: Eine Studie der Universität London mit mehr als 2800 Grundschülern zeigte, dass mit jeden 5 dB mehr Fluglärm sich der Zeitpunkt, an dem Kinder lesen können, um bis zu zwei Monate verzögern kann.

Und es wird **immer mehr** mit dem **Verkehrslärm**, trotz teilweise leiserer Motoren und Triebwerke oder Flüsterasphalt und Schallschutzmaßnahmen, einfach weil der Verkehr zunimmt: Von 1991 bis 2001 stieg die Zahl der Autos um 15 %, die der LKW um 43 % und die der Flugbewegungen sogar um 75 %. In den letzten zehn Jahren sah es ähnlich aus. Der Flugverkehr hat rasant zugenommen, jährlich um die 5 %. Auch für die kommenden 20 Jahre prognostizieren die Ämter mindestens 5 % mehr Flugaufkommen pro Jahr. Mobilität hat ihren Preis.

Heiliger Lärm: In der Neusser City messe ich in den benachbarten Häusern von größeren Kirchen Lautstärken bis 90 dB. Das christliche Geläute aus tonnenschweren Glocken fängt sich in den Straßen und Hinterhöfen. Auch das ist Schallstress, manchmal viel zu lange, viel zu oft.

Arbeitslärm

Bei der Arbeit wird dem Menschen deutlich mehr Lärm zugemutet als im Privatbereich, das kennen wir schon von den elektromagnetischen Feldern und finden es auch bei den Schadstoffen. Mehrere Millionen Menschen sind in Deutschland betroffen. **Lärmschwerhörigkeit** ist die **häufigste Berufskrankheit**, zumeist verursacht durch Presslufthämmer und andere laute Maschinen. 6000 Fälle werden jährlich anerkannt.

In der Lärm- und Vibrations-Arbeitsschutzverordnung ist festgelegt, dass Arbeitsgeber Beschäftigten ab Durchschnittswerten von **80 dB Gehörschutz** zur Verfügung zu stellen haben, ab 85 dB müssen sie dafür sorgen, dass er getragen wird. Solche hohen Schallpegel treten jedoch nicht nur dort auf, wo man damit rechnen würde, an schweren Maschinen oder Motoren, sondern schon, wie diverse Untersuchungen zeigen, z.B. in **Kindergärten**, -krippen und -horten: Bei rund der Hälfte wurden dort 80 bis 85 dB gefunden, bei 2 bis 17 Prozent sogar mehr als 85 dB. Laut einer dänischen Untersuchung gibt es keine andere Berufsgruppe, die so stark unter Lärm leidet wie Kinderbetreuer. Streng genommen müssten die Erzieher(innen) also mit Gehörschutz herumlaufen, und tatsächlich tun das in Dänemark viele - hierfür wurden spezielle Ohrstöpsel entwickelt, welche die Kinder-typischen hohen Frequenzen abdämpfen. Wenn Sie Ihr Kind schützen wollen: In Montessori- und Waldorf-Einrichtungen wurden bei Reihenuntersuchungen im Mittel rund 10 dB niedrigere Schallpegel gefunden.

Auch in **Schulklassen** kann es sehr laut sein, hier vor allem wenn die Raumakustik ungünstig ist. Zudem sind modernere Unterrichtsformen mit Gruppen- und Partnerarbeiten wesentlich geräuschintensiver als der gute alte Frontalunterricht. Wichtig sind die so genannten **Nachhallzeiten**, die eigentlich unter 0,5 Sekunden liegen müssten, ansonsten überlagern sich Silben und Störgeräusche schaukeln sich auf, alle versuchen dies durch lauteres Sprechen zu kompensieren. Leider sind die Nachhallzeiten oft viel höher, zum einen weil die Forderungen für ältere Räume wieder einmal nicht gelten oder weil sie bei Neubauten ignoriert werden. Die Sprachverständlichkeit wird dann schlecht, was Anstrengung und Stress für alle Beteiligten bedeutet. Untersuchungen der Universität Oldenburg belegen, dass schlechte Akustik in Klassenzimmern bis zu 20 Prozent Leistungsverschlechterung zur Folge haben kann, und Studien aus Edinburgh zeigen höhere Krankheits- und Fehltage bei den Lehrern. Umgekehrt steigert eine Verbesserung der Raumakustik mit um 10 bis 15 dB niedrigeren Schallpegeln die Lernergebnisse um bis zu 10 Prozent. Helfen können, je nach Situation, Schalldämmplatten an Wänden, Absorbermaterialien wie Schäume (bitteschön frei von Schadstoffen!), Mineralwolle oder andere Dämmfasern, Platten aus Gips oder Blech. Schon Filz an Stuhlfüßen hilft etwas, auch Vorhänge, Teppichböden, Schränke, Regale und Korkpinnwände schlucken Schall. Zur Bewusstmachung des Lärms, den **Schüler** machen, helfen so genannte Lärmampeln, welche den Schall im Klassenzimmer registrieren und sofortige Rückmeldung bei zu hohen Pegeln geben.

Ähnlich schwierig ist es im **Orchester**, wenn beim Fortissimo leicht um die 110 dB zusammenkommen. Ohrstöpsel für den Dirigenten machen sich schlecht. Hier und da sieht man mittlerweile zumindest vor Trompetern oder Schlagzeugern Plexiglasscheiben zum Schallschutz der davor Musizierenden. Das Aachener Orchester war bei Aufführungen der Richard-Strauss-Oper Elektra im Mittel 95 dB und in der Spitze 137 dB (!)

ausgesetzt. Nach Messung der Werte wurde die Oper nicht mehr aufgeführt, der Intendant setzte nur noch solche auf den Plan, die nicht so laut gespielt werden mussten. Gut so, denn Musik von Richard Wagner kann sogar tödlich sein: 1994 fiel im Kopenhagener Zoo ein Okapi tot um, als nebenan das Open-Air-Orchester mit Tannhäuser loslegte.

Lärmregelungen und -richtwerte

Es gibt eine Reihe offizieller Regelungen zum Thema Lärm bzw. Schall. Gemäß **TA Lärm** (Technische Anleitung zum Schutz gegen Lärm) beispielsweise, die die Belastung durch technische und industrielle Anlagen regelt, ist innerhalb von Gebäuden **tagsüber 35 dB** und **nachts 25 dB** vorgeschrieben, kurzzeitige Geräuschspitzen dürfen nicht mehr als 10 dB darüber liegen. Außen gibt es je nach Nutzung, ob allgemeines oder reines Wohngebiet, ob Kur- oder Mischgebiet, ob Industrie- oder Gewerbegebiet, unterschiedliche Werte zwischen 35 und 70 dB.

Positiv, dass diese TA Lärm auch niederfrequente Schallereignisse berücksichtigt, darunter wird hier jener unter 90 Hertz verstanden. Der bleibt ja sonst, wie erläutert, bei der üblichen dB(A)-Ermittlung nahezu unerfasst. Negativ bei der TA Lärm: Viele Lärmverursacher sind ausgeklammert, so fallen z.B. Straßen-, Schienen- und Flugverkehr, Sport-, Freizeit- und landwirtschaftliche Anlagen, Freiluftgaststätten, der Tagebau oder auch Baustellen nicht unter diese Richtlinie.

Beim **Verkehrslärm** gibt es gesonderte Grenz- bzw. Richtwerte, vorsorglich sind z.B. nah an Straßen und Schienenwegen in Wohngebieten durchschnittlich **tagsüber 59 dB** und **nachts 49 dB** einzuhalten, in Mischgebieten 64 dB bzw. 54 dB. Das gilt aber nur für neue oder geänderte Straßen- oder Schienenwege, bei bestehenden nicht, man hat dort keinen Rechtsanspruch auf irgendwelche Lärmsanierungen.

Am **Büroarbeitsplatz** sind nach VDI-Richtlinie 2058 bei überwiegend geistigen Tätigkeiten im Mittel höchstens **55 dB** zugelassen. Die Bundesanstalt für Arbeitsschutz und Arbeitsmedizin fordert bei konzentrierten Phasen wie z.B. bei der Bildschirmarbeit allerdings noch deutlich niedrigere Werte von 35 bis 45 dB, optimal wären 30 dB.

Für den Krach von Rasenmähern oder sonstigen lauten **Geräten** gibt es ein eigenes Regelwerk, die 32. Bundesimmissionsschutz-Verordnung. Diese schreibt im Wesentlichen zeitliche Einschränkungen bei der Nutzung solcher Krachmacher vor, z.B. von 20 Uhr bis 7 Uhr.

Ärgerlich sind die mit Kompressionen und anderen technischen Tricksereien absichtlich hochgeschraubten Lautstärken im **Radio** oder **Fernsehen**, z.B. bei **Werbespots**. Jedes Programm, jeder Werbekunde will um jeden Preis in den Vordergrund. Experten sprechen vom "Loudness War". 2012 einigten sich Sender und Werber endlich auf eine Lautheitsnormierung, die zu weniger Getöse führen soll. Mal abwarten.

Urteile zum Thema Lärm gibt es unzählige, viele Leute haben sich deswegen schon gestritten, hier nur wenige Beispiele. Das OLG Düsseldorf: Nach 22 Uhr dürfen Mieter nur eine halbe Stunde duschen. Das OLG Bayern: Baulärm berechtigt zur Mietminderung. Auch bei Hundegebell kann man die Miete mindern (AG Düren). Lautes Musizieren ist auf zwei Stunden zu beschränken (OLG Bayern). Das Recht auf eine laute Party pro Monat gibt es nicht (OLG Düsseldorf).

Ein exotisches Urteil des Landgerichts Hannover: Ein Mann beschwerte sich über das Geschrei der Papageien seines Nachbarn in einer Außenvoliere. Der Richter stellte fest, dass es sich - anders als bei einheimischen Vögeln - um ohrenbetäubenden und andersartigen Lärm handele, der nur zwei Stunden täglich akzeptabel sei. Wie der Vogelbesitzer die Papageien in der übrigen Zeit ruhig stelle, sei sein Problem.

Für den einen oder anderen vielleicht auch wichtig: Lautes Stöhnen beim Geschlechtsverkehr könne laut Amtsgericht Rendsburg nicht zum "normalen Mietgebrauch" gerechnet werden und sei zwischen 22 und 6 Uhr zu unterlassen. In einem anderen Fall sahen Richter im "Stöhnen beim Geschlechtsverkehr" und durch dabei "laut ausgestoßene Jippie-Rufe" eine unzumutbare Belästigung der Nachbarn.

Unter **Zimmerlautstärke** ist nicht unbedingt eine definierte Dezibelzahl zu verstehen, meint das Landgericht Hamburg (AZ 317 T 48/95) und unterstreicht die Subjektivität der Lärmempfindung.

Auch **finanziell** wirkt sich zu viel Lärm aus: Eines der entscheidensten Kriterien für den Wert einer Wohnimmobilie ist eine ruhige Umgebung, eine neue, stark befahrene Straße oder ein Flughafen mindern enorm. Berechnungen durch Kerstin Giering, Professorin für Schallschutz aus Trier, bescheinigen Vermietern Verluste von jährlich sieben Milliarden Euro durch zu starken Umgebungslärm, insgesamt belaste Verkehrslärm die deutsche Volkswirtschaft mit neun Milliarden.

Kinder, junge Leute und Rockmusik

Gravierende Auswirkungen zeigt **Verkehrslärm** besonders bei **Kindern**. Selbst 18 Monate nach Schließung des Flughafens München fanden Mediziner im Blut von Schülern dieser Umgebung noch signifikant erhöhte Werte von Stresshormonen. Zu viel Krach schwächt die Lern- und Leistungsfähigkeit. Schallpegel von 65 dB im Klassenzimmer beeinträchtigen, so Forscher aus den USA und Deutschland, das Langzeitgedächtnis und führen dazu, dass Kinder viel langsamer und unkonzentrierter lesen als andere, die nicht lärmbelastet sind. Andere fanden höheren Herzschlag bei nächtlichem Straßenlärm. Befragungen des Umweltbundesamtes ergaben Schlafschwierigkeiten bei mehr als

Schallwellen: Kinder, junge Leute und Rockmusik

20 Prozent aller Kinder. Betroffen waren vor allem Kinder an stark befahrenen Straßen, sie wiesen auch höheren Blutdruck und Puls auf.

Die Zeitschrift Öko-Test fand 2009 und 2011 bei einer Reihe von **Kinder-Spieluhren**, welche die Kleinen eigentlich mit schönen Klängen in den Schlaf wiegen sollten, mehr als 80 dB, Krach. Selbst nach Normen für ohrnahes Spielzeug ist dies zu viel, sie dürften nicht verkauft werden oder müssten zumindest mit Warnhinweisen versehen sein.

Das Urteil ging in die Geschichte ein: Ein 13-jähriges Mädchen lauscht im Sommer 2000 der **Rockmusik** der Boygroup N'Sync. Sie steht zwei Meter entfernt von einem Lautsprecherturm. Der Lärmpegel: 105 dB. Nach dem Konzert: Die Lauscher rauschen, ein paar Tage danach immer noch, ein paar Monate danach ebenso. Die Diagnose: Tinnitus. Sie verklagte den Veranstalter auf Schmerzensgeld wegen ihres Hörschadens. Das Oberlandesgericht Koblenz (AZ 5 U 1324/00) entschied im Jahr 2002: 4500 Euro für den Teenie. Ich war vor dreieinhalb Jahrzehnten auf einem Konzert der Rolling Stones, nah an den riesigen Boxentürmen, kurz danach bei Pink Floyd, wieder nah dran, und dann bei der deutschen Rockgruppe Jane, noch näher dran. Zuviel für meine Ohren. Seitdem rauscht und piepst es, nonstop, Tag und Nacht, seit 35 Jahren: Tinnitus. Trotzdem: Die Rocknächte waren schon Spitze, damals.

Traurige Realität in der heutigen Zeit von Walkman und **MP3-Playern** im Ohr: 13 Prozent aller Kinder zwischen 8 und 14 Jahren weisen bereits Hörverluste von 20 dB oder mehr in mindestens einem Frequenzbereich auf. Die Bundesärztekammer berichtet, dass bereits jeder vierte Jugendliche schwerhörig sei, dass ein Drittel der heute jungen Leute mit spätestens 50 Jahren ein Hörgerät brauchen werde. Hauptverantwortlich hierfür seien **Feuerwerkskörper** (Böller verursachen mehr als 130 dB!), lautes Kinderspielzeug sowie die laute Musikbeschallung in Diskotheken, auf Konzerten oder per Kopfhörer. Universitätsprofessoren klagen zunehmend über schwerhörige Studenten.

Die EU arbeitet immerhin an einer Richtlinie, die die von MP3-Playern verursachten Schallpegel begrenzen soll: Zunächst waren 80 dB im Gespräch, dann nach Protesten der Industrie nur noch eine Voreinstellung von 85 dB mit der Möglichkeit der individuellen Steigerung auf 100 dB - zwar besser als die 120 dB, die bei älteren Modellen schon gefunden wurden, aber sicherlich zu hoch für eine wirklich konsequente gesundheitliche Vorsorge. Schon bei 89 dB werde das Gehör von Menschen, die sich mehr als fünf Stunden pro Woche bedudeln lassen, laut der EU-Verbraucherschutzkommissarin Kuneva sehr in Mitleidenschaft gezogen. Nach fünf Jahren würden die so Musik Konsumierenden Gefahr laufen, irgendwann im Leben permanent taub zu werden.

Kinder machen auch Lärm, klar, gerade in der Umgebung von Kindergärten oder Spielplätzen kann das manchen Nachbarn stören. Lange war dieses Lärmen von Kindern deshalb als schädliche Umwelteinwirkung definiert, dies wurde 2011 aufgehoben, um zu einer kinderfreundlicheren Gesellschaft beizutragen und Gerichtsverfahren gegen Kitas zu vermeiden. Im Beamtendeutsch heißt das: "Von Kindern ausgehende Geräusche sind notwendige Ausdrucksformen kindlicher Entfaltung, die in der Regel als sozialadäquat zumutbar sind." Das sehen eine Menge Anwohner, die sich in Ruhe entfalten wollen, ganz anders...

Was tun beim Lärm?

Am besten sind natürlich - wie immer - Maßnahmen an der Quelle, die rücksichtsvolle **Vermeidung** von zu viel Lärm, also die Verringerung erhöhter Schallpegel durch langsameren und leiseren Auto- und Motorradverkehr, Ruhezeiten beim Flug- und Bahnverkehr, Austausch oder Abschalten lärmintensiver Maschinen und Motoren, Vermeiden zu lauter Musik, Gespräche und Kompromisse mit den Nachbarn...

Oft geht das aber nicht, dann kommen nur noch **Schallschutzmaßnahmen** in Frage, entweder durch Gehörschutz bzw. Ohrstöpsel am Menschen oder durch entsprechende Dämmungen an Gebäuden. Letztere sind meist recht aufwändig und müssen im Einzelfall sehr detailliert von einem Fachmann vor Ort abgeklärt werden. Manchmal sind Vorbauwände sinnvoll, manchmal absorbierende Deckenkonstruktionen, manchmal schallschluckende Fenster. Wichtig auch, dass schon beim Hausbau auf alle entsprechenden Schallschutznormen - und derer gibt es viele - geachtet wird. Man kann beim Schall eine Menge tun, nicht immer, aber oft, ähnlich wie beim Elektrosmog auch.

Schließlich sind auch neue Verfahren in der Entwicklung, bei denen zur Kompensation **Gegenschall** erzeugt wird. Der Lärm wird dabei über Mikrofone aufgezeichnet und per Rechner blitzschnell analysiert, dann produzieren Lautsprecher die passenden Schallwellen, welche die ursprünglichen stark dämpfen oder sogar ganz auslöschen. Wir selbst haben noch keine Erfahrungen mit solchen Systemen, versprechen uns aber in anders nicht zu sanierenden Fällen etwas davon, bitte gegebenenfalls von Experten beraten lassen und selbst ausprobieren.

So was gibt's ja auch beim **Elektrosmog** (Seite 144): Das ins Haus von außen einwirkende, nicht abschirmbare Magnetfeld - z.B. von Frei- und Erdversorgungsleitungen oder der Bahn - wird von so genannten Kompensationsanlagen gemessen und ausgewertet. Hierzu passend wird nahezu zeitgleich und möglichst exakt ein Abbild des Originals erstellt und wieder zurückemittiert. Das reduziert oder löscht das ursprüngliche Feld. Eine solche Kompensation soll sowohl direkt an der Feldquelle funktionieren, beispielsweise an stromführenden und deshalb magnetfeldverursachenden Stromleitungen und Sanitärrohren in der Straße, als auch weiter weg am oder im Haus. Auch hiermit: kaum Erfahrung unsererseits, deshalb überprüfen, experimentieren.

Da Lärm ja wahrnehmbar ist und die Belästigung von Betroffenen oft klar beschrieben werden kann, sind **Hörschallmessungen** häufig nicht unbedingt zur Quellenbestimmung nötig. Wenn, dann eher - wie bei Messungen elektromagnetischer Felder - zur Abklärung, ob überhaupt kritische Intensitäten vorliegen. Vielmehr werden Messungen vor allem in Streitfällen wichtig, wenn es darum geht, ob Grenz- und Richtwerte überschritten werden oder ob jemand bei Überschreitung für Schallminderungen bzw. Schallschutzmaßnahmen sorgen muss. Hierfür gibt es eine Reihe von Gesetzen und Richtlinien sowie öffentlich bestellte und vereidigte Sachverständige, die entsprechende Untersuchungen und Bewertungen vornehmen. Baubiologische Messtechniker kommen zumeist ins Spiel, wenn es um Grenzfälle, um kaum oder gar **nicht hörbare Schallbelastungen** (Infraschall, Ultraschall, Vibration...) geht oder noch unklar ist, ob der Schall überhaupt der Verursacher des Problems ist. Baubiologen kümmern sich oft um die Phänomene, die andere Sachverständige vor lauter Standard- und Gesetzestreue unter den Tisch fallen lassen oder nicht messen können bzw. wollen.

Infraschall, Ultraschall und Vibration...

Der für uns unhörbare Lärm heißt, wie schon erwähnt, **Infraschall** (das sind tiefe Frequenzen **unterhalb** des mit unseren Ohren Hörbaren, das heißt unter etwa 16 bis 20 Hertz) oder **Ultraschall** (das sind hohe Frequenzen **oberhalb** des Hörbaren, das heißt über etwa 16 bis 20 Kilohertz). Schall wird in der gängigen wissenschaftlichen Lehrmeinung als tieffrequent (Infraschall) bezeichnet, wenn seine vorherrschenden Frequenzen unter 90 Hertz liegen.

Manche Tiere wie **Elefanten, Giraffen** oder **Blauwale,** können den tieffrequenten **Infraschall** wahrnehmen und nutzen ihre Laute zur Orientierung und Kommunikation. Infraschallwellen breiten sich über große Entfernungen aus, je tiefer die Frequenz umso weiter. In Wasser haben sie eine besonders hohe Reichweite. Elefanten beispielsweise hören den Infraschall nicht nur, sie produzieren ihn auch, um sich über weite Strecken - über Kilometer - auszutauschen und bemerkbar zu machen. Elefantöse Ferngespräche schnurlos und dennoch ohne Funk.

Ein **Hund** hört **Ultraschall**, der vom Menschen nicht akustisch wahrgenommen werden kann. Deshalb reagiert der Vierbeiner auf die Hundepfeife, die nach menschlichem Ermessen gar nichts von sich gibt. Die **Katze** spitzt ihre Ohren, sie reagiert auf den für sie hörbaren Reiz, der uns verborgen bleibt. Andere Tiere, wie die **Fledermaus, Spitzmäuse, Delphine** und **Wale,** senden und empfangen immerfort Ultraschallfrequenzen, für die unsere Ohren taub sind: Fledermäuse ab 50 bis 400 Kiloherz, sie weichen mit ihrem hochsensiblen Ortungssystem jedem Hindernis blitzschnell aus; Delphine bis 300 kHz, sie können auf diese Weise sogar Stimmungen ausdrücken und auffangen und selbst Krankheiten wie Krebsgeschwüre wahrnehmen. **Grillen,** Heimchen, Zikaden und andere Insekten zirpen ihre Nachrichten per Hörschall, das kennen wir, aber auch per Ultraschall, das kennen wir nicht, den können nur technische Hilfsmittel wie Fledermausdetektoren für uns hörbar machen, eine faszinierende Reise ins akustisch Unbekannte.

...der unhörbare Lärm

Im Alltag finde ich Schallpegel der Stärke von Industrielärm, die mit Schallpegelmessgeräten zwar darstellbar, aber für Menschen nicht direkt hörbar sind, weil es eben um Infra- und Ultraschall geht. Ist es **Infraschall**, dann entsteht dieses gewisse "Brummen im Bauch" oder ein Ohrendruck, dieses Vibrieren, die Empfindung von "unter Druck stehen". Betroffene klagen über Unsicherheits- und Angstgefühle, über Panikattacken, die Atemfrequenz kann herabgesetzt sein, Ermüdung und Konzentrationsschwäche sind beschrieben. Ist es **Ultraschall**, dann zeigen sich die Empfindungen eher in Rauschen, Pfeifen, Fiepsen, was nicht mit dem komplexen Krankheitsbild Tinnitus (innerlich entstehende Ohrgeräusche) verwechselt werden darf. Oft werden diese beängstigenden Einflüsse nur von der einen Person empfunden, die eine spezielle Empfindlichkeit und **individuelle Resonanz** zum Schallverursacher hat; unsensiblere Freunde oder der Ehepartner spüren dagegen nichts und zeigen deshalb enttäuschendes Unverständnis.

Stellen Sie sich vor: Eine junge Frau hält es in ihrem Raum nicht aus. Immer wieder spricht sie von "unter Strom stehen", "Druck empfinden", "nervös, aggressiv und ängstlich werden". Sie fühlt sich massiv belästigt und belastet, kann kaum noch schlafen und weiß nicht warum. Sie zittert mit der Stimme, wenn sie davon berichtet, ist mit den Nerven fertig. Keiner glaubt ihr, weil es kein anderer so richtig mitkriegt. Nun geht das Suchen der Nadel im Heuhaufen los, irgendwie muss man der mysteriösen Belastung ja auf die Spur kommen. Wir bauen unsere Schallpegelmessgeräte auf. Die erfassen nicht nur was der Mensch mit seinem Trommelfell empfängt und was in kopflastigen technischen Standards festgelegt ist, sondern alle Frequenzbereiche, auch die darunter und darüber, auch Infra- und Ultraschall. Nun zeigt unser Messgerät **85 bis 90 Dezibel** (natürlich unbewertete, lineare, weil wir ja alle vorhandenen Frequenzen mitkriegen wollen und nicht nur die hörbaren), das ist phonstark wie Pavarotti und Pink Floyd, das ist richtig laut. Aber im Zimmer ist Stille, keiner hört was, wenn da nicht so ein kaum beschreibbares, flaues, bedrückendes Gefühl wäre, als würde dieser Raum von irgendwas voll sein. Nun analysieren wir den Schallpegel auf seine Frequenzzusammensetzung hin. Der zeigt hauptsächlich zwei Frequenzen: **9 und 16 Hertz**. Aha: niederfrequenter Krach, richtig viel, eben Infraschall. Die Ursachen: eine alte Heizungspumpe, eine alte, fast nonstop ackernde Tiefkühltruhe und ein Luftentfeuchter im Keller darunter, ab und zu der Pumpensumpf. Die Sanierung: neue Heizungspumpe, neue Kühltruhe, den Luftentfeuchter auf eine dicke Styroporplatte an eine andere Stelle und den Pumpensumpf gewartet, geölt, gereinigt, endlich mal. Das Rätsel war gelöst, das Mysterium kein Mysterium mehr, die junge Frau rehabilitiert, die anderen verlegen, ja eigentlich haben sie auch was gemerkt, nur nicht so richtig...

Oft handelt es sich beim nicht mit den Ohren hörbaren Infra- und Ultraschall um Verursacher wie Motoren in Kühlgeräten oder Klimaanlagen, Pumpen für Heizungen oder Aquarien, Lüftungen oder Maschinen. Deren Geräusche und Schwingungen werden über **Schallbrücken** in der Baumasse so ungünstig weitergeleitet und versetzen diese derart in Resonanz, dass sie zwei Etagen weiter durchaus noch unangenehmer empfunden werden können als unmittelbar neben dem Verursacher. Häufig verteilen sie sich derart inhomogen in einem Raum, dass sie links, wo das Bett steht, zehnmal so intensiv wahrgenommen werden wie in der Mitte des Zimmers oder zwei Meter weiter rechts.

In vielen Fällen helfen einfache Experimente, an erster Stelle das **Schalten** von **Geräten** oder **Sicherungen** im eigenen Haus und/oder in Nachbarhäusern, um die Quelle(n) immer weiter einzugrenzen, solange, bis die Probleme verschwunden sind. In den allermeisten Fällen steckt der Verursacher irgendwo in einer Steckdose, es geht um ein netzbetriebenes Gerät, und das Steckerziehen oder das Schalten des richtigen Sicherungskreislaufes nimmt ihnen die Energie. Gehen Sie beim Schalten der Sicherungen (erst alle Einzelsicherungen, dann auch die Hauptsicherungen) im Keller oder im Treppenhaus systematisch vor, Schritt für Schritt. Erst die eigene Wohnung, dann falls nötig die der Mitbewohner in Mehrfamilienhäusern (bitte vorher informieren), dann die von Nachbarhäusern. Solche praktischen Experimente funktionieren in der Regel gerade bei den tieffrequenten Signalen mit ihren sehr langen Wellenlängen, weiten Ausbreitungen, komplizierten Reflexionen und Schallbrückenphänomenen besser als aufwändige Messungen, mit Messgeräten sind Quellen manchmal nur schwer zu lokalisieren.

Infraschallwellen **tiefer Frequenzen** unter 20 Hz werden vom Bundesgesundheitsamt ernst genommen. Dr. Hartmut Ising, BGA-Lärmfachmann: "Eine Lüftungsanlage, die solche Töne produziert, kann einen empfindlichen Menschen noch auf große Entfernung belasten." Bitte bedenken: Selbst bei unter 5 Hertz hören manche Menschen solche Töne noch, wenn sie denn besonders laut sind (um 100 dB).

Tückisch beim Infraschall: Tiefe Frequenzen haben wie erwähnt **große Reichweiten**, breiten sich **kilometerweit** nahezu ungehindert aus. Hindernisse, die klein sind gegenüber der Wellenlänge, können Schallwellen nicht wirkungsvoll abschirmen. So sind Schallwellen von 20 Hertz immerhin 17 Meter lang, dringen in Häuser ein und treiben ihr Unwesen, gerade bei den aus Wärmeschutzgründen immer leichter gewordenen Ziegeln und Mauersteinen, es fehlt ihnen die zur Schalldämmung speziell bei Tieffrequenzen nötige Masse. Bauakustische Forderungen werden für Frequenzen unter 100 Hertz überhaupt nicht gestellt.

Weiter gerade beim Infraschall sehr unangenehm und schwer zu beherrschen: Wegen der ähnlichen Dimensionen von Wellenlängen und vielen normalen Raumabmessungen kommt es zu **Resonanzphänomenen** in Häusern (so genannten Moden). Es können sich stehende Wellen mit ausgeprägten Pegelerhöhungen in bestimmten Bereichen eines Zimmers ausbilden, üblicherweise vor Wänden und in Raumecken, deshalb auch gerade da, wo das Bett steht. Ortungen der Schallrichtung, der Schallquelle, mit den Ohren oder auch mit sensiblen Messgeräten (das Ohr ist in seinen Frequenzbereichen das sensibelste Messgerät überhaupt) sind deswegen oft kaum bis gar nicht möglich.

Infrasonic - ein Infraschallexperiment mit 17 Hertz

Im Mai 2003 machten britische Wissenschaftler ein Massenexperiment, an dem 700 Menschen teilnahmen. In der Londoner Konzerthalle Purcell Room hörten sie zwei gleiche Konzerte mit nur einem wesentlichen Unterschied: Das eine war mit einer andauernden, nicht hörbaren Infraschallfrequenz von 17 Hertz unterlegt, was die Zuhörer nicht wussten. Im Einfluss des Infraschalls klagte eine signifikante Zahl von Befragten (22 %) über Beklemmung, Unbehagen, Traurigkeit, Reizbarkeit verbunden mit Übelkeit oder Furcht. Viele hatten das Gefühl, dass es ihnen "kalt den Rücken runterläuft", andere berichteten von "Druck auf der Brust". Die Wissenschaftler: "Die Ergebnisse legen nahe, dass Klänge niedriger Frequenz bei Menschen ungewöhnliche Erfahrungen auslösen können, selbst wenn sie den Infraschall gar nicht bewusst wahrzunehmen vermögen. Manche Experten behaupten, eben jene Geräusche kämen an vermeintlich spukenden Orten häufig vor und vermittelten auf diese Weise seltsame Eindrücke, die die Leute dann Gespenstern zuschrieben - unsere Erkenntnisse stützen diese Erklärungen."

Infraschall und Schwingung - Nervensägen

Infraschall und **Vibration** hängen eng zusammen, das eine kann das andere zur Folge haben. Vibrationen, das heißt mechanische **Schwingungen** im Haus, gehören zu den Nervensägen der modernen Zivilisation. Das kann beispielsweise von Motoren, Maschinen, Musikanlagen bzw. Lautsprechern (Bässe), Heizungs-, Klima- oder Lüftungsanlagen, Kompressoren und Pumpen, Fahrzeugen und Fabriken oder von herumlaufenden Nachbarn in zum Schwingen neigenden Gebäuden ausgehen, oft Altbauten mit Holzbalkendecken. Jedes Haus hat sein eigenes Schwingungsmuster, was bereits durch vergleichsweise kleinere Provokationen wie Türenschlagen, Kinderhüpfen oder das Laufen von Waschmaschinen oder Dunstabzugshauben angeregt werden kann. Einige Menschen reagieren auf Schwingungen ihrer Umgebung höchst sensibel und werden sehr nervös, ängstlich und krank. Psychische und physische Dauerschäden und Störungen des Nervensystems sind wissenschaftlich bestätigt. Jedem ist bekannt, dass die Fahrt in dem einen Auto zu Übelkeit führen kann, in dem anderen aber nicht. Das liegt unter anderem an den unterschiedlichen Schwingungsmustern.

Manchmal kommen die Verursacher auch von draußen. Ausnahmsweise stehen ganze Häuser unter Schwingung, was als subtile und lästige Erschütterung wahrgenommen und durch Autobahnen, Straßen, Fahrzeuge (speziell LKW, neben dem Motorkrach bei höherer Geschwindigkeit gerade auch die Rollgeräusche der Reifen), Eisenbahn- und U-Bahnstrecken, Tunnel und Brücken, Baustellen, Tagebau und Industrieprozesse verursacht wird. Vibrationen entstehen sogar durch Wind, Meeresbrandungen und Temperaturspannungen der Erdoberfläche. Findet man die Ursachen und schaltet sie aus, wird das von Betroffenen als eine große Erleichterung empfunden. Einige unserer Kunden wollten wegen unerklärbarer und unaushaltbarer Vibrationen bereits ihr geliebtes Haus verkaufen und waren nervlich nahezu am Ende.

Infraschall und Schwingung - Fallbeispiele

In **Düsseldorf**-Gerresheim war es die 40-jährige **Internistin**, die krank wurde durch Vibrationen in ihrem Schlafbereich. Sie kam schon seit Monaten nicht mehr zur Ruhe. Der Grund: eine alte **Aquarienpumpe** in der Nachbarwohnung. All ihre Beschwerden verschwanden, als die entfernt und eine neue geräusch- und vibrationsarme installiert wurde, diesmal zusätzlich sicher in dämpfendes Gummi verpackt.

In **Bonn** war es der **Anwalt**, der jede Nacht aufgekratzt durch die Räume spazierte anstatt zu schlafen. Mehrmals wurde er aus dem Schlaf gerissen, wusste nicht warum. Nach längerer Suche und ausgiebigem Schalten der Haussicherungen stand fest: Ein **Kühltruhenmotor** im Souterrain verursachte am Schlafplatz im ersten Stock unangenehme Vibrationen. Die Truhe wurde auf dicke Dämmkorkplatten an die gegenüber liegende Wand gestellt. Das war es, der Anwalt schlief durch.

Ein junges **Lehrerehepaar** aus **Mönchengladbach** wohnte seit 10 Jahren in einer Eigentumswohnung auf der dritten Etage, ohne Probleme. Dann konnten sie nicht mehr schlafen, spürten unangenehmen Druck und unheimliches Brummen in der Wohnung, monatelang, nahezu jede Nacht. In einigen Winternächten wurden die Probleme so schlimm, dass sie in dicke Mäntel eingepackt in ihrem auf der Straße parkenden Auto schliefen. Ich brauchte drei Anläufe und fand, dass die **Transformatoren** einer **Niedervolthalogen-Beleuchtung** im Flur der Etage darunter diese Phänomene verursachten. Die Nachbarn von der zweiten Etage ließen die in der Zwischendecke montierten Lämpchen nachts an, auf geringe Helligkeit heruntergedimmt. Drei Trafos wurden ausgetauscht und an Gummibändern aufgehängt, die Lämpchen nachts ausgemacht. Der Erfolg: ein zufrieden schlafendes Lehrerehepaar.

In **Essen** stand die **Journalistin** kurz vor dem Auszug. Seit vor acht Monaten nebenan ein neuer Mieter einzog, war es mit der Nachtruhe vorbei: Infraschall und Vibration. Er ließ nachts immer den alten klappernden **Lüfter** im Bad an. Das Bad grenzte an den Schlafraum der Journalistin. Es dauerte lange, bis sie auf diesen Zusammenhang kam, weil sich der Schall anders anhörte bzw. anfühlte als ein Lüfter. Auch hier: Beim Nachbarn waren die Geräusche kaum zu hören, eine ungünstige Schallbrücke sorgte dafür, dass es nebenan unangenehmer war als neben der Quelle. Der Nachbar war verblüfft, hatte Verständnis. Sie teilten sich die Kosten für den Einbau eines neuen Ventilators. Seitdem gibt es keine Probleme mehr. Das war billiger als Umziehen.

In **Essen** halfen zehn dämpfende Tennisbälle unter dem vibrierenden **Kühlschrank**, in **Aachen** vier Gummibälle unter der **Lautsprecherbox**.

In **Münster** habe ich einen **Lüftungsmotor** samt seiner Rohre im Keller nachträglich an flexiblen Bändern aufhängen lassen, und die nervzehrenden Vibrationen waren im ganzen Haus wie weggeblasen.

Der Anruf einer **Kölner Galeristin**: "Bei mir zu Hause brummt und vibriert was, das macht mich schier verrückt. Der ganze Raum steht wie unter Druck. Ich gehe regelmäßig ins Hotel, um einmal ausschlafen zu können." Die Ursache: Eine Mischung aus **U-Bahn** und **Eisenbahn** in der Nähe. Die Schwingungen wurden vom Beton der Schlafraumdecke und zwei Stahlträgern auf ihr Metallbett übertragen. Die Erste-Hilfe-Maßnahme: Gummipuffer unter das Bettgestell. Die Probleme waren danach nicht weg, aber erträglich. Sie brauchte nicht mehr ins Hotel.

Wie erwähnt: **Heizungspumpen** sind es immer mal wieder, speziell die älteren. Sie übertragen lästigen Infraschall und ebenso lästige Vibration über die sanitäre Installation ins ganze Haus. Das gilt auch für andere Pumpen und Steuergeräte in Heizungs- und Sanitärkreisläufen. Ich zähle inzwischen allein in den letzten wenigen Jahren über ein Dutzend Fallbeispiele, wo solche Heizungspumpen für unangenehme Schallereignisse in Ein- oder Mehrfamilienhäusern sorgten.

Aktuell immer häufiger auftretend, ein Problem mit Zukunft: Belästigungen durch moderne Heizsysteme mit **Wärmepumpen** inklusive ihrer Ventilatoren. Stehen die außerhalb von Häusern, ist es häufiger der Luftschall, der belästigt. Bei Aufbau in Häusern müssen Luft- und Körperschall beachtet werden. Wir haben Kunden, die massiv klagen und ihr Haus kaum mehr nutzen können, seit in ihrer näheren Umgebung solche Wärmepumpen, welche z.B. das Grundwasser oder den Erdboden als Wärmequelle nutzbar machen, installiert wurden. Wieder eines der frustrierenden Beispiele, wo sich ökologischer bzw. ökonomischer Nutzen und biologische bzw. gesundheitliche Verträglichkeit beißen. Wobei ich mich frage, ob es nicht einfach wäre, Wärmepumpenanlagen mit ihren Kompressoren und Lüftungen schall- und vibrationsarm zu bauen und zu installieren. Auch hier fehlt es offenbar wieder mal an Problembewusstsein und gutem Willen zur Lösung.

Gestern kam eine Mail aus **Düsseldorf**. Ein **Musiker** lebt seit zehn Jahren in seinem Fertighaus in einer kleinen Wohnsiedlung am Rand der Landeshauptstadt und hatte nie Beschwerden. Vor drei Monaten wurde nebenan neu gebaut, modern, mit Wärmepumpe. Der Kompressor und die Lüftung der Anlage kamen draußen in den Garten zwei Meter neben seinen Schlafraum. Schlagartig war es aus mit Nachtruhe und Entspannung, die Schwingungen und Erschütterungen, dieses Brummen, die "kleinen aber gemeinen Erdbeben" machten ihm zu schaffen. "Das ist wie Terror!" Der hierauf angesprochene Nachbar will hiervon nichts wissen. Die Behörden auch nicht. Rechtlich verbindliche Regelwerke gibt es nicht, vernünftige Grenzwerte auch nicht. Was tun? Messen? Warum, der Verursacher ist doch schon bekannt. Was raten?

Manchmal ist es gar nicht die elektromagnetische Strahlung von **Mobilfunksendern**, die einem zu schaffen macht, es ist der Schall und die Vibration der auf so vielen Hausdächern installierten Funkanlagen. Deren Elektronik und besonders die Ventilation können ein Haus und die nähere Umgebung ganz schön zum Brummen und Schwingen bringen. Vor kurzem die **Ärztin** aus **Krefeld**: "Seitdem der Funk auf unser Mehrfamilienhaus gekommen ist, kann ich nicht mehr schlafen, bin aufgedreht." Die Messungen vor Ort: Die Mikrowellen des Mobilfunks waren kaum der Rede wert, dafür die 80 dB unhörbarer Schall, richtig "laut".

Transformatorenhäuschen außen am Haus, im Keller, in der Garage, an der Grundstücksgrenze oder Trafokästen auf den Masten von Freileitungen machen nicht nur magnetischen Elektrosmog, sie haben es ab und zu auch in Sachen Infraschall in sich. Alle Arten von Stromtransformation - im Kleinen wie im Großen - können unangenehme Schallbelastungen verursachen, meist dezente, aber manchmal - speziell für Sensibilisierte - unerträgliche. Auch hier kann ein Abschaltversuch der Trafos wichtig sein, hoffentlich finden Sie hierfür einen verständnisvollen Sachbearbeiter beim Energieversorger, der das für Sie veranlasst.

Das gilt auch für weiter entfernte, große **Umspann- und Transformationsanlagen** der Netzbetreiber. Wenn man Pech hat, breiten sich deren tieffrequente Schwingungen über einige hundert Meter aus. Aber nur, wenn man Pech hat, längst nicht immer.

In fünf Fällen in **Köln**, **Bonn** und **Düsseldorf** konnte die Ursache nicht behoben werden. In einem in Rheinnähe gelegenen alten Haus aus der Römerzeit waren es die Vibrationen (kaum zu glauben, aber wahr) der tuckernden **Schiffe**, welche über das Grundwasser auf das Gebäude mit seinen dicken und metertief ins Erdreich gesetzten Natursteinwänden und Fundamenten übertragen wurden. Wir fanden im Haus die gleiche Infraschallcharakteristik, die gleichen Frequenzen wie bei simultanen Messungen im Rheinwasser selbst. In einem Haus in der City war es eine **Brücke**, die durch den Wind ständig mehr oder minder ausgeprägte Schwingungen verursachte. In dem Haus am Baggersee war es das **Kieswerk** in zwei Kilometern Entfernung, welches zwar nur recht schwache, aber dennoch beängstigende Vibrationen ins Schlafgemach schickte. Ein Haus am Stadtrand war ein guter Empfänger, ein guter Resonator für den tieffrequenten Schall, der aus einem landwirtschaftlichen Gehöft in knapp einem Kilometer Entfernung kam, Verursacher war die dortige **Kühlanlage**, und die war auch nachts in Betrieb. In einem Viertel mit mehrgeschossigen Mietshäusern waren viele Bewohner genervt, zwei große neue **Wasserpumpen** in der Straße verursachten unzumutbare Schallbelastungen in der Umgebung.

In solchen Fällen reichte neben kleinen Verbesserungen im Haus schon die Zuordnung des Problems, um eine nachhaltige psychologische Beruhigung zu bewirken. Die Leute hatten sich im Laufe der angespannten Zeit in die nicht zu erklärenden Schallphänomene derart hineingesteigert (sie wurden dabei von ihren unsensiblen Familienmitgliedern und Freunden unterstützt: Wir merken doch auch nichts, das muss wohl an Dir liegen; oh je: Einbildung, Psyche, gar Hirntumor...?), dass zu allem Übel noch richtig Angst aufkam und allein die Ursachenfindung als große Entspannung erlebt wurde. Im letzteren Fall konnten die Stadtwerke noch Korrekturen zur Lösung des Problems vornehmen.

Ein grober **Vortest** für Vibrationen, Erschütterungen? Bitte: Stellen Sie auf Fußböden, Regale, Tische oder Fensterbänke mehrere unterschiedlich große Schalen, Schüsseln, Teller und Tassen voll Wasser und beobachten sie die Wasseroberfläche. Ist und bleibt sie glatt und unberührt? Oder schlägt sie Wellen und Kreise? Mehr oder weniger? Langsamer oder schneller? Manchmal bestätigt das schon übermäßige Häuser-, Raum- oder Bauteilschwingungen.

Vom Windrad zur Hochspannung

Was raten bei dem niederfrequenten Schallstress, der von **Windrädern** und **Windparks** ausgehen kann? Die Klagen häufen sich, in der Nähe der rotierenden Masten und auch weiter weg. Wieder eine neue Belastung dank Energiewende. Mehr hierzu auf Seite 774 und ab Seite 907.

Da kommt dank Energiewende noch was auf uns zu, Stichwort **HGÜ**, **Hochspannungs-Gleichstrom-Übertragung** über weite Strecken, tausende Kilometer neue gigantische Stromtrassen allein für Deutschland (siehe ab Seite 775). Auch die brauchen Umspannstationen, teilweise riesige Anlagen. Die größte ist in Meerbusch-Osterath bei Düsseldorf geplant, ein 200 mal 100 Meter großer und 20 Meter hoher **Stromkonverter** in der Umgebung von Wohngebieten, bedenklich nah dran, weniger als 100 Meter. Schall und Elektrosmog, ich will's mir nicht ausmalen. Der Gleichstrom kommt von weit her, über Freileitungen von den Windparks in der Nordsee oder den Wasserkraftwerken in Norwegen, und wird in solchen Stationen in Wechselstrom umgewandelt und weitergeleitet. Das zieht starke Wechselstrom- und Gleichstromfelder nach sich. Grund genug für unseren frisch gebackenen Umweltminister Altmaier, 2012 und 2013 den 100.000-Nanotesla-Grenzwert für magnetische Wechselfelder zu überdenken (siehe ab Seite 632) und ganz neue (unglaublich hohe!) für magnetische Gleichfelder einzuführen (ab Seite 775). Das Statement der WHO, 300 nT sind ein Krebsrisiko? Was soll's. Die jahrzehntelangen Erkenntnisse von internationalen Wissenschaftlern und Umweltbehörden, schon ab 200 nT ist Krebs im Spiel? Wen kümmert's. Dafür das Versprechen von Altmaier zur Freude der Industrie: "Die neuen Grenzwerte stellen eine Verbesserung der Rechtslage dar, ohne den derzeit stattfindenden Hochspannungsnetzausbau mit übermäßigen Kosten zu belasten." Von wegen Umwelt, Herr Minister.

Ultra gegen Mücken, Infra gegen Maulwürfe

Nervensägen ersten Ranges können auch diese **Ultraschallpiepser** gegen Mücken und andere Viecher werden. Es gibt sie als elektronische Vogelscheuchen, Katzen-Schreck, Marder-Raus, Wühlmaus-Frei, Ameisen-Schock oder Schädlings-Ex. Sie sollen mit ganz hohen, fiesen Tönen nahezu alles vertreiben: Ungeziefer, Mäuse, Ratten, Tauben, Nachbars Hund oder Katze, sogar (wir erinnern uns an den Mosquito-Piepser von Seite 883) unerwünschte Kinder und Jugendliche.

Man hört die ganz hohen Frequenzen kaum oder gar nicht, und trotzdem nerven sie, rauben einem den Schlaf, kommen auf kreischende **100 dB** und mehr bei Frequenzen zwischen **15.000** und **50.000 Hertz**, 15 bis 50 Kilohertz. In den meisten Fällen helfen sie nicht einmal gegen die Feindbilder: Die Mücken pieksen nach wie vor, die Mäuse im Keller vermehren sich munter, die Tauben schmieren mit ihrem Kot die Dachziegel voll. Ich zog solche unhörbaren Krachmacher aus der Steckdose und siehe da, lästige Beschwerden der Menschen lösten sich auf. Ich erinnere mich an einen Kunden, da verschwanden nicht die Tauben, dafür alle Singvögel, kein einziger nistete mehr am Haus. Nach Entfernung der Piepser waren sie in kürzester Zeit wieder da. In einem anderen Fall blieben die Flöhe, dafür verschwand die geliebte Katze. In Mettmann zeigten sich zwei Marder unbeeindruckt, dafür waren die Fledermäuse weg. Wie kann ein Gerät gegen den Nachbarhund wirken und gegen den eigenen nicht? Warum sollen nur Tiere tangiert werden und Menschen nicht? Liebe Leute, quietscht mir nicht die Umwelt voll. Auch wenn wir's nicht hören, wir kriegen's mit, und außerdem gibt es noch andere Erdenbewohner, die ein Recht auf Ruhe haben.

Vibratoren gegen Maulwürfe, sie stecken in der Gartenerde und emittieren Infraschall und Vibrationen ins Erdreich: Mini-Erdbeben alle 15 Sekunden, und die Maulwürfe packen die Koffer, angeblich, nach Herstellerangabe für Flächen bis 1250 Quadratmeter, das nahe Schlafzimmer inklusive. Das gibt es auch gegen Ameisen, wirksam bis 30 Meter.

Vibratoren für Menschen? Siehe Seite 173.

Wale, Sonare und Krieg

Tiere leiden unter Lärm. Im März 2000 wurden innerhalb von 24 Stunden **14 Wale** an den Küsten der Bahamas angetrieben, acht starben. Wissenschaftler sehen den Zusammenhang mit Versuchen der US-Marine, die genau in dieser Zeit im Lebensraum der Wale starke **Schallwellen unter Wasser** einsetzte. Warum Schall unter Wasser?

Wir Menschen haben es bei den Tieren abgeschaut: **Wale** und **Delphine** geben, wie Fledermäuse und Spitzmäuse, Laute zur Kommunikation, Ortung und Navigation ab. Die Frequenzen liegen im Ultraschallbereich, oberhalb des menschlichen Hörvermögens von 20.000 Hertz. Anhand des reflektierten Echos lassen sich so Hindernisse und Futtertiere entdecken. In **Schiffen** setzt man solche **Sonare** bzw. **Echolote** ein, um z.b. Fischschwärme aufzuspüren. In neueren **Kriegsschiffen** und **U-Booten** findet man die stärksten: brüllend laut, zig bis hunderte Kilometer weit (!) unter Wasser ohrenbetäubenden Krach verursachend, sowohl mit niederfrequentem (Infra) als auch mit hochfrequentem (Ultra) Schall, das bis 250 dB (!), da kommt kein Düsenjet, kein Tiefflieger, keine Explosion mit, hundertfach lauter als das, was wir mit fest zugehaltenen Ohren und schmerzverzerrtem Gesicht gerade noch aushalten könnten. Mit diesem Gedröhne ist die Marine auf der ständigen Suche nach feindlichen U-Booten, Minen und anderen Zielen.

Schall setzt sich in Wasser viel besser und viel weiter fort als in Luft. Tauchen Sie in der Badewanne mal die Ohren unter Wasser: Sie hören, was im ganzen Haus los ist. Im Pazifik vor Kalifornien eingesetzte Militärsonare konnten an den Küsten Asiens und auf Hawaii empfangen werden, tausende Kilometer entfernt! So ein Sonar schafft es, seinen Höllenlärm in einem Gebiet von 100.000 Quadratkilometern und mehr zu verbreiten. Das setzt den Meeressäugern zu, ergänzt durch all den weiteren Meereskrach: Hubschrauber und Tiefflieger, die Motoren von 100.000 Handels- und Kreuzfahrtschiffen, rasende Sportboote und Jet-Skis (man gönnt sich ja sonst nichts), Bohrinseln, Windparks, Luftkanonen (die Erdölindustrie setzt sie auf der Suche nach neuen Öl- und Gasquellen ein, sie wirken wie Unterwasserexplosionen) und Dynamitfischern (die verballern Sprengstoff, was den Fischen die Kiemen und Schwimmblasen zerreißt und sie an die Oberfläche treibt).

Im Sommer 2002 fand man wieder verirrte, gestrandete und elendig verendete Wale, diesmal an den Küsten der USA, Ende 2003 an den Stränden der Kanaren, zuvor in Griechenland und Ägypten. Auch hier wieder: Sonare der US-Marine in der Nähe. Britische, spanische und amerikanische Wissenschaftler obduzierten die Walkadaver. Das Ergebnis, so 'Geo', 'nature', 'Die Welt', 'Spiegel', '3sat' und andere Medien im Herbst 2003: **Gehirn-** und **Innenohrblutungen, geplatzte Zellen** und **Blutgefäße** "wie nach Explosionen". Kein Zweifel: die ungeheuren Militärsonare sind Schuld. Die USA wollen die Lärmschleudern weltweit flächendeckend einsetzen, mindestens 80 Prozent der Weltmeere sehen die Amerikaner bescheiden als ihren Spielplatz zum Ausprobieren moderner Technologien an. Das erste Bundeswehrschiff ist auch schon hiermit ausgestattet, das Forschungsschiff "Planet", die Bundeswehr mischt und dröhnt bei den Nato-Kriegsspielen kräftig mit. "Macht Euch die Erde untertan", heißt es, nicht: Macht sie kaputt.

'Planetopia' berichtete: Neun Wale und mehrere Delphine mit zerfetzten Augen, Ohren, Hirnen und Lungen sind auf den Bahamas gestrandet. Greenpeace: Hunderte seltene Schnabelwale hat es im Laufe der letzten Jahre getroffen. Immer öfter sind Massenstrandungen nach Marinemanövern zu beobachten. 'Die Welt': 140 Wale und zahlreiche Delphine verenden im Frühjahr 2009 an der Küste Tasmaniens, 48 Grindwale konnten gerade noch gerettet werden. Ein paar Monate zuvor waren es 187 Grindwale nur ein paar Kilometer weiter. Zur gleichen Zeit: Militärübungen im Meer mit akustischem Unterwasserhorror. Eine Studie der britischen Streitkräfte bestätigt in der Fachzeitschrift 'nature' im August 2008: Ja, "Schiffssonare verändern das Verhalten und die Orientierung von Meeressäugern". Die Bestätigung folgt vom US-Militär.

Wale, Delphine und viele Fische "unterhalten" sich unter Wasser, orientieren sich, suchen Nahrung, balzen, spielen, warnen, locken, peilen, schützen sich mit Schall. Der Ruf eines Wales und Delphins kann von anderen noch in 100 Kilometern Entfernung gehört werden. Der Laut eines Blauwales ist für andere Blauwale 500 Kilometer weit wahrnehmbar. Sie kommunizieren über weite Strecken mit ihren Partnern und Kindern. Sie verfügen über ein eigenes, vergleichsweise flüsterleises Bio-Sonar, sind über ein wundersames Akustiknetz, ihr Meeressäuger-"Internet", miteinander im salzigen Nass verknüpft. Wegen des menschengemachten Krawalls können sie sich kaum noch verstehen.

Ausgerechnet die Meeresforscherin Dr. Chris Reed, Mitarbeiterin der amerikanischen Behörde für Ozeanographie, traf es hart: Bei einem Routine-Tauchgang im Pazifik verlor sie das Gleichgewicht, konnte danach kaum sprechen, zeigte Symptome wie nach einem Gehirnschlag oder schweren körperlichen Trauma. Später erfuhr sie: Während ihrer Tauchaktion testete die Navy in der Umgebung Schiffssonare. Dabei kannte die Navy die Gefährlichkeit längst, hatte sie doch zuvor Marinetaucher solchen Tönen ausgesetzt mit dem Resultat: Symptome wie bei Chris Reed, und die zudem langfristig, Dauerschäden. Marinemediziner gingen schon derzeit davon aus, dass dieser nicht hörbare Schall fähig ist, Gefäße, Zellen und Gewebe zum Platzen zu bringen.

Lärm ist **Terror**. Er hinterlässt keine äußeren Spuren - und doch kann er töten. Chinesische Kaiser ordneten als Strafe für Delinquenten die Lärmfolter an. Die Opfer lagen unter großen Glocken, Schergen sorgten mit Klöppeln für höllischen Rabatz. Das hielt kein Verurteilter lange aus: Herzinfarkt, Kreislaufversagen, Lungenkollaps, Exitus.

Was heute bei Walen Wirkung zeigt und früher bei chinesischen Übeltätern klappte, das sollte auch im **Kriegseinsatz** bei Feinden funktionieren: **tödliche Töne**. US-Militärs und Rüstungskonzerne (wer sonst) experimentieren mit Waffen, die harten Ultra- und Infraschall spezifischer Frequenzen "verschießen". Tierexperimente zeigten sich sehr erfolgreich, die Mäuse waren mausetot, geplatzte Zellen, geplatzte Blutgefäße, innere Blutungen. Ein Generator erzeugt Infraschallimpulse von 140 Dezibel und verursacht laut Aussage der Fraunhofer-Gesellschaft bei einer "Horde von Aufständischen Übelkeit" und "unterdrückt die Kommunikation mit den Anführern". Außerdem könnten dem Luftwirbel, der zugleich aus der Waffe bis 60 Meter weit schießt, "irritierende" und andere Chemikalien beigemischt werden. Praktisch: Schall und Gift in einem Aufwasch. Der 'Spiegel' am 20. Februar 2003: "Es gibt akustische Geschosse, die Menschen quälen. Je nach Frequenz und Intensität der Beschallung leidet das Opfer an Traumen, Übelkeit oder Orientierungsverlust. Schädigungen der inneren Organe führen zum Tod." Wirklich, genau wie bei den Walen, Delphinen, Fischen und Mäusen.

Brummton

1991 ging es los. Die amerikanische Stadt **Taos** in New Mexiko meldet kaum zu beschreibende, **unangenehme Geräusche**, ein Brummton. Etwa zwei Prozent der Einwohner von Taos hören es, spüren es, leiden darunter, im Laufe der Zeit werden es mehr. Die Behörden suchen und finden nichts. Messungen deuten auf Frequenzen von 8 bis 14 Hertz hin, Infraschall. Keiner weiß, wo der lästige Ton herkommt. Die Ärzte stehen vor einem Rätsel. Jede Bemühung um Schallschutz verläuft im Sande, das Brummen bleibt Sieger. In den Jahren danach kommen immer mehr Meldungen aus den ganzen USA, dann aus aller Welt, besonders aus England, Schweden und Deutschland, sogar aus Indien.

Die Spekulationen über die Ursachen reichen von **Maschinen** und Motoren in der Nachbarschaft (warum dann der gleiche Ton auf der ganzen Welt?), geheime **Sender** oder Militäranlagen, z.B. das HAARP-Projekt in Alaska (das käme zeitlich hin, warum dann nur in bestimmten Gebieten?), dem seit dieser Zeit weltweit expandierenden **Mobilfunk** (käme zeitlich auch hin, zumindest in Europa, die Amerikaner kamen später) bis hin zu mysteriösen Signalen aus **außerirdischen** Bereichen.

Die **Brummtonopfer** stehen unter seelischer Dauerbelastung. In England gab es Selbstmorde. Überall formieren sich Bürgerinitiativen und Selbsthilfegruppen. Manche können dem Problem durch Ortswechsel entfliehen. Die Medien berichten zunehmend, so das ZDF mit Wolf von Lojewski in 'Abenteuer Wissen' am 2. Oktober 2002. Die Not macht erfinderisch: Einige schirmen ihre Schlafräume akustisch ab, keine Reduzierung des Brumms; andere verwandeln ihr Bett zum Faraday-Käfig, keine Verbesserung. Das Umweltamt Baden-Württemberg macht Messungen, wieder Fehlanzeige, keine Zusammenhänge zu finden.

Derweil nehmen Meldungen der am Brummton-Syndrom leidenden zu: Dänemark, Holland, Belgien, Frankreich, Schweiz, Luxemburg, Italien, Australien... Neuere Untersuchungen gehen davon aus, dass Tinnitus als Ursache ausgeschlossen werden kann. Die Bundesanstalt für Geo-Wissenschaften in Hannover misst erneut, findet "unbekannte, bisher nicht identifizierte niederfrequente Töne", kennt aber deren Ursachen nicht. Die Zuordnung zum Mobilfunk scheitert. Infraschall wird inzwischen auch schon in Frage gestellt.

Die Behörden lehnen weitere Forschung ab, das Brummen sei ein individuelles Problem, und überhaupt, Grenzwerte würden ja eingehalten. Welche Grenzwerte? Es gibt gar keine Grenzwerte gegen das Brummen, auch nicht gegen Infraschall allgemein, allenfalls die schwammigen und unverbindlichen Ergänzungen der TA Lärm, dass dB(C)-Messwerte (die den niederfrequenten Schall mehr berücksichtigen als andere Bewertungen, ab Seite 881) nicht mehr als 20 dB über dB(A)-Werten (die den niederfrequenten Schall nahezu ignorieren) liegen sollten.

Die Interessengemeinschaft zur Aufklärung des Brummtons IGZAB resümiert im April 2004: "Es könnte sich beim Brummton um ein **neues Krankheitsbild** in Verbindung mit Umwelteinflüssen handeln, ähnlich wie bei Allergien." Die nervige Brummerei existiere sicherlich nicht als ein üblich akustisch hörbarer Außenton, sondern entstehe im Kopf oder Körper durch nicht genau bekannte Reize von außen wie z.B. elektromagnetische Felder. Ende 2007 gibt die Initiative auf: "Leider konnten wir das Problem des Brummtons in all den Jahren mit allen seinen negativen Begleiterscheinungen nicht wirksam bekämpfen. Unsere Arbeit und Forschung erwies sich als reine Sisyphusarbeit. Sobald wir den vermeintlichen Stein der Lösung den Berg hinaufgerollt hatten, rollte er auf der anderen Seite wieder herunter." Ähnlich geht es uns in der Baubiologie. Wir sind immer wieder mal mit dem Phänomen konfrontiert, bemühen uns, haben die Ursache(n) bisher aber nicht gefunden und können keine konstruktive Hilfe anbieten, frustrierend.

Nicht vergessen: Es gibt Menschen, die selbst **Mobilfunk** "hören" können, z.B. den von der nahen Basisstation. Ob das ein direktes Hören oder eine Störung des Gehörs durch die heftigen elektromagnetischen Funkwellen ist, auch darüber streiten sich die Gelehrten noch. Ohrenärzte fanden, dass **Handys** und **DECT-Telefone** nicht nur chronischen Tinnitus erzeugen und verstärken, sondern auch direkt ins Hörgeschehen eingreifen. Der damalige Leiter der Abteilung Medizinische Strahlenhygiene im Bundesamt für Strahlenschutz, Prof. Jürgen Bernhardt, publizierte 1991 zum Thema Funkwellen (siehe auch Seite 239): "Ein auftretender biologischer Effekt ist der Höreffekt. Seine Ursache sind räumlich eng begrenzte Temperaturerhöhungen von nur etwa 1/10.000 Grad Celsius im menschlichen Kopf." Die typische Pulsung der Mobilfunkmikrowellen führt laut Bernhardt und anderen Experten zu "mechanischen Druckwellen, die sich im Kopf ausbreiten".

Auf der Suche nach Ursachen stolperten die beiden Physiker und Naturwissenschaftler Grazyna Fosar und Franz Bludorf über ein Phänomen am Flughafen Tempelhof in **Berlin**. Eine im Erdboden verlegte, kilometerlange **Längstwellen-Funkantenne** des Militärs emittierte verschiedene tiefe Frequenzen, hauptsächlich um **80 Hertz**. Solche ELF-Tieffrequenzen werden von den Militärs für die U-Boot-Kommunikation und Fernaufklärung eingesetzt. Unterirdische Anlagen dieser Art sind aus den USA, England, Frankreich, Russland und anderen Ländern bekannt. Die Wellenlängen betragen tausende Kilometer, und sie durchdringen Erdreich, Kontinente und Ozeane. In einigen Stadtteilen von Berlin war der Tempelhof-ELF-Funk gut nachweisbar. Ehemalige Arbeiter der Funkanlage berichten von Gesundheitsproblemen und sehr tiefen unangenehmen Schallemissionen, "impulsartigen Brummtönen", "pulsenden Bässen". Obwohl sie bereits seit über zehn Jahren nicht mehr dort tätig waren, bleiben ihre Symptome: Schmerzen, Ängste, Nervosität, chronische Müdigkeit. Die Audiomessung am Tempelhofer Flughafen bestätigte: ein tiefer Schall im 80-Hz-Bereich. Das bedrohliche Schallereignis wurde auf Tonband aufgenommen und mit der Aufzeichnung aus der anfangs erwähnten brummenden US-Stadt Taos in New Mexiko verglichen: "Das Taos-Brummen war dem Signal in Berlin-Tempelhof zum Verwechseln ähnlich!" Zufall? Zusammenhang? Auch in der Nähe von Taos gibt es militärische Anlagen, die Basis Kirtland.

Der 'Südkurier' berichtet im März 2012 vom Brummton in **Furtwangen**. Werderstraße, Am Hofrain, Robert-Garwig-Straße, Marktplatz... aus diversen Stadtgebieten kommen Klagen. Die einen meinen, das höre sich an wie Dieselmotoren, andere deuten das Brummen als Lüftungsanlagen, wieder andere fühlen sich an Bomberflugzeuge des 2. Weltkrieges erinnert. "Wer nachts durch die Straßen geht, kann stellenweise einen blubbernden, brummenden Dauerton in sonst tiefer Stille wahrnehmen." Auch hier: noch keine Ursache gefunden. Es brummt weiter.

Woanders waren solche nervenden niederfrequenten Töne nach teils langem detektivischen Suchen dann endlich doch zuzuordnen. Ich erinnere mich an einen unserer Fälle: Zig Bewohner mehrerer **Mehrfamilienhäuser** trafen sich nachts auf der Straße, konnten seit kurzem nicht mehr schlafen, suchten nach Gründen für diesen furchtbaren Ton. Wir machten stunden-, tage- und nächtelange Messungen, es ging um Frequenzen von 10 bis 20 Hertz. Aber woher? Nach langem Recherchieren endlich des Rätsels Lösung: Es ging um eine neu installierte **Abwasserinstallation** in der Straße, Rohre mit sehr großem Durchmesser wurden verlegt, durch die der Wind pfiff und die nahe Umgebung zum Wummern brachte. Die Stadtwerke lösten das Problem. Ein weiterer Fall: Seit einem Monat nur noch Aufruhr in einer **Wohnsiedlung**, auch hier wieder besonders nachts. Vor einem Monat wurden **neue Stromkabel** in der Straße verlegt, die waren es. Noch zwei unserer Beispiele: Die Bewohner von vier **sechsstöckigen Wohnhäusern** standen Kopf, hier waren es die alten **Tiefkühltruhen** und Technikräume des

Supermarktes im Erdgeschoss eines der Gebäude. Ein **Traumbungalow** am Rande der Stadt, mitten im Grünen, aber jede Nacht der Horror, hier war's die **Melkanlage** eines etwa ein Kilometer entfernten Hofes.

Oft helfen schon - wie erwähnt - einfache **Experimente**, um den Störenfrieden auf die Spur zu kommen, an erster Stelle das **Schalten von Sicherungen**, erst der eigenen Wohnung, dann der Nachbarwohnungen, dann der Nachbarhäuser, bis - wenn man Glück hat - das Phänomen plötzlich weg ist. Also versteckt es sich in diesem Sicherungskreislauf. Wir haben mit Hilfe der Stadtwerke oder Netzbetreiber ganze Straßenzüge stromfrei schalten lassen. Nutzt das alles nichts, dann ist die Ursache weiter weg und meist schwierig(er) auszumachen. Meist jedoch verstecken sich die Übeltäter im eigenen Haus oder bei Nachbarn.

Windräder

"Wie schädlich ist das Brummen von Windrädern?", fragt der 'Spiegel' im September 2003. Sie sind in Verdacht geraten, die Windräder, dass sie nervende Schall- und Vibrationsemissionen verursachen. Es häufen sich Klagen von Anwohnern der Umgebung. Einige hundert Meter weit fühlen sie sich von dem **Gebrumme und seismischen Geschüttel** von Windkraftanlagen betroffen. Sie klagen im Einfluss dieses "Hauchs von Erdbeben", dieses "leisen Lärms, den man eher fühlt als hört" über Beklemmungen, Kopfschmerzen, Schlaflosigkeit, Depression, Aufgedrehtsein, Übelkeit, Konzentrationsmangel,... selbst Pferde, Hunde und andere Haustiere reagierten überreizt. Der Dressurreiter und ehemalige Olympiasieger Klaus Balkenhol ist ebenfalls betroffen: "Seit sich die Rotoren drehen, liegt eine eigenartige Spannung in der Luft, die Pferde zeigen auffällige Konzentrationsstörungen."

Auch bei den Windrädern fühlen sich die Bürger alleingelassen, wurden Bürgerinitiativen gegründet. Auch mit diesen Fällen beschäftigen sich die Gerichte. Aber wie richten? Es gibt ja keine speziellen Grenzwerte (zuständig ist letztendlich die TA Lärm, siehe ab Seite 889).

Grundlagenforschung zu biologischen Risiken vor Etablierung der neuen Technik? Kein Stück. Ein Betroffener: "Wer dauernd hört, was er nicht hören will, der ist bald mit den Nerven am Ende." Keine Ohrstöpsel und keine Schallschutzfenster helfen, typisch Infraschall. Eine Betroffene: "Wir vibrieren uns nachts so langsam in die Matratzen rein." Die Ärzte finden nichts und sind dafür mit der Diagnose vegetative Dystonie oder sogar Schizophrenie zügig bei der Hand. Eine Patientin: "Als hätten wir nicht schon genug Probleme. Wir werden nicht einmal ernst genommen." Das Umweltbundesamt: "Das Dröhn-Phänomen wird zunehmend mit solchen Windkraftanlagen in Verbindung gebracht". Die einzige Lösung sei, so der 'Spiegel', manchmal nur das Ausziehen.

Erinnern Sie sich an den **Schweinezüchter** aus dem **Münsterland?** Er war verzweifelt (Seite 774). 25 Meter neben einem der Ställe das neue Windrad und seitdem nur noch Probleme beim Vieh. Der Grund: Infraschall. Die Schweine: aggressiv, verhaltensauffällig, krank, infektionsanfällig, Fehlgeburten. Oder die **Journalistin** aus der Umgebung von **Neuss**? Sie lebte in einem Bauernanwesen in der Nähe von einem hohen Windrad und machte nachts kein Auge zu, wenn sich die Rotoren drehten. Auch hier: unangenehme Geräusche und Vibrationen.

Eine **Abstandsregelung** zu **Wohnbebauungen** gibt es nicht. Empfehlungen geben Mindestabstände von **500 bis 3000 Metern** an, speziell wegen der Schallbelästigungen. Der Bund Naturschutz in Bayern geht davon aus, dass bei einem Abstand von 800 Metern zu einem Wohngebiet der Geräuschpegel unproblematisch sei. Die Weltgesundheitsorganisation **WHO** empfiehlt **2000 Meter** zwischen Windkraftanlagen und Wohnhäusern. In einigen Bundesländern gelten 1000 Meter. Wir erinnern uns: Infraschall hat sehr hohe Reichweiten, kann in ungünstigen Fällen kilometerweit zu Auffälligkeiten und Belastungen führen.

Windparks auf hoher See? Hunderte Windräder mit all ihrem Gebrumme, Gedröhne, Vibrieren, Rotieren, Geflacker, all ihren Magnetfeldern... Arme Fische, arme Meeressäuger. Mehr auf Seiten 744 ff. und 774 ff.

Junge oder Mädchen? Sonographie - Schall im Mutterbauch

Manchmal würde ich gern wissen, was das **Baby** in Mutters Bauch "hört", wenn es per **Ultraschall** untersucht wird, damit Mami und Papi früh genug wissen, ob sie nun blaue oder rosa Strampelhöschen kaufen sollen. Bei aller Wichtigkeit und Faszination der Untersuchungsmethode: Erste Ärzte und Wissenschaftler mahnen, häufige Sonographien seien für das sich entwickelnde Menschenkind Stresseinflüsse.

Die Medien befassen sich Anfang 2004 mit einer Veröffentlichung der Wissenschaftszeitschrift 'New Scientist': Das Kind in der Gebärmutter wird beim Ultraschall mit einem **Lärmpegel** bis zu **100 Dezibel** belastet. Das sei, so die Wissenschaftler der Mayo Klinik in Rochester, ähnlich wie neben dem Presslufthammer oder beim Einfahren einer U-Bahn in den Bahnhof. Am Schallkopf selbst seien die Intensitäten noch viel höher. Dabei sei es nicht nur die Schallintensität, auf die das Kind physisch und psychisch reagiere, sondern auch die für Sonographien typische **Pulsung**, welche die Gebärmutter in **Vibration** versetze.

Für den hochfrequenten Ultraschall werden Frequenzen von 2 bis 20 Megahertz eingesetzt, bei Schwangeren 3,5 bis 7,5 MHz, seltener über 10 MHz. Der niederfrequente Puls geht bis 1000 Hertz, das ist ähnlich wie beim Mobilfunk. Die Leistung beträgt beim normalen Ultraschall bis 100 Watt pro Quadratmeter, Doppler kommen auf das Zehnfache: 1000 W/m^2. Das entspräche, ganz wissenschaftlich stur nur an Leistung und Thermik denkend, hundert aktiven Handys auf dem Bauch, so gesehen.

Ärzte sind von den Verbänden und Behörden angehalten, mit möglichst niedriger Leistung zu fahren und die Diagnosezeit kurz zu halten.

In 'Natur&Heilen' (Heft 6/1999) schreibt Dr.-Ing. Joachim F. Grätz: Als Folge des Ultraschalls kommt es im Wasser und Blut zu **Zugkräften**, Turbulenzen, Strömungen und zur **Kavitation**, also der Hohlraum- und Blasenbildungen, welche Flüssigkeiten zerreißen können. "Solche Störungen in Form von intensiven Schwingungen in den tiefsten Lagen des Uterus, in denen das Ungeborene bestmöglich geschützt ist, gibt es in der Natur nicht, sie ist nicht hierauf vorbereitet. Es kann demnach auch keinen Mechanismus der Natur geben, auf dererlei Störungen angemessen zu reagieren und deren Folgen zu reparieren."

Die Radiologin Prof. Doreen Liebeskind vom Albert-Einstein-College of Medicine an der New Yorker Yeshiva-University fand schon 1980 und bestätigte anhand mehrerer Studien in den Jahren danach: "Ultraschall verändert die **Zellstruktur, Zellbeweglichkeit** und **DNS-Synthese**. Die Auswirkungen der Kavitation auf das Gehirn und die Rückenmarksflüssigkeit sind nicht ausreichend untersucht." Sie warnt vor zu häufigem und zu unbedachtem Ultraschallgebrauch in der Schwangerschaft. Collegeleiter Prof. Robert Bases: "Dr. Liebeskinds Ergebnisse wurden von vier Instituten bestätigt. Es gibt eine verwirrende Ansammlung von Ultraschalleffekten in mehr als 700 Veröffentlichungen seit 1950." Er gibt zu bedenken, dass die Sonographie-Diagnostik weltweit eingeführt wurde und tagtäglich angewandt wird, ohne ausreichende Langzeitstudien, welche die Ungefährlichkeit bestätigen.

Schwedische Untersuchungen fanden im Dezember 2001: Ultraschalldiagnosen an schwangeren Müttern steigern die Wahrscheinlichkeit, dass der Nachwuchs später **Linkshänder** wird, um 32 Prozent. Der hohe Schall verändere die Entwicklung des Gehirns bei Föten.

2007 publizierten Forscher der Yale-University, dass die bei Schwangeren eingesetzten typischen Ultraschallanwendungen bei Mäusen zu **Irritationen der Nervenzellen** führten, sie fanden nicht ihren richtigen Platz im Hirn. Verhaltensstörungen der Mäuse seien möglich.

Kritisch werden von Wissenschaftlern und Medizinern die Folgen des stärkeren **Doppler-Ultraschalls** gesehen. Doppler sollten bei Schwangeren in den ersten Wochen nicht eingesetzt werden. Die Studie der Londoner Krankenhäuser Queen Charlotte und Chelsea wies darauf hin, dass die Wahrscheinlichkeit, das Baby zu verlieren, bei derartigen Diagnosen größer ist als bei konventionellen Standardbehandlungen. Andere berichten von Wachstumshemmung und Sprachstörung.

Im aktuellen Buch 'Der Gynäkologe', herausgegeben von Ärzten des Institutes für Pränatale Medizin der Uni Lübeck, steht: "Die differenzierte Anwendung der Ultraschalldiagnostik in der Gynäkologie erfordert, sich der potenziellen Risiken dieser Methodik bewusst zu sein."

Die weiße Weste der jahrzehntelang als absolut harmlos dargestellten Ultraschalldiagnostik bekommt Flecken. Die Bewertung einer Risikolosigkeit orientiert sich am noch größeren Risiko: dem Röntgen. Das gilt auch fürs Kernspin, die unüberbietbar starken Magnetfelder der Kernspintomographie gelten als weniger schlimm als radioaktive Strahlung beim Röntgenbild. Zu den biologischen Konsequenzen kann man beim Ultraschall und Magnetfeld kaum was sagen, Grundlagenforschung ist rar. Wie so oft in Medizin und Technik gilt etwas solange als sicher, solange die Gefährlichkeit nicht schlüssig bewiesen wurde. Erinnern Sie sich an die Wissenschaftsklausel (Seiten 310, 409, 590 ff., 659 ff.): Man geht bei neuen Technologien zunächst - ganz blauäugig - von einer Unschädlichkeitsvermutung aus; nur wenn sich nach (!) der Einführung konkrete Verdachtsmomente für eine Schädigung zeigen, erfolgt die Überprüfung. Wenn sie dann erfolgt.

Was tun? Ultraschall ist risikoärmer als Röntgen, keine Frage, deshalb in jedem Fall bevorzugen. Aber auch hier, wie immer: Reduzieren wir Belastungen auf ein notwendiges Maß. Und freuen wir uns über die segensreiche moderne Medizin, wenn sie wirklich notwendig sein sollte. Wenn. Das ist sie längst nicht immer. Wir Deutschen sind Weltmeister im Röntgen. Eine Studie der Universitätsklinik Köln 2002 fand heraus, dass viele Ultraschall- wie auch Röntgenuntersuchungen absolut überflüssig sind und zudem auch noch oft falsch interpretiert werden.

Übrigens: Der medizinische Schall ist nach dem 2. Weltkrieg dem militärischen abgeschaut, den Sonaren der Kriegsschiffe. Was Ultraschallwellen alles schaffen: Sie zertrümmern sogar Steine, z.B. Nierensteine. Mit ihnen wird Zahnstein entfernt und Gewebe geschnitten. Es werden Geschwüre behandelt und Bakterienzellwände zerstört. Mit ihnen macht man Meeresbodenuntersuchungen aus Unterwasserfahrzeugen heraus. Sie werden bei Autofokusobjektiven eingesetzt. Sie zerstäuben und vernebeln Flüssigkeiten, z.B. in Luftbefeuchtern und Nebelmaschinen. Im Ultraschallfeld können sogar Gegenstände zum Schweben gebracht werden. Außerdem wirken sie auf das Unterbewusstsein, das macht man sich zu Nutze, z.B. beim "Lernen im Schlaf" oder um das Kundenkaufverhalten zu manipulieren und anzukurbeln.

Resonanz

Für den Schall gilt das gleiche wie für elektromagnetische Felder: Alles ist eine Frage der **Resonanz**. Nur dieser eine bestimmte hohe Ton, diese ganz spezifische Frequenz, lässt Gläser im Schrank platzen oder tut mir besonders weh, kein anderer, auch nicht der noch so ähnliche. So wie ein Radio nur diese eine einzige gewählte Frequenz empfängt und nicht eine andere unmittelbar daneben. Jeder Körper, jedes Organ, jeder Zellkern ist unterschiedlich resonanzfähig für umweltbedingte

Schallwellen: Resonanz 911

Reize. Jeder Mensch, jedes Tier, jede Pflanze... ist individuell und reagiert individuell. Jede Frequenz wirkt frequenzspezifisch, jeder Muskel, Nerv, Knochen, Baum, jedes Hirn, Ohr, Blatt, Gewebe, Wassermolekül... reagiert nach eigenen Gesetzmäßigkeiten und Resonanzprinzipien.

So wird dem menschlichen Kopf eine **Resonanzfrequenz** von 20 bis 30 Hertz zugeschrieben, den Augen bis 90 Hz, dem Brustkorb rund 50 Hz, der Wirbelsäule etwa 10 Hz, dem Unterbauch um 5 Hz und den Beinen 2 bis 10 Hz. Bei speziell diesen Infraschall- bzw. Vibrationsfrequenzen werden im Körper entsprechende Schwingungen angeregt.

Sie haben bestimmt schon selbst erfahren, wie wahnsinnig einen **Infraschall** machen kann, z.B. bei der Autofahrt. Der eine öffnet vorne ein Fenster, der Sommerwind pfeift rein, gut. Ein anderer öffnet ein zweites Fenster, und nun fängt sich der Fahrtwind so unglücklich im Wageninnern, dass es nur so wummert und pulst und Auto wie Insassen unter heftige Druckwellen setzt, unerträglich. Das ist überhaupt nicht laut im akustisch hörbaren Sinne, aber tief einwirkend, schlimmer als der schlimmste Lärm. Sie müssen sofort die Fensteröffnungen oder die Fahrtgeschwindigkeit verändern, ganz schnell irgendwas tun, um aus diesem Gefühl der Folter wieder herauszukommen. Ebenso schlimm ist es im Bett, wenn Sie gerade einschlafen wollen, und wieder geht dies beängstigende, nervende, nur unterschwellige und doch so verbindliche, bedrohliche Brummen, Vibrieren, Tuckern los, zum Haareraufen.

Ultraschall kann genauso zur Folter werden. Dies nervzehrende Piepsen, Pfeifen, Zischen, manchmal gar nicht richtig hörbar, aber mit allen Fasern des Seins wahrnehmbar, zum Laufengehen. Wie die Lehrerin, die mit der Kreide und ihren langen Fingernägeln genüsslich über die Tafel quietscht. Überhaupt nicht laut, aber zum Laufengehen. Die moderne Elektronik belastet uns nicht nur immer mehr mit höheren Elektrosmogfrequenzen, auch mit Ultraschall, an erster Stelle Energiesparlampen. Sie quietschen uns mit unhörbaren 20, 30, 40, 50 Kilohertz die Wohnung voll. Fledermäuse und Delphine würden verrückt. Manche Menschen leider auch, je nach Resonanz und dickem Fell. Nicht nur vom Ultraschall, auch von den Feldern und der gruseligen Lichtqualität der Sparlichter. Hiervon mehr im nächsten und letzten Kapitel "Licht".

Ich kann bestimmte Essgeräusche nicht ab, nicht mal bei geliebten Menschen, bin völlig aus dem Häuschen; Möhren essen oder in der Fernsehwerbung krachend auf Keksen rumkauen, traumatisch. Meine Frau geht mir an die Gurgel, wenn ich am Styropor oder mit dem Messer über den Teller quietsche. Ein Freund könnte zuschlagen, wenn er die leise, ständig wehklagende Stimme seines Nachbarn hört, selbst wenn der einem nie was getan hat. Es muss wirklich nicht laut sein, um einen schier verrückt zu machen. Jeder Mensch ist unterschiedlich, unterschiedlich empfindlich, unterschiedlich empfänglich, beim Schall genau so wie bei Strahlung, Schadstoffen, Schimmel, Allergenen...

So wird Schall gemessen

Beachten Sie die in Ergänzung zum Standard und den Richtwerten herausgegebenen aktuellen "Messtechnischen Randbedingungen und Erläuterungen". Hier finden Sie verbindliche Angaben, womit und wie messtechnisch-analytisch vorzugehen ist.

Bei Messungen von Schallwellen geht es um **Luftschall** und **Körperschall**. Bei beiden sind Untersuchungen der **Frequenzmuster** bzw. **dominierenden Frequenzen** sinnvoll.

Wichtig bei allen Untersuchungen: Bitte **vergleichend** in unterschiedlichen Situationen messen, vor allem bei ein- oder ausgeschalteten Elektrogeräten sowie Sicherungen, falls nötig auch in benachbarten Wohnungen und Häusern und im Freien. So können oft Verursacher eingegrenzt bzw. bestimmt werden.

Luftschall (Lärm, Hörschall, Infraschall, Ultraschall)

Es geht um Messungen der **unbewerteten** und **bewerteten Schalldruckpegel** zur Beurteilung der Schall- bzw. Lärmbelastung, deren Dauerschallpegel und zeitlichen Verläufe.

Zur Beurteilung von Schall- und Lärm werden entsprechende **Schalldruckpegelmessgeräte** und **Mikrofone** eingesetzt. Ermittelt werden, da es um sehr große Unterschiede bei den Schallintensitäten geht, die logarithmischen Relationen zur in Luft bei 20 Mikropascal (bzw. 0,0000002 Millibar) angesetzten Hörschwelle, die als 0 Dezibel (dB) definiert wurde. Eine Erhöhung des Schalldruckes um das Zehnfache ergibt 20 dB mehr an Schalldruckpegel, dies wird vom Menschen meist als etwa vierfach lauter empfunden.

Baubiologische Schallmessungen sollten nicht nur mit der von allen Messgeräten, auch den preiswerten, gebotenen A-Frequenzbewertungskurve erfolgen (also unter Verrechnung der Schallpegel mit dem angenommenen, durchschnittlichen menschlichen Hörvermögen), sondern auch **unbewertet** oder zumindest mit **C-Bewertung**, die deutlich mehr als die A-Bewertung auch niedrigere Frequenzen unter 100 Hz berücksichtigt. Noch besser, realitätsnäher und für biologische Bewertungen sinnvoller ist aus unserer Sicht der vollkommen unbewertete Messwert (linear - Lin, auch Z-Bewertung genannt).

Bei der üblichen **dB(A)-Ermittlung** bleibt der niederfrequente **(Infra-) Schall** und der höherfrequente **(Ultra-) Schall** weitgehend **unerfasst**. Das ist baubiologisch nicht akzeptabel. Die TA-Lärm erwähnt in ihren Richtlinien auch die Belastungen mit tieffrequentem Schall (darunter wird hier der unter 90 Hertz verstanden) und wünscht, dass die dB(C)-Werte nicht mehr als 20 dB über den dB(A)-Schallpegeln liegen. Liegen sie 20 dB und mehr darüber, dann weist das eindeutig auf niederfrequente Schallereignisse hin. Lange Zeit fanden sich diese 20 dB Unterschied zwischen C und A auch in der zuständigen DIN-Norm 45680 (für Frequenzen zwischen 10 und 80 Hz), in einer Überarbeitung von 2011 sind es sogar nur noch 15 dB im Bereich zwischen 8 und 125 Hz, die weitere Untersuchungen nach sich ziehen sollen. Höherfrequente Schallanteile werden von den Normen praktisch überhaupt nicht berücksichtigt, die Bewertungskurven fallen oberhalb des gerade noch hörbaren Bereichs von 20 kHz schnell ab und werden immer unsensibler.

Am Rande darf bemerkt sein, dass das bei Messungen und Bewertungen der "Offiziellen" fast nie beachtet wird. Wir haben so oft offizielle und gerichtlich vereidigte Sachverständige, TÜV-Experten und Universitäre mit der Aussage "35 dB(A), alles okay" erlebt, die nur den definierten Hörschall erfassten und die kritischen 60 oder 80 dB bei tieferen Frequenzen völlig übersahen oder nicht mal in Betracht zogen. Nichts wird so stur eingehalten wie unsinnige Standards. Das wollen wir Baubiologen besser machen.

Je nach Ansprüchen an die **Genauigkeit** der Messergebnisse gibt es gemäß IEC 61672 zwei Güteklassen für Luftschallmessgeräte und deren Mikrofone. Für baubiologische Zwecke reichen meist die **Geräte** der **Klasse 2**, diese sind für alltägliche Aufgaben ausreichend genau. Auf einen weiten Frequenzbereich ist aber zu achten, mindestens von **20 Hz bis 20 kHz**, möglichst noch mehr nach unten und oben, also auch bis in den Infra- und Ultraschallbereich hinein. Spitzengeräte erledigen 50.000 Hertz, gehen noch höher in den Ultraschall. **Geräte** der **Klasse 1** und ihre Mikrofone sind zwar genauer, aber hierauf

Schallwellen: Messung

kommt es bei baubiologischen Messungen und Quellenzuordnungen selten an, eher bei Forschungen und gerichtstauglichen Untersuchungen. Die Klasse 1 bietet standardmäßig einen größeren Frequenzbereich, bei Klasse-2-Geräten muss hierauf geachtet werden.

Messgeräte sollten **Messbereiche** von mindestens **30 bis 130 dB** in mehreren Unterteilungen aufweisen, 20 bis 140 dB sind selten wirklich nötig. Als Zeitbewertung reichen meist "slow" (hier wird der Schalldruck über eine Sekunde hinweg gemittelt berechnet) und "fast" (Messfenster 125 Millisekunden). Gute Geräte erfassen auch nach dem Impuls- (35 Millisekunden) sowie dem Peak- bzw. Spitzenwert-Verfahren. Messgeräte sollten mindestens zwei **Hörbewertungen** aufweisen: A und C, besser noch **A, C und linear**. Ein Stand-alone-Betrieb ist sinnvoll, ein Messwertspeicher sowie die Export- und Auswertemöglichkeit der Messdaten an und über einen PC ebenfalls.

Beim **Ultraschall** bieten sich wegen sehr hoher Kosten für genaue Messgeräte **Indikator**-Lösungen an. Dies sind Geräte, die hochfrequente Töne - z.B. von Fledermäusen oder Insekten, aber auch technische von z.B. Energiesparlampen oder Mücken- und Mausvertreibern - hörbar machen können (Fledermausdetektor bzw. Bat Receiver). Verschiedene Techniken transformieren den Ultraschall in den menschlichen Hörbereich, so wird der Ultraschall akustisch gut einschätzbar. Der Frequenzbereich reicht oft von 16 bis 100 kHz, besser sind bis 200 kHz. Lautstärke, Frequenz und Bandbreite sind meist einstellbar (so dass grob Frequenzbestimmungen vorgenommen werden können), Ausgänge für Kopfhörer, Tonband, Datenlogger oder Spektrumanalyser oft integriert. Erste baubiologische Serienmessgeräte sind in Entwicklung und kommen auf den Markt.

Vorsicht mit **Verfälschungen** bei Schallmessungen. Ideale Messungen sind nur im Freifeld ohne störende Bebauung oder Menschen möglich. Im Nahfeld und im Diffusfeld, die innerhalb von Gebäuden in der Regel vorliegen, kann es deutliche Abweichungen von Messpunkt zu Messpunkt von mehreren dB geben, manchmal noch ausgeprägter. Für sinnvolle Bewertungen bitte möglichst viele Messungen durchführen. Handpegelmesser am ausgestreckten Arm führen und (falls bekannt) in Richtung der Schallquelle ausrichten. Im Zweifel Stativ benutzen. Es ist bei Schallmessungen in der Regel schwieriger als bei Messungen elektromagnetischer Felder, Quelle(n) bzw. Ausbreitungsrichtung(en) zu bestimmen, insbesondere bei tiefen Frequenzen.

Schalldruckpegelmessungen werden üblicherweise und standardgemäß in **Raummitte** durchgeführt, also möglichst weit entfernt von Wänden, Böden und Decken, denn gerade in der Nähe solcher Grenzflächen ist mit Pegelerhöhungen und Pegelschwankungen zu rechnen. Wichtig für die baubiologische Praxis ist aber - wie immer - die Ermittlung der Belastungen dort, wo **der Mensch sich häufig und dauerhaft aufhält**, beispielsweise am Schlafplatz oder in Arbeitsbereichen. Auch hier unterscheiden wir uns wieder von den "Offiziellen", denn das Bett steht meist an der Wand oder in einer Raumecke, nicht mitten im Zimmer, und deshalb ist der hier Nächtigende besonders betroffen. Was sollen Messwerte und Richtlinien, wenn sie nicht den Menschen und seine auf ihn einwirkenden Belastungen zum Maßstab haben?

Neben den Momentaufnahmen sollten **Durchschnittswerte** über eine definierte Zeit (der äquivalente Dauerschallpegel) und **Langzeitaufzeichnungen** der zeitlichen Verläufe der Schallgegebenheiten erfasst werden, speziell bei nur zeitweise auftretenden oder stark schwankenden Schallereignissen. Hierfür wichtig sind Speichermöglichkeiten, entweder im Gerät selbst oder über angeschlossene PCs. Messungen an Schlafplätzen sollten in der Nachtphase wenigstens über 8 Stunden von etwa 23 bis 7 Uhr erfolgen. Es gibt auch die interessante Möglichkeit, vor Ort **Audioaufnahmen** störender Geräusche zu machen und im Nachhinein über entsprechende Computerprogramme hinsichtlich ihrer Intensitäten und Frequenzzusammensetzungen auszuwerten.

Bei den **baubiologischen Richtwerten** gibt es bisher (noch) keine Angaben für Schallwellen. Zur Orientierung einstweilen: **Nachts** sollten **30 bis 35 dB(A)** als Dauerschallpegel möglichst nicht überschritten werden, kurze und seltene Spitzen bis 45 dB(A) sind noch akzeptabel. Die dB(C)-Werte (Berücksichtigung tieffrequenter Schallereignisse) sollten nicht mehr als 15 dB über den dB(A)-Werten liegen, dann ist in der Regel nicht von nennenswerten Belastungen im niederfrequenten Bereich auszugehen.

Körperschall (Vibrationen, mechanische Schwingungen, Erschütterungen)

Es geht um Messungen der **Vibrationen, Schwingungen** bzw. Bewegungen von Bauteilen wie Wänden, Böden, Decken, Heizkörpern, Rohrleitungen, Türen, Fensterscheiben...

Vor genauen Messungen bezüglich Körperschallereignissen bzw. Bewegungen von Bauteilen können **Vortests** mit verschiedenen Stethoskopen (unterschiedliche Frequenzprioritäten) und auch größeren Schraubenziehern (bei denen die Metallstange bis zum Ende durch den Griff hindurchgeht) vorgenommen werden. Diese werden fest auf die zu prüfende Stelle aufgesetzt, so können als ersten Eindruck recht gut die im Hörbereich liegenden Körperschwingungen wahrgenommen und eingeschätzt werden.

Genau erfasst werden Körperschwingungen mit entsprechenden **Schwingungsmessgeräten** und **Sensoren** (Schwing- und Beschleunigungsaufnehmer bzw. Accelerometer). Der gesamte Messaufbau sollte Nachweisempfindlichkeiten der Schwingbeschleunigung **unter 1 mm/s²** (Millimeter pro Sekunde zum Quadrat) aufweisen (das Schwingungsempfinden von Menschen korreliert mit der Schwingbeschleunigung). Als Frequenzbereich sind rund **5 Hz** (besser weniger) **bis zu 10 kHz** (und höher) wünschenswert. Bewährt für den baubiologischen Einsatz haben sich piezoresistive Aufnehmer mit in der Regel Empfindlichkeiten bis 1000 mV/g (g = Erdbeschleunigung = 9,81 m/s²).

Aus den Messwerten - typischerweise Pegelwerte - werden **Beschleunigungswerte** in **m/s²** automatisch berechnet. An Fußböden muss eventuell - je nach Bodenbelag - der schallharte Kontakt zum Estrich hergestellt werden, z.B. per Aufnehmerplateau mit Spikes und Nivelliermöglichkeit, an anderen Oberflächen und Bauteilen müssen die Schwingungsaufnehmer angeschraubt, festgeklebt oder über Magnete angeschlossen werden. Bei Fenstern sind mögliche Eigenresonanzen zu beachten.

Bei nur zeitweise auftretenden oder stark schwankenden Vibrationsereignissen sind wie beim Luftschall **Langzeitaufzeichnungen** durchzuführen. Auch beim Körperschall werden die Messungen bevorzugt in **Daueraufenthaltsbereichen** des betroffenen Menschen durchgeführt. Eine **Auswertemöglichkeit** der Messdaten über einen PC ist sinnvoll.

Bei den Vibrationen gibt es (noch) **keine baubiologischen Richtwerte**. Gegebenenfalls können Schwingbeschleunigungsempfehlungen der ISO 2631 oder Schwinggeschwindigkeitswerte (in m/s) der DIN 4150 herangezogen werden.

Frequenzanalyse

Wie schon erwähnt können sowohl bei Luft- als auch bei Körperschallmessungen selektive Untersuchungen der **Frequenzverteilungen, -muster, -spitzen**... wichtig sein, z.B. um Zuordnungen zu Lärm- und Vibrationsverursachern vorzunehmen oder besonders biologisch kritische Resonanzfrequenzen zu finden.

Solche Frequenzanalysen sollten zumindest im Hörschallbereich **von 20 bis 20.000 Hz** möglich sein, besser noch bis in niedrige Frequenzbereiche **unter 20 Hz bis 5 Hz** (und weniger, Infraschall, Vibration) hinein oder auch in höhere Bereiche **über 20 kHz** (und höher, Ultraschall). Manche Geräte beinhalten schon die Möglichkeit solcher Analysen, andere bieten Zusatzoptionen für diesen Zweck, wieder andere lassen sich an externe Spektrumanalysatoren anschließen oder über entsprechende PC-Programme fahren.

Speziell beim Luftschall ist die Auswertung von **Terzbändern** üblich, praktisch und aussagestark. Ideal wenn der Schallpegelmesser oder das Vibrationsmessgerät dies direkt anzeigen kann (Real Time Analyzer).

Hochauflösende Luft- oder Körperschallmessungen sind mittels schmalbandiger **FFT-Analysen** (Fast Fourier Transformation) mit niedrigen Auflösungen um 1 Hz möglich.

Der Verband Baubiologie **VB** nimmt sich hier wie bei den anderen Standardpunkten die Angaben dieses Buches zu seiner Arbeitsgrundlage. Für den Standardpunkt Schall hat der Berufsverband Deutscher Baubiologen **VDB** keine Richtlinien formuliert.

Schall, Lärm: Erinnern wir uns

Ein gesunder Mensch hört **Schallfrequenzen** von rund **20 Hertz bis 20 Kilohertz**, besonders gut die mittleren zwischen 500 und 5000 Hertz. Zahlreiche Tiere hören noch niedrigere und viel höhere Frequenzen.

Lärm bezeichnet unerwünschten, störenden, belastenden oder gesundheitsschädlichen Schall. Der muss dabei nicht mal sehr laut sein.

Infraschall und **Ultraschall** sind tiefer- und höherfrequente Schallereignisse unter 20 Hz und über 20 kHz, die nicht mehr direkt mit dem Ohr gehört, aber von Menschen wahrgenommen werden, speziell bei hohen Intensitäten - oft unangenehm, belästigend oder gar krankmachend.

Bei **Vibrationen** geht es um spürbare, zumeist störende, nervende bis gesundheitsbelastende mechanische **Schwingungen**, welche Hand in Hand mit Luft- bzw. Hörschall, speziell auch dem Infraschall gehen.

Luftschall (Hör-, Infra- und Ultraschall, Lärm) wird mit empfindlichen **Schalldruckpegelmessgeräten** und Mikrofonen gemessen. Die Maßeinheit ist **Dezibel** (dB). **Körperschall** (Vibration, Schwingung) wird mit **Schwingungsmessgeräten**, Accelerometern und Sensoren bzw. Körperschallaufnehmern ermittelt. Die Maßeinheit ist **Meter pro Sekunde zum Quadrat** (m/s^2), der Beschleunigungswert. Ein Messgerät sollte einen weiten Frequenzbereich erfassen, vom Infra- über den Hör- bis zum Ultraschall, möglichst aufteilbar in verschiedene Frequenzbänder.

Je niedriger und je höher die Frequenzen, desto unempfindlicher reagiert unser Gehör. Dies menschliche **Hörempfinden** fließt in die A-Bewertung, die übliche Messgeräte anzeigen und Standard sind, bereits automatisch ein: **dB(A)**. Die C-Bewertung **dB(C)** berücksichtigt zudem einige (nicht alle) niedrigeren Frequenzen. Ein völlig unbewertetes, ungefiltertes, reales Schallereignis nennt man linear: **dB(lin)**.

Schall und Lärm werden nicht nur mit den Ohren gehört, sondern auch von **Körper** und **Psyche** empfangen. Jeder Körper, jedes Organ, jede Zelle, jeder Muskel, Nerv, Knochen... reagieren unterschiedlich empfindlich auf Schall und Vibration, sind unterschiedlich resonanzfähig.

Lärm ist das **Umweltproblem** Nr. 1 und das **Herzinfarktrisiko** Nr. 2. 20 Prozent sind lärmkrank. Lärmgewöhnung ist ein Trugschluss. Ab **60 dB** empfindet man Lärm als **laut**, ab **90 dB** als **unerträglich**.

Die **TA-Lärm** wünscht innerhalb von Gebäuden tagsüber 35 dB(A) und nachts 25 dB(A), von kurzfristigen Spitzen bis 10 dB abgesehen.

Häufige **Lärmverursacher**: Auto, Flugzeug, Bahn, Baustelle, Industrie, Disco, Musik, Maschinen, Technik, Garten, Sport, Nachbarn, Kinder...

Schall, Lärm: Tipps zur Reduzierung

Bitte beschädigen Sie Ihren empfindlichen Hörapparat nicht. Muten Sie ihm nicht so oft zu hohe Schallpegel zu. Gönnen Sie ihm Pausen, Erholung, Stunden der Ruhe, besonders nachts und in Ruhezeiten.

Sorgen Sie für so geringe Vibrationen wie möglich, speziell nachts.

Bauen Sie schallgedämmt und richten Sie sich entsprechend ein. Integrieren Sie nachträgliche schalldämmende Maßnahmen. Beachten Sie die Schallschutznormen.

Halten Sie Abstand zu offensichtlichen Lärm- und Vibrationsquellen: Autobahnen, Straßenverkehr, Bahn, Flugverkehr, Industrie, Funk-, Transformations- und Umspannanlagen, Windkraftanlagen...

Reduzieren Sie jede unangenehme Schall- und Vibrationsbelastung, auch wenn die von anderen nicht wahrgenommen werden sollte. Schützen Sie sich. Sie sind der Maßstab, nicht andere.

Seien Sie rücksichtsvoll anderen und auch Tieren gegenüber.

Geben Sie ruhig einmal weniger Gas, besonders in Wohnnähe. Ein Vorteil der Elektroautos: weniger Lärm.

Drehen Sie Musik und Sprache unter Kopfhörern (MP3-Player) oder an Boxen und Fernsehern nicht zu laut auf.

Installieren und platzieren Sie Kühlgeräte, Maschinen, Motoren, Transformatoren, Ventilatoren, Klimaanlagen, Heizungspumpen, Wärmepumpen... möglichst Schall- und Vibrations-gedämmt.

Verzichten Sie auf Ultraschall-Piepser gegen Mücken und andere Tiere oder Infraschall-Vibratoren gegen Maulwürfe.

Schädigen Sie Ihr Gehör nicht durch die Strahlung von Handys, Smartphones, Schnurlostelefonen...

Reduzieren Sie medizinische Ultraschalluntersuchungen auf ein notwendiges und vertretbares Maß.

Machen Sie nicht so viel Lärm im Meer: Sportboote, Jet-Skis... Protestieren Sie gegen Sonare im Schiffsverkehr und beim Militär.

Informieren Sie sich anhand der Literaturtipps im Anhang.

Wenden Sie sich an erfahrene, ausgebildete Baubiologen, die nach aktuellem "Standard der baubiologischen Messtechnik" arbeiten.

Schall - Nachlese, und ein bisschen Licht

Es ist beim Schall so ähnlich wie beim Licht, Elektrosmog und bei anderen riskanten Einflüssen: Hier wie dort wird von offizieller Seite nur als **kritisch** angesehen, was der Mensch auch **unmittelbar wahrnimmt**, hört, sieht, fühlt, als fremd erkennt, als unangenehm, störend, schädigend oder verletzend erlebt. Bei Schadstoffen in der Luft, im Wasser oder in Lebensmitteln hingegen käme keiner auf die Idee, nur das als giftig und gefährlich einzuschätzen, was man gut riechen oder unmittelbar schmecken kann oder was zu direktem Schleimhautreiz führt.

So werden die vielen **Schallbelastungen** im nicht mit dem Trommelfell direkt hörbaren Bereich von vielen Wissenschaftlern nach wie vor als Kinkerlitzchen abgetan, und viele Standards und Richtlinien ignorieren diesen Aspekt der tiefer- und höherfrequenten Schallereignisse, unter dem so viele Menschen leiden. Bei den **elektromagnetischen Feldern**, beim Funk gilt - Sie wissen, kaum zu glauben und trotzdem wahr - nur eine Erwärmung von Körpergeweben als biologisch relevant, der thermische Effekt, den wir vom Würstchen im Mikrowellenherd kennen.

Dieser und mannigfaltig weiterer unhaltbarer Unsinn gilt als wissenschaftlich und wird von den Wissenschaftsgläubigen vehement aufrechterhalten. Hierfür wird an allen Fronten gekämpft, nicht nur unter Fachleuten und Politikern, auch vollmundig und mit viel Palaver in Internetforen. Das oft mit falschen Namen verschleiert, feige hinter Pseudonymen versteckt. Vergessen Sie alle Internetbeiträge mit Tarnnamen, hier offenbart sich unendlich viel dummes Zeug, viel Lärm um Nichts. Wer etwas zu sagen hat, gibt sich zu erkennen und steht dazu.

Wenigstens vom **Licht** her weiß man, dass wir mit den Augen nur einen relativ kleinen Teil des gesamten Lichtspektrums sehen können, nur bestimmte Frequenzen, bestimmte Wellenlängen. Aber Licht ist mehr, auch wenn es nicht hell ist: Nicht sichtbares Infrarot-Licht kann sehr heiß werden und zu Verbrennungen führen; nicht sichtbares UV-Licht ebenso, es verbrennt die Haut, macht Sonnenbrand, bräunt uns, verursacht sogar Krebs.

Ein Beispiel dafür, dass auch andere Aspekte des Lichts, welche wir nicht direkt wahrnehmen können, z.B. das **Flimmern** oder das **Farbspektrum**, durchaus wichtigste Wirkungen haben: Im Dezember 2011 berichtet die Fachzeitschrift 'Spektrum der Wissenschaft' von neu entdeckten und nur auf blaues Licht reagierenden Sinneszellen im Auge, die - selbst bei Blinden! - wichtig für unsere innere Uhr bzw. unseren Tag-Nacht-Rhythmus sind, offenbar auch mit Schlaf- und Hormonstörungen, Winterdepression und anderen Leiden zusammenhängen.

Mehr zu dem mindestens genau so spannenden Thema "Licht" auf den folgenden Seiten.

A 9 Stress durch **LICHT**

Licht spielt eine zentrale Rolle im Leben von Mensch und Natur. Licht gehört zu den elektromagnetischen Strahlen und breitet sich mit der unvorstellbaren Geschwindigkeit von 300 Millionen Metern pro Sekunde aus. Sichtbares Licht hat Wellenlängen von etwa 380 (violett) bis 780 (rot) Nanometer (nm). Für unsere Augen unsichtbares "Licht" ist UV- und Infrarotstrahlung.

Die bekanntesten natürlichen Lichtquellen sind die Sonne und das Feuer. Die bekannteste künstliche Lichtquelle ist die Glühbirne, sie kommt der Sonne und dem Feuer am nächsten. Die Glühbirne wurde über 100 Jahre alt. Sie tauchte Innenräume milliardenfach in ein gesundes, warmes, gemütliches Licht. Die letzte Birne wurde von der Europäischen Union im September 2012 endgültig verboten und somit die Lichtqualität in Häusern wesentlich verschlechtert. Wohl dem, der sich einen Vorrat an Glühbirnen angelegt hat.

Die Erforschung der Lichtwirkung auf den Menschen wird erst in den letzten Jahrzehnten von der Naturwissenschaft richtig angegangen. Es steht fest, dass Licht einen entscheidenden Einfluss auf das Wohlergehen und die Gesundheit des Menschen hat. Licht steuert unzählige biologische Funktionen, besonders die Hormonabläufe, den Stoffwechsel, den Vitaminhaushalt, die Stimmung, das Vegetativum, den Schlaf- und Wachrhythmus. Wir leben seit Jahrmillionen im natürlichen Licht mit seinen tages- und jahreszeitlichen Schwankungen und wechselnden Spektralzusammensetzungen. Die Sonne bietet die harmonische Spektralverteilung eines Regenbogens. Jede Abweichung von natürlichen Gegebenheiten kann auf Dauer gesundheitliche Folgen haben.

Das gilt nicht nur für das sichtbare Licht. Auch unsichtbares **UV-Licht** (unter 380 nm) und **Infrarotlicht** (über 780 nm) wirkt auf alles Leben. UV-Licht ist Vitamin- bzw. Hormon-bildend, wirkt sich günstig auf die Leukozytenzahl aus, stabilisiert das Immunsystem, stärkt Drüsenfunktionen, ist stressreduzierend, sorgt für Raumhygiene und Keimvernichtung, verbessert das Raumklima und ionisiert die Atemluft. Infrarotstrahlung durchdringt Wetter und Wolken und schickt uns die wichtige, heilsame Wärme, deshalb ihr Name: Heil- oder Wärmestrahlung.

Etwa 80 Prozent aller Sinneseindrücke sind optischer Natur, laufen somit über die Augen. Eine amerikanische Studie besagt, dass 25 Prozent des gesamten menschlichen Energiehaushaltes für den Sehprozess benötigt werden. Der Mensch ist von Natur aus ein Tageswesen, braucht

Licht

im Wachbewusstsein der Tageshelligkeit entsprechend viel Licht.

Zu wenig Licht ist ungesund, zu viel Licht, besonders UV-Licht, kann Krebs verursachen. Die richtige Dosis Licht, auch UV-Licht, kann wiederum Krebs verhindern. Der Stubenhocker des 20. Jahrhunderts bekommt im Schnitt viel zu wenig natürliches Licht. Ungesunde Blässe ist die Folge, ein schlechtes Immunsystem, verminderte Konzentrationsfähigkeit, Reizbarkeit, Störungen des Biorhythmus und Depression.

Jedem ist die **Winterdepression** bekannt. Sie ist die Folge von zu langem Lichtmangel, und sie kann mit regelmäßiger Lichtzufuhr behoben werden. Trübes Wetter macht trübe Stimmung. Sonne macht sonnig. Lichtmangel verursacht miese Stimmung und Angst, der Hunger auf Süßes und die Lust auf Alkohol steigen, die Sexualität ist reduziert.

Melatonin und Serotonin sind die hauptverantwortlichen Hormone. Sie werden vom Licht gesteuert. Speziell Melatonin regiert weitere Hormonabläufe, den Tag- und Nachtrhythmus, und es ist zuständig für die Krebsabwehr (siehe ab Seite 139 und viele Stellen in den Kapiteln A 1, A 2 und A 3 über Elektrosmog). Ist es im Winter zu oft zu dunkel, halten wir uns zu viel in tageslichtarmen Innenräumen auf oder ist der Ersatz für die Strahlen der Sonne der strahlende Bildschirm, dann gerät der Melatoninhaushalt durcheinander und mit ihm unser Leben, viele Hormonprozesse, die körpereigenen Abwehrkräfte gegen Krebs, der Kalziumhaushalt, die Sehkraft und die psychische Verfassung. Wer Krebs hat oder Depressionen, der braucht tagsüber viel unverfälschtes helles Tageslicht und nachts möglichst viele Stunden wirklich Finsternis.

Selbst der trübste Wintertag ist immer noch heller als ein gut beleuchteter Arbeitsplatz. Hier einige Vergleichswerte in der Maßeinheit Lux:

Sonniger Sommertag	100.000 lx	Heller Arbeitsplatz	1000 lx
Bewölkter Sommertag	30.000 lx	Zimmer-, Bürolicht	100-500 lx
Sonniger Wintertag	20.000 lx	Straßenbeleuchtung	10-50 lx
Bewölkter Wintertag	10.000 lx	Kerzenlicht (1 Meter)	1 lx
Trüber Wintertag	5000 lx	Vollmondnacht	0,2-0,5 lx

Die Forschung der Pro-Klima-Gruppe unter der Projektleitung von Dr. Wolfgang Bischof kam im Januar 1998 zu dem Ergebnis: Die meisten Beschäftigten in Büros, die über gesundheitliche Probleme wie Kopfschmerzen und Leistungsknicks klagen, leiden mehr unter **schlechten Lichtverhältnissen** als unter schlechter Luft oder Lärm.

Tageslicht wird schon durch **Fensterglas** verändert, das UV-Licht ist hinter den Scheiben nahezu verschwunden. Es gibt auch UV-durchlässiges Glas, man sollte dies an einigen Stellen im Haus einbauen, denn - Sie wissen - es ionisiert die Luft und wirkt keimtötend, ist also ein wesentlicher Raumklima- und Hygieneaspekt. Die Augen sind offenbar besonders wichtige Lichtrezeptoren (wenn auch nicht die einzigen), und **Sonnenbrillen** verfälschen die Lichtqualität besonders gründlich.

Kunstlicht verzerrt das natürliche Spektrum, weil bestimmte Spektralbereiche fehlen, andere dafür dominieren. Dazu ist Kunstlicht im Vergleich zu Tageslicht meist viel zu dunkel. Energiesparen hat auch hier seinen Preis. Es gibt nicht das ideale, der Natur entsprechende Kunstlicht. Es gibt nur relativ bessere oder schlechtere Kunstlichtarten. Wer wirklich gesundes Licht will, der verlasse sein Haus und gehe ins Freie. Oder er lasse viel unverändertes Tageslicht in das Haus. Tageslicht ist durch nichts zu ersetzen. Regelmäßige, behutsam dosierte Sonnenbäder auch nicht, trotz UV und Ozonloch (was sich derzeit gottlob bessert).

Kriterien für gutes Kunstlicht

Während des 1. Lichtseminars des Verband Baubiologie in Seligenstadt wurden von mir im April 2012 erste Forderungen zum Thema "Kunstlicht im Haus" vorgestellt und von den gut 100 Teilnehmern akzeptiert. Wir achten in der Baubiologie hauptsächlich auf folgende Aspekte, um ein gesundes, verträgliches, unriskantes Kunstlicht zu gewährleisten:

Kunstlicht **so naturnah wie möglich**, Maßstab ist das Tageslicht.

Aspekt 1 - **Elektrosmog**

Frei bzw. arm an nieder- und höherfrequenten elektrischen und magnetischen Feldern sowie Oberwellen soweit technisch machbar.

Richtwerte: bis 2000 Hz < 10 V/m bzw. < 50 nT - ab 2 kHz < 1 V/m bzw. < 5 nT - Abstand 30 cm - Anlehnung an Computernorm TCO

Optimal: Gleichstrom.

Aspekt 2 - **Lichtflimmern**, Lichtschwankungen, Lichtmodulation

Frei bzw. möglichst arm an nieder- und höherfrequentem Lichtflimmern sowie Oberwellen ("Schmutziges Licht") soweit technisch machbar.

Licht sollte nicht nieder- oder hochfrequent moduliert und auf solche Weise zur Datenübertragung missbraucht werden.

Optimal: Gleichlicht durch Gleichstrom.

Aspekt 3 - **Lichtspektrum**

Ausgewogenes, nicht unterbrochenes Lichtspektrum von UV über alle sichtbaren Farbanteile bis Infrarot ohne überdurchschnittlichen Blauanteil, eher ausgeprägteren Rot- bis Infrarotanteil.

Aspekt 4 - **Farbwiedergabe**

Optimale Farbwiedergabe soweit technisch machbar

Richtwerte: Ra-Wert > 95 gut, > 90 akzeptabel, 80-90 schwach auffällig, 60-80 stark auffällig, < 60 extrem auffällig

Aspekt 5 - **Ultraschall**

Kein Ultraschall

Aspekt 6 - **Schadstoffe**, Gerüche

Keine Schadstoffe oder Gerüche

Aspekt 7 - **Giftige Inhalte**

Keine toxischen Inhaltsstoffe wie z.B. Quecksilber

Aspekt 8 - **Herstellung** und **Entsorgung**

Herstellung und Entsorgung so ökologisch wie möglich

Verbot des Verbotes. Es wurde einstimmig die Zurücknahme bzw. Aufhebung des vollzogenen Glühlampenverbotes und des geplanten Halogenlampenverbotes gefordert.

Experten, Wissenschaftler, Mediziner, Ingenieure, Baubiologen..., alle Seminarteilnehmer waren sich einig: Kein anderes Kunstlicht (Leuchtstoffröhre, Energiesparlampe, LED, Induktionslampe...) erreicht bisher nur annähernd die **Lichtqualität** von **Glüh-** und **Halogenlampen**.

Anmerkung zu Aspekt 2: **LEDs flimmern maximal**, bis in den hochfrequenten Megahertzbereich. Das macht sie für **Datenübertragungen** per Licht attraktiv. Licht kann Funk ersetzen, dank LED. Statt WLAN nun LedLAN, statt WiFi LiFi, auch VLC - Visible Light Communication - genannt (auch Seite 569). Forschung und Entwicklung laufen auf Hochtouren, die Zukunft des drahtlosen Datentransfers im Büro ist Licht, das ist schon marktreif. Noch schneller, noch sicherer, ohne Elektrosmog, ohne Belastung der Nachbarn, Licht geht nicht durch Wände. Schaltet man die Schreibtischlampe oder Deckenleuchte ein, steht er, der PC-Zugang zum Internet. Genauso könnte Mobilfunk per Licht funktionieren. Die Lösung vieler Probleme, der Traum einer funkfreien Welt? Sicherlich ja. Aber ich habe Bedenken, Licht für diesen Zweck zu verändern und in technische Frequenzen zu zerlegen, so wie wir es derzeit per Mikrowelle mit dem Handyfunk, DECT, WLAN... tun. Beim "Lichtfunk" gibt es - wie früher beim Mobilfunk - keinerlei Forschung zum Risiko. Ist Lichtsmog sauberer als Elektrosmog? Was wissen wir? Nichts. Reagieren die Augen, das Gehirn und die vielen anderen Lichtrezeptoren des Körpers nicht vielleicht noch empfänglicher auf den Lichtsmog als die Antenne Körper auf Elektrosmog? Kritische Fragen und keine Antwort. Wenn Datenübertragung, dann nicht drahtlos, weder via Funk, noch via Licht. Das Ideal: Licht im Kabel = Glasfaser. Und wenn "Lichtfunk", so nur gezielt in Arbeitsbereichen, nie als Allgemein- oder Wohnungsbeleuchtung. Also, ich wäre froh, wenn mein Nachbar Licht für seine ständige Datenschaufelei nehmen würde, dann hätte ich Ruhe.

Anmerkung zu Aspekt 4: Der **Ra-Wert**, auch Ra-Index genannt, charakterisiert die **Farbwiedergabe**, ein Qualitätsmerkmal des Lichtes. Enthält eine Lichtquelle alle Spektralfarben, z.B. das Sonnenlicht, dann sehen die Farben der beleuchteten Gegenstände natürlich, optimal aus. Schlechte Lichtquellen mit fragmentarischer oder ungleichmäßiger Verteilung der Spektralfarben, z.B. Energiesparlampen, führen zu unangenehmer, unnatürlicher Farbwiedergabe. Hierfür steht der Farbwiedergabeindex (Ra). Der beste Wert mit der natürlichsten Farbwiedergabe ist Ra 100. Reines Sonnenlicht hat das, Glüh- und Halogenlicht fast: Ra 98 bis 99, super. Tageslicht schwankt meist zwischen Ra 95 und 100. Nach unseren Messungen kommen Energiesparlampen und die anderen Leuchtstoffröhren auf Ra 60 bis 85, LEDs auf Ra 40 bis 90, von ganz mies bis teilweise akzeptabel. Da ist selbst die Kerze besser: Ra 98.

Glühbirne, Halogen, Leuchtstoff, Sparlampe, LED... Kurzübersicht

Normale **Glühlampen** spenden gutes, naturnahes Licht mit ausgewogener Spektralverteilung. Ihr glühender Faden gleicht dem Licht der Sonne, der Kerze, der offenen Flamme. Der Rotanteil ist dezent überbetont, er ähnelt eher der Morgen- und Abendsonne. Glühlampen machen kaum elektrische (Erdung vorausgesetzt) und praktisch keine magnetischen Felder, keine hochfrequente Strahlung, flimmern wenig und das vergleichsweise harmonisch. Das alles ist biologisch vorteilhaft. Sie brauchen jedoch relativ viel Strom, die meiste Energie wird in Wärme umgewandelt. Das ist ökologisch und ökonomisch nachteilig. Glühlampen sind preiswert, halten aber nicht so lange, etwa 1000 Stunden.

Halogenlampen schneiden bei der Spektralverteilung und beim Flimmern genauso gut ab wie Glühlampen. Sie brauchen weniger Strom, haben eine gute Lichtfülle und halten länger. Halogenlicht sollte nicht als Niedervoltsystem mit Transformatoren betrieben werden, weil Lampen, zuführende Kabel (speziell wenn die Leiter voneinander getrennt geführt werden) sowie Trafos starke elektrische und magnetische Felder abstrahlen. Wenn es Niedervolt sein muss: Abstand ein Meter zu Trafos, hin- und rückführende Kabel verdrillen, sternförmig (nicht ringförmig) verlegen, elektronische Vorschaltgeräte bevorzugen, zweipolig und primär schalten. Starke Feldverursacher sind diese unter den Zimmerdecken gespannten Drähte mit ihren Niedervolt-Halogenlämpchen. Hier fließen starke Ströme, die Magnetfelder kompensieren sich durch den großen Hin- und Rückleiterabstand kaum noch (Seiten 86 ff. und 145 ff.), deshalb gibt es Elektrosmog wie unter Hochspannungsleitungen. Halogenbeleuchtungen, die ohne Trafo mit voller 230-Volt-Netzspannung betrieben werden, sind genauso gut wie Glühlampen und aus baubiologischer Sicht zwar empfehlenswert, dafür aus ökologischer Sicht wegen des Stromverbrauchs noch nicht ideal.

Leuchtstoffröhren zeigen eine schlechte Spektralverteilung des Lichtes, völlig zerrissen, absolut naturfremd, brauchen dafür recht wenig Strom und halten länger. Sie enthalten toxische Stoffe wie Quecksilber und gehören auf den Sondermüll. Die Röhren nebst deren Vorschaltgeräten strahlen oft starke elektrische und magnetische Wechselfelder sowie höherfrequente Wellen ab. Ihr Oberwellenanteil - ihr "Schmutz im Feld" (Seiten 70, 94, 136 bis 137, 140 bis 141) ist hoch, höher als bei allen anderen Beleuchtungsarten. Die Folge der Frequenz des Wechselstromnetzes (50 Hertz) und der Elektronik (Trafo 50 Hertz oder elektronisches Vorschaltgerät mehrere zehn Kilohertz) sind Flimmerfrequenzen des Leuchtstoffröhrenlichtes, welche vom Sehnerv und Vegetativum wahrgenommen werden und die bei Mensch und Tier Stress bedeuten. Der "Schmutz im Feld" setzt sich also als "Schmutz im Licht" fort. Das heißt, das Edelgas in der Röhre geht den Netz- und Elektronikfrequenzen entsprechend an und aus, ein Stroboskopeffekt, ein ständiges, nicht direkt sichtbares Hell und Dunkel. Optisch erkennen wir Flimmern bis etwa 50 Hertz, das Gehirn registriert bis zu 1000 Hertz und höher. Das ist Schwerstarbeit fürs Gehirn, es muss das flimmernde Bild in ein ruhiges "übersetzen". Osram schreibt in einer Information für Tierhalter: "Dieser Vorgang kann bei manchen Tierarten Unruhe bis hin zu vegetativen Nervenstörungen auslösen." Bei Glüh- oder Halogenlampen ist der Glühfaden zu träge, deshalb tritt hier das Flimmern seitens der Netzfrequenz viel weniger und ganz anders - nicht so aggressiv - auf.

Leuchtstofflampen werden entweder mit konventionellen Vorschaltgeräten (KVG, Trafo, Drossel, Starter), oft auch mit elektronischen Vorschaltgeräten (EVG) betrieben, die strahlungsärmer (nicht strahlungsarm) sind. Ein EVG funktioniert neben der Netzfrequenz von 50 Hertz mit Elektronikfrequenzen von 20 bis 60 Kilohertz, das führt zu dem typischen, bedenklichen nieder- und höherfrequenten Elektrosmog und Lichtflimmern, gefolgt von nicht enden wollenden Oberwellen. Leuchtstofflampen mit EVG verbrauchen bis zu 30 Prozent weniger Strom und halten bis zu doppelt so lange. Wenn Leuchtstoffröhren, egal ob Vollspektrum oder normal, dann bitte: Abstand halten, mindestens ein Meter, besser mehr, ringsum Metallgehäuse mit vorgesetzten Metallwaben, die erden und somit elektrisch abschirmen. Trotzdem: Das naturfremde Licht bleibt, auch in fünf Metern Entfernung.

Vollspektrum-Leuchtstoffröhren (Bio-Licht, True-Light...) kommen dem natürlichen Lichtspektrum nur etwas näher als normale Röhren und haben auch sonst die gleichen Nachteile. Sie zeigen einen höheren, kalten Blauanteil, was tagsüber in Aktivitätsphasen sinnvoll sein mag, abends und vor dem Schlafengehen jedoch absolut nachteilig ist. Vollspektrumlampen haben statt drei schmalen Spektralfarbspitzen - naturfremd herausgerissen aus dem üblicherweise nicht unterbrochenen, fließenden Gesamtspektrum - nun vier oder fünf. Glauben Sie den Versprechungen der Bio-Tageslichtröhrenhersteller nicht. Sie holen sich mit diesen Systemen nicht "die Sonne ins Haus", die Sonne sieht ganz anders aus, lediglich - in Relation zu der noch schlechteren - die etwas bessere Röhre.

Energiesparlampen sind Leuchtstoffröhren in klein mit allen diesbezüglichen (Vor- und) Nachteilen. Sie wissen: Wenn ich bei Arbeitsplatzuntersuchungen PC-Monitore auf Elektrosmog prüfen soll, dann muss ich erst einmal die Energiesparlampen vom Schreibtisch räumen, um den Bildschirm messen zu können, so feldintensiv sind sie, mehrfach bis zigfach feldintensiver als Bildschirme. Vorteile: meist sparsamer im Verbrauch (nicht beim Neukauf), oft langlebiger (nicht immer). Nachteile reichlich: Elektrosmog, Flimmern, schlechtes Lichtspektrum, schlechte Farbwiedergabe, zu viel blau und UV, kaum Infrarot, Ultraschall, Gerüche und Schadstoffe, meist schlechte Helligkeit, lange Einbrennzeit, aufwändige Herstellung, Sondermüllentsorgung, giftige Inhalte, Quecksilber, "Dirty Power", miese Ökobilanz..., siehe ausführlich ab Seite 927.

Die moderne **LED** (LED = Light Emitting Diode, Leuchtdiode), das Licht der Zukunft. Es gibt noch wenig Erfahrung, noch weniger Forschung, kaum Tests und Veröffentlichungen zu den neuen LED-Beleuchtungen. In Wohnung+Gesundheit (Heft 140, Herbst 2011) wird dies Thema aufgegriffen, speziell was das Lichtspektrum angeht. Öko-Test (Heft November 2011) bringt unsere Messergebnisse und weitere Erkenntnisse von ersten umfassenderen LED-Überprüfungen in Sachen Elektrosmog, Lichtqualität, Verbrauch, Haltbarkeit, Energieeffizienz... Die LED-Technik zeigt sich, was elektromagnetische Felder und Lichtaspekte (Lichtflimmern, Lichtspektrum, Farbwiedergabe) angeht, in ganz vielen unterschiedlichen Varianten, von gut bis miserabel ist alles drin, für den Käufer unberechenbar, man kann kaum etwas pauschalisieren, es gibt von Produkt zu Produkt neue Überraschungen. LEDs sind längst nicht so standardisiert wie Glüh-, Halogen-, Leuchtstoff- oder Energiesparlampen. Man muss vorsichtig sein, es gibt solche und solche. Bei den Sparlampen kann man sich wenigstens darauf verlassen, dass sie alle mies sind, mehr oder minder, bei den LEDs nicht.

Sind die elektrischen und magnetischen Felder bei den einen LEDs akzeptabel niedrig, ähnlich wie bei Glühbirnen und viel besser als bei Energiesparlampen, so fallen sie bei den anderen unerfreulich heftig aus, jedoch seltener derart bedenklich wie bei den Sparlichtern. Ist das Lichtflimmern bei den einen LEDs kaum oder nur schwach ausgeprägt, manchmal sogar noch schwächer als bei Glühbirnen, so ist es bei den anderen derart schlimm, dass es nur noch flimmert, maximal, 100 %, hart, wie ein Stroboskop, nervig, und auch das in verschiedenen Frequenzen. Die Lichtqualität, das Lichtspektrum ist bei allen von uns bisher untersuchten LEDs (es ging immer um LED-"Birnen" in E27-Lampenfassung) ganz deutlich besser als bei Energiesparlampen, homogener, nicht so steilflankig zerhackt und zerrissen, aber noch lange nicht so gut, so ausgewogen - sprich Tageslicht-ähnlich - wie Glüh- oder Halogenbirnen. Manche LEDs neigen zu einem ausgeprägteren, dominierenden Blauanteil, andere zu einem stärkeren Rotanteil. Allen fehlt der

Ultraviolett- und Infrarotanteil. Auch wenn diese Spektralanteile nicht sichtbar sind, sind sie doch ein wichtiger Teil des Gesamtlichtes. Die Farbwiedergabe ist bei LEDs ab und an besser als bei Energiesparlampen, wenn auch hier wieder mit beachtlichen Unterschieden von dürftig über akzeptabel bis gut, aber stets schlechter als bei Glüh- und Halogenlampen. Der Stromverbrauch ist niedrig, das ist nicht zu überbieten. Die Lebensdauer ist lang, ebenfalls nicht zu überbieten. Sie werden am wenigsten warm. Kein Quecksilber! Weniger Elektronik, weniger Chemie, weniger Ausgasung, weniger Sondermüll als bei den Sparlichtern, aber viel mehr als bei den traditionellen Birnen mit Glühfaden.

Erstes Fazit: Einige LEDs - nicht alle - zeigen sich besser (das heißt für uns an erster Stelle: für den Nutzer biologisch verträglicher) als Energiesparlampen oder andere Leuchtstoffsysteme, kommen aber an die Glühbirne oder das Halogenlicht längst nicht ran. Wenn LED, dann auf die oft zu heftigen elektrischen Felder und das manchmal zu ausgeprägte Lichtflimmern achten und Produkte mit akzeptablem Lichtspektrum ohne zu viel Blauanteil und guter Farbwiedergabe bevorzugen. Die Hersteller sollten das deklarieren. Ansonsten bleibt die Orientierung an veröffentlichten Tests (bitte Öko-Test und andere kritische Konsumentenmagazine statt Stiftung Warentest) oder: gezielt messen lassen, besonders wenn es um größere Investitionen und Projekte geht. Wir rechnen damit, dass es beim LED-Licht in den nächsten Jahren noch einige Verbesserungen geben wird. Deshalb: noch etwas Geduld.

Im Öko-Test-Bericht "LED's go!" vom November 2011 mein Statement: "LEDs zeigen sich unberechenbar in ihrer Art, ihren Feldern, ihrem Licht. Es gibt große Unterschiede von Produkt zu Produkt. Die Elektrosmogbelastung ist bei allen Lampen zu hoch, bei manchen wurde die TCO-Norm, die für PC-Bildschirme auf dem Schreibtisch gilt, um mehr als das Zehnfache überschritten. Bedenklich ist zudem das ausgeprägte Lichtflimmern. Erfreulich ist das verbesserte Lichtspektrum im Vergleich zu den Energiesparlampen. Die LED kann das Licht der Zukunft werden - sie bietet uns die Möglichkeiten, es muss nur daran gearbeitet werden. Glüh- und Halogenlampenlicht bleibt aber das Optimum."

OLED, die organische Leuchtdiode? Noch keine Erfahrung.

Glühbirnen und Halogenlampen - Vorrat für die Zukunft anlegen

Nach unseren bisherigen messtechnischen Eindrücken in Häusern und Untersuchungen für Konsumentenmagazine können wir sagen:

Glüh- und Halogenlampen sind beim Feld und Licht wie in jeder Hinsicht biologisch wie ökologisch sehr gut, besser als alle anderen Leuchtmittel, außer beim Verbrauch. Es gibt kaum Unterschiede bei den sowieso nur geringen Feldbelastungen und der guten Lichtqualität, nicht der Rede wert. Unbedingt Vorrat für die Zukunft anlegen! Verschlechtern Sie sich nicht, weil es die EU so will, die wissen nicht was sie tun. Ich habe den Keller voll, so lange kann ich gar nicht leben.

Leuchtstoff- und Energiesparlampen sind die schlechteste Wahl, sie zeigen vergleichsweise hohen Elektrosmog (zigfach mehr als an Computermonitoren zulässig!), miserables Licht und eine ganze Reihe anderer schlechter Eigenschaften. Es gibt geringe Unterschiede bei den negativen Merkmalen, etwas mehr oder weniger mies, aber keine einzige Sparlampe ist akzeptabel. Dafür brauchen die meisten weniger Strom. LEDs sind die Lichtzukunft, ganz wenig Strom. Viele sind zwar besser als die anderen Energiesparer mit Leuchtstoff, aber lange nicht so gut wie Glüh- und Halogenlicht. Die meisten zeigen starke elektrische Felder, einige haben kein bisschen frequenzfreies Normallicht mehr, nur noch Flimmern, manche sind zu blau, dafür fehlendes UV und Infrarot.

Ich empfehle für alle Innenräume, Wohnungen, Büros, Schreibtische altbewährtes **Glühlampenlicht** und **Halogenlicht** ohne Trafos, beides vom Leuchtmittel bis zur Steckdose geerdet oder - noch besser - geschirmt. Über Treppenhäuser, Gartenhäuser, Garagen oder Klos können wir reden. Aber da gibt es dann wieder andere Nachteile. Wenn Sie Energiesparlampen auf dem Klo haben, sind Sie schneller fertig als die hell.

Vorrat, wie? Die EU hat die letzten **Glühlampen zum September 2012** verboten. Die EU will auch dem **Halogenlicht bis 2015** den Garaus machen. Verboten sind die weitere Herstellung, nicht der Verkauf vorhandener Restware, schon gar nicht die Nutzung. Das wissen kluge Verkäufer und haben sich ihre Lager gefüllt. Wenn Sie im Internet googeln, werden Sie Händler finden, die noch Jahre liefern können, z.B. Danell in Neu-Isenburg, Lichtservice Schrader in Hamburg oder Heatball in Niederzier. Ich habe bei Amazon geschaut, auch die bieten noch viel an.

Gesetze haben Lücken: **Spezialglühbirnen stoßfest**, die sind vom Verbot ausgenommen und dürfen weiter auf den Markt. Manufactum bietet sie an, auch andere, in allen Stärken, sogar in matt. Noch ein Ausweg: **G9-Leuchtmittel**, die kleinen leistungsstarken Steck-Halogenbirnchen werden auch nicht vom Verbot erfasst, sie kommen über Adapter in die Lampenschraubfassung. Bezug im Fachmarkt oder z.B. bei Danell. Außerdem: Halogenlampen bekommen Sie noch bis 2015, mindestens.

Verzichten Sie auf zu **viele Leuchtquellen** im Raum. Es gibt in der Natur nur eine Sonne und nur einen Schatten. Es ist eine Unsitte, in Zwischendecken von Wohnräumen und Fluren, in Einbauschränken oder an den durch die Zimmer gespannten Drähten Dutzende grelle Mini-Halogenlämpchen zu installieren, alle mit scharfen Lichtbündeln und scharfen Schattenwirkungen. Das hat mit Lichtharmonie nichts zu tun.

Vergessen Sie nicht: Unverfälschtes, helles **Tageslicht** ist durch nichts zu ersetzen und die **Sonne** nicht durch ein Solarium.

Die dunklen Seiten der Energiesparlampen

Der ehemalige Umweltminister und jetzige SPD-Vorsitzende Sigmar Gabriel ist schuld. Er wandte sich 2007 an die EU und setze denen den Floh ins Ohr, die Glühbirne zu begraben, aus vorgeschobenen Klimagründen, die jeden amüsieren, an erster Stelle die Industrie, die Milliardenumsätze wittert. Immerhin macht die Beleuchtung gerade einmal eineinviertel Prozent beim Energieverbrauch aus. Zügig wird der wirre Plan durchgedrückt, gegen alle Widerstände und Vernunft, unterstützt sogar von Umweltverbänden, Ökoinstituten und Greenpeace, die sich, so drücken es die Medien aus, zum "nützlichen Idioten" machten.

Kommt mit dem Aus der Glühbirne der Abschied von gesunder, naturnaher Beleuchtung? Vergleichen wir das aktuell nahezu zwangsverordnete Sparlicht mit dem guten, ab sofort "alten" Glühlicht etwas genauer.

Der Vorteil der Energiesparlampen im Vergleich zu Glüh- und Halogenlampen ist der niedrigere Stromverbrauch, zumindest bei den meisten Produkten, ein wesentlicher ökonomischer und ökologischer Teilaspekt. Der Vorteil wird jedoch durch eine ganze Reihe von Nachteilen erkauft, auf die seitens der Politik, Industrie, Händler, Medien, Werbung, Verbraucherschützer... meist überhaupt nicht und manchmal nur teilweise hingewiesen wird. Es geht dabei um technisch, biologisch und ökologisch negative oder sogar gesundheitlich bedenkliche Auffälligkeiten und Risiken, welche die Glühbirne praktisch nicht aufweist:

Elektrosmog in niedrigen und hohen Frequenzen, viel mehr als an PC-Monitoren erlaubt, viele Oberwellen, Auflagerungen, Spitzen, Pulse

Lichtflimmern in niedrigen und hohen Frequenzen, reich an steilflankigen Oberwellen, Spitzen, Pulsen, Störsignalen, "schmutzigeres" Licht

Lichtspektrum schlechter, inhomogener, zerhackter, "synthetischer" mit nur zwei bis vier steilen, schmalbandigen Farbspitzen und großen Lücken, stark vom natürlichen breitbandigen Licht abweichend

Farbwiedergabe schlechter, "kühles" Licht, unnatürlich, ungemütlich

Höherer **Blau-** und **UV-Anteil** im Licht, kaum bis kein **Infrarot**

Emission von **Schadstoffen** und **Gerüchen**

Ultraschall in Frequenzen wie beim Elektrosmog und Lichtflimmern

Helligkeit oft schlechter als angegeben, lässt zudem im Laufe der Nutzung teils stark nach

Lange **Einbrennzeit** von mehreren Minuten bis zur vollen Leuchtkraft

Lebensdauer oft schlechter als angegeben, lässt zudem bei vielen Schaltzyklen teils stark nach

Herstellung aufwändig, zehn- bis vierzigfach mehr als bei der Glühbirne

Inhalte giftig: Schwermetalle, Chemie, Kunststoffe, Klebstoffe, Leuchtstoffe, Elektronik, Platine... (radioaktive Stoffe bis 2007)

Quecksilber um die 2 bis 5 Milligramm, manchmal auch mehr, sehr kritisch besonders beim Lampenbruch

Sondermüll, die meisten kommen trotzdem in den Hausmüll

Stromersparnis bei vielen längst nicht so hoch wie angegeben

Elektrosmog nicht nur an den Lampen, sondern rückwirkend auch in der **Elektroinstallation** und in Kabeln, Leitungen und Geräten. **Stör-** und **Fehlströme**, die technische Probleme an Leitungen, Installationen, Geräten, Datenwegen, Bus-Systemen... verursachen können. Höhere **Netzbelastung**, höhere Blindleistung, "Dirty-Power".

Radioempfang durch die starken elektromagnetischen Felder gestört, speziell Lang- und Mittelwellen

Dimmen selten möglich, wenn auch von den Herstellern versprochen, und wenn, dann nur mit speziellen Dimmern und einigen Nachteilen

Ökobilanz und **Klimaschutz** mehr als fragwürdig

Teuer

1. Elektrosmog

"Jetzt auch noch Elektrosmog. Sind Sparlampen doch gefährlich für unsere Gesundheit?" Überschrift in 'Bild-Zeitung' (11. November 2009).

Computermonitore werden aus gesundheitlicher Vorsorge seit vielen Jahren strahlenreduziert hergestellt, und prompt kommt uns die Sparleuchte in die Quere. Die macht in der Schreibtischlampe mehr Elektrosmog als der 24 Zoll große Bildschirm daneben dürfte, viel mehr.

Die Glühbirne erzeugt geringe elektrische und praktisch keine magnetischen Felder. Die Sparlampe macht dagegen neben den üblichen niederfrequenten Feldern des Stromnetzes (in Deutschland 50 Hertz) auch noch weitere höherfrequente Felder als Folge ihrer im Lampensockel integrierten Elektronik (im Bereich von 20 bis 60 Kilohertz), und das mehrfach - sogar zigfach! - heftiger als an PC-Bildschirmen zulässig.

Die Glühbirne emittiert keine gepulsten, getakteten Felder, die als biologisch besonders abträglich gelten, die Sparlampe dagegen reichlich. Glühbirnen verursachen kaum Oberwellen, die Sparlichter zahlreich.

Besonders stark fallen die elektrischen Felder seitens der Sparlampen-Elektronik aus. Testinstitute und Zeitschriften (Öko-Test, 'Guter Rat', 'K-Tipp', Stiftung Warentest, Bundesamt für Strahlenschutz...) fanden an insgesamt 134 überprüften Lampen Feldstärken zwischen 4,8 und 67 Volt pro Meter, bis 67-mal stärker als die weltweit akzeptierte TCO-

Norm an Computerarbeitsplätzen festlegt. Hinzu kommen elektrische Felder der Netzfrequenz und magnetische der Netz- und Elektronikfrequenzen, viel deutlicher ausgeprägt als bei der Glühbirne, die PC-Norm ebenso teilweise erreichend und überschreitend.

Ein spezielles Elektrosmogproblem sind Oberwellen. Glühlampen begnügen sich mit der sinusförmigen Grundfrequenz des Elektronetzes und sind arm an Oberwellen. Elektronisch gesteuerte Systeme wie Energiesparlampen ziehen zahlreiche, steilflankige, harte Oberwellen nach sich, sowohl als Folge der niedrigen Netzfrequenz als auch bei den höheren Elektronikfrequenzen. Ein Feld- und Frequenzsalat ganz besonderen Ausmaßes, und keiner weiß, wie das biologisch verarbeitet wird. Allgemein geht man davon aus: Je stärker die Feldintensität, je höher die Frequenz und je mehr Oberwellen, desto größer das biologische Risiko. Alle drei elektromagnetischen Negativpunkte sind bei der Energiesparlampe zu finden, bei der Glühbirne nicht.

Bei den Energiesparern kommen zu dem ausgeprägten höherfrequenten Elektrosmog der zum Betrieb notwendigen Elektronik noch weitere Pulsspitzen von 100 Hertz. So wird die schon feldstarke Lampe in ihrer Nähe zu allem Übel auch noch so was wie ein gepulster Sender.

"Distanz halten, 1,5 Meter!", fordert Stiftung Warentest wegen der hohen Feldbelastungen. "Sparlicht macht Elektrosmog!", warnt das Fernsehen in 'ARD-Ratgeber Technik'. Dr. Heinrich Eder vom Bayerischen Landesamt für Umwelt klärt auf: "Die als eine Folge des Elektrosmogs der Sparlampen im menschlichen Körper entstehenden Ströme sind 30- bis 100-mal so hoch wie die bei Glühbirnen."

Baubiologen fordern allein wegen dieser nieder- und höherfrequenten Elektrosmogbelastungen zwei Meter Mindestabstand, vorsorglich.

2. Lichtflimmern

"Energiesparlampen flimmern. Das wirkt auf das Gehirn und das Nervensystem." Arbeitswissenschaftler Prof. Dr. Ulrich Burandt und Hirnforscher Prof. Dr. Ulf Eysel in 'Die Welt Online' (27. März 1997).

Ein gewisses, geringes niederfrequentes Flimmern ist bei den Glühbirnen als Folge der Versorgung am Wechselstromnetz zwar auch vorhanden, es fällt aber wegen des trägen Glühfadens und des Fehlens einer eigenen Elektronik vergleichsweise gering, weich, harmonisch aus.

Das Licht der Sparlampe dagegen flimmert, taktet, flackert, prasselt mit nieder- und höherfrequenten Lichtschwankungen und -blitzen als Folge der Netz- und Elektronikfrequenzen, garniert mit nicht enden wollenden Oberwellen. Es flimmert hart und disharmonisch vom niedrigen Hertz- bis in den höheren Kilohertz- und Megahertzbereich, hier beim Licht recht ähnlich wie schon beim Elektrosmog beschrieben.

Periodische Taktereien dieser Art gibt es in der Natur nicht. Natürliches Licht ist gleichmäßig, ohne Frequenz, ohne stroboskopartige Taktung. Im medizinischen Lexikon Pschyrembel wurde Leuchtstoffröhren- und so auch Energiesparlampenlicht wegen der Lichtschwankungen als "Stressfaktor" ausgewiesen. Osram warnt bei der Haltung und Aufzucht von Tieren vor Reaktionen von Unruhe bis Nervenstörungen.

Das Flimmern ist zwar nicht mehr direkt wahrnehmbar, hierfür sind die Augen zu träge. Aber: "Flimmerfrequenzen wirken sich - bewusst oder unbewusst - negativ auf Augen, Gehirn, Hirnströme, Hormone, neurologische Abläufe, Koordination, Nervosität, Stoffwechsel, Glukoseverbrauch, Verarbeitungs- und Steuerungszentren, den kapillaren Blutfluss oder die Schlafqualität aus und können Kopfschmerzen, Migräne oder epilepsieartige Anfälle auslösen." So Dr. Christin Steigerwald an der Ludwig-Maximilians-Universität in München. "Niederfrequente Lichtsignale machen sich in den Hirnströmen bemerkbar." So der Neurophysiologe Prof. Dr. Ulf Eysel an der Ruhr-Universität Bochum.

Die hohe Frequenz der Elektronik moderner Sparlichter führt zu der Behauptung von Medien, Industrie, Händlern, Strahlenschützern, Behörden, sogar Wissenschaftlern, die es wissen sollten, es flimmere nicht mehr. Das stimmt aber nicht, wie wir messtechnisch belegt haben. Nur weil man es nicht unmittelbar wahrnehmen kann, heißt das noch lange nicht, dass es nicht da ist, und dass es biologisch nicht irritiert.

Natürliches Licht gibt's draußen in der Natur, nicht drinnen im Haus, es sei denn am Fenster. Für naturnahes, frequenz- und flimmerfreies Kunstlicht im beleuchteten Innenraum müsste die elektrische Versorgung mit Gleichstrom geschehen. Die baubiologische Idee für die Zukunft: Separate Netzkreisläufe für Gleich- (Licht) und Wechselstrom (andere Elektrogeräte). Oder Gleichrichter, die den Wechselstrom zuverlässig und sauber in Gleichstrom umwandeln.

Das gilt auch für das neue LED-Licht, das am üblichen Wechselstromnetz stroboskopartig heftig flimmert (oft, nicht immer), manchmal noch heftiger als Sparlampen.

3. Lichtspektrum

"Die Glühlampe hat es, das natürliche Spektrum der Sonne. Die Sparlampe hat es nicht." Österreichisches Fernsehen Ö1 TV, Mittagsjournal über "Energiesparlampen können Augen schädigen" (8. März 2008).

"Eine künstliche Lichtquelle birgt umso mehr Gefahren für die Gesundheit, je stärker ihr Spektrum vom natürlichen Sonnenlicht abweicht", warnen Mediziner. Das Sparlicht weicht am gründlichsten ab.

Die Glühlampe und genau so die Halogenlampe bieten ein ausgeglichenes, nahezu naturnahes Lichtspektrum mit den meisten Spektralanteilen und einer lückenlosen, harmonischen Farbverteilung über die gesamte fließende, ineinander übergehende Palette von violett und blau über grün und gelb bis orange, rot und infrarot. Dabei gibt es eine Tendenz zur Abendsonne, zur Wärme, zur Gemütlichkeit, zum Rotanteil.

Der Energiesparer zerrt dagegen zumeist nur zwei bis vier einzelne, ganz schmale Farbanteile aus dem gesamten weiten Lichtspektrum heraus, hinterlässt große Lücken, ist weit weg von natürlicher Lichtharmonie. Das Lichtspektrum der Sparlichter ist schlechter, zerhackter, "synthetischer" als Tageslicht oder das der Glühbirne.

Erste Wissenschaftler und Mediziner machen die schlechte, unausgewogene Lichtzusammensetzung für gesundheitliche Probleme von Immunsuppression über Hormonstörungen bis zu Kopfschmerzen verantwortlich. Prof. Arnold Wilkins von der Essex-Universität in der 'Daily Mail' im Juni 2007: "Die Lampen haben eine unregelmäßige spektrale Verteilung. Das Licht besteht aus einzelnen Spitzen statt aus allen Wellenlängen. Das kann auf Menschen schädlich wirken."

Schon etwas besser, aber nur etwas: die Bioleuchten, die so genannten Tageslicht- oder Vollspektrum-Leuchten, das True-Light. Jene werden oft beworben, als erübrige sich der freie Himmel und das Sonnenbad: "Wie am hellen Tag, angenehm heiter, stressfrei, vitalisierend, Labsal, Antiaging, Abschied von Depressionen, hervorragende Farbwiedergabe, flimmerfrei..." Da ist aber weder Tageslicht noch das volle Spektrum. Die Biolichter haben statt zwei, drei... in den Vordergrund gerückten Farbanteilen, wie bei den Billigbrüdern, nun vier, fünf... Aber das Spektrum ist immer noch voller Lücken, inhomogen und längst nicht so ausgewogen wie Glüh- oder Halogenlicht, geschweige denn Naturlicht. Und es flackert nach wie vor, wenn auch fürs Auge nicht sichtbar.

Lassen Sie sich nicht hinters Licht führen: Die Industrie und mit ihr die Politik und die Medien täuschen vor, die Lichtqualität der Sparlampe sei inzwischen genau so gut wie die der Glühbirne. Das ist nachweislich falsch. Dabei wird gern die Lichttemperatur als "Beweis" herangezogen. Die Lichttemperatur charakterisiert jedoch nur einen kleinen Teilaspekt des großen Komplexes der Lichtqualität, etwas mehr warmweiß oder kaltweiß, etwas mehr gelb gefärbt oder blau. Das hat nichts mit der kritischen Inhomogenität des Spektrums, der Farbverteilung, der Naturnähe zu tun. Bei gleicher Farbtemperatur kann die spektrale Verteilung und Qualität des Lichts völlig unterschiedlich ausfallen.

4. Farbwiedergabe

"Die Energiesparlampen leuchten kalt und seelenlos." 'Financial Times Deutschland' und 'wissen.de' in "Voll auf die Birne" (2. März 2007).

Das Lichtspektrum ist für die Qualität und Gesundheit, für die Naturnähe des Lichtes, für das gesamte Wohlfühlklima wesentlich verantwortlich, auch für den wichtigen Farbeindruck der gesamten Umwelt.

So gestand der Philips-Werksleiter Thomas Mertes in 'Spiegel-TV' ein: "Die Energiesparlampe würde ich nicht dort empfehlen, wo Farben natürlich dargestellt werden sollen. Also beispielsweise über einem Esstisch. Das Essen sieht dann nicht wirklich appetitlich aus. Und das Gegenüber, der Gast, der da sitzt, wirkt ein bisschen gräulich. Und ja, man bekommt sofort den Eindruck, als hätte es ihm nicht geschmeckt." Prof. Dr. Klaus Schreck, Chef-Lichttechniker der Technischen Fachhochschule Berlin in 'Haus&Energie': "Weil die spektrale Zusammensetzung des Sparlichts diskontinuierlich ist, werden die Farben so schlecht wiedergegeben." Die Leiterin der Hamburger Mal- und Zeichenschule, Sabine Gedder, beklagt sich nach dem Wechsel von der Glühbirne zur Energiesparlampe: "Das sieht ja furchtbar aus. Das ist überhaupt keine Farbe mehr. Das Rot ist nun orange geworden und das Gelb kommt mir wie grün vor." Der US-Lichtkünstler James Turrell provoziert: "Was wir mit Energiesparlampen an Strom einsparen, stecken wir in Kosmetika, weil wir so schlecht aussehen."

Beides nicht sehr einladend: das unnatürliche Lichtspektrum und das nervige Lichtflimmern. Beides ist solange vorhanden, wie die Lichtquelle eingeschaltet ist und die nähere oder auch weitere Umgebung erhellt, also kann es hier keine Abstandsempfehlung geben. Ich messe das auffällige Farbspektrum und das Lichtflimmern draußen im Dunklen noch in zig Metern Entfernung zu den Fenstern der per ungemütlichem, kaltem Sparlicht beleuchteten Häuser, so wie das der Fernseher und Computermonitore auch. Spazieren Sie abends an den Häusern vorbei und lassen das Licht auf sich wirken: Hier sieht es einladend aus und dort wie im Super- oder Baumarkt, warum wohl?

5. Blau- und UV-Anteil, Infrarot

"Der hohe Blauanteil im Sparlampenlicht unterdrückt das Hormon Melatonin." Schlafforscher Prof. Dr. Dieter Kunz, Chef der Psychiatrischen Uniklinik der Berliner Charité, in 'Report München' (5. Januar 2009)

Da ist ein hoher Blau- und UV-Anteil im Leuchtstofflicht, den Mediziner kritisch sehen und vor Augenproblemen bis hin zur Makula-Degeneration warnen. Dass dieser Netzhautschaden älterer und zunehmend auch jüngerer Menschen heute viel verbreiteter ist, sei hiermit erklärbar. Bereits ein kleiner Blauanteil habe nach kurzer Zeit einen Einfluss. Blaues Licht sei energiereicher als rotes. Die Kraftwerke der Zellen, die Mitochondrien, würden hierdurch geschädigt, wohingegen rotes Licht reparierend auf die Zellkraftwerke wirke. Das machen sich Augenärzte zunutze, indem sie die Makula-Degeneration operativ durch einen Blaufilter in der Linse abbremsen, der aber das gesunde, reparierende, heilende Rot- und Infrarotlicht passieren lässt. Der hohe Anteil an blauem Licht rege den Organismus über die Hypophyse zudem zur Ausschüttung von Stresshormonen an, diverse Hormonabläufe würden gestört.

Der Schlafforscher an der Charité in Berlin, Dr. Alexander Blau: "Wenn unsere innere Uhr ständig durch das künstliche blauhaltige Licht irritiert ist, wird die Schlafregulierung gestört." Prof. Dieter Kunz, Chef der Abteilung Schlafmedizin an der Charité: "Wir wissen, dass die Unterdrückung des Hormons Melatonin Einfluss auf Tumorerkrankungen hat, aber auch auf Herzinfarkte, auf Depressionen und eine ganze Reihe von Krankheiten." Dr. Werner Mäntele, Biophysik-Direktor der Frankfurter Goethe-Universität: "Auch wenn Warmlicht angegeben wird, bleibt dieser erhöhte Blauanteil." Elektroingenieur und Lichtdesigner Prof. Heinrich Kramer von der Universität Aachen bestätigt: "Es ist immer derselbe schädigende Blauanteil in jeder Energiesparlampe, unabhängig davon, ob warm-, neutral- oder kaltweiß." Dafür fehlt gutes Infrarot, leider.

Es geht auch um UV-Licht. "Hohe UV-Exposition durch Energiesparlampen", lautete der Titel im 'Deutschen Ärzteblatt'. Die britische Gesundheitsbehörde Health Protection Agency warnte vorsorglich. Messungen des Bundesamtes für Strahlenschutz und anderer ergaben, dass der Grenzwert für Ultraviolett in 20 Zentimeter Entfernung fast ausgeschöpft wird. Das Strahlenschutzamt informiert: "Jede UV-Exposition, auch eine schwache, kann Krebs auslösen."

6. Schadstoffe und Gerüche

"Lampe stinkt unerträglich - nichts wie zurück." Leserbeitrag von Rainer S. in 'Testberichte.de' von Stiftung Warentest (19. Mai 2008)

Immer mehr Menschen klagen über üble Gerüche und damit zusammenhängende gesundheitliche Beschwerden beim Betrieb von Energiesparlampen. Bei unseren Messungen für Öko-Test fiel das auch auf. Der Testraum roch intensiv nach Chemie, unsere Augen wurden entzündlich rot und tränten, wir mussten husten und bekamen Kopfschmerzen. Daraufhin hat das Verbrauchermagazin zwei Energiesparlampen von Osram und Ikea in einem Fachlabor erstmals auf Schadstoffe überprüfen lassen und kritische chemische Ausdünstungen in der Raum- und Atemluft gefunden, in diesen Fällen giftige Phenole und Glykole.

Andere wiesen später bromierte Flammschutzmittel nach. Stiftung Warentest spricht nach eigenen Untersuchungen in 'Test' von "flüchtigen organischen Stoffen, welche als gesundheitsschädlich gelten". Grenzwerte für die Raumluft würden überschritten. 'NDR-Markt' findet an fünf stichprobenartig geprüften Sparleuchten dutzende Gifte, auch krebserregende, die ausgasen, wenn die Lampen an und warm sind: Phenole, Styrol, Tetrahydrofuran... ZDF, RTL und andere Medien wollten's nicht glauben, prüften und stellten fest: Es stimmt, die Kompaktleuchtstofflampen emittieren wirklich gefährliche, sogar krebserzeugende bzw. krebsverdächtige Gifte. Wir weisen für 'Spiegel-TV' nach, dass die Gifte aus dem mit Elektronik vollgespickten Lampensockel kommen. Hersteller vermuten "ungefährliche Löt- und Kleberrückstände" und versprechen, das ginge schnell weg. Das tut es manchmal, aber längst nicht immer, es mieft und mieft, auch noch nach Wochen und Monaten.

Keiner weiß Genaues, keiner kümmert sich. Hersteller, Ämter, Politiker, EU, Verbraucherschützer..., keiner führt Untersuchungen durch, um herauszufinden, um welche Substanzen es geht und wie gefährlich diese Gerüche sind. So wie sich keiner der Verantwortlichen um Elektrosmog, Flimmerfrequenz, Lichtqualität oder Ultraschall kümmert. Es waren mal wieder baubiologische Pionierleistungen, die Licht ins Dunkel brachten.

7. Ultraschall

"Energiesparlampen emittieren akustische Schwingungen - Ultraschall." Prof. Dr. Friedrich H. Balck, Institut für Physik und Physikalische Technologien, TU Clausthal (Mai 2009).

Energiesparlichter quietschen mit Ultraschall, den wir zwar nicht mehr direkt hören können wie Vögel, Fledermäuse, Insekten, Delphine..., der aber dennoch da ist und sich störend auswirken kann. Während unserer Messungen für Testzeitschriften und das Fernsehen passierte dieser Zufallsbefund. Die Ultraschallmessgeräte, die wir mehr aus Versehen einschalteten, kreischten in der Nähe der Leuchten und auch noch in weiterem Abstand. Dem sind wir nachgegangen, und es bewahrheitete sich: Ultraschall seitens der integrierten elektronischen Bauteile, bei den einen deutlicher, bei den anderen weniger, aber bei allen zu messen. Interessant: Der Ultraschall zeigt sich in ähnlichen Frequenzmustern wie auch der Elektrosmog und das Licht.

Was bedeutet diese weitere akustische Nebenwirkung des Sparlichts, diese unhörbare höherfrequente Schallbelastung, biologisch, gesundheitlich? Ist das ein weiteres Risiko? Keiner weiß es, wir auch nicht.

Fakt ist: Mit diesen im Elektronikhandel käuflichen Geräten ("Mäuse-Schreck", "Insekten-Ex", "Ameisen-Schock"...), die solche Ultraschallfrequenzen gewollt und gezielt emittieren, werden lästige Tiere vertrieben: Mücken, Zecken, Schaben, Tauben, Ratten, Marder, Maulwürfe, Katzen, Hunde... Und Menschen?

8. Helligkeit

"Jede Lampe büßte schon nach kurzer Zeit deutlich an Helligkeit ein." Stiftung Warentest in der Zeitschrift 'Test' (April-Heft 4/2010).

Anlass für das Glühbirnenverbot ist der bei den Sparlampen niedrigere

Stromverbrauch bei höherer Lichtausbeute, längerer Lebensdauer und einem geringeren Wärmeverlust. Aber gerade bei der Lichtfülle schwächelten die Sparlichter in diversen Tests (Öko-Test, Stiftung Warentest...) und hielten die Hersteller-Versprechen nicht ein. Manche waren sogar dunkler als vergleichbare Glühbirnen. Die Lichtausbeute ist längst nicht immer derart vorteilhaft wie angegeben. Von wegen 11 Watt Sparlicht entsprechen 60 Watt Glühlicht, die Rechnung fällt, je nach Produkt und Nutzung, schlechter aus. Wir haben das unter Praxisbedingungen überprüft, z.B. in Schreibtischlampen, und bei einigen nicht mal die Hälfte der von der Industrie avisierten Lichtfülle gefunden.

Außerdem funktionieren solche Leuchtstoffröhrensysteme nur bei höheren Betriebs- und Raumtemperaturen optimal. Schon bei normaler Zimmertemperatur wird die Lichtausbeute dürftiger, in kühleren Räumen oder im frostig-winterlichen Freien noch viel schlechter. Die Lichtstärke lässt auch mit der Lebensdauer nach, das bei einigen rapide, bereits nach ein paar hundert Stunden. Und das alles fließt in kluge Ökobilanzen nicht ein. Die WDR-Wissenschaftssendung 'Quarks&Co' berichtet: "Im Lichtlabor haben Experten bei Energiesparlampen einige unschöne Macken entdeckt. Beispiel Helligkeit. Diese Sparlampe soll laut Packung genau so hell sein wie eine 100-Watt-Glühbirne. Aber sie ist nicht mal so hell wie eine 60-Watt-Birne. Wer hier zugegriffen hat, dem sind Energiesparlampen ein für allemal verleidet."

Stiftung Warentest kritisiert 2010: "Die Megaman Compact Reflector mit 11 Watt büßte schon nach 2000 Stunden ein Viertel ihrer Anfangshelligkeit ein. Nach 10.000 Stunden lagen die Helligkeitsverluste aller getesteten Lampen zwischen 36 und 50 Prozent." Und: "Von den 28 Lampen sind gerade mal drei gut. Jede verlor schon nach kurzer Zeit deutlich an Helligkeit. Enttäuschend. Selbst große Marken wie Megaman, Osram und Philips haben schwache Produkte im Test. Dass die Energiesparlampen mit der Zeit an Helligkeit verlieren, verringert ihren Umwelt- und Kostenvorteil gegenüber Glühlampen erheblich."

Das Verbrauchermagazin 'Guter Rat' führte einen weiteren Langzeittest durch: "Einen deutlichen Leuchtkraftverlust von über 50 Prozent zeigten Lampen von Praktiker und Hagebau schon nach 2000 Stunden. Sie haben nach Ablauf des ersten Drittels ihrer Lebensdauer bereits mehr als die Hälfte ihrer Leuchtkraft verloren!" Auch niedrige Temperaturen ließen die Sparleuchten schwächeln, was ihren Einsatz im Freien oder kühlen Kellerräumen fraglich werden lässt: So erreichte eine neue Lampe von Hornbach bei 0 Grad gerade mal 45 Prozent ihrer Leuchtkraft. ARD 'Ratgeber Technik': "Im Laufe ihrer Betriebszeit verwandeln sich die angeblichen Sparmeister in Funzeln."

Das lässt die gelobte Helligkeit der Sparlampe schrumpfen, unter die Hälfte und noch weniger. Anders bei der Glühbirne, die bleibt gleich hell, egal ob warm oder kalt, jung oder alt, so lange bis der Faden reißt.

9. Einbrennzeit

"Einige Modelle brauchen über fünf Minuten, bevor sie 95 Prozent ihrer Helligkeit erreichen." ARD 'Ratgeber Technik' zum Thema "Energiesparlampen - Licht und Schatten" (25. Oktober 2008).

Bei unseren Tests mussten wir Geduld üben, bis die Sparlichter endlich zur vollen Leuchtkraft aufblühten, das konnte zehn Minuten und mehr dauern. In den ersten Minuten kamen viele nicht auf die Hälfte der Lichtfülle, manche nicht mal auf ein Drittel. Was bei den Berechnungen der Helligkeit seitens der Industrie gern unter den Teppich gekehrt wird. Und was ihren Einsatz für eine kurze Brenndauer z.B. in Treppenhäusern, Fluren, Toiletten, Badezimmern, Kellerräumen, Garagen... sinnlos werden lässt.

"Sie brauchen zum Teil lange, um ihre volle Helligkeit zu erreichen." So berichtet Stiftung Warentest. "Entgegen den Beteuerungen der Hersteller gönnen sich die meisten Modelle nach wie vor eine quälend lange Aufwärmphase." So bestätigt ARD 'Ratgeber Technik'.

10. Lebensdauer

"Bezüglich der hohen Lebensdauer lügt sich fast jeder in die Tasche." Prof. Dr. Werner Mäntele, Biophysik-Direktor an der Goethe-Universität in Frankfurt, in "Gefährliche Sparlampen" (11. September 2009).

Sicherlich halten viele (nicht alle!) Sparlampen länger als Glühbirnen. Die Hersteller versprechen bis 10.000 Stunden und mehr. Das stimmt nicht immer, und das hängt auch wesentlich von der Nutzung ab. Viele Schaltvorgänge vertragen sie überhaupt nicht. Sie wollen lange durchgehend leuchten und vor dem nächsten Einschalten wieder abkühlen. Wenn nicht, nimmt die Haltbarkeit rapide ab. Viele Sparlampen halten nicht ein Drittel der angegebenen Zeit, einige nicht mal ein Fünftel. Manche gingen im Langzeittest lange vor der Glühbirne kaputt.

Aber wer prüft das nach und geht zum Händler, wer hat noch den Einkaufszettel vom vorigen Jahr? Und: Sie ist viel teurer, die Energiesparleuchte. Kalkuliert man das in die Haltbarkeitsberechnung mit ein, dann schneidet die Glühlampe immer noch recht gut ab.

PZT-Testinstitutsleiter Wolfgang Herter kennt sich mit der Überprüfung von Energiesparlampen aus und bemerkt in der RTL-Fernsehsendung 'Spiegel-TV': "Der Hersteller verspricht eine Lebensdauer, die zehnmal länger ist als bei einer normalen Glühlampe. Das können wir überhaupt nicht bestätigen. Im Dauertest hat sich herausgestellt, dass eine Sparlampe im allerbesten Falle doppelt so lange hält. Das auch nur, wenn sie sehr lange eingeschaltet ist. Das gilt nicht für häufiges Ein- und Ausschalten, dann fällt sie noch viel früher aus als die Glühbirne!"

Der Fernsehkanal 'Kabel Eins' bestätigt: "Dass Sparlampen nicht so lange halten ist wahr. Die Hälfte unserer getesteten Lampen hat es nicht auf die angegebene Lebensdauer gebracht. Im Schnitt hält sie maximal doppelt so lange wie eine Glühbirne. Dafür kostet sie jedoch rund zehnmal so viel." Die Fachzeitschrift 'Guter Rat' in einem Dauertest: "Drei Energiesparlampen verabschiedeten sich schon vor Ablauf von 2000 Betriebsstunden. Dabei hatten die Hersteller über 6000 Stunden versprochen. Am schlechtesten war eine bei OBI gekaufte Sparlampe, die stieg schon nach 462 Stunden aus. Eine normale 75-Watt-Glühlampe hielt dagegen locker doppelt so viele Betriebsstunden."

Öko-Test: "Nach nur 3000 Stunden fielen schon zehn Lampen von sechs Anbietern aus, die ersten drei bereits nach 1500 Stunden. Eine mitgetestete Halogenleuchte brannte dafür nach 3000 Stunden immer noch." Öko-Test-Chefredakteur Jürgen Stellpflug: "Bei Energiesparlampen, die wir getestet haben, liegt so einiges im Argen. Sie sparen viel weniger Energie als behauptet, machen schlechteres und ungesünderes Licht als Glühbirnen, erzeugen Elektrosmog und gehen viel zu schnell kaputt." ARD 'Ratgeber Technik': "Häufige Schaltvorgänge verkürzen die Lebensdauer - entgegen aller Beteuerungen der Hersteller - ganz beträchtlich. Die Lebenserwartung von Sparlampen verkürzt sich dann so weit, dass sie sogar unter der von Glühbirnen liegen kann."

Was das Sparlicht für Bereiche, wo häufig ein- und ausgeschaltet wird, ungeeignet macht, z.B. Flur, Treppenhaus, Küche, WC, Bad, Keller... Bleiben Bereiche, wo sie lange ungestört brennen könnte, z.B. nachts draußen im Garten oder in Tiefgaragen, wenn es da nicht zu kalt ist.

11. Herstellung

"Die Herstellung der Sparlampe verbraucht zehnmal mehr Energie, als die der Glühbirne." Magazin 'Profil Online' in "Das Wolfram-Komplott: EU verbietet Glühbirne auf Wunsch der Industrie" (14. März 2009)

Die Herstellung der Glühbirne ist umweltfreundlich, ökologisch viel verträglicher als die von Kompaktleuchtstofflampen, wie man die Energiesparer fachlicher nennt und was sie ja auch sind: kleine, kompakte Leuchtstoffröhren. Ein Aspekt für die Bewertung von Sparlampen ist die Herstellung. Industrie und Händler sprechen zwar von "umweltfreundlich" und "energiesparend", vergessen aber, dass die kompakte Leuchte zehn- bis vierzigmal mehr Energie bei der Fertigung braucht als die Glühbirne, hinzu kommt die notwendige und aufwändige Sonderentsorgung. Diese Aspekte müssten in die CO_2-Berechnungen und Ökobilanzen einfließen, was selten getan wird.

So kritisiert auch der Heidelberger Arzt und Lichttherapeut Alexander Wunsch in seinem Vortrag "Ja! zur Glühlampe - Ein Plädoyer für ein gesundes Leuchtmittel": "Eine Empfehlung für die Sparlampe auf der

Basis geschönter Berechnungen auszusprechen, ohne die versteckten Kosten für die Herstellung und Entsorgung mit einzubeziehen, führt zur völligen Verzerrung der Tatsachen." 'Spiegel-Online' provoziert: "Um Energiesparlampen an den Mann zu bringen, operieren alle großen Hersteller mit Zahlen, die an Verbraucherbetrug grenzen." Thomas Eckert macht sich in einem Leserbrief an Öko-Test Luft: "Bei der Herstellung der Lampen muss mehr Energie eingesetzt werden, als hinterher im Betrieb eingespart werden kann."

12. Inhalte

"Das Innenleben der Energiesparlampen ist wenig umweltfreundlich." ARD 'Ratgeber Technik' zum Thema "Energiesparlampen - Licht und Schatten" (25. Oktober 2008)

Besteht die alte Glühbirne lediglich aus Glaskolben, Glühfaden, Draht, Halterung und Blechgewinde, so kommt bei der neuen Sparlampe einiges an umweltbelastender und energieaufwändiger Hightech-Elektronik und Chemie hinzu: Vorschaltgerät, Entladungsrohr, Kondensator, Transistor, Generator, Transformator, Zünder, Widerstand, Gleichrichter, Drossel, Schmelzsicherung, Platinen, Elektroden, Starter, Steckverbindungen, Lötzinn, Plastik, Klebstoffe, Leuchtstoffe, verschiedenste chemische Substanzen und Beschichtungen, besonders gefährliches Quecksilber und andere Schwermetalle... Gefährliches Blei, Cadmium und Chrom sind nicht mehr zugelassen und sollten daher nur noch in älteren Lampen - Herstellung bis Juli 2006 - zu finden sein. In den Startern wurde früher das radioaktive Füllgas Krypton-85 verwendet; hierauf wird in neueren Lampen ebenfalls verzichtet.

13. Quecksilber

"Ein einziges Milligramm Quecksilber reicht, um 5300 Liter Trinkwasser zu verseuchen." Wirtschaftsmagazin 'Brand Eins' in dem zehnseitigen Bericht "Aus der Fassung" (Heft 7, Juli 2009).

Jede Sparlampe enthält hochtoxisches Quecksilber, im Schnitt etwa 2 bis 5 Milligramm. Verharmloser nennen das "Spuren". Quecksilber gehört zu den giftigsten und belastendsten Schwermetallen, es wirkt in Mensch und Tier an erster Stelle als Nervengift.

In Ebersberg zerbrach eine Energiesparlampe in der Schlafetage eines Einfamilienhauses und fiel zu Boden. Am selben Abend bekam das vier Monate alte Baby Atemnot und musste mit dem Notarzt in ein Münchner Krankenhaus. Der vier Jahre alte Bruder bekam einen Tag später Hautausschlag am ganzen Körper und in den Tagen danach zuerst vereinzelt und dann totalen Haarausfall, sah aus wie bei einer Chemo. Die Vermutung der Klinikärzte: Vergiftung durch Quecksilber. Das berichtet die 'Ebersberger Zeitung' am 3. März 2010.

"Zerbricht eine Lampe, dann sich zügig in Sicherheit bringen, den Raum verlassen, die Scherben keinesfalls wegsaugen und die Wohnung mindestens 15 Minuten lang intensiv lüften. Die wesentlichste Gefahr von Quecksilber ist, dass es ins zentrale Nervensystem, ins Gehirn, geht. Sehr gefährdet sind Kinder." So der Quecksilber-Experte und Rechtsmediziner Prof. Dr. Gustav Drasch von der Universität München. Öko-Test empfiehlt: "Vorsichtig aufkehren, gut lüften, Schutzhandschuhe tragen, nie Staubsauger einsetzen, Lampenteile gut verpacken und verschließen, als Sondermüll entsorgen. Lampen aus Kunststoff oder mit Silikonhülle, die nicht zerbrechen können, bevorzugen." Was das Umweltbundesamt bei Lampenbruch rät siehe ausführlich auf Seite 960.

Solche mit einer Gummihülle, auch "Lampenpräservativ" genannt, ummantelten Leuchten sind sicherer, denn wenn's passiert, bleibt's in der Hülle. Neuere Sparlampentypen setzen Amalgam-Quecksilber ein. Die sollen das giftige Schwermetall im Bruchfall zumindest bei Normaltemperatur, also wenn die Lampe außer Betrieb ist, noch nicht freisetzen.

Die US-Agentur für gefährliche Stoffe "Haz Mat" (Hazardous Materials) empfahl einer Familie im US-Bundesstaat Maine, die zerbrochene Sparleuchte durch eine Giftmüll-Entsorgungsfirma beseitigen und den ganzen Raum dekontaminieren zu lassen. Kosten: 2000 Dollar. Die Familie solle Ihr Haus zwei Wochen nicht betreten. Andere Experten empfehlen nach dem Lampenbruch das Tragen von Giftschutzmasken im Haus und das permanente Lüften der betroffenen Räume für zwei Wochen. Übertrieben? Wer weiß? Die meisten zucken mit den Schultern. Jeder weiß, sie enthalten eine Palette von Giften, am schlimmsten das Quecksilber, aber keiner weiß, wie damit im Ernstfall einer Freisetzung umgehen; keiner, keine Dienststelle fühlt sich wirklich kompetent.

Und was tun, wenn die Sparlampe, wie es mir bei Messungen für das Schweizer Fernsehen passierte, beim Hereindrehen in die Fassung in der Hand zerbricht und mehrere Glassplitter in der Haut stecken? Ich habe Ärzte, Gesundheits- und Umweltämter gefragt, sie wussten es nicht. Auf der Verpackung gibt es keine Gefahrenhinweise oder Verhaltensregeln. Und von den Verantwortlichen der EU kommt nichts.

Wir wollten es wissen: Geben die Energiesparlampen während der Nutzung Quecksilber frei? Auch das hat noch keiner überprüft. Eine Messung von Quecksilberspuren in der Raumluft ist kompliziert, teuer, grob. Also gingen wir mit den Schwermetallexperten vom Indikator-Labor in Wuppertal einen Umweg, ließen zwei Sparlampen vier Monate nonstop leuchten und zwei gleiche nicht. Danach haben wir den Quecksilbergehalt in allen vier Lampen gemessen, gewogen und verglichen. Es gab keinerlei Unterschied: Die Quecksilbermenge war mit und ohne Dauernutzung absolut gleich. Das könnte bedeuten, dass Quecksilber nicht in die Luft freigesetzt wird und dort bleibt, wo es im Normalfall auch hingehört, nämlich in der Leuchte. Schlimm genug.

Dezember 2010, die Warnung des Umweltbundesamtes: Sparlichter setzen im Bruchfall Quecksilber in die Raumluft frei, bis zu 20-mal (!) mehr als Grenzwerte zulassen, das auch noch Stunden (!) danach. Wir haben also nach Lampenbruch ein richtiges Problem.

Es häufen sich die Anrufe: Bei uns ist eine Sparlampe zerbrochen, und wir wollen nun wissen, ob das zu einem Problem geführt hat, zu einer Belastung geworden ist. Was haben wir für Möglichkeiten? Möglichkeit Nr. 1, die baubiologische Untersuchung: Sammeln Sie in dem verdächtigen Raum Hausstaub (am besten mit einer neuen Staubsaugertüte gründlich saugen) und lassen Sie den Staub in einem Fachlabor auf Schwermetalle bzw. Quecksilber untersuchen. Möglichkeit Nr. 2, die umweltmedizinische Untersuchung: Ihr Arzt braucht Blut und/oder Urin und kann mit Hilfe eines auf solche Analysen versierten Labors den Quecksilbergehalt bestimmen und bewerten.

14. Sondermüll

"Sie schneiden schlecht ab. Nicht in den Hausmüll damit, sondern in den Sondermüll." NDR-Fernsehen 'Markt' (20. Oktober 2008).

Die Entsorgung der Glühlampe ist ebenso umweltfreundlich wie ihre Herstellung, kein Problem, deshalb darf sie in den Hausmüll. Die Sparlampe nicht. Wegen des Quecksilbers und anderer kritischer Inhaltsstoffe gehört der angeblich umweltfreundliche Strahler auf den Sondermüll. Da landet das Gift in den meisten aller Entsorgungsfälle aber nicht, sondern im Hausmüll und von da aus auf der Deponie, im Boden, im Grundwasser, in der Luft, in der Natur, in Tieren und Pflanzen...

"Freigesetztes Quecksilber bewegt sich um den ganzen Erdball und reichert sich in der Umwelt und speziell in der Nahrungskette an. So landet das Quecksilber aus den Sparlampen schließlich auf unserem Teller." Fernsehsender Kabel Eins in 'Abenteuer Leben'.

Bei 20 Millionen Haushalten, die nur einmal pro Jahr nur eine einzige Sparlampe wegwerfen, kämen bereits mindestens 100 Kilo Quecksilber zusammen. Es ist sicherlich noch viel mehr.

"Die EU begrenzt den Quecksilbergehalt zwar auf fünf Milligramm pro Lampe, bei einigen Herstellern ist aber deutlich mehr von dem Schwermetall drin." Bayerischer Rundfunk 'Ratgeber'. "Das ist ein Skandal, weil man doch weiß, wie schwer krankmachend Quecksilber sein kann, dass es die Nerven zerstört, das Gehirn zerstört, dass gerade bei Schwangeren die Föten schwer geschädigt werden." RTL 'Spiegel-TV'.

Man kommt mal wieder aus dem Kopfschütteln nicht heraus: "Seit April 2009 dürfen in der EU keine Fieberthermometer und Barometer mit Quecksilber mehr verkauft werden. Sparlampen schon." Wirtschaftsmagazin 'Brand Eins'. "Zuerst verbieten wir Quecksilber und dann wird es durch die Hintertür dem Bürger mit den Energiesparlampen wieder vor die Nase gesetzt." Markus Ferber, CSU-Vorsitzender im EU-Parlament.

15. Stromersparnis

"Die Einsparmöglichkeiten von Energiesparlampen sind viel geringer als versprochen." 16-seitiger Bericht: "Energiesparlampen - Das Ende einer Erfolgsgeschichte" in Öko-Test, Heft 10/2008 (Oktober 2008).

Sicher brauchen die meisten (nicht alle) Energiesparlampen weniger Strom als die Glühbirne. Aber das ist längst nicht so viel, wie Industrie und Politik uns glauben machen wollen. Schon gar nicht, weil so viele Sparleuchten nicht annähernd die avisierte Helligkeit erreichen, geschweige denn beibehalten, und man allein deshalb zu höheren Wattstärken greifen müsste. Vor drei, vier Jahren noch war auf den Lampenpackungen und in der Werbung zu lesen, dass soundsoviel Watt Sparlicht soundsoviel Glühlicht entsprächen. Heute findet man solche Aussagen immer seltener, weil man inzwischen weiß, dass sie nicht stimmen. Wo vor kurzem angeblich nur 11 Watt reichten, um 60 Watt zu ersetzen, redet man heute bereits von 15 Watt, und meistens reicht auch das noch nicht. Die Hersteller werden mit ihren Aussagen vorsichtiger, die Testzeitschriften passen auf.

Lampenhändler Stefan Schrader aus Hamburg kritisiert in 'Spiegel-TV': "Der Verbraucher wird total getäuscht." Er zeigt eine Reflektor-Energiesparlampe mit 15 Watt (Osram Dulux EL). Sie soll die Lichtfülle einer Reflektor-Glühbirne mit 75 Watt haben, sagt der Aufdruck auf der Packung; ihre Lichtstärke ist hier mit 335 Candela (cd) genannt. Eine 75-Watt-Glühbirne (Osram Concentra R80) wird auf der Packung aber mit 660 cd angegeben, ist also nach Herstellerdeklaration doppelt so hell. Die Industrie widerlegt sich selbst.

Öko-Test: "Die Mehrheit bringt es nur auf 50 bis 70 Prozent Energieeinsparung." Die teuerste Lampe im Test war die schlechteste, sie übertraf in Sachen Stromverbrauch sogar die Glühbirne. "Angenommen, die Lampe brennt zirka drei Stunden pro Tag und damit rund 1000 Stunden pro Jahr, dann kann man im Schnitt 6,50 Euro jährlich sparen." Fazit: "Auf den Geldbeutel des Nutzers wirken sich die meisten Energiesparlampen also deutlich weniger aus, als viele Verbraucher denken." 'Ratgeber Technik': "Der Spareffekt ist viel kleiner als behauptet." Fachbuchautor Thomas Klein in der Zeitschrift 'Natürlich leben': "Bei genauer Betrachtung aller Aspekte gewähren die Energiesparlampen gar keine Energieeinsparnis, nicht einmal gegenüber Glühlampen."

Es gibt so viele Möglichkeiten, Energie effektiv und ohne Nachteile zu sparen, die Energiesparlampe gehört nicht dazu. Das Bundesumweltministerium findet mit Blick aufs Sparlicht: "Deutschland kann seine

Klimaschutzziele auf anderem Weg erreichen." Finde ich auch. Zumal der Lichtanteil am Energieverbrauch bei nur etwa einem Prozent liegt.

16. Elektroinstallation, Störströme, Netzbelastung, Dirty-Power

"Die billigen elektronischen Vorschaltgeräte der Sparlampen sind wahre Dreckschleudern." Fachzeitschrift Wohnung+Gesundheit, Ing. Markus Durrer zum Thema "Beleuchtung" (Heft 125, Winter 2007/2008).

"Der Abschied von der Glühlampe bringt höhere Netzbelastung." Fachzeitschrift 'Elektropraktiker', Netzexperte Jürgen Blum (Heft 6/2009).

"Dreckschleudern", weil elektronisch vorgeschaltete Leuchtstoffröhrensysteme anders als Glühlampen eine Menge Elektrosmog in mehreren niederen und höheren Frequenzbereichen mit vielen Unsauberkeiten, Oberwellen, Spitzen, Pulsen... verursachen. Das gilt übrigens für viele elektronisch gesteuerte Geräte, speziell wenn es bei der Elektronik um ein Billigmassenprodukt geht. Und der auffällig hohe Elektrosmog, der sogar den zertifizierter Computermonitore mehrfach übersteigt, macht nicht beim Gerät oder der Lampe halt, er ist auch rückwirkend in den Zuleitungen bis in die Elektroinstallation hinein feststellbar. Die Feldqualität des ganzen Stromnetzes kann so verschlechtert werden.

Der im Kraftwerk erzeugte und an unseren Steckdosen ankommende Wechselstrom hat normalerweise eine relativ "saubere" Frequenz von 50 Hertz mit einer recht harmonischen Sinusform und wenigen, vergleichsweise gering ausgeprägten Oberwellen. Daran ändern auch typische Stromverbraucher wie Glühlampen nichts.

In vielen modernen Geräten wie Kompaktleuchtstofflampen findet man reichlich Elektronik: Netzteile, Vorschaltgeräte, Gleichrichter, Regler..., welche zahlreiche und stark ausgeprägte Oberwellen und disharmonische Verzerrungen der Stromkurvenform erzeugen.

Oberwellen, hier geht es um ganzzahlige Vielfache der Grundfrequenz. Wir haben es dank Elektronik nicht mehr mit der Grundfrequenz allein zu tun, sondern mit zahlreichen weiteren Frequenzen: Neben z.B. 50 Hz jetzt auch 100, 150, 200, 250, 300, 350 Hz..., oft hoch bis zu vielen 1000 Hz. Oder - im Fall von Sparlampen - neben der Grundfrequenz des elektronischen Vorschaltgerätes von 30.000 Hz auch hier diese vielen Vielfachen mit 60.000, 90.000, 120.000 Hz... Es bilden sich zig, hundert und mehr Oberwellenfrequenzen (auch Harmonische genannt, obwohl sie überhaupt nicht harmonisch sind), die nicht nur das elektromagnetische Feld, sondern auch das Stromnetz "verschmutzen".

Bei Schallwellen würde man bei einem solchen "Schmutz", bei derartigen akustischen Verzerrungen, vom Klirrfaktor sprechen, grausam anzuhören, beim Strom von "Dirty Power".

Und das zieht eine höhere Netzbelastung bis zur Überlastung nach sich. Was die gesamte Netzqualität beeinträchtigt, Fehl- und Blindströme zur Folge hat und zu elektrotechnischen Störungen z.B. bei Datenübertragungen und Bus-Systemen führen kann. In manchen Häusern fließen mit Oberschwingungen garnierte Ströme, wo sie nicht hingehören: auf Rohrleitungen, Erdungen, Datenkabelschirmen oder dem Kabelfernsehen. Das macht auch den Stromversorgern Sorgen, denn die Rückwirkung auf das öffentliche Netz kann Leitungen überfordern und Transformatoren überhitzen. Mehr Sparlampen heißt mehr Probleme.

Der von der Elektronik ausgelöste Frequenzsalat mit allen verzerrten Sinuskurven und Auflagerungen, Spitzen und Pulsen (was man als Sinuskurven kaum noch erkennt, eher als Zackenwirrwarr) ist nicht nur biologisch besonders kritisch (weil der "Elektrodreck" sich - wie zuvor erwähnt - im Elektrofeld, Lichtflimmern und im Ultraschall fortsetzt), er reduziert auch - ein Teufelskreis - die Lebensdauer seiner eigenen Verursacher, nämlich die der empfindlichen Elektronik vieler Elektrogeräte.

17. Radiofrequenzen

"Der Elektrosmog der Leuchten stört den Radioempfang." Neuseelands Energieminister Gerry Brownlee in den Medien (Mai 2009)

Technik stört Technik. Die heftigen höherfrequenten elektrischen Felder und Oberwellen der Sparleuchten werden zu einem Sender und bringen Radioempfänger zum Spinnen. Die reagieren darauf mit Brummen, Pfeifen, Rauschen und Zischen, besonders im Lang- und Mittelwellenbereich. Das kann jeder mit einem simplen tragbaren Radio überprüfen. Wenn schon die Technik durch den Elektrosmog der Lampen gestört wird, was geschieht mit dem viel empfindlicheren biologischen Organismus? Ist der Mensch weniger störanfällig als ein Radio?

18. Dimmen

Lichtservice Schrader: "Wir kennen keinen Dimmerhersteller für Energiesparlampen oder LEDs."

Es wird zwar versprochen, aber nicht wirklich gehalten. Die kompakten Leuchtstofflampen kann man nicht dimmen. Und wenn, dann nur ein paar wenige Auserwählte. Und bei denen wird's auch noch kompliziert. Es braucht einen bestimmten Phasenanschnittdimmer, viele modernen elektronischen Dimmer klappen nicht. Und falls es klappen sollte, dann gibt es je nach Dimmereinstellung ein Heidengeflacker, und davon gehen sie wieder viel schneller kaputt. Das wäre so, als würde man sie ganz oft ein- und ausschalten, tödlich fürs Sparlicht. Außerdem sollen dimmbare Lampen, wenn sie's dann tun, die ersten 100 Stunden mit voller Helligkeit betrieben werden, nur so erreichen sie Leuchtkraft und Haltbarkeit, das sagt Ihnen kaum ein Hersteller.

19. Ökobilanz, Klimaschutz

"Ökologisch gesehen ist das Glühlampenverbot vollkommen wirkungslos." Klimaökonom Dr. Andreas Löschel vom Zentrum für europäische Wirtschaftsforschung ZEW in 'Report München' (5. Januar 2009)

Wenn man das alles zusammenzieht: weniger Lichtausbeute und kürzere Lebensdauer als angegeben, viel höherer Energieaufwand bei der Herstellung, viel mehr umweltbelastende Chemie, Elektronik, Schwermetalle, Kunst- und Leuchtstoffe, ungelöste Rätsel bei der Entsorgung, hohe Kaufpreise..., so steht die Kompaktleuchtstofflampe vergleichsweise blass da, von den gesundheitlichen Sorgen (Elektrosmog, Flimmern, naturfremdes Licht, Schadstoffemissionen, Ultraschall, Quecksilberprobleme) ganz zu schweigen. Von wegen ökologisch.

Wie bitte? Wenn wir wirklich mit der Sparlampe Energie und somit CO_2 sparen sollten, was an sich schon fragwürdig ist, selbst dann würde gar kein CO_2 gespart? So ist es. Weil nämlich jedem Land dank Emissionshandel ein bestimmtes Kontingent an CO_2 zugestanden wird und bei einer Ersparnis auf der einen Seite, in diesem Beispiel bei den Sparlichtern, eine andere Seite die freiwerdende Lücke sofort wieder schließt, beispielsweise der Autoverkehr oder die Kohlekraftwerke. Unter dem Bruchstrich bleibt die wirkliche Klimabelastung mit CO_2 absolut gleich.

Deshalb fordert Prof. Dr. Ottmar Edenkofer vom Potsdam-Institut für Klimaforschung, der führende Experte im Weltklimarat: "Wir brauchen kein Verbot der Glühbirne, wir brauchen einen verbesserten Emissionshandel. Auf das Weltklima hat es keinen Einfluss, was Brüssel da jetzt mit den Energiesparlampen macht." Wirtschaftsforscher und Klimaökonom Dr. Andreas Löschel nickt: "Durch das Glühlampenverbot wird in Europa keine einzige Tonne CO_2 eingespart." Klimaschutz und CO_2 waren aber die zentralen Gründe für das Glühbirnenverbot.

20. Teuer

"Die Sparlampen dienen in Wirklichkeit nur der Umsatzerhöhung der Leuchtmittelhersteller." Dr. Wolfgang Zängl, Gesellschaft für ökologische Forschung in München, in "Informationen zur Energiesparlampe" (September 2009).

Sie kosten zehnmal so viel und oft noch mehr, sind aber nicht zehnmal so gut, schon gar nicht zehnmal so hell, zehnmal so langlebig, so sparsam, so umweltfreundlich...

"Teuer, sinnlos, gefährlich: Mediziner und Klimaforscher warnen vor dem EU-Glühlampenverbot. Rettet die Glühbirne!" ARD 'Report München'. "Glühbirnen werden außerhalb der EU hergestellt, Sparlampen größtenteils innerhalb. Es liegt auf der Hand, dass die Industrie sehr großes Interesse an dieser Gesetzgebung hat." CSU-Europa-Abgeordneter Markus Ferber. "Die Industrie begrüßt das Produktverbot, weil sie an den klassischen Lampen nichts mehr verdient." FDP-Europa-Abgeordneter Holger Krahmer. "Ein gutes Geschäft - für die Industrie. Die Verbraucher zahlen eher drauf." Öko-Test-Chefredakteur Jürgen Stellpflug. "Die EU geht vor den europäischen Konzernen Siemens und Osram in die Knie." Österreichisches Nachrichtenmagazin 'Profil Online'.

Energiesparlampen: Wussten Sie schon...?

"Was da mit den Energiesparlampen auf uns zukommt, ist sicherlich ungeheuer." Der Arzt und Neurobiologe Dr. Dietrich Klinghardt in einem persönlichen Schreiben (Dezember 2009).

"Das Verbot der Glühbirne und die erzwungene Durchsetzung der Energiesparlampe ist ein unglaublich dreister Vorgang. Es ist wohl das erste Mal in der Geschichte der Industrieproduktion, dass ein harmloses durch ein ungleich schädlicheres Produkt ersetzt und auch noch mit einem offiziellen Verbot belegt wird." Dr. Wolfgang Zängl, Gesellschaft für ökologische Forschung in München (September 2009).

"Wir beschließen etwas und warten einige Zeit ab, was passiert. Wenn es dann kein großes Geschrei gibt und keine Aufstände, weil die meisten gar nicht begreifen, was da beschlossen wurde, machen wir weiter. Schritt für Schritt, bis es kein Zurück mehr gibt." EU-Ratspräsident Jean-Claude Juncker, Premier in Luxemburg und dienstältester Regierungschef der Europäischen Union, im 'Spiegel' (27. Dezember 1999).

"Ich werde alles tun, um das Glühbirnen-Verbot in der EU doch noch zu kippen." EU-Industrieausschuss-Vorsitzender Herbert Reul (CDU) in 'Die Welt' und andern Medien (22. Dezember 2010). Es gäbe "nachgewiesene Gesundheitsgefahren". Produktsicherheit und Gesundheit der Nutzer müssten oberste Priorität haben. Der EU-Kommission warf er vor, dass sie "getrieben vom Klimaschutzwahn eine Symbolpolitik betreibt, die weder dem Klimaschutz noch der Gesundheit der Menschen dient". Er fordert die EU auf, "das Verbot unverzüglich außer Kraft zu setzen".

"Diese Leuchten sind nicht gesundheitsschädlich, die EU hat die Sparbirnen vor der Einführung hierauf ausgiebig prüfen lassen." Büro des EU-Energiekommissars Günther Oettinger in 'Die Welt Online' (19. April 2011). Die Wahrheit ist: Die EU hat vor der Einführung der Sparlampen keinerlei Prüfung der gesundheitlichen oder sonstigen Auswirkungen von Elektrosmog, Licht, Flimmern, Farbwiedergabe, Ultraschall, Quecksilberemission im Bruchfall, Giftfreisetzung beim Betrieb... durchgeführt, keine einzige. Der FDP-Abgeordnete im Europaparlament, Holger Krahmer, bestätigt der Leipziger Volkszeitung: "Wenn die EU-Kommission dies behauptet, dann lügt sie." Von Gesundheitsfaktoren sei beim Glühlampen-Verbot niemals die Rede gewesen.

"Es kann doch nicht sein, dass unter dem Deckmantel des Umweltschutzes die beliebten, bewährten und unriskanten Glühbirnen vom Markt genommen und durch gesundheitsgefährdende Produkte ersetzt werden. Durch das unsinnige Glühbirnenverbot wird Sondermüll als Lichtquelle vorgeschrieben." Silvana Koch-Mehrin (FDP), Vizepräsidentin des Europäischen Parlaments, in 'MDR-Aktuell', Nachrichtensendungen und anderen Medien (22. Dezember 2010).

"Kaum eine Maßnahme, die vermeintlich dem Klimaschutz dient, ist beim Bürger so unbeliebt wie das EU-Verbot der guten alten Glühbirne. Und doch wird es durchexerziert, gegen alle Widerstände. Rund 50 neue Stellen haben die klammen Bundesländer geschaffen für Kontrolleure, die ab sofort durch die Läden ziehen und jeden Verstoß melden sollen. Der Zoll ist gehalten, Reisende auf Glühlampen genauso durchzuchecken wie auf Rauschgift oder geschützte Tierarten. Es ist schon frappant, wie sehr diejenigen, die ansonsten bei jedem entdeckten Spurenelement von Schwermetallen oder gesundheitsschädigenden Gasen mit der Forderung nach Verboten und Untersuchungsausschüssen in die Öffentlichkeit treten, dieses Mal bei der Diskussion über die quecksilberhaltigen, Phenol und andere gefährliche Schadstoffe ausdünstenden Energiesparlampen Augen und Ohren verschließen. Selbst wenn Ärzte dem Licht bescheinigen, dass es psychische Schäden verursachen könne, ist das für sie kein Thema." 'Die Welt Online' im Beitrag "Jetzt schlägt die Stunde der Lampenspitzel" (28. August 2012).

"Heimlich still und leise plant die EU schon den nächsten Irrsinn: Nach den Glühbirnen sollen nun auch die Halogenlampen verboten werden." 'Kopp Online', Tageszeitungen und andere Medien (21. März 2012).

Kompaktleuchtstofflampen sind Gasentladungslampen

Wussten Sie schon, dass die umgangssprachliche Bezeichnung "Energiesparlampe" eigentlich für jedes Leuchtmittel gilt, das in Relation zur Glühbirne Energie spart, also auch für LED- oder Halogenlicht? Die so genannten Energiesparlampen, von denen wir hier sprechen, sind kleine Leuchtstoffröhren, deshalb Kompaktleuchtstofflampen genannt. Sie gehören zu den Gasentladungslampen, sind vom Aufbau **Quecksilberdampflampen**, weil sie mit einer Gas-/Quecksilbermixtur gefüllt sind, welche zum Leuchten gebracht wird, was dies "zerhackte" und deshalb problematische Quecksilberdampflicht mit den ausgeprägten Blau- und UV-Peaks zur Folge hat.

Märchenstunde mit Minister Sigmar Gabriel

Wussten Sie, dass Ex-Bundesumweltminister Sigmar Gabriel von Energiesparlampen überhaupt keine Ahnung hat und falsche Geschichten über sie verbreitet? Sparlicht-Fan und EU-Glühlampenverbot-Initiator Gabriel verkauft zu seinem Wahlkampf 2009 für eine Schutzgebühr von einem Euro höchstpersönlich 5000 dieser feldintensiven, flimmernden, Quecksilber-haltigen, Chemie-ausgasenden, ökologisch wie auch ökonomisch fragwürdigen Sondermüll-Leuchtkörper an die schlecht informierte Bevölkerung und taucht hiermit 5000-mal mehr den Innenraum in ein naturfremdes Licht. Er meint, seine Energiesparleuchte sei besser als alle bisher getesteten, denn es gäbe große Qualitätsunterschiede, die deutschen Produkte seien hochwertiger als die aus dem Ausland, und die Testzeitschriften hätten wohl unglücklich ausgewählt. Wir untersuchten daraufhin des Ministers Spezialanfertigung im Auftrag des 'Spiegel-TV'. Es ging um eine 14 Watt Osram Dulux-Star warmweiß aus deutscher Fertigung, mit seinem Konterfei nebst SPD-Werbesprüchen auf der Verpackung. Das Ergebnis: **18-mal feldintensiver** als PC-Regelwerke an Bildschirmen gebieten. Von wegen besser, ganz im Gegenteil - sie macht elektrisch wie magnetisch **noch mehr Elektrosmog** als die 16 zuvor von Öko-Test geprüften Modelle und flimmert und mieft mit ihnen um die Wette. Von den 30 Prozent weniger Helligkeit, welche sie im Vergleich zur 75-Watt-Glühbirne zeigt, und vom Quecksilbergehalt ganz zu schweigen. Derweil spekuliert man, aus welcher Tasche denn die 5000 Sparlampen bezahlt wurden.

In der ARD-Fernsehsendung 'Hart aber Fair' wurde Gabriel mit kritischen Sachargumenten und Filmbeiträgen über die gesundheitlichen Risiken, den ökologischen Unsinn und den Verlust an Gemütlichkeit dank Sparlicht konfrontiert, und er reagiert: "Wenn's nun gar nicht mehr gemütlich ist, schlage ich Kerzen vor." SPD-Bundesumweltminister Sigmar Gabriel, Ex-Bundesumweltminister Jürgen Trittin von den Grünen und Bayerns CSU-Umweltminister Markus Söder waren sich in der ARD-Diskussionsrunde mit der Industrievertreterin Hildegard Müller vom Bundesverband der Energiewirtschaft schnell einig: All die vielen vorliegenden Fakten, die für die zum Verbot stehende Glühbirne und gegen die Energiesparlampe sprächen, seien lediglich "Vorurteile". Und solche Figuren machen wir zu Spitzenpolitikern.

Nordseeinsel Norderney: Erster!

Wir wollen die ersten sein: Norderney. Die Nordseeinsulaner zeigen vorauseilenden Gehorsam, fegen ihre Heimat so schnell wie möglich von Glühbirnen leer und stellen auf Sparlicht um, um so ihr Eiland als Öko-Refugium zu profilieren. Und alle machen mit: Stadtrat, Bürger, Hotels, Kneipen, Geschäfte, Schulen, Krankenhaus, Straßen, Strandpromenaden... Wer eine Glühbirne abgibt, bekommt sogar eine **Abwrackprämie**. So kann man auf Norderney heute schon erleben, was in den nächsten Jahren das ganze Festland ereilt: dies gewisse kühle Flimmern aus jeder Laterne, aus jedem einst so gemütlichen Haus.

Aber: Es gibt auch auf Norderney ein paar Abtrünnige, die es kapiert haben, die kaufen Glüh- und Halogenbirnen auf Vorrat, für kommende schlechtere Zeiten. Heimlich freut sich der Elektroladenbesitzer. Ein

Tourist schüttelt den Kopf: "Die Einen kriegen Prämien, wenn sie ihre intakten Glühbirnen abgeben und die Anderen bunkern; da kann man doch gleich umverteilen."

Quecksilberlicht aktiviert Quecksilber im Körper

Quecksilberlicht, biologisch und medizinisch brisant? In jedem Mensch findet man mehr oder minder viel toxisches und neurologisch schädigendes Quecksilber. Es wird über Impfungen, Amalgam, Ernährung, Umwelt... und nun auch über zu Bruch gegangene Energiesparlampen aufgenommen. Dieses gefährliche Schwermetall reichert sich im Laufe der Zeit im Organismus an und kann nur schwer wieder ausgeschieden werden. Es wird auf Dauer im Fett-, Nerven- und Bindegewebe, in Haut und Hirn abgelagert. In Fettgeweben richtet es nicht ganz so viel Schaden an, da sie wenig durchblutet sind und der Stoffwechsel niedrig ist.

Der Heidelberger Arzt und Lichttherapeut Alexander Wunsch hält es für gut möglich, dass dies so genannte Quecksilberdampflicht (hierzu gehören Energiesparlampen, Leuchtstoffröhren und Flachbildschirme) das im Körper vorhandene Quecksilber **mobilisieren, aktivieren** und somit wieder **giftiger** machen kann. Aber wie? "Quecksilber soll aus der Röhre nicht herauskommen, sagt man. Was aber rauskommt, das sind die Photonen, welche das Quecksilber emittiert, wenn es vorher in der Röhre angeregt wurde." Die Energiesparlampe gibt also in gewisser Weise Quecksilber als Licht ab, selbst wenn das Quecksilber als Stoff drin bleibt. "Dies Quecksilberlicht mit seinen typischen Frequenzlinien gelb, gelbgrün, türkis, indigo und violett geht unter die Haut bis in die Fettgewebsschichten und bringt das dort vorhandene **Quecksilber in Resonanz**, in einen Anregungszustand, in einen reaktionsfähigeren Zustand, als wenn es in Ruhe gelassen würde. Insofern interessiert es, ob in einer Leuchte Quecksilber schwingt oder nicht." Quecksilberlicht macht Quecksilber im Körper gefährlicher als es ohnehin schon ist?

Es gibt wenig Forschung zu diesem Thema. Einige Autoren berichteten schon in den ersten Jahrzehnten des 19. Jahrhunderts über solche und ähnliche Vorgänge. Im April 1933 beschreibt der Wissenschaftler Dr. P. Niederhoff "ganz deutliche **Veränderungen im Blutserum**", und zwar "bewirkt durch **Quecksilberlicht** nach kurzer Bestrahlungszeit und länger über die Bestrahlungsdauer hinaus". Dabei sei die Frequenz des Lichtes für den blutverändernden Effekt maßgeblich verantwortlich.

Der deutsch-amerikanische Arzt und Neurobiologe Dr. Dietrich Klinghardt bestätigt aus seiner medizinischen Praxis: "Wir benutzen seit 15 Jahren spezielle Quecksilberlampen, um Quecksilber unter kontrollierten Bedingungen im Körper zu mobilisieren. Der Patient liegt für etwa 20 Minuten darunter, dann spritzen wir den Chelatbildner DMPS - und es kommt **viel mehr Quecksilber aus dem Körper** heraus, als es ohne das Licht der Fall gewesen wäre."

Schwindel, Schwäche, Kopfschmerz, Probleme

Nach unserer Erfahrung dürften die im Einfluss von Energiesparlampen und anderen Leuchtstofröhren beschriebenen Beschwerden sich - neben Elektrosmog und schlechter Lichtqualität - auf die **Licht-Flimmerfrequenzen** beziehen. Manche Menschen leiden unter Unwohlsein, Kopfdruck, Schwindel, Schwäche, Zittern, Muskelzuckungen, Nervosität, Konzentrationsverlust, Kältegefühl, neurologischen Störungen, Konzentrationsverlust, Symptomen wie bei Unterzuckerung und anderen unheilvollen Problemen. Nimmt man im Experiment die Flimmerfrequenz weg, beispielsweise durch Gleichstrom-Vorschaltgeräte, lassen die Beschwerden nach. Für einen abträglichen Effekt des Flimmerns spricht ebenfalls, dass die Probleme auch bei größeren Abständen zu den Leuchten auftreten, z.b. wenn sie an Zimmerdecken montiert sind oder noch entfernter in hohen Hotelfoyers, Kaufhäusern oder Veranstaltungshallen. In solch großen Abständen gibt es keinen Elektrosmog mehr, denn der ist bei einer einzigen Sparlampe räumlich auf gut einen Meter begrenzt, bei mehreren bis zu gut zwei Meter und bei vielen bis zu drei Meter, darüber hinaus gibt es nur das miese Licht und Flimmern, welches den ganzen beleuchteten Raum erfasst.

Kommen mehrere Faktoren zusammen, Feldbelastungen durch die Nähe zur Leuchte plus Flimmerfrequenzen plus schlechtes Lichtspektrum, scheinen die Negativreaktionen besonders ausgeprägt zu sein. Jeder Mensch reagiert anders, und Elektrosensible zeigen sich besonders betroffen. Wir haben Leute kennen gelernt, die auf Leuchtstofflicht, z.B. in Restaurants oder Supermärkten, auch dann recht spontan mit Beschwerden reagieren, wenn sie noch gar nicht wissen, um welche Art von Leuchtmitteln es in diesem Raum überhaupt geht.

Unter Sparlicht nahm bei einem Kind die Übererregbarkeit zu. Bei einem Parkinson-Patienten wurde das Zittern in den Armen stärker, bei einer Borreliose- und Polyneuropathie-Kranken die Schmerzen in ihren Beinen, bei zwei an MCS erkrankten die Schwindel- und Taubheitsgefühle. Ohne Sparlicht wurde alles schnell besser. Bei einer jungen MS-Kranken bricht im Einfluss des blauhaltigen Flimmerlichts die Konzentrations- und Merkfähigkeit zusammen. Einige fühlen sich einfach nicht wohl, wollen raus aus dem Raum. Viele merken nichts. Ich wäre ganz besonders bei neurologischen Erkrankungen sehr vorsichtig.

Heiße Birne - Energieverlust?

Es wird beteuert, die Glühbirne würde zu heiß und Energie somit verpuffen, sicherlich teilweise zu Recht. Aber zumindest in der kalten und dunklen Jahreszeit geht keine Energie verloren, kommt doch die Glühbirnenhitze der allgemeinen Raumerwärmung zugute. Und ganz so kalt bleibt die Energiesparlampe auch nicht, schafft sie doch nach unseren Messungen bis zu **90 °C Temperatur** auf ihrer Oberfläche.

11 Watt so hell wie 60 Watt?

Wir haben für Öko-Test 16, für den Schweizer Fernsehsender TSR 10 und für Spiegel-TV drei Energiesparlampen gemessen und mit Glüh- und Halogenlampen verglichen. Wir hätten manche Aspekte gar nicht so kritisch beleuchten müssen, denn die Hersteller bieten selbst bereits fragwürdige Einblicke. Auf der Lampenpackung der **Lumenwert**, die Maßeinheit für die Lichtausbeute. Megaman, Osram, Philips und Co. geben den Wert der von uns geprüften 60-Watt-Glühlampen mit 710 bis 720 Lumen an, bei den angeblich gleichwertigen 11-Watt-Sparlampen - je nach Produkt - aber nur mit 347 bis 600, im Mittel 513 Lumen, deutlich weniger, welch Widerspruch. Beispiel unserer Prüfungen für Öko-Test: Die 60-Watt-Glühlampe von Philips (unter 1 Euro) verspricht laut Hersteller 710 Lumen und die "gleichhelle" 11-Watt-Sparlampe von Isotronic (6 Euro) nur 347 Lumen, **nicht mal die Hälfte**. Fällt dem Konsumenten die offensichtliche Mogelpackung nicht auf?

Die erste geschirmte Sparlampe auf dem Markt

Megaman Sensible, ein Energiesparlicht, welches dank der leitfähigen Beschichtung das **elektrische Feld reduziert** und die technische Machbarkeit demonstriert. Ein Weg in die richtige Richtung. Die Schutzwirkung von "bis zu 90 Prozent" schafft es aber noch nicht, die TCO-Computernorm einzuhalten. Außerdem gilt diese Schutzmaßnahme nur für das elektrische Feld und nicht für das magnetische, auch das liegt nach wie vor über der PC-Richtlinie.

Rüge des Deutschen Presserates

"**Das ist kein Licht, das ist ja Dreck!**", zitierte Öko-Test die spontane Reaktion eines Lichtexperten, nachdem er unsere Aufzeichnungen der elektromagnetischen Felder, des Lichtflimmerns, des Lichtspektrums und der Farbeindrücke der Sparleuchten sah. Dafür wurde das Magazin auf Antrag des Lampenfabrikanten Megaman vom Beschwerdeausschuss des Deutschen Presserates kritisiert. Das aber nicht wegen des berechtigten Inhalts der Aussage ("Dreck!"), sondern weil sie anonym, ohne Namensnennung gemacht wurde. Weitere Beschwerden von Megaman zum Inhalt des Öko-Test-Berichtes (Lichtspektrum, Lichtqualität, Testkriterien...) wurden vom Presserat nicht akzeptiert.

Dumm gelaufen: Amtliche Falschmessungen

Die Schweizer Bundesämter für Gesundheit (BAG) und Energie (BFE) untersuchten im Schulterschluss mit der Industrie (Osram, Philips) 11 Sparlampen, fanden und veröffentlichten im November 2004 **viel zu niedrige Feldstärkewerte** seitens der Lampenelektronik, nämlich unter 1 Volt pro Meter (V/m) und somit noch unter dem sensiblen Richtwert der Computernorm TCO. Kein Wunder, denn die eingesetzten Messgeräte und Stabantennen waren - gewollt oder nicht - für diesen Zweck gar nicht geeignet, nicht mal TCO-tauglich. Folge: falsche Resultate, falsche Rückschlüsse, falsche Entwarnung. Trotz mehrfacher sachlicher Kritik haben die Schweizer ihre falschen Angaben jahrelang nicht korrigiert oder kommentiert. Dafür werden deren voreilig entwarnenden Elektrosmogergebnisse in allen Medien verbreitet und die Politik ruht sich hierauf aus, so auch Umweltminister Sigmar Gabriel, der Sparlampenbegeisterte, und die EU, die damals den Siegeszug gegen die Glühbirne auch aufgrund solcher Falschmessungen vorbereitete.

Gut fünf Jahre später messen dieselben Ämter noch mal 11 Sparlampen (diesmal nach einem neu entwickelten Standard), finden und publizieren im Frühjahr 2010 verblüffend hohe Messwerte: 10-71 V/m, **die höchsten Ergebnisse** aller Tests der letzten Jahre. Jetzt, nachdem das EU-Verbot für Glühbirnen rechtskräftig ist und die Energiesparer freie Bahn haben, wittern die Amtlichen endlich das längst bekannte Elektrosmogrisiko und fordern sogar einen vorsorglichen Sicherheitsabstand.

Realistische Messergebnisse

Bei Untersuchungen von Testzeitschriften, anderen Medien, Instituten und Ämtern fallen die elektrischen Felder der höheren Betriebsfrequenzen der Sparleuchten (seitens der Elektronik im Lampensockel) besonders heftig aus. Es folgen die Messergebnisse in Volt pro Meter (V/m). Zur Erinnerung: 1 V/m ist der TCO-Richtwert für Computer.

Baubiologie Maes	50 Lampen	bis 2012	7-45 V/m
Öko-Test *	16 Lampen	2008	7-12 V/m
Spiegel-TV, Minister Gabriel *	3 Lampen	2008	15-18 V/m
Schweizer Fernsehen TSR *	10 Lampen	2010	13-38 V/m
Dokumentarfilm 'Bulb Fiction' *	5 Lampen	2011	10-45 V/m
Schweizer Magazin 'K-Tipp'	14 Lampen	2007	7-40 V/m
Verbrauchermagazin 'Guter Rat'	12 Lampen	2009	16-41 V/m
Stiftung Warentest 'Test'	55 Lampen	bis 2008	7-67 V/m
Bundesamt Strahlenschutz BfS	37 Lampen	2008	4,8-59 V/m
(eine machte nur gut 1 V/m, eine speziell geschirmte von Megaman)			
Schweizer Bundesämter für	11 Lampen	2004	unter 1 V/m
Gesundheit BAG und Energie BFE	11 Lampen	2010	10-71 V/m

* Messungen wurden von der Baubiologie Maes durchgeführt

Stiftung Warentest misst und kehrt unter den Teppich

Wussten Sie, dass Stiftung Warentest den Elektrosmog an Energiesparlampen zwar misst und in der Tabelle ihrer 'Test'-Zeitschrift aufführt, jedoch in der Gesamtbewertung überhaupt nicht berücksichtigt? Und andere kritische Aspekte wie Flimmern, Spektrum, Schall... unter den Teppich kehrt? So kommt man zu besseren Noten. Kein Wunder, dass die deshalb von der Industrie gelobt werden. Dafür erntet Öko-Test von den Herstellern harsche Kritik, an erster Stelle von Megaman, weil die Öko-Tester Elektrosmog nicht nur messen, sondern - wie es sich gehört - auch bewerten, so wie die anderen kritischen Aspekte ebenso. Das führt nun mal zu schlechteren Noten. Dabei fiel der von 'Test' ermittelte Elektrosmog sogar viel höher aus als der von Öko-Test.

Es gibt kaum verbindliche Richtlinien für elektromagnetische Feldmessungen an Sparlampen. Weil ein PC in Sachen Strahlung der Sparlampe sehr ähnlich ist, messen wir gern in Anlehnung an einen für den Zweck gut brauchbaren Standard, nämlich die häufiger erwähnte **TCO-Computernorm**, so auch Stiftung Warentest in den vergangenen Jahren. Dabei kamen stets besorgniserregende Feldstärkewerte heraus, welche die TCO-Forderung mehr- bis zigfach überschritten.

Im 'Test'-Heft April 2010 der Stiftung Warentest ist diese solide TCO-Grundlage überraschenderweise verschwunden, und es werden keine Messwerte mehr angegeben, dafür nur noch **"soundsoviel Prozent des zulässigen Wertes"**, und diese Prozente fallen verdächtig niedrig aus. Aber: Um welchen angeblich "zulässigen Wert" geht es hier eigentlich? Am Schluss des Testberichtes ein kleingedruckter Hinweis: "Elektromagnetische Felder wurden in Anlehnung an DIN EN 55015 ermittelt." Nur: Diese Norm ist für solche Messungen gar nicht geeignet, sie ist für hochfrequente Funkstörungen zuständig und will verhindern, dass Elektrogeräte andere Geräte stören. Sie berücksichtigt die bei den Sparlampen entscheidenden elektrischen Felder nicht einmal.

Schutz der Verbraucher? Ab sofort Fehlanzeige. All die kritischen Sparleuchten sind nun aufgrund dieser Neubewertung unkritisch, weil die einst sensiblen und wirklichen Schutz bietenden Bewertungskriterien von den Warentestern plötzlich hundertfach gröber angesetzt werden. Damit scheint das Problem erst mal vom Tisch, zugunsten der Hersteller. Obwohl sie genau so strahlen wie immer, die kompakten Leuchten.

Da lacht sich die Industrie ins Fäustchen. Solche allzu großzügigen Bewertungen und fragwürdigen, Verbraucher-feindlichen und Industriefreundlichen Einschätzungen à la Stiftung Warentest passieren nicht das erste Mal. Das Spiel wiederholt sich, beispielsweise bei den Babyphonen, siehe ab Seite 507. Quo vadis, Stiftung Warentest, immerhin eine im staatlichen Auftrag mit Steuermitteln geförderte Institution?

Offenbar bewertet Stiftung Warentest, wie auch die Schweizer Bundesämter, die Ergebnisse jetzt nach den Regelwerken der Expertenkommission namens ICNIRP (Seiten 339 ff.). Deren Grenzwerte sind aber derart hoch gesteckt, dass die Unbedenklichkeitsbescheinigung in 30 Zentimeter Distanz zu den Sparleuchten immer garantiert ist. Außerdem, so die ICNIRP selbst: "Längerfristige Feldwirkungen sind in diesen Grenzwerten nicht berücksichtigt." Bei Sparlampen geht es aber um längerfristige Wirkungen. Und: "Grenzwerte sind nur bei gleichmäßiger, homogener Exposition des Körpers aussagekräftig." Beim Sparlicht geht es aber um kleinflächige, inhomogene Feldeinflüsse, so dass ein Vergleich mit Grenzwerten allein deshalb gar nicht geeignet ist.

Grenzwert für unmittelbare Muskel- und Nervenreizung

Das Schweizer Bundesamt für Gesundheit stellt 2010 eine von der ETH in Zürich neu entwickelte Messmethode für die elektromagnetischen Felder von Energiesparlampen vor. Sie will den durch die Sparlampenfelder erzeugten Stromfluss im menschlichen Körper abschätzen. Wieder so eine praxisfremde, superwissenschaftliche "Durch-die-Brust-ins-Auge"-Vorgehensweise. Die anhand der aus Messgeräten, einem Körperphantom, einer Computersimulation und unendlich viel komplizierter Theorie zusammengesetzten Methode ermittelten Ergebnisse können dann mit den ebenso praxisfremden ICNIRP-Grenzwerten verglichen werden. Die neue ETH-Messanordnung kam bei der aktuellen BAG-Studie bereits zum Einsatz. Das Bundesamt räumt dabei ein: "Die Grenzwerte gelten nur für unmittelbare Muskel- und Nervenreizungen." Bitteschön: Nur für unmittelbare Reizungen? Und was ist mit dem gesundheitlichen Schutz des Nutzers? Mal wieder Fehlanzeige.

Die feldintensivste Energiesparlampe der aktuellen amtlichen Schweizer Studie kommt - wie bereits erwähnt - auf eine sehr hohe elektrische Feldstärke von 71,6 Volt pro Meter, der große Verlierer aller bisherigen Tests. Trotzdem liegt das ganz **deutlich unter den ICNIRP-Grenzwerten**, so kann aus deren Sicht Entwarnung gegeben werden. Dennoch: Der behördliche Messwert liegt **haushoch über dem TCO-Grenzwert** für Computer, welcher die wesentliche gesundheitliche Vorsorge zur Grundlage hat. Ein kleines Energiesparlicht, das **71-mal stärker** elektromagnetisch strahlt und belastet, als an großen PCs zulässig wäre. "Die TCO-Norm gilt eben nur für PCs, nicht für Leuchten", so die amtliche Belehrung. Besser kann man ein Problem nicht vertuschen.

Quo vadis Greenpeace, Verbraucherzentrale, Umwelthilfe, Katalyse...?

Umwelt-, Natur- und Verbraucherschützer sind, wie Minister Gabriel, ganz verzaubert von der Möglichkeit des Stromsparens dank Birnenwechsel und übersehen dabei die dunklen Seiten der Sparlampen.

Greenpeace-Aktivisten fuhren im April 2007 vor dem Brandenburger Tor zehntausende Glühbirnen mit einer Straßenwalze platt, wie üblich ganz medienwirksam. Sie fordern ein weltweites Verbot dieser "Mini-Heizöfen" als "wichtigen Beitrag zum Klimaschutz".

Ein "kompetenter Ansprechpartner" will die **Verbraucherzentrale** Nordrhein-Westfalen sein. In der Broschüre "Mission Stromsparen" erklärt sie Sparleuchten zu Sparmeistern, legt diskussionswürdige Berechnungen vor, verspricht ein der Glühlampe adäquates gemütliches Licht, zeigt beim Elektrosmog wenig Sachverstand, drückt sich beim Flimmern um eine solide Antwort. Insgesamt fast eine Werbebroschüre für das Sparlicht. Ende 2010 will der Verbraucherzentralen-Bundesverband dann doch die Aufhebung des Glühlampenverbotes und sogar die Kaufpreiserstattung für Sparlampen - wegen des Quecksilbers im Bruchfall.

Der **Bund der Energieverbraucher** palavert pro Sparlicht, erinnert daran, dass Quecksilber schließlich mal ein Heilmittel war und es toxikologisch unbedenklich wäre, wenn ein Kind das metallische Quecksilber eines Fieberthermometers verzehre. Der den Schmutz der Sparlampen und der EU-Politik entlarvende Kinofilm "Bulb Fiction" zeige "fragwürdige Experten aus dem Esoterikbereich" (ich habe keine gesehen, nur hochkarätige Experten und Wissenschaftler und fragwürdige EU-Politiker), das "Verschwörungsgebilde" täusche "ahnungslose Verbraucher" (täuscht?... nein, klärt auf) und sei reinste "Propaganda für Glühbirnen".

Die **Deutsche Umwelthilfe** DUH geißelt den "Energieverschwender" und "Stromfresser" Glühbirne und lädt zum kostenlosen Lampentausch beim Tag der offenen Tür des Umweltministeriums: "Klima retten und Geld sparen". Die Klimaretter preisen die Gift- und Schwermetall-strotzende Sondermüll-Lampe als "praktizierten Umweltschutz", trotz zigfach aufwändigerer Fertigung und noch viel aufwändigerer Entsorgung. 'Die Welt Online' in "Jetzt schlägt die Stunde der Lampenspitzel" (28. August 2012): "Die Deutsche Umwelthilfe hat angekündigt, jede ihr bekannt gewordene Zuwiderhandlung vor Gericht zu bringen." Kommt jetzt das Knöllchen mit Punkten in Flensburg für böse Glühbirnenverkäufer?

Das **Öko-Institut Freiburg** hat keine Probleme mit dem Quecksilber in der Kompaktleuchtstofflampe, das wäre doch "vergleichsweise gering". Vergleichsweise mit was? Eine Sparlampe kann mehr Quecksilber enthalten als eine 1,5 Meter lange Leuchtstoffröhre oder ein 24 Zoll LCD-Flachbildschirm. "Für Verunsicherung sorgt zudem das Gerücht, dass die Energiesparbirne umweltschädlich sei." Ach, das ist ein Gerücht? Das alles seien nach Auffassung der Freiburger Ökos lediglich "Stammtischmeinungen". Stammtischmeinung? Beruhigend: "Selbst bei Bruch besteht keine Lebensgefahr." Stimmt, es ist noch keiner gestorben.

Das Kölner **Katalyse-Institut** für Umweltforschung, eine gemeinnützige Organisation, die sich unabhängig nennt, veröffentlicht als Reaktion auf den kritischen Öko-Test-Artikel in ihrem 'Katalyse-Journal' einen Sparlampen-hochlebenden und Öko-Test-vernichtenden Bericht mit dem Titel "Lässt sich der Öko-Test von Energiesparlampen-Gegnern manipulieren?". Angesprochen als "Gegner" waren unter anderem wir von der Baubiologie Maes. Hiermit machte sich die Katalyse zum Sprachrohr für die Energiesparlampen-Industrie, denn versteckter Autor des polemischen Berichtes ist der Leuchtenhersteller Megaman.

Wie kommentierten die Medien solche und ähnliche EU- und Industrieunterstützenden Aktivitäten? Die 'Frankfurter Rundschau' nennt deren Akteure: "Nützliche Idioten." Ein "nützlicher Idiot" wird umgangssprachlich als ein Mensch beschrieben, der "mit bestem Willen und lauterster Gesinnung fremden Interessen dient, die er nicht zu durchschauen Willens oder in der Lage ist". Sie sind "Handlanger und Wegbereiter von zweifelhaften oder bösartigen Machenschaften." Sie können "die Folgen von dem, für was sie sich einsetzen, nie so recht abschätzen."

BUND - Alle Sparlampen vom Markt?

Die Überschrift im 'BUND-Magazin' im Februar 2008: "Energiesparlampen, ein Gewinn für die Umwelt". Der Bund Umwelt und Naturschutz Deutschland preist die Vorteile, erwähnt auch ein paar Sorgenkinder: Quecksilber, Strahlung, Entsorgung. In den 'BUND-Positionen' vom Oktober 2008 deren Forderung nach einem Vorsorgewert für die höherfrequente elektromagnetische Strahlung, die von den elektronischen Vorschaltgeräten in den Sparlampen ausgeht: 0,02 V/m bei körpernahem Einsatz und **0,2 V/m in 30 Zentimeter** Distanz. Wir haben für Verbrauchermagazine und TV-Sender in 30 cm Abstand 7-38 V/m gemessen, das 35-190fache. Andere Tester fanden 7-67 V/m, das 35-335fache. August 2009: Im 'BUND-Hintergrund' werden beim Sparlicht eine Reihe von Haken und Ösen kritisch angesprochen. BUND fordert: "Lampen, welche die TCO-Empfehlung nicht einhalten, müssen vom Markt genommen werden." Dann müssten alle Energiesparlampen vom Markt.

Zum Wachbleiben: Sparlicht in die Ministerien

Ungeachtet aller kritischen Mahnungen und fehlender Grundlagenforschung gibt das Arbeitsministerium im Herbst 2009 700.000 Euro für neue Energiesparlampen in ihren Amtsgebäuden aus. Vielleicht doch ein Vorteil: **Blauhaltiges Licht hält wach**, auch Beamte...

EU-Verbot ein Wunderwerk

Die EU feiert ihr Verbot wie ein Wunderwerk: "Das ist unsere bisher **sichtbarste ökologische Maßnahme**, bahnbrechend." Unterdessen, berichtet ARD 'Report München', legten sich wütende Verbraucher einen Glühbirnenvorrat an, sie wollten sich ihre Lebensqualität nicht von der EU verordnen und vermiesen lassen. 'Die Welt Online' ergänzt: "Die EU scheint ihre Schutzbefohlenen in eine Lichtseuche zu treiben, gegen welche sich die Schweinegrippe wie ein Hüsterchen ausmacht."

Schmuddelliste hartnäckiger Glühbirnenverkäufer

"Ein Meilenstein für mehr Energieeffizienz und Klimaschutz!" Mal wieder ist es die Deutsche Umwelthilfe DUH. Sie bejubelt den Glühlampenausstieg in der Europäischen Union und veröffentlicht ihre "Schmuddelliste" von Märkten, welche weiterhin Glühbirnen verkaufen. Unter diesen "Schmuddeligen" sind unter anderem DM, Bauhaus, Bader, Conrad, Coop, Edeka, Euronics, Hagebau, Kaufhof, Hornbach, Karstadt, Lidl, Media-Markt, MediMax, Metro, OBI, Penny, Plus, Praktiker, Quelle, Real, REWE, Rossmann, Saturn, Tengelmann, Schlecker, Toom... Gut zu wissen. Der Schuss ging nach hinten los; der **Glühbirnen-Umsatz bei den "Schmuddeligen" stieg** und der Energiesparlampen-Umsatz fiel.

Strahlung wie zehn Funktelefone?

Zurück auf den Teppich: "Energiesparlampen strahlen wie zehn Funktelefone." Der Vergleich in dem Artikel der 'Bild-Zeitung' hinkt zu sehr. Ebenso das Resümee eines Testberichtes der Schweizer Konsumentenzeitschrift 'Saldo': "Energiesparlampen strahlen so stark wie ein Handy." Ein **Funktelefon** strahlt per Mikrowelle **einige hundert Meter** (Schnurlostelefon) bis **mehrere Kilometer** (Handy) weit. Das **Sparlicht** dagegen macht ein elektrisches Feld im Bereich **weniger Meter** und ein magnetisches im Bereich **weniger Dezimeter**. Schlimm genug, wenn man sich hier länger aufhält, aber gleich "zehn Funktelefone"? Das ist mehr als übertrieben. Beim Funktelefon gehört die Strahlung zur Funktion, bei der Lampe ist sie - wie bei den meisten Elektrogeräten - eine unnötige Nebenwirkung, vermeidbar, wenn man nur wollte.

Selbstversuch ohne wissenschaftliche Belege

Die Lampenindustrie und Politik reagiert auf den Öko-Test und andere kritische Erkenntnisse: "Für solche Aussagen fehlt jede wissenschaftliche Grundlage." Stimmt... Aber: Wo soll sie herkommen, die wissenschaftliche Grundlage, wenn sich die Wissenschaft und Politik bislang nicht mit den zahlreichen kritischen Sparlampen-Aspekten des Elektrosmogs, der Lichtqualität, des Flimmerns, der Schadstoffe... beschäftigt hat? Auch die EU-Kommission steckt den Kopf in den Sand: "Wir sehen für gesundheitliche Risiken durch Energiesparlampen keine wissenschaftlichen Belege." Wie sollte man die auch sehen? Die gesundheitlichen Risiken, die der Bevölkerung dank Zwangsverordnung zugemutet werden, wurden überhaupt noch nicht wissenschaftlich untersucht. Obwohl derart viele besorgniserregende und ernstzunehmende Hinweise von kompetenten Experten vorliegen. Trotzdem gibt es seitens der Industrie, Wissenschaft und Politik verdächtig wenig Eile, die vorliegenden Fakten zu überprüfen und gesundheitlich zu bewerten. Das kennen wir doch: "Wissenschaft - wirklich?" ab Seite 648.

Erst der Reibach, dann Risikoforschung. Zuerst Wirtschaftswachstum, dann Volksgesundheit. Experimentierkaninchen Mensch. Mal wieder. Es sollte umgekehrt sein. Prof. Dr. Klement Tockner, Direktor des Leibnitz-Institutes, im ZDF-'Nachtstudio': "Das ist ein **riesiger Selbstversuch mit sehr ungewissem Ausgang** ohne jede wissenschaftlich fundierte Grundlage." Der Leuchtendesigner Ingo Maurer sorgt sich in 'Die Welt am Sonntag': "Für den Fall, dass sich das tote Licht dieser Sparlampen durchsetzt, prophezeie ich einen **Boom für Psychiater**, sie werden massenhaft Zulauf bekommen." Sein Kollege, der Lichtdesigner Gad Giladi sorgt sich in 'Markt+Technik': "Europa riskiert, dass das **zentrale Nervensystem** schon von jungen Menschen der nächsten Generation beeinträchtigt wird!" Der Delmenhorster Diplom-Ingenieur Gary Zörner vom Institut für chemische Analytik in 'Spiegel-Online': "Nicht die Glühbirne, das **Sparlicht sollte verboten** werden." Der Heidelberger Mediziner und Lichttherapeut Alexander Wunsch im ZDF-'Nachtstudio': "Ich halte es für **unmoralisch, ein solches Produkt zu kaufen**."

Und das Umweltbundesamt zweifelt in einem 'Natur'-Sonderheft: "Uns wird mulmig, ob die Lampen wirklich umweltverträglich sind."

Glühbirnen auch ein Quecksilberproblem?

Jein. Spuren von Quecksilber sind auch in Kohle enthalten, das wird in den **Kohlekraftwerken** (und nur hier) bei der **Verbrennung** frei. Mehr Stromverbrauch bedeutet mehr Kohleverbrennung, mehr Kohleverbrennung bedeutet mehr Quecksilber in der Umwelt. So gesehen. Zur Erinnerung: Nur ein Prozent des Stromverbrauchs geht aufs Konto Beleuchtung, und das Sparlampenquecksilber wird in Ihrem Wohnzimmer frei.

Energiesparlampen ohne Quecksilber

Das Lichttechnische Institut Karlsruhe hat es Anfang 2012 geschafft, eine (fast) Quecksilber-freie Kompaktleuchtstofflampe zu entwickeln. Man arbeitet noch daran, auch den letzten Rest rauszubekommen.

Kaltes, blauhaltiges Licht macht kalt

In Räumen, die mit Leuchtstoff erhellt werden, egal ob Kompakt oder Röhre, fühlen sich die Menschen so kühl, dass sie die **Heizungen weiter aufdrehen**. Unterm Strich ist der Energieverbrauch dann größer. Das Phänomen hat einen wissenschaftlichen Namen: **Heat-Replacement-Effect**. Es gibt hierzu Studien, beispielsweise aus Großbritannien.

Flimmern beim Wohnungslicht drinnen

Der Flimmeranteil am Gesamtlicht beträgt nach unseren Messungen bei **Glüh- und Halogenlampen** - je nach Wattzahl und Produkt - etwa **5 bis 20 %** (harmonisch und weich), bei den neueren **Sparleuchten 20 bis 50 %** (disharmonisch und hart, zudem in mehreren Frequenzen), bei **älteren bis 70 %**. Sieger beim Flimmern sind einige - nicht alle, das kommt auf das elektronische Innenleben an - **LEDs: bis 100 %**.

Am Rande: Das Flimmern könnte man den Leuchtstoffröhren fast ganz austreiben, mit Duo-Schaltung. Mit der hier eingesetzten Phasenverschiebung der Ströme sind auch die Hell-Dunkel-Intervalle der Leuchten derart phasenverschoben, dass sie sich günstig kompensieren. Warum kommt das nicht häufiger zur Anwendung? Dieselbe Wirkung der Flimmerfreiheit könnte man auch mit einer Drei-Phasen-Schaltung erreichen, bei der sich die zeitlich versetzten Lichtströme überlagern.

Flackern beim Straßenlicht draußen

Menschen berichten ab und an von Schlafproblemen, Schwindel, Unwohlsein, Kopfschmerz, Vergesslichkeit, Aufgedrehtsein und anderen diffusen Beschwerden, immer dann, wenn die Straßenbeleuchtung vor dem Haus angeht. Dann kommt oft das elektromagnetische Feld seitens des Stromes in Verdacht und wir werden zu Messungen gerufen. Auffällige, belastende Feldstärken haben wir aber in solchen Fällen bisher nur selten nachweisen können. Wahrscheinlicher sind die schlechte Lichtfarbe, der hohe Blauanteil und die ausgeprägten Lichtschwankungen der Straßenlaterne, die den bewohnten Raum erreichen. All zu häufig verschwanden nach gründlicher Abdunklung der Fenster mit dem Licht auch die Beschwerden der Bewohner.

Straßenbeleuchtungen funktionieren mit diversen Lichtarten: Leuchtstoffröhren, Energiesparlampen, LED-Systeme, Metalldampf-, Natriumdampf-, Quecksilberdampf-Lampen. Die meisten haben ein sehr naturfremdes Lichtspektrum und flimmern heftig, manchmal wie ein Stroboskop. Das gilt auch für Schaufenster- oder Tankstellenbeleuchtungen, die in Innenstädten häufiger auch mal in die Schlafzimmer einwirken.

"Die Güte einer Straßenbeleuchtung", so war es bereits 1960 im 'AEG-Hilfsbuch' der Allgemeinen Elektricitäts-Gesellschaft zu lesen, "wird nicht nur durch die Höhe der Beleuchtungsstärke bestimmt, sondern auch durch deren Gleichmäßigkeit." Stressfreies, sauberes, erholsames Licht soll **möglichst gleichmäßig** sein, also **wenig flimmern**.

Übrigens: Es gibt in Deutschland acht Millionen Straßenlaternen, und jede tötet 150 Insekten pro Nacht, das macht über eine Milliarde. Licht zieht Insekten an wie Staubsauger Staub.

Sparlampen unbrauchbar - Museen horten Glühbirnen

"Sparlampen sind für Museen unbrauchbar. Die Farben von Gemälden oder Kunstwerken werden verfälscht. Selbst Schwarzweißbilder sind nicht mehr richtig scharf und lebendig, sondern diffuser und wässrig." Museumsdirektoren bunkern Halogenlicht auf Jahrzehnte.

Bio-Energiesparleuchte von Megaman

"CompostLux" heißt sie, kein Quecksilber, keine Schadstoffe, biologisch abbaubar, kompostierbar, niedrigster Verbrauch von 0,1 Watt. Der Hersteller: "Lampengehäuse aus Flüssigholz, einem Biowerkstoff aus Lignin und Naturfasern. Leuchtstoffröhre aus pflanzlichem Glas, aus Meeralgen gewonnen. Vorschaltgerät mit organischer Elektronik aus Siliziumpolymeren. Leuchtstoff ist Bioquantin, ein von Tiefseebakterien erzeugtes Lichtplasma. Dank Bioquantin halten sie 50.000 Stunden und werden im Laufe der Zeit sogar immer heller, weil sich die Bakterien in der Glasröhre vermehren." Köstlich. Veröffentlicht am **1. April 2011**...

Die Medien sind randvoll mit Kritik

"Bulb Fiction nimmt das Verbot der Glühlampe zum Anlass, um Macht und Machtmissbrauch von Politik und Industrie aufzudecken." Ein Besuch im Kino wert, der 100-Minuten-Dokumentarfilm 'Bulb Fiction': "Sie verkaufen uns, sie vergiften uns und sie nehmen uns unsere Stimme". Gemacht von den Machern von 'Plastic Planet', seit 2011 in Österreich und seit 2012 bei uns in Deutschland in den Kinos.

"Ausgebrannt - vom Ende der Glühbirne." Sehenswert, der 45-Minuten Beitrag von ZDF, 3sat und RTL-'Spiegel-TV' von 2012. Oder WDR-'Titel-Thesen-Temperamente' von 2012: "Haben Sie das leise Gefühl, dass, seit Sie alle Glühbirnen durch Energiesparlampen ersetzt haben, Ihre Energiekosten nicht merklich gesunken sind? Ihr Gefühl stimmt. Haben Sie den Eindruck, dass Ihre schöne Wohnung in diesem neuen Licht irgendwie schummrig aussieht? Der Eindruck stimmt. Kommt es Ihnen so vor, als ob diese teuren Lampen nicht länger brennen als die guten alten Billigbirnen von früher? Sie haben Recht. Haben Sie den Verdacht, dass der Weg zur Sondermülldeponie, wo Sie Ihre High-Tech-Funzeln schließlich entsorgen müssen, Ihre Energiebilanz ins Negative drückt? Auch da liegen Sie richtig. Und meinen Sie, dass diese ganze Hysterie um das bisschen Quecksilber doch ein wenig unangemessen sei? Es ist alles noch viel, viel schlimmer..."

Oder "Ampoules économiques: Que choisir pour l'avenir?" im Schweizer Fernsehen TSR 'ABE - A Bon Entendeur' vom Januar 2010, klasse gemacht. Oder "Energiesparlampen - krank durch Licht?" in WDR-'Markt' im Januar 2010. "Energiesparlampen sondern giftige Stoffe ab" in NDR-'Markt' im April 2011. "Licht aus" im WDR-Fernsehen 'Aktuelle Stunde' im September 2009. Oder 'Spiegel-TV' vom August 2009 mit Umweltminister Gabriels Wahlkampf-Sparlampe, eine der schlechteren im Öko-Test. Gabriel: "Unsere Ergebnisse sind profunder als die von Öko-Test." Nur: Der Minister hat gar keine Ergebnisse... Oder in so vielen anderen Fernsehsendungen und Magazinen, googeln Sie, das Netz ist voll.

"Quecksilbergefahr, ungesundes Licht, zweifelhafter Nutzen für die Umwelt - die Proteste wachsen, die Diskussion ist noch längst nicht beendet. Künstliche Beleuchtung beeinflusst unser Leben tiefgreifend, selbst wenn wir das oft nicht merken." Lesenswert, das 250-Seiten-Buch "Lügendes Licht - die dunklen Seiten der Energiesparlampe" von Thomas Worm und Dr. Claudia Karstedt.

Umweltbundesamt - Was ist zu tun, wenn eine Kompaktleuchtstofflampe zerbricht?

Falls eine Kompaktleuchtstofflampe (KLL) zerbricht, kann Quecksilber in die Raumluft gelangen. Da der Quecksilbergehalt der Raumluft direkt nach dem Zerbrechen der KLL am höchsten ist, sollten Sie bei Lampenbruch sofort die Fenster zum Lüften öffnen. Alle Personen und Haustiere verlassen anschließend für ca. 15 Minuten den Raum. Heizung und Klimaanlage schalten Sie am besten ab. Dadurch reduziert sich die Luftbelastung erheblich. Alle weiteren Reinigungs- und Aufräumarbeiten führen Sie auch mit offenem Fenster durch, damit der Quecksilbergehalt in der Luft weiter sinkt.

Wie beseitige ich die zerbrochene Lampe richtig?

- Vor dem Reinigen den Raum 15 Minuten lüften und den Raum verlassen! Heizung und Klimaanlage abschalten!
- Während des Reinigens das Fenster weiter offen lassen.
- Für die erste Reinigung keinen Besen, Handfeger oder Staubsauger verwenden! Der Staubsauger wirbelt das Quecksilber wieder in die Raumluft. Das können Sie vermeiden, indem Sie die Glassplitter mit Karton oder steifem Papier zusammenzukehren.
- Tragen Sie Gummihandschuhe! So schützen Sie Ihre Hände vor scharfen Glassplittern und vor dem Kontakt mit Quecksilber.
- Vorsichtig die größeren Stücke in ein luftdicht verschließbares Gefäß geben (z. B. ein leeres Konservenglas oder ein Einmachglas). Kleinere Glassplitter mit Karton oder steifem Papier zusammenkehren. Auf glatten Böden, zum Beispiel Laminat oder Parkett, wischen Sie den Staub und die restliche Glassplitter mit feuchten Papiertüchern auf und stecken sie in das Gefäß.
- Splitter und Stäube, die auf Teppichen, Decken oder Polstern liegen, nehmen Sie mit einem Klebeband auf und geben diese ebenfalls in das Gefäß. Diese Abfälle geben Sie bei der örtlichen Sammelstelle ab – nicht in den Hausmüll! Bis zur Entsorgung sicher aufbewahren.
- Alle Reinigungsutensilien und die Gummihandschuhe können Sie mit dem Hausmüll außerhalb des Hauses entsorgen.
- Im Anschluss an alle Reinigungsmaßnahmen lüften Sie noch einige Zeit. Danach die Hände gründlich waschen.

Was ist zu tun, wenn die Kompaktleuchtstofflampe auf einem Teppich zerbrochen ist?

- Wischen Sie den Teppich nicht mit feuchten Tüchern ab, sondern verwenden Sie nach dem Aufsammeln der größeren Bruchstücke Klebeband zur Aufnahme der kleinen Splitter und Stäube.
- Erst nach dieser Grobreinigung kann der Staubsauger eingesetzt werden. Wichtig: Während des Saugens und danach gut lüften. Staubsaugerbeutel und Feinstaubfilter entsorgen Sie in der Restmülltonne außerhalb des Hauses.
- Wenn Sie den Staubsauger beim nächsten Mal einsetzen, lüften Sie den Raum wieder ausgiebig.
- Hand- oder Tischstaubsauger eignen sich nicht für die Reinigung.

Wie sollte mit Quecksilber verschmutzte Kleidung gereinigt werden?

- Kleidungsstücke, Decken und Stoffe, die durch Glassplitter oder quecksilberhaltiges Pulver verschmutzt wurden, sollten Sie je nach Verschmutzungsgrad entweder entsorgen oder zunächst oberflächlich zum Beispiel mit Klebeband reinigen und dann in der Waschmaschine waschen.
- Schuhe, die in direkten Kontakt mit den Glassplittern oder dem quecksilberhaltigen Pulver gekommen sind, sollten Sie mit feuchten Papiertüchern abwischen.
- Alle Papiertücher und das Klebeband stecken Sie zur Entsorgung in das Glasgefäß.

Umweltbundesamt - September 2012 - www.umweltbundesamt.de/energie/licht/hgf.htm

Mehr ab Seite 938, über baubiologische bzw. umweltmedizinische Diagnostik Seite 940.

Da kommt Hoffnung auf: Aufhebung des Verbotes

Die Neuseeländer waren weltweit die ersten in Sachen Glühlampenverbot, das war im Februar 2007. Im Dezember 2008 wurde das Verbot wieder aufgehoben. Gerry Brownlee, der Minister für Energie und Ressourcen: "Wir haben doch ernsthafte Bedenken, den Leuten den Wechsel zu energieeffizienteren Lampen per Dekret vorzuschreiben." Hintergrund für das Ende des Verbotes seien der **hohe Energieaufwand** bei der Herstellung und das **Risiko durch Quecksilber**. In den USA wurde ein Glühlampenverbot 2007 beschlossen, welches 2012 rechtskräftig werden sollte. Auch hier hat man den Plan aktuell außer Kraft gesetzt.

Wie wär's, wenn unsere Schweizer Nachbarn dem Vorbild Neuseelands und der USA als erste folgten? Immerhin waren sie in Europa die Vorreiter des Energiesparlampen-Unfugs, gestützt von den falschen Messergebnissen des für die Gesundheit zuständigen Bundesamtes.

Noch ein paar Zitate über Energiesparlampen

"Der alltägliche mehrstündliche Aufenthalt unter naturwidrigem Kunstlicht ist eines der größten Gesundheitsrisiken." Fachautor Thomas Klein in seinem Buch "Sonnenlicht" (Hygeia-Verlag, 2007).

"Ich sehe die Zeiten kommen, in denen eine Osram von 1982 bei eBay mehr erzielt als ein Bordeaux desselben Jahrgangs." Dr. med. Eckart von Hirschhausen in seinem Buch "Glück kommt selten allein" (2009).

"Der ganze Energiesparlampenzinnober, der spart so viel CO_2 wie ein Manövertag der Luftwaffe in Deutschland kostet. Aber wer will schon ein Manövertag weniger? Die Jungs müssen üben, sonst treffen die in Kunduz nur Tankwagen." - "Energiesparlampen, das ist der reine Ablass, bloß damit man der Autolobby kein Tempolimit zumuten muss, wie in jedem anderen Land der Welt auch, damit die Leute weiterhin dreimal im Jahr für 20 Euro nach Mallorca fliegen können, weil sie acht Energiesparlampen zu Hause haben." - "Energiesparlampen, ein Meisterstück des Lobbyistenhandwerks. Und wer das nicht sofort toll findet, wird als fortschrittsfeindlich verschrien." - "Energiesparlampen, Schildbürger verkaufen Schildbürgern einen Schildbürgerstreich." Hagen Rether im Fernsehen und auf seiner CD "Liebe 3" (Mai 2010).

"Die Bürger in unserem Land sollen frei wählen dürfen, ob sie eine herkömmliche Glühbirne oder eine Energiesparlampe kaufen. Dazu brauchen wir keine gesetzliche Regelung." Markus Ferber, CSU-Vorsitzender der EU-Kommission, in 'Spiegel-TV' über "Das Aus der Glühbirne: Sieg der EU-Bürokraten über die Vernunft" (RTL, 23. August 2009).

"Warum verbietet die EU zuerst alle matten Lampen? Weil die Mattierung Licht schluckt, sagt EU-Sprecher Taradellas Espuny. Aber: Im Katalog eines großen Leuchtmittelherstellers sind die Lichtleistungen angegeben. Für eine klare 60-Watt-Glühlampe sind es 710 Lumen. Und für mattierte 60-Watt-Glühlampen? Auch 710 Lumen." Aus 'Spiegel-Online' in "Glühbirnen-Aus wird zur Farce" (23. August 2009). Wir haben es überprüft: Matte Glühbirnen sind wirklich nicht dunkler als klare.

Osram im Internet (Dezember 2009) auf die Frage: Können Sparlampen flimmern? "Qualitätslampen von Osram flimmern nicht!" Falsch, sie flimmern sogar intensiv, das im Doppelpack von zwei Frequenzbereichen als Folge des Netzanschlusses und der lampeneigenen Elektronik.

Frage von 'Merkur Online' am 31. August 2009: "Flimmern Energiesparlampen?" Antwort von Stiftung Warentest: "Nein." Falsch, siehe oben.

"Erstmals haben wir die elektromagnetische Strahlung der Sparlampen gemessen." Stiftung Warentest in 'Test' (Januar 2006). Wieder falsch. Wir von der Baubiologie Maes haben die in mehreren Punkten auffällige elektromagnetische Strahlung von Kompaktleuchtstofflampen bereits im Dezember 1992 für Öko-Test gemessen und veröffentlicht und erstmals nachhaltig auf dieses Problem hingewiesen. Wir haben auch als erste auf die besondere Problematik des auffälligen und naturfremden Lichtflimmerns aufmerksam gemacht, ebenso auf Ultraschallemissionen. Wir haben zudem erstmals unangenehme Gerüche und gesundheitsrelevante Schadstoffausgasungen beim Betrieb von Energiesparlampen gefunden und angemahnt. Später - teilweise viel später - wurde einiges hiervon (nicht alles) von Stiftung Warentest thematisiert.

"Den höchsten Strahlungsanteil einer Energiesparlampe verursacht die Stromanschlussleitung." Falsch. Die Aussage des Bundes der Energieverbraucher vom 17. Dezember 2007 entbehrt jeder Grundlage und will die an Energiesparlampen starken elektromagnetischen Felder verniedlichen. Die von der Sparlampenelektronik verursachten elektrischen Belastungen sind zigfach höher als an Computermonitoren, derartige Felder gibt es an den Anschlussleitungen gar nicht. "Alle elektrischen Geräte erzeugen elektrische und magnetische Felder." Falsch. Viele elektrische Geräte erzeugen gar keine oder sehr viel schwächere elektrische und magnetische Felder als Energiesparlampen. "In einer seriösen Untersuchung des schweizerischen Bundesamtes für Gesundheit kommen die Experten zu dem Schluss, dass Sparlampen nicht stärker oder anders strahlen als die übrigen Haushaltsgeräte. Für die höherfrequenten elektrischen Felder halten alle getesteten Sparlampen selbst die strengen TCO-Grenzwerte von 1 Volt pro Meter ein." Zum dritten Mal falsch. Die Untersuchung der Bundesbehörde von 2004 ist nicht seriös, da sie für ihre Messungen falsche, nicht TCO-taugliche Messgeräte einsetzte und deshalb viel zu niedrige Ergebnisse ermittelte.

"Unser neues Licht: kalt, hässlich, teuer, gefährlich. Was tun die uns in Brüssel bloß an?" Überschrift Neusser 'Stadt-Kurier', 19. September 2009.

Glühbirne - Kartell Phoebus

Wussten Sie, dass Glühbirnen viel länger leuchten könnten als Energiesparlampen, es aber nicht dürfen? Im Jahr 1924 gründeten die führenden Elektrotechnikfirmen ein weltweites Kartell namens Phoebus. Ziel war es, diese **unverwüstliche Lebensdauer** der Glühbirnen zu begrenzen, zur Umsatzförderung. Zuerst waren es 5000 Stunden, ein Jahr später wurde auf 2000 Stunden verringert. Nach dem 2. Weltkrieg durften es nur noch 1000 Stunden sein. Hierauf basierend setzen Qualitätsnormen die Brenndauer heute noch auf 1000 Stunden fest, obwohl so viel mehr möglich wäre. Die Chinesen spielten nicht mit, deshalb halten deren Glühbirnen nach wie vor 5000 Stunden, mindestens.

Glühbirne brennt über 100 Jahre

Im Feuerwehrhaus von Livermore in Kalifornien brennt eine der ersten Glühbirnen - noch nicht vom Industriekartell kastriert - **eine Million** (!) **Stunden**, über 100 Jahre, nonstop. Sie wird als Glücksbringer gefeiert und kam in das Guinness-Buch der Rekorde.

Wetten dass...? - Birne als Hammer

Wussten Sie, dass die Glühbirnen auch sonst zu Höchstleistungen fähig sind? Sogar Nägel kann man mit ihr in ein Brett hämmern, 2002 bewiesen in Thomas Gottschalks "Wetten, dass...?". Das wäre mit der Sparlampe zu gefährlich, allein wegen des giftigen Quecksilbers.

"Heatball", die Glühbirne, die keine ist

Klasse Idee! Dr. Siegfried Rotthäuser aus Niederzier benennt die Glühbirne einfach um und macht eine Heizbirne draus: "Heatball". Und nun bedruckt und verkauft er sie unter neuem Namen: www.heatball.de.

"Heatball ist Widerstand gegen Verordnungen, die jenseits aller demokratischen und parlamentarischen Abläufe in Kraft treten und Bürger entmündigen. Heatball ist auch Widerstand gegen die Unverhältnismäßigkeit von Maßnahmen zum Schutze unserer Umwelt. Wie kann man nur ernsthaft glauben, dass wir durch den Einsatz von Energiesparlampen das Weltklima retten und gleichzeitig zulassen, dass die Regenwälder über Jahrzehnte vergeblich auf ihren Schutz warten."

Die bisherige Nebenwirkung der Glühbirne, nämlich 90 Prozent Hitze bei 10 Prozent Lichtausbeute, wird bei der Heizbirne nun zum Hauptakteur und das Licht zum Nebenschauplatz. Der Heatball erreicht in Sachen **Wärme** die **Effizienzklasse A**, so gesehen. "Die Leuchtwirkung während des Heizvorgangs ist produktionstechnisch bedingt, sie ist völlig unbedenklich und stellt keinen Reklamationsgrund dar." Mal sehen, was die EU hierzu sagt...

Die EU schlägt in Sachen Heatball schneller als erwartet zurück: Der Zoll in Köln macht Ende 2010 aus 40.000 Glühbirnen - pardon: das sind ja gar keine Glühbirnen, sondern Heizbirnen - eine "gefährliche Sendung" und stoppt sie auf Hinweis des Dezernates für Produktsicherheit und Sprengstoff. Nun wird die scheinbar gefährliche Sendung aus China nach Amtsmanier gründlich untersucht, immerhin leuchten sie verdächtig hell, die Heizbirnen. Danach soll darüber entschieden werden, ob die Ware im Einkaufswert von 30.000 Euro weitergeleitet werden darf. Monate später entscheidet man immer noch...

LED - Hoffnungsschimmer?

"Hoffnungsschimmer", Öko-Test berichtet über LED-Lampen (Heft November 2010). Philips rechnet damit, dass LEDs im Jahr 2020 den Markt zu 75 Prozent beherrschen. Der Hoffnungsschimmer ist, dass am LED-Licht noch gearbeitet werden kann und sollte, um die Lichtqualität zu verbessern und andere Risiken zu minimieren. "LED: Noch viel zu tun".

Umrüstung auf LED

Immer mehr Städte und Gemeinden rüsten auf LED-Licht um. Das lässt sich die Großstadt **Rom 1,4 Milliarden Euro** kosten. Bis zum Beginn der Olympischen Spiele 2020 ist es soweit, ganz Rom ist verLEDt.

LED flimmert nicht - schön wär's

Dr. Jelena Nagel von der Bundesanstalt für Arbeitsschutz und Arbeitsmedizin nennt als einen der Vorteile: "Das LED-Leuchtmittel erzeugt **Licht ohne Flimmern**." Wo nehmen die Behörden so was immer wieder her? Kein Leuchtmittel flimmert so gründlich wie die LED. Manche tun das zu 100 Prozent, reines Flimmern, manche sind da zahmer, je nach Elektronik. Es gibt auch hier für die Entwickler noch viel zu tun.

LED - erste Warnungen

Die französische Behörde für Umwelt und Arbeitsschutz ANSES warnt Ende Oktober 2011 vor den Gefahren der LED-Beleuchtung, die erste Aufklärung dieser Art: "Eine grundsätzliche Eigenschaft der Leuchtdioden ist der **hohe Anteil an Blau** im emittierten Licht und ihre sehr **hohe Leuchtdichte**. Die bedenklichsten Probleme, welche unsere Agentur aufgedeckt hat, betreffen die Augen wegen der toxischen Wirkung des blauen Lichtes auf die Netzhaut und die Gefahr von Blendung." Das gälte besonders für Kinder. LED sollten grundsätzlich nicht in Kinderaufenthaltsbereichen eingesetzt werden.

Unsere Bundesanstalt für Arbeitsschutz und Arbeitsmedizin bestätigt in einer Risikoabschätzung, dass LEDs wegen ihres Blaulichtes **gefährlich für die Netzhaut** werden können, je näher, desto schlimmer.

Blaulicht kann krank machen, Rotlicht kann gesund machen

Es ist häufig von negativen Auswirkungen eines hohen Blauanteils im Licht gesprochen worden (siehe auch Seiten 932 und 933). Den gibt es nicht nur bei **LEDs**, und auch hier nicht bei allen. **Leuchtstoffsysteme** und zahlreiche **Bildschirme** zeigen ebenfalls vergleichsweise viel zu viel Blau. Es ist dieser auffällige und überdurchschnittlich hohe Anteil an blauem Licht im Kunstlicht, der den Körper über die Hypophyse zur Ausschüttung der Stresshormone Adrenalin, Noradrenalin und Cortisol anregt und zudem über die Zirbeldüse zur Reduktion des Schlaf- und Krebsschutzhormons Melatonin. Außerdem wirkt Blau belastend, reizend, im Gegensatz zu Rot, Rot ist entspannend und heilend.

"Der übergroße Blauanteil eines Leuchtmittels (Anmerkung: beispielsweise Energiesparlampen, die meisten LEDs, Monitore oder Displays) wirkt sich negativ auf unsere Blaulichtrezeptoren im Auge aus, die für die hormonelle Steuerung, innere Uhr, Entspannung und Schlafrhythmen verantwortlich sind. Die Rezeptoren sind recht gut erforscht, man kennt die Signalwege, mit denen sie den Organismus steuern. Es ist verantwortungslos, der Bevölkerung Lampen aufzuzwingen, welche in diese Signalwege eingreifen können." Der Biophysiker Prof. Dr. Werner Mäntele in Zeitungsinterviews im Sommer 2012, er ist Direktor des Institutes für Biophysik an der Frankfurter Goethe-Universität.

"Je größer der Blauanteil, desto höher das Risiko", sagt Prof. Dr. Hans-Dieter Reidenbach, Leiter des Forschungsschwerpunkts Hochfrequenz- und Lasertechnik der Fachhochschule Köln. Tückisch: Blaulichtschäden könnten sich über lange Zeit ansammeln und erst nach Jahren bemerkbar machen, mahnt er in 'Test' der Stiftung Warentest, Heft 1/2006.

"In einer Studie konnte Schlafforscher Dieter Kunz feststellen, dass das blaue Licht die Melatoninproduktion unterdrückt und sich negativ auf die Schlafqualität auswirkt: Bereits ein kleiner Blauanteil zeigt nach kurzer Zeit Wirkung." Der 'Tagesspiegel' spricht von "Blaulicht-Alarm". Prof. Dr. Dieter Kunz ist Chefarzt der Abteilung Schlafmedizin der Berliner Charité. "Das blaue Licht am Abend oder in der Nacht hat offenbar einen Einfluss auf die Gesundheit und begünstigt Krankheiten bis hin zum Krebs." In 'Report München' erklärt er: "Ein hoher Blauanteil im Lichtspektrum wirkt wie ein Wachmacher auf den menschlichen Organismus. Jedes bläuliche Licht unterdrückt das Schlafhormon Melatonin. Wenn solche Lampen künftig allabendlich die Wohnzimmer erleuchten, könnte das auf Dauer sehr ungesunde Folgen haben." Das könne unsere innere Uhr durcheinander bringen. "Störungen der inneren Uhr führen zu Störungen in jedem Bereich der Medizin. Wir wissen, dass das zum Beispiel Einfluss auf Tumorerkrankungen hat, aber auch auf Herzinfarkte, auf Depressionen und eine ganze Reihe von anderen Erkrankungen." Mehr zu Melatonin: Seiten 23, 131, 132, 137 ff., 139 ff., 223, 245 ff., 312 ff., 375 ff., 386, 558 ff., 622, 919, 932 ff., 968 und 972.

Zur Erinnerung: Dieser oft stark erhöhte Blauanteil versteckt sich im Spektrum **jeder Energiesparlampe** und von **vielen LEDs**, auch wenn sie gar nicht so kalt aussehen, auch wenn sie eine "warme Lichttemperatur" aufweisen oder mit "warmweiß" bezeichnet sind. Was dafür mangelt oder ganz fehlt, ist das viel wichtigere Rot und Infrarot.

"Seit einigen Jahren verwenden Augenärzte, wenn sie im Alter beim Grauen Star eine Kunstlinse einsetzen, eine Linse, welche blaues Licht ausfiltert. Warum? Man hat festgestellt, dass Erblindung im Alter, die Makula-Degeneration, nach einer Staroperation viel schneller kam, und das hat einen biologischen Grund. Blaues Licht ist energiereicher als gelbes oder rotes Licht. Und die Kraftwerke der Zellen, die Mitochondrien, werden durch blaues Licht geschädigt. In der Natur haben wir nur mittags zwischen 12 und 2 tatsächlich hellblaues Licht, und nur, wenn wir in den Himmel schauen. Den Rest des Tages haben wir mehr Rot- und Infrarotlicht. Und Infrarotlicht wirkt reparierend auf die Zellkraftwerke. Deshalb setzen Augenärzte neue Kunstlinsen mit Blaufilter ein, die das kritische Blau bremsen und das reparierende Infrarot ungehindert passieren lassen." Der Mediziner Dr. Martin Gailhofer fährt in der Sendung 'Tagesgespräch' des Bayerischen Rundfunks fort: "Nicht nur im Auge, auch in der Haut befinden sich Rezeptoren für Blaulicht, um die Zeit und Stresshormone und Östrogene zu steuern." Und: "Wenn ich im Haus nur noch blauanteilige Lampen habe, denkt mein Körper die ganze Zeit, es ist Mittag und schüttet dauernd Stress- und Aktivitätshormone aus. Gerade abends, wenn ich zur Ruhe kommen will, wenn das Gehirn runterregulieren soll, brauche ich weniger Stresshormone."

Dr. med. Karl Braun-von Gladiß vom Privatinstitut für Ganzheitliche Medizin und Gesundheitsförderung konfrontiert die Fraktion der Grünen im EU-Parlament mit seinen "Zehn Argumenten gegen die Energiesparlampe". Ein Argument, die Augenbelastung: "Viel zu hoher kurzwelliger Blauanteil im Licht, oxidative Schädigung der Netzhaut-Rezeptorzellen, Förderung von Makula-Degeneration und grauem Star, stressbedingte Trockenheit des Auges." Alle zehn Argumente unter www.gladiss.de.

Peter Aleff ist Heilpraktiker in Vineland/USA. Er schreibt in einer Mail: "Es gibt gute Gründe für die Annahme, dass das unnatürliche, blauhaltige Licht sehr schädlich für die ungeschützten Augen speziell von Kindern und Jugendlichen ist. Der blaue Strahlungsgipfel praktisch aller fluoreszierenden Lampen trägt sehr dazu bei, dass die Makula-Degeneration älterer Menschen heute so viel verbreiteter ist und früher eintritt als in vergangenen Jahrzehnten. Die Leute, die jetzt viel mehr und viel früher als bisher üblich unter dem Augenschaden leiden, sind die erste Generation, die als Schulkinder in Klassenräumen mit fluoreszierendem Licht saßen, wo ihre Augen noch so durchlässig für die blauen Wellenlängen waren, von denen dies Licht so unnatürlich reich ist, und die laut Daten der Wissenschaft und Arbeitsschutzrichtlinien der menschlichen Netzhaut langfristig den meisten Schaden zufügen."

Blaulicht kann wach machen

Alles hat zwei Seiten: Weil kühles Blaulicht so schön wach macht und wach hält, die Aktivität und Konzentration fördert, denken - wie könnte es anders sein - Arbeitgeber schon lange über blaues Licht am Arbeitsplatz nach. Wache Menschen und mehr Leistung sind immer gut. Das weiß auch das Arbeitsministerium, deshalb verpasst es seinen Beamten im Herbst 2009 - da nutzen alle vorliegenden bedenklichen Mahnungen nichts - für 700.000 Euro neue Energiesparlampen (Seite 955). Natürlich nicht nur zum Aufmuntern, auch um Strom zu sparen.

Beim Fitmacher Blaulicht wird auch gern mal übertrieben und ganz viel Blau ins Kunstlicht gezaubert, um ganz viel Leistung aus den Mitarbeitern herauszuholen, manchmal bis zum Burnout. So gibt es superblauhaltige Arbeitsplatzbeleuchtungen von 17.000 Kelvin. Gisela Cakir, die Leiterin des Ergonomic Instituts für Arbeits- und Sozialforschung in Berlin, bremst zu burschikoses Vorgehen in Sachen Blau: "**Das ist Doping**! Das ist das Gleiche, als würde ich jemanden Kaffee einflößen."

Es gibt da eine ganze Reihe von Theorien, was **Vollmond** und schlaflose Nächte angeht. Vielleicht ist es ja der Blauanteil im Mondlicht.

Farbtemperatur - kaltes oder warmes Licht

Je **niedriger** die Farbtemperatur umso **"wärmer"** die Lichtempfindung, je **höher** umso **"kühler"**. Sonne, Kerze, Feuer... fühlen sich warm an, wie die Glühbirne auch. Mond, Nebel, die Blaue Stunde... fühlen sich kühl an, wie viele Sparlampen und LED-Autoscheinwerfer auch.

Kelvin (K) ist die Einheit der Farbtemperatur. Hier eine Übersicht:

Kerze, Feuer	1500 K	"Blaue Stunde"	10.000-12.000 K
Glühlampe, Halogen	2600-3200 K	Warmweiß	< 3300 K
Sonne	3000-5800 K	Neutralweiß	3300-5000 K
Bedeckter Himmel	6500-7500 K	Kaltweiß	> 5000 K
Tiefblauer Mittagshimmel	9000 K	LED-Autoscheinwerfer	~ 8000 K

"Dynamic Lighting" ist die neue Marktlücke von Osram, Philips und Co., veränderliches Kunstlicht, früh morgens etwas wärmer, tagsüber blauhaltiger für mehr Aktivität, abends dann wieder mehr Rot.

Noch mal: Egal ob warm- oder kaltweiß, bei allen Sparlampen und anderen Quecksilberdampf-Entladungssystemen ist der kritische Blau- und UV-Peak im Spiel. Die Farbtemperatur, die von den Herstellern angegeben wird, sagt lediglich was über den allgemeinen Farbeindruck, nichts über die Spektralanteile des Lichtes aus. Man kann die Farbtemperatur trotz hoher Blaulinien zum Warmlicht hin steuern, doch: Der Blauanteil bleibt, und wirkt, auch wenn Sie's nicht als kalt empfinden.

Quecksilberlicht, auch bei Flachbildschirmen

Bei allen Lichtquellen, welche mit Quecksilber betrieben werden, und auch bei vielen LEDs drängt sich das Blaulicht gern nach vorne. Neben den kleinen Kompaktlichtern und den großen Röhren sind es an erster Stelle die meisten modernen Computer- und Fernseh-Flachbildschirme: **TFT, LCD, Plasma, LED**. Auch wenn Sie die Monitore wärmer oder kälter einstellen, bleibt der Blauanteil mehr oder weniger ausgeprägt.

Deshalb greifen einige Nutzer, um sich vorsorglich zu schützen, zu einer speziellen Computerbrille mit gelben Gläsern, um das Blau herauszufiltern. Das klappt und macht besonders in den Abendstunden Sinn, um dem Körper nicht bei seiner wichtigen Melatoninbildung im Wege zu stehen, und prinzipiell, um der Netzhaut keinen Schaden zuzufügen.

Da kommt viel Zeit zusammen: Tagsüber bis abends stundenlang am PC, später abends stundenlang vor der Glotze, zwischendurch immer wieder den Blick auf das Smartphone-Display. Es kann sein, dass Sie nur deshalb nachts so schlecht ein- und durchschlafen, weil sie vor dem Zubettgehen zu viel kaltes "Quecksilberlicht" abbekommen haben und deshalb das natürliche Schlafmittel Melatonin nicht genug produziert werden kann. Schauen Sie doch mal nachts beim Spazierengehen von draußen in die Zimmer der Häuser rein, in denen die Flimmerkiste oder das Notebook oder auch nur ein einziges Smartphone an ist, nicht sehr einladend, ein gruseliges, kühles, bläulich-silbriges Flimmerlicht. Da wird einem ja schon vom Hinsehen kalt.

Und immer schauen wir in solche Lichtquellen **direkt hinein**, intensiv, konzentriert, mit weit offenen Augen. Ansonsten erleben wir Licht üblicherweise immer nur **indirekt**, als Reflexion, wenn Flächen oder Gegenstände vom Tages- oder Kunstlicht angestrahlt werden. Es ist eigentlich unnatürlich, unmittelbar in Licht hineinzusehen, keiner macht das in Gottes Schöpfung. Aber wir machen das mit Links, täglich viele Stunden und immer mehr. Zudem ändert sich die synthetische Helligkeit - je nach Film und Beitrag - beim Fernsehen und manchmal auch am Computer und Notebook ständig, schlagartig, effektheischend, intensiv, hart, aufblitzend... Noch ein Stress, der beunruhigt, nervt, aufpeitscht. Als hätten wir nicht schon Stress genug. Von den Inhalten vieler TV-Sendungen und Computerspiele ganz zu schweigen.

Außerdem **flimmern** die meisten Flachmänner heftig, wie bei den Spar- und LED-Leuchten beschrieben. Das tun sie, auch wenn man es nicht wahrnimmt, auch wenn die Frequenz bereits auf 70 Hertz und mehr hochgedreht wurde. Der Körper, die Nerven, die Sinneswahrnehmungen kriegen das mit und müssen es verarbeiten. Tipp: Den meisten Monitoren kann man das Flimmern hochprozentig bis ganz austreiben, in dem man die Helligkeit maximal hochdreht, sie voll aussteuert. Leider nicht allen. Nachprüfen kann man das nur mit Messgeräten.

Fazit fürs Erste

Wer natürliches Licht will, muss raus in die **Sonne**, ans Tageslicht oder Tageslicht ins Haus holen. Kein Kunstlicht kann Tageslicht ersetzen. Es gibt eine Reihe guter Ideen, Tageslicht auch ohne Fenster im Haus zur Verfügung zu stellen, z.b. über Lichtkuppeln, Glasbausteine, Lichtröhren bzw. Lichtkamine, Glasfasersysteme oder Spiegel, Prismen und Hologramme, so genannte Lichtlenksysteme oder Tageslichtspots.

Wer möglichst naturnahes Kunstlicht will, braucht **Glüh-** oder **Halogenlampen**. Keine Sparleuchte und (noch?) keine LED erreicht die Lichtqualität der Glühfadenlampen und macht so wenig Elektrosmog, Flimmern, so wenig Schadstoffe... Keine andere ist bei der Herstellung und Entsorgung ökologisch wie ökonomisch so attraktiv. Wer ungiftige Lampen ohne gefährliche Schwermetalle und krebserregende Ausgasung will - das gibt es nur bei der Glüh- und Halogenbeleuchtung.

Wer ruhiges Licht ohne Flimmeranteile will, braucht **Gleichstrom**.

Beim **Energiesparlicht** bitte immer ausreichend Abstand zu den Lampen einhalten, mindestens ein bis zwei Meter, nicht in Körpernähe einsetzen, schon gar nicht dauerhaft, wenn überhaupt. Sondermüll.

Vielleicht schafft das Kunstlicht der Zukunft namens **LED** die bessere Lichtqualität, weniger Strahlung und weniger Flimmern, weniger kritische Inhaltsstoffe, weniger ökologische Probleme. Man arbeitet daran, aber es gibt noch einiges zu verbessern. Wenig Hitze, geringer Verbrauch, kein giftiges Quecksilber und eine äußerst lange Lebensdauer zeichnen die LEDs jetzt schon aus. Dafür sind sie noch superteuer: 20, 30, 40 Euro. Man arbeitet auch daran. Hausmüll, wie die Glühbirne.

Besser ist nach wie vor: Glüh- und Halogenlicht im häuslichen Alltag bevorzugen und bunkern, so lange es sie noch gibt, es gibt keine Alternative. Und auf bessere Zeiten hoffen.

Bei modernen **Bildschirmen** ist es schwierig, Empfehlungen zu geben. Sie wissen: Lichtspektralverteilung schlecht, unterschiedlicher hoher Blauanteil, Flimmern schlecht... Oft weicht das Flimmern mit der Einstellung auf volle Helligkeit. Manchmal zeigen sich LED-Monitore ein bisschen besser, zumindest regeln sie ihre Helligkeit nicht über Taktung, Pulsung, sprich Flimmern, und können meist auf eine niedrige, abendliche, "wärmere" Farbtemperatur eingestellt werden. Eigentlich müsste jeder Bildschirm vor dem Kauf gemessen werden, derart unterschiedlich fallen die verschiedenen Aspekte aus. Warum nicht abends eine gelbe Brille zur Unterstützung von Melatonin?

Alle Bücher nur noch per **eBook**, **PC**, **Tablet** lesen? Noch mehr Schlechtlicht, noch mehr Flimmeritis, noch mehr Elektrosmog? Seite 975.

Feld, Licht und Schall an Leuchtmitteln - wie messen?

Es gibt neben vielen komplizierten und teuren Technologien, die man braucht, um die Feld-, Licht- und Schallaspekte an Sparlampen und anderen Leuchtkörpern solide und sachverständig zu messen, auch einfache Geräte für erste spannende Eindrücke.

So kann man mit Hilfe von **Spektroskopen**, wie sie z.B. im Physikunterricht eingesetzt werden (gibt es für unter 100 Euro), das Spektrum betrachten, also die Farbverteilung des Lichtes. Hält man die ins Tageslicht, so offenbart das integrierte Prisma eine fließende, harmonische Verteilung aller Lichtfarben von violett über indigo, blau, grün, gelb, orange bis rot, ähnlich wie man es vom Regenbogen kennt. Betrachtet man hiermit die Glüh- und Halogenbirne, so ist der Farbeindruck dem des natürlichen Tages- und Sonnenlichtes sehr ähnlich. Betrachtet man die Sparlampe, Leuchtstoffröhre, den Fernseh- oder PC-Bildschirm: gruselig, nur noch einzelne Zacken, Farbfragmente, von natürlicher Harmonie keine Spur. So sind solche kleinen Spektroskope für die Differenzierung "zerrissenes, schlechtes" Licht oder "gleichmäßiges, fließendes" Licht durchaus geeignet, für die genauere Bestimmung von "mehr blau oder mehr rot", also für die Farbaufteilung des Spektrums, kaum.

Professionelle Messgeräte namens **Spektrometer** zeigen das gesamte unsichtbare Spektrum von UV bis Infrarot und das gesamte sichtbare Spektrum von violett-blau über grün-gelb bis orange-rot. Sie messen jeden einzelnen Farbanteil des Spektrums aus, lassen sich über Computer auswerten, ermöglichen eindrucksvolle Bildausdrucke und bieten oft weitere Analyseoptionen wie die der Beleuchtungsstärke (Lux), der Farbtemperatur (Kelvin) oder Farbwiedergabe (Ra-Index).

Das **Flimmern** von Energiesparlampen und anderen Lichtquellen kann man mit wenig Aufwand zumindest teilweise hörbar machen. Man nehme ein kleines, einfaches Solarmodul oder eine Photodiode und schließe einen Lautsprecher mit Verstärker an. Welch gewaltiger akustischer Unterschied vom leisen Rauschen des Tageslichtes zum satten Brummen der Glühlampe bis zum verzerrten Kreischen der Sparlampen und Leuchtstoffröhren. Vorsicht, hören kann man nur den niederfrequenten Teil der Lichtschwankungen, den seitens der Netzversorgung, leider nicht den höherfrequenten Anteil der Lampenelektronik, der bei den modernen Leuchtmitteln so oft noch schlimmer zu Buche schlägt.

Als wir unsere ersten Lichtmessungen für Öko-Test machten, gab es für solche Fragestellungen noch gar keine Messgeräte. Wir suchten und fanden Photodioden, die empfindlich genug waren, um auch die höheren Frequenzen zuverlässig empfangen zu können, das schaffen die meisten Dioden und Solarmodule nicht. Wir bastelten erste Prototypen, schlossen Frequenzzähler, Oszilloskope und Spektrumanalyser an, experimentierten Monate, bis geeignete Messaufbauten und trag-

Licht: Wie messen?

bare Messgeräte standen. Wichtig war uns dabei von Anfang an, dass man sowohl die niederfrequente Flimmerei als auch die höherfrequente darstellen und hören kann. Die Filmemacher von "Bulb Fiction" bekamen einen solchen Prototypen und demonstrierten damit akustisch eindrucksvoll den großen Unterschied von Glüh- und Leuchtstofflampen.

Nun kommen erste handliche **Serienmessgeräte** für die nieder- und höherfrequenten Flimmerfrequenzen von den Firmen Merkel und Fauser auf den Markt. Sie bieten die Funktion, Frequenzbereiche vorzuwählen, machen den akustischen Eindruck über integrierte Lautsprecher auch der höheren Frequenzen möglich, zeigen den prozentualen Flimmeranteil am Gesamtlicht an und lassen sich an Spektrumanalysatoren, Oszilloskope, Frequenzzähler, Multimeter PCs etc. anschließen. Es gibt ein erstes baubiologisches **Kombimessgerät** für die vielseitige Beurteilung der Lichtqualität. Es misst die Beleuchtungsstärke und das Flimmern in allen Frequenzbereichen, differenziert je nach Sonde zwischen sichtbarem Licht, UV, Infrarot oder anderen selektiven Spektralbändern, erfasst die Lichttemperatur und bietet eine akustische Diagnose sowie diverse Ausgänge für die Weiterverarbeitung.

Andere Messgeräte, Spione, Scouts und Prototypen bieten wieder andere Möglichkeiten und Kombinationen, oft aber nicht die Möglichkeit der Erkennung des so oft ausgeprägten höherfrequenten Flimmerns, ausgehend von den elektronischen Bauteilen. Lichtmessungen werden zum Thema, die Zeit ist reif. Mit den Messungen der Lichtaspekte stehen wir zurzeit da, wo wir vor 30, 40 Jahren mit den Elektrosmogaspekten anfingen. Alte Hasen werden sich noch erinnern, z.B. an den Fischer-Koffer, die Jahnke-"Pistole", die Hengstenberg-Geräte.

Die **Feldstärkemessungen** des elektrischen und magnetischen **Elektrosmogs** erledigen Sie mit den bekannten Geräten, in jedem Fall jene, welche die TCO-Computernorm erfüllen. Damit ist gewährleistet, dass sowohl die niederfrequenten Felder und Oberwellen (unter 2 Kilohertz), ausgehend von der Netzversorgung, als auch die höherfrequenten (bis 400 Kilohertz), ausgehend von der Lampenelektronik, erfasst werden.

Die **Helligkeit** des Lichtes, die Beleuchtungsstärke, können Sie schon recht gut mit einem preiswerten **Luxmeter** aus dem Elektronikmarkt messen und sehen, dass 15 Watt eben doch längst nicht immer - wie von der Industrie versprochen - 75 Watt entsprechen.

Den **Ultraschall** der Energiesparleuchten empfängt und hört man bereits mit einem simplen **Fledermausdetektor**. Oder mit professionellen Schallpegelmessgeräten, die sensibel für Ultraschall sind.

Zahlreiche Vergleichsmessungen mit interessanten Informationen hat der Kollege Dipl.-Ing. Joachim Gertenbach 2012 in der Broschüre "Emissionen natürlicher und künstlicher Lichtquellen" zusammengestellt.

Mysterium Licht

Über das Mysterium Licht und die biologische Lichtverarbeitung weiß man noch nicht allzu viel. Es sind nicht nur die Augen, die Licht empfangen, es muss noch viel mehr sein. Denn verbindet man die Augen, dass kein Licht eintreten kann, oder experimentiert mit Blinden, so reagieren diese Menschen trotzdem, beispielsweise mit Veränderungen der Hormonabläufe und der Körpertemperatur: bei blauem Licht fällt die Temperatur und bei rotem steigt sie an, mit Licht sinkt Melatonin und ohne steigt es an. Wie empfängt der Organismus die Lichtsignale? Man weiß, es gibt unzählige Rezeptoren für Licht in der Haut, aber bedeckt man die Haut, reagiert der Organismus immer noch.

"Lediglich ein geringer Prozentsatz des Lichtes dient der Wahrnehmung durch das Auge, der größere Anteil ist für die Steuerung von wichtigen Stoffwechselvorgängen und des Lebensrhythmus zuständig, für die Produktion und Regelung von Hormonen und Vitaminen, hat wesentliche Auswirkungen auf das Immunsystem und die Psyche, auf das Blut, die Haut und die Haare." Das schreiben 'Apotheken-Umschau' und andere Fachzeitschriften. "Nur ein Bruchteil des natürlichen Lichtes nutzt der menschliche Körper für das Sehen. Der weitaus größte Teil kurbelt den Stoffwechsel an, regelt den Hormonhaushalt und das Immunsystem." In der Zeitschrift 'Haus&Energie' im Bericht "Lux für die Seele".

Pflanzen, Pilze, Algen, Bakterien... haben keine Augen und reagieren auf Licht, brauchen Licht, leben durch Licht. Deren Lichtrezeptoren sind Proteine, Eiweiße. Sie vermitteln ihnen Informationen über die Lichtqualität und -quantität der Umwelt. Es gibt diverse Arten von Lichtrezeptorproteinen: Phytochrome, sie steuern Wachstums- und Entwicklungsvorgänge, z.B. die Samenkeimung, das Ergrünen von Pflanzen und die Blütenbildung; Cryptochrome, sie sind für die Wahrnehmung des inneren Zeit- bzw. Tagesrhythmus zuständig; Phototropine dienen der Regulation der Ausrichtung und Bewegung. Licht regt die Photosynthese bei Pflanzen und Mikroorganismen an, die elektromagnetische Energie Licht wird in chemische Energie umgewandelt. Aus energiearmen, anorganischen Stoffen werden energiereiche, organische Verbindungen. Aus Kohlendioxid und Wasser wird Sauerstoff und Zucker.

Wir betreten wieder neues Terrain. Es gibt noch wenig Forschung und Erfahrung. Es ist Pionierarbeit, wie so oft in der Baubiologie. Vor 30, 40 Jahren gab es noch keinen dringenden Grund, sich so eindringlich mit Licht zu beschäftigen. Da gab es praktisch nur zwei wesentliche Lichtquellen: zu Hause und am Schreibtisch fast nur Glühbirnen und auf der Arbeit und im Supermarkt auch Leuchtstoff. Heute kommen unzählige neue Lichttechniken auf uns zu, und wir sind dem Kunstlicht sehr lange ausgesetzt, schauen täglich stundenlang direkt in die Lichtquellen - Computermonitore, Notebooks, Tablets, Displays, TV... - hinein. Vor 30 Jahren gab es auch nicht derart verschmutzte Stromnetze - "Dirty

Power" - und entsprechend wenig Schmutz im Licht, Sie wissen: Der Dreck im Netz setzt sich als Dreck im Licht fort. Und vor drei Jahrzehnten träumte noch keiner davon, dass man mit moduliertem Licht über LED-Lampen sogar Daten übertragen wird und ins Internet kommt.

Der Fachverband Licht im Zentralverband Elektrotechnik- und Elektronikindustrie (ZVEI) erinnert 2012 daran, dass man "erst 2002 Ganglienzellen auf der Netzhaut entdeckt" hat, die "nicht dem Sehen dienen, sondern der Taktung der inneren Uhr durch Lichtreize". Die Industrievertreter weisen erfreulich deutlich darauf hin, dass durch "künstliches Licht die natürlichen Rhythmen gestört werden können", man vermutet "Zusammenhänge bei der Entstehung verschiedener Krankheitsbilder".

Sonne, Ultraviolettstrahlung

Zuviel ist zuviel: Auch die Sonne kann schaden, speziell das von ihr abgegebene **UV-Licht**. Etwa sechs Prozent der Sonnenstrahlung besteht aus UV-Anteilen. UV-A-Licht hat Wellenlängen von 315 bis 380 Nanometern, UV-B 280 bis 315 nm und UV-C unter 100 bis 280 nm. Besonders aggressiv und krebserregend ist **UV-A**, es schädigt Kollagene und führt zur schnelleren Hautalterung, es besteht ein hohes **Melanomrisiko** wegen der Bildung freier Radikaler. Vorsicht: Augen. **UV-B** ist für die Vitamin-D-Produktion entscheidend wichtig. **UV-C** gelangt kaum bis zur Erdoberfläche, es wird in den obersten Luftschichten absorbiert.

Beschränken Sie Sonnenbäder, Solarien und Höhensonnen auf ein vernünftiges Maß. Zuviel energiereiche, ionisierende UV-Strahlung kann gefährlich werden. 100.000 erkranken in der BRD jährlich an Hautkrebs.

UV-Licht hat auch **desinfizierende** Eigenschaften, wirkt gegen Bakterien und Pilze. Deshalb kann eine Prise UV für den Innenraum niemals schaden: Fenster auf oder UV-durchlässiges Glas einsetzen.

Die Warnung vor einer "gefährlichen" UV-Dosis an **Halogenlämpchen** wurde meines Erachtens seitens der amtlichen Strahlenschützer kräftig übertrieben. Ich messe in 30 Zentimeter Abstand von einer ungeschützten Halogenbirne weniger UV als an einem trüben Herbsttag.

Und ganz so dramatisch finde ich den UV-Anteil im Licht von Energiesparlampen und anderen Leuchtstoffröhren auch nicht, da fallen mir mindestens ein Dutzend schwerwiegendere Negativpunkte ein.

Laser

Am Rande sei bemerkt, dass Laser Licht abgeben, extrem gebündeltes Licht. Damit kann man Steinblöcke durchschneiden, Schriften auf Metalle brennen, in der Medizin operieren und im Alltag Unheil anrichten. Beim Blick in den Strahl eines Laserpointers kann die **Netzhaut irrepa-**

rabel zerstört werden. Prof. Dr. Peter Hering, Leiter des Institutes für Lasermedizin an der Uni Düsseldorf, sagte, dass solche Geräte nicht auf den Markt gehören, schon gar nicht in Kinderhände.

Lichtverschmutzung

Die Lichtverschmutzung schreitet fort: immer mehr menschgemachte Beleuchtung immerzu und überall, speziell nachts, in Städten, Straßen und Wohnungen. Lichtglocken umhüllen Ballungsgebiete derart, dass kaum noch Sterne sichtbar sind, die Milchstraße ganz verschwunden ist. "Keiner hat bisher untersucht, wie sich die zunehmende Lichtverschmutzung auf den Vogelflug, das Leben der Wildtiere und den gesamten Pflanzenwuchs auswirkt", beklagt der italienische Astronom Prof. Pierantonio Cinzano von der Uni Padua. Er hat 2001 mit Hilfe von Satellitendaten Karten mit den nächtlichen Lichtintensitäten von ganz Europa angefertigt. Der US-Geophysiker Prof. Chris Elvidge kommentiert Studien aus den USA: "Mich macht traurig, dass vielen Menschen das wunderbare Panorama des Nachthimmels ganz verloren gegangen ist. Der Sternenhimmel ertrinkt im Kunstlicht. Zwei Drittel der Weltbevölkerung lebt unter lichtverschmutztem Himmel." Prof. John Mosley vom Griffith-Observatorium in Los Angeles: "Der Himmel verschwindet immer mehr. Die Verbindung zu etwas zu verlieren, das so viel älter und größer ist als wir - das ist schon ein schwerer Verlust."

"Die Nacht ist nicht mehr schwarz", schreibt die 'Rheinische Post' am 28. August 2012. Der Physiker Dr. Christoph Kyba von der Freien Universität Berlin sorgt sich um das Blau der modernen LED-Leuchtmittel in Häusern, Straßenlaternen und Industrieanlagen, die, speziell an bewölkten Tagen, den Himmel einfärben. "Das wirkt künstlich, kalt und steril - keine Farbe für den Himmel, es sei denn in einem Horrorfilm." Noch schlimmer seien die Auswirkungen auf Tiere.

"Die zunehmende Lichtverschmutzung hat negative Auswirkungen auf den Lebensrhythmus von Mensch und Tier. Springers 'Umwelt Magazin' und 'National Geographic' im November 2008. "Künstlich geschaffene helle Nächte beeinflussen das Wanderverhalten, die Fortpflanzung und Ernährung von Tieren, beim Menschen weisen Studien auf ein erhöhtes Krebsrisiko hin." Im Dezember 2010 erneut in allen Medien: "Lichtverschmutzung fördert Krebs. Helligkeit in der Nacht lässt Tumore schneller wachsen." Wissenschaftler der israelischen Universität Haifa: "Je heller der Nachthimmel, desto rascher wächst der Krebs. Menschen, die in Gegenden mit nächtlicher Beleuchtung leben, erkranken häufiger." Der Biologe Prof. Dr. Klement Tockner vom Leibnitz-Institut: "Die Lichtbelastung nimmt jährlich um sechs Prozent zu."

Dabei gäbe es ein paar erste einfache Lösungen: Straßenbeleuchtung konsequent abwärts richten, nach unten. Büro- und Geschäftsgebäude, Industrieanlagen und Geschäfte... nachts ausschalten. Strom sparen.

Licht: Ergänzende Beiträge und Nachlese - eBook

Licht - ergänzende Beiträge unter www.maes.de

Die dunklen Seiten der Energiesparlampen - Mit dem Aus der Glühbirne der Abschied von gesunder, naturnaher Beleuchtung? - Zusammenfassung mehrerer Veröffentlichungen der Jahre 2007-2013	2013
Hinters Licht geführt - Vortrags-Skript mit Messungen, Tabellen, Diagrammen, Oszilloskopaufzeichnungen, Spektrumanalysen, Kommentaren und Ergänzungen	2012
Statement Licht - Forderungen der Baubiologie zum Thema Kunstlicht	2012
Glühbirne raus - Energiesparlampe rein? - Moment mal...	2007
Hinters Licht geführt - Energiesparlampen	2009
Energiesparlampen mit Nebenwirkungen - Ergänzung zu den vorigen Artikeln	2010
Zitate Energiesparlampen - Sammlung kritischer Zitate und Kommentare	2012

Licht - Nachlese: eBook, Bücher elektronisch lesen

Bücher auf dem Bildschirm **digital als CD oder eBook lesen?** Das hätte praktische Seiten, beispielsweise um Platz und Gewicht zu sparen, bei der Stichwortsuche oder um einzelne Abschnitte zu drucken bzw. zu speichern. Für Sehbehinderte ist es oft der einzige Weg. Wenn da nicht diese bekannten Negativaspekte bei vielen Computern und manchen eBook-Lesegeräten wären: Elektrosmog, Flimmern, Blaulicht...

Ein eBook kann man mit PCs, Notebooks, Tablets... lesen, und da haben wir sie, die Risiken durch Felder, Frequenzen und schlechtes Licht. Man kann eBooks auch - hierfür sind sie an erster Stelle gedacht - mit einem **eBook-Reader**, eBook-Player, Kindle und wie sie sonst genannt werden lesen. Da gibt es solche und solche: mit hintergrundbeleuchtetem TFT-, LCD- oder LED-Bildschirm inklusive Blau- und Flimmerlicht oder ohne Hintergrundbeleuchtung und deshalb ohne Belastung durch die miese, blaue Flimmerei. Den hochfrequenten Elektrosmog von WLAN oder Mobilfunk sollte man ausschalten können, den braucht man nicht zum Lesen, nur zum Herunterladen neuer Bücher. Die niederfrequenten elektrischen Felder (Spannung) haben Sie nur bei Netzanschluss, beim Aufladen der Akkus, dann reichlich. Niederfrequente Magnetfelder (Strom) haben Sie beim Gebrauch, aber nur nah dran, beim Lesen wieder reichlich, reduzierter auf Standby, in mehreren Frequenzen, wegen des aktiven elektronischen Innenlebens, einige Zentimeter bis über einen Dezimeter weit, deshalb Vorsicht: Körpernähe, Hände, Bauch, Jackentasche.

Also: Wenn Sie Bücher als eBook lesen, dann bitte mit eBook-Readern ohne integrierte Hintergrundbeleuchtung (besser sind so genannte Ink-Displays), immer nur im Akkubetrieb (nicht mit Netzanschluss), jede Art von Funk (WLAN, Mobilfunk...) deaktivieren und wenig Körperkontakt (wegen der Magnetfelder), Abstand 10 bis 20 Zentimeter.

Bleibt die Frage nach ökologischen Aspekten, schließlich geht es um Elektronik und Elektronikschrott. Aber was ist vorteilhafter: 3000 Bücher auf einen eBook-Reader laden und wieder löschen können, um weiteren eBooks Platz zu machen, oder für 3000 und mehr Bücher Bäume fällen, drucken, transportieren, entsorgen...? Ich weiß es nicht.

Stress durch **WOHNGIFTE** und **PILZE**

Zum Standard der baubiologischen Messtechnik gehören drei Säulen: Elektrosmog, Schadstoffe und Mikroorganismen mit all ihren Schattierungen und Unterpunkten. Die Säule 1 wird in diesem 1. Band "Stress durch Strom und Strahlung" behandelt. Die Säulen 2 und 3 folgen im 2. Band **"Stress durch Schadstoffe und Schimmel"**. Der wird zurzeit von meinen beiden Mitarbeitern Dr. Manfred Mierau (Baubiologe und Diplom-Biologe) und Dr. Thomas Haumann (Baubiologe und Diplom-Chemiker) bearbeitet. Zur Abrundung dieses Buches und um einen Geschmack von den Themen des 2. "Stress"-Bandes zu geben, folgen zwei Auszüge aus Vorträgen von Dr. Mierau und mir: Wohngifte und Pilze.

WOHNGIFTE - dicke Luft in Innenräumen
Vortrag von Dr. Manfred Mierau und Wolfgang Maes

Die Industrie ist erfinderisch. Es gibt über **100.000 chemische Einzelstoffe** *und mehr als eine Million chemischer Mixturen, aber nur etwa 400 Grenzwerte, und die meist nur für Arbeitsplätze. Jährlich kommen etwa 5000 neue Stoffe auf den Markt, über deren Risiken so gut wie nichts bekannt ist. Die Prüfung neuer Stoffe auf biologische Auswirkungen spielt seitens der Industrie und der Behörden kaum eine Rolle. Bei einigen sind gesundheitliche Gefahren erwiesen, bei anderen gibt es ernst zu nehmende Hinweise darauf, bei den meisten weiß man jedoch noch nichts, speziell hinsichtlich Langzeitrisiken und Wechselwirkungen. Immer wieder wird das Versuchskaninchen Mensch strapaziert, und erst nach dem massiven Auftreten gesundheitlicher Beschwerden werden Produkte überprüft und in seltenen Fällen vom Markt genommen. In unseren Innenräumen zu Hause und am Arbeitsplatz begegnen wir mittlerweile hunderten solcher meist völlig überflüssigen chemischen Substanzen. Sie entstammen z.B. Baumaterialien, Kunststoffen, Klebern, Lacken, Farben, Beschichtungen, Geräten, Teppichen, Tapeten, Textilien, Matratzen, Möbeln und weiteren Einrichtungsgegenständen, Reinigungsmitteln, Holzschutz- oder Insektenvernichtungsmitteln... oder kommen von draußen aus der Umwelt.*

Allergien, Asthma, Atemwegsprobleme, Lungen- und Bronchialleiden, Schleimhautreizung und Infektionen, Haut- und Augenkrankheiten... nehmen seit Jahren zu. Es geht um Krankheiten von Organen, die in direktem Kontakt mit der uns umgebenden Luft stehen. Auch indirekt wirken Schadstoffe auf dem Weg über Lunge, Schleimhaut und Blut auf viele andere Organe und Körperabläufe ein, stören sie, reizen sie, belasten sie, schädigen sie bis zum Krebs. Die Deutsche Gesellschaft für Umwelt- und Humantoxikologie DGUHT machte 1994 an erster Stelle die **zunehmende Zahl von Umweltgiften** *dafür verantwortlich, dass bereits jeder vierte Deutsche ein geschädigtes Immun-, Nerven- oder Hormonsystem habe, jeder Dritte unter Allergien leide: "Wir haben den Punkt erreicht, der keine weitere Belastung mehr verträgt."*

Wir Baubiologen helfen die Krankmacher, die sich oft in unseren eigenen vier Wänden verstecken, zu finden und zu reduzieren. Wir wollen weniger diskutieren und über unsinnige Grenzwerte streiten als zum **Handeln** auffordern. Es gibt genug Möglichkeiten, **schadstoffreduziert** zu leben. Es lebt sich besser mit weniger Gift, vorsorglich und nachsorglich. Wir wissen, dass immer mehr Belastungen auftauchen anstatt weniger, wissen aber auch, dass es immer mehr Problemlösungen gibt. Es ist dringend geboten, der Flut durch Schadstoffe zumindest in den eigenen vier Wänden ein Ende zu bereiten.

Jedem ist klar: Unsere Umwelt wird **immer verschmutzter**, es gibt immer mehr Schadstoffe, die Mensch, Tier und Umwelt zu schaffen machen. PCB, PCP, PAK, DDT, FCKW, CO_2, Dioxin, Lindan, Formaldehyd, Tributylzinn...: Eine Vielzahl von einst fremden chemischen Begriffen hat sich in unserem Alltag etabliert. Nirgendwo auf dem Planeten findet man noch ein Plätzchen, welches nicht vom Menschen und seinen Chemieprodukten heimgesucht worden wäre, wenn auch gottlob nicht überall gleich heftig. Selbst am Nordpol sind im ewigen Eis Asbestfasern und jener in der Landwirtschaft eingesetzte Insektenkiller DDT in Spuren nachweisbar. Selbst in den obersten Atmosphärenschichten schwirrt ein Cocktail aus kritischen Kohlenwasserstoffen, Treibhausgasen, Kältemitteln und anderen giftigen Dingen umher.

Fast jeder macht sich Sorgen wegen Luftverschmutzung, giftigen Abgasen und schädlichen Chemikalien. Die meisten denken zunächst an Emissionen von Autos, Tankstellen, Flugzeugen, Müllverbrennungsanlagen oder Industriebetrieben, in erster Linie also an schlechte **Außenluft**. Überraschenderweise findet man aber in der **Innenluft**, in unseren umbauten Lebensräumen, meist kritischere Mengen an giftigen Lösemitteln, Bioziden, Kohlendioxid, Staubteilchen oder anderen Belastungen. So teilte das Bundesgesundheitsamt mit, dass die Schadstoffkonzentration in ungelüfteten Wohnräumen bereits nach einer Stunde höher sei als auf Hauptstraßenkreuzungen in Großstädten.

Auf nichts können wir Menschen in unserem Leben weniger verzichten als auf **Luft zum Atmen**. Die tiefe Bedeutung des Luftwechsels zeigt sich schon darin, dass z.B. alle alten Sprachen für Atem dasselbe Wort verwendeten wie für Seele oder Geist. Wir brauchen in jeder Minute unseres Lebens Luft und sind ohne wenn und aber darauf angewiesen, dass diese Atemluft eine optimale Qualität hat. Jedem ist klar, dass sie reich an Sauerstoff sein muss, dem Gas, dass all unsere Körpervorgänge antreibt, dass uns vital und leistungsfähig macht. Dagegen darf nur wenig Kohlendioxid vorhanden sein, ein Abfallprodukt, welches wir ausatmen und das uns in erhöhten Konzentrationen müde, unkonzentriert, leistungsschwach macht und unwohl fühlen lässt. Wenn die Luft giftige Chemikalien oder übermäßige Partikelmengen enthält, nehmen wir das zwangsläufig auf, werden bei jedem Atemzug regelrecht verschmutzt, unsere Körperoberflächen außen und innen unnatürlich belastet. Atemwege und Haut werden gereizt, über die Lunge gelangt der Giftcocktail ins Blut und so ins Körperinnere.

Gute Luft ist entscheidend für **seelisches Wohlbefinden** und **körperliche Gesundheit**, Aktivität und Vitalität. Ein gestörtes Raumklima mit zu geringer Luftwechselrate, zu wenigen Luftionen, zu niedriger oder hoher Luftfeuchtigkeit oder zu vielen Schadstoffen dagegen begünstigen Krankheit und Unwohlsein, Passivität und Depressivität. Wir halten uns den Großteil des Lebens in Gebäuden auf, im Schnitt 80 Prozent eines Tages, atmen also überwiegend Innenraumluft. Schadstoffen sind wir hier auf Dauer ausgesetzt, tagsüber und nachts während der sensiblen und schutzbedürftigen Schlaf- und Regenerationsphase.

Neben Beschwerden vornehmlich an Haut und Schleimhäuten erkranken immer mehr Menschen am **MCS-Syndrom** (Multiple Chemical Sensitivity), einer Art Empfindlichkeit gegen eine Vielzahl von Chemikalien. Das Immunsystem gerät aus dem Gleichgewicht, häufige Symptome sind Erschöpfung, Depression, Gelenk- und Knochenschmerzen, Kopf- und Nervenschmerzen, Migräne, Hauterkrankungen, Hals-Nasen-Ohren-Probleme, Schlafstörungen, Infekte oder rheumatische Probleme. MCS entsteht durch Kontakt mit Umweltschadstoffen. Häufig entwickelt es sich aus dem Sick-Building-Syndrom **SBS**. Der Beschwerdenkomplex tritt vor allem in neuen, renovierten oder klimatisierten Gebäuden auf. Neben MCS und SBS wird das durch Langzeitkontakt mit Holzschutzmitteln ausgelöste **Holzschutzmittelsyndrom** als Krankheit beschrieben. Wie bei MCS und SBS klingen die Symptome außerhalb des Hauses bald ab. Manchmal entstehen die ersten Beschwerden erst nach Jahren ständigen Kontaktes mit Schadstoffen, ähnlich wie bei den elektromagnetischen und anderen Risiken. MCS, SBS und Holzschutzmittelsyndrom wie auch Schwermetalle und hartnäckige Infektionen (Borreliose...) ziehen ab und an ein häufiges Schlafbedürfnis mit bleierner Müdigkeit nach sich: **CFS**, das chronische Müdigkeitssyndrom.

Die in Innenräumen zu findenden Schadstoffe und weitere raumklimatische Parameter werden im baubiologischen Standard in der Säule B "Wohngifte, Schadstoffe, Raumklima" in sechs Unterpunkte unterteilt:

1. **Formaldehyd** und andere **giftige Gase** wie Ozon, Chlor, Stadt- und Erdgas, Kohlenmonoxid... u.a. durch Spanplatten, Holzwerkstoffe, Lacke, Kleber, Einrichtungen, Geräte, Heizungen, Abgase, Lecks...

2. **Lösemittel** und andere **leichtflüchtige Schadstoffe** wie Alkohole, Aromaten, Ester, Ether, Glykole, Isocyanate, Terpene... u.a. durch Lacke, Kleber, Kunststoffe, Geräte, Möbel, Einrichtung, Putzmittel...

3. **Biozide** und andere **schwerflüchtige Schadstoffe** wie Pestizide, Holzschutz, Flammschutz, Weichmacher, PCB, PAK... u.a. durch Holz, Leder, Teppiche, Kleber, Kunststoff, Kammerjäger, Sprays...

4. **Schwermetalle** und andere **anorganische Schadstoffe**, Verbindungen, Salze... u.a. durch Holzschutzmittel, Baustoffe, Baufeuchte, Glasuren, Sanitärrohre, Industrie, Umwelt...

5. **Asbest-**, **Mineral-** und andere **Fasern** wie **Partikel** durch Baustoffe, Dämmstoffe, Heizungen, Klimaanlagen, Isolierungen, Einrichtungen, Geräte, Staub, Ruß, Industrie, Umwelt...

6. **Raumklima** (Luft- und Materialtemperatur, Luft- und Baufeuchte, Sauerstoff, Kohlendioxid, Luftdruck, Luftionen, Luftelektrizität, Luftbewegung, Luftwechsel, Gerüche...)

Einige der Schadstoffe sind regelrechte Klassiker, sie beschäftigen uns seit Jahrzehnten und sind mittlerweile bereits allgemein als **gesundheitsschädlich** *eingestuft: Das immer noch vor allem in Spanplatten als Kleberbestandteil eingesetzte* **Formaldehyd***, manche Lösemittel wie jene Nervengifte* **Benzol** *und* **Toluol** *mit krebserzeugender bzw. krebsverdächtiger Wirkung, der Holzschutzmittelwirkstoff* **Pentachlorphenol** *(PCP), der oft zudem mit hochtoxischen Dioxinen verschmutzt ist, die Insektizide* **Lindan** *oder* **DDT***, die gefährlichen* **polychlorierten Biphenyle** *(PCB) in älteren Dichtungsmassen oder die krebsauslösenden* **Asbestfasern** *in manchen Dämm- und Baumaterialien, sogar in alten Toastern, Fönen und Nachtstromspeicherheizungen. Bei den meisten der Wohngifte können, obwohl sie verboten oder zumindest in der Anwendung eingeschränkt sind, auch heute noch als Altlast überhöhte, biologisch kritische Konzentrationen in Innenräumen auftreten.*

Die zeitliche Entwicklung war bei all diesen toxischen und sogar krebserregenden Produkten ähnlich: Zunächst der **bedenkenlose Einsatz** *in großem Maßstab und das Bejubeln als idealer Baustoff, was wegen ihrer technischen Eigenschaften oft auch durchaus stimmte. Dann erste mahnende Stimmen und kritische Erkenntnisse aus Wissenschaft und Medizin, erste Erkrankungen und teilweise erschütternde Fallbeispiele. Trotzdem erfolgte der weitere Einsatz zumeist über Jahre bis Jahrzehnte, häufig mit der Begründung, man hätte keine Ersatzstoffe bzw. Alternativen wären zu teuer. Und so schlimm wären sie ja nun auch nicht. Schließlich, nach immer mehr Klagen und Befunden, kam es zu* **Einschränkungen** *oder* **Verboten***.*

Asbest *stellt das vielleicht krasseste Beispiel für dies verantwortungslose Vorgehen dar: Um 1900 wurde Asbestose als Krankheit entdeckt, 1943 Lungenkrebs als Folge von Asbestbelastungen als Berufskrankheit anerkannt, seit 1970 wird die gefährliche Faser offiziell als krebserzeugend bewertet. 1978 kam das Aus für Asbest in Nachtstromspeicheröfen. 1979 wurde der Einsatz von Spritzasbest verboten. Dennoch wurden 1981 noch 180.000 Tonnen Asbest allein bei uns in Deutschland eingeführt, denn es gab noch 3000 weitere Verwendungen für den lebensgefährlichen Stoff. Seit 1991 ist Eternit in Dächern, Fassa-*

denplatten, Blumenkästen... asbestfrei. Erst 1995 wurde dann endlich das endgültige Verbot von Herstellung, Import und Verwendung erlassen. Jahrelang hat die Industrie und mit ihr die Behörden das Krebsrisiko geleugnet oder heruntergespielt, Kritiker als Panikmacher verurteilt und behauptet, es gäbe keine anderen Möglichkeiten. Fast ein Jahrhundert verging von der Erkennung der Gesundheitsgefahr bis zum Verbot der krebserregenden Faser. Zigtausend Menschen erkrankten oder mussten ihr Leben lassen. Viele werden noch in den kommenden Jahren erkranken und daran sterben, weil die Zeit vom Kontakt bis zum Krebsausbruch bei Asbest bis zu 40 Jahre beträgt.

Ähnliches geschah bei **Pentachlorphenol**: In den 60er und 70er Jahren wurde PCP in riesigen Mengen hergestellt und eingesetzt, obwohl zu der Zeit den Herstellern und Behörden besorgniserregende Hinweise auf schädliche Wirkungen vorlagen. Trotzdem wurde weiter verkauft. Bis 1977 war PCP in 93 Prozent aller Holzschutzmittel enthalten. Erst 1989 kam es zum Verbot, zumindest in Deutschland. Man erkannte PCP als krankmachendes Langzeitgift mit erbgutschädigender und krebserzeugender Wirkung. In anderen Ländern ist man auch heute noch weniger streng: In den Ostblock-Staaten und der dritten Welt wird weiter PCP hergestellt bzw. eingesetzt, und so können auch heute noch hiermit belastete Hölzer und Möbel zu uns gelangen.

Bei solchen und anderen nicht nur gesundheits- sondern auch lebensgefährlichen Stoffen muss beim geringsten Verdacht und bei niedrigsten Messwerten konsequent und **fachkompetent saniert** werden. Raus mit dem Asbestfaser-pustenden Nachtspeicherofen aus der Wohnung. Es lohnt nicht krank zu werden nur wegen der bröselnden Asbestdämmplatte hinter dem Heizkörper. Raus mit der vor über 30 Jahren unbedarft und unnötigerweise mit PCP gestrichenen Nut- und Federbrett-Holzdecke, sie gast immer noch und weiter, gilt heute als Sondermüll. Dieser eine mit Pestiziden ausgerüstete alte Perser- oder Berberteppich aus fernen Landen sollte nicht unser Schicksal bestimmen.

Einer der aktuellen PCP-Nachfolger heißt **Dichlofluanid**. Man weiß mal wieder nicht viel vom Risiko des Pestizids. Dennoch kommt es auf den Markt, wird tonnenweise produziert. Erste Wissenschaftler und Umweltmediziner mahnen, warnen teilweise lauter als einst bei PCP. Die Muster wiederholen sich. Es passiert zu wenig, keine Risikoforschung vor der Einführung. Es gibt noch nicht genug Kranke. Wirtschaft kommt vor Gesundheit. Zumindest gibt es beim Holzschutz doch einige konstruktive Einsichten, man hat gelernt: Drinnen sind Pestizide gar nicht nötig, nur für draußen empfohlen, wenn überhaupt. Gut, dass sie benannt werden, so kann man sie meiden.

Anstelle der Insektizide Lindan und DDT haben sich Pyrethroide etabliert, als prominentester Vertreter dieser Stoffgruppe das Nervengift **Permethrin**. Man findet es heute häufig in Schurwollteppichen und als

Folge von Kammerjägereinsätzen. Im Irak-Krieg wurde es als Kampfgas eingesetzt. Prof. Dr. Helmut Müller-Mohnssen (Universität München) zu solchen Stoffen: "Es wird die massenweise Vergiftung von Menschen in Kauf genommen." Das Bundesgesundheitsamt wusste bereits 1993: "Bei empfindlichen Personen bewirken geringe Konzentrationen Gesundheitsstörungen. Kinder sind stärker gefährdet."

Erstaunlich, dass solche kritischen Schadstoffe weiter **ohne jede Einschränkung** in Innenräumen zugelassen sind und Kleinkinder auf giftbehandelten Teppichen mit klebrigen Händchen, die sie sich in ihren Mund stecken und ablutschen, herumkrabbeln dürfen. Die Behörde: "Die Abwehr von Gesundheitsgefahren gegen chemische Produkte ist nicht Sache des Bundesgesundheitsamtes. Wir können keine Warnungen vor bestimmten Produkten aussprechen." Wer sonst?

Die 'Gemeinschaft umweltfreundlicher Teppichboden' (GuT), ein Zusammenschluss von **Teppichherstellern**, sagt: "Permethrin ist für den Menschen ungefährlich. Der Wirkstoff ist fest an die Teppichfaser gebunden." Wenn der Wirkstoff angeblich fest an die Teppichfaser gebunden ist, warum messen wir ihn dann in der Luft jener Räume, die mit permethrinbehandeltem Teppich ausgelegt wurden? Warum finden wir ihn in hohen Konzentrationen im Staubsaugerbeutel nach dem Absaugen des Teppichs? Warum warnen Wissenschaftler vor Vergiftungen? Warum werden viele Menschen krank, sogar berufsunfähig, durch giftige Pyrethroide und nach deren Entfernung wieder gesund? Was sollen solche Sprüche? Auch beim **'Oekotex'**-Standard für Textilien wird Permethrin nicht mit kontrolliert. Das Gütezeichen **'Woll-Siegel'** garantiert nicht nur Wollqualität, sondern auch Permethrin und Co. im Teppich. Nicht vergessen: Schadstoffgeprüft heißt nicht schadstoffarm.

"Mücke tot - Mensch vergiftet", warnen Verbraucherinitiativen vor Permethrin in **Elektroverdampfern, Mottenkugeln** oder **Insektensprays**. Wir können von vielen Fallbeispielen berichten, wo Menschen durch den ungehemmten Einsatz solcher Insektenkiller schwerkrank wurden. Sie rannten hinter allem, was krabbelte und summte, mit Spraydosen hinterher. Wie sagte Prof. Müller-Mohnssen? "Der Bürger meint, es müsse jemand verantwortlich sein. Das ist eine Illusion."

Andere häufig verwendete und skandalöserweise frei erwerbliche Insektenvernichter in z.B. **Ameisenköderdosen** und Insektenschutzpräparaten, sind Chlorpyrifos, Propoxur oder Dichlorvos, alles Stoffe mit dringendem Verdacht auf nervenschädigende Wirkungen. Ende 2001 musste **Chlorpyrifos** in den USA aus den Verkaufsregalen verschwunden sein, es wurde verboten. Bei uns ist es immer noch zu kaufen, wenn auch seltener: in Mottenkugeln und **Mottenpapieren** für Kleiderschränke, in Sprays und bei Kammerjägern. Wenn solche in jedem Drogeriemarkt käuflichen Insektenpapiere neben Pullis, Jacken, Hemden oder Unterwäsche hängen, dann ist der biologische Effekt besonders kritisch, denn die hierdurch kontaminierten Kleidungsstücke kommen direkt an unsere Körper. Chlorpyrifos ist "ein übermäßiges Risiko für die menschliche Gesundheit", so die US-Umweltbehörde EPA.

Auch bei den **Flammschutzmitteln** und **Weichmachern** rücken immer neue Stoffgruppen in den Blickpunkt. Sie gehören, wie die Pestizide, zu den schwerflüchtigen Stoffen, die sich im Innenraum Jahre und gar Jahrzehnte halten. In manchen PU- und Montageschäumen, Matratzen, Elektrogeräten, Teppichrücken, Tapeten, Gardinen, Farben, Versiegelungen und anderen Produkten findet man Flammschutzmittel. Es geht um Zusätze, die Materialien schwerer entflammbar machen sollen. Das biologische Risiko ist kaum erforscht. Erste Studien weisen auf neurotoxische Effekte, Tumore und Nierenerkrankungen hin, es besteht mal wieder Krebsverdacht. Weichmacher sind chemische Zusätze, welche die Plastizität und Dehnbarkeit von Kunststoffen und Kautschukmaterialien erhöhen, diese elastisch machen. Man findet sie hauptsächlich in PVC-Produkten (Böden, Beläge, Folien, Elektrokabel, Schläuche, Profile, Geräte), aber auch in Möbeln (speziell Gartenmöbel), Teppichen (speziell in Schaumrücken), Tapeten (aufgeschäumte Struktur- und Vinyltapeten), Holzimitationen (Spanplatten- und Oberflächenbeschichtungen), sogar Kinderspielzeug (Weichplastik, Quietscheentchen..., besondere Vorsicht: Mundkontakt), auch Lacken, Klebern, Schäumen, Duschvorhängen, Folien, Wärmflaschen, Autos, der Kosmetikindustrie, Medizin... Sie werden seit gut 40 Jahren eingesetzt. Weltweit liegt die jährliche Weichmacherproduktion bei einigen Millionen Tonnen. 80 Prozent davon gehen allein in die PVC-Fertigung. Der Weichmacheranteil von Materialien kann bis zu 70 Prozent betragen.

Weichmacher bleiben, wie Flammschutzmittel, nicht im PVC-Boden, im Teppichschaumrücken, in der Strukturtapete, im Duschvorhang..., sie diffundieren aus, verteilen sich im Raum, gelangen in die Atemluft, legen sich auf Einrichtungen, kontaminieren die Umgebung und den Staub. Das Gesundheitsrisiko durch Weichmacher ist ebenfalls kaum erforscht, obwohl sie massenhaft eingesetzt werden, nahezu überall in Innenräumen in mehr oder minder hohen Konzentrationen zu finden sind und wissenschaftliche Untersuchungen auf verschiedene biologische Gefahren bis zum Krebsrisiko hinweisen. Es gibt hier wie bei den Flammschutzmitteln **keine** rechtlich verbindlichen **Grenzwerte**.

Die Gruppe der hochtoxischen **polychlorierten Biphenyle** (PCB) gehört ebenso zu den schwerflüchtigen Altlasten. Die Giftigkeit von PCB wurde durch die aus defekten Leuchtstoffröhren-Kondensatoren austretende Flüssigkeit bekannt. Schmier- und Hydrauliköle waren einst PCB-haltig. Tonnenweise wurde PCB im Hausbau, speziell in öffentlichen Gebäuden wie Kindergärten und Schulen eingesetzt: als dauerelastische Dichtungsmasse zwischen Betonfertigteilen, Türen, Fenstern und im sanitären Bereich. Lacke, Harze und Kunststoffe waren in der Zeit von etwa 1960 bis 1975 manchmal mit PCB versetzt. PCBs sind äußerst stabil, äußerst gefährlich und äußerst schlecht im ökologischen Kreislauf abbaubar. Deshalb wurde der Skandalstoff 1978 in offenen Systemen, z.B. im Wohnungsbau, und 1989 in geschlossenen Systemen wie Maschinen, verboten. PCB wird im Fettgewebe, Hirn, Knochen- und Rückenmark gespeichert. Bekannte Risiken sind Vergiftungserscheinungen, Leber- und Nierenschäden, Störung des Immunsystems, Gewichtsverlust, Ödeme, Drüsenschwellung, Schmerzen.

Erinnern Sie sich noch an die **Seehunde** und **Delphine**, die 1988 zu Hunderten an den Nordseeküsten angeschwemmt wurden, qualvoll verendet ohne ersichtlichen Grund? Ursache: PCB. Der tödliche Stoff wurde von der chemischen Industrie mit Zustimmung des Umweltministers in die Nordsee verklappt. Immer mehr Pottwale stranden an den Küsten, keiner weiß warum. Fest steht: Die Menge an Schadstoffen in den Walkadavern macht die Tiere zu **Sondermüll**. Die PCB-Werte, die unabhängige Wissenschaftler im Auftrag von Greenpeace fanden, lagen über dem zulässigen Grenzwert von Klärschlamm.

Das Bundesgesundheitsamt versuchte jahrelang die Gefahr von PCB, dem Stoff der Gefährlichkeit des Seveso-Giftes Dioxin, zu vertuschen. Als in den siebziger Jahren PCB **weltweit verboten** wurde, weigerte sich Deutschland und ignorierte die Problematik, erhöhte dafür ständig die Grenzwerte. Derweil wuchs Bayer zum größten PCB-Hersteller heran. Erst als der Chemiegigant freiwillig die PCB-Produktion einstellte, erließ die Regierung das Verbot.

Polyzyklische aromatische Kohlenwasserstoffe wurden erstmals 1997 nach dem Verkauf von US-Wohnungen in alten teerhaltigen Parkettklebern gefunden, und zwar massiv. Die giftigen PAK wurden in den 60er und 70er Jahren im großen Stil eingesetzt, besonders beim Verlegen von Holzböden. Bei PAK geht es um eine Gruppe von einigen hundert Verbindungen, **Benzo(a)pyren** ist der bekannteste Vertreter. Er ist krebsauslösend, erbgutverändernd, fruchtschädigend und beeinträchtigt die Fortpflanzungsfähigkeit. Andere PAK sind ähnlich oder ebenso gefährlich, aber bisher noch nicht ausreichend erforscht. Hierzu gehören z.B. Chrysen, Naphtalin und Pyren. PAK kommen in Teer, Bitumen, Backkork, Holzschutzmitteln auf Teerölbasis (Carbolineum) und Dieselruß vor, sogar im Zigarettenrauch. Sie können auch nach Wohnungsbränden entstehen, an offenen Feuerstellen oder beim Grillen. Vom Bitumen weiß man seit 1981, dass es Krebs erregt. Seit 1991 ist die Anwendung solcher teerölhaltiger Mittel verboten.

Das PAK-Problem ist nicht nur auf die ehemaligen US-Wohnungen beschränkt, sie waren nur der Schneeball, der eine Lawine in Bewegung setzte. Zahlreiche Untersuchungen wurden durchgeführt mit dem unerwarteten Resultat: Auch in deutschen Wohnungen verarbeitete man in jenen kritischen 60er und 70er Jahren reichlich **PAK unter Parkettböden**. Nicht nur hier, es geht auch um Kleber anderer Bodenbeläge, um die Rückenschicht alter Nadelfilzböden und um Gussasphalt. Allein in Neuss müssen 26 Schulen saniert werden, in anderen Städten dürfte es ähnlich sein. Die Gefahr für den Menschen, wie viel PAK er im Raum abbekommt, hängt maßgeblich vom Zustand des Bodens ab. Vorsicht mit Kleinkindern, sie krabbeln auf den belasteten Böden herum und haben Körperkontakt, ihre Haut ist dünner und schadstoffdurchlässiger, sie stecken ihre kontaminierten Hände in den Mund.

Berühmt und berüchtigt ist **Formaldehyd**, ein Gas aus der Familie der leichtflüchtigen Stoffe. Formaldehyd wird seit 100 Jahren produziert. Es ist eines der häufigsten Gifte in der Innenraumluft. Schon seit den siebziger Jahren ist bekannt, dass Formaldehyd krank macht, Atemwege und Schleimhäute reizt, Bronchialprobleme und Kopfschmerzen verursacht sowie Allergien auslöst. Seit 2004 ist beim Menschen als krebserregend eingestuft. Formaldehyd findet sich nahezu überall: in Spanplatten und anderen Holzwerkstoffen, in Klebern, Lacken, Farben, Dämmstoffen, Desinfektions- und Konservierungsmitteln, manchmal in Kosmetika und Reinigungsmitteln, in Autoabgasen und reichlich im Zigarettenrauch. In den Achtzigern wurden jedes Jahr etwa 500.000 Tonnen Formaldehyd von z.B. BASF, Bayer und Degussa produziert, hiervon gingen allein 200.000 Tonnen in die Spanplattenherstellung. An die zehn Millionen Kubikmeter Spanplatten wurden und werden in der BRD jährlich verkauft und verbaut. Ein hoher Prozentsatz steckt in Fertighäusern, besonders in jenen älterer Bauart.

Auch heute sind die meisten **Spanplatten** nicht formaldehydfrei, wie oft angenommen wird. Die allerorten verkaufte und offiziell als harmlos geltende E1-Qualität ist lediglich formaldehydärmer als jene Uralt-Platten von früher. Dafür gibt es heute viel mehr Spanholz im Haus- und Möbelbau. Ein Kleider- oder Einbauschrank aus Span plus Laminat auf Spangrundlage plus Holzimitat an der Decke, plus... übertreffen Grenzwerte in mäßig gelüfteten Räumen sehr bald. Von kompletten Spanplattenfertighäusern ganz zu schweigen. Spanplatten können bis zu 30 Prozent aus formaldehydhaltigen Leimen bestehen. Beim schicht- oder stabverleimten Vollholz ist der Leimanteil nur 3 bis 5 Prozent und besteht oft nicht aus Formaldehyd sondern aus Phenolharzen. Lackierte oder mit Melamin beschichte Platten sind weitgehend dicht und gasen kaum aus. Furnierte Platten sind oft porös und gasen deshalb jahrelang. Obwohl Formaldehyd ein leichtflüchtiger Stoff ist und relativ schnell verschwinden müsste, was z.B. für Lacke und Kleber auch zutrifft, emittieren Spanplatten das krankmachende Gift Jahre und Jahrzehnte. Denn die gepressten Platten lassen den Problemstoff beständig frei, speziell aus offenen Kanten und Löchern. Warum nicht alle Plattenkanten gasdicht mit Folien, Furnieren oder Lacken verschließen und so die Emission beenden? Warum 500 offene Löcherchen im Schrank für die Verstellung der Einlegeböden?

Formaldehydrisiken gehen neben Radioaktivität, Partikeln, PAK und anderen Schadstoffen auch vom **Rauchen** und **Passivrauchen** aus. Wir messen in einem Zigarettenzug mehr Formaldehyd als an der miesesten Spanplatte. Wir haben unsere lieben Probleme mit Leuten, die von uns eine Formaldehydanalyse ihres kleinen Spanplattenregales im Arbeitsraum wollen, und wir hier einen vollen Aschenbecher mit zwanzig Kippen finden. In Deutschland sterben jährlich mehr als 100.000 Menschen durchs Rauchen, eine Großstadt jährlich, ein vollbesetzter Jumbo-Jet täglich. Der Staat warnt zwar auf jeder Packung vor dem Zigarettenqualm, bereichert sich aber an den Tabakkranken und Tabaktoten und kassiert sekündlich 450 Euro Tabaksteuer.

Lösemittel unterschiedlichster Arten und Zusammensetzung werden mehr oder minder in Klebern, Farben, Lacken, Verdünnern, Schäumen, Reinigungsmitteln, Dämm- und Kunststoffen sowie in Teppichen und Tapeten eingesetzt. Sie schädigen an erster Stelle das Nervensystem, einige haben krebserregende und fruchtschädigende Wirkungen, andere greifen Leber, Nieren und Blut an oder führen zu Allergien, Früh- und Fehlgeburten sowie Sterilität. Erste Symptome sind z.B. Kopfschmerzen, Sehstörungen, Atemwegs- und Schleimhautreizung, Glieder-, Muskel- und Nervenschmerzen, Schwäche und Schwindel. Diese ebenfalls leichtflüchtigen Schadstoffe werden an erster Stelle über die Atemluft aufgenommen, bei direktem Kontakt auch über die Haut.

Wie stark sich die giftigen Substanzen in der Atemluft anreichern, das hängt hier wie beim Formaldehyd und anderen Wohngiften nicht nur von den Schadstoffquellen ab, sondern besonders von den **Lüftungsgewohnheiten**. Die Innenluft ist fast immer schlechter als die Außenluft. Die erforderliche Luftwechselrate von einmal pro Stunde wird oft unterschritten. In modernen Bauten findet man meist nur noch eine Luftwechselrate von weniger als 0,1 - also nicht mal 10 Prozent frische Luft in der Stunde. Die Energiesparverordnung mag ökonomisch und ökologisch sinnvoll sein, sie darf aber nicht auf Kosten der Gesundheit gehen. Frische Luft ist lebenswichtig. Lüften Sie. Allein hierdurch lassen sich viele Innenraumrisiken auf ein Minimum reduzieren.

Vermeiden Sie Lösemittel, wo Sie nur können. Gehen Sie mit allen Farben, Lacken, Klebern, Oberflächenversiegelungen... **sparsam** um, auch mit biologischen, bei denen oft natürliche oder naturnahe Terpene und ätherische Öle in relativ hohen Konzentrationen eingesetzt werden. Auf allzu viel "Bio" reagieren gerade die Allergiker heftig. Wichtig beim Renovieren: Lüften Sie reichlich, besonders während und in den ersten Tagen und Wochen nach Verlegung des Teppichs, Versiegelung des Parketts, Lasierung der Möbel, Tapezieren und Streichen von Wänden und Türen. Lüften heißt dabei nicht: ein Fenster auf Kipp. Lüften heißt jetzt: **Durchzug**, alle Fenster und Türen weit auf.

Bedenken Sie, dass der Hinweis **"lösemittelfrei"** auf z.B. Klebern, Farben oder Lacken kein Garant für Unbedenklichkeit sein muss. Weil die bekannten Lösemittel wie Toluol, Xylol, Ethylbenzol, Testbenzin oder sonstige Kohlenwasserstoffe ins Gerede gekommen sind, weichen die Hersteller auf **Glykole** aus. Speziell wasserlösliche Lacke und Teppichkleber können hohe Glykolanteile aufweisen, auch die mit dem 'Blauen Umweltengel'. Glykolverbindungen dürfen als lösemittelfrei gehandelt werden. Sie verdunsten aber viel langsamer und können, im Gegensatz zu den klassischen Lösemitteln, unsere Raumluft monate- bis jahrelang belasten. Auch andere Lösemittelersatzstoffe wie Siloxane sind nicht deklarierungspflichtig und werden immer mehr eingesetzt.

Einige Chemikalien sind noch recht neu auf dem Markt, niemand weiß genaues über gesundheitliche Auswirkungen, vor allem hinsichtlich langfristiger Risiken und Wechselwirkungen der Schadstoffe miteinander. Wir - Sie und ich - müssen erst wieder krank werden, bevor wissenschaftliche Forschung eingeleitet wird. Anstelle von Formaldehyd werden in Spanplatten z.B. **Isocyanate** eingesetzt. Hier werden keine Luftbelastungen festgestellt, es sei denn, das Material wird bearbeitet, gesägt, geschliffen. Anders sieht es bei Isocyanat-haltigen Schäumen, Lacken oder Klebern aus: Dort treten nach der Anwendung erhöhte Konzentrationen der hochgiftigen Chemikalie auf. Etwa 80 Prozent aller heutigen wasserlöslichen Dispersionsfarben, die wegen ihres höheren Wasseranteiles anfällig für mikrobiellen Befall sind, werden mit **Isothiazolinon**-haltigen Bioziden gegen Pilze und Bakterien versetzt. Mit der Abgabe dieser Kontaktallergene aus den Farben ist noch bis zu Monaten nach der Renovierung zu rechnen. Dennoch werden solche Farben als "emissions- und lösemittelfrei" und "raumlufthygienisch unbedenklich" beworben. Selbst Farben mit dem 'Blauen Engel' dürfen Isothiazolinone enthalten. In den letzten Jahren waren oft die Organozinnverbindungen **DBT** und **TBT** (Di- und Tributylzinn) in den Schlagzeilen, akut toxische und stark reizende Nervengifte. Sie wurden bisher gefunden in Textilien, Babywindeln, Gummistiefeln oder PVC-Böden.

Neben Lösemitteln und anderen Schadstoffen sind es hier und da ungiftige **Gerüche**, die einen Raum unangenehm bis unbewohnbar machen. Gerüche sind oft schwer bis gar nicht umweltanalytisch zuzuordnen. Ein Raum hat geruchsneutral zu sein oder zumindest nicht unangenehm zu riechen. Was brauchen wir Messgeräte, wenn Ihre Nase bereits Alarm schlägt? Vertrauen Sie Ihrem Geruchssinn und wenn etwas stört, beseitigen Sie es. Gerüche im Altenheim oder Krankenzimmer, neben der Toilette oder Mülltonne sind messtechnisch kaum darstellbar und können trotzdem stören. Hartnäckige Stinker sind manche Teppiche. Wenn sie mehr als ein paar Wochen riechen, dann bleibt es nach unserer Erfahrung meist über Jahre. Sie können lüften und lüften..., nach wenigen Minuten ist er wieder da, der **Teppichmief**. Vergessen wir nicht, dass gefährliche Chemikalien oft gar nicht riechen, ungefährliche dagegen ab und zu heftig. Das Fehlen von Gerüchen oder eine unsensible Nase können also Unschädlichkeit vortäuschen, ausgeprägte Stinker dagegen unbegründet Angst machen.

Neben der Chemie sind es **Bakterien** und **Pilze**, die muffige, faulige oder erdige Gerüche verbreiten, z.b. nach Feuchteschäden. Dem muss nachgegangen werden, um krankmachende Mikroorganismen erkennen und meiden zu können. Davon im folgenden Vortrag mehr.

Es gibt über 50 verschiedene **Schwermetalle**. Bekannte Vertreter sind z.b. Arsen, Blei, Cadmium, Chrom, Cobalt, Kupfer, Nickel, Quecksilber, Thallium, Zink oder Zinn. Sie gelangen in unsere Körper über die Ernährung, Zahnmaterialien oder zerbrochene Energiesparlampen, um nur drei wichtige Pfade zu nennen. Der Einsatz von Schwermetallen ist in den letzten Jahren in Innenräumen stark zurückgegangen und wird in Zukunft dank Sparlampen wieder ansteigen. Man findet kritische Konzentrationen in der Luft und im Staub von Häusern nur ausnahmsweise und wenn, dann meistens als Altlast vergangener Zeiten. Schwermetalle gibt es ab und zu in Kunststoffen (PVC, Elektrokabel), Holzschutz-, Flammschutz- und Insektenvernichtungsmitteln, Lacken und Farben (Rostschutz, Pigmente), Schüttungen (Aschen, Schlacken, Deckenfüllungen), Wasserleitungen (Blei- und Kupferrohre), Spiegeln, Kristallglas und anderen optischen Gläsern, Batterien und Akkus (Blei), Leuchtstofflampen und Thermometern (Quecksilber), Treibstoffen (Benzin), Ledermöbeln, Teppichen oder im Tabakrauch. Schwermetalle sind biologisch kritisch, sie verursachen in erhöhten Konzentrationen Leber- und Nierenschäden, Nervenleiden, Entzündungen, Allergien, Blutarmut, Knochenveränderungen, Krebs und andere Probleme. Die Metalle werden vom Körper nicht abgebaut, sondern deponiert und reichern sich z.B. im Fettgewebe, in den Nieren, den Knochen und der Haut an. Zu einer Schwermetallbelastung ersten Grades können Zahnfüllungen werden, speziell wenn es um den Skandalstoff **Amalgam** geht.

Ein gutes **Raumklima** sollte selbstverständlich sein, ist es oft nicht. Temperatur, Feuchte, Sauerstoff, Kohlendioxid, Luftdruck, Luftbewegung und die Luftwechselrate gehören genauso dazu wie die Anzahl und Verteilung von Luftionen. Auch die Luftelektrizität ist ein raumklimatischer Aspekt. Saubere, naturnahe Atemluft mit reichlich Sauerstoff und wenig Kohlendioxid, ist lebenswichtig. Übersehen wir nicht: Auch der Mensch ist ein Schadstoffverursacher. Mit der Ausatmung setzt er reichlich Kohlendioxid frei, durch mangelnde Lüftung sorgt er dafür, dass die Konzentration im Raum bedenklich hoch wird. Bei geschlossenen Fenstern messen wir in Schlafräumen, in denen zwei Personen atmen, bereits nach ein bis zwei Stunden die Überschreitung von Arbeitsplatzgrenzwerten. Wie viele Schulkinder können sich nicht konzentrieren und gähnen, weil die Luft im Klassenraum keine Luft mehr ist? Ein Mensch atmet 10 Liter Kohlendioxid pro Stunde aus, wenn er ruht. Arbeit er am Schreibtisch, dann sind es 20, bei der Hausarbeit 40 und beim Sport 100. Kohlendioxid steht für Krankheit und Degeneration, Sauerstoff für Gesundheit und Regeneration.

An erster Stelle steht: **Lüften**. Viele Räume werden krank nur durch mangelnde Lüftung. Speziell neue, luftdicht gebaute Häuser führen zu geringen Luftwechselraten. Es kommt kaum frische Außenluft in die Häuser, und verbrauchte, feuchte oder mit Schadstoffen belastete Innenraumluft wird kaum entfernt. Jeder kann wesentlich zu seiner sauber(er)en Luft beitragen, indem er für Luftaustausch sorgt.

Eine gute Innenraumluft ist abhängig von vielen sich gegenseitig beeinflussenden Faktoren. Gibt es zuviel Elektrosmog, Wohngifte, Baufeuchte oder Feinstaub, so ist eine Verschlechterung der Luftqualität, der Luftionisation, des gesamten Raumklimas die zwangsläufige Folge. Viele Punkte stehen in **Wechselbeziehung** zueinander: Elektrostatik zieht Staub an, und Staub zieht Allergene, Pilze, Schwermetalle und Biozide an. Mangelnde Lüftung kultiviert Feuchte und Kohlendioxid, Feuchte und Kohlendioxid kultivieren Pilze. Ein Wirrwarr von Wechselbeziehungen. Im Biosystem Mensch wird das noch brisanter: Elektromagnetische Felder blockieren die Schwermetallausscheidung, forcieren dafür im Gegenzug die Ausschwemmung von Quecksilber aus den Amalgamfüllungen. Man weiß heute, dass eine Elektrosensibilität oft erst durch zuviel Chemie und Schwermetalle ausgelöst wird. Man weiß auch, dass eine Chemikaliensensibilität vom Elektrosmog ausgelöst und gefördert werden kann. Teufelskreise dieser Art gibt es viele.

Auch deshalb ist es wichtig, eine baubiologische Hausuntersuchung ganzheitlich anzugehen. Bei den allermeisten chemischen Substanzen weiß man kaum, was sie einzeln in Körpern anrichten, geschweige denn, was in Wechselwirkung passiert. Aus der Umweltmedizin sind viele derartige Wechselwirkungen bekannt, wobei sich die einzelnen Belastungsfaktoren nicht nur summieren, sondern **potenzieren**. Nach Schwermetallsanierungen des Körpers z.B. verbessern sich die Pilzprobleme der Patienten oder umgekehrt. Nach Elektrosmogsanierungen des Schlafbereichs stabilisiert sich das Immunsystem und damit die Sensibilität gegen toxische, mikrobiologische oder allergisierende Einflüsse. In der Biologie und in der Medizin sind eins plus eins eben nicht zwei wie in der Mathematik, sondern manchmal zehn oder 20.

Vergessen wir nicht: Baubiologen sprechen über kranke Häuser wie Ärzte über kranke Menschen. Unser Patient ist das Haus. Wir machen - wie die Ärzte - auf Probleme aufmerksam und bieten Lösungen an. Dennoch ist ein gesunder oder relativ gesunder Raum - analog zum Menschen - eher der Normalzustand und der chemisch wie mikrobiologisch oder sonst wie bedenklich auffällige Raum eher die Ausnahme.

Es ist kaum abschätzbar, welche Schadstoffe beim Hausbau und danach in unsere Innenräume geraten könnten. Deshalb sollten im Vorfeld Inhalte und Datenblätter verdächtiger Produkte aufmerksam überprüft werden. Luft-, Staub- und Materialuntersuchungen helfen Schadstoffe zu erkennen und sind Voraussetzung für sachverständige Empfehlungen und Sanierungskonzepte und im Vorfeld für gesundheitsbewusstes Planen. Durch bewussteres Planen und Einkaufen, durch Lüften oder Luftreinigung, Abdichtung oder Entfernung von Emittenten..., manchmal auch einmal durch Verzicht, lassen sich über 90 Prozent der Risiken einfach vermeiden. Es muss nicht auf jede Mücke mit Kanonen geschossen, jede Motte mit toxischen Sprays gejagt, jede Holzoberfläche mit Bioziden gepinselt und alles, was pfiffige Werbepsychologen anpreisen, konsumiert werden. Umweltbedingter Stress ist drinnen viel häufiger zu finden als draußen. Zu Hause tragen wir die Verantwortung und haben echte Chancen zur Korrektur.

PILZE - unerwünschte Mitbewohner
Vortrag von Wolfgang Maes

Überdurchschnittlich **hohe Pilzzahlen** und biologisch **kritische Pilzarten** gehören in kein gesundes Haus. Zu viele Innenräume, Einrichtungen oder Geräte, Lebensmittel-, Sanitär- oder Hygienebereiche sind Schimmel- oder Hefepilz-befallen. Zu viele Menschen sind pilzkrank, die meisten ohne es zu wissen, ohne aufgeklärt zu sein. Es ist die Aufgabe des sachkundigen Baubiologen, Pilzprobleme in Ihren vier Wänden zu erkennen und Sanierungsstrategien vorzuschlagen.

Pilze werden in grob drei Hauptgruppen aufgeteilt: **Schimmelpilze** (Fadenpilze), **Hefepilze** (Sprosspilze) und Hautpilze (Dermatophyten). Es gibt über 100.000 Pilzarten, zumeist Schimmelpilze. Hiervon sind die wenigsten wirklich gefährlich für den gesunden Menschen, wahrscheinlich nur etwa 100, es sei denn, sie treten in überdurchschnittlichen Mengen auf. Von den mehr als 500 Hefepilzarten gelten nur gut 20 als krankmachend. Die meisten Pilze sind nützlich für Mensch und Natur, sie verarbeiten Verdorbenes, sind Teil eines optimal funktionierenden Ökosystems. Ohne die hochaktiven Pilze gäbe es keinen gesunden Waldboden, kein natürliches Recycling und einige Bier- und Brotarten, Käse- und Milchprodukte und sogar Medikamente weniger.

Wir haben es in der Baubiologie mit Schimmel- und Hefepilzen in Innenräumen zu tun. Dabei geht es um die Erkennung und Vermeidung der kleinen Gruppe von **krankmachenden** oder gar **tödlichen** Pilzarten und um die Gewährleistung normaler, sprich umwelttypischer Pilzzahlen. Pilze sind in geringen Zahlen überall zu finden. Kein Kubikmeter Luft, kein Quadratmeter Fläche und kein Gramm Staub ohne Pilze.

Menschen mit intaktem Immunsystem sind gut fähig, die relativ wenigen aus der Umwelt oder mit der Nahrung aufgenommenen Schmarotzer zu bewältigen. Kritisch wird es, wenn die **Pilzzahlen zunehmen**, die **Pilzarten** zu den **gefährlichen** gehören und unser **Immunsystem schwach** ist. Jeder vierte Deutsche gilt bereits als immungeschädigt.

Pilze gehören **nicht zur normalen Flora** des Menschen, sind im gesunden Körper längerfristig nicht zu finden. Das soll nicht heißen, dass jeder Nachweis im Blut, Speichel, Stuhl, Urin oder auf Schleimhäuten gefährlich ist. Der stabile Körper als Wirt kann gut mit ein paar Pilzen als Gast leben. Wie gesagt, nur zu viele Pilze über zu lange Zeit, pathogene Arten und schlechte Widerstandskräfte werden zum Risiko. Das bedeutet für Baubiologen: Kritische Pilzzahlen und kritische Pilzarten plus immunschädigende Umweltfaktoren erkennen und reduzieren.

Pilze können **Pilzerkrankungen** verursachen (so genannte Mykosen). Eines der Hauptprobleme bei den Schimmelpilzen ist deren Bildung von Unmengen mikroskopisch kleiner und außergewöhnlich robuster **Sporen** in kürzester Zeit, welche sie in die Raumluft entlassen. Die Sporen werden von uns eingeatmet oder verschluckt und können sich in unseren Körpern einnisten und sich zu neuen Schimmelpilzen entwickeln. Pilze können zudem gasförmige Riech- bzw. **Schadstoffe** an die Umgebungsluft abgeben (so genannte MVOC, das sind leichtflüchtige Kohlenwasserstoffverbindungen ähnlich den Lösemitteln) und gefährliche **Gifte** produzieren (so genannte Mykotoxine). Jeder Pilz gibt einige für ihn typische Stoffwechselprodukte ab. Jedes der bisher über 100 bekannten MVOC oder Mykotoxine hat seine spezifische Wirkung. Das Bundesgesundheitsministerium: "Wir messen den Pilzgiften eine mindestens so hohe Bedeutung bei wie den Pestiziden."

All diese Mikroorganismen können verschiedenste Allergien auslösen, speziell wenn sie überdurchschnittlich auftreten, aber auch schon bei umwelttypischen Zahlen, auch bei denen, die als relativ harmlos gelten. In den letzten Jahren nehmen Schimmel- und Hefepilzinfektionen drastisch zu. Besorgte Ärzte sprechen von einer "neuen Volksseuche".

Schimmelpilze: Aspergillus und Co. Kommen wir zuerst zu einem unerwünschten Mitbewohner und manchmal hartnäckigen Krankmacher namens Schimmelpilz und später erst zu den Hefepilzen.

Schimmelpilze findet man in der **Luft** oder auf **Oberflächen**, im **Hausstaub** und da, wo es um **Feuchte** und **Fäulnis** geht. Hier wird bei Hausuntersuchungen nach ihnen gefahndet. Schimmelpilze und deren Sporen werden vor Ort auf Nährböden und andere Träger aufgebracht, im Wärmeschrank bebrütet, unter einem Mikroskop begutachtet, gezählt und - falls nötig - im Fachlabor identifiziert. Die Stoffwechselprodukte der Pilze werden über Luft- und Staubanalysen nachgewiesen.

Auffällige Schimmelpilzzahlen und -arten sind ein bedenkliches Zeichen, zeugen stets von einem **schlechten Raumklima** und von **Feuchte-** oder **Hygieneproblemen**. Kein Pilz kann ohne Feuchte leben und sich vermehren, Feuchtigkeit ist das vorrangige Problem.

Wo sich Schimmelpilze wohl fühlen, kann kein Mensch auf Dauer gesund sein. Die moderne **Bauweise** kultiviert Schimmel. Dichte Wände, Böden, Decken, Türen und Fenster verhindern den wichtigen **Luftaus-**

tausch und begünstigen die Pilzentwicklung. Neubauten trocknen vor dem Bezug nicht gründlich genug aus. Mangelhafte **Isolierung** fördert einwirkende Nässe aus der Erde. **Wasserschäden** werden nach Rohrbrüchen, übergelaufenen Toiletten oder undichten Dächern und Kellern zu oberflächlich und unfachmännisch saniert. Falsches oder zu weniges Lüften hat Konsequenzen, an erster Stelle zu viel **Wasserdampf**, er entsteht in jedem Raum, sei es durch die allgemeine hohe Luftfeuchte, durch Kochen, Waschen, Duschen, Baden oder nur durch Atmung. Der Wasserdampf muss raus aus dem Haus, will man vermeiden, dass er die Oberflächen eines Raumes befeuchtet und somit die Pilzentstehung fördert. Deshalb ist darauf zu achten, dass es keine **Kältezonen**, so genannte Wärmebrücken, an Außenwänden, in Fenster- und Dachbereichen oder Zimmerecken gibt, weil Wasser speziell an kühleren Flächen kondensiert, und die sind in schlecht gedämmten Häusern an der Tagesordnung, besonders im Winter. Regelmäßiges Lüften ist also wichtig, nicht nur zum Abtransport des Wasserdampfes, auch zur Reduzierung von Schadstoffen. Zu wenig Lüften hat auch zu viel **Kohlendioxid** zur Folge, was wir Menschen reichlich ausatmen. Pilze lieben Kohlendioxid, Pilze lieben verbrauchte Luft, sie ist Dünger für das Pilzwachstum. Im Hausstaub findet man große Mengen an Schimmelpilzsporen, von denen sich wiederum **Hausstaubmilben** ernähren. Ärzte wissen, dass Hausstauballergiker oft nicht gegen den Staub, sondern gegen die mit ihm verbundenen Schimmelpilze allergisch sind.

Schimmel muss nicht als Fleck oder Rasen auf der Wand sichtbar sein, um zu schaden, ein solcher Befall ist nur die **Spitze des Eisbergs** und hatte meist schon eine längere Vorlaufzeit. Pilze können - wie erwähnt - Millionen unsichtbar kleine und uneinschätzbar gefährliche Sporen pro Minute produzieren und in ihre Umwelt schicken. Die Pilze selbst sind recht **empfindlich** und mit mechanischer Oberflächen-, Teppich- und Luftreinigung, Desinfektionsmitteln, Hitze und Trockenheit... relativ einfach zu beseitigen. Deren Sporen überleben jedoch **extreme Bedingungen**, Säuren und Basen, Frost und Hitze, viele chemische Stoffe und die meisten Staubsauger... und halten sich problemlos über Jahre und Jahrzehnte. Deshalb ist es so wichtig, nicht nur den sichtbaren Pilzbefall, sondern gerade die vielen Sporen nachhaltig zu entfernen. Diese fliegen luftgetragen umher, werden immer wieder aufgewirbelt, verbinden sich gern mit den Hausstaub, harren in Teppichen, Textilien, Büchern und anderen Staubfängern, in Ritzen oder auf Oberflächen aus, bis sie irgendwann auf ihrer Reise einen geeigneten Nährboden finden, auf dem sie wachsen und sich weiter vermehren können. Solche Nährböden sind **feuchte** und **organische Materialien**: Lebensmittel, Fäkalien, Haustiere, Pflanzen, Tapeten, Fußbodenbeläge, Holz, Lehm, Ziegel, Textilien, Farben, Kunststoffe, auch Alltagsschmutz und geringste Staubablagerungen. Der immunschwache Mensch ist ebenfalls ein begehrter Nährboden. In seinem Dick- oder Dünndarm, in Lunge und Bronchien, in Mund- und Nebenhöhlen... finden Pilze Speise in Fülle und optimale Bedingungen durch Feuchte und Wärme.

Manchmal reicht es bei baubiologischen Untersuchungen, die Pilze sowie deren Sporen in der Luft, auf Oberflächen, in Materialien, Hohlräumen oder im Staub zu erwischen und auf **Nährböden** anzuzüchten, um eine Innenraumsituation bewerten zu können. Manchmal muss zusätzlich **mikroskopisch** diagnostiziert werden, speziell wenn es um abgestorbene Pilze, Pilzfragmente oder Pilzsporen geht, die sich nicht mehr kultivieren lassen, aber dennoch allergisierend wirken und wegen ihrer weiter vorhandenen Gifte gefährlich sind. Es kann ergänzend die Luft oder der Staub auf pilztypische **Schadstoffe** untersucht werden, speziell wenn es um versteckte Pilze und Sporen in z.B. Fußböden, Wänden und Hohlräumen geht, die nicht direkt in die Raumluft gelangen können, aber indirekt mit ihren Stoffwechselprodukten gesundheitliche Probleme anrichten. Hier und da hilft die **endoskopische** Prüfung von schlecht einsehbaren Zwischendecken oder -wänden. Die visuelle **Inspektion** und **Gebäudeanamnese** ist unverzichtbar: Begehung, Befragung, Geschichte des Hauses, Bauschäden, Wassereinwirkungen, Symptome der Bewohner... In jedem Fall müssen die **Nässeprobleme** durch Messungen der Luft, von Oberflächen, Materialien und der Bausubstanz erkannt und sachverständig saniert werden, denn wir wissen: Ohne Beseitigung der Feuchtegrundlage gibt es weiter Pilze. Je mehr Diagnosemöglichkeiten sinnvoll kombiniert werden, umso größer die Sicherheit. Es liegt an der Kompetenz und Erfahrung Ihres Baubiologen, die richtigen Weichen für eine zuverlässige Schimmelpilzdiagnostik zu stellen und kein Problem zu übersehen.

Vorsicht: Die von Sachverständigen, Umweltinstituten, Versicherungen und Behörden oft ausschließlich praktizierte Pilzmessung der Luft ist zu einseitig, um ein mikrobiologisches Problem erkennen oder Entwarnung geben zu können. Es reicht auch nicht, lediglich eine "visuelle Inspektion" durchzuführen oder mit den Händen die Wände nach Feuchtigkeit abzutätscheln. Es ist ein Kunstfehler, eine Pilzsanierung nur "kosmetisch" anzugehen, das heißt, nur den sichtbaren Schimmelwuchs mit der Wurzelbürste zu beseitigen (bloß nicht, dabei werden Millionen Sporen aufgewirbelt und im Raum verteilt) oder einfach mit Farbe drüberzustreichen (bloß nicht) oder mit krankmachenden Fungiziden zu behandeln (bitte nicht) und die Massen der besonders gefährlichen Sporen zu übersehen und die Feuchteursachen unberücksichtigt zu lassen.

Schimmelpilze gehören in den Komposthaufen oder die Biotonne, nicht ins Bad oder die Küche, ins Schlaf- oder Kinderzimmer. Ist es einmal passiert, dann gibt es gute Möglichkeiten, die mikrobiologischen Quälgeister auch ganz **ohne harte Chemie** wieder loszuwerden.

An erster Stelle steht die sachverständige Erkennung und konsequente Beseitigung der **Feuchteursache** (undichte Heizungsrohre, Wasserleitungen, Dachabdeckungen, Isolationsmängel, Kältezonen, Kondensation...), am besten mit Hilfe von Baubiologen, Architekten, Bausachverständigen oder Sanierungsfirmen. Es gibt Messverfahren, die gut differenzieren können, ob bauphysikalische Probleme wie Isolationsmängel oder Wärmebrücken (die Nässe nimmt dann zumeist in die Wandtiefe hinein zu) oder Lüftungsmängel (die Nässe ist hauptsächlich auf der Oberfläche zu finden) vorliegen. Das ist wichtig zu wissen, denn für den Vermieter ist es fast immer der zu schlecht lüftende Mieter, der Schuld am Schaden ist, und für den Mieter der Vermieter, der sein Haus nicht gut isoliert oder in Schuss gehalten hat.

Danach kommt die **Entfeuchtung** der Räume. Die Baumasse muss abtrocknen, und zwar so schnell wie möglich, wenn nötig mit Nachhilfe, wenn sinnvoll mit Hilfe von Raumtrocknungsmaßnahmen, denn jeder Tag zählt. Viel lüften und reichlich heizen ist angezeigt. Beim Lüften sollte es draußen kühler sein als drinnen, das steigert den Effekt.

Zur Entfernung der Pilze nebst Sporen bevorzugen wir **mechanische Methoden** wie die **Beseitigung** von befallenen Einrichtungen und Flächen, eventuell des Wandputzes, das **Absaugen** mit hierfür geeigneten Staubsaugern (Geräte mit hoher Saugleistung und HEPA-Mikrofilterung), das **Abflämmen** z.B. mit Heißluftgebläsen, die **Reinigung der Luft** mit leistungsstarken HEPA-Luftfiltern (Luftumsatz 200 bis 300 m^3 pro Stunde), die **Aufheizung** der Räume auf 60 bis 80 °C für mehrere Tage, die ausgiebige Oberflächenbehandlung mit **Heißdampf**, das **Abwaschen** eventuell mit desinfizierenden Putzmitteln, das **Kochen** von Stoffen und der Wäsche, um nur einige Beispiele zu nennen. Die Entfernung des Schimmels muss gründlich, über die sichtbare Grenze hinaus und mit Vorsicht (Atemschutz, Staubschutz, Sauggeräte, Luftreiniger, eventuell Unterdruck) durchgeführt werden. Bitte Vorsicht: Die ärgsten Probleme entstehen sehr oft gerade während und nach der Sanierung, wenn man die Keime und deren Sporen unkontrolliert aufwühlt und es verpasst, neben dem sichtbaren Schimmelbefall auch die unsichtbaren, besonders gesundheitsrelevanten Sporen zu beseitigen.

HEPA-Filter in Saugern und Luftreinigern halten kleinste luftgetragene und lungengängige Partikel ab 0,3 Mikrometer zu über 99,9 Prozent zurück, also neben Allergenen und Hausstaub auch Bakterien, Pilze und Sporen. Durch kontinuierliches Entfeuchten der Luft mit **Raumtrocknern** werden im Laufe der Zeit auch die Oberflächen der Wände und Einrichtungen trockener, was zwar nicht die Feuchteursache(n) beseitigt, jedoch die Pilzvermehrung stoppt und somit das biologische Risiko reduziert. Das gilt speziell für Kellerräume, die zu Feuchtigkeit neigen; hier kann der dauerhafte Einsatz solcher Geräte, je nach Situation, sinnvoll sein. **Einfrieren** in der Tiefkühltruhe auf unter -20 °C für einige Tage bis Wochen oder **erhitzen** in der Sauna bzw. im Backofen auf über 80 °C für einige Stunden tötet alle Pilze und die meisten Sporen, z.B. bei Gegenständen, die nicht anders behandelt werden können. Kein Pilz überlebt den Aufenthalt von einigen Minuten im eingeschalteten **Mikrowellenherd**. Vermeiden wir es, dass durch Duschen und Kochen oder Wäschetrockner zuviel **zusätzliche Feuchte** entsteht;

führen wir den Wasserdampf immer direkt der Außenluft zu, z.B. durch Lüften, Ventilation oder Dunstabzugshauben. Sorgen wir, falls nötig, für eine kräftige **Abluft** aus Kellerräumen mit einem leistungsstarken Ventilator, der wenigstens 200 m³ Raumluft pro Stunde absaugen sollte.

Erste **Schimmelpilzsymptome** sind resistenter Husten und Schnupfen, juckende und tränende Augen, gereizte und entzündete Schleimhäute, Grippesymptome, Infektionen, Bronchialasthma, Ekzeme und andere Hauteffekte, Juckreiz, neurologische Störungen, Kopf-, Muskel- und Gelenkschmerzen, Konzentrationsschwäche, Leistungsknicks, Depression, Müdigkeit, um nur einige typische Beschwerden zu nennen. Die beste Pilztherapie nutzt nicht viel, wenn die Pilzherde, die sich meist in den eigenen vier Wänden verstecken, nicht erkannt und beseitigt werden, der Nachschub nicht gestoppt wird. Die beste Pilztherapie nutzt ebenfalls nicht viel, das sei mit Nachdruck erwähnt, wenn das Immunsystem des Patienten zudem durch übermäßigen Elektrosmog und zu viele Wohngifte oder Schwermetalle geschädigt wird.

Ende 1992 starben elf Menschen in der Uniklinik Frankfurt durch den Schimmelpilz Aspergillus fumigatus, der nach Bau- und Reparaturarbeiten in die Zimmer der Schwerkranken gelangte. Von 1993 bis 1996 starben zwölf Krebspatienten der Uniklinik Innsbruck durch Aspergillus-Pilze. Mediziner berichteten von katastrophalen hygienischen Zuständen. Bei den Toten ging es um ein durch Krankheit oder medikamentöse Behandlung (Chemotherapie) geschwächtes oder ganz ausgeschaltetes Immunsystem. Aspergillen machten 1962 über 100.000 Puten in englischen Zuchtbetrieben den Garaus. Nach 1922 starben 26 englische Wissenschaftler innerhalb weniger Jahre, nachdem sie das Grab des ägyptischen Pharaos Tutanchamun öffneten. Man vermutet: Sie infizierten sich mit im Grab eingebrachten Aspergillen, welche hier über die Jahrhunderte problemlos überlebt hatten. Über dem Eingang zur Grabkammer steht: "Tod dem, der die Ruhe des Pharaos stört."

Hefepilze: Candida und Co. Kommen wir nun nach den Schimmelpilzen zum ebenso unerwünschten Mitbewohner und vergleichbar hartnäckigen Krankmacher namens Hefepilz.

Leiden Sie unter ständiger Müdigkeit? Juckt die Haut? Haben Sie Blähungen, Bauchschmerzen, Magendruck, Gelenkschmerzen oder Herzbeschwerden? Wechseln Durchfälle mit Verstopfung ab? Sind Sie oft unkonzentriert, schwermütig, reizbar? Haben Sie Schmerzen, mal hier, mal da? Nehmen Sie ohne erkennbare Ursache zu? Ist Ihr Immunsystem gestört? Werden Allergien, Husten, Stirn- und Kieferhöhlenentzündungen immer schlimmer? Haben Sie ein Dutzend Ärzte hinter sich und keiner konnte helfen? Trotzen Sie medizinischen Therapien? Sind Sie "krank ohne Grund", wurden als psychisch angeschlagen abgetan oder zum Hypochonder erklärt? Dann sollten Sie mal an Hefepilze denken, die Ihnen das Leben schwer machen.

Hefepilze **unterscheiden** sich in einigen wesentlichen Dingen von den Schimmelpilzen. Hefepilze wachsen nicht wie Schimmel als Flecken oder wattige Rasen sichtbar auf Oberflächen. Die Winzlinge sehen, so man sie überhaupt mit bloßem Auge erkennt, eher aus wie wabbelige **Miniquallen** oder schlierige Beläge. Ein solcher sichtbarer Befall wäre nur die Spitze des Eisbergs, schon eine Kolonie von Milliarden Keimen. Sie lieben die Feuchte noch mehr als Schimmel. Hefepilze bilden keine Sporen, die sie in die Atemluft entlassen, sie vermehren sich durch **Sprossung**, teilen sich und werden so mehr und mehr, aus eins werden über Nacht unter guten Bedingungen Millionen. Während Schimmel meist (nicht immer) unangenehm muffig, faulig, erdig riecht, riechen Hefepilze eher angenehm, eben wie **Hefe**. Während Schimmel eher (nicht nur) ein Risiko für die Atemwege, Bronchien, Lungen, Nebenhöhlen... ist, treiben Hefen ihr Unwesen bevorzugt (nicht nur) im **Verdauungstrakt** von der Mundhöhle bis zum Dickdarm.

Hier wie beim Schimmel gilt: Es geht in der Baubiologie um die Erkennung und Vermeidung der kleinen Gruppe von **krankmachenden** Hefepilzarten und um die Gewährleistung **normaler**, sprich durchschnittlicher Hefepilzzahlen. Das Idealterrain der klebrigen Hefen sind **Nässebereiche**. Man sollte die Schmarotzer zu Hause eigentlich nirgendwo finden, wenn doch, dann besonders in Zonen mit viel organischer Substanz: in Küche, Toilette, Bad, auf Lebensmitteln, in sanitären Rohren, Duschen und Abflüssen, in Kühlschränken, Wasch- und Spülmaschinen, um nur Beispiele zu nennen. Hier wird bei Hausuntersuchungen nach ihnen gesucht. Hefepilze werden auf spezielle Selektivnährböden aufgebracht, im Wärmeschrank bebrütet, gezählt und, falls nötig, im Mikroskop begutachtet oder im mikrobiologischen Labor identifiziert. Es wird bei der baubiologischen Diagnostik der krankmachenden Winzlinge ähnlich vorgegangen wie bereits bei den Schimmelpilzen beschrieben. Bei Hefepilzen kommen in erster Linie Material-, Abklatsch- und Tupferproben zum Einsatz, seltener Luftproben.

Was Schimmel- und Hefepilze gemein haben: Sie lieben Organisches, Biologisches, Lebensmittel, Müll, Fäkalien, Verdorbenes..., Hefen noch mehr als Schimmel. Und sie schädigen den Menschen, Hefen manchmal noch hartnäckiger als Schimmel. Hefen docken fest wie Kletten an **Schleimhäute** an und sondern **Kohlendioxid**, **Alkohole**, **Toxine**, **Allergene** und aggressive **Enzyme** ab. Hefepilze können bis in die Tiefen der Gewebe vordringen (Schimmel weniger), sie wachsen bevorzugt bei **37 °C Körpertemperatur** (die meisten Schimmelpilze vertragen diese hohe Temperatur nicht mehr), leben gern im nassen Milieu von Dünn- und Dickdarm und in anderen Körperhöhlen (viele Schimmelpilze wollen eher dezente Feuchtigkeit), überleben lange Zeit ohne Probleme sogar in der Magensäure (das schafft kein Schimmel) und wissen sich gegen medizinische Therapien intelligent zu wehren.

Wenn Hefepilze im Körper, auf der Haut oder auf Schleimhäuten zu finden sind, so greifen sie diese an, verdrängen die natürliche Bakterienflora, die Abwehr gegen andere schädliche Erreger geht verloren. Im Darm können sie den Hormonhaushalt, die vielen gesunden und überaus fleißigen Bakterienarten sowie alle Stoffwechselprozesse und Enzymabläufe auf den Kopf stellen. Folge: Ein Organismus im **Dauerstress**, Vitamine und Mineralstoffe aus der Nahrung werden kaum noch aufgenommen, viele Millionen unerwünschte Gäste wollen mitversorgt werden. Hefepilze haben leichtes Spiel, wenn das biologische Gleichgewicht gestört ist, wenn Antibiotika die schützende Darmbakterienflora vernichten, wenn Kortison und Chemotherapeutika die Immunabwehr lahm legen, wenn Antibabypillen den Hormonhaushalt durcheinander bringen, wenn Umweltbelastungen wie Elektrosmog und Wohngifte die Widerstandskräfte rauben, wenn psychischer Stress und Sorgen labil machen, wenn Zucker und Alkohol im Spiel sind, jene beiden Lieblingsspeisen der Hefen, deren optimaler Dünger.

Hefepilze, an erster Stelle **Candida**-Arten, können einem das Leben zur Hölle machen. Sie sind bei Infizierten unter anderem in Darm, Magen, Speiseröhre, Mundhöhle, Scheide, Stuhl, Urin, den Atemwegen, auf der Haut, an schlechten Zähnen, unter Zahnprothesen oder über das Blut nachweisbar. Was nutzt die beste Pilztherapie, wenn ich über die candidakontaminierte Zahnbürste ständig Nachschub bekomme? Was nutzt die gute Ernährung, wenn der unsichtbare Dauergast im Kühlschrank Hefepilz heißt und sich hier auf die Lebensmittel setzt? Was passiert, wenn die Munddusche voller Candida ist? Oder das heimische Wasserfilter, Inhaliergerät, die Toilettenspüle, Biotonne, Babyflasche, der Duschkopf, Yoghurtbereiter...? In Spülschwämmen gibt es hier und da massenweise Hefepilze. Ein über Nacht eingeweichtes Vollkornmüsli kann zum Brutkasten für solche Mikroorganismen werden. Die Schalen zum Keimen von Soja oder Kresse sind ein Pilzmagnet. An Lebensmitteln (eher den biologischen, besonders den unverpackten und denen aus offenen Wurst- und Käsetheken) weisen wir ab und an auffällig viele Hefepilze nach.

Auffällige Hefepilzzahlen und -arten gehören - wie Schimmel - in kein gesundes Haus, sie sind immer ein kritisches Zeichen und zeugen von **Hygieneproblemen**. Sie müssen nach einer vielseitigen und sachverständigen Diagnostik gründlich und gezielt beseitigt werden. Es liegt auch hier an der Kompetenz und Erfahrung Ihres Baubiologen, dabei richtig vorzugehen, um einen Befall zu erkennen. Zu einer soliden Hefepilzdiagnostik gehört nicht nur die Suche nach den Keimen im Haus und seinen Einrichtungen und Geräten, sondern speziell auch im Bereich der Nahrung. Wir lassen unsere Kunden etwa 20 oder 30 ihrer Lieblingslebensmittel zusammenstellen und überprüfen auch die. Vorsicht: Die meisten Umweltinstitute und Behörden denken bei Pilzuntersuchungen stur an Schimmel und ignorieren die Hefepilze.

Ich habe in den Häusern von 300 Candida-Kranken ausgiebige Hefepilzuntersuchungen durchgeführt und wurde erstaunlich oft fündig. Nach Beseitigung der Keime ging es den meisten Patienten, vorher lange krank und immer wieder therapieresistent, in wenigen Wochen besser. Wie viele Menschen mag es geben, die jahrelang unerkannt unter Hefepilzen leiden, ohne zu wissen warum? Zu viele.

Nach Studien der Universitätshautklinik Düsseldorf hat sich allein von 1968 bis 1988 die Zahl der Hefepilzerkrankten verzwanzigfacht. In den Jahrzehnten danach ging die statistische Kurve noch einmal steil nach oben, die Tendenz ist weiter steigend. In amerikanischen Krankenhäusern wurden in der Zeit von 1978 bis 1988 27mal mehr Antimykotika (Pilzmedikamente) verabreicht als in den Jahren zuvor. Bei jeder dritten Stuhl- oder Speichelprobe lassen sich heute bereits Candidakeime finden, bei jedem vierten Scheidenabstrich auch. Mediziner schätzen, dass **50.000 Menschen** allein in Deutschland jährlich an einer schweren Hefepilzinfektion erkranken, bei der die Schmarotzer die Schleimhäute, das Blut und die Organe besiedeln. Jeder Fünfte überlebt den Angriff nicht. Kritische Wissenschaftler und Mediziner weisen darauf hin, dass es heute mehr Pilztote als Verkehrstote gibt. Experten warnen seit Jahrzehnten vor dieser neuen zunehmenden Bedrohung. Vor 50 Jahren waren Hefepilzinfektionen eine Rarität.

Einige **Ärzte** glauben und verbreiten fatalerweise, Hefepilze im Körper seien total normal. Andere kommen erst nach langen leidvollen Jahren auf die rettende Idee, dass die nicht enden wollenden Symptome des Patienten an Hefepilzen liegen könnten. Wenn man sie nicht sucht, kann man sie auch nicht finden. Ein Hefepilzbefall wird doch nicht deshalb normal, nur weil ihn jeder Dritte hat. Jeder Dritte hat auch Karies, Schmerzen, Allergien oder Krebs. Ist das inzwischen normal?

Für den Frischkornbreipapst Dr. M.O. Bruker sind Pilzkrankheiten Modekrankheiten. Im 'Naturarzt' sprach er 1997 vom **Darmpilzrummel**, falschen Traum der Keimfreiheit, von Scheinursachen, Hysterie und Panikmeldungen. Er meint, Pilze seien doch überall und nicht Ursache einer Krankheit, sondern deren Folge. Er zitiert seine Kollegen Fölsch und Nitsche: "Bei der Allerweltsdiagnose Darmpilze unser Rat: Nichts tun. Es ist die ärztliche Aufgabe herauszufinden, welche Grundkrankheit vorliegt." Was brauche ich eine Grundkrankheit, wenn ich jeden Morgen auf nüchternen Magen einige Milliarden Candidakeime aus dem Wasserfilter, dem über Nacht im pilzkontaminierten Kühlschrank aufgeweichten Bruker-Müsli oder beim Duschen aus dem Duschkopf abbekomme? Dr. Jürgen Birmanns, Arzt im Bruker-Haus, trötet im 'Gesundheitsberater' im März 2004 in das gleiche Horn: "Der gesunde Organismus ist vor einer Infektion geschützt." Und der kränkelnde? "Candida gehört zur normalen Darmflora." Normal ist, was jeder Dritte hat? "Der Zusammenhang zwischen den Beschwerden des Patienten und der Anzahl von Pilzen in der Stuhlprobe ist wissenschaftlich nicht belegt." Etwa der mit Bruker-Müslis und Gesundheit? Für den Bruker-

Jünger ist Candida albicans ein "harmloser Pilz". Bitte: Ein Krebspatient braucht, wie jeder Kranke, Aufklärung und Hilfe, um sich vor unnötigen und oft gefährlichen Pilzen schützen zu können, keine Sprüche; das gilt auch für Gesunde, vorsorglich. Ich kenne zu viele Menschen, mich selbst eingeschlossen, die durch Hefepilze richtig krank und nach ihrer Beseitigung richtig gesund wurden. Statt sich zu streiten, wie schlimm sie sind, sollte man alles daran setzen sie zu reduzieren.

Doch gibt es keinen Grund zur Panik. Viele Hefen bleiben bei **guter Abwehrlage** jahrelang symptomlos. Vorsicht ist speziell bei schlechter Immunlage geboten, z.B. nach Operationen, Bestrahlungen, Unfällen, bei Autoimmunerkrankungen, Chemotherapien, Antibiotika- und Cortisongaben, geschädigter Darmschleimhaut, ungesunder Lebensweise... und bei zu starkem und regelmäßigem **Hefepilznachschub**. Es gilt bei den Hefen wie anfangs schon beim Schimmel erwähnt: Nur hohe Pilzzahlen, gefährliche Pilzarten und schlechte Widerstandskräfte werden zum Risiko. Wenn Hefepilze im Körper über **längere Zeit nachweisbar** sind, dann sollten sie beachtet werden, auch wenn noch keine Beschwerden bestehen, damit sie in gesundheitlichen Krisensituationen nicht ihre Chance sehen, angreifen, sich massiv vermehren.

Wir von der Baubiologie Maes haben in Metzgereien Wurst aus offenen Theken gekauft und **Pilzproben** von 80 Wurstscheiben gemacht, immerhin 16 waren mit Candida belastet, einige mit zig Millionen. Von 25 Schnittkäseproben waren es 12, fast die Hälfte. Das ist ein Hygieneskandal! Wo bleibt das Gesundheitsamt? Von 15 verschweißten Wurst- und 12 Käseproben am Stück war dagegen nur eine einzige auffällig. Wir haben 20 in Gebrauch befindliche Zahnbürsten untersucht, 6 waren voller Candida. Von den 50 Küchenschwämmen des Küchenalltags strotzten 13 vor Candida. Von 200 älteren Kühlschränken waren 44 mit Hefen und Schimmel belastet. In 50 alltäglich genutzten Waschmaschinen gab es 11-mal Hefepilze und 3-mal Schimmel. Von 50 Spülmaschinen waren 6, von 50 Duschköpfen 4 und von 20 Mundduschen 3 candidaauffällig. Von 20 im Küchenalltag überprüften Wasserfiltern waren 2 pilzkontaminiert (noch viele mehr bakterienauffällig) und von 10 Luftbefeuchtern ebenso 2 (auch hier von Bakterien ganz zu schweigen).

Die Mikroorganismen sind zäh und überleben widrigste Bedingungen. Mit gründlicher Reinigung, Desinfektion, Hitze, Trockenheit... sind sie jedoch relativ einfach zu beseitigen. Hefepilze wachsen auf Oberflächen. Deshalb steht im Falle von Hefepilzkontaminationen die **Oberflächenreinigung** oben an. Schrubben und desinfizieren Sie verdächtige Feuchte- und Hygienebereiche in Küche, Bad und Toilette mit bakterien- und pilztötenden Mitteln. Hefen sind kaum mit sanften Putzmitteln, Obstessig und Teebaumöl zu bewältigen. Hier helfen scharfe Mittel auf der Basis von z.B. Wasserstoffperoxid (3 %). Chlor ist auch wirksam, aber nicht wirksamer. Manchmal reichen hochprozentiger Alkohol (eventuell ergänzt durch Salizylsäure), Spiritus (70 %), Sodalösung (5 %) oder Essigessenz. Bevorzugen Sie beim Reinigen heiße Temperaturen ab 60 °C. Dabei und danach reichlich lüften und stets mit viel Wasser nachwischen oder -spülen. Starke **Hitze** ist immer richtig: Abflämmen, Bügeln, Heißdampf, Sauna, Backofen, Kochen...

Achten Sie auf eine gründliche **Reinigung** und **Desinfektion** von Kühlschränken (innen und Abtauschale außen), Spülmaschine, Waschmaschine, Lebensmittelvorräte, WC-Spülkasten, Badewanne, Dusche, Inhalatoren, Trinkflaschen, Arbeitsflächen... Lassen Sie ab und zu einen Leergang mit konzentrierten desinfizierenden Reinigungsmitteln bei maximaler Temperatur in der Wasch- und Spülmaschine laufen. Wechseln Sie monatlich Zahnbürsten, Spülschwämme, Wischtücher. Entfernen Sie Duschvorhänge und -köpfe ein- bis zweimal pro Jahr. Rein mit der Flaschenbürste in die Abflüsse. Gründliches Reinigen ist der erste Schritt. Dann viel kochendes Wasser nachgießen. In hartnäckigen Fällen hilft der Austausch von Abflussrohren, Siphons oder Geräten. Bei den Arbeiten Haut (Handschuhe) und Nase (Atemschutz) schützen.

Achten Sie im Falle von Hefepilzinfektionen eine Zeit lang auf hygienisch verpackte **Lebensmittel**. Kochen, grillen, backen oder braten Sie im Zweifel Ihre Nahrung. Schälen und waschen Sie Obst und Gemüse. Verzichten Sie auf Käse und Wurst aus offenen Theken. Was aus offenen Theken kommt ist verdächtig (längst nicht immer kontaminiert!), z.B. auch eingelegte Artischocken oder Tomaten und im öligen Marktfass schwimmender Schafskäse. Sie sehen es dem Stück Käse aus der Supermarkttheke, der Schinkenwurst vom Metzger, der Milch vom Biobauern oder dem Wasser aus dem Wasserfilter nicht an, ob Millionen Hefepilze mit im Spiel sind. Deshalb denken wir bei baubiologischen Pilzuntersuchungen immer an diesen Aspekt und nehmen auch hiervon Proben, um diese mikrobiologisch überprüfen zu können.

Wissenschaftler fanden eine signifikante **Wachstumsbeschleunigung** der Hefen im Einfluss elektromagnetischer Felder. Andere berichten von Wechselwirkungen mit **Schwermetallen** und **Giften**, speziell Pestiziden. Einige meinen, das durch Hefepilze ramponierte Immunsystem öffne den **Schimmelpilzen** Tür und Tor. Andere meinen: Schimmelpilze bereiten den Hefen den Weg. Wir wissen nicht viel über Wirkungen, über Wechselwirkungen noch weniger. Wir wissen aber, dass es mehr als sinnvoll ist, alle sich synergistisch beeinflussenden Risiken elektromagnetischer, toxischer, raumklimatischer oder mikrobiologischer Art möglichst niedrig zu halten.

Es gibt über **200 Candida-Arten**, sie machen 85 Prozent aller Hefen aus. Nur 10 Prozent davon haben krankmachendes Potenzial. Candida albicans ist ein häufiger und berüchtigter Vertreter, andere Candida- oder sonstigen Arten werden bei baubiologischen und medizinischen Untersuchungen seltener gefunden. Viele gute Hefepilze, die uns das Leben versüßen, finden Sie z.B. im Bier, in der Backhefe oder in Kefir.

Für **Schimmel-** *wie* **Hefepilze** *gilt: 90 Prozent der an Schuppenflechte Erkrankten sind pilzauffällig, bei Neurodermitis ist der Prozentsatz ähnlich hoch. Die meisten Allergiker sind Pilzallergiker, die meisten bösartigen Tumore pilzbefallen. Die überwiegende Zahl der in der Uniklinik Düsseldorf untersuchten Toten, bei denen man keine eindeutige Todesursache fand, war voller Pilze. Die meisten Aidskranken sterben an Pilzen. Der Hamburger Mykologe Prof. Dr. Hans Rieth wusste: "Der Leichenbeschauer ist oft der erste Mediziner, der eine Pilzinfektion feststellt." Viele könnten noch leben, wenn sie früh genug diagnostiziert und therapiert und die Pilzquellen, die sich im Haus oder im eigenen Lebensumfeld verstecken, beseitigt worden wären.*

Wohl dem, der ein **stabiles Immunsystem** *hat. Wehe dem, dessen Immunsystem geschädigt oder ganz ausgeschaltet ist. Ein Krebspatient soll während der Chemo im Krankenhaus den mit sterilen Kitteln und Mundschutz versehenen Besuchern nicht berühren. Sein Immunsystem ist gleich null, und jeder Keim kann zur Lebensgefahr werden. Der gleiche Patient - das Immunsystem immer noch gleich null - wird nicht aufgeklärt, mit welchen Risiken er* **zu Hause** *rechnen muss. Im feuchten Keller sitzen vielleicht viele Pilze, im Staubsauger, der Getreidemühle, Munddusche. Oder im* **Bett**, *Kopfkissen, in der Bettwäsche, Matratze; die Lebensbedingungen sind hier optimal: Wärme und Feuchte und viele Hautschuppen und Staubmilben als Mahlzeit. Vermeidbare Risiken. Bettwäsche, Kissen, Matratze... regelmäßig saugen, reinigen, im Freien kräftig ausklopfen, in die Sonne legen, wechseln, lüften!*

Pardon, ein kritisches Wort zur **biologischen Lebensweise**, *wenn sie* **zu einseitig** *praktiziert wird. Mit biologischen Putzmitteln schieben Sie Pilze von links nach rechts, Sie vernichten sie nicht. Mit dem radikalen Verzicht auf härtere Putz- und sanitäre Reinigungsmittel handelt man sich Nebenwirkungen ein: Pilze. Mit dem Komposthaufen im Garten züchten Sie Pilze. Den x-fach getrennten Biomüll in der Küche bitte täglich leeren, ansonsten: Pilze. Wehe dem, der einen Wasserschaden in einem mit biologischen Caseinfarben gestrichenen Haus hat; Pilznährböden bestehen aus Casein. Biologische Lebensmittel zeigen häufiger Pilze, Rohmilch öfter als erhitzte. Energie sparen und nie lüften? Nur bei 40 Grad waschen und spülen? Sie wissen schon. Die Biotonne wird bei uns alle zwei Wochen geleert, ein mikrobiologisches Risiko. Das Berliner Robert-Koch-Institut empfiehlt Allergikern, Asthmatikern und Immungeschwächten, Biotonnen nicht einmal anzurühren.*

Wenn hohe Pilzzahlen eingezogen sind (was Ausnahme ist und nicht Regel), sei es wegen des Rohrbruches, Wärmebrücken, schlecht sanierter Feuchteschäden, sei es durch kontaminierte Luftbefeuchter, verkeimte Baustoffe oder Lebensmittel, durch falsch verstandene Hygiene, mangelhafte Lüftung..., dann gilt es mit soliden Untersuchungsmethoden und baubiologischem Sachverstand die Pilzursachen zu finden und die Krankheitserreger nebst Sporen gründlich zu beseitigen.

Wohngifte, Pilze - ergänzende Beiträge unter www.maes.de

Wohngifte - dicke Luft in Innenräumen - Vortrag	2002-2012
Pilze - unerwünschte Mitbewohner - Vortrag	1997-2012
Baubiologie und Umweltmedizin - Vortrag	2001-2012
Schadstoffe im Innenraum - Farben, Kleber, Spanplatten, Einrichtungen...	2003
Wohngifte, Schadstoffe, Raumklima - Gute Luft in den eigenen vier Wänden?	2002
Gefahr durch ausströmendes Gas - Hotelgäste evakuiert - Viel CO_2 durch Atmung	1994
Vergiftet durch Lösemittel - Toluol im Teppichkleber und eine kranke Stewardess	1993
Die stinkende Ledercouch - Fallbeispiel	1993
Was hat das Christkind mit Formaldehyd zu tun? - Weihnachten einmal anders	1986
Hefepilze: Die unterschätzten Krankmacher - Candida und Co.	2007
Immunstörungen durch Bakterien und Pilze - Eine Million Dollar Schadensersatz	1995
Auf der Suche nach Pilz-Mief - Praktischer Stellenwert der MVOC-Analytik	2002
Fallbeispiele aus der baubiologischen Praxis - Funk, Felder, Pilze, Bakterien	2001
Schimmel- und Hefepilznährboden für die Baubiologie - Neuentwicklung	1996
Baubiologie und Umweltmedizin in der ärztlichen Praxis - Interview	1998-1999

Wohngifte, Pilze, Bakterien, Stäube... - Nachlese

Vielleicht ist das auf der vorigen Seite zu kurz gekommen: **Pilzproblem Bett**. Meine Mutter hat zu meinen Kindeszeiten Bettwäsche, Plumeaus, Kopfkissen... fast täglich auf die Terrasse in die Luft und Sonne gelegt, ausgeschüttelt, ausgeklopft. Matratzen kamen einmal im Monat dran, raus in den Wind und das desinfizierende UV-Licht. Zweimal pro Jahr wurden die Matratzen und Kissen draußen auf dem Hinterhof mit Latten, Besenstielen und Teppichklopfern von der ganzen Familie so lange verprügelt, bis keine Staubwolken mehr kamen. Wer am meisten Staub herausschlug, war Sieger. Wo ist die Hygiene geblieben? Heute kommt eine Matratze ins Bett und bleibt dort weitgehend unberührt für zehn bis 20 Jahre. Das Kopfkissen manchmal auch. Nun schwitzen wir nächtlich wenigstens einen halben Liter, niesen, husten und hinterlassen ein bis zwei Gramm Hautschuppen, laden Staub, Staubmilben und viele Keime ein. Das macht pro Jahr 200 Liter Schweiß plus ein Pfund Schuppen plus eine Extraportion Hausstaubmilben und ihre Exkremente plus Milliarden Schimmel- und Hefepilze wie Bakterien. Jede Nacht Niesen, die Nase zu, rote Augen, Kopfschmerzen, Jucken, Atemprobleme, Allergieschübe, Nachtschweiß? Die Matratze monatelang nicht gereinigt, gewendet, schlecht gelüftet? Denken Sie mal an das Biotop Bett.

Eine **Lehrerin** aus **Köln** hatte all diese Probleme und ein lästiges neurologisches Kribbeln auf und unter der Haut, besonders am Kopf, fast jede Nacht. Sie war bei Nervenärzten, Hautärzten, Hals-Nasen-Ohrenärzten, Allergologen. Nach dem Durchprügeln der Matratze über eine Viertelstunde auf ihrem Balkon (sie und ihr Mann standen im Schweiß) und dem Kauf eines neuen Kopfkissens waren die Symptome weg, von der ersten Nacht an. Beim Matratzenprügeln dran denken: immer draußen, nie drinnen, stets Atemschutz, Balkontür zu. Als Allergiker, Immungeschädigter, Lungenkranker, MCS-Kranker...: andere bitten das zu tun.

Der **Düsseldorfer Fotograf**: Keine Nacht mehr ohne Nasenspray, immer die Stirnhöhlen zu, keine Luft, jahrelang. Ursache: 20 Jahre alte Matratze, 14 Jahre altes Kissen. Nach dem Neukauf war's das mit den Sprays.

Ich decke mein Kopfkissen mit ein oder zwei Handtüchern, Halstüchern oder Babywindeln aus Baumwolle ab, kuschelig. Die kann man heiß waschen. Ich habe die Tücher nach einer Woche Nutzung mal auf Keime untersucht, zum Gruseln, schon Schimmel und Hefen da, auch Bakterien, viele Arten. Heiß waschen heißt: wirklich heiß, nicht warm bei schlappen 40 °C, darüber lachen die meisten Bakterien und Pilze.

Übrigens: Wir Baubiologen waren es, die vor über 15 Jahren die rein mechanischen und **nebenwirkungsfreien Methoden** zur **Pilzbekämpfung** entwickelt und vorgeschlagen haben. Neben der Erkennung der Ursache(n), Beseitigung der Quelle(n) und Entfeuchtung der Räume das Absaugen mit geeigneten Staubsaugern, die Oberflächendekontamination mit Heißdampf, das Abflämmen, Abwaschen, die Aufheizung der Räume, die Abluft bzw. der Unterdruck, eine gründliche Feinreinigung und/oder Luftreinigung mit HEPA-Luftfiltern... Wir wollten von all den bis dahin eingesetzten chemischen Keulen, von den gefährlichen Fungiziden, Sprayereien und kosmetischen Drüberpinseleien wegkommen, die mit so vielen zusätzlichen Risiken für den Menschen aufwarteten. Das ist uns gelungen. Mal wieder baubiologische Pionierleistungen, die von Behörden, Gesundheits- und Umweltämtern übernommen, in deren Standards und Leitlinien integriert wurden und heute selbstverständlich praktiziert werden. Behördlich übernommen und weiter verfeinert wurden auch unsere Ansprüche an eine solide, vielseitige und sichere **mikrobiologische Diagnostik** (siehe Baubiologie-Standard nebst Randbedingungen), die war bis dahin mehr als schlampig. Leider wird von Versicherungen und deren Sachverständigen - leider auch von manchen unbelehrbaren Ämtern - heute immer noch viel zu abgespeckt untersucht und entsprechend oft, voreilig und verantwortungslos entwarnt.

Wir sprechen viel über Pilze. **Bakterien** sind genau so wichtig, manchmal noch wichtiger, Bakterien in feuchten Räumen, im Bett, im Wasseraufbereiter, als Biofilme in Wasserleitungen..., siehe Band 2. Oft sind bei Pilzproblemen auch viele Bakterien beteiligt, speziell nach Wasserschäden, übergelaufenen Toiletten oder anderen Hygieneproblemen. Auch bei Bakterien gibt es solche und solche: Fleißige Helfer, die uns unterstützen und gesund erhalten, und gefährliche Angreifer, die uns krank machen oder umbringen können. Auch hier geht es, wie bei den Pilzen, um die Erkennung und Beseitigung der kleinen Gruppe der biologisch kritischen Mikroorganismen. Pseudomonas gehören in die Abwasserkanalisation, nicht in Ihren Trinkwasserfilter, Streptokokken in den Kompost, nicht in Ihre Saftpresse, Legionellen nicht in Ihre Dusche.

Besondere Bakterienprobleme: "umgekippte" Wandfarben, kontaminierte Wasserfilter, Wasserspender, Vernebler, Springbrunnen, Luftbefeuchter, Küchengeräte, Keimgeräte und Biofilme in Sanitärinstallationen.

Ich habe inzwischen fünf Fallbeispiele von **"umgekippten" Anstrichen**. In den meisten Fällen waren es biologische Wandfarben, seltener konventionelle. Das kann ein Problem werden, sowohl gesundheitlich als auch wegen des Sanierungsaufwandes. Die Anstriche waren maximal bakteriell verschmutzt, die damit gestrichenen Räume rochen unangenehm bis unerträglich. Einige der Kunden mussten sich übergeben, sie flüchteten nach der Renovierung ins Hotel. Ein seltener, delikater Fall: Nach dem Streichen mit der Wandfarbe stank das Kinderzimmer, nicht zum Aushalten. Viele Recherchen und Analysen brachten zu Tage: Der Anstreicher hat in den Farbeimer gepinkelt, er war in Not, weil er wegen einer Blasenentzündung dringend musste. Im Anstrich fanden wir massenweise jene gleichen gefährlichen Pseudomonas- und Coli-Bakterien wie in seinem Urin... Meist werden Bakterien-auffällige Farbgebinde bereits kontaminiert geliefert, haben bei der Herstellung oder Lagerung "einen Schlag abbekommen". Keine Angst, das ist die seltene Ausnahme, nicht die Regel. Es lohnt sich beim geringsten Zweifel eine mikrobiologische Überprüfung vor der Verarbeitung, besonders wenn der frisch geöffnete Farbeimer unangenehm riecht, wie Gulli, jauchig, fäkal. Mit giftigen pestiziden Zusätzen und Topfkonservierern passiert so was selten bis nie, aber die wollen wir schließlich überhaupt nicht.

Keine Seltenheit: **bakterienkontaminierte Wasserfilter**. Jedes Wasserfilterverfahren sollte regelmäßig auf Verkeimung untersucht werden! Jedes neigt zur Verkeimung, egal ob Umkehrosmose oder Aktivkohle, Kannenfilter oder "Wasserenergetisierer", mehr oder weniger, häufiger oder seltener, durchaus auch gar nicht, je nach Situation, uneinschätzbar. Ich analysiere seit zwei Jahrzehnten Wasser aus solchen Aufbereitungen und wurde in 25 Prozent aller Fälle fündig, teilweise mit Millionen Keimen pro Milliliter. Das ist kritisch! Niemals trinken! Die Trinkwasserverordnung setzt ihre Grenze auf 100. Wenn mit diesem Wasser geputzt wird: überall Bakterien, in der ganzen Wohnung. In zwei Fällen wurde das keimverseuchte Nass in Luftbefeuchter gefüllt und auf diese Weise nachhaltig in den Zimmern verteilt. Die Raumanalysen fielen katastrophal aus: Luft, Fußböden, Betten, Teppiche, Polstermöbel, Holzmöbel, Bücher... alles war hochgradig mit Bakterien belastet.

Öffentliche **Wasserspender** in Büros, Supermärkten, Krankenhäusern, Wartezimmern, Kindergärten, Behörden, Muckibuden... oder **Sprudelgeräte** zu Hause, nach zahlreichen eigenen Untersuchungen und vorliegenden Forschungsresultaten steht für mich fest: Vorsicht, Sie sehen es ihnen nicht an, aber 30 bis über 50 Prozent (!) sind nach meiner Erfahrung stärker mit Bakterien verkeimt als es die Trinkwasserverordnung will. Kürzlich kommt eine neue Studie: Ja, es sind 50 Prozent.

Wasservernebler, Springbrunnen, Sie ahnen schon: Keimgefahr. Bei einem Ehepaar in der Eifel - beide seit Monaten lungenkrank - fand ich mit 50.000 pro Kubikmeter sehr hohe Bakterienzahlen in der Wohnzimmerluft. Hier lief ein solcher Vernebler, der hübsche bunte Nebelwölkchen freisetzte. Im angesaugten Nebel selbst waren es über eine Million Keime. In der Rezeption einer Düsseldorfer Arztpraxis fielen laufend Mitarbeiterinnen aus, mussten mit Infektionen tage- bis wochenlang zu Hause bleiben. Der Grund auch hier - so ein Vernebler zur Zierde. Es gab 50 Millionen Bakterien in einem Milliliter Verdampferwasser! In der Rezeptionsluft 10.000 pro Kubikmeter, draußen im Freien nur 160. Es ging unter anderem um pathogene Arten wie Staphylococcus aureus. Die Beschwerden waren nach Entfernung der Vernebler und Reinigung wie Desinfektion der Räume auf immer verschwunden.

"**Luftbefeuchter** können die menschliche Lunge dauerhaft schädigen". So ging es Anfang 2012 erneut durch die Medien. Die Krankheit hat sogar schon einen Namen: Befeuchterlunge. Vor Luftbefeuchtern habe ich bereits vor 20 Jahren gewarnt, weil ich manchmal gravierende Bakterienzahlen in der Atemluft gefunden habe, ausgehend eben von solchen kontaminierten Geräten. Hiervon sind einige Menschen richtig krank geworden. Der Prozentsatz keimauffälliger Befeuchter dürfte bei um die 20 liegen. Deshalb: Falls Luftbefeuchter, dann nur mit garantiert keimfreiem Wasser füllen (im Zweifel mit käuflichem Flaschenwasser), Geräte regelmäßig und peinlich genau reinigen und desinfizieren.

Was **Küchengeräte** angeht, könnten Sie die vorangegangen Seiten über Hefepilze noch mal lesen, das alles lässt sich in der Essenz auf Bakterien übertragen. Kühlschränke, Spülmaschinen, Waschmaschinen, Saftpressen, Keimgeräte, Salatschleudern... können zur Bakterienhochburg werden, können, müssen nicht. Bitte regelmäßig reinigen, schrubben, heiß spülen und desinfizieren. Frisch gepresste **Gemüse- und Obstsäfte**, lecker, gesund, aber manchmal auch voller Bakterien und Pilze als kritische Zugabe. Bitte das frische Gemüse und Obst vor dem Entsaften gründlich abwaschen, bürsten und/oder schälen. Käufliche Säfte aus dem Bio- oder Supermarkt: keimfrei. **Keimgeräte**, oft ein großes Bakterienproblem. In mehreren Tagen Keimzeit sammeln sich eine Menge Schmarotzer in dem kleinen organischen Feuchtbiotop aus der Umgebung (Luft, Küchenaktivitäten...) an. Peinlichste Hygiene beim Keimen, Keimlinge reichlich spülen, Geräte schrubben und auskochen!

Legionellen in der Dusche, ein wichtiges Thema. Ab November 2011 müssen Warmwasserboiler und Wasserleitungen auf Legionellen untersucht werden. Die gefährlichen Bakterien werden bevorzugt beim Duschen über den Sprühnebel eingeatmet und führen zu Lungenentzündungen, sie lieben Temperaturen zwischen 25 und 50 Grad. Legionellen auch in Scheibenwischerwasser, Autowaschanlagen, Biofilmen.

Stichwort **Biofilme**. Ich befürchte, das kommt in Wasserleitungen und Sanitärinstallationen öfter vor, als wir ahnen, und wir sollten das häufiger untersuchen. Biofilme sind hartnäckige, aus verschiedenen Bakterien bestehende Schleimschichten, die sich an Rohrwandungen oder Geräten absetzen können und schwer zu beseitigen sind. Sie trotzen vielen mechanischen Belastungen, sie überstehen Hitze für längere Zeit und zeigen sich fast resistent gegen viele Desinfektionsmittel. Und immer wieder setzen diese Bakterienfilme reichlich Keime ins Wasser frei, die dann im Trinkwasser, Duschkopf, Badewannenwasser, Zahnputzglas, Küchenwasser..., zu finden sind, Vorsicht. Dabei geht es häufiger um eine Mixtur aus gefährlichen Bakterienarten wie Legionellen, Pseudomonaden oder Staphylokokken. Manchmal sind auch Viren oder Hefepilze und andere Parasiten beteiligt. Die unterschiedlichsten Schmarotzer, die sich sonst so oft gar nicht mal mögen und unter anderen Bedingungen sogar bekämpfen, halten im Biofilm fest zusammen, dicke Freunde, um ihr Überleben im Schulterschluss zu sichern. Beliebt sind selten gespülte, "tote" Leitungsstränge und Wassergeräte mit rauen, verkalkten, korrodierten, verrosteten Oberflächen. Biofilme müssen mit allen Mitteln so lange bekämpft werden, bis das Nutzwasser keimfrei ist, mit stundenlanger Erhitzung bis zum Kochen, gezielter mehrmaliger Desinfektion, UV, Ozon, mechanischer Zerstörung..., eventuell die komplette Entfernung kontaminierter Leitungen und Geräte.

Alle reden über Schimmel, wenige über Hefen, kaum einer über Bakterien. Wir müssen bei baubiologischen Untersuchungen mehr an **Hefepilze und Bakterien** denken, letztere auch in der Luft. Ich habe manch böse Erfahrung nach Feuchteproblemen gemacht, in einigen Fällen waren die Bakterien krankheitsauslösend, nicht oder weniger die Pilze.

Und wieder eine neue Technologie, die im großen Stil eingesetzt wird, in der Medizin, Industrie, in Lebensmitteln, Medikamenten, Lacken, Beschichtungen, Putzmitteln, Textilien, Kosmetika, Sonnencremes, Zahnpasten..., die **Nanotechnologie**. Und wieder keine Ahnung von Risiken und Nebenwirkungen. Aber viel Ahnung vom Umsatz: In diesen Jahren sollen mit Nano über eine Billion Euro gescheffelt werden. Die Bundesregierung will an dem großen Kuchen teilhaben, fördert Unternehmen mit 330 Millionen Euro. Gesetze zur Regelung des Einsatzes? Fehlanzeige. Deklarierungspflicht? Fehlanzeige. Der Konsument weiß nicht, ob's drin ist. Freie Bahn für die Industrie. Sie kann die Winzpartikel der Größe eines 100.000-mal gespaltenen Haares vermarkten wo und wie sie will. Zum Fürchten: Wissenschaftler, Ärzte, Experten, Krankenkassen schlagen die Hände über dem Kopf zusammen, das Umweltbundesamt warnt vor "einer sorglosen Verwendung". Im Reagenzglas starben Zellen im Nanopartikeleinfluss reihenweise ab. Im Rattenversuch überwanden sie die Blut-Hirn-Schranke und schädigten das Gehirn. Im Mäuseversuch eroberten sie den Zellkern und beschädigten die DNA. Beim Menschen machten sie Immunzellen lahm. Sie dringen in Lungen ein, besetzen die Lungenbläschen und verursachen Vernarbungen, so genannte Fibrosen. Es gibt bei Arbeitern in der Industrie erste Tote. Das Bundesforschungsministerium meint, man müsse die Wirkung und Gefahr der Winzlinge namens Nanosilber, Titandioxid, Siliziumdioxid, Aluminiumoxid, Kohlenstoff, Nanoröhren und andere Nanostäube mal genauer untersuchen, meine ich auch. Das kennen wir doch, erst ganz viel Reibach, dann irgendwann mal - viel zu spät - ein bisschen Forschung. Welch Ähnlichkeit, beim Elektrosmog, bei Energiesparlampen, bei Holzschutzmitteln, PCB, PAK, bei der Atomkraft... Ach ja, und bei Asbest, eine Million Asbesttote reichten derzeit offenbar nicht.

"**Dieselabgase** sind so gefährlich wie Asbest." Das verkündet die Weltgesundheitsorganisation ein weiteres Mal im Juni 2012. Wegen der vielen kleinen, giftigen, rußigen Partikel. Dann sind neuere Benzinmotoren und Laserdrucker auch so gefährlich wie Asbest, die haben auch so winzige und toxische Partikel, siehe die drei nächsten Absätze.

Trotz Umweltzone, Schadstoffplakette und Fahrverbot, der **Feinstaub** in den Innenstädten ist in den gut fünf Jahren seit 2007 nicht besser geworden, teilweise im Gegenteil. 42 Prozent aller Feinstaubmessplätze übertrafen die Grenzwerte, das ist mehr als ernüchternd.

Dafür gibt es immer mehr moderne **Benzinmotoren mit Direkteinspritzung**, sie machen bereits einen großen Teil der als Saubermänner gepriesenen Benziner aus. Sie sind es nicht, sie sind in Sachen Partikelausstoß dreckiger als Diesel mit Rußfiltern, bis zu zehnmal dreckiger! Nur: Die Benziner brauchen keine Partikelfilter, kriegen selbstverständlich die grüne Plakette und dürfen die Umwelt selbst in Umweltzonen versauen. Lassen Sie sich das bitte noch mal auf der Zunge zergehen: Diesel sind Deckschleudern, aktuelle Benziner sind aber noch größere Dreckschleudern und bekommen von der Regierung das grüne Licht. Die verantwortlichen Politiker wissen das zu gut, die meisten Konsumenten leider nicht. Verstehen Sie das? Ich frage mich wieder mal, wofür wir Umweltminister haben, sie haben der Umwelt zu oft mehr geschadet als genutzt, den Menschen auch, inklusive Angela Merkel.

Tonerstaub. Laserdrucker und Kopierer pusten giftigen Feinstaub in die Umgebungsluft. Wissenschaftler der Uni Freiburg bestätigten erneut, dass die hochgradig mit Schadstoffen belasteten Tonerpartikel Lungenzellen schädigen (Kobalt, Nickel, Benzol, Phenol, Styrol, zinnorganische Verbindungen wie Tributylzinn..., hinzu kommt Ozon...). Die Uni Rostock sieht im Tonerstaub eine der Ursachen für Lungenkrebs. Andere fanden Zusammenhänge mit Kopfschmerzen, Atemwegsentzündungen, Schleimhautreiz. Deshalb: Beim Drucken ganz viel Lüften, Drucker weiter weg vom Arbeitsplatz, am besten in Nebenräume mit Abluftventilatoren, Dunstabzugshaube über die Geräte, möglichst wenig drucken, andere Druckersysteme bevorzugen. Beachten: Auch die meisten Filter von Staubsaugern können die ganz feinen Partikel nicht zurückhalten. Durch Staubsauger werden die Tonerpartikel eher in der Luft bzw. im Raum verteilt. Tonerstäube immer feucht aufwischen.

Mehr zu alledem, zu Wohngiften, Pilzen, Bakterien, Partikeln, Allergenen, dem Raumklima..., damit Sie gut Bescheid wissen, damit Sie sich schützen können, in Band 2: "Stress durch Schadstoffe und Schimmel".

Zum SCHLUSS

Zufall? Placebo? Glaube?

Baubiologie kann die Lebensqualität steigern, stabilisieren, die Genesung fördern, Gesundheit wiederherstellen, sogar Leben retten. Baubiologie dient dem Menschen und der Natur. Sie weist einen Erfolg nach dem nächsten auf. Hunderte, tausende Fallbeispiele sprechen eine klare Sprache. Sei's drum: Die Skeptiker sehen hinter jedem Erfolg stur nur Zufall, Placebo, Glauben. Sie können einfach nicht anders.

Die 69-jährige **Düsseldorfer Rentnerin** war bis 1997 außergewöhnlich gesund. Sie trieb Sport, war ständig auf Achse. Im Juni 1997 bekam sie Schüttelfrost, sie erbrach, hatte 40,5 °C Fieber, kam ins Krankenhaus. Wieder zu Hause, zeigten sich die gleichen Beschwerden. Zwei weitere Krankenhausaufenthalte und eine Kur folgten. Man tippte auf Lungenentzündung. Woanders ging es ihr gut, auch im Krankenhaus, in den eigenen vier Wänden immer wieder schlecht. Der Grund: Gefährliche **Schimmelpilze** vom Typ Aspergillus fumigatus und Aspergillus niger. Wir fanden sie in der Raumluft, in Teppichen, auf Polstern, in der Küche, im Schlafzimmer... überall in extremen Zahlen. Die Ursache: Ein alter Dachboden im Nachbarhaus wurde derzeit abgerissen; von hier kam der Pilzüberfall durch Fenster und Terrassentüren in die daneben liegende Penthousewohnung der Rentnerin. Es wurde aufwändig saniert, und die Pilze verschwanden. Seitdem geht es ihr zu Hause wieder gut, seit über fünf Jahren. Die Sanierungskosten gingen in die Tausende. "Egal, ich lebe!" Ihr Mann überlebte nicht. Er starb in den kritischen Tagen des Pilzansturms an Lungenversagen. Zufall?

Eine 35-jährige **Düsseldorfer Stewardess** zog in ihre neue Wohnung. Eine Woche vorher wurde vom Vermieter ein neuer Teppich verlegt. "Es roch in der Wohnung intensiv, aber nicht unangenehm. Am Morgen nach der ersten Nacht brannten die Augen, die Bronchien taten weh, die Gelenke schmerzten. Klar, dachte ich, das kommt von der Anstrengung des Umzuges." Am 2. Tag tat jede kleinste Fingerbewegung weh, den Arm konnte sie nicht mehr bewegen. Das Atmen fiel schwer, alle Schleimhäute waren gereizt. Ihre Schmerzen nahmen zu, der Körper spielte verrückt: "Magen, Darm, Kreislauf, alles schien im Chaos zu sein." Sie ging ins Hotel. Hier angekommen, konnte sie sich kaum noch auf den Beinen halten. Der Hotelier rief den Notarzt. "Sie haben eindeutig Vergiftungssymptome!" So die Aussage der Ärzte der Notfallambulanz des Dominikus-Krankenhauses in Düsseldorf-Heerdt. Unsere Analysen vor Ort ergaben: Extreme Konzentrationen des Nervengiftes Toluol, ein **Lösemittel**, bevorzugt in Teppichklebern verarbeitet. Frau Reichelt hat die Wohnung nicht mehr betreten, zog aus. Ein Jahr später hat sie noch Schmerzen in den Gelenken. "Beim Gangschalten im Auto muss ich auf die Zähne beißen. Wäsche aufhängen und Geschirr abtrocknen ist kaum möglich." Drei Jahre später geht es ihr besser. "Die

Gelenk- und Nervenschmerzen kommen nur noch schubweise, speziell wenn ich erkältet bin oder mich nicht wohl fühle." Placebo?

Ich erinnere mich an den zwölfjährigen **Schüler** aus **Wuppertal**. Ihm fielen innerhalb von zwei Wochen sämtliche Haare aus. Er bekam zum Geburtstag ein neues Jugendzimmer aus **formaldehydhaltigem** Spanholz. Der neunte Arzt hatte die richtige Idee, ordnete eine baubiologische Untersuchung an. Die Giftmöbel gingen nach unserer Messung zurück zum Händler, dem Jungen wuchsen die Haare nach. Glauben?

Eine 54-jährige **Hausfrau** aus **Dormagen** fand Flöhe im Bett. Sie ekelte sich, kaufte mehrere Flaschen **Insektenspray**. Sie fragte nach Gefahren: "Ungefährlich bei bestimmungsgemäßem Gebrauch." Unbedacht, übertrieben und sicher nicht bestimmungsgemäß sprühte sie die Matratzen mehrfach ein, auch Kopfkissen, Bettwäsche, Bettkasten, Wolldecken, Gardinen, Teppich, Schlafanzüge, Kleidungsstücke, Schränke. Sie wurde krank und kränker. Ein paar Wochen später stand der Notarztwagen vor der Tür. Sie zitterte, übergab sich, konnte kaum noch sprechen. Sie lag ein halbes Jahr in der Klinik. Als sie entlassen wurde, saß sie im Rollstuhl. Danach kam sie als neurologischer Pflegefall in ein Heim. Einige Monate später war sie tot. Als wir nach ihrem Tod das Schlafzimmer untersuchten, roch es immer noch nach Insektenvernichtungsmitteln, zwei Jahre nach den Sprühaktionen. Die Ergebnisse: außergewöhnlich hohe Konzentrationen der langlebigen Pestizide Permethrin, Deltamethrin, Tolylfluanid und Chlorpyrifos, eine gefährliche Mixtur, frei verkäuflich in Drogerien. Mehr auch zu solchen und anderen Fällen im 2. Band "Stress durch Schadstoffe und Schimmel".

Es kann doch nicht immer und immer wieder Zufall sein, dass die meisten Kunden (nicht nur unsere) zufrieden mit baubiologischen Dienstleistungen sind und von gesundheitlichen Verbesserungen oder einer Steigerung ihrer Vitalität berichten. Ist es Zufall, dass chronisch **bettnässende Kinder** unmittelbar nach Beseitigung elektrischer Felder trocken wurden? Ist es Zufall, dass in einem stark elektrosmogverseuchten Mehrfamilienhaus in drei Jahren **zwei plötzliche Kindstode**, drei Nervenheilanstalt-Einweisungen, zwei Herzinfarkte und zwei viel zu junge Krebstote zu registrieren waren? Sollte es Zufall sein, dass ein achtjähriges Mädchen in dem **Kaarster Reihenhaus**, unmittelbar neben vier gigantischen 220- und 380-kV-Hochspannungsleitungen gelegen, in zwei Jahren **viermal vom Balkon der 2. Etage** gesprungen ist, so oft weint, zittert und nervlich völlig überspannt ist? Woanders ist die Kleine wie ausgewechselt, psychologisch ausgeglichen, problemlos, so wie sie es vor dem Einzug in dies Haus war.

In einem **Duisburger Einfamilienhaus**, direkt unter einer 380-kV-Hochspannungsleitung gelegen (ein riesiger Mast stehen mitten im Garten), berichtete mir die inzwischen allein stehende krebskranke Bewohnerin, dass hier im Laufe von zehn Jahren sowohl ihr Mann als auch zwei ihrer drei Kinder **Selbstmord** begangen hätten. Mehrere US-Forschungen bestätigen den Zusammenhang mit elektromagnetischen Feldern unter Hochspannungsleitungen und Suizid. Wieder Zufall?

All meine in diesem Buch geschilderten Fallbeispiele: Zufall? Ich habe mit zwei Ingenieuren des RWE und VDE und einem Chemiker von Bayer gesprochen. Sie waren sich sicher: Da die offiziellen DIN/VDE-Empfehlungen, Arbeitsplatzgrenzwerte und anderen amtlichen Verordnungen eingehalten wurden, jawohl, ganz sicher: alles nur Zufall.

Eine Mutter aus Mülheim an der Ruhr wandte sich im September 1994 an das RWE. Sie war besorgt über zwei 110- und 380-kV-**Hochspannungsleitungen**, die an ihrem Haus vorbei laufen. Hinzu kam noch die elektrische **Fußbodenheizung**. Ihr Töchterchen hatte **Leukämie**. Das RWE rückte an und machte Messungen im Kinderzimmer. Die Fußbodenheizung war im Bettbereich mit **13.000 Nanotesla** viel stärker als die Felder der Hochspannungsleitungen mit 150 nT. Internationale Forschungen weisen seit über 30 Jahren übereinstimmend den Zusammenhang mit elektromagnetischen Feldbelastungen ab **200 nT** und **Kinderleukämie** nach. Das RWE bescheinigte im November 1994, ein Zusammenhang mit Leukämie sei ausgeschlossen, bezogen "auf den gegenwärtigen Stand der Forschung". Der Stand der Forschung ließ zu der Zeit nach DIN/VDE **400.000 nT** zu. Ich meine, man hätte wenigstens das Ausschalten der Fußbodenheizung im Schlafbereich des Kindes anraten können, nur aus Vorsorge, um sicher zu gehen. Damit hätte man sich nichts vergeben. Ein leukämiekrankes Kind braucht **jede** Stressreduzierung, da sollten Richtwerte in den Hintergrund treten.

Ich erinnere mich an eine Hausfrau, die besorgt beim **E-Werk** von dem Trafohäuschen neben ihrem Haus berichtete und um Aufklärung über eventuelle Felder bat. Die Antwort der Ingenieure: "Sie gucken wohl zu viel Fernsehen." Oder die Aussage eines **Arztes** über ein lebensgefährlich pilzkrankes Mädchen: "Pilze hat doch jeder." Der Pilzherd fand sich als Folge eines Feuchteschadens in ihrem Kinderzimmer, die Unterseite ihrer Matratze war schon tiefschwarz verschimmelt. Oder die Aufforderung des **Landesgesundheitsamtes NRW**. "PCP und Lindan in Deckenbalken? Alles so lassen, sonst machen Sie es noch schlimmer." Das **Düsseldorfer Gesundheitsamt** rät einem unserer schwerkranken Kunden, der nachweislich maximal pestizidauffällige Holzdecken im ganzen Haus hat, im November 2001: "Da gast nichts mehr aus, das ist zu lange her." Das von ihm befragte **Landesgesundheitsamt Stuttgart** zum gleichen Vorgang: "Die Werte sind sehr kritisch. Es besteht Handlungsbedarf, das kontaminierte Deckenholz sollte kurzfristig entfernt werden." Oder die Stellungnahme des **RWE**-Ingenieurs Hans-Ulrich Paul in der ARD-Sendung 'Frontal' über Elektrosmog: "Die Netzabschaltung einer Hausinstallation ist allenfalls eine Beruhigung für bestimmte Personen, wie sie durch Placebowirkungen in der Medizin bekannt sind." Ich meine, solche Aussagen sind unnötig, unhöflich, unsachlich, unverantwortlich und sollten für immer der Vergangenheit angehören.

Placebo? Kinder reagieren, Tiere reagieren, skeptische Ehemänner reagieren und werden zu Überzeugungstätern. Zwei dicke Aktenordner voll von rührenden Dankesschreiben. Alles Placebo? Alles Zufall?

Ich bin vorsichtig mit allzu voreiligen Rückschlüssen. Aber wenn ich an Schlafplätzen 150 Volt pro Meter Feldstärke und 5000 Millivolt Körperspannung wegen ungeerdeter Geräte und Lampen, 500 Nanotesla von Radioweckern und Niedervolttrafos, 100 Grad Kompassnadelabweichung dank Federkernbett, zudem Gewitterstimmung wegen des Synthetikteppichs und Hirnstrom-verändernde Dauersignale als Folge des DECT-Telefons auf dem Nachttisch messe, und wenn zu Abrundung dieses pathologischen Spektakels noch der Mobilfunkmast gegenüber, zwei Stündchen Hirnschranken-öffnende Handy- oder Schnurlostelefonate, PCP aus Nut- und Federbrettern, Chlorpyrifos aus Mottenpapieren im Kleiderschrank, Permethrin aus der Schurwollbrücke, bergeweise Bakterien im Wasserfilter, massenweise Candida-Hefepilze in der Spülmaschine, im Kühlschrank und im Entsafter oder Aspergillus-Schimmelpilze in der Getreidemühle sowie ein halbes Dutzend Amalgamfüllungen und drei tote Zähne im Gebiss hinzukommen, dann wundere ich mich nicht mehr, dass das Immunsystem vollends überfordert ist, dass die meisten der vom Arzt geschickten Patienten chronisch krank, oft schwerkrank, oft krebskrank sind.

Warten wir nicht, bis Politiker reagieren, das kann dauern, bis Wissenschaftler sich einig sind und aufhören, sich zu widersprechen und gegenseitig die Kompetenz abzusprechen. Jeder hat aus seiner Sicht irgendwie Recht, weil jeder andere Interessen vertritt. Es kommt darauf an, wen man fragt. Verordnung und DIN/VDE orientieren sich bei der Bewertung biologischer Risiken durch Elektrosmog sehr theoretisch an der Körpererwärmung. Die Baubiologie wartet nicht, bis Körper warm werden, sie orientiert sich sehr praktisch an der alltäglichen Realität, handelt aus Vorsorge und Erfahrung und nimmt sich beim geringsten Zweifel die Natur zum Maßstab, nicht die Regierung, nicht die Industrie, nicht das E-Werk, nicht das CE-Zeichen, nicht den TÜV, nicht den blauen Umweltengel, nicht Stiftung Warentest, nicht das Teppichforschungsinstitut und nicht die Forschungsgemeinschaft Funk.

Keine zusätzlichen Belastungen mehr!

Umweltbedingte Stressfaktoren sind in Häusern nach unserer 30-jährigen Erfahrung deutlich häufiger anzutreffen als draußen. Drinnen summieren sich die lebensfeindlichen Einflüsse des Zivilisationsalltags. Hier sind sie vermeidbar. Hier tragen nur wir die Verantwortung und haben viele Chancen zur Korrektur. Wir können nicht alle Risiken beseitigen, weder draußen noch drinnen. Aber wir können unser Haus und hier wenigstens die zwei allerwichtigsten Quadratmeter des Lebens, unseren Schlafbereich, möglichst stressfrei halten.

Macht es Sinn, wenn der Arzt an Krankheitssymptomen erfolglos und nebenwirkungsreich herumdoktert, ohne an Ursachen zu denken? Ich halte es für einen Kunstfehler im Sinne einer ganzheitlichen medizinischen Diagnose und Therapie, den kranken Schlafplatz des Patienten und sein Wohn- und Arbeitsumfeld zu ignorieren. Ich freue mich, dass die Zahl der Ärzte, die sich dessen bewusst sind, ständig steigt.

Das **Grundgesetz** garantiert: "Jeder hat das Recht auf Leben und körperliche Unversehrtheit. Jeder hat das Recht auf freie Entfaltung, soweit er nicht die Rechte anderer verletzt." Die **Bauordnung** schreibt vor: "Bauliche Anlagen sind so zu errichten, dass sie das Leben oder die Gesundheit und die natürliche Lebensgrundlage nicht gefährden." Wie ernst ist es mit Gesetzen und Ordnungen gemeint? Die "Rechte anderer" werden minütlich verletzt. Das "Recht auf körperliche Unversehrtheit" wird zur Posse. Wo ist die "natürliche Lebensgrundlage" in magnetischen und elektrostatischen Kinderwagen? Wo ist sie neben Mobilfunksendeantennen, DECT-Telefonen, WLAN-Points, unter Hochspannungsleitungen, über Federkernmatratzen, im Einfluss von PCP, PCB, DDT, PAK, DEHP und Co.? Die natürliche Lebensgrundlage ist durch uns Menschen mehr als gefährdet, sie steht vor dem Kollaps.

Die Zahl der asthmakranken Kinder hat sich in 20 Jahren verdoppelt. Jedes fünfte Kind kommt schon mit Allergien auf die Welt. 30 Millionen Deutsche sind Allergiker. In den USA werden alljährlich 27 Milliarden Dollar für Depressionen ausgegeben. Die Deutsche Gesellschaft für Umwelt- und Humantoxikologie DGUHT mahnt: "Jeder Vierte hat ein geschädigtes Immun-, Hormon- oder Nervensystem. Wir haben den Punkt erreicht, der keine zusätzlichen Belastungen mehr verträgt!"

Vier Millionen Deutsche haben chronische Schmerzen. Die Krankenhausfälle haben sich in nur 30 Jahren verdoppelt, obwohl die medizinischen Fortschritte explodiert sind. Die Kosten für ambulante Behandlungen haben sich verfünfzehnfacht, die für stationäre verdreißigfacht, die für Heilmittel vervierzigfacht. Erinnern wir uns an die Feststellung des Gesundheitsministers: "Jeder Dritte ist umweltkrank." Die AOK: "30 Prozent der Versicherten sind durch Umwelteinflüsse krank geworden." Die WHO: "Ein Viertel aller Erkrankungen werden durch schlechte Umweltbedingungen verursacht." Umwelt fängt zu Hause an.

Wenn ich mir meinen Bekanntenkreis anschaue, dann sehe ich keinen einzigen Gesunden. Hier Nervenschmerzen, da Allergien, hier Fehlgeburten, da Krebs. Ein Kind mit Rheuma, ein Schüler mit Kreislaufstörungen. Der eine Nachbar: Neurodermitis. Der andere: Asthma. Viele ziehen die Nase hoch, husten. Viele klagen über Kopfschmerzen. In einem Straßenzug acht Tumorfälle. Die Latte der Toleranz wird immer höher gehängt. Längst ist es zum Normalzustand geworden, dass man irgendwas hat, dass man alle Nase lang wieder in einem anderen Wartezimmer sitzt, wieder Tabletten schluckt, wieder geröntgt wird.

Ich erinnere mich an meine Kindheit. Mein Vater hörte damals in den Nachrichten, dass jeder Fünfte in Deutschland Karies habe. Er regte sich fürchterlich auf und hielt meinem Bruder und mir eine leidenschaftliche Predigt über den gesundheitlichen Verfall der Bevölkerung, denn schlechte Zähne seien ein sicheres Zeichen für schlechte Gesundheit. Heute regt sich keiner mehr so wie mein Vater darüber auf, dass jeder Dritte an Krebs erkrankt. "Wenn es einmal jeder Zweite sein sollte, dann ist eben das der Normalzustand", so stand es in der vorangegangenen Auflage dieses Buches. Und jetzt? Der "Normalzustand" tritt im Sommer 2012 wahrlich ein: Jeden zweiten Mann und jede dritte Frau erwischt es - Krebs. Jeder Vierte stirbt daran. Krebs im Minutentakt, Todesursache Nummer eins in der EU. Der neue Normalzustand.

Es spricht alles dafür und nichts dagegen, dass die finanziell arg strapazierten Krankenkassen viel Geld sparen könnten, wenn im baubiologischen Sinne mehr Aufklärung geleistet würde. Das Erkennen und Vermeiden von krankmachenden Einflüssen in der allernächsten Umwelt ist sinnvoller als Elektrosmoggeschädigte, Holzschutzmittelvergiftete und Pilzbelastete zum Psychiater zu schicken.

Nehmen wir das Schicksal in die eigenen Hände. Halten wir unsere nächste Umwelt, an erster Stelle den Schlafplatz, in bester Ordnung. Das ist so oft so einfach. Eine gesunde Wohnumwelt, der ungestörte Schlafplatz sind zwar nur Teile des Ganzen, aber wesentliche.

Bio und Öko

Bau**bio**logie bedeutet für mich: Schutz der in Häusern lebenden Menschen vor umweltbedingten Gesundheitsgefahren, vor Strahlen, Giften, Partikeln, Keimen... Bau**öko**logie bedeutet für mich: Schutz von Natur und Umwelt beim Bau und Betrieb des Hauses, bei der Herstellung, Verarbeitung und Entsorgung von Baumaterialien.

Im Idealfall sollte beides zusammenkommen. Ein Haus sollte biologisch einwandfrei sein und seine Bewohner nicht durch Elektrosmog oder Schadstoffe gefährden. Ein Haus sollte auch ökologisch einwandfrei sein, das fängt bei der Produktion der Baustoffe an, beim Schutz der im Werk arbeitenden Menschen, beim Energieaufwand des Materialtransportes, bei der Frage der Rohstoffgewinnung... und hört bei der Verarbeitung von Baustoffen, beim häuslichen Energieverbrauch, bei der späteren Entsorgung und bei Umweltschäden im Brandfall auf.

So gesehen sind Bio und Öko leider nicht immer optimal zu vereinbaren. Energiesparlampen mögen ökologisch in einem Aspekt vielleicht sinnvoll sein, weil sie etwas weniger Strom brauchen, biologisch sind sie es nicht, weil sie schlechteres Licht und stärkere Felder machen, flimmern und miefen. Uns wird wahrhaft klar gemacht, vor Chemie strotzende, Quecksilber-haltige Lampen, die auf den Sondermüll müssen, seien ökologisch. Glauben Sie bitte nicht jeden Mist. Mineralwolle kann ein Herstellungs- und Verarbeitungsrisiko sein, wenn bergeweise Fasern aufgewirbelt werden, eine Gefahr für den Bewohner besteht nach dem fachmännischen Einbau im Haus kaum. Einige Schaumplatten und Bauschäume sind bei der Herstellung, Verarbeitung, Entsorgung und im Brandfall hochgiftig, Schadstoffe in der Luft nach deren Einbau und Aushärtung meist nicht mehr die Spur nachzuweisen. Aluminium ist bei der Produktion sehr energieaufwändig, als Fensterrahmen aber kein Problem, und Funkwellen von außen schirmt Alu prächtig ab. Das biologische Leichtbauhaus ist kritischer als ein Betonhaus, wenn es im Sendereinfluss steht. Bahnfahren ist ökologisch besser als Autofahren, biologisch dank deftiger Bahnstrom-Magnetfelder, unzähligen mobilen Quasselstrippen und Internetsurfern und dem miserablen Raumklima ohne Lüftungschance mehr als eine Überlegung wert. Sie wissen: Ökoputzmittel schonen die Umwelt, aber leider auch Bakterien und Pilze. Die Biotonne ist wichtig, gehört aber nicht neben das Schlafzimmerfenster. Nicht lüften spart Heizenergie und fördert dicke Luft, Kohlendioxid, Wohngifte, Feuchte und Schimmel.

Ich kenne Öko-Häuser mit Grasdach und Holzdachrinne, die keine Bio-Häuser sind, derweil sie dank nicht abgeschirmter Elektrokabel starke Felder verursachen, und weil einem vor lauter Wärmedämmwahn die Puste ausgeht. Ich kenne ganz normale Häuser, in denen man gesund leben kann, die aber keine Ökohäuser sind. Es geht, wie so oft im Leben, immer um den besten Kompromiss, den gang- und bezahlbaren und biologisch wie ökologisch verantwortungsbewussten Mittelweg. Vorteile und Nachteile, Kosten und Nutzen, Bio und Öko müssen von Fall zu Fall neu und mit Vernunft abgewogen werden.

In keinem Fall sollte es so sein wie in einem Öko-Hotel in Süddeutschland. Hier gab es zwar Müsli zum Frühstück, Solarzellen auf dem Dach, Lehm an den Wänden und die Aufforderung, das Handtuch möglichst oft zu benutzen, aber für einen erholsamen Schlaf reichte das nicht. Im Bett die Federkernmatratze (die Kompassnadel drehte sich einmal um die eigene Achse), neben dem Bett die nicht geerdete Nachttischlampe (100 V/m, zehnmal über der TCO-Bildschirmnorm), in den Wänden billige Stegleitungen (noch mal 50 V/m), unmittelbar hinter dem Bett der Sicherungskasten (200 nT, einmal TCO), an der Decke reihenweise Niedervolt-Halogenlämpchen (1000 nT, aber gottlob nachts ausschaltbar), auf dem Sekretär das DECT-Telefon (Hirnstromveränderungen inklusive), im Bad schwarzer Schimmelrasen an der Decke (deshalb hohe Sporenkonzentration auch in der Schlafzimmerluft), unter dem Fenster vier Mülltonnen, zwei Müllcontainer und fünf offene gelbe Müllsäcke (es stank übel), vom nächtlichen Getrampel der Mitbewohner darüber dank Holzbalkendecken ganz zu schweigen.

Alltägliche Risiken reduzieren!

Prof. Dr. med. **Volker Zahn**, Chef der gynäkologischen Klinik am Elisabeth-Krankenhaus Straubing und Pionier der Umweltmedizin, berichtet in unserem gemeinsamen Buch "Elektrosmog - Wohngifte - Pilze":

"Die Zunahme von Allergien, des Hörsturzes, der Neurodermitis, chronischer Bronchialleiden... das sind klassische Umweltkrankheiten. Den menschlichen Organismus schädigen viele Wohngifte, wenn sie über die Haut aufgenommen, über die Lunge eingeatmet oder über die Schleimhäute und den Magen-Darm-Trakt zugeführt werden bzw. die Strahlen, die auf und in den Körper einwirken. Der Kontakt mit umweltbedingten Risiken muss dabei nicht zu einer Sofortwirkung wie z.B. Vergiftungserscheinungen oder Strahlenschäden führen. Schwere Folgeschäden treten meist erst viel später auf. Zwischen der Belastung und dem Eintreten der Gesundheitsschädigung können Jahre bis Jahrzehnte vergehen. Je älter der Mensch wird, umso mehr Schadstoffe reichern sich in seinem Fettgewebe an. In der Muttermilch findet sich das gesamte Spektrum schwerabbaubarer Gifte wie z.B. chlorierte Kohlenwasserstoffe oder Schwermetalle. Es gibt keinen Experten in Wissenschaft und Politik mehr, der die Belastungen durch Umweltgifte bestreiten würde. Dennoch lässt die Lösung der Probleme auf sich warten, und jeder muss sich, so gut es im eigenen Rahmen geht, selber schützen. Kein Arzt soll sagen, er sei nicht in der Lage, diese Untersuchungen zu machen. Wenn er teure Kernspins, Computertomographien oder Hormonanalysen machen lässt, dann kann er genauso gut Schwermetalle, Chlorverbindungen oder andere Umweltgifte diagnostizieren. Aus meiner Sicht ist es wichtig, die Schadstoffeinflüsse im Umfeld zu mindern, bevor man an teure Medikamente, Infusionen oder Tabletten denkt. Im Vordergrund steht dabei der Schlafraum. Der Mensch hat im Schlaf einen anderen Stoffwechsel, der Schlaf ist die Zeit der Regeneration, die Zeit, um wieder Kraft zu schöpfen. Deshalb würde ich als Umweltmediziner sagen: An erster Stelle steht der gute Schlafbereich. Hier müssen schnell der Teppichboden, das Heizkissen, der Elektrowecker, das Telefon, die Federkernmatratze, das Bücherregal... entfernt werden, sofern sie sich als schädlich herausstellen (was übrigens längst nicht immer der Fall sein muss). Wenn ein Arzt meint, er kann ohne Wissen über Baubiologie, ohne Wissen von kritischen Giften und elektromagnetischen Einflüssen seinen Umweltkranken helfen, dann täuscht er sich. Es ist die Pflicht jeden Arztes, sich auf diesem Gebiet weiterzubilden. Er hat die Grundausbildung dazu."

Der Düsseldorfer Arzt für Ganzheitsmedizin Dr. med. **Christian Petersohn**, Spezialist für Naturheilverfahren, Homöopathie und Psychotherapie, berichtete in der WDR-Fernsehsendung 'Telepraxis' im Mai 1994 von seiner jahrelangen medizinischen Erfahrung im täglichen Umgang mit umweltkranken Patienten: "Wir werden in unserer Praxis zunehmend mit chronischen Krankheitsbildern konfrontiert, z.B. mit Störungen des Immun-, Hormon- und Nervensystems, Herz-, Kreislauf- und anderen Funktionsstörungen, Schlaflosigkeit, Aggressivität, Depressivität, Schmerzen, Allergien oder mangelnde Konzentrationsfähigkeit. Die häusliche Umgebung des Patienten und sein Arbeitsplatz spielen hierbei eine große Rolle. Dabei geht es um Allergieauslöser wie Pilze, Hausstaub und Milben, Formaldehyd aus Spanplatten, Holzschutzmittel aus alter Zeit und andere gefährliche chemische Substanzen, auch um elektrische und magnetische Felder von Installationen, Geräten und Funkeinrichtungen oder Elektrostatik von Synthetikmaterialien, um nur einige Beispiele zu nennen. Es ist wichtig, sich über die schädigenden Einflüsse der häuslichen Umgebung zu informieren. Hierfür ist die Baubiologie da. Man kann oft, ohne die halbe Wohnung umbauen zu müssen, die alltäglichen Risiken zu 80 bis 90 Prozent reduzieren."

Fast zwei Jahrzehnte Jahre später blickt Dr. Christian Petersohn auf die Erfahrung der vergangenen Zeit zurück und macht noch mal klar: "Entscheidend ist eine detektivische Anamnese, bei welcher baubiologische Faktoren berücksichtigt werden müssen. Die Fülle der Belastungen hat weiter zugenommen, speziell durch Mobilfunknetze, das Handytelefonieren und Indoor-Funktechniken wie DECT und WLAN. Hinzu kommen raumklimatische und mikrobiologische Probleme durch die modernen Bauweisen und eine neue Wärmeschutzverordnung, die eine hermetische Abdichtung der Gebäude mit schlechterer Luft und Schimmelpilzrisiken zur Folge hat. Das Immunsystem wird noch mehr strapaziert. Wir Mediziner sind gefordert, über die Behandlung der Symptome hinaus mehr Ursachenforschung zu betreiben. Dabei ist gerade die Baubiologie eine große Hilfe, hier sind viele Ursachen von Krankheit zu finden. Oft erübrigt sich dann schon eine aufwändigere und kostenträchtige Apparate-gestützte medizinische Diagnostik."

Sein Bruder, der Düsseldorfer Arzt für Naturheilverfahren, Chirotherapie, Sportmedizin und Umweltmedizin, Dr. med. **Hans-Joachim Petersohn** brachte es in der RTL-Sendung "Hans Meiser" über Elektrosmog auf den Punkt: "Wir erleben es als Ärzte in der Praxis regelmäßig, dass die Bedeutung von Elektrosmog und anderen Umweltrisiken zunimmt. Das gilt besonders für chronisch rezidivierende Erkrankungen, wenn also Symptome der gleichen Art im Laufe der Zeit immer wieder neu auftreten. Oft ist die Sanierung des Schlafplatzes nach baubiologischen Grundlagen der erste gesundheitliche Durchbruch. Ein Beispiel: Eine Patientin, die als Frau eines Klinikchefarztes der Ganzheits- und Umweltmedizin eher skeptisch gegenübersteht, hatte jahrelang Migräne. Mengen an Medikamenten hat sie genommen. Sie galt als schulmedizinisch ausdiagnostiziert und austherapiert. Bei der Schlafplatzuntersuchung stellten wir fest, dass direkt hinter ihrem Kopf die Steuerzentrale der Alarmanlage war. Das Bett wurde nur einen Meter weggezogen, und ihre Beschwerden waren schlagartig verschwunden. Das gibt einem zu denken. Ich schätze, dass 30 bis 40 Prozent der Patienten mehr oder minder stark umweltbelastet sind und sich eine baubiologische Umweltanalyse zur Stabilisierung der Gesundheit lohnt. Ein anderes Beispiel: Eine junge Patientin bekam direkt nach der Hochzeit massive Migräneanfälle. Sie wurde schulmedizinisch auf den Kopf gestellt, Neurologen waren tätig, der Psychologe sprach von unbewusster Ablehnung der Ehe. Nach einem Gespräch erfuhr ich, dass sie mit ihrem Mann nach der Hochzeit umgezogen ist. Die Messungen in der neuen Wohnung ergaben, dass hier baubiologisch vieles falsch gelaufen war. Die Sanierungen waren einfach und wurden zügig umgesetzt. Die Patientin war darauf in kurzer Zeit beschwerdefrei. Das sind keine Einzelfälle. Es ist an der Zeit, dass man baubiologische Aspekte mehr in das allgemeinmedizinische Wirken einbezieht."

Voraussetzung für körperliche und seelische Gesundheit

Mit Dr. med. Hans-Joachim Petersohn und seiner Frau Dr. med. **Annemarie Petersohn**, Ärztin für Naturheilverfahren, habe ich im Dezember 1995 und im Mai 1997 Interviews für Wohnung+Gesundheit und für das Buch "Elektrosmog - Wohngifte - Pilze" gemacht. Die Ärztin spricht über ihre Erfahrungen mit der Baubiologie, hier nur kurze Auszüge:

"Für uns ist die Baubiologie eine der Voraussetzungen für körperliche und seelische Gesundheit und für ein menschenwürdiges Leben. Man kann erfolgreicher behandeln, wenn das Umfeld des Patienten mit einbezogen wird. Chronische Umweltreize schädigen das Immunsystem, strapazieren die Widerstandskräfte und hemmen die Selbstheilung. Was uns in den letzten Jahren immer mehr auffällt, ist ein Zusammenhang mit baubiologischen Risikofaktoren, besonders im Schlafbereich, und Fertilitätsstörungen. Junge Ehepaare bekommen keine Kinder, obwohl beide Partner medizinisch kontrolliert und für funktional erklärt wurden, es müsste also klappen. Es klappt aber nicht. Plötzlich, nach Entfernung baubiologischer Risiken chemischer oder auch physikalischer Art, wird die Frau schwanger und die Freude ist groß. Wir hatten in letzter Zeit viele Patienten mit medizinisch kaum zu beherrschendem Ohrenrauschen, dem Tinnitus. Ein auffällig hoher Prozentsatz dieser Patienten hat sich vor einiger Zeit Funktelefone zugelegt. Allein die Tatsache, dass diese Funktelefone auf unseren Rat hin weniger benutzt wurden oder der Kopfabstand durch externe Antennen vergrößert wurde, brachte den Erfolg: Viele wurden ihren Tinnitus los. Fragen Sie die Hals-, Nasen- und Ohrenärzte. Tinnitus nimmt rasant zu. Die Praxen werden immer voller. Warum? Dafür muss es einen Grund geben. Die Schulmedizin sagt, dass Tinnitus stressbedingt sein kann. Ist Elektrosmog kein Stress? Beruflichen oder familiären Stress, Liebeskummer oder Schulden oder Probleme mit dem Selbstbewusstsein, das hatten die Leute auch vorher und das ohne Tinnitus. Umweltstress wird maßlos unterschätzt.

Eine Dame aus Düsseldorf klagte über rezidivierende Bronchitiden. Es wäre besonders schlimm, wenn sie sich im Haus aufhalte, sie würde den ganzen Tag nur noch husten, kein Hustenmittel könne ihr helfen. Ich fand eine Belastung der Lunge mit Aspergillus niger, das ist ein kritischer Schimmelpilz. Ich war erschrocken, habe das kulturell in einem Labor sichern lassen, weil ich meiner eigenen Messung nicht traute. Später kam der Sohn der Patientin, weil er Akne hatte. Wieder gab es einen massiven Befall mit Aspergillus niger. Einige Tage später kam der ältere Bruder mit einer Immunschwäche, ein junger, positiv denkender, erfolgreich studierender Junge. Er klagte, er sei frustriert, ständig krank, habe Fieberschübe, könne sich nicht erholen, sich nicht mehr konzentrieren. Als ich bei ihm ebenfalls Aspergillus niger fand, dachte ich: Da muss es doch Gemeinsamkeiten geben. Dann haben Sie in der Wohnung dieser Familie mikrobiologische Untersuchungen gemacht. Ich habe Ihnen bewusst nicht gesagt, dass in den medizinischen Tests Aspergillus niger gefunden wurde. Sie fanden bei Ihren Messungen von Luft, Staub und Oberflächen nur einen Pilz und den in großer Zahl: Aspergillus niger, Folge eines Nässeschadens im Haus. Dazu spürten Sie den hiermit verseuchten Brotkasten auf, wo jeden Tag das Vollkornbrot hineinkam und so, vor dem Essen, mit den gefährlichen Pilzen in Kontakt kam. Jetzt ist alles gründlich saniert, die Sporen beseitigt worden. Die Patienten wurden von mir pilztherapiert. Heute sind die Mutter und ihre Söhne gesund. Der Vater der Familie war beschwerdefrei. Er hatte keine Symptome, es war in Körperabstrichen und im Blut nichts nachweisbar. Der Mensch und seine Umstände scheinen mitzubestimmen, ob man an einer Sache erkrankt oder ob nicht, das scheint mir auch ein wichtiger Gedanke zu sein.*

Der baubiologische Aspekt ist uns stets gegenwärtig. Ich denke an ein Kind, eher ein Jugendlicher mit 14 Jahren, seit Jahren chronischer Bettnässer. Die Mutter berichtete, dass er im Urlaub oder sonst wo nie einnässt, zu Hause aber immer. Deshalb blieb mir doch nur die sinnvolle Empfehlung: "Um Himmels willen, nun lasst das Kind doch mal woanders schlafen!", denn das Bett stand seit der Geburt immer an derselben Stelle. Das Bett wurde nur an die andere Seite des gleichen Raumes geschoben und siehe da, der Junge machte nicht einmal mehr ins Bett. Was im Zimmer los war, weiß ich nicht, wir haben das nicht baubiologisch prüfen lassen. Vielleicht war es ein elektrisches Feld aus der Wand, vielleicht ein magnetisches aus dem Bad, vielleicht eine geologische Störzone... egal. Der Platzwechsel erwies sich als richtig. Darauf kommt es an. Der arme Kerl hat tausend Anläufe unternommen, um die Bettnässerei in den Griff zu kriegen, Medikamente, Psychotherapie, Klingelhosen, Liebe, Strafe... nichts half.

Krankheit ist nicht Zufall. Ohne das Erkennen der krankheitsauslösenden und heilungshemmenden Faktoren kommen wir nicht weiter. Viele reagieren auf physikalischen Stress durch elektromagnetische Felder oder auf chemische Reize durch Löse- und Holzschutzmittel. Wenn das Immunsystem ruiniert ist und der Organismus nicht mehr gegenregulieren kann, dann genügt der kleinste Auslöser aus dem großen

Repertoire der Möglichkeiten, um den Startschuss für Krankheit zu geben. Die Stressfaktoren sind immer mannigfaltiger und immer weniger überschaubar, speziell die umweltbedingten, besonders die zu Hause, immer mehr. Gegen was müssen wir denn noch alles antherapieren?

Baubiologie ist für mich heute Alltag und Teil meiner Medizin. Ich schicke meine Patienten zum Baubiologen, wie ich sie zum Krankengymnasten schicke. Ich lasse eine Wohnung, einen Schlaf- oder Arbeitsplatz so selbstverständlich analysieren, wie ich Blut oder Stuhl im Labor analysieren lasse. Das gehört zum Rüstzeug eines Allgemeinmediziners. Wer das übersieht, der übersieht etwas sehr Wesentliches. Baubiologie ist für mich nicht nur das Analysieren von Umweltstressfaktoren, sondern ein wesentlicher Teil des ganzheitlichen Lebens. Sie sorgt dafür, dass Menschen Verantwortung übernehmen, die Zusammenhänge des Lebens entdecken, Mut bekommen zu handeln.

Etwa 80 Prozent unserer Patienten sind chronisch krank und wollen ganzheitlich behandelt werden. Ein hoher Anteil der Patienten, etwa 70 bis 80 Prozent, reagieren auf baubiologische Veränderungen und sind verblüfft, begeistert, dankbar und überzeugt. Nur ein kleiner Teil scheint auf solche Umstellungen kaum zu reagieren. Absolute Reaktionslosigkeit ist die Ausnahme. Ich kenne kaum einen Patienten, der geklagt hätte, die angeratene baubiologische Dienstleistung sei sinnlos gewesen. Fast jeder hatte irgendwelche kleineren, größeren oder sogar einschneidenden Erfolge zu verbuchen. Nur der Erfolg zählt, nur der Nachweis von Verbesserungen überzeugt. Das spricht sich explosionsartig herum. Wir können nicht warten, bis das alles, was wir im Praxisalltag erleben, wissenschaftlich erforscht ist. Wir müssen die Risiken sofort reduzieren. Wir müssen jede mögliche Gefahr erkennen und im Keim ersticken. Außerdem ist Vorsorge immer noch besser als heilen. Wenn wir dem Körper die Ordnung zurückgeben, die er braucht, die seine Lebensgrundlage ist, nach der er sich sehnt, die er so lange vermisst hat, dann passieren die erstaunlichsten Sachen."

Hilfe im individuell machbaren Rahmen

Wir kommen zum Schluss. Sie haben einen Eindruck vom Stellenwert der Baubiologie, von unserer Erfahrung, von den Möglichkeiten (und Grenzen) baubiologischer Messtechnik bekommen.

Baubiologische Sachverständige

- messen, analysieren, prüfen, beraten, klären auf, passen auf
- sind Partner des Arztes und Heilpraktikers
- begleiten Bauherren, Architekten und Planer
- sind unabhängig von Industrie, Wirtschaft, Politik, Grenzwerten
- messen nach aktuellem "Standard der baubiologischen Messtechnik"
- wollen, dass Menschen gesund wohnen

Zum Schluss: Bau-Bio-Logie

Eine baubiologische Untersuchung in Schlaf- und Wohnräumen, am Arbeitsplatz oder auf Grundstücken, von Baustoffen oder Einrichtungen wird mit dafür geeigneten physikalischen Messgeräten durchgeführt. Alle Messergebnisse werden mit Angabe der eingesetzten Geräte und Verfahren fachmännisch ausgewertet, laienverständlich erklärt und schriftlich protokolliert. Gibt es baubiologische Auffälligkeiten, so werden entsprechende Sanierungsempfehlungen erarbeitet.

Die professionelle und ganzheitliche Erkennung und Reduzierung von hausinternen Umweltrisiken im individuell machbaren Rahmen ist Sache der baubiologischen Messtechnik. Favorit ist immer der beste Messwert. Maßstab ist stets die Natur. Die baubiologische Dienstleistung ist reproduzierbar, transparent und am praktischen Alltag orientiert. Erfahrungen aus der Praxis und die Erkenntnisse aus Naturwissenschaft, Biologie, Biophysik und Medizin sind dabei die Grundlage.

Bau-Bio-Logie

Bau, das ist das Heim, das Nest, die Höhle; **Bios**, das kommt aus dem Griechischen und heißt Leben, die belebte Welt; **Logos**, ebenfalls griechisch, heißt natürliche Ordnung, Harmonie, Vernunft, auch Wille Gottes. Diese drei zu Baubiologie zusammengefügten Worte sagen, was uns Baubiologen am Herzen liegt. Ist der Raum in dem wir leben, unser Heim, in natürlicher Ordnung oder nicht? Wenn ja, prima. Wenn nein, was kann getan werden, um diese Ordnung wiederherzustellen? Baubiologische Aktivitäten sind Hilfen zur Selbsthilfe. Ein Baubiologe ist Ihr "Umwelt-Anwalt", Ihr "Haus-Arzt", Ihr Garant für Wohngesundheit. Uns geht es nicht um die heile Welt, sondern um **Stressreduzierung**, da wo es möglich ist. Es geht bei Gesunden um vernünftige **Vorsorge** und bei Kranken um konsequente Therapie und **Nachsorge**.

Ändern wir, was zu ändern ist; akzeptieren wir, was nicht zu ändern ist. Wir wollen aus einem Betonhaus in der Großstadt kein Blockhaus in Kanadas Wäldern machen, aus einem Grundstück im Ruhrpott keine Blumenwiese in den Dolomiten. Wenn von fünf Stressfaktoren vier zu sanieren sind, bitte, das macht vier weniger, und mit dem einen lässt es sich jetzt besser leben als vorher mit allen. Wo Probleme sind, da ist auch eine Lösung. Wo Erkenntnisse sind, ist auch ein Weg. Die meisten hausgemachten Risiken sind unnötig und vermeidbar. Nach baubiologisch auffälligen Hausuntersuchungen (längst nicht alle Häuser sind auffällig!) waren in gut 90 % der Fälle einfache Verbesserungen zur Wiederherstellung des Gleichgewichtes gut machbar. 5 % der Sanierungen waren nicht so einfach, aber die Kunden haben den Aufwand nicht bereut. 2 % wurden kompliziert und teuer. Bei 1 % musste ich in Absprache mit dem behandelnden Arzt den Auszug anraten.

Ich wünsche mir, dass die Kontrolle der Wohngesundheit mindestens so ernst genommen wird wie die Sicherheit eines Autos. Zum TÜV müssen Autos alle zwei Jahre. Alle paar Jahre sollte auch die baubiologische Qualität unserer nächsten Lebensräume, an erster Stelle die Schlaf- und Arbeitsplätze, inspiziert werden, um sicher zu gehen. Bestehen Sie bei jeder Begutachtung eines Raumes auf Ganzheitlichkeit. Ihr Baubiologe wird im Vorgespräch mit Ihnen entscheiden, welche Messungen durchgeführt werden sollten. Hier sind fünf Punkte des Standards notwendig, da könnten es vielleicht acht sein. Ihr Baubiologe sollte den sachverständigen Überblick haben, beraten, weiterempfehlen, mit Experten kooperieren. Wichtig ist, dass er alle Innenraumrisiken erkennt, nichts übersieht und beim geringsten Verdacht selbst oder mit Hilfe von Fachkollegen die richtigen analytischen Weichen stellt. So sind wir Baubiologen für die eigenen vier Wände das, was der Arzt für den Körper ist. Sie wissen: Unser Patient ist das Haus.

Mosaikstein

Ich habe mich bemüht, für dieses Buch engagiert, verantwortungsbewusst und pragmatisch zu recherchieren, Fakten zusammenzutragen, wissenschaftliche Ergebnisse aufzuzeigen, Fallbeispiele zu sammeln und zu beschreiben, was ich erlebt habe, was jedem passieren kann. Ich bin weder ein "Öko", noch missionarisch, noch sehe ich schwarz. Ich habe kein Interesse, der Industrie zu schaden, nicht einmal die Telekom oder das RWE zu ärgern. Ich will über bestehende Erfahrungen, Erkenntnisse, Risiken und deren Meidungsmöglichkeiten an der Praxis orientiert und interessenunabhängig informieren, wenn Sie informiert werden wollen, zu Ihrer ganz persönlichen Vorsorge, zu Ihrem Schutz. Man hat mir seinerzeit geholfen, als es mir schlecht ging, durch Information. Das vergesse ich nicht, dafür bin ich heute noch dankbar.

Die Bewusstmachung baubiologischer Risiken ist sicher nur einer der vielen Mosaiksteine im großen Bild aller möglichen biologischen Belastungen, die sich summieren und potenzieren. Denaturierte Nahrung, Industriesmog, Autoabgase, Stress, mangelnde Bewegung, kritischer Medikamentenkonsum, eine unglückliche Seele, Geld, Gier, Geiz und die Arroganz zu glauben, die Art wie wir Zivilisation leben, das sei der Maßstab aller Dinge: All das macht krank.

Anstatt die wunderbaren natürlichen Lebensgrundlagen anzunehmen, zu genießen, verstehen zu lernen und zu erhalten, als unsere einzig wahre Lebensversicherung zu begreifen, setzen wir alles daran, sie zu verändern, einzugreifen und auszubeuten. Wir strahlen, gasen, vergiften, klonen, genmanipulieren... Wir sind sehr weit weg vom Selbstverständnis natürlicher Harmonie. In einer Zeit, wo 50 Prozent der Säugetiere (auch der Mensch ist ein Säugetier!) ausgestorben oder vom Aussterben bedroht sind und wo im Namen von Fortschritt, Wirtschaftswachstum und Wohlstand unkalkulierbare Risiken um jeden Preis eingegangen werden, da sei jeder eben mögliche und noch so bescheidene Versuch einer Bewusstseinserweiterung erlaubt.

So was wie ein **NACHWORT** - ein kleines Dankeschön

"Was ist das eigentlich: Baubiologie?"

Meine alte Mutter kommt zu Besuch, sitzt mir gegenüber, fragt und erwartet eine Antwort. "Tja", höre ich mich sagen und befürchte, dass ihr das nicht reicht. Ich lege die Kuchengabel zur Seite. "Weißt Du, Baubiologie ist..." zögere ich, und sie unterbricht: "Du warst 17 Jahre bei der Zeitung, hast als Redakteur gut verdient, hattest einen soliden Beruf, den schönen Firmenwagen. Die Zukunft, die Rente war sicher." An so was denken Mütter. "Und nun das. Man sieht Dich nur noch arbeiten, kaum Urlaub, nie Zeit. Was machst Du da, mein Junge?"

"Ich kümmere mich um kranke Häuser", was Besseres fiel mir nicht ein. Ihre Fragezeichen im Gesicht bleiben. "Ich besuche die Leute mit meinen Messkoffern, packe Geräte aus und zeige, was im Haus ungesund ist." - "Hhmm", grübelt sie und blickt über den Brillenrand. "Was ist in Häusern ungesund?" - "Strahlung, Schadstoffe, Bakterien, Schimmel..., die Leute sind schlecht informiert, machen viel falsch. Einiges ist belastend, manches gefährlich, sogar lebensgefährlich, manches raubt die Lebensqualität, ruiniert die Gesundheit, macht krank. - "So was gibt's zu Hause?" - "Leider oft, zu oft, und ich mache das bewusst, kläre auf."

Meine Mutter fängt an, sich zu interessieren: "Woher kommen die Leute?" - "Meist auf Empfehlung von Ärzten, weil sie Beschwerden haben, z.B. Husten von Pilzen, Nervenprobleme von Giften oder Kopfschmerzen von elektromagnetischen Feldern. Manche nur so, weil sie keine Risiken eingehen wollen. Weißt Du noch, damals vor Jahren, als ich so krank war, da hat mir der Arzt die Schlafplatzuntersuchung empfohlen. Ich habe nach dem Besuch des Baubiologen vieles verändert und wurde gesund. Das hat mich provoziert." - "Ich erinnere mich, ja."

Sorgenfalten legen sich auf ihre Stirn. "Kannst Du davon leben, Junge?" Mutter muss sich immer Sorgen machen. "Ja, ganz gut. Vielleicht nicht so gut wie als Journalist, aber das ist nicht wichtig. Ich tue etwas, was Sinn macht, wo ich drin aufgehe, was ich als Beruf und als Berufung sehe, was mir wichtig ist. Wenn ich nicht davon leben könnte, würde ich es trotzdem tun und nachts Taxi fahren, verstehst Du?" Ihre Augen verraten: Sie versteht's nicht so ganz. Ich hole aus, begeistere mich: "Baubiologie ist für mich Arbeit und Hobby. Ich tue, was ich tun will, nicht was ich tun muss, ich bin frei, unabhängig, kann mir keinen spannenderen Beruf vorstellen und möchte mit keinem tauschen. Diese Mischung aus detektivischer und kreativer Arbeit auf Wegen, die noch nicht ausgetrampelt sind, die von Pionieren erschlossen werden wollen, die einen täglich vor neue Ansprüche stellen, immer erneut überraschen, das gepaart mit Einfühlungsvermögen und Verantwortungsbewusstsein, das macht mir die Baubiologie so attraktiv." Ich lege nach: "Baubiologen setzen Maßstäbe, beweisen Mut, sind kritisch, sind nicht pflegeleicht. Kommen dann noch derart viele positive Rückmeldungen von Kranken, die nach baubiologischen Aktionen wieder gesund wurden, dann wird mir immer wieder klar, wie wichtig der Beruf ist, wie hilfreich, wie viel Befriedigung er bringt, wie hoch gerade heute sein Stellenwert ist. Weißt Du, das nenne ich Glück." Ich hole Luft.

Mutter schmunzelt. Ich kenne dies Lächeln. Sie ist zufrieden, erst einmal. Sie dreht sich zu meiner Frau und verliert sich in Komplimenten über den selbstgebackenen Kuchen. Ich lehne mich in den Sessel zurück, schließe die Augen und gehe nach innen. Meine Gedanken kreisen um Mutters Fragen und um meine Einstellung zur Baubiologie.

Baubiologie. Die Lehre vom gesunden Haus, vom natürlichen, lebendigen Lebensraum. Einem Raum, der arm ist an Risikofaktoren, dafür das Leben, die Vitalität, die Erholung fördert. Baubiologie. Eine junge Wissenschaft. Sie kommt spät. Zu spät? Viele Antworten sind bereits möglich, viele Fragen noch offen, noch mehr Fragen nicht mal gestellt.

Jahre Erfahrung und eine Menge baubiologischer Untersuchungen liegen hinter mir. Vielen Mitmenschen konnte geholfen werden. Viele Leiden verschwanden mit dem hausgemachten Umweltstress elektromagnetischer, radioaktiver, toxischer, mikrobiologischer oder raumklimatischer Art. Viele Patienten und Ärzte sind begeistert. Ich auch.

Da, wo es am wichtigsten wäre, wird am wenigsten getan, zu Hause. Aber hier besteht das größte Risiko. Hier ist der Mensch so oft und lange, wie sonst nirgendwo. Hier, in der entspannenden Schlafphase, ist Körper und Psyche so empfindlich, wie sonst nie. Zu Hause wird so viel reingepackt, was schädlich ist, was uns Menschen das Wohlergehen und der Krankenkasse viel Geld kostet. Es wird brav konsumiert, was produziert wird, koste es, was es wolle, nicht nur Geld, auch unser wertvollstes Gut, die Gesundheit. Elektrifizierte Schlafplätze, manchmal sogar noch schlimmer als im Cockpit. Funk allerorten, draußen, drinnen. Hoch lebe die Plastikgesellschaft. Stahl in Bett und Bau. Gift in Möbeln, Teppichen, Klebern, Anstrichen. Alles dicht eingepackt in Beton und Doppelglas. Und ständig die Fenster zu. Dicke Luft. Der Schimmel jubelt, Kohlendioxid triumphiert, Luftionen flüchten, und die Wärmeschutzverordnung schmunzelt. Kein Wunder, dass unser Immunsystem in die Knie geht. Kein Wunder, dass wir empfindlicher und schwächer werden, dass der berühmte letzte Tropfen das körperlich und seelisch arg überstrapazierte Fass zum Überlaufen bringt.

Manchmal mischt sich in die Freude über die so häufigen baubiologischen Sanierungserfolge, die uns immer wieder bestätigen, dass wir auf dem richtigen Weg sind, auch Nachdenklichkeit, etwas Traurigkeit, weil ich nur ahnen kann, wie viele Menschen es geben muss, deren Leid ausgelöst wurde von den unerkannten, unnötigen und so oft so leicht vermeidbaren Risikofaktoren des Wohnalltags, nur weil sie um diese Zusammenhänge nicht wissen und deshalb auch nichts ändern können. Es wäre so einfach. Über 90 Prozent der belastenden Einflüsse wären mit links in den Griff zu kriegen. Wir fordern nichts Absurdes, wir könnten wirklich besser leben.

Die Baubiologie will Mut machen, das Schicksal ein gutes Stück weit in die eigenen Hände zu nehmen, da anzusetzen, wo wesentliche Verbesserungen realisierbar sind. Baubiologen tragen Erfahrung zusammen, recherchieren, analysieren, hinterfragen, passen auf, klären auf, helfen heilen. Wir machen keine Probleme, das überlassen wir anderen, der Industrie, den Entwicklungsingenieuren, dem Gesetzgeber, der EU... Wir weisen darauf hin und bieten Alternativen. Die Baubiologie will nicht streiten, sondern handeln, umsetzen. Warten wir nicht, bis die Wissenschaftler einig, die Politiker wach werden, Verordnungen die Erlaubnis erteilen. Das kann dauern, sehr lange, Generationen, bis es zu spät ist. Die Baubiologie steckt in den Kinderschuhen, auch noch nach 30 Jahren. Das soll nicht daran hindern, mit dem schon Bekannten zu arbeiten, zum Wohle des Menschen und seiner Umwelt.

Der beste Garant, Bürge, Anwalt und Maßstab für baubiologisches Arbeiten ist die Natur. Ist die natürliche Ordnung gestört, dann ist es töricht zu glauben, dass das im Laufe der Zeit keine Folgen haben soll. Es entsteht immer lebensfeindliches Chaos, wenn der lebensfreundliche Kosmos in seiner fundamentalen Harmonie gestört wird. Jeder Eingriff in natürliche Abläufe hat früher oder später fatale Folgen gezeigt, jeder. Die Natur rächt sich nicht, sie reagiert, bio...logisch. Lasst die Natur in Ruhe! Sie kann nicht verbessert werden. Die Schöpfung braucht keine Nachhilfe. Die Natur braucht uns nicht, wir brauchen sie.

Suchen wir von Alaska bis Feuerland, von Sibirien bis Australien, auf dem Gipfel und im Tal: Nirgendwo ist in der Natur ein Lebewesen mit einem Spannungspotenzial von etlichen Volt zu entdecken, nicht eines, das von Strom und Funk durchwirkt wird, nirgendwo lässt Synthetik Funken schlagen, an keiner Stelle zeigt die Kompassnadel statt nach Norden nach Süden, nirgends gibt es Permethrin oder 2000 ppm Kohlendioxid. Solange die Welt sich dreht, nirgendwo. Nur bei Tante Frieda im Bett ist das so und in jedem dritten zivilisierten Schlafgemach auch.

Ernährungsreformer klärten auf: "Lasst Eure Nahrung so natürlich wie möglich sein!", und lösten eine weltweite Welle zur gesunden Ernährung aus. Die Baubiologie fordert: "Lasst Euren nächsten Lebensraum, Euer Heim, so natürlich wie möglich sein!", und löste eine weltweite Welle zum gesunden Wohnen aus. Die Zeit ist reif, ist überfällig. Paracelsus mahnte: "Wer sich gegen die Natur versündigt, kommt darin um." Pestalozzi wusste: "Früher oder später, aber gewiss immer, wird die Natur auf alles Tun des Menschen reagieren, das wider sie selbst ist." Schiller lehrte: "Nichts führt zu Gutem, wenn es nicht natürlich ist." Ich höre Osho sagen: "Immer wenn der Mensch die Natur durcheinander bringt und seine eigenen Regeln aufstellt, begeht er ein unverzeihliches Verbrechen." Ich höre die Indianer: "Jeder, der die Erde verletzt, verletzt sich selbst. Alles, was auf Erden lebt, ist Deine Familie."

Künstlich ist kein Ersatz für biologisch. Kultur kein Ersatz für Natur. Haben kein Ersatz für Sein. Reden kein Ersatz für Tun. Wissen kein Ersatz für Weisheit. Intellekt kein Ersatz für Intelligenz. Fortschritt keine Rechtfertigung für Maßlosigkeit. Mode keine Entschuldigung für Ausschweifung. Macht kein Freibrief für Ausbeutung. Geld kein Garant für Glück. Und Unwissenheit kein Schutz vor Konsequenzen.

Wo bleibt die Wissenschaft? Verpulvert Steuergelder, um zu "beweisen", dass Schädliches nicht schaden kann? Wo wird unabhängig von wirtschaftlichen und politischen Interessen geforscht? Wer will noch die Wahrheit? Die Wissenschaft degradiert sich zum Gehilfen der Industrie und nimmt für sich in Anspruch, der Maßstab zu sein. Unser unerschütterlicher Glaube an die Allwissenheit der Wissenschaft: Ein Prozent weiß sie, höchstens, nicht mehr. Weiß immer noch nicht, warum Krebs entsteht - inzwischen zur Todesursache Nummer eins aufgestiegen - oder MS oder andere Autoimmunkrankheiten, weiß nicht, warum sich Menschen verlieben, warum und wie Wildgänse nach Süden ziehen und Aale ins Sargasso-Meer nahe der Karibik. Weiß kein bisschen, wie die unaufhörliche, raffinierte, destruktive, ja kriminelle Ausbeutung der Natur durch uns Menschen noch gelenkt, beherrscht, geschweige gestoppt werden kann. Wo bleibt die Politik? Verschanzt sich hinter der allmächtigen und doch so ohnmächtigen Wissenschaft und deckt die Gier der Industrie mit menschen- und naturunwürdigen Verordnungen. Darf Wirtschaftswachstum das einzige Ziel sein? Wie lange und wohin soll die Wirtschaft denn noch wachsen? Und um welchen Preis?

Wo bleiben die Ärzte? Sie merken an erster Stelle, dass der Mensch immer kränker wird, immer mehr junge Menschen und Kinder. Es ist ein Kunstfehler, die krankmachenden Umweltfaktoren daheim und auf der Arbeit des Patienten zu übersehen. Wo bleiben die Krankenversicherungen? Die Krankenkosten explodieren ins Unermessliche. In jedem Straßenzug gibt es Ärzte, Heilpraktiker, Psychotherapeuten..., an jeder Ecke Apotheken, auf einem einzigen Quadratkilometer in der Neusser City allein ein Dutzend, und alle haben alle Hände voll zu tun.

Wo bleiben die Journalisten? Über jeden Mist wird berichtet, nur nicht über die Grenzenlosigkeit von Grenzwerten. Kaum was über die Gefahr des Handyfunks, solange Handyhersteller fette Anzeigenkunden sind. Kaum was über die hinsiechenden Wollarbeiter in der dritten Welt, die mit nackten Händen in den giftigen Chemikalien rühren, mit denen unsere Billig-T-Shirts und Teppiche gefärbt werden. Kaum was darüber, dass alle zwei Sekunden ein Stück Urwald der Größe eines Fußballfeldes abgeholzt wird; 80 Prozent des Holzes geht in die Produktion drittklassiger Zeitschriften und Werbebeilagen, riesige Regenwälder werden vernichtet für den Anbau von Palmpflanzen zur Gewinnung Biodiesel. Viel zu wenig darüber, dass die USA in Kyoto mal wieder nicht unterschrieben haben, um die Treibhausgase und die Erderwärmung endlich bremsen zu helfen, obwohl sie als Mitverursacher der weltweiten Klimakatastrophe mit 36 Prozent an der Spitze stehen. Gar nichts dazu, dass zivilisierte Staaten so viele Waffen herstellen, dass sie damit unsere Erde zehnmal vernichten könnten; man braucht nicht den Scharfsinn eines Genies, um zu begreifen, dass einmal schon einmal zu viel wäre.

Wo bleibt der Konsument? Alles haben, alles kaufen: Die nimmersatte Industrie kann fest auf ihn bauen, den konsumfreudigen Verbraucher. Der räumt die vollen Regale in dem Glauben, alles was verkauft wird, müsse unbedenklich sein, sonst würde es schließlich nicht verkauft. Wo bleibt der Protest der Lehrer, wenn die Mobilfunklobby den Lehrstoff liefert? Wo bleiben die Priester? "Macht Euch die Erde untertan!" - aber doch nicht so! Religion bedeutet Gottesverehrung nicht Gottesverachtung. Wo bleiben die Gläubigen? So viele Menschen, die zum Schöpfer beten und seine Schöpfung zur Müllkippe machen.

Aber unsere neunmalklugen wissenschaftlichen und politischen Kopfakrobaten versuchen mit voller Kraft, das Unbeweisbare zu beweisen: dass das alles nichts ausmacht. So wie Autoabgase nichts ausmachen und Pestizide, Genmanipulation und Waldsterben, Tschernobyl und Fukushima, Klimaerwärmung - sind doch nur zwei Grad - und schmelzende Gletscher, verschwindendes Grönlandeis und verendende Korallenriffe. Tausende Tiere und Pflanzen sind in wenigen Jahrzehnten ausgestorben, die Flüsse und Meere vergiftet, die Böden ausgelaugt, die Luft verschmutzt, das Grundwasser kontaminiert, die Meere überfischt, die Nahrung denaturiert, die Seelen verkümmert, der Geist abgestumpft.

Der Mensch ist das einzige Lebewesen, das Müll produziert, bergeweise, nicht nur auf der Erde, bereits im Weltraum. Wir kaufen für die Müllhalde: Elektrogeräte gehen nach einer vorprogrammierten Zeit kaputt und werden zu Elektronikschrott, rund die Hälfte der Lebensmittel landet nicht in den Mägen, sondern im Müllcontainer. Zur Müllhalde wird auch das Meer: Zigtausend toxische Plastikteile treiben auf einem Quadratkilometer Meeresoberfläche, teilweise durch Brandung und Gezeiten zerkleinert und zerrieben bis auf winzige, unsichtbare Partikelgrößen, voller PCBs, DDTs, Weichmacher und anderer hormonell wirksamer und krebserregender Gifte. Zwischen Kalifornien und Hawaii und vor der Karibik ist der Müllstrudel so groß wie Mitteleuropa. Jedes Jahr verenden eine Million Seevögel und 100.000 Meeressäuger qualvoll im Plastikmüll, ersticken in Sechserpackträgern und verhungern mit vollen Mägen - gefüllt mit Plastikflaschen, -tüten, -tuben und -verschlüssen. Offenbar ist die Welt auf dem Weg, komplett irre zu werden.

Ich koche, wenn die New Yorker 650 ausgediente U-Bahn-Waggons im Meer versenken mit dem Argument, so würden "neue Riffe geschaffen, ideale Biotope, die Fischschwärme und Muscheln anziehen"; der wahre Grund: kein Schrottplatz wollte diese asbesthaltigen und giftstrotzenden Relikte haben. "Riffe" aus zwei Millionen versenkten Autoreifen liegen vor Florida. 400 Panzer landen auf dem US-Meeresgrund, noch 400 Riffe mehr. Von 10.000 Schiffswracks aller Arten ganz zu schweigen: Tanker, Handelschiffe, Kriegsschiffe, Atom-U-Boote, der US-Flugzeugträger Independence mit reichlich Nuklearabfällen. So viele Riffe: Container und Stahlfässer voll mit chemischen und radioaktiven Abfällen, zigtausende allein vor den Küsten San Franziskos, die vor sich hin rosten und ihre gefährlichen Inhalte ins Meer freisetzen.

Ganz zu schweigen auch von 40.000 Tonnen Öl des Tankerunfalls vor Spanien im November 2002, 50.000 Tonnen der Exxon Valdez vor Alaska im März 1989 und 200.000 Tonnen nach der Havarie vor der Normandie im Sommer 1978. In den letzten 10 Jahren sind 500 Tanker untergegangen, eine halbe Million Tonnen Öl geflossen. 150.000 Tonnen strömen jährlich als Folge von undichten Bohrinseln in die Meere. Bei dem Öl-GAU im Golf von Mexiko im Frühjahr 2010 waren es 20.000 Tonnen täglich, das wochenlang, Millionen Tonnen, Milliarden Liter.

Und das, weil alles in Ordnung ist? Manchmal weiß ich nicht, ob die Verrückten vor oder hinter den schützenden Mauern zu finden sind, die Verbrecher vor oder hinter den schützenden Gittern lauern, ob das Geschöpf Mensch der Schöpfung des Schöpfers überhaupt würdig ist.

Ich schüttele mit dem Kopf, dass hochtoxisches Amalgam immer noch in unsere Zähne darf, obwohl es - aus den Zähnen entfernt - streng auf dem Sondermüll entsorgt werden muss. 2000 Tonnen Quecksilber verstecken sich in den Gebissen der EU-Einwohner. In Schweden und Norwegen ist Amalgam längst verboten, sind die im Norden empfindlicher? Ab 2013 soll Quecksilber in Amalgamfüllungen nicht mehr verwendet werden, da es nun doch "ein tödliches Gift ist", ein generelles Verbot steht an. Und das, obwohl uns von offizieller Seite fast 200 Jahre lang gebetsmühlenartig erzählt wurde und wird, wie harmlos Amalgam ist, und alle Kritiker als Spinner, Schwarzmaler und Panikmacher verspottet wurden. In Thermometern ist "das tödliche Gift" verboten, in Zahnfüllungen wird es verboten, dafür kommt es durch die Hintertür wieder in unsere Häuser, in Energiesparlampen, in jeder einzelnen.

Ich bin sprachlos, dass moderne Benziner zehnmal so viel Dreck machen, zehnmal so viele Rußpartikel ausstoßen wie ein Diesel. Und diese neuen Benziner brauchen keine Partikelfilter, kriegen die grüne Plakette und versauen munter nicht nur die Umweltzonen.

Ich höre Energiewende. Was für eine Wende? Sind die einen Ressourcen ausgelaugt, nehmen wir die nächsten. Haben wir aus der Erde das letzte Öl herausgewrungen, müssen neue Quellen her. Hauptsache, unser maßloser Energiehunger wird nicht tangiert. Klappt's mit dem übli-

So was wie ein Nachwort: "Was ist das eigentlich - Baubiologie?"

chen Sprit nicht mehr, müssen Lebensmittel herhalten: Biosprit - Getreide, Zuckerrohr und Raps, statt auf den Teller in den Tank. Hauptsache, weiter Kilometer fressen, noch größere Autos, noch mehr PS, mehr Auspuffe. Es werden zurzeit so viele spritgierige Luxuskarossen, Geländewagen, SUVs verkauft wie noch nie. Es wird so viel geflogen wie noch nie, so viele Kreuzfahrten wie noch nie. Ich höre grüner Strom. Was ist daran grün? Das Land voller Talsperren, ganze Landschaften und Lebensräume unter Wasser. Das Meer und die Wüsten voller rotierender Windparks, Quadratkilometer geopferte Natur, hierfür tausende Kilometer neue Höchstspannungsleitungen und gigantische Umspannanlagen mit heftigen Feldern, in der Erde, in der Luft, im Wasser, in den Bergen, mitten in Ortschaften. Der Bundestagsbericht vom September 2012 bringt es auf den Punkt: "Die Lage ist ernst. Energiesparlampen, Hybridautos und die Energiewende allein können die Probleme nicht mehr lösen. Wir müssen grundsätzlich umdenken."

Wie wär's, wenn wir an der Wurzel anfingen, bei uns: Energie sparen. Energiewende kann nicht heißen: Wie können wir die Welt noch mehr schädigen, um den Energiehunger zu stillen. Energiewende hat mit mir zu tun: Was kann ich tun, um meine Maßlosigkeit zu mäßigen?

Die Natur ist Maßstab, es gibt keinen anderen. Wer das nicht versteht, hat die Rechnung ohne den Wirt gemacht. Wir sind Teil der Natur. Es gibt keine Trennung gibt zwischen Mensch und Natur, sie ist unsere Lebensgrundlage und wir ihre. Wie kann ein Teil klüger sein als das Ganze? Die Natur ist perfekt, das Leben ein Wunder, die Erde das Paradies! Was immer wir der Natur antun, tun wir uns an. Wer nicht kapiert, dass nur der in Ordnung sein kann, der in der Ordnung lebt, muss mit Konsequenzen rechnen. Wer nicht kapiert, dass wirkliche Freiheit nur die Folge der bedingungslosen Akzeptanz unserer lebenserhaltenden Naturgesetze sein kann, hat seine ureigene fixe Idee von Freiheit.

Das freieste Wesen ist die Krebszelle. Sie hat sich selbstständig gemacht. Sie pfeift auf natürliche Ordnung. Sie pfeift darauf, tagein tagaus den ihr zugeordneten Dienst im letzten Winkel des Organismus zu erfüllen. Sie steigt aus, sie will Sieger werden, Macht ausüben, Leben beherrschen. Ihr geht es gut dabei. Sie hat eine Vision von Freiheit, Selbstbestimmung, Unabhängigkeit. Sie funktioniert, wie sie allein es für richtig hält und geht den direkten und entschlossenen Weg zur Durchsetzung ihrer Bedürfnisse: egoistisch, zielsicher, kurzsichtig, unsozial, unmoralisch, respekt-, verantwortungs- und rücksichtslos. Sie sieht den Vorteil: sich zu bereichern auf Kosten Anderer. Sie vermehrt sich und wird größer und größer. Sie lebt prächtig und hinterlässt Chaos. Die Krebszelle hat die Rechnung ohne den Wirt gemacht. Stirbt der Wirt, stirbt sie mit. Sie war zu uneinsichtig. Das war ihr letzter Lernprozess. Ist der Mensch die Krebszelle der Erde? Der Mensch hat die Freiheit und Intelligenz zu entscheiden, ob er in Ordnung leben oder in Unordnung leiden will. Die Natur, das Leben, wird darauf reagieren.

Warum haben derart viele Menschen Krebs? Jeder Zweite bis Dritte erkrankt und jeder Vierte stirbt daran, Tendenz steigend, trotz aller medizinischen Fortschritte. Alle zweieinhalb Minuten stirbt in Deutschland ein Mensch an Krebs, 600 pro Tag, 220.000 pro Jahr, nicht nur Alte, viele junge Menschen, immer jüngere. Was werden wir unseren Kindern erzählen, wenn der Galopp ins Verderben so weiter läuft? Wie lange wollen wir noch warten? Was muss noch passieren? Da muss es doch Gemeinsamkeiten geben, beim Krebs und bei den vielen anderen fatalen Erkrankungen. Überall ähnliche Statistiken, kaum Unterschiede: in Großstädten und auf dem Land, in Industriegebieten und in Kurorten, mit gutem Brunnenwasser oder miesem Rheinuferfiltrat, in den Dolomiten oder am Meer, bei uns und in anderen Kontinenten, als Privat- oder Kassenpatient. Was könnte der gemeinsame Auslöser sein?

Ein befreundetes Ehepaar lebt schon immer auf ihrem Bauernhof in den Bergen Kärntens, fernab vom Lärm und von der Hektik der Zivilisation. Deren Ahnen lebten hier seit Generationen. Es gab keine nennenswerten Krankheiten. Die beiden sind umgeben von kilometerweiten Blumenwiesen, Weiden und Wäldern: frische Luft, keine Industrie, kein Autoverkehr, optimale Luftionen, eigenes reines Quellwasser, frische Salate aus dem Garten, frisches Obst von den Bäumen und Sträuchern, selbstgebackenes Brot, selbstgemachte Butter, selbstgewonnener Honig, selbstgepflückte Kräuter, Tees von den ungedüngten Wiesen, Holz für den Kamin aus dem Wald. Reichlich körperliche Bewegung, kaum Karies, keine Amalgamfüllungen, kein Zahnersatz, ein Leben lang nicht geröntgt, kein übertriebener Medikamentenkonsum, keine Sonnenbrände bis sich die Haut in Fetzen löst, jedes Jahr drei Wochen Fastenkur. Vor 30 Jahren erst bekamen sie Strom, vor 25 Jahren fließendes warmes Wasser. Beide haben seit acht Jahren Krebs, beide haben gleich zwei verschiedene Krebsarten, sie Darm- und Gebärmutterkrebs, er Prostata- und Schilddrüsenkrebs. Was sie im Schlafraum haben, das teilen sie mit Millionen anderen in Stadt und Land: elektrische Spannung am und im Bett, zehnfach stärker als am PC zulässig; Strom am Kopfende, dreifach über der Computernorm, zweifach über der WHO-Einschätzung eines potenziellen Krebsrisikos. Dazu die Federkerne mit 180 Grad Kompassnadeldrehung. Auch sie gehen mit der Zeit: seit neun Jahren das zum Geburtstag geschenkte DECT-Telefon, ein Dauersender, Tag und Nacht, in unmittelbarer Bettnähe, noch 200 Meter entfernt im Wald messbar. Was sie im ganzen Haus haben, das teilen sie ebenfalls mit Millionen anderen: überall Holz mit verschiedenen Holzschutzmitteln im Laufe der Jahrzehnte gestrichen und immer mal wieder aufgefrischt. Dazu die giftigen Mottenpapiere in den Kleiderschränken, Elektroverdampfer und Insektensprays gegen Mücken, Puder und Köderdosen gegen Ameisen. Zudem immer diese schwarzen und grünen Schimmelpilze an den kühlen und chronisch feuchten Außenwänden. Und ständig stur die Fenster zu. Dazu seit 15 Jahren die Fernsehsender zwei Berge weiter und seit zehn Jahren die Mobilfunksender auf dem Hügel gegenüber.

Mein Hobby sind Reptilien. Seit 50 Jahren wandere ich durch die wärmeren Südalpenlandschaften Kärntens, Südtirols und des Tessin, in den Naturschutzgebieten der Abruzzen und der kroatischen Küste. Ich kenne die Biotope "meiner" Eidechsen und Schlangen genau, studiere die Tiere, fotografiere sie und erfreue mich an der Vielfalt der Arten, dem herrlichen Grün der stattlichen Smaragdeidechsen, den blutroten Rückenflecken der grazilen Leopardnattern und dem markanten Zickzackband der giftigen Vipern. Jahrzehnte waren die Tiere in den abgelegenen Gebieten, die man kennen muss und die ein Durchschnittstourist kaum aufsucht, erstaunlich zahlreich. In den Geröllhalden Kärntens oder des Tessiner Maggiatals habe ich an einem günstigen Morgen regelmäßig dutzende Sand- oder Aspisvipern beobachten können, in den Hochlagen der Julischen Alpen ähnlich viele Kreuzottern, sogar seltene schwarze. In den letzten Jahren geht die Zahl rapide zurück. Heute muss man Stunden suchen, um ein oder zwei Tiere zu finden. Woran liegt's? An der Landschaft hat sich kaum was geändert, keine Neubaugebiete, keine Industrie, kaum Autos und nicht mehr Landwirtschaft als sonst. Einige der Landstriche wurden inzwischen sogar zu Naturschutzgebieten erklärt. Dafür seit einigen Jahren mitten in der einst unberührten Natur, auch mitten im Naturschutzgebiet, reichlich Mobilfunk- und andere Sendemasten. Schlangen gehen aufgrund ihrer Länge ideal in Resonanz mit den Funkmikrowellen, sie sind perfekte Antennen. Ist das der Grund? Man muss kein Schlangenliebhaber sein, um den störenden Eingriff in die biologischen Abläufe, in die natürliche Ordnung zu befürchten. Ihnen fehlen sie vielleicht nicht so, die Schlangen, mir schon, mich macht das traurig, für mich sind sie Teil einer großen intakten Familie, der Familie namens Schöpfung.

Auch andere Geschöpfe, Pflanzen, Tiere und wir Menschen gehen in Resonanz mit dem Funk und anderen Feldern, Signalen und Strahlen der Zivilisation, sind biologische Antennen für Technikeinflüsse, die billionenfach die Welt um uns herum füllen. Jedes mobile Telefonat, jede SMS, jedes per Funk verschickte Dokument, Foto, Video... hinterlässt Spuren von unzähligen Bits und Bytes im übervollen Äther. Keiner der Verantwortlichen weiß, wie das von Lebewesen, die das nonstop, drinnen und draußen, mehr oder weniger abbekommen, verarbeitet wird. Handygespräche, Kurzmitteilungen, Bilder bestehen aus Millionen und Milliarden von Einzelinformationen, die verlassen auf Knopfdruck via Mikrowelle Ihr Wohnzimmer, jagen mit 300.000 km/h durch Stadt und Land bis zur nächsten Basisstation weit draußen auf Türmen oder Dächern, wie eine Billardkugel über zig Banden, die Basisstation nimmt sie auf und jagt sie weiter, wieder durch Stadt und Land, manchmal bis zu den Satelliten, wieder hin und her über Zwischenstationen bis zum Adressaten, auf dem langen Weg dorthin unzählige Menschen, Bäume, Wolken, Wassermoleküle... tangierend. Schütteln die alle die Informationsflut mal eben so ab als wäre nichts geschehen? Diese unnatürlichen Signale kommen an, in jeder Kreatur, jedem Organismus, jedem Bewusstsein und Unterbewusstsein, in jedem Gefühl und jeder Seele.

Die drahtlose Datenschaufelei geht alle an, denn die Strahlung und ihre aufmodulierten Signale betreffen alle. Dabei kommt es nicht allein auf die Feldstärke an. Der Datensturm ist überall, auch weiter entfernt von den Verursachern, er wird mit Abstand zwar schwächer, verschwindet aber nicht einfach. Wenn Homöopathie mit feinster Informationskraft wirkt, wirken auch die technischen Kräfte, auch die ganz schwachen. Wenn winzige biologische Signale in unseren Körpern alle Lebensvorgänge steuern, dann tun das auch die künstlichen. Wenn dezente natürliche Elektrizitätsschwankungen bei Wetterwechseln schon zu gesundheitlichen Beschwerden führen, dann auch die unnatürlichen. Nur wie, who knows? Keiner weiß wirklich, wie die technischen Einflüsse uns, die Natur, alles Leben belasten, schädigen, manipulieren, verändern.

Selbst das NRW-Umweltministerium sorgt sich um "wissenschaftliche Unklarheiten und Unsicherheiten" und fordert aktuell "elektromagnetische Felder immer so gering wie eben möglich zu halten". Und gibt zu: "Effekte, die nicht erwartet oder erklärt werden können, werden bei der Grenzwertfestlegung nicht berücksichtigt." 90 Prozent der Effekte kommen überraschend, sie werden weder erwartet noch können sie bis heute erklärt werden! Aber sie sind da! Warten wir nicht. Handeln wir.

Viele Gesetze und Vorschriften sind so überflüssig wie die Zeitumstellung oder so dumm wie das Glühbirnenverbot. Kaum einer spricht davon, dass die WHO im Elektrosmog ein Krebsrisiko sieht, spricht von den Warnungen und kritischen Forschungen. Jeder hat mindestens ein Mobiltelefon, auch aufgeklärte Freunde, auch die sonst so Gesundheitsbewussten und Sucher nach mehr Lebensqualität und Seelenheil, sogar meine Kollegen, die Baubiolog(inn)en, die es wirklich wissen müssten.

Wir Menschen sägen mit voller Vehemenz genau an dem Ast, auf dem wir alle sitzen. "Weltuntergangsuhr steht auf fünf vor zwölf", so die Atomic Scientists, darunter 18 Nobelpreisträger. "Der Weltklimarat schlägt Alarm". Verantwortlich für Umweltzerstörungen und Klimakatastrophen sei allein der Mensch. Die OECD warnt vor dem ökologischen Kollaps: "Wir riskieren unumkehrbare Schäden. Wir müssen uns ändern."

Nein, die Interpretation des Maya-Kalenders, im Dezember 2012 werde die Welt untergehen, habe ich nie geglaubt. Aber in einem hat er Recht: So darf und kann es nicht weitergehen, wesentliche Änderungen stehen an. Nicht die Welt muss untergehen, unsere destruktive Art und Maßlosigkeit im Umgang mit der Welt und all seinen Kreaturen und Schätzen, einschließlich mit uns selbst, muss untergehen. Wir müssen eingestehen: Wir Menschen haben uns verlaufen, nicht nur die Industrie, die Politiker, Wissenschaftler..., wir alle. Wir sind vom Weg abgekommen, sind aus dem Ruder geraten, haben den Rahmen verlassen, spielen uns als Teil zum Ganzen auf, haben die eigene Lebensgrundlage an den Rand des Abgrundes gebracht. Die Welt hält uns nicht mehr aus, es ist zu viel schief gegangen, in uns, in der nächsten Umwelt und weiter draußen, das kann nicht gut gehen, das kann nicht der Weg sein. Aber es ist nie zu spät. Wenn wir die Welt retten wollen, wenn wir wirklich leben und nicht nur überleben wollen, müssen wir uns auf das Wesentliche besinnen, uns wieder integrieren und bescheiden, zurückfinden zum Vertretbaren und Verträglichen. Die Zeit für nicht enden wollende Ersatzbefriedigung müssen wir rigoros für beendet erklären und mit Herz, Bauch und Verstand nach echter Befriedigung streben. Das sind nicht 20 Steckdosen pro Raum, drei Handys pro Handtasche, fünfmal Fleisch pro Woche, 150 PS je Auto, zwölf Liter für 100 Kilometer, noch vollere Marktregale, noch mehr Flugmeilen und vier Urlaube pro Jahr. Das sind nicht weitere Hundertmilliarden für den Krieg, weitere zehntausend Atomsprengköpfe, nicht enden wollende Gen- und Wettermanipulation. Wir können Technik nicht mit noch mehr Technik, Chemie nicht mit noch mehr Chemie und Ego nicht mit noch mehr Ego heilen. Wir müssen aufhören, Gott zu spielen. Wir müssen wieder Wesen werden, vor denen die Schöpfung keine Angst zu haben braucht.

Wann erscheint endlich der Homo sapiens auf der Bildfläche, die Krone der Schöpfung? Wir sind das! Wir stehen auf der Siegertreppe der Evolution ganz oben! Das Potenzial ist da, warum entwickeln wir es nicht? Die Sehnsucht ist da, warum hören wir nicht auf sie? Die wahren Werte sind da, warum lassen wir sie nicht frei? In unserem Kern versteckt sich viel mehr als wir leben! Wir sind besser als unser Ruf! Wann wird die Schöpfung endlich stolz auf seine Krone sein können?

Nutzen wir unsere Chance, wachen wir auf, stehen wir auf - für das Leben. Sorgen wir dafür, dass dieser Witz nicht Realität wird: Treffen sich zwei Planeten im All. Sagt der eine: "Du siehst aber schlecht aus." Sagt der andere: "Ich bin schwer krank, ich habe Homo sapiens." Sagt der eine: "Nur keine Sorge, das vergeht..."

Jeder Siebte kriegt schwer Luft. Jeder Sechste hat eine Fettleber vor lauter Gift. Jeder Fünfte ist psychisch krank. Jeder Vierte ist Allergiker, schon jedes vierte Baby. Jeder Dritte erkrankt an Krebs und jeder Vierte stirbt daran. Jeder Dritte hat ein angeschlagenes bis geschädigtes Immunsystem. Jeder Dritte hat Schmerzen. Jeder Dritte schläft schlecht. Jeder Zweite nimmt Tabletten. Jeder Zweite ist unglücklich.

Genug!!!

"Junge!", höre ich aus weiter Ferne meine Mutter rufen. Ich öffne die Augen. Im Wohnzimmer duftet es nach Kuchen. Mutter beugt sich zu mir, lächelt und hebt mahnend den Zeigefinger: "Wie kannst Du nur einschlafen, wenn Du Gäste hast? Ich sage ja, Du arbeitest zuviel. Hast Du wenigstens schön geträumt?"

Habe ich das?

Anhang

Standard der baubiologischen Messtechnik SBM-2008	2 Seiten
Baubiologische Richtwerte für Schlafbereiche zum SBM-2008	3 Seiten
Literaturtipps	8 Seiten
Internetadressen: www...	2 Seiten
Stichwort- und Personenregister	44 Seiten
Hinweis auf den folgenden Band 2 "Stress durch Schadstoffe und Schimmel"	1 Seite
Hinweise zum Institut für Baubiologie+Ökologie Neubeuern IBN	1 Seite

BAUBIOLOGIE MAES / Institut für Baubiologie+Ökologie IBN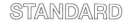

Die baubiologische Untersuchung nach dem

STANDARD DER BAUBIOLOGISCHEN MESSTECHNIK
SBM-2008

Eine Übersicht der physikalischen, chemischen und biologischen Risikofaktoren, welche in Schlaf- und Wohnräumen, an Arbeitsplätzen und auf Grundstücken sachverständig untersucht, gemessen, ausgewertet und schriftlich (mit Angabe der Messergebnisse, Messgeräte und Analyseverfahren) dargestellt werden. Bei Auffälligkeiten werden entsprechende Sanierungsempfehlungen erarbeitet.

Die einzelnen Punkte des Standards beschreiben biologisch kritische Umwelteinflüsse in Innenräumen. Deren professionelle Erkennung, Minimierung und Vermeidung im individuell machbaren Rahmen, das ist Sache der baubiologischen Messtechnik. Anspruch und Ziel ist es, unter ganzheitlicher Beachtung aller Standardpunkte und Diagnosemöglichkeiten ein möglichst unbelastetes und naturnahes Lebensumfeld zu schaffen. Bei den Messungen, Bewertungen und Sanierungen stehen baubiologische Erfahrung, Vorsorge und das Erreichbare im Vordergrund. Jede Risikoreduzierung ist prinzipiell anzustreben.

Der baubiologische Standard, die dazugehörigen Richtwerte für Schlafbereiche und messtechnischen Randbedingungen wurden 1987 bis 1992 von der *BAUBIOLOGIE MAES* im Auftrag und mit Unterstützung des Institut für Baubiologie+Ökologie Neubeuern IBN entwickelt. Wissenschaftler, Ärzte und Kollegen haben mitgeholfen. Der Standard wurde erstmals im Mai 1992 publiziert. Diese Version SBM-2008 ist die 7. Neuerscheinung, veröffentlicht Anfang 2008. Standard, Richtwerte und Randbedingungen werden ab 1999 von einer zehnköpfigen Sachverständigenkommission mitgestaltet, die Mitglieder sind zurzeit Dr. Dipl.Chem. Thomas Haumann, Dipl.Ing. Norbert Honisch, Wolfgang Maes, Dipl.Ing. Helmut Merkel, Dr. Dipl.Biol. Manfred Mierau, Uwe Münzenberg, Rupert Schneider, Peter Sierck, Dipl.Chem. Jörg Thumulla und Dr.Ing. Martin H. Virnich.

A FELDER, WELLEN, STRAHLUNG

1 ELEKTRISCHE WECHSELFELDER (Niederfrequenz)

Ursache: Wechselspannung in Installationen, Kabeln, Geräten, Steckdosen, Wänden, Böden, Betten, Frei- und Hochspannungsleitungen...

Messung der niederfrequenten elektrischen **Feldstärke** (V/m) und der **Körperspannung** (mV) mit Bestimmung der dominierenden **Frequenz** (Hz) und von auffälligen **Oberwellen**

2 MAGNETISCHE WECHSELFELDER (Niederfrequenz)

Ursache: Wechselstrom in Installationen, Kabeln, Geräten, Trafos, Motoren, Frei- und Erdleitungen, Hochspannungsleitungen, Bahn...

Messung und Langzeitaufzeichnung der niederfrequenten magnetischen **Flussdichte** (nT) von Netz- und Bahnstrom mit Bestimmung der dominierenden **Frequenz** (Hz) und von auffälligen **Oberwellen**

3 ELEKTROMAGNETISCHE WELLEN (Hochfrequenz)

Ursache: Mobilfunk, Daten-, Bündel-, Flug-, Richt-, Rundfunk, Radar, Militär, Schnurlostelefone, drahtlose Netzwerke, Funkgeräte...

Messung der hochfrequenten elektromagnetischen **Strahlungsdichte** ($\mu W/m^2$) mit Bestimmung der dominierenden **Funkdienste** und niederfrequenten **Signale** (Pulsung, Periodizität, Modulation...)

4 ELEKTRISCHE GLEICHFELDER (Elektrostatik)

Ursache: Synthetikteppiche, -gardinen, -textilien, Kunststofftapeten, Lacke, Oberflächenbeschichtungen, Stofftiere, Bildschirme...

Messung der statischen elektrischen **Oberflächenspannung** (V) sowie deren **Entladezeit** (s)

5 MAGNETISCHE GLEICHFELDER (Magnetostatik)

Ursache: Stahlteile in Betten, Matratzen, Möbeln, Geräten, Baumasse...; Gleichstrom von Straßenbahn, Photovoltaikanlagen...

Messung der **Erdmagnetfeldverzerrung** als statische **räumliche Flussdichteabweichung** (μT, Metall) bzw. **zeitliche Flussdichteschwankung** (μT, Strom) sowie der **Kompassabweichung** (°)

6 RADIOAKTIVITÄT (Gammastrahlung, Radon)

Ursache: Baumasse, Steine, Fliesen, Schlacken, Aschen, Altlasten, Geräte, Antiquitäten, Lüftung, Bodenstrahlung, Umwelt...

Messung der **Äquivalentdosisleistung** (nSv/h, %) sowie der **Radonkonzentration** (Bq/m^3)

7 GEOLOGISCHE STÖRUNGEN (Erdmagnetfeld, Erdstrahlung)

Ursache: Ströme und Radioaktivität der Erde; lokale Störzonen durch z.B. terrestrische Verwerfungen, Spalten, Wasser...

Messung von **Magnetfeld** (nT) und **Strahlung** (ips) der Erde und ihrer auffälligen **Störungen** (%)

8 SCHALLWELLEN (Luftschall, Körperschall)

Ursache: Straßenlärm, Luftfahrt, Bahn, Industrie, Gebäude, Geräte, Maschinen, Motoren, Trafos, Schallbrücken...

Messung von **Lärm**, **Hör-**, **Infra-** und **Ultraschall**, **Schwingung** und **Vibration** (dB, m/s^2)

B WOHNGIFTE, SCHADSTOFFE, RAUMKLIMA

1 FORMALDEHYD und andere gasförmige Schadstoffe

Ursache: Lacke, Kleber, Spanplatten, Holzwerkstoffe, Möbel, Einrichtungen, Geräte, Heizung, Lecks, Verbrennung, Abgase, Umwelt...

Messung **gasförmiger Schadstoffe** ($\mu g/m^3$, ppm) wie Formaldehyd, Ozon und Chlor, Stadt- und Industriegase, Erdgas, Kohlenmonoxid und Stickstoffdioxid sowie weitere Verbrennungsgase

2 LÖSEMITTEL und andere leicht- bis mittelflüchtige Schadstoffe

Ursache: Farben, Lacke, Kleber, Kunststoffe, Baumaterialien, Spanholz, Möbel, Einrichtungen, Beschichtungen, Pflegemittel...

Messung **flüchtiger Schadstoffe** ($\mu g/m^3$, ppm) wie Acrylate, Aldehyde, Aliphaten, Alkane, Alkene, Alkohole, Amine, Aromaten, Cycloalkane, Ester, Ether, Glykole, Halogenkohlenwasserstoffe, Isocyanate, Ketone, Kresole, Phenole, Siloxane, Terpene und anderen organischen Verbindungen (VOC)

3 PESTIZIDE und andere schwerflüchtige Schadstoffe

Ursache: Holz-, Leder-, Teppichschutz, Kleber, Kunststoffe, Dichtungen, Beschichtungen, Schädlingsbekämpfung, Kammerjäger...

Messung **schwerflüchtiger Schadstoffe** (mg/kg, ng/m³) wie Biozide, Insektizide, Fungizide, Holzschutzmittel, Pyrethroide, Flammschutzmittel, Weichmacher, PCB, PAK, Dioxine

4 SCHWERMETALLE und andere verwandte Schadstoffe

Ursache: Holzschutz, Baustoffe, Geräte, Baufeuchte, PVC, Farben, Glasuren, Sanitärrohre, Industrie, Altlasten, Umwelt...

Messung **anorganischer Schadstoffe** (mg/kg) wie Schwermetalle und Metallverbindungen, Salze

5 PARTIKEL und **FASERN** (Feinstaub, Nanopartikel, Asbest, Mineralfasern...)

Ursache: Aerosole, Schwebstoffe, Staub, Rauch, Ruß, Bau- und Dämmstoffe, Lüftungs- und Klimaanlagen, Geräte, Toner, Umwelt...

Messung von **Staub**, **Partikelzahl** und **-größe**, **Asbest** und sonstigen **Fasern** (/l, $\mu g/m^3$, /g, %)

6 RAUMKLIMA (Temperatur, Feuchte, Kohlendioxid, Luftionen, Luftwechsel, Gerüche...)

Ursache: Feuchteschäden, Baufeuchte, Baustoffe, Lüftung, Heizung, Einrichtung, Atmung, Elektrostatik, Strahlung, Staub, Umwelt...

Messung von **Luft-** und **Oberflächentemperatur** (°C), **Luft-** und **Materialfeuchte** (r.F., a.F., %), **Sauerstoff** (Vol.%), **Kohlendioxid** (ppm), **Luftdruck** (mbar), **Luftbewegung** (m/s) und **Luftionen** (/cm³) sowie der **Luftelektrizität** (V/m), Feststellung von **Gerüchen** und der **Luftwechselrate**

C PILZE, BAKTERIEN, ALLERGENE

1 SCHIMMELPILZE und deren Sporen sowie Stoffwechselprodukte

Ursache: Feuchteschäden, Wärmebrücken, Baumängel, Baumaterialien, Sanierungsfehler, Lüftung, Klimaanlagen, Einrichtung, Umwelt...

Messung und Bestimmung von kultivierbaren und nicht kultivierbaren **Schimmelpilzen**, Schimmelpilzsporen und Pilzbestandteilen (/m³, /dm², /g) sowie Stoffwechselprodukten (MVOC, Toxine...)

2 HEFEPILZE und deren Stoffwechselprodukte

Ursache: Nässebereiche, Hygieneprobleme, Lebensmittelvorrat, Abfälle, Geräte, Wasseraufbereitung, sanitäre Einrichtung...

Messung und Bestimmung von **Hefepilzen** (/m³, /dm², /g) und Stoffwechselprodukten

3 BAKTERIEN und deren Stoffwechselprodukte

Ursache: Nässeschäden, Fäkalienschäden, Hygieneprobleme, Lebensmittelvorrat, Abfälle, Wasseraufbereitung, sanitäre Installationen...

Messung und Bestimmung von **Bakterien** (/m³, /dm², /g, /l) und Stoffwechselprodukten

4 HAUSSTAUBMILBEN und andere Allergene

Ursache: Milben, -kot und -stoffwechselprodukte, Schimmelpilzbefall, Hygiene, Hausstaub, Haustiere, Baufeuchte, Lüftung, Umwelt...

Messung bzw. Bestimmung der **Milbenzahl** und **-exkremente**, **Pollen**, **Gräser**, **Tierhaare** (/m³, /g, %)

Im Rahmen des baubiologischen Standards werden weitere Messungen, Überprüfungen und Begutachtungen durchgeführt, z.B. der Lichtqualität, Beleuchtungsstärke und UV-Strahlung, des Leitungswassers auf toxische oder bakterielle Verunreinigung, von Baumaterialien, Möbeln und Einrichtungen, von Haus- und Holzschädlingen, auch Beratungen und Planungen für anstehende Projekte und Baubegleitungen.

Zu diesem Standard gehören die ergänzenden baubiologischen Richtwerte für Schlafbereiche, die speziell für das Langzeitrisiko und die besonders empfindliche Regenerationszeit des Menschen entwickelt wurden, und ebenfalls die messtechnischen Randbedingungen und Erläuterungen, in denen die Kriterien für baubiologisch-sachverständige Messungen und Analysen näher beschrieben und festgelegt sind.

© **BAUBIOLOGIE MAES**
IBN
Schorlemerstr. 87 41464 Neuss Telefon 02131/43771 Fax 44187 www.maes.de
Holzham 25 83115 Neubeuern Telefon 08035/2039 Fax 8164 www.baubiologie.de

BAUBIOLOGIE MAES / Institut für Baubiologie+Ökologie IBN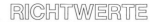

Ergänzung zum Standard der baubiologischen Messtechnik SBM-2008

BAUBIOLOGISCHE RICHTWERTE
FÜR SCHLAFBEREICHE

Baubiologische Richtwerte sind Vorsorgewerte. Sie beziehen sich auf Schlafbereiche, die besonders empfindliche Regenerationszeit des Menschen und das damit verbundene Langzeitrisiko. Sie basieren auf dem aktuellen baubiologischen Erfahrungs- und Wissensstand und orientieren sich am Erreichbaren. Darüber hinaus werden wissenschaftliche Studien und andere Empfehlungen zur Bewertung herangezogen. Es geht bei der baubiologischen Messtechnik um die professionelle Erkennung, Minimierung und Vermeidung kritischer Umwelteinflüsse in Gebäuden im individuell machbaren Rahmen. Anspruch und Ziel ist, bei ganzheitlicher Beachtung aller Standardpunkte und sachverständiger Zusammenstellung der vielen Diagnosemöglichkeiten die Quellen von Auffälligkeiten identifizieren, lokalisieren und einzuschätzen zu können, um ein möglichst unbelastetes und naturnahes Lebensumfeld zu schaffen.

Unauffällige Werte bieten ein Höchstmaß an Vorsorge. Sie entsprechen natürlichen Umweltmaßstäben oder dem häufig anzutreffenden und nahezu unausweichlichen Mindestmaß zivilisatorischer Einflüsse.
Schwach auffällig heißt: Vorsichtshalber und mit besonderer Rücksicht auf empfindliche oder kranke Menschen sollten Verbesserungen umgesetzt werden, wann immer es geht.
Stark auffällig ist aus baubiologischer Sicht nicht mehr zu akzeptieren. Es besteht Handlungsbedarf. Sanierungen sollten bald durchgeführt werden. Neben zahlreichen Fallbeispielen weisen wissenschaftliche Studien auf biologische Effekte und gesundheitliche Probleme hin.
Extrem auffällige Werte bedürfen konsequenter und kurzfristiger Sanierung. Hier werden teilweise internationale Richtwerte und Empfehlungen für Innenräume und Arbeitsplätze erreicht oder überschritten.
Treten bei einzelnen oder bei unterschiedlichen Standardpunkten mehrere Auffälligkeiten auf, sollte die Gesamtbewertung kritischer ausfallen.

Prinzipiell und übergeordnet gilt:
Jede Risikoreduzierung ist anzustreben. Richtwerte sind Orientierungshilfen. Maßstab ist die Natur.

Die kleingedruckten Angaben in den Schlusszeilen der einzelnen baubiologischen Standardpunkte dienen der vergleichenden Orientierung z.B. mit rechtlich verbindlichen Grenzwerten oder anderen Richtwerten, Empfehlungen und Forschungsergebnissen oder natürlichen Maßstäben.

Baubiologische Richtwerte für Schlafbereiche SBM-2008 Seite 1	unauffällig	schwach auffällig	stark auffällig	extrem auffällig

A FELDER, WELLEN, STRAHLUNG

1 ELEKTRISCHE WECHSELFELDER (Niederfrequenz)

		unauffällig	schwach auffällig	stark auffällig	extrem auffällig
Feldstärke erdbezogen in Volt pro Meter	V/m	< 1	1 - 5	5 - 50	> 50
Körperspannung erdbezogen in Millivolt	mV	< 10	10 - 100	100 - 1000	> 1000
Feldstärke potentialfrei in Volt pro Meter	V/m	< 0,3	0,3 - 1,5	1,5 - 10	> 10

Werte gelten für den Bereich bis und um 50 Hz, höhere Frequenzen und deutliche Oberwellen sind kritischer zu bewerten.
DIN/VDE 0848: Arbeit 20.000 V/m, Bevölkerung 7000 V/m; BImSchV: 5000 V/m; TCO: 10 V/m; US-Kongress/EPA: 10 V/m; Kinderleukämie-Studien: 10 V/m; Studien oxidativer Stress, Bildung freier Radikale, Melatoninabsenkung: 20 V/m; BUND: 0,5 V/m; Natur: < 0,0001 V/m

2 MAGNETISCHE WECHSELFELDER (Niederfrequenz)

		unauffällig	schwach auffällig	stark auffällig	extrem auffällig
Flussdichte in Nanotesla	nT	< 20	20 - 100	100 - 500	> 500

Werte gelten für den Bereich bis und um 50 Hz, höhere Frequenzen und deutliche Oberwellen sind kritischer zu bewerten.
Netzstrom (50 Hz) und Bahnstrom (16,7 Hz) werden einzeln erfasst.
Bei intensiven und häufigen zeitlichen Feldschwankungen sind Langzeitaufzeichnungen durchzuführen - besonders auch über Nacht - und mindestens das 95. Perzentil zur Bewertung heranzuziehen.
DIN/VDE 0848: Arbeit 5.000.000 nT, Bevölkerung 400.000 nT; BImSchV: 100.000 nT; Schweiz: 1000 nT; WHO/IARC: 300-400 nT "potentiell krebserregend"; TCO: 200 nT; US-Kongress/EPA: 200 nT; DIN 0107 (EEG): 200 nT; BioInitiative: 100 nT; BUND: 10 nT; Natur: < 0,0002 nT

3 ELEKTROMAGNETISCHE WELLEN (Hochfrequenz)

		unauffällig	schwach auffällig	stark auffällig	extrem auffällig
Strahlungsdichte in Mikrowatt pro Quadratmeter	µW/m²	< 0,1	0,1 - 10	10 - 1000	> 1000

Werte gelten für einzelne Funkdienste, z.B. GSM (D-/E-Netze), UMTS, WiMAX, TETRA, Radio, Fernsehen, DECT, WLAN... Angaben beziehen sich auf Spitzenwerte. Richtwerte gelten nicht für Radar.
Kritischere Funkwellen wie z.B. gepulste bzw. periodische Signale (Mobilfunk, DECT, WLAN, digitaler Rundfunk...) sollten speziell bei stärkeren Auffälligkeiten empfindlicher und weniger kritische wie z.B. ungepulste bzw. nichtperiodische Signale (UKW-, Kurz-, Mittel-, Langwelle, analoger Rundfunk...) speziell bei schwächeren Auffälligkeiten großzügiger bewertet werden.
Ehemalige baubiologische Funkwellen-Richtwerte SBM-2003: gepulst < 0,1 keine, 0,1-5 schwache, 5-100 starke, > 100 µW/m³ extreme Anomalie; ungepulst < 1 keine, 1-50 schwache, 50-1000 starke, > 1000 µW/m² extreme Anomalie
DIN/VDE 0848: Arbeit bis 100.000 µW/m², Bevölkerung bis 10.000.000 µW/m²; BImSchV: bis 10.000.000 µW/m²; Mobilfunk: Schweiz bis 100.000 µW/m², Salzburger Resolution / Ärztekammer 1000 µW/m² außen, BioInitiative 1000 µW/m² außen, EU-Parlament STOA 100 µW/m² Salzburg 10 µW/m² außen, 1 µW/m² innen; EEG-, Immunstörung: 1000 µW/m²; Handyfunktion: < 0,001 µW/m²; Natur: < 0,000.001 µW/m²

Baubiologische Richtwerte für Schlafbereiche SBM-2008 — Seite 2

			unauffällig	**schwach auffällig**	**stark auffällig**	**extrem auffällig**

4 ELEKTRISCHE GLEICHFELDER (Elektrostatik)

			unauffällig	schwach auffällig	stark auffällig	extrem auffällig
Oberflächenspannung	in Volt	V	< 100	100 - 500	500 - 2000	> 2000
Entladezeit	in Sekunden	s	< 10	10 - 30	30 - 60	> 60

Werte gelten für auffällige Materialien und Geräte in Körpernähe und/oder für raumdominierende Flächen bei ~ 50 % r.F.

TCO: 500 V; Schäden an Elektronik, Computerbausteinen: ab 100 V; schmerzhafte Schläge, Funken: ab 2000-3000 V; Synthetikmaterialien, Kunststoffbeschichtungen: bis 10.000 V; Kunststoffböden, Laminate: bis 20.000 V; Fernsehbildschirme: bis 30.000 V; Natur: < 100 V

5 MAGNETISCHE GLEICHFELDER (Magnetostatik)

			unauffällig	schwach auffällig	stark auffällig	extrem auffällig
Flussdichteabweichung (Metall)	in Mikrotesla	µT	< 1	1 - 5	5 - 20	> 20
Flussdichteschwankung (Strom)	in Mikrotesla	µT	< 1	1 - 2	2 - 10	> 10
Kompassnadelabweichung	in Grad	°	< 2	2 - 10	10 - 100	> 100

Werte bezogen auf die Flussdichteabweichung µT durch Metall/Stahl bzw. Flussdichteschwankung µT durch Gleichstrom.

DIN/VDE 0848: Arbeitsplatz 67.900 µT, Bevölkerung 21.200 µT; USA/Österreich: 5000-200.000 µT; Kernspin 2-4 T; Natur, Erdmagnetfeld: Mitteleuropa 40-50 µT, Äquator ~ 25 µT, Pole ~ 65 µT; Magnetfeld Auge: 0,0001 nT, Hirn: 0,001 nT, Herz: 0,05 nT; Orientierung Tiere: 1 nT

6 RADIOAKTIVITÄT (Gammastrahlung, Radon)

			unauffällig	schwach auffällig	stark auffällig	extrem auffällig
Dosisleistungserhöhung	in Prozent	%	< 50	50 - 70	70 - 100	> 100

Werte bezogen auf die lokale Umgebungsstrahlung, mindestens jedoch auf 0,8 mSv/a bzw. 100 nSv/h (Durchschnitt in Deutschland), bei deutlich höherer Umgebungsstrahlung gilt eine geringere prozentuale Dosisleistungserhöhung.

Strahlenschutzverordnung: Bevölkerung 1 mSv/a zusätzliche Belastung, Arbeitsplatz 20 mSv/a; BGA: Bevölkerung 1,67 mSv/a; BRD im Schnitt: < 0,6 mSv/a (< 70 nSv/h) Norddeutschland, > 1,4 mSv/a (> 165 nSv/h) Erzgebirge, Thüringen, Schwarzwald, Bayerischer Wald...

			unauffällig	schwach auffällig	stark auffällig	extrem auffällig
Radon	in Becquerel pro Kubikmeter	Bq/m³	< 30	30 - 60	60 - 200	> 200

EU: 400 Bq/m³ (Altbau), 200 Bq/m³ (Neubau); Strahlenschutzkommission: 250 Bq/m³; Schweden: 200 Bq/m³, EPA: 150 Bq/m³; England (Neubau): 100 Bq/m³; WHO: 100 Bc/m³; Radonschutzgesetz BRD (Entwurf): 100 Bq/m³; Innenraum im Schnitt: 20-50 Bq/m³, Außenluft im Schnitt: 5-15 Bq/m³, Extremlagen > 1000 Bq/m³; Radonstollen: ~ 100.000 Bq/m³; Lungenkrebs: Risikozunahme je 100 Bq/m³ um je 10 %

7 GEOLOGISCHE STÖRUNGEN (Erdmagnetfeld, Erdstrahlung)

			unauffällig	schwach auffällig	stark auffällig	extrem auffällig
Störung Erdmagnetfeld	in Nanotesla	nT	< 100	100 - 200	200 - 1000	> 1000
Störung Erdstrahlung	in Prozent	%	< 10	10 - 20	20 - 50	> 50

Werte bezogen auf das natürliche Erdmagnetfeld und die natürliche radioaktive Gamma- bzw. Neutronenstrahlung der Erde.

Natürliche Schwankung des Erdmagnetfeldes: zeitlich 10-100 nT, Magnetstürme/Sonneneruptionen 100-1000 nT; Abnahme pro Jahr: 20 nT

B WOHNGIFTE, SCHADSTOFFE, RAUMKLIMA

1 FORMALDEHYD und andere gasförmige Schadstoffe

			unauffällig	schwach auffällig	stark auffällig	extrem auffällig
Formaldehyd	in Mikrogramm pro Kubikmeter	µg/m³	< 20	20 - 50	50 - 100	> 100

MAK: 370 µg/m³; BGA: 120 µg/m³; WHO: 100 µg/m³; Katalyse: 50 µg/m³; AGÖF Normalwert: 30 µg/m³; VDI: 25 µg/m³; Schleimhaut- und Augenreizung: 50 µg/m³, Riechschwelle: 60 µg/m³, Lebensgefahr: 30.000 µg/m³; Natur: < 2 µg/m³; Umrechnung: 100 µg/m³ = 0,083 ppm

2 LÖSEMITTEL und andere leicht- bis mittelflüchtige Schadstoffe

			unauffällig	schwach auffällig	stark auffällig	extrem auffällig
Lösemittel VOC	in Mikrogramm pro Kubikmeter	µg/m³	< 100	100 - 300	300 - 1000	> 1000

Werte bezogen auf die Summe aller leicht- und mittelflüchtigen Substanzen in der Raumluft (TVOC).

Allergisierende, reizende oder geruchsintensive Einzelstoffe bzw. Stoffgruppen sind kritischer zu bewerten, das gilt speziell für besonders gefährliche bzw. krebserzeugende Luftschadstoffe.

Umweltbundesamt: 200-300 µg/m³; Seifert BGA Zielwert: 200-300 µg/m³; Molhave: 200 µg/m³; AGÖF Zielwert: 100 µg/m³; Natur: < 10 µg/m³
AGÖF-Normalwert Einzelstoffe: Toluol 12 µg/m³, Xylol 5 µg/m³, Benzol 1,7 µg/m³, Ethylbenzol 2 µg/m³, Styrol 2 µg/m³, alpha-pinen 8 µg/m³

3 PESTIZIDE und andere schwerflüchtige Schadstoffe

Pestizide			unauffällig	schwach auffällig	stark auffällig	extrem auffällig
wie PCP, Lindan, Permethrin, Chlorpyrifos, DDT, Dichlofluanid...	Luft	ng/m³	< 5	5 - 25	25 - 100	> 100
	Holz, Material	mg/kg	< 1	1 - 10	10 - 100	> 100
	Staub	mg/kg	< 0,5	0,5 - 2	2 - 10	> 10
	Material mit Hautkontakt	mg/kg	< 0,5	0,5 - 2	2 - 10	> 10
PCB	Staub	mg/kg	< 0,5	0,5 - 2	2 - 5	> 5
Flammschutzmittel chloriert	Staub	mg/kg	< 0,5	0,5 - 2	2 - 10	> 10
halogeniert	Staub	mg/kg	< 5	5 - 50	50 - 200	> 200
PAK	Staub	mg/kg	< 0,5	0,5 - 2	2 - 20	> 20
Weichmacher	Staub	mg/kg	< 100	100 - 250	250 - 1000	> 1000

Summenwerte in Nanogramm pro Kubikmeter Luft bzw. Milligramm pro Kilogramm Material, Holz, Staub.

Hausstaubwerte gelten für typische Stoffgemische. Angaben für an Staub adsorbierte Weichmacher (Gesamtgehalt: x 2).
PCB nach LAGA, PAK nach EPA.

PCP-Verbotsordnung Material: 5 mg/kg; PCP-Richtlinie: Luft 1000 ng/m³, Zielwert 100 ng/m²; ARGE-Bau: Luft 100 ng/m³, Staub 1 mg/kg
PCB-Richtlinie Ziel: 300 ng/m³; PCB-Sanierungsziel NRW: 10 mg/kg; akute Gesundheitsgefahr: 3000 ng/m³; Sonderentsorgung: 50 mg/kg
AGÖF Normalwerte Staub: PCP 0,3 mg/kg, Permethrin 0,5 mg/kg, TCEP 0,5 mg/kg, PAK Benzo-(a)-pyren < 0,2 mg/kg, DEHP 400 mg/kg

Baubiologische Richtwerte für Schlafbereiche SBM-2008   **unauffällig**   **schwach** auffällig   **stark** auffällig   **extrem** auffällig

5   PARTIKEL und FASERN   (Feinstaub, Nanopartikel, Asbest, Mineralfasern...)

Die Partikel-, Faser- bzw. Staubkonzentration sollte in Räumen unter dem üblichen unbelasteten Hintergrund im Freien liegen. Asbest sollte in der Raumluft, auf Oberflächen und im Hausstaub gar nicht nachweisbar sein.

Ehemalige baubiologische Asbest-Luftrichtwerte SBM-2000: < 100 keine, 100-200 schwache, 200-500 starke, > 500/m³ extreme Anomalie
Asbestfasern Luft - BGA: 500-1000/m³; TRGS-Zielwert: 500/m³; EU: 400/m³; WHO: 200/m³; Außenluft: 50-150/m³, Reinluftgebiete: 20/m³
Partikel Luft - (Jahresmittel) BImSchV: 40 µg/m³, EU: 50 µg/m³ (< 10 µm), EPA: 25 µg/m³ (< 2,5 µm), VDI: 75 µg/m³, TA Luft: 150 µg/m³
Zugspitze: 5-10 µg/m³, Land: 20-30 µg/m³, Stadt: 30-100 µg/m³; Raum mit Zigarettenqualm: 10.000 µg/m³; Smog-Alarm Stufe 1: 800 µg/m³

6   RAUMKLIMA   (Temperatur, Feuchte, Kohlendioxid, Luftionen, Luftwechsel, Gerüche...)

		unauffällig	**schwach auffällig**	**stark auffällig**	**extrem auffällig**
Relative Luftfeuchte in Prozent	% r.F.	40 - 60	< 40 / > 60	< 30 / > 70	< 20 / > 80
Kohlendioxid in parts per million	ppm	< 600	600 - 1000	1000 - 1500	> 1500

MAK: 5000 ppm; DIN: 1500 ppm; VDI: 1000 ppm; USA (Arbeitsplätze/Schulräume): 1000 ppm; ungelüftetes Schlafzimmer nach einer Nacht bzw. Klassenzimmer nach einer Schulstunde: 2000-4000 ppm; Natur 2008: 380 ppm, 1985: 330 ppm; jährlicher Anstieg: 1-2 ppm

		unauffällig	**schwach auffällig**	**stark auffällig**	**extrem auffällig**
Kleinionen pro Kubikzentimeter Luft	/cm³	> 500	200 - 500	100 - 200	< 100

Achtung: Hohe Luftionenwerte in Innenräumen können auf Radon hinweisen.

Am Meer: > 2000/cm³, Reinluftgebiete: ~ 1000/cm³, Land: < 800/cm³, Stadt: < 700/cm³, Industriegebiete/Straßenverkehr: < 500/cm³, Raum mit Elektrostatik: < 300/cm³, Raum mit Zigarettenqualm: < 200/cm³, Smog: < 50/cm³; stete Luftionenabnahme in den letzten Jahr(zehnt)en

		unauffällig	**schwach auffällig**	**stark auffällig**	**extrem auffällig**
Luftelektrizität in Volt pro Meter	V/m	< 100	100 - 500	500 - 2000	> 2000

DIN/VDE 0848: Arbeit 40.000 V/m, Bevölkerung 10.000 V/m; Natur: ~ 50-200 V/m, Föhn: ~ 1000-2000 V/m, Gewitter: ~ 5000-10.000 V/m

C   PILZE, BAKTERIEN, ALLERGENE

1   SCHIMMELPILZE und deren Sporen sowie Stoffwechselprodukte

Die situationsangepasste Kombination verschiedener Diagnosemethoden und das Zusammenführen diverser Ergebnisse und Eindrücke steigert insbesondere bei Schimmelbelastungen die analytische Sicherheit und macht Quellenzuordnungen und sinnvolle Bewertungen erst möglich, z.B. die Untersuchung von Luft, Oberflächen, Staub, Material und Hohlräumen mit Kultivierung auf Nährböden, mikroskopischer Bestimmung nicht kultivierbarer Pilze und Pilzfragmente, toxikologische Analysen, Raumklima- und Feuchtemessungen...

Die Schimmelpilz**zahlen** im Haus sollten **unter** denen im Freien bzw. im Bereich von unbelasteten Vergleichsräumen liegen. Die Schimmelpilz**arten** drinnen sollten sich **nicht** wesentlich von jenen draußen bzw. in unbelasteten Vergleichsräumen unterscheiden. Besonders **kritische** und toxinbildende Pilze sollten **nicht** oder nur minimal nachweisbar sein. Jeder **Auffälligkeit**, jedem **Verdacht** oder Hinweis ist nachzugehen: sichtbares Pilzwachstum - je größer desto kritischer, feuchteindizierende Pilze, Mykotoxine und andere Stoffwechselprodukte, kühle Oberflächen - Wärmebrücken, dauerhaft hohe Luft- und Materialfeuchte, Bau- und Feuchteschäden, Problemkonstruktionen, Gerüche, Gebäudeanamnese, Krankheitssymptome, umweltmedizinische Ergebnisse...

Ehemalige baubiologische Schimmelpilz-Orientierungswerte SBM-1998 bis SBM-2003 (Einsatz von YM-Baubiologie-Agar bei Bebrütung bei 20-24 °C, koloniebildende Einheiten KBE): Luft < 200 keine, 200-500 schwache, 500-1000 starke, > 1000/m³ extreme Anomalie (Angaben für die Innenraumluft bei relativ niedrigen Referenzwerten der Außenluft unter 500/m³); Oberflächen < 20 keine, 20-50 schwache, 50-100 starke, > 100/dm² extreme Anomalie (Angaben für Oberflächen unter alltäglichen, regelmäßig gereinigten Bedingungen)

WHO: Pathogene und toxigene Pilze sind in der Raumluft nicht zu akzeptieren, ab 50/m³ einer Pilzart ist nach Quellen zu suchen, bis 500/m³ sind bei einer Mischung häufiger umwelttypischer Arten (z.B. Cladosporium) zu vertreten. Senkpiel/Ohgke: Innenraumkonzentrationen, die mehr als 100/m³ über der Außenluft liegen, deuten auf eine Belastung hin. EU-Statistik für Wohnungen: < 50/m³ sehr niedrig, < 200/m³ niedrig, < 1000/m³ mittel, < 10.000/m³ hoch, > 10.000/m³ sehr hoch. Detailliertere Bewertungen: Umweltbundesamt - 'Schimmelpilz-Leitfaden'.

2   HEFEPILZE und deren Stoffwechselprodukte

Hefepilze sollten in der Raumluft, auf Oberflächen und Materialien oder in Bett-, Wäsche-, Hygiene-, Bad-, Küchen- und Lebensmittelbereichen **nicht** oder nur minimal nachweisbar sein. Das gilt speziell für **kritische** Hefen.

3   BAKTERIEN und deren Stoffwechselprodukte

Die Bakterienzahlen in der Raumluft sollten im Bereich oder **unter** denen der Außenluft bzw. von unbelasteten Vergleichsräumen liegen. Besonders **kritische** Keime sollten **nicht** oder nur minimal nachweisbar sein, weder in der Luft noch auf Materialien, in Trinkwasser-, Hygiene-, Bad- oder Küchenbereichen. Jedem **Verdacht** oder Hinweis ist nachzugehen: hohe Materialfeuchte, Nässeschäden, Hygiene- und Fäkalienprobleme, Gerüche... Bei Pilzuntersuchungen sollten Bakterien mit einbezogen werden, und umgekehrt, sie kommen oft gemeinsam vor.

Da die baubiologischen Richtwerte an erster Stelle auf Erfahrung basieren, gibt es sie (noch) nicht für alle Standardpunkte, sie werden regelmäßig neuen Erkenntnissen entsprechend ergänzt und aktualisiert.

Zum Standard der baubiologischen Messtechnik und diesen Richtwerten gehören die ergänzenden Randbedingungen und Erläuterungen, in denen die messtechnische bzw. analytische Vorgehensweise näher beschrieben ist.

Der baubiologische Standard, die dazugehörigen Richtwerte für Schlafbereiche und messtechnischen Randbedingungen wurden 1987 bis 1992 von der BAUBIOLOGIE MAES im Auftrag und mit Unterstützung des Institut für Baubiologie + Ökologie Neubeuern IBN entwickelt und erstmals im Mai 1992 publiziert. Wissenschaftler, Ärzte und Kollegen haben mitgeholfen. Diese Version SBM-2008 ist die 7. aktualisierte Neuerscheinung. Standard nebst Richtwerten und Randbedingungen werden seit 1999 von einer zurzeit zehnköpfigen Sachverständigenkommission mitgestaltet.

©   **BAUBIOLOGIE MAES**   Schorlemerstr. 87   41464 Neuss   Telefon 02131/43763 Fax 44127   www.maes.de
    IBN   Holzham 25   83115 Neubeuern   Telefon 08035/2039 Fax 8764   www.baubiologie.de

Literaturtipps

Einige wenige ältere, interessante Bücher sind bereits vergriffen, waren aber Ende 2012 (Redaktionsschluss dieses Buches) unter www.amazon.de, www.booklooker.de und in anderen Internetangeboten oder im Antiquariat noch zu bekommen.

Weitere Literaturtipps, besonders zu den Themen Schadstoffe, Schimmel- und Hefepilze, Feuchte, Raumklima..., im folgenden Band 2 "Stress durch Schadstoffe und Schimmel".

Aschoff, Dr. Dieter
Magnetismus in Natur, Biologie und Medizin
Geopathische Zonen - physikalische Grundlage der Krebsentstehung
Geopathie - Aufgabe für Physik und Medizin
Radiästhesie und Physik - neue wissenschaftliche Erkenntnisse
UKW-Feldstärkemessungen über Patientenbetten
und andere Vorträge speziell zum Thema Umweltmedizin, Biophysik und Geopathie
Eigenverlag Dr. Aschoff, Wuppertal und Paffrath-Verlag, Remscheid

Baumer, Hans
Sferics - Die Entdeckung der Wetterstrahlung
Rowohlt Verlag, Reinbek

Becker, Dr. Robert O.
Heilkraft und Gefahren der Elektrizität
Scherz-Verlag, Bern/München/Wien

Begich, Dr. Nick / Manning, Jeane
Löcher im Himmel - Der geheime Ökokrieg mit dem Ionosphärenheizer HAARP
Zweitausendeins-Verlag, Frankfurt am Main

Betz, Prof. Hans-Dieter
Geheimnis Wünschelrute - Aberglaube und Wahrheit über Rutengänger und Erdstrahlen
Umschau Verlag, Frankfurt am Main

Bleuel, Heike-Solweig
Generation Handy ... grenzenlos im Netz verführt
Röhrig Universitätsverlag, St. Ingbert

Braun-von Gladiß, Dr. Karl-Heinz
Das biologische System Mensch - Auswirkungen elektromagnetischer Signale
Elektromagnetische Belastungen im Praxisalltag der biologischen Medizin
Biologische Effekte funktechnischer Anlagen
Macht Mobilfunk krank?
und andere Bücher, Broschüren und Veröffentlichungen
Eigenverlag Dr. Braun-von Gladiß, Deutsch Evern - www.gladiss.de

Brodeur, Paul
Report Elektrosmog
Mikrowellen - die verheimlichte Gefahr
Augustus-Verlag, Augsburg

Bürgerwelle e.V.
Infopaket: **Risiko Mobilfunk** - Vorbeugen statt Leiden!
Bürgerwelle, Tirschenreuth - www.buergerwelle.de

Bürgin, Luc
Der Urzeit-Code - Rückwärts in der Evolution - Die Ciba-Geigy-Experimente
F.A. Herbig Verlagsbuchhandlung, München

Bultmann, Antje und Mitautoren
Auf der Abschussliste - Wie kritische Wissenschaftler mundtot gemacht werden sollen
Gewissenlose Geschäfte - Wie Wirtschaft und Industrie unser Leben aufs Spiel setzen
Käufliche Wissenschaft - Experten im Dienst von Industrie und Politik
Verlag Droemer Knaur, München

Bundesamt für Strahlenschutz
Mobilfunk: Wie funktioniert das eigentlich? - Tipps und Infos zum Handy
Berichte und Studien zum Thema 'Elektromagnetische Felder'
Elektrische und magnetische Felder der Stromversorgung
Strahlung und Strahlenschutz
Tschernobyl und die Folgen
Krebsrisiko für Kinder in der Umgebung von Kernkraftwerken
Radon in Häusern
Radon - Hauptursache der natürlichen Strahlenexposition
Röntgendiagnostik - schädlich oder nützlich?
Solarien gefährden die Gesundheit
und andere Informationen, Broschüren und Veröffentlichungen
BfS, Referat Öffentlichkeitsarbeit, Salzgitter - www.bfs.de

Bundesamt für Strahlenschutz / Bundesministerium für Umwelt und Reaktorsicherheit
Radon-Handbuch Deutschland
Wirtschaftsverlag NM - Verlag für neue Wissenschaft, Bremerhaven

Carlo, Dr. George
Cell Phones - Invisible Hazards in the Wireless Age
Carroll & Graf Publishers Inc., New York / Basic Books, New York

Cross, Lilo / Neumann, Bernd
Die heimlichen Krankmacher - Elektrosmog, Handystrahlen, Lärm und Umweltgifte
Pendo-Verlag, München / Heyne-Verlag, München

Diagnose Funk e.V.
Umwelt- und Verbraucherorganisation zum Schutz vor elektromagnetischen Feldern
Kompakt - Neueste Informationen und Nachrichten zum Elektrosmog (6 x jährlich)
Brennpunkt - Aktuelle, brisante und wissenschaftliche Themen zum Elektrosmog
Ratgeber Elektrosmog - z.B. Elektrosmog im Alltag / Handys und Mobilfunkantennen / Vorsicht WLAN / Intelligente Zähler und dumme Lügen / Kommunale Handlungsfelder
Wissenschaft - Wesentliche internationale Forschungen und Studien sowie Kritiken
Infoflyer und Flugblätter - z.B. Strahlende Spielsachen / Tote Hose: Fruchtbarkeit und Mobilfunkstrahlung / Handypause: Mobilfunk und Schwangerschaft / Schlaue Zähler: Smart Meter / DECT-Telefone / WLAN / TETRA / Erste Hilfe: Schutz vor Elektrosmog
Broschüren - z.B. Zellen im Strahlenstress: Internationale Forschungen / Die Fälscher: Mobilfunkpolitik und Forschung / Mobilfunk: Acht Behauptungen, die wir nicht glauben
Bücher, Filme, Informationsmaterial, Newsletter, Dokumentationen, Pressemitteilungen, Studien, Betroffenenberichte, Wissenschaft, Politik, Zitate, Moratorium, Veranstaltungen
Diagnose Funk - www.diagnose-funk.org

Diefenbacher, Dr. Hans und Mitautoren
Mobilfunk auf dem Kirchturm - Informationen und Entscheidungshilfen für Kirchen
Verlag Institut für Kirche und Gesellschaft, Iserlohn

Endrös, Robert
Die Strahlung der Erde und ihre Wirkung auf das Leben
Paffrath-Verlag, Remscheid / Günter Albert Ulmer Verlag, Tuningen

Fünfer, Dr. Ewald / Neuert, Prof. Dr. Hugo / Rajewsky, Prof. Dr. Boris
Zählrohre und Szintillationszähler - Messung künstlicher und natürlicher Radioaktivität
Verlag G. Braun, Karlsruhe

Geisel, Sieglinde
Nur im Weltall ist es wirklich still - Vom Lärm und der Sehnsucht nach Stille
Galiani Verlag, Berlin

Gittleman, Dr. Ann Louise
Warum Ihr Handy nicht Ihr Wecker sein sollte: Möglichkeiten, sich zu schützen
Wilhelm Goldmann Verlag, München

Grasberger, Thomas / Kotteder, Franz
Mobilfunk - Ein Freilandversuch am Menschen
Verlag Antje Kunstmann, München

Die Grünen im niedersächsischen Landtag
Hearing Elektrosmog am 28.1.1992
Pressestelle der Grünen, Landtag Hannover

GSF Forschungszentrum für Umwelt und Gesundheit - Helmholtz-Zentrum München
Elektrosmog
Strahlung im Alltag
Radioaktivität und Strahlenfolgen
Von Röntgen bis Tschernobyl
und andere Magazine aus der Serie 'Mensch+Umwelt'
GSF, Neuherberg - www.gsf.de

Heerd, Ulrich und Mitautoren (T.E. Bearden, J. Keith, N. Tesla, G. Vassilatos)
HAARP-Projekt - Mobilfunk, Strahlenwaffe, Wetteränderung, Bewusstseinskontrolle
Michaels-Verlag, Peiting

Herkner, Dr. Wolf Richard
Mobilfunkanlagen - Rechte der Nachbarn und Kommunen
Rhombos-Verlag, Berlin

Hessisches Umweltministerium
Lüftung im Wohngebäude
Lärm macht krank
Umweltministerium, Referat Öffentlichkeitsarbeit, Wiesbaden - www.hmuelv.hessen.de

Hingst, Dr. Wolfgang
Handy-Fieber
Promedia-Verlag, Wien
Zeitbombe Radioaktivität
Orac-Verlag, Wien

Hotopp, Rolf
Baubiologische Elektroinstallation
RWE, Essen - vergriffen

Huber, Dr. Erik / Knirsch-Wagner, Dr. Michaela
Nebenwirkung Handy - Schaden Mobiltelefone unserer Gesundheit?
Verlagshaus der Ärzte, Wien

Institut für Baubiologie+Ökologie Neubeuern IBN
Wohnung+Gesundheit - Zeitschrift für Baubiologie und Ökologie
Fernlehrgang Baubiologie - 25 Lehrhefte über Baubiologie, Umwelt, Wohnklima, Licht, Akustik, Holzschutz, Energiesparen, Installation, Möblierung, Baurecht, Strahlung, Schadstoffe, Pilze... (Prof. Dr. Anton Schneider, Winfried Schneider und weitere Autoren)
Baubiologie in Frage und Antwort (Prof. Dr. Anton Schneider und weitere Autoren)
Elektrobiologie (Erich-W. Fischer, Dr. Franz Langmayr und Prof. Dr. Anton Schneider)
Radioaktivität von Baustoffen (Prof. Dr. Anton Schneider)
Lärm in der Wohnumwelt - Grundlagen, Lärmstress, Selbsthilfe (Dr. Herbert Tobischek)
und andere Bücher, Broschüren, Veröffentlichungen, Seminare, Fortbildungen
Institut für Baubiologie+Ökologie Neubeuern IBN - www.baubiologie.de

Jahnke, Herbert und Mitautoren (Dr. O. Bergsmann, E.W. Fischer, S. Greiter, H.J. Kupka, Prof. K.E. Lotz, W. Martin, M. Menzel, Dr. L. Mersmann, Dr. O. v. Ravanelli)
Elektromagnetische Probleme in Medizin und Biologie
TVG Therapie-Verlags-Gesellschaft, Kaufbeuren

Kane, Robert C.
Cellular Telephone Russian Roulette
Ventage Press Inc, New York

Katalyse-Institut für angewandte Umweltforschung
Elektrosmog - Grundlagen, Gesundheitsrisiken, Grenzwerte, Verbraucherschutz
Verlag C.F. Müller (Hüthig-Fachverlage), Heidelberg
Das große Strahlen - Handy & Co - Die neuen Gefahren des Elektrosmogs
Verlag Kiepenheuer&Witsch, Köln

Kiefer, Prof. Dr. Hans / Koelzer, Winfried
Strahlen und Strahlenschutz
Springer-Verlag, Berlin

Kirsch, Heinz
Das Dosis-Konzept - Radioaktive Stoffe und ihre Wirkung auf den Menschen
Das Umwelt-Konzept - Überwachung von Radioaktivität und Strahlenexposition
RWE, Öffentlichkeitsarbeit und Information, Essen

Klein, Thomas
Sonnenlicht - das größte Gesundheitsgeheimnis - Sonnenmangel und seine Folgen
Hygeia-Verlag, Dresden

Klinghardt, Dr. Dietrich
Elektrosmog und Geopathie
Das Gift in unserem Gehirn
Schwermetalle - die unterschätzte Gefahr
Borreliose - Seuche des 21. Jahrhunderts?
und andere Vorträge, Broschüren und Skripte
Eigenverlag www.ink.ag

Kompetenzinitiative e.V.
Gesundheitsgefahr Mobilfunk - Warum wir zum Schutz der Kinder tätig werden müssen
Warum Grenzwerte schädigen, nicht schützen - aber aufrechterhalten werden
Die Gefährdung und Schädigung von Kindern durch Mobilfunk - Ärztliche Beobachtung
Wie empfindlich reagieren die Gene auf die Mobilfunkstrahlung?
Folgen der Langzeiteinwirkungen von Elektrosmog (Prof. Dr. Karl Hecht)
Der Wert der Grenzwerte für Handystrahlungen (Prof. Dr. Karl Hecht)
Strahlenschutz im Widerspruch zur Wissenschaft (Prof. Dr. Franz Adlkofer)
Mobilfunk - Wirkung auf die Gesundheit (Dr. Wolf Bergmann, Dr. Horst Eger)
Handystrahlung - eine Gefahr für Kinder? (Dr. Joachim Mutter)
Bienen, Vögel, Menschen - Zerstörung der Natur durch Elektrosmog (Dr. Ulrich Warnke)
Die Auswirkungen elektromagnetischer Felder auf Tiere (Dr. Ulrich Warnke)
Wirkung elektromagnetischer Felder auf Pflanzen (Dr. Cornelia Waldmann-Selsam)
Gesundheits- und umweltverträgliche Massenkommunikation mit photonischen Netzen - Lichttechnik zur Datenübertragung (Dr. Claus Scheingraber, Stefan Spaarmann)
Kompetenzinitiative - www.kompetenzinitiative.net

König, Prof. Dr. Herbert L.
Unsichtbare Umwelt - Der Mensch im Spielfeld elektromagnetischer Kräfte
Eigenverlag München / Michaels-Verlag, Peiting

König, Prof. Dr. Herbert L. / Betz, Prof. Dr. Hans-Dieter
Erdstrahlen? Der Wünschelruten-Report - Wissenschaftlicher Untersuchungsbericht
Eigenverlag König/Betz, München/Schondorf

König, Prof. Dr. Herbert L. / Folkerts, Enno
Elektrischer Strom als Umweltfaktor
Richard Pflaum Verlag, München

Kühne, Andreas
Mikrowellen - Hinweise auf Gesundheitsgefährdungen
Imena Institut für Mensch und Natur, Verden an der Aller

Ladberg, Gunilla
Ein schönes Gefängnis - Auf der Flucht vor Elektrizität und Mobilfunkstrahlung
Verlag Bürgerwelle, Tirschenreuth

Lakhovsky, Prof. Georges
Das Geheimnis des Lebens - Kosmische Wellen und vitale Schwingungen
VGM Verlag für Ganzheitsmedizin, Essen

Land Salzburg
Internationale Konferenz: Situierung von Mobilfunksendern - Tagungsband Juni 2000
Land Salzburg, Abt. Umweltmedizin - www.salzburg.gv.at

Leitgeb, Prof. Dr. Norbert
Strahlen, Wellen, Felder
DTV Thieme-Verlag, Stuttgart

Lüttgens, Günter / Glor, Dr. Martin
Elektrostatische Aufladungen begreifen und beherrschen - Band 44: Elektrotechnik
Expert-Verlag, Ehningen

Leonhard, Dr. Horst
Grundlagen der Elektroakupunktur nach Voll
Medizinisch Literarische Verlagsgesellschaft, Uelzen

Maes, Wolfgang
Stress durch Strom und Strahlung
Elektrosmog, Mobilfunk, Radioaktivität, Erdstrahlung, Schall, Licht
Baubiologie: Unser Patient ist das Haus - Band 1
Verlag Institut für Baubiologie+Ökologie Neubeuern IBN

Mierau, Dr. Manfred / Haumann, Dr. Thomas / Maes, Wolfgang
Stress durch Schadstoffe und Schimmel
Wohngifte, Partikel, Raumklima, Pilze, Bakterien, Allergene
Baubiologie: Unser Patient ist das Haus - Band 2
Verlag Institut für Baubiologie+Ökologie Neubeuern IBN

Maes, Wolfgang / Meierhofer, Ernst
Gesundheitsrisiko Elektrosmog - Stress durch Strom und Strahlung
Verlag Puls Media AG, Zürich

Maes, Wolfgang und Mitautoren - Dr. Thomas Haumann / Dr. Lebrecht von Klitzing / Dr. Annemarie und Dr. Hans-Joachim Petersohn / Peter H. Sierck / Prof. Dr. Volker Zahn
Elektrosmog - Wohngifte - Pilze - Baubiologie: praktische Hilfe für jedermann
Haug Verlag (Hüthig-Fachverlage), Heidelberg

Maes, Wolfgang und Mitautoren - Dr. Dieter Braun / Johann J. Fonfara / Prof. Wolfgang Huber / Prof. Anton Schneider / Dr. Andras Varga / Prof. Otmar Wassermann u.a.
Zeitbombe Wohn- und Schlafraum - Wege aus der Krise, Tipps und Adressen
Artisana-Verlag, Bad Ems

Marks, Stephan
Es ist zu laut - Ein Sachbuch über Lärm und Stille
Fischer Taschenbuch-Verlag, Frankfurt

Maue, Dr. Jürgen H.
0 Dezibel + 0 Dezibel = 3 Dezibel - Einführung, Grundbegriffe und Erfassung des Lärms
Erich Schmidt Verlag, Berlin

Maushart, Dr. Rupprecht
Man nehme einen Geigerzähler - Teil 1 bis 3
Git-Verlag, Darmstadt

Mayer-Tasch / Braun-von Gladiß / Hengstenberg / Käs / König / Popp / Varga / Warnke u.a.
Strom des Lebens, Strom des Todes - Elektrosmog im Kreuzfeuer
Fischer Taschenbuch-Verlag, Frankfurt

Milham, Dr. Samuel
Schmutzige Elektrizität: Die Gesundheitsrisiken der globalen Elektrifizierung
Mosquito Verlag, Immenstadt

Moldan, Dr. Dietrich / Pauli, Prof. Dr. Peter
Reduzierung hochfrequenter Strahlung - Baustoffe und Abschirmmaterialien
Eigenverlag Dr. Moldan, Iphofen - www.drmoldan.de

Müller, Bernd
Wirksamer Schutz vor Elektrosmog - Gesundheitsrisiken erkennen und ausschalten
Verlag Gräfe und Unzer, München

Mutter, Dr. Joachim
Amalgam - Risiko für die Menschheit
Gesund statt chronisch krank
Natura Viva Verlag, Weil der Stadt

Neitzke, Dr. H.-Peter und Mitautoren
Risiko Elektrosmog - Wirkung elektromagnetischer Felder auf Gesundheit und Umwelt
Birkhäuser-Verlag, Basel/Boston/Berlin

Öko-Test - Test- und Verbrauchermagazin
Öko-Test-Verlag, Frankfurt am Main - www.oekotest.de

Ott, John
Risikofaktor Kunstlicht - Stress durch falsche Beleuchtung
Knaur-Verlag, München

Polk, Prof. Charles / Postow Dr. Elliot
Biological Effects of Electromagnetic Fields - Handbook, Second Edition
CRC Press New York - London - Tokyo

Posch, Thomas / Freyhoff, Anja
Das Ende der Nacht - Die globale Lichtverschmutzung und ihre Folgen
Wiley-VCH Verlag, Weinheim

Presman, Prof. A.S.
Electromagnetic Fields and Life
Plenum Press, New York - London

Rickels, Wilfried / Klepper, Gernot / Dovern, Jonas - Kiel Earth Institute
Gezielte Eingriffe in das Klima? - Eine Bestandsaufnahme zu Climate Engineering
im Auftrag vom Bundesministerium für Bildung und Forschung - www.bmbf.de

Runge, Dr. Martin / Sommer, Frank / Oberfeld, Dr. Gerd
Mobilfunk, Gesundheit und die Politik
Agenda Verlag, Münster

Schauer, Martin
Feldreduzierung in Gebäuden - Abgeschirmte Elektroinstallation und Wohnung
Hüthig & Pflaum Verlag, München/Heidelberg

Scheiner, Dr. Hans-Christoph
Mobilfunk - die verkaufte Gesundheit
Michaels Verlag, Peiting

Schneider, Prof. Dr. Anton
Einführung in die Baubiologie
Gesünder wohnen durch biologisches Bauen - 25 Grundregeln der Baubiologie
und andere Beiträge, siehe auch Institut für Baubiologie+Ökologie IBN

Smith, Dr. Cyril / Best, Simon
Electromagnetic Man - Health & Hazard in the Electrical Environment
J.M. Dent & Sons Ltd., London

Strahlenschutzkommission SSK
Schutz vor elektromagnetischer Strahlung beim Mobilfunk
Wirkungen niederfrequenter Felder
und andere Publikationen über Elektrosmog, Radioaktivität, Kernkraft, AKW-Unfällen...
Gustav Fischer Verlag, Stuttgart und www.ssk.de (Veröffentlichungen der SSK)

Stern EXTRA
Die Geschichte der Atomkraft - Von Marie Curie bis Fukushima: 110 Jahre Höllenfeuer
Verlagshaus Gruner+Jahr, Hamburg

Stolz, Prof. Werner
Radioaktivität - Grundlagen, Messung, Anwendungen
Teubner Verlag, Stuttgart

Stöcker, Dr. Birgit
Elektrosmog - eine reale Gefahr
Shaker Verlag, Aachen

Thiede, Prof. Dr. Werner
Mythos Mobilfunk - Kritik der strahlenden Vernunft
Oekom-Verlag, München

Tiroler Umweltanwaltschaft, Innsbruck
Zu hell! - Die helle Not - Wenn Licht zum Problem wird
Eigenverlag - www.hellenot.org und www.tiroler-umweltanwaltschaft.gv.at

Umweltinstitut München e.V.
Mobilfunk-Strahlung - Wie schädlich ist Elektrosmog?
und andere Informationen über Elektrosmog, Radioaktivität, Atomstrom, Gentechnik...
Umweltinstitut München - www.umweltinstitut.org

Umwelt-Medizin-Gesellschaft - Umweltmedizinische Fachzeitschrift
UMG-Verlag, Bremen - www.umwelt-medizin-gesellschaft.de

Umweltministerium Nordrhein-Westfalen
Elektrosmog: Quellen, Wirkung, Vorsorge
WLAN und andere Funktechnologien im privaten Umfeld
Ministerium für Umwelt, Naturschutz und Verbraucherschutz - www.umwelt.nrw.de

Varga, Prof. Dr. Andras
Elektrosmog - Biologische Wirkung, wissenschaftliche Dokumentation
Physikalische Umwelt und Gesundheit der Menschen
Biologische Wirkungen von Luftionen
Eigenverlag Dr. Varga, Nußloch und Verlag für Medizin Dr. Ewald Fischer, Heidelberg

Vassilatos, Gerry
HAARP ist mehr
Michaels-Verlag, Peiting

VB Verband Baubiologie
Broschüren bzw. Flyer zu Themen wie elektrische und magnetische Felder, Funk, UMTS, TETRA, DECT-Telefone, WLAN, Elektrostatik, Magnetostatik, Radioaktivität, Radon, geologische Störungen, Schall/Vibration/Brummen, Wohngifte, Schimmelpilze, Pilzgifte, Hausbau, baubiologische Elektroinstallation, Büroarbeitsplatz, Glühbirnen, Energiesparlampen, Mikrowellenherde, Federkernmatratzen und weitere
VB, Bad Neuenahr - www.verband-baubiologie.de

VDB Berufsverband Deutscher Baubiologen
Schulkinder - Handykinder: "Handy-Unterricht" für Schulen
Energieversorgung & Mobilfunk - Elektromagnetische Verträglichkeit
und andere Bücher, Broschüren und Tagungsbände
VDB, Jesteburg - www.baubiologie.net

Verbraucher-Zentrale
Elektrosmog - Wo er entsteht, was er bewirkt, wie man sich schützt
Wir reden von Elektrosmog - Gesundheit und Umwelt
Verbraucher-Zentrale NRW, Düsseldorf - www.vz-nrw.de

Virnich, Dr. Martin H.
Baubiologische EMF-Messtechnik - Grundlagen Feldtheorie, Praxis Feldmesstechnik
Hüthig & Pflaum Verlag, München/Heidelberg

Volkmer, Martin
Radioaktivität und Strahlenschutz
Infokreis Kernenergie, Berlin - www.kernfragen.de

Voll, Dr. Reinhold / Werner, Dr. Fritz
Vorschläge für biologisch gerechtes Bauen
Wahl des Untersuchungsplatzes für die Elektroakupunktur nach Voll (EAV)
MLV Medizinisch Literarische Verlagsgesellschaft, Uelzen

Warnke, Dr. Ulrich
Risiko Wohlstandsleiden
Popular Akademik Verlag, Saarbrücken
siehe auch Schriften der Kompetenzinitiative

Weimann, Joachim
Die Klimapolitik-Katastrophe: Deutschland im Dunkel der Energiesparlampe
Metropolis Verlag für Ökonomie, Gesellschaft und Politik, Marburg

Weiß, Prof. Dr. Heinz
Umwelt und Magnetismus
Verlag der Wissenschaften, Berlin

Weiß, Dr. Paul / Gutheil, Dr. Bernd u.a.
EMVU-Messtechnik
Vieweg-Verlag, Braunschweig

Wiesenthaler Kolloquien (Dr. Wolf Richard Herkner, Wolfgang Hilleke, Jochen-Ullrich Kehrer, Dr. Lebrecht von Klitzing, Frank Sommer)
Mobilfunk: Das können Kommunen tun! - Handlungsspielräume für Rat und Verwaltung Erforschung und Therapie der Elektrosensibilität, Wiesenthal - www.diagnose-funk.org

Wilhelm, Prof. Dr. Johannes / Käs, Prof. Dr. Günter / Pauli, Prof. Peter u.a.
Elektromagnetische Verträglichkeit - Band 41: Elektrotechnik
Expert-Verlag, Ehningen

Wissenschaftsladen Hannover (Capelle, Krahn-Zembol, Neitzke u.a.)
Elektrosmog im Kopf
IKO-Verlag, Frankfurt

Worm, Thomas / Karstedt, Dr. Claudia
Lügendes Licht - Die dunklen Seiten der Energiesparlampen
S. Hirzel Verlag, Stuttgart

Wunsch, Alexander
Lichtbiologie
Ja zur Glühlampe
Die Quecksilber-Resonanz-Hypothese
und weitere Veröffentlichungen, Informationen und Vorträge
Eigenverlag Wunsch, Heidelberg - www.lichtbiologie.de

Zahn, Prof. Dr. Volker
Umweltmedizin
Verlag Umgewe, Mühlweg 24, 94315 Straubing

Ein paar der genannten Bücher und Beiträge sind recht alt, aus den 60er bis 80er Jahren, teilweise vergriffen, aber immer noch im Internet, Antiquariat oder ab Verlag zu bekommen. Es war mir wichtig, diese zu erwähnen, denn es ist interessant zu sehen, wie und auf welcher Basis sich die Baubiologie im Laufe der Jahr(zehnt)e entwickelt und wie sie schon damals wesentliche Maßstäbe gesetzt hat. Interessant auch, dass die wissenschaftliche Forschung beispielsweise beim Elektrosmog bereits zu dieser Zeit voll von Risikoerkenntnissen und Warnungen bis hin zum Krebs war und der gewaltige Sturm der Versorgung bzw. Verseuchung, speziell beim Mobilfunk draußen und den Schnurlostechniken zu Hause, trotzdem ungebremst den Siegeszug antrat und ungehemmt gegen alle Erkenntnisse und Vernunft weiter fortgesetzt wird. Vor 40 Jahren schon gab es zahlreiche und besorgniserregende Hinweise auf gesundheitliche Probleme bei den durch den elektrischen Strom verursachten Magnetfeldern, speziell beim Krebs und der Kinderleukämie. Das Krebsrisiko ist bei einer Feldstärke von 200 Nanotesla wissenschaftlich gesichert. Vor 20 Jahren führt die TCO den Richtwert von 200 nT für Computerarbeitsplätze ein. Dann vor 10 Jahren die Feststellung der WHO: 300 nT sind ein "mögliches Krebsrisiko für Menschen". Unfassbar: Trotzdem erhöht die Internationale Strahlenschutzkommission ICNIRP ihre Richtlinie aktuell von absurden 100.000 nT auf noch schlimmere 200.000 nT. Und Umweltminister Altmaier denkt zurzeit bei der Aktualisierung der Verordnung kein bisschen an die überfällige Senkung der viel zu hohen, veralteten, verantwortungslosen Grenzwerte. Wir haben allen Grund, vorsichtig zu sein, nicht nur mit Magnetfeldern und Ministern.

Internet-Adressen: www...

Eine kleine Auswahl weiterführender Adressen von Experten, Instituten, Verbänden, Behörden, Organisationen, Initiativen..., hauptsächlich zum Elektrosmog. Die Auflistung ist nicht vollständig, mehr Adressen finden Sie in den jeweiligen Veröffentlichungen, weitere auch im Text des Buches, bei den Literaturtipps und im Stichwortregister unter "Internet".

Verbände und Institute
verband-baubiologie.de   VB Verband Baubiologie, Bad Neuenahr
baubiologie.net   VDB Berufsverband Deutscher Baubiologen, Jesteburg
baubiologie.de   Institut für Baubiologie+Ökologie IBN, Neubeuern

Verbraucherorganisationen, Forschungsgemeinschaften, Information
diagnose-funk.org   Internationale Umwelt- und Verbraucherorganisation
kompetenzinitiative.net   Internationale Vereinigung von Wissenschaftlern und Ärzten
bioinitiative.org   BioInitiative, Vereinigung internationaler Wissenschaftler
elektrosmognews.de   Informationen über Elektrosmog - h.e.s.e. project
next-up.org   Organisation, Information über elektromagnetische Funkstrahlung
ecolog-institut.de   Ecolog-Institut für Forschung und Bildung, Hannover
umweltinstitut.org   Umweltinstitut München (Elektrosmog, Radioaktivität, Gentechnik...)
verbraucher.org   Verbraucherinitiative, Berlin
verbraucherzentrale.com   Verbraucherzentralen u.a. München, Stuttgart, Düsseldorf

Ämter, Behörden, Organisationen
bfs.de   Bundesamt für Strahlenschutz, Salzgitter
ssk.de   Strahlenschutzkommission, Bonn/Mainz/Saarbrücken/Berlin
bundesnetzagentur.de   Regulierungsbehörde für Telekommunikation und Post, Bonn (Netzausbau, Frequenzzuteilung, Versteigerung, EMF-Datenbank)
uba.de   Umweltbundesamt, Dessau/Berlin
bmu.de   Bundesminister für Umwelt, Naturschutz und Reaktorsicherheit, Berlin
bund.net   BUND Bundesgeschäftsstelle, Berlin
land-sbg.gv.at/celltower   Landessanitätsdirektion Salzburg, Abt. Umweltmedizin
who.int/emf   WHO Weltgesundheitsorganisation, Abt. Elektromagnetische Felder
eea.europa.eu/de   Europäische Umweltagentur EEA/EUA, Umweltpolitik der EU

Selbsthilfe, Elektrosensibilität, Arbeitskreise und -gemeinschaften
bundesverband-elektrosmog.de   Interdisziplinäre Arbeitsgemeinschaft, Deisenhausen
elektrobiologie.com und **elektrosmog.org**   AEB Arbeitskreis Elektro-Biologie, München
elektrosensibel-muenchen.de   Verein für Elektrosensible und Mobilfunkgeschädigte
w-lisseck.de/aes   Arbeitskreis für Elektrosensible, Essen/Bochum
ul-we.de   Uli Weiner, Elektrosensibler aus Augsburg
umweltphysik.com   Tests zur Elektrosensibilität - Dr. Lebrecht von Klitzing, Wiesenthal

Bürgerinitiativen Mobilfunk und Elektrosmog
buergerwelle.de   Dachverband der Bürger und Initiativen zum Schutz vor Elektrosmog
buergerwelle-schweiz.org   Schutz der Gesundheit vor Mobilfunkstrahlung, Schweiz
gigaherz.ch   Schweizerische Interessengemeinschaft Elektrosmog-Betroffener

funkbewusstsein.de (Neubeuern) / **der-mast-muss-weg.de** (Stuttgart) / **puls-schlag.org** (Karlsruhe) / **gegenwelle.de** (Paderborn) / **mobilfunk-bayreuth.de** / **mobilfunk-lindlar.de**

Studien, Archiv
mobilfunkstudien.org (Diagnose-Funk) / **emf-portal.de** (RWTH Aachen)

Zeitschriften
baubiologie.de/site/zeitschrift.php   Wohnung+Gesundheit - Zeitschrift für Baubiologie
ecolog-institut.de   EMF-Monitor - Fachinformation für elektromagnetische Felder
strahlentelex.de   Strahlentelex mit ElektrosmogReport - Informationsdienst
umwelt-medizin-gesellschaft.de   Umwelt-Medizin-Gesellschaft - Fachzeitschrift
oekotest.de   Öko-Test - Verbraucher- und Testmagazin
microwavenews.com   MicowaveNews - unabhängige, kritische Informationen, USA

Standorte der Handymasten (Mobilfunk-Basisstationen)
handymasten.com (International) / **emf2.bundesnetzagentur.de/karte.html** (BRD)

Strahlungswerte von Handys (SAR)
bfs.de / **handywerte.de** / **bemi.se** / **inside-handy.de** / **connect.de** (Suchbegriff SAR-Wert)
Nicht vergessen: Ein Handy mit niedrigem SAR-Wert ist noch lange nicht strahlungsarm, es ist lediglich strahlungsärmer im Vergleich zu den noch schlimmeren.

Strahlenreduzierte DECT-Schnurlostelefone,
die den Funk nach Gesprächsende sicher ausschalten
biosol.de / **schnurlostelefon.de** / **strahlungsarme-telefone.de** / **umweltanalytik.com** / **PureNature.de** / **memo.de** / **esnord.de**
Nicht vergessen: Beim Telefonieren mit dem DECT-Hörer am Kopf ist die elektromagnetische Strahlenbelastung trotz Eco-Funktionen immer noch hoch, viel zu hoch. "Gesundes Telefonieren", wie einer der Anbieter verspricht, geht nicht per Funk, nur mit Schnur.

Schnurlostelefone nach altem Standard CT1+,
analoge Strahlung (nicht gepulst), schalten den Funk nach Gesprächsende ab
umweltanalytik.com / **manufactum.de**

Magnetfreie, schnurgebundene Piezo-Telefone
biosol.de / **telefonmanufaktur.de** / **PureNature.de** / **umweltanalytik.com**

Nahezu strahlenfreie Babyphone - Öko-Test "sehr gut"
funny-handel.de (AC 420 D und AC 401) / **hartig-helling.de** (MBF 3333) / **vivanco.de** (BM 440 Eco Plus) / **bebetel.com** (bébétel EXTRA)

Abschirmung, Abschirmanstriche, Netzfreischalter, biologische Elektroinstallation, geschirmte Kabel, geschirmte Geräte, schirmende Baustoffe, Sanierungsmaterial
biologa.de / **biosol.de** / **yshield.de** / **gigahertz-solutions.de** / **danell.de** / **cuprotect.de** / **neher.de** / **lesando.de** / **seilo.de** / **kreidezeit.de** / **PureNature.de** / **endotronic.de** / **sto.de** / **knauf.de** / **rigips.de** / **statex.de** / **emv-tech.de** / **LMD-innovation.de** / **drmoldan.de**

Metall- und/oder Magnetfeld-freie Betonbewehrungen
schoeck.de (ComBAR) / **fortatech.com** und **bruggcontec.com** (Fibrofor...) / **magex.ch**

Glühbirnen - Bezug auch nach dem Verbot
danell.de / **heatball.de** / **lichtservice-schrader.de** / **manufactum.de** / **lampenwelt.de** / **gluehbirne.de** / **amazon.de** / **conrad.de** / **google.de** (Stichwort "Glühbirne kaufen")

Licht allgemein, Energiesparlampen, LED...
lichtbiologie.de / **gluehbirne.ist.org** / **engon.de/elampen** / **buergerwelle-schweiz.org** / **diagnose-funk.org** / **goef.de/energiesparlampe/start** / **lichtundfarbe.at** / **bulbfiction.at**

Messgeräte
merkel-messtechnik.de / **gigahertz-solutions.de** / **fauser-etech.com**

Wie immer bei Internetadressen und Internetlinks, so gilt auch hier und für das gesamte Buch: Wir übernehmen keine Verantwortung für die Inhalte der von uns zu Ihrer Information ausgewählten Internetseiten, bis auf eine Ausnahme:
maes.de   Baubiologie Maes, Neuss
mit den Partnern Dr. Manfred Mierau und Dr. Thomas Haumann

Weitere Adressen, besonders auch die von Baubiologie-Kollegen in Ihrem näheren lokalen Umfeld, bei uns, beim IBN oder bei den beiden Verbänden.

Sie finden im Internet noch ganz viel zu den einzelnen Stichworten. Meiden Sie Internetforen, deren Schreiber ihre Namen feige hinter - teils drolligen - Tarnnamen verstecken.

Stichwort- und Personenregister

Fett Stichworte, die ausführlicher behandelt werden, teilweise in eigenen Kapiteln
Kursiv Personen, Experten, Wissenschaftler, Ärzte, Patienten, Fallbeispiele...
ff auch folgende Seite(n)

Im Register nicht enthalten sind Stichworte zum Vorwort, zu den Seiten "Messtechnik", den Vergleichsmessungen und den Seiten "Tipps zur Reduzierung" und "Erinnern wir uns".

A

Aachen 106, 257, 270, 271 ff, 283, 329, 389, 406, 422, 457 ff, **620**, 744, 861, 888, 898
Aal 342, 703, 720, 737, **739**, 1024
Abc-news 215, 223
Abgeschirmte Kabel 19, 45 ff, **54** ff, 59, 145 ff, 467, 512
Abhörwanzen, abhören 195 ff, **284 ff**, 436, 470 ff, 497
Ableitung 51 ff, 59, 450 ff, 564, 604, 673, 682 ff, 697, 718
Ableitwiderstand **682** ff, 697, 710, 714 ff
Abschirmdecke, -matte, -bettwäsche 51 ff, 163, **281** ff, 452, **630** ff, **865**
-farbe, -anstrich 50 ff, 54 ff, 56, 448, 450, 465, 608, 685
-fliegendraht, -hasendraht **50** ff, 62, 308, 332, 447 ff
-folie **50** ff, 60, 62, 96 ff, 106, 180 ff, 330, 440, 446 ff, 453, 540, 562, 608, 627, 680, 685, 866
-gewebe 309, 333, 395, 448, 452, 446 ff
-gitter 308 ff, 446 ff, 453, 562
-glas 62, 330, 443, 447 ff, 492, 563
-kleidung 282, **452**
-moskitonetz 333, 448, 452
-putz 50 ff, 446 ff, 453, 562, 680, 819
-schutzhülle für Handys **267**, 504
-tapete **50** ff, 330, 333, 367, 447 ff, 608
-vlies 50 ff, 143, 267, 332, 446 ff
-vorhang, -gardine 50 ff, 62, 329, 332, 397, 448
Abschirmung **50** ff, **51** ff, 60 ff, **96** ff, 144 ff, 164 ff, 267, 281 ff, 309, 392, 394, 398, 444, **446** ff, 452, **562** ff, 608, 630, 726 ff, 760, 819, 865 ff, 872
Elektrische Wechselfelder **50** ff
Magnetische Wechselfelder **96** ff
Funkwellen 281 ff, **446** ff, **562** ff
Elektrostatik **704** ff
Magnetostatik **759** ff
Radioaktivität 812 ff, 819
Absorber zur "Entstörung" 6, 178, 180 273, 472, 866
siehe auch "Entstör"produkte
Absorbieren, Absorption 215, 244, 265, 266, 273, 350, 426, 446, 450, 461, 520, 533, 631, 647, 798, 819, 888, 892, 973
Access-Point (WLAN) **420** ff, 434, 454, **455** ff, 462, 466, 469, 472, 565
siehe auch Router
Achermann, Prof. Peter *208*
ACI Activity Concentration Index 826
ADAC, Motorwelt 259 ff

Adang, Dr. Dirk *243*
Adey, Prof. William Ross *129 ff, 207, 223, 232, 242, 244, 648, 671*
ADHS 245, 618, 691
Adlkofer, Prof. Franz *221, 311, 413 ff, 559, 649*
AEG, -Hilfsbuch 95, 124, 209, 500, 958
AFN (Mittelwelle) 537, **545** ff
Agar siehe Nährboden
Agarwal, Prof. Ashok *238*
Ahlbom, Dr. Anders *132*
Airbag 176, 257, 566
Aktivität (Radioaktivität) **812** ff
Alarmanlage 191, 193, 396, 455, 518, **523** ff, 537 ff, 563, 1015
Albumin 231 ff
Alcatel-Lucent 209, **425**
Aldad, Prof. Tamir *245*
Aleff, Peter *966*
Alfredsson, Prof. Lars *90*
Algen 745, 776, 959, 972
Alkohol, Alkoholiker 135, 141, 182, 249, 260, 286, 437, 544, 614, 615, 804, 919, 978, 995, 996, 998
Allergen, Allergie, Allergiker, allergisch 31, 37, 102 ff, 110, **112** ff, 133, 269, 300, 308, 311, 326, 329, 332, 333, 351, 360, 370, 372, 462, **464**, 493, 550, 646, **675**, 679, 686, 687, **689**, 700, 704, 717, 804, 879, 905, 976 ff, 984, 985, 987, 988, 990, 991, 992, 993, 994, 995, 997, 1000, 1001, 1011, 1014, 1015, 1031
Allianz-Versicherung 338 ff
Alpha-Strahlung 778, 790, 791, 802, 803, 809, **812** ff, 826
Alpha-Wellen 209, 421, **460** ff, 542, 634
ALS Amyotrophe Lateralsklerose 128, 131, 136, 228, 230, 235, 246, 299, 375, 489, 560
Alt, Dr. Franz *363*
Altenweger, Josef *378 ff, 385 ff*
Altmaier, Peter *92, 99, 632 ff, 647, 661, 775 ff, 900 ff, Ende der Literaturtipps*
Altmann, Prof. G. *138*
Aluminium **586** ff, 725, 729, 760, 800, 1005, 1013
-folie 20, 51, **59** ff, 143, 322, 422, 447 ff, 452, 481, 563, 761, 866
Alzheimer 26, 90, 91, 111 ff, 128, 130 ff, 136, 227, 228, 229, 231 ff, 235, 248, 250, 299, 229, 245, 357, 375, 380, 489, 591, 643, 646, 649
Amalgam in Zähnen 31, 104, **132**, 175, 196, 212, 231, 277, 283, 293, 373, 374, 375, 560, 567, 656, 659, 660, **692** ff, 948, **987**, 988, 1010, **1026**, 1028

Amalgam in Energiesparlampen **939**
Amateurfunk, -er 192, 431, 475, 476, **525**, 536, 540, 562, 636
Amplitudenmodulation 194, 525, 542
Anastassiou, Prof. Costas *24*
Andresen, Prof. Dietrich *256, 258*
A-Netz 202, 294
Angelos, Peter *224*
Antennengewinn **400** ff, 426, 457, 470, 472
Anthroposoph, -ie, -isch 190, 530, 867
Antiblockiersystem 257, 341, 566
Antioxidantien, antioxidativ 134, 149, **235** ff, 238, 375, 529, 558, 654
Antiquitäten **779** ff, 805, 819, 824, 836
Antistatik, -statisch 683, 697, 705, 706
Antoinette, Dr. Marc *633*
Antonietti, Prof. Markus *244*
AOK **148**, 590, 1011
Apotheken-Umschau (Zeitschrift) 972
Appell 249, 250, **360** ff, 504, 506, 591, 789
 Ärzte- 287, **360**, 371, 462, **485**
 Freiburger **356** ff, 462, **485** ff, 591
  Allgäu, Bamberg, Berlin, Coburg, Freienbach, Haibach, Hof, Lichtenfels, Maintal, Oberammergau, Pfarrkirchen, Saarland, Schlüchtern, Stockach... **360** ff
  Brüssel, Helsinki, London, Paris... **360** ff
  WiMax **361**, **420**
Aquarien, -pumpe, -heizung 7, 49, 93, **394**, 471, 895, **897**
Arber, Dr. Werner *702*
ARD 255, 414 ff, 416 ff, 484, 659, 947
 Frontal 1009
 PlusMinus 222, 280
 Ratgeber Geld 275
 Ratgeber Technik 280, 443, 497, 529, 929, 935, 936, 937, 938
 Report 377, 385, 423, 702, 790, 944, 955
 W wie Wissen 864
Armbanduhr **172**, 177, 518, 522, 613, 728 ff, 779, 780, 868
Armierung 724, 725 ff, 760
 siehe auch Stahl- und Betonarmierung
Armierungsgewebe 333, **448**
Arnetz, Prof. Bengt *243*
Ärzteappell, Internationaler **360**
 siehe auch Freiburger Appell
Ärzteblatt, Deutsches 64, **121** ff, 139, 800, 933
 Hessisches 791
Ärztekammer 290, 405, 461, 506, 570, 650
 Bayern 241, 344
 Niedersachsen 249, 310, 462, 484
 Österreich 238, 372, 608
 Südtirol 462, 467
 Wien 249, 462, 484
Asbest 31, 115, 175, 196 ff, 217, 218, 224, 226, 301, 339, 413, 461, 659, **660**, 748, 977, **979** ff, 1006, 1026
Asche 782, 802, 803, 805, 807, 823, 866
Aschenbecher 780, 824
Aschoff, Dr. Dieter *746 ff, 846, 848, 850, 851, 855, 858, 859*
Aspergillus 656, **990** ff, 994, 1007, **1017**
 siehe auch Pilze, Schimmel

Asthma 135, 326, 437, 675, 686, **689**, 976, 994, 1000, 1011
Astronaut 741, 743, **799**, **836**
Atmosferics 61, **187**, 578, 743
Atmosphäre 17, 120, 185, 187, **556**, **583** ff, 588, 645, 669, 672, 674, 675, 743, 797, 800, 977
Atom, -energie, -kraft, -test 16, 142, 339, 540, 661, 669, 720, **780** ff, **783** ff, **785** ff, **788** ff, 792 ff, 795, 800, 801, 802 ff, 810, 812, **820**, **836**, 855 ff, 1006
 -ausstieg **785**
 -müll **785** ff
 -U-Boot 787, 792, 1005, 1026
 -unfall **613** ff, 615, 790
 -waffen, -sprengköpfe, -bombe 540, 583, 661, **786**, 790, 792, 1031
Atomic Scientists 1030
ATP Adenosintriphosphat **245** ff, **559**
Aufkleber zur "Entstörung" 182, **271** ff, 278 ff, 279 ff, 472, 626 ff, 867, 899
 siehe auch "Entstör"produkte
Ausgleichsströme 84, **86** ff, **146** ff, 159
 siehe auch Fehlströme
Aust, Stefan *623*
Australien 12, 17, 134, 224, 254, 280, 283, 547, 595, 602, 603, 606, 612, 634, 635, 703, 798, 861, 863, 905, 1023
Außenantenne 257, 259, 260, 270, 291, 305, 431, 519
Autismus 228, 251, 300, 489
Auto, -abgase 115, 126, 134, 157, **163** ff, **165** ff, **166** ff, 173, 176, 186, 197, 198, 199, 211 ff, 247, 256 ff, **259** ff, 262, 266, 270, 275, 291 ff, 418, 431, 432, 433, 461, 519, 521, 568, 590, 614, 620, 673, 676, 677, 706, 717, 726, 727, 760, 770, **771**, 823, 835, 866, 887, 892, 896, **911**, 915, 944, 961, 967, 977, 982, 984, 1019 ff, 1020, 1025, 1026, 1027, 1028 ff, 1031
 -kindersitze 728, 760
 -telefon 218, 259 ff, 294
Autoimmunkrank 246, 373, 375, 998, 1024
AUVA-Versicherung **362**, 372
Avendano, Prof. Conrado *463*
AWACS-Radar 440, 442

B

Baby 129, 137, 187, **245**, **293**, 518, 532, **613**, 689 ff, 728, 743, 796 ff, 800, 881, 883, **908** ff, 938, 1030
Babyphon **43** ff, **67** ff, 86, 93, 108, 192, 193, 214, 228, 263, 282, 360, 396, 398, 454, 473 ff, **482**, 488, **506** ff, **510** ff, **511** ff, **513**, **514** ff, **515** ff, 526, 540, 561, 566, 568, 580, 609, 618, 627, 642, 660, 952
 -inkubator **139**
 -monitor (Atemüberwachung) **67** ff, 455
Badgastein (Österreich) 808, 811, 821, 827
Bad Zurzach (Schweiz) 852
Bahn 21, **89** ff, 98, 124, 137, 163, 174, 176, 261, 262, 289, 291, 303, 341, 408, 428, 509, 618, 630, 721, 729, 751, 858, 886 ff, 892, 897, 898, 915, 1013

Bahnhof 334, 404, 421, 456, 581
-oberleitung, -schienen 31, 88, 184, 721
-strom 18, 69, 88, **89** ff, 100, 101 ff, 144, 156, 157 ff, 176, 291, 633, 1013
-therapie 184
-trasse 26, 84, 88, **89** ff, 294, 555
Bakterien 80, 142, 214, 227, **230** ff, 235 ff, **243** ff, 374 ff, 483, 556, **557** ff, 579, 622, 624, 656, 662, 669, 679, 693, 700, 706, 717, 720, 741, 822, 910, 959, 972, 973, 986, 987, 993, 996, 998, **1001** ff, 1010, 1013, 1021
Balck, Prof. Friedrich H. 934
Balkenhol, Klaus 907
Balmori, Dr. Alfonso 390, 394
Bamberger Appell 360 ff, 425, 540
Barium **586** ff
Barnes, Prof. Frank 744
Barrett, Brian 224
Basalt 805, 819, 833
Bases, Dr. Robert 909
Basisstation Mobilfunk 261, 267, 274, 290, 293, **294** ff, 316, 317, 332, 335, 362, 388, **400** ff, 432, 445 ff, 528
Basisstation DECT-Telefon 49, 243, 482 ff 487, 488, 496, 500 ff, 503, 508, 519
Bates, Dr. Clive 252
Baubiologie 5 ff, 12 ff, 15, 18, 36, 46, 50, 52, 57, 67, 99, 111, 119, 127, 143, 148, 182, 347, 375, 377, 402, 488, 492, 514, 627, 629, 688, 691, 699, 718, 778, 811, 813, 833, 837, **840** ff, 851, 853, 855, 863, 869, 878, 879, 882, 905, 920, 972, 989, 995, 1007, 1010, 1012, 1014, 1015, 1016, 1018, **1019** ff, **1021** ff
Baubiologie Maes 12, 15, 24, 76, 78, 90, 101, 154, 210, 234, 268, 270, 307, 308, 326, 338, 346, 355, 387, 396, 486, 592, 594, 639, 711, 713, 714, 765, 767, 783, 818, 829, 951, 954, 962, 998
Baubiologischer Standard **12** ff, **14** ff, 16, 149, **304**, **372**, 398, 683, 840, 879, 880, 976, 978, 1002, 1018, 1019, 1020, Anhang
Baubiologische Richtwerte **13** ff, 27, 72, 74, 100 ff, 151, 174, 348, **372**, 435, 449, 470, 574, 577, 613, 670, 708, 755, 758, 816, 832, 845, 850, 920, 921 und Anhang
Baubiologische Randbedingungen 13, 1002 und in den Kapiteln Messung
Baum, Bäume 53, 60, 62, 184, 195, **197** ff, 257, 298, 301, 319, 333 ff, 343, 378, 381, 391, **395**, 399, 403, 404, 409, **425** ff, 426, 433, **439** ff, 427, 441, 442, 444, **540** ff, **553** ff, 556, 579, 580, 581, 621, 632, 645, 650, 651, 669, 745, 802, 805, 878, 911, 975, 1028
Baumwollteppich 678, 690
Bauordnung **18**, **297**, 321, 335, 667, 806, 1011
Baustahl 724, 725
Bawin, Prof. S.M. 207, 241
Bayern 43, 80, 102, 121, 256, 307, 311, 314, 337, 384, 385 ff, 405, 408, 418, 424, 525, 550 ff, 782, 808, 890
BBC, BBC News 184, 231, 323, 547

Beale, Prof. Ivan 135
Beason, Dr. Robert C. 207, 232
Becker, Olaf 366
Becker, Dr. Robert 130, 137, 216, 415, 652
Beckett, Prof. J.C. 677
Beckmann, Dr. Klaus 440
Belgien 251, 600, 785, 905
Bellieni, Prof. Carlo Valerio 540
Belyaev, Prof. Igor Y. 221, 415
BEMS-Tagung 221, 355, 414
Benzin, -motor 126, 163, 165 ff, 167, 621, 986, 987, **1006**, 1026
Benzol 279, 804, 979, 986, 1006
Bereitschaft 48, 49, 93, 95, 112, 143, 243, 289 ff, 292, 293, 561, 686
siehe auch Standby
Bereitschaftssignal 284
Bergersche Wellen 687
Berner, Frank 464
Bernhardt, Prof. Jürgen 64, 125, 239, 339, 341, 363, 384, 651, 658, 659, 664, 905
Bernried (am Starnberger See) 382
Bernstein 684
Berufsgenossenschaft 28, 64, 99, 123, 163, 174
Berufskrankheit 115, 175, 835
Beta-Blocker 38, 493
Beta-Strahlung 790, 809, **812** ff, 833
Beta-Wellen 422, 460
Beton 50, 59, 60, 94, 96, 204, 302, 307, 405, 443, 446 ff, 448, 477, 533, 562, 662, 679, 684, 779, 805 ff, 812, 823, 824, 844, 865, 898, 982, 1013, 1019, 1022
-armierung, -bewehrung 346 ff, 479, 481, 724, 725, 726, 734, 736, 760, 761, 768, 842, 843, 849, 877
siehe auch Armierung
Bettnässer 18, **37**, 1017
Betz, Prof. Hans-Dieter 864
Bewegungsmelder 183, 433, 510, 515, 523, 569, 605
BH 271, **452**, **614**, **624**, **731** ff, 759, 768
Bickel, Dr. Armin 853 ff, 878
Bienen, -stöcke 138, 185, 390, **392** ff, 439, 452, **490**, 579, 628, 631, 650, 737
Bild-Zeitung, Bild am Sonntag 161, 249, 256, 262, 273, 440, 443, 734, 928
Autobild 260
Computerbild 266, 273, **488**, 507, 511
Bild der Wissenschaft (Zeitschrift) 234, 737
Bildschirm 21, 23, 27, **28** ff, 47, 59 ,63, 67, 99, 125, 132, 147, 157, **171** ff, 176, 179, 181, 263 ff, 275, 286 ff, 468, 498, 511, 518, 523, 564, 569, 580, 599, 624, 628, 673, 678, **685**, 690, 694 ff, 698, 704, 705, 710, 726, 763, 889, 919, 924, 925, 928, 947, **948**, 954, **965**, **968**, 969, 970, 975
siehe auch Monitor, Fernseher
Bims, -stein 806, 897, 811, 819, 824
26. BImSchV **25** ff, 27, 100, 101, 174, 297, 350, 399, 632 ff, 636, **647**
Biofilm 1002 ff, **1004** ff
siehe auch Bakterien
BioInitiative Working Group 217, 341, 348, 361, 466

Biolicht, -röhre, True-Light 62 ff, 94, 580, 923 ff, 931
siehe auch Vollspektrum-Licht
Biotonne 992, 996, 1000, 1013
Biozide 977, 978, 986, 988, 989
Birkenasche, finnische 782, 802
Birkenstock (Schuhhersteller) 697
Birmanns, Dr. Jürgen 998 ff
Birmingham (BBC-Sender, England) 547
Bischof, Dr. Wolfgang 919
Bistum Limburg, München-Freising, Münster, Trier, Würzburg 318, 319
Bittel, Dr. Isa 484
BlackBerry 193, 253, 263, **287** ff
siehe auch Handy, Smartphone
Blackman, Dr. Carl F. 129, 353 ff, 356
Blackmore, Prof. Colin 253, 254, 260
Blanz, Anna 312
Blaszczynski, Prof. Alex 634
Blau, Dr. Alexander 933
Blauer Engel 263 ff, **265 ff**, 508 ff, **514** ff, 699, 1010
Blei, -rohre 38, 96, 126, 214, 218, 634, 697, 782, 802, 803, 807, 812 ff, 819, 851, 938
Blettner, Prof. Maria 414, 671
Blitz 64, 65, 187, 206, 461, 531, 672, 673, 674, 675, 683, 696, 743
-ableiter, -schutz 59, 403, 673
Blockhaus 59, 451, 687, 782, 805, 844, 1019
Bludorf, Dr. Franz 906 ff
Bluetooth 194, 288, 289, 436, 454, 463, 468, 486, 505, **517** ff, 563, 618, 620, 771
Blum, Jürgen 942
Blut, Blutung 35, 39, 91, 113, 195, 208, 215, 227, 236, 248, 249, 327 ff, 330 ff, 436, 471, 541, 548, 634, 860, 867, 904, 909, 930, 940, 948, 972, 976, 978, 985, 987, 990, 996, 997, 1017, 1018
-bild, -wert 34, 40, 90, 234, 381, 385, 490, 509, 744, 747, 751, 858 ff, 886
-druck 38 ff, 103, 111, 187, 242, 270, 282, 290, 300, 313, 351, 353, 357, 425, 462, 470, 490, 492 ff, 530, 743, 885 ff, 890 ff
-gefäße, -zellen 134, 136, 227, 229, 885, 902 ff, 904
-körperchen 222, **234** ff, 236, 243, 311 ff, 386, 463, 489, 649, 651
-Reihenuntersuchung 311 ff, 659
-wäsche (Plasmapherese) 587
Blut-Hirn-Schranke 191, **226** ff, 231, 246, 248, 264, 277, 283, 290, 299, 338, 347, 351 ff, 353, 364, 374, 376, 489, 503, 504, 519, 557, 559, 590 ff, 614, 623, 643, 646, 648, 651, 654, 1005
Bluttest nach Dr. Aschoff 858 ff
BMW 166 ff, **495**
B-Netz 202, 294, 428
Boden 10, 32, 87, 92, 98, 158, 159, 186, 202, 321, 555, 578, 673 ff, 682, 683, 696, 774, 784, 808, **821**, 828, 843, 844, 852, 855, 856, 877, 898, 940
-abschirmung 608
-belag 681, 683, 684, 696, **698** ff, 983 ff, 991
-emission **828**
-grund 88, 775, 813, **821**, **825** ff, **837** ff, 840 ff, 853, 875, 878
-heizung siehe Fußbodenheizung
-leitfähigkeit, -widerstand 156, 684, 705, **848**, 875
-messungen, -untersuchungen 844, 878
-offensive 791
-platte 821, **823**
-proben 789
-schätze **634**, 838, 839, **853** ff
-station 432
-strahlung 856
-überwachungssystem **770**
-welle 536, 554
Erd- 53, 89, 624, 774, 776, 798, 828, 856, 906
Fuß- 42, 50 ff, 54, 97, 110, 680, **681**, 683, 760 ff, 843
Keller- 823
Kork- siehe Kork
Laminat- siehe Laminat
Linoleum- siehe Linoleum
Meeres-, Ozean- 739, 775, 910
Nähr- 991
Natur- 691
Parkett- siehe Parkett
PVC- siehe PVC
Teppich- siehe Teppich
Wald- **425** ff, 556, 669, 989
Böhm, Christian 501
Boeing 255 ff, 430, 797
Boetsch, Wolfgang 16, 302
Bomben, -suche 431, 531, **774**, 786, 790, 791 ff, 802, 839
siehe auch Atombombe, E-Bombe
Borbély, Prof. Alexander 208
Borgomeo, Pater Pasquale 550
Borloo, Jean-Louis 251
Borrelien, Borreliose 104, 230 ff, 246, 373, 375 ff, **557** ff, 587, 949, 978
Bosch 209, 260, 266
Böttger, Dr. Axel 640
Box 56, 202, 257, 377, 400, 403 ff, **520** ff, 525, 540, 549, 723 ff, 730, 734, 749 ff, 760, 768, 771, 842, 891, 898
siehe auch Lautsprecher
Brand Eins (Magazin) 938, 940 ff
Brandes, Dr. Alba 224
Braun-von Gladiß, Dr. Karl-Heinz 141, 355, 475, 616, 631, 966
Breitband, -funktechnik **194**, 290, **295**, **296**, **407**, 409, 410 ff, 418, 420, 457, **473** ff, **544** ff, 636, 659, 671
-internet 497
-messgerät 444, 571 ff, 612, 636
Brenke, Herbert 253
Brieftauben, -zucht 391, **737** ff
Brigitte (Zeitschrift) 183, 254, 877
Brillen, -gestell, -gläser 268, 293, 452, 579, 615, **694** ff, 701, 705, 710, **729** ff, 759, 768, 920, 968, 969
Brillenvogel 737
Brinkmann, Prof. Karl 161, 315
British Medical Association 243
Brix, Dr. Jutta 379, 385

Bronchien   690, 803, 821, 825, 976, 984,
    991, 994, 995, 1007, 1014, 1016
Brössner, Dr. Clemens   *237*
Brownlee, Gerry   *943, 961*
Brüggemeier, Dr. Hauke   *545*
Bruker, Dr. Max O.   *997 ff*
Brummton, Brummen   257, 327, 487, 774,
    882, 894, 897, 898, 899, **904** ff, **907** ff,
    911, 943, 970
Bruhn, Prof. Gerhard W.   *456*
Brun, Prof. Arne   *535*
Brundtland, Dr. Gro Harlem   *247*
Brunner, Dr. Peter   *835*
Brunsmeier, Klaus   335
Brustkrebs   23, **127** ff, 138, 213, 271, 307,
    345, 363, 553, 614, 642, 732, 779, **800**
    siehe auch Krebs
Buchner, Prof. Klaus   *232, 311, 496, 535*
Buck, Rebecca und Tamara   *238*
Budzinski, Bernd Irmfrid   *628*
Bügel-BH   452, **731** ff, 759, 768
    siehe auch BH
Bulb Fiction (Film)   951, 954, 959, 971
BUND   13, 174, 183, 201
    Elektrische Wechselfelder   27
    Magnetische Wechselfelder   100 ff, 119
    Funk   250, 335 ff, 345, 370, 424, 534
    Radioaktivität, Radon   788
    Licht   955
Bund der Energieverbraucher   954, 962
Bündelfunk   407, 421
Bundesamt für Strahlenschutz (BfS)   18,
    25, 26, 29, **339** ff, 347, 351, 371, 630,
    645, 650, 657, 658, 666
    Elektrische Wechselfelder   23, 29, 64,
    136, 630 ff
    Magnetische Wechselfelder   91, 102,
    125, 127, 136, 160, 169, 174, 176, 630 ff
    Funk   201 ff, 209, 211, 213 ff, 233, 239,
    252, 254, 258, 263, 266, 268, 292,
    339 ff, 341, 345, 363, 364, 371, 379,
    384, 385 ff, 392, 400, 409, 411, 424, 462,
    473, 482, 484, 501, 503, 508, 528, 551,
    567, 619, 625, 630 ff, 633
    Elektrostatik   703, 704
    Magnetostatik   758
    Radioaktivität, Radon   777, 787, 793, 795,
    796, 826
    Schall   905
    Licht   928, 933, 951
    Solarien   625
Bundesanstalt für Arbeitsmedizin   **208**,
    241, 424, 648, 652, 883, **889**, **964**
    für Geowissenschaften   905
    für Straßenwesen   259
    Physikalisch-Technische   257, 801
Bundesärztekammer   222, 285, 299, 345,
    355, 415, 508, 591, 618, 650, 661
Bundesforschungsminister(ium)   587, 1005
Bundesgerichtshof   310, 320, **590** ff
    siehe auch Gerichte
Bundesgesundheitsamt BGA   65, 91, 662,
    693, 811, 895, 977, 981, 983
Bundesgesundheitsminister(ium)   104,
    258, 370, 629, 990
Bundes-Immissionsschutz-Verordnung
    25, 174, 297, 388, 509, 630, **639** ff, 889
Bundesinstitut für Telekommunikation   216
Bundeskanzler(in)   128, 304, 347, 408, 413,
    544, 626, 639, 664 ff, 820
Bundeskriminalamt   284
Bundesnetzagentur BNetzA   296, 302, **406**,
    418, 498, **536** ff, 567, 620, 635
Bundespolizei   618
Bundespostminister   16, 212, 302
Bundespräsident   625, 671
Bundesregierung   138, 336, 425, 462, 468,
    484, 498, 564, 605, 633, 785, 789, 827, 1005
Bundestag, Bundesrat   485, 828, 1027
Bundesumweltminister(ium)   27, 92, 183,
    249, 260, 300, 342, 345, 355, 386,
    485, 619, 632, 639, 647, 650, 775 ff, 802,
    820, 822, 941, 946, 947
Bundesverband Elektrosmog   27, 81, 100,
    188, 591, 627
Bundesverfassungsgericht   174 ff
    siehe auch Gerichte
Bundeswehr   257, 413, 421, **437** ff, 567,
    643, **790** ff, 903
    -universität   196, 242, 246 ff, 344, 346,
    379, 447, 551
Bundeswissenschaftsminister(ium)   864
Bund Naturschutz Bayern   305, 345, 469,
    908
Buntenkrötter, Prof. S.   *741*
Burandt, Prof. Ulrich   *929*
Burch, Prof. J.B.   *131, 223*
Bürgel, Peter   *412*
Bürgerforum Elektrosmog   27, 100, 347,
    355 ff, 485, 532
Bürgerinitiative   16, 27, 92, 400, 904, 907
Bürgerinitiativen Mobilfunk   47, 296,
    301 ff, 309 ff, **311** ff, **313** ff, **315** ff,
    321 ff, **323** ff, **377** ff, **378** ff, **380** ff, **495**,
    550 ff, **553** ff, 597, 632, **635** ff, 659
    Erkrath   205
    Gigaherz   247, 280
    Pasing   302
    Eckental, Freiburg, Grolsheim,
    Mönsheim, Oferdingen, Tübingen,
    Vorbach   303
    Bonn, Salzburg, Maintal   304
    Köln, Mülheim / Ruhr, Regensburg,
    Krefeld, Düsseldorf, Dortmund,
    München, Gräfelfing   305
    Neubeuern, Meerbusch Lank-Latum,
    Freiburg-Dorheim, Buckenhof,
    Schwalbach, Diedenbergen,
    Herbsleben, Goldbach   306
    Schönau, Leer, Bayerischer Wald,
    Haaren, Heroldsberg, Medebach-
    Medelon, Steinbach-Hallenberg,
    Benajarafe, Brenes, Peki'in   307
    Moshav Amikam, Lohra, Eifel, Hotels,
    Banken, Kaufhäuser, Weilersbach   308
    Dachau, Erlangen, Queen Elisabeth,
    Bürgerwelle, Diagnose Funk,
    Kompetenzinitiative   309
    Mastbruch, Rimbach, Korbach   311
    Peiting, Wewelsburg, IGUMED,

Kempten-West 312
Gersbach, Schwangau, Nesselwang,
Betzigau, Pfronten, Lengenwang,
Seeg, Wildpotsried, Weitnau,
Saarbrücken, Schweiz, Österreich,
Attendorn, Peiting 313
Hilgertshausen, Pfaffenhofen,
Frankfurt am Main, Mannheim,
München, Aschaffenburg, Duisburg,
Nordrhein-Westfalen, Niedersachsen,
Hessen, Baden-Württemberg 314
Evangelische, katholische Kirche 315 ff
Oberursel-Bommersheim, Ratingen-
Hösel, Neuss-Grefrath, Hersleben,
Niederwöllstadt 317
Herrenberg-Kuppingen, Rinteln,
Rommerskirchen-Evinghoven,
Plochingen, Zeilsheim, Mittelbuchen,
Wittnau, Meerbusch-Büderich,
Bistum Würzburg 318
Erzbistümer München-Freising,
Trier, Limburg, Münster; Tübingen,
Hessen, Innsbruck, Hamburg, Köln 319
Bergisches Land, Bruchköbel 320
Salzburg 321
Thiersheim, Bischofsheim, Leiblfing,
Lohra, Altenstadt, Brandenburg,
Hittistetten, Kaiserslautern, Platting,
St. Märgen, Herborn, Lauterecken,
Niederklein, Borken, Wittenberge,
Deesbach, Westhausen, Balingen 322
Nordirland, Worcestershire, Padua,
Osfia, Horesh, Bilbao, Valladolid 323
Ronda, Córdoba, Figueres, Aluche,
Badalona, Torrevieja, Bilbao, Alicante,
Costa el Sol, Lemona, Gran Canaria,
Atios, Teruel, Portugal, Frankreich 324
St. Cyr 325
Wallerhausen 377 ff
Schnaitsee 378 ff
Erledt 380
Großgmain, Rainbach, Oettingen 381
Weigental, Bernried, Steingaden 382
Ruhstorf, Reutlingen 383
Hadlikon 384
Salzgitter 495
Holzkirchen 550 ff
Schwarzenburg 553 ff
Weitere Initiativen unter den Ortsnamen
Bürgerinitiativen - Einzelpersonen:
Friehe, Prof. Albert (Salzgitter) 495
Herdegen, Frank (Erlangen) 309
Leber, Dr. Georg (Schönau) 307
Queen Elisabeth (Windsor Castle) 309
Schildt, Dr. Josef (Meerbusch) 318
Schmitt, Josef (Weilersbach) 308 ff
Trenkle, Angelika (Leer) 307
Wehner, Dinchen (Leer) 307
Zesar, Gerd (Eifel) 308
Zoth, Ulrich (Lohra) 308, 634
Bürgerwelle 309, 318, 355, 372, 532, 591
Bürgin, Luc 702
Bürostühle 728, 741, 761, 768, 866
Büstenhalter siehe BH
Busscher, Willem 76, 141

C

Cadmium 697, 804, 851, 938, 987
Cakir, Gisela 967
California City (USA) 853
California Department of Health 148
California Institute of Technology 24, 579, 740
Candida, Hefepilze 39 ff, 557, **994** ff, 1010
Candido, Prof. Peter 394
Cap, Prof. Ferdinand 825
Cardis, Prof. Elisabeth 226
Carlo, Dr. George 215, 224, 251, 299, 415
Cassini 787 ff
Catharus-Drossel 738
CAT-iq (DECT-Nachfolger) 497
CB-Funk **525** ff
CeBIT 238, 589, 615
Ceran, -herd **168** ff
CE-Zeichen 646, **682**, 1010
CFS Chronisches Müdigkeitssyndrom
 104, 236, 246, 374, 560
Chancen (Zeitschrift) 863
Charlton, Dr. Anne 252
Chaturvedi, Prof. C. Mukund 463
Chemiegips 805, 807, 819, 823
Chemtrails **585** ff
Cherry, Dr. Neil 299, 310, 341, 343 ff, 345, 348, 354, 364, 415, 648, 652
Chiang, Prof. Huai 237, 650
Chief Seattle 629
China 25, 221, 428, 558, 774, 775, 785, 786, 838, 964
Chip Computerzeitschrift 59
Chip zur "Entstörung" 274, 275, 277, 279, 280, 626 ff
Chip in der Elektroniktechnik 47, 602, 610, 613, 614
Chlor, chloriert 173, 276, 978, 998 ff, 1014
Chloroform 214, 662
Chlorophyll 425, 556
Chlorpyrifos 663, 799, **981** ff, 1008, 1010
Choy, Dr. R. 133
Ciba-Geigy **700** ff
Cinzano, Prof. Pierantonio 974
Cityruf 428
Clear, Dr. Rosie 389
Climate Engineering CE **587**
Clinton, Hillary 262
Clip zur "Entstörung" 273, 277, 697, 733
C-Netz 202, 204, 295, 380
CO2 siehe Kohlendioxid
Cockpit 20, 164, 255, 797, 1022
Cockpit Pilotengewerkschaft 801
Coghill, Dr. Roger 23, 254, 622
Computer 25, 47, 56, 58, 113, 142, 171, 178 ff, 183, 184, 193, 198, 268, 287 ff, 330, 455, 487, 531, 541, 560, 561, 614, 629, 639 ff, 679 ff, 683, 690, 858, 929, 953, 968, 970
-bildschirm, -monitor 21, 41, 132, 147, 172, 156, 176, 263, 568, **685**, 689, 926, 928, 932, 942, 962, 968
-brille 968
-chip, -baustein 47, 430, 589, 710

-maus 186, 521 ff
-netzwerk 80, 283, 467
-norm TCO 23, 27, **28** ff, 29 ff, 37, 43, 52, 57, 63, 65, 68, 70, 79, **99** ff, 101, 121, 147, 149, 166, 174, **263** ff, **265** ff, 469, 508 ff, 514, 517, 540, 563 ff, 567, 640, **685**, 694, 710, 763, 920, 925, **928** ff, 942, **950** ff, **951** ff, 953, 955, 962, 971, 1013, 1028
-norm MPR 28, 132, 710
-spiele 171, 408, **468** ff, 968
-tomographie CT 794, 795, 1014
Computerbild (Zeitschrift) 249, 266, 273, **488** ff, 507, 511
Computerwoche (Zeitschrift) 416
Cone, Dr. Lawrence 747
Connect (Zeitschrift) 266, 292
Controller 599, 605, 612
Cornelissen, Dr. Gottfried 879
Cox, Prof. Trevor 883
Cress, Dr. Larry 216
Crestfaktor **544** ff
Crocs (Schuhe) **697**
Croft, Dr. Rodney 208 ff
Crow, Sheryl 633
ct Computerzeitschrift 477, 589, 590
CT siehe Computertomographie
CT1+ Schnurlostelefon **477** ff, 482, 486, 488, **498** ff, 505 ff, 516, 518, 524
CT2 Schnurlostelefon **478**, 481
Curry-Netz 6, 869 ff

D

3sat 239, 340, 363, 370, 658, 664, 902, 959
DAB-T, DAB+ Digital-Radio **541** ff, 543, 544, 562
Dahlke, Dr. Rüdiger 661, 671
Daimler-Benz 165 ff, 852
Dampf, -bremse, -dicht, -diffusion, -sperre 50, 59, 60, 106, 446, 448, 449, 450, 679, 718, 822 ff
Dämpfung, Dämpfungsglied 182, 273, 400 ff, 447, 449, 458, 495, 819, 892, 897, 898
Danell, Peter 568, 926
Dänemark 17, 226, 245, 411, 548, 581, 775, 888, 905
Darmpilz 702, 997 ff
siehe auch Candida, Hefepilze
Datensammler **609**, 610
Dauer, -aufenthalt, -belastung, -stress, -strahler 10, 14, 18, 27, 41 ff, 98, 116, 125, 128, 129, 130, 131, 138, 140, 143, 173, 184, 193, 197, 214, 225, 243, 254, 310, 321, 326, 346, 347, 354, 358, 397, 398, 399, 400, 422, 453, 456 ff, 461, 469, 475, 479 ff, 481, 482, 483, 493, 496, 505, 506, 507 ff, 511 ff, 513, 515 ff, 522, 533, 563, 600 ff, 603 ff, 613, 618, 628, 731, 732 ff, 737, 746, 780, 788, 797, 810, 812, 853, 856, 858 ff, 884, 896, 903, 904, 907, 965, 978, 996, 1004, 1028
-stromverbraucher 48 ff, 95, 106, 183
Dauermagnet siehe Permanentmagnet
Daunderer, Dr. Max 486, 578, 693, 694

Davanipour, Prof. Zoreh 130 ff
David, Prof. Eduard 105, 123 ff, 384
Davidson, Prof. Andrew 224
Davis, Prof. Devra Lee 251
Davoudi, Prof. M. 237
DDT 214, 662, 977, 979, 980, 1011, 1025
DECT-Telefon 18, 193 ff, 226 ff, 231 ff, 238 ff, 243, 247, 252 ff, 275, 281, 309, 348 ff, 356, 358 ff, 393, 398 ff, 445, 453 ff, 462, **477** ff, **479** ff, **482**, **483** ff, **487** ff, **488**, **489** ff, **491** ff, **494** ff, **495** ff, 497 ff, **499** ff, 500 ff, **503** ff, **504** ff, **505** ff, 522 ff, 529, 542, 560, 561, 580, 609, 611, 618, 619, 623, 643, 644, 665, 666, 667, 668, 702, 764, 858 ff, 905, 921, 1010, 1011, 1013, 1015, 1028
DECT-Babyphon **482** ff, **506** ff, **507** ff, 510 ff, 511 ff, 513, **514** ff, 515 ff
Defibrillator 256, 745
De Iuliis, Dr. Geoffrey 238
Delphin 737, 740, 776, 867, **883**, **893**, **902** ff, 911, 934, **983**
Demenz 136, 231, 283, 300, 360, 656, 649
Denshi, Prof. Riken 857
Depression, depressiv 23, 26, 33, 35, 66, 111, 128, 135, 138, 243, 245, 285, 300, 325, 326, 332 ff, 351, 360, 363, 422, 436, 490, 544, **550** ff, 553, 560, 581, 608, 621, 622, 646, 666, 679, 687, 885, 907, 917, **919**, 931, 933, 965, 978, 994, 1011, 1015
Dertinger, Prof. Hermann 183
DeTeMobil 378, 390
Dethlefsen, Thorwald 669
Deutsche Bahn 21, 176, 188, 303, 428, 646
Deutsche Gesellschaft für Akustik 886
Deutsches Ärzteblatt siehe Ärzteblatt
Deutsche Umwelthilfe DUH 953 ff, 955 ff
Dezibel dB (Schall) 353, 470, **882**, 883, 884, **886** ff, **888** ff, **890** ff, **894** ff, 899, 901, 902 ff, 904 ff, 908
DGUHT Deutsche Gesellschaft für Umwelt- und Humantoxikologie 355, 976, 1011
Diagnose Funk 247, 306, 309, 340, 361, 371, 424, 544, 621, 631
Dichlofluanid 980
Dichlorvos 799, 981
Diesel, -abgase, -ruß 126, 163 ff, 165, 166 ff, 279, 906, 983, **1006**, 1025, 1026
Dietz, Prof. A. 792
Die Welt, Die Welt am Sonntag (Zeitung) 213, 259, 367, 384, 484, 541, 800, 902, 903, 929, 945, 946, 954, 955, 956
Die Zeit (Zeitung) 248, 275, 414, 484, 627
Differenzströme 86 ff
auch Fehlströme, Ausgleichsströme und vagabundierende Ströme
Diffusion, diffusionsfähig 50, 450, 704
Digital 202 ff
Mobilfunk **202** ff, 394
Fernsehen DVB-T **541** ff
Radio DAB-T **541** ff
Telefon DECT **479** ff
Smart-Techniken **595** ff
Uhr 94, 169, 172, 179, 186
WLAN **455** ff

Diktiergerät 95, 287, 728, 749, 759
Dimmer 21, 31, 49, 70, 86, 94, 146, 601,
605, 928, 943
Dimpfel, Prof. Wilfried 206
DIN/VDE 25 ff, 27, 29, 47, 65, 68, 70, **99** ff,
162, 399, 641, **710**, **758**, 1009, 1010
Dioxin 634, 977, 979, 983
Diözese 319, 806
Dirty Power, - Electricity 70, 94, 372, 601,
763 ff, 771, 924, 928, **942** ff, 972 ff
siehe auch Oberwellen, Harmonische
Disse, Prof. Jörg 310
dLAN 55, **473** ff, 545, 603, **604** ff, 617
DNA, -bruch, -schaden 138, 149, 215,
220 ff, 236, 238, 264, 277, 290, 299, 338,
351, **413** ff, 463, 490, 590, 614, 621, 644,
649, 651, 653, 654, 661, 795, 1005
D-Netz 194, 196, **202** ff, 204 ff, **209** ff, 220,
264, 266, 295, 296, 301, 319, 328 ff, 330,
338, 345, 380, 401, 403, 407, 428, 453,
458, 525, 628
siehe auch Mobilfunk, GSM
Dobson, Prof. Jon 134
Dolk, Dr. Helen 547
Dosis (Radioaktivität) **812** ff
Doyon, Prof. Paul 236
Drasch, Prof. Gustav 939
Dreck, -schleuder, Dreck im Netz, Dreck
im Licht, Elektrodreck 282, 395, 452,
676 ff, 588, 680, 745, 787, 942, 943,
950, 973, 1006, 1026
siehe auch Oberwellen, Schmutz
Drost, Prof. Rudolf 439
DSL 295, 418, 598, **600**, **603**, **605**, **617**
Duisburg, Duisburger Modell 161, **314** ff,
320, 328, 736, 799, 854, 860, 1008
Durrer, Markus 942
Düsseldorf 36, 39, 42, 54, 105, 137, 163,
176, 256, 259, 262, 270, 294, 295,
305, 319 ff, 329, 330, 332, 335, 336,
345, 391, 445, 458 ff, 570, 580 ff, 628,
646, 667, 681, 686, 749, 750, 782, 796,
798, 807, 824, 842, 860, 865, 867, 871,
890, 897, 899, 900, 974, 997, 1000,
1001 ff, 1004, 1007, 1009, 1016 ff
DVB-T Digital-Fernsehen 402, **543** ff, 544 ff
Dynamic Lighting 967

E

Eastlund, Dr. Bernhard 583
Eberhardt, Dr. Jacob L. 229
Ebner, Dr. Guido 702
E-Bomben, E-Waffen 142, 325, 432, 436,
530 ff
eBook, -Reader **287** ff, 969, **975**
E-Care **613** ff
Echolot 583, **902** ff
siehe auch Sonar
Eck, Gerhard 424
Eckel, Prof. Heyo 222, *300*, *345*, *618*, *661*
Eco, -Modus (DECT, WLAN) 472, **499** ff,
500 ff, **503** ff, 510, **513** ff, 515, **635**
Ecolog-Institut 102, 220, 300, 311, 415,
435, 463, 468, 649

ECRR European Committee of Radiation
Risk 790
Edelgas 777, 783, 813, **821** ff, 825, 923
Edelstahl 404, **725**, 760, 770
siehe auch Stahl
Edenkofer, Prof. Ottmar 944
Eder, Dr. Heinrich 929
Eder, Konrad 199
EDGE (GSM-Mobilfunk) 295
Edison, Thomas 84
EEA Europäische Umweltagentur **217** ff,
222, 361, **461** ff, 650
EEG Elektroenzephalogramm 25, 36, 47,
99, 162, **204** ff, **206** ff, 210 ff, 230, 248,
251, 264, 267, 272, 273, 277, 317, 329,
347, 351, 352, 354, 364, 365, 369, 421 ff,
460, 468, 480 ff, 489, 490, 503, 519, 644,
648, 651, 653, 654, 657, 680, 736, 859
Effektleuchte 64 ff, 68, 163
Eger, Dr. Horst 311, *363*, *484*
Egger, Prof. Matthias 128
EHF Extreme High Frequency 536 ff
EHHI (Environment and Human Health
Incorporated) 217
Ehlers, Dr. Christoph 258
EHS Elektrohypersensibilität **371**, 372
siehe auch Elektrosensibilität
Eickmann, Prof. Thomas 361 ff
Eidechse, Echse **114** ff, 441, 1029
Eingangsleistung 400 ff
Einstein, Prof. Albert 669
EIRP (Strahlungsleistung) 400 ff
EKG Elektrokardiogramm 25, 47, 100, 102,
103, 162, 258, 282, 365, 369, 463, 490,
613, 679, 680
Elektrizität 16, 18, 28, **44** ff, 57, 60, 68, **80** ff,
99, 116, 117, 118, 121, 123, 130, 137, 186,
205, 555, 595, 672, 690, 752, 826, 879
-werk 22, 66, 90, 91, 104, 116, 147, 148,
159, 162, 174, 175, 183
-wirtschaft 63 ff
-zähler 604
Luft- siehe Luftelektrizität
Elektroakupunktur EAP, EAV, Vega,
Bio-Resonanz, Bicom, Mora, Prognos...
181, 272, 273, 847, 858, 859
Elektroallergie **104**, **116**, 372
Elektroauto, -fahrzeug **167** ff, 169, 173,
186, 190, 595, **771**
Elektrobett, elektrisch verstellbares Bett
20, **41** ff, 79, 97, 148, 560, 727
Elektrogeobioskopie 847 ff
Elektroinstallation **19**, 37, **38**, 40, 51, **54**,
58 ff, 62, 64, **84** ff, 102, **118**, 120, 126,
128, 137 ff, **145** ff, **146** ff, 205, 447, 450,
473 ff, 562 ff, 568, 604, 761, 763 ff, 928,
942, 1009, 1015
Elektronik 21, 28, 47, 49, **55**, 63, 70, **84** ff,
94, 97, 146, **163** ff, 167, **171**, **172**, 198,
214, 255 ff, 289, 341 ff, 400 ff, 483, 487,
508, 512, 517, 564 ff, **595** ff, **608** ff, **613** ff,
634, 679 ff, 682 ff, 710, 745, 762 ff, 899,
911, **922** ff, **928** ff, **929** ff, 934, 938,
942 ff, 950 ff, 962, 964, 970 ff, 975
Elektronikmüll, -schrott 541, 589, **634**, 1025

Elektronische Pille, Verhütung   237, 703
Elektroschweißen   722
Elektrosensibel, -sensibilität   16, 31, 40,
   102 ff, 108, 140 ff, 182, 239, 248, 279 ff,
   293, 355 ff, 360, 361, 365, **369** ff, **373** ff,
   390, 474 ff, 490, 494, 582, 604, 615, 632,
   693, 718, 949, 988
Elektrosmog   16, **109** ff, **120** ff, **124** ff,
   148 ff, **161** ff, **163** ff, **278** ff, **373** ff, **375** ff,
   507 ff, **563** ff, 598 ff, **627** ff, **648** ff, 880,
   892, **928** ff (und so viele Stellen mehr)
   -verordnung   25 ff, 27, 30, 41 ff, 65 ff, 68,
   70, **99** ff, 100 ff, 121, 125, 128, 159,
   161, 162, 174, 175, 176, 177, 180, 198,
   206, 265, **297**, 304, 350, **351** ff, 388, 398,
   435, 496, 509, 546, 551, 554, 567, 578,
   582, 626, 630, **632** ff, **639** ff, **647**, **648** ff,
   704, 710, 775, 820
Elektrostatik   124, 125, 628, 645, **672** ff,
   728, 752, 826, 860, 867, 878, 988, 1015
Elektrotechnische Kommission   28
Elektrowecker, Radiowecker   26, 44, 46,
   48, 91, 93, 99 ff, 107, 112, 125, 138,
   147, 148, 161, 162, 170, 174, 212, 231,
   263, 560, 568, 847, 1010, 1014
Elvidge, Prof. Chris   974
Embryo, -schädigung   28, 130, 137, 173,
   196, 237, 239 ff, 299, 325, 622, 649
EMF-Sachverständige (IHK München)   635
Emitter zur "Entstörung"   178, 180, 181,
   277, 472, 866
   siehe auch "Entstör"produkte
EMV Elektromagnetische Verträglichkeit
   47 ff, 233, 315, 601, 680
Energiesparlampen   21, 55, **62** ff, 64, 70,
   79, 86, 94, 107, 113, 147, 169, 402, 429,
   509, 569, 580, 598, 601, 616, 623, 626,
   656, 660, 663, 664, 776, 911, **922** ff,
   927 ff, **945** ff, **960**, **961** ff, 963, 965 ff,
   967 ff, 969, 970 ff, 1006, 1012, 1026, 1027
Energiewende   **92**, 632, 660, 661, **776**, 820,
   900 ff, **1026** ff
Energy-Box   616
E-Netz   194, 195, **202** ff, 204 ff, **209** ff, 210,
   264, 295, 296, 319, **326** ff, 329, 330, 337,
   338, 345, 387, 396, 403, 407, 409, 419,
   421, 453, 458, 525, 542, 578, 643, 668
   siehe auch Mobilfunk, GSM
England   17, 92, 133, 226, 309, 354, 390,
   404, 421, 422, 439, 548, 595, 697,
   775, 788, 904, 906
   siehe auch Großbritannien
Entacher, Prof. Karl   463
Entfeuchter, -tung   **526** ff, 556, 894, 993,
   1002
Entgiften, -tung   251, 374, **375** ff, **558** ff, 622,
   693
Entladen, -ung   47, 259, **673** ff, 675, 680,
   683, 685, 696, 705, 706, 730, 946, 967
Entmagnetisieren, -ung   **725** ff, 761, 771
"Entstörung" von Elektrosmog, Störzonen...
   6, **177** ff, 240 ff, 267, **271** ff, **471** ff, 535,
   626 ff, 732 ff, 837, 861 ff, **864** ff, 878
   "Entstör"produkte wie beispielsweise
   Absorber, Achat, Alufolien, Amulette,
Antennen, Armbänder, Armbanduhren,
   Aufkleber, Beamer, Bergkristalle,
   Biochagie, Biogeometrie, Bionik, Biophon,
   Biophotonen, Bioplasma, Biotensor, Blei,
   Bodyguard, Brechstange, Buchsbaum,
   Buster, Chips, Clips, Dämpfungsglieder,
   Decken, Dinkelstroh, Disketten, Dosen,
   Duftlampen, Edelsteine, Emitter,
   Energiegitter, Energiehüllen,
   Environtologen, Feldausgleicher,
   Feldprozessor, Feng-Shui, Fernmutung,
   Folien, Gartengestaltung, Gebete,
   Generatoren, Gläser, Glasstein, Glocken,
   Granulate, Haarefärben, Handauflegen,
   Harmonizer, Henkelkreuz, Hornkamm,
   Hufeisen, Hüte, Interferenzsender,
   Kästen, Karten, Kegel, Keile, Ketten,
   Kinesiologie, Kinöopathie, Kohletabletten,
   Kompensatoren, Korkplatten, Kräuter,
   Kristalle, Kugeln, Kupferschlingen,
   Kuppeln, Laken, Magnetausgleich,
   Mandala, Mantra, Marmorquader, Master,
   Metallscheiben, Module, Münzen,
   Neutralizer, Nuklearrezeptor, Ordner,
   Organoschutz, Pad, Pendel, Pflanzenöle,
   Photonenmatten, Plaketten, Platten,
   Plasmaausleiter, Polarisator,
   Positivdenken, Protektor, Prozessor,
   Pyramiden, Quarze, Radionik, Rays,
   Rayaways, Regulator, Resonator,
   Rosenquarz, Salzkristalllampen,
   Schaumgummi, Schutzantennen,
   Schwingkreise, Schwingfeldmodule,
   Speckschwarten, Sphärenklänge, Spiegel,
   Spiralen, Sprays, Stäbe, Stabmagnete,
   Stangen, Stearinkerzen, Stecker, Steine,
   Sterne, Sticks, Stoffbeutel, Strahlungsfilter,
   Tachyonen, Tesla-Uhren, Torf, Trapeze,
   Transformer, Triangel, Weihwasser,
   Wirbelsysteme, Wolldecken, Yoga...
Environmental Health Center   103
Environtologen   178, 868
Enzym(e)   135 ff, 149, 236, 370, 654, 744,
   995 ff
E.ON   597, 599, 646, 789
EPA US-Umweltbehörde   27, **29**, 100, 126,
   129, 130, 175, 353, 661, 663, 827, 982
Epiphyse   siehe Zirbeldrüse
E-Plus   siehe Mobilfunk
Erbgut, -schaden   221, 222, 223, 235, 247,
   316, 386, **413** ff, 481, 496, 533, 534, 585,
   662, 795, 797, 799, 800, 807, 833, 980,
   983
Erdbeben   109, 429, 584 ff, 783, 840, 842,
   857, 867, 899, 901, 907
   -früherkennung   840, 857
Erde (Planet)   17, 61, 117, 187, 192, 342,
   394, 431 ff, 433 ff, 536, 553, 554, 555,
   556, 583 ff, 587 ff, 620, 629, 661, 668 ff,
   670, 676, 719, 742, 746, 775, 777, 808,
   826, 836, **837** ff, 877, **879**, 901, 903,
   1024, 1025, 1026, 1027
Erde, Erdung (technisch)   7, 10 ff, **19** ff,
   30, 32, 38, 42, 46, 48, **50** ff, **51** ff, **55**, **56**,
   59, 60, 69, 79, **86** ff, 89, 109, 137, 143,

146 ff, 450, 452, 474, 522 ff, 564, 604, 680, 682 ff, 706, 718, 922, 943 siehe auch Erdkontakt, Erdpotenzial, Schutzleiter
Erde, Erdboden, Erdreich 8, **92**, 329, 425 ff, 447, 556, 562, 624, 705, 721, 774, 775, 776, 821, 823, 828, 877, 898, 899, 901, 906, 991
Erdkabel, -leitung, -versorgung 8, 53, 84, 87, **88**, 89, **92**, 102, 108, 109, 110, 111, 114, 144, 156, 157 ff, **158**, 160, 476, 600 ff, 729, 751 ff, 775, 892
-kontakt 10 ff, 20, 30, 54, 674, 682, **696** ff, 704, 800 ff
-potenzial 42, 50, 52, **55**, **56**, 564, 685
Erdmagnetfeld 17, 61, 96 ff, 117 ff, **118** ff, 175, 177, 185, 283, 443, 451, 579, 703, **719** ff, 721, 724, 725, 729, 733, **734** ff, 736, **737** ff, **740** ff, 742 ff, 744, 746, 758, 760, 761, 768, 769, 770, 771, 775, 776, 797, 800, 837 ff, 839, **840** ff, 864 ff, 872
Erdstrahlung 271, 275, 276, 472, 808, 811, 826, **837** ff
Erhardt, Dr. Werner *634*
Erkrath-Hochdahl (Gymnasium) 252
Erledt (Österreich) **380** ff
Erythrozyten 312, 327, 386, 741
Erzgebirge 821, 825
Eskov, Prof. E.K. *393*
Espuny, Taradellas *961 ff*
Ethernet 472, 598, **600**, 602, **603**, 610, **617** siehe auch LAN
Eugster, Prof. Jakob *857*
Euratom - Atomgemeinschaft 828
EU Europäische Union 29, 219, 220, 290, 299, 342, 354, 370, 461, 529, 545, 595, 604, 606, 633, 649, 650, 651, 660, 663, 667, 785, 796, 827, 828, 891, 918 ff, 926, **927** ff, 934, 937, 939, 940 ff, 944 ff, **945** ff, 951, 954, **955**, 956, 961, 963 ff, 966, 1012, 1026
Europäisches Parlament 104, 134, 149, 219, 225, 226, 236, 241, 265, 266, 298, 299, 300, 310, 338, 341, 343, 345, 346, 364, 371, 649, 941, 946, 966
Europarat 252, 365, 371, 405, 467, 483, 620, 650
-Norm, -Richtlinie 29, 342, 487
-Projekt, -Studie 221, 370, 410, 413, 415, 770
-Umweltagentur **217** ff, 222, 340, 354, 361, 415, **461** ff, 649, 650, 660 siehe auch EEA
Euromessage 428
Euro-Signal **377** ff
Evolution 197, 203, 477, 578, 670, **700** ff, 734, 1031
E-Waffen siehe E-Bomben
E-Werk **22**, 99, 124, 159, 174, 567, 1009 ff
Eysel, Prof. Ulf *929, 930*

F

Fachhochschule siehe FH, Universität

Fallbeispiele 8, 18, 20, **32** ff, 44, **105** ff, 115, 200, **269** ff, 282, 296, 316, **326** ff, 335, 419, 428, 432, 448, 467, 622, 623, 640, **686** ff, 691, **748** ff, 758, 768 ff, 979, 981, 1007, 1009, 1020
Elektrische Wechselfelder **32** ff
Magnetische Wechselfelder **105** ff
Funk Handys 258 ff, **269** ff
Basisstationen **326** ff, **377** ff
Richtfunk **427**
WLAN **464** ff, **469** ff, 605
dLAN **474** ff
DECT-Telefone **491** ff
Wetterstationen **523**
Alarmanlagen **524**
Amateurfunk **525**
Rundfunk **543** ff, **544** ff
Elektrostatik **686** ff
Magnetostatik **748** ff, **774**
Photovoltaik **764**
Geologische Störungen **859** ff, **871**
Schall, Infraschall, Ultraschall, Vibration **774**, **891**, **894** ff, **897** ff, **906** ff
Licht **949**, **958**
Sonstige Fallbeispiele **165** ff, 550 ff, 432, 553 ff, 728 ff, **1001** ff, **1003** ff, **1007** ff, **1016** ff
Auswahl Fallbeispiel-Namen:
Abel, Ulli (Köln) *333*
Abt, Peter (Düsseldorf) *333*
Altenweger, Josef (Schnaitsee) *378 ff*
Bernhard, Familie (Hombrechtikom) *493*
Bess, Nancy und Bruce (Flagstaff) *687 ff*
Bley, Gerda (Wehrheim) *333*
Bücher, Tobias (Haibach) *332 ff*
Cezari, Nino (Duisburg) *161*
Debus, Bernd (Dortmund) *492*
Dierhoff, Deborah (Düsseldorf) *749 ff*
Eix, Gabriele (Wehrheim) *333*
Escher, Edith (Köln) *751 ff*
Gollers, Helga (Schwalmtal) *492*
Jeanjon, Familie (Frankreich) *324 ff*
Köster, Achim (Büttgen) *110*
Kuhn, Wolfgang (Neuss) *105 ff*
Lesemann, Gerda (Rommerskirchen) *110*
Liedgens, Johannes und Elke *752*
Opel, Bernd (Wuppertal) *42*
Prieske, Gisela (Karlsruhe) *162*
Sander, Sara (Düsseldorf) *332*
Schäfer, Familie (Ratingen) *326 ff*
Schmitt, Josef (Weilersbach) *308 ff*
Schroffenegger, Melanie (Bruneck) *35*
Schumacher, Eduard (Wallerhausen) *337*
Seitz, Dr. Jürgen (Seeshaupt) *165 ff*
Sohn, Thomas (Düsseldorf) *686*
Vollert, Maria und Alois (Locham) *551*
Vogel, Andreas (Heiligenhaus) *161 ff*
Volz, Nico (Starnberg) *35 ff*
Weissenbach, Helmut (Schwifting) *465*
Well, Kirk (Marin County) *34*
West, Gabriele (Köln) *686 ff*
Willems, Sabine (Krefeld) *491 ff*
Wolters, Marco (Saerbeck) *331 ff*
Zarafu, Ruth (Ratingen) *330*
Zoth, Ulrich (Lohra) *308, 634*

Faraday, -käfig 60 ff, **376**, 394, 533, 540, 679, 904
Farbe (Licht) 141, 247, 932, 974
Farbeindruck (Licht) **922** ff, **932** ff, 950, 958, 967, 970
-spektrum 204, 917, **920** ff, **922** ff, 927, **930** ff, 932, 970
-temperatur 931, **967**, 969, 970
-verteilung 931, 970
-wiedergabe **920** ff, **922**, 924 ff, 927, **931** ff, 945, 970
siehe auch Licht
Farben, Anstriche **50** ff, 54 ff, 56, 112, 448, 450, 465, 608, 685, 704 ff, 976, 982, 984, 985 ff, 987, 991, 992, 1000, 1002 ff
Favre, Prof. Daniel *393*
Fax 49, **68**, 97, 183, 378, 483, 498, 517, 549, 563
FDA - Food and Drug Administration 215 ff, 246, 254, 299
Federkern, -matratze 7, 20, 53, 110, 452, **722** ff, 726, 734, 737, 741, 748, 749, 751, 759, 761, 768, 769, 842, 843, 844, 847 ff, 849, 859, 865, 987, 988, 991, 1005
Fehlgeburt, Früh-, Tot- 66, 128, 131, 173, **364**, **377** ff, **378** ff, 380, 381, **382**, 490, 650, 690, 774, 782, 908, 985, 1011
Fehlströme 84, **86** ff, **88**, 94, 102, 109, 112, 137, 144, **146** ff, 156, 159, 928
siehe auch Ausgleichsströme und vagabundierende Ströme
Fejes, Prof. Imre *235, 237*
Feinendegen, Prof. Ludwig *135 ff, 744, 800*
Feinstaub 31, 673, 675, 676, 679, 690, 695, 700, 825, 960, 988, **1006**
siehe auch Hausstaub, Partikel, Nano
Fenster, -abschirmung, -glas 50, **62**, 164, 261, 267, 281, 291, 307, 309, 319, 329 ff, 331, 332, 333, 336, 346, 396, 397, 404, 431, 434, 440, 446, **447** ff, 454, 492, 561, 563, 580, 608, 618, 662, 675, 892, 907, 911, 919 ff, 930, 932, 958, 973, 982, 991, 1007, 1013
-lüftung 675, 679, **717** ff, **822** ff, 827, 960, 985, **987** ff, 990 ff, 1022, 1028
Ferber, Markus *945, 961*
Fernbedienung 57, 106, 183, 520, **521** ff
Fernfeld 211, 571 ff
Fernseher, Fernsehen 7, 16, 21, 26, 30, 31, 43 ff, 48 ff, 51, 56, 58, 64, 68, 70, 79, 92, 93, 94, 95, 108, 112, 134, 143, 144, 157, 158, 171 ff, 177 ff, 183, 186, 257, 305, 328, 360, 488, 518, 520 ff, 534, 568, 614, 629, 640, 642, 672, 677, **685**, 704, 710, 726, 729, **751** ff, 779, 836, 882, 889 ff, 932, 968, 1009
siehe auch Bildschirm, Monitor
Fernsehsender, -wellen 191, 192 ff, **197** ff, 203, 241, 385, 387 ff, 395, 396, **402**, 427, 431, 447, 536 ff, **541** ff, **543** ff, 544 ff, **547** ff, **549** ff, 554, 555 ff, 561, 562, 580, 642 ff, 645, 669, 856, 1028
Ferraris-Zähler **616**
Ferrit, -kern, -ring **268**, 292, 505, 512, 520
Fertigparkett 698 ff

Fettgewebe 622, 662, 948, 983, 987, 1014
Feuchte, -probleme, -schaden 59 ff, 62, 104, 450, 523, 527, 556, 656, 669, 717, 822, 855 ff, 979, 987, **988**, **990**, **991** ff, **993** ff, 995, 998, 1000, 1002 ff, **1004**, 1005, 1009, 1013, 1028
Feychting, Dr. Maria *130 ff, 132*
FH Fachhochschule Berlin 932
Bern 771
Furtwangen 535
Köln 228, 965
Salzburg 463
Südwestfalen 233, 362, 496
siehe auch Universität
Fichtelgebirge 199, 200, 818, 821, 829
Fichten, -schößlinge 199, **201**, 395
Fielmann Brille 695
Financial Times (Zeitung) 409, 931
Finnland 17, 135, 263, 782, 805, 828, 879
Fische **24**, 83, 187, **700** ff, **702** ff, 744 ff, **775** ff, 784, **902**, 908, 1025, 1026
Fischer, Erich W. *73, 119, 160, 971*
Flachbildschirm 79, 157, **171** ff, 176, **685**, 704, 948, 954, **968**
siehe auch Bildschirm, Fernseher, Monitor
Flachstecker 20, 37, 58, 68, 148, 564
Flammschutzmittel 508, 933, 978, **982**, 987
Flasbarth, Jochen *886*
Fledermaus 318, **333** ff, 377, **391** ff, 650, 740, **883**, **893** ff, 901, 902, 911, 934, 971
Fliege, Jürgen *43*
Fliegen, Flieger 177, 202, 433, 586, 588, 795 ff, **797** ff, 806, 809, 811, 819, 833, 858, 885, 887, 902, 961, 991
Fliegendraht 51, 62, 332, **447** ff
Fliesen 51, 680, 681, 690, **778** ff, 805, 807, 819, 833
Flimmern, Flimmerfrequenz 63, 94, 107, **171**, 402, 454, 472, 498, 626, 663, 685, **917**, **920** ff, **922**, **923**, **924** ff, 926, 927, **929** ff, 931, 932, 934, 943, 944, 945, 947, **949**, 951 ff, 954, 956, **957** ff, 962, **964**, 968, **969**, **970** ff, 975, 1013
Floderus, Dr. Birgitta *90, 132*
Flöhe 901, **1008**
Flug 268, 738, **797** ff, 800 ff, 1031
-funk **536** ff, 554, 555, 581, 643
-hafen 194, 211, 259, 330, 396, 404, 421, 427, 434, 440, 456, 457, 458, 476, 580, 633, 681, 795 ff, 813, 819, 890, 906
-lärm 882, **886** ff
-sicherung, -überwachung 387, 433 ff, 440, 441 ff, **536** ff, 581, 586, 770 ff
-verkehr 192, 433, 440, **585** ff, 588, 799, 887, 889, 892
Flugzeug 254, **255** ff, 256, 293, 341, 429, 430, 432 ff, 439, 442, 476, 530, 583, 585, 587 ff, 797 ff, 839, 853, 915, 977
-absturz 423, 551
Focus, -TV 43, 213, 233, 255, 259, 284, 304, 319, 405, 582, 658
Fogging, schwarzer Staub 718
Folkman, Prof. Dan *222*
Forellen im Ciba-Geigy-Versuch **700** ff

Formaldehyd   115, 149, 301, 437, 453, 699,
    717, 804, 860, 977, **978** ff, **984** ff, 985,
        986, 1008, 1015
Forschungsgemeinschaft Funk FGF   209,
    211, 323, 242, 293, 414, 648, 657, 1010
Forschungszentrum Karlsruhe   183
    GKSS   789
    Jülich   736
    Telekom Darmstadt   **239** ff
    TH Aachen   417
    Umwelt und Gesundheit München   825
Fosar, Dr. Grazyna   *906*
Fragopoulou, Prof. Adamatia   *245*
Frankel, Prof. Richard B.   *741*
Frankfurter Rundschau (Zeitung) 219, 364,
    424, 429, 438, 801, 955
Frankona-Rückversicherung   368
Frankreich   17, 240, 250, **251**, 262, 290, **324**,
    325, 371, 570, 595, 600, 601, 738, 775,
    782, 785, 786, 788, 828, 842, 905 ff
Fraunhofer-Institut, -gesellschaft 429, 442,
    570, 589, 684, 887, 904
Freenet   **428**
Freiberg, Konrad   *423 ff*
Freiburg   234, 242, 250, 373, 375, 464, 628,
        954, 1006
    Mobilfunkanlage   303 ff
Freiburger Appell   356 ff, 361 ff, 485 ff, 591
Freie Radikale   24, 134, 149, 221, **235** ff, 248,
    290, 300, 490, 529, **558** ff, 649, 654, 973
Freileitung   8, **87** ff, **92** ff, 98, 109, **110**, 111,
    114 ff, 115, 117, 128, 144, 145, 156, 158,
    160, 600 ff, 628, 640, 775
Freisprecheinrichtung   253, 258, 259, 260,
    261, **267** ff, 291, **505**, 519 ff, 614
Freiwillige Selbstverpflichtung   336 ff, 408
French, Dr. Peter   *222*
Frequenz   9, 17, 19, **21**, **22**, 24, 31, 46, 60,
    65, 68, 69 ff, **70**, 80, 81, 84, 89 ff, 100,
    117, 119, 129, 136 ff, **140** ff, 141 ff, 146,
    163, 165, 168 ff, **170** ff, 171, 172, 173 ff,
    183, 186, 187, 191 ff, **193** ff, 196, 198,
    202 ff, 205, 206, 233, 241, 271, 296, 297,
    321, 328, 342, 360, 365, 388, 393, 402,
    406 ff, 418, 421, 422, **424** ff, 428, 432,
    442, 444, 446, 457, 460, 461, 463, 465,
    470, 471, 473 ff, 476 ff, 477 ff, 486, 496,
    518, 520, 521, 523, 525, 526, 528, **541** ff,
    546, 548, 555, 561 ff, 565, 569, 578, 580,
    589, 601, 603, 605, 606, 609, 610, 624,
    625, 626, 627, 633, 654, 721, 731, **743**,
    762, 764, 771, 827, 846, **876**, 880 ff,
    881 ff, **882** ff, 888, 893 ff, **894** ff, **896**,
    899, 901, 904, 906, 908, **910** ff, 917, 921,
    923, 924, 927, 929 ff, 930, 934, **942** ff,
    943, 948, 951, 957, 968, 970 ff, 975
    -band, -bereich   17, 28, 99, 169, 187, 194,
        202, 205, 387, 407, 420, 445, 447, 502,
        516, 524, 531, 535, 554, 564 ff, 605, 607,
        636, 643, **880** ff, **881** ff, 891, **894** ff,
        942 ff, 962, 971
    -fenster   **140** ff, 196
    -modulation   194
    -nutzungsplan, -übersicht   **536** ff
    -zuteilung   498, 536 ff

Freund, Dietmar   *413*
Friedrich, Gerd   *211, 414 ff, 657*
Friehe, Prof. Heinz-Albert   *495*
Frilot, Dr. Clifton   *209*
Fritsch, Manfred   *119*
Fritz!Box   483, 635
Frösche   187, 441, **740**
Fruchtbarkeit   133, **237** ff, 248, 290, 300,
    364, 463, 496, 547, 650, 879
Fruchtfliege   125, 737
Fukushima   614, 660 ff, **783** ff, 785 ff, 796,
    802, 803, 813, 820, **835**, 836, 867, 1025
Fuller, Prof. Mike   *134*
Fünfer, Dr. Ewald   *857*
Funk, -anlage, -welle   16 ff, 49, 51, 53, 64,
    150, 185, **191** ff, **648** ff, 676 ff, 725, 731,
    732, 738, 740, 761, 764, 771, 794, 839,
    881, 893, 899, **905**, 906, 917, 921, 975,
    1013, 1022 ff, 1029 ff
    -ablesung, -ablesegerät   360, 396, **526**,
        595 ff, 608 ff, 617
    -alarmanlagen   191, 193, 396, 455, 518,
        523 ff, 537 ff, 563, 1015
    -antenne   260, 266, 283, 296, 322, 335,
        343, 382, 390, 401, 406, 420, 505, 607
    -babyphon   **506** ff
    -belastung   203, 240, 248, 281, 288, 312,
        358, 359, 360, 387, 396, 421, 451, 454,
        462, 485, 508, 516 ff, 598, 616
    -chips (RFID, Smart-Tag)   **589** ff, 615
    -dienst   192, 401, 425, 536
    -finger (Seniorenalarm, Notruf)   **521** ff
    -frequenzen (Übersicht)   **536** ff
    -gerät   218, 250, 257, 305, 350, 422, 423,
        430, 459, 512 ff, 515, 525, 541, 634
    -Headset   258, 267 ff, 290, 292, 436, 505,
        506, **519** ff, 730 ff, 742
    -intensität   204, 221, 299, 346, 358, 393,
        413, 426, 510, 590
    -kanal   296, 401
    -karte (WLAN)   455, 459, 473, 564
    -lizenz   193, 347, 655 ff
    -loch   284, 373, 578
    -mast   51, 229, 301, 304, 307, 309, 313,
        320, 323, 367, 383, 388, 391, 424, 445,
        517, 561, 591, 634 ff
    -maus   275, 520, **521**, 564, 569
    -modulation   siehe Modulation
    -netz   285, 302, 362, 418, 425, 430, 468,
        476, 580, 582, 395, 402, 408 ff
    -netzwerk   228, 283, 409, 454, **455** ff, 461,
        462, 466 ff, 476, 488, 603, 607
    -ruf   326 ff, **428**, 537 ff
    -schalter   49, 96
    -schatten   201, 328, 395, 440
    -sensibel   102 ff, **369** ff
    -signal   192 ff, 193 ff, 197, 199, 202,
        204 ff, 210, 231 ff, 241, 255, 283, 284,
        289 ff, 291 ff, 294, 296, 341 ff, 360, 361,
        365, 377 ff, 388, 395, **407** ff, 410 ff, 414,
        418, 420, 431, 439, 443, 457, 460 ff, 471,
        474, 482 ff, 486, 491 ff, 493, 496, 498,
        500 ff, 511, 514, 515, 518, 522, 523, 524,
        526, 542, **544** ff, 580, 589, 599, 600 ff,
        607 ff, 609 ff, 612 ff, 614, 617, 620, 846

-spielzeug   191 ff, 285 ff, 454, 536 ff, 583
-station   289, 294, 301, 302, 303 ff, 322,
   391, 396, 397, 453, 583, 633
-stecker   57
-stille   322, 479, **500** ff
-sucht   **286** ff, 290, 419, 449, **465**, 518,
   621 ff, 624
-technik   203, 228, 284, 290, 295, 310,
   365, 407, 409, 411, 419 ff, 424, 444,
   445, 460, 462, 469, 471, 475, 484,
   486, 505, 526, 527, 544 ff, 554,
   556, 591, 676
-telefon   58, 223, 240, 253, 255, 257, 258,
   259 ff, **262** ff, 490, 510, 956, 1016
-thermometer   **523**
-turm   291, 304, 309, 311, 323, 328, 334,
   354, 379, 391, 392, 426, 445, 446, 454,
   482 ff, 496, 507, 509, 541, 549, 561,
   570, 628, 635, 640 ff
-uhr, -wecker   **522**
-wetterstation   455, 511, **523**, 526, 609
-zähler   **526**
-zelle   284, **289**, 296
Funkbewusstsein (Bürgerinitiative)   306,
   309, 424
Funkschau (Zeitschrift)   283, 419
Fußbodenheizung   42, 53, 66 ff, 79, 93, **110**,
   114, 144, 146, 156, 161, 173, 263, 641,
   673, 700, **706**, 1009
Fußfessel   **615**

G

G9-Leuchtmittel   **926**
Gabriel, Sigmar   *118, 619, 626, 648, 659,*
   663, 666, 927, 946 ff, 951, 953, 959
Gadhia, Prof. Pankaj K.   *223*
Gailhofer, Dr. Martin   *966*
Galileo (Satellitennavigation)   432
Gammastrahlung   61, 192, 221, 744, 777,
   780 ff, 790, 797, 806, 809, **812** ff, 819,
   821, 826, 848 ff, 850 ff, **855** ff
Gammawellen (Gehirn)   542
Gandhi, Prof. Om P.   *251*
Ganzheitlich(keit)   12 ff, 15, 149, 691, 879,
   988, 1011, 1018, 1019, 1020
GAP (DECT)   **479**
Garage   158, 197, 291, 305, 395, 431, 447,
   521, **727**, 750, 760, 842, 899, 926, 936 ff
Gartengrasmücke   738
Gas   198, 396, **777** ff, 822, 855, 860, 902,
   938, 946, **977** ff, **984** ff, 990, 1006, 1009,
   1020, 1025
-beton   805, 807
-entladung, -lampe   675, **946**
-herd   169, 529
   siehe auch Herd
-leitung, -rohr   33 ff, 86 ff, 87 ff, 94, 108,
   137, 146, **159**, 752, 774
-zähler   526, **595** ff, **608** ff, 660
Gates, Bill   *430*
Gateway   599, 605,606, 612
GAU   64, 377, 565, 660, **780** ff, **783** ff, **785** ff,
   796, 798, 802, 805, 819, **835**, 1026
Gautier, Dr. Richard   *228*

Gedder, Sabine   *932*
Gegenschall   **892**
Gehirn   18, 24, 25, 80, 129, 130, 136, 174,
   184, 193, 210, 236, 240 ff, 243, 244, 247,
   248 ff, 253 ff, **265**, **266**, 268, 286, 292,
   342 ff, 362, 364 ff, 375 ff, 378, 382, 385 ff,
   411, 423, 452, 460 ff, 463, 475, 519, 542,
   569, **579**, 583, 591, **614**, 619, 634, 693,
   738 ff, **740** ff, **884**, **902** ff, 909, 911, 921,
   923, **929** ff, 939 ff, 948, 966, 983, 1005
-funktion   136, 173, 209, 245, 461, 503
-leistung   242 ff
-schranke   **226** ff, 246, 351, 353, 364, 468,
   489, 503 ff, 559, 623, 643, 648, 1010
   siehe auch Blut-Hirn-Schranke
-schrittmacher   80
-ströme   47, 187, 191, **204** ff, **206** ff, **211** ff,
   272 ff, 283, 299 ff, 370, 421, **460** ff,
   480, 489, 533 ff, 687, 736 ff, 743, 930
-tumor   66, 80, 92, 105 ff, 121, 132, 136,
   162, 195, **214** ff, **223** ff, 250, 325, 339,
   345, 357, 360, 436, 438, **483**, 489, **494** ff,
   533 ff, 547, 548, 557 ff, 625, 630, 633,
   635, 647, 649, 661 ff, 723 ff, 780, 797,
   800 ff, 900
-zellen, -nerven   134, 221, **231** ff, 246, 463,
   489, 503, 504
Gehör   siehe Hören
Geldrollen, -bildung   **233** ff, 290, 443, 489,
   649, 653
Gelsenkirchen   289, 310, 497
Gen   130, 149, 216, **220** ff, 364, 631
-defekt, -schaden   191, 195, 215, 221,
   222 ff, 236, 243, 271, 414, 490, 649,
   799, 820, 856
-technik   142, 213, 247, 365, 392, 494,
   660, 700 ff, 809, 1025, 1031
-toxisch, -toxizität   **220** ff, 364, 414, 415,
   646
Genius, Prof. Steven J.   *371*
Genske, Johannes   *769*
Geoelektrik, -phon, -radar   839 ff
Geo Engineering GE   **587**
Geologische Störung, -zone   53, 720, 805,
   806, 808, 821, **837** ff, **877** ff, 1017
Geologisches Landesamt   854 ff
Geomagnetometer   877
   siehe auch Magnetometer
Geopathie   149, 851, 856, 864 ff
Georhythmogramm   **847** ff
Gerba, Prof. Charles   *244*
Gerhard, Dr. Jan   *484*
Gerichte, Prozesse, Richtersprüche, Urteile
   Inland allgemein   16, 28, 66, **174** ff, 180,
   302, 303 ff, 307, 314, 358, **365** ff, **366** ff,
   372, 382, 388, 417, **494** ff, **590** ff, 634 ff,
   647, 670, **865**, **890** ff, 892, 907, 954
   Amtsgericht Crailsheim   428
   Düren   890
   Düsseldorf   256
   Geislingen   **494**
   Hamburg-Harburg   368
   München   368
   Ratingen   **865**
   Rendsburg   890

Bundesgerichtshof	310, 320, **590 ff**, 669	Gesundheitsminister(ium)	18, 66, 104, 216,
Bundesverfassungsgericht	**174 ff**		254, 258, 324, 356, 362, 370, 379, 629,
Finanzgericht Köln	**451**		650, 788, 795, 1011
Kammergericht Berlin	**769**	Gesundheitsschuhe	678 ff, **696 ff**
Landgericht Frankfurt	**317**, **693**	Gewicht, Gewichtszunahme	137, 490, 544,
Gießen	**280**		**622**, 702, **745**, 878, 909
Hamburg	890		siehe auch Wachstum
Hannover	890	Gewerkschaft	28, 99, 797
Stuttgart	865	Erziehung und Wissenschaft GEW	**467**
Oberlandesgericht Bayern	890	Feuerwehr	423
Düsseldorf	890	Piloten (Cockpit)	**627**, **801 ff**
Frankfurt	104, 372	Polizei GdP	**423 ff**
Hamm	**412**	Gewitter	43, 61, 187, 260, 288, 578, 672,
Koblenz	891		674, 684, 687, 690, 743, 771, 1010
München	**362**	Giering, Prof. Kerstin	890
Verwaltungsgericht Düsseldorf	**335**	Gigaherz	247, 280, 310, 352, 493, **553 ff**
Freiburg	**628**	Gigaset (DECT)	**480 ff**, **500 ff**
Gelsenkirchen	**298**, 310	Giladi, Gad	957
Hamburg	**412**	Gilbert, Dr. Fred	466
Mannheim	314	Gips	20, 59, 60, 451, 779, **805**, **807**, 823
Rheinland-Pfalz	**368**	-karton, -platte, -putz	33, 50, **447 ff**, 453,
Schleswig	647		523, 562, 779, 805, 819
Würzburg	**175**	Gitternetze	6, 535, 862, **869 ff**, **877**
Oberverwaltungsgericht Lüneburg	437	Glasfaser, -kabel, -netz	360, **419**, 466, 567,
Münster	314		**570**, 600, 628, 921 ff, 969
Niedersachsen	**368**	Glasfaserarmierung, -bewehrung	**725**, 761
Rheinland-Pfalz	**368**	Glasur	**779**, 805, 807, 819, 979
Ausland allgemein	175, 223, **226**, **256**,	Gleichrichter	70, 86, 930, 938, 942
	307, 324, 425, 550, 552, **635**		siehe auch Wechselrichter
Abergavenny, England	92	Gleichspannung	50, **672 ff**, 692 ff, 703, 762
Alicante, Spanien	324	Gleichstrom	89, 645, 703, **719 ff**, **721 ff**,
Alcatel-Lucent, USA	**424 ff**		729, **762 ff**, 774, **775 ff**, **900 ff**, 920, 930,
Benajarafe, Spanien	307		949, 969
Bilbao, Spanien	324	Globalgitternetz	**869 ff**
Brescia, Italien	**226**, **494 ff**, **635**	Global Scaling	626
Bilbao, Spanien	**323**	Globalstar (Satellit)	430
Bundesgericht Schweiz	371	Glühbirne, -lampe	49, 63, 70, 84, 85, 94,
Houston, USA	91		106 ff, 119, 242, **334 ff**, 402, 429, 499,
Innsbruck, Österreich	**534**		626, 629, 663, **918 ff**, **920 ff**, **922 ff**, **925 ff**,
Lancashire, England	**423**		**927 ff**, **945 ff**, 946 ff, 947 ff, 949, 950, 951,
Madrid, Spanien	632		953 ff, **955 ff**, **957**, **958**, 959, 961 ff, **962 ff**,
New York, USA	175		967, 969, 970 ff, 972
Suhr, Schweiz	633	Glukose, -stoffwechsel	**244 ff**, 364, 930
Turin, Italien	**91**	Glykol	933, 978, **986**
Valladolid, Spanien	**323**	Gobba, Prof. Fabrizio	135
Germann, Dr. Peter	312, 359	Goeke, Prof. Johannes	228
Gertenbach, Joachim	762 ff, 971	Göppel, Jannik (Jugend forscht)	491
Geruch, Gerüche	45 ff, 544, 684, 697, 717,	Goethe, Johann Wolfgang von	748
	821, 847, 921, 924, 927, **933** ff, 962,	Universität	219, 410, 587, 933, 936, 965
	979, **986** ff	Goldsmith, Prof. John R.	436
Gesellschaft für Bioelektromagnetik	229	Gosomczyk, Prof. Johannes	806
Fortpflanzung und Embryologie	237	Gottschalk, Thomas (Wetten dass?)	963
Hals-, Nasen- und Ohrenheilkunde	238	Gottstein, Prof. Ulrich	791
Hirntumore	250	GPRS (GSM-Mobilfunk)	295, 598, 601 ff
Naturheilverfahren	865	GPS Navigation	253, 283, 287, **432**, 589,
Ökologische Forschung	944, 945		614, 615, **620**, 738, 741
Ornithologie	389, 390	Grätz, Dr. Joachim F.	909
Strahlenschutz	794 ff, 820	Gralla, Dr. Gisbert	24
Umweltmedizin IGUMED	312, 355, 356	Grammling, Josef	382
Umwelt- und Humantoxikologie DGUHT		Granit	805, 819, 824, 833, 852, 870
	355, 976, 1011	Gravitation, Gravimeter	472, 626, 839, 870
Gesundheitsamt, -behörde	15, 101, 124,	Gratze, Thomas	806
	148, 244, 246, 254, 327, 437, 567, 662,	Green, Prof. L.M.	131
	692, 693, 806, 933, 939, 1002, 1009	Greenpeace	411, 586, 662, 663, 671, 783,
	siehe auch Bundesgesundheitsamt		792 ff, 903, 927, **953** ff, 983

Greinwald, Bürgermeister 382
Greiser, Prof. Eberhard 887
Grenzwert 12, 13, 18, **25** ff, 41, 1009, 1018, 1024, 1030
  Elektrische Wechselfelder **27** ff, **29**, 64 ff, 65 ff, 70, 83
  Magnetische Wechselfelder 91, **92**, **99** ff, **100** ff, **115** ff, 120 ff, 123, 124, **126** ff, 127 ff, 159, **162** ff, 169, **170**, **174** ff, 186, 190, 1009
  Funkwellen 195 ff, 198, 206, 207, **211**, 214, 217, 220, 221, 222, 227 ff, 232, 239, 240, 241, 252 ff, 265, 290, **297**, 304, 320, 324, 333, 334, 337 ff, **339** ff, **343** ff, **345** ff, **348** ff, **351** ff, 356, 360, 362, 365, 368, **385** ff, 408, 412, 414, 416, 424, 426, 436, 437 ff, 466, 484, 495 ff, 509, 533 ff, 546, 550 ff, **554**, **590** ff, 619, 630, **632** ff, **639** ff, **647**, **648** ff
  Elektrostatik 695, **710**, 718
  Magnetostatik 742, **758**, **775** ff, 900 ff
  Radioaktivität 784, 785, 790, 794, 801, 802 ff, **810** ff, 820
  Radon **827** ff
  Schall, Brummton **889** ff, 899, **900** ff, 905, 907
  Licht 933, 940, 952 ff, **953**
  Wohngifte 976 ff, 982 ff, 984, 987, 1006
Grewal, Prof. Harsharn Singh 745
Grigoriev, Prof. Juri 240, 325
Grigoriev, Prof. Oleg 249
Gritsch, Thomas 463
Grönemeyer, Prof. Dietrich 670 ff
Großbritannien 226, 250, 372, 423, 464, 547, 613, 640, 786, 800, 828, 836, 883, 957
  siehe auch England
Großgmain (Österreich) 381
Großionen **675** ff
Grundgesetz 301, 321, 454, 1011
Grundlagenforschung 115, 169, 206, 239, 277, 321, **409** ff, 413, 474, 477, 569, 598, 658, 668, 907, 910, 955
Grundig 496
GSM siehe Mobilfunk
GSM-R Mobilfunk der Bahn 303, **428**
Gummerum, Edgar 878
GuT Gemeinschaft umweltfreundlicher Teppichboden 981
Guter Rat (Verbrauchermagazin) 928, 935, 937, 952

H

HAARP 555, **583** ff, 590, 616, 669, 676, 904
Hadlikon (Schweiz) 384
Hagenuk 266, 481, 500
Hai, -fisch **24**, 83, 342, **703**, 739, 740
Hallberg, Prof. Örjan 548
Hallo Ü-Wagen 123, 125
Halogenlampe, -licht 63, 86, 94, 143, 145, 146, 334, 897, 921, **922** ff, **925** ff, 927 ff, 931, 937, 946, 947, 950, **957**, **958**, 967, 969, 970, 973, 1013
Halogenherd, -kochzone **168**
Hamburger, Gerd 402
Hamburger Abendblatt (Zeitung) 284
  Elektrizitätswerke 162
  Gesundheitsbehörde 101
  Hafen (Radar) 434
  Mal- und Zeichenschule 932
  S-Bahn 618
Hamm, Prof. Bernd 795
Hämoglobin 312, 327
Handelsblatt (Zeitung) 393, 411
Handfunkgeräte 194, 512, **524**
Handy 16, 18, 51, 120, 127, 186, **191** ff, 193, **202** ff, 204 ff, 207 ff, 210 ff, **212** ff, **214** ff, **220** ff, **241** ff, **246** ff, **247** ff, **262** ff, **263** ff, **282** ff, **284** ff, **285** ff, **287** ff, **289** ff, **290** ff, **291** ff
-Crash 582
-Entstörprodukte **271** ff
-Headset **267** ff
-schutztasche, -hülle 267
-sender, -stationen 201, 254, **294** ff
-strahlenwerte **266** ff
-studien **215** ff
-sucht **286** ff, **465** ff
-verbot 249, 251, 252, 253, 256, 261, **262**, 269, 290, 297, 341, 359, 467, 483, 650 ff
-vertrag 192
Auto 256 ff, **259** ff
Bakterien **243** ff
Blutdruck 242
Blut-Hirn-Schranke **226** ff
Borrelien 230 ff, 246, 373 ff, **375** ff, **557** ff
EEG, Hirnströme **204** ff
Flugzeuge **255** ff
Freie Radikale **235** ff
Fruchtbarkeit **237** ff
Geldrollen, Blutkörperchen **233** ff
Glukosestoffwechsel **244** ff
Herzschrittmacher **258** ff
Hirntumor **223** ff
Kinder, Jugendliche **248** ff
Krankenhäuser 256
Krebs **212** ff
Küken, Embryos, Eier **239** ff
Melatonin **223**, 236, 246, **375** ff, 557, 622
Nerven, Neuronen **231** ff
Oxidativer Stress **235** ff
Schlaf 243
Schwangerschaft 245
Tinnitus, Höreffekte **238** ff
Handy Spezial (Zeitschrift) 182, 279
Hansson, Dr. Kjell 225
Hardell, Dr. Lennart 218, 225, 356
Harmonische **70**, 137, 942
  siehe auch Oberwellen, Dirty Power
Harmonisierung zur "Entstörung" **177** ff, **271** ff, **278** ff, 471 ff, 626 ff, **864** ff
  siehe auch "Entstör"produkte
Hartenstein, Volker 367, **385** ff
Hartmann, Dr. Ernst 851, **856**, **870** ff
Hartmann-Gitter, Globalgitternetz **869** ff
Hasendraht 308, **446** ff
Hauer, Michael **380** ff, 384
Haumann, Dr. Thomas 15, 811, 826, 976
Hauptstrahl, -richtung 307, 332, 395, 397, 427, 434, 445, 451, 458, 472, 561

Hausinstallation 51, 58, 120, 145, 157, 604, 1009
Hauskommunikation **599**, 600, **603** ff
Hausnotruf (Funkfinger) **522**
Hausstaub 37, 61, 112, 133, 656, 662, 672 ff, **673**, **675** ff, 678, **679**, 685, **686**, 690, 695, **700**, **717**, 760, 777, 789, 812, **822**, 825, 845, 939 ff, 960, 977, 979 ff, 981, 982, 987, 988, **989** ff, **991** ff, 993, **1001**, 1015, 1017
siehe auch Partikel
-allergie, -milbe 37, 112, 149, 690, 991, 1000, 1001, 1015
Haus&Energie (Zeitschrift) 972
Hautwiderstand **847** ff, 873
Havas, Dr. Magda 226, 372, 467
Hawaii (USA) 109, 185, 221, 414, 548, 746, 808, 902, 1025
-Studie (Radio, TV-Türme) **548**
Hayes, Dr. David 258
Headset 224, 258, **267** ff, 290, 292, 436, 505, 506, **519** ff, **730** ff, 742
Health Protection Agency HPA 250
Heatball, Heizbirne **963** ff
Heat-Replacement-Effect 957
Hecht, Prof. Karl 216
Hefepilze, Candida 24, 31, 39 ff, 124 ff, 236, 374, 491, 557 ff, 656, **989** ff, **994** ff, 1000, **1001** ff, 1004, **1005**, 1010
Heisenberg, Prof. Werner 768
Heißdampf 993, 999, 1002
Heizdecke, -kissen 20, 26, 30, 32, 36, 43, 44, **65** ff, 68, 79, 86, **128**, 139, 140, **145** ff, 147, 148, 163, 173, 174, 190, 263, 453, 558, 560, 641 ff, 1014
-platte (Herd) **168** ff
Heizkörper, -rohr 50, 55, 86 ff, 106, 112, 137, 159, 549, 563, 564, 680, 724 ff, 727, 760, 842, 844, 871
Heizkostenzähler, -verteiler, -ablesung 360, 396, **526**, 541, **595** ff, **608** ff, 611 ff, 617
siehe auch Smart-Techniken
Heizung 33, 42, 48, 53, 60, 79, 85, 93, 110, 114 ff, 124, 144, 147, 148, 156 ff, 161, 517, 581 ff, 679, 700, 706, 882, 895, 896, 957, 978 ff, 993, 1002
Fußboden- 42, 53, 66, 79, 93, **110**, 114, 144, 146, 156, 161, 173, 263, 641, 673, 700, 706, 1009
Heizungspumpe 157, 894, **898**
Helliwell, Prof. Robert 556
Hengstenberg, Werner 202, 491, 578, 702, 971
Henshaw, Prof. Denis 133, 826
HEPA-Luftfilter 678, **993**, 1002
Herberman, Dr. Ronald B. 217, 671
Herbrecht, Michael 201
Herd, Elektro- 53, 85, 93, 125, **168** ff, 173, 263, 275, 455, 640
Gas- 169, 529
Induktions- 21, 70, **168** ff, **170** ff, 509
Mikrowellen- 147, **168** ff, 173, 191 ff, 193, 194, 203, 236, 241, 244, 254, 271, 290, **399**, 518, 524, **527** ff, 530, 549, 555 ff, 580, 582, 583 ff, 651, 993

Hering, Prof. Peter 974
Hermann, Winfried 408
Herr, Dr. Caroline 361 ff
Hertel, Dr. Hans U. 200, 554
Herter, Wolfgang 936
Hertz, Prof. Heinrich 192, 535
Herz 17, 25, 47, 80, 142, 236, 258, 270, 375, 382, 463, 632, 680, 731, 736, 743
-anfall, -attacke, -beschwerden 32, 33, 34 ff, 39, 91, 259, 326, 328, 334, 369, 547, 646, 744, 844, 994
-extrasystolen, -klopfen 38, 464, 885
-handy 282
-infarkt, -versagen 40 ff, 98, 195, 357, 378, 497, 530, 687, **886**, 903, **915**, 933, 965, 1008
-jagen, -rasen 11, 64, 103, 111, 259, 329, 378, 470, 493, 544
-kammerflimmern 26, 40, 121, 470, 641, 645
-katheder 697, 794
-kreislauf, -erkrankung 235, 300, 313, 342, 363, 370, 440, 460, 490, 548, 550, 769, 860 ff, 885, 887, 1015
-muskel 25, 40, 68, 173, 383
-raten, - variabilität 369 ff, 463, 490
-rhythmus, -störung 103, 184, 329, 357, 371, 373, 470, 509, 728, 885
-schlag, -signal, -frequenz 139, 364, 369, 370, 422, 470, 490, 614, 890
-schmerzen, -schaden 334, 386, 544
-schrittmacher 25, 65, **68**, 80, 133, 163, 169, **173** ff, 176, 186, 198, **258** ff, 269, 270, 293, 304, 330, 341, 423, 470, 546, 550, 566, 641, 687, 734, 745, 758
Hessentag **545** ff
Hewlett-Packard 28, 201
HF High Frequency **191** ff, **536** ff
HGÜ siehe Hochspannungs-Gleichstrom
Hier&Jetzt (Zeitschrift) 375
Hildebrand, Josef 381, 384
Hillel (Rundfunksender, Israel) 547
Himmer, Harald 425
Hintergrund, -belastung, -strahlung **101** ff, 118, 327, **350**, 365, 396, 578, 645, 676, 734, 793, 796, 798, 799, 801, 808, 810, 811, 836, 840
-beleuchtung 975
Hintze, Peter 304
Hirn siehe Gehirn
Hiroshima-Bombe 786, 790
Hirschhausen, Dr. Eckart von 961
Hitze-Schock-Proteine **222**
Ho, Dr. Mae-Wan 216
Hochschule, Fach- siehe Universität
Hochspannung, -leitung 16, 18, 20, 26, 31, 41, **61** ff, 65, 68, 79, 84, **87** ff, **90** ff, **92**, **93** ff, 99, 100, 102, 117, 121, 125, 126 ff, 128, 131, 132, 133 ff, 135, 138, 148, 149, 156, 157 ff, 158, **159** ff, **175** ff, 185, 271 ff, 294, 301, 369, 404, 555 ff, 620, 628, 639 ff, 642, 661, **775** ff, **826** ff, 856, 858, 922, **1008** ff
Hochspannungs-Gleichstrom-
Übertragung HGÜ **775** ff, **900** ff

Höchstspannung, -leitung, -übertragung
632 ff, 775 ff, 1027
Hocking, Prof. Bruce 547
Hoden, -krebs 132, **238,** 240, 460, 796
Hoffmann, Helmut 335
Hofgärtner, Dr. Franz 258
Höhenstrahlung 793, **797 ff,** 800, 801, 808
Höhn, Bärbel 335
Holland 111, 285 ff, 410, 595, 600, 775, 905
siehe auch Niederlande
Holz 20, 50, 54, 59, 60, 63, 106, 200, 405, 447 ff, 556, 562, 578, 669, 678, 681, 684, 688, 699, 704, 705, 752, 760, 764, 782, **805,** 843, 978, 982, 983, 984, 989, 991, 1003, 1008, 1024, 1028
-bett 19, 108, 759
-balkendecke 59, 806, 807, 896, 1013
-blockhaus 782, 785, 805, 844
-haus 34, 54, 59, 61, 427, 443, 447 ff, 562 ff, 580, 601, 612, 679, 687 ff
-kugel ("Entstörung") 180, **271 ff**
-lattenrost 37, 723, 759
-schutzmittel 15, 104, 115, 175, 196, 301, 437, 453, 560, 660, 662, 700, 976, **978** ff, **980,** 983, 987, 989, 1006, 1008, 1009, 1012, 1015, 1017, 1028
-versiegelung 54
Holzkirchen **550** ff, 553
HomeRF 455 ff
Homo sapiens 670, 790, 1031
Honisch, Norbert 303, 333, 387, 464, 502
Hönl, Prof. Robert 535
Honselmann, Prof. Gerhard 120 ff
Hopf-Seidel, Dr. Petra 586 ff
Hören, Gehör 9, 17, 108, 141, 195, 197, 202, **238** ff, 257, 268, 283, 391, 392, 519, 578, 631, 634, 706, 880 ff, **881** ff, **882** ff, **884** ff, 885, **886** ff, 888, 891, 892, **893** ff, **894** ff, **895,** 898, **901,** 902, **904** ff, 907, 908, **911,** 917, 934, 970 ff
Hörgerät 257 ff, 327, 341, 487, **635,** 891
Hörschaden, -problem, -sturz 300, 351, 377 ff, 649, 665, 885, 887, **891** ff, 1014
siehe auch Tinnitus
Hörschall **880** ff, **881** ff, 893, 894
siehe auch Luftschall und Schall
Hormon 30, 90, 124, 133, 149, 171, 173, **220,** 236, 237, 238, 259, 364, **376,** 468, 487, 489, 508, 613, **622,** 642 ff, 646, 693, 885, 918, **919,** 930, **965** ff, **972,** 996, 1014, 1025
Melatonin 23, 24, 124, 127, 131, 132, 138, **139** ff, 223, 312 ff, 385, **558,** 642, 738, **919, 932** ff, 965 ff
-störung 26, 66, 84, **115,** 121, 187, 191, 195, 265, 300, 311, 326, 329, 370, 381, 385, 519, 619, 622 ff, 636, 665, 743, **886,** 890, 917, 931 ff, 965 ff, 1011, 1015
-system 46, 138, 316, 338, 351, **481,** 976
Hotspot 192, **421,** 455 ff, **457** ff, 461, 468
Housen, Prof. Bernhard 745
Hug, Prof. Otto 856
Huber, Erwin 384, 408
Huber, Josef 552
Huber, Dr. Marcel 541
Huber, Prof. Reto 208

Huber, Dr. Wolfgang 551
Hühner, -eier, -embryo, -zucht **137,** 196, 239 ff, 299, **324** ff, 380, 391, 622, 649, 738
Hund, -gebell 165 ff, 282, 326 ff, 454, 511, 530, **622** ff, 883, 885, 890, **893,** 901, 907, 934
Hüsch, Cornel 335
Hüsch, Hans-Dieter 287
Hüttenstein 805, 806, 813, 819, 823
Hydro Québec, Hydro Ontario (Kanada) 23
Hygiene 40, 681, 918, 919, 986, 989, **990,** 994, **996, 998** ff, 1000, 1001 ff, 1004
Strahlen- 28, 64, 65, 125, 239, 905
Umwelt- 340, 353, 363
Hygieneinstitut, Uni Heidelberg 137, 196, 631
Uni London 547
Hyland, Prof. J. Gerard 422, **436,** 461
Hyperaktiv(ität) 26, 35 ff, 91, 110, 243, **245,** 332, 333, 357, 490, 590, 544, 646, 691

I

IARC (Krebsforschungsinstitut WHO) **101, 126, 214** ff, **225** ff, **626**
IBM 28, 852
IBN 12 ff, 119, 306, 377, 486, 648, 778, 855
siehe auch Institut für Baubiologie
ICEMS (International Commission for Electromagnetic Safety) 250, 361
ICNIRP 27, 101, 308, **339** ff, **343** ff, 353 ff, 356, 363, 507, 534, **632** ff, 645, **758, 775** ff, 952 ff
ICO (Satelliten) 431
IGUMED Interdisziplinäre Gesellschaft für Umweltmedizin 312, 355, 356, 359, 591
IGZAB (Brummton) 905
Imker 281, **392** ff, 452, 650
-fachzeitschrift 138
Immunsystem, -abwehr 10, 20, 33, 46, 98, 104, 110, 130, 140, 149, 222, 230, 233, 235, 246, 248, 358, 375 ff, 443, 489, **557 ff,** 693, 918 ff, 972, 988, **989,** 996, 998, 999, **1000,** 1001, 1010, 1015, 1017, 1022
-defekt, -schaden 26, 135, 195, 227, **241,** 300, 548, 658, 662, 665, **990,** 994, 1011, 1016, 1031
-schwäche, -störung 38, 90, 220, 243, 246, **248** ff, **250,** 265, 293, 312, 329, 332, 338, 351, 353, 362, **373** ff, 385, 422, 436, 490, 496, 509, 619, 632, 646, 656, 700, 931, 976, 983, 991, 994, 1000, 1015, 1017
-zellen 236, 1005
Implantat 80, 283, 293, 330, 640, 641, 732, 745, 758, 797
Impuls (elektrisch, magnetisch, Funk) 31, 49, 80, 141, **172, 184, 205,** 243, **258,** 265, 283, **284,** 341, **501,** 513, 521, **523, 526,** 531, 613, **728** ff, 850, 855, 884
IMST siehe Institut für Mobil- und Satellitenfunktechnik
Indianer 629, 746, 768, 1024
Indien, indisch 12, 217, 223, 286, 393 ff, 463, 628, 634, 635, 649, 669, 735, 744, 768, 775, 786, 808, 904

Indikator-Labor 939
Indoor, -Funktechnik, -versorgung 361,
    420, 446, **454** ff, 471, 518, 542, 764, 1015
Induktion 21, **84** ff, 160, **186**, 737
Induktionsherd, -kochplatte, -ofen 21, 70,
    168 ff, **170** ff, 173, 193, 509, 529
    siehe auch unter Herd
-funk 537 ff, 643
-lampe 921
-spule 150 ff, 186, 725
Industrie 105, 116, 124 ff, 127 ff, 149, 161,
    174, 191, 198, 284, 293, 297, 301, **335** ff,
    419, 420, 465, 485, 494 ff, 555 ff, **566**, 591,
    595 ff, **621**, 623, **632**, 729, **775** ff, 852,
    886 ff, 889, 891, 897, 901, 902, 927, 930,
    931, 935, 936, 937, 941, 944 ff, **951** ff,
    954 ff, 959, 971, **976** ff, 983, **1005**, 1010,
    1018, 1020, 1023 ff, 1025, 1028, 1029
Asbest- 224, **979**
Auto- 164
Betten- 769
Elektro- 16 ff, **22** ff, **27** ff, 117 ff, 162, 205,
    417, 973
Fisch- 24
Kosmetik- 982
Kunststoff- 673
Lampen- 954, 956
Mobilfunk-, Handy- 209, 211, 214, **215**,
    218, 219, 223 ff, **225** ff, 233, 246, 248,
    296 ff, 299, 310 ff, 315, 316, 324, **335** ff,
    336 ff, 337 ff, **345**, 351 ff, 353, 354, 359,
    361, 385, 407 ff, 409, 410 ff, 414 ff, 417,
    424, 462, 486, 496, 507, 517, **532** ff, **566**,
    619, **639** ff, 644, **648** ff
Pharma- 96, 694
Strom- 124
Tabak- 224, 804
Teppich- 683
-abfälle 805, 807, 833
-abgase 134, 587, **676** ff, 717
-anlage 283, 301, 889, 974
-gips, -schlacke 779, 805, 806, 819, 823
-kartell 629, 963
-lärm **886** ff, 894, 915
-minister **632**
Infante-Rivard, Dr. Claire 131
Informationszentrum Mobilfunk IZMF 337,
    416, **532** ff
Infrarot, -licht, -fernbedienung 49, 192,
    520 ff, **523** ff, 569, 917, **918** ff, 924, 925,
    926, 927, 931, 932 ff, **965** ff, 970 ff
Infraschall 660, **880** ff, **881** ff, 882, **882** ff,
    893 ff, **894** ff, **896** ff, **897** ff, 901, **904** ff,
    907 ff, **911**
Infrasonic **896**
In-Home Display (Smart-Techniken) **599**,
    603, 604, **606**, 612, **617**
Inmarsat (Satellit) 430
Insektizid 560, 700, **979**, **980** ff
Institut (für), Institute (for)
    Arbeitsleben, Stockholm 132, 217
    Baubiologie+Ökologie IBN 13, 306, 377,
        485 ff, 648, 855
    Biochemie, Frankreich 362 ff
    Biometrie, Uni Essen 218

Biophysik, Uni Frankfurt 965
Uni Hannover 221
Uni Oviedo 324
Chemische Analytik, Delmenhorst 957
Ecolog-, Hannover 102, 220, 300, 311,
    415, 435, 463, 468, 649
Elektromagnetische Umweltverträg-
    lichkeit, Uni Aachen 620
Ergonomic, Berlin 967
Fraunhofer- 429, 442, 570, 589, 684
Friedensforschung, Stockholm 786
Geologie, Uni Edinburgh 744, 844
Uni Münster 747
Geophysik, Uni Zürich 134
Health, USA 244
Hygiene, Uni Heidelberg 137, 196, 631
Uni London 547
Kaiser Foundation, Oakland 131, 745
Karolinska-, Stockholm 90, 132, 243, 548
Katalyse-, Köln 27, 100, 119, 355, 369, 954
Kernforschung, Uni Jülich 744
Klimaforschung, Uni Karlsruhe 587
Klinische Chemie, Uni Berlin 221
Krebsforschung IARC/WHO 101
Uni Bristol 133
Uni Pittsburgh 217, 251
Lasermedizin, Uni Düsseldorf 974
Leibnitz-, Berlin 956, 974
Lichttechnik, Karlsruhe 957
Loma-Linda-, California 648
Max-Planck- 244, 587, 736, 768, 857
Medizinische Statistik, Uni Mainz 137
Medizinphysik, Uni Innsbruck 780
Mensch und Natur, Verden 364
Mobil- und Satellitenfunktechnik IMST,
    Kamp-Lintfort 273, 315, 340, 342, 488
Neurobiologie, Seattle 375 ff
Neurodiagnostik, Marbella 208, 251
Nuklearmedizin, Uni Düsseldorf 135 ff
Öko-, Freiburg 927, 954
Ökotoxikologie, Dreieich 355
Pathologie, Charité Berlin 216
Uni Heidelberg 228
Physik, Uni Valencia 363
Uni Warwick 436
TU Clausthal 934
Physiologie, Uni Heidelberg 64, 122
Potsdam- 944
Pränatale Medizin, Uni Lübeck 909 ff
Präventivmedizin, Uni Reykjavik 800
Pro-Science-, Linden 206 ff, 648
PZT, Wilhelmshaven 936
Research on Electromagnetic
    Compatibility IIREC, Graz 626 ff
Robert-Koch-, Berlin 1000
Science in Society, London 216
Sozial- und Präventivmedizin, Bern 553
Spirituelle Therapie 460
Strahlenbiologie, Uni München 794
Strahlenhygiene, BfS 65
Stressforschung, Uni Berlin 216
Technologie- und Wissenstransfer,
    FH Südwestfalen 233, 362
Technology, Uni California 24, 740
Uni Massachusetts 184

Uni Pasadena	579	Ionisierende Strahlung	386, **777**, **810**,
Telekommunikation, Berlin	216		**812** ff, 850, 853, **855** ff, **973**
Teppichforschungs-, Aachen	1010	Ionosphäre	187, 553, 554, **555** ff, **583** ff,
Tierpathologie, Uni München	379		669, 743
Toxikologie, Uni Stockholm	221	iPad	263, 282, **287** ff, 418, 420, 455, 450,
Uni Zürich	208		544, 561, 564, 570, 634, 668, 785
Umwelt-, München	621, 836		siehe auch Tablet-PC
Umwelthygiene, Uni Wien	340, 353, 363	iPhone	258, 259, 263, 286, 286, **287** ff, 289,
Umweltkrankheiten IFU, Bad Emstal			291, 432, 604, **618**, **706**
	355, 372		siehe auch Smartphone
Umweltmedizin, Uni Giessen	362 ff	iPod	47, **288**, 518, 604, 730
Verkehrsforschung, UK	260	IPPNW Ärzte gegen Atomkrieg	791
Weizmann-, Israel	221 ff	Irak	228, 325, **531**, 552, **791** ff, 981
World-Watch-	629, 879	Iridium	**430** ff, 801
Zellmorphologie, Uni Bologna	354	IRPA	27, 101
Zoologie, Uni Frankfurt	185, 363	Irvine, Dr. Helene	354
Intel	430, 614	ISDN Telefon	456, 483, **522** ff, 546
Internet	13, 66, 191 ff, 192 ff, 193 ff, 214,	Ising, Dr. Hartmut	895
231, 240, 245, 263, 266, 276, 280, 283,		ISMAEL Bodenüberwachungssystem	**770**
284, 287, 288, 294 ff, 305, 336, 360, **398**,		Isocyanate	978, **986**
406, 407, 408 ff, 416, 418 ff, 419 ff, **420** ff,		Isothiazolinon	**968**
455 ff, **461** ff, 465, 466 ff, 468, 469, 472,		Israel	80, 218, 221, 222, 226, **251**, **282**,
473 ff, 497, 517 ff, 522 ff, 541, 560, 563 ff,		307 ff, **323**, 356, 418, 436, **438** ff, **547** ff,
568, 569, 599, 605, 609, 613, 614, 617,		745, 786, 974
618, 623, 628, 632, 633, 783, 903, 917,		Italien	17, 88, **89**, 91, 134, 139, 161, 197 ff,
921, 926, 962, 973, 1013		217, 224, **226**, 250, 257, 271, 285, **323** ff,
Internetadressen www.		354, 356, 411, 430, **470**, **494** ff, 496 ff,
baubiologie.de	13	540, **549** ff, **580** ff, 595, 600, **635**, 775,
bemi.se	266	778 ff, 800, 905, 974
bfs.de	266	Itzik, Dalia	251
biosol.de	731	IZE Elektrizitätswirtschaft	63, **118** ff
buergerwelle.de	309	IZMF siehe Informationszentrum Mobilfunk	
bundesnetzagentur.de	406, 539		
der-mast-muss-weg.de	309	**J**	
diagnose-funk.org	247, 309, 361, 371		
elektrosmognews.de	310	Jakob, Hans-Ulrich	247, 352, 411, 553
funkbewusstsein.de	309	Jansen, Dirk	335
gegenwelle.de	310	Japan	12, 186 ff, 236, 242, 253, 282, 285,
gigaherz.ch	310	286, 408, 428, 429, 430, 559, 589, 614,
gladiss.de	966	648, 649, 693, 782 ff, **783** ff, 785, 788,
handymasten.com	406	796, **835**, **857**
handywerte.de	266	Jauch, Günter (Stern-TV)	43 ff, 836
heatball.de	963	Jeanjon, Familie	324 ff
kompetenzinitiative.net	309	Jessen, Dr. Carsten	252
land-sbg.gv.at/celltower	353	Jöckel, Prof. Karl-Heinz	218
maes.de 13, 83, 190, 350, 504, 510, 514,		Jod, Jodid	783, 789, 809, 850 ff, 857
619, 638, 717, 774, 835, 877, 975, 1001		Johannes, Prof. Christian	799
manufactum.de	731	Johansen, Prof. Christoffer	218
mobilfunk-bayreuth.de	310	Johansson, Prof. Olle	548
mobilfunk-lindlar.de	310	Jokela, Prof. Karl	624
mobilfunkstudien.org	361	Jovane, Prof. Luigi	745
next-up.org	310	Jugend forscht	234 ff, 238, **464** ff, **490** ff,
OurEco.net	617	491, 649, 702
puls-schlag.org	310	Junker, Jean-Claude	942
purenature.de	731	Junglinster (RTL-Sender Luxemburg)	199
telefonmanufaktur.de	731		
umweltanalytik.com	731	**K**	
umweltbundesamt.de	960		
	und Anhang	Kaali, Prof. Steven	703
Ionen, -austausch, -kanal (Körper)	22, 80,	Kabel Eins (TV)	937, 940
90, **205** ff, 349, 353 ff, 364, 625, 687, 718		Kabeldämpfung	**400** ff, 576 ff
Ionen (Luft) 45, 61, 106, 451, 672 ff, **674** ff,		Kalb, Kälber 91, **377** ff, **378** ff, **380** ff, **381**,
675 ff, **676** ff, **677** ff, 678, 679, 687,		**382**, **383**, **384**, **386**
689 ff, 709, 718, 760, 827, 831, 835, **845**,		Kalifornien 109, **148**, 232, 241, 245, 598, 608,
918 ff, 978, 979, 987, 988, 1022, 1028		612, 616, 648, 693, 853, 902, 963, 1025

Kalium 778, 802, 809, 822
Kalk 450, **769 ff**, **805 ff**, 808
-sandstein **446 ff**, 819, 823
Kalzium, -fenster, -ionen, -spiegel **129**, 136, 162, 205, 236, 349, 351, 353 ff, 919
Kamin 227, 294, 301, 303, 322, 324, **403 ff**, 405, 419, 426, 445, 476, 620 ff, 687, 821, 868, 969, 1028
Kammerjäger 663, 978, 981
Kanada 17, **23**, **91**, 104, 131 ff, 132, 226, 229, 237, 260, **265**, 371 ff, 394, **466**, 582, 588, 595, 597, 602, 607, 611, 612, 744, 780, 800, 844
Kane, Lynda 464
Kane, Robert C. 221, 415, 648
Kaninchen **209**, 383
Kappel, Selina (Jugend forscht) 491
Karim, Dr. Ibrahim 274
Karolinska-Institut 90, **132**, 243, **548**
Karstedt, Dr. Claudia 959
Karsten, HP Oliver 501
Käs, Prof. Günter 196 ff, 201, 211, 242, 246, 280, 344, 346, 379, 395, 437, 551, 554, 665
Kassel 389, 404, 470, 586
Katalyse-Institut Köln siehe Institute
Katzen, -haar, -allergie 112, 116, 207, 241, 282, **524**, 615, **622 ff**, 673, **684**, 686, 706, **740**, 752, **883**, 893, 901, 934
Kaulquappe 394
Kavitation 909
Kawaschima, Prof. Ryuta 286
Keime, Keimlinge, Keimung, Keimgeräte **80**, **230**, **244**, **375 ff**, **557 ff**, **622** 679, 695, **700** ff, 706, 745, 918, 919, 972, 993, 995 ff, 1000, 1002, **1004**, 1012, 1018
siehe auch Bakterien, Pilze
Keller, Markus (Jugend forscht) 490 ff
Kelvin (Farbtemperatur) **967**, 970
siehe auch Licht, Farbtemperatur
Kennedy, Ted 625
Kerala (Indien) 394, 628, **808**
Kern, Dr. Markus 312
Kernenergie, -kraft 142, **302**, **339**, **780** ff, **783 ff**, **785 ff**, 811, **820**, 826, 855
-forschungsanlage Jülich 744
-kraftwerk 95, **183**, 661, **780** ff, **783** ff, **788** ff, **789** ff, 798, 800, 801, 802, 810, **820**, **835**, 857
Kernspin, -tomograph (MRT) 174, **735** ff, 758, 776, 795, 839, 910, 1014
Kerzen, -licht 675, 687, 919, 922, 947, **967**
Kessel, Wolfgang 387, **433 ff**, 435, 577
Kheifets, Prof. Leeka 245
Khurana, Prof. Vini 217, 226
Kiefer, Heinrich 200
Kies, Kieswerk 805, 900
Kilimandscharo (Tansania) 322
Kind, -er 26, 30, 37, 38, 81, 91, 92, 95, 108, 135, 139, 169, 188, 214, 225, **245**, **248** ff, 259, 287, **293**, 304, **312**, 313, 315, 325, 333, 346, 352, 357, 358, 360, 362, 377, 405, 417, 422, 427, **438**, 466 ff,**468** ff, 481, **482** ff, 494, 495, **506** ff, 513, 514, 516, 524, 529, 531, 534, **541**, 550, 618, 619, 633, 634, **650**, 671, 682, **689** ff, 691, 693, 705, 764, 784, 786, 794 ff, 796 ff, 835, **879**, 883, 887, **890** ff, 896, 901, 903, **908** ff, 939, 949, 954, 964, 966, 974, 981, 984, 987, 1001, 1008, **1009**, 1011, 1012, 1017, 1024, 1028
Kinderbett 23, 35, 35 ff, 67, 129, 459, 515, 642, 701, 727, 760, 782, 806
-garten 29, 54, **91**, 100, 101, 121, **176**, **248 ff**, **253**, 290, 301, 302, 303, 304, 305, 306, 308, 314, 315, 319, 336, 343, 344, 356, 412, 434, 467, 472, **495**, 540, 642, 662, **888**, 891 ff, 982, 1003
-handy **248 ff**, **253**, **290 ff**, **293**, 359, 650
-sitz (Auto) **728**, 730, 760
-schuhe 696, 733
-spielteppich 698 ff
-spielzeug 536 ff, 891, 982
-wagen 248, 291, 293, 613, 690, **728**, 760, 768, 1011
-zimmer 12, 48, 64, 98, 102, 110, 131, 146, 161 ff, 203, 271, 315, 332, 333, 358 ff, 367, 420, 445, 459, 462, 473, **482 ff**, 484, **487 ff**, **488**, 505, **506** ff, 510, 511, 517, 524, 541, 613, 642, **689** ff, 992, 1003, **1009** ff
Kindergehirn, -hirntumor **208**, **226**, **248** ff, 437, 547
-leukämie, -krebs 16, 23, 26, **66**, 90, 101, 121, **126** ff, **127** ff, **128** ff, **137**, 138, 162, 173, 176, 250, **323** ff, **325**, 345, 351, **547** ff, 642, 647, 661, **788** ff, 791 ff, 820, **836**, 856, 1009
siehe auch Leukämie, Krebs
-übergewicht 137, **622**, 702, 745
siehe auch Gewicht, Gewichtszunahme, Wachstum
-wunsch **133**, 135, 297, 1016
Kindstod, Säuglingstod, plötzlicher 23, 67, 129, **137**, 470, **1008**
Kinney, Colin 467
Kiper, Dr. Manuel 646
Kirche(n) 262, 293, 294, 314, **315** ff, 335, 366, 419, 549, 581, 620, 624, 870, **887**
Kirchtürme (Mobilfunk) **315** ff, **403** ff, 412
Kirlian-Fotografie **163**, 181, 867
Kirsch, Heinz 778
Kirschvink, Prof. Joseph L. 579
Kleber, Klebeband 50, 54, 112, 681, 684, 697, 699, 705, 761, 934, 960, 976, **978** ff, 982, **983**, **984**, **985** ff, **986**, 1007, 1022
Klee, Prof. Wolfgang 386
Kleiderbügel 724, 759
Klein, Thomas 941, 961
Kleinionen (Luftionen) **675** ff, **676** ff, 845
Klieeisen, Dr. Michael 208, 251
Klima 111, **583** ff, **585** ff, 663, **668** ff, **675** ff, **676** ff, 684, 717, 743, 798, 827, 848, 932, 944, 963, 1030
-anlage 98, 106, 148, 164, 405, 595, 606, 676, 771, 895, 896, 927, 960, 979
-erwärmung 426, 587, 677, 1025
-katastrophe 142, 531, **555** ff, 660, 669, 1025, 1030
-schutz 928, 942, **944**, **945** ff, 953, 954, 955

-veränderung, -wandel   187, 342 ff,
    555 ff, 584, 588, 595, 743
    siehe auch Raumklima
Klinghardt, Dr. Dietrich   230, 237, 375 ff,
    557 ff, 622, 694, 945, 948
Klingler, Dr. Karl   803
Klinker   805, 807, 819
Klitzing, Dr. Lebrecht von   90, 204 ff, 209 ff,
    218, 241, 272 ff, 275, 299, 300, 327, 344,
    346, 355, 369, 386, 480 ff, 486, 508, 648,
    652, 655, 657, 737
Knasmüller, Prof. Siegfried   344
Koaxialkabel   **145** ff
Koch, Prof. Christof   24
Koch, Dr. Hellmut   241, 344
Koch, Robert   885
Koch, Roland   306
Kochen   147, 157, **168** ff, 240 ff, 435, **527** ff,
    665, 991, 993, 999, 1004, 1005
Koch-Mehrin, Silvana   946
Kodierungsverfahren (UMTS)   409
Kohl, Dr. Helmut   262, 304, 413
Kohle, Steinkohle   701, 957
  -kraftwerk   944, **957**
Kohlendioxid CO2   **183**, 227, 491, 555, 586,
    595, 635, 660, 669, 677, 679, **717** ff, 744,
    937, 798 ff, 822, 879, 937, **944**, 961, 972,
    977, 979, **987**, 988, **991**, 995, 1013, 1022 ff
  -monoxid   804, 978
  -wasserstoff   804, 977, **983** ff, 986, 990,
    1014
Köhne, Rolf   646
Köhnlein, Prof. Wolfgang   820
Kolb, Prof. Hans-Albert   221, 415
Köln(er)   41, 44, 107, 183, 255, 258, 270,
    285, 295, 305, 318, 319, 329, 330, 345,
    417, 427, 541, 570, 654, 686, 724, 729,
    751, 769, 781, 796, 898, 899 ff, 964, 1001
Kölner Dom, Domstadt   163, 319
Kompaktleuchtstofflampe   933 ff, 937, 942,
    946, 954, 957, **960**, 962
    siehe auch Energiesparlampe
Kompass, -nadel   7, 443, 624, **719** ff, **721**,
    722 ff, 724 ff, 727, 728, 730 ff, 733,
    737 ff, 740 ff, 744, 746, 748, 749, 750,
    751 ff, 758, 759, 761, 763, 776, 780, 807,
    819, 837, **840**, 842, 843, 865, 871, 1010,
    1013, 1023, 1028
Kompensation   10, 84, 87, 88, **144**, 628, 763,
    892 ff
Kompensationsanlage, Fehlstromkompen-
  sation, Gegenschall   **144**, **892**
Kompensationseffekt   87, 88, 144, **145** ff,
    156, 763, 892
Kompensation zur "Entstörung"   279
    siehe auch "Entstör"produkte
Kompetenzinitiative   306, 309, 340, 361, 390,
    393, 420, 424, 439, 484, 623, 631, 650, 654
Kompost, -haufen   958 ff, 992, 1000, 1002
Kondensator   70, 938, 982
Kondensation   991, 992
König, Prof. Herbert L.   119, 864
König, Wolfram   249, 310, 362
Kontaktlinsen   695
Kontamination (Radioaktivität)   **812** ff

Konzentrator   **599**, 601, 602, 603, 606
Kopfhörer   80, **267** ff, 283 ff, 505, 517, **520** ff,
    549, 569, 706, **730** ff, 741, 742, 745, 760
Kopfschmerz(en)   23, 35, 36 ff, 43, 44, 103,
    105 ff, 106, 107, 111, 133, 162, 165 ff,
    187, 196, 228, 229, 243, 247 ff, 270, 282,
    297, 299, 303, 311, 326 ff, 330, 331, 333,
    351, 353 ff, 357, 363, 369, 371, 373, 378,
    382, 384, 399, 410 ff, 422, 425, 427, 434,
    436, 448, 462, 464, 466, 469, 475, 489,
    491, 492, 493, 496, 525, 530, 534, 544,
    550, 604, 630, 651, 658, 665, 686, 688,
    695, 717, 718, 729, 743, 749, 750, 751,
    861, 883, 885, 907, 919, 930, 931, 933,
    949, 958, 984, 985, 1001, 1006, 1011, 1021
Kopp, Dr. Jürgen   806
Körblein, Dr. Alfred   836
Kork, -boden   37, 448, 678, **681**, 687, 698,
    699, 704 ff, 705, 710, 866, 888, 897, 983
Körperschall   **880** ff, 898
    siehe auch Schwingung und Vibration
Körperspannung   **19** ff, 32 ff, **33** ff, 34, 37,
    38, 39, 41, 45 ff, 48, 52, 53, 55, 65, 67,
    69, 71 ff, 161, 177, 626, 860, 1010
Körpertemperatur   103, 124, 613, 972, 995
Koslov, Dr. Sam   130
Kosmos   17, 18, 61, 190, 192, 583, 798, 826,
    1023
Kosmische Gitternetze   **869** ff
  Mikrowellen   61, **578**
  Strahlung   675, 768, 777, 793, **797** ff,
    799 ff, 807, 808, 810, 811, 826, 851, 855
Kosovo-Krieg   531, **791** ff
Krafczyk, Siegfried   209
Krahmer, Holger   945
Kramarenko, Prof. Alexander V.   208
Kramer, Prof. Heinrich   933
Krause, Prof. C.M.   251
Krause, Norbert   163
Kraut&Rüben (Zeitschrift)   863
Krebs, -risiko, -verdacht   6, 19, 23, 26, 66,
    80, 84, 90, 121, 122, **126** ff, **127** ff,
    128 ff, **130**, 139 ff, 173, **175**, 214 ff, **215** ff,
    220 ff, 226, 236, 248 ff, 265, 271 ff, 297,
    300, 307, 323 ff, **341**, 363 ff, 380, 529,
    558, 633, 642, 655, 664, 688, **732**, **802** ff,
    836, 997, **1008** ff, **1011** ff, 1024, 1025,
    1027 ff, 1031
  Elektrische Wechselfelder   19, **23**, 26, 31,
    33, 45, 80, 90 ff
  Magnetische Wechselfelder   **90**, 100, 101,
    126 ff, **127** ff, **128** ff, **132**, **135** ff, **139** ff,
    173, **661**, **1008** ff
  Funkwellen   191 ff, 195 ff, **212** ff, **214** ff,
    215 ff, **220** ff, **223** ff, **248** ff, **307** ff,
    316, **323** ff, 340, **341**, 351, 355, 357,
    360, **363** ff, 381, **413** ff, 422, 436,
    437 ff, 438 ff, 463, 467, 481, 483, 491,
    507, 530, 534, **547** ff, **549** ff, **550** ff, 553,
    619, 620, 647, **649**, 658, 659, 661 ff
  Elektrostatik   **688**
  Magnetostatik   741, 744, **747**, 769
  Radioaktivität   777 ff, **780** ff, **783** ff, **788** ff,
    790, **791** ff, **794** ff, 796, 797, 799, **800**,
    802 ff, **820**, 835, **836**

Radon **821 ff, 825 ff**
Geologische Störungen 844, 849, 854 ff,
856, 862, 865
Schall 885, 886, 887, 893, 901
Licht 917, 919, **933** ff, 965, 969, **973**, **974**
Wohngifte 662, 663, 976, **980** ff, 982, **983**,
984 ff, 985, 987
Asbest 115, 196 ff, 226, 339, 413, 461,
660, **979** ff, 1006
Pilze 994, 997 ff, 1000
Augentumor **218**
Blutkrebs **131** ff
Brustkrebs 23, **127** ff, **138**, 213, 271, **307**,
345, 363, 642, 732, 800
Hautkrebs 548, 626, **800**, 973
Hirntumor, Gehirntumor 66, 80, 92,
105 ff, 121, 132, **136**, 162, 195, **214** ff,
223 ff, 250, 325, 339, 345, 357, 360, 436,
438, **483**, 489, **494** ff, 533 ff, 547, 548,
557 ff, 625, 630, 633, 635, 647, 649,
661 ff, 723 ff, 780, 797, 800 ff
Kinderkrebs, -leukämie   siehe Kinder
Knochenkrebs **800**
Leukämie   siehe Leukämie
Lungenkrebs 31, 45, 115, **133** ff, 197,
806, **821** ff, **825** ff, 835, 1006
Lymphdrüsenkrebs 23, **129**, 133,
212 ff, 323
Neurozytom **224**
Ohrspeicheldrüsenkrebs **218**
Schilddrüsenkrebs 788
Strahlenkrebs **794**, 856
Krebsforschungsinstitut, -zentrum 101,
126 ff, 129, 133, 136, 139 ff, 214 ff,
225, 249, 251, 405, 626, 656, 671
Krebszellenwachstum 122, 123, **129**, 130,
138, **139** ff, 149, **216**, 217, 220, 222,
658, **741** ff
Kreuzotter **283**, 740, 1008
Krieg **141** ff, 201, 228, 325, 436, 440, 442,
477, **530** ff, 541, 553, 581, 583 ff,
585 ff, 614, 634, 643, 670, 676, 746,
774, 786, **791** ff, 819, 838, **902** ff, 906,
910, 963, 981, 1026, 1030
siehe auch Atom, Bomben, Waffen
Kröten 185, 342, 720, **740**
Krueger, Prof. Albert P. 677
Krümmel (AKW) **789**
K-Tipp Verbraucherzeitung 166, 266, 469,
508 ff, 928, 951
Kuber, Dr. Walter 237
Küchenherd **168** ff, 173, 549, 596
siehe auch Herd
Kühlke, Prof. Dietrich 535
Kühlanlage 900
Kühlschrank, -motor 48, 93, 549, 727, 760,
898, 995, 996, 997, 998, 999, 1004, 1010
Kühltruhe, -motor 93, 97, 98, 144, 157, 598,
727, 760, 906 ff, 993
Kühne, Andreas 364, 395
Kühntopp, Klaus 738
Küken, -missbildung **239** ff, 277, **324** ff,
333, 384, 391, 590, 649, 651, 657, 738 ff
Kula, Prof. Boguslaw 24, 235
Kullnik, Dr. Uwe 658, 659

Kundi, Prof. Michael 239, 311, 340, 353,
356, 363, 402, 652
Kuni, Prof. Horst 800
Kunstlicht **920** ff, 930, 961, 965, **967**, 968,
969, 972, 974
siehe auch Licht
Kunstlinse 966
Kunststoff 50, 54, 55, 106, 124, 167, 173,
267, 332, 448, 508, 662, **672**, **673** ff, 674,
677, 678, 679, **680** ff, **682** ff, 686, **689** ff,
694, **696** ff, 698, 699, **704** ff, 718, 725,
731, 759, 770, 821, 845, 849, 859, 928,
939, 944, 976, 978, 982, 985, 987, 991
Kuntze, Roland 233
Kunz, Prof. Dieter 932, 933, 965
Kupfer 725, 770, 987
-armband 178
-dach 447 ff
-folie, -gewebe, -netz, -tapete, -vlies 51,
52, 143, 332, 447 ff, 546
-rohr 987
-spirale (Verhütung) 452, 732
Kurzwelle, -sender 450, **474** ff, **536** ff,
547 ff, **549** ff, 552, **553** ff, 554, 556, 562,
583 ff, 604, 628, 643
Kuster, Prof. Niels 266
Kutz, Dr. Egbert 437
Kwee, Prof. Sianette 222
Kyba, Dr. Christoph 974

L

Lachs 579, 701, 737
Lack 662, 672 ff, 682, 705, 706, 976, 978,
982, 984, 985 ff, 987, 1005
Lady Gaga 247 ff
Lahkola, Dr. Anna 226
Laminat 263, 628, **678**, 681, 682, **699**, 701,
703, 705, **706**, 984
LAN 472, 598, **600**, 603, 617
siehe auch Ethernet
Landesgesundheitsamt NRW 1009
Stuttgart 1009
Landesregierung Bayern 388
Kärnten 363
Nordrhein-Westfalen 335, 362
Salzburg 352
Schleswig-Holstein 789
Steiermark 466 ff
Stuttgart 335
Landessanitätsdirektion Salzburg 301,
347, 352, 353, 481 ff, 508
Landesumweltamt NRW 334
Baden-Württemberg 904
Landtag Baden-Württemberg 485
Bayern 248, 301, 344, 367, 385 ff, 413,
467
Hessen 333, 389
NRW 298, 321, 667
Landwirt 91, 377, 379, 381, 382, 383, 385
Lange, Dr. Brigitte 231, 649
Langenberg, Sender **198** ff, 549
Languste 739
Langwelle, -sender 194, 281, **536** ff, 542,
554, **555** ff, 562, 580, 643

Langzeitbelastung, -einfluss, -risiko   121,
128 ff, 196 ff, 225, 297, **346**, 351, 352,
619, 620, 640, 742, 748, 777 ff, 799,
804, 976, 978
-effekt, -schaden, -wirkung   116, 206,
225, 271, 298, 345, 358, 444, 546, 631,
641, 645, 647, 659, 720, 782, 849, 856
-EKG   102
-gedächtnis   890
-gift   662, 980
-messung, -untersuchung   **101** ff, 131,
135, 152 ff, **157** ff, 438, 576, 756, **828**, 830
-studie, -test, -versuch   22, 115, 216, 354,
392, 413, 619, **659**, 909, 935, 936
Laptop   56, 79, **238**, 288, 420, 439, **459** ff,
462, 466, 526, **540** ff, **563** ff, 566
siehe auch Notebook
Lärm   31, 141, 321, 353, 413, 454, 544, 568,
588, 631, 776, 856, 880 ff, 882, **885** ff,
886 ff, **887** ff, **889** ff, **890** ff, **892** ff, 893,
894 ff, **902** ff, 905, 907 ff, 911, 919, 1028
siehe auch Schall
Laser   142, 427, 431, **973** ff
-drucker   1006
Latex, -matratze   37, 54, 681, 682, 759, 867
Lattenrost   37, 723, **759**, 769
Lautsprecher, -box, -magnet   268, 288, 377,
400, 403, 443, 494, 498, **520** ff, 525, 549,
722 ff, 724, **727** ff, 730, 734, **749**, **759** ff,
768, 771, 842, 891, 892, 896, 898, 970, 971
Lebedeva, Prof. N.N.   243
Leber, Dr. Georg   307, 412
Leber, -schaden, -werte   35, 132, 182, 235,
236, 662, 693, 799, 983, 985, 987, 1030
Lebet, Dr. J.P.   207
Leckstrahlung (Mikrowellenherd)   170,
193, 349, **399**, 524, **527** ff, 568
LCD   171, 685, 954, 968, 975
LED (Leuchtdiode)   **62** ff, 79, 94, 98, 529,
660, **921** ff, 922 ff, **924** ff, 926, 930, 943,
946, **957** ff, **964**, **965** ff, 967, 969, 973 ff
-Flachbildschirm   171, 685, **968**, 969, 975
siehe auch Licht, Bildschirm, Monitor
Leder   37, **648**, **696** ff, 978, 987
Leeper, Dr. Ed   128
Legionellen   1002 ff, **1004** ff
siehe auch Bakterien
Lehm, -haus   60, 447, 448, 451, 679, 705,
819, **824**, 991, 1013
Leichtbau, -haus, -weise   20, 54, **59**, 60, 61,
81, **447**, 449, 451, 454, 523, **562**, 580,
602, 1013
Leig, Edward   133
Leisner, Prof. Thomas   587
Leistungsanpassung, -reduzierung,
-regelung   **500**, **503**, **504** ff, 506
Leitgeb, Prof. Norbert   103, 120, 160, 229 ff,
242, 416
Lengfelder, Prof. Edmund   783 ff, 794 ff,
804, 825
Lennartz, Klaus   646
Lerchl, Prof. Alexander   219 ff, 384, 415 ff,
417, 425 ff, 468, 554, 556, 622, 657,
661, 669
Lerchl, Dr. Daniela   425 ff

Leszcynski, Dr. Darius   229, 243
Lettland   **438** ff
Leuchtstoffröhre   21, 31, 42, 49, **62** ff, 64,
68, 79, 86, **94**, 97, 98, 105, 106, **107**, 144,
147, 173, 377, 524, 525, 546, 580, 582,
601, **626**, 859, 882, 921, **922** ff, 926, 928,
930, 932, 933 ff, 935, 937, 938, 942, 943,
944, 946, 948, 949, 954, 957, 958, 959,
965, 970 ff, 972 ff, 982, 987
Leuchtziffer   **779** ff, 805, 819, 824, 835
Leukämie   16, 23, 26, **66**, 90, 101, 121,
126 ff, **127** ff, **128** ff, **129** ff, 134, **137**,
138, 162, 173, 176, **215** ff, 250, 297, **323** ff,
325, 345, **351**, 357, 423, 438, 509, **547** ff,
598, 642, 646, 647, 661, 666, **788** ff, 791 ff,
794, 820, 822, 835, **836**, 856, 1009
siehe auch Krebs, Kinderleukämie
Leukozyten   312, 741, 918
Leuschner, Udo   118 ff
LF Low Frequency   **536** ff, 703
Li, Prof. De-Kun   131, 135, 622, 745
Licht   15, 17, 31, 62 ff, 94, 107, **139** ff, 141,
157, 171, 179, 192, 202, **204**, 294, 345,
433, 446, 451, 460 ff, 476, **520**, 624, 626,
663, 665, 691, 703, 737, 747, 774, 793,
836, 838, 878, 917, **918** ff, **920** ff, 924 ff,
927 ff, 945, **963** ff, **972** ff, 1012 ff
-blitze   64 ff, 531, 672, 850, 929
-empfindlich(keit)   464, 695, 738
-einbrennzeit   924, 927, **936**
-eindruck   932, 959, 967, 970
-farbe   932, **958**, 970, 974
-farbtemperatur   931, **967**, 969, 970
-farbwiedergabe   920, **922**, **924** ff, 927,
931 ff, 945, 950, 958, 970
siehe auch Ra-Wert, Ra-Index
-flimmern, -modulation   204, 472, **917**,
920, 921, 923, 924 ff, 927, **929** ff, 945,
947, **949**, 956, **957** ff, **962**, 964, 968,
969, 970, 975
-"funk"   **569**, **921** ff
-geschwindigkeit   192, 294, 345, 530,
812, 881
-helligkeit   919, 924, 927, **934** ff, **936**,
941, 943, 947, 968, 969, 971, 974
-intensität   139 ff, 703, 971, 974
-kugel (Effektleuchte)   **64** ff
-lebensdauer   925, 927, **935**, **936** ff, 943,
944, **963**, 969
-rezeptor   569, 920, 921, **965** ff, 972
-smog, -seuche, -schmutz   569, 920, 921,
923, 927, 954, 955, 973, **974** ff
-spektrum   62 ff, 663, **917**, 918, 920,
922 ff, 924 ff, 927, **930** ff, 932, 949,
950, 951, 958, 965 ff, 967, 969, **970**
-spitzen, -zacken   923, 927, 931, 943, 970
-stroboskop   204, 206, 402, 460 ff, 543,
665, 923, 924, 930, 958
-verschmutzung   **974**
Blau-   171, 204, 737, 917, 920, 923, 924 ff,
926, 927, **932** ff, 946, 949, 955, **957**, 958,
964, **965** ff, 967, 968, 969, 972, 974, 975
Infrarot-   49, 192, **520** ff, 523, 569, 917,
926, 966, 970, 971
Laser-   142, **973** ff

Quecksilber-	**948, 968**
-dampf, -lampe	**946**, 958, 967
UV-	548, 675, 717, 810, 845, 917, 924, 926, **932** ff, 946, 971, **973**, 1001
Liebeskind, Prof. Doreen	*909 ff*
Lilienfeld, Prof. Abraham	*436*
Lindan	126, 799, 977, 979, 980, 1009
Linoleum	106, 681, 698, 699
Lipp, Prof. Christopher T.	*371*
Litowitz, Dr. Theodore	*240, 325*
Litwinenko, Alexander	*836*
Loma-Linda-University	129, 232, 241, 648
Longitudinalwellen	275, 278, **535**
Löschel, Dr. Andreas	*944*
Löscher, Prof. Wolfgang	137 ff, 213 ff, 356, 379, 386, 388, 649, 741
Lösemittel	132, 977, **978** ff, **979** ff, **985** ff, 990, 1007
Lottermoser, Dr. Marga	*412*
LTE	siehe Mobilfunk
Luft	16, **45** ff, 113, 117, 186, 202, 255, 257, 322, 474, 536 ff, 540, 554, 555, 568, 578, 581, 656, 661, 662, 673, 675, **679**, 686, 687, **717** ff, 777, 783, 797 ff, 802, 812 ff, 821 ff, 824, 825, 826, 827, 842, 879, 880 ff, 902, 917, 918, 919, 933, 940, 960, 973, **976** ff, **987** ff, **989** ff, 1001 ff, 1005 ff, 1013, 1015, 1017, 1022, 1025, 1027, 1028, 1030
-austausch, -wechsel(rate)	**717** ff, **823**, 978, 979, **985**, **987** ff, 988, **990** ff
-befeuchter, -befeuchtung	706, 910, 998, 1000, 1003, **1004**
-belastung	16, 783, 960, 986
-bewegung	672, 760, 845, 979, 987
-druck	43, 187, 523, 578, 743, 847, 979, 987
-elektrizität	17, 60, 120, 451, **672**, **674** ff, 676, 678, 679, 686 ff, 689 ff, 710, **717** ff, 777, 838, 878, 979, 987, 1030
-entfeuchter, -entfeuchtung	894, **993**, 1002
-fahrt, -verkehr	586, 886 ff
-bundesamt	255, 801
-feuchte	59 ff, 62, 399, 680, 684, 700, 744, 842, 978, 991
-filter, -reiniger	677, 835, 845, 989, 991, **993**, 1002
-ionen, ionisation	45 ff, 61, 106, 451, 581, 672, 673, **674** ff, **675** ff, **676** ff, **677** ff, 678, 679, 687, 689 ff, 700, 705, 710, **717** ff, **718**, 760, 777, 804, 827, 835, 845, 875, 978, 979, 987 ff, 1022, 1028 siehe auch Ionen
-matratze	748 ff
-messung	700, 828, 845, 895, 899, 939, 995, 1017
-partikel	822
-raum	434, 441
-schadstoffe	133 ff, 149, 440, 833, 847, **976** ff
-schall	**880** ff, **881** ff, 898 siehe auch Schall
-schiff	429
-schlauch (Headset)	**268**, 292, 520
-trockenheit	700, 706, 798
-verschmutzung	677, 745, 977
-waffe	584, 585, 961
Lüften, Lüfter, Lüftung	45, 61, 106, 675, 676, 678, 679, 687, 700, **717** ff, 813, **822** ff, 824, 825, 828, 821, 825, 895, 896, **898** ff, 906, 939, 960, 977, 984, **985** ff, **987** ff, 991, **993** ff, 999, 1000, 1001, 1006, 1013
Lufthansa	255 ff, 456, 586, 799 ff
Luukkonen, Prof. J.	*135*
Lundquist, Dr. Marjorie	*365*
Lux (Beleuchtungsstärke), Luxmeter	139, 919, 970, 971, 972 siehe auch Licht
Luxemburg	199, 905, 945
Lyle, Dr. Dan	*241*

M

MacGarvin, Dr. Malcolm	*354*
Madrid (Spanien)	177, 256, 324, 632
Magnet, Magnetismus	505, 731, **732** ff, **734** ff, **737** ff, 744, 745, **746** ff, 748
-bahn	163
-decke	177, 180, **732** ff, 759, 866 ff
-mangelsyndrom	733, **734** ff, 759 ff
-schwebebahn	**729**
-sinn	**737** ff, **740** ff
-sturm	798
-teppich, -tafel, -wand	761
-therapie	733, 736
Magnetisieren, -ung	723, 726, 750
Magnetit	134, 579, **740** ff
Magnetometer	720, 728, 729, 730, 733, 751 ff, 774, 839, **840** ff, 850, 871, 872, 877
Magnetresonanz-Tomographie MRT	174, **735 ff**, 739, 758, 776, 795, 839, 910, 1014 siehe auch Kernspin
Magnetostatik	167, 645, **719** ff, 775, 795
Magnette, Paul	*251*
Magras, Prof. Ioannis N.	*237, 547*
Maheshwari, Prof. Basant L.	*745*
Maier, Dr. Rüdiger	*243*
Main, Dr. Peter	*187*
Mainflingen (Zeitzeichen)	521, 522, 536
Mainhausen (Rundfunksender)	549
Makler	33 ff, 92, 269, 270, **366** ff, 824, 827
Makula, -degeneration	**932** ff, **966**
Malediven	470
Malin, Dr. S.R.C.	*744*
Mallorca	**440** ff, 441, 536, 540, **581**, 586, 588, **797** ff, 799, 802, 961
Manitoba (Kanada)	91
Mann, Dr. Klaus	*207, 210*
Mannesmann	202, 209, 210, 296, 303, 304, 308, 317, 382
Manni, Dr. Corrado	*257*
Mäntele, Prof. Werner	219, 300, 310, 410, 933, 936, 965
Margaritis, Prof. Lukas	*245*
Mariea, Dr. Tamara	*251*
Marinelli, Dr. Fiorenzo	*217, 354*
Marino, Dr. Andrew A.	*209*
Martino, Prof. Carlos F.	*744*
Mascarinec, Prof. Gregory	*548*

Mashevich, Dr. Maya 222
Matratze   7, 33, 37, 51 ff, 110, **452**, 563, **721**, **722** ff, 724 ff, 733 ff, 737, 742, 748 ff, 749, 750 ff, **759** ff, **769**, 782, 806, 843 ff, 865 ff, 907, 976, 982, 1000, **1001** ff, 1008, 1009, 1011, 1013, 1014
Matthes, Dr. Rüdiger 211
Mattes, Stefan (Jugend forscht) 290 ff
Mauerentfeuchtung, -trocknung   180, 276, 526 ff, 555 ff, 584
Maurer, Ingo 956
Maus (PC)   186, 456, 520, **521**, **564**, 569
Mäuse   135, **212** ff, **216** ff, 237, 238, **245**, 354, 463, 490, **547**, **622**, 649, **653**, 654 ff, 702, **739** ff, 769, 883, **893**, 901 ff, 904, 909, 934, 1005
Maushart, Dr. Rupprecht   778, 856 ff
MaxMobil 534
Max-Planck-Institut   244, 587, 736, 768, 857
Maya, -kalender 1030
Maya, Fritz 392
Mayo-Klinik (Rochester) 258, 908
Mayr, Robert 857
M-Bus   538, 598, 603, **606**, 612, **617**
McCormick, Prof. David 24
McGlade, Jacqueline   217 ff, 222, 461
MCS Multiple Chemische Sensibilität   104, 246, 374, 693, 718, 949, **978** ff, 1001
Medical Devices Agency 423
Medical Tribune (Zeitschrift)   64, 747
Medinger, Dr. Walter   275, 276, **626** ff
Medinger, Hubertus von 367
Meeresschildkröte   283, 720, **739** ff
Megaman   935, 950, 951, 952, 954, 958 ff
Mehlis, Frank 635
Meinold, Lisbeth 259
Meiser, Hans   43 ff, 162, 1015
Melatonin   23, 24, 124, **127**, **131**, **132**, **138**, **139** ff, 223, 236, 246, **312** ff, 316, **375** ff, 385, **558** ff, 622, 642, 738, **919**, 932, 933, **965**, 968, 969, 972
Menzel, Karsten 233
Mercedes-Benz   **165** ff, 166, 260, 456, 566, 614
Merkel, Dr. Angela   118, 128, 289, 297, 301, 306, 322, 342, 344, 347, 545, 587, 626, 639, 640, 644, 647, 664 ff, 787, 820, 1006
Merkel, Helmut   153, 164, 166, 167, 387, 413, 480, 546, 725 ff, 752, 841, 971
Merkur (Zeitung), Merkur Online   437, 962
Mertes, Thomas 932
Messung, Messtechnik, -verfahren   9 ff
   Elektrische Wechselfelder   19 ff, **71** ff
   Magnetische Wechselfelder   84 ff, **150** ff
   Funkwellen   191 ff, **571** ff
   Elektrostatik   672 ff, **707** ff
   Magnetostatik   719 ff, **753** ff
   Radioaktivität   777 ff, **814** ff
   Radon   821 ff, **830** ff
   Geologische Störungen   837 ff, **873** ff
   Schall   880 ff, **912** ff
   Licht   918 ff, 970 ff
   Metall   20, 34, 42, **51**, 56, **165**, 261, 433, **634**, 692 ff, **719** ff, **725** ff, 761, 774, 793, 840, 843, 857

-armierung   siehe Betonarmierung
-bedampfung (Fenster)   **62**, 309, 329, 332, 447 ff, 452 ff, **563**
-bett, -bettwäsche   41, **281**, **752**, 759, **769**, 898
-brillengestell   **729** ff
-bügel (Bügel-BH)   **731** ff
-federkern   siehe Federkern
-fliegendraht   51, 62, 332, **447** ff
-folie   60, 322, 448, 450, 451
-hülle (Faraday-Käfig)   60 ff, 376, 394
-kleiderbügel 724
-legierung (MU-Metall...)   96 ff, 105, **144** ff, 164, 727, 731, 760, 866
-möbel   56, 481, 683
-partikel, -oxide   **585** ff
-rohr   54, 56, 403
-schutzhülle, -tasche   **267**
Métraux, Christian   622 ff
Mevissen, Dr. Meike 138
Meyer-Tasch, Prof. Peter Cornelius 119
Meyl, Prof. Konstantin 535
MF Medium Frequency   536 ff
Michaelis, Prof. Jörg 137
Microsoft   80, 283, 430, 468, 471
Mierau, Dr. Manfred   15, 95, 271, 330, 31, 422, 457, 458, 733, 841, 976
Miert, Karel von 529
Mietminderung   **368** ff, 890
Migräne   26, 32, 44, 90, **107**, 133, 162, 245, 270, 357, 422, 580, 581, 646, 691, 751, 930, 978, 1015 ff
Mikrowellen, -sender, -strahlung   17, 61, 187, **191** ff, **195** ff, **197** ff, 199 ff, 200, 202, 203 ff, 207, 208, **214** ff, 223, **226** ff, 231 ff, 233, 236, **237** ff, **239** ff, 241 ff, 242 ff, 247 ff, 264, 271, 279, 281, 292, **296** ff, 330, 334, **350** ff, 364 ff, 387, 394, 395, 405, **407** ff, 421, 425 ff, 426 ff, **433** ff, **436**, 437 ff, 439 ff, **446** ff, 450 ff, 452, **455** ff, 463, 467, 475, **479** ff, 489 ff, 507 ff, 534, 537 ff, 556, 562, 569, **578**, 581 ff, 583 ff, 624, 631, **639** ff, **648** ff, 838, 899, 905, 921, 956, 1029
-herd, -ofen   125, 147, **170**, 173, 191, 193, 194, **236** ff, 241, 244, 254, 264, 290, **399**, 402, 446, 509, 524, **527** ff, 530, 549, **555** ff, 563, 580, 917, 993 ff
-hören   **238** ff, 392, **905**
-waffe, -kanone   **530** ff
Mikrozelle, -antenne   **404**, 408 ff, 429
Mild, Prof. Kjell 217
Milham, Prof. Sam 245
Militär   **142**, 191 ff, 197 ff, 228, 396, 429, 431 ff, 433 ff, **437** ff, 438, 440, **441** ff, 477, **530** ff, 536 ff, 540, 546, 555 ff, 567, 581, **583** ff, 585 ff, 640, 643, 669, 676, 791 ff, 885, **902** ff, 904, 906, 910, 916
Miller, Dr. A.B. 131
Miller, Dr. Anthony 23
Miller, Melanie (Jugend forscht) 491
Miller, Steve 464
Milosevic, Radovan   550 ff
Mineral(ien)   134, 271 ff, 529, 684, 779, 878, **897**, 819, 824, 844, 851, 853 ff, 996

Mineralfaser, -wolle 448, 888, 979 ff, 1013
Missgeburt **377** ff, **378** ff, 381, 386, 391, 531
Mitochondrien, Mitochondropathie 236,
    245 ff, 559, 932, 966
Mittelwelle, -sender 282, **536** ff, 540, **545** ff,
    549 ff, **550** ff, 554, 562, 643, 928, 943
Mobilfunk **191** ff
  E-Plus **202** ff, 210, 233, 253, **296**, 318,
    322, **326** ff, 368, 401, **407**, 408, **416** ff,
    424 ff, 532, 590, 646
  Mobilcom 413
  O2 / Viag-Interkom / Telefónica **202** ff,
    233, **296**, 302, 305, 306, 318, 324, 368,
    401, **407**, 408, 416, 418, 495, 532, 620
  Telekom / T-Mobile **202** ff, 206 ff, 233,
    239 ff, 242, **296**, 303, 306, 312, 313,
    314, 315, 317, 318, 322, **331** ff, 333, 335,
    344, 363, 366, 367, 378, 380, **407**, 408 ff,
    415, 418, 431, 437, **443**, 470, 471, 486,
    496, 500, 570, 613, 621, 623, **635**
  Vodafone / Mannesmann 202, 233, 279,
    282, **296**, 302, 303, 304, 306, 307, **308**,
    309, 317, 322, 335, 364, 368, 388, 401, **402**,
    405, **407**, 408 ff, 415, 418, 424 ff, 634
  GSM (D-/E-Netze) **191** ff, **202** ff, **209** ff,
    287 ff, 293, **295** ff, 320, 338, 347,
    348 ff, 351 ff, 360, 394, 396, 401, 403 ff,
    407, 416, **417** ff, 428, 430, 455, 536 ff,
    545, 570, 582, 601 ff, 656, 668
  LTE **191** ff, 194, 202 ff, **295** ff, 320, 338,
    348 ff, 350, 360, 396, 401, 403 ff, **407**,
    416, **417** ff, 430, 455, 536 ff, **544** ff, 570,
    582, 656, 667 ff
  TETRA 194, 202 ff, 306, 348 ff, 396,
    403 ff, **407**, **421** ff, 536 ff, **540** ff, 667 ff
  UMTS 193, 194 ff, 202 ff, 293, **295** ff,
    348 ff, 351 ff, 403 ff, **407**, **408** ff,
    418 ff, 536 ff, **544** ff, 578, 601 ff, 655 ff
  WiMAX 361, **407**, **419** ff, 427, 453, 455,
    460, 465, 536 ff, 543, 545, 660
  WLAN siehe WLAN
  -Abschirmung 50 ff, 51 ff, **281** ff, 309,
    346 ff, 367, 376, 392, 394, 397 ff, **446** ff,
    452, 453, 471, **562** ff, 608, 630 ff, 633
  -Appelle, -Resolutionen **355** ff, **360** ff
  -Basisstation, -Mast, -Sender, -Turm
    192, **294** ff, **400** ff, **403** ff, **405** ff, 406,
    407 ff, **408** ff, **417** ff, **419** ff, **421** ff, **426** ff,
    428, 429, 442 ff
  -Bürgerinitiativen **301** ff, **311** ff, **316** ff,
    321 ff, **323** ff, **411** ff, **424** ff, 495, 543 ff,
    550 ff, 553 ff
    siehe auch Bürgerinitiativen
  -Entstörprodukte **271** ff, **278** ff, **279** ff,
    471 ff, 535, 626 ff
  -Fallbeispiele Handy **269** ff
    Basisstation, Sender **326** ff
    Richtfunk **427** ff
    Satelliten 432
    WLAN **461** ff, 469 ff
    dLAN 474 ff
    DECT **491** ff, 623
    Alarmanlagen **524**
    Rundfunk **543** ff
    siehe auch Fallbeispiele

-Forschung Handy 204 ff, **206** ff, **209** ff,
    212 ff, **214** ff, **215** ff, **220** ff, **223** ff,
    226 ff, **231** ff, **233** ff, **235** ff, **237** ff, **238** ff,
    241 ff, **242** ff, **248** ff
-Forschung Basisstation, Sender **296** ff,
    311 ff, 362 ff, 385 ff, 389 ff, 409 ff,
    413 ff, **416** ff, 418, **425** ff, **648** ff
-Forschungsprogramm 310, 484, **619**,
    648, 659, 666
-Grenzwerte **339** ff, **343** ff, **345** ff, **348** ff,
    351 ff, 352 ff, 554, 590 ff, 619,
    632 ff, **639** ff, **648** ff
-Handy **202** ff, **204** ff, **206** ff, **209** ff, **211** ff,
    212 ff, **287** ff, **289** ff, **290** ff, 291 ff
    siehe auch Blackberry, Smartphone
-Konferenz (Salzburg) 237, **353** ff
-Lizenz **296**, **310** ff, 347, **408**, 411, 413,
    477, 498, **525**, 609, **655** ff
-Messprogramm **337** ff
-Modulation **193** ff, 536 ff, 542, 578 ff
-Pakt 314, **335** ff
-Partei **532** ff
-Pulsung **193** ff, **202** ff, **204** ff, 239, **241** ff,
    294 ff, **348** ff, 402, 407 ff, 409, 420, 421,
    479 ff, 542 ff
-Selbstverpflichtung **336** ff, 408
-Sensibilität 40, 102 ff, 108, 141, **239**,
    293, 360, 361, 365, **369** ff, 373 ff,
    474, 490, 494, 497, 535, 582, 604, 615,
    632, 693, 718, 949, 988
-Sucht 286 ff, 360, 419, **465**, 518, 624
-Viechereien **377** ff
Modem 183, 471, 599
Modulation 183 ff, **193** ff, 196, 198, 201,
    229, 242, 271, 321, 328, **361**, 388, 393,
    402, 409, 420, 442, 444, 475, 520, 525,
    535, **536** ff, **542**, 545, **569**, 578, 627, 636,
    654, 736, 920, 973
Molch 737
Moldan, Dr. Dietrich 447 ff, *526*, *613*
Molekül 149, **227** ff, **244**, **477**, 625, 738 ff,
    744
  Wasser- **234**, **526** ff, **527** ff, **555** ff, **583** ff,
    624, 635, **669**, 911
    siehe auch Wasser
Mongolismus 195, 808
Monitor 23, **28** ff, 58 ff, 63, 70, 99, 106, 121,
    132, 147, 156, 172, 257, 263, 288, 451,
    564, 568, 605, 617, 642, 685, 690, 698,
    710, 726, 924, 926, 927, 928, 932, 942,
    962, 965, 968, 969, 972
    siehe auch Bildschirm, Computer,
    Fernseher, PC
Monozyten 312
Monro, Dr. Jean *133, 372*
Mora 858, 859
Moratorium 306, 411, 424, 598, 612
Morbus Hodgkin 23, 129, 133, 323
Morgan, Dr. Granger *246*
Morgan, Prof. Lloyd *250*
Mosgöller, Prof. Wilhelm *354*
Mosley, Prof. John *974*
Moshav Amikam (Israel) 308
Moskau 249, 548, 549, 633, 648
  Botschaft **195** ff, **436**, 530

Moskitonetz 333, 448, 452, 690, 694
Motor(en) 17, 31, 70, 84 ff, **86**, 93, 97, 99, 131 ff, 144, 156, 163, **165** ff, **166** ff, **168**, 172, 190, 722, 726, 729, 771, 887, 888, 892, 895, 896, 902, 904, 906 ff, **1006**
-bett 32, 41, 67, 95, 97, 723, 727, 759
Motorrad 157, 212, 518, 771, 892
Motorola 209, 221, 223 ff, 244, 285, 415, 428, 430, 648
Mottenkugel, -papier 560, **663**, **981** ff, 1010, 1028
Mouritsen, Dr. Henrik 738 ff
Möwenschwärme 439
MP3-Player 80, 186, 283, 518, 520, 745, **891**
MPR siehe Computernorm MPR
MRSA-Keime, -Bakterien 244
MS Multiple Sklerose 97, **112**, 227, 230, 231, 246, 375, **492**, 949, 1024
Mühlendahl, Prof. Karl-Ernst 250
Mühlensiepen, Prof. Bernd 744
Müller, Bernd Rainer 336
Müller, Prof. Karl-Heinz 233, 362, 496
Müller, Lothar 255
Müller-Mohnssen, Prof. Helmut 663, 981
Multisystemerkrankung **246**, 360, 462, 560, 608
MU-Metall 96 ff, 105, **144** ff, 164, 727, 731, 760, 866
München 43, 255, 269, 305, 314, 367, 379, 418, 543, 552, 570, 598, 635, 674, 726, 781
-Bogenhausen 807
-Flughafen 457 ff, 890
-Forstenried 352
-Solln 366
-Schwabing 368
Munddusche 95, 996, 998, 1000
Münster 39, 111, 458, 748, 887, 898
-land 331 ff, 391, **774**, 907 ff
Dom zu **746** ff
Münzenberg, Uwe 161 ff, 163
Muqaddam, Faisal 629
Murray, Michael 224
Mururoa (Polynesien) 786
Muscheln 272, **394**, 745, 1026
Muskel, -krampf, -schmerz 11, 24, 26, 33, 38 ff, 83, 91, 103, 173, 108, 129, 131, 141, 142, 173, 195, 245, 259, 308, 329, 333, 334, 342, 370, 371, 383, 384, 416, 422, 427, 544, 550, 556, 559, 560, 645, **703**, 911, 915, 949, **953**, 985, 994
-zelle **129**
Herz- 25, 40, **68**, **173**, 383
Mutter, Dr. Joachim 250, 628, 661, 694
MVOC 990
Mykose, Mykotoxine **230**, **990**

N

NABU Naturschutzbund 389
Nachhallzeit 888
Nacktscanner 633, 660, **795** ff, 798, 819
Nadelbäume 198, 200, 333, **425** ff, 554, 555 ff, 669, 702
Nagel, Dr. Jelena 964
Nahfeld 571 ff

Nährboden 244, **990** ff, 995, 1000
siehe auch Agar und Pilze
Naila 348 ff, **363** ff, 658, 659
Nakamuda, Prof. 286
Nanopartikel **588** ff, 676, 678
-pulse 624
-sievert **777** ff
-technologie 142, 660, **1005** ff
-tesla **84** ff
National Geographic (Zeitschrift) 974
Natur, natürlich **17** ff, 60 ff, 127, 143, 184, **187**, 190, **451** ff, **578** ff, **585** ff, 629, 645, 660, 664, 666, 667, 669, **670**, 671, **675** ff, 692, 700, **702** ff, **734** ff, **807** ff, 987, 989, 1007, 1010, 1011, 1012, **1019** ff, **1021** ff
Elektrische Wechselfelder 20, 45, **60** ff, **66** ff, 68, **83**
Magnetische Wechselfelder 98, 113, 114 ff, **117** ff, 120, 143, 147, **162**, 164, 169, 175, 184, **187**, 190
Funkwellen 191, **192**, 195, **197** ff, 244, 258, **283**, **297** ff, 304, 311, **321**, 341, **342** ff, 350, 360, 390, 393, 396, 401, 409, 417, 426, 439, 443, **450** ff, 461, 477, 527, 529, 545, 553 ff, **555** ff, 569, 570, **578** ff, 581, 583 ff, 610, 629, 631, **634** ff
Elektrostatik 120, 672, **673**, **674** ff, **676** ff, 679, **680** ff, **684**, 696, **700** ff, **702** ff, 705, 718
Magnetostatik 117 ff, 175, **719** ff, 721, 724, 732, **734** ff, 736, **737** ff, **740** ff, **742** ff, 746 ff, **747** ff, 758, **768**, 769, 775
Radioaktivität 777 ff, 789, **793** ff, 796, **797** ff, **807** ff, **810**, 811 ff, **820**, **836**
Radon 821 ff, 822, 825
Geologische Störungen 837 ff, **840** ff, 844, **848** ff, **855** ff, 858
Licht 569, **918** ff, 920 ff, **922** ff, 926 ff, **927** ff, 947, 958, 966, 968, 969, 970, 972
Natur (Zeitschrift) 957
Naturarzt (Zeitschrift) 856, 997
Nature (Zeitschrift) 214, 486, 654, 694, 741, 902, 903
Naturfaser, -stoff 690, 699, 704 ff
-gips 779, 805, 807, 823
-latex 37, 759
-material 106 ff, **682**, 688, 690, 699, 759, 704 ff
-stein 405, 805, 823 ff, 844
Natur&Heilen (Zeitschrift) 909
Natur&Kosmos (Zeitschrift) 301, 786 ff
Natürlich Leben (Zeitschrift) 941
Navarro, Prof. Enrique 363
Navas-Ancién, Prof. A. 132
Navigation - natürlich (Tiere) 390, 393, 439, **740** ff, 902
- technisch (GPS...) 47, 166, 192, 255, 284, 408, **431** ff, 518, **536** ff, 554, 581, 614, **620**
NCRP Nationaler Rat für Strahlenschutz 29, 640
Neher, Prof. Erwin 136, 205
Neilson, Dr. Stuart 808
Neitzke, Dr. Hans-Peter 102, 220, 311, 350, 415, 416

Neodym-Permanentmagnet **774**
Nerv(en)   21, 22, 30, **42**, **231** ff, 293, 416,
   528, 557 ff, 641, 741, 880, 881, 894,
   896 ff, 898, **904** ff, 906, **907** ff, 911, 915,
   968, 987, 1001, 1008
-gift   375, **938** ff, 948, **979** ff, 986, **1007** ff
-leitbahn   25, 195, **205** ff
-reiz, -schaden, -störung   19, 22, **24**, 26,
   41, **42**, 46, 67, 103, 142, 191, 245, 435,
   509, **548**, **557** ff, 645 ff, 663, 808, 885,
   923, 940, **953**, 981, 1021
-schmerz   330, 334, 357, 377 ff, 978, 985,
   1008, 1011
-system, -zelle   **22**, 24, 25, 129, 131, 133,
   134, **135** ff, 173, 207, 229, **231** ff, 236,
   242, **248**, 254, 313, 316, 348 ff, **362** ff,
   369, 424, 443, 467, 481, **489** ff, **496**, 503,
   622, 642, 649, **694**, 703, **884** ff, 896, 923,
   929 ff, 939, **957**, 976, 985, 1011, 1015
   siehe auch Zellen
Nervosität, nervös   18, 91, 103, 110, 114,
   165, 327, 329, 330, 369, 370, 378, 414,
   493, 530, 544, 550 ff, 553, 679, 894, 896,
   900, 901, 906, 909, 924, 930, 932, 949
Netzfreischalter   33, 34, 37, 41, 46, **48** ff,
   63 ff, 95, **120**, 143, 279, 491, 521, 563,
   688, 689
Neubau, -gebiet   54, 60, 91, 101, 106, 146,
   176 ff, 453, **545**, 642, **806**, 828, 991, 1029
Neuert, Prof. Hugo   *857*
Neurit (Nervenzelle)   **22**
Neurodermitis   39, 276, 327, 329, 331, 544,
   682, 687, 1000, 1011, 1014
Neurologie, -logisch   **42**, 66, 104, 130, 138,
   171, 187, **226** ff, **231** ff, 246, **248**, 260, 299,
   308, 351, 360, 363, 371, 373, **375**, **421** ff,
   438, **460** ff, 465, 490, 508, 558, 560, 619,
   743, 930, 948, 949, 994, 1001, 1008, 1016
-toxin, -toxisch   **557** ff, **622**, 798, 982
-transmitter   236, 241, 364
Neuseeland   12, 17, 25, 131, 135, 226, 299,
   341, **343**, **547**, 595, 602, 798, 943, **961**
Neutralisieren zur "Entstörung"   179, 180,
   182, 271 ff, 275, 277, 279, 472, 626 ff, 868
   siehe auch "Entstör"produkte
Neutronen   746, 778, 789, 797, 800, 809,
   813, 840, 849, **850** ff, **855** ff, 858
Newi, Gerald   *162*
Newman, Dr. Chris   *223 ff*
New Mexiko   109, 786, 904, 906
New Scientist (Zeitschrift)   234, 529, 531,
   582, 625, 745, 908
New York   80, 129, 130, 175, 216, 245,
   262, 280, 633, 703, 856, 909, 1025
New York Times (Zeitung)   615
Next Up Umweltorganisation   167, 310
Nicholls, Dr. Barry   *392*
Niederhoff, Dr. P.   *948*
Niederlande   111, 250, 285 ff, 410 ff, 423,
   600, 775, 905
   siehe auch Holland
Niedervolt, -halogen, -lampen, -trafos   85,
   86, 93, **94** ff, 99, 106, 107, 139, **143**, 144,
   145, 146, 148, 157, 173, 183, 762, 763,
   897, 922, 1010, 1013

Nikolai, Pastor   *551 ff*
Nilsen, Dr. Erik   *209*
Nimtz, Prof. Günter   *120, 417*
Nitrosativer Stress   246, 654
Nobelpreis   136, 205, 654, 661, 668, 702,
   768, 857, 885, 1030
Nokia   209, 215, 263, 266, 279, 290, 415, 649
Norderney   **747** ff
Norwegen   226, 360, 548, 584, 595, 693
   775, 782, 900, 1026
Notebook   56, **79**, 85, 89, 115, 156, 186,
   193, 263, **287** ff, 348 ff, 443, **455** ff,
   459 ff, 462, **463**, 464, 468, 469, 470, **471**,
   472 ff, **563** ff, 518, 520, 533, **540** ff, 560,
   563 ff, 566, 568, 570, 580, 609, 629, 644,
   858 ff, 968, 972 ff, 975
   siehe auch Laptop, Tablet, Computer, PC
Notstand, Notwehr   246, **321** ff, 340, 731,
   785, 835
NRPB (National Radiological Protection)
   131
n-tv   393, 584, 585, 587
Nuklear, -abfall, -fracht, -medizin, -waffen
   339, 785, 787, **789**, 790, 791, **792** ff, 796,
   800, 801, 802, 803, 1026
Nukleares Forschungszentrum GKSS   789
Null-Energie-Haus   718, 827
Nutzungsvertrag (Mobilfunk)   **405** ff

O

O2   siehe Mobilfunk
Oberfeld, Dr. Gerd *232, 301, 347, 352, 353,
   466*
Oberflächenspannung   124, 672 ff, 678,
   682, **683**, 685, 686, 687, 690, **694** ff, 698,
   699, 704, **710**
Oberflächenversiegelung   681, 695, 699,
   705, 823, 982, **985**
Oberhummer, Prof. Heinz   *182*
Obermeier, Dr. Alexandra   *300, 667*
Oberwellen   31, 46, 55, 65, **70**, 94, **136** ff,
   140 ff, 146, 163, **168** ff, 171, 172, 173,
   186, 206, 372, **475**, 526, 604, 626, 763 ff,
   771, 827, **920** ff, 923, **927** ff, **928** ff,
   929 ff, **942** ff, 971
   siehe auch Harmonische, Dirty Power
O-Bus, Oberleitungsbus   645, **721**, 756
ÖDP Ökologisch-Demokratische Partei   347
Oettingen (bei Stuttgart)   **381**
Oettinger, Günther   *945*
Öhlinger, Franz   *381, 384*
Ökobilanz   663, 924, 928, 935, 937, **944**
Öko-Hotel   1013
Öko-Institut, Freiburg   927, 954
Öko-Test   263, 265, **346** ff, 400, 466, 488,
   492, 496, **506** ff, **507** ff, 513, 664, 891
   Babymonitore   **67**
   Babyphone   **67** ff, **511** ff, 515, **516** ff
   DECT   **398**, **482**, **506** ff, **507** ff
   Bluetooth   **519**
   Computerbildschirme   76, 154, 711
   Damenschuhe   696
   D-Netz Basisstationen   457, 592
   Handys   **209** ff, 266

Energiesparlampen 63, 663, **928** ff,
933 ff, 935, **937** ff, 939, **941**, 945, **947**,
950, 951, **952**, 954, 956, 959, 962, 970
Entstörprodukte 181 ff, 271 ff, 279 ff
Farbfernseher 76, 154
Faxgeräte 68
Federkernmatratzen 722 ff
Fertigparkett 699
Geldrollenbildung 234
Gesundheitsschuhe 696 ff
Handys 398 ff
Headsets 268
Heizdecken, -kissen 65 ff, 145, 174
Holzböden 711
Kinderschuhe 696
Kinderspielteppiche 698
Korkböden 699
Laminatböden 699, 706
LED 63, 924, **925**, 964
Linoleumböden 699
Notebooks, Laptops 564 ff
Mikrowellenherde 170, 399, **528** ff
Mobilfunk-Forschungsprogramm 619
Nachtlichter 76
Preiswertmessgeräte 69 ff
Radio-/Elektrowecker 174
Schnurlostelefone DECT 480 ff, 500,
501 ff, 611
CT1+ **481**, 498 ff, 594
Sprühkosmetik Magnetic Defense **276**
Strahlenschutzhüllen 267
Synthetikteppiche 698
Vibratoren 173
WLAN 398, 457 ff
Access-Point, Router 458 ff
Funkkarten (Laptop...) 459 ff
Hotspots 458 ff
Ökotex 981
OLED (organische Leuchtdiode) 925
Opitz, Helmut *389*
Osho 1023 ff
Osram 923, 930, 933, 935, 941, 945, 947,
950, 961, 962, 967
Ostankino-Fernsehturm, Moskau 548
Österreich 38, 89, 92, 200, 238, 282, 309,
313, 353, 362, 369, 372, 380, 381, 411,
425, 441, 466, 534, 595, 600 ff, 608,
626 ff, 697, 758, 780, 781, 803, 808, 821,
862, 865, 930, 945, 959
Oszilloskop 970 ff
siehe auch die Kapitel Messtechnik
Ouruhia-Tower, Neuseeland 547
ÖVP Österreichische Volkspartei 425
Oxidativer Stress 24, **134**, **235** ff, **238**, 246,
300, 349, 351, 490, **558** ff, 649, 654, 966

P

Pacini, Prof. S. *243*
PAC-Kügelchen 789
Paging **428**
PAK Polyzyklische aromatische Kohlen-
wasserstoffe 173, 697, 804, 977, 978,
983 ff, 1006, 1011
Papastefanou, Prof. Constantin *803*

Paracelsus *11, 1023*
Parkett, -boden, -kleber 678, 681, 698,
699, 705, 710, 807, **983**, 985
Parkin, Philip *467*
Partikel 45, **134**, 579, **585** ff, 672 ff, 675,
676 ff, 690, 700, **740** ff, 744, **745**, 777,
799, 804, 819, **822**, 827, 977, 979, 984 ff,
993, **1005**, **1006**, 1012, 1025
Nano- 588 ff, 676, 678, **1005** ff, **1006**
siehe auch Staub, Hausstaub, Toner
Passivtelefonierer 212, 229, 267, 293
Pattazhy, Dr. Sainudeen *394, 628*
Paul, Dr. Georg *552*
Pauli, Prof. Peter *447*
Payne, Dr. Mark *547*
PC 28 ff, 31, 40, 58, 63, 67, 70, 79, 86, 94,
113, 142, 156, 176, 178, 192, 193, 257,
263 ff, 268, 270, 283, 287 ff, 398, 419,
420 ff, 455 ff, 459, 472 ff, 473 ff, 514,
517 ff, 520, 521, 544, 546, **563** ff, 566,
570, 614, 640, 680, 968, 969, 971, **975**
siehe auch Computer
-Bildschirm, -Monitor 23, **28** ff, 30, 58,
97, 171 ff, 685, 689, 698, 718, 726, 924 ff,
927 ff, 947, 970
-Norm 28 ff, 59, 63, 68, 146, 168, 173, 469,
509 ff, 511, 694 ff, 950, 952, 953, 1028
siehe auch Computer, TCO, MPR
PCB Polychlorierte Biphenyle 301, 660,
662, 977 ff, 979, **982** ff, 1006, 1011, 1025
PCP Pentachlorphenol 413, **662**, 977, 979,
980, 1009, 1010, 1011
PDA 455, 520
Pentagon 583 ff
Permanentmagnet 54, 505, 624, **719** ff,
721, 723, **728** ff, **730** ff, 737, 742, 774
Permethrin 656, 663, **798** ff, **980** ff, 1008,
1010, 1023
Perrin, Prof. Jean *857*
Perssion, Dr. Bertil *226 ff*
Perücke **688**
Pestizide 7, 126, 132, 214, 231, 365, 373 ff,
392, 441, 560, 591, 660, 662, 699, 700 ff,
798 ff, 804, 978, **980** ff, 990, 999, 1003,
1008, 1009, 1025
Petersohn, Dr. Annemarie *1016 ff*
Petersohn, Dr. Christian *1014 ff*
Petersohn, Dr. Hans-Joachim *233, 649,*
1015 ff
Petition 360 ff, 485, 694
Petschke, Dr. H. *848, 856*
Pettersson, Lars *413*
Pfarrhaus Oberhausen 806
Pferd(e) **185**, **389**, 622 ff, 686, **740**, 907
pH, -Wert 199, **497** ff, 776
Phase(n) 30, 57, **57** ff, 62, **86**, 145, 160
-prüfer (Prüfschraubenzieher) 7, **30**, 42
-verschiebung 57 ff, 957 ff
Philips 68, 124, 209, 481, **482**, **506** ff, **507** ff,
510, 512, 517, 568, **932**, 935, 950, 964,
967
Phillips, Dr. Jerry *129*
Phoebus Kartell 963
Photovoltaik 721, **762** ff, 774
PHS Personal Handy-Phone **428**

Piezo, -technik 505, **730** ff
Pikozelle, -antenne **404**, 408 ff
Pilot(en)   **255** ff, 468, 519, 586, 588, **797** ff, 801, 858
Pilze   15, 31, 110, 113, 149, 230 ff, **375** ff, 491, 556, **557** ff, 622, 632, 659, 679, 699, **700** ff, 706, 717, 822, 827, 879, 972, 973, 976 ff, 986, 987, 988, **989** ff, **1001** ff, 1009, 1012, 1013, 1021
Schimmel-   31, 60, 104, 112, 149, 236, 373 ff, 453, 557 ff, 656, 700, **990** ff, 1001 ff, **1007**, 1010, 1015, **1017**, 1028
Hefe-   **24**, 31, **39** ff, 124, 236, 373 ff, **491**, **557** ff, 656, **994** ff, 999, 1001 ff, 1010
-allergie   113, 990, 991, 992, 994, 1000, 1015
-erkrankung, -infekt   31, **39** ff, 104, 491, 700, 990, **994**, **996** ff, 999, 1000
-gifte, -toxine   126, 214, 230 ff, 374, 483, **557** ff, 622, 662, 990, 992, 995, 996
-kultur, -nährboden   **230**, 376, 991, 1000
-sporen   822, **990**, **991**, **992**, **993**, 995, 1000, 1013, 1017
-wachstum   375 ff, 693, 991, 999
Pinealorgan   siehe Zirbeldrüse
Pionier   130, 160, 203, 245, 396, 569, 578, 627, 855, 1014, 1021
-arbeit   934, 972, 1002
Placebo   103, 277, 328, **1007** ff
Plaketten zur "Entstörung"   180, 271, 273, 277, **279** ff, 878
Öko-   68
RFID-   **589** ff
Straßenverkehr, TÜV-   **589** ff, **1006**, 1026
Planet, Globus   405, 431, 464, 465, 540, 584, 735, 742, 788, 795, 870, 977, 1031
   siehe auch Erde
Planet (Forschungsschiff)   903
Plasma-Bildschirm   171, 685, 968
-Kugel   64 ff
Plasmapherese   587
Plastik   125, 265, 404, 477, **680** ff, 684, **689**, **698** ff, 706, 938, 982, 1022, **1025**
-belag, -boden, -schicht   54, 681, 686, 690, 698 ff
-folie, -tüte   673, 678, 684, 690, 704, 710
-kinderwagen, -spielzeug   689, **728**, 982
-schuhe, -sohle   673, 678, 689, 696, **697**, **698** ff
-tapete, -teppich   686, **698** ff
PLC Powerline Communication   55, **473** ff, **476**, **600** ff, **604** ff, 617, 660
Plotzke, Olaf   *103*
PlusMinus (ARD)   222, 280
Plutonium   **787** ff, 788, 789, 802, 804, 822, **835**
Pohl, Freiherr von   *852*
Point to Point PTP, Point to Multipoint PMP (Mobilfunk, Richtfunk)   427, 539
Polarität   675, 678, 685, 742, **746** ff
Polonium   778, **802 ff**, 822, 836
Pomerai, Prof. David de   *394*
Popp, Prof. Fritz-Albert   *340, 652, 740, 747*
Post   191 ff, 329, 412
-angestellte   **412**
-minister   16, 212, **302**

Potenzial, elektrisches   22, 24, 25, 37, 342, 673, 693 ff, 703, 839
-ausgleich, -differenz   71 ff, **86** ff, **146** ff
-frei   52, 71 ff, 641, 647
Erd-   42, 50, 52, 55, 56, 71 ff, 564, 685
Null-   55, 71 ff
Spannungs-   22, 50, 53, 695, 1023
Powermat   **185** ff
Prausnitz, Prof. S.   *216*
Preece, Prof. Alan   *133, 254*
Priroda, Prof.   *741*
Probst, Simone   *345*
Profil Online (Magazin)   937, 945
Prognos   181, 272, 273, 858, 859
Protector zur "Entstörung"   273, 275, 277, 472, 866
Proteine   **220** ff, **226** ff, 235, **245**, 353, 362, **738** ff, 972
Prüfschraubenzieher   7, 20, 22, **30**, 33, 42, 43, 47, 56, **57** ff, 62, 65, 79
Puls, -ung (Funk)   31, 54, **184**, **193** ff, 196, 198, 199, 201, **202** ff, **204** ff, **206** ff, 209 ff, 212 ff, **216** ff, 218, 228, 231, **232**, **239** ff, **241** ff, 243, **247**, 254, 257, **265**, 284, 290, 296, 297, 304, 321, 328, 331, 334, 341, **348** ff, 352, 355, 358 ff, 364, 388, 392, **396** ff, **402**, 403, 405, **407**, **409**, **410** ff, 415, 418, 420, 421, **422** ff, 425 ff, 426, 428, 433, 437 ff, 438, 439, 440, 456, **457** ff, 460 ff, 469, **475**, 476, **477** ff, **479**, **480** ff, **482** ff, 485, **486**, 487, 490, 494, 497, 500 ff, **504** ff, **506** ff, **507** ff, 510, 511, 513, **514** ff, 515 ff, 518 ff, **527** ff, 530, **536** ff, **541** ff, **544** ff, 565, 584, 604, 605, **624**, 625, **639** ff, 648 ff, 728, 764, 905, 908, 927, 929
PulsTipp (Gesundheitsmagazin)   434 ff, 495 ff, 803
Putz, Verputz   50, 54, 405, **446** ff, 453, 476, 562, 680, **805** ff, 819, 993
PVC Polyvinylchlorid   110, 634, **680** ff, **690**, 698, **699**, 701, **982**, 986, 987
Pyrethroide   663, **798** ff, **980** ff

Q

Quaritsch, Matthias   *413*
Quarks und Co (WDR)   623, 864, 935
Quecksilber   **104**, **132**, 231, 277, 373, 376, 560, 634, 656, 663, **692** ff, 921, 923, 924, 925, 928, **938** ff, **940** ff, 944, **946**, 947, **948**, 954, 955, **957**, 958, 959, **960**, 961, 963, 967, 968, 969, **987** ff, 1013, 1026
-dampf(lampe)   946, 948, 958, 967
-licht   **948**, **968**
Queen Elisabeth   *309*
Quelle, Quellführung   837, 839, 851, 853
Quix   **326** ff, 428

R

Racey, Prof. Paul A.   *392*
Radar   191 ff, **195**, 198, 199, 387, 201, 202, 203, **214**, 228, 241, 283, 330, 350, **387** ff, 392, 396, 413, **433** ff, **436**, **437** ff, **438** ff, **439** ff, **440** ff, **441** ff, 444 ff, 452, 454,

527 ff, **536 ff**, 540, 548, 555, 561, 562, 581, 583 ff, 590, 614, 643, 644, 645, 665, 668, 676, **738**, 770, **790** ff, 839
Radiästhesie, Radiästhet 180, 535, 838, **861** ff, 865, 867, 877, 877 siehe auch Rutengänger
Radikale, freie 24, **134**, 149, **221**, 235 ff, 238, 245 ff, 248, 290, 300, 490, 529, **558** ff, 649, 654, 973
Radio Free Europe 550 ff
Radionik 178, 277, 868
Radiosender, -wellen 16, 48, 191 ff, 195, **198** ff, 202, 203, 241, 260, 379, **385** ff, 395, 441, 447, 450, **536** ff, 540, **541** ff, **543** ff, **544** ff, **545** ff, **547** ff, **549** ff, **550** ff, **553** ff, **554**, **555** ff, 561, 562, 563, 582, **584**, 590, **643**, 645, **846**, 943
Radio Vatikan **549** ff
Radiowecker 26, 48, 99, **107** ff, 112, **125**, 147, 148, 162, 170, **174**, 212, 263, 281, 560, 847, 1010
Radium 802, 809, 813, 821, 822, 823 ff
Radom, Radarkuppel 440, **441** ff
Radon 31, **45**, 46, **133** ff, 659, 679, 699, 748, **777** ff, **802** ff, **806** ff, 808, 811, **812**, 821 ff, 835, 840, 845
Rainbach (Österreich) 381
Rajewsky, Prof. Boris 857
Rakete **429** ff, 540, 583, 743, 785 ff, 790, 791 ff, 836, 853
RAL-Zeichen siehe Blauer Engel
Rambeau, Dr. Victor 846
Ramsay, Dr. Colin N. 354
Randbedingungen, baubiologische siehe baubiologische Randbedingungen und in allen Kapiteln Messtechnik
Randi, James 864
Ratten, -hirn, -studien, -versuche **138**, **226** ff, **229**, **231**, 238, **243**, 349, 364, **489**, 490, 649, 653, 654, 741, 901, 934, 1005
Rau, Johannes 671
Rauchen 31, 122, **212**, **217** ff, **226**, **252**, 277, 415, 437, 621, 646, 655, 656, 659, 678, 717 ff, 733, 780, **802** ff, 811 ff, 819, **821**, 822, 825, **826**, 886, **985** siehe auch Tabak, Zigaretten
Raumfahrt 192, 430 ff, 536 ff, 555, 588, **632**, **741**, **743**, **787** ff, **836**, 1025
Raumklima, -luft 31, **45** ff, 331, 450, 672 ff, **674** ff, **675** ff, 677 ff, 678, **679**, 681, 682, 685, 687, 690, 698, 699, **704** ff, 710, 760, **717** ff, 777, 823, 824, 825, 826, 827, 828, 845, 859, 918, 919, 933, **939** ff, **960**, 978 ff, 984, **986**, **987** ff, **990** ff, 994, 999, 1007, 1013, 1015, 1022 siehe auch Klima, Luft
Ra-Wert, Ra-Index 921, **922**, 970 siehe auch Licht, -farbwiedergabe
RCNIRP Russischer Strahlenschutz 232, 240, 254
RDM Ring Deutscher Makler 367 ff
Rea, Dr. William J. 372
REA-Gips 779, 807
Reaktor, -unfall 128, 345, **780** ff, **783** ff, **785** ff, **788**, **789**, 801, 803, **820**

Reed, Prof. E.J. 677
Reed, Dr. Chris 903
Reflex-Studie **220** ff, 299, **413** ff, 559, 649, 671
Reflexion (beim Funk) 281, 350, 352, 397, 434, 437, 442, 444, **446**, 449, 482, 544, 584, 611
RegTP, Regulierungsbehörde für Telekommunikation und Post 406
Reidenbach, Prof. Hans-Dieter 965
Reinbach (Österreich) 381
Reinbold, Andreas 392
Reinemer, Dr. Peter 327
Reiser, Dr. H.P. 206 ff
Reiter, Prof. Russel 131
Reiter, Dr. Reinhold 684
REM-Phase **207**, **208**, 210, **352**, 422
Remmel, Johannes 628
Remscheid 445, **792**
Repacholi, Dr. Michael 212 ff, 246, 299, 340, 649, 654, 655
Repeater 261, 429, 455, **483**
Report (ARD) **222**, **377** ff, **385** ff, 423, 702, 790, 932, 944, 955, 965
  ZVEH- **118**
  AUVA- **362**
Reptilien **114**, 283, 739, **1029**
Resolution **360** ff
  Beneveto **361**
  BioInitiative **361**
  siehe auch BioInitiative Working Group
  Bürgerforum Elektrosmog **27**, **100**, 188, 347, 348, **355** ff, 485
  Catania **356**
  Europa Parlament 348
  Europarat (1815) **365**
  Porte Alegre **361**
  Salzburg 348, **355**
  Venedig **361**
Resonanz, -frequenz, -gesetz, -prinzip 21, **70**, **141**, 187, 195, 205, 395, **425** ff, 452, 461, **471**, 548, 556, 563, 636, 743, 764, **894** ff, 896, **910** ff, **948**, **1029**
Reßler, Peter **382**, **384**
Rether, Hagen 961
Retikulozyten **311** ff
Reul, Herbert 945
Reutlingen (Schweiz) **383** ff
Reynold, Susy und David 223
RFID-Technik, -Chip, -Tags 537 ff, **589** ff, 615
RF-Mesh 538, 539, 598, 600, **602** ff, 603, 605, 606, 607, 612, 617
Rheinische Post (Zeitung) 628, 974
Richards, Prof. Ernest E. 556
Richards, Keith (Rolling Stones) 254
Richtfunk 191 ff, 197, **199**, 202, 296, 322, 379, **380** ff, **387**, 401, **403** ff, **426** ff, 441, **536** ff, 555 ff, 561
Richtwerte, baubiologische siehe baubiologische Richtwerte und im Anhang
Rieth, Prof. Hans 1000
Rinder 185, 379, **381**, 589, 835
  -studie 349, **385** ff, 415, 655

Ringleitung 88, 147, 159, 166
Risch, Prof. Matthias 803
Ritalin 332, 333, **618**
Rochen 703
Röntgen 504, 777 ff, **793** ff, 799, 800, 801, 819, 820, **826**, 858, 910
-strahlung 115, 192, 218, **222**, 437, 582, 633, 779, 790, **793** ff, **800**, **812** ff
-aufnahme, -bild, -film, -labor 697, 735, 736, **780** ff, **793** ff, **800**, 801, **803**, 910
-krebs 777, **794 ff**, 795 ff, 820
-verordnung **810** ff, 820
Röschke, Dr. Joachim 207, 210, 352
Rose, Wulf-Dietrich 534
Rotenhahn, Julius von 368
Rotkehlchen 738
Router 18, 192, 220, 264, 279, 349, 398, 420, 436, 449, 453 ff, **455** ff, 464, 469, 470, 472, 483, 563, 570, 600, 603, 604, 605, 606, 617, 633, 635, 666
auch Access-Point, Fritz!Box, Speedport
RTE (französischer Stromversorger) 91
RTL 199, 246, 249, 276, 484, **751** ff, 820, **836**, 933, 936, 940, 956, 961, 1015
Rüdiger, Prof. Hugo W. 222, 414
Ruhstorf (bei Passau) **383**
Ruiz, Prof. José Fernández 324
Runde, Ortwin 262
Rundfunk, -sender 47, 194, 203, 214, 387, 446, 534, 537 ff, 540, 541 ff, **543** ff, **544** ff, **545** ff, **547** ff, 549 ff, **550** ff, **553** ff, **554**, **555** ff, 578, **580** ff, 581, **582**, 642 ff, 669, 856
siehe auch Radio- und Fernsehsender
Rundstrahlantenne 296, 326, **400** ff, **403** ff, 561
Runge, Martin 248
Runow, Dr. Klaus D. 372
Russland, russisch 17, **195** ff, 196, 216, **232**, 238, **240** ff, 243, **248** ff, 254, 283, 348, **393**, 430, 432, **436**, **548**, 563, **584**, 649, 741, 785, **786** ff, 821, **836**, 906
Rutengänger 6, 535, **837** ff, 838 ff, 842 ff, 848, 853, **861** ff, **865**, 866, 869, 871, **877** ff
siehe auch Radiästhet
Ruzicka, Prof. Ferdinand 392 ff
RWE 8, **22**, 31, 66, 104, **110**, **116**, **120** ff, 148, 177, **205**, 372, 476, 529, 541, 597, 599, 646, 660, 694, 778, **1009**, 1020

S

Sage, Dr. Cindy 353, 415, 607
Sakabe, Prof. Ko 242
Sakmann, Prof. Bert 136, 205
Salford, Prof. Leif 226 ff, 231 ff, 247, 299
Salzburg Stadt/Land 338, **347**, 348, 350, **352** ff, 381, 390, 425, 463, **466**, 552, 620
Bürgerprotest 304, 321
Landessanitätsdirektion 301, 348, **353**, **481** ff, 508
Mobilfunkkonferenz 237, **353** ff
Resolution, Modell, Tagung 321, 348, **355**
Salzkristall-Lampe 181, **718**
Sánchez, Prof. Rafael Gabriel 216, 324
San Diego (USA) 99, 148, **159**, 615 ff

San Franzisko (USA) 108, 109, 216, **547**, 598, 677, 729, 1026
Sanierung 6 ff, 10 ff, 12 ff, 14 ff, 374 ff, 560, 628, 692, 748, 768 ff, 806, 826, 828, 843, 858, 871, 894, 988 ff, 992, 1007, 1015 ff, 1019, 1022
Elektrische Wechselfelder **48** ff, 82
Magnetische Wechselfelder **143** ff, 189
Funkwellen **561** ff, 637
Handy 263 ff, **291** ff
Basisstation **444** ff
WLAN **472** ff
DECT-Telefone **504** ff
DECT-Babyphone **514** ff
Bluetooth **517** ff
Infrarot **520** ff
Mikrowellenherd **527** ff
Funk allgemein **561** ff
Laptop, Notebook **564** ff
"Lichtfunk" 569
Kabel, Glasfaser 570
Smart Meter, Smart Home 595 ff
Heizkostenzähler 608 ff
Elektrostatik **704** ff, 716
Magnetostatik **759** ff, 773
Radioaktivität **819**, 834
Radon 821 ff, 834
Geologische Störungen 872, 876
Schall 880 ff, 916
Licht 918 ff
Santini, Prof. Roger 228, 299, 362
SAP Softwarehersteller 465, 621
Sapozhnikov, Prof. A.M. 393
Sargassomeer, -see 342, 739, 1024
SAR-Wert 229, 231, 251, **265**, **266**, **350**, 292, **350**, 618, 647
Satellit(en) 191 ff, 343, **429** ff, 441 ff, 536 ff, 540, 541, 550, 555, 620, 669, 676, 803, 974
-empfänger, -receiver 183, 487, 498
-handy, -telefon 430, 431, **431**
-müll **432**, 632
-navigation GPS 253, 283, 287, **431** ff, 589, 614, 615, **620**
-rundfunk **543**, 554
-schüssel 403, **432**, **522**
Sauer, Franz 790 ff
Sauerstoff 45, 227, 233, **257**, 312, 451, 679, **717** ff, 798, 972, **977** ff, 979, 987
-radikale 490, 558, 649
Säuglingssterblichkeit 744, **788**, **844**
-tod, plötzlicher Kindstod 23, 67, **129**, **137**, 470, 1008
Savitz, Dr. David A. 66, 129, 130 ff
S-Bahn 618
SBS Sick Building Syndrom **978**
Scall 428
Schadenersatz 91, **175**, **177**, 196, **338** ff, 365, **368** ff, 443, 534
Schadstoff(e) 10, 45, 46, 106, 113, **133** ff, 149, 173, 198, **227**, 373, ff, **375** ff, 440, 548, 557, 560, 568, **585** ff, 663, 695, 700, 705, 717, 718, 724, 759, 811, 819, 823, 827, 856, 860, 887 ff, 917, 921, 924, 927, **933** ff, 944, 946, 956, 958, 962, 969, **976** ff, **990**, **992**, 1006, 1012 ff, 1014

Schaefer, Prof. Hans 64, 121 ff, 661
Schäfer, Roland 335
Schall, -pegel, -welle 460, 473, 482, 507, 508, 511, 513, 515, 516 ff, 730, 819, **878**, **880** ff, **881** ff, **882** ff, **884** ff, 885, **886** ff, **888** ff, **890** ff, 892, **894** ff, **934**, 942 ff, 944, 945, 951, 962, **970** ff
-schutz **887** ff, **892** ff, 904, 907
Scharping, Rudolf 437, 790, 792
Schaumgummi, -stoff 54, **672** ff, 681, 865, 1013
-matratze 724, **759**
-rücken, -tapete 106, 681, 684, 704, 982
Scheiner, Dr. Hans-Christoph 312, 371
Scheingraber, Dr. Claus 301, 532, 659
Schempp, Albert 463
Schick, Caroline (Jugend forscht) 464 ff
Schiff 394, 431 ff, 745, 839, 844, 899, 902 ff, 910, 1026
Schiffskompass 780
-radar, -sonar **433** ff, 442 ff, 537 ff, 792, **902** ff, 910
-verkehr 192, 433 ff, 537 ff
-wrack 1026
Schildkröten, Land-, Meer- 283, 441, 720, **739** ff
Schildt, Dr. Josef 201, 318, 395
Schimmel, -pilz 31, 60, 104, 112, 149, 236, 373 ff, 453, 557 ff, 656, 700, 706, **989** ff, **990** ff, **994** ff, **1001** ff, 1007, 1009, 1010, 1013, 1015, 1017, 1021, 1022, 1028
Schindera, Philipp 408
Schirmacher, Prof. Peter 228
Schlacken, -stein **805**, **806**, 819, 823 ff, 987
Schlaf 29, 31 ff, 52, 53, 63, 66, 98, 137, **139** ff, 190, 204, 230, 236, 243, 308, 311, 351, 353, **375** ff, 396, 425, 529, 558 ff, **622**, 691 ff, **768**, **769**, 884, 886, 891, **897**, 901, 910, 923, 933, 1013, 1014, 1030
-belastung, -los, -problem, -störung 13, 18, 26, 91, 103, 135, 223, 245, 252, 297, 300, 303, 308 ff, 352, 353, 354, 357 ff, 360, 363, 369 ff, 377, 378, 381, 422, 440, 448 ff, 475, 490, 507, 525, 544, 550 ff, 553 ff, 604, 630, 658, 844, 885, 890, 894, 907, 958, 978, 1015
-bereich, -platz, -raum, -zimmer 6 ff, **10** ff, 13, 18, 19 ff, 23, 29, 30, 31, 44, **48** ff, 64, 89, 93, 95, 96, 98, 101, **137** ff, **148**, 172, 193, 203, 271, **304**, 312, 315, **346** ff, **350**, 367, 376, 388, **396** ff, **453** ff, 462, 471, **482**, 486, **487**, **488**, 505, 508, 522, 523, **524**, 527, 540, 558, 566, 612, 680, 681, 685, **718**, **727** ff, **764**, 804, 824, 842, 846, 849, 852, **858** ff, 877, 897, 899, 904, 958, **938**, **987** ff, 992, **1007** ff, **1010** ff, **1014** ff, 1022 ff, 1028
-EEG siehe EEG
-fallbeispiele 32 ff, **105** ff, **161** ff, 269 ff, **326** ff, **427**, **459**, **464** ff, **469** ff, **474** ff, **491** ff, **524**, **543** ff, **544** ff, **686** ff, **748** ff, 859 ff, 897, **906** ff, **1007** ff
-forschung, -labor, -medizin 352, 470, 885, **932** ff, 965
-hormon siehe Melatonin

-phase, -zeit 10, 22, 26, 46, 94, 243, 460, 513, 514, 768, 885, 978, 1022
-platzuntersuchung 11, **24**, 36, 39, 691, 723 ff, 778, 806, **842** ff, 860, 871 ff, **1015**, 1018, **1019** ff, 1021 ff
-qualität 11, **135**, **351**, 768, **930**, 965
-rhythmus, -struktur **223**, **243**, 313, 422, 558, **918** ff, 965
-richtung, -lage 46, **160**, **768**
Schlegel, Peter 469
Schleimhaut, -reiz, -zellen 38, 113, 173, **370**, 426, 693, 695, **700**, 741, 803, 812, 917, 976, **978**, **984**, **985**, 990, **994**, **995**, 997, 998, 1004 ff, 1006, **1007** ff, 1014
Schmid, Dr. Jürgen 379 ff
Schmid, Dr. Martin 551
Schmidt-Sibeth, Waltraud 413
Schmitz-Feuerhake, Prof. Inge 789, 794 ff
Schmusetier 682, **689**, 690, 694, 701, **705**
Schmutz im Netz, - im Licht 55, **70**, 94, 171, 372, 920, 923, 927, 942 ff, 972 ff
siehe auch Oberwellen, Harmonische, Dirty Power
Schnaitsee 378 ff, 384, **385** ff, 433 ff
Schnappauf, Dr. Werner 386, 485
Schneider, Prof. Anton 1 ff, 119, 855 ff
Schnurlose Telefone 16, 18, 95, 185, 191 ff, 192 ff, 194, **214** ff, **217**, **225**, **226**, **227**, **228**, 229, 230, **231**, 239, **242**, 243, 247, **250**, 267, 271, **293**, 349, 353, 356, 358 ff, 360, 369, 374, **375** ff, **398** ff, 436, 445 ff, 455 ff, 458 ff, 462 ff, **477** ff, **479**, **480** ff, **482** ff, **483** ff, **487** ff, **488** ff, **489** ff, **491** ff, **494** ff, 497 ff, **498** ff, **499** ff, **500** ff, **503** ff, **504** ff, **505** ff, **510** ff, **511** ff, 513, 519 ff, **522** ff, 526, 529 ff, 536 ff, 542, 557 ff, 561 ff, 608 ff, 630, 635, 640 ff, 643, 660, 662, 667, 730, 764, 859, 956, 1010
siehe auch DECT, CT1+, CT2, Telefone
Schnurloswahn, -sucht 286, 361, 465, 621
siehe auch Sucht, süchtig
Schober, Dr. F. 206
Scholz, Prof. Roland 811
Schorpp, Dr. Volker 200
Schrader, Stefan 941, 943
Schreck, Prof. Klaus 932
Schrievers, Dr. Marten 484
Schröder, Gerhard 348
Schuhe 582, **673** ff, **678** ff, **682** ff, 684, **696** ff, 698, 781, 794, 960
-einlage 733, 735, 752, 759, 866
-sohle 53 ff, **614**, 680, **682** ff, **696** ff, 706, **710**, 718, 845
Schukostecker 20, 41, 42, **55**, **56** ff, 68, 79, 96, 148, 564, 566, 568
Schulte-Uebbing, Dr. Claus 395
Schulz, Dr. Olaf 666
Schulze, Prof. Stefan 207
Schumacher, Eduard 377 ff, 384
Schumann-Resonanz, -Welle 61, 162, **187**, 461, 584, **743**
Schürch, Dr. Heinz 700 ff
Schurwolle, -teppich 7, 663, 681, 684, 690, 699, 704, 706, 980 ff, 1010
Schüttung 805, 819, **823**, 829, 853, 987

Schutz, schützen (von Personen, Verbrauchern...) 9, 12, 25, 26, 27, 29, 41, 47, 55, **60** ff, 70, 83, 89, 99, 120, 127 ff, 139, 142, 143, 149, 159, 164, 171, **174**, 190, 220, 227, 235, 251, **263** ff, 268, 271 ff, 278, 279, 291, **297** ff, 309, 318, 320, 321, 335 ff, **339** ff, 344, **346**, 353, **356**, 358, 359, **360**, 371, 372, 375, 394, 396, 412, 415, 417, 420, 424, 44, 437, 444, **446** ff, 451, **453** ff, 466, 467, 477, 487, 495, 499, 506, **514**, 528, 533 ff, 540, 546, 554, 557 ff, **562** ff, 568, 569, 580, 597 ff, 599, 602, 608, 614, 619, 622, 626, 627, 629, **632** ff, 635, **639** ff, 648, 656, 658, 664, 665 ff, 671, 683, 705, 710, **758**, **775** ff, 781, 798, 800 ff, 807, 811, 819, 825, 952, 953, 978, 1012, 1020, 1024
-bunker 724
-hülle **267**, 504
-folie, -decke, -gitter 51 ff, **308** ff, **630** ff
-kleidung 452
-leiter 30, 50, **55**, 63, 80, **146** ff, 564
siehe auch Erde, Erdpotenzial
-zone 413
Schüz, Dr. Joachim 137, 218
Schwarzenburg (Schweiz) 319, **553** ff
Schwebebahn **721**, **729**, 756
Schweden 17, 28 ff, 90, **104**, 116, **132**, **160**, 175, 226, 282, 369, 371, 411, **548**, 584, 595, **600** ff, 607, 640, **693**, 697, 775, 782, 795, 828, 861, 904, 1026
-Norm (TCO, MPR) siehe Computernorm
Schweiz 41, 58, 89, 274, 313, 322, 383, 388, 411, 429, 466, 553 ff, 633, 640, 724, 726, 781, 828, 836, 852, 905, 939, **950** ff, **951** ff, **953**, 961
Schweizer Bundesbehörde BUWAL **548**
Bundesamt für Gesundheit BAG **90**, **169**, **369**, 513, 600, 613, 697, 725, 771, 950 ff, 953, 962
Bundesamt für Umwelt BAFU 102, 372
Bundesgericht 371
Bürgerinitiative Gigaherz 247, 280, 352, 411, 493, 553
Bürgerwelle 309, 419
Grenzwerte **100**, 348, **351** ff
K-Tipp (Verbraucherzeitung) 166 ff, 266, 469, 508 ff, 928, 951
Nationalpark (Waldsterben) 197, **198** ff
PulsTipp (Gesundheitsmagazin) 434, 435, 495, 496, 803
Saldo (Konsumentenzeitschrift) 956
Swisscom **384**, 411, 462, **486**, 570
TSR Fernsehsender 950, 951, 959
ZeitenSchrift (Zeitschrift) 200
Schwermetalle 31, **104**, 126, **132**, 198, **214**, 227, **251**, 365, 373 ff, **375** ff, **558** ff, 591, 634, 660, 662, 663, **692** ff, 700, 802, 804, 819, 928, **938** ff, 940, 944, 946, 948, 954, 969, 978 ff, **987** ff, 988, 994, 999, 1014
siehe auch Quecksilber
Schwingung 16 ff, 191 ff, **527** ff, 535, **555** ff, 614 ff, 722, **880** ff, 884, 895, **896** ff, **897** ff, 909, 911, 934, 943
siehe auch Frequenz und Vibration

Science (Fachzeitschrift) 214, 486, 654, 738
Science et Avenir (Fachzeitschrift) 167
Seehunde 662, 983
Sebastopol (Kalifornien) 463
Seger, Dr. Roney 222 ff
Sehstörung, -schwäche 91, 107, 326, 327, 333, 363, 695, 744, 985
Seibersdorf 803
Seide 681, **684**
Seismograph 429, **840**
Seitz, Dr. Jürgen 165 ff
Sektor, -antenne 296, 303, 305, 322, **326** ff, **328** ff, 332, 391, **400** ff, **403** ff, 421, 445, 451, 457, **458**, 472, 561
siehe auch Antennengewinn
Selbsthilfe für Elektrosensible 355, 369, 372
Selbstmord, Suizid 90, **128**, 130, **131**, 184, 325, 547, 581, 622, 646, 752, 904, **1009**
Selbstverpflichtung, freiwillige **336** ff, 408
Sellafield (AKW) 785, **788**
Semm, Prof. Peter 207, 232, 242, 344, 363, 486, 738
Sender siehe Fernseh-, Radio-, Rundfunk-, Kurzwellen-, Langwellen-, Mittelwellen-, UKW-, Mikrowellen-, Mobilfunk-, Handy-, Richtfunk-Sender
-frequenzen (Übersicht) **536 ff**
Sendestufe 400 ff
Seniorenalarm (Funkfinger) **522**
Sernelius, Prof. Bo 234
Serotonin 236, **312** ff, 622, 919
Servan-Schreiber, Dr. Davis 250
Server 473, **599**, 615
Seyhan, Dr. Nesrin 229
Sferics 61, 162, **187**, 578, **743**
Sgan-Cohen, Prof. Harol 218
Shah, Prof. Tejal 223
Shamloul, Prof. Rany 237
Shaw, Prof. Jill 745
Shell 262, 404
SHF Super High Frequency 536 ff
Shree Rajneesh, Bhagwan 669
Sicherung, -kasten 7, 26, 31, 33, 35, 36, 39, 43, 45, **48** ff, 50, 55, 58 ff, 85, **93**, **97**, 108, 144, 148, 156, 161, 275, 279, 472, 561, 642, 689, 768, 859, 859, 869, **895**, 897, **907**, 1013
Siemens 124, 199, 209, 234, 253, 260, 279, 439, 476, **480** ff, 487, 496, 498, **500** ff, 508, 589, 658, 731, 786, 945
Sierck, Peter 612, 616
Silesian School of Medicine 134
Silny, Prof. Jiri 105, 219, 275, 317, 340, 384, 415, 416 ff, 620, 651, 666
Sirav, Dr. Bahriye 229
Skalarwellen 177, 178, 180, 278, **535**, 868
siehe auch Longitudinalwellen
Skyper 428
Smart, Dr. Robert 128
Smartphone 193, 252, **253**, 261, 263, 282, **286**, **287** ff, 289 ff, 290 ff, 291 ff, 295, 418, 421, 429, 455 ff, 518, 541, 544, 561, 582, 599, **613** ff, 621, 623 ff, **624**, 628, 630, 662, 668, 742, 785, 968
siehe auch Handy, iPhone, BlackBerry

Smart-Techniken   476, 526, 537 ff, **595 ff**
Energy, Grid   595
Heizkostenzähler, -verteiler   526, **608 ff**, 611 ff, **617**
Home   55, 396, 541, 545, 568, 576, **595 ff**, **598 ff**, 668
Meter   526, 545, 576, **595 ff**, **598 ff**, **607 ff**, 611 ff, **616 ff**
Tags (RFID)   **589 ff**
Textile   **284**, **614**
Baby, Kid, School, Senior, Pills, Shoes, Brain, TV, BH, Key, Floor, Cat, Friends, Glasses...   **613 ff**
Energy-Box   **616**
Hammer   **615 ff**
Smeets, Marlies   *262*
Smith, Dr. Cyril W.   *133, 372*
Smith, Dr. Eddie   *24*
SMS   **228**, **243**, **253**, 254, 259, 261, 263, 283, 286, **287 ff**, 289 ff, 292, 294, 322, 389, 442, 465, 477, 518, 532, 602, **614**, 617, 621, 1029
Sobel, Dr. E.   *130 ff*
Söder, Markus   *947*
Sokrates   *748*
Solarenergie, -modul, -technik, -zelle   588, 595 ff, **762 ff**, 970, 1013
Solarium   68, 173, 182, 580, **626**, 750, 760, 820, 926, 973
Sonar   792, **902 ff**, 910
Sondermüll   107, 528, 656, 662, 680 ff, 693, **923 ff**, 928, 939, **940 ff**, 946, 947, 954, 959, 969, 980, 983, 1013, 1026
Sonne   17, 33, 68, 117, 289, 441, 444, 451, 568, 585, **587**, **588**, 674, 675, 678, 717, 738, 741, 774, 793, 820, 837, 849, **918 ff**, **922 ff**, 926, 930 ff, 967, 969, 970, **973**, 1000 ff
Sonnenbad   297, 548, 651, 810, 920, 931, 973
-brand   626, 917, 1028
-blume   878
-brille   920
-creme   1005
-eruption, -fleck, -sturm, -wind   258, **720**, 742, 768, 798
-kollektor   185 ff
-kraft   **762**
siehe auch Solarenergie
-schutz   587
-schutzfolie, -glas   329, **447 ff**
-stich   270
-studio   626
siehe auch Solarium
Sonographie   **908 ff**
Spaarmann, Stefan   *569*
Spandau (Bezirksamt)   176
Spanien   177, **216**, 226, **236**, **251**, 307, **323 ff**, **390**, **394**, **440 ff**, **529**, **548**, 600, 601, 738, 902, 1026
Spanplatte   448, 684, 860 ff, 978 ff, 982, **984 ff**, 986, 1008, 1015
Spatz, Sperling   349, 377, **389 ff**, 650
Speedport   457, 483
Spektrometer, Spektroskop   **970**

Spektrumanalysator, -analyser   152, 172, 210, 388, 444, 571 ff, 970 ff
Spektrum der Wissenschaft (Zeitschrift)   917
Spermien   80, **135**, 142, 236, **237 ff**, 349, 353, 426, **463**, 468, 490, **650**, **703**, **879**
Spiegel   38, 238, **281**, 290, 442, 443, **446**, 448, 451, 750, 846, 866, 969, 987
Spiegel (Zeitschrift), Spiegel-TV   257, 462, 584, 587, 623, 657, 694, 792, 824, 902, 904, 907, 932, 934, 936, 938, 940, 941, 945, 947, 950, 951, 957, 959, 961, 962
Spin, -drehung   177, 180, **746 ff**
Spitzer, Dr. Manfred   *621*
Sporen   701, 822, **990 ff**, 994 ff, 1000, 1017
siehe auch Pilze, Schimmel
Spule   54, 84 ff, **85 ff**, 124 ff, 134, 150 ff, 166, 172, 177, 182, **186**, **725 ff**, 730, 771
Spülmaschine   596, 597, 769, 995, 998, 999, 1004, 1010
-schwamm   996, 999
Squid-Magnetometer   130, **736 ff**
siehe auch Magnetometer
Srivata, Dr. B.I.   *744*
Stadt-Kurier Neuss   962
Stahl, Baustahl   53, 96, 448, **719 ff**, **721 ff**, 724, 725, 727, 734, 736, 761, **769**, 771, 840 ff, 871, 1022
-armierung, -beton   448, 479, 481, **563**, **724**, **725**, 726, 734, 736, 760 ff, 768, 842 ff, 849, 865, 877
-badewanne   727, 760, 842
-bett   **722 ff**
-blech   96, 144 ff, 260 ff, 292, 448, 727
-brillengestell   268, 452, **729 ff**, 768
-Bügel-BH   452, **731 ff**, 759, 768
-draht, -kleiderbügel   **724**, 731, 759
-federkern   7, 20, 53, 110, **452**, 563, **722 ff**, 726, 734, 737, 741, **749**, 751, **759**, **769**, 843, 844, 859, 865, 1010, 1011, 1013, 1014, 1028
-gürtelreifen   165, **726**, **771**
-heizkörper   563, 724, 727, 760, 844, 871
-karosserie   167, 257, **259 ff**, 706, **771**
-kinderwagen   **728**, **760**, 768, 1011
-kugelschreiber   **728**
-leiter   **750**
-mast   90, 192 ff, 202, 302, 308, 322, 404
-rahmen, -rohr, -rost   20, 41, 106, **722 ff**, 724, **759**, 760, 761
-tank   **727**, 760
-träger   724, 725 ff, 727, 734, **749**, 760, 843 ff, 871, 898
-türzarge   724, 727, 760, 769, 842
Standard der baubiologischen Messtechnik
siehe baubiologischer Standard und im Anhang
Standby   143, **183**, 231, 237, 258, 290, 292, 475, 482, **500 ff**, **624**, **650**, 975
Standortbescheinigung   400 ff, **406**, **620**, 635
Stang, Dr. Andreas   *218*
Stängle, Jakob   *851 ff, 853 ff, 878*
Starfighter   790
Staub   siehe Hausstaub, Partikel, Toner

Staubsauger   49, 86, 93, 95, 99, **108**, 183, 615, 678, 722 ff, 886, 939, ff, **960**, 981, 991, 993, 1000, 1002, 1006
Stecker, Schukostecker, Flachstecker   20, 34, 37, 41, 42, 48, 49, 55, **56** ff, **57** ff, 65, 68, 79, 96, **143** ff, 148, 156, 178, 181, 183, 472, 475, 511, 512, 515, 561, 564, 566, 568, 599
Steckdose   7, 16, **30**, 42, 44, 49, 50, 51, 52, 54, **55**, **56**, **57** ff, 64, 94 ff, 279, 455, 456, 457, 473, 474, 476, 479, 492, 493, 509, 515, 521, 522, 564, 605, 698, 895, 901, 926, 942, 1031
Steckdosenleiste   55, **56** ff, **58**, 96, **143** ff, 183
Steckernetzteil   86, 94, 143, 508, 510, 511, 515, 516, 517
Stegleitung   7, 33, 54, 1013
Steigerwald, Dr. Christin   *930*
Steinbrück, Peer   *335*
Steiner, Rudolf   *190*
Steingaden (bei Füssen)   252, **382**, 384
Steinig, Heinz   *119*
Steinle, Dr. Hermann   *494*
Stell, Dr. Hermann-Josef   *111*
Stellpflug, Jürgen   *937, 945*
Stengel, Familie   *381, 384*
Stern (Zeitschrift), -TV   43, 44, 200, 412, 437
Sternglass, Prof. Ernest   *856*
Stevenson, Dr. Brian   *466*
Stever, Prof. Hermann   *490*
Stewardess   798, 800 ff, 858, **1007** ff
Stewart, Dr. Alice   *795*
Stewart, Sir Prof. William   *248, 650*
Stiftung Warentest   63, 469, 482, **487** ff, **507** ff, 513, 528,705, 925, 928 ff, 933 ff, 934 ff, 936, **951** ff, 962, 965, 1010
Stock, Prof. Alfred   *694*
Stoffwechsel   90, **131**, 135, 140, 184, **228**, **244** ff, 693, 918, 930, 948, **972**, 996, 1014
-produkt   235, **557**, **990**, 992
-störung, -problem   26, 38, 113, 173, 191, 360, 370, **378**, 462, **558**, 646, **649**
Stögbauer, Dr. Florian   *228*
Stoiber, Dr. Edmund   *552*
Störzone   53, **837** ff, 839, **840** ff, 848, **848** ff, 855, 856, 858, 864, 869, 872, 877 ff, 1017
Strahlenarme Handys   263 ff, **265**, **267** ff
Strahlenschäden   **423**, 797, **800**, 801, 1014
Strahlenschutz, -schützer   29, **127** ff, **233**, 290, **339** ff, 363, 384, 400, **417**, **435**, 468, 504, 506, **507**, 532, 545, 633, 648, 650, 651, 654, 657 ff, **661**, 666, 671, 703, 704, **758**, 778, 790, **793**, 796, 828, 835, 930, 973
-anzug   367 ff, 373
-behörde (Österreich)   780
-behörde SSI (Schweden)   28
-bundesamt (BfS)   siehe Bundesamt für Strahlenschutz
-gesellschaft (GfS)   **794**, 820
-gitter   **308** ff
-kommissionen allgemein   47, 99, 101, 125, 143, 226, 253, 548
-rat (USA)   803
-verordnung   790, **802** ff, **811**, 820

ICNIRP (International)   siehe ICNIRP
IRPA (International)   siehe IRPA
NCRP (USA)   siehe NCRP
RCNIRP (Russland)   siehe RCNIRP
SSK (Strahlenschutzkommission)   23, 25 ff, 105, **127**, **219**, **230**, **317**, **339** ff, 386, 388, 414, **415** ff, 462, 468, 534, 567, 642, 645, **650**, 656, 657 ff, **661**, 666, 671, 820, **825** ff, **827**
Strahlung, elektromagnetisch   9 ff, 28 ff, 29, **125**, 135 ff, 142, **191** ff
AFN-   **546**
Dauer-   siehe Dauerstrahler
DECT-   **477** ff
Funk-, Hochfrequenz-, HF-   **191** ff
Gepulste   **193** ff
Handy-, Mobilfunk-   **191** ff, **289** ff, **294** ff
Leck- (Mikrowelle)   siehe Leckstrahlung
LTE-   **417** ff
Radar-   **433** ff
Richtfunk-   **426** ff
Terahertz-   **476** ff
TETRA   **421** ff
UMTS-   **408** ff
Wärme-   siehe Wärme
WiMAX-   **419** ff
WLAN-   **420** ff
Strahlungsarm   40, 156, 172, 174, 193, 234, **263** ff, 265, **266** ff, 292, 488, **499** ff, **503** ff, **513**, **514** ff, 568, 642, 690, 804, 807, **823** ff, 923
-leistung   **400** ff, 420
-stärke, -dichte   **191** ff
Strahlung, sonstige
Alpha-   siehe Alphastrahlung
Beta-   siehe Betastrahlung
Gamma-   siehe Gammastrahlung
Erd-   siehe Erdstrahlung
Hintergrund-   siehe Hintergrund
Höhen-   siehe Höhenstrahlung
Infrarot-   siehe Infrarot
Ionisierende   siehe Ionisierende Strahlung
Kosmische   siehe Kosmische Strahlung
Neutronen-   siehe Neutronen
Radioaktive   221, 222, **618**, 744, **777** ff
Röntgen-   siehe Röntgenstrahlung
Ultraviolett-   siehe UV
Umgebungs-   802, 805, 808, 810, 811, 851, 856
Straif, Prof. Kurt   *214 ff*
Stratosphäre   **587** ff, **809**
Straßenbahn   261, 581, 645, **721**, 729, **751** ff, 756, 763, 768
Straßenbeleuchtung   157, 919, **958**, 974
Stroboskop, -blitz, -licht   **204**, 206, **402**, 407, **460** ff, 543, **665**, **923** ff, **930**, 958
Stroll-Test   **683**
Sturzenegger, Hans   *322, 383, 384*
Styrol, Styropor   447 ff, 679, 681, 894 ff, 911, 933, 1006
Sucht, süchtig   141, **286** ff, 290, 334, 360, 419, 449, **465**, **518**, **621**, 624, 717, 860 ff
Südafrika   24, 432, 588, 703, 735, 786, 798 ff
Süddeutsche Zeitung   182, 213, 339, 367, 382

Südkurier (Zeitung Furtwangen) 906
Südtirol 35, 198, 309, **580** ff, 1029
Suizid siehe Selbstmord
Sunday Times (Zeitung) 464
Super-GAU 64, 377, **660** ff, **780** ff, **783** ff,
　　　　　785 ff, 805, 819, **835**
Super-WLAN, Super WiFi **471**
　　siehe auch WLAN und WiFi
Süßkind, Prof. C. 216
Sutra-Tower (San Franzisko) **547**
Swicord, Dr. Mays 216
Swisscom 384, 411, 462, 486, 570
Sydney (Australien) **254**, **547**
Synergismus 46, **196** ff, **375**, **877**, 976
　　siehe auch Wechselwirkung, -beziehung
Synthetik 12, 37, 46, 167, **672** ff, **674** ff,
　　678 ff, **680** ff, **682** ff, **689** ff, **690** ff,
　　704 ff, 706, 860, 1015, 1023
-faser, -gardine, -stoff 628, 675, **690** ff,
　　694, 705 ff
-kinderwagen **689** ff, 1011
-kleidung 673, 678, 680, **684**, 689, 845, 847
-perücke **688**
-schmusetier 682, **689** ff, 694, **704** ff
-schuh, -sohle **696** ff
-teppich 7, 106, 468, 673, 674, 678, 679,
　　680 ff, 686, **687**, 690 ff, **698** ff, 703,
　　704 ff, 848 ff, 859, 860 ff, 1010
Szintigramm 793, **796**, 819, 826
　　siehe auch Röntgen, Nuklearmedizin
Szintillationszähler 814 ff, 840, **850** ff,
　　851 ff, **853** ff, **854** ff, **855** ff, 872, **878** ff

T

Tabak, -tote 123, 149, 224, 249, 250, 277,
　　360, 676, **802** ff, 822, 825, 848, **985**, **987**
　　siehe auch Rauchen, Zigaretten
Tablet (PC) 193, **263** ff, **287** ff, **421**, **463**,
　　564, 570, 969, **972**, **975**
Tageslicht 62, **139** ff, 703, **919** ff, 920 ff,
　　922, 923 ff, 926, 931, 933, **969**, **970**
Taiwan 135, 689
TA Lärm **889**, 905, 907
Taos (New Mexico) **904** ff
Tapete **50** ff, 106, 329, 333, 367, **447** ff, 450,
　　453, 608, **672** ff, 678 ff, 681, 686, 689, 698,
　　704, 710, 804, 821, 823, 976, **982**, 985, 991
Tarnkappenbomber **439**
Taschenfederkern **722** ff
Tauber, Dr. Rudolf 221, 415
TCO siehe Computernorm TCO
TCP-Wert **266**, **292**
Technik für Alle (Zeitschrift) 628
Tegenfeldt, Dr. Clas 280
Telefax 68
Telefon siehe Festnetz, Handy,
　　Smartphone, Schnurlose, DECT...
Telekom siehe Mobilfunk
Temperatur **527**, **555** ff, 578, 585 ff, 589,
　　665, 828, 847, 852, 897, 935, 939, 972,
　　999, 1004
　Farb- 931, **967**, 969, 970
　Licht- **931**, 971, 966
　Luft- **523**, 680, 744, 987

Körper- 103, 124, 613, **972**, **995**
-erhöhung (Thermik) **239**, **244**, **350**, **435**,
　　463, 559, 905
Material-, Oberflächen- **523**, **949**, 979
Raum-, Zimmer- 935, 987
Tepco (AKW Fukushima) 784, 835
Teppich 7, 50 ff, 54, 106, 589, 615, 628,
　　656, 663, 672 ff, 678, 680, 682 ff, **684**, 688,
　　698 ff, **704** ff, 706, 717, **761**, 888, **951** ff,
　　960, 976, 978, **980** ff, 985 ff, 986, 987, 991,
　　1001, 1003, **1007**, 1008, 1014, 1022, 1024
-forschungsinstitut 1010
-kleber 986, 1007
-mief 986
-schaumrücken **681**, **982**
　　siehe auch Synthetikteppich
Terahertz THZ **476** ff, **633**, 536 ff
Terpene 978, 985
Tesla, Nicola 84
-strahlen 535
Tessin (Schweiz) 199, **781**, 796, 1028
Test (Zeitschrift) 469, 487, **507** ff, 933, 934,
　　951 ff, 962, 965
　　siehe auch Stiftung Warentest
TETRA siehe Mobilfunk
TETRAPOL 425, 538
Teufelskreis 32, 132, 140, 236, 246, 557,
　　559, 622, 700, 943, 988
Textilbeton 725
　　siehe auch Armierung, Glasfaser
TFT-Bildschirm, -Monitor 685, 968, 975
　　siehe auch Bildschirm, Monitor, PC
TH Technische Hochschule Aachen 105,
　　219, 242, 275, 317, 411, 486, 744
　Braunschweig 161
　Darmstadt 535
　Eindhoven 627
　München 857
　Zürich 103, 411, 953
　　siehe auch Universität
Thallium 851, 857, 987
Thermik, thermischer Effekt 191 ff, **195** ff,
　　206, 216, 228, 235, **239**, **244**, 254, 257,
　　264, **265**, **297**, 316, 317, 327, **339** ff,
　　343 ff, **345** ff, 349, 350, 352, 353, 356,
　　361, **362**, 364, 365, 388, 397, 399, **400** ff,
　　425 ff, **435**, 461, 463, 496, 507, **527** ff,
　　532, 533, **555** ff, **643** ff, 646, **651** ff, **653** ff,
　　665 ff, **668** ff, 671, 908, 917
　　siehe auch Wärmeeffekt
Thiede, Prof. Werner 320
Thomas, Carmen 123
Thomée, Prof. Sara 245
Thorium, Thoron 774, 778, 802, 809, 822,
　　824
Thuraya (Satellit) 430
Tiefkühltruhe, -motor 87, 144, 589, 598,
　　727, 760, 894, 906 ff, 993
Tiefschlaf 243, 558, 768, 884
Tierärztliche Hochschule Hannover 137,
　　213, 379
Times (Zeitung) 215
Tinnitus 43, **112**, **238** ff, 270, 300, 369, 371,
　　410 ff, **489** ff, 509, 646, 649, 653, 884,
　　891, 894, 905, 1016

Tipps zur Reduzierung	siehe Sanierung
Titan, -dioxid	587, 588, 982
T-Mobile	siehe Mobilfunk
TN-/TN-C-/TN-S-Netz	**146** ff
TNO-Studie	349, **410** ff

Tobischek, Dr. Herbert und Rosmarie
112, 728
Tockner, Prof. Klement 956, 974
Toluol 756, 979, 986, **1007** ff
Tomaten **395**
Toner, -staub 660, **1006**
siehe auch Laserdrucker, Partikel, Nano
Töpfer, Dr. Klaus 792
Transformator, Trafo 18, 53, **85** ff, 94, **95**, 97, 102, 107, 125, **126** ff, **137**, 143, 147, 156 ff, 161, 163, 170, 173, 183, 511, 515 ff, 522, 661, 727, **762** ff, 856, 859, **899**, 923, 938, 943, 1010
-blech **96**, 97, **144** ff, 760
-haus, -station 87, **88**, 89, **96** ff, 99, 108, **144**, 156, **158**, 163, 174, **175**, 509, 531, **599**, 639, 641, 723, 771, **899**, 1009
Niedervolt- 93, 99, 139, 897, 922, 926
Transformer zur "Entstörung" 180, 181, 276, 277
siehe auch "Entstör"produkte
Transrapid **163**, 173, 186
Transversalwelle **535** ff
Trautmann-Popp, Dr. Ludwig 345
Trichopoulos, Prof. Dimitrios 788
Trinkwasser 14, 529, 770, 792, 793, 938, 987, 1004 ff, 1005, 1028
-filter 656, 996, 997, 998, 999, **1002** ff, 1010
-verordnung TVO 693, **1003**
siehe auch Wasser
Trittin, Jürgen (Umweltminister) 27, 300, 355, 386, 414, 485, 667, 947
Trolley-Bus siehe O-Bus
True-Light, Bio-Licht, -Röhre **923** ff, 931
siehe auch Vollspektrum-Licht
Tschernobyl 660, 779, **780** ff, 783 ff, 785, 788, 796, 797, 800, **802** ff, **805** ff, 808, 809, 811, 813, 825, 867, 1025
TSR (Schweizer Fernsehen) 950, 951, 959
Tsuruga (AKW) 783
TT-Netz **146** ff
TÜV 47, 52, **120** ff, 174, **250**, **259** ff, 273, 275, **303**, 337, 398, 463, 546, **589** ff, 635, 46, 660, 671, 1010, 1019 ff
Tucci, Kardinal Roberto 550
Turin (Italien) 91, 255
Turrell, James 932

U

U-Bahn 99, 645, **721**, **729**, 756, 897, 898, 908, 1025 ff
Übergewicht siehe Gewicht, Wachstum
U-Boot 583, 787, **792**, **902**, 906, 1026
UDSSR **786** ff
UHF Ultra High Frequency 536 ff, 562
Uhr(en) 7, 50, 58, 86, 93, 94, 122, **148**, 157, **169** ff, **172**, 173, 177, 183, 518, **522**, 536, 613, **728** ff, **779** ff, 807, 819, 825, 835, 868, 1030

UKW, -Sender 192, 194 ff, **201**, 204, 281, 450, 536 ff, **541** ff, 543 ff, 546, 548, 562, 563, **578**, **580** ff, 846 ff
-Feldstärke **845** ff
Ultraschall 498, 675, 795, **878**, 880 ff, **881** ff, 883, **893** ff, **894** ff, 901, 902, **908** ff, **911**, 921, 924, 927, **934**, 943, 944, 945, 962, **971**
siehe auch Schall
Ultraviolett siehe UV
Umsatzminderung, -einbuße **365** ff
Umspannstation, -werk 26, 87, **88**, 99, 123, 144, **899**, **900** ff, 1027
UMTS siehe Mobilfunk
Umwelt 10 ff, **18**, **24**, 27, 32, 83, 91, 95, 98, 99, 191, **197**, 204, 279, 298, 301, 365, 403, 405, 409, 485, **578**, 591, 624, 627, 634, 639, 680, 681, 747 ff, 774, 776, 784, 786, 798, 825, **827**, 848, 856, 860, **879**, 884, 886, 901, **915**, 932, 935, 940, 948, 954, 955, 957, 976, **977**, 979, 989, 991, 1011, 1012, 1013, 1023
-agentur siehe Europäische Umweltagentur und EEA
-ambulanz 15, 148 ff
-amt 102, **334**, **344**, 411, 548, **635**, 667, 692, 726, 904, 929, 939, 1002, **960**, 1002
siehe auch Umweltbundesamt UBA
-analytik(er) 8, 12, 148 ff, 086, 1016
-ausschuss 299, 661
siehe auch Europäische Union EU, Europäisches Parlament EP, Europarat
-beauftragte(r) 319, **496**
-behörde 143, 148 ff, **964**
EPA (USA) siehe EPA
-bundesamt UBA 102, 183, **886**, 890 ff, 907, 939, 940, 957, **960**, 1005
-einfluss, -faktor 10, 12, 13, **17** ff, 26, **136**, 149, 178, 197, 421, 860, 879, 905, 990, 1011, 1024
-engel siehe Blauer Engel
-freundlich 937, 938, 940, 944
-gift(e) 231, **375** ff, 486, 558, 591, 827, **976** ff, **1014**
-hilfe 953 ff, **955** ff
-institut 27, 788, 836, 992, 996
für Umweltkrankheiten 355, 372
München 621, 836
-katastrophe, -krieg, -krise, -mörder 142, 143, 199, 531, **590** ff, 670, 778, 1030
-konferenz (Rio) **300**
-krank(heit) **18**, 355, 372, 1011, **1014**, 1024
-medizin(er) 9, 27, 185, 232, 250, 301, 312, 321, 354, 355, **357** ff, 361 ff, 371, 372, 374, 400, 466, 533, 591, 628, 632, 649, 661, 694, 940, 980, 1014, **1015**, **1016** ff
-minister(ium) 209, **249**, **251**, **297**, 339, **345**, **385** ff, 408, **461**, **541**, 550, **618**, 628, **632**, 640, 646 ff, 655, 661, 662, 664, **775** ff, 787, **820**, **825**, 828, 901, 927, 941, 946, 947, 951, 954, 959, **983**, 1006, 1030
siehe auch Bundesumweltminister(ium)
-organisation 28, 411, 792
siehe auch Greenpeace, Diagnose Funk, Next Up und UNEP

-politik **345**, 825
-preis 234
-referat (Kirche) **315** ff
-schutz, -schützer 133, 275, 590, 595, **596** ff, 664, 742, **946**, **953** ff, 963
-stress, -reiz, -risiko, -schaden 9 ff, 12, 81, 143, 149, 197, **216**, 218, 300, 304, 321, **324**, 454, **629**, 645, 820, 858, 859, 883, 892, 910 ff, **915**, 938, 944, 954, 989, 990, 996, 1010, 1012, 1015, 1016, 1018, 1019, 1022, 1030
-verband 27, 639, 641, 927
-verschmutzung, -zerstörung 212, **442** ff, 476, **487**, 508, **550**, 584, 886, **977** ff, 1030
-verträglichkeit **47** ff, 417, 620, **679** ff, 957
-wissenschaft(ler) 299, 365, 390, 415
-zeichen 263 ff, 509, 514, 986, 1010
siehe auch Blauer Engel, RAL
-zone **1006**, 1026
UNEP UN-Umweltorganisation 792
Unfruchtbar(keit) **237**, 238, 300, 349, 496, **547** ff
siehe auch Fruchtbar(keit)
Uni, Universität, University, Hochschule 8, 15, 24, 28, 124 ff, 337, 378 ff, 380, 398, 456, 457, 466 ff, 532, 587, 648 ff, 736, 797, 891
Aachen 105, 219, 242, 275, 317, 411, 417, 486, 744, 933
Aarhus (Dänemark) 222, 245
Aberdeen (Schottland) 392
Alberta (Kanada) 371
Arizona (USA) 244, 588
Auckland (Neuseeland) 135, 739
Augsburg 803
Banaras (Indien) 463
Belo-Horizonte (Brasilien) 364
Ben-Gurion (Israel) 436
Berkeley (USA) 677
Berlin 932, 951
Bern (Schweiz) 128, 553, 621, 655, 771
Bochum 210, 866, 930
Bologna (Italien) 217
Boston (USA) 788
Braunschweig 102, 161, 476
Bremen 219, 415, 622
Bristol (England) 133, 826
British Columbia (Kanada) 394
Bundeswehr 196, 242, 246, 344, 346, 379, 447, 551, 665
Calgary (Kanada) 371
California (USA) 134, 207, 579
Colorado (USA) 744
Darmstadt 535
Dortmund 177
Duisburg-Essen 185, 799
Düsseldorf 800, 974
Edinburgh (Schottland) 888
Eindhoven (Holland) 627
Erlangen-Nürnberg 320
Essex (England) 931
Florenz (Italien) 243, 540 ff
Fort Collins (USA) 223
Frankfurt 185, 207, 219, 242, 245, 344, 363, 410, 486, 737 ff, 738, 933, 965, 994
Freiburg 242, 373, 1996
Bern (Schweiz) 771
Furtwangen 535
Fukuoka (Japan) 236
Gazi (Türkei) 229
Gießen 362, 385
Glasgow (Schottland) 354
Göttingen 457 ff, 618
Graz (Österreich) 103, 120, 160, 229, 242
Gurajat (Indien) 223
Haifa (Israel) 974
Hangzhou (China) 237
Hannover 221, 466
Harvard (USA) 261
Heidelberg 64, 122, 137, 160, 196, 228, 240, 325, 631, 677
Helsinki (Finnland) 133
Houston (USA) 738
Ilmenau 631
Innsbruck (Österreich) 780, 835
Ioannina (Griechenland) 668
Jerusalem (Israel) 218
John-Hopkins (USA) 130, 436
Karlsruhe 425, 734
Koblenz-Landau 490
Köln 120, 228, 417, 965
Kopenhagen (Dänemark) 570
Kyushu (Japan) 559
Lakehead (Kanada) 466
Leeds (England) 477, 776
Lincoln (Neuseeland) 299, 341, 343, 348, 354, 364
Linköping (Schweden) 234
Loma Linda (USA) 129, 232, 241
London (England) 633, 808
Louisiana (USA) 209
Löwen (Belgien) 243
Lübeck 204, 241, 272, 344, 346, 348, 355, 480, 737, 909
Lund (Schweden) 227, 229, 231, 247, 299, 504
Mainz 102, 137, 207, 210, 243, 352, 702
Marburg 800
Marlborough (USA) 582
Michigan (USA) 243
Montpellier (Frankreich) 240, 325
Montreal (Kanada) 132
München 209, 232, 379, 380, 385 ff, 496, 535, 687, 744, 794, 857, 930, 939, 981
Münster 457 ff, 747, 800, 825
Newcastle (England) 745
New York (USA) 130, 216, 262, 909
Nimwegen (Holland) 187
Nottingham (England) 187, 394
Oldenburg 738, 888
Ontario (Kanada) 226, 372
Oviedo (Spanien) 324
Oxford (England) 134, 253, 630, 668
Padua (Italien) 974
Pasadena (USA) 579
Pittsburgh (USA) 217, 246, 251, 671
Pretoria (Südafrika) 24
Punjab (Indien) 393 ff

Queens (Kanada) 237
Reykjavik (Island) 800
Rostock 1006
Saarbrücken 185, 355, 702, 771
Saarland 136, 390, 393, 770, 795
Salford (England) 883
Salzburg (Österreich) 463
Samsun (Türkei) 244
San Antonio (USA) 129, 131
San Franzisko (USA) 216, 677
Siena (Italien) 139, 540 ff
Stanford (USA) 135, 286, 556
Stockholm (Schweden) 221
Südwestfalen 233, 362, 496
Sydney (Australien) 634, 745
Szeged (Ungarn) 237
Tel-Aviv (Israel) 222
Thessaloniki (Griechenland) 803
Toronto (Kanada) 23, 131, 260
Trent (Kanada) 467
Tübingen 238
Turku (Finnland) 255
UCLA (USA) 245
Ulm 621
Umea (Schweden) 283
Uppsala (Schweden) 243
Utah (USA) 251, 470
Valencia (Spanien) 363
Villeurbanne (Frankreich) 228 ff, 299
Warwick (England) 436, 461
Washington (USA) 240, 325, 745
Wien (Österreich) 222, 239, 311, 340, 344, 353, 354, 356, 362, 363, 626
Witten/Herdecke 105, 123
Wuppertal 425
Yale, New Haven (USA) 24, 245, 909
Zhejiang (China) 221, 237
Zürich (Schweiz) 103, 208, 266, 286, 383, 411, 953
Universitäts-Klinik(um), -Hospital, -Spital
  Aachen 620
  Basel (Schweiz) 495
  Berlin 221, 413, 932
  Düsseldorf 135, 997, 1000
  Essen 218
  Frankfurt 994
  Göteborg (Schweden) 245
  Innsbruck (Österreich) 994
  Köln 910
  Mannheim 184, 238
  Münster 228, 744
  Orebro (Schweden) 217, 225
  Valencia (Spanien) 548
  Zürich (Schweiz) 134, 624
Uran, -lager, -munition, -stein 325, 774, **779 ff**, 789, **791** ff, 808, 809, 819, 824, **835, 836**, 840, 857
Urform (Farne, Fische, Pilze...) **700** ff
USA 12, 17, 21, **29**, 58, 69, 84, 88, 89, **92**, 102, **108, 109**, 129, 138, 145, **147** ff, 159 ff, 175, 177, 203, **224**, 253, 262, 285, 322, 353, 392, 439, 467, 478, 545, 581, 582, **585** ff, **595** ff, 597, 602, 603, 607, 611, 612, 615, 629, 634, **663**, 668, 687 ff, 693, **744** ff, 779, 782, **797** ff, **821** ff, 844, 870, 879, 890, **902** ff, **904** ff, 906, 939, 961, 974, **981** ff, 1009, 1011, **1025** ff
US Air Force 228, 442, 583 ff
-Atom, -bombe, -rakete, -test **785**, 788, 790, **792**
-Botschaft **195** ff, **436**, 530
-Elektrizitätswerke **66**
-Gesundheitsbehörde FDA **244** ff, 246, **254, 299**
-Handelsbehörde FTC **280**
-Kongress **29**, 130, 784
-Marine **128**
-Militär 440, **530** ff, **583** ff, 588, **786**, 791 ff, **792**, 909
-Navy 583 ff, 903
-Polizei **531**
-Regierung **29**, 216, **552**, **583** ff, 640
-Umweltbehörde EPA siehe EPA
-Universitäten siehe Uni
-Wohnungen (PAK) **983** ff
USB, -Stick 455, 473, 518
UV, -Licht, -Strahlung 17, 192, 451, 548, 587, 626, 675, 677, 695, 717, 810, 845, 917, **918** ff, 920, 924, 926, 927, **932** ff, 946, 967, 970 ff, **973**, 1001, 1005
siehe auch Licht

V

Vagabundierende Ströme **86, 87, 88, 89**, 146 ff, 156, **159**, 721, **729, 751** ff, 775
siehe auch Fehl- und Ausgleichsströme
Vander Vorst, Prof. André 243
Vander Zalm, Bill 612
Varga, Dr. Andras 137, 160, 196, 240, 299, 325, 350, 351, 622, 631, 649, 657, 677, 741
Vatikan (Radio, Sender) **549** ff
VB Verband Baubiologie 2, 75, 153, 485 ff, 519 ff, 635, 648, 709, 757, 817, 874, 920
VBE Verband Bildung und Erziehung 251, 650
VDB Berufsverband Deutscher Baubiologen 75, 153, 486, 574, 709, 757, 817, 832, 874
VDE 28, 59, **120** ff, **162** ff, **219**, 450, 567, 671, **986** ff
siehe auch DIN/VDE
VDI, -Nachrichten 284, 463, 517, 889
Veba 476 ff
Verbraucher (Energie, Strom) **48** ff, 57, 68, 70, 84 ff, 85, 86, **94** ff, 115, 143, 157, 166, 181, **183**, 261, **429**, 474, 503, 511, **513**, **595** ff, **608** ff, **924** ff, 927, 942, 957, 958, 969, 1012 ff
Verbraucher (Mensch, Kunde) 66, 68, 95, 116, 174, **215**, 271, 287, 336, 419, **566** ff, 582, **595** ff, 646, 769, 809, 938, 941, 945, 952, 954, 955, 1025
-beratung, -initiative, -zentrale 69, 119, 120, 285, 306, 309, 462, 467, 485, 597 ff, 663, 692, **953** ff, 958, 981
-magazin, -zeitschrift 63, 166, 183, 266, **267** ff, 399, 508, 933, 935, **951**, 932, 955
siehe auch Öko-Test, Stiftung Warentest, K-Tipp, PulsTipp, Guter Rat u.a.

-schutz, -schützer   265, 411, 460, **461**,
    485, 510, **618**, 891, 927, 934
Verdrillung   54, 67, **86** ff, **87** ff, **145** ff, 922
Vergleichsmessungen   165, 971
   Elektrische Wechselfelder   **76** ff
   Magnetische Wechselfelder   **154** ff
   Funkwellen   **592** ff
   Elektrostatik   **711** ff
   Magnetostatik   **765** ff
   Radioaktivität   **818**
   Radon   **829**
Verhütung   80, **237** ff, 452, **703**, 732
Verkehrsbetriebe   262, **751** ff
   -flugzeug   **255**, **797** ff
   -lärm   **886** ff, **889** ff
   -minister(ium)   801
   -opfer, -unfall, -tote   187, **261**, 743, 803,
    997
   -radar, -überwachung   **433** ff, 592, **770**
Verkrüppelung   185, **196**, **239** ff, 277, 299,
    325, **333** ff, **377** ff, **378** ff, 384, **385** ff,
    391, 531, 554, 649, 650, 786
Versicherung   147, **148**, 149, **174** ff, **211**,
    251, **338** ff, **362**, **368**, 372, 494 ff, 621,
    670, 795, 992, 1002, 1020, 1024
Versiegelung   54, 681 ff, 699, 705, **982**, 985
Verteilerdose   19 ff, 48, **49**, 54, **58**
   -häuschen   **88**
   -kasten   **48 ff**, 110
Vertrag   302, 303, 307, 313, 318, 330, 366,
    368, 382, 383, 404, **405** ff, 412, 463,
    494, 549, 634
   von Maastricht   **300**, 657
Verwerfung   6, 806, 821, **837** ff, 839, 840,
    842, 844, 850, 851, **853** ff, **854** ff,
    861 ff, 867, 877, 878
   siehe auch Störzone, Wasserader
Vester, Dr. Frederic   809 ff
Veterinäramt   379, 383
   -mediziner   **377** ff, **378** ff, 382, **385** ff
VHF Very High Frequency   536 ff, 562
Viag-Interkom   202, 233, 318
Vibration   749, **774**, 776, 880 ff, 884, 888,
    893 ff, **895**, **896** ff, **897** ff, 901, **907** ff,
    908, 910 ff
   siehe auch Schwingung,
    Körperschall, Infraschall
Vibrator   **173**, 186, **901**
Viechereien, Vieh   91, **377** ff, **385** ff, 650,
    774, 901, 908
Vilsbiburg   852
Vinyl, -schaum, -tapete   106, 678 ff, 681,
    982
VLC Visible Light Communication   569 ff,
    921 ff
   siehe auch Licht"funk", LED
VLF Very Low Frequency   536 ff
Vodafone   siehe Mobilfunk
Vogel, Dr. Evi   551
Vögel   185, **333** ff, 342, 349, **377** ff, 384,
    389 ff, 393, 394, **439** ff, 441, 493, **582**,
    628, 631, 720, **737** ff, 741, 775, 890,
    901, 934, 1025
Volger, Prof. Alexander H.   242, 344, 389,
    411, 486

Völkle, Prof. Hans-Rudolf   803
Volkrodt, Dr. Wolfgang   199, 350, 439
Vollersode   437
Vollert, Maria und Alois   551
Vollspektrum-Licht   **923** ff, 931
   siehe auch Bio-Licht, True-Light
Vorschaltgerät   21, 49, 70, 79, **85** ff, 94, **97**,
    105, 144, 147, 170, 517, 626, 922, **923**,
    938, **942**, 949, 955, 959
Vorsorge   13, 27, **29**, 61, 89, 143, 174 ff,
    248, **251**, **263** ff, **297**, **300**, **304**, 311, 316,
    320, 324, 336, **340**, 343, **345** ff, 348, **356**,
    360, 361, 370, 372, 400, 412, 416, 417,
    444, 449, 462, 466, 482, 485, 496, 509 ff,
    514, **590** ff, 619, 631, **639** ff, **657** ff, 666,
    670, 671, 758, 807, 891, 928, 953, 1009,
    1010, 1018, 1019, 1020
   -pflicht   218, **249**
   -prinzip   **125**, 355, **486**
   -wert   13, **346** ff, **352** ff, 354, 355 ff, 400,
    482, 664, 955
Vossen, Dr. Stefan   410
VOX-Sprachsteuerung   **515** ff
Vulkan, -ausbruch   676, 808

W

Wachenbrunn (Thüringen, Sender)   549
Wachstum   80, 591, 738, 884, 972, 1020
   -hemmung   **139** ff, 909
   -steigerung   24 ff, **129**, **137**, 139, **622**,
    700 ff, 733, **745**, 999
   -störung   137, 198
   Keim-, Pilz-   **375** ff, **557** ff, 693, 991, 995,
    999
   Krebs-, Tumor-   91, 122, 123, **129**, 130,
    138, 213, **216**, 646, **741**, **747**, 974
   Pflanzen-, Algen-   **490** ff, **745**, **878**
   Wirtschafts-   116, 311, 590, 656, 664,
    956, 1020, 1024
   Zell-   130, **139** ff, **222**, **236**, 349
Wachtberg (Bonn, Radom)   442
Waffen   321, 540, 583, 774, 786, **790** ff,
    791 ff, 904, 1025
   Atomwaffen   661, **786**, 790, 811
   E-Waffen   **142**, 325, 431, **530** ff, **583** ff,
    585 ff, 616
   Wetter   **585** ff
Wal, -strandung   342 ff, 662, **703**, 720, **739**,
    776, 883, **893** ff, **902** ff, **983**
Wald   60, 302, 304, 307, 334, 373, 381, 391,
    392, 395, 676, 687 ff, 705, 821, 840, 1024
   -boden   426, 556, 669, 966, **425** ff, 989
   -mäuse   **739** ff
   -pilze   782
   -schaden, -sterben   197 ff, 426, 427, 439 ff,
    553 ff, 554, 580, 584, **632**, 650, 660, 1025
Waldmann-Selsam, Dr. Cornelia   484, 540 ff
Walker, Prof. Michael   741
Walkie-Talkie   512, 517, **524** ff, 536
Wallerhausen (bei Köln)   **377** ff, 384, 428
Wärme   17, 34, 44, 161, 242, 350, 527 ff,
    541, **555** ff, **595** ff, **608** ff, **648** ff, 700, 752,
    838, **918**, 922, 931, 963, 967, 991, 1000
   -brücke   **991**, 993, 1000

-dämmung 54, 447 ff, 1013
-decke, -matte 65 ff, **114** ff, 140, 147, **148**, 641
-effekt, -wirkung 191 ff, 195, 206, **244**, **265**, **266**, 273, 337, **339** ff, **343** ff, 370, **435**, 446, 450, 488, 509, 533, **555** ff, 619, 625, 643, 644, 647, **648** ff
  siehe auch Thermik
-flasche 148, 297, 651, 735, 982
-pumpe **898** ff
-schrank 124, 990, 995
-schutz, -fenster, -scheiben, -glas 62, 332, 347, 434, 443, 446, 451, 492, 563, 895
-schutzverordnung 62, **447** ff, 718, 823, 827, 1015, 1022
-verlust 935
Warnke, Dr. Ulrich 136 ff, 138, 139 ff, 185, 235, 355, 390, 393 ff, 439, 654
Waschmaschine 53, 283, 455, 596, 769, 896, 960, **998** ff, 1004
Wasser 17, 31, 59, 117, 373 ff, 426, 434, **435**, 439, 443, **471**, 479, 497 ff, **529**, 540, 556, 568, 578, 579, 588, **665**, 669, **675**, 706, **745**, 784, **792**, 808, 813, 821, 835, 851 ff, 853 ff, **855** ff, 879, 881, 893, 898, 899 ff, **900**, **902** ff, 909, 917, 938, 972, 991, 999, 1004, 1005, 1025, 1027, 1028
-ader, -lauf, -quelle, -suche, -zone 6, 149, 163, **177** ff, 275 ff, 717, **750** ff, 806, **837** ff, **840** ff, 851 ff, 853 ff, **854** ff, **855** ff, 860, **861** ff, **864** ff, 877 ff
  siehe auch Störzone, Verwerfung
-bett 20, **33**, 67, 79, 140, 148
-boiler 1004
-dampf 586, 799, **991**, 994
-energetisierung 769, 1003
-entfeuchtung **425** ff, **526** ff, 669
-entkalkung 769
-filter, -spender 656, 996, 997, 998, 999, **1002** ff, **1003** ff, 1010
-hahn 885, 886
-kraft(werk) **775**, 900
-leitung, -rohr 50, 55, **86** ff, 88, 94, 137, **146** ff, 156, **159**, 745, 752, 769 ff, 906, 987, 992, 1002, **1004** ff
-linse 702
-löslich 705, **986**
-mangel **425** ff, 650
-molekül **234**, **526** ff, **527** ff, **555** ff, **583** ff, 624, 635, **669**, 911, 1029
-pfeife 274
-pumpe 900
-schaden 556, 669, **991** ff, 1000, 1002
-stoff 583, 804, 851, 977, 983, 986, 990, 1014
-turm 301, 336, 382
-uhr, -verbrauch, -zähler 396, 526, **595** ff, 660
-vernebler **1003** ff
  siehe auch Trinkwasser
Wasserstoffperoxid 998
WDR 123, 125, 549, 623, 846, 864, 935, 959, 1014
Wechselfeld **16** ff, **19** ff, **84** ff, **763**, 771

-spannung **19** ff, 50, 694, 696
-strom 84 ff, 183 ff, **762** ff, 774, 775 ff, 900 ff, 923, 929 ff, 942 ff
Wechselrichter 94, 721, **762** ff
  siehe auch Gleichrichter
Wechselwirkung, -beziehung, -spiel 26, 31, **39** ff, 46, 104, 130, **135**, 141, 198, 202, 328, 388, 411, 520, 527, 554, 556, 645, 654, **659**, **675**, 693, 748, 804, 879, 976, 986, **988**, 999
Weichmacher (Phthalate) 173, 249, 508, 978, **982**, 1025
Weigental (bei Heilbronn) **382**
Weindler, Dr. Peter 738
Weiner, Ulrich 373
Weiß, Prof. Heinz 744
Weiss, Prof. Wolfgang 484, **659**, 666
Weitfunken (WLAN) **470**
Weizsäcker, Prof. Carl Friedrich von 748
Wellenlänge 204, 520, 548, 737, 746, 812, 895 ff, 906, 917, **918** ff, **930** ff, 966, **973**
Wellenstein, Dr. Gustav 138
Wellenweiterleitung 224, **267** ff, 512
Welt 17, 98, 143, 192, 296 ff, 443, **555** ff, **583** ff, 629, 660 ff, 671, 672, **676** ff, 741 ff, 747 ff, 776, 904, 921, 961, 974, 1011, 1019 ff, 1023, 1025, 1027
-klima, -rat 944, 963, 1030
-krieg 553, 583, 655, 774, 786, 810 ff, 906, 910, 963
-meer 739, 844, 903
-meister 202, 263, 795, 910
-raum 192, **429** ff, 442, 453, 536 ff, 555, 797, 836, 1025
-forschung 192, 536 ff
-müll, -schrott 430, **432**, 632, 786 ff, 788, **836**
-telefon **429** ff
-untergang 241, 734, **1030** ff
Welt (Zeitung) siehe Die Welt
Weltgesundheitsorganisation siehe WHO
Wende, Dr. Heidemarie 886
Wenzel, Dr. Christoph **385** ff
Wertheimer, Nancy 66, **128**
Wertminderung, -verlust 92, **175**, 302, 361, **366** ff
Wetter 17, 62, 156, 187, 258, 298, 399, 426, 531, **555** ff, 578, **583** ff, **585** ff, 623 ff, 645, **668** ff, 672, 674, 743, 770, 918, 919
-änderungsamt **588**
-erkundung, -forschung 431, 433
-funk, -radar, -satelliten 536 ff, 643
-manipulation **583** ff, **585** ff, **668** ff, 1031
  siehe auch HAARP, Chemtrails
-station 455, 511, **523**, 526, 609
Wetter-Boden-Mensch 201, 535, 869, 870, 871
Wetter, Kardinal Friedrich 319
Which? Verbraucherorganisation **267** ff
WHO **126** ff, **212** ff, **214** ff, **341**, 370, 661, 664, 693, 804, 879, **1006**, 1011, 1030
Elektrische Wechselfelder 27, 47
Magnetische Wechselfelder 99, 100, 101, 103, 121, **126** ff, 138, 143, 173, 175, 176, 177, 641 ff, 901, 1028

Funkwellen 212 ff, **214** ff, 216, 220, 226,
227, **237**, **246**, 247, **250**, 271, 290,
299, **339** ff, 343, 348, 354, 369, **370** ff,
405, 416, 468, **483**, 545, 567, 620, **626**,
632, 641 ff, 649, 650, 654, 661, 664
Elektrostatik 693
Radioaktivität, Radon 661, 784, 804, 827
Schall, Vibration 908
Licht, UV 626
Wieser, Prof. Heinz-Gregor 134, 624
WiFi Wireless Fidelity 420, **455** ff, **471**,
598, 921
Wild, -wechsel 381, 720, 740, 782, 974
Wilhelm, Prof. Helmut 734
Wilhelm, Prof. Hans-Jürgen 238 ff
Wilkins, Prof. Arnold 931
Wiltschko, Dr. Wolfgang 738
WiMAX siehe Mobilfunk
-Appell **361**, **420**
Wind, -rad, -kraft, -park 301, 595, 675, 706,
744 ff, **774**, **775**, 783, 886, 897, 899,
900 ff, **902** ff, 906, **907** ff, 911, 1001, 1027
siehe auch Energiewende
Winklhofer, Prof. Michael 744 ff
Wirbelströme 19, 22, 84
Wirtschaftswoche (Zeitung) 233, 259, 518
Wissenschaft 648 ff
Elektrische Wechselfelder 22 ff, **29**, 80
Magnetische Wechselfelder 121 ff,
124 ff, **126** ff, **128** ff, 135 ff, 185
Funkwellen 204 ff, 206 ff, 212 ff, 214 ff,
215 ff, 220 ff, 223 ff, 226 ff, 231 ff,
233 ff, 235 ff, 237 ff, 238 ff, 239 ff, 241 ff,
242 ff, 246 ff, 248 ff, 253 ff, 258 ff, 165,
266, 286, 345 ff, 353 ff, **356** ff, **362** ff,
385 ff, 389 ff, 392 ff, 394 ff, 410 ff, 413 ff,
416 ff, 425 ff, 460 ff, 461 ff, 483 ff, 489 ff,
547 ff, 618 ff, 639 ff, 648 ff
Elektrostatik 700 ff, **702** ff
Magnetostatik 735 ff, **737** ff, **740** ff,
742 ff, 776
Radioaktivität 788 ff, **793** ff
Radon 825 ff
Geologische Störungen 839 ff
Schall 893, 896, 902, 905, 908 ff, 917
Licht 918 ff, **956** ff
Wissenschaftsrat 787
WiTricity 186
Witte, Gerhard 806
WLAN, Wireless-LAN 18, 192 ff, 194 ff,
202 ff, 214, 220, 230 ff, 264, 281 ff, 287 ff,
25, 348 ff, 360, 379, 396 ff, **420** ff, 436,
449, 453 ff, **455** ff, 473 ff, 483, 484 ff,
517 ff, 520, 523, 533 ff, 536 ff, **540**, **544** ff,
560, 561 ff, **563** ff, 569, **605**, 609, 611 ff,
617, 620, 630, 633 ff, 635, 643 ff, 665 ff,
667 ff, 764, 859, 921, 975, 1011, 1015
siehe auch Internet, Notebook, Smart
Wohngifte 149, 679, 717, 827, **976** ff, 994,
996, **1001** ff, 1013 ff, 1016 ff
Wohnung+Gesundheit 12, 14, 35
Aschaffenburg, Mobilfunk 314
Baubiologie in Amerika 853
Blut-Hirn-Schranke 227 ff
Breitbandmessgeräte 69, 153

DECT-Schnurlostelefone 480 ff, **499**, 503
EEG-Effekte durch Mobilfunk 205
Elektroakupunktur 859
Elektrosensibilität 103, 141
Elektrosmogverordnung 639 ff
Elektrostress in Kraftfahrzeugen 164
Elektrowecker und Migräne 107
Energiesparlampe, Dreckschleuder 942
Entstörgeräte 181 ff, **271** ff, 281
Gefängnis für Rutengänger 865
EU über Funkwellen 236
Fallbeispiel - Arzt therapieresistent 34
- Eidechse im Elektrosmog 114 ff
- Flucht in den Wohnwagen 110 ff
- Kranke Frau und defekter Fernseher
751 ff
- Melanie (Südtirol) 35
- Nico (Starnberg) 35 ff
- Radiowecker und Migräne 107
- RWE und Freileitung 110
- Verspannende Spannung 35
Federkernmatratze, Wasserader 843
Feldstärkemessung körperbezogen 75
Geldrollen durch Handystrahlung 234 ff
Immobilienpreis im Keller 366
Klinghardt über Baubiologie 375 ff
Körperstromdichte 74 ff
Krebs und Elektrofelder (EPA) 130
Krebs durch Mobiltelefone 212 ff
LED 901
Messgeräte im Test 69 ff, 153
Mobilfunk-Forschungsprogramm 619
Mobilfunk in Wohngebieten 366
Petersohn-Interview 1016 ff
Produkte gegen Elektrosmog 181, **271**
Radioaktivität, Flug Mallorca 797 ff
im Pfarrhaus 806
über Wasseradern 851
Rutengänger im Test 861 ff
Siemens Gigaset Funkstille 503
Standard Baubiologie 12
Szintillationszähler 851
Messungen Jakob Stängle 852 ff
Messungen Dr. Armin Bickel 853
Trafostation Abschirmung 96 ff
Umweltanalytik Mogelpackung 149
Varga Gutachten 137, **196**, 240, 299
Waldsterben 199
ZVEH-Report 118
Wolle   673, 681, 684, 688, 689, 690, 715,
980 ff, 1024
-teppich 7, 681, **684**, 699, 704, 706, **980** ff,
1008, 1010
-Siegel **663**, 981 ff
World-Trade-Center (11.9.2001) 432 ff
Worm, Thomas 959
Wulff, Christian 625 ff
Wunsch, Alexander 937 ff, 948, 957
Wünschelrute 6, 180, 272, **837** ff, 839, 842,
852 ff, **861** ff, 865, 867, 869, 870, **878**
sie auch Rutengänger, Radiästhesie
Würmer 394
Wuschek, Prof. Matthias 388, 635
Wüst, Dr. Joseph 848, 851, 856
www... siehe Internetadressen, Anhang

X

Xenos, Prof. Thomas D.   *237*, 547
Xu, Prof. Zhengping   221
Xylol   986

Y

Yogeshwar, Ranga   *623*
Youbicier-Simo, Dr. B.J.   *240*, *325*
Young, Prof. Liane   *184*

Z

Zaffanella, Dr. Luciano E.   102
Zahn, Prof. Volker   *1014*
Zahn, Zähne 325, 701, 788, 804, 996, 1010, 1012, 1026, 1028
 -amalgam   siehe Amalgam, Synergismus, Wechselwirkung
 -arzt   32, 105, 336, 563, 567, 623, 692 ff, 819, 869, 883
 -betäubung   623
 -bürste   49, 86, 93, 95, 157, 183, 186, 243 ff, 621, 996, 998 ff
 -extraktion   733
 -füllung   104, 283, 693, 987, 1026
 -herd   374
 -metalle, -materialien   293, 374, 987
 -pasta   587, 1005
 -prothese   996
 -röntgen   **794** ff
 -sanierung   277, 692
 -spange   452
 -stein   910
Zängl, Dr. Wolfgang   *944*, *945*
ZDF 122, 182, 275, 795, 904, 933, 956 ff, 959
Zeidler, Prof. Ebergard   747
Zeiss (Brillenhersteller)   695
Zeit (Zeitung)   siehe Die Zeit
ZeitenSchrift (Zeitschrift)   200
Zellhausen (bei Frankfurt, Sender)   549
Zellen   25, 46, **80**, 90, **124** ff, **130**, **135** ff, 149, 184, 205 ff, **220** ff, **227** ff, **229** ff, 236, **242**, **245** ff, **247**, 251, 342, 349, 364 ff, 394, **413** ff, **415**, 527, 529, **559**, 619, 631, 643, 654, 656, **703**, 719 ff, 739, 741, 744, **793** ff, 797, 801, **902** ff, **915**, **1005**
 Bindegewebs-   **243**, 415
 Blut-   134, 654
 Fress-   **312**
 Haar-   884 ff
 Haut-   **243**
 Hefe-   24, 349, 351
 Hirn-   **134**, 221, **229**, 232, 349, 351, 463, **489**, **504**
 Immun-   130, 236, 1005
 Killer-   **134**, 236, **313**
 Knochenmarks-   129, 312
 Krebs-   91, 122, **129**, 130, **138** ff, **139** ff, 149, 217, 797, **1027** ff
 Leukämie-   **217**, 702, **747**
 Lungen-   1006
 Muskel-   129

Nerven-   22, **24**, **129**, 134, **135**, **136**, 173, 207, **227** ff, 229, **231** ff, 236, 242, 338, 349, **362**, 363, **489**, **496**, 503, 649, 694, 703, 909
 Netzhaut-   966, 973
 Schleimhaut-   **370**
 Sinnes-   **884**, 885, 917
 Tumor-   80
Zellkern   141, **215**, **222**, 236, 910 ff, 1005
 -kommunikation 191, 204, **205**, **360**, 490, 503, 646
 -kraftwerk (Mitochondrien) 559, 932, 966
 -kultur   **221**, 315 ff
 -membran   22, **90**, 149, 162, 205, 230, 235, 236, **244**, 316, **340**, 349, 351, 370, 503, 703, 856
 -reiz, -reaktion, -effekt   19, 26, **222**, 240
 -signal   24, 222
 -schaden   **220** ff, 235, **240**, 338, 351, **413** ff, 504, 509, 653 ff, **795**, 833, 909
 -störung, -stress   **129**, 195, 246, 376, 519, 665, 769
 -stoffwechsel   **131**
 -teilung   24, 80, 130, 213, 222, 236, **490** ff, 702, 794, 801
 -tod (Apoptose)   238, 300, 625, 801
 -verklumpung   **233** ff, 489, 649
     siehe auch Geldrollenbildung
 -wachstum, -wucherung 91, 122, **129** ff, 130, **138**, **139** ff, **222**, 236, 646, 747
     siehe auch Wachstum, Gewicht
Zement   **805**, 807
Zerstörung   47, 70, 185, 198, 201, 221, 227, 231, 233, 236, **321** ff, **323** ff, 390, **393**, 439, 463, 489, **527** ff, 530, 584, 591, 631, 634, **674** ff, 694, **780** ff, **783** ff, **785** ff, 791 ff, 797, 856, 910, **940**, **974**, 1005, 1024, 1030 ff
Ziegel, -dach, -stein, -wand   60, 397, 398, 447 ff, 459, 480, 562, 633, 679, 779, 805, 807, 819, 895, 901, 991
Ziegler, Dr. Markus (Jugend forscht) *490 ff*
Zigarette(n)   98, 123, 250, 277, 360, **802** ff, 825, 847, **983**
 -qualm, -rauch   286, 676, **802** ff, **983** ff
     siehe auch Rauchen, Tabak
ZigBee   538, 539, 598, 600, **603**, 612, **617**
Zimmer, Prof. Guido   *245*
Zirbeldrüse (Epiphyse)   124, 140, 738, 965
Zitteraal   703
Ziviler Ungehorsam   **321** ff
Zörner, Gary   *957*
Zug, -abteil, -fahrt, Bahnfahrt   88, **89** ff, 163, 184, 212, 289, 201, 296, 801
Zugvögel   **342**, **582**, 720, 737, **738**
Zürn, Hans   *877*
Zürn-Gitter   877
Zurzach, Bad (Schweiz)   852
ZVEH-Report (Fachzeitschrift)   118
ZVEI Zentralverband Elektrotechnik und Elektronikindustrie   973
Zwahlen, Ernst   *496*
Zwamborn, Prof. Peter   *410*, *627*
Zweipolig (Schalter, Steckdosenleiste)   49, **56** ff, 67, 79, **96**, 107, 143, 146, 147, 922

Dr. Manfred Mierau / Dr. Thomas Haumann

Stress
durch
Schadstoffe
und
Schimmel

Baubiologie: Unser Patient ist das Haus - Band 2
Wohngifte Partikel Raumklima Pilze Bakterien Allergene

in Zusammenarbeit mit
Wolfgang Maes

Aus dem Inhalt: Formaldehyd und andere Gase / Lösemittel und leichtflüchtige Schadstoffe / Pestizide und schwerflüchtige Schadstoffe / Schwermetalle und anorganische Schadstoffe / Partikel und Fasern wie Stäube, Asbest, Fogging und die neue Nanotechnologie / Raumklima: Temperatur, Feuchte, Sauerstoff, Kohlendioxid, Lüftung, Luftionen, Luftelektrizität, Gerüche) / Radon / Schimmelpilze, Hefepilze, Bakterien und Stoffwechselprodukte / Allergene wie Hausstaubmilben / Trinkwasser / Umweltmedizin / Fallbeispiele / wissenschaftliche Forschungsergebnisse / Grenzwerte / Empfehlungen / Tipps / Analyse / Messung / Sanierungsstrategien...

Herausgeber: Institut für Baubiologie+Ökologie Neubeuern IBN

IBN

Der Herausgeber dieses Buches, das Institut für Baubiologie+Ökologie IBN in Neubeuern gegründet und über drei Jahrzehnte wissenschaftlich geleitet von Prof. Dr. Anton Schneider, aktuell geführt seinen Söhnen Rupert und Winfried, ist Quelle und Pionier der weltweiten Baubiologie. International werden deren Ideen, Visionen, Maßstäbe, Standards, Lehrgänge, Fortbildungen und Veröffentlichungen beachtet und umgesetzt.

Das IBN bietet seit über 35 Jahren unter anderem folgende Leistungen an:

Ausbildung von Baubiologen mit dem staatlich zugelassenen Fernlehrgang Baubiologie (www.fernlehrgang.baubiologie.de)

Weiterführende **Fortbildungen** und **Seminare** z.B. zum baubiologischen Messtechniker sowie Workshops und Exkursionen

Der **Standard der baubiologischen Messtechnik** (SBM), die dazugehörigen **Richtwerte für Schlafbereiche** und ergänzenden **Randbedingungen** und Erläuterungen

Baubiologische **Tagungen** zu den Themen Baubiologie, Architektur und Umweltmedizin

Wohnung+Gesundheit, die Fachzeitschrift für Baubiologie und Ökologie, erscheint viermal jährlich, Probeheft anfordern

Eine **Datenbank** (www.zeitschrift.baubiologie.de) bietet Kurzversionen von Wohnung+Gesundheit-Artikeln, Suchprogramm, Autoreninfos, Übersichten, Inhaltsverzeichnisse

Baubiologische **Fachbücher** und Ratgeber, z.B. dieses "Stress durch Strom und Strahlung" und das folgende "Stress durch Schadstoffe und Schimmel"

Weitere **Bücher**, **Broschüren**, **DVDs** und **Plakate** zu den Themen Baubiologie, Architektur, Umweltmedizin und mehr (www.baubiologie-shop.de)

Laufende **Mitteilungen** zu aktuellen baubiologischen Themen rund um das gesunde Wohnen und Bauen (www.aktuelles.baubiologie.de)

Monatlicher **Newsletter** zu interessanten baubiologischen Publikationen und Veranstaltungen (www.newsletter.baubiologie.de)

Produkt-Zertifizierungen mit **IBN-Qualitätssiegel** (www.gutachten-baubiologie.de)

25 Grundregeln der Baubiologie (www.25grundregeln.baubiologie.de)

Messgerätebörse, baubiologischer **Stellenmarkt**, baubiologische **Immobilien**, allgemeines **Forum** (www.forum.baubiologie.de)

Seminarinfos: Baubiologische Messtechnik, Haustechnik, Raumgestaltung, Energieberatung, Lehmbau und viele weitere, auch überregionale Veranstaltungsempfehlungen (www.seminare.baubiologie.de)

Adressen und **Infos** über regionale baubiologische Beratungsstellen für Beratung, Messung, Planung, Sanierung (www.baubiologen-verzeichnis.de)

Informationen zur Weiterbildung zum baubiologischen **Messtechniker IBN**, regionale Messtechniker-Adressen (www.messtechnik.baubiologie.de)

Informationen zur Weiterbildung zum baubiologischen **Raumgestalter IBN**, regionale Raumgestalter-Adressen (www.raumgestaltung.baubiologie.de)

Informationen zur Qualifizierung zum baubiologischen **Gebäude-Energieberater IBN**, regionale Gebäude-Energieberater-Adressen (www.energieberater.baubiologie.de)

Informationen zur Weiterbildung zum baubiologischen **Haustechniker IBN**, regionale Haustechniker-Adressen (www.haustechnik.baubiologie.de)

Informationen zur **Stiftung BAU** (Baubiologie-Architektur-Umweltmedizin) mit von Spenden getragenen baubiologischen Projekten (www.stiftungBAU.de)